## Leitsymptom Ödem

# Dytide® H

## unübertroffen in seiner kaliumneutralen Diurese

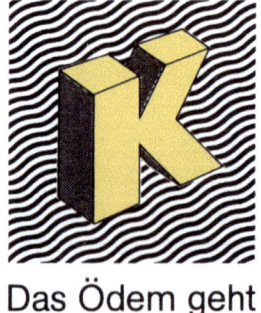

Das Ödem geht
Kalium bleibt

**Zusammensetzung:** 1 Tablette enthält: 50 mg Triamteren, 25 mg Hydrochlorothiazid. **Indikationen:** Sämtliche Ödemformen, insbesondere kardiales, hepatisches und nephrotisches Ödem; Hypertonie; Ödeme bei digitalisierten Patienten zur gleichzeitigen Verbesserung der Glykosidverträglichkeit. **Kontraindikationen:** Fortgeschrittene Niereninsuffizienz, Sulfonamidüberempfindlichkeit, Coma hepaticum, Hyperkaliämie.
**Nebenwirkungen:** Beim Einnehmen auf nüchternen Magen können Übelkeit und Erbrechen auftreten, daher Gabe nach den Mahlzeiten. In seltenen Fällen: Muskelverspannungen, Schwächegefühl, Kopfschmerzen oder Hautausschläge.

**Hinweis:** Auch ohne Verdacht auf eingeschränkte Nierenfunktion sollten, wie bei jeder Diuretischen Behandlung, Serum-Kalium und Serum-Kreatinin von Zeit zu Zeit überprüft werden.
**Handelsformen und Preise:** O.P. 30 Tabletten DM 26,32; O.P. 60 Tabletten DM 46,00; Klinikpackungen.

**Röhm Pharma** GMBH WEITERSTADT

# Verhandlungen der Deutschen Gesellschaft für innere Medizin

87. Kongreß, 26.–30. April 1981, Wiesbaden

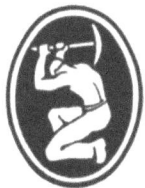

# Verhandlungen der
# Deutschen Gesellschaft für innere Medizin

Herausgegeben von dem ständigen Schriftführer B. Schlegel

Mit 739 Abbildungen und 371 Tabellen

Referate zu folgenden Hauptthemen: Pathogenese, Verlauf und Therapie des Diabetes mellitus; Neue Entwicklungen in der Behandlung von Infektionskrankheiten; Chronische Bronchitis; Pathogenese, Prävention und Therapie der Arteriosklerose; Aktuelle Probleme bei Erkrankungen der Schilddrüse

Symposien zu folgenden Themen: Hämorheologie und Innere Medizin; Künstliche Organe in der Inneren Medizin mit Rundtischgespräch: Möglichkeiten und Grenzen der Entwicklung künstlicher Organe; Substratumsatz menschlicher Gewebe bei normalem und gestörtem Stoffwechsel

Podiumsgespräche zu folgenden Themen: Alkoholschäden: Verbreitung und Prognose; Nichtinvasive Oberbauchdiagnostik

Freie Vorträge zu folgenden Themen: Diabetologie, Infektionskrankheiten, Angiologie, Kardiologie, Hypertonie, Endokrinologie, Nephrologie, Hämatologie, Hämostaseologie, Gastroenterologie, Hepatologie, Stoffwechsel, Pankreas, Pneumologie, Onkologie, Klinische Immunologie, Rheumatologie, Klinische Pharmakologie, Intensivmedizin, Psychosomatik

Springer-Verlag Berlin Heidelberg GmbH

Professor Dr. Bernhard Schlegel,
Kliniken der Landeshauptstadt Wiesbaden,
D-6200 Wiesbaden

ISBN 978-3-8070-0327-6    ISBN 978-3-642-47092-9 (eBook)
DOI 10.1007/978-3-642-47092-9

Library of Congress Catalog Card Number 73-19036.

Das Werk ist urheberrechtlich geschützt. Die dadurch begründeten Rechte, insbesondere die der Übersetzung, des Nachdruckes, die Entnahme von Abbildungen, der Funksendung, der Wiedergabe auf photomechanischem oder ähnlichem Wege und der Speicherung in Datenverarbeitungsanlagen bleiben, auch bei nur auszugsweiser Verwertung, vorbehalten.
Die Vergütungsansprüche des § 54, Abs. 2 UrhG werden durch die „Verwertungsgesellschaft Wort", München, wahrgenommen.
© Springer-Verlag Berlin Heidelberg 1981
Ursprünglich erschienen bei J.F. Bergmann Verlag, München 1981

Die Wiedergabe von Gebrauchsnamen, Handelsnamen, Warenbezeichnungen usw. in diesem Werk berechtigt auch ohne besondere Kennzeichnung nicht zu der Annahme, daß solche Namen im Sinne der Warenzeichen- und Markenschutz-Gesetzgebung als frei zu betrachten wären und daher von jedermann benutzt werden dürften.

Verantwortlich für den Anzeigenteil:
E. Lückermann, H. Hüttig, Kurfürstendamm 237, D-1000 Berlin 15
2119/3321-543210

# Inhaltsverzeichnis

| | |
|---|---|
| Vorsitzender 1981–1982 | XXV |
| Vorstand 1981–1982 | XXV |
| Vorstand 1980–1981 | XXV |
| Ehrenmitglieder | XXV |
| Verzeichnis der Vorsitzenden seit 1882 | XXIX |
| Korrespondierende Mitglieder | XXXI |
| Diplommitglieder | XXXI |
| Ständige Schriftführer | XXXI |
| Kassenführer | XXXI |
| Mitglieder des Ausschusses 1981–1982 | XXXII |
| Begrüßungsworte des Vorsitzenden. *Mehnert, H.* (München) | XXXIII |
| Theodor-Frerichs-Preis 1981 | XLI |
| Vom Leben und Leiden unserer Patienten. *Mehnert, H.* (München) | XLV |

## Pathogenese, Verlauf und Therapie des Diabetes mellitus

| | |
|---|---|
| Zur Rolle der Hyperglykämie in der Pathobiochemie des Diabetes mellitus. *Wieland, O. H.* (München) Referat | 1 |
| Neue Aspekte der Pathogenese des Diabetes mellitus. *Schöffling, K.* (Frankfurt) Referat | 12 |
| Fettstoffwechselstörungen bei Diabetes mellitus. *Gries, F.-A.* (Düsseldorf) Referat | 24 |
| Behandlung des juvenilen Diabetes mellitus (sog. Typ I). *Sauer, H.* (Bad Oeynhausen) Referat | 24 |
| Behandlung des Erwachsenendiabetes (Typ II). *Jahnke, K.* (Wuppertal) Referat | 25 |
| Therapie des Coma diabeticum. *Froesch, E. R.* (Zürich – Schweiz) Referat | 34 |
| Zukunftsaussichten der Diabetestherapie. *Federlin, K.* (Gießen) Referat | 34 |
| Diabetische Mikroangiopathie. *Standl, E.* (München) Referat | 48 |
| Makroangiopathie bei Diabetes mellitus. *Bibergeil, H.* (Karlsburg – DDR) Referat | 56 |
| Diabetische Polyneuropathie. *Bischoff, A.* (Bern – Schweiz) Referat | 64 |
| Patientenschulung und Selbstkontrolle bei Diabetes mellitus. *Willms, B.* (Bad Lauterberg) Referat | 64 |
| Sozialmedizinische Probleme bei Diabetikern. *Petzoldt, R.* (Bad Oeynhausen) Referat | 71 |

## Diabetologie

| | |
|---|---|
| Einfluß von Insulin auf die Somatostatinfreisetzung am isoliert perfundierten Pankreas der Ratte. *Schauder, P., Arends, J., Siegel, E. G., Koop, H., Creutzfeldt, W.* (Göttingen) | 78 |
| Die Bedeutung von Glukagon, Somatotropin, Cortisol und Adrenalin als Insulinantagonisten bei Diabetes mellitus. *Bratusch-Marrain, P., Waldhäusl, W., Grubeck-Loebenstein, B., Korn, A., Vierhapper, H.* (Wien – Österreich) | 83 |
| Blutzuckerselbstkontrolle: Vergleich der Messung mit Hämoglukotest 20–800, Reflomat, Dextrometer und Glukosemeter. *Willms, B., Unger, H.* (Bad Lauterberg) | 86 |
| Rasche Änderungen des „Langzeitparameters" Hämoglobin $A_1$: Abhängig von der Wahl der Bestimmungsmethode. *Sonnenberg, G. E., Eichholz, U., Chantelau, E., Berger, M.* (Düsseldorf) | 88 |
| Erfolgsanalyse stationärer Diabetikerschulung: Inwieweit behalten stationär geschulte Diabetiker die Harnzuckerselbstkontrolle bei? *Willms, B., Schönborn, I.* (Bad Lauterberg) | 91 |
| Therapie am Insulinrezeptor mit Metformin. *Rüdiger, H. W., Dreyer, M., Maack, P., Holle, A., Mangels, W., Kühnau, J.* (Hamburg) | 95 |

Effekt einer längerfristigen Acarbosetherapie auf die Stoffwechsellage sulfonylharnstoffbehandelter Diabetiker. *Sachse, G., Mäser, E., Laube, H., Federlin, K.* (Gießen) .......... 98

Der Einfluß der Osmolalität auf die Kontrolle des Kohlenhydratstoffwechsels in vivo und in vitro. Ein Beitrag zum Verständnis des Coma diabeticum. *Waldhäusl, W., Kleinberger, G., Kastner, G., Komjati, M., Bratusch-Marrain, P.* (Wien − Österreich) ................ 100

Hemmung der gesteigerten Basalmembransynthese diabetischer Ratten durch Kalziumdobesilat und Azetylsalizylsäure. *Hasslacher, C., Kopischke, H. G., Bürklin, E.* (Heidelberg) ..... 104

Diabetische Retinopathie: Analyse von Betazellresidualfunktion, HLA-DR-Antigenen und zirkulierenden Immunkomplexen. *Scherntaner, G., Freyler, H., Heding, L. G., Mayr, W. R., Tappeiner, G.* (Wien − Österreich/Kopenhagen − Dänemark) ................ 106

Untersuchung der Basalmembrandicke bei Patienten mit Typ I-Diabetes unter Berücksichtigung der diabetischen Retinopathie, des Zigarettenkonsums und der HLA-Antigene. *Lander, T., Standl, E., Dexel, T., Siess, E. A., Naethke, H. E., Albert, E. D., Scholz, S.* (München) . 110

Diabetes mellitus und diabetische Spätfolgen nach Pankreasresektion und Pankreatektomie (Langzeitergebnisse). *Goebel, F.-D., Böttinger, H., Duschl, H., Schwendemann, P. A.* (München) ........................................................... 114

Zeitablauf der Angiopathieentwicklung beim streptozotozindiabetischen Miniaturschwein. *Oberhofer, H., Marshall, M.* (München) ........................................ 117

Erythrozytendeformabilität bei Koronarkranken mit und ohne Diabetes mellitus. *Diamantopoulos, E. J., Raptis, S., Karaiskos, K., Mandel, R., Moulopoulos, S.* (Athen − Griechenland) ............................................................... 120

4-Jahresmortalität von ambulanten Diabetikern und kardiovaskulären Risikofaktoren. *Janka, H. U., Standl, E., Mehnert, H.* (München) .................................. 123

Die postprandiale Insulininfusionskinetik beim intravenös mit Insulin behandelten Diabetiker. *Kerner, W., Moll, H., Beischer, W., Pfeiffer, E. F.* (Ulm) .................. 126

Behandlung von Typ I-Diabetikern mit tragbaren, nicht rückgekoppelten Insulindosiergeräten: Probleme der Stoffwechselführung. *Walter, H., Kemmler, W., Kestle, C., Gerbitz, K.-D., Mehnert, H.* (München) .................................................. 127

Berechnung des Insulinbedarfs für nichtglucosegesteuerte Insulininfusionspumpen an Hand der endogenen Insulinproduktionsrate gesunder Personen. *Waldhäusl, W., Bratusch-Marrain, P., Kiss, A., Nowotny, P.* (Wien − Österreich) .................................... 130

Muskelarbeit bei Typ I-Diabetes während einer halbautomatisch geregelten Insulininfusion. *Renner, R., Piwernetz, K., Hepp, K. D.* (München) .............................. 133

Die Bedeutung der frühen, präabsorptiven Insulinsekretion für die orale Glukosetoleranz: Untersuchungen an inseltransplantierten Ratten. *Siegel, E. G., Trimble, E. R., Berthoud, H.-R., Renold, A. E.* (Göttingen) ........................................ 138

Transplantation allogener isolierter Langerhansscher Inseln mit Hilfe von Diffusionskammern in diabetischen Ratten. *Freitag, F., Schneider, R., Helmke, K., Laube, H., Federlin, K.* (Gießen) ............................................................... 141

Wirkungscharakteristik von biosynthetischem humanen Insulin. *Bottermann, P., Gyaram, H., Wahl, K., Ermler, R., Lebender, A.* (München) ................................ 146

Die biologische Aktivität des biosynthetischen (rekombinierten) humanen Insulins beim Menschen. *Raptis, S., Karaiskos, K., Enzmann, F., Hatzidakis, D., Zoupas, C., Moulopoulos, S.* (Athen − Griechenland) ................................................ 148

Biosynthetisches Humaninsulin − seine Wirkung auf Blutzucker, C-Peptid und Plasmacortisol beim Menschen. *Laube, H., Svedberg, J., Velcovsky, H. G., Federlin, K.* (Gießen) ..... 148

Vergleich zwischen biosynthetischem Humaninsulin und Schweineinsulin hinsichtlich biologischer Wirksamkeit bei Diabetikern mit und ohne körperliche Belastung. *Weber, T., Beyer, J., Schulz, J., Westerburg, A., Hassinger, W., Krause, U., Cordes, U.* (Mainz) ............ 150

Biosynthetisches Insulin: Immunologische in vitro- und in vivo-Untersuchungen − Insulinantikörperbindung, Hauttestungen, Leukozytenmigrationsteste bei Normalpersonen. *Velćovsky, H.-G., Laube, H., Weil, I., Federlin, K.* (Gießen) ............................. 154

Effekte homologen Insulins beim Insulintoleranztest. *Schlüter, K., Petersen, K.-G., Kerp, L.* (Freiburg) ............................................................. 159

# Neue Entwicklungen in der Behandlung von Infektionskrankheiten

## I. Antibiotische Entwicklungen

**Untersuchungen zum Einsatz von Antibiotika in Praxis und Klinik.** *Lüthy, R.* (Zürich – Schweiz) Referat ............................................................. 161
**Auswahl von Antibiotika in Praxis und Klinik.** *Siegenthaler, W., Fuchs, P., Siegenthaler, G., Lüthy, R.* (Zürich – Schweiz) Referat ......................................... 162

## II. Immunologische Entwicklungen

**Neue Entwicklungen auf dem Gebiete der Impfung gegen bakterielle Erreger.** *Glauser, M. P.* (Lausanne – Schweiz) Referat ........................................... 168
**Impfungen gegen Viruserkrankungen.** *Deinhardt, F.* (München) Referat ............... 173
**Immunstimulation durch Pharmaka: Ein neuer Weg in der Therapie mikrobieller Infektionen?** *Drews, J., Mayer, P.* (Wien – Österreich) Referat .......................... 188

## III. Neue diagnostische und therapeutische Erkenntnisse bei Infektionskrankheiten

**Neue Pneumonien.** *Lode, H., Schäfer, H., Ruckdeschel, R.* (Berlin/München) Referat ..... 196
**Zur Therapie von Harnwegsinfektionen.** *Höffler, D.* (Darmstadt) Referat .............. 202

# Infektionskrankheiten

*Chronische Lebererkrankungen 1–5 Jahre nach akuter Non-A-Non-B-Hepatitis.* Ehrlich-Treuenstätt, B. von, Gmelin, K., Kommerell, B., Roth, K., Doerr, H. (Heidelberg) ......... 211
*Die Virusheptitis A und ihre möglichen Verlaufsformen.* Maier, E. (Erlangen) ........... 213
*Neurologische Komplikationen bei septischen Erkrankungen: Therapie und Verlauf.* Rohkamm, R., Przuntek, H. (Würzburg) ............................................. 215
*Verbesserte Grundlage für die Mebendazol-Therapie der alveolaren Echinokokkose.* Witassek, F., Bircher, J. (Bern – Schweiz) ......................................... 217
*Behandlung der eitrigen Meningitis mit Cefotaxim.* Brückner, O., Martens, F., Hoffmann, H., Collmann, H. (Berlin) .............................................. 220
*Beziehung zwischen INH-Metabolismus und INH-Hepatotoxizität unter tuberkulostatischer Kombinationsbehandlung.* Musch, E., Eichelbaum, M., Sassen, W. von, Castro-Parra, M., Wang, J. K., Brestowski, U., Baur, M. P., Dengler, H. J. (Bonn) .................. 224

# Chronische Bronchitis

**Pathophysiologie der Bronchialobstruktion.** Ulmer, W. T., Zimmermann, J., Islam, M. S. (Bochum) Referat .................................................. 229
**Klinik der chronischen Bronchitis.** Herzog, H. (Basel – Schweiz) Referat ............... 240
**Beurteilung der Lungenfunktion in der Praxis.** Nolte, D. (Bad Reichenhall) Referat ..... 259
**Chronische Bronchitis. Therapie von akuten Exazerbationen und Komplikationen.** Fabel, H. (Hannover) Referat ......................................................... 265
**Prävention, Langzeittherapie und Rehabilitation.** Wettengel, R. (Bad Lippspringe) Referat .. 274

# Pathogenese, Prävention und Therapie der Arteriosklerose

Morphologie der Arteriosklerose. *Hort, W.* (Düsseldorf) Referat ..................... 281
Die Pathogenese der Arteriosklerose. *Greten, H.* (Hamburg) Referat ................ 293
Die Klinik der Arteriosklerose. *Schettler, G.* (Heidelberg) Referat .................. 296
Medikamentöse Rezidivprophylaxe bei der extrakraniellen und peripheren Arteriosklerose. *Bollinger, A.* (Zürich – Schweiz) Referat ............................................ 303
Zur medikamentösen Verhütung des Herzinfarktrezidivs. *Breddin, H. K.* (Frankfurt) Referat  305
Therapeutische Fibrinolyse und arterielle Verschlußkrankheit. *Lasch, H. G., Schöndorf, T. H.* (Gießen) Referat .......................................................................... 314
Transluminale Dilatation koronarer, renaler und peripherer Arterienstenosen. *Grüntzig, A.* (Atlanta – USA) Referat ............................................................. 323
Primäre und sekundäre Prävention bei der Arteriosklerose. *Brüschke, R.* (Berlin – DDR) Referat ................................................................................ 324
Chirurgische Aspekte der koronaren Herzkrankheit. *Rodewald, G., Rödiger, W., Kalmar, P., Mathey, D., Voss, H.* (Hamburg) Referat ............................................ 324
Chirurgische Aspekte: Periphere Arterien. *Vollmar, J. F.* (Ulm) Referat .............. 334

## Angiologie

Cholesterinkristalle bewirken atherosklerotische Veränderungen am Gefäßendothel. *Bode, G., Klör, H. U., Stange, E., Ditschuneit, H.* (Ulm) ........................................ 345
Blutviskosität und periphere Durchblutung vor und nach Erythrozyto- und Plasmapherese. *Hartmann, F., van den Berg, E., Haedicke, C., Sgries, B., Stangl, W.* (Hannover) ...... 348
Therapie des akuten Hirninfarktes mit Arwin. *Hossmann, V., Heiss, W.-D., Bewermeyer, H.* (Köln) ........................................................................................ 352
Uronikase-Behandlung venöser Thrombosen der unteren Extremität. *Zimmermann R., Harenberg, J., Mörl, H., Rieben, F. W., Götz, R., Wahl, P.* (Heidelberg) ................. 355
Niedrig dosierte thrombolytische Therapie und Katheterdilatation. *Hess, H., Mietaschk, A., Ingrisch, H.* (München) ........................................................... 357
Transluminare Dilatation von Nierenarterienstenosen zur Behandlung der renovaskulären Hypertonie. *Bussmann, W.-D., Faßbinder, W., Dowinsky, S., Rummel, D., Grützmacher, P., Kaltenbach, M., Schoeppe, W.* (Frankfurt) ..................................... 361
Ergebnisse der perkutanen Katheterbehandlung von Nierenarterienstenosen bei Patienten jenseits des 50. Lebensjahres. *Ingrisch, H., Hegele, T., Frey, K. W., Holzgreve, H., Middeke, M.* (München) ........................................................................ 364

# Aktuelle Probleme bei Erkrankungen der Schilddrüse

Einleitung. *Scriba, P. C.* (Lübeck) Referat ............................................. 367
„Rationelle Diagnostik" – Sinn und Unsinn strategischer Programme. *Krüskemper, H.-L.* (Düsseldorf) Referat ................................................................ 367
Heutiger Umfang und Stellenwert der In vivo-Diagnostik der Schilddrüse mit Radionukliden. *Börner, W.* (Würzburg) Referat ..................................................... 367
Schilddrüsenszintigraphie und Jodbestimmung mit Fluoreszenztechnik. *Leisner, B.* (München) Referat ..................................................................................... 377
Volumenbestimmung der Schilddrüse mit Hilfe der Sonographie und Vergleich mit anderen Methoden. *Igl, W.* (München) Referat ..................................... 379
Labormethoden in der Diagnostik von Schilddrüsenerkrankungen: Qualitätskontrolle, Ermittlung von Störfaktoren und Einflußgrößen. *Horn, K., Gärtner, R.* (München) Referat .... 382
HLA-Typisierung und Bestimmung schilddrüsenstimulierender Antikörper bei hyperthyreoten Patienten. *Schleusener, H., Schernthaner, G., Mayr, W. R., Kotulla, P., Bogner, U., Habermann, H., Finke, R., Meinhold, H., Koppenhagen, K., Emrich, D., Wenzel, K. W., Joseph, K.* (Berlin) Referat .............................................................. 389

Die Thyreoiditiden. Diagnose und Therapie. *Schatz, H.* (Gießen) Referat .............. 398
Therapie der blanden Struma, Aussichten und differenzierte Indikation. *Pickardt, C. R., Leisner, B., Igl, W., Scriba, P. C.* (München/Lübeck) Referat ........................... 415
Jodexzeß: Gefahren, ihre Prophylaxe und Therapie im endemischen Jodmangelgebiet der Bundesrepublik. *Herrmann, J.* (Düsseldorf) Referat ........................... 418

# Kardiologie

Prognostische Bedeutung ventrikulärer Echoschläge bei programmierter Stimulation. *Abendroth, R.-R., Breithardt, G., Meyer, T., Seipel, L.* (Düsseldorf) .................... 424
Verbesserte Lidocaindosierung durch Serumkonzentrationsbestimmungen bei Patienten mit Myokardinfarkt. *Follath, F., Ritz, R., Vozeh, S., Wenk, M.* (Basel – Schweiz) ........ 427
Mexiletinspiegel bei Patienten mit ventrikulären Arrhythmien und Nieren-, Leber- oder Herzinsuffizienz. *Nitsch, J., Doliwa, R., Steinbeck, G., Lüderitz, B.* (München) ........ 429
His-Bündel-Elektrogramme von der Körperoberfläche. Zuverlässigkeit der Registriertechnik und praktische Bedeutung. *Hombach, V., Höpp, H.-W., Braun, V., Behrenbeck, D. W., Tauchert, M., Hilger, H. H.* (Köln) ................................................... 433
Nichtinvasive Bestimmung der Sinusknotenerholungszeit. *Strödter, D.* (Gießen) .......... 437
Sinusstillstand. *Pop, T., Treese, N., Meinertz, T., Kasper, W.* (Mainz) .................. 440
Lidocainrefraktäre ventrikuläre Arrhythmien bei akutem Vorderwandinfarkt. *Gülker, H., Bender, F., Thale, J., Heuer, H., Kristek, J., Hübner, G., Schmidt, J.* (Münster) ........ 440
Beziehung zwischen Laktat- und Katecholaminkonzentrationen im Plasma unter Belastung bei unterschiedlicher sympatischer Aktivierung. *Krämer, B., Hausen, M., Henrichs, K., Schwarz, F., Mäurer, W., Kübler, W.* (Heidelberg) ........................... 443
Aktivitätsprofil von AR-L 115 BS bei therapierefraktärer kongestiver Kardiomyopathie (CC) und Herzgesunden (HG): Wirkungsverlust durch $Ca^{2+}$-Antagonisten. *Kramer, W., Thormann, J., Schlepper, M., Bittner, C., Zrenner, E.* (Bad Nauheim) .................... 446
Art und Häufigkeit von Herzrhythmusstörungen bei kongestiver Kardiomyopathie. *Meinertz, T., Kasper, W., Hofmann, T., Treese, N., Kujat, C., Pop, T.* (Mainz) .................... 450
Koronarreserve bei kongestiver Kardiomyopathie. *Opherk, D., Mäurer, W., Schwarz, F., Manthey, J., Gravert, B.* (Heidelberg) ........................... 453
Langzeitwirkung der neuen β-Agonisten Prenalterol bei Patienten mit schwerer Herzinsuffizienz – Grad III–IV. *Lambertz, H., Meyer, J., Erbel, R., Düchting, A., Effert, S.* (Aachen) .. 456
Bedeutung der Myokardbiopsie bei klinisch vermuteten Frühstadien von Kardiomyopathien. *Kunkel, B., Schneider, M., Kober, G., Hopf, R., Hübner, K., Kaltenbach, M.* (Frankfurt) 459
Welcher Beitrag zur Diagnostik von Myokarderkrankungen kann mit der Myokardbiopsie geleistet werden? *Deeg, P., Becker, W., Romen, W., Haubitz, I.* (Würzburg) ........... 462
Die Bedeutung von Vasopressorhormonen für den Verlauf der schweren Herzinsuffizienz. *Liebau, G., Riegger, A. J. G., Steilner, H.* (Würzburg) ........................... 464
Radioimmunologische Messung zirkulierender Myosinleichtketten zum Nachweis frischer Myokardnekrosen. *Katus, H. A., Khaw, B. A., Bahar, I., Gold, H., Haber, E.* (Heidelberg/Boston – USA) ........................... 465
Hämodynamik beim akuten Myokardinfarkt nach erhöhter inspiratorischer Sauerstoffkonzentration. *Löllgen, H., Fliedner, R., Wollschläger, H., Bonzel, T. Just, H.* (Freiburg) ...... 467
Bilanzstudien zum Wasser- und Elektrolythaushalt bei akutem Myokardinfarkt. *Dageförde, J., Djonlagic, H., Diederich, K.-W.* (Lübeck) ........................... 470
Der Einfluß der Fibrinolyse auf die regionale Perfusion des ischämischen und nicht ischämischen Myokards. *Genth, K., Hofmann, M., Schaper, W.* (Bad Nauheim) .................... 473
Weitenänderungen von Kranzgefäßen und Koronarstenosen nach intrakoronarer und intravenöser Gabe von Nifedipin – ein antianginöser Wirkaspekt? *Schulz, W., Krauss, G., Kober, G., Kaltenbach, M.* (Frankfurt) ........................... 476
Vergleich der antianginösen Wirksamkeit von oral verabreichtem Isosorbiddinitrat mit Isosorbid-2-Mononitrat und Isosobid-5-Mononitrat. *Reifart, N., Reifart, F., Kaltenbach, M., Bussmann, W.-D.* (Frankfurt) ........................... 476
Quantitative Erfassung der myokardialen Thallium-201-Aufnahme und -Redistribution zur Beurteilung des Erfolgs einer aortokoronaren Bypaß-Operation. *Tillmanns, H., Knapp, W. H., Zimmermann, R., Schuler, G., Kübler, W.* (Heidelberg) ........................... 479

Koronar- und Ventrikelangiographie bei stabiler und instabiler Angina pectoris; Befunde vor und nach Byopass-Operation. *Weber, M., Zitzmann, A., Theisen, K., Halbritter, R., Angermann, C., Jahrmärker, H.* (München) . . . . . . . . . . . . . . . . . . . . . . . . . . . . . . . . . . . . . . . . . . 483

3 Jahre Erfahrung mit der transluminalen Angioplastik von Kranzgefäßstenosen. *Kaltenbach, M., Kober, G., Scherer, D., Satter, P., Hör, G.* (Frankfurt) . . . . . . . . . . . . . . . . . . . . . . . 486

Experimentelle Untersuchung zur hämodynamischen Wirkung signifikanter Koronarstenosen. *Wüsten, B., Neumann, F., Kirkeeide, R., Farohs, B., Gottwik, M. G.* (Gießen/Bad Nauheim) . . . . . . . . . . . . . . . . . . . . . . . . . . . . . . . . . . . . . . . . . . . . . . . . . . . . . . . . 487

Therapie und Langzeitverlauf bei Patienten mit spontaner Angina pectoris. *Bierner, M., Fleck, E., Dirschinger, J., Froer, K. L., Rudolph, W.* (München) . . . . . . . . . . . . . . . . . . . . . 489

Vergleichsstudie: Lipide und Lipoproteine bei alten Joggern und bei Herzinfarktpatienten. *Schwartzkopff, W., Peslin, K., Nüssel, F., Luley, C., Doehrn, W., Dransfeld, B.* (Berlin – DDR/Düsseldorf/Berlin) . . . . . . . . . . . . . . . . . . . . . . . . . . . . . . . . . . . . . . . . . . . . . . . 492

Echokardiographische Verlaufsbeobachtungen bei Patienten mit operierten valvulären Aortenvitien. *Köhler, E., Haerten, K., Horstkotte, D., Völz, G., Herzer, J., Loogen, F.* (Düsseldorf) . . . . . . . . . . . . . . . . . . . . . . . . . . . . . . . . . . . . . . . . . . . . . . . . . . . . . . . . . . . . . . . . 496

Ventilatorische Lungenfunktion und pulmonaler Gasaustausch nach prothetischem Mitralklappenersatz. *Goeckenjan, G., Oebbecke, B., Worth, H., Horstkotte, D., Loogen, F.* (Düsseldorf) . . . . . . . . . . . . . . . . . . . . . . . . . . . . . . . . . . . . . . . . . . . . . . . . . . . . . . . . . . . . . . . 501

Myokardinsuffizienz nach Operationen mit extrakorporaler Zirkulation: Biochemische Befunde. *Brisse, B., Klinke, F., Lunkenheimer, P. P., Kreuzer, A., Dittrich, H., Bender, F.* (Münster) . . . . . . . . . . . . . . . . . . . . . . . . . . . . . . . . . . . . . . . . . . . . . . . . . . . . . . . . . . . . . 504

Diagnostik der Erkrankung des rechten Herzens mit Hilfe der 1-D-Kontrastmittelkardiographie. *Bonzel, T., Faßbender, D., Trieb, G., Gleichmann, U.* (Bad Oeynhausen/Freiburg) . . . . . 507

Bestimmung der Ejektionsfraktion mittels zweidimensionaler Echokardiographie: Korrelation zur biplanen Angiokardiographie. *Sold, G., Dittmann, H., Rahlf, G., Neuhaus, K.-L., Kreuzer, H.* (Göttingen) . . . . . . . . . . . . . . . . . . . . . . . . . . . . . . . . . . . . . . . . . . . . . . . . . . 513

Computergestützte Archivierung und Auswertung von ventrikulographischen und koronarangiographischen Befunden. *Gottwik, M., Wüsten, B., Kirkeeide, R., Stämmler, G., Schlepper, M.* (Bad Nauheim/Gießen) . . . . . . . . . . . . . . . . . . . . . . . . . . . . . . . . . . . . . . . . . . . . . . 515

# Hypertonie

Die Beeinflussung des Belastungsblutdruckes 2, 8 und 24 Stunden nach Gabe pharmakologisch unterschiedlicher $\beta$-Rezeptorenblocker bei chronischer antihypertensiver Behandlung. *Franz, I.-W., Lohmann, F. W., Agrawal, B.* (Berlin) . . . . . . . . . . . . . . . . . . . . . . . . . . . . . . 518

Unterschiedliche Auswirkungen einer akuten $\beta$-Blockade auf Herzfrequenz und Blutdruck bei ergometrischer Belastung. *Krämer, B., Olshausen, K. von, Hausen, M., Schwarz, F., Henrichs, K., Mäurer, W., Kübler, W.* (Heidelberg) . . . . . . . . . . . . . . . . . . . . . . . . . . . . 522

Auswirkung einer kombinierten Beta- und Alpha-Rezeptorenblockade auf die periphere Durchblutung bei arterieller Hypertonie. *Heck, I., Trübestein, G., Stumpe, K. O., Krück, F.* (Bonn) . . . . . . . . . . . . . . . . . . . . . . . . . . . . . . . . . . . . . . . . . . . . . . . . . . . . . . . . . . . . . . . 526

Untersuchungen zum Mechanismus der antihypertensiven Wirkung des $\alpha$-$\beta$-Rezeptorenantagonisten Labetalol bei Patienten mit essentieller Hypertonie. *Zschiedrich, H., Neurohr, W., Lüth, J. B., Philipp, T., Distler, A.* (Mainz) . . . . . . . . . . . . . . . . . . . . . . . . . . . . . . . . . . 529

Hämodynamik und Plasmakatecholamine während statischer Muskelarbeit bei essentieller Hypertonie: Einfluß kombinierter Alpha- und Beta-Rezeptorenblockade. *Kolloch, R., Myers, M., Bornheimer, J., De Quattro, V.* (Bonn/Los Angeles – USA) . . . . . . . . . . . . . . . . . . . 533

Plasmakatecholamine und Hämodynamik in Ruhe und während Belastung beim primären Hochdruck. *Lehmann, M., Keul, J.* (Freiburg) . . . . . . . . . . . . . . . . . . . . . . . . . . . . . . . . 536

Die Plasmakatecholaminbestimmung zur Differenzierung zwischen Phäochromozytom und Hypertonien anderer Genese. *Cordes, U., Beyer, J.* (Mainz) . . . . . . . . . . . . . . . . . . . . . . 539

Ursache des gestörten Elektrolyttransports an Erythrozyten von Patienten mit essentieller Hypertonie. *Walter, U., Distler, A.* (Mainz) . . . . . . . . . . . . . . . . . . . . . . . . . . . . . . . . . . 543

Untersuchungen über das autonome Nervensystem bei Grenzwerthypertonie. *Henquet, J. W., Schols, M., Rahn, K. H.* (Maastricht – Niederlande) . . . . . . . . . . . . . . . . . . . . . . . . . . . . 547

Verkehrslärm als Risikofaktor für die Hypertonie. *Eiff, A. W. von, Neus, H., Münch, K., Schulte, W.* (Bonn) . . . . . . . . . . . . . . . . . . . . . . . . . . . . . . . . . . . . . . . . . . . . . . . . . . . . . . . . . . . 549

Der emotionale Belastungstest in der klinisch-therapeutischen Prüfung von Antihypertensiva. *Friedrich, G., Langewitz, W., Neus, H., Schirmer, G., Thönes, M.* (Bonn) . . . . . . . . . . . . 551
Anstieg von 18-OH-Corticosteron nach Furosemid trotz nicht stimulierbarer Plasmareninaktivität bei der Low Renin-Hypertonie. *Witzgall, H., Weber, P. C.* (München) . . . . . . . . 554
Langzeitbehandlung essentieller Hypertoniker mit Captopril unter besonderer Berücksichtigung des Verhaltens von Plasmareninkonzentration (PRC), Angiotensin I und II (AI, AII). *Riegger, A. J. G., Steilner, H., Hayduk, K., Liebau, G.* (Würzburg/Düsseldorf) . . . . . . . . . . . . . . 557
Antihypertensiver Effekt von oral appliziertem glandulären Kallikrein bei essentieller Hypertension – Ergebnisse einer Doppelblindstudie. *Müller, H. M., Overlack, A., Kolloch, R., Ressel, C., Krück, F., Stumpe, K. O.* (Bonn) . . . . . . . . . . . . . . . . . . . . . . . . . . . . . . 559

# Endokrinologie

Intestinale Absorption von Kalzium beim endogenen Cushing-Syndrom. *Peerenboom, H., Keck, E., Kley, H. K., Krüskemper, H. L., Strohmeyer, G.* (Düsseldorf) . . . . . . . . . . . . . . . . . 563
Cushing-Syndrom als Folge einer hypothalamischen Fehlsteuerung? *Happ, J., Philipp, M., Cordes, U., Schäfer, M., Störkel, S., Hahn, K., Beyer, J.* (Mainz/Köln) . . . . . . . . . . . . . 565
Über die Behandlung des Morbus Cushing mit Trilostan. *Jungmann, E., Althoff, P.-H., Magnet, W., Schulz, F., Usadel, K. H., Schöffling, K.* (Frankfurt) . . . . . . . . . . . . . . . . . . . . . . . . 568
Das Nebennierenrindenkarzinom: Diagnostik und Therapie mit o,p'-DDD. *Fehm, H. L., Pal, S. H., Homoki, J., Maier, W., Herfarth, C., Pfeiffer, E. F.* (Ulm) . . . . . . . . . . . . . . . . . . 572
Der Einfluß eines portokavalen Shunts auf die Schilddrüsenhormone der Ratte. *Grün, R., Scheuer, A., Ehlenz, K., Heine, W. D., Grün, M.* (Marburg/Bonn/Würzburg/Schweinfurt) 574
Freies Trijodthyronin und Hypothyreose. Ein Beitrag zur Pathophysiologie des thyreotropen Regelkreises. *Schulz, F., Schifferdecker, E., Schöffling, K.* (Frankfurt) . . . . . . . . . . . . . . 578
Ergebnisse einer postoperativen Kontrolle nach Strumaoperation bei 542 Patienten. *Horster, F. A., Keltz, D.* (Düsseldorf) . . . . . . . . . . . . . . . . . . . . . . . . . . . . . . . . . . . . . . . . . . . . . . . . 580
Prognose der subklinischen Hypothyreose. *Raschke, W., Hoff, H.-G., Windeck, R., Reinwein, D.* (Essen) . . . . . . . . . . . . . . . . . . . . . . . . . . . . . . . . . . . . . . . . . . . . . . . . . . . . . . . . . . . . . . 582
Beeinflussung von Schilddrüsenhormonen durch körperliches Training. *Wirth, A., Björntorp, P.* (Heidelberg/Göteborg – Schweden) . . . . . . . . . . . . . . . . . . . . . . . . . . . . . . . . . . . . . . . . . 585
Die Bedeutung der Thyreoglobulinmessung im Serum für die Verlaufskontrolle bei Patienten nach Thyreoidektomie wegen differenzierten Schilddrüsenkarzinoms. *Schatz, H., Mäser, E., Teuber, J., Schröder, O., Grebe, S., Federlin, K.* (Gießen) . . . . . . . . . . . . . . . . . . . . . . 587
Hyperthyreose mit Struma maligna. *Müller, O. A., Leisner, B., Löhrs, U., Pickardt, C. R., Scriba, P. C.* (München/Lübeck) . . . . . . . . . . . . . . . . . . . . . . . . . . . . . . . . . . . . . . . . . . . 590
Veränderungen der Immunantwort bei der Autoimmunhyperthyreose unter thyreostatischer Behandlung. *Teuber, J., Mäser, E., Helmke, K., Schatz, H., Federlin, K.* (Gießen) . . . . . 593
Beta-Blocker in der Therapie der Hyperthyreose – Nachweis der thyreostatischen Wirkung. *Loos, U., Grau, R., Keck, F. S., Duntas, L., Pfeiffer, E. F.* (Ulm) . . . . . . . . . . . . . . . . . . 598
Spezifische Probleme der Hyperthyreose im höheren Lebensalter. *Dirks, H., Hintze, G., Schicha, H., Emrich, D., Mayer, G., Blossey, H. C., Köbberling, J.* (Göttingen) . . . . . . . 601
Das Verhalten des freien Thyroxins bei der Therapie von Schilddrüsenfunktionsstörungen. *Schifferdecker, E., Bressel, R., Schulz, F., Schöffling, K.* (Frankfurt) . . . . . . . . . . . . . . . 605
Gefahren der iatrogenen Hypoglykämie. *Rosak, C., Althoff, P.-H., Brecht, H. M., Schöffling, K.* (Frankfurt) . . . . . . . . . . . . . . . . . . . . . . . . . . . . . . . . . . . . . . . . . . . . . . . . . . . . . . . . . . . . . 608
Insulinspiegel und Glukosetoleranz unter medikamentöser Akromegalietherapie. *Benker, G., Zäh, W. D., Tharandt, L., Windeck, R., Reinwein, D.* (Essen) . . . . . . . . . . . . . . . . . . . . . 611
Einfluß von Bradykinin auf den Eiweißstoffwechsel des Menschen. *Wicklmayr, M., Dietze, G., Günther, B., Geiger, R., Brunnbauer, H., Heberer, G., Mehnert, H.* (München) . . . . . . . 614
Klinische und endokrine Nebenwirkungen bei hochdosierter Medroxyprogesteronazetattherapie des metastasierenden Mammakarzinoms. *Blossey, H. C., Bartsch, H. H., Köbberling, J.* (Göttingen) . . . . . . . . . . . . . . . . . . . . . . . . . . . . . . . . . . . . . . . . . . . . . . . . . . . . . . . . . . . . . 616
Untersuchung zur pulsatilen Gn-RH Stimulation beim hypogonadotropen Mann. *Hetzel, W. D., Unckel, C., Pfeiffer, E. F.* (Ulm) . . . . . . . . . . . . . . . . . . . . . . . . . . . . . . . . . . . . . . . . . . . . 618
Molekulare Heterogenität von hCG und hCG-Untereinheiten bei malignen Hodentumoren. *Mann, K., Gilch, R., Haidl, P., Hellmann, T., Karl, H. J.* (München) . . . . . . . . . . . . . . . 620

Vergleichende Untersuchungen zur Wirkung von synthetischem Sekretin uind Somatostatin beim Menschen. *Londong, W., Londong, V., Mühlbauer, R., König, A.* (München) . . . . . . . . . 623
Wirksamkeit von Somatostatin nach intranasaler Applikation. *Etzrodt, H., Beischer, W., Maier, W., Rosenthal, J., Pfeiffer, E. F.* (Ulm) . . . . . . . . . . . . . . . . . . . . . . . . . . . . . . . . . . 626
Stimulation der Plasmareninaktivität durch Parathormon beim Menschen. *Scholz, H.-C., Liebau, H., Hesch, R.-D.* (Hannover) . . . . . . . . . . . . . . . . . . . . . . . . . . . . . . . . . . . . . 629
Ein Beitrag zur Parathormonausscheidung über die Leber und Niere. *Schweigart, U., Bottermann, P., Ermler, R.* (München) . . . . . . . . . . . . . . . . . . . . . . . . . . . . . . . . . . . 632
Das Endokrinium bei Ganzkörperhyperthermie. *Burmeister, P., Neumann, H., Fabricius, H., Engelhardt, R.* (Freiburg) . . . . . . . . . . . . . . . . . . . . . . . . . . . . . . . . . . . . . . . . . . . . 633
Paraneoplastische ACTH-Sekretion bei Patienten mit Bronchialkarzinomen im Dexamethasontest. *Allolio, B., Winkelmann, W., Brosch, H., Hipp, F. X., Schröder, B.* (Köln) . . . . . . . 637

# Nephrologie

Wirkung einiger Sulfamoyldiuretika auf den tubuloglomerulären Rückkopplungsmechanismus. *Gutsche, H.-U., Brunkhorst, R., Müller-Ott, K., Niedermayer, W.* (Kiel) . . . . . . . . . . . . 640
Furosemid und Indometacin – Effekte auf die renale Prostaglandin-$E_2$-Biosynthese und die Salz-Wasserausscheidung. *Attallah, A., Stahl, R.* (Freiburg) . . . . . . . . . . . . . . . . . . . . . . 644
Klinik und Morphologie des hämolytisch-urämischen Syndroms nach Mitomycin. *Rumpf, K. W., Bartsch, H. H., Preitner, J., Rieger, J., Lankisch, P. G., Heyden, H. W. von, Nagel, G. A., Scheler, F., Helmchen, U.* (Göttingen) . . . . . . . . . . . . . . . . . . . . . . . . . . . . . . . . . . . . 645
Tierexperimentelle Untersuchungen zur Minderung der Tubulotoxizität von Aminoglykosiden durch D-Glucaro-1,5-Lactam. *Sack, K., Marre, R., Schulz, E.* (Lübeck) . . . . . . . . . . . . . 647
Prüfung zur Nephrotoxizität von S-Adenosylmethionin (SAME) bei der fünfsechstelnephrektomierten Ratte. *Fuchshofen-Röckel, M., Romen, W., Röckel, A., Richter, E.* (Würzburg) . . 650
Plasmaspiegel eines Prostacyclinmetaboliten bei Nierentransplantierten. *Leithner, C., Sinzinger, H., Peskar, B. A.* (Wien – Österreich/Freiburg) . . . . . . . . . . . . . . . . . . . . . . . . . . . . . 652
Hemmung des Wachstums von HeLa-Zellen durch höhermolekulare Dialysat- und Hämofiltratfraktionen. *Brunner, H., Essers, U., Mann, H.* (Aachen) . . . . . . . . . . . . . . . . . . . . . . . 655
Untersuchungen zur Elimination von Beta-Methyldigoxin durch verschiedene Dialyseverfahren. *Roth, W. M., Riegger, G., Haasis, R.* (Tübingen) . . . . . . . . . . . . . . . . . . . . . . . . . . . . 659
Häufigkeit und Lokalisation von Gefäßverkalkungen bei Dialysepatienten und nierentransplantierten Patienten. *Marosi, L., Salomonowitz, E., Zazgornik, J., Schmidt, P., Czembirek, H., Kopsa, H., Balcke, P., Minar, E., Dudczak, R.* (Wien – Österreich) . . . . . . . . . . . . . . . . 664
Untersuchungen zur Anwendung von Zuckeraustauschstoffen bei niereninsuffizienten Diabetikern unter kontinuierlicher ambulanter Peritonealdialyse (CAPD). *Thomae, U., Lotz, N., Boos, W., Herrmann, M., Bachmann, W., Haslbeck, M.* (München) . . . . . . . . . . . . . . . . 667
Verlauf der urämischen Neuropathie und Enzephalopathie vor und nach der Nierentransplantation. *Winterberg, B., Knoll, O., Lison, A., Gottschalk, I.* (Münster) . . . . . . . . . . . . . . . 671
Reversible Nierentransplantatfunktionsstörung durch hormonelle Kontrazeptiva. *Samtleben, W., Baltzer, J., Gurland, H. J.* (München) . . . . . . . . . . . . . . . . . . . . . . . . . . . . . . . . . . 675
Der Einfluß einer einseitigen Ureterokklusion auf die Mikrogerinnselbildung in der Niere. *Müller-Berghaus, G., Niepert, W.* (Gießen) . . . . . . . . . . . . . . . . . . . . . . . . . . . . . . . . . 678
Untersuchungen zum Stoffwechsel von Steroidhormonen in Hämofiltraten und Urinen chronisch niereninsuffizienter Patienten mittels Glaskapillar-Gaschromatographie-Massenspektrometrie (GC-MS). *Ludwig-Köhn, H., Henning, H. V., Matthaei, D., Sziedat, A., Scheler, F.* (Göttingen) . . . . . . . . . . . . . . . . . . . . . . . . . . . . . . . . . . . . . . . . . . . . . . . . . . . . . . . . 680
Proinsulin, Insulinimmunoreaktivität (IRI) und C-Peptidimmunoreaktivität (CPIR)-Spiegel bei Patienten mit terminaler Niereninsuffizienz. *Zilker, T., Bottermann, P., Hales, C. N., Ley, H.* (München/Cambridge – England) . . . . . . . . . . . . . . . . . . . . . . . . . . . . . . . . . . . . . . 684
Lipoproteine und Apoproteine bei Patienten mit chronischen Nierenerkrankungen. *Oster, P., Mordasini, R., Riesen, W., Glück, Z., Weidmann, P.* (Bern – Schweiz) . . . . . . . . . . . . . . . 686
Partielle Isolierung und Charakterisierung von Urinproteasen bei Patienten mit nephrotischem Syndrom und posttraumatischem akutem Nierenversagen. *Scheidhauer, K., Wanner, C., Hörl, W. H., Stepinski, J., Heidland, A.* (Würzburg) . . . . . . . . . . . . . . . . . . . . . . . . . . . . . . . 688
Plasmaaustausch zur Behandlung der fulminant verlaufenden Glomerulonephritis. *Glöckner, W. M., Sieberth, H. G.* (Köln) . . . . . . . . . . . . . . . . . . . . . . . . . . . . . . . . . . . . . . . . . . . . 691

Akute nichtbakterielle interstitielle Nephritis (AIN) als Ursache schwerer Nierenfunktionsstörungen. *Molzahn, M., Pommer, W., Krause, P. H.* (Berlin) .................... 693

Die Verteilung von HLA-DR-Antigenen auf glomerulären Epithelzellen und peritubulären Kapillarendothelien der menschlichen Niere. *Müller, G. A., Wernet, P., Baldwin, W., van Es, L. A.* (Tübingen/Leiden – Niederlande) .................... 697

Einfluß von Prostaglandinen auf renale Filtration, Hämodynamik und Exkretion – Langzeituntersuchungen an chronisch instrumentierten wachen Hunden bei salzreicher und salzarmer Ernährung. *Wagner, K., Neumayer, H.-H., Schultze, G., Schwietzer, G., Schudrowitsch, L., Ruf, W., Molzahn, M.* (Berlin) .................... 699

Gestörte Thrombozytenfunktion beim nephrotischen Syndrom. *Kreusser, W., Andrassy, K., Wietasch, A., Koderisch, J., Ritz, E.* (Heidelberg) .................... 704

Demonstration der sonographischen Restharnbestimmung. *Brunn, J., Ruf, G.* (Lübeck) .... 707

Zur klinischen Wertigkeit des Nachweises antikörperbesetzter Bakterien im Urin. *Zimmermann, S., Schirmer, K., Gläser, M.* (Karl-Marx-Stadt – DDR) .................... 709

Epidemiologie von Kalziumausscheidung und Nephrolithiasis bei Diabetes mellitus. *Tschöpe, W., Deppermann, D., Haslbeck, M., Mehnert, H., Ritz, E.* (Heidelberg/München) ...... 713

Oxalsäurestoffwechsel bei chronischer Urämie: Untersuchungen über das Verhalten der Oxalsäure im Plasma von Dialysepatienten. *Leber, H. W., Münzel, U., Rawer, P., Schütterle, G.* (Gießen) .................... 717

# Hämatologie

Der Einfluß einer chronischen β-Rezeptorenblockade auf das weiße Blutbild in Ruhe sowie unter gesteigerter sympathischer Aktivität. *Röcker, L., Franz, I.-W., Lohmann, F. W., Gregor, B.* (Berlin) .................... 723

Autologe Antikörper gegen Leukämiezellen. *Pfreundschuh, M., Dörken, B., Ho, A. D., Körbling, M., Hunstein, W.* (Heidelberg) .................... 727

Zur Gewebsmastzellenleukämie. *König, E., Meusers, P., Lang, E., Brittinger, G., Friedrich, G., Leder, L.-D.* (Essen) .................... 729

Myeloische Leukämien als Zweitmalignome. *Graubner, M., Löffler, H., Pralle, H.* (Gießen) 732

Leukämie und Pyoderma gangraenosum. *Hans, C., Maas, D., Schöpf, E.* (Freiburg) ...... 735

Erfolgreiche hämatopoetische Regeneration nach autologer Blutstammzelltransplantation bei chronisch myeloischer Leukämie (CML). *Körbling, M., Burke, P. J., Elfenbein, G. J., Braine, H. G., Santos, G. W.* (Heidelberg/Baltimore – USA) .................... 739

Verlauf der hämatopoetischen und immunologischen Rekonstitution nach allogener Knochenmarktransplantation. *Wernet, P., Wilms, K., Ziegler, A., Link, H., Meyer, P.* (Tübingen) . 742

Untersuchungen zur Funktion und biologischen Regulation eines Glykoproteins aus Humanserum bei der T-Lymphocytenblastogenese. *Köttgen, E., Fabricius, H. Å., Stahn, R., Gerok, W.* (Freiburg) .................... 745

Monoklonale Antikörper gegen B-Zelldifferenzierungsantigene charakterisieren unterschiedliche Formen der chronischen lymphatischen Leukämie. *Müller, C., Wernet, P., Ziegler, A., Heinrichs, H., Steinke, B., Waller, H. D.* (Tübingen) .................... 748

Zur Enzymopenie der T-Lymphocyten bei Patienten mit chronischer lymphatischer Leukämie vom B-Zellentyp. *Meusers, P., König, E., Brittinger, G.* (Essen) .................... 755

Verbesserung der mittleren Überlebenszeit durch Splenektomie bei Patienten mit chronischer lymphatischer Leukämie im Stadium IV. *Gamm, H., Preiß, J., Fischer, J., Schniepp, I., Zeile, G.* (Mainz) .................... 754

Die Wirkung von Lysolecithinanaloga (LLA) auf den Arachidonsäuremetabolismus von Makrophagen und die Mitogenantwort von Lymphozyten. *Leser, H.-G., Bärlin, E., Weltzien, H. U., Gemsa, D.* (Heidelberg/Freiburg) .................... 757

Interferonproduktion in Leukozyten von Patienten mit akuten und chronischen Leukosen: Modulation durch Dexamethason, Buttersäure und den Tumorpromotor TPA. *Ludwig, H., Adolf, G. R., Swetly, P.* (Wien – Österreich) .................... 760

Einfluß parenteral zugeführter Phosphatide auf die Erythrozytenmembran. *Schubotz, R., Wacker, H. J., Kaffarnik, H.* (Marburg) .................... 763

Alkoholtoxische Veränderungen der Hämatopoese. *Heidemann, E., Nerke, O., Waller, H. D.* (Tübingen) .................... 766

Autoimmunhämolytische Anämie und perniziöse Anämie bei einem Patienten mit variablem Immundefektsyndrom. *Maas, D., Weber, S., Raif, W., Bross, K.* (Freiburg) . . . . . . . . . . 768

Hinweise auf einen hämatopoetisch wirksamen Faktor im Serum von Patienten mit Polycythämia vera. *Heilmann, E., Holzknecht, A., Fahrenkrug, H.* (Münster) . . . . . . . . . . . . . . . . . 772

Toxische Knochenmark- und Schleimhautschädigung nach intrathekaler Methotrexattherapie. *Schalhorn, A., Wagner, H., Wilmanns, W., Stupp-Poutot, G.* (München) . . . . . . . . . . . . . 775

Effektivitätsvergleichung von drei gegenüber sechs Kursen MOPP-Polychemotherapie beim Morbus Hodgkin, klinischem Ausbreitungsstadium II nA, II B, III A und B. *Delbrück, H., Teillet, F., Bayle-Weissgerber, C., Andrieu, J. M., Clot, P. H., Bernard, J.* (Homburg/Colombes/Villejuif/Paris – Frankreich) . . . . . . . . . . . . . . . . . . . . . . . . . . . . . . . 778

# Hämostaseologie

Gerinnungsfaktoren (Thrombin, Faktor XIII, Kallikrein und Fibronectin) als Regulatoren der Proliferation von Fibroblasten, glatten Muskelzellen und Endothelzellen. *Bernsmeier, R., Bruhn, H. D., Pohl, J.* (Kiel) . . . . . . . . . . . . . . . . . . . . . . . . . . . . . . . . . . . . . 782

Gelchromatographie von gereinigtem des-A-Fibrin in Humanplasma bei 20° C und 37° C. *Bernhard, J.-C., Mahn, I., Müller-Berghaus, G.* (Gießen) . . . . . . . . . . . . . . . . . . . . . 785

Pharmakodynamische Wirkungen auf das Gerinnungssystem nach subkutaner Applikation von low dose-Heparin mit einer Spritzpistole. *Harenberg, F., Zimmermann, R., Arleth, D., Weber, E.* (Heidelberg) . . . . . . . . . . . . . . . . . . . . . . . . . . . . . . . . . . . . . . . . . . . . . . 787

Substitution von Antithrombin III zur Behandlung thrombophiler Diathesen. *Schramm, W., Marx, R.* (München) . . . . . . . . . . . . . . . . . . . . . . . . . . . . . . . . . . . . . . . . . . . 789

Morphometrische Untersuchungen normaler und pathologischer Plättchen. *Linker, H., Steigleder, S., Königstein, B., Anschütz, K., Reuter, H. D.* (Köln) . . . . . . . . . . . . . . . . . . . . . 792

Thrombopoese, Thrombozytenzahl und Thrombozytenfunktion vor und nach Zellseparation. *Linker, H., Schäfer, H. E., Ruping, B., Waidhas, W., Glöckner, W., Borberg, H., Wichmann, H. E., Reuter, H. D.* (Köln) . . . . . . . . . . . . . . . . . . . . . . . . . . . . . . . . . . . . . . 798

# Gastroenterologie

Benigne Ösophagusstenosen und ihre Therapie. *Berges, W., Stolze, T., Wienbeck, M.* (Düsseldorf) . . . . . . . . . . . . . . . . . . . . . . . . . . . . . . . . . . . . . . . . . . . . . . . . 802

Refluxkrankheit der Speiseröhre – funktionelle Untersuchungen im Rahmen einer Therapiestudie. *Lux, G., Femppel, J., Lederer, P. C., Domschke, W., Rösch, W.* (Erlangen-Nürnberg) . . . . . . . . . . . . . . . . . . . . . . . . . . . . . . . . . . . . . . . . . . . . . . . . . . . 804

Der Einfluß von Ballaststoffen auf die Magenentleerung. *Kasper, H., Reiners, C., Eilles, C., Börner, W.* (Würzburg) . . . . . . . . . . . . . . . . . . . . . . . . . . . . . . . . . . . . . . . . 806

Alkoholinduzierte Veränderungen der DNS-Synthese in Magen und Dünndarm bei der Ratte. *Seitz, H. K., Czygan, P., Kienapfel, H., Kommerell, B.* (Heidelberg) . . . . . . . . . . . . . . 808

Nächtliche, gastrale Säuresekretion und gastroduodenale Motilität unter dem Einfluß von Pirenzepin und Cimetidin. *Lederer, P. C., Lux, G., Femppel, J., Domschke, W., Rösch, W.* (Erlangen-Nürnberg) . . . . . . . . . . . . . . . . . . . . . . . . . . . . . . . . . . . . . . . . . . . 810

Säuresekretion und Mukosadurchblutung des Magens bei Patienten mit Ulcus duodeni und gesunden Kontrollen. *Sonnenberg, A., Stucke, D., Hüsmert, N., Müller-Lissner, S. A., Blum, A. L.* (Düsseldorf/Zürich – Schweiz) . . . . . . . . . . . . . . . . . . . . . . . . . . . . . . . . . 813

Antrale Gastrin(G)-Zellhyperplasie, eine Sonderform des Ulcus duodeni: Ergebnisse einer Langzeitbeobachtung. *Holtermüller, K.-H., Herzog, P., Arnold, R.* (Göttingen) . . . . . . . . 818

Ranitidin hemmt die peptonestimulierte Magensäuresekretion ohne Beinflussung der Magenentleerung. *Ruppin, H., Lux, G., Hartog, C., Domschke, S., Domschke, W.* (Erlangen) . . 823

Der Histaminstoffwechsel des Magens bei Patienten mit Nahrungsmittelallergie. *Reimann, H. J., Ring, J., Wendt, P., Lorenz, R., Ultsch, B., Swoboda, K., Blümel, G.* (München) . . . . . . . . 823

Die Adenylatzyklase (AC) in der Korpusschleimhaut des Menschen bei Achlorhydrie: Beeinflussung durch Histamin, Adrenalin, Pentagastrin, Prostaglandine $E_2$ und VIP. *Miederer, S. E., Becker, M.* (Bonn) . . . . . . . . . . . . . . . . . . . . . . . . . . . . . . . . . . 826

16,16-Dimethylprostaglandine $E_2$: Schleimhautschutzwirkung gegenüber Aspirin und Gallensäuren. *Müller, P., Fischer, N., Kather, H., Simon, B.* (Heidelberg) . . . . . . . . . . . . . . . . 831

Effekt nichtsteroidartiger Antiphlogistika auf Plasma- und Magenmukosakonzentrationen von Prostaglandinen. *Peskar, B. M., Rainsford, K., Brune, K., Gorek, W.* (Freiburg/Basel – Schweiz) .................................................................. 833

T-Zellsubpopulationen von Patienten mit Morbus Crohn. *Springer, A., Pfreundschuh, M., Feurle, G. E., Beck, J. D.* (Mannheim/Heidelberg/Erlangen) ...................... 838

Alpha$_1$-Antitrypsin, ein brauchbarer Marker zum Nachweis intestinaler Eiweißverluste. Untersuchungen bei Morbus Crohn. *Karbach, U., Ewe, K., Bodenstein, H.* (Mainz) ......... 840

Metronidazol in der Therapie des Morbus Crohn. *Schneider, M. U., Riemann, J. F., Strobel, S., Demling, L.* (Erlangen-Nürnberg) ............................................ 842

Transport und Metabolismus von Propionat in der kurzgeschlossenen Kolonmukosa der Ratte und der Effekt auf den Wasser- und Elektrolyttransport. *Goerg, K. J., Soergel, K. H., Wanitschke, R., Wood, C. M.* (Mainz/Milwaukee – USA) ........................ 846

Untersuchungen zum Verteilungsmuster von Disaccharidasen und Dipeptidylpeptidase IV (DPPIV) entlang morphologisch normaler Jejunalzotten nach Elementardiät bei Patienten mit M. Crohn und Colitis ulcerosa. *Gutschmidt, S., Ribbe, R., Emde, C., Riecken, E. O.* (Berlin) ................................................................... 846

Einheimische Sprue: Assoziation mit HLA-Blutgruppenantigenen. *Kluge, F., Gross-Wilde, H., Krumbacher, K., Gerok, W.* (Freiburg/Essen) .................................... 849

Neue Aspekte zur Amyloidose des Gastrointestinaltraktes. *Schmidt, H., Riemann, J. F.* (Erlangen-Nürnberg) ......................................................... 852

Der Einfluß der Testdauer auf das Ergebnis der Untersuchungen auf okkultes Blut im Stuhl bei Patienten mit kolorektalen Polypen. *Herzog, P., Holtermüller, K. H.* (Mainz) ......... 855

Zur Wirksamkeit konfektionierter Salicylazosulfapyridinklysmen bei Proctitis, Proctosigmoiditis und Linksseitencolitis. *Frühmorgen, P., Demling, L.* (Erlangen) ................... 858

Lokalisation und Identifizierung von Proteinen des Transports und des Stoffwechsels von Gallensäuren. *Buscher, H.-P., Abberger, H., Fuchte, K., Kurz, G., Gerok, W.* (Freiburg) 863

Lokale Lithogenität bei akuter Cholezystitis. *Bandomer, G., Begemann, F., Krüger, W., Schumpelick, V.* (Hamburg) ................................................... 867

Auflösungsraten von Cholesteringallensteinen durch Cholsäure, Cheno, Urso und Cheno-Urso in vitro. *Raedsch, R., Stiehl, A., Götz, R., Walker, S., Czygan, P., Kommerell, B.* (Heidelberg) ................................................................... 870

Intestinale Resorption von konjugierter und nicht konjugierter Urso- und Chenodesoxycholsäure. *Walker, S., Raedsch, R., Götz, R., Stiehl, A., Czygan, P., Kommerell, B.* (Heidelberg) 872

Einfluß von Chenodesoxycholsäure und Ursodesoxycholsäure auf den $^3$H-Thymidineinbau in die DNS der Kolonmukosa bei der Ratte. *Czygan, P., Seitz, H., Weber, E., Stiehl, A., Kommerell, B.* (Heidelberg) ................................................... 873

Untersuchungen zum Mechanismus der Kaliumsekretion am Rattenkolon unter dem Einfluß von Natriumdesoxycholat. *Farack, U. M., Nell, G., Lueg, O.* (Homburg) ................ 875

# Hepatologie

Untersuchungen zu de novo-Pyrimidinbiosynthese in isolierten Mäuseleberzellen. *Rasenack, J., Pausch, J., Gerok, W.* (Freiburg) ............................................. 877

Hormonelle Beeinflußbarkeit der Glukoneogenese in isolierten Hepatozyten bei experimenteller akuter Urämie. *Riegel, W., Stepinski, J., Hörl, W. H., Heidland, A.* (Würzburg) ....... 880

Das Delta-Antigen und sein Antikörper bei Patienten mit Lebererkrankungen. *Müller, R., Rizzetto, M., Feuerhake, A., Klein, H.* (Hannover/Turin – Italien) ................... 883

Radioimmunologischer Nachweis von antimitochondrialen Autoantikörpern bei Lebererkrankungen. *Manns, M., Meyer zum Büschenfelde, K.-H.* (Berlin) ....................... 885

Der Nachweis einer intrazellulären Vorstufe von $\alpha_1$-Antitrypsin in menschlicher Leber. *Weigand, K., Dryburgh, H., Schreiber, G.* (Bern – Schweiz/Würzburg/Melbourne – Australien) ... 888

Hinweise auf unabhängige Mechanismen für die Aufnahme von Bilirubin und Bromsulphthalein in die Leber. *Gärtner, U., Levine, W. G., Wolkoff, A. W.* (Heidelberg/New York – USA) .................................................................... 891

Einfluß von Apoprotein E und C-Apoproteinen auf die Aufnahme triglyzeridreicher Lipoproteine und deren Remnants durch die Rattenleber. *Windler, E., Havel, R. J.* (Hamburg/San Francisco – USA) ............................................................. 893

In vivo-Messung der Aktivität des Zytochrom P-448-Leberenzymsystems mittels Coffeinatemtest. *Wietholtz, H., Voegelin, M., Arnaud, M. J., Bircher, J., Preisig, R.* (Bern/La Tour-de-Peilz − Schweiz) .................................................... 895
Der Tryptophanbelastungstest − Wertigkeit für die Diagnostik der hepatischen Enzephalopathie. *Rössle, M., Herz, R., Hiss, W., Gerok, W.* (Freiburg) ...................... 900
Oraler Ammoniumbelastungstest und Durchgängigkeit mesokavaler Shunts. *Herz, R., Halbfaß, H. J., Rössle, M., Mathias, K., Maier, K. P., Gerok, W.* (Freiburg/Eßlingen) .......... 903
Einfluß von venösem Pankreasblut auf die Leberfunktion nach portokavalen Anastomosen. *Grün, M., Heusler, H., Joeres, R., Richter, E.* (Schweinfurt/Würzburg) .............. 906
Einfluß von Mono- und Dihydroxygallensäuren auf isolierte Leberzellen. *Schölmerich, J., Rodloff, C., Rogg, T., Kremer, B., Schmidt, K., Gerok, W.* (Freiburg/Tübingen) ....... 909
Glukuronidierung von Gallensäuren in der menschlichen Leber. *Matern, S., Matern, H., Gerok, W.* (Freiburg) ........................................................... 913
Einfluß von Cheno- und Ursodesoxycholsäure auf biliäre Lipidsekretion und Serumlipoproteinkonzentration. *Leiß, O., Bergmann, K. von* (Bonn) ............................. 915
Bindung von Gallensäuren an HDL: Korrelation zu cholestatischen Lebererkrankungen. *Middelhoff, G., Löser, B., Stiehl, A., Greten, H.* (Heidelberg/Hamburg) ............. 917
Intranukleäre Partikel bei Non-A/Non-B-Hepatitis. *Gmelin, K., Waldherr, R., Ehrlich, B. von, Kommerell, B.* (Heidelberg) ...................................................... 920
Hypergammaglobulinämische chronisch aktive Hepatitis mit Nachweis von Leber-Pankreas-spezifischen komplimentbindenden Autoantikörpern. *Berg, P. A., Stechemesser, E., Strienz, J.* (Tübingen) ............................................................................ 921
Spurenelementbestimmung in Leberbiopsien von Patienten mit verschiedenen Formen alkoholbedingter Lebererkrankungen sowie chronisch persistierender und chronisch aktiver Hepatitis. *Bode, J. C., Hanisch, P., Gloystein, F., Richter, W., Henning, H., Bode, C.* (Marburg/Mölln) ............................................................................ 927
Arzneimittelmetabolismus der Leber bei Patienten mit verschiedenen Stadien des alkoholischen Leberschadens. *Hoensch, H., Dölle, W.* (Tübingen) ............................. 930
Endotoxinnachweis im peripher-venösen Blut von Patienten mit alkoholbedingten Lebererkrankungen und Patienten mit nicht alkoholischer Zirrhose. *Kugler, V., Bode, C., Dürr, H. K., Bode, J. C.* (Marburg) ......................................................... 933
C-Peptid und Insulin im Serum bei verschiedenen chronischen Leberkrankheiten. *Oehler, G., Knecht, M., Bleyl, H., Matthes, K.* (Gießen) ................................. 936
Renale Prostaglandin ($E_2$, $F_{2\alpha}$)- und Natriumexkretion bei Leberzirrhosen unter Basal- und Stimulationsbedingungen. *Müller, G., Wernze, H., Katzfuß, R., Goering, M.* (Würzburg) . 941
Eignet sich die Sonographie zur Diagnostik der Leberzirrhose und Metastasenleber? − Ergebnisse einer prospektiven Studie. *Waltenberg, M., Erckenbrecht, J., Sonnenberg, A., Peter, P., Wienbeck, M., Eickenbusch, W. E.* (Düsseldorf/Hagen) .................. 944
Zur Pathophysiologie von Antithrombin III und alpha$_2$-Makroglobulin bei Leberzirrhose. *Liehr, H., Doht, F., Brugger, G., Feldmann, K., Brunswig, D.* (Würzburg) .............. 946
Die Therapie mit Antithrombin III (AT III) beim akuten Leberversagen (ALV). *Vogel, G. E., Bottermann, P., Clarmann, M. von, Komm, C., Kuhlencordt, M., Oberdorfer, A.* (München) ............................................................................ 949
Prognose von Patienten nach akuter Ösophagusvarizenblutung und Sklerosierungstherapie in Abhängigkeit von der präoperativen Klassifizierung nach Child und Pugh und vom Lebervolumen. *Sauerbruch, T., Weinzierl, M., Mayr, B., Härlin, M., Eisenburg, J., Paumgartner, G.* (München) ................................................... 952
Prognose von Patienten mit Leberzirrhose nach oberer gastrointestinaler Blutung. Katamnestische Untersuchung an 138 Patienten. *Egberts, E.-H., Maier, C., Schomerus, H., Maulbetsch, R.* (Tübingen) ........................................................ 955

# Stoffwechsel

Partielle Lipodystrophie mit lipatrophischem Diabetes und Hyperlipoproteinämie. *Köbberling, J., Schwarck, H., Cremer, P., Fiechtl, J., Seidel, D., Creutzfeldt, W.* (Göttingen) ....... 958
Die Bildung triglyzeridreicher Lipoproteine aus Lezithin. *Beil, F. U., Grundy, S. M.* (Hamburg/San Diego − USA) .......................................................... 961
Einfluß von Insulin auf die Blutspiegel verzweigtkettiger Ketosäuren beim Menschen. *Schauder, P., Schröder, K., Matthaei, D., Henning, H. V., Langenbeck, U.* (Göttingen) .......... 962

Normalwerte für Serumlipide- und Lipoproteine. *Kaffarnik, H., van der Busch, J., Dahlhaus, M., Hausmann, L., Hoffmann, F. R., Klingemann, H. G., Munoz, M., Schneider, J., Schubotz, R., Zöfel, P.* (Marburg) .................................................. 967

Cross-sectional und Follow-up Studie zur Beziehung zwischen Gesamtcholesterin im Serum und Hämoglobin. *Schneider, J., Schäfer-Klimkeit, B., Kaffarnik, H.* (Marburg) ............ 971

Einfluß zweier in P/S-Quotient und Cholesteringehalt unterschiedlicher Diäten auf die Lipoproteine niedriger (LDL) und hoher Dichte (HDL). *Janetschek, P., Weisweiler, P., Schwandt, P.* (München) ................................................... 973

Lipid- und Apolipoproteingehalt von Lipoproteinen sehr niedriger Dichte (VLDL) unter einer fettmodifizierten Diät. *Weisweiler, P., Drosner, M., Janetschek, P., Schwandt, P.* (München) ........................................................... 976

Thrombozytenfunktion nach wiederholter polyensäurereicher Diät und Normalkost bei gesunden Männern. *Walter, E., Kohlmeier, M., Schlierf, G., Weber, E.* (Heidelberg) ............ 978

Der Einfluß einer Therapie mit Kortikosteroiden auf die Serumlipide. *Henze, K., Seidl, O., Wolfram, G., Zöllner, N.* (München) .................................... 982

Probleme in der Beziehung zwischen Arzt und Patient mit familiärer Hypercholesterinämie. *Keller, C., Pfleger, H., Seidl, O., Wolfram, G., Zöllner, N.* (München) .............. 984

Prostaglandinumsatz, Natrium-, Wasser- und Kreatininausscheidung, sowie arterieller Blutdruck in Abhängigkeit von der Linolsäurezufuhr. *Adam, O., Wolfram, G., Zöllner, N.* (München) ........................................................... 986

Stoffwechselveränderungen während maximaler körperlicher Belastung adipöser Männer unter Nulldiät. *Jakober, B., Schmülling, R. M., Müller, P. H., Reinhard, U., Gaul, W., Fuchs, H., Biegel, G., Eggstein, M.* (Tübingen) .................................... 988

Plasmalipide, Lipoproteine, Apolipoproteine und LCAT bei Diabetes mellitus: Eine Doppelblind-Cross over-Studie mit Bezafibrat. *Prager, R., Schernthaner, G., Kostner, G., Mühlhauser, I., Dieplinger, H., Lang, P. D.* (Wien/Graz – Österreich) ..................... 992

Wirkung von Pektin und Cholestyramin auf die Serumlipoproteine bei familiärer Typ IIa-Hyperlipoproteinämie. *Richter, W. O., Weisweiler, P., Neureuther, G., Schwandt, P.* (München) ...................................................... 995

Lezithincholesterolazyltransferaseaktivität unter einer Behandlung mit β-Sitosterin. *Weisweiler, P., Heinemann, V., Richter, W., Schwandt, P.* (München) ...................... 998

Über die Hemmung der endogenen Harnsäuresynthese durch Allopurinol. *Löffler, W., Gröbner, W., Zöllner, N.* (München) .......................................... 999

Hypoxanthinguaninphosphoribosyltransferase (HGPRTase) aus Erythrozyten bei einem Gichtpatienten mit verminderter Aktivität dieses Enzyms und Niereninsuffizienz. *Gröbner, W., Ritz, E., Zöllner, N.* (München/Heidelberg) ............................... 1001

Plasmaammoniak und Plasmaaminosäuren bei experimenteller Hyperammonämie. *Linke, U., Wienbeck, M., Zimmermann, H., Strohmeyer, G., Berges, W.* (Düsseldorf/Dortmund) ... 1003

Diagnostik, Charakterisierung und Bedeutung der Makrokreatinkinasämie. *Bohner, J., Stein, W., Eggstein, M.* (Tübingen) ......................................... 1005

Prognostische Bedeutung der Laktatkonzentration im Blut – allein und in Kombination mit klinischen und klinisch-chemischen Variablen. *Luft, D., Gunselmann, W., Novotny, A., Schmid, A., Stein, W., Eggstein, M.* (Tübingen/Erlangen-Nürnberg) ................. 1009

Schlechte B-Vitaminversorgung bei 20–40jährigen? Weitere Ergebnisse der Heidelberger-Studie. *Schellenberg, B., Arab, L., Kohlmeier, M., Oster, P., Schlierf, G.* (Heidelberg) ..... 1012

# Pankreas

Untersuchungen am isoliert perfundierten Rattenpankreas über diätische Einflüsse auf die exokrine Pankreasfunktion. *Sommer, H., Kasper, H.* (Würzburg) .................... 1014

Pankreasamylase wird durch Weizenkleie, Guaran, Psyllium, aber nicht durch Lignin gebunden. *Hansen, W. E., Schulz, G.* (München) ...................................... 1017

Ein „enteropankreatischer Kreislauf von exokrinen Pankreasenzymen" existiert nicht. *Rohr, G., Kern, H. F., Scheele, G. A.* (Marburg/New York – USA) ...................... 1019

Lactoferrin, Albumin und Gammaglobuline im Duodenalsaft; diagnostische Wertigkeit bei chronisch alkoholischer Pankreatitis. *Lohse, J., Kaess, H.* (München) ............... 1021

Exokrine Pankreasinsuffizienz bei insulinabhängigen Diabetikern (IDDM)? *Lankisch, P. G., Manthey, G., Otto, J., Koop, H., Willms, B.* (Göttingen/Bad Lauterberg) ............ 1024

Eine Analyse von 21 Patienten mit Zollinger-Ellison-Syndrom. *Feurle, G. E., Wenzel-Herzer, G., Helmstaedter, V., Klempa, I.* (Heidelberg/Frankfurt) .......................... 1028

# Pneumologie

Der Stellenwert einer routinemäßig durchgeführten Spirometrie bei der internistischen Untersuchung. *Magnussen, H., Krück, F.* (Bonn) ................................. 1030
Die Wertigkeit der Echokardiographie in der nichtinvasiven Diagnostik der akuten Lungenembolie. *Kasper, W., Meinertz, T.* (Mainz) ....................................... 1032
Der Wert eines polyfrequenten Oszillationsverfahrens in der Lungenfunktionsdiagnostik. *Holle, J. P., Magnussen, H., Hartmann, V.* (Bonn) ................................ 1037
Vergleichende computertomographische und hämodynamische Untersuchungen zur Diagnostik einer pulmonalen Hypertonie. *Rubin, R., Klose, K., Schulz, V., Steppling, H., Leppek, R., Thelen, M., Ferlinz, R.* (Mainz) ......................................... 1040
Lungenkreislauf bei fibrosierenden Lungenerkrankungen. *Schött, D., Altmaier, K. J., Ulmer, W. T., Barmeyer, J.* (Bochum) .............................................. 1047
Auffallend hohe virale Serumantikörpertiter bei fibrosierender Alveolitis. *Costabel, U., Klein, G., Rühle, K. H., Matthys, H.* (Freiburg) ................................ 1050
Lungenfunktionelle Nebenaspekte einer zytostatischen Kombinationsbehandlung unter Anwendung von Bleomycin. Verhalten des Angiotensin-Converting-Enzyms als möglicher Marker zur Anzeige von Schäden der Lungenstrombahn. *Pöhler, E., Schmiedl, R., Thoma, R.* (Köln) .................................................................... 1053
Palliativtherapie tumorbedingter Pleuraergüsse mit $^{90}$Yttrium-Silikat. *Austgen, M., Schlimmer, P., Petri, E., Wilhelm, H.* (Homburg) ............................. 1061
Reaktionsmuster der Lungenzirkulation bei obstruktivem Syndrom. *Schilling, W.* (Berlin – DDR) ........................................................................ 1063
Einfluß von Aminophyllin auf die mukoziliäre Clearance der Lunge bei Patienten mit Asthenospermie. *Köhler, D., Fischer, J., Rühle, K. H., Wokalek, H., Holzer, J., Matthys, H.* (Freiburg) ................................................................. 1063
Klinische Bedeutung und Struktur einzelner Antigendeterminanten von Insekten (Chironomiden, Zuckmücken). *Baur, X., Aschauer, H., Pfletschinger, J.* (München) ............. 1066
Untersuchungen zur Pathogenese des isozyanatbedingten Asthma bronchiale. *Dewair, M., Baur, X., Fruhmann, G.* (München) ............................................. 1070
Intravenöse Aminophyllintherapie bei akuter Bronchialobstruktion: Genaue Einstellung der Theophyllinserumkonzentration und ihre Bedeutung für den klinischen Verlauf. *Vozeh, S., Kewitz, G., Follath, F., Perruchoud, A., Herzog, H.* (Basel – Schweiz) .............. 1072
Atropinmethonitrat und seine Kombination mit Reproterol bei Asthma bronchiale. Eine kontrollierte cross-over Doppelblindstudie an 25 Patienten. *Macha, H.-N., Lode, H., Aurich, R.* (Berlin) ................................................................... 1074
Histamingehalt im Sputum bei obstruktiver Bronchitis und dessen biologische Wirksamkeit. *Zimmermann, I., Park, S. H., Bugalho de Almeida, A. A., Ulmer, W. T.* (Bochum) ..... 1077

# Onkologie

Experimentelle Grundlagen zum Einsatz von Retinoiden bei Prophylaxe und Therapie des Bronchialkarzinoms. *Kohl, F. V., Rüdiger, H. W., Wichert, P. von* (Hamburg) ........ 1080
Zur bronchoskopischen Therapiekontrolle beim inoperablen Bronchialkarzinom. *Niederle, N., Nakhosteen, J. A., Maaßen, W., Seeber, S., Schmidt, C. G.* (Essen) ............... 1083
Behandlung des kleinzelligen Bronchialkarzinoms mit zwei neuen Chemotherapiekombinationen (AIO-Studien B I + II). *Liesenfeld, A., Havemann, K., Gropp, C., Gassel, W.-D., Trauth, H., Becker, W., Thomas, C., Drings, P., Mahnke, H. G., Nagel, G., Fischer, M., Mitrou, P. S., Georgii, A., Weißenfeld, A., Queisser, M., Konrad, R. M., Westerhausen, M., Wellens, W., Dudeck, J.* (Marburg/Heidelberg/Göttingen/Frankfurt/Hannover/Mannheim/Duisburg/Gießen) ..................................................................... 1086
Kalzitoninimmunreaktives Protein, ein Tumormarker beim kleinzelligen Bronchialkarzinom. *Luster, W., Gropp, C., Havemann, K.* (Marburg) ................................ 1089

Plasmatische Hyperkoagulabilität, $\beta_2$-Mikroglobulin und C-reaktives Protein als mögliche Tumormarker bei malignen Lymphomen. *Ostendorf, P., Keppler, K., Kleine-Hakenkamp, B., Wernet, P.* (Tübingen) .................................................... 1092

ACTH und Kalzitonin als Tumormarker bei Patienten mit Leukämien. *Pflüger, K.-H., Gropp, C., Gramse, M., Havemann, K.* (Marburg) .................................. 1096

Klinische Bedeutung der Glukokortikoidrezeptoren bei malignen Lymphomen. *Ho, A. D., Gless, K. H., Hunstein, W., Pfreundschuh, M.* (Heidelberg) ..................... 1101

Die Bedeutung der Beckenkammnadelbiopsie in der Diagnostik hämatologischer und solider Neoplasmen. *Manegold, C., Herrmann, R., Fritze, D., Krempien, B.* (Heidelberg) ...... 1104

Die Bedeutung der funktionellen Knochenmarkszintigraphie in der Tumordiagnostik. *Munz, D., Hör, G.* (Frankfurt) .................................................... 1106

Untersuchungen über die prognostische Bedeutung von humanem Choriongonadotropin-, Alpha-1-Fetoproteinserumspiegeln und HLA-Antigenen bei malignen Hodentumoren. *Aiginger, P., Schwarz, H. P., Kolbe, H., Kuzmits, R., Kühböck, J., Mayr, W. R., Spona, J.* (Wien – Österreich) .................................................................. 1111

Nephrotoxizität von cis-Platin mit und ohne Ifosfamid in der Behandlung maligner Hodentumoren. *Hacke, M., Alt, J., Schmoll, H. J., Stolte, H.* (Hannover) .................... 1114

Melphalanresorptionsstörung als Ursache des primären und sekundären Therapieversagens beim multiplen Myelom. *Illiger, H. J., Schmidt, R. E., Hartlapp, J. H.* (Bonn) ........... 1117

Ergebnisse und klinische Bedeutung der echokardiographischen Verlaufsbeobachtung bei adriamycinbehandelten Patienten. *Müllerleile, U., Bieber, K. D., Garbrecht, M., Hanrath, P., Lüthje, M.* (Hamburg) .................................................. 1122

Synthetische Alkyllysophospholipide: selektive Tumorzellzerstörung und Makrophagenaktivierung in vitro. *Andreesen, R., Oepke, G., Modolell, M., Runge, M., Löhr, G. W., Munder, P. G.* (Freiburg) .................................................. 1124

## Klinische Immunologie

Heterogenität humaner natürlicher Killer (NK)-Zellen: Analyse mit Hilfe monoklonaler Antikörper. *Lohmeyer, J., Rieber, E. P., Feucht, H., Hadam, M., Pape, G., Schlimok, G., Riethmüller, G.* (München/Augsburg) ........................................ 1128

Antiaktinantikörper vom IgG- und IgM-Typ bei hepatischen und nichthepatischen Erkrankungen. *Wiedmann, K. H., Melms, A., Berg, P. A.* (Tübingen) ........................ 1130

Fulminante anti-HBs-positive Hepatitis B mit intravaskulärer Gerinnung und Hämolyse – Beispiel eine Immunkomplexerkrankung. *Dragosics, B., Graninger, W., Bauer, K., Czerwenka-Howorka, K., Thaler, E., Syre, G.* (Wien – Österreich) ..................... 1135

Behandlung des Lupus erythematodes disseminatus (LED) mit C1-Inaktivator: Ein neues therapeutisches Prinzip. *Kratzsch, G., Biefel, K., Heimburger, N.* (Ulm) ........... 1139

Immunglobulinablagerungen in der Haut bei Lupus erythematodes: Komplementaktivierung in vivo und in vitro. *Huschka, U., Pfarr, A., Kohl, P., Rauterberg, E. W.* (Heidelberg) .... 1139

Zur pathologischen Bedeutung zirkulierender Immunkomplexe und antinukleärer Antikörper im Verlauf einer SLE-analogen Erkrankung im Tiermodell. *Boeder, T., Helmke, K.* (Gießen) 1141

Der ADP-, ATP-Carrier der Mitochondrien als organspezifisches Antigen bei Autoimmunerkrankungen. *Schultheiss, H.-P., Klingenberg, M.* (München) ...................... 1145

Die Ausscheidung von verschiedenen IgA-Antikörpern im Urin. *Intorp, H. W., Moshake, F., Losse, H.* (Krefeld-Uerdingen/Münster) ........................................ 1150

## Rheumatologie

Zellkinetik, Zellinteraktionen und Differentialtherapie der experimentellen hyperergischen Arthritis (EHA). *Dreher, R., Federlin, K.* (Gießen) .................................. 1150

Rezidivierende Polychondritis – eine Kasuistik. *Bröker, H. J., Hüfner, M., Simmling-Annefeld, M., Zundel, K.* (Heidelberg/Mainz) ........................................ 1152

Arthritis mutilans bei multizentrischer Retikulohistiozytose. *Grussendorf, M., Liebe, D., Blittersdorf, R. von, Rahner, H.* (Heidelberg) .................................. 1156

Spezielle Gefahren einer symptomatischen Rheumatherapie bei Patienten unter Lithiumprophylaxe. *Reimann, I. W., Frölich, J. C.* (Stuttgart) .................................. 1159

Über den Einfluß nichtsteroidaler Antirheumatika auf Funktionen menschlicher Blutmonozyten in vitro. *Kleine, L., Bückendorf, K., Herrlinger, J. D.* (Kiel) ...................... 1160
Langzeittherapie der rheumatoiden Arthritis mit einem oralen Goldpräparat (Auranofin): Serumgoldspiegel, Verträglichkeit und Wirksamkeit. *Bandilla, K., Berg, D., Böttcher, I.* (Wiesbaden) ...................................................................... 1163

# Klinische Pharmakologie

Unterschiede zwischen prästationärer und stationärer Arzneimittelbehandlung. *Kewitz, H.* (Berlin) ............................................................................ 1167
In vivo-Überlebenszeit von Erythrozytenschatten als Trägersysteme für Pharmaka. *Sprandel, U., Hubbard, A. R., Chalmers, R. A.* (Harrow − England) ................................ 1172
Vergleichende pharmakodynamische Untersuchungen der Diuretika Bemetizid und Hydrochlorothiacid an gesunden Probanden. *Piper, C., Bonn, R., Weber, E.* (Heidelberg/Monheim) 1174
Weitere Untersuchungen zur Wechselwirkung von Diuretika und nichtsteroidalen entzündungshemmenden Substanzen. *Düsing, R., Nicolas, V., Glänzer, K., Kipnowski, J., Kramer, H. J.* (Bonn) .......................................................................... 1178
Pharmakokinetik und Wirkung von Isosorbid-5-Mononitrat bei gesunden Versuchspersonen. *Abshagen, U., Spörl-Radun, S., Betzien, G., Kaufmann, B., Endele, R.* (Mannheim) .... 1182
Hyperventilationstherapie bei Intoxikationen durch halogenierte Kohlenwasserstoffe: Experimentelle Studie zur Frage der Effektivität. *Gellert, J., Frenzel, H., Heidenreich, T., Nishimura, M., Teschke, R.* (Düsseldorf) ................................................... 1186
Blausäurespiegel im Blut nach Leinsamen, Bittermandeln, Kaliumzyanid und Natriumnitroprussid. *Schulz, V., Löffler, A., Pasch, T., Loeschcke, G., Busse, J.* (Köln/Erlangen) ....... 1189
Vergleichende Pharmakokinetik von Cefoperazon, Cefotaxim und Moxalactam. *Kemmerich, B., Lode, H., Belmega, K., Jendroschek, T., Borner, K., Koeppe, P.* (Berlin) ............. 1192
Vergleichende Pharmakokinetik von Amoxicillin, Clavulansäure −$K^+$ und deren Kombination. *Witkowski, G., Höffken, G., Koeppe, P., Dzwillo, G., Lode, H.* (Berlin) ............. 1195
Nierenschädigungen nach Cefotaxim und Tobramycin allein oder in Kombination − Eine prospektive Studie am Patienten. *Kuhlmann, J., Seidel, G., Grötsch, H., Münch, L.* (Würzburg/Frankfurt) .............................................................. 1198
Einfluß von Rifampicin und Zigarettenrauch auf die Theophyllinclearance. *Fleischmann, R., Heinrich, R., Malchow, H., Bozler, U.* (Tübingen) ................................ 1202
Einfluß von Alter, Geschlecht und Rauchgewohnheiten auf die Kinetik von Oxazepam. *Ochs, H. R., Otten, H.* (Bonn) .................................................................... 1205
Einfluß einer chronischen Niereninsuffizienz auf die Kinetik des Diazepam. *Kaschell, H. J., Klehr, U., Ochs, H. R.* (Bonn) .................................................... 1208
Der Einfluß von Cimetidin auf den hepatischen Arzneimittelstoffwechsel. *Röllinghoff, W., Sticken, R., Paumgartner, G.* (München) .............................................. 1210

# Intensivmedizin

Längenschnittuntersuchung zur psychischen Situation intensivbehandelter Patienten. *Lau, H., Klapp, B. F., Hardt, J., Scheer, J. W.* (Gießen/Wetzlar) ............................ 1212
Indikationen und Ergebnisse der Langzeitbeatmung bei Patienten einer internen Intensivstation. Eine retrospektive Untersuchung über 14 Jahre. *Rey, C., Lehnart, M., Weilemann, L. S., Majdandzic, J., Reuß, M., Göldner, H. J., Schuster, H. P.* (Mainz) ................ 1215
Beatmungstechnik, Beatmungsmuster und Beatmungsdauer bei Patienten einer internen Intensivtherapiestation. Eine retrospektive Untersuchung über 14 Jahre. *Weilemann, L. S., Jost, T., Rey, C., Majdandzic, J., Schuster, H. P.* (Mainz) .......................... 1219
Prognostische Wertigkeit der zweidimensionalen Echokardiographie bei reanimierten Patienten. *Erbel, R., Schweizer, P., Lambertz, H., Merx, W., Meyer, J., Effert, S.* (Aachen) ...... 1223
Neue Erfahrungen mit der Fiberbronchoskopie in der internistischen Intensivmedizin. *Albrecht, J., Fruhmann, G.* (München) ........................................................ 1226
Erfolgreich behandelte schwere Paraquatintoxikation. Eine Kasuistik. *Majdandzic, J., Okonek, S., Weilemann, L. S., Rey, C., Göldner, H. J.* (Mainz) ........................... 1231

Generalisierte Vaskulitis als lebensbedrohliche Nebenwirkung von Allopurinol. *Daul, A. E., Graben, N., Anlauf, M., Bock, K. D.* (Essen) .................................. 1235

## Psychosomatik

Die Beschwerden der psychisch Gesunden. *Hönmann, H. J., Schepank, H., Riedel, P., Schmidt, G.* (Mannheim) ........................................................ 1238
Ansätze zur integrierten internistisch-psychosomatischen Behandlung chronisch Kranker und besonders gefährdeter Patienten. *Klapp, B. F., Klapp, C., Heckers, H., Hardt, J., Scheer, J. W.* (Gießen/Wetzlar) .................................................. 1241
Ausbildung im Umgang mit Schwer- und Todkranken – Möglichkeiten und Grenzen. *Schmeling, C., Koch, U.* (Hamburg/Freiburg) ........................................ 1244
Psychosomatische Forschungsergebnisse der Gicht. *Klußmann, R.* (München) ............ 1247
Zur Situationsabhängigkeit von Affektäußerungen bei Herzneurose und Colitis ulcerosa-Kranken. *Rad, M. von, Bohlmann-Büttner, M., Reindell, A., Scheibler, D.* (Heidelberg) ..... 1251
Kardiovaskuläre Reaktionen während des Typ A-Interviews. *Rüdel, H., Langosch, W., Schiebener, A., Schmidt, T. H., Schmieder, R., Schulte, W.* (Bonn/Bad Krozingen/Köln) .. 1255
"Non-Compliance": Probleme der Arzt-Patientbeziehung bei der Hypertoniedauerbehandlung. *Maass, G.* (Wiesbaden) ............................................................ 1257
Psychosoziale Probleme bei Hypertoniepatienten. Ein integrierter Behandlungsansatz in einer psychosomatischen Ambulanz für Hochdruckkranke. *Gaus, E., Klingenburg, M., Köhle, K.* (Ulm) ................................................................ 1262

## Podiumsgespräch
## Alkoholschäden: Verbreitung und Prognose

Alkoholismus – Mißbrauch und Abhängigkeit: Verbreitung. Vorsitz: *Feuerlein, W.* (München) ................................................................ 1266

## Podiumsgespräch
## Nichtinvasive Oberbauchdiagnostik

Vorsitz: *Rettenmaier, G.* (Böblingen) ........................................ 1270

## Symposium:
## Hämorheologie und Innere Medizin

### I. Medizinische Hämorheologie, Physiologie und Diagnostik

Über das Fließverhalten des menschlichen Blutes: Dynamische Fluidität des kernlosen Erythrozyten als Ursache der hohen Fließfähigkeit des schnell strömenden Blutes. *Schmid-Schönbein, H.* (Aachen) Referat .......................................... 1274
Abnormes Fließverhalten der Erythrozyten als gemeinsamer Nenner hämolytischer Anämien. *Tillmann, W.* (Göttingen) Referat .......................................... 1289
Die monoklonalen Gammapathien – maligne und benigne. *Waldenström, J.* (Malmö – Schweden) Referat ................................................................ 1294
Methoden zur Erfassung abnormer Fließfähigkeit menschlicher Erythrozyten. *Teitel, P.* (Aachen) Referat ................................................................ 1296
Haemorheology and Diabetes Mellitus. *Stoltz, J. F., Gaillard, S., Drouin, P.* (Nancy – Frankreich) Referat ............................................................ 1302
Einfluß des Stoffwechsels und der Begleitkrankheiten auf die Fließeigenschaften des Blutes beim Diabetiker. *Volger, E.* (München) Referat ............................ 1312
The Haemodynamics of Arterial Thrombosis. *Born, G. V. R.* (London – England) Referat . 1321

## II. Rheologische Therapieansätze

**Rheologische Therapie durch Senkung des Fibrinogenspiegels: Arwin, Streptase und Urokinase.**
*Ehringer, H.* (Wien – Österreich) Referat ................................................. 1324
**Defibrinogenation Therapy: Results of Controlled Studies.** *Lowe, G. D. O.* (Glasgow – England) Referat ................................................................................ 1325
**Supraselektive Fibrinolyse nach Hämodilution beim akuten Herzinfarkt.** *Merx, W., Bethge, C., Dörr, W., Essen, R. von, Meyer, J., Schweitzer, P., Schmid-Schönbein, H.* (Aachen) Referat ................................................................................ 1325
**Koronare Mikrozirkulationsstörungen – Ein rheologisches Problem?** *Strauer, B. E., Volger, E.* (München) Referat ................................................................ 1327
**Einfluß der induzierten Blutverdünnung auf den Hirnkreislauf.** *Gottstein, U.* (Frankfurt) Referat ................................................................................ 1341
**Hämodilution bei arteriellen Verschlußkrankheiten.** *Rieger, H.* (Engelskirchen) Referat .... 1348
**Hämodilution bei okularen Durchblutungsstörungen.** *Wiederholt, M.* (Berlin) Referat ...... 1354
**Hämorheologie als Brücke zwischen Physiologie, Pathophysiologie und Klinik.** *Schaefer, H.* (Heidelberg) Referat ................................................................ 1357

# Symposium:
# Künstliche Organe in der Inneren Medizin

**Einleitung.** *Pfeiffer, E. F.* (Ulm) Referat ................................................. 1360
**Ethische und materielle Aspekte der Entwicklung künstlicher Organe.** *Schaldach, M.* (Erlangen-Nürnberg) Referat ................................................................ 1362

## I. Künstliche Herzklappen

**Advantages and Long Term Results of the Björk-Shiley Valve.** *Björk, V. O.* (Stockholm – Schweden) Referat ................................................................ 1365
**Bioprothese versus künstliche Herzklappe zum Klappenersatz.** *Emde, J. von der* (Erlangen-Nürnberg) Referat ................................................................ 1367

## II. Gefäßprothesen

**Der koronare Bypass.** *Seybold-Epting, W.* (Tübingen) Referat ............................ 1372

## III. Die Elektrostimulation

**Diagnostische Elektrostimulation zur Indikationsstellung der Elektrotherapie des Herzens.** *Lüderitz, B.* (München) Referat ................................................. 1380
**Die therapeutische Elektrostimulation.** *Stauch, M.* (Ulm) Referat ....................... 1387

## IV. Die assistierte Zirkulation

**Die klinische Bedeutung der assistierten Zirkulation für die Behandlung des Herzversagens.** *Moulopoulos, S.* (Athen – Griechenland) Referat ................................ 1393

## V. Das künstliche Herz

**Das totale Kunstherz – eine Übersicht.** *Bücherl, E. S.* (Berlin) Referat ................ 1400

## VI. Die künstliche Lunge

**Die künstliche Lunge.** *Galetti, P. M.* (Providence – USA) Referat ...................... 1400

### VII. Die künstliche Niere

Aktueller Stand der modernen Hämodialyseverfahren. *Franz, H. E.* (Ulm) Referat ....... 1400
Alternativverfahren zur Behandlung der chronischen Urämie (Hämofiltration, kontinuierliche ambulante Peritonealdialyse). *Scheler, F.* (Göttingen) Referat .................... 1405

### VIII. Das künstliche Pankreas

Das künstliche Pankreas: Entwicklung und Bedeutung für die Erforschung und Behandlung der Zuckerkrankheit. *Pfeiffer, E. F., Kerner, W.* (Ulm) Referat ...................... 1408
Die programmierte Insulininfusion als Versuch der Dauertherapie des Diabetes mellitus. *Hepp, K. D.* (München) Referat ............................................. 1429

### IX. Die künstliche Leber

Zur „künstlichen Leber": Leberunterstützungssystem *Schmidt, F. W.* (Hannover) Referat ... 1432

### Rundtischgespräch

Möglichkeiten und Grenzen der Entwicklung künstlicher Organe. Vorsitz: *Pfeiffer, E. F.* (Ulm) ................................................................. 1439

## Symposium:
## Substratumsatz menschlicher Gewebe bei normalem und gestörtem Stoffwechsel

Einleitung. *Dietze, G. J.* (München) Referat ...................................... 1442
Substrate Utilization of the Human Brain Under Normal and Pathological Conditions. *Owen, O. E., Patel, M. S., Boden, G.* (Philadelphia/Cleveland – USA) Referat ............... 1444
Substratversorgung des menschlichen Herzens bei normalem und gestörtem Stoffwechsel. *Rudolph, W., Dirschinger, J.* (München) Referat .................................. 1453
Regulation of Substrate Flow in Human Adipose Tissue in Health and Disease. *Galton, D. J., Stocks, J., Dodson, P., Holdsworth, G.* (London – England) Referat ............... 1460
Substratumsatz der Niere. *Guder, W. G.* (München) Referat ........................ 1469
Hormonelle Regulation der Glukoseabgabe der menschlichen Leber bei normalem und gestörtem Stoffwechsel. *Dietze, G. J., Wicklmayr, M., Mehnert, H.* (München) Referat .. 1475
Free Fatty Acid and Ketone Body Utilization Under Normal and Pathophysiological Conditions. *Wahren, J., Hagenfeldt, L.* (Huddinge – Schweden) Referat .................... 1489
Glukoseutilisation des Skelettmuskels: Einfluß von Muskelarbeit und Diabetes mellitus. *Berger, M.* (Düsseldorf) Referat .............................................. 1500
Schlußbemerkung. *Dietze, G. J.* (München) Referat ............................... 1512

## Anhang

Fettstoffwechselstörung bei Diabetes mellitus. *Gries, F. A., Vogelberg, K. H., Koschinsky, T.* (Düsseldorf) Referat ......................................................... 1515
Die Therapie des Coma diabeticum. *Froesch, E. R., Süsstrunk, H.* (Zürich – Schweiz) Referat ..................................................................... 1524

**Transluminale Dilatation koronarer, renaler und peripherer Arterienstenosen.** *Grüntzig, A. R.* (Atlanta – USA) Referat ............................................... 1532

Die Ausscheidung von verschiedenen IgA-Antikörpern im Urin. *Intorp, H. W., Moshake, F., Losse, H.* (Krefeld-Uerdingen/Münster) ........................................ 1535

**Das künstliche Herz.** *Bücherl, E. S.* (Berlin) Referat ............................ 1538


**Namensverzeichnis** ....................................................... 1550
**Sachverzeichnis** ......................................................... 1557

|             | **Vorsitzender** |
|-------------|------------------|
| 1981–1982   | Prof. Dr. med., Dr. med. vet. h. c. *H. G. Lasch* – Gießen |

|             | **Vorstand** |
|-------------|--------------|
| 1981–1982   | Prof. Dr. med., Dr. med. vet. h. c. *H. G. Lasch* – Gießen |
|             | Prof. Dr. med. *H. Mehnert* – München |
|             | Prof. Dr. med. *H. J. Dengler* – Bonn |
|             | Prof. Dr. med. *W. Siegenthaler* – Zürich |
|             | Prof. Dr. med. *B. Schlegel* – Wiesbaden |

|             | **Vorstand** |
|-------------|--------------|
| 1980–1981   | Prof. Dr. med. *H. Mehnert* – München |
|             | Prof. Dr. med. *E. Buchborn* – München |
|             | Prof. Dr. med., Dr. med. vet. h. c. *H. G. Lasch* – Gießen |
|             | Prof. Dr. med. *H. J. Dengler* – Bonn |
|             | Prof. Dr. med. *B. Schlegel* – Wiesbaden |

|        | **Ehrenmitglieder** |
|--------|---------------------|
| 1891   | Geh. Med. Rat. Prof. Dr. med. *R. Virchow* – Berlin |
| 1894   | Dr. Prinz *Ludwig Ferdinand von Bayern* |
| 1902   | Wirkl. Geh. Med. Rat Prof. Dr. med. *E. v. Leyden* – Berlin |
| 1907   | Wirkl. Geh. Rat Prof. Dr. med. *E. v. Behring* – Marburg |
|        | Geh. Rat Prof. Dr. med. *H. Curschmann* – Leipzig |
|        | Geh. Rat Prof. Dr. med. *P. Ehrlich* – Frankfurt/Main |
|        | Geh. Rat Prof. Dr. med. *W. Erb* – Heidelberg |
|        | Geh. Rat Prof. Dr. med. *E. Fischer* – Berlin |
|        | Geh. Rat Prof. Dr. med. *R. Koch* – Berlin |
|        | Geh. Rat Prof. Dr. med. *v. Leube* – Würzburg |
|        | Geh. Rat Prof. Dr. med. *A. Merkel* – Nürnberg |
|        | Geh. Rat Prof. Dr. med. *Naunyn* – Baden-Baden |
|        | Geh. San.-Rat Dr. med. *E. Pfeiffer* – Wiesbaden |
|        | Geh. Rat Prof. Dr. med. *Pflüger* – Bonn |
|        | Geh. Rat Prof. Dr. med. *H. Quincke* – Kiel |
|        | Prof. Dr. med. *v. Recklinghausen* – Straßburg |
|        | Prof. Dr. med. *Schmiedeberg* – Straßburg |
|        | Wirkl. Geh. Rat Prof. Dr. med. *M. Schmidt* – Frankfurt/Main |
| 1912   | Geh. Rat Prof. Dr. med. *C. F. v. Röntgen* – München |
| 1923   | Geh. Rat Prof. Dr. med. *Bäumler* – Freiburg |
|        | Geh. Rat Prof. Dr. med. *Lichtheim* – Bern |
| 1924   | Geh. Rat Prof. Dr. med. *v. Strümpell* – Leipzig |
|        | Geh. Rat Prof. Dr. med. *Schultze* – Bonn |
|        | Geh. Rat Prof. Dr. med. *R. Stintzing* – Jena |
|        | Geh. Rat Prof. Dr. med. *F. Penzoldt* – Erlangen |
| 1927   | Geh. Rat Prof. Dr. med. *F. Kraus* – Berlin |
|        | Geh. Rat Prof. Dr. med. *O. Minkowski* – Wiesbaden |
| 1928   | Geh. Rat Prof. Dr. med. *A. Goldschneider* – Berlin |
| 1932   | Geh. Rat Prof. Dr. *W. His* – Berlin |
|        | Geh. Rat, Ob.-San.-Rat Prof. Dr. med. *R. Ritter v. Jaksch* – Prag |
|        | Prof. Dr. med. *G. Klemperer* – Berlin |
|        | Prof. Dr. med. *A. Koranyi* – Budapest |
|        | Geh. Rat. Prof. Dr. med. *L. v. Krehl* – Heidelberg |

|      | |
|------|---|
|      | Geh. Rat Prof. Dr. med. *F. Moritz* – Köln |
|      | Geh. Rat Prof. Dr. med. *F. v. Müller* – München |
|      | Prof. Dr. med. *E. v. Romberg* – München |
|      | Prof. Dr. med. *R. F. Wenckebach* – Wien |
| 1935 | Geh. Rat Prof. Dr. med. *W. Zinn* – Berlin |
|      | Prof. Dr. med. *O. Naegeli* – Zürich |
| 1936 | Prof. Dr. med. *L. Brauer* – Wiesbaden |
|      | Prof. Dr. med. *W. Mollow* – Sofia |
| 1938 | Prof. Dr. med. *O. Foerster* – Breslau |
|      | Prof. Dr. med. *L. R. Müller* – Erlangen |
|      | Prof. Dr. med. *H. Pässler* – Dresden |
|      | Prof. Dr. med. *F. Volhard* – Frankfurt/Main |
| 1949 | Prof. Dr. med. *G. v. Bergmann* – München |
|      | Prof. Dr. med. *A. Schittenhelm* – München |
| 1950 | Prof. Dr. med. *H. Dietlen* – Saarbrücken |
| 1951 | Prof. Dr., Dr. med. h. c., Dr. phil. h. c. *G. Domagk* – Elberfeld |
|      | Prof. Dr. med. et theol. et phil. *A. Schweitzer* – Lambarene/Kongo |
| 1952 | Prof. Dr. med. *W. Heubner* – Berlin |
| 1954 | Prof. Dr. med. *M. Nonne* – Hamburg |
|      | Prof. Dr. med. *R. Rössle* – Berlin |
|      | Prof. Dr. med. *O. Rostoski* – Dresden |
|      | Prof. Dr. med. *W. Frey* – Zollikon/Zürich/Schweiz |
|      | Sir *H. Dale* – London |
| 1955 | Prof. Dr. med. et theol. *R. Siebeck* – Heidelberg |
|      | Prof. Dr. med. *S. J. Thannhauser* – Boston/USA |
| 1956 | Prof. Dr. med. *F. A. Schwenkenbecher* – Marburg |
|      | Prof. Dr. med. *E. Grafe* – Würzburg |
|      | Prof. Dr. med. *E. Franck* – Istanbul |
|      | Dr. med. h. c., Dr. phil. h. c. *F. Springer* – Heidelberg |
| 1957 | Prof. Dr. med., Dres h. c., Dr. rer. nat. h. c. *M. Bürger* – Leipzig |
|      | Prof. Dr. med. *P. Klee* – Wuppertal |
|      | Prof. Dr. med. *C. Oehme* – Heidelberg |
|      | Prof. Dr. med., Dr. med. h. c. *W. Stepp* – München |
|      | Prof. Dr. med. *H. Schmidt* – Wabern b. Bern/Schweiz |
|      | Prof. Dr. med. *C. D. de Langen* – Utrecht/Holland |
|      | Prof. Dr. med. *E. Lauda* – Wien |
|      | Prof. Dr. med. *W. Loeffler* – Zürich/Schweiz |
| 1958 | Prof. Dr. med. *E. P. Joslin* – Boston/Mass./USA |
|      | Prof. Dr. med., Dr. med. h. c. *G. Katsch* – Greifswald |
|      | Prof. Dr. med., Dr. med. h. c., Dr. med. h. c. *A. Weber* – Bad Nauheim |
| 1959 | Prof. Dr. med. *P. Martini* – Bonn |
|      | Prof. Dr. med. *W. Weitz* – Hamburg |
| 1960 | Prof. Dr. med. *H. H. Berg* – Hamburg |
|      | Prof. Dr. med. *F. Kauffmann* – Wiesbaden |
| 1961 | Prof. Dr. med. *R. Schoen* – Göttingen |

| | |
|---|---|
| 1962 | Prof. Dr. med. *H. Pette* – Hamburg |
| | Prof. Dr. med. *K. Hansen* – Neckargemünd |
| 1963 | Prof. Dr. med., Dr. med. h. c. *W. Brednow* – Jena |
| | Prof. Dr. med. *H. Reinwein* – Gauting b. München |
| | Prof. Dr. med. *H. H. Bennhold* – Tübingen |
| 1964 | Prof. Dr. med., Dr. med. h. c., Dr. rer. nat. h. c. *H. W. Knipping* – Köln |
| 1965 | Prof. Dr. med., Dr. h. c. *J. Grober* – Bad Bodendorf |
| | Prof. Dr. med., Dr. med. h. c. *F. Lommel* – Endorf/Obb. |
| | Prof. Dr. med. vet., Dr. h. c. *J. Nörr* – München |
| 1966 | Prof. Dr. med. *N. Henning* – Erlangen |
| | Prof. Dr. med. *A Hittmair* – Innsbruck |
| | Prof. Dr. med., Dr. med. h. c. *F. Hoff* – Neukirchen/Knüllgeb. |
| | Prof. Dr. med. *H. Kalk* – Kassel |
| | Prof. Dr. med. *K. Voit* – Ammerland/Starnberger See |
| 1967 | Prof. Dr. med., Dr. med. h. c. *L. Heilmeyer* – Freiburg/Brsg. |
| | Prof. Dr. med. *W. Kittel* – Wiesbaden |
| 1968 | Prof. Dr. med., Dr. phil. *G. Bodechtel* – München |
| | Prof. Dr. med., Dr. med. h. c. *N. Henning* – Erlangen |
| | Prof. Dr. med. *J. Jacobi* – Hamburg |
| 1969 | Prof. Dr. med. *W. Hadorn* – Bern/Schweiz |
| | Prof. Dr. med. *A. Jores* – Hamburg |
| | Prof. Dr. med. *J. Waldenström* – Malmö/Schweden |
| 1970 | Prof. Dr. med. *A. Sturm* – Wuppertal |
| 1971 | Prof. Dr. med., Dr. sc. h. c., Dr. med. vet. h. c. *H. Frhr. v. Kress* – Berlin |
| | Prof. Dr. med. *E. Wollheim* – Würzburg |
| | Prof. Dr. med. *G. Budelmann* – Hamburg |
| 1972 | Prof. Dr. med., Dr. med. h. c. *R. Aschenbrenner* – Hamburg |
| | Prof. Dr. med., Dr. med. h. c. *H. E. Bock* – Tübingen |
| | Sir *H. Krebs*, M.D., M.A., F.R.S., F.R.C.P. – Oxford |
| 1973 | Prof. Dr. med. *H.-W. Bansi* – Hamburg |
| | Prof. Dr. med. *K. Oberdisse* – Düsseldorf |
| | Prof. Dr. med. *O. Gsell* – St. Gallen |
| 1974 | Prof. Dr. med. *F. Grosse-Brockhoff* – Düsseldorf |
| | Prof. Dr. med. *D. Jahn* – Regensburg |
| 1975 | Prof. Dr. med. *W. Doerr* – Heidelberg |
| | Prof. Dr. med. *M. Holzmann* – Zürich |
| 1976 | Prof. Dr. med., Dr. med. h. c. *F. Büchner* – Freiburg |
| | Prof. Dr. med. *G. Schaltenbrand* – Würzburg |
| | Prof. Dr. med. *H. Schwiegk* – München |
| 1977 | Prof. Dr. med. *W. Hollmann* – Potsdam |
| | Prof. Dr. med. *G. Kuschinsky* – Mainz |
| | Prof. Dr. med. *H. Sarre* – Freiburg |
| 1978 | Prof. Dr. med., Dr. phil. *R. Janzen* – Hamburg |
| | Prof. Dr. med., Dr. phil. *S. Koller* – Mainz |

**1979**    Prof. Dr. med. *F. Koller* – Riehen b. Basel
Prof. Dr. sc. med., Dres. h. c. *A. Sundermann* – Erfurt

**1980**    Prof. Dr. med. *H. Bartelheimer* – Hamburg
Prof. Dr. med. *E. Fritze* – Bochum
Prof. Dr. med. *W. H. Hauss* – Münster

**1981**    Prof. Dr. med. *E. Deutsch* – Wien
Prof. Dr. med. *H. P. Wolff* – München

### Verzeichnis der Vorsitzenden seit 1882

| | | |
|---|---|---|
| 1. | 1882 | ⎫ |
| 2. | 1883 | ⎬ Wirkl. Geh. Ob.-Med.-Rat Prof. Dr. med. *T. v. Frerichs* – Berlin |
| 3. | 1884 | ⎭ |
| 4. | 1885 | Geh. Hofrat Prof. Dr. med. *C. Gerhardt* – Würzburg |
| 5. | 1886 | ⎫ |
| 6. | 1887 | ⎬ Wirkl. Geh. Med.-Rat Prof. Dr. med. *E. v. Leyden* – Berlin |
| 7. | 1888 | ⎭ |
| 8. | 1889 | Prof. Dr. med. *v. Liebermeister* – Tübingen |
| 9. | 1890 | Hofrat Prof. Dr. med. *v. Nothnagel* – Wien |
| 10. | 1891 | Wirkl. Geh. Med.-Rat Prof. Dr. med. *E. v. Leyden* – Berlin |
| 11. | 1892 | Geh. Med.-Rat Prof. Dr. med. *H. Curschmann* – Leipzig |
| 12. | 1893 | Prof. Dr. med. *H. Immermann* – Basel |
| | 1894 | kein Kongreß |
| 13. | 1895 | Geh. Rat Prof. Dr. med. *H. v. Ziemssen* – München |
| 14. | 1896 | Geh. Hofrat Prof. Dr. med. *Bäumler* – Freiburg i. Brsg. |
| 15. | 1897 | Wirkl. Geh. Med.-Rat Prof. Dr. med. *E. v. Leyden* – Berlin |
| 16. | 1898 | San.-Rat Prof. Dr. med. *M. Schmidt* – Frankfurt (Main) |
| 17. | 1899 | Geh. Rat Prof. Dr. med. *H. Quincke* – Kiel |
| 18. | 1900 | Ob.-San.-Rat Prof. Dr. med. *R. Ritter v. Jaksch* – Prag |
| 19. | 1901 | Geh. Rat Prof. Dr. med. *Senator* – Berlin |
| 20. | 1902 | Geh. Rat Prof. Dr. med. *Naunyn* – Straßburg |
| | 1903 | kein Kongreß |
| 21. | 1904 | Ob.-Med.-Rat Prof. Dr. med. *A. v. Merkel* – Nürnberg |
| 22. | 1905 | Geh. Rat Prof. Dr. med. *W. Erb* – Heidelberg |
| 23. | 1906 | Geh. Med.-Rat. Prof. Dr. med. *v. Strümpell* – Breslau |
| 24. | 1907 | Wirkl. Geh. Med.-Rat Prof. Dr. med. *E. v. Leyden* – Berlin |
| 25. | 1908 | Prof. Dr. med. *F. v. Müller* – München |
| 26. | 1909 | Geh. Med.-Rat Prof. Dr. med. *F. Schultze* – Bonn |
| 27. | 1910 | Geh. Med.-Rat Prof. Dr. med. *F. Kraus* – Berlin |
| 28. | 1911 | Geh. Rat Prof. Dr. med. *L. v. Krehl* – Straßburg |
| 29. | 1912 | Geh. Med.-Rat Prof. Dr. med. *R. Stintzing* – Jena |
| 30. | 1913 | Geh. Rat Prof. Dr. med. *F. Penzoldt* – Erlangen |
| 31. | 1914 | Prof. Dr. med. *E. v. Romberg* – Tübingen |
| | 1915 | kein Kongreß |
| | 1916 | außerordentliche Tagung (Kriegstagung) in Warschau Vors.: Geh. Med.-Rat Prof. Dr. med. *W. His* – Berlin |
| | 1917 | kein Kongreß |
| | 1918 | kein Kongreß |
| | 1919 | kein Kongreß |
| 32. | 1920 | Geh. Rat Prof. Dr. med. *O. Minkowski* – Breslau |
| 33. | 1921 | Prof. Dr. med. *G. Klemperer* – Berlin |
| 34. | 1922 | Prof. Dr. med. *L. Brauner* – Hamburg |
| 35. | 1923 | Prof. Dr. med. *K. F. Wenckebach* – Wien |
| 36. | 1924 | Geh. Rat Prof. Dr. med. *M. Matthes* – Königsberg |
| 37. | 1925 | Geh. Rat Prof. Dr. med. *F. Moritz* – Köln |
| 38. | 1926 | Prof. Dr. med. *H. Pässler* – Dresden |
| 39. | 1927 | Prof. Dr. med. *O. Naegeli* – Zürich |
| 40. | 1928 | Prof. Dr. med. *L. R. Müller* – Erlangen |
| 41. | 1929 | Geh. Rat Prof. Dr. med. *W. Zinn* – Berlin |
| 42. | 1930 | Prof. Dr. med. *F. Volhard* – Frankfurt/Main |
| 43. | 1931 | Prof. Dr. med. *G. v. Bergmann* – Berlin |
| 44. | 1932 | Prof. Dr. med. *P. Morawitz* – Leipzig |
| 45. | 1933 | Prof. Dr. med. *A. Schittenhelm* – Kiel |
| 46. | 1934 | (Prof. Dr. med. *L. Lichtwitz* – Altona, ist satzungsgemäß im Jahr 1934 ausgeschieden, ohne den Vorsitz geführt zu haben) |
| 47. | 1935 | Prof. Dr. med. *H. Schottmüller* – Hamburg |
| 48. | 1936 | Prof. Dr. med. *F. A. Schwenkenbecher* – Marburg |
| 49. | 1937 | Prof. Dr. med. *R. Siebeck* – Heidelberg |

| | | |
|---|---|---|
| 50. | 1938 | Prof. Dr. med. *H. Assmann* – Königsberg |
| 51. | 1939 | Prof. Dr. med., Dr. h. c. *W. Stepp* – München |
| 52. | 1940 | Prof. Dr. med. *H. Dietlen* – Saarbrücken |
| | 1941 | kein Kongreß |
| | 1942 | kein Kongreß |
| 53. | 1943 | Prof. Dr. med. *H. Eppinger* – Wien |
| | 1944 | kein Kongreß |
| | 1945 | kein Kongreß |
| | 1946 | kein Kongreß |
| | 1947 | kein Kongreß |
| 54. | 1948 | Prof. Dr. med. *P. Martini* – Bonn |
| 55. | 1949 | Prof. Dr. med. *C. Oehme* – Heidelberg |
| 56. | 1950 | Prof. Dr. med. *W. Frey* – Oberhofen/Schweiz |
| 57. | 1951 | Prof. Dr. med. *M. Bürger* – Leipzig |
| 58. | 1952 | Prof. Dr. med. *P. Klee* – Wuppertal |
| 59. | 1953 | Prof. Dr. med. *G. Katsch* – Greifswald |
| 60. | 1954 | Prof. Dr. med. *H. H. Berg* – Hamburg |
| 61. | 1955 | Prof. Dr. med. *H. Pette* – Hamburg |
| 62. | 1956 | Prof. Dr. med. *R. Schoen* – Göttingen |
| 63. | 1957 | Prof. Dr. med. *K. Hansen* – Lübeck |
| 64. | 1958 | Prof. Dr. med. *H. Reinwein* – Kiel |
| 65. | 1959 | Prof. Dr. med. Dr. med. h. c. *W. Brednow* – Jena |
| 66. | 1960 | Prof. Dr. med. *H. Bennhold* – Tübingen |
| 67. | 1961 | Prof. Dr. med. *J. Jacobi* – Hamburg |
| 68. | 1962 | Prof. Dr. med. *F. Hoff* – Frankfurt/Main |
| 69. | 1963 | Prof. Dr. med. Dr. sc. h. c., Dr. med. vet. h. c. *H. Frhr. v. Kress* – Berlin |
| 70. | 1964 | Prof. Dr. med., Dr. med. h. c. *L. Heilmeyer* – Freiburg i. Brsg. |
| 71. | 1965 | Prof. Dr. med. *A. Sturm* – Wuppertal-Barmen |
| 72. | 1966 | Prof. Dr. med. et phil. *G. Bodechtel* – München |
| 73. | 1967 | Prof. Dr. med. *A. Jores* – Hamburg |
| 74. | 1968 | Prof. Dr. med., Dr. med. h. c. *H. E. Bock* – Tübingen |
| 75. | 1969 | Prof. Dr. med. *D. Jahn* – Höfen |
| 76. | 1970 | Prof. Dr. med. *K. Oberdisse* – Düsseldorf |
| 77. | 1971 | Prof. Dr. med. *F. Grosse-Brockhoff* – Düsseldorf |
| 78. | 1972 | Prof. Dr. med., Dres. med. h. c. *G. Schettler* – Heidelberg |
| 79. | 1973 | Prof. Dr. med. *H. Begemann* – München |
| 80. | 1974 | Prof. Dr. med. *H. P. Wolff* – Mainz |
| 81. | 1975 | Prof. Dr. med. *P. Schölmerich* – Mainz |
| 82. | 1976 | Prof. Dr. med. *H. A. Kühn* – Würzburg |
| 83. | 1977 | Prof. Dr. med. *G. A. Neuhaus* – Berlin |
| 84. | 1978 | Prof. Dr. med. *R. Gross* – Köln |
| 85. | 1979 | Prof. Dr. med. *W. Gerok* – Freiburg |
| 86. | 1980 | Prof. Dr. med. *E. Buchborn* – München |
| 87. | 1981 | Prof. Dr. med. *H. Mehnert* – München |

### Korrespondierende Mitglieder

| | |
|---|---|
| 1939 | Prof. Dr. med. *G. Fanconi* − Zürich |
| | Prof. Dr. med. *Hess* − Zürich |
| | Prof. Dr. med. *Ingwar* − Lund |
| | Prof. Dr. med. *Meulengracht* − Koppenhagen |
| | Prof. Dr. med. *Schüffner* − Amsterdam |
| | Prof. Dr. med. *Diaz* − Rio de Janeiro |
| 1961 | Prof. Dr. med. *W. Ehrich* − Philadelphia |
| | Prof. Dr. med. *E. Komiya* − Tokio |
| 1965 | Prof. Dr. med. *M. R. Castex* − Buenos Aires |
| 1970 | Prof. Dr. med. *V. Malamos* − Athen |
| | Prof. Sir *G. W. Pickering* − Oxford |
| | Dr. med. *I. H. Page* − Cleveland/Ohio |
| 1971 | Prof. Dr. med. *G. Biörck* − Stockholm |
| | Prof. Dr. med. *K. Lundbaek* − Aarhus |
| 1972 | Prof. Dr. med. *R. J. Bing* − Pasadena |
| | Dr. med. *D. S. Fredrickson* − Bethesda |
| | Prof. Dr. med. *A. Lambling* − Paris |
| | Prof. Dr. med. *H. N. Neufeld* − Tel Aviv |
| | Prof. Dr. med. *I. Shkhvatsabaya* − Moskau |
| 1974 | Prof. Dr. med. *J. W. Conn* − Ann Arbor |
| | Prof. Dr. med. *H. Popper* − New York |
| 1976 | Prof. Dr. med. *H. Herken* − Berlin |
| | Prof. Dr. med., Dr. phil. *S. Koller* − Mainz |
| | Prof. Dr. med. *E. Uehlinger* − Zollikon |
| 1977 | Sir *D. Dunlop*, Prof. of Medicine − Edinburgh |
| 1978 | Prof. Dr. med. *R. Schmid* − San Francisco |
| 1979 | Prof. Dr. med. *F. H. Epstein* − Zürich |
| | Prof. Dr. med. *G. W. Korting* − Mainz |
| 1981 | Prof. Dr. med. *K. Iwamura* − Kanagawa |
| | Prof. Dr. med. *A. E. Renold* − Genf |

### Diplommitglieder

Dr. med. *J. Wibel* − Wiesbaden
Dr. med. h. c. *J. F. Bergmann*, Verlagsbuchhändler − Wiesbaden

### Ständige Schriftführer

| | |
|---|---|
| 1882−1914 | Geh. San.-Rat Dr. med. *E. Pfeiffer* − Wiesbaden |
| 1914−1920 | Prof. Dr. med. *W. Weintraud* − Wiesbaden |
| 1921−1943 | Prof. Dr. med. *A. Géronne* − Wiesbaden |
| 1948−1960 | Prof. Dr. med. *F. Kauffmann* − Wiesbaden |
| ab 1961 | Prof. Dr. med. *B. Schlegel* − Wiesbaden |

### Kassenführer

| | |
|---|---|
| 1882−1884 | San.-Rat Dr. med. *A. Pagenstecher* − Wiesbaden |
| 1885−1920 | Dr. med. *J. Wibel* − Wiesbaden |
| 1921−1927 | Dr. med. *W. Koch* − Wiesbaden |
| 1928−1939 | Dr. med. *E. Philippi* − Wiesbaden |
| 1940−1954 | Dr. med. *Achelis* − Wiesbaden |

| | |
|---|---|
| 1955–1967 | Prof. Dr. med. *W. Kittel* – Wiesbaden |
| ab Mai 1967 | Prof. Dr. med. *K. Miehlke* – Wiesbaden |

**Mitglieder des Ausschusses**

1981–1982
Prof. Dr. med. *N. Zöllner* – München
Prof. Dr. med. *G. W. Löhr* – Freiburg
Prof. Dr. med. *R. Wenger* – Wien
Prof. Dr. med. *W. Rick* – Düsseldorf
Prof. Dr. med. *D. Klaus* – Dortmund
Prof. Dr. med. *W. Dölle* – Tübingen
Prof. Dr. med. *G. A. Martini* – Marburg
Dr. med. *E. Schüller* – Düsseldorf
Prof. Dr. med. *H.-D. Waller* – Tübingen
Prof. Dr. med. *W. Creutzfeld* – Göttingen
Prof. Dr. med. *H. Fabel* – Hannover
Prof. Dr. med. *W. Kaufmann* – Köln
Prof. Dr. med. *B. Kommerell* – Heidelberg
Prof. Dr. med. *M. Eggstein* – Tübingen
Prof. Dr. med. *F. Trendelenburg* – Homburg
Prof. Dr. med. *E. Deutsch* – Wien
Prof. Dr. med. *G. Riecker* – München
Prof. Dr. med. *H. Losse* – Münster
Prof. Dr. med. *H. Gillmann* – Ludwigshafen
Prof. Dr. med. *J. Schirmeister* – Karlsruhe
Prof. Dr. med. *F. Krück* – Bonn
Prof. Dr. med. *U. Gottstein* – Frankfurt
Prof. Dr. med. *G. Schütterle* – Gießen
Dr. med. *H.-J. Frank-Schmidt* – Ludwigshafen
Prof. Dr. med. *K. Kochsiek* – Würzburg

# Begrüßungsworte des Vorsitzenden

Mehnert, H., München

*Hochverehrte Gäste,*
*verehrte Ehrenmitglieder und Mitglieder unserer Gesellschaft,*
*meine Damen und Herren,*
*liebe Kolleginnen und Kollegen!*

Zur 87. Tagung der Deutschen Gesellschaft für innere Medizin heiße ich Sie alle herzlich willkommen. Traditionsgemäß begrüße ich als erste unter unseren Gästen die Vertreter der Stadt Wiesbaden, die ja eine Heimat für unseren Kongreß geworden ist und in deren Mauern sich die Internisten zum 71. Male treffen. Ich begrüße herzlich Herrn Oberbürgermeister *Oschatz*, Herrn Bürgermeister *Jacob* und den Herrn Stadtverordneten-Vorsteher *Lonquich*. Über das übliche Engagement hinaus haben Sie, sehr verehrter Herr Oberbürgermeister, sowie Ihre Mitarbeiter uns wieder in besonderem Maße geholfen, den Kongreß so vorzubereiten, daß möglichst viele Teilnehmer daran Freude und davon Nutzen haben werden. Wir freuen uns sehr, daß wir von Ihren Vorgängern auch den von uns hochverehrten Herrn Landtagspräsidenten a. D. *Georg Buch* und den Herrn Bundestagsabgeordneten *Rudi Schmitt* in unserem Kreise begrüßen können.

In Vertretung des Ministerpräsidenten und des Sozialministers der hessischen Landesregierung begrüße ich Herrn Ministerialdirigent Dr. *Kubitza*. Außerdem erweisen uns vom Land Hessen die Ehre Ihrer Anwesenheit für die Landesärztekammer Herr Kollege Dr. *Bechtoldt* und Herr Kollege Dr. *Rheindorf*.

Frau Bundesminister *Antje Huber* hat uns, wie alljährlich, zur Eröffnung des Kongresses ihre besten Grüße und Wünsche übermittelt. In ihrer Vertretung begrüße ich herzlich Herrn Staatssekretär Prof. *Füllgraff*, mit dem uns ja noch im vergangenen Jahr zusätzliche enge Bande wegen unserer guten Zusammenarbeit mit dem Bundesgesundheitsamt verknüpften. Mein Gruß gilt ferner Herrn Ministerialrat Dr. *Wagner* vom Bundesarbeitsministerium. Ich begrüße Herrn Generalarzt Dr. *Scheunert* von der Inspektion des Sanitäts- und Gesundheitswesens im Bundesministerium für Verteidigung, der mit uns sowohl im wehrmedizinischen Beirat wie auch bei der Tätigkeit der an Krankenhäuser abkommandierten Sanitätsoffiziere eng zusammenarbeitete.

Mit besonderer Freude begrüßen wir den Herrn Präsidenten der Bundesärztekammer, unseren Kollegen Dr. *Karsten Vilmar*, der uns trotz seiner zahlreichen Belastungen in diesem Jahr die Ehre seines Besuches erweist.

Die Vertreter der Deutschen Forschungsgemeinschaft sind uns mehr als willkommene Gäste. Sie sind – cum grano salis – ein Teil unserer Gesellschaft, deren wissenschaftliche Aufgaben ohne Unterstützung dieser vorbildlichen Förderungseinrichtung für Forschungsaufgaben nicht bewältigt werden könnten. So begrüßen wir mit besonderer Herzlichkeit unseren ständigen Gast, Herrn Dr. *Fritz Fischer*, mit dem uns als Förderer so vieler wissenschaftlicher Projekte auf dem Gebiet der Inneren Medizin seit Jahren ein besonders enger Kontakt verbindet. Der Präsident der Deutschen Forschungsgemeinschaft, Herr Prof. *Seibold*, hat in einem persönlichen Schreiben seinem Bedauern Ausdruck verliehen, in diesem Jahr unseren Kongreß nicht besuchen zu können.

Mit besonderer Hochachtung begrüße ich aus dem engeren Kreis unserer Gesellschaft von unseren Ehrenmitgliedern die Herren *Aschenbrenner, Bartelheimer, Bock, Fritze, Grosse-Brockhoff, Gsell, Henning, Janzen, Jores, Koller, Kuschinsky, Oberdisse,*

*Schwiegk, Waldenstroem* und *Wollheim* sowie unser korrespondierendes Mitglied, Herrn *Herken*.

Verschiedene Ehrenmitglieder waren verhindert, an unserer Tagung teilzunehmen und haben uns ihr Bedauern darüber sowie ihre guten Wünsche für den Verlauf des Kongresses übermittelt. Allen abwesenden Ehrenmitgliedern haben wir telegraphisch unsere Verbundenheit zum Ausdruck gebracht.

Eine besondere Freude ist es mir, Referenten, Vortragende und Zuhörer aus folgenden 15 Ländern begrüßen zu können: Bahrain, Belgien, Bulgarien, Dänemark, DDR, England, Frankreich, Griechenland, Italien, Niederlande, Österreich, Polen, Schweden, Schweiz und USA. In jedem siebenten Referat oder Vortrag dieses Kongresses werden Forschungsergebnisse aus den genannten Ländern vorgetragen und erhöhen damit in besonderer Weise den wissenschaftlichen Wert dieses Deutschen Internisten-Kongresses.

Dem Auditorium verständlich ist der Wunsch des Vorsitzenden, unseren deutschen Kollegen und Freunden aus der DDR einen besonders herzlichen Gruß zu entbieten. Zum vierten Male konnte eine offizielle Delegation unserer Einladung folgen, deren Mitglieder Prof. Dr. *Klinkmann*, Prof. Dr. *Bibergeil*, Prof. Dr. *Dutz*, Dozent Dr. *Schilling* und – als Vorsitzenden unserer Schwestergesellschaft in der DDR – Prof. Dr. *Zimmermann*, ich namentlich willkommen heißen darf.

*Totenehrung*

*Meine Damen und Herren!*

In Erinnerung an die verstorbenen Mitglieder unserer Gesellschaft beklagen wir in tiefer Trauer den Tod folgender Mitglieder seit der letzten Tagung:

Dr. *Karl-Heinz Balg*
Dr. *Heinz Berg*
Prof. Dr. *Wilhelm Bolt*
Prof. Dr. *Theodor Brümmer*
Prof. Dr. *Ludwig Delius*
Dr. *Arnold Dohmen*
Sir *Derrick Dunlop*
Prof. Dr. *Josef Franzen*
Frau Dr. *Ingeborg Giesenhagen*
Dr. *Julius Grundig*
Dr. *Karl Guth*
Prof. Dr. *Peter Heitmann*
Dr. *Heinz Keilhack*
Dr. *Lothar Klotz*
Dr. Dr. *Friedrich Kraus*
Dr. *Otto-Wilhelm Lürmann*
Dr. *Willy Meyer*
Dr. *Hans-Joseph Mezger*
Prof. Dr. *Dietrich Mohring*
Dr. *Heinz Pult*
Dr. *Eduard Fritz Raither*
Dr. *Albert Reinicke*
OMR Dr. *Gerhard Reißmann*
Dr. *Reinhard Schaefer*
Dr. *Hans-Armin Graf von Schweinitz*
Prof. Dr. *Erwin Uehlinger*

Außerdem beklagen wir den Tod der um unsere Gesellschaft besonders verdienten Frau *Ursula Zimmermann*, die zehn Jahre als Sekretärin für uns tätig war, sowie das Ableben unseres Freundes und Förderers, Herrn Verlagsdirektor *Edgar Seidler* vom Springer-Verlag.

Einiger verstorbener Mitglieder, die sich um unsere Gesellschaft besonders verdient gemacht haben, möchte ich im folgenden in einem gesonderten Nachruf gedenken.

*Wilhelm Bolt*

Am 3. 1. 1981 verstarb Prof. Dr. Wilhelm Bolt, bis zu seiner Emeritierung ordentlicher Professor für das Fach Arbeitsmedizin, Sozialmedizin und Sozialhygiene und Direktor des Instituts an der Poliklinik für Arbeits- und Sozialmedizin der Universität Köln. Mit dieser Stadt hat den Verstorbenen viel verbunden: War er doch von Anfang seiner ärztlichen Tätigkeit an fast ununterbrochen an den Instituten und Kliniken dieser Universität tätig. Lediglich für wissenschaftliche Arbeiten und für die Weiterbildung auf dem Gebiete der Arbeitsmedizin und der Pneumologie war Bolt auch in München, Paris und New York bei allerdings für seine Entwicklung besonders wichtigen Aufenthalten außerhalb Kölns tätig. Über sein Wirken als Facharzt für Lungenkrankheiten hinaus dehnte Bolt – dem Wesen der Arbeitsmedizin entsprechend – seine wissenschaftliche Tätigkeit auf weitere Gebiete aus, von denen Hepatologie und Stoffwechselkrankheiten, Endokrinologie und Kardiologie sowie Infektionskrankheiten genannt sein sollen. Eine Fülle von Publikationen und Ehrungen zeigt an, welch herber Verlust unsere Gesellschaft durch den Tod des auch im Ausland hochgeschätzten Wilhelm Bolt getroffen hat.

*Ludwig Delius*

Prof. Dr. Ludwig Delius verstarb 72jährig am 1. 3. 1980. Nachdem er in der Physiologie unter *Broemser* gearbeitet hatte, galt sein Hauptinteresse der Inneren Medizin, wobei er u. a. Mitarbeiter von *Bohnenkamp* und *Heilmeyer* in Freiburg war. Schon zu dieser Zeit lagen die Schwerpunkte seiner Arbeiten auf dem Gebiet der Kardiologie. 1950 wurde er zunächst als Chefarzt der inneren Abteilung des städtischen Krankenhauses Baden-Baden bestellt und am 1. 5. 1956 zum Direktor des Gollwitzer-Meier-Instituts an der Universität Münster in Bad Oeynhausen ernannt. Dieses Institut war insofern ein Novum, als es über eine klinische und eine physiologische Abteilung verfügte, so daß bereits zu dieser Zeit eine intensive humanphysiologische Forschung durchgeführt werden konnte. Delius blieb Direktor des Instituts bis zu seiner Pensionierung im Jahre 1973. In dieser Zeit lagen Schwerpunkte seiner Arbeit auf dem Gebiet der psychosomatischen Syndrome bzw. Erkrankungen. Intensiv hat er sich auch mit sozialmedizinischen Fragen beschäftigt. Er hat als einer der ersten die Bewegungstherapie bei der Rehabilitation von Herz-Kreislauf-Erkrankungen in die Behandlung an den sog. klassischen Badeorten eingeführt. Schließlich wurde die Therapie von orthostatischen Regulationsstörungen mit dehydrierten Mutterkornalkaloiden von Delius entscheidend mitgeprägt.

*Derrick Dunlop*

Sir Derrick Dunlop, korrespondierendes Mitglied unserer Gesellschaft, war einer der bedeutendsten Ärzte der britischen Medizin in diesem Jahrhundert. In einem zu Herzen gehenden Nachruf von *Sir John Crofton* wurde er beschrieben als einer der besten akademischen Lehrer, die jemals auf der Medical School in Edinburgh tätig gewesen sind. Viele Generationen von Studenten profitierten von seinen offensichtlich unvergleichlichen didaktischen Fähigkeiten. Auch nach seiner Emeritierung war er in wichtigen Vertrauenspositionen, wie als Chairman des Komitees für Arzneimittelsicherheit und in anderen medizinischen Kommissionen tätig. Eine Fülle von hohen Ehrungen und Auszeichnungen wurde ihm bei Lebzeiten zuteil. In der 1977 erfolgten Ernennung Dunlops zum korrespondierenden Mitglied unserer Gesellschaft sollten die überragende Persönlichkeit, der hervorragende Arzt und der hochbegabte akademische Lehrer geehrt werden.

*Heinrich Lampert*

Am 4. 1. 1981 starb im Alter von 83 Jahren Prof. Dr. Heinrich Lampert, ehemaliger Ordinarius für physikalische und diätetische Therapie in Frankfurt, nach dem Kriege – gemeinsam mit *Nonnenbruch* – Chefarzt der Weserberglandklinik in Höxter. Lampert war es, der erstmals experimentell die erhöhte Thermosensibilität maligner Zellen und Tumoren nachweisen konnte. Er hat wie kaum ein anderer unermüdlich darauf hingewiesen, daß es neben der modernen wissenschaftlichen Therapeutik – der Pharmakotherapie, der Strahlentherapie, der operativen Therapie – unbedingt auch des Einsatzes physiologisch-adäquater Maßnahmen bedarf, eben der physikalischen und diätetischen Therapie, wenn echte Heilung und eine stabile Gesundheit erreicht werden sollen.

*Erwin Uehlinger*

Am 18. 4. 1980 starb im 81. Lebensjahr unser korrespondierendes Mitglied, Prof. Dr. Erwin Uehlinger. Uehlinger war ein Pathologe, der als Lehrer und Forscher einen ungewöhnlich großen Einfluß weit über die Grenzen der Schweiz ausgeübt hat. In die 30er Jahre, in den Beginn seiner glanzvollen wissenschaftlichen Laufbahn, fiel noch die Periode, in der Pathophysiologie und Pathochemie in den Lehrbereich der allgemeinen Pathologie integriert waren und neben der pathologischen Anatomie Eckpfeiler des Fachgebietes darstellten. Diese umfassende Schau seines Faches prägte Uehlinger ein Leben lang. Nachdem er in den 40er Jahren das Pathologische Institut des Kantonsspitals St. Gallen geleitet hatte, wurde Uehlinger 1953 als Ordinarius nach Zürich berufen, wo er seine großen didaktischen Fähigkeiten voll entfalten konnte. In seinem wissenschaftlichen Werk faszinierte ihn stets die Beziehung zwischen Form und Funktion. Im Vordergrund stand dabei sein Interesse für Skelett- und Lungenerkrankungen. Auch nach seinem Rücktritt als Ordinarius und Institutsdirektor im Jahre 1970 war Uehlinger weiter konsiliarisch tätig. Ihm war die Fähigkeit zu eigen, Wissen und Erfahrung über sprachliche und politische Grenzen hinaus zu vermitteln und damit Ärzte und Forscher verschiedener Arbeitsrichtungen und Nationalitäten in Kontakt zu bringen. Hohe Ehrungen sind dem Verstorbenen zuteil geworden, wovon hier nur die Mitgliedschaft in der *Leopoldina* und das Ehrendoktorat der Universitäten Heidelberg und München erwähnt sein sollen.

Ich darf Sie bitten, sich zum Gedenken an unsere Toten von Ihren Plätzen zu erheben.
Sie haben den verstorbenen Mitgliedern unserer Gesellschaft Ihre Ehrerbietung erwiesen. Ich danke Ihnen.

*Meine Damen und Herren!*

Lassen Sie mich schließen mit einigen Worten zur Bedeutung des Internisten-Kongresses und zu seinem wissenschaftlichen Programm.

Alljährlich legen sich Veranstalter und Besucher die gleiche Frage vor: Hat ein Kongreß in diesen Dimensionen überhaupt noch eine Berechtigung? Es gibt − wie ich meine − insgesamt weniger Gründe, diese Frage zu verneinen, als andere − gewichtigere − sie zu bejahen. Vordergründig drängen sich jene Argumente gegen die Durchführung des Kongresses auf, die sich unter dem abwertenden Stichwort „Mammutkongreß" zusammenfassen lassen. Überschneiden sich nicht allzu oft Vortragsveranstaltungen, die man alle gern besucht hätte, in ärgerlicher Weise? Schließt nicht die große Zahl der Besucher die Möglichkeit nützlicher Diskussionen aus? Lassen nicht die Themen − besonders der angemeldeten Vorträge − erkennen, daß es sich hier um Vorträge mit hohem wissenschaftlichem Anspruch handelt, die dem nicht spezialisierten Kollegen womöglich wenig bringen?

Alle diese Einwände haben etwas für sich und müssen Jahr für Jahr bedacht und nach Möglichkeit durch die Programmgestaltung entkräftet werden. Die Bedenken reichen jedoch meines Erachtens nicht aus, um diese größte Veranstaltung der deutschen Internisten in Frage zu stellen. Man braucht nur auf die gleichbleibend hohe Zahl der Besucher zu verweisen, die alljährlich − und das z. T. seit Jahrzehnten − nach Wiesbaden kommen, um auf ihre Weise eine Art Abstimmung über die Existenzberechtigung des Kongresses vorzunehmen.

Den Nachteil der Parallelveranstaltungen des Kongresses sollte man nicht überbewerten. Da bis auf den Hauptsaal und gelegentlich einen zweiten Saal alle anderen Räume Sitzungen der Sektionen verschiedener Teilgebiete vorbehalten sind, kann sich der wissenschaftlich interessierte Kollege das aussuchen, was ihn besonders beschäftigt. Darüber hinaus werden ihm aber jene Hauptthemen des Kongresses angeboten, die ihn in seiner täglichen Praxis oder in der Klinik in jedem Falle interessieren, gleichgültig, in welchem Schwerpunkt er tätig ist. Es steht fest, daß die Wissenschaftlichkeit des Kongresses in jedem Referat unbedingt gewahrt bleiben muß, daß aber gerade den Vorträgen im Hauptsaal die zusätzliche Komponente des Fortbildungscharakters nicht abgesprochen werden sollte.

Ein wichtiges Argument für die Bedeutung dieses großen Kongresses ist schließlich darin zu sehen, daß er zum Ort vieler Begegnungen wird. In der Tat sollte man die Gespräche, die außerhalb der Hörsäle, in der Ausstellung, im Kongreßgelände oder im Café geführt werden, nicht gering einschätzen, zumal ja oft der Inhalt so manchen Vortrags Gegenstand der nachträglichen Diskussionen ist. Daß es dabei auch zu berufspolitischen, praxisspezifischen oder krankenhausbezogenen Diskussionen kommt, ist nur allzu natürlich. Es gibt für die Internisten keinen Ort, an dem sie mehr Möglichkeiten zur Begegnung unter Internisten haben als eben ihren Wiesbadener Kongreß.

Auf die Hauptthemen sowie die Themen der Podiumsgespräche und Symposien will ich an dieser Stelle nur kursorisch eingehen, zumal das Programm der Eröffnungssitzung hierfür zusätzliche Hinweise gibt.

Das erste Hauptthema beschäftigt sich mit der Pathogenese, dem Verlauf und der Therapie des Diabetes mellitus. Wichtige neue Erkenntnisse aus den Bereichen der Pathobiochemie und der Pathophysiologie machen die erzielten Fortschritte ebenso erkennbar wie die dem Therapiebereich entstammenden Themen. Durch die Besprechung der Spätkomplikationen und der Möglichkeiten ihrer günstigen Beeinflussung durch eine exakte Stoffwechselführung wird besonders augenfällig, daß hier neue wissenschaftliche Erkenntnisse klinik- und praxisgerecht dem am Patienten tätigen Kollegen offeriert werden sollen. Das zweite Hauptthema ist neuen Entwicklungen in der Behandlung von Infektionskrankheiten gewidmet. Nur eine fundierte Kenntnis und eine entsprechende Disziplin bei der Verordnung der Antibiotika kann auf die Dauer den Gefahren der Resistenzentwicklung vorbeugen. Aber auch andere therapeutische Wege, wie die Vakzination gegen bakterielle Erreger, die Impfungen gegen Viruserkrankungen und auch die Immunstimulation durch Pharmaka, werden aufgezeigt. Das dritte Hauptthema wendet sich den beim Internistenkongreß längere Zeit nicht abgehandelten

Problemen der chronischen Bronchitis zu. Alle für Praxis und Klinik wichtigen Aspekte dieser Volkskrankheit sollen behandelt werden. Pathogenese, Prävention und Therapie der Arteriosklerose sind Gegenstand des vierten Hauptthemas. Angiologische Gesichtspunkte werden dabei besondere Berücksichtigung finden, wenn nach einführenden Referaten die Morphologie der Arteriosklerose, ihre Entstehung und ihre klinischen und therapeutischen Belange abgehandelt worden sind. Das fünfte Hauptthema schließlich ist aktuellen Problemen bei Erkrankungen der Schilddrüse gewidmet. Sinn und Unsinn strategischer Programme werden im Zusammenhang mit der Diskussion einer rationellen Diagnostik besprochen. Andere drängende Fragen der Klinik und dabei insbesondere der Therapie sollen diskutiert werden.

Im ersten Podiumsgespräch werden die leider immer aktueller werdenden Alkoholschäden im Hinblick auf ihre Verbreitung und ihre Prognose besprochen. Um den verschiedenen Aspekten des Alkoholismus Rechnung zu tragen, werden Vertreter unterschiedlicher Fachgebiete hierzu Stellung nehmen. Die nichtinvasive Oberbauchdiagnostik – als Thema des zweiten Podiumsgespräches – war und ist für die Internisten stets von besonderem Interesse und hat durch neue Methoden an Aktualität gewonnen.

Drei wissenschaftliche Symposien schließlich sollen in üblicher Weise das Programm abrunden. Dabei geht es einmal um das Thema „Hämorheolgie und Innere Medizin", zum anderen um den Stand der „künstlichen Organe in der Inneren Medizin" und zum dritten um eine Bestandsaufnahme über „Untersuchungen zum Substratumsatz menschlicher Gewebe bei normalem und gestörtem Stoffwechsel".

Auch das Programm dieser Tagung stellt einen Versuch dar, neue wissenschaftliche Erkenntnisse sowie klinische und praktische Erfahrungen so anzubieten, daß möglichst viele Kollegen und auf diese Weise auch viele Patienten Nutzen haben werden. Die Programmgestaltung stellt in jedem Jahr eine Herausforderung dar, die Synthese von wissenschaftlicher Tätigkeit und praktischer Arbeit anzustreben. Obwohl der Entwurf des Programms traditionsgemäß dem Vorsitzenden obliegt, könnte dieser ohne die Hilfe und den Rat seiner Kollegen nicht erfolgreich sein. Bei der Gestaltung der Hauptthemen haben mir die Herren *Jahnke, Schöffling, Siegenthaler, Fabel, Bollinger, Greten* und *Scriba* geholfen. Die Podiumsgespräche werden von den Herren *Riecker* und *Rettenmaier* moderiert. Die wissenschaftlichen Symposien haben die Herren *Schmid-Schönbein, Pfeiffer* und *Dietze* vorbereitet. Ihnen allen gilt mein besonderer Dank.

Ich will nicht verhehlen, daß mir bei den Vorbereitungen für das Programm auch diejenigen Ärzte Vorbild und Leitbild gewesen sind, mit deren z. T. schon vor vielen Jahren gegebenen Anregungen ich mir ein Bild zu machen versuchte, welche Themen bei diesem Kongreß besonders reizvoll und bedeutsam sein könnten. Ich meine damit meine verehrten Lehrer *Walter Seitz, Elliott P. Joslin* und *Alexander Marble*.

In diesem Jahr mußten von mehr als 700 angemeldeten Vorträgen über 60% abgelehnt werden. Diese Entscheidung, die stets schmerzlich und in Einzelfällen hart ist, trägt der Vorsitzende zusammen mit den Gutachtern und Sektionsvorsitzenden, die in einem möglichst objektiven Verfahren die Auswahl der für diesen Kongreß berücksichtigten Vorträge vorgenommen haben. Diesen Kollegen, die eine recht unpopuläre Aufgabe haben, gilt mein besonderer Dank. Ihre gutachterlichen Ratschläge werden das wissenschaftliche Niveau dieser Tagung mitbestimmen und dazu führen, daß sich aus den vorgetragenen neuen Forschungsergebnissen künftige Entwicklungen in unserem Fach abzeichnen können.

Natürlich ist das Gelingen des Kongresses aber auch ganz entscheidend abhängig von den technischen und organisatorischen Vorbereitungen, die hier in Wiesbaden durch das Sekretariat getroffen wurden. Unserem ständigen Schriftführer, Herrn *Schlegel*, dem Schatzmeister, Herrn *Miehlke*, und unserer neuen Sekretärin, Frau *Maerkel*, spreche ich meinen besonderen Dank dafür aus, daß sie trotz des schweren Schlages, der die Gesellschaft durch das Ableben von Frau *Zimmermann* traf, die Organisation so perfekt durchführten und den Vorsitzenden in so nachhaltiger Weise entlasteten.

Besonderes gern richte ich einen abschließenden Dank an eine Gruppe von Kollegen, die eine zusätzliche, vielen Ärzten nicht fremde Tätigkeit ausüben. Ich meine damit die musizierenden Kollegen des Bayerischen Ärzteorchesters unter der Leitung von Herrn *Steinberg*, die sich wieder – z. T. unter großen zeitlichen Schwierigkeiten – zur Verfügung gestellt haben, um unsere Eröffnungssitzung musikalisch zu umrahmen.

Eine besondere Freude ist es mir, nunmehr vor der eigentlichen Eröffnungsansprache die Verleihung des Theodor-Frerichs-Preises vorzunehmen.

# Theodor-Frerichs-Preis 1981

Der mit DM 20 000,– dotierte Preis wird von der Deutschen Gesellschaft für innere Medizin für die beste vorgelegte deutsche, möglichst klinisch-experimentelle Arbeit auf dem Gebiete der Inneren Medizin verliehen.

In diesem Jahr soll auf einstimmigen Beschluß des Gutachter-Komitees und des Ausschusses unserer Gesellschaft der Preis geteilt werden, da sich zwei der eingereichten Arbeiten nicht nur als wissenschaftlich vorzüglich und damit als preiswürdig, sondern auch als ebenbürtig erwiesen haben.

Meine Gratulation gilt somit den beiden Preisträgern Herrn Privatdozent Dr. *Pausch* und Herrn Privatdozent Dr. *Tillmanns*. Über ihre Arbeiten hat sich das Gutachterkomitee wie folgt geäußert:

**Die Regulation der Pyrimidinsynthese in tierischen Geweben**

Eingereicht wurde die Arbeit unter dem Kennwort „Pyrimidinsynthese" von Priv.-Doz. Dr. med. *Jürgen Pausch*, Med. Univ.-Klinik Freiburg

Die Pyrimidinsynthese dient der Bereitstellung von Nukleotidbestandteilen. Die Kenntnis ihrer Regulation ist einmal aus pathophysiologischer Sicht von Interesse, zum anderen aber auch pharmakologisch von Bedeutung, da bisher entwickelte Zytostatika hier angreifen und vermutlich noch wirksamere Antimetabolite gefunden werden können. In der Arbeit von Herrn Pausch wird die Regulation der Pyrimidinsynthese in drei experimentellen Ansätzen untersucht:
1. Für die Orotat-Phosphoriboxyltransferase und die OMP-Decarboxylase werden Lokalisation in der Leberzelle, Gewebsverteilung, Altersabhängigkeit, Speziesunterschiede und Aktivitätsverlauf bei Teilhepatektomie und im Tumorwachstum beschrieben.
2. Der limitierende Schritt der Synthese wird durch Versuche mit radioaktiven Präkursoren an Leberschnitten ermittelt und als die Glu-abhängige Carbamoylphosphatsynthetase identifiziert. Der Befund wurde an Hepatomzellen bestätigt und UTP als Feedback-Regulator nachgewiesen.
3. Die Beziehungen zwischen Pyrimidin- und Harnstoffsynthese ergeben sich aus dem gemeinsamen Baustein Carbamoylphosphat, das jedoch normalerweise in zwei getrennten Pools vorkommt und nur bei ungenügender Aktivität der mitochondrialen Harnstoffbiosynthese in die Pyrimidinbiosynthese des Zytoplasmas übertritt. Hieraus können sich vielleicht neue Ansatzpunkte zur Deutung der Neurotoxizität von Ammoniumionen ergeben.

Die Arbeit bringt neue biochemische Befunde zur Regulation der Pyrimidinbiosynthese und deutet weiterhin auf wichtige klinische Beziehungen hin. Außerdem stellt sie die bisherigen Befunde in der Literatur sehr verständlich im Context zu den bearbeiteten Fragestellungen dar. Die eingesetzten Methoden sind vielfältig und auf dem neuesten Stand. Insgesamt handelt es sich um einen qualitativ hochwertigen und originellen Beitrag biochemischer und gleichzeitig klinisch relevanter Forschung.

*Zusammenfassung*

Die Pyrimidinsynthese dient der Bereitstellung von Uracil-, Zytosin- und Thymidinnukleotiden für Synthesen makromolekularer Zellbestandteile. Weil der Bedarf der lebenden Zellen nicht allein mit Hilfe des „salvage pathways" oder durch Aufnahme von Pyrimidinen aus der Nahrung gedeckt werden kann, ist die Neusynthese von Pyrimidinnukleotiden als lebensnotwendiger Stoffwechselweg anzusehen. Deshalb führen Störungen der Pyrimidinsynthese zu pathologischen Funktionseinschränkungen oder zur Nekrose der Zelle.

Die vorliegende Arbeit untersucht die Regulation der Pyrimidinsynthese unter physiologischen Bedingungen und bearbeitet darüber hinaus pathologische Einflüsse auf diesem wichtigen Syntheseweg. Sie ist in drei Abschnitte unterteilt.

Im *ersten* Teil der Arbeit werden die Enzyme, die die beiden letzten Einzelreaktionen der Pyrimidinsynthese (d. h. die Umsetzung von Orotat zu Uridylat) katalysieren, untersucht. Die Aktivitäten der Orotat-Phosphoribosyltransferase und der OMP-Decarboxylase werden bezüglich ihrer Lokalisation in der Leberzelle, ihrer Verteilung in verschiedenen Geweben, ihrer Altersabhängigkeit, ihrer Speziesunterschiede, ihrer Änderung bei Regeneration nach Teilhepatektomie und ihrer Abhängigkeit von der Wachstumsrate von Tumoren miteinander und mit vorhandenen Daten über andere Pyrimidinsyntheseenzyme verglichen. Enzymaktivitätsänderungen als Folge geänderter Spiegel des Substrats Orotat und des Produkts UTP werden in den Rahmen einer koordinierten genetischen Regulation aller Enzyme des Syntheseweges gestellt. Die Befunde werden durch die Existenz eines Enzymkomplexes aus Orotat-Phosphoribosyltransferase und OMP-Decarboxylase erklärt, der im Zytoplasma verschiedener Zellen schon nachgewiesen wurde.

Die Identifizierung des limitierenden Enzyms der Pyrimidinsynthese in der intakten Leberzelle wird im *zweiten* Teil der Arbeit dargestellt. Inkorporationsversuche mit radioaktiv markierten Pyrimidinpräkursoren an der isoliert perfundierten Rattenleber und in vivo zeigten, daß die glutaminabhängige Carbamoylphosphatsynthetase in der Leber die Rolle des Schrittmacherenzyms übernimmt. Zusätzliche Versuche mit Hepatomzellen bestätigten diesen Befund und wiesen nach, daß UTP in der intakten Zelle als Feedback-Inhibitor der glutaminabhängigen Carbamoylphosphatsynthetase wirkt.

Von besonderem auch klinischem Interesse sind Beziehungen zwischen der Pyrimidinsynthese und der Harnstoffsynthese in der Leber, mit denen sich der *dritte Teil* der vorliegenden Arbeit befaßt. Beide Synthesewege haben ein gemeinsames Ausgangsprodukt, das Carbamoylphosphat. Die nicht austauschbaren, exclusiven Carbamoylphosphat-Pools, in den Mitochondrien für die Harnstoffsynthese und im Zytoplasma für die Pyrimidinsynthese, haben für die Regulation der de novo-Pyrimidinsynthese eine zentrale Bedeutung. Die Austauschbarkeit dieser Carbamoylphosphat-Pools wird in Zusammenhang mit der Pyrimidinsynthesesteigerung durch Amoniumionen in der Rattenleber in vivo untersucht. Dieser Effekt ist an das Vorhandensein einer mitochondrialen Carbamoylphosphatsynthese gebunden. Bei unzureichender Harnstoffsynthese, die nur unter pathologischen oder experimentellen Bedingungen vorliegt, kommt es zur Akkumulation von Carbamoylphosphat in den Mitochondrien und zum Ausstrom in das Zytoplasma, wo es unter Umgehung der physiologischen Regulation in die Pyrimidinsynthese eingeht. Bei normaler Harnstoffsynthese ist mitochondriales Carbamoylphosphat an der Pyrimidinsynthese nicht beteiligt. In zu der Arbeit ergänzenden Untersuchungen wurde bei verminderter oder überlasteter Harnstoffsynthese eine Erhöhung des Carbamoylphosphatgehalts der Leber und auch des Gehirns gemessen. Es ist möglich, daß zwischen der zerebralen Carbamoylphosphaterhöhung und der Neurotoxizität der Ammoniumionen bei Leberinsuffizienz kausale Beziehungen bestehen, die zur Zeit experimentell untersucht werden.

Die Arbeit enthält neue experimentelle Grundlagen für Untersuchungen zur Pathobiochemie der Pyrimidinsynthese.


## Mikrozirkulation des Herzens.
## Experimentelle Untersuchungen und klinische Ergebnisse

Eingereicht wurde die Arbeit unter dem Kennwort „Myokardiale Mikrozirkulation" von Priv.-Doz. Dr. med. *Harald Tillmanns*, Med. Univ.-Klinik Heidelberg

Die hier vorgelegten Untersuchungen über das funktionelle Verhalten der terminalen Strombahn im Herzen stützen sich einerseits auf intravitale mikroskopische, direkte Beobachtungen an den kleinen Gefäßen des Herzens bei verschiedenen Tieren, andererseits auf klinische Radionuklidstudien.

Der Autor hat eine Reihe sehr subtiler, zeitaufwendiger und teilweise neuer Methoden eingesetzt, um beim Tier (Schildkröte, Hund, Katze, Ratte) intravital die Verteilung und Durchblutung von Arteriolen, Kapillaren und Venolen in der Herzmuskulatur qualitativ und quantitativ zu bestimmen. Für diese Untersuchungen wurden durchlicht-, auflicht- und fluoreszenzmikroskopische Verfahren eingesetzt; die

Ergebnisse wurden mit Film, Fernseh-Videosystem und Hochfrequenzkinematographie erfaßt. Im einzelnen wurden besonders Kapillardichte, Durchmesser von Arteriolen, Kapillaren und Venolen, Strömungsgeschwindigkeit und Druckverhalten geprüft. Die umfangreichen Daten über Anatomie und funktionelles Verhalten der terminalen Strombahn beim unbehandelten Tier wurden ergänzt durch Untersuchungen nach Verabreichung von Nitroglyzerin, Dipyridamol und unter Myokardischämie.

Zusätzliche Informationen über die koronare Mikrozirkulation beim Menschen konnten durch Einsatz von radioaktiven Indikatoren gewonnen werden, die sich in den verschiedenen Myokardarealen entsprechend der regionalen Durchblutung verteilen und somit mit nichtinvasiven Methoden die koronare Mikrozirkulation auf Grund des koronarvenösen Abflusses und der regionalen koronarokapillären Passagezeit bestimmen lassen. Patienten mit schon im Ruhezustand hämodynamisch bedeutsamer Koronararterienstenose von über 75% wiesen eine signifikante Verlängerung der Passagezeiten über Septum und Herzspitze auf. Bei der Dreigefäßerkrankung war auch im Posterolateralbereich eine Verzögerung der zellulären Extraktion (Thallium 201) zu erkennen. Diese Befunde wurden durch Untersuchungen nach Verabreichung von Dipyridamol ergänzt.

Der Autor hat für die in der Preisarbeit niedergelegten zahlreichen Ergebnisse eine Reihe schwieriger und empfindlicher Methoden eingesetzt, die ein erhebliches experimentelles Geschick und sicher einen großen Zeitaufwand abverlangten. Die Untersuchungsbefunde wurden in der Arbeit übersichtlich und klar wiedergegeben. Insgesamt bietet diese Arbeit ein gutes Beispiel für das intensive Bemühen, moderne Methoden der Mikroskopie, der Physiologie und der Nuklearmedizin einzusetzen, um durch ihre Kombination für die Klinik interessante und wichtige Resultate zu erzielen.

*Zusammenfassung*

Zur Beurteilung des funktionellen Verhaltens der terminalen Strombahn des Herzens wurden einerseits intravitalmikroskopische Verfahren eingesetzt, die eine direkte Beobachtung der kleinen Gefäße zuließen, andererseits radioaktiv markierte Indikatoren, deren initiale räumliche Verteilung im Herzmuskel die regionale Myokardperfusion widerspiegelt.

*I. Intravitalmikroskopische Studien der Mikrozirkulation des Ventrikelmyokards*

Methodik

Zur direkten intravitalen Beobachtung der terminalen Strombahn des Ventrikelmyokards des Säugetierherzens wurden neue Methoden der Trans- und Epiillumination des Herzmuskelgewebes entwickelt; eine Verbesserung des optischen Kontrastes wurde durch Fluoreszenzmikroskopie erreicht. Die photographische Registrierung der Gefäßmuster bzw. des funktionellen Verhaltens der Zellen in der terminalen Strombahn erfolgte mit Hilfe eines hochempfindlichen Fernseh-Videosystems bzw. mit Hilfe von Hochfrequenzkinematographie. Druckmessungen in Arteriolen und Venolen des schlagenden links- und rechtsventrikulären Myokards von Katze und Ratte erfolgten nach Mikropunktion nach dem Prinzip der Servo-Null-Technik.

Ergebnisse der intravitalmikroskopischen Studien des Ventrikelmyokards

Bei allen untersuchten Spezies (Schildkröte, Hund, Katze, Ratte) war das intravital beobachtete Gefäßmuster der terminalen Strombahn des Ventrikelmyokards durch eine vorwiegend parallele Anordnung der Kapillaren gekennzeichnet; allerdings wurden zahlreiche Querverbindungen registriert. Die aus den Distanzen perfundierter Kapillaren abgeleitete Kapillardichte des Ratten-, Katzen- und Hundeherzens lag zwischen 2480 und 3420/mm$^2$.

Bei allen vier Spezies war während der systolischen Kontraktion eine signifikante Verringerung der Durchmesser von Arteriolen, Kapillaren und Venolen des Ventrikelmyokards zu beobachten (im Säugetiermyokard um 19–25%). Kleinere Koronararteriolen mit einem Durchmesser von < 100 μm wiesen beständige und teilweise recht hohe Gradienten zum Aortendruck auf; die typische Konfiguration der Koronar-Venolendruckkurve war durch einen systolischen Anstieg des Druckes mit Druckmaximum zum Zeitpunkt des Aortenklappenschlusses gekennzeichnet. Die arteriolären Strömungsgeschwindigkeiten der Erythrozyten bzw. fluoreszierender Partikel standen im Einklang mit dem koronararteriellen Einstrom. Das Flußmuster in Kapillaren und Venolen des schlagenden Ventrikelmyokards mit dem Maximum in der Systole entsprach demjenigen des Koronarsinus. Das spätsystolische Maximum des Venolendruckes und der Strömungsgeschwindigkeiten in Venolen des Epimyokards legt die Vermutung nahe, daß der systolische Koronar-Venolendruck aus einer Druck- und Volumenwelle resultiert, welche durch systolische Kompression der myokardialen Kapillaren hervorgerufen wird.

Nach intravenöser Gabe von Nitroglyzerin (30 µg/kg Körpergewicht) war im linksventrikulären Myokard des schlagenden Katzen- und Rattenherzens in situ eine Zunahme der Durchmesser größerer Arteriolen (70–240 µm) um im Mittel 18% zu beobachten. Ferner bewirkte das Medikament eine dosisabhängige Abnahme der Strömungsgeschwindigkeit in Kapillaren und Venolen des linksventrikulären Myokards. Die nach Gabe von Nitroglyzerin ermittelte Verminderung des mittleren Abstandes zwischen perfundierten Kapillaren bewirkt eine effektive Verbesserung der myokardialen Sauerstoffversorgung. Zusätzlich zu den bekannten systemischen Effekten der Nitrate kommt es unter der Gabe dieses Medikamentes auch zu spezifischen Veränderungen in der myokardialen Mikrozirkulation mit Verbesserung der regionalen Sauerstoffversorgung des Herzmuskels.

Die intravenöse Applikation von Dipyridamol (0,5 mg/kg Körpergewicht) bewirkte einen Anstieg der Strömungsgeschwindigkeit in Kapillaren und Venolen des Ventrikelmyokards. Die Zahl der perfundierten Kapillaren zeigte jedoch keine signifikante Änderung, ein Rekrutierungsphänomen vorher nicht perfundierter Kapillaren war nicht nachzuweisen. Der Anstieg der Strömungsgeschwindigkeit während der Diastole ist auf die zu erwartende und mittels der angewandten intravitalmikroskopischen Methoden direkt zu beobachtende Erweiterung der Arteriolen, die Zunahme der systolischen Strömungsgeschwindigkeit in den Kapillaren bei konstanter hämodynamischer Ausgangssituation auf eine Erweiterung der Venolen zurückzuführen.

Während Myokardischämie wurde eine leichte Zunahme der Abstände perfundierter Kapillaren, vor allem aber eine markante Abnahme der Strömungsgeschwindigkeit in Kapillaren der ischämischen Myokardregion beobachtet, welche durch Dilatation der Koronararteriolen nicht kompensiert werden konnte.

*II. Klinische Radionuklidstudien der koronaren Mikro- und Makrozirkulation*

Bei gleichzeitiger Applikation zweier verschiedener radioaktiver Indikatoren, von denen der eine (z. B. Thallium-201) mit hoher Extraktionsrate in die Myokardzellen aufgenommen wird, der andere (z. B. Indium-113m bzw. Technetium-99m) jedoch im intravasalen Kompartiment verbleibt, kann neben der Aortenerscheinungszeit auch der Zeitpunkt beginnenden koronarvenösen Abflusses aus einer Myokardregion und damit die regionale koronaro-kapilläre Passagezeit als Index der koronaren Mikrozirkulation nichtinvasiv bestimmt werden. Mit Hilfe einer neu entwickelten Doppelisotopenmethode wurden regionale koronaro-kapilläre Passagezeiten des myokardaffinen Tracers Thallium-201 als Parameter der regionalen Myokardperfusion bestimmt. Patienten mit schon im Ruhezustand hämodynamisch bedeutsamen Koronararterienstenosen von mehr als 75% wiesen eine signifikante Verlängerung der Passagezeiten über Septum und Herzspitze auf. Bei der Dreigefäßerkrankung war auch im Posterolateralbereich eine Verzögerung der zellulären Extraktion von Thallium-201 zu erkennen.

Die intravenöse Verabreichung von Dipyridamol bewirkte bei Koronargesunden eine starke Abnahme der koronaren Passagezeiten in sämtlichen Regionen. Patienten mit subkritischen Koronararterienstenosen von 50–75% wiesen im Vergleich zur Kontrollgruppe eine deutlich geringere Verkürzung der maximalen koronaren Passagezeiten auf. Die Doppelnuklidmethode stellt ein sehr sensitives nuklearmedizinisches Verfahren zur nichtinvasiven Diagnostik der koronaren Herzkrankheit dar, das vor allem beim Vorliegen einer diffusen koronaren Dreigefäßerkrankung mit allgemein reduzierter Nuklidaufnahme wesentliche zusätzliche Informationen zur statischen Myokard-Szintigraphie vermittelt. Während die statische Bildgebung in der Nuklearmedizin nur eine Summe von Teilfaktoren widerspiegelt, werden mit Hilfe der Doppelisotopenmethode die Vorteile der bildlichen Darstellung mit dem Informationswert schneller Funktionsanalysen durch Auswertung von Zeitaktivitätskurven kombiniert.

# Vom Leben und Leiden unserer Patienten

Mehnert, H., München

**Eröffnungsansprache**

Es entspricht einer alten und – wie ich meine – guten Tradition dieser Gesellschaft und ihres Kongresses, daß sich der Vorsitzende in seiner Eröffnungsansprache nicht nur zu medizinischen Tagesaktualitäten, sondern auch zu anderen fachlichen sowie zu gesundheits- und gesellschaftspolitischen Problemen äußert. Wenn man die bisher gehaltenen Reden kritisch analysiert, dann wird man voller Hochachtung anerkennen müssen, daß Ansprachen von hohem Niveau gehalten worden sind. Das Auditorium wird mir seine Zustimmung gerade unter dem noch frischen Eindruck der hervorragenden Reden der letzten Jahre nicht versagen. Die vergleichende Lektüre der Vorträge erweist, daß sie unter anderem dem Ziel einer Standortbestimmung dienten. Man könnte auch von der kunstvollen Anfertigung eines Bildes der jeweiligen Zeit sprechen, wobei je nach Neigung der Präsidenten der eine mit dem Stift eine präzise Zeichnung, der andere mit hellen Farben ein Aquarell gestaltete. In jedem Falle ist es für den Betrachter auch noch nach Jahren interessant und nützlich zu erkennen, welches Bild sich die Vorsitzenden unserer Gesellschaft über die Situation zu ihrer Amtszeit gemacht haben.

„Vom Leben und Leiden unserer Patienten" lautet das Thema meines Vortrags. Hierzu bedarf es zweier Vorbemerkungen:

Zunächst sei dem möglichen Irrtum begegnet, daß man sich heute und hier, endlich und erstmals Gedanken über den Patienten macht. Auch wenn es vom Thema her für den Außenstehenden nicht immer erkennbar ist, wurden doch schon bisher an dieser Stelle stets auch Probleme der Patienten angesprochen. Wer wollte im übrigen leugnen, daß z. B. Erörterungen über die ärztliche Ausbildung oder über den medizinischen Fortschritt nicht direkt oder indirekt dem Patienten dienen?

Die zweite Vorbemerkung knüpft unmittelbar an das eben Gesagte an: Gerade weil das Schicksal unserer Patienten entscheidend von den Umweltbedingungen, und damit auch von der „medizinischen Umwelt", geprägt wird, dürfen in diesem dem Kranken gewidmeten Vortrag die sich ergebenden aktuellen Zeitfragen nicht ausgespart werden. Im Gegenteil: Das anspruchsvolle Thema fordert zur Auseinandersetzung über Probleme verschiedener Gebiete und Grenzgebiete der Medizin geradezu heraus, da es ja nicht nur gilt, hier Leben und Leiden der Patienten zu beschreiben, sondern den Versuch zu machen, Lebensbedingungen zu analysieren und zur Linderung von Leiden aufzufordern.

Soziologische und psychologische Bezüge vieler Störungen der Gesundheit sind den Ärzten seit jeher geläufig. Der Versuch, auch auf dieser Basis Krankheitsbilder systematisch zu erforschen, ist nicht nur begrüßenswert, sondern ganz gewiß auch notwendig. Es wird später noch darauf eingegangen werden, warum derartige Versuche für Patienten und Ärzte bislang nur von relativ geringem Nutzen gewesen sind. Nur eines sollte als Prämisse für die folgenden Ausführungen unbestritten bleiben: Das Leiden unserer Patienten ist nicht zu trennen davon, wie die Patienten leben und was sie erlebt haben.

## „Unsere Patienten" Anfang der 80er Jahre

Was verstehen wir nun eigentlich unter „unseren Patienten", unter jenen Kranken also, die Anfang der 80er Jahre dieses Jahrhunderts die Internisten in Praxis und Klinik aufsuchen? Ein Blick auf das wissenschaftliche Programm dieses Kongresses erweist die Vielfalt der Möglichkeiten, allein innerhalb des Fachgebietes „Innere Medizin" an einer oder an mehreren Krankheiten zu leiden. Deshalb wird mein Versuch, Ihnen gleichsam exemplarisch zwei Krankengeschichten zu schildern und diese als typisch für unsere Zeit darzustellen, wegen seiner Unvollkommenheit nicht nur Zustimmung, sondern auch Widerspruch auslösen. Dennoch glaube ich, daß die nachfolgenden kurzen Kasuistiken, die wir gleichsam als „roten Faden" für die weiteren Betrachtungen benötigen und immer wieder aufgreifen werden, dem Praktiker und Kliniker ermöglichen, das Schicksal mancher seiner Patienten und die damit verbundenen derzeit aktuellen Probleme wiederzuerkennen.

Da gelte zunächst als Beispiel eine jetzt 70jährige Rentnerin, die zwei Weltkriege erleben mußte und dabei engste Familienangehörige verloren hat. Sie hat durch Inflation, Weltwirtschaftskrise und Währungsreform die sowieso bescheidenen Ersparnisse der Familie schwinden sehen. Als Kind im Kaiserreich, als junge Frau in der Weimarer Republik und in der folgenden Diktatur aufgewachsen, hat sie danach immerhin die Hälfte ihres Lebens in einer freiheitlichen Demokratie verbringen können. Eine kleine Witwenrente, aufgebessert durch Hilfen der Kinder, garantiert ihr einen – wie es scheint – gesicherten Lebensabend. Die alte Frau hat in ihrer ersten Lebenshälfte oft hungern müssen, was sie nie vergessen und innerlich nicht verarbeiten konnte. Sie hat es später umso mehr genossen, sich wieder satt essen zu dürfen und – noch mehr – vom lang Entbehrten des Guten zuviel essen zu können. Natürlich wurde sie erheblich übergewichtig. Das Wohlstandssyndrom – selbst das eines relativ bescheidenen Wohlstands – wurde vervollständigt durch einen Hochdruck, einen Diabetes und eine ausgeprägte Hyperlipidämie. Pektanginöse Beschwerden sind warnende Vorzeichen für die Bedeutung dieser Risikofaktoren. Die Patientin hat zwar nie geraucht („so etwas tut eine Frau meiner Generation doch nicht", meint sie); präventivmedizinische Überlegungen haben aber bei dieser Abstinenz gewiß keine Rolle gespielt. Auf Süßigkeiten hat sie nie verzichtet; sie waren ihr lieber als Alkohol, den sie nicht völlig ablehnt, aber nur in geringem Maße zu sich nimmt.

Als zweites Beispiel soll uns ein jetzt 45jähriger Patient dienen, dessen private, berufliche und gesundheitliche Entwicklung durch die Jahre nach dem Zweiten Weltkrieg geprägt wurde. Vor die Alternative gestellt, zu studieren oder rasch Geld zu verdienen, nutzte der damals junge Mann die Chancen des wirtschaftlichen Aufschwungs, übernahm die Vertretung neuer Industrieprodukte und avancierte rasch dank seines enormen beruflichen Einsatzes. Den echten oder scheinbaren Positiva in seinem Leben – wie z. B. das eigene Haus oder die totale Motorisierung der Familie – stehen als Negativa Krankheiten gegenüber, die durch Alkoholabusus und durch Kettenrauchen verursacht bzw. gefördert wurden: Ein beginnendes Leberleiden, eine chronische Bronchitis sowie Durchblutungsstörungen an den Beinen. Ärztliche Warnungen vor den Folgen dieser Leiden werden in den Wind geschlagen; der Hinweis auf die zusätzliche Gefahr eines Bronchialcarcinoms zählt noch weniger. „Ich will lieber zehn Jahre kürzer, aber dafür besser leben" lautet der unselige Leitspruch solcher Patienten, die nicht davon zu überzeugen sind, daß dieses gewiß kürzere Leben ebenso gewiß nicht besser ist und schon gar nicht abrupt und ohne Beschwerden, sondern in der Regel mit einem längeren und qualvollen Siechtum zu enden pflegt.

Mit diesen beiden kurz skizzierten Krankengeschichten wird bevorzugt jener Teil des Spektrums der Inneren Medizin angesprochen, der sich in verschiedenen Hauptthemen dieses Kongresses wiederfindet. Trotzdem darf man auch verallgemeinernd sagen, daß sich unter den derzeitigen Patienten der Internisten gewiß viele befinden, deren Leben und Leiden sich in ähnlicher Weise darstellt. Schon ein Jahrzehnt später können die gewählten Beispiele womöglich nicht mehr als repräsentativ gelten, wie ja auch vor dem großen Krankheitswandel zu Beginn der 50er Jahre völlig andere Leiden in unserem Lande dominierten. Gerade diese Erfahrungen scheinen mir aber die Notwendigkeit aktueller Standortbestimmungen zu rechtfertigen.

*Über die Bereitschaft und die Fähigkeit zu leiden*

Wie ist das Verhältnis unserer heutigen Patienten zu ihren Krankheiten? Ist es vergleichbar mit der Lebens- und Leidensphilosophie früherer Generationen? Messen wir doch einmal die Einstellung unserer Mitmenschen – und damit auch unsere eigene – an dem Bekenntnis von *Eduard Mörike,* einem gläubigen Christen des vorigen Jahrhunderts:

> Herr, schicke was Du willt,
> Ein Liebes oder Leides;
> Ich bin vergnügt, daß beides
> Aus Deinen Händen quillt.
> Wollest mit Freuden
> Und wollest mit Leiden
> Mich nicht überschütten!
> Doch in der Mitten
> Liegt holdes Bescheiden.

Sagen wir es gleich offen und direkt: Nur noch wenige vermögen sich diese Lebensmaxime des Dichters zu eigen zu machen. Unsere 70jährige Patientin etwa versteht wohl den Sinn dieser Worte; ihr ist das Auf und Ab, das Glück und Leid im Leben als etwas Selbstverständliches geläufig. Nur meint sie, daß sie sich nach allen Schicksalsschlägen, die sie erleben mußte, einen friedlichen Lebensabend verdient hat. Die Mitte – und damit das „holde Bescheiden" – wäre, wie sie ganz pragmatisch denkt, doch eigentlich erst dann erreicht, wenn das Pendel noch einmal kräftig zugunsten der Freuden und nicht der Leiden ausschlagen würde. Dabei hat gerade ihre Generation von jeher keine überzogenen Ansprüche gestellt. Ein gutes Familienleben, eine gesicherte Rente, einen Gesundheitszustand, dessen Störungen sich in Grenzen halten sollen, und vor allem nicht noch einen Krieg, das ist es, was man sich wünscht.

Für unseren 45jährigen, streßgeplagten Manager ist die Situation eher noch eindeutiger. Vorwiegend im Wohlstand aufgewachsen, sieht er keine Veranlassung, philosophische Betrachtungen über eine Änderung seiner Lebensbedingungen anzustellen. Die Bereitschaft, Leiden als Ausgleich zu erlebten Freuden auf sich zu nehmen, steht für ihn nicht zur Debatte. Auch die Fähigkeit, Leiden zu ertragen, ist ihm weitgehend versagt. In seinem grenzenlosen Glauben an den Fortschritt und damit auch an die Vorzüge der modernen Medizin erwartet er für jedes Leiden die adäquate medikamentöse, apparative oder auch operative Behandlung. Er ist indessen nicht gewillt, zur Förderung eines Heilungsprozesses ihm lieb gewordene Lebensgewohnheiten aufzugeben. Er vertraut dem Arzt etwa so wie einem Kraftfahrzeugmechaniker, der ihm sein Automobil noch jedesmal erfolgreich reparieren konnte. Er erwartet für jedes Leiden umgehende und erfolgreiche Hilfe. Er vergißt dabei nur, daß er mit seinem Körper nicht ein einziges Mal jenes Vorgehen praktizieren kann, das ihm in dem erwähnten Umgang mit seinem Kraftfahrzeug zur Selbstverständlichkeit geworden ist: Die Neuanschaffung eines Wagens alle zwei bis drei Jahre oder zumindest das rechtzeitige Auswechseln von Ersatzteilen. Enttäuschungen in medizinischer Hinsicht können deswegen nicht ausbleiben. Bei dem unbequemen Arzt, der ihm erklären will, daß Leiden auch aus falscher Lebensweise erwachsen könne, bleibt er nicht lange. Der sich ausschließlich auf die Tablettenverschreibung beschränkende Mediziner wird gesucht, gefunden und im übrigen früher oder später auch wieder verlassen.

*Ärzte und Mediziner*

Die Begriffe „Arzt" und „Mediziner" werden von mir hier bewußt nicht als Synonyma sondern als Bezeichnungen für Berufskollegen eingeführt, die vielleicht die gleiche Ausbildung, sicherlich aber nicht die gleiche Berufsauffassung haben. Niemand kann leugnen, daß es – wie ich es am obigen Beispiel zeigte – Kollegen gibt, die eher „Mediziner" als „Ärzte" sind, die – mit anderen Worten – das Leid der Patienten isoliert betrachten und quasi symptomatisch behandeln, ohne die Lebenssituation und die krankheitsauslösenden Faktoren in ihre diagnostischen und therapeutischen Überlegungen im erforderlichen Maße einzubeziehen. Da diese Angehörigen unseres Berufsstandes aber die Ausnahme bilden, legen wir Wert darauf, als „Ärzte" bezeichnet und nicht als „Mediziner" abqualifiziert zu werden. Die Macht des Wortes und die erfolgreiche Verwendung irreführender Bezeichnungen, die nur in der erforderlichen Penetranz wiederholt werden müssen, kennen die Menschen dieses Jahrhunderts leider allzu gut. In unserem Beruf gilt dies durchaus für die bedenkenlose Verwendung des Wortes „Mediziner", das negative Erwartungen beim Patienten weckt. Ich glaube nicht, daß wir als überempfindlich gelten müssen, wenn wir auf diese Unterscheidung zwischen Arzt und Mediziner Wert legen.

Man erinnere sich bitte an die Wandlung, ja an die Deformierung des Arztbildes in der veröffentlichten Meinung mancher Medien in den letzten zwei bis drei Jahrzehnten. Erst konnte man sich nicht genug tun, Leistungen und Idealismus von Ärzten zu beschreiben, ihren goldenen Händen und Herzen Reportagen und Filme zu widmen und ihren Kampf zugunsten der Patienten gegen den angeblichen Moloch „Krankenkasse" zu glorifizieren. Jetzt hingegen ist nur allzu oft von erzkonservativen, gewinnsüchtigen Medizinern die Rede, die erst über ein Kostendämpfungsgesetz auf den Boden der Tatsachen zurückgeholt werden mußten. Wie so oft liegt die Wahrheit wohl in der Mitte. Wir wollen weder weltfremde „Halbgötter in Weiß" sein, noch beabsichtigen wir, die Realitäten zu verkennen, wenn es um die richtige Relation von Einnahmen und Ausgaben im Gesundheitswesen geht. Allerdings – und ich betone dies erneut – wollen wir „Ärzte" und nicht „Mediziner" sein und wollen auch als Ärzte bezeichnet werden.

*Der Kostenanstieg und der Wunsch nach Humanisierung im Krankenhaus*

Man macht es sich zu leicht, wenn man eine zugleich optimale und billige Medizin verlangt. Hierzu ist von kompetenterer Seite in den letzten Jahren genügend gesagt worden. Nur folgende Überlegungen lassen Sie mich dennoch zur Diskussion stellen:

Es sind bekanntlich weniger die ärztlichen Praxen als vielmehr die Krankenhäuser, in denen die Kosten enorm gestiegen sind. Nicht die Entwicklung auf dem vielbeschworenen Pharmasektor, sondern vorwiegend die Personalleistungen haben dabei zu dem voraussehbaren Kostenanstieg im Gesundheitswesen geführt, der – wiederum mit einem irreführenden Wort – als „Kostenexplosion" bezeichnet worden ist. Als Krankenhausarzt habe ich von jeher für die Bestrebungen der Verbände und Gewerkschaften Verständnis gehabt, Arbeitsbedingungen und Entlohnung der im Krankenhaus tätigen Mitarbeiterinnen und Mitarbeiter vergleichbaren Berufen im öffentlichen Dienst anzupassen. Nonnen, die um Gottes Lohn als Krankenschwestern 16 Stunden täglich auf den Stationen tätig sind, gibt es kaum mehr. Der unbezahlte Arzt gehört der Vergangenheit an. Inwieweit es bei der zunehmenden Bürokratisierung notwendig war, in bestimmten Verwaltungsbereichen nicht nur mehr Personal einzustellen, sondern diesem auch wesentlich höhere Positionen mit wiederum zusätzlichen nachgeordneten Mitarbeitern einzuräumen, entzieht sich meinem Beurteilungsvermögen. Eines sollte aber für jedermann erkennbar sein: Alle diese Maßnahmen auf dem Personalsektor haben Geld, viel Geld gekostet und bildeten den entscheidenden Faktor für jene Kostensteigerung im Gesundheitswesen, deren Berechtigung man auch unter diesen Aspekten beurteilen sollte.

Vom Organisatorischen her war die Einführung der 40-Stunden-Woche im Krankenhaus natürlich problematisch; nach dem Gleichheitsgrundsatz ist sie sozial gerechtfertigt. Daß die Krankenversorgung aber unter anderem durch den daraus resultierenden vermehrten Schichtdienst unpersönlicher und deswegen schlechter geworden ist, kann niemand ernsthaft bezweifeln. Diejenigen, die die Einführung einer 35-Stunden-Woche im Krankenhausbereich und damit die Ausweitung des Schichtdienstes anstreben, sollten bedenken, daß die Patienten unter solchen Bedingungen mit Sicherheit schlechter leben und mehr leiden werden.

Ist eine „Humanisierung des Krankenhauses" erforderlich? Selbstverständlich ist diese Frage zu bejahen. Man sollte aber angesichts der aufopferungsvollen Arbeit der im Krankenhaus Tätigen daraus nicht pauschal ableiten, daß es bisher in den deutschen Kliniken vorwiegend inhuman zugegangen sei. Doch wie stellt man sich eigentlich die Erfüllung der Forderung nach mehr Humanität vor, wenn zur Dämpfung des Kostenanstiegs die Personalstellen nicht vermehrt werden, wenn die Arbeitszeit des Personals verkürzt wird und wenn die Verweildauer der Patienten im Krankenhaus ständig verringert werden soll? Letzteres wird – um es einmal drastisch auszudrücken – bewirken, daß die Patienten wie Werkstücke auf die immer schneller laufenden Fließbänder einer Fabrik (nämlich der „Gesundheitsfabrik") geworfen und in hektischem Tempo „bearbeitet" werden. Klingt unter diesen Aspekten die Forderung nach mehr menschlicher Zuwendung des Personals zum Patienten nicht wie purer Hohn? Natürlich sind Engagement und Nächstenliebe als Grundlage für die Betreuung leidender Menschen keine Eigenschaften, die man durch die Erhöhung des Personaletats erkaufen kann. Ebenso gewiß können diese Eigenschaften sich aber auch nicht entfalten, wenn ständiger Zeitdruck den Ärzten und dem Pflegepersonal die Möglichkeit zur vermehrten Zuwendung zum Patienten nimmt und wenn der Wildwuchs berufsfremder Aufgaben – insbesondere auf dem Verwaltungssektor – die humanitären Aufgaben zu überwuchern droht.

Einen weiteren und besonders wichtigen Faktor bildet bei diesen Überlegungen der Fortschritt der Medizin, der trotz der – im übrigen zum Teil bereits überspitzten – allgemeinen Rationalisierung und Zentralisierung eine ständig wachsende Mehrarbeit seitens des ärztlichen, hilfsärztlichen und Pflegepersonals erfordert. Selbstverständlich sind diese Probleme auch der Verwaltung und den Kostenträgern bekannt. Diese Institutionen müssen sich damit ebenso beschäftigen wie wir, wenn sie auch nicht in dem gleichen Maße darunter zu leiden haben, wie die von den Spar- und Rationalisierungsmaßnahmen betroffenen Ärzte, Schwestern, Pfleger und insbesondere Patienten.

Lassen Sie mich in diesem Zusammenhang noch kurz das Problem der Überstundenbezahlung und des sogenannten Freizeitausgleichs ansprechen, weil es geradezu exemplarisch ist und ein Schlaglicht auf die der Öffentlichkeit z. T. völlig unbekannte Situation wirft. Die einzige praktikable Möglichkeit, den Patienten angesichts der geschilderten Lage die erforderliche verbesserte ärztliche und pflegerische Betreuung zukommen zu lassen, liegt in der Zuschaltung weiterer Stellen oder in der finanziellen Abgeltung von Überstunden. Wie sieht es aber in der Wirklichkeit aus? Die „Enthumanisierung des Krankenhauses" wird durch den unlauteren Taschenspielertrick des überall praktizierten „Freizeitausgleichs" ständig vorangetrieben. Diese Behauptung ist auf Grund folgender Überlegungen beweisbar: Ein Arzt oder eine Schwester oder ein Pfleger oder eine medizinisch-technische Assistentin, die mehr als vierzig Stunden pro Woche gearbeitet haben, sollen nach den Wünschen bestimmter Krankenhausträger nun die zusätzlich geleistete Arbeit zumindest teilweise durch eine zu einem anderen Zeitpunkt zu nehmende Freizeit ausgleichen. Damit wird aber eine Circulus vitiosus in Gang gesetzt, der sich vorwiegend zu Lasten der Patienten auswirkt. Die Stunden des sog. Freizeitausgleichs addieren sich zu Tagen und zu Wochen, in denen die Stationen dann erneut und erst recht unterversorgt sind. Dadurch ergibt sich die abermalige Notwendigkeit zur Leistung von Überstunden bei anderen Mitarbeitern, die dann wiederum Freizeitausgleich erhalten müssen, – mit denselben geschilderten Konsequenzen. Wie kann man sich in dieser Situation als an sich williger Arzt oder als hilfsbereite Schwester vermehrt dem Patienten zuwenden? Wie will man das Krankenhaus humanisieren, wenn in den meisten Kliniken – noch einmal sei es gesagt – die verbleibenden Arbeitskräfte kaum in der Lage sind, den Routinebetrieb und die stetig wachsenden Anforderungen der Bürokratie zu bewältigen?

Auch die Zuschaltung von Personal stellt übrigens – zumindest im ärztlichen Bereich – kein Allheilmittel dar. In der Regel sind zwei 60 Stunden arbeitende Ärzte mit entsprechender Überstundenbezahlung drei „40-Stunden-Ärzten" sowohl hinsichtlich der Kontinuität bei der Betreuung der Patienten als auch im Hinblick auf ihre ärztliche Ausbildung und die später in der Praxis zu erbringenden Leistungen überlegen. Nur ein Böswilliger könnte mir unterstellen, ich würde damit einer offiziellen 60-Stunden-Woche im ärztlichen Dienst das Wort reden. Im Augenblick gilt aber für die Mehrzahl der Krankenhausärzte – von den niedergelassenen Kollegen ganz zu schweigen – sowieso keine 40-Stunden-Woche, ohne daß dabei die Mehrarbeit gerecht ausgeglichen würde. Eine für die Zukunft nicht uninteressante Frage stellt sich im Zusammenhang mit der Weiterbildungsordnung: Würden die Ärztekammern zwischen Kollegen, die stets auf der Einhaltung ihrer 40- oder später vielleicht 35-Stunden-Woche bestehen bzw. einen entsprechenden Freizeitausgleich in Anspruch nehmen, und solchen Ärzten, die 60 und mehr Stunden pro Woche in der Klinik tätig sind, unterscheiden, wie es ja doch wohl im Interesse der später in der Praxis zu betreuenden Patienten erforderlich wäre?

*Schulmedizin und Außenseitermethoden*

Zurück nun zum Leben und Leiden unserer beiden Patienten. Der siebzigjährigen Rentnerin sind einige merkwürdige Dinge passiert. Sie hat stets viel auf ihren Hausarzt gehalten und nun doch eine Vertrauenskrise erlebt. Dies geschah übrigens nicht, wie es nahegelegen hätte, wegen des völligen Dissens in Fragen der Diätetik. Hier kam es zu einer Art Stillhalteabkommen zwischen der adipösen Patientin und ihrem Arzt. Die elementare, aber so unbequeme Grundregel, daß man zur Gewichtsabnahme weniger essen muß, als man verbraucht, ließ die Patientin für sich nicht gelten. Resignierend nahm der Hausarzt ihre Erklärung zur Kenntnis, daß sie schwere Knochen, gestörte Drüsen und eine familiäre Veranlagung zur Fettsucht habe und im übrigen leider ein besonders guter Futterverwerter sei. Nach vielen vergeblichen Versuchen glaubte er, sich weiteren frustrierenden Dialogen versagen zu müssen, und beschränkte sich auf gelegentliche Hinweise, welche zusätzliche Gesundheitsschäden bzw. welche nun notwendigen, zusätzlich einzunehmenden Medikamente sich die Patientin bei diätetischer Kooperation eigentlich ersparen könnte. Der Hausarzt riet, wenigstens den Zucker durch Süßstoffe zu ersetzen und die stark erhöhten Blutzucker- und Blutfettwerte durch Einnahme oraler Antidiabetika und Lipidsenker zu vermindern. Auf Grund eben dieser Empfehlungen und Verordnungen kam es zu der erwähnten Vertrauenskrise zwischen der Patientin und ihrem Arzt. Bestimmten Zeitschriften mußte die Siebzigjährige nämlich entnehmen, daß sie ihren Krankenschein seit Jahren offenbar zu einem ahnungs- oder gewissenlosen Giftmischer getragen habe; denn – so wurde in einigen Medien verbreitet – Süßstoffe verursachen Blasenkarzinome, orale Antidiabetika begünstigen den Herzinfarkt und bestimmte Lipidsenker führen zu Krebs. Über letztere im Fernsehen gebrachte Meldung, die zugleich das – allerdings nur vorübergehende –

L

Verbot einer blutfettsenkenden Substanz in der Bundesrepublik Deutschland ankündigte, berichtete die Patientin ihrem Hausarzt am nächsten Tag in der Sprechstunde. Dieser wußte von nichts. Man muß ihm zugute halten, daß er am Vorabend die Tagesschau versäumte und nicht erwartet hatte, ausgerechnet über das Fernsehen erstmals über eine so wichtige Entscheidung informiert zu werden.

Es ist hier nicht der Ort, um die Hintergründe zu den in der Tat nicht unproblematischen Komplexen „Süßstoffe", „orale Antidiabetika" und „Lipidsenker" genauer zu analysieren. Es ist aber nicht zu bezweifeln, daß die maßlosen Übertreibungen und Fehlinterpretationen bei der publizistischen Darstellung dieser und anderer Vorgänge dazu beigetragen haben, das Vertrauensverhältnis zwischen Arzt und Patient, Pharmaindustrie und Verbraucher, Wissenschaftler und Behörden vorübergehend empfindlich zu stören. Dabei ist es nicht „die Presse", die hier angeschuldigt wird, sondern nur jener Teil der Publizistik, dem alle Mittel recht sind, wenn es gilt, Aufsehen zu erregen, Unruhe zu stiften und Menschen zu verunglimpfen. Bestimmt aber treiben solche Aktivitäten die verunsicherten Patienten in die Arme von Scharlatanen, die mit viel Geschick, ausgeprägtem Geschäftssinn und maximaler Skrupellosigkeit ihren parmamedizinischen Unsinn verbreiten. Wohl kaum jemand würde sich sein Haus durch einen Hobbybastler bauen lassen oder sich vor Gericht dem Rat eines Nichtjuristen anvertrauen. Wieviele Menschen – auch unter den sogenannten Intellektuellen – sind aber heutzutage durchaus bereit, ihre Gesundheit den von der „Regenbogenpresse" und den Boulevardzeitungen empfohlenen Augendiagnostikern, Erdstrahlspezialisten und Astrologen anzuvertrauen, Blütenpollen und Eierschalen zu verzehren und Tees zu trinken, deren Indikationsliste mit dem Inhaltsverzeichnis eines Lehrbuchs über die gesamte Medizin identisch zu sein scheint.

Seien wir gerecht: Nicht wenige Patienten gehen solche Irrwege auch deswegen, weil sie von ihren überlasteten Ärzten enttäuscht sind, mit denen sie nicht ins Gespräch kommen oder deren Verordnungen sie nicht für genügend attraktiv halten. Die konsequente Einnahme der durch eine rasche Rezeptur verordneten Antihypertensiva wirkt zwar beim Hochdruckkranken mit Sicherheit lebensverlängernd, bringt aber mitunter zunächst unangenehme Nebenwirkungen und nicht unbedingt das Gefühl mit sich, daß sich der Arzt besonders um den Patienten gekümmert hat. Auch dies ist eben für viele Kranke ein Grund, sich nach anderen „angenehmeren" Behandlungsmethoden und nach gesprächigeren Therapeuten umzusehen.

Die sogenannte „Schulmedizin" ist für viele Menschen zu einem negativen Begriff geworden. Doch was kann letztlich sicherer und besser für den Patienten sein als die Befolgung jener Maßnahmen, die auf ärztlicher Erfahrung und medizinischer Wissenschaft basieren, die in Kliniken und Forschungslaboratorien kontrolliert und verbessert werden und die dann von lehrenden Ärzten auf den Schulen der Medizin als „Schulmedizin" an die Studierenden weitergegeben werden? Auch sogenannte Außenseitermethoden werden von der Schulmedizin unverzüglich adaptiert, wenn ihr Nutzen für den Kranken bewiesen werden kann. Ohne diesen Beweis kann und darf aber der Arzt gesicherte Wege bei der Behandlung seiner Patienten nicht verlassen. Schulmedizin betreiben heißt Anwendung von Bewährtem, Vervollkommnung des Bestehenden und Übernahme des sorgfältig geprüften Neuen.

In einem geistreichen amerikanischen Artikel war vor einiger Zeit darauf hingewiesen worden, daß das 1922 eingeführte Insulin, eines der wenigen wirklichen Wundermittel unserer Zeit, in den USA im Augenblick nicht die Spur einer Chance hätte, die Bedingungen der Food and Drug Administration für die Zulassung als Arzneimittel zu erfüllen. Hersteller von Diabetikertees brauchen sich keine diesbezüglichen Sorgen zu machen, weder in Amerika noch bei uns. Dies gilt auch für den Vertrieb unzähliger anderer Pseudomedikamente. Die Diskrepanz zwischen den zu Recht strengen Zulassungsbestimmungen für neue wirksame Pharmaka einerseits und der Duldung von paramedizinischen Scharlatanerien andererseits ist erschütternd. Der Aspekt der vielzitierten Kostendämpfung sollte bei künftigen Überlegungen auch in diesem Bereich eine größere Rolle spielen. Medizinische Versäumnisse – und das heißt doch auch längeres Herumprobieren mit untauglichen Methoden – kommen der Allgemeinheit und besonders dem einzelnen Patienten teuer zu stehen, und zwar sowohl in gesundheitlicher als auch in finanzieller Hinsicht. Auch unsere siebzigjährige Patientin hat im Alter noch Lehrgeld zahlen müssen. Den selbst finanzierten Besuch eines zwielichtigen Sanatoriums, in dem durch Flüssigkeitsentzug sowie durch Einläufe kurz vor der Entlassung das Körpergewicht vorübergehend, die Ersparnisse jedoch für längere Zeit drastisch verringert wurden, wird sie nicht mehr wiederholen.

*SI-System: Fehlleistungen und Fehlinterpretationen*

Da hier – wie angekündigt – eine Art Standortbestimmung vorgenommen wird, soll ohne Bedenken ein weiteres heißes Eisen angefaßt werden, das vielleicht schon in wenigen Jahren – so oder so – als abgekühlt angesehen werden kann. Das Problem der sogenannten „SI-Einheiten" soll dabei, dem Thema des Vortrages gemäß, allein unter Berücksichtigung der Patienteninteressen abgehandelt werden.

Die Vorgeschichte ist bekannt. Seit vielen Jahren bemühen sich internationale Gremien in verdienstvoller Arbeit um die Normierung von Einheiten und Meßgrößen in allen Bereichen der Technik und der Wissenschaften. Auch in der Medizin galt es, eine Überarbeitung vorzunehmen und Verbesserungen anzustreben. Leider wurde dabei aber verschiedentlich weit über das Ziel hinausgeschossen. Wenn das Eichgesetz ausdrücklich freistellt, ob im medizinischen Bereich weiterhin die sogenannten Massenkonzentrationen (also z. B. mg/dl) oder aber Stoffmengenkonzentrationen (also z. B. mmol/l) verwendet werden dürfen, dann sind Tendenzen, sich vom bisherigen Vorgehen so schnell wie möglich zu distanzieren, unverständlich und wohl auch dem bekannten teutonischen Übereifer zuzuschreiben, der keine Gelegenheit zur Progressivität um jeden Preis ausläßt. Die Annahme, daß etwa der zur Kooperation erzogene und in seinen Blutzuckerwerten mitdenkende Diabetiker in absehbarer Zeit über einen Wert von 5,55 mmol/l ähnlich glücklich sein wird wie über den ihm geläufigen identischen Wert von 100 mg/dl ist eine Illusion. Natürlich kann man fordern, jedermann müsse umdenken können, das Ganze sei doch erlernbar. Gegenfrage: Warum soll eigentlich der Patient – und nur von unseren Kranken spreche ich hier – etwas erlernen, was ihm auch angesichts der unglücklichen Größenordnung dieser und anderer nach molaren Dimensionen berechneten Parameter nur Verständnisschwierigkeiten und damit Nachteile bringt? Im übrigen gibt es auch in medizinischer und wissenschaftlicher Hinsicht gute Gründe, sich gegen die generelle Einführung der Stoffmengenkonzentrationen zu wenden, wie es z. B. wiederholt auch in sehr vernünftigen Stellungnahmen wissenschaftlicher Gremien in den USA zum Ausdruck kam. Und müssen denn erst Todesfälle aufzeigen, daß die Übernahme einer neuen Labornomenklatur durch das sowieso überlastete Krankenhauspersonal erhebliche und in diesem Falle völlig unnötige Gefahrenquellen in sich birgt? Auf die mit solchen Umstellungen verbundenen, unvermeidbaren hohen Kosten sei nur am Rande verwiesen. Mit einem gewissen Stolz kann die Deutsche Gesellschaft für innere Medizin für sich in Anspruch nehmen, vor zwei Jahren eine Resolution formuliert zu haben, deren Inhalt – Forderung nach Beibehaltung der Massenkonzentrationen im Laborbereich – vom Deutschen Ärztetag übernommen wurde.

Ein trübes Kapitel bildet auch die Einführung neuer Blutdruckmeßwerte, die von fast allen kompetenten Klinikern abgelehnt wird. Wieder habe ich in erster Linie die mitdenkenden, ja ihren Blutdruck selbst messenden hochdruckkranken Patienten im Auge, die durch neue Meßwerte unnötig verwirrt werden. Wiederholt wurde darauf hingewiesen, daß im Eichgesetz in anderen Bereichen viele Ausnahmen durchgesetzt wurden, z. B. bei der Beibehaltung des Karat. Mit Ironie, aber völlig zurecht wurde in den Diskussionen bemerkt, daß also die Diamantenhändler die bessere Lobby zu besitzen scheinen als die Ärzte.

Was sagen im übrigen die nach langjähriger Beratung und Schulung wenigstens zum Teil „kalorienbewußt" gewordenen Patienten zur offiziellen Abschaffung der Kalorie und zu ihrem Ersatz durch das „Joule" oder richtiger „Kilojoule"? Ein schwacher Trost für den Gesetzgeber: Diese Patienten sagen gar nichts. Kein Mensch diskutiert nämlich gern über einen Begriff, von dem er nicht weiß, wie er ihn aussprechen soll. Unsere Patienten befinden sich dabei in bester Gesellschaft mit Ärzten, Physikern und Anglisten, die sich bis heute nicht recht darüber einig sind, ob man nun „Dschuhl" oder „Dschaul" sagt. Wahrlich ein Musterbeispiel dafür, wie man am grünen Tisch der von uns allen gewünschten und so dringend erforderlichen Kooperation mit den Patienten entgegenwirken kann!

*Anmerkungen zur psychosomatischen Medizin*

Wenn wir jetzt noch einmal zu den Problemen unseres 45jährigen alkohol- und nikotinabhängigen Patienten zurückkehren, müssen wir mehr noch als bei der adipösen Frau die Frage stellen, warum alle ärztliche Bemühungen, seinen Lebenswandel zu ändern, kläglich gescheitert sind. Als pars pro toto hat dieses Beispiel leider für die Mehrzahl aller durch solche Risikofaktoren bedrohten Patienten zu gelten.

Ein Heer von Soziologen und Psychologen, von Psychotherapeuten und Verhaltenstherapeuten war und ist aufgerufen, die Krankheiten im Umfeld des Lebens wissenschaftlich zu analysieren und den Patienten praktische Hilfe zu bringen. Selbst auf die Gefahr hin, mißverstanden zu werden, muß ich feststellen, daß der Aufwand bisher groß, der Nutzen jedoch gering war. Gewiß weigern sich manche rein somatisch orientierten Ärzte nach wie vor, engere Zusammenhänge zwischen Leben und Leiden anzuerkennen, gewiß weisen auch Patienten – wie gerade unser 45jähriger Manager – alle Behandlungsversuche, die mit „Seele" oder „Umwelt" zusammenhängen, als Zeit- und Geldvergeudung zurück. Aber dies sind gewiß nicht die einzigen Gründe für die alles in allem ungenügende Kooperation zwischen den genannten Fächern einerseits und den eher naturwissenschaftlich orientierten Ärzten andererseits. Es gibt hier Sprach- und Verständnisbarrieren, die – das ist meine feste Überzeugung – sicherlich weniger zu Lasten der erwähnten Ärzte gehen. Sie wurden vielmehr von jenen Soziologen und Psychologen errichtet, die sich in Ausbildung und Artikulationsvermögen von den Bedürfnissen der Praxis und Klinik weit entfernt haben. Die Ausnahmen bestätigen auch hier die Regel.

Zu Beginn meines Vortrags bekannte ich mich ausdrücklich zu der Notwendigkeit einer systematischen soziologischen und psychologischen Wissenschaft, insbesondere um die krankmachenden Lebensbedingungen unserer Patienten zu ergründen und zu ändern. Leider ist aber die Umsetzung der bereits vorliegenden Forschungsergebnisse weitgehend daran gescheitert, daß man sich, wie gesagt, gegenseitig nicht mehr verständigen kann. Schlicht formuliert: Die meisten Ärzte können heutzutage das neu geschaffene Vokabular der soziologischen und psychologischen Fachrichtungen nicht verstehen. Sie haben diese Sprache nicht gelernt. Sie fühlen sich wie Eingeborene, die sich für die Heilslehre eines Missionars zwar interessieren, aber dessen fremde Sprache nicht beherrschen. Sollte aber nicht der Missionar erst eine Weile bei den Eingeborenen leben, ihre Sprache und Gebräuche erlernen und dann Verständnis für sein Anliegen wecken? Wie wichtig wäre die Aufgabe von Psycho- oder Verhaltenstherapeuten bei der Bekämpfung des ungezügelten Eßtriebs, des Alkoholismus und des Nikotinabusus, die auch bei den Krankheiten unserer beiden Patienten eine so große Rolle spielten; denn wir Ärzte haben dabei doch bisher insgesamt nur selten befriedigende Ergebnisse vorweisen können. Auch wenn wesentliche Erfolge der in viele Gruppen und Sekten zersplitterten

Psychologen und Psychotherapeuten ebenfalls noch nicht erkennbar sind, hoffen wir noch immer zuversichtlich auf eine bessere Zusammenarbeit und insbesonders auf klarere und praktikable Therapiekonzepte. Am Ende der Entwicklung möge der in der somatischen Medizin optimal ausgebildete Arzt stehen, der gleichzeitig befähigt ist, die Grundlagen und Fortschritte der psychologischen Medizin zu verstehen, zu adaptieren und anzuwenden.

Was sollen übrigens die Ärzte davon halten, wenn man sie jetzt auffordert, endlich „patientenorientiert" zu arbeiten oder eine „patientenzentrierte" Medizin zu betreiben? Wer solche Forderungen erhebt, muß sich die Gegenfrage gefallen lassen, was ein Arzt wohl bisher als sein Berufsziel angesehen haben mag, wenn er nicht von vornherein den Patienten in den Mittelpunkt seiner Überlegungen stellte. Daß sich natürlich in manchen Bereichen Verbesserungen ermöglichen lassen, die dem Patienten unmittelbar zugute kommen, ist eine wichtige, aber in diesem Zusammenhang eher sekundäre Frage, wenn man bedenkt, welch negativen Einfluß das Schlagwort von der angeblich nun erst „patientenorientiert" werdenden Medizin auf voreingenommene Gemüter haben muß.

Aber auch vom Patienten wird mitunter Unbilliges und Unsinniges behauptet und verlangt. So sind absurde hie und da in der Öffentlichkeit erhobene Forderungen, daß Fettsüchtige, Alkoholiker und Nikotinabhängige für ihre Behandlung selbst aufkommen sollen oder höher besteuert werden müßten, als unärztlich, ja als inhuman abzulehnen. Überdies sind sie scheinheilig, solange für Nahrungs- und Genußmittel Unsummen an Werbung ausgegeben und an Steuern eingenommen werden. Diese Menschen sind krank; es gilt, sie zu behandeln und nicht zu bestrafen.

*Vom Töten und Sterben*

Wenn wir hier vom Leben und Leiden unserer Patienten gesprochen haben, können wir dennoch am Sterben, also am Tode, der nach kurzem oder langem Leiden am Ende jedes Lebens steht, nicht vorbeigehen. Ich will nicht zur Problematik der Todesstrafe oder des Schwangerschaftsabbruchs Stellung nehmen, auch wenn ein gewisser Zusammenhang mit der in der Öffentlichkeit so viel diskutierten Sterbehilfe für todkranke Patienten nicht zu verkennen ist. Es sei mir lediglich eine allgemeine Feststellung erlaubt: Das Töten jedes Lebewesens – des Schwerstkranken, des Kindes im Mutterleib und auch des Verbrechers – kann aus ärztlicher Sicht im Prinzip deswegen keine Billigung finden, weil es mit unserem Auftrag, Leben zu erhalten, in Widerspruch steht. Man sollte verstehen, daß das Infragestellen dieses Prinzips – selbst bei der ärztlich gerechtfertigten Ausnahme des medizinisch indizierten Schwangerschaftsabbruchs – zu Konfliktsituationen führt, deren ethische und moralische Probleme für den einzelnen unlösbar sein können.

Die exakte Grenzziehung zwischen aktiver und passiver Sterbehilfe gehört zu unseren verantwortungsvollsten Aufgaben. Ich habe nirgendwo eine bessere Definition und klarere Antworten auf die hiermit zusammenhängenden heiklen Fragen gefunden als in der von *Wachsmuth*, *Bock* und anderen medizinischen und juristischen Kapazitäten verfaßten Resolution zur Behandlung Todkranker und Sterbender. Die Grundessenz der Verlautbarung ist eindeutig: Auch trotz des menschlich verständlichen Wunsches vieler Gesunder, vieler noch nicht unmittelbar vom Tode betroffener Patienten und mancher Todkranker kann und darf es eine aktive Sterbehilfe nicht geben. Ich zitiere aus dem erwähnten Dokument wörtlich: „Im Grenzbereich von Leben und Tod hat der Arzt nicht selten zwischen verschiedenen Handlungsmöglichkeiten abzuwägen ... Ärztliches Wirken soll menschliches Leben erhalten und Leiden lindern. Angesichts des unausweichlichen und kurz bevorstehenden Todes kann Lebensverlängerung nicht unter allen Umständen Ziel ärztlichen Handelns sein."

Eindeutig heißt es dann weiter: „Direkte Eingriffe zur Lebensbeendigung sind ärztlich und rechtlich unzulässig, auch wenn sie vom Kranken verlangt werden. Dem ärztlichen Auftrag widerspricht auch die aktive Mitwirkung bei der Selbsttötung, z. B. durch Überlassung von Tötungsmitteln. Eine grundsätzliche sittliche Wertung der Selbsttötung soll damit nicht verbunden sein." Und schließlich wird im letzten und vielleicht wichtigsten Abschnitt dieser Resolution die Betreuung der Kranken in den Mittelpunkt gestellt: „Todkranke und Sterbende bedürfen bis zu ihrem Ende der besonderen Zuwendung und persönlichen Betreuung. Sie verlangen nach menschlicher Nähe und Fürsorge. Ihnen sollte die Vereinsamung durch räumliche und seelische Isolierung erspart bleiben. Im Grenzbereich zwischen Leben und Tod stellt sich die Aufklärungsproblematik anders als sonst vor ärztlichen Maßnahmen. Der wahre Zustand soll dem Kranken insoweit eröffnet werden, als es nach den persönlichen Umständen erforderlich und menschlich tragbar erscheint. Die volle Wahrheit kann inhuman sein. Der Arzt muß insbesondere abwägen, ob die Mitteilung der Wahrheit im Einzelfall erforderlich ist, um dem Kranken notwendige Entscheidungen zu ermöglichen. Nahestehende Personen sollen unterrichtet werden, soweit es geboten und tunlich erscheint."

Diesen Ausführungen kann ich nichts hinzufügen. Sie stellen für mich die optimale Beschreibung jener Situation dar, vor die wir immer wieder gestellt werden und in der wir ständig unsere Grenzen und Schwächen neu erkennen müssen.

*Vom Recht des Patienten*

Im letzten Teil meines Vortrages will ich von den Rechten und vom „Recht haben" des Patienten sprechen. Kann z. B. ein Patient „recht haben", der sich entgegen ärztlichem Rat falsch ernährt, Medikamente verweigert oder sich durch Genußgifte ruiniert? Meines Erachtens kann man diesem Kranken so lange keinen Vorwurf machen, wie er nicht seine Verhaltensstörung selbst erkennt, jene Störung, die dem Patienten vom Arzt offenbar nicht eindeutig genug dargestellt wurde und die von uns schon gar nicht beseitigt werden konnte. Der Abbau dieser Verhaltensstörung wird umso erfolgreicher sein, je eher es uns Ärzten gelingt, den Patienten als gleichberechtigten Partner für die Behandlung seiner Krankheit zu gewinnen. Auch sollte als sicherlich nicht immer leicht zu beherzigender, aber unabdingbarer Grundsatz gelten, jede Klage eines Patienten primär als berechtigt zu akzeptieren, ja der Beschwerde mit einer gewissen Demut und Beschämung zu begegnen.

Gleichgültig, ob man den Protest eines Patienten letztlich als substantiell erachtet oder nicht: Ein kranker Mensch hat sich jedenfalls veranlaßt gefühlt, sich über irgendetwas zu beschweren; also müssen wir ihm diese zusätzliche Last abnehmen. Allein die Existenz des Leidens verbietet den Eintritt in Diskussionen mit dem Patienten, aus denen der Arzt (oder sollte man jetzt besser „der Mediziner" sagen) als „Sieger", als Gewinner einer Debatte hervorgeht. Im übrigen sind die Verhältnisse in manchen Praxen und in vielen Krankenhäusern oft genug dazu angetan, auch den gutmütigsten Patienten zum Protest herauszufordern, und die Beschwerde nicht nur mit einer womöglich von der Krankheit geprägten Geisteshaltung des Patienten zu erklären. Überfüllte Wartezimmer infolge mangelhafter Organisation, fehlende Gesprächsbereitschaft des Arztes bei zugegebenermaßen großen Terminnöten, Erleben des Krankenhauses als seelenlose Gesundheitsfabrik, all das bringt Vorwürfe, um die es nicht zu streiten gilt, sondern denen allein durch Erläuterung und Entschuldigung sowie durch Änderung der Verhältnisse begegnet werden muß.

Zum Unerfreulichsten im Krankenhausalltag gehören Gespräche mit Kranken und insbesondere mit ihren Angehörigen, wenn es um die Entlassung eines – vorsichtig formuliert – nun einigermaßen genesenen Patienten geht. Gern würde man dem oft alten Menschen noch ein paar Tage Ruhe im Krankenhaus gönnen. Diesem Wunsch steht neben den tatsächlichen Gefahren des Hospitalismus insbesondere der schon erwähnte „Verweildauerfetischismus" der Kostenträger entgegen: Beweist doch angeblich ein schneller Durchgang der Kranken durch die Klinik die Effizienz – wenn auch nicht immer die Humanität –, die das Krankenhaus heutzutage auszeichnen soll. Ärzte und Pflegepersonal neigen eher dazu, Härtefälle zu akzeptieren und – wenn es zu verantworten ist – die Entlassung eines alten Menschen nicht allzu sehr zu forcieren. Wie beschämend sind aber dann oft die Diskussionen mit Angehörigen, für die der Zeitpunkt der Entlassung noch immer zu früh angesetzt wird: Zugegeben, die berufstätigen Verwandten können oft nicht so disponieren, wie sie wollen. Dennoch fällt auf, daß es eines offenbar noch weniger gibt als die dringend benötigten Pflegeheime, nämlich Familien, die bereit sind, ihre Alten auch unter vorübergehenden Opfern rechtzeitig und freudig aufzunehmen. Wo bleibt das Recht solcher Patienten auf eine adäquate Versorgung, auf eine menschliche Behandlung?

Standortbestimmung 1981: Das dümmliche Schlagwort „Wenn du arm bist, mußt du früher sterben", das in dem Gesundheitswesen unseres Staates sowieso nie eine Berechtigung hatte, wird inzwischen auch von den letzten indokrinierten Ignoranten kaum mehr verwendet. Auch am noch so teuren Medikament wird nicht gespart, wenn es den gewünschten Nutzen zu bringen verspricht. Dem steht die Forderung nach einem maßvollen Einsatz von Arzneimitteln durchaus nicht entgegen. Der alte Patient, gezeichnet von der Multimorbidität, fällt allzu oft einer Überschwemmung mit Pharmaka anheim, die teilweise sogar zur Bekämpfung von Nebenwirkungen eines anderen Medikaments eingesetzt werden müssen und deren Interferenzprobleme zu den wichtigsten zu lösenden Aufgaben der Arzneimittelforschung zählen. Wir Ärzte müssen uns die böse Frage gefallen lassen, wie viele Patienten die verordneten Medikamente tatsächlich einnehmen oder – noch schlimmer gefragt – wie viele Patienten in einer Art Selbsterhaltungstrieb bestimmte Arzneien bewußt weglassen, ohne ihrem Arzt, den sie nicht kränken wollen, davon etwas zu sagen. Auch hier hat der Patient – subjektiv gesehen – nicht unrecht. Dies gilt vor allem dann, wenn es der Arzt versäumt hat, auf die Notwendigkeit zur Einnahme lebenswichtiger Medikamente einerseits und auf die manchmal nicht zu vermeidenden Nebenwirkungen andererseits mit der gebührenden Eindringlichkeit und Überzeugungskraft hinzuweisen. Schlafmittel und Schmerzmittel sind gerade in den Krankenhäusern unentbehrliche symptomatisch wirksame Medikamente, die aber gezielt verabreicht werden müssen. Die Nachtschwester mit dem auf einem Tablett breit gefächerten Arzneimittelsortiment und den freundlich auffordernden Worten „was brauchen wir denn heute Nacht" sollte endgültig der Vergangenheit angehören. Sie setzt sich im übrigen – ebenso wie der dieses Vorgehen duldende Arzt – dem Verdacht aus, daß die ständige Sedierung der Patienten auch der Nachtruhe des Krankenhauspersonals förderlich sein soll.

Unsere kranken und unsere gesunden Mitmenschen haben das Recht, alle Möglichkeiten auszuschöpfen, um sich über ihre eigenen oder über andere Krankheiten informieren zu lassen. Hier können Fernsehen, Hörfunk und Presseberichte durchaus von Nutzen sein. Wir Ärzte sind dabei aufgerufen zu helfen, Spreu vom Weizen zu sondern. Über die Spreu habe ich schon gesprochen. Wenn wir aber prinzipiell die Zusammenarbeit mit den Medien ablehnen und wenn wir uns aus falsch verstandenem Standesbewußtsein weigern, unser Fachwissen in allgemein verständlicher Form der Öffentlichkeit zu unterbreiten, dann verschenken wir viele, insbesondere präventivmedizinische Möglichkeiten und begeben uns im übrigen jeglichen Rechts auf Kritik an den genannten Medien. Eine moderne Medizin sollte frei sein von Mysterien aller Art. Wir haben nichts zu verbergen, aber vieles mitzuteilen, auch in der Öffentlichkeit.

Jeder Patient hat das Recht, so sachverständig wie möglich behandelt werden. Dies ist eine Binsenwahrheit, die medizinische und leider gelegentlich auch juristische Konsequenzen nach sich zieht. Das wichtigste und nicht einklagbare Recht des

Leidenden ist aber das Recht auf Barmherzigkeit. Ohne das Mitleid des Arztes sind viele Leiden des Patienten nicht zu lindern. *Eberhard Buchborn* wies vor einem Jahr an dieser Stelle darauf hin, daß der Kranke den Arzt als Therapeuten nicht nur deswegen aufsucht, um Erkenntnisse zu gewinnen, sondern vor allem auch um Hilfe und Beistand zu erhalten; denn – so *Buchborn* wörtlich – „‚therapeuein' heißt nicht nur pflegen und sorgen, sondern zuerst zu Diensten sein". Im Dienst am Kranken können Mitleid und Barmherzigkeit dem Arzt die notwendigen therapeutischen Entschlüsse mitunter außerordentlich erschweren. Und dennoch sind es gerade diese Eigenschaften, die den Therapeuten zum Arzt machen.

*Geprägte Form, die lebend sich entwickelt*

Dieser Vortrag handelte vom Leben und Leiden unserer Patienten, denen am Ende ein Dichterwort zugeeignet sei. *Goethe* hat darin auf das Gesetz hingewiesen, nach dem wir angetreten sind, das unser Leben bestimmt und das auch der ärztlichen Kunst Grenzen setzt. Er hat aber auch die Möglichkeiten des Widerstehens gegenüber Zeit und Macht – also auch gegenüber Alter und Krankheit – aufgezeigt, wenn es sich um Menschen handelt, die sich in der vorgeprägten Form gemäß ihrem Lebensauftrag fortentwickeln. Wir Ärzte können mitunter durch Linderung von Leiden mit Gottes Hilfe einen Teil dazu beitragen:

Das Goethe'sche Urwort lautet:
„Wie an dem Tag, der dich der Welt verliehen,
Die Sonne stand zum Gruße der Planeten,
Bist alsobald und fort und fort gediehen
Nach dem Gesetz, wonach du angetreten.
So mußt du sein, dir kannst du nicht entfliehen.
So sagten schon Sibyllen, so Propheten;
Und keine Zeit und Macht zerstückelt
Geprägte Form, die lebend sich entwickelt."

*Die 87. Tagung der Deutschen Gesellschaft für innere Medizin ist eröffnet.*

# Pathogenese, Verlauf und Therapie des Diabetes mellitus

## Zur Rolle der Hyperglykämie in der Pathobiochemie des Diabetes mellitus

Wieland, O. H. (Klin.-Chem. Inst. Städt. Krankenhaus, Akad. Lehrkrankenhaus, München-Schwabing und Forschergruppe Diabetes München)

**Referat**

Die Aufklärung der Pathobiochemie des Diabetes mellitus steht seit langem im Mittelpunkt der medizinischen Grundlagenforschung und hat zu einem differenzierten Verständnis dieser folgenschweren Stoffwechselerkrankung geführt. Dies gilt vor allem für das Erscheinungsbild des akuten Insulinmangels, dessen Folgen heute vielfach sogar

**Tabelle 1.** Pathobiochemische Analyse der akuten Stoffwechselstörungen bei Insulinmangel (modifiziert nach [1])

| Klinische Symptome | Pathobiochemische Symptome | Ursachen |
|---|---|---|
| Abmagerung | Proteolyse (Muskel) ↑<br>Lipolyse (Fettgewebe) ↑<br>Lipogenese (Fettgewebe) ↓ | Nicht bekannt<br>Lipase ↑ (cAMP)<br>Acetyl-CoA-Carboxylase ↓<br>(cAMP)<br>Pyruvatdehydrogenase ↓ |
| Adynamie | Glukoseutilisation (Muskel) ↓<br>Kalium (Muskel) ↓ | Membrantransport ↓ |
| Hyperglykämie | Glukoseutilisation (Muskel, Fettgewebe) ↓<br>Glukoneogenese (Leber) ↑ | Membrantransport ↓<br><br>Pyruvatcarboxylase ↑<br>Phosphoenolpyruvat-<br>Carboxikinase ↓ (cAMP) |
| Polyurie, Polydipsie<br>Exsiccose | Osmotische Diurese,<br>intrazelluläre Dehydration | Glukosekonzentration ↑ |
| Hyperlipidämie | VLDL-Synthese (Leber) ↑<br>VLDL-Abbau (Fettgewebe) ↓ | Fettsäureangebot ↑<br>Lipoproteinlipase ↓ |
| Ketonämie, Ketonurie | Lipolyse (Fettgewebe) ↑<br>Hyperlipazidämie<br>Fettsäureoxydation (Leber) ↑<br>Acetyl-COA-Abbau via<br>Zitratzyklus ↓ | Lipase ↑ (cAMP)<br>Carnitin-Palmityltransferase ↑<br>(Malonyl-CoA ↓ )<br>Zitratsynthase ↓<br>(Palmityl-CoA ↑<br>Oxalacetat ↓ ) |
| Azidose | Säureäquivalente (Acetacetat,<br>β-Hydroxybutyrat) ↑<br>Basenäquivalente ↓ | |

**Tabelle 2.** Hinweise auf die metabolische Genese der diabetischen Mikroangiopathie

1. Retinopathie, Nephropathie und Basalmembranverdickung geringer bei guter Stoffwechseleinstellung
2. Basalmembranverdickung hängt von der Diabetesdauer ab
3. Auftreten von Mikroangiopathie bei sekundärem Diabetes
4. Auftreten von Mikroangiopathie bei verschiedenen Formen des experimentellen Diabetes
5. Rückgang glomerulärer Veränderungen bei diabetischen Ratten nach Inselzelltransplantation

auf Veränderungen der Regulation einzelner Enzyme zurückgeführt werden können. Die wichtigsten Zusammenhänge sind in Tabelle 1 dargestellt. Hieraus wird auch deutlich, daß sich die Auswirkungen des Insulinmangels nicht auf den Kohlenhydratstoffwechsel beschränken, sondern im Sinne eines „generalisierten metabolischen Syndroms" auch den Protein- und Fettstoffwechsel mit einbeziehen. Diese pathobiochemischen Erkenntnisse bilden heute das solide Fundament einer rationellen Therapie akuter Insulinmangelzustände, auf die in einem anderen Referat im Rahmen dieser Sitzung näher eingegangen wird.

Im Gegensatz zum akuten diabetischen Syndrom sind die pathobiochemischen Hintergründe der diabetischen Spätkomplikationen weit weniger erforscht. Dies ist um so beklagenswerter, als das Schicksal des Diabetikers beim heutigen Stand der Komatherapie in erster Linie von den Auswirkungen der begleitenden Gefäßschäden (Retinopathie, Nephropathie, Neuropathie, Koronarinfarkt) abhängt. Trotz der besonderen experimentellen Schwierigkeiten auf diesem Gebiet sind in letzter Zeit auch hier einige Fortschritte erzielt worden, die in diesem Referat ausführlicher besprochen werden sollen.

Was die Ätiologie der diabetischen Spätkomplikationen betrifft, so hat man im wesentlichen an eine herditäre, immunpathologische oder metabolische Genese gedacht. Auf Grund sich häufender Hinweise, die in Tabelle 2 aufgeführt sind, ist die letztere Vorstellung in den Vordergrund getreten, nämlich, daß sich die Spätschäden des Diabetes hauptsächlich als Folge der Stoffwechselstörung entwickeln.

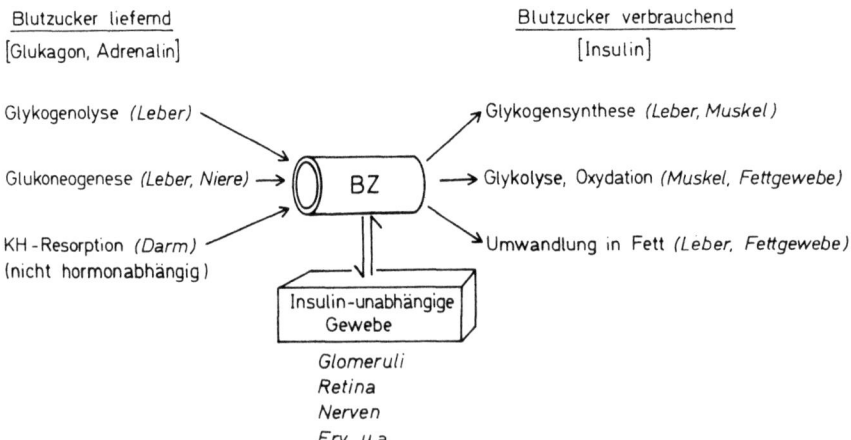

**Abb. 1.** Regulation des Blutzuckers und Glukoseaustausch mit insulinunabhängigen Geweben

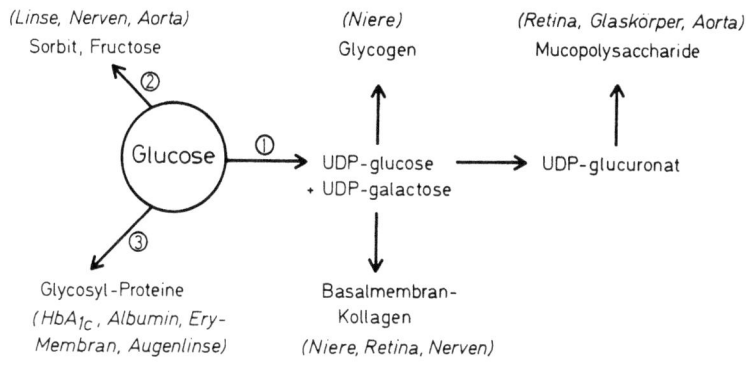

① Über Glucosephosphorylierung *(Hexokinase)*
② Polyol-Stoffwechselweg *(Aldosereductase)*
③ Nicht-enzymatische Glycosylierung *(Ketoaminbindung)*

**Abb. 2.** Glukoseverwertung insulinunabhängiger Gewebe bei Glukoseüberschuß

*Risikofaktor Glukose*

Klinische Untersuchungen, zuletzt insbesondere von Pirart [2], haben klar gezeigt, daß die Entwicklung der diabetischen Mikroangiopathie und Neuropathie von der Güte und Dauerhaftigkeit der Blutzuckereinstellung abhängt. Somit rückt die Glukose selbst in den Mittelpunkt weiterer pathobiochemischer Betrachtungen. Hierbei muß man sich daran erinnern, daß – im Gegensatz zu den insulinabhängigen Geweben, wie Muskel und Fettgewebe – die insulinunabhängigen Gewebe für Glukose frei permeabel sind, so daß jede Erhöhung des Blutzuckers in diesen, vorwiegend von Spätkomplikationen betroffenen Geweben auch zu einer Erhöhung des intrazellulären Glukosespiegels führt. Diese Zusammenhänge sind schematisch in Abb. 1 dargestellt. Als Folge des Glukoseüberangebotes kommt es in den betreffenden Geweben zu einer Steigerung der Glukoseverwertung mit der vermehrten Bildung von Umwandlungsprodukten, deren Anhäufung auf die Dauer zu strukturellen und funktionellen Zellveränderungen führen kann. Die wichtigsten dieser Reaktionen sollen an Hand des in Abb. 2 gezeigten Schemas besprochen werden.

*Glukose als Baustein hochmolekularer Verbindungen*

Weg 1 in Abb. 2 bedeutet die Phosphorylierung der Glukose zu Glukose-6-P (Hexokinasereaktion), das sich bei Glukoseüberschuß anhäuft und in UDP-Glukose umgewandelt wird. UDP-Glukose ist Ausgangsprodukt für die Glykogensynthese, womit die bekannte Tatsache pathologischer Glykogenablagerungen in der Niere bei Diabetikern erklärt werden kann [3]. Andererseits ist UDP-Glukose und (UDP-Galaktose) Substrat für den Zuckereinbau in das Kollagen der Basalmembranen, deren Hypertrophie ein wesentliches morphologisches Merkmal der diabetischen Spätfolgen an Niere, Auge, Nerven und anderen Organen darstellt. Hierauf wird anschließend noch näher einzugehen sein. Ein weiteres Folgeprodukt von UDP-Glukose, UDP-Glukuronat, ist schließlich wesentlicher Baustein von Mukopolysacchariden, einer Substanzklasse, die bei Diabetikern im Blut und verschiedenen Organen vermehrt oder in fehlerhafter Zusammensetzung vorkommt (Übersicht s. [4]).

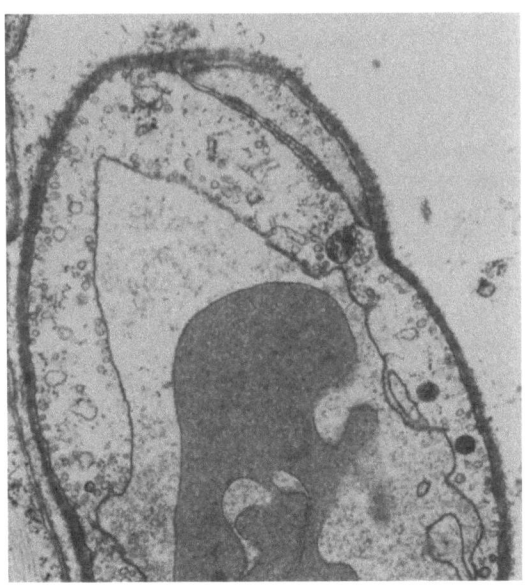

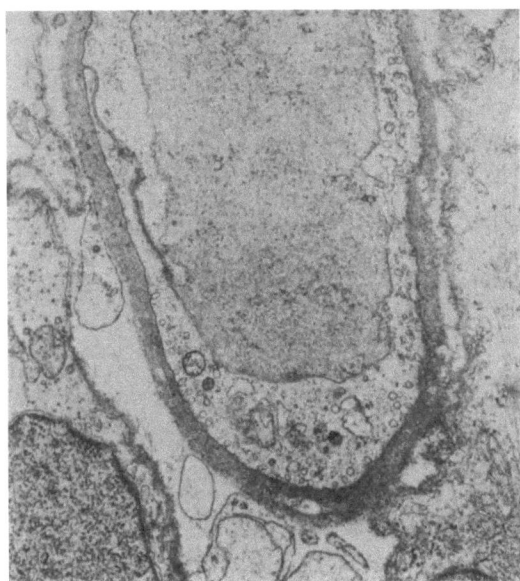

**Abb. 3.** Abschnitte von Muskelkapillaren einer gesunden Kontrollperson (*oben*) und eines Diabetikers (*unten*). Vergrößerung 24000×. Fixation in $OsO_4$, Entwässerung über Alkoholreihe und Einbettung in Epon, Kontrastierung mit Uranylazetat und Bleizitrat (Aufnahme E. Siess, Forschergruppe Diabetes, München)

*Pathobiochemie der Basalmembransynthese*

Wie bereits erwähnt, kommt der Basalmembranhypertrophie und den damit verbundenen funktionellen Störungen im Rahmen der diabetischen Gefäßkomplikationen eine vorrangige Bedeutung zu. Abb. 3 zeigt das elektronenmikroskopische Bild einer Muskelkapillare eines Diabetikers, deren Basalmembran deutlich dicker ist als die eines Nichtdiabetikers. Über die der Verdickung zugrundeliegenden pathobiochemischen Zusammenhänge ergeben vor allem die Untersuchungen der Arbeitsgruppen von Spiro ein anschauliches Bild, das in Abb. 4 schematisch dargestellt ist. Der normale Biosyntheseweg des Basalmembrankollagens nimmt seinen Ausgang von ribosomal synthetisierten Polypeptidketten, die anschließend durch eine Reihe spezifischer

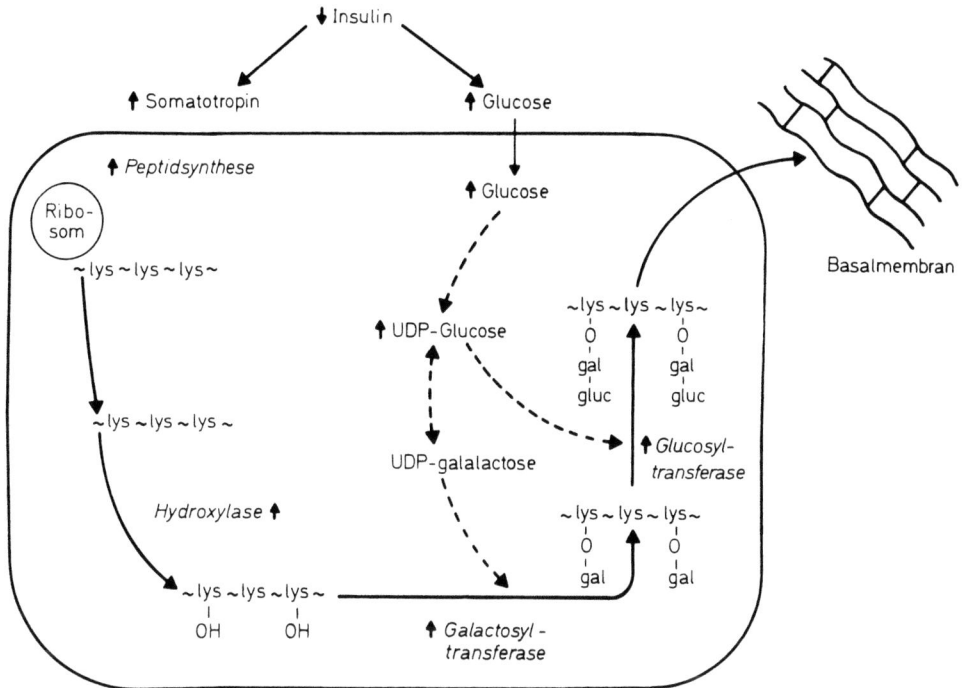

**Abb. 4.** Glukose und Somatotropin als potentielle Stimulatoren der Basalmembran Biosynthese (nach [5])

Enzyme erst zum fertigen Basalmembrankollagen (Typ IV-Kollagen) umgewandelt werden. Dabei werden zunächst OH-Gruppen in Lysin- (und Prolin)-Reste eingeführt (Hydroxylasen), auf welche dann durch zwei Transferasen Galaktose- und Glukosemoleküle übertragen werden. Die so veränderten Untereinheiten formieren sich schließlich extrazellulär durch Vernetzung zum fertigen Basalmembrankollagen. Nach Beobachtungen von Spiro et al., die allerdings nicht unwidersprochen geblieben sind, enthält die glomeruläre Basalmembran von Diabetikern einen erhöhten Gehalt von Hydroxylysin und hydroxylysingebundenen Disacchariden (Übersicht s. [5]). Erhöhte Spiegel von UDP-Glucose und gesteigerte Aktivitäten der hexoseübertragenen Transferasen und der Lysinhydroxylase wurden in der Nierenrinde diabetischer Ratten gefunden als Unterstützung der Vorstellung eines überhöhten Glukoseangebotes und -einbaus in die Basalmembran (Übersicht s. [6]). Was die Erhöhung der Enzymaktivitäten betrifft, so könnten sie auf den proteinsynthesestimulierenden Effekt des Wachstumshormons zurückgehen, das bei Diabetikern in erhöhten Konzentrationen im Blut vorkommt (Übersicht s. [7]).

Die Vorstellung, daß die Basalmembranhypertrophie auf eine gesteigerte Biosynthese und nicht auf einen langsameren Abbau zurückgeht, wurde durch Ganztierversuche weiter erhärtet [8]. Diabetischen Ratten wurde dabei radioaktives Prolin injiziert, das in die Polypeptidketten des Basalmembrankollagens eingebaut und anschließend in Hydroxyprolin umgewandelt wird. Gemessen an den spezifischen Radioaktivitäten des Prolins und Hydroxyprolins verlief die Polypeptidsynthse und Hydroxylierung bei den diabetischen Tieren deutlich schneller als bei normalen Kontrolltieren (Abb. 5).

Basalmembranen stellen in Blutkapillaren und anderen Geweben eine wichtige filterartige Barriere dar, die das Durchdringen von Makromolekülen entsprechend ihrer Größe und Ladung steuern. Es ist leicht vorstellbar, daß molekulare Veränderungen des Basalmembrankollagens infolge vermehrter Zuckereinlagerung zu funktionellen Stö-

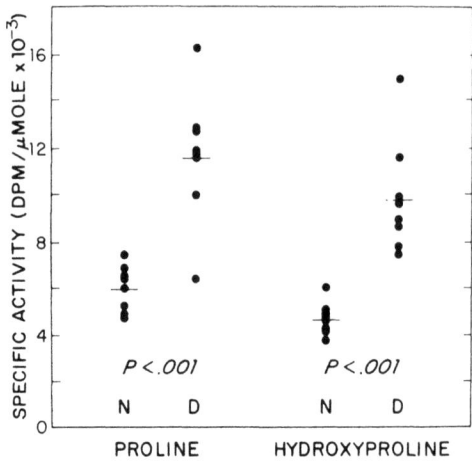

Abb. 5. Prolineinbau in die glomerulären Basalmembranen normaler (*N*) und diabetischer (*D*) Ratten (nach [8])

rungen mit erhöhter Membrandurchlässigkeit führen. Neuerdings wurde gefunden, daß die glomeruläre Basalmembran auch saure Mukopolysaccharide, vor allem Heparinsulfat enthält, das wegen seiner zahlreichen negativen Ladungen wesentlich an der glomerulären Filtration beteiligt sein dürfte [9]. Inwieweit auch diese Basalmembrankomponente beim Diabetes betroffen ist, ist noch unklar.

*Sorbitstoffwechselweg der Glukose (Polyol Pathway)*

Ein zweiter insulinunabhängiger Weg (Nr. 2 in Abb. 2) der Glukose ist die enzymatische Reduktion der Glukose zum entsprechenden Alkohol, Sorbit und die Umwandlung von Sorbit in Fruktose.

$$\text{Glukose} + \text{NADPH} + \text{H}^+ \xrightarrow{\text{Aldoreduktase}} \text{Sorbit} + \text{NADP}^+$$
$$\text{Sorbit} + \text{NAD}^+ \xrightleftharpoons{\text{Sorbitdehydrogenase}} \text{Fruktose} + \text{NADH} + \text{H}^+$$

Wird dieser Weg infolge überhöhten Glukoseangebotes vermehrt eingeschlagen, so können sich Sorbit und Fruktose in hyperosmolaren Konzentrationen anhäufen und damit zur Störung vitaler Zellfunktionen führen. Diese Zusammenhänge lassen sich am besten am Beispiel der Augenlinse aufzeigen (Abb. 6), die einen besonders aktiven Sorbitstoffwechselweg besitzt. Durch Erhöhung des osmotischen Drucks infolge Sorbit- und Fruktoseakkumulation strömt vermehrt Wasser in die Zellen ein und führt zur hydropischen Schwellung. Damit verbunden ist ein vermehrter Einstrom von Natrium-

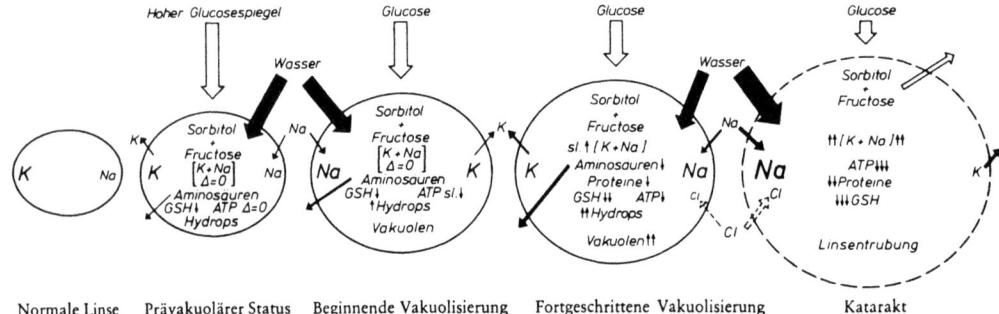

Abb. 6. Polyolstoffwechsel und osmotisch bedingte Zellschädigung am Beispiel der Kataraktentstehung (nach [12])

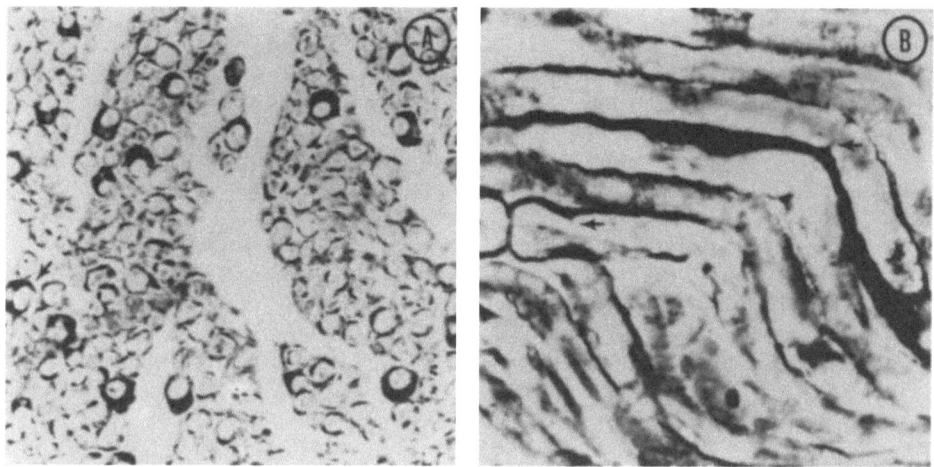

**Abb. 7.** Immunhistochemische Lokalisation der Aldosereduktase. N. ischiadicus der Ratte (A) quer, (B) längsgeschnitten. Enzymaktivität findet sich ausschließlich im Zytoplasma der Schwann-Zellen (Vergrößerung 372× bzw. 630×) (nach [15])

und Ausstrom von Kaliumionen und im weiteren Verlauf der Ausfall aktiver Transportprozesse mit Verlust von Aminosäuren, Proteinen, Glutathion und anderen wichtigen Zellinhaltsstoffen. Im fortgeschrittenen Stadium versiegt auch die Energieproduktion und der ATP-Spiegel sinkt ab. In der Augenlinse führen diese Störungen letzlich zur Quellung und Trübung der Linsenfasern und den übrigen Veränderungen der Katarakt, wie Kinoshita in Tierversuchen gezeigt hat [10]. Die Beobachtung eines erhöhten Sorbit- und Fruktosegehaltes der Augenlinse von Diabetikern [11] läßt

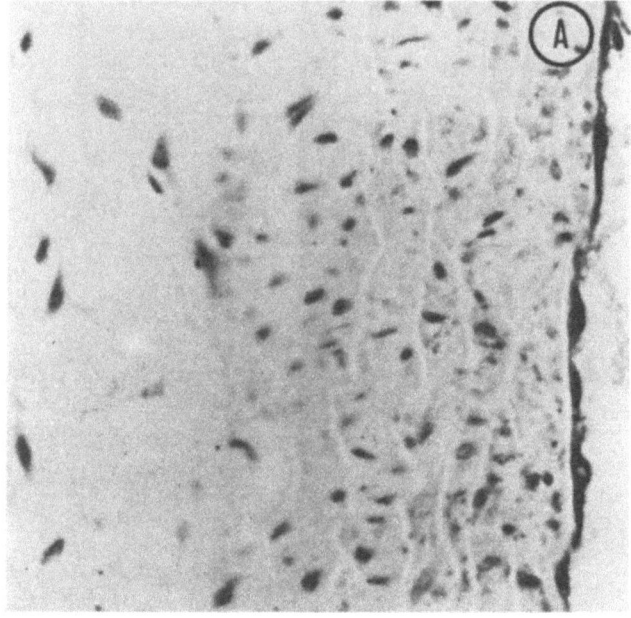

**Abb. 8.** Immunhistochemische Lokalisation der Aldosereduktase. Rattenaorta. Enzymaktivität findet sich vorwiegend in der Endothelschicht (380×) (nach [15])

vermuten, daß ähnliche Mechanismen an der Entstehung der diabetischen Katarakt beteiligt sind.

Bei diabetischen Tieren wurden erhöhte Konzentrationen von Sorbit und Fruktose außer in der Linse auch in peripheren Nerven, Nierenpapille und Aorta gefunden (Übersicht s. [12]). Im Nerven ist dies mit einer Herabsetzung der Nervenleitungsgeschwindigkeit vergesellschaftet, was als Hinweis auf die mögliche Bedeutung der osmotisch bedingten Stoffwechselstörungen in der Pathogenese der diabetischen Neuropathie gewertet wurde [13]. Einen Überblick über anderweitige Vorstellungen der Entstehung der diabetischen Neuropathie gibt eine Arbeit von Clements [14].

Einen wichtigen Beitrag zur pathogenetischen Bedeutung des Polyolstoffwechsels liefern neue Untersuchungen von Ludvigson und Sorenson, die mit immunhistochemischen Methoden einen verfeinerten Einblick in die Lokalisation der Aldosereduktase speziell in den von Spätkomplikationen bevorzugt betroffenen Organen gewinnen konnten [15, 16]. So ist z. B. in Abb. 7 sehr schön zu sehen, daß im N. ischiadius der Ratte Aldosereduktase ausschließlich im Zytoplasma der Schwann-Zellen vorkommt. Ebenfalls sehr informativ ist das Bild der Rattenaorta (Abb. 8), aus dem klar hervorgeht, daß das Enzym vorwiegend in der Endothelzellschicht lokalisiert ist. Diese Ergebnisse sind von großer Tragweite für die Frage einer möglichen pathogenetischen Bedeutung der Polyolanhäufung in verschiedenen Geweben, da bisherige Kalkulationen der intrazellulär zu erwartenden osmotischen Drucke davon ausgingen, daß Sorbitol und Fruktose gleichmäßig auf das gesamte Gewebswasser verteilt sind. Da sich diese Metabolite aber nur in denjenigen Zellen anreichern, die über den Polyol pathway verfügen, liegen sie hier sicherlich in höheren Konzentrationen vor, als bisher angenommen. So könnten z. B. in der Aorta gerade in den Endothelzellen Konzentrationen von Sorbit und Fruktose entstehen, die hoch genug sind, um osmotische Störungen herbeizuführen. Diese Überlegungen unterstreichen die Bedeutung des Polyol pathway nicht nur für die Entstehung der diabetischen Spätschäden an Linse und Nerven, sondern auch am Gefäßsystem.

*Nichtenzymatische Glykosylierung von Proteinen*

Eine dritte Reaktion der Glukose, die bei Hyperglykämie beschleunigt abläuft, ist die nichtenzymatische Glykosylierung von Proteinen (Weg 3 in Abb. 2). Sie beruht auf der chemischen Umsetzung der Aldehydgruppe der Glukose mit Aminogruppen von Proteinen unter Bildung von Schiff-Basen (Aldiminform), die durch Umlagerung in die sehr stabile Ketoaminform übergehen können (Reaktionsschema s. Abb. 9). Das bekannteste Beispiel für das Vorkommen dieser Proteinveränderungen sind die glykosylierten Hämoglobine ($HbA_{1a-c}$), die bei Diabetikern in Abhängigkeit von Blutzuckerspiegel in erhöhter Menge vorliegen. Auf die diagnostische Bedeutung, die diese Hämoglobinfraktionen wegen ihrer langen Verweildauer in den Erythrozyten für die Langzeitüberwachung des Blutzuckers bei Diabetikern erlangt haben, soll hier nicht weiter eingegangen werden. Wichtiger erscheinen an dieser Stelle die pathobiochemischen Aspekte, d. h. die Frage, inwieweit die Modifikation von Proteinen durch nichtenzymatische Glykosylierung auch zu Änderungen ihrer Funktion führt.

Von den glykosylierten Hämoglobinen weiß man, daß sie eine höhere Affinität zu Sauerstoff besitzen, als normales Hämoglobin. Hierdurch könnte es durch erschwerte Sauerstoffabgabe zur Gewebshypoxie kommen [17]. Allerdings beträgt der Anteil an $HbA_{1a-c}$ im höchsten Fall unter ein Fünftel des gesamten Hämoglobins, so daß seine Rolle bei der Entstehung vaskulärer Schäden eher fraglich erscheint. Immerhin lehrt uns das Beispiel der glykosylierten Hämoglobine, daß die Modifizierung der Proteinstruktur durch Einbau von Glukose zu Änderungen der Proteinfunktion führen kann. Dies wirft die Frage auf, ob dem Mechanismus der nichtenzymatischen Glykosylierung eine grundsätzliche Rolle in der Pathogenese diabetischer Spätschäden zukommen könnte.

```
                HC=O              HC=NR            H₂C-NHR
                 |                 |                 |
                HCOH              HCOH              C=O
                 |                 |                 |
RNH₂ + HOCH  ⇌  HOCH           ⇌  HOCH
                 |                 |                 |
                HCOH              HCOH              HCOH
                 |                 |                 |
                HCOH              HCOH              HCOH
                 |                 |                 |
                CH₂OH             CH₂OH             CH₂OH

Amine    Glucose    1-Imino-1-deoxyglucose    1-Amino-1-deoxyfructose
                         (Aldimine)                (Ketoamine)
```

**Abb. 9.** Allgemeines Reaktionsschema der nichtenzymatischen Anlagerung von Glukose an Aminogruppen von Proteinen. Die zunächst gebildete Schiffsche Base (Aldimin) geht durch anschließende Amadori-Umlagerung in die stabile Ketoaminform über. Diese Reaktion der Glukose erfolgt am häufigsten mit ε-Aminogruppen von Lysinresten, im Hämoglobin aber auch mit der NH$_2$-Gruppe des endständigen Valins der β-Kette

Einen interessanten Hinweis in dieser Richtung liefern Untersuchungen der Arbeitsgruppe von Cerami, wonach die Kristalline, Proteine der Augenlinse, bei erhöhten Glukosekonzentrationen ähnlich wie Hämoglobin glykosyliert werden [18]. Hierdurch kommt es zu strukturellen Veränderungen dieser Proteine mit gesteigerter Oxydierbarkeit von SH-Gruppen und Bildung unlöslicher hochmolekularer Aggregate, die an einer Trübung der Proteinlösung sichtbar werden (Abb. 10). Diese Vorgänge könnten – ebenso wie der bereits erwähnte Polyolstoffwechselweg – an der Kataraktentstehung beteiligt sein.

In der Zwischenzeit ist eine Reihe weiterer glykosylierter Proteine bekannt geworden, die in Tabelle 3 aufgeführt sind. Von diesen seien die Membranproteine der Erythrozyten und die Apoproteine der Lipoproteine besonders erwähnt, weil sich daraus spezielle Beziehungen zur Pathogenese der diabetischen Mikro- und Makroangiopathie ableiten

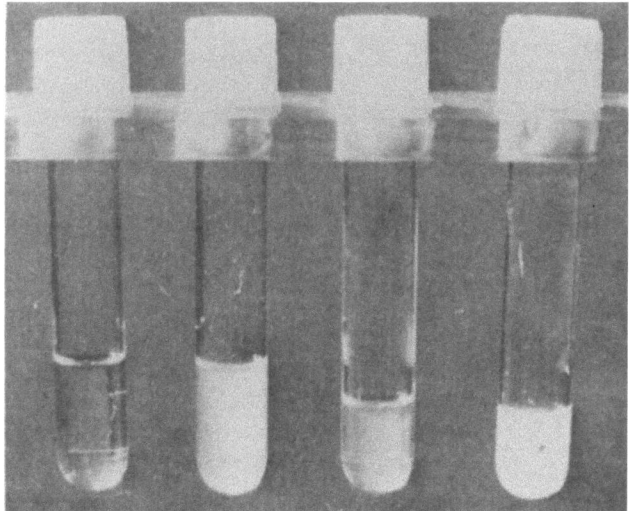

**Abb. 10.** Nichtenzymatische Glykosylierung des Kristallins aus Rinderlinsen in vitro. *Von links nach rechts:* Cortexprotein: Glukose, Clukose-6-Phosphat; Nucleusprotein: Glukose, Glukose-6-Phosphat. Inkubation 28 Tage bei 37° C mit 50 mM Glukose bzw. 5 mM Glukose-6-Phosphat. Kontrollinkubationen ohne Hexose zeigten keine Opaleszenz (nach [18])

**Tabelle 3.** Nichtenzymatisch glykosylierte Proteine

| Protein | Funktionelle Änderung |
|---|---|
| Hämoglobin | Erhöhte Sauerstoffbindung |
| Serumalbumin | Nicht bekannt |
| Serumlipoproteine | Veränderte Rezeptorspezifität? |
| Ery-Membranproteine | Erhöhte Permeabilität (ADP) |
| Kristalline (Linse) | Präzipitation |
| Kollagen (Haut, Aorta) | Nicht bekannt |
| Insulin[a] | Verminderte biologische Aktivität |

[a] Glykosylierung in vitro

lassen. Für die Untersuchungen dieser Proteine hat sich eine in unserem Laboratorium ausgearbeitete spezifische Methode zur quantitativen Bestimmung lysingebundener Glukose (Furosinmethode, [19]) von großem Wert erwiesen.

Abb. 11 zeigt die Ergebnisse unserer Untersuchungen über die Glykosylierung der Membranproteine humaner Erythrozyten. Wie man sieht, enthalten normale Erythrozytenmembranen bereits eine bestimmte Menge an lysingebundener Glukose, die jedoch in den Erythrozyten von Diabetikern deutlich erhöht ist. Wie die Abbildung ferner zeigt, ist die Glykosylierung der Membranproteine eng mit der Glykosylierung des Hämoglobins korreliert [20]. Zu ähnlichen, wenn auch nicht quantitativ auswertbaren Ergebnissen, kamen andere Autoren mit indirekter Methodik [21].

Die erhöhte Glykosylierung der Erythrozytenmembran bei Diabetes verdient deshalb besonderes Interesse, weil sie möglicherweise zu Veränderungen der Membranpermeabilität führt. So haben unsere Untersuchungen Hinweise dafür erbracht, daß Erythrozyten von Diabetikern vermehrt Adenosindiphosphat (ADP) in das Serum abgaben. Bei der bekannten Eigenschaft des ADP als Stimulator der Plättchenaggregation ergeben sich somit naheliegende Beziehungen zu der erhöhten Aggregationsbereitschaft der Thrombozyten beim Diabetes, und damit zur Pathogenese der diabetischen Makroangiopathie [22].

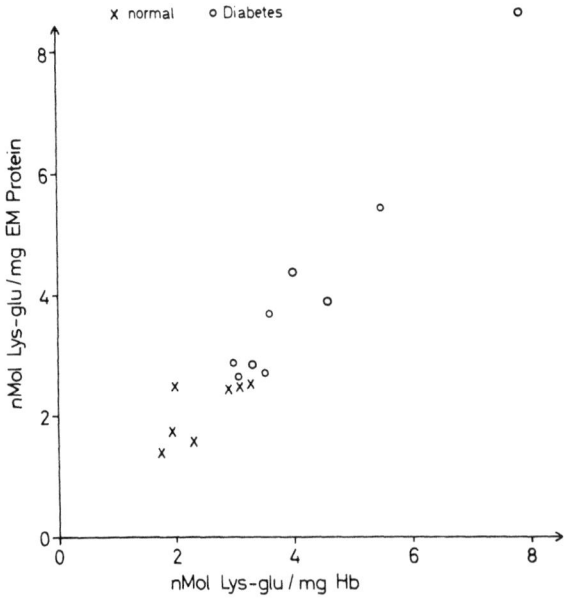

**Abb. 11.** Nichtenzymatische Glykosylierung der Erythrozytenmembranen und des Hämoglobins bei Nichtdiabetikern (×) und Diabetikern (○) (nach [20])

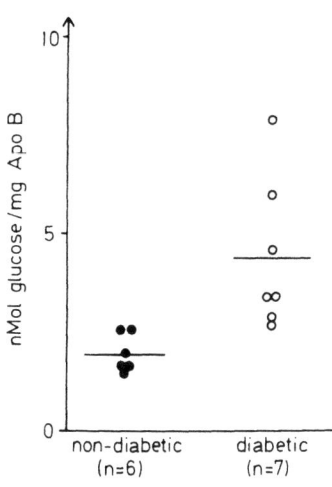

Abb. 12. Nichtenzymatische Glykosylierung von Serumlipoproteinen. Die Werte geben den Gehalt lysingebundener Glukose des Apolipoproteins B der low density lipoprotein-(LDL)-Fraktion an (nach [23])

Im Hinblick auf die Bedeutung der Hyperglykämie für die Entstehung diabetischer Gefäßkomplikationen erscheinen schließlich neueste Untersuchungen aus unserem Laboratorium von Interesse, wonach auch die Serumlipoproteine bei Diabetikern einen erhöhten Gehalt an lysingebundener Glukose aufweisen [23] (Abb. 12). Die mögliche pathobiochemische Bedeutung dieser Beobachtungen ist im Zusammenhang mit der Entdeckung spezifischer Rezeptoren für die Aufnahme der low density lipoproteine (LDL) durch Goldstein und Brown zu sehen, die wesentlich zum Verständnis der Regulation des Cholesterinstoffwechsels und der Atherogenese beigetragen hat [24]. Von unmittelbarem Belang für unsere Betrachtungen ist dabei die Tatsache, daß chemische Modifizierung von Lysinresten des Apolipoproteins B, z. B. durch Azetylierung, zur unspezifischen und unkontrollierten LDL-Aufnahme und intrazellulären Lipidanhäufung führt [25]. Unsere Beobachtungen über die nichtenzymatische Glykosylierung von Lysinresten des Apolipoproteins B zeigen erstmals, daß chemische Modifizierung von Lysinresten auch in vivo beim Menschen vorkommt. Weitere Untersuchungen sollen zeigen, ob diese Veränderungen ebenfalls zu Störungen des normalen, rezeptorregulierten LDL-Stoffwechsels führt. Sollte sich dies bewahrheiten, so würden sich hieraus neue Aspekte für die besonders hohe Arterioskleroseanfälligkeit des Diabetikers ergeben.

Das vorliegende Referat hatte zum Ziel, die potentielle Rolle des Zuckermoleküls in der Pathogenese des diabetischen Spätsyndroms besonders herauszustellen. Obwohl noch viele Fragen offenstehen, liefern die derzeit diskutierten pathobiochemischen Zusammenhänge genügend Hinweise auf die der Hyperglykämie selbst innewohnenden Gefahren und gleichzeitig gute Argumente zur Unterstützung der Forderung nach Optimierung der Diabetestherapie.

*Literatur*

1. Karlson P, Gerok W, Gross W (1978) Pathobiochemie. Thieme, Stuttgart − 2. Pirart J (1978) Diabetes mellitus and its degenerative complications: a prospective study of 4400 patients observed between 1947 and 1973. Diabetes Care 1: 168−188, 252−263 − 3. Ritchie S, Waugh D (1957) The pathology of Armanni-Ebstein diabetic nephropathy. Am J Pathol 33: 1035−1043 − 4. Anderson IW (1975) Metabolic abnormalities contributing to diabetic complications. I. glucose metabolism in insulin-insensitive pathways. Am J Clin Nutr 28: 273−280 − 5. Spiro RG (1976) Search for a biochemical basis of diabetic microangiopathy. Claude Bernard Lecture. Diabetologia 12: 1−14 − 6. Reddi AS (1978) Diabetic microangiopathy I. Current state of the chemistry and metabolism of the glomerular basement membrane. Metabolism 27: 107−124 − 7. Gerich JE (1978) Growth hormone

secretion in diabetes mellitus and its relation to diabetic angiopathy rationale for the use of somatostatin as an adjunct to insulin in the treatment of diabetes mellitus. In: Regnault F, Duhault I (eds) Cellular and biochemical aspects in diabetic retinopathy. Elsevier/North-Holland Biomedical Press, Amsterdam, pp 223–232 – 8. Brownlee M, Spiro RG (1979) Glomerular basement membrane metabolism in the diabetic rat. In vivo studies. Diabetes 28: 121–125 – 9. Kanwar YS, Farquahr MG (1979) Isolation of glycosaminoglycans (heparan sulfate) from glomerular basement membranes. Proc Natl Acad Sci USA 76: 4493–4497 – 10. Kinoshita IH (1965) Cataracts in galactosemia. Invest Ophthalmol 4: 786–790 – 11. Pirie A, Van Heyningen R (1964) The effect of diabetes on the content of sorbitol, glucose, fructose and inositol in the human lens. Exp Eye Res 3: 124–131 – 12. Gabbay KH (1973) The sorbitol pathway and the complications of diabetes. N Engl J Med 288: 831–836 – 13. Gabbay KH (1975) Hyperglycemia, polyol metabolism, and complications of diabetes mellitus. Annu Rev Med 26: 521–536 – 14. Clements RS Jr (1979) Diabetic neuropathy – new concepts of its etiology. Diabetes 28: 604–611 – 15. Ludvigson MA, Sorenson RL (1980) Immunohistochemical localization of aldose reductase. I. Enzyme purification and antibody preparation – localization in peripheral nerve, artery, and testis. Diabetes 29: 438–449 – 16. Ludvigson MA, Sorenson RL (1980) Immunohistochemical localization of aldose reductase. II. Rat eye and kidney. Diabetes 29: 450–459 – 17. Ditzel J, Standl E (1975) The problem of tissue oxygenation in diabetes mellitus. In: Ditzel J, Poulsen JE (eds) Diabetic microangiopathy. Lindgren and Söner, Mölndel, pp 49–58 – 18. Stevens VJ, Rouzer CA, Monnier VM, Cerami A (1978) Diabetic cataract formation: Potential role of glycosylation of lens crystallins. Proc Natl Acad Sci USA 75: 2918–2922 – 19. Schleicher E, Wieland OH (1981) Specific quantitation by HPLC of protein (lysine) bound glucose in human serum albumin and other glycosylated proteins. J Clin Chem Clin Biochem 19: 81–87 – 20. Schleicher E, Scheller L, Wieland OH (1981) Quantitation of lysine-bound glucose of normal and diabetic erythrocyte membranes by HPLC analysis of furosine [ε-N-(furoylmethyl)-L-lysine]. Biochim Biophys Res Commun (in press) – 21. Miller AJ, Gravellese E, Bunn HF (1980) Non-enzymatic glycosylation of erythrocyte membrane proteins relevance to diabetes. J Clin Invest 65: 896–901 – 22. Mustard JF, Packham MA (1977) Platelets and diabetes mellitus. N Engl J Med 297: 1345–1347 – 23. Schleicher E, Deufel T, Wieland OH (1981) Non-enzymatic glycosylation of human serum lipoproteins: Elevated ε-lysine glycosylated low densitiy lipoprotein in diabetic patients. FEBS Lett (in press) – 24. Goldstein JL, Brown MS (1977) The low density lipoprotein pathway and its relation to atherosclerosis. Annu Rev Biochem 46: 897–930 – 25. Goldstein JL, Ho YK, Basu SK, Brown MS (1979) Binding site on macrophages that mediates uptake and degradation of acetylated low density lipoprotein, producing massive cholesterol deposition. Proc Natl Acad Sci USA 76: 333–337

# Neue Aspekte der Pathogenese des Diabetes mellitus

Schöffling, K. (Zentrum der Inneren Medizin der Univ. Frankfurt)

**Referat**

Der Diabetes mellitus ist ein Syndrom mit dem immer vorhandenen Symptom Hyperglykämie. Dieses Syndrom finden wir bei einer heterogenen Gruppe von Erkrankungen, die sich in Ätiologie und Pathogenese ebenso wie in der Genetik und im Krankheitsverlauf voneinander unterscheiden. Gemeinsam ist ihnen die schon erwähnte Hyperglykämie, die Glukoseintoleranz sowie ein Insulinmangel, der aber bei der einen Krankheit absolut ist und bei der anderen relativ sein kann [23]. Die im Referat darzustellenden bzw. zu erwähnenden neuen Aspekte veranlaßte weltweit eine Reihe von Arbeitsgruppen nach neuen Gliederungen und Einteilungen zu suchen [10, 18]. Sie wurden gefunden und gingen vereinfacht u. a. in den WHO-Bericht 1980 des Diabetes-Expertenkommitees [26] ein. Sie erscheinen besser als die alten Schemata, aber ich hielt es für notwendig, auch die neue Tabelle zumindest zum Teil zu verändern, da sie mir nun wieder zu einfach erschien (Tabelle 1).

**Tabelle 1.** Klassifikation des Diabetes mellitus und verwandter Stoffwechselstörungen (modifiziert nach WHO-Report 1980)

A. *Diabetes mellitus*
Typ I   insulinabhängig
Typ II  insulinunabhängig (a = ohne, b = mit Adipositas)

B. *Schwangerschaftsdiabetes*

C. *Pathologische Glukosetoleranz*
(a = ohne, b = mit Adipositas)

D. *Diabetes mellitus oder pathologische Glukosetoleranz bei anderen Erkrankungen oder Syndromen*
a) Pankreaserkrankungen
b) Erkrankungen des endokrinen Systems
c) Medikamentös oder chemisch ausgelöste Störungen
d) Störungen des Insulinrezeptors
e) Genetische oder chromosomale Syndrome
f) Andere Störungen

Entscheidend ist der Versuch der klaren Trennung des Typ I-Diabetes vom Typ II-Diabetes auf der Basis der Insulinabhängigkeit und die Hintanstellung des Lebensalters bei der Diagnosestellung, da der insulinabhängige Typ I-Diabetes zwar überwiegend im jüngeren Lebensalter auftritt, gelegentlich aber auch erst im höheren Lebensalter erkannt wird. Ebenso kann der Typ II-Diabetes, der der nicht insulinabhängig ist, nicht nur im mittleren oder höheren Lebensalter, sondern gelegentlich auch bei sehr jungen Patienten, zum Beispiel bei den genetisch so wichtigen, später zu besprechenden Modys, in Erscheinung treten.

Das Expertenkommitee schlug auch vor, die alten Bezeichnungen primäre oder sekundäre Form zu vermeiden, da beide sowohl insulinabhängig als auch insulinunabhängig sein können. Beim Typ I ist Insulin zur Vermeidung der Ketoazidose erforderlich, gelegentlich wird jedoch eine Anfangsphase bzw. ein sog. Remissionsabschnitt ohne Insulinabhängigkeit beobachtet. Umgekehrt muß im Verlauf seines Lebens mancher Typ II-Diabetiker mit Insulin behandelt werden.

Diese wenigen Feststellungen zeigen erneut die Problematik von Schemata in der Biologie auf; trotzdem können wir auch hier nicht auf sie verzichten. Wir sollten nur die Wertigkeit solcher Tabellen nicht zu hoch ansetzen und uns darüber im klaren sein, daß in unserem Gebiet alte und neue Einteilungen nur vorläufig sein können und zunächst bleiben müssen, zumindest so lange, bis Ätiologie und Pathogenese wirklich aufgeklärt sind. Im folgenden sind die verbleibenden großen Lücken in unserem Wissen neben den neuen Erkenntnissen besonders erwähnenswert.

Von der Klasse A, dem Diabetes mellitus, trennt das Expertenkommitee den Schwangerschaftsdiabetes (B) und die pathologische oder gestörte Glukosetoleranz (C) ab, die bisher – wie viele zurecht glauben – latenter, chemischer, asymptomatischer oder subklinischer Diabetes genannt wurde. In der Klasse D sind die Sonderformen zusammengefaßt, die bisher zum größeren Teil unter den Begriff des sekundären Diabetes fielen. Die zur Verfügung stehende Zeit gestattet mir nicht, auf diese interessante, aber relativ kleine Klasse näher einzugehen, obwohl ich mich selbst gerade mit dieser Klasse besonders beschäftigt habe.

Wichtige neue Aspekte ergeben sich zur Genetik der Zuckerkrankheiten. Die genetische Forschung hat bis vor einem guten Jahrzehnt den Diabetes mellitus als *eine* Krankheit angesehen und damit nicht nur falsche Erbprognoseziffern ermittelt, sondern auch diese Krankheit zum Alptraum der Genetiker [19] werden lassen, da namhafte

**Tabelle 2.** Belastung mit juvenilem Diabetes und Altersdiabetes nach Alterskorrekturen für Eltern, Geschwister und Kindern von juvenilen Diabetikern und Altersdiabetikern [11]

| Ausgangsfälle | Belastung mit | Eltern | Geschwister | Kinder |
|---|---|---|---|---|
| Juvenile Diabetiker | Juvenilem Diabetes | 1,6 ± 1,3% | 10,9 ± 3,9% | – |
| | Altersdiabetes | 8,5 ± 5,6% | – | – |
| Altersdiabetiker | Juvenilem Diabetes | – | 0,4 ± 0,1% | 0,3 ± 0,2% |
| | Altersdiabetes | – | 25,8 ± 1,5% | 33,4 ± 6,4% |

Genetiker buchstäblich alle denkbaren Modelle der Erbgänge im Laufe der Zeit postuliert hatten.

Wesentliche neue Erkenntnisse verdanken wir vor allem Pyke und Nelson in London [21] sowie Köbberling in Göttingen [12], die in ihren Studien den Typ I vom Typ II abzugrenzen versuchten und dabei feststellten, daß die Genetik beider Typen schon so unterschiedlich ist, daß es sich um zwei verschiedene Krankheitsbilder handeln muß.

Inzwischen steht auch fest, daß ein Typ II-Diabetes, also ein insulinunabhängiger Altersdiabetes unter den Vorfahren insulinabhängiger juveniler Typ I-Diabetiker nicht häufiger vorkommt als unter den Vorfahren einer entsprechenden Gruppe nichtdiabetischer Kinder [16]. Köbberling et al. zeigten schon 1969 [14] eine ganz eindeutige Assoziation der Typen in den Familien auf (Tabelle 2). So kam z. B. ein juveniler Diabetes unter den Geschwistern von ebenfalls juvenilen Diabetikern 25mal häufiger vor als unter den Geschwistern von Altersdiabetikern. Die Absolutzahlen belegen, daß die genetische Belastung beim Altersdiabetes sehr viel höher ist als beim juvenilen Diabetes.

Diese, der damaligen Lehrmeinung widersprechende Feststellung wurde durch die schon erwähnte Studie von Pyke und Nelson [21] entscheidend gestützt. Sie konnten 106 eineiige Zwillingspaare (Tabelle 3) aus Großbritannien mit mindestens einem diabetischen Partner untersuchen und zeigen, daß bei einem Auftreten des Diabetes im höheren Lebensalter ausschließlich eine Konkordanz beobachtet wurde, d. h. beide Partner erkrankt waren, während bei den 64 Paaren unter 40 Jahren 32mal eine Konkordanz und 32mal eine Diskordanz bestand.

Der Typ II-Diabetes ist also stärker genetisch determiniert als der Typ I-Diabetes. Wie niedrig die Rate beim jugendlichen Zuckerkranken ist, zeigt eine Studie von Köbberling und Brüggeboes [15], an der wir auch mitgearbeitet haben. Er fand unter 464 Kindern von 311 insulinabhängigen diabetischen Müttern aus zehn Universitätskliniken (Abb. 1) nur fünf insulinabhängige Diabetiker und errechnete, daß das Risiko bis zum 25. Lebensjahr ebenfalls zuckerkrank zu werden, nur 2,4% beträgt. Dabei war auffallend, daß zwei der fünf Kinder zusätzlich einen diabetischen Vater hatten. Werden diese beiden nicht berücksichtigt, beträgt das Risiko nur 1,5%. Drei weitere Kinder (Familien

| Alter bei Krankheitsbeginn | Zahl der Paare | |
|---|---|---|
| | Konkordant | Diskordant |
| 40 | 32 | 32 |
| 40–49 | 13 | 3 |
| 50 + | 26 | 0 |
| Summe | 71 | 35 |

**Tabelle 3.** Konkordanz und Diskordanz für Diabetes mellitus bei 106 Paaren identischer Zwillinge in Beziehung zum Lebensalter zum Zeitpunkt der Diagnose bei dem betroffenen Zwilling [21]

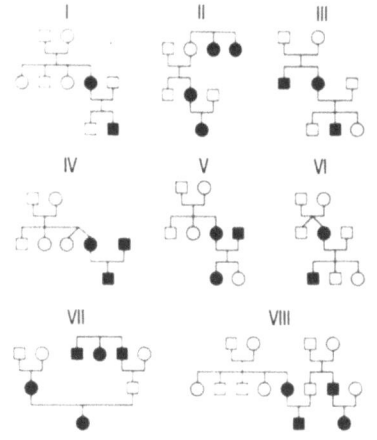

**Abb. 1.** Familiäre Muster von acht diabetischen Kindern von insgesamt 451 Kindern insulinabhängiger Diabetikerinnen (Typ I). Die Kinder aus den Familien I, II und III waren an einem nichtinsulinabhängigen Diabetes (Typ II) erkrankt. In den Familien IV und V litt neben der Mutter auch der Vater an einem Diabetes vom Typ I, in den Familien VII und VIII kam ein Diabetes vom Typ I in der Verwandtschaft des Vaters vor [15]

○ Weiblich □ Männlich ○□ Nichtdiabetiker ●■ Diabetiker

I, II, III) waren an einem nichtinsulinabhängigen Diabetes erkrankt und es ist zweifelhaft, ob diese Mütter wirklich insulinabhängig waren.

Beim Typ II-Diabetes ist, wie schon dargestellt, die genetische Belastung viel höher. In einer weiteren Studie konnte errechnet werden, daß etwa 38% der Geschwister von dieser Erkrankung betroffen sein würden, wenn sie alle das Gefährdungsalter voll durchlaufen, d. h. alle 85 Jahre alt würden. Der mit Fettsucht assoziierte häufigere Typ des Altersdiabetes [11, 12] zeigt eine geringere genetische Belastung als der insulinunabhängige Diabetes ohne Adipositas (Abb. 2).

Einem ganz anderen Erbgang folgt eine dritte From des Diabetes mellitus, die eigentlich als weiterer Typ in die WHO-Tabelle hätte eingehen müssen. Da man aber noch keine ausreichend konkreten Vorstellungen über seine echte Häufigkeit hat, ist dies vielleicht zunächst noch unterblieben. Es handelt sich um den nichtinsulinabhängigen und nichtprogredienten Erwachsenendiabetes junger Menschen, der 1960 definiert [3] und in den siebziger Jahren insbesondere von Tattersall [25] in seiner Genetik erforscht wurde (MODY = *M*aturity-*O*nset Type *D*iabetes in *Y*oung People). Die von Tattersall

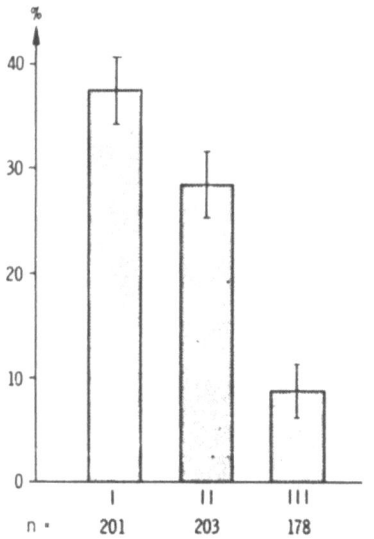

**Abb. 2.** Häufigkeit einer manifesten Zuckerkrankheit bei 582 Geschwistern von Erwachsenendiabetikern in Beziehung zum Übergewicht [11]

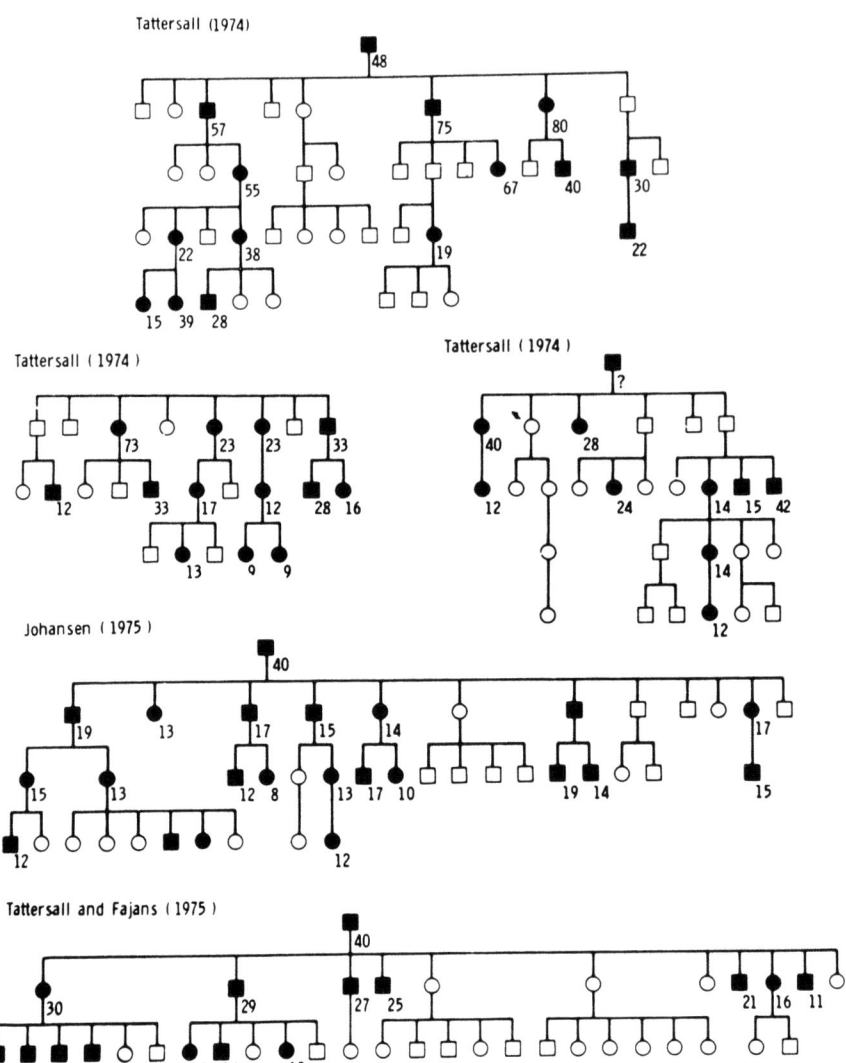

**Abb. 3.** Stammbäume von fünf Familien mit dem dominant vererbten Typ II-Diabetes junger Menschen (sog. Mody) (die Zahlen unter den Zuckerkranken geben das Alter bei Diagnosestellung an) [25]

(Abb. 3) zusammengestellten Patienten hatten zu 85% diabetische Eltern, außerdem waren 53% der untersuchten Verwandten zuckerkrank. 46% der Familien zeigten eine direkte Übertragung über drei Generationen des gleichartigen Diabetestyps. Ein Stammbaum – von Köbberling [13] zusammengestellt – unterstreicht diese Beobachtungen nochmals (Abb. 4). Die Modys folgen somit als einzige Diabetiker den Mendelschen Regeln, d. h. der Erbgang kann eindeutig als autosomal dominant definiert werden und das Risiko für Nachkommen beträgt 50%.

Der Typ I-Diabetes unterscheidet sich vom Typ II also sowohl in der Insulinabhängigkeit als auch in der Genetik. Weitere Unterscheidungsmerkmale sind aber in den letzten Jahren hinzugekommen, die beim Typ I eine pathogenetische Rolle spielen können, beim Typ II aber wahrscheinlich von keiner oder nur von sehr geringer Bedeutung sind.

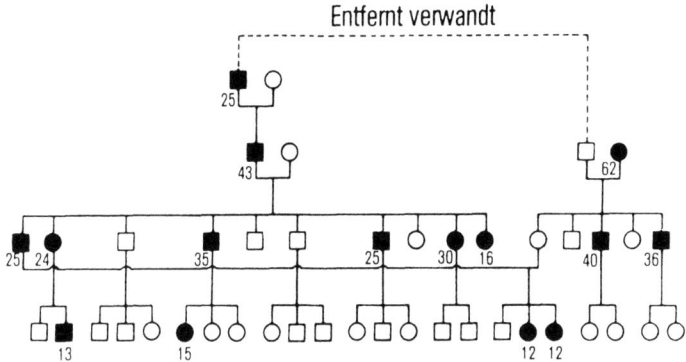

**Abb. 4.** Familie mit typischem „maturity-onset type diabetes in young people" (Mody) mit deutlich dominantem Erbgang (die Zahlen bei den betroffenen Familienmitgliedern geben das Manifestationsalter an) [13]

HLA-Untersuchungen bei Zuckerkranken haben in den vergangenen 7 Jahren gezeigt, daß bestimmte HLA-Antigene bei Kranken mit Typ I-Diabetes gehäuft vorkommen. Diese statistische Häufung der Antigene B 8, Bw 15, B 18, Dw 3 und Dw 4 bei einer Verminderung der Antigene B 7 und Dw 2 findet sich beim Typ II-Diabetes nicht (Abb. 5). Sie sind selbst nicht diabetogen, aber sie sind offenbar auf dem Chromosom 6 eng mit einem für Diabetes disponierenden Gen gekoppelt. Die Tatsache, daß ein Gen aus der HLA-Region bei der Entstehung dieser Diabetesform beteiligt ist, ist für eine Reihe von Forschern ein weiterer Hinweis, daß immunologische Vorgänge bei der Entstehung des Typ I-Diabetes beteiligt sind.

Für diese Feststellung gibt es eine Reihe von weiteren Hinweisen. Von Meyenburg [17] sah 1940 erstmals eine lymphozytäre Insulitis bei jugendlichen Zuckerkranken.

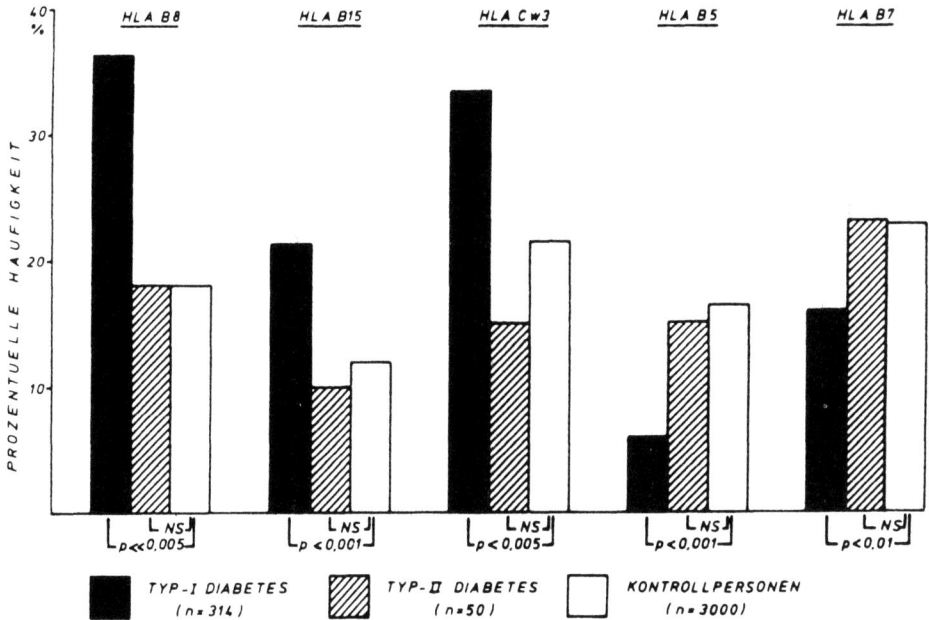

**Abb. 5.** HLA-Phaenotypfrequenzen bei 314 Patienten mit Typ I-Diabetes und 50 Patienten mit Typ II-Diabetes im Vergleich zu 3000 Kontrollpersonen [22]

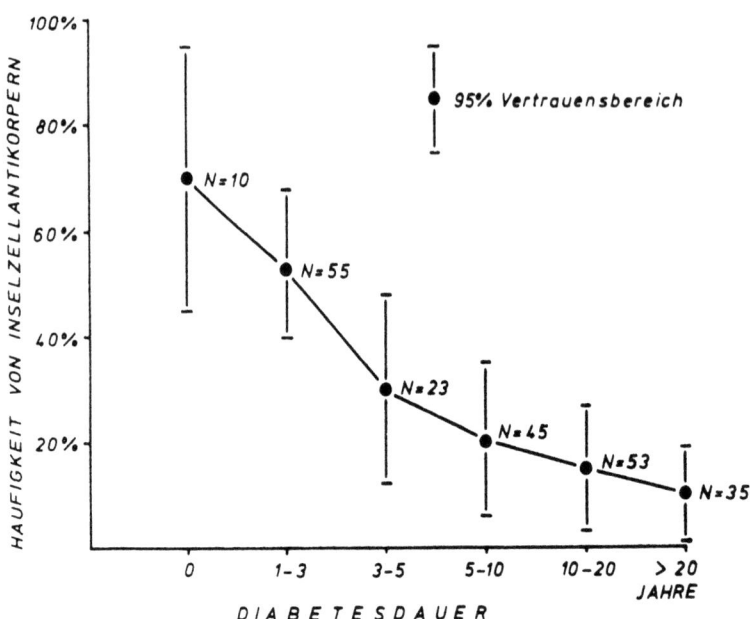

**Abb. 6.** Inselzellantikörperpositivität bei Patienten mit Typ I-Diabetes mellitus ($n = 221$) in Abhängigkeit von der Krankheitsdauer

**Tabelle 4.** Inselzellantikörper bei Patienten mit Typ I-Diabetes sowie endokrinen Autoimmunerkrankungen [9]

| Krankheit | Zahl der Patienten | Zahl der Patienten mit AK |
|---|---|---|
| Hyperthyreose | 24 | 5 |
| Hypothyreose | 7 | 4 |
| Perniciosa | 6 | 3 |
| Morbus Addison | 15 | 7 |
| Kombinationen | 8 | 4 |
| Summe | 60 | 23 (= 38%) |
| Keine Autoimmunerkrankung | 588 | 127 (= 22%) |

**Tabelle 5.** Pankreasschädigende Viren (Zusammenstellung bei [24])

| Virus | Spezies | Literatur |
|---|---|---|
| Coxsackie B | Maus | (Pappenheimer et al. 1951) |
|  |  | (Burch et al. 1971) |
|  | Mensch | (Kibrick et al. 1956) |
| Enzephalomyokarditis | Maus | (Craighead et al. 1966, 1971, 1972) |
| Mumps | Mensch | (Harris 1899; McCrae 1963) |
| Infektiöse Mononukleose | Mensch | (Wislocki 1966) |
| Rubeolen | Mensch | (Forest et al. 1969) |
| Reoviren | Maus | (Stanley et al. 1953) |
| Virus der infektiösen Pankreasnekrose | Forelle | (Wood et al. 1955) |
| Maul- und Klauenseuche | Rind | (Pedini et al. 1962) |

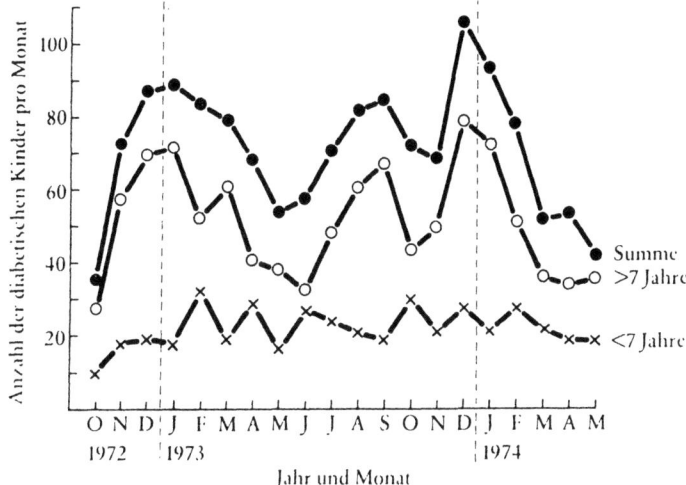

**Abb. 7.** Herbst- und Wintergipfel der Diabetesmanifestation bei Jugendlichen in Großbritannien [6]

Diese Beobachtung wurde von Gepts [7] bestätigt. Diese Veränderungen finden sich nur im ersten Jahr nach der Manifestation.

Eine wichtige Stütze für eine Autoimmunogenese dieses Diabetestyps erbrachte 1974 der Nachweis von Inselzellantikörpern [1]. Sie finden sich bei neuerkrankten Typ I-Diabetikern in 60–80% (Abb. 6). Ihre Häufigkeit und Titerhöhe nimmt mit zunehmender Diabetesdauer ab [4]. Die ICA gehören der IgG-Klasse an. Die Bedeutung dieser Antikörper ist heute noch nicht voll erkannt, sie bilden aber einen weiteren Hinweis auf die Beteiligung eines immunologischen Geschehens bei der Entstehung des Typ I-Diabetes.

Nach 3jährigem Bestehen der Krankheit lassen sich nur noch bei 20% der Kranken Inselzellantikörper nachweisen. Viele Patienten aus dieser Gruppe haben dann auch Symptome von anderen autoimmunen Endokrinopathien, wie die Zusammenstellung von Irvine et al. [9] zeigt (Tabelle 4).

Schon im letzten Jahrhundert vermutete Harris [8] einen Zusammenhang zwischen dem Ausbruch einer Zuckerkrankheit unmittelbar nach einer Mumps. Inzwischen liegen zahlreiche Beobachtungen von Mensch und Tier (Tabelle 5) vor [24], die uns berechtigen, verschiedene Viren als mögliche ätiologische Faktoren anzusehen. Eine Verbindung zu den erwähnten autoimmunologischen Prozessen, die vielleicht auch viral

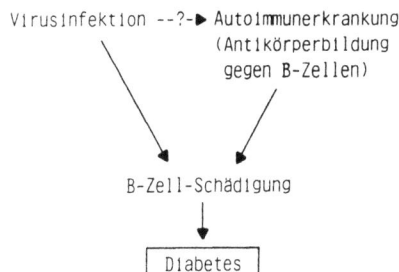

**Abb. 8.** Wirksame Faktoren bei der Pathogenese des Typ I-Diabetes (Jugendlichendiabetes)

induziert werden können, erscheint möglich, wird häufig diskutiert, kann aber heute noch nicht als bewiesen angesehen werden.

Verschiedene Untersuchungen, von denen ich die von Gamble [6] beispielhaft darstellen möchte (Abb. 7), berechtigen zumindest zu ernsthaften Spekulationen über Beziehungen zwischen dem Auftreten von Typ I-Diabetes bei Kindern und Jugendlichen nach Erkältungsinfekten, da Herbst- und Wintergipfel für die Gesamtheit, insbesondere für die 7–16jährigen erkennbar sind.

Aus den bisher besprochenen Resultaten und Ergebnissen kann zusammenfassend festgestellt werden (Abb. 8): Für den Typ I-Diabetes ist eine genetische Prädisposition Vorbedingung für die B-Zellschädigung. Virusinfekte oder endokrine Autoimmunerkrankungen können dann die Erkrankung der B-Zelle bewirken und führen diesen Diabetes herbei. Wie oft diese pathogenetischen Mechanismen wirklich ablaufen und wie groß die Bedeutung jedes Teilfaktors dabei ist, kann heute noch nicht gesagt werden.

Wenden wir uns nun den pathogenetischen Faktoren des Typ II-Diabetes zu, dann müssen wir wiederholen, daß die jüngeren Untersuchungen sämtlich gezeigt haben, daß die genetischen Faktoren beim insulinunabhängigen Altersdiabetes eine größere Rolle spielen als man lange Zeit angenommen hatte. Zu ihnen kommen manifestationsfördernde Faktoren hinzu, von denen ich die Schwangerschaften und die Überernährung besprechen will.

Epidemiologische Untersuchungen haben immer wieder gezeigt, daß mehr ältere Frauen als ältere Männer an einem Diabetes mellitus erkranken. Unter anderem wurde angenommen, daß das häufigere und stärkere Übergewicht dieser Frauen zu diesem Unterschied führe. Auch wurde postuliert, daß die Menopause einen Einfluß auf die Krankheitsmanifestation habe. Inzwischen ist diese Frage durch verschiedene Untersuchungen geklärt. Die Schwangerschaft bzw. besser die Schwangerschaften sind wichtige manifestationsfördernde Faktoren für den Typ II-Diabetes. Welches Hormon oder welche Hormonkonstellationen dafür verantwortlich sind, konnte bis heute nicht eindeutig geklärt werden.

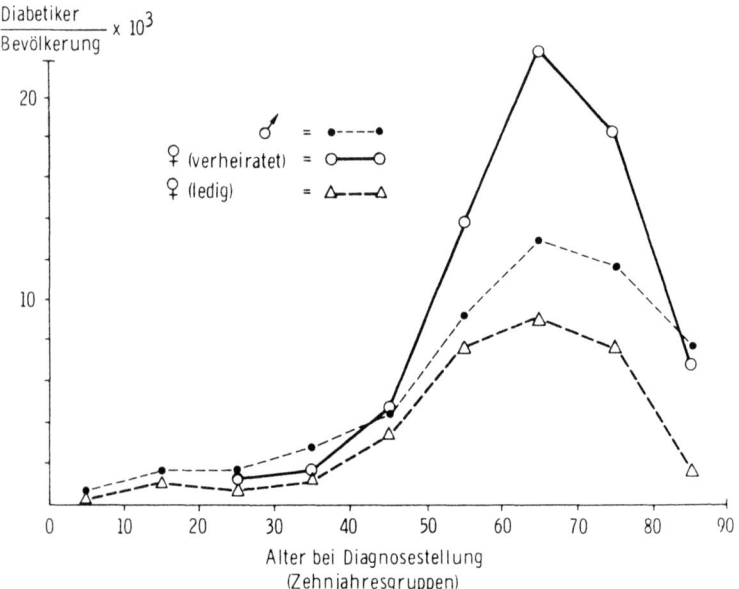

Abb. 9. Das relative Vorkommen von Diabetesneuerkrankungen bei Männern sowie bei unverheirateten und verheirateten Frauen [5]

In einer Studie an 5400 Diabetikern, die ich als Beispiel darstellen möchte, fanden Fitzgerald et al. [5] beim Vergleich mit der Bevölkerung Birminghams, daß das Überwiegen der neu erkrankten Frauen jenseits des 50. Lebensjahres nur von den verheirateten Frauen, die „epidemiologisch" Müttern gleichgesetzt wurden, hervorgerufen wird (Abb. 9). Bei 2500 Frauen, die lebende Kinder geboren hatten und die jenseits des 45. Lebensjahres zuckerkrank geworden waren, wurde in dieser Arbeit im Vergleich zu 7600 gesunden Frauen die Bedeutung der Zahl der Schwangerschaften zu ermitteln versucht und u. a. gefunden, daß Frauen mit drei Kindern doppelt und Mütter mit sechs Kindern sechsmal so häufig an einem Diabetes mellitus erkranken wie Frauen, die keine Kinder geboren haben (Abb. 10).

Der wichtigste manifestationsfördernde Faktor für die menschliche Zuckerkrankheit ist die Überernährung und die aus ihr resultierende Fettsucht. Der enge Zusammenhang zwischen Diabetesmorbidität und Adipositas beim Diabetes mellitus während dieses Jahrhunderts ergibt ein unübersichtliches Bild ohne eindeutige Änderungen in diesem Zeitabschnitt. Es fällt allerdings auf, daß seit 1921 im amerikanischen Schrifttum die Prozentsätze über 70 lagen, Größenordnungen, die in Europa erst seit 1950 erreicht wurden.

Aufschlußreich für die Beziehung des Faktors „genetischer Defekt" und des Faktors „Übergewicht" sind weitere Untersuchungen von Köbberling et al. [14] (Abb. 11). Dabei ergab sich bei der Untersuchung von 727 Verwandten ersten Grades von Erwachsenendiabetikern eine eindeutige Abhängigkeit der Häufigkeit pathologischer Glukosetoleranztests vom Gewicht der untersuchten Personen. Eine signifikante Zunahme pathologischer Glukosetoleranztests setzt bei den Probanden ein, die ein Übergewicht von mehr als 20% hatten. Bei mehr als der Hälfte der Probanden fand sich schließlich ein Diabetes mellitus, wenn das relative Gewicht +60% oder mehr betrug.

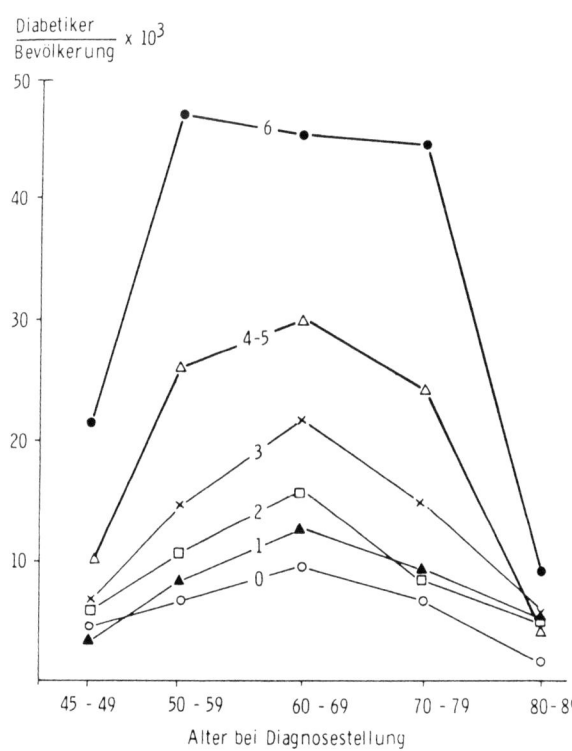

**Abb. 10.** Das relative Vorkommen des Diabetes mellitus in den einzelnen Altersgruppen bei verheirateten Frauen mit unterschiedlicher Schwangerschaftshäufigkeit [5]

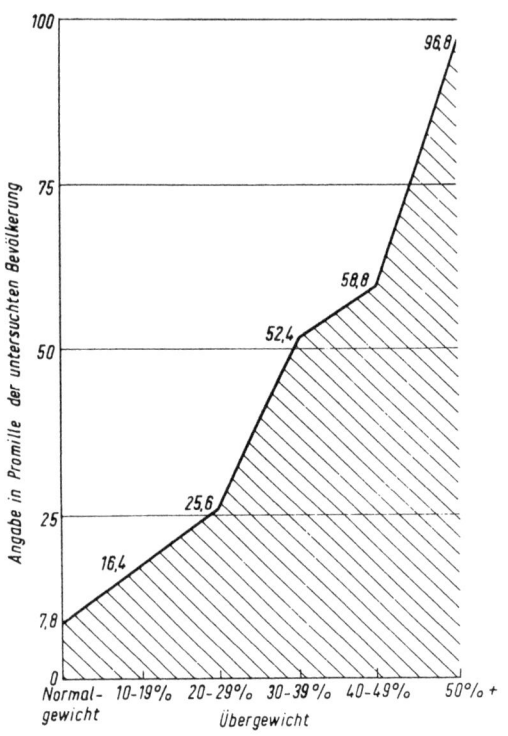

**Abb. 11.** Diabeteshäufigkeit in Abhängigkeit vom Körpergewicht [2]

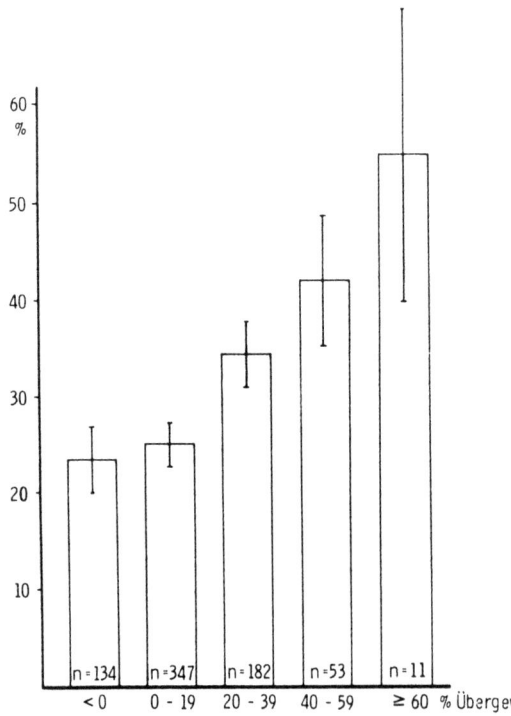

**Abb. 12.** Häufigkeit pathologischer Glukosetoleranztests in Abhängigkeit vom Übergewicht [14]

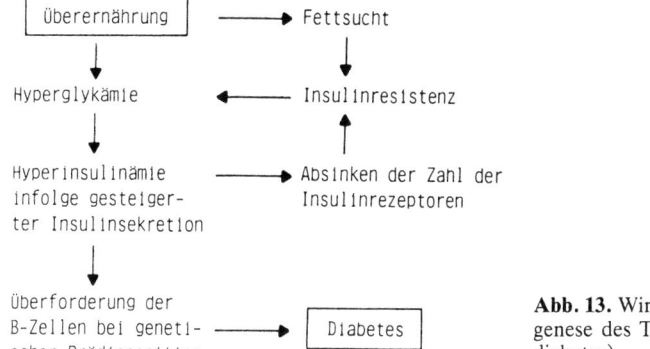

Abb. 13. Wirksame Faktoren bei der Pathogenese des Typ II-Diabetes (Erwachsenendiabetes)

Gleich eindeutig sind die Statistiken des Public Health Service der Vereinigten Staaten (Abb. 12), die ebenfalls klare Korrelationen zwischen jeweiligem Ausmaß des Übergewichtes und Häufigkeit der Diabetesmanifestation aufzeigen [2].

Fassen wir auch hier die wirksamen Faktoren für die Pathogenese dieses Diabetestyps zusammen, so können wir feststellen (Abb. 13): Die genetisch für diesen Diabetes disponierten Zellen werden überfordert, weil aus der Überernährung sowohl eine Fettsucht wie eine Hyperglykämie resultieren. Die letztere bedingt zunächst eine Hyperinsulinämie, die zu einem Absinken der Zahl der Insulinrezeptoren führt. Fettsucht und verminderte Rezeptorenzahl verursachen zusammen dann die Insulinresistenz. Aus dem Circulus vitiosus, der hier in ein kurzes Schema gepreßt wurde, resultiert dann die Krankheit, d. h. der Typ II-Diabetes, an dem der größte Teil unserer Zuckerkranken leidet und dessen Klinik und Therapie in den folgenden Referaten ausführlich dargestellt werden.

*Literatur*

1. Botazzo GF, Florin-Christensen A, Doniach D (1974) Islet-cell antibodies in diabetes mellitus with autoimmune polyendocrine deficiencies. Lancet 2: 1279 − 2. Diabetes Source Book (1969) Public Health Service, Publ. No. 1168. Government Printing Office, Washington − 3. Fajans SS, Conn JW (1960) Tolbutamide − induced improvement in carbohydrate tolerance of young people with mild diabetes mellitus. Diabetes 9: 83 − 4. Federlin K (1981) Autoimmunerkrankungen des endokrinen Systems. Klinikarzt 10: 117 − 5. Fitzgerald MG, Malins JM, O'Sullivan DI, Wall M (1961) The effect of sex and parity on the incidence of diabetes mellitus. Q J Med 30: 57 − 6. Gamble DR (1976) A possible virus etiology for juvenile diabetes. In: Creutzfeldt W, Köbberling J, Neel JV (eds) The genetics of diabetes mellitus. Springer, Berlin − 7. Gepts W (1965) Pathologic anatomy of the pancreas in juvenile diabetes mellitus. Diabetes 14: 619 − 8. Harris HF (1899) A case of diabetes mellitus quickly following mumps. Boston Med Surg 140: 465 − 9. Irvine WI, McCallum CI, Gray RS (1977) Pancreatic islet-cell antibodies in diabetes mellitus correlated with the duration and type of diabetes, coexistent autoimmune disease and HLA-type. Diabetes 26: 138 − 10. Keen H, Jarret RI, Alberti KGMM (1979) Diabetes mellitus: A new look at diagnostic criteria. Diabetologia 16: 283 − 11. Köbberling J (1969) Untersuchungen zur Genetik des Diabetes mellitus. Eine geeignete Methode zur Durchführung von Alterskorrekturen. Diabetologie 5: 392 − 12. Köbberling J (1971) Studies on the genetic heterogeneity of diabetes mellitus. Diabetologia 7: 46 − 13. Köbberling J (1981) Neue Erkenntnisse über die Vererbung der Zuckerkrankheit. Diabetes-Praxis 5: 12 − 14. Köbberling J, Appels A, Köbberling G, Creutzfeldt W (1969) Glukosebelastungstests bei 727 Verwandten 1. Grades von Altersdiabetikern. Dtsch Med Wochenschr 94: 416 − 15. Köbberling J, Brüggeboes B (1980) Prevalence of diabetes among children of insulin-dependent diabetic mothers. Diabetologia 18: 459 − 16. MacDonald MJ (1974) Equal incidence of adult-onset diabetes among ancestors of juvenile diabetics and nondiabetics. Diabetologia 10: 767 − 17. Meyenburg H von (1940) Über „Insulitis" bei Diabetes. Schweiz Med Wochenschr 21: 554 − 18. National Diabetes Data Group (1979) Classification and diagnosis of diabetes

mellitus and other categories of glucose intolerance. Diabetes 28: 1039 – 19. Neel JV, Fajans SS, Conn JW, Davidson RT (1965) Diabetes mellitus. In: Genetics and epidemiology of chronic diseases. Publ. Health Report No. 1163. Government Printing Office, Washington – 20. Nerup J, Platz P, Anderson OO (1976) HLA, autoimmunity and insulin-dependent diabetes mellitus. In: Creutzfeldt W, Köbberling J, Neel JV (eds) The genetics of diabetes mellitus. Springer, Berlin – 21. Pyke DA, Nelson PG (1976) Diabetes mellitus in identical twins. In: Creutzfeldt W, Köbberling J, Neel JV (eds) The genetic of diabetes mellitus. Springer, Berlin – 22. Schernthaner G (1980) Neue Aspekte in der Pathogenese und im Krankheitsverlauf des Typ-I-Diabetes mellitus. Wien Klin Wochenschr [Suppl] 92: 114 – 23. Schöffling K (1977) Ätiologie und Pathogenese des Diabetes mellitus. In: Boecker W (Hrsg) Diabetes mellitus. Thieme, Stuttgart – 24. Schöffling K, Petzoldt R (1974) Ätiologie, Pathogenese, Epidemiologie, Einteilung, Verlauf und Prognose des Diabetes mellitus. In: Mehnert H, Schöffling K (Hrsg) Diabetologie in Klinik und Praxis. Thieme, Stuttgart – 25. Tattersall R (1976) The inheritance of maturity-onset type diabetes in young people. In: Creutzfeldt W, Köbberling J, Neel JV (eds) The genetics of diabetes mellitus. Springer, Berlin – 26. WHO-Expert Committee on diabetes mellitus (1980) Second report. WHO Technical Report Series No. 646. WHO, Genf

# Fettstoffwechselstörungen bei Diabetes mellitus

Gries, F.-A. (Klin. Abt. am Diabetes-Forschungs-Institut der Univ. Düsseldorf)

### Referat

Siehe Anhang.

# Behandlung des juvenilen Diabetes mellitus (sog. Typ I)

Sauer, H. (Diabetesklinik Bad Oeynhausen)

### Referat

*Manuskript nicht eingegangen*

# Behandlung des Erwachsenendiabetes (Typ II)

Jahnke K. (Med. Klinik in den Kliniken der Stadt Wuppertal, Klinikum Elberfeld, Wuppertal)

**Referat**

Die Prävalenz des Diabetes steigt mit dem Lebensalter an. Mehr als 90%, bei denen ein Diabetes festgestellt wird, sind über 25 Jahre alt, mithin erwachsene Diabetiker [32, 60, 61, 64, 88].

Der Begriff „Erwachsenendiabetes" ist mit dem Lebensalter aber nicht identisch. Er bezieht sich vielmehr auf einen Diabetestyp, der nach seinen besonderen Merkmalen auch als adipöser, stabiler, ketoseresistenter oder insulinresistenter Diabetes bezeichnet wurde. Da alle diese Kriterien nicht genügend eindeutig sind, wurde eine neue Klassifizierung vorgeschlagen [67] und 1980 von der WHO [97] empfohlen, die sich auf die Abhängigkeit von exogenem Insulin bezieht. Danach ist der Erwachsenendiabetes zu etwa 75% der Fälle [88] als „nichtinsulinabhängiger Diabetes Typ II", ohne (IIa) oder mit (IIb) zu klassifizieren.

Dieser Typ II-Diabetes wird im wesentlichen von zwei Defekten bestimmt: 1. Von der Insulinresistenz infolge eines Defektes der Insulinrezeptoren der Zielzellen [4, 6, 57, 66] und 2. von der gestörten glukoseinduzierten Insulinsekretion infolge eines Defektes des Glukoserezeptors der B-Zellen [11, 77, 79]. Die Inselzellen sind jedoch zur Biosynthese und Abgabe von Insulin noch fähig [56].

Die rationale Behandlung des nichtinsulinabhängigen Diabetes muß sich auf diese Defekte richten mit dem Ziel, die Insulinresistenz zu beseitigen und eine adäquate Insulinsekretion zu bewirken, außerdem unerwünschte postprandiale Hyperglykämien zu vermeiden. Dies ist am ehesten mit diätetischen Maßnahmen möglich. Zusätzlich können orale Antidiabetika verwandt werden, als neues therapeutisches Prinzip auch der $\alpha$-Glukosidaseinhibitor Acarbose. In den vergangenen Jahren gab es erhebliche Kontroversen über die Behandlung des nichtinsulinabhängigen Diabetes. Wie also ist sie heute zu beurteilen?

*1. Diät*

Unbestritten steht die Diät an erster Stelle der Behandlung [15, 26, 31, 53, 59, 62, 94]. In der Mehrzahl der Fälle läßt sich der Typ II-Diabetes damit allein beherrschen [94, 99].

Die Bedeutung der diätetischen Grundregeln hängt vom Diabetestyp ab (s. Tabelle 1): Bei adipösen Typ IIb-Diabetikern ist die Reduktion der Energiezufuhr entscheidend, bei normgewichtigen Typ IIa-Diabetikern die Gewichtsstabilisierung, die Verteilung der Nahrung über den Tag und die Nährstoffrelation zu beachten [15].

Adipöse Diabetiker (Typ IIb)

Die herausragende Bedeutung der diätetischen Gewichtsreduktion adipöser Diabetiker ergibt sich aus folgenden Feststellungen:

Etwa 80% der erwachsenen Diabetiker sind bei Krankheitsbeginn adipös [24]. Adipositas ist mit Insulinresistenz verbunden, die zu kompensatorisch überhöhter Insulinsekretion führt [16, 42, 44, 57, 83]. Die Kompensationsfähigkeit der B-Zellen ist begrenzt und kann sich erschöpfen [17, 35, 78]. Bei adipösen Diabetikern finden sich daher alle Grade der gestörten Insulinsekretion von stark überhöhter bis nahezu fehlender Reaktion auf Glukose- und Tolbutamidstimulation (s. Abb. 1).

**Tabelle 1.** Bedeutung diätetischer Grundregeln nach Diabetestyp und Behandlungsart (nach: Toeller et al. 1980)

|  | Typ I nichtadipös + Insulin | Typ IIa nichtadipös + Orale Antidiabetika | Typ IIb adipös Diät allein |
|---|---|---|---|
| Energiemenge | + | + | +++ |
| Nährstoffrelation (KH:F) | +++ | +++ | (+) |
| Auswahl Lebensmittel | + | + | (+) |
| Verteilung über Tag (Timing) | +++ | ++ | (+) |
| Anpassung an körperliche Arbeit | ++ | + | (+) |

Gewichtsreduktion kann die Insulinresistenz beseitigen. Dabei nimmt zunächst die Affinität, dann auch die Zahl der Insulinrezeptoren der Zielzellen, damit auch die Insulinempfindlichkeit des Organismus zu [4, 5]. Auch die B-Zellenfunktion kann sich erholen, selbst wenn sie bereits eingeschränkt war: Die glukoseinduzierte Insulinsekretion kann wieder ansteigen, vor allem bessert sich aber die effektive Insulinreserve [40].

Aufgrund dieser Mechanismen kann die Beseitigung der Adipositas einen kurzdauernden Typ II-Diabetes zur Remission bringen [32, 76]. Wie wir gezeigt haben [35], ist dies selbst bei anfänglich schwerem, ketotisch entgleistem Diabetes noch möglich. Die

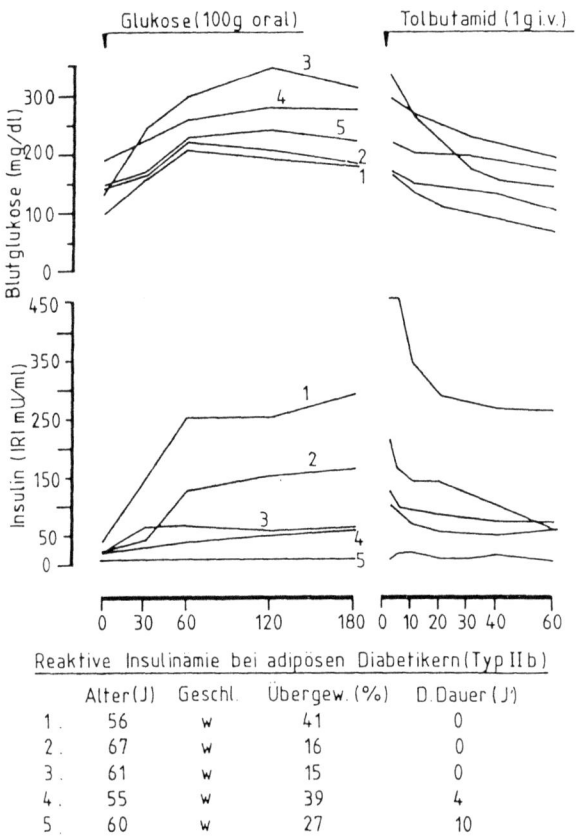

Abb. 1

diätetische Gewichtsreduktion ist andererseits der entscheidende Faktor für die gute Einstellung des Typ II-Diabetes [52, 76]. Wie Mehnert [62] zeigte, kann eine vorausgehende Behandlung mit Insulin oder oralen Antidiabetika auf diese Weise entbehrlich werden.

Alle diese Feststellungen weisen auf die zwingende Notwendigkeit einer frühzeitigen und konsequenten Gewichtsreduktion bei adipösen Diabetikern hin. Oft reicht schon eine begrenzte Gewichtsabnahme für die Normalisierung der Glukosetoleranz aus. Anzustreben ist jedoch, gegebenenfalls in Etappen, das individuelle Sollgewicht (nach Broca).

Kontraindikationen der strikten Reduktionsdiät sind nur schwere Begleitkrankheiten, hohes Lebensalter, sowie alsolut ungenügende technische und kooperative Voraussetzungen trotz intensiver und sachkundiger Diätberatung.

Nichtadipöse Diabetiker (Typ IIa)

Die Diät normgewichtiger Typ IIa-Diabetiker entspricht einer individuell angepaßten, aber geregelten Ernährung. Sie soll auf mehrere Mahlzeiten verteilt und deren Kohlenhydratanteil dem Tagesrhythmus angepaßt werden [26, 31, 41, 53, 62, 94].

Kontroversen betreffen nachgeordnete Detailprobleme der Diät. So wurde aufgrund neuerer klinischer [9] und experimenteller [6, 48, 71] Untersuchungen kürzlich in den USA wieder ein relativ hoher Kohlenhydratanteil bis 60% der Energiezufuhr zugestanden und eine strenge Fettmodifikation generell empfohlen [2]. Eine hohe Kohlenhydrataufnahme kann die Stoffwechseleinstellung aber auch erschweren und für eine strenge fettmodifizierte Diät gibt es für gut eingestellte, normolipidämische Diabetiker keinen zwingenden Grund [94]. Nach wie vor empfehlen wir eine Nährstoffrelation von 45–50% Kohlenhydraten, 35% Fett und 15–20% Protein.

Die Aufmerksamkeit, die Faserstoffe der Nahrung seit einiger Zeit in der Medizin finden, hat nun auch die Diabetesdiät erreicht [27]. Bestimmte Faserstoffe wie Guar können offenbar die Glukosetoleranz bessern [43] und postprandiale Blutglukoseschwankungen glätten, was allerdings auch Widerspruch fand [98]. Man wird also weitere Berichte abwarten müssen.

Diätberatung

Die effektive Diätbehandlung setzt sachkundige Informationen, genügende Motivation, praktikable Anweisungen und geeignete Kontrollen, also eine intensive Diätberatung voraus. Der einzelne Arzt ist damit meistens überfordert. Die Alternative ist die Mitwirkung geeigneter Ernährungsfachkräfte. In einer Reihe deutscher Kliniken, in denen solche Fachkräfte auf der Station oder in der Ambulanz tätig sind, wird dieser Weg bereits erfolgreich beschritten. Dieses Modell kann prinzipiell auch in die freie Praxis übertragen werden, wenn die organisatorischen und finanziellen Voraussetzungen dafür geschaffen werden.

*II. Orale Antidiabetika*

Der nicht mehr diätetisch beherrschbare, aber noch nicht insulinabhängige Diabetes ist das Anwendungsgebiet der oralen Antidiabetika vom Typ der blutglukosesenkenden Sulfonamide und Biguanide [14].

Der Einsatz dieser Stoffe fand zunehmende Kritik, die sich in erster Linie gegen die bedenkenlose Ausweitung als Diät- oder Spritzenersatz richtet [35, 63, 86, 91, 92]. Die Nützlichkeit und Gefahrlosigkeit der Sulfonamide wurde 1970 durch die UGDP-Studie [46, 47] spektakulär in Zweifel gezogen. Methoden und Interpretation dieser Studie blieben immer umstritten. Inzwischen wurde ihre klinische Relevanz von Mitarbeitern der Studie selbst in Abrede gestellt [92]. Ihr wichtigster Effekt war die Rückbesinnung auf die Bedeutung der Diättherapie. In den vergangenen Jahren sind auch die Biguanide wegen ihrer Nebenwirkungen in Mißkredit geraten, so daß ihr Einsatz weitgehend eingeschränkt werden mußte. Die Anwendung der oralen Antidiabetika muß also kritisch überdacht werden.

Blutglukosesenkende Sulfonamide

Die blutglukosesenkende Wirkung der Sulfonamide ist genügend bekannt [28, 56, 93]. Es handelt sich um betazytotrope Substanzen, die die glukoseinduzierte Insulinsekretion erleichtern und verstärken [92]. Inwieweit auch extrapankreatische Wirkungen, etwa die Freisetzung insulotroper gastrointestinaler Faktoren [20, 21] oder Einwirkungen auf Insulinrezeptoren [5, 21, 73, 74, 81] praktische Bedeutung haben, bleibt vorerst ungewiß.

Die Anwendung blutglukosesenkender Sulfonamide ist auf den insulinunabhängigen Diabetes nach echtem Diätversagen beschränkt. Die Abgrenzung dieser Indikation erfordert häufig längere Beobachtungen. Als Entscheidungshilfe kann die Analyse der stimulierten Insulinsekretion von Vorteil sein [42, 80, 85, 101]. Als relative Indikation kommen auch definierte Situationen in Betracht, in denen die Diät- oder Insulinbehandlung absolut impraktikabel sind.

Kontraindikationen sind der diätetisch beherrschbare Typ II-Diabetes und der insulinabhängige Typ I-Diabetes, ferner Ketoazidose, Gravidität, Unverträglichkeit, Leber- und Niereninsuffizienz.

Für die Diabetestherapie stehen heute elf Substanzen zur Verfügung, die sich im wesentlichen durch ihre blutglukosesenkende Potenz unterscheiden. Die neueren, im mg-Bereich wirksamen Substanzen zeichnen sich durch eine geringere Rate unerwünschter Nebenwirkungen aus, die nur etwa 1% beträgt [92]. Diese Substanzen werden daher heute mit Recht bevorzugt.

Pharmakodynamische Unterschiede, die nur bei intravenöser Applikation beobachtet werden [29, 84], sind für die Auswahl der Präparate nicht mehr von Bedeutung. Bei oraler Anwendung äquipotenter Dosen haben alle Substanzen eine nahezu identische Wirkung auf die Glukose-, Insulin- und C-Peptidspiegel im Blut [29, 92]. Gewisse Unterschiede im Verhalten der postprandialen Insulinsekretion wurden bei langfristiger Anwendung beschrieben [22, 55, 72, 95], aber auch ganz unabhängig von der Art der Behandlung beobachtet [50].

Das wichtigste Problem der Diabetesbehandlung mt Sulfonamiden ist das Phänomen des Sekundärversagens. Die jährliche Versagerrate liegt bei 8–10% der ursprünglich sulfonamidempfindlichen Fälle [29, 92]. Das Sekundärversagen kann mit strikter Diät hinausgezögert werden. Eine Erhöhung der Sulfonamiddosis bleibt in aller Regel erfolglos [35]. Ein Wechsel auf ein Präparat mit höherer Potenz, z. B. Glibenclamid wurde empfohlen [8, 87]. Nach unseren Erfahrungen ist auch damit eine gute Einstellung häufig nicht mehr möglich [23]. Prinzipiell kommt auch die Kombinationsbehandlung mit Biguaniden in Betracht [65], deren Wirkung aber qualitativ und zeitlich begrenzt ist [92]. Die Umstellung auf Insulin soll dann nicht länger hinausgezögert werden.

Biguanide

Der blutglukosesenkende Effekt der Biguanide ist bei adipösen Diabetikern am deutlichsten. Es ist dosisabhängig, kann aber wegen gastrointestinaler Nebenwirkungen nur begrenzt ausgenutzt werden [35, 69, 92].

Der Wirkungsmechanismus der Biguanide ist komplex [3], und besteht im wesentlichen aus drei Komponenten: Verzögerung der enteralen Glukoseresorption, Hemmung der Glukoseneubildung aus Laktat in der Leber und Steigerung der Glukoseaufnahme im arbeitenden Muskel. Die Blutglukosesenkung der Biguanide ist also mit verminderter hepatischer Laktatclearance und vermehrter muskulärer Laktatabgabe verbunden. Unter bestimmten Umständen kann sich hieraus eine Laktazidose entwickeln, die heute die Diskussion über die Biguanidtherapie bestimmt.

Die kausale Verknüpfung biguanidassoziierter Laktazidosen steht heute außer Zweifel [34, 58, 69, 92]. Biguanidüberdosierung kann unmittelbar zur Ketoazidose führen. Unter therapeutischen Dosen müßen aber auslösende Faktoren hinzukommen. Dies sind zumeist schwere Begleitkrankheiten mit hyperlaktämischer Gewebshypoxie und/oder Niereninsuffizienz, die die Elimination von Biguaniden beeinträchtigt [34, 58, 69].

Ein weiterer begünstigender Faktor ist der Diabetes selbst, der bei schlechter Stoffwechselkontrolle mit Hyperlaktämie verbunden ist [35].

So waren in unserer Serie von 82 Patienten mit Laktazidose 53 Diabetiker. Die meisten von ihnen, nämlich 45, waren aber nicht mit Biguaniden, sondern mit Insulin, Sulfonylharnstoffen oder Diät vorbehandelt, nur acht standen unter Biguaniden. Sie rekrutierten sich jedoch nur aus 20 biguanidbehandelten, die anderen 45 aber aus 604 nichtbiguanidbehandelten diabetischen Intensivpatienten.

Die Letalität der Laktazidose ist hoch. Dies ist verständlich, denn sie hängt von der Schwere der Begleitkrankheiten und vom meist vorgerückten Alter ab und beträgt mehr als 50% [35, 58, 92].

Die drei Biguanide Phenformin, Buformin und Metformin bewirken nicht das gleiche Laktazidoserisiko. Metforminassoziierte Laktazidosen sind seltener, ihre Letalität auch geringer [7, 58]. Dies hängt wahrscheinlich mit der wesentlich geringeren dominanten Halbwertzeit des Metformins im Körper zusammen.

Das Bundesgesundheitsamt hat aus diesen Gründen 1978 zwar Phenformin und Buformin, nicht aber Metformin aus dem Handel ziehen lassen. Prinzipiell steht somit auch in der Bundesrepublik weiterhin die Biguanidbehandlung zur Verfügung.

**Tabelle 2.** Kontraindikationen der Biguanidtherapie

1. *Insulinabhängiger Diabetes*

2. *Zustände mit Hyperlaktämien (> 1,5 mmol/l)*

Diabetische Ketose, Ketoazidose
Schock jeder Art
Respiratorische Insuffizienz ($O_2$-Mangel)
Operationen, Verletzungen
Alkoholismus
Reduktionsdiät (< 1000 kcal/Tag)

3. *Begleitkrankheiten mit Laktazidoserisiko*

Renale:
– Pyelonephritis, diab. Nephropathie
– Kreatinin i.S. (> 1,25 mg/dl)

Kardiovaskulär:
– Ang. pect., Myokardinfarkt, -insuffizienz

Hepatische:
– Hepatitis, Cirrh. hep., Leberinsuffizienz

Schwere Infekte:
– Gangrän, Sepsis, Pneumonie etc.

4. *Biguanidunverträglichkeit*

Gastrointestinale Symptome
Lethargie

Lassen sich metforminassoziierte Laktazidosen vermeiden? Dies mag wohl nicht gänzlich, aber doch weitgehend unter folgenden Voraussetzungen möglich sein:
1. Strikte Beachtung der Kontraindikationen. Zu ihnen gehört der insulinabhängige Diabetes, Krankheiten, die selbst schon mit Hyperlaktämien oder aber einem prinzipiell erhöhten Laktazidoserisiko verbunden sind (s. Tabelle 2).
2. Sofortiger Abbruch der Behandlung bei Zeichen von Biguanidunverträglichkeit. An erster Stelle stehen hier gastrointestinale Symptome und Somnolenz.
3. Systematische Überwachung der Patienten mit Kontrollen der Kreatininkonzentration im Serum vor und 4 Wochen nach Behandlungsbeginn, dann in halbjährlichen Abständen.

Ist die weitere Anwendung von Metformin aber überhaupt noch nötig oder wünschenswert? Nicht alle, aber die Mehrzahl der Teilnehmer einer internationalen Metformin-Arbeitstagung 1980 in München wollten darauf nicht verzichten.

Biguanide besitzen gegenüber Sulfonylharnstoffen auch eine gewichtssenkende und lipidsenkende Wirkung. Die Adipositas gibt jedoch keine Indikation für Biguanide ab: Der gewichtssenkende Effekt ist nur gering und zeitlich begrenzt [54]. Die lipidsenkende Wirkung ist aber ausgeprägt [50] und kann in ausgewählten Fällen vorteilhaft eingesetzt werden.

Die Hauptindikation wird die Kombinationsbehandlung mit Sulfonamiden bei drohendem Sulfonamidspätversagen bleiben. Sie wurde von Mehnert und Seitz 1958 inauguriert und kann bei befriedigender Stoffwechseleinstellung die endgültige Insulinbehandlung noch hinauszögern.

Natürlich kann eingewandt werden, die beiden Alternativen: Strikte Diät oder Insulin seien besser. Das ist in vielen Fällen richtig, in anderen aber mit Problemen verbunden. Die Entscheidung kann immer nur ärztlich, nämlich individuell getroffen werden.

*III. Acarbose*

Zum Schluß möchte ich noch kurz auf ein neues Prinzip der oralen Diabetesbehandlung hinweisen, nämlich auf den α-Glukosidaseinhibitor Acarbose (BAY g 5421). Es handelt sich um ein Pseudotetrasaccharid, das durch kompetitive Enzymhemmung die Aufspaltung der Kohlenhydrate im Dünndarm verzögert und vermindert [10], dadurch kommt es zu einer signifikanten Senkung des postprandialen Blutglukose- und Seruminsulinanstieges [25, 30].

Die objektive Verträglichkeit ist auch bei mehrjähriger Anwendung sehr gut. Subjektiv wird häufig über Flatulenz, selten über Diarrhoen berichtet, Symptome, die in 1–5% der Fälle zum Therapieabbruch führten.

Die Wirkung von Acarbose läßt sich sowohl bei insulinabhängigem, wie auch bei insulinunabhängigem Diabetes nachweisen:

Unter Acarbose kommt es zur Verminderung des postprandialen Blutglukoseanstieges, zur Senkung des durchschnittlichen Blutglukosespiegels im Tagesprofil und zur Verminderung der Harnglukoseausscheidung. Dadurch wird eine Reduzierung oder das Absetzen einer Sulfonylharnstoffmedikation möglich.

In der Behandlung des Typ II-Diabetes kann Acarbose eine Alternative zur Biguanidtherapie sein, wie folgender Fall zeigt (Abb. 2):

Die 72jährige adipöse Diabetikerin sahen wir zuerst im Juli 1978, sie stand seit Jahren unter Glibenclamidbehandlung. Der Diabetes war dekompensiert, die Patientin war absolut diät- und insulinunwillig. Sie wurde daher mit Metformin kombiniert weiterbehandelt. Das Ergebnis war ausgezeichnet und eindeutig, wie der Metforminauslaßversuch zeigte. Im Januar 1981, $1^1/_2$ Jahre später, sahen wir die Patientin wieder. Metformin war abgesetzt worden. Der Diabetes war anhaltend und beträchtlich entgleist. Nun führte Acarbose zu einer ähnlich eindrucksvollen Blutglukosesenkung im Tagesprofil, wie früher Metformin.

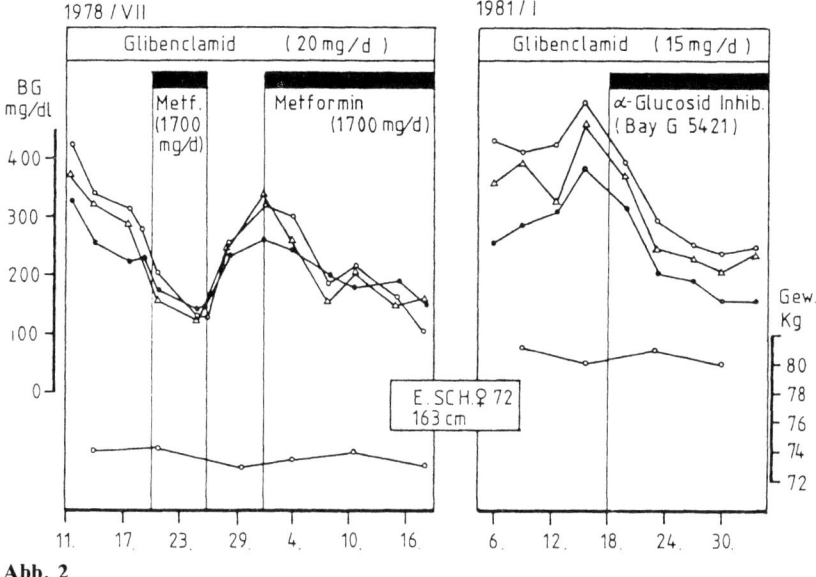

**Abb. 2**

Dieser Fall zeigt, wie ich glaube, nicht nur den Acarboseeffekt gut, sondern auch die Probleme der gegenwärtigen Behandlung des Erwachsenendiabetes.

*Literatur*

1. Abraira C, De Bartolo M, Myscofski JW (1980) Comparison of unmeasured versus exchange diabetic diets in lean adults. Body weight and feeding patterns in a 2-year prospective pilot study. Am J Clin Nutr 33: 1064 – 2. American Diabetes Association (1979) Principles of nutrition and dietary recommendations for individuals with diabetes mellitus: 1979. Diabetes 28: 1027 – 3. Beckmann R (1977) Pharmakologie und Wirkungsmechanismus der Biguanide beim Tier. In: Oberdisse K (Hrsg) Diabetes mellitus, 5. Aufl, Bd 7, Teil 2 B. Springer, Berlin Heidelberg New York, S 951 – 4. Beck-Nielsen H (1978) The pathogenetic role of an insulin-receptor defect in diabetes mellitus of the obese. Diabetes 27: 1175 – 5. Beck-Nielsen H, Pedersen O, Lindskov HD (1976) Increased insulin sensitivity and cellular insulin binding in obese diabetics following treatment with glibenclamide. Acta Endocrinol (Kbh) 90: 451 – 6. Beck-Nielsen H, Pedersen O, Sorensen NS (1980) Effects of dietary dranges on cellular insulin binding and in vivo insulin sensitivity. Metabolism 29: 482 – 7. Berger W, Amrein R (1978) Laktazidosen unter der Behandlung mit den drei Biguanidpräparaten Phenformin, Buformin und Metformin – Resultate einer gesamtschweizerischen Umfrage 1977. Schweiz Rundschau Med (Praxis) 67: 661 – 8. Beyer J, Schöffling K (1970) Clinical experience with glibenclamide in 300 diabetics. Postgrad Med J [Suppl] 46: 78 – 9. Brunzell JD, Lerner RL, Porte D, Biermann EL (1974) Effect of a fat-free, high carbohydrate diet on diabetic subjects with fasting hyperglycemia. Diabetes 23: 138 – 10. Caspary WF, Graf S (1979) Inhibition of human intestinal α-glucosidhydrolases by a new complex oligosaccharide. Res Exp Med (Berl) 175 : 1 – 11. Cerasi E, Luft R (1975) Die Ätiologie und Pathogenese des Diabetes. In: Oberdisse K (Hrsg) Diabetes mellitus. Handbuch der inneren Medizin, Bd 7, Teil II A. Springer, Berlin Heidelberg New York, S. 695 – 12. Clarke BF, Duncan LJP (1977) Sulfonylharnstoff-Therapie. In: Oberdisse K (Hrsg) Diabetes mellitus, 5. Aufl, Bd 7, Teil 2 B. Springer, Berlin Heidelberg New York, S. 911 – 13. Cohen D, Pezzing V, Vigneri R, Avola R, D'Agata R, Polosa P (1980) Phenformin increases insulin binding to human cultured breast cancer cells. Diabetes 29: 329 – 14. Constam GR (1961) Diabetesbehandlung mit oralen Medikamenten, kritische Gesichtspunkte – Indikationen und Gegenindikationen. Tägl Praxis 2: 59 – 15. Davidson JK (1980) Newer approaches to diet management of diabetes: Calorie control. Med Times 108: 35 – 16. Daweke H, Liebermeister H, Grüneklee D, Schilling WH, Jahnke K, Oberdisse K (1969) Die Insulinsekretion bei Adipositas und Diabetes. 1. Intern. Donau-Symposion über Diabetes mellitus, S. 169. Wiener Medizinische Akademie,

Wien — 17. Drenick EJ, Brickman AS, Gold EM (1972) Dissociation of the obesity-hyperinsulinism relationship following dietary restriction and hyperalimentation. Am J Clin Nutr 25: 746 — 18. Deutsche Gesellschaft für Ernährung (1975) Empfehlungen für die Nährstoffzufuhr. Frankfurt a. M. — 19. Deutsche Gesellschaft für Ernährung (1976) Ernährungsbericht 1976. Frankfurt a. M. — 20. Ebert R, Frerichs H, Creutzfeldt W (1976) Der Einfluß von Glibenclamid auf die Serumspiegel von „Gastric Inhibitory Polypeptide (GIP)" und Insulin bei Gesunden und Altersdiabetikern. 11. Kongr. Dtsch. Diab.-Ges., Braunlage, 1976, Novo-Abstr. 10 — 21. Feldmann JM, Lebovitz HE (1971) Endocrine and metabolic effects of glybenclamide. Evidence for an extrapancreatic mechanism of action. Diabetes 20: 745 — 22. Fineberg SE, Schneider SH (1980) Glipizide versus tolbutamide, an open trial effects on insulin secretory patterns and glucose concentration. Diabetologia 18: 49 — 23. Finck H-D (1979) Vergleichende Untersuchungen mit dem oralen Antidiabeticum Glibenclamid und Tolbutamid-ähnlichen Sulfonamidderivaten bei der ambulanten Therapie von Altersdiabetikern. Dissertation. Düsseldorf — 24. Gries FA, Berchtold P, Berger M (1976) Adipositas — Pathophysiologie, Klinik und Therapie. Springer, Berlin Heidelberg New York — 25. Gries FA, Grüneklee D, Drost H (1980) On the effects of glucosidase inhibitors in diabetes mellitus. Front Horm Res 7: 265 — 26. Gries FA, Toeller M (1977) Grundlagen der Diabetesdiät. Aktuel Ernähr 2: 120 — 27. Gouldner TJ, Alberti KGMM (1978) Dietary fibre and diabetes. Diabetologia 15: 285 — 28. Haller H, Strauzenberg StE (1966) Orale Diabetestherapie. Edition Leipzig — 29. Haupt E (1977) Blutzuckersenkende Sulfonamide. Verlag Chemie, Weinheim New York — 30. Hillebrand I, Reis HE, Boehme K, Jahnke K (1981) Die Wirkung des $\alpha$-Glucosidaseinhibitors Acarbose (BAY g 5421) auf die Harnglucoseausscheidung bei unbefriedigend eingestellten hospitalisierten insulinabhängigen Diabetikern. Diagnostik (im Druck) — 31. Jahnke K (1971) Diätbehandlung des Diabetes mellitus. In: Pfeiffer EF (Hrsg) Handbuch des Diabetes mellitus, Bd II. Lehmann, München, S 1019 — 32. Jahnke K (1975) Klinik des Diabetes mellitus. In: Oberdisse K (Hrsg) Diabetes mellitus A. Handbuch der inneren Medizin, 5. Aufl, Bd 7, Teil IIa. Springer Berlin Heidelberg New York, S 773 — 33. Jahnke K (1977) Wege und Irrwege in der Diätetik des Diabetes. Aktuel Ernähr 4: 128 — 34. Jahnke K (1977) Coma diabeticum. In: Oberdisse K (Hrsg) Diabetes mellitus. Handbuch der inneren Medizin, 5. Aufl, Bd 7, Teil 2 B. Springer, Berlin Heidelberg New York, S 605 — 35. Jahnke K (1980) Indikationen und Grenzen der oralen Antidiabetika. Therapiewoche 30: 8379 — 36. Jahnke K (1980) Fettstoffwechselstörungen bei Diabetes mellitus. Pharmakotherapie 3: 218 — 37. Jahnke K (1980) Indikation der Biguanid-Monotherapie bei Diabetes mellitus, Adipositas und Hyperlipoproteinämien. In: Mehnert, H, Standt E (Hrsg) Metformintherapie 1980. Schattauer, Stuttgart New York, S 59 — 38. Jahnke K, Miss HD, Drost H (1974) Kriterien und Bewertung der Diabeteseinstellung. Dtsch Med Wochenschr 99: 870 — 39. Jahnke K, Buchenau H (1980) Nutrition-education in preventive and therapeutic measures. 8. Intern. Congr. of Dietetics, Sao Paulo (in press) — 40. Jahnke K, Jahnke KA, Reis HE (1976) Über die Regenerationsfähigkeit der $\beta$-Zellfunktion bei adipösen Diabetikern nach Gewichtsreduktion. Dtsch Med Wochenschr 101: 73 — 41. Jahnke K, Miss D, Drost H (1975) Blutzucker-Tagesprofile und Verteilung der Kohlenhydrate über den Tag in der Diabetesdiät. In: Jahnke K, Mehnert H, Drost H (Hrsg) Metabolische und klinische Aspekte der Kohlenhydrate in der Ernährung. Kirchheim & Co., Mainz, S 207 — 42. Jahnke KA, Reis HE, Jahnke K (1976) Beurteilung der $\beta$-Zellfunktion des Diabetikers durch Bestimmung der endogenen Insulinsekretion nach Glukose-Tolbutamidstimulation. Med Welt (NF) 27: 2293 — 43. Jenkins DJA, Wolever TMS, Nineham R, Sarson DL, Bloom SR, Ahern J, Alberti KGMM, Hockaday TDR (1980) Improved glucose tolerance four hours after taking guar with glucose. Diabetologia 19: 21 — 44. Karam JH, Grodsky GM, Forsham PH (1963) Excessive insulin response to glucose in obese subjects as measured by immunchemical assay. Diabetes 12: 197 — 45. Klaff LJ, Vinik AI, Jackson WP, Malan E, Kernoff L, Jacobs P (1979) Effects of the sulfonylurea drugs gliclazide and glibenclamide on blood glucose control and platelet function. S Afr Med J 56: 247 — 46. Klimt CR, Knatterud GL, Meinert CL, Prout TE (1970) A study of the effects of hypoglycemic agents on vascular complications in patients with adult-onset diabetes. Diabetes [Suppl 2] 19: 747 — 47. Knatterud GL, Meinert CL, Klimt CR, Osborne RK, Martin DB (1971) Effects of hypoglycemic agents on vascular complications in patients with adult-onset diabetes IV. A preliminary report on phenformin results. JAMA 217: 777 — 48. Kolterman OG, Greenfield M, Reaven GM, Saekow M, Olefsky JM (1979) Effect of a high carbohydrate diet on insulin binding to adipocytes and on insulin action in vivo in man. Diabetes 28: 731 — 49. Kosaka K, Kuzuya T, Akanuma Y, Hagura R (1980) Increase in insulin response after treatment of overt maturity-onset diabetes is independent of the mode of treatment. Diabetologia 18: 23 — 50. Koschinsky Th, Vogelberg KH, Gries FA (1973) Therapie primärer Hyperlipidämien vom Typ IIb, III und IV mit Biguaniden und in Kombination mit Clofibrat. Verh Dtsch Ges Inn Med 79: 1294 — 51. Kunkel W, Haupt E, Fröhlich A, Schöffling K (1972) Der Einfluß einer Gewichtsreduktion auf Verlauf und Behandlung des Erwachsenendiabetes. Erfahrungen an 228 Patienten. Med Welt 23: 679 — 52. Laube H (1976) Kohlenhydrate in der Ernährung. Urban & Schwarzenberg, München Berlin Wien —

53. Liebermeister H (1977) Diätetische Therapie. In: Oberdisse K (Hrsg) Diabetes mellitus B. Handbuch der inneren Medizin, 5. Aufl, Bd 7, Teil II B. Springer, Berlin Heidelberg New York, S 757 – 54. Liebermeister H, Rüenauver R, Grüneklee D, Schilling W, Jahnke K, Daweke H (1966) Stoffwechseluntersuchungen bei mit Biguaniden behandelten Fettsüchtigen. Diabetologia 2: 208 – 55. Lohmann D, Jahr H, Verlohren HJ, Schmidt S, Heilmann W, Zühlke H, Hartig W, Mättig H (1980) Insulin secretion in maturity-onset-diabetes: Function of isolated islets. Horm Metab Res 12: 349 – 56. Loubatières A (1944) Relation de mécanisme de l'action hypoglycémiante du p-aminobenzène-sulfon-amido-isoprophyl-thio-diazol (2254 RP). C R Soc Biol (Paris) 138: 766 – 57. Luft R, Cerasi E, Andersson B (1968) Obesity as an additional factor in the pathogenesis of diabetes. Acta Endocrinol (Kbh) 59: 344 – 58. Luft D, Schmülling RM, Eggstein M (1978) Lactit acidosis in biguanide-treated diabetics. Diabetologia 14: 75 – 59. Mann JI (1980) Diet and diabetes. Diabetologia 18: 89 – 60. Malins J (1968) Clinical diabetes mellitus. Eyre & Spottiswoode, London – 61. Marks HH, Krall LP, White P (1971) Epidemiology and detection of diabetes. In: Marble A, White P, Bradley RF, Krall LP (eds) Joslin's diabetes mellitus. Lea & Febiger, Philadelphia, p 10 – 62. Mehnert H (1974) Die diätetische Behandlung des Diabetes mellitus. In: Mehnert H, Schöffling K (Hrsg) Diabetologie in Klinik und Praxis. Thieme, Stuttgart, S 181 – 63. Mehnert H, Mahrhofer E (1963) Zur Behandlung der Zuckerkrankheit mit oralen Antidiabetika. Med Klinik 58: 65 – 64. Mehnert H, Schöffling K (1974) Diabetologie in Klinik und Praxis. Thieme Stuttgart – 65. Mehnert H, Seitz W (1958) Weitere Ergebnisse der Diabetesbehandlung mit blutzuckersenkenden Biguaniden. Münch Med Wochenschr 100: 1849 – 66. Muggeo M, Bar RS, Harrison LC, Roth J, De Meyts P, Kahn CR (1977) Pathophysiology of insulin receptor in man. In: Crepaldi G, Lefrevre PJ, Alberty KGMM (eds) Diabetes, obesity and hyperlipemias. Academic Press, London, p 101 – 67. National Diabetes Data Group (1979) Classification and diagnosis of diabetes mellitus and other categories of glucose intolerance. Diabetes 28: 1039 – 68. Oberdisse K (1977) Der Wirkungsmechanismus der Biguanide aufgrund klinisch-experimenteller Untersuchungen. In: Oberdisse K (Hrsg) Diabetes mellitus. Handbuch der inneren Medizin, 5. Aufl, Bd 7, Teil 2 B. Springer, Berlin Heidelberg New York, S 983 – 69. Oberdisse K (1977) Die klinische Anwendung der Biguanide. In: Oberdisse K (Hrsg) Diabetes mellitus. Handbuch der inneren Medizin, 5. Aufl, Bd 7, Teil 2 B. Springer, Berlin Heidelberg New York, S 1001 – 70. Oberdisse K, Jahnke K, Daweke H, Liebermeister H (1971) Pathophysiological aspects and clinical experience with biguanides in the treatment of diabetes and obesity. In: Rodriguez RR, Vallance-Owen J (eds) Diabetes. Excerpta Medica, Amsterdam, p 726 – 71. Oka Y, Akanuma Y, Kasuga M, Kosaka K (1980) Effect of a high glucose diet on insulin binding and insulin action in rat adipocytes. A longitudinal study. Diabetologia 19: 468 – 72. Olefsky JM, Reaven GM (1976) Effects of sulfonylurea therapy on insulin binding to mononuclear leucocytes of diabetic patients. Am J Med 60: 89 – 73. Owens DR, Wragg KG, Schetty KT, Biggs PI, Davies CD (1979) Glibenclamide. Acute long-term response in M.O. diabetics. Horm Metab Res 11: 411 – 74. Owens DR, Wragg KG, Schetty KJ, Biggs PI, Dew CD (1979) Acute and chronic effect of chlorpropamide in M.O. diabetes. Horm Metab Res 11: 77 – 75. Pissarek D, Panzram G, Lindershausen R, Adolph W, Senf L (1980) Ergebnisse einer Intensivierung der Therapie des neu entdeckten Maturity onset-Diabetes. Endokrinologie 75: 105 – 76. Pirart J, Lavaux PP (1971) Remission in Diabetes. In: Pfeiffer EF (Hrsg) Handbuch des Diabetes mellitus, Bd II. Lehmann, München, S 443 – 77. Pfeiffer EF (1971) Statik und Dynamik der Insulinsekretion bei Diabetes, Protodiabetes und Adipositas. In: Pfeiffer EF (Hrsg) Handbuch des Diabetes mellitus, Bd II. Lehmann, München, S 123 – 78. Pfeiffer EF (1965) Die heutige Auffassung von der Pathogenese des menschlichen Diabetes mellitus. Dtsch Ärztebl 62: 70 – 79. Pfeiffer EF, Ditschuneit H, Ziegler R (1961) Untersuchungen zur Pathogenese des menschlichen Altersdiabetes: Die Dynamik der Insulinsekretion des Stoffwechselgesunden und des Altersdiabetikers nach wiederholter Belastung mit Glukose, Sulfonylharnstoffen und menschlichem Wachstumshormon. VII. Symp. Dtsch. Ges. f. Endokrinologie, Homburg/Saar, 1960. Springer, Berlin Göttingen Heidelberg, S 206 – 80. Pfeiffer EF, Raptis S, Schröder K-E (1974) Einmalige intravenöse Glibenclamid-Glukose-Belastung als Vorhersagetest. Dtsch Med Wochenschr 24: 1281 – 81. Prince MJ, Olefsky JM (1980) Direct in vitro effect of a sulfonylurea to increase human fibroblast insulin receptors. J Clin Invest 66: 608 – 82. Puls W, Keup U, Krause HP, Thomas G, Hoffmeister F (1977) Glucosidase inhibition. A new approach to the treatment of diabetes, obesity and hyperlipoproteinaemia. Naturwissenschaften 64: 536 – 83. Rabinowitz D, Zierler KL (1962) Forearm metabolism in obesity and its response to intra-arterial insulin. Characterisation of insulin resistance and evidence for adaptive hyperinsulisme. J Clin Invest 41: 2173 – 84. Raptis S, Pfeiffer EF (1971) Sulfonylharnstoffe als orale Antidiabetika der 1. und 2. Generation. Therapiewoche 21: 578 – 85. Sachsse G, Willms B (1979) Klinische Bedeutung der Seruminsulinbestimmung. Diagnose und Prognose bei drohendem Sekundärversagen der Sulfonylharnstofftherapie. Med Klinik 74: 1635 – 86. Seige K, Thierbach V, Hartmann H, Matzkowski H (1960) Zur neueren Entwicklung der medikamentösen Behandlung der Zuckerkrankheit. Med Welt 2471 –

87. Schäfer D, Molck H (1979) Die Behandlung des Erwachsenen-Diabetes mit Semi-Euglucon. Münch Med Wochenschr 121: 393 – 88. Schliack V (1971) Die Verbreitung des Diabetes mellitus: Häufigkeit und Vorkommen in Europa und Amerika. In: Pfeiffer EF (Hrsg) Handbuch des Diabetes mellitus, Lehmann, München, Bd II. S 333 – 89. Schlierf G (1976) Diätbehandlung von Fettstörungen. Verh Dtsch Ges Inn Med 82: 737 – 90. Schmitt H, Höhler H, Daweke H, Jahnke K (1969) Klinische Untersuchungen zur Wirksamkeit des neuen oralen Antidiabetikums Glibenclamid (HB 419). Dtsch Med Wochenschr 94: 824 – 91. Schöffling K (1971) Indikationen und Nebenwirkungen der oralen Diabetes-Therapie. 6. Kongr. Dtsch. Diab.-Ges., Düsseldorf – 92. Schöffling K (1980) Orale Diabetes-Therapie 1980. Aktuel Endokrinol 1: 3 – 93. Schöffling K, Mehnert H, Haupt E (1974) Die Behandlung des Diabetes mellitus mit oralen Antidiabetika. In: Mehnert H, Schöffling K (Hrsg) Diabetologie in Klinik und Praxis. Thieme, Stuttgart, S 239 – 94. Toeller M, Gries FA, Grüneklee D, Koschinsky Th (1980) Diät: Basis der Diabetestherapie trotz wechselnder Empfehlungen. Therapiewoche 30: 8369 – 95. Wajchenberg BL, Nery M, Leme CE, Silveira AA, Fioratti P, Germek OA (1980) Effect of prolonged glyclazide treatment on blood glucose and plasma insulin responses in obese patients with maturity-onset diabetes. Clin Pharmacol Ther 27: 375 – 96. Weinges KF (1972) Ist eine Neuorientierung der oralen Diabetesbehandlung nötig. Med Welt 23: 949 – 97. WHO (1980) Expert Committee on Diabetes mellitus. Second report. Technical Report Series 646. World Health Organization, Geneva – 98. Williams DRR, James WPT, Evans IE (1980) Dietary fibre supplementation of a "normal" breakfast administered to diabetics. Diabetologia 18: 379 – 99. Wilson EA, Hadden DR, Merrett JD, Montgomery DA, Weaver JA (1980) Dietary management of maturity-onset diabetes. Br Med J 280: 1367 – 100. Zermatten A, Heptner W, Delaloye B, S'echaud R, Felber J-P (1977) Extrapancreatic effect of glibenclamide: Stimulation of duodenal insulin-releasing activity (DIRA) in man. Diabetologia 13: 85 – 101. Zilker Th, Kränzlin Th, Schweigart U, Ermler R, Bottermann P (1976) Radioimmunologische Serumbestimmung beim manifesten Diabetes mellitus als Parameter der Therapieplanung. Med Klinik 71: 761

# Therapie des Coma diabeticum

Froesch, E. R. (Med. Klinik am Univ.-Spital Zürich)

### Referat

Siehe Anhang.

# Zukunftsaussichten der Diabetestherapie

Federlin, K. (III. Med. Klinik und Poliklinik des Zentrums für Innere Medizin der Univ. Gießen)

### Referat

Mehr als 50 Jahre nach Entdeckung des Insulins und etwa 25 Jahre nach Einführung der Sulfonylharnstoffe in die Diabetestherapie läßt sich das Bemühen um weitere Behandlungsfortschritte etwa wie folgt charakterisieren: 1. Es zeigten sich verschiedene

| | | |
|---|---|---|
| Diät: | Faserreiche Kost, Zusätze (z. B. Guar) | **Tabelle 1.** Schematische Aufstellung neuer Entwicklungen in der Diabetestherapie bei herkömmlichen Verfahren |
| Tabletten: | Disaccharidasehemmer (Acarbose) | |
| | Neue beta-zytotrope Substanzen | |
| Insulin: | Modifizierte Insuline (Des-Phe-Insulin) | |
| | Humaninsulin (biosynthetisch/Lilly) | |
| | Humaninsulin (semisynthetisch/NOVO) | |
| | Lektininsulin | |

Weiterentwicklungen des vorhandenen medikamentösen Instrumentariums an (Tabelle 1), die man als Nahziel bezeichnen kann. Die Entwicklung grundsätzlicher neuer Behandlungsarten im Sinne eines Ersatzes des erkrankten Organes hat die Gestalt eines Fernzieles bereits angenommen (Tabelle 2).

Der Grund für die Suche nach einem Organersatz ist die Erkenntnis, daß die temporäre Senkung des Blutzuckers alleine unzureichend ist und diabetische Spätkomplikationen nicht verhindert. Letztere sind es aber, welche die eigentliche Problematik der Diabetesbehandlung darstellen.

Beginnt man mit den Weiterentwicklungen der schon vorhandenen Möglichkeiten, so läßt sich das Bemühen erkennen, nahezu jedem Pfeiler in der Diabetestherapie zusätzliche Streben einzuziehen. So wird diätetisch eine Anreicherung der Kost mit pflanzlichen Fasern propagiert (Anderson et al. 1981).

Verschiedene Studien konnten eindrucksvolle Senkungen des Blutzucker- und des Lipidspiegels demonstrieren. Auch künstliche Beimengungen von Pektinen, wie z. B. von Guar wirken blutzuckersenkend, wie dies von Laube und Svedberg (1981) an unserer Klinik gezeigt werden konnte (Abb. 1).

Dem Prinzip verminderter Glukoseresorption folgt die Entwicklung des alpha-Glukosidaseinhibitors *Arcabose*. In ersten klinischen Studien konnten bei Patienten mit oraler Therapie und bereits erreichter Maximaldosis Blutzuckersenkungen von ca. 20–30 mg% während eines Tagesprofiles erreicht werden (Laube et al. 1981) (Abb. 2). Bei den beta-zytotropen Substanzen wird gegenwärtig versucht noch günstigere Wirkspektren zu erhalten. Dies scheint beispielsweise bei Glibencamid durch eine veränderte Galenik zu gelingen. Darüber hinaus werden möglicherweise auch außerhalb der Sulfonylharnstoffgruppe liegende Präparate zum Einsatz kommen. Jedenfalls gilt die Ära der Entwicklung oral wirkender Antidiabetika keineswegs als abgeschlossen.

Auf dem Insulinsektor haben die chromatographierten Insuline vor allem Fortschritte in der lokalen Verträglichkeit gebracht. Insulinallergie, Insulinlipodystrophie und Insulinresistenz sind bei Anwendung dieser Präparate wesentlich seltener geworden. Darüber hinaus kann die immer noch vorhandene Immunogenität durch die Abspaltung

**Tabelle 2.** Schematische Aufstellung der in die Zukunft weisenden Verfahren für die Diabetestherapie

Sog. „open-loop-system":
    Insulininfusionspumpen mit Vorprogrammierung (z. B. Promedos)

Sog. „closed-loop-system":
    Künstliche Beta-Zelle (glucose controlle insulin infusion system, GCIIS, z. B. der Biostator-Reihe)

Pankreas(segment)transplantation

Inseltransplantation Autotransplantation
                        Allotransplantation

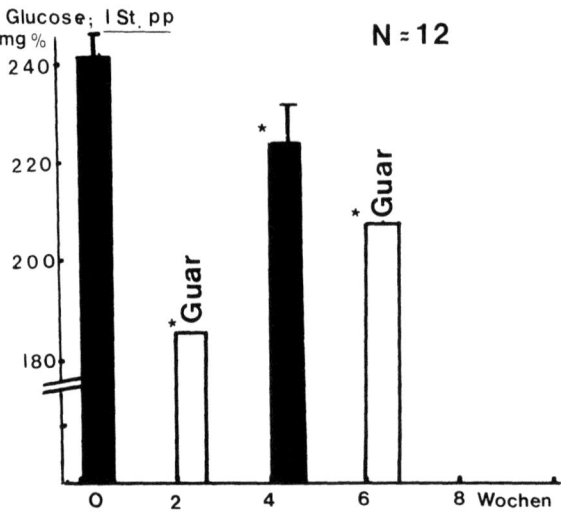

**Abb. 1.** Reduzierter Blutzuckerspiegel durch Guar-Therapie 1 Std postprandial bei tablettenbehandelten Diabetikern. Aus: Laube et al. 1981

der ersten Aminosäure der B-Kette weiter reduziert werden. Diese sog. DES-PHE-Insuline werden in Kürze die Palette der vorhandenen Insulinpräparate weiter bereichern. Durch Zumischung von kristallinem oder amorphem Insulin lassen sich dabei die verschiedensten Wirkungsspektren zusammenstellen. Insbesondere bei hohem Bedarf von Insulin wegen präformierten Antikörpern kann die Umstellung auf DES-PHE-Insuline erhebliche Einsparungen ergeben. Die verringerte Bindung zirkulierender Antikörper an DES-PHE-Insulin wurde besonders von Kerp et al. (1974) herausgestellt.

Die noch vor wenigen Jahren scheinbar in weiter Ferne liegende Herstellung von Insulin auf gentechnologischem Wege ist schneller Wirklichkeit geworden als erwartet. Das von der Firma Lilly/Indianapolis aus zwei Colibakterienstämmen hergestellte biosynthetische Insulin hat die chemische Struktur des menschlichen Hormons (Abb. 3). Erste Erfahrungen wurden kürzlich auf einem Symposion über das biosynthetische

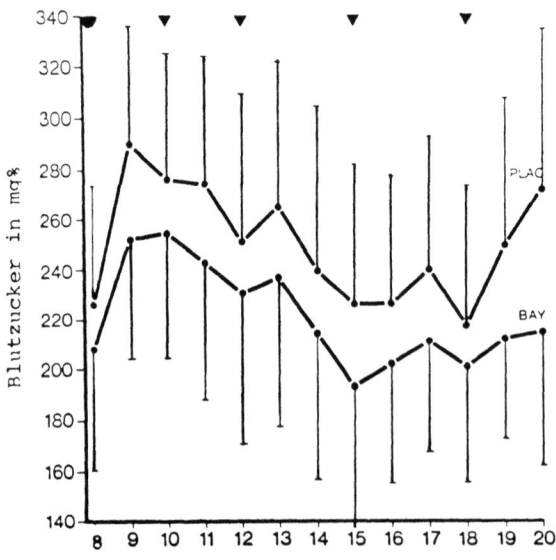

**Abb. 2.** Reduzierte Blutzuckerspiegel bei adipösen Diabetikern unter Therapie mit dem Glukosidasehemmer BAY G 5421. Aus: Laube et al. 1980

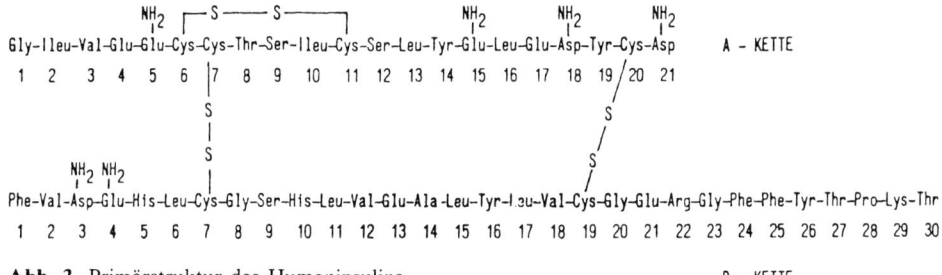

**Abb. 3.** Primärstruktur des Humaninsulins

humane Insulin berichtet und von Skyler und Raptis (1981) publiziert. Über die Effekte beim klinischen Einsatz an einer größeren Patientenzahl kann gegenwärtig noch nicht viel gesagt werden. Nahezu gleichzeitig wurde ein semisynthetisches Humaninsulin von der Firma Novo/Kopenhagen entwickelt, bei dem Schweineinsulin aus Ausgangsmaterial diente und die letzte Aminosäure der B-Kette Alanin durch Threonin ersetzt ist (Markussen et al. 1981). Aussagen über die Bedeutung der Einführung von humanem Insulin in die Diabetestherapie bewegt sich gegenwärtig noch im Bereich der Spekulation. Die Erschließung einer neuen Quelle zur Herstellung von Insulin stellt

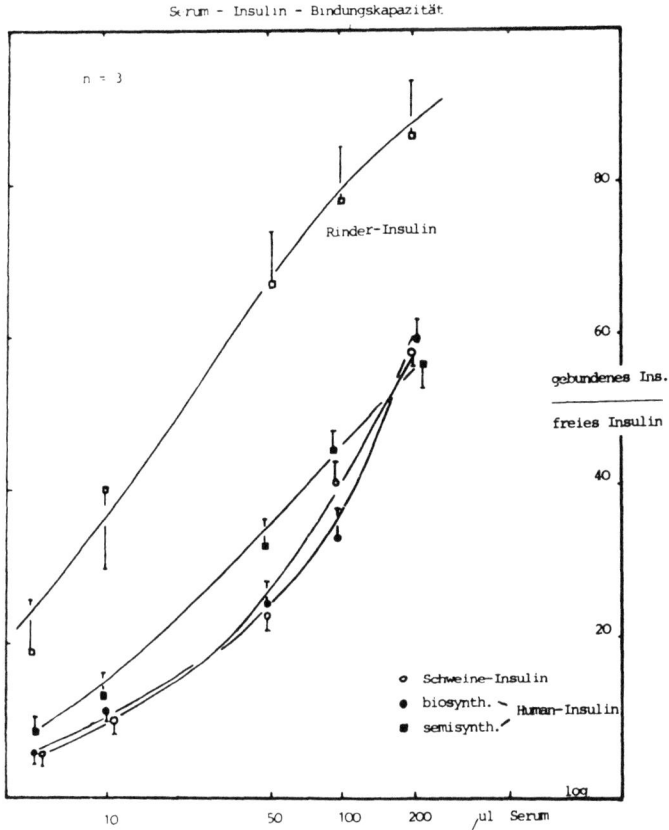

**Abb. 4.** Nahezu identisches Bindungsverhalten praeformierter Antikörper gegen Rinder- oder Schweineinsulin bei Diabetikern in vitro zu semisynthetischem oder biosynthetischem Humaninsulin oder zu Schweineinsulin. Aus: Velcovsky et al. (1981)

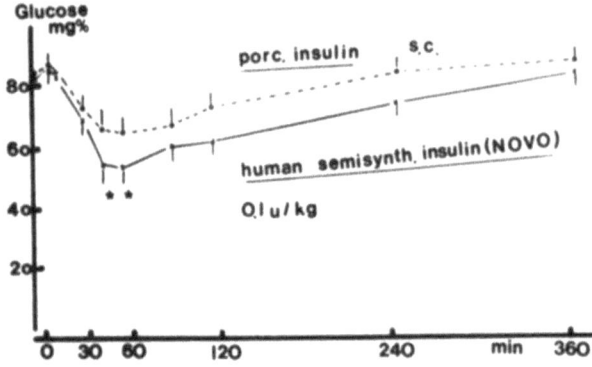

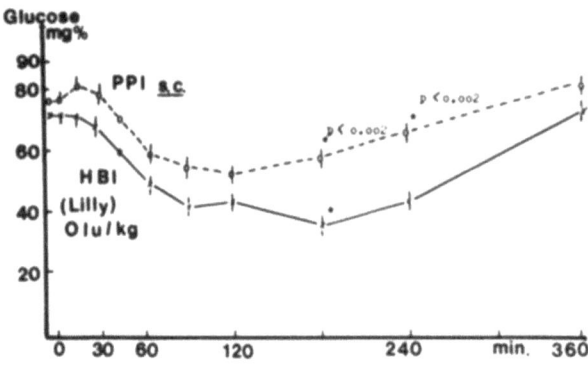

**Abb. 5.** Stärkere blutzuckersenkende Wirkung des semisynthetischen und des biosynthetischen Humaninsulins verglichen mit Schweineinsulin bei gesunden Probanden. Aus: Laube et al. 1981

zweifellos einen Sicherheitsfaktor bei der zunehmenden Zahl von Diabetikern in der gesamten Welt dar.

Die Immunogenität ist wahrscheinlich niedriger als jene von Schweineinsulin. Ob eine Antikörperbildung im menschlichen Organismus ausgeschlossen werden kann, erscheint zweifelhaft, da aus Tierexperimenten bekannt ist, daß beispielsweise Schweine gegen Scheineinsulin durchaus Antikörper bilden können. Demhingegen zeigen präformierte Antikörper, die gegen Rinder- oder Schweineinsulin gerichtet sind, eine Bindung ähnlich

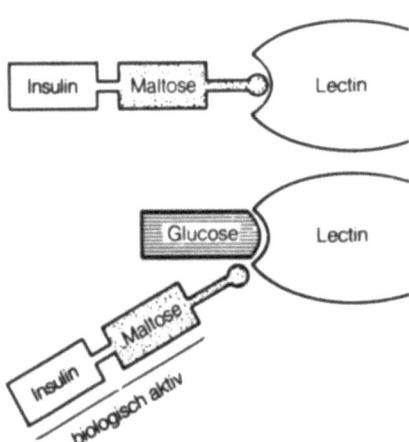

**Abb. 6.** Schematische Darstellung der Wirkung von Glukose auf Lektininsulin (Freisetzung aus dem Komplex) in vitro nach Brownlee et al. 1979

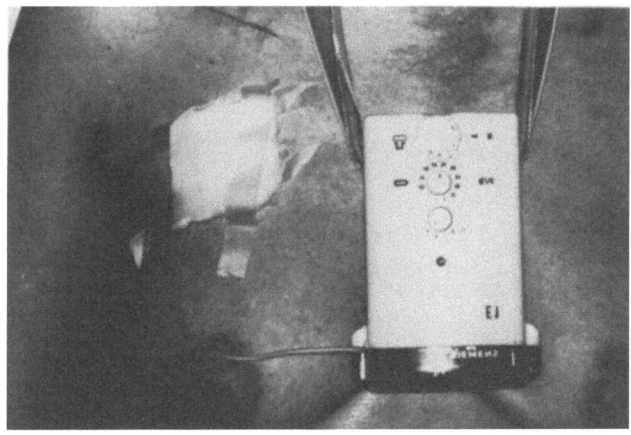

**Abb. 7.** Intravenöse Insulinzufuhr bei einer juvenilen Diabetikerin von Insulininfusionspumpe Promedos E 1 (Siemens). Katheter wurde in die Vena subclavia eingeführt, verläuft aber bereits oberhalb der Mamma durch einen subcutanen Tunnel zur Vene

der gegenüber Schweineinsulin (Abb. 4). Auch die blutzuckersenkende Wirkung entspricht in den meisten Studien derjenigen von Schweineinsulin. Ausnahmen erscheinen aber möglich. So fanden wir nach subkutaner Gabe bei gesunden Probanden beide Arten von Humaninsulin, d. h. sowohl das biosynthetische als auch das semisynthetische stärker blutzuckersenkend als Schweineinsulin (Laube et al. 1981) (Abb. 5). Abschließend sei noch auf die zumindest vom gedanklichen Ansatz her sehr interessante Entwicklung lektingebundener glukolysierter Insuline erwähnt (Abb. 6). Hier ist Insulin über Maltose an Lektin gekoppelt. Da Glukose eine größere Affinität zu den Bindungsstellen des Lektinmoleküls besitzt als Maltose, kann es letztere verdrängen und damit einen Insulinmaltosekomplex freisetzen. Bisher ist allerdings dieser

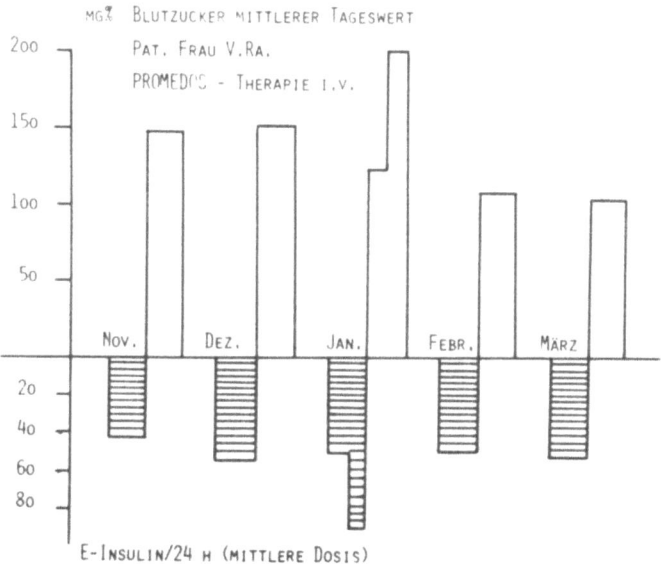

**Abb. 8.** Durchschnittliche tägliche Insulindosen (*unten*) und Blutzuckerwerte (*oben*) bei Patientin von Abb. 7. Im Monat März und April 1981 nahezu normalisierter Blutzuckerwert

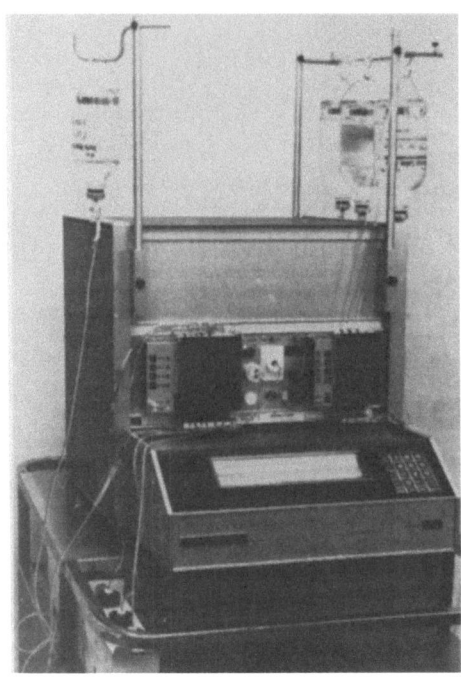

**Abb. 9.** Künstliches endokrines Pankreas vom Modell Biostator (Miles)

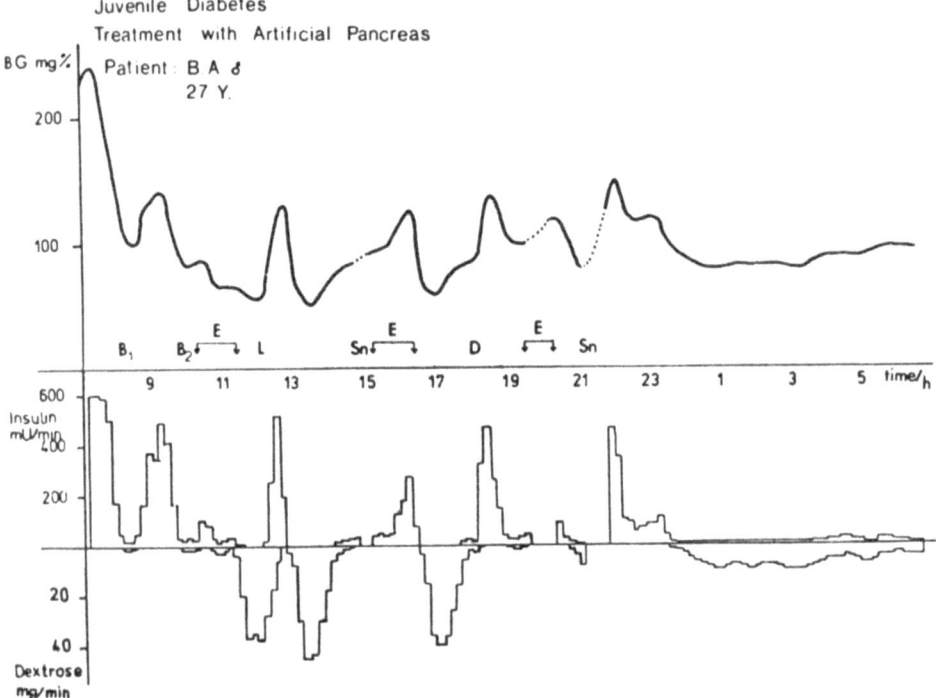

**Abb. 10.** Durch den Biostator korrigierte Blutzuckerwerte (*oben*) bei einem juvenilen Diabetiker, Insulindosen und Dextrosegaben in der *unteren Abbildungshälfte*. Aus Pfeiffer EF et al. (1977) The artificial endocrine pancreas in clinical research. In: Kruse-Jarres JD, Molnar GD (eds) Blood glucose monitoring. Thieme, Stuttgart New York, pp 95–114

Normoglykämie
Aglukosurie
Normohyperinsulinämie
Glukagon anfangs erhöht, später normal
K-Wert: 1−1,5
Normale Fettwerte

**Tabelle 3.** Effekte einer Inseltransplantation auf den Stoffwechsel der diabetischen Ratte (Streptocotozindiabetes)

geschilderte Mechanismus über das in vitro-Experiment noch nicht hinausgelangt. Ob es jemals therapeutische Reife erfahren wird, bleibt abzuwarten.

Weiter in die Zukunft weisen die Entwicklung der elektromechanischen Insulinzufuhr, sei es des „open-loop-systems" oder des „closed-loop-systems" sowie der Pankreas- oder Inseltransplantation. Das Prinzip der sog. open-loop-Systeme besteht darin, den Diabetiker vor allem mit basalem Insulin zu versorgen, sei es subkutan, intraperitoneal oder intravenös, und durch zusätzliche Bolusgaben von Insulin den nahrungsbedingten Blutzuckeranstieg zu kompensieren. Die wesentlichen Bauteile bestehen in einer Insulinpumpe, einem Insulinreservoire und einer Steuereinheit (Computer) für bestimmte Insulininfusionsprogramme.

Den schon seit einigen Jahren in Benutzung befindlichen, mit einer Insulinspritze arbeitenden angelsächsischen Modellen hat die Firma Siemens in Zusammenarbeit mit den Professoren Mehnert und Hepp in Gestalt des *Promedos* ein Gerät an die Seite gestellt, welches Insulin aus einem Beutel mit einer Rollenpumpe zuführt (Abb. 7). Es

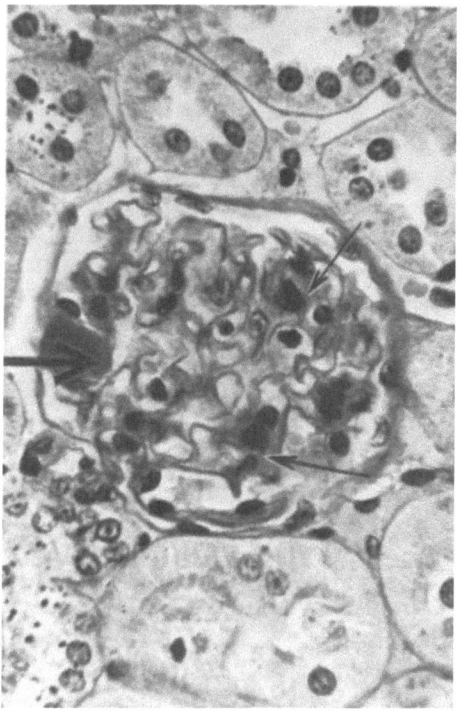
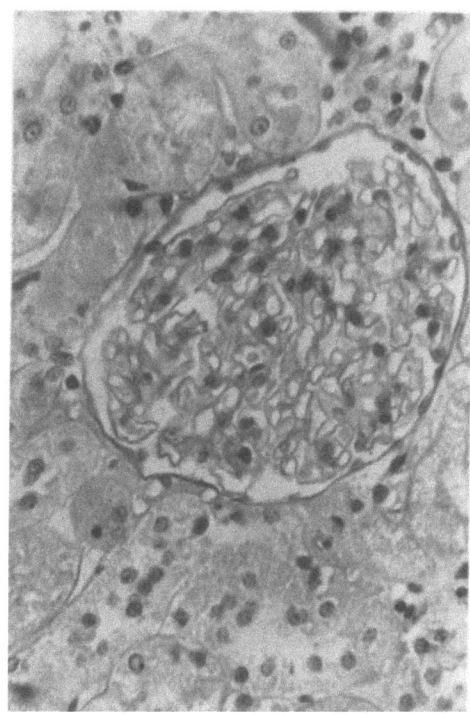

**Abb. 11.** *Links:* Glomerulus einer diabetischen Ratte nach 4monatiger Krankheitsdauer. Einlagerung PAS-pos. Substanz in das Mesangium. Vergrößerung der Mesangiumzellen. PAS-Färbung, Vergr. 312×.
*Rechts:* gleiches Tier (kontralaterale Niere) 5 Monate nach Transplantation von 600 Langerhansschen Inseln in die Leber. Normalisiertes morphologisches Bild eines Glomerulus. PAS-Färbung, Vergr. 312×

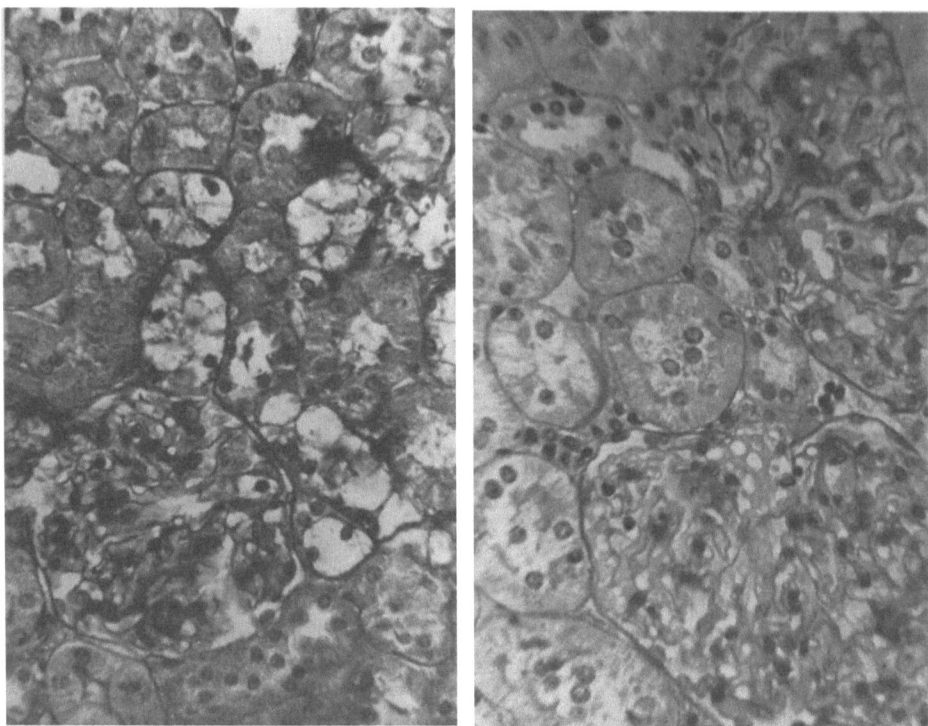

**Abb. 12.** *Links:* Tubuläre Schädigung (sog. Armanni-Ebsteinzellen) bei einer diabetischen Ratte 5 Monate nach Diabetesbeginn. PAS-Färbung. *Rechts:* gleichaltriges transplantiertes Tier. Völliger Rückgang der tubulären Schädigungszeichen. PAS-Färbung

kann am Körper mittels eines Gürtels getragen werden, am Arm befestigt oder auch an einer Schlaufe um den Hals getragen werden. Die Bolusgaben werden nicht kurzfristig verabfolgt, sondern über eine Zeit von 20–60 min. Bei labilen Diabetikern lassen sich somit sehr viel bessere Blutzuckerprofile erreichen. Die meisten Patienten wurden bisher über einen subkutan gelegten Katheter mit Insulin versorgt. Diesem Vorteil der einfachen Anbringung steht gelegentlich der Nachteil ungleichmäßiger Insulinabsorption mit der Gefahr der Hypoglykämie gegenüber. Es liegen jedoch auch Erfahrungen mit mehrmonatiger intravenöser Zufuhr vor. Abb. 8 zeigt die mittleren Tagesblutzuckerwerte über einen Zeitraum von 5 Monaten bei einer Patientin (Abb. 7), die über einen in die Vena subclavia gelegten Katheter mit Hilfe des Promedos-Gerätes therapiert wird. Bei der mit einer schweren Retinopathie behafteten Patientin kam es im Verlauf der Therapie zu einer Besserung des Sehvermögens. Die mittleren Blutzuckerwerte bewegen

**Tabelle 4.** Effekte einer Inseltransplantation bei der diabetischen Ratte auf diabetische Spätkomplikationen

| | |
|---|---|
| *Auge:* | Verhinderung von Kataract und Retinopathie |
| | Rückbildung früher Kapillarveränderungen |
| *Niere:* | Verhinderung der Glomerulopathie und Tubulopathie |
| | Rückbildung mesangialer Veränderungen und von Bürstensaumschäden der Tubulusepithelien |
| *Neuropathie:* | Verhinderung und Rückbildung von Schäden im autonomen NS (z. B. Megacolon) |

| Team | Patienten n |
|---|---|
| Sutherland et al. (Minneapolis) | 10 |
| Tosatti und Valente (Genua) | 10 |
| Wolff, Lorenz, Lippert (Berlin) | 8 |
| Cameron et al. (Baltimore) | 8 |
| Nardi (Boston) | 5 |
| Dobroschke et al. (Gießen) | 4 |
| Traverso et al. (Los Angeles) | 4 |
| Hinshaw et al. (Loma Linda, Calif.) | 4 |
| Vier weitere Zentren | 6 |
| Gesamt | 59 |
| Frei von Insulinsubstitution | 28 |

Tabelle 5. Übersicht der bis Dezember 1980 in der Welt vorgenommenen Inseltransplantationen nach Pankreatektomie beim gleichen Patienten (Autotransplantation) (Aus: Wolff et al. 1981)

sich zwischen 110 und 160 mg%. Das nächste Ziel einer Implantation derartiger Geräte ist in den USA bereits in Angriff genommen worden. Die Regulierung der Insulinzufuhr erfolgt hierbei von außen mit Hilfe eines Magneten, das Nachfüllen des Insulinreservoires durch die Haut mit einer Injektion.

Das sog. „closed-loop-system", der nahezu gleichzeitig von Albisser in Toronto und Pfeiffer in Ulm mit der Firma Miles entwickelten künstlichen Beta-Zelle stellt im Gegensatz zu den „open-loop-systemen" einen tatsächlichen Ersatz für die ausgefallene Funktion der Langerhansschen Inseln dar, weil ein Feedback vorhanden ist, der eine Glukosehomöostase durch Zufuhr von Insulin oder Glukose aufrecht erhält. Das Gerät besteht aus einem Autoanalyzer zur kontinuierlichen Blutzuckermessung, einer Infusionspumpe für Insulin oder Glukose und aus dem Computer für die sog. Algorhythmen (Abb. 9). Der Patient ist durch einen doppelläufigen Venenkatheter an das Gerät angeschlossen. Es hat seine Indikationen im Coma diabeticum, in Operationen und Entbindungen von Diabetikerinnen, in der Frühphase des manifest gewordenen Diabetes (Schonung der Bauchspeicheldrüse und Verlängerung der Remissionsphase) und erlaubt das Studium zahlreicher wissenschaftlicher Fragen wechselseitiger Hormonwirkungen (Pfeiffer und Kerner 1981). Die Abb. 10 zeigt die automatische Regulation des Blutzuckers durch ein entsprechendes Gerät (hier des sog. *Biostators* der

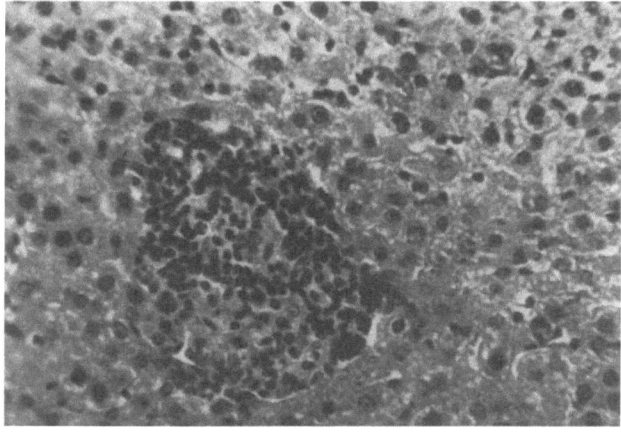

Abb. 13. Allogene Insel 5 Tage nach Transplantation in die Leber. Schwere lymphozytäre Infiltration (akute Abstoßungsreaktion) der Insel. HE, Vergr. 345×

**Tabelle 6.** Übersicht über die bis zum Dezember 1980 in der Welt vorgenommenen Allotransplantationen mit Inseln. Zusammengestellt nach den Angaben von Wolff et al. (1981) und von Sutherland (1981)

| Gewebe | i.m. | s.c. | i.p. | V. portae | Milz |
|---|---|---|---|---|---|
| Adult | 4 | 0 | 5 | 17 | 3 |
| Fetal | 21 | 0 | 0 | 4 | 1 |
| Millipore | 0 | 13 | 0 | 0 | 0 |

Bei 25 Patienten gleichzeitig oder vorzeitig Nierentransplantation

Gesamtzahl: 68 (Stand Dezember 1980)
Längste Überlebenszeit mit transplantierten Inseln: 1 Jahr
April 1981: z. Z. kein Patient mit Transplantatfunktion

Firma Miles). Zukunftsziel ist die Implantation bzw. zuvor das Gerät tragbar zu machen. Den limitierenden Faktor stellt hierbei der Glukosesensor dar, welcher im strömenden Blut die aktuelle Glukosekonzentration messen soll. Alle bisher entwickelten Prototypen haben nur eine Funktionsdauer von maximal 20 Tagen. Die Miniaturisierung der übrigen Geräteteile ist bereits gelungen.

Neben den technologischen Versuchen einer neuen Therapie des Diabetes mellitus steht die Frage an, inwieweit die Pankreas- oder Inseltransplantation zumindest für schwergefährdete Patienten eine verfügbare Behandlungsmethode darstellen wird. Die Verpflanzung einer gesamten Bauchspeicheldrüse, seit 1966 bis 1980 bei 132 Patienten durchgeführt, hat zwar die Empfänger insulinunabhängig gemacht, war jedoch mit zu großen postoperativen oder durch die Immunsuppression bedingten Komplikationen belastet. Nur wenige Transplantatempfänger überlebten ein Jahr (Sutherland 1981). Die Entdeckung, daß Inseln beim Laboratoriumstier durch Kollagenase leicht aus dem exokrinen Gewebe herausgelöst werden können und nach Transplantation heterotop ihre Funktion sofort wieder aufnehmen, hat die Hoffnung erweckt, den großen Eingriff der Pankreastransplantation durch die Verpflanzung des alleinigen endokrinen Anteils

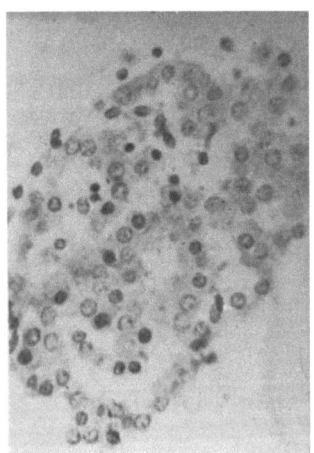 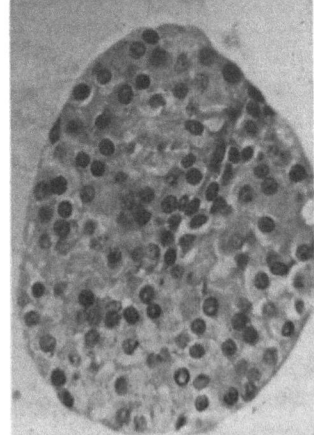

**Abb. 14.** *Links:* kryopräservierte Langerhanssche Insel der Ratte nach 5 Monaten. Aufgelockerter Zellverband, Spaltbildung, Ablösung einzelner Zellen am Inselrand. Einzelne Zellen ohne Kern. HE, Vergr. 510×. *Rechts:* 5 Monate kryopräservierte Insel nach 7tägiger Anschlußkultur. Kompakteres Inselbild, keine Spaltbildung mehr, keine Zellablösung. Nur noch wenige Zellen ohne Kern, bessere Kernanfärbbarkeit. HE, Vergr. 510×

ersetzen zu können. Die experimentellen Studien, zu denen in den letzten 10 Jahren die eigene Arbeitsgruppe beitragen konnte, hat dazu folgende Grundlagen geschaffen: Mit etwa 10–15% der in einem gesunden Pankreas vorhandenen Inseln, d. h. mit einer Zahl von etwa 600–800 läßt sich der experimentell erzeugte Diabetes der Ratte weitgehend kompensieren (Tabelle 3). Spätkomplikationen bleiben bei den Tieren aus oder können sogar in frühen Stadien zurückgebildet werden, was sich besonders deutlich an der diabetischen Glomerulopathie und Tubulopathie zeigen läßt (Abb. 11 und 12). Auch funktionelle Parameter der Nierenleistung normalisieren sich, wie z. B. die Ausscheidung pathologisch erhöhter Nierenenzyme, der Glukosyltransphrase und der Alaninaminopeptidase. Weiterhin sinkt der Spiegel von 7-S-Kollagen und von Laminin, die als Ausdruck der geschädigten Kapillarwand der Glomerula gelten können, nach Transplantation wieder ab (Bretzel et al. 1981). Schließlich lassen sich im Tierexperiment auch die Verhinderung bzw. Rückbildung von Schäden im autonomen Nervensystem bei den Versuchstieren erkennen (Tabelle 4). Alle diese genannten Resultate wurden an Inzuchttieren erhoben. Die menschliche Parallele dazu stellt die Autotransplantation, d. h. die Rückverpflanzung Langerhansscher Inseln dar, bei denen wegen einer chronischen Pankreatitis eine Pankreatektomie durchgeführt wurde. Wie die Gruppe von Najarian in Minneapolis zeigen konnte (Najarian et al. 1977), wird die intraportale Injektion einer Inselsuspension, selbst wenn sie noch Reste von exokrinem Pankreas enthält, ohne Schäden für die Leber vertragen. Die erste erfolgreiche Behandlung dieser Art in Deutschland wurde von der Arbeitsgruppe um Schwemmle in Gießen durchgeführt (Dobroschke et al. 1978). Der entsprechende Patient deckt den größeren Teil seines Insulinbedarfes $2^{1}/_{2}$ Jahre später noch immer mit endogenem Hormon (10–12 Einheiten) und weist einen sehr stabilen milden Diabetes auf. In der Welt sind bis zum Zeitpunkt dieser Übersicht ca. 60 Autotransplantationen durchgeführt worden, wobei etwa die Hälfte der Patienten kein exogenes Insulin benötigt (Tabelle 5).

Obwohl im Tierexperiment die Inseltransplantation bereits im kurativen Sinne eingesetzt werden konnte (Übersicht s. Federlin 1980), steht der baldigen Übertragung dieser Resultate auf die Allotransplantation beim menschlichen Diabetes noch vor folgenden Hindernissen:

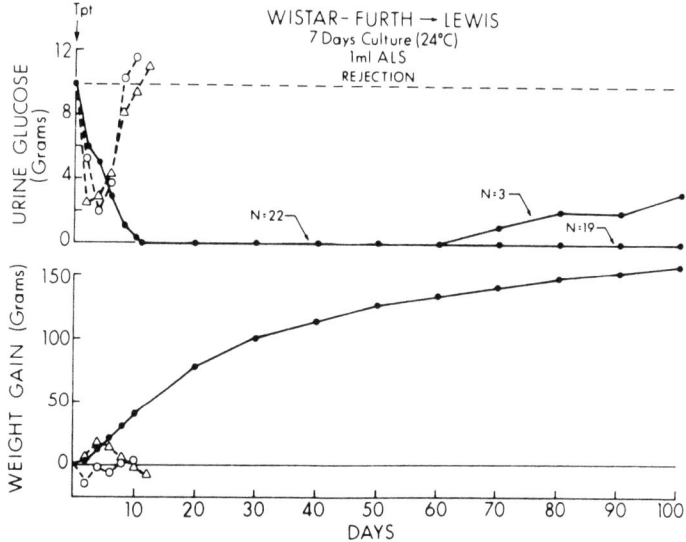

**Abb. 15.** Verlängerung der Überlebenszeit allogener Inseln bei der Ratte durch Vorkultivierung bei 24° C dargestellt an der fehlenden Glukosurie der transplantierten Tiere (*oben*) und am steigenden Gewicht (*unten*). Aus: Lacy et al. 1980

Berliner Klin.Wschr. 29,90 (1892)

## Weitere Mittheilungen über den Diabetes mellitus nach Exstirpation des Pankreas.

Von

Prof. Dr. O. Minkowski.

Nach einem am 18. Dezember 1891 im naturwissenschaftlich-medicinischen Verein zu Strassburg gehaltenen Vortrage.

M. H.! Die in Gemeinschaft mit Herrn Prof. v. Mering begonnenen Untersuchungen über die Folgen der Pankreasexstirpation[1]), über deren Ergebnisse ich Ihnen vor zwei Jahren zu berichten die Ehre hatte, habe ich seitdem noch weiter fortgesetzt, und ich wollte mir nun heute erlauben, ihnen einige fernere Mittheilungen über die mittlerweile gewonnenen Resultate zu machen[2]).

Das wichtigste Ergebniss unserer ersten Untersuchungen — das regelmässige Auftreten eines Diabetes mellitus schwerster Form nach vollständiger Entfernung der Bauchspeicheldrüse bei Hunden — ist inzwischen von verschiedenen Seiten, so namentlich von Lépine und Hédon, bestätigt worden. Wenn einige andere Autoren, wie Rémond, Dominicis, Reale und de Renzi, Bruschini, bei Wiederholung dieser Versuche zu negativen oder inconstanten Resultaten gelangt sind, so kann ich

---

1) S. Archiv für exp. Pathol. und Pharmakol. Bd. XXVI 1889. — Berl. klin. Wochenschr. 1890 Nr. 8.

2) Eine ausführliche Mittheilung dieser Untersuchungen erfolgt demnächst im Archiv für exper. Path. und Pharmakol.

Abb. 16. Original der Mitteilung von Minkowski vor der Berliner Ärzteschaft über die Experimente mit Pankreasexstirpation im Jahre 1892

---

1. Allogene Inseln rufen bereits nach wenigen Tagen eine immunologische Abstoßung hervor (Abb. 13). Die Inseln sind nur ca. 1 Woche lang funktionsfähig. 2. Die Isolierung von Inseln aus dem erwachsenen menschlichen Pankreas ist weit schwieriger als bei Labortieren. Zwar ist die Benutzung fetalen Pankreasgewebes im Prinzip möglich, jedoch stößt sie zur Zeit noch auf juristische und ethische Schwierigkeiten. So gibt es nur wenige kurzfristige erfolgreiche Inselallotransplantationen beim Menschen (Tabelle 6). Die längste Überlebenszeit betrug dabei 1 Jahr. Im April 1981 besaß kein Patient mehr eine Transplantatfunktion nach Inseleinpflanzung. Ursache dafür war zum Teil die zu geringe Zahl der übertragenen Inseln, zum Teil deren hohe Immunogenität. Eine Kalkulation, basierend auf den tierexperimentellen Resultaten, ergibt als notwendige Menge eine Zahl von mindestens 100 000 Inseln. Diese wurde in den bisherigen Transplantationen noch nicht annähernd erreicht.

Aus diesem Grunde ist gegenwärtig erneut die Organtransplantation von Pankreasgewebe in den Vordergrund getreten, und zwar als Segmenttransplantation mit oder ohne Okklusion des Ductus pancreaticus. Meistens wird dabei der lineare Teil der Bauchspeicheldrüse in die Fossa inguinalis verpflanzt. Die Teilpankreatektomie hat es ermöglicht, bei nahen Verwandten eine Teilorganspende vorzunehmen, ohne daß beim Spender ein Diabetes auftritt. Obgleich die Operationstechnik einfacher ist als bei der Verpflanzung einer gesamten Bauchspeicheldrüse, liegt der Anteil der Frühkomplikationen bei 20−40% und die Frühletalität bei 10%. Beide sind damit noch viel zu hoch (Wolf et al. 1981).

Das anzustrebende Ziel bleibt daher weiterhin die Inseltransplantation, welche abgesehen von dem wesentlich kleineren Eingriff auch noch den Vorteil bietet, durch Anlegung einer Inselbank Gewebe aus dem Pankreas verschiedener Spender zu sammeln, um eine ausreichende Zahl bereitzustellen und fernerhin den Zeitpunkt der Transplantation zu bestimmen. Mit Hilfe der Kryopräservation können Inseln über viele Monate tiefgefroren gehalten werden (Bretzel et al. 1981). Dabei bleibt die Fähigkeit zur Insulinsekretion und der Glukosestimulation nach dem Auftauen beinahe zu 100%. Die Insulinbiosynthese fällt zwar zunächst deutlich ab (Schatz 1981), läßt sich aber durch Nachkultivierung mit der bisherigen Technik bereits wieder auf 50% anheben. Die Besserung der Funktion läßt sich auch morphologisch an der Wiedererholung der tiefgefrorenen Inseln im Kulturmedium deutlich erkennen (Abb. 14). Somit bleibt als wesentliche Aufgabe, die Immunogenität der Inseln weiter zu vermindern. Hierzu wurden vor kurzem durch die Arbeitsgruppe von Lacy in St. Louis wesentliche neue Erkenntnisse gewonnen. Die endokrinen Zellen der Inseln selbst scheinen nach seinen Untersuchungen nicht oder nur gering immunogen zu sein, da sie höchstwahrscheinlich keine Transplantationsantigene besitzen. Die Induktion der Abstoßungsreaktion geht vielmehr im wesentlichen von den mit den Inseln übertragenen weißen Blutkörperchen und von den Kapillarendothelien aus. Beide können durch eine Kultur der Inseln bei niedriger Temperatur (24° C) zum Absterben gebracht werden, während das endokrine Gewebe erhalten bleibt. Lacy et al. (1979) konnten auf diese Weise die Überlebenszeit allogener Inseln von wenigen Tagen auf über 100 Tage steigern (Abb. 15). Sollte dieser Weg erfolgreich auch beim Menschen beschritten werden können und die Ausbeute von Inseln aus erwachsenem Pankreas durch neue Isolierungstechniken erhöht werden, so wären in Bälde die Vorteile der Inseltransplantation gegenüber der Sequenttransplantation auch klinisch wieder evident zu machen. Vor 90 Jahren berichtete Minkowski über seine später berühmt gewordenen Tierexperimente zur Bedeutung der Bauchspeicheldrüse für die Entstehung des Diabetes mellitus. Er zeigte bereits, daß die Symptome der Erkrankung durch Verpflanzung von Pankreasstücken im Sinne der Autotransplantation zurückgebildet werden können (Abb. 16). Es erscheint nicht mehr utopisch sich vorzustellen, daß 100 Jahre nach Minkowski die Transplantation von Inselgewebe eine Behandlungsmöglichkeit zumindest für schwere Fälle des Typ I-Diabetes geworden ist.

*Literatur*

Anderson JW, Midgley WR, Wedman B (1981) Fiber and diabetes. Diabetes Care 2: 369–379 – Bretzel RG, Menden A, Richardt M, Gensicke J, Timpl R (1981) Basalmembranfragmente im Serum diabetischer und inseltransplantierter Ratten. Mögliche Marker einer diabetischen Mikroangiopathie. Aktuel Endokrinol 2: 84 – Bretzel RG, Beule B, Federlin K (1981) Function and morphology of adult rat islets after culture and cryopreservation. In: Federlin K, Bretzel RG (eds) Islet isolation, culture and cryopreservation. Thieme, Stuttgart New York, pp 96–104 – Brownlee M, Cerami A (1979) A glucose-controlled insulin-delivery system: Semisynthetic insulin bound to lectin. Science 206: 1190–1191 – Dobroschke J, Schwemmle K, Langhoff G, Laube H, Federlin K (1978) Autotransplantation von Langerhansschen Inseln nach totaler Duodenopankreatektomie bei einem Patienten mit chronischer Pankreatitis. Dtsch Med Wochenschr 103: 1905–1910 – Federlin K (1980) Inselzelltransplantation. Dtsch Med Wochenschr 105: 233–237 – Federlin K, Laube H, Velcovsky HG (1981) Biologic and immunologic in vivo and in vitro studies with biosynthetic human insulin. Diabetes Care 4: 170–179 – Gonnermann B, Schatz H, Schäfer-Spiegel, Bretzel RG, Schneider J, Federlin K (1981) Insulin biosynthesis and release of cryopreserved rat islets. In: Federlin K, Bretzel RG (eds) Islet isolation, culture and cryopreservation. Thieme, Stuttgart New York, pp 161–164 – Kerp L, Steinhilber S, Kasemir H, Henrichs HR, Geiger R (1974) Changes in the immunospecificity of bovine insulin due to splitting off the amino acids $B_1$, $B_2$, and $B_3$. Diabetes 23: 651–656 – Lacy PE, Davie JM, Finke EH (1979) Prolongation of islet allograft survival following in vitro culture (24° C) and a single injection of ALS. Science 204: 312–313 – Laube H, Svedberg J (1981) Untersuchungen zur blutzuckersenkenden Wirkung von Guar bei Diabetes mellitus. Aktuel Endokrinol 2: 102 – Laube H, Fouladfar M, Aubell R, Schmitz H

(1980) Zur Wirkung des Glukosidasehemmers BAY G 5421 (Acarbose) auf das Blutzuckerverhalten bei adipösen Erwachsenendiabetikern. Arzneim Forsch 30: 1154–1157 – Laube H, Velcovsky HG, Federlin K (1981) Semisynthetisches Humaninsulin – vergleichende Untersuchung über Stoffwechseleffekte beim Menschen. Aktuel Endokrinol 2: 102 – Markussen J, Damgaard U, Johansen NL, Jorgensen KH, Sorensen E, Thim L (1981) Charakterisierung des aus Schweineinsulin präparierten Humaninsulins. Aktuel Endokrinol 2: 103 – Minkowski O (1892) Weitere Mittheilungen über den Diabetes mellitus nach Exstirpation des Pankreas. Klin Wochenschr 29: 90–94 – Najarian JS, Sutherland DER, Matas AJ, Steffes MW, Simmonds RL, Goetz FC (1977) Human islet transplantation: a preliminary report. Transplant Proc 9: 233–237 – Pfeiffer EF, Kerner W (1981) The artificial endocrine pancreas: Its impact on the pathophysiology and treatment of diabetes mellitus. Diabetes Care 4: 11–26 – Schatz H s. Gonnermann et al. – Skyler JS, Raptis S (1981) Symposium on Biosynthetic Human Insulin. Diabetes Care 4: 139–143 – Sutherland DER Pers. Mitteilung – Velcovsky HG, Laube H, Federlin K (1981) Semisynthetisches Humaninsulin – Untersuchungen zur Klärung des immunologischen Verhaltens. Aktuel Endokrinol 2: 117 – Wolff H, Lorenz D, Lippert H (1981) Der gegenwärtige Stand der Pankreasinsel-Transplantation. Dtsch Med Wochenschr 106: 506–511

# Diabetische Mikroangiopathie

Standl, E. (III. Med. Abteilung, Krankenhaus München-Schwabing und Forschergruppe Diabetes, München)

## Referat

Lebensqualität und Lebenserwartung von Diabetikern werden ganz entscheidend durch die Folgekrankheiten und Komplikationen des Diabetes mellitus bestimmt, insbesondere auch durch die diabetestypische Mikroangiopathie [1–9]. Man hat in diesem Zusammenhang auch vom zweiten, dem vaskulären Gesicht der Stoffwechselkrankheit Diabetes gesprochen.

Die diabetische Mikroangiopathie ist ein generalisierter Prozeß, der eigentlich kein Kapillargebiet ausspart. Je nach betroffenem Organ aber variiert das äußere Erscheinungsbild. Gemessen an den Folgen sind sozusagen die beiden klinischen Hauptschauplätze – und auf diese soll sich dieses Referat ganz vorwiegend beschränken – die Kapillargebiete der Retina und der Nierenglomeruli, also Auge und Niere. Wichtige Nebenschauplätze, auf denen jedoch die Makroangiopathie im allgemeinen die dominierende Rolle spielt, sind die Füße und das Herz. Weitere Veränderungen können beobachtet werden z. B. im Bereich der Konjunktivalgefäße, der Muskelkapillaren, der vasa vasorum et nervorum oder der Nagelfalzkapillaren.

*Zur Epidemiologie*

Die Morbidität und Mortalität der Diabetiker an der bzw. durch die Mikroangiopathie sind erschreckend. Nach einer an der Joslin-Klinik in den USA erhobenen Statistik [1] führen renovaskuläre Erkrankungen, allen voran die diabetische Glomerulosklerose, bei knapp 10% aller Patienten zum Tod, bei Patienten mit Diabetesbeginn vor dem 20. Lebensjahr sogar in 40% (Tabelle 1). Nicht weniger alarmierend sind die Zahlen hinsichtlich der diabetischen Retinopathie: von 1000 Diabetikern sind 27 blind, 19 davon allein aufgrund einer diabetischen Retinopathie. Eine kürzlich veröffentlichte Studie aus Dänemark [6, 7] besagt, daß jugendliche Diabetiker (Typ I-Diabetiker) im Verlauf von 40 Diabetesjahren zu ca. 30% erblinden oder schwer sehbehindert werden (Tabelle 2).

| Gesamtzahl der Verstorbenen (1960–1968) | 5009 |
|---|---|
| Diabetisches Koma | 1,0% |
| Gefäßkrankheiten, alle | 76,6% |
| kardiovaskulär | 53,2% |
| renovaskulär | 8,9% |
| cerebrovaskulär | 12,0% |
| peripher (Gangrän) | 1,0% |
| Karzinome | 10,8% |
| Infekte | 6,2% |

**Tabelle 1.** Todesursachen von Patienten der Joslin-Klinik (ausgedrückt in Prozent der Verstorbenen)

Eine diabetische Retinopathie ist heutzutage die häufigste Ursache der Erblindung im Erwachsenenalter [3, 4]. Diese Sachverhalte sind zu bedenken, wenn ein Diabetiker die ärztliche Sprechstunde aufsucht. Es genügt nicht, nur die Blutglukose zu kontrollieren; ganz sicher muß die diagnostische und therapeutische Strategie mehr umfassen, um dem mikrovaskulären Syndrom bei Diabetes wirksam zu begegnen.

*Ätiopathogenetischer Hintergrund*

Als Ausgangspunkt aller Überlegungen zur Pathogenese der diabetischen Mikroangiopathie eignet sich besonders die vielfach belegte Tatsache [1–9], daß das Auftreten mikroangiopathischer Veränderungen an der Retina und den Nierenglomeruli deutlich von der Dauer der manifesten diabetischen Stoffwechselstörung abhängig ist, und zwar in allen Altersgruppen (Abb. 1). So gut wie nie wird bei früher Diabetesmanifestation, also in der Regel bei Typ I-Diabetikern mit nicht zu übersehendem Krankheitsbeginn, bei Diagnosestellung des Diabetes auch eine Mikroangiopathie gefunden. Hingegen ist dies bei 10% der älteren und alten Diabetiker (Typ II-Diabetiker) der Fall. Dies dürfte vor allem die vielen „Zufallsdiabetiker" betreffen, deren relativ „symptomarmer" Diabetes z. T. jahrelang unbemerkt bleiben kann und die – eben zufällig – bei einer Routineuntersuchung oder u. U. gar erst beim Ophthalmologen auffallen, den sie wegen einer Sehverschlechterung aufsuchen. Angesichts der engen Beziehung zwischen Diabetesdauer und Mikroangiopathie verwundert es nicht, daß auch der Schweregrad der Mikroangiopathie deutlich von der Dauer des Diabetes abhängt [1–5, 8]. Allerdings ist im Einzelfall der Verlauf der Mikroangiopathie nicht im voraus berechenbar. Nach mehr als 20 Diabetesjahren sind nur noch ca. 10–25% aller Patienten frei von klinisch relevanten mikroangiopathischen Komplikationen an Auge oder Niere [1–5, 8].

Ob manche Patienten trotz jahrzehntelangem Diabetes von einer Mikroangiopathie gänzlich verschont bleiben, könnte aber eine Frage der angewandten Untersuchungs-

| | n | % |
|---|---|---|
| Erblindung | 43 | 16,3 |
| Stark verminderter Visus | 81 | 30,6 |
| Myokardinfarkt | 55 | 20,9 |
| Zerebrovaskuläre Erkrankungen | 25 | 9,5 |
| Amputation/Gangrän | 32 | 12,1 |
| Proteinurie | 101 | 38,3 |
| Eingeschränkte Nierenfunktion | 57 | 21,6 |

**Tabelle 2.** Komplikationen bei juvenilen Diabetikern (n = 264) im Verlauf von 40–50 Diabetesjahren (Zusammenstellung des Steno-Memorial Hospitals)

Zum Zeitpunkt der Erhebung sind noch 40% aller Patienten am Leben

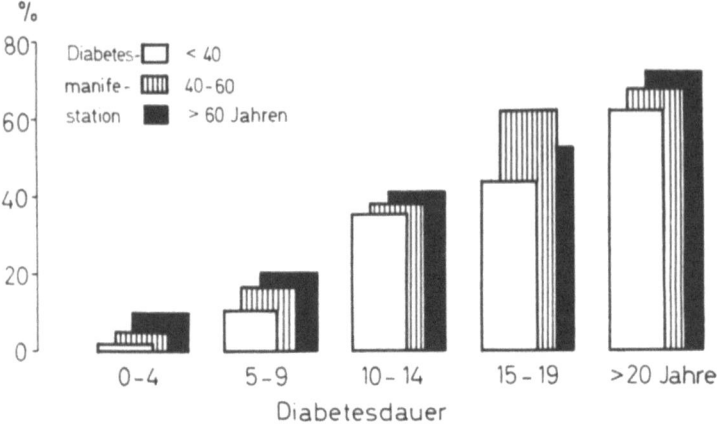

**Abb. 1.** Prävalenz der Retinopathie bei 1786 Diabetikern: Abhängigkeit von Dauer und Manifestationsalter des Diabetes (nach Irmscher)

technik sein. So z. B. weisen auch Langzeitdiabetiker ohne ophthalmoskopisch erkennbare Retinopathie bei einer fluoreszenzangiographischen Untersuchung in ihrer Mehrheit eben doch geringfügige retinale Veränderungen auf. Über analoge Beobachtungen wurde in der Literatur auch bei Nierenbiopsien berichtet, d. h. bei Langzeitdiabetikern mit völlig normaler Nierenfunktion fanden sich histologisch geringe mikroangiopathische Veränderungen [10]. Eine klinische Relevanz ergibt sich aus solchen minimalen Befunden jedoch nicht; so wird auch die Fluoreszenzangiographie in der Regel nicht zur routinemäßigen Kontrolle etwaiger früher retinaler Veränderungen eingesetzt, sondern bleibt für besondere Indikationen speziellen Zentren vorbehalten. Insgesamt aber läßt sich zweifellos feststellen, daß bei einem Teil der Diabetiker die Mikroangiopathie einen wesentlich benigneren Verlauf nehmen kann.

Hängen solche Verlaufsunterschiede von der Qualität der Diabeteseinstellung ab oder sind sie schicksalhaft vorgegeben? Dieses Thema ist bis vor kurzem über Jahrzehnte kontrovers diskutiert worden, da die vielen retrospektiven Studien hierzu, die den Wert der guten Diabeteseinstellung herausstellten, unter statistischen Gesichtspunkten (z. B. nichtkontrollierbare Patientenselektion) angreifbar erschienen [1–4, 9]. Nunmehr aber wurde der positive Effekt einer möglichst guten Stoffwechseleinstellung beim Hintanhalten von mikroangiopathischen Komplikationen anhand von prospektiven, kontrollierten und z. T. randomisierten Verlaufsstudien an Diabetikern in Frankreich und Belgien eigentlich zweifelsfrei in den letzten Jahren unter Beweis gestellt [5, 11, 12]. In der belgischen Studie wurden insgesamt 4 400 Diabetiker bis zu 25 Jahre prospektiv beobachtet. Bemerkenswerterweise führten diese Patienten die Harnzuckerselbstkontrolle so regelmäßig durch, daß deren Ergebnisse ganz entscheidend zur zuverlässigen Beurteilung der langfristigen Diabeteskontrolle herangezogen werden konnten. Bei schlechter Diabeteseinstellung häufte sich mit zunehmender Diabetesdauer die Mikroangiopathie an Auge und Niere ganz eklatant, vor allem auch die schweren Formen. Hingegen blieben dauerhaft gut eingestellte Patienten von Retinopathie und Nephropathie weitgehend verschont. Überdies konnte man aus Tierversuchen an diabetischen Ratten die Erkenntnis gewinnen, daß bei einer völligen Normalisierung des diabetischen Stoffwechsels, was im Tierversuch durch die Transplantation von Langerhansschen Inseln sehr elegant möglich ist, auch bereits bestehende mikroangiopathische Veränderungen z. T. sogar rückbildungsfähig sind [13, 14]. In die gleiche Richtung deuten die – bislang begrenzten – Beobachtungen der letzten Zeit bei Patienten, bei denen eine kombinierte Nieren- und Pankreasschwanztransplantation geglückt und der Diabetes dadurch „verschwunden" ist. Man sollte also annehmen, daß auch bei bereits vorhandener Mikroangiopathie sich eine möglichst optimale Diabeteseinstellung noch auszahlen sollte.

Im Detail bislang nicht geklärt sind die pathobiochemischen Zusammenhänge zwischen diabetischem Stoffwechsel und Mikroangiopathie. Im wesentlichen werden folgende, z. T. recht gut belegbare hypothetische Vorstellungen diskutiert:
1. gesteigerter nichtenzymatischer Glukoseeinbau in Proteine, z. B. Hämoglobin, Albumin, Erythrozytenmembran, Basalmembran, Augenlinse,
2. vermehrte intrazelluläre Sorbitbildung (Gehirn, Schwannsche Zellen, Perizyten, Augenlinse),
3. gestörte Sauerstofftransportfunktion der Erythrozyten,
4. Veränderungen der Hämorheologie und Hämostase,
5. Exzeß von Hormonen (z. B. Wachstumshormon).

Die gesteigerte Glykosylierung von Proteinen bei Diabetikern in Abhängigkeit von den Blutglukosespiegeln ist eine nicht mehr bestreitbare Tatsache [15]. Für das Hämoglobin $A_{Ic}$ und die Augenlinse ist damit verbunden eine Funktionsänderung nachgewiesen worden, nämlich eine herabgesetzte Sauerstofftransportfunktion des Hämoglobins bzw. eine Trübung der Augenlinse [15, 16]. Ob stärker glykosylierte Basalmembran oder Proteine der Erythrozytenmembran ebenfalls veränderte funktionelle Merkmale aufwiesen, ist bisher nicht bekannt. Die Sauerstofftransportfunktion der Erythrozyten kann ferner noch durch transiente Erniedrigungen der erythrozytären 2,3-Diphoshoglyzeratkonzentration gemindert sein [17].

Die vermehrte intrazelluläre Sorbitbildung führt zu einer osmotischen Schwellung dieser Zellen, da Sorbit die Zellmembran nicht permeieren kann. Man vermutet, daß der bei Diabetikern beobachtete Untergang der Schwannschen Zellen des peripheren Nervensystems sowie der Perizyten in den Kapillaren auf solchen osmotischen Phänomenen beruht [18].

Einflüsse auf die Hämostase wurden in letzter Zeit besonders intensiv untersucht [19-26]. Nicht nur, daß die Thrombozytenaggregation in vitro gesteigert ist, sondern auch in vivo konnte ein vermehrter Umsatz der Blutplättchen bei Diabetikern (auch bei frisch manifestierten und ohne erkennbaren Gefäßkomplikationen) aufgezeigt werden. Dieser Nachweis konnte anhand der nunmehr möglich gewordenen Messung von $\beta$-Thromboglobulin und Plättchenfaktor 4 geführt werden, die beide während der sogenannten Releasephase der Plättchenaggregation freigesetzt werden, sowie anhand einer verkürzten Thrombozytenüberlebenszeit. Gleichzeitig ist das antagonistische Prinzip der Plättchenaggregation, die Prostazyklinbildung der Gefäßwand, insbesondere bei schlechter Diabeteseinstellung deutlich erniedrigt [23, 25]. Hinsichtlich rheologischer Parameter wurden Erhöhungen sowohl der Plasmaviskosität als auch der Viskoelastizität der Erythrozyten beobachtet, was wohl mit einer herabgesetzten Fließfähigkeit des Bluts in der Mikrozirkulation einhergeht [27, 28].

Um den Effekt überschießender Spiegel von Wachstumshormonen und anderer Hormone ist es derzeit etwas ruhiger geworden [29].

Neben dem Diabetes per se gibt es aber auch noch „diabetesunabhängige" Faktoren, die den Verlauf der diabetischen Mikroangiopathie entscheidend verschlimmern können und die erst in den letzten Jahren aufgrund epidemiologischer Studien erkannt wurden [30, 31]. Rauchen ist ebenso wie eine Hypertonie ein zusätzlicher Risikofaktor, und zwar sowohl was die Häufigkeit der Mikroangiopathie überhaupt anbelangt als auch das Auftreten schwererer Formen. Vermutlich existieren noch weitere Faktoren, die für die Pathogenese der diabetischen Mikroangiopathie bedeutsam sind. So lassen neueste Studien von erblich festgelegten Merkmalen (z. B. von HLA-Antigenen oder der Flushreaktion unter Chlorpropamid-Alkoholapplikation) womöglich auch eine gewisse genetische Disposition für oder gegen die Entstehung von schweren Retinopathieformen erkennen [32, 33]. Aber auch in diesem Zusammenhang geht es um ein „Mehr" oder „Weniger" an Mikroangiopathie und nicht um ein „Entweder − Oder"; wenn der

Stoffwechsel lange genug ungenügend kompensiert ist, muß in jedem Fall mit dem Auftreten einer Retinopathie gerechnet werden.

Die pathobiologische und -morphologische Entwicklung der diabetischen Mikroangiopathie skizziert sich nach gegenwärtigem Kenntnisstand wie folgt: Zunächst imponiert ein fast selektiver Verlust der Perizyten, die neben Endothelzellen und Basalmembran am Aufbau der Kapillaren beteiligt sind. Möglicherweise dadurch kommt es zu einem Tonusverlust der Kapillaren, vor allem im venösen Schenkel, jedenfalls ist die Kapillarpermeabilität für Albumin und Globuline (infolge Öffnens der tight junctions) stark erhöht, ein relativ frühes Symptom bei Retinopathie und Glomerulosklerose [10, 34, 35]. Um die Kapillaren herum häufen sich Proteine an; die Basalmembran wird langsamer abgebaut, sie verdickt, Kapillarverschlüsse — womöglich im Zusammenhang mit der gestörten Hämostase und -rheologie — treten hinzu mit konsekutiver Hypoxie und Zerstörung von Gewebe. Die Bildung von Mikroaneurysmem wird z. T. als Antwort auf hypoxische Reize aufgefaßt, permanente ausgeprägte Gewebshypoxien stimulieren vermutlich Gefäß- und Bindegewebsproliferationen mit der Gefahr der Glaskörperblutung und Netzhautablösung [3, 4].

*Verlauf und Diagnostik*

Das klinische Bild der diabetischen Retinopathie kann mit Hilfe des Ophthalmoskops verhältnismäßig einfach beobachtet werden. Anfänglich imponieren oft eine ausgeprägte venöse Blutfülle, kapilläre Schlängelungen treten auf, und es bilden sich vereinzelte Mikroaneurysmen. Fluoreszenzangiografisch können schon vor diesem Zeitpunkt Gebiete von kapillarer Nichtperfusion aufgespürt werden; Farbstoffaustritt ins Augeninnere zeigt an, daß die normale Struktur der Gefäßwand bereits gestört ist. Solange nur wenige Mikroaneurysmem vorhanden sind, spricht man von einem Retinopathiestadium I. Gesellen sich retinale Blutungen sowie Exsudate — harte und weiche — als Ausdruck größerer nicht mehr perfundierter degenerierter Areale hinzu, ist das Stadium II erreicht. Subjektiv bemerken auch dann noch viele Patienten keine Sehverschlechterung, gleichwohl sind u. U. bereits weitreichende therapeutische Konsequenzen wie Laser- oder Lichtkoagulation vonnöten. Das Stadium III ist durch intravitreale Gefäßproliferationen charakterisiert, die z. T. sogenannte Wundernetze bilden, sowie durch bindegewebige Sprossungen. Den Endzustand der diabetischen Retinopathie mit Erblindung kennzeichnen massive Glaskörperblutungen oder eine Ablatio retinae, ferner kann sich ein hämorrhagisches Glaukom einstellen, das dem Patienten starke Schmerzen bereitet. Glücklicherweise muß nicht jeder Patient das gesamte Spektrum der diabetischen Retinopathie erleiden, auch bei ungenügender Stoffwechselführung entstehen nur bei etwa 20% schwerwiegendere Formen von Augenhintergrundsveränderungen, die zur Erblindung führen können [3, 4].

Bei der diabetischen Glomerulosklerose sind eine diffuse, eine noduläre und eine exsudative Form zu unterscheiden. Diffuse und noduläre Form können gemeinsam vorkommen, praktisch ausschließlich charakteristisch für Diabetes ist nur die noduläre Kimmelstiel-Wilson-Form. Häufig genug bestehen gleichzeitig noch eine pyelonephritische Komponente sowie arteriosklerotische Veränderungen, so daß oft unscharf von diabetischer Nephropathie gesprochen wird. Klinisch wichtig ist, daß die Retinopathie in ihrem Schweregrad der Glomerulosklerose fast immer vorauseilt und ausgeprägtere Nierenfunktionsstörungen bei Patienten ohne gleichzeitige schwerere Retinopathie wahrscheinlich nicht auf eine Glomerulosklerose, vor allem nicht auf die noduläre Form, zurückzuführen sind, sondern auf andere Ursachen, z. B. eine Pyelonephritis oder auch Glomerulonephritis. Unbemerkt ablaufende Pyelonephritiden sind insbesondere bei Diabetikerinnen verbreitet und scheinen ihrerseits das raschere Fortschreiten der Glomerulosklerose zu begünstigen.

Das beherrschende Symptom der diabetischen Nephropathie besteht zunächst in einer Proteinurie, die anfänglich nur unter körperlicher Belastung erkennbar sein kann, dann aber bald auf 4–6 g im 24-Std-Harn ansteigt. Innerhalb weniger Jahre können sich massive Ödeme entwickeln. Relativ spät erst steigen die harnpflichtigen Substanzen im Blut an. Allerdings geht das Stadium der Azotämie meist recht rasch in die terminale Niereninsuffizienz über, so daß Maßnahmen wie Dialyse oder gar eine Nierentransplantation früher als bei Nichtdiabetikern geplant werden müssen [1, 2].

Aus der bisherigen Darstellung wird klar, wie variabel und anfänglich vom Patienten unbemerkt die diabetische Retinopathie und Glomerulosklerose ablaufen können und wie viele Faktoren darauf Einfluß haben. Will man mit den heute zur Verfügung stehenden begrenzten therapeutischen Möglichkeiten nicht zu spät kommen, wird man gut daran tun – neben der fortwährenden Überwachung des Stoffwechsels – eine diagnostische Strategie zur Früherfassung von beginnenden mikroangiopathischen Komplikationen zu verfolgen [36]. Bei jedem Diabetiker, auch bei Kindern, sollte von Anfang an einmal jährlich der Augenhintergrund vom Ophthalmologen untersucht, nach mehr als 10jähriger Diabetesdauer oder bei beginnenden Veränderungen in halb- bis vierteljährlichen Abständen, und der Harnstatus sowie Harnstoff bzw. Kreatinin im Serum überprüft werden. Ferner gehört zu dieser Art Vorsorgeprogramm das Messen des Blutdrucks und die Fortschreibung der Raucheranamnese. Bei pathologischen Befunden muß gegebenenfalls natürlich eine weitere einschlägige Diagnostik betrieben werden.

*Therapeutische Möglichkeiten*

Die Behandlung diabetischer Folgekrankheiten ist oftmals nicht ein ausschließlich metabolisch – internistisches Problem, sondern kann das Zusammenwirken von Ärzten verschiedenster Fachrichtungen erforderlich machen, im vorliegenden Zusammenhang von Ophthalmologen, Nephrologen, Chirurgen und eventuell sogar Neurochirurgen. Gleichwohl kommt auch und gerade angesichts vorhandener mikroangiopathischer Komplikationen einer bestmöglichen Diabeteseinstellung überragende Bedeutung zu, so daß der diabetologisch geschulte Arzt auch bei der Behandlung von Diabetikern mit Retinopathie oder Glomerulosklerose eine leitende Funktion einnehmen sollte.

Medikamente zur Behandlung der Retinopathie haben sich bisher nicht als unumstritten wirksam erwiesen. In den USA wird in einer groß angelegten Verbundstudie Azetylsalizylsäure geprüft – angesichts seiner Effekte auf die Thrombozytenfunktion –, wobei allerdings unerwünschterweise auch die Neigung zu Glaskörperblutungen verstärkt werden könnte. Ähnlich muß auch Ca-Dobesilat, das in Deutschland verbreitet eingesetzt wird und das neben seiner die Kapillarpermeabilität verringernden Wirkung auch die Thrombozytenfunktion und die Plasmaviskosität beeinflussen soll [37, 38], seine klinische Wirksamkeit im statistischen Sinn erst noch erweisen, auch wenn immer wieder über positive Einzelbeobachtungen berichtet wird.

Keinesfalls dürfen medikamentöse Versuche die rechtzeitige Durchführung der Laser- und Lichtkoagulation verzögern, die heute als die Therapie der Wahl anzusehen ist und die in Händen von darin erfahrenen Ophthalmologen die Prognose der diabetischen Retinopathie deutlich verbessert hat [39, 40]. Allerdings kann nicht in allen Fällen eine Erblindung verhindert werden. Diese Behandlung wird in der Regel von den Patienten gut toleriert und kann meist unter ambulanten Bedingungen durchgeführt werden. Nach den derzeitigen Erfahrungen scheinen die besten Resultate bei Patienten mit einer Retinopathie im Übergang vom Stadium II zum Stadium III erzielt zu werden. Der folgenreiche Eingriff einer Hypophysektomie ist heute – wenn überhaupt – nur in ganz wenigen Einzelfällen mit besonders maligner und rasch fortschreitender proliferativer Retinopathie angebracht, weil in dieser besonderen Situation die Hypophysektomie nach wie vor noch die besten Aussichten in bezug auf die Erhaltung der Sehkraft eröffnet. Beim hämorrhagischen Glaukom können therapierefraktäre starke Schmerzen u. U. die Enukleation des Auges erforderlich machen. Bei erblindeten vollgebluteten Augen kann neuerdings auch eine sogenannte Vitrektomie in Frage kommen. Dabei wird über eine Kanüle der hämorrhagische Glaskörper mit dem proliferativen Gewebe abgesaugt und durch eine klare Flüssigkeit ersetzt. Mit diesem Verfahren kann in etwa 50% der Fälle der Visus beträchtlich verbessert werden [41].

Die therapeutischen Möglichkeiten bei der diabetischen Glomerulosklerose sind eher geringer als bei der diabetischen Retinopathie. Wichtig ist vor allem die Erkennung einer eventuell gleichzeitig vorhandenen Pyelonephritis, deren frühzeitige und konsequente Behandlung der Entwicklung einer Niereninsuffizienz effektvoll entgegenwirken kann. Niereninsuffiziente Diabetiker sind analog zu nicht diabetischen Patienten mit den üblichen diätetischen (z. B. Kartoffel-Ei-Diät) und medikamentösen Verordnungen zu therapieren. Diabetiker können durchaus hämodialysiert werden, allerdings sind Shunt-Probleme oder Glaskörperblutungen mit nachfolgender Erblindung häufig. Deshalb wurde das in den letzten Jahren entwickelte Prinzip der ambulanten Dauerperitonealdialyse an verschiedenen Kliniken bevorzugt bei Diabetikern eingesetzt, weil dabei kein Shunt benötigt wird und eine Heparinisierung entfällt. Die bisherigen Erfahrungen sind ermutigend, insbesondere was die geringe Komplikationsrate von seiten der Retinopathie anbelangt. Seit einigen Jahren liegen auch eine ganze Reihe von Berichten über Nierentransplantationen bei Diabetikern vor. Die Indikation dazu sollte in jedem Fall nach strengen Kriterien gestellt werden, d. h. wenn die Niereninsuffizienz den übrigen Spätschäden, einschließlich Retinoneuropathie, weit vorausgeeilt ist. Trotz aller Komplikationen in der postoperativen Phase sind die Aussichten gar nicht so schlecht. Sehr viele Patienten können durch die Transplantation wieder weitgehend rehabilitiert und sogar z. T. ins Berufsleben eingegliedert werden [42].

Insgesamt ist evident, daß auch 60 Jahre nach der Entdeckung des Insulins die diabetische Mikroangiopathie nach wie vor eine große Herausforderung in der Medizin darstellt. Als die gegenwärtig schärfsten Waffen in diesem noch lange nicht gewonnenen Kampf sind einzuschätzen: bestmögliche Diabeteseinstellung, Elimination der zusätzlichen Risikofaktoren Rauchen und Hypertonie, vorsorgliche Untersuchungen, rechtzeitige Lichtkoagulation bzw. konsequente Behandlung von Harnwegsinfekten. Es muß befürchtet werden, daß nur die Realisierung von heute noch z. T. utopisch anmutenden Projekten, wie Implantation einer künstlichen B-Zelle oder Transplantation von Langerhansschen Inseln beim Menschen, über eine permanente Verbesserung der Diabeteseinstellung hier einen wirklich entscheidenden Durchbruch bringen kann.

*Literatur*

1. Marble A, White P, Bradley RF, Krall LP (1971) Joslin's diabetes mellitus, 11. edn. Lea & Febiger, Philadelphia − 2. Mehnert H, Schöffling K (1974) Diabetologie in Klinik und Praxis. Thieme, Stuttgart − 3. Blankenship GW, Skyler JS (1978) Diabetic retinopathy: a general survey. Diabetes Care 1: 127 − 4. Palmberg PF (1977) Diabetic retinopathy. Diabetes 26: 703 − 5. Pirart J (1978) Diabetes mellitus and its degenerative complications: A prospective study of 4,400 patients observed between 1947 and 1973. Diabetes Care 1: 168, 252 − 6. Deckert T, Poulsen JE, Larsen M (1978) Prognosis of diabetics with diabetes onset before the age of thirtyone. I. Survival, causes of death, and complications. Diabetologia 14: 363 − 7. Deckert T, Poulsen JE, Larsen M (1978) Prognosis of diabetics with diabetes onset before the age of thirtyone. II. Factors influencing the prognosis. Diabetologia 14: 371 − 8. Lestradet H, Papoz L, Hellouin de Menibus C, Levavasseur F, Besse J, Billaud L, Battistelli F, Tric P, Lestradet F (1981) Longterm study of mortality and vascular complications in juvenile-onset (type I) diabetics. Diabetes 30: 175 − 9. Standl E (1978) Diabetische Mikroangiopathie: Neuere Konzepte zur Pathogenese. Dtsch Med Wochenschr 103: 841 − 10. Mogensen CE, Østerby R, Gundersen HJG (1979) Early functional and morphologic vascular renal consequences of the diabetic state. Diabetologia 17: 71 − 11. Job D,

Eschwege E, Guyout-Argenton C, Aubry JP, Tchobroutsky G (1976) Effect of multiple daily insulin injections on the course of diabetic retinopathy. Diabetes 25: 463 – 12. Eschwege E, Job D, Guyout-Argenton C, Aubry JP, Tchobroutsky G (1979) Delayed progression of diabetic retinopathie by divided insulin administration: A further folow-up. Diabetologia 16: 13 – 13. Mauer SM, Steffes MW, Sutherland DER, Najarian JS, Michael AF, Brown DM (1975) Studies of the rate of regression of the glomerular lesions in diabetic rats treated with pancreatic islet transplantation. Diabetes 24: 280 – 14. Federlin K, Bretzel R, Slijepcevic M, Schäfer B, Helmke K (1976) Experimentelle diabetische Glomerulopathie der Ratte und der Einfluß von Inseltransplantaten. II. Kongreß der Deutschen Diabetesgesellschaft, Braunlage – 15. Gabbay KH (1976) Glycosylated hemoglobin and diabetic control. N Engl J Med 295: 443 (editorial) – 16. Stevens VJ, Rouzer CA, Monnier VM, Cerami A (1978) Glycosylation of lens crystallins in diabetic cataractogenesis. Diabetes [Suppl 2] 27: 434 – 17. Ditzel JE, Standl E (1975) The problem of tissue oxygenation in diabetes mellitus. I. Its relation to the early functional changes in the microcirculation of diabetic subjects. Acta Med Scand [Suppl] 578: 49 – 18. Heath H, Hamlet YC (1976) The sorbitol pathway: Effect of Streptozotocin induced diabetes and the feeding of a sucrose-rich diet on glucose, sorbitol and fructose in the retina, blood and liver of rats. Diabetologia 12: 43 – 19. Colwell JA, Halushka PV, Sarji KE, Sagel J (1978) Platelet function and diabetes mellitus. Med Clin North Am 62: 753 – 20. Coller BS, Frank RN, Milton RC, Gralnick HR (1978) Plasma cofactors of platelet function: Correlation with diabetic retinopathy and hemoglobins $A_{Ia-c}$. Studies in diabetic patients and normal persons. Ann Intern Med 88: 311 – 21. Colwell JA, Sagel J, Crook L, Chambers A, Laimins M (1977) Correlation of platelet aggregation, plasma factor activity, and megathrombocytes in diabetic subjects with and without vascular disease. Metabolism 26: 279 – 22. Janka HU, Standl E (1979) Effects of Prostacyclin ($PGI_2$) on cAMP content in platelets of diabetic patients with microangiopathy. Eur J Clin Invest 9: 17 (Abstr) – 23. Silberbauer K, Schernthaner G, Sinzinger H, Winter M, Piza-Katzer H (1979) Juveniler Diabetes mellitus: Verminderte Prostacyclin ($PGI_2$)-Synthese in der Gefäßwand. Vasa 8: 213 – 24. Preston FE, Ward JD, Marcola BH, Porter NP, Timperley WR, O'Malley BC (1978) Elevated $\beta$-thromboglobulin levels and circulating platelet aggregates in diabetic microangiopathy. Lancet 1: 238 – 25. Johnson M, Harrison HE, Raftery AT, Elder JB (1979) Vascular prostacyclin may be reduced in diabetes in man. Lancet 1: 325 – 26. Porta M, Hilgard P, Kohner EM (1980) Platelet shape change abnormalities in diabetic retinopathy. Diabetologia 18: 217 – 27. Schmid-Schönbein H, Volger E (1976) Red-cell aggregation and red-cell deformability in diabetes. Diabetes [Suppl 2] 25: 897 – 28. McMillan DE, Utterback NG, La Puma J (1978) Reduced erythrocyte deformability in diabetes. Diabetes 27: 895 – 29. Lundbaek K (1976) Growth hormone's role in diabetic microangiopathy. Diabetes [Suppl 2] 25: 845 – 30. West KM, Erdreich LJ, Stober JA (1980) A detailed study of risk factors for retinopathy and nephropathy in diabetes. Diabetes 29: 501 – 31. Paetkau ME, Boyd TAS, Winship B, Grace M (1977) Cigarette smoking and diabetic retinopathy. Diabetes 26: 46 – 32. Standl E, Dexel T, Lander T, Albert ED, Scholz S (1980) HLA-antigens and diabetic retinopathy: a different view warranted. Diabetologia 18: 79 – 33. Barbosa J (1979) The search for genetic markers of diabetes. Diabetes Care 2: 388 – 34. Viberti GC, Jarrett RJ, McArtney M, Keen H (1978) Increased glomerular permeability to albumin induced by exercise in diabetic subjects. Diabetologia 14: 293 – 35. Cunha-Vaz JG, Fonseca JR, Abreu JF, Ruas MA (1979) Detection of early retinal changes by vitreous fluorophotometry. Diabetes 28: 16 – 36. Mehnert H, Standl E (1979) Ärztlicher Rat für Diabetiker, II. Aufl. Thieme, Stuttgart – 37. Barras J-P (1979) Plasma-Rheologie. 2. Gemeinsame Jahrestagung der angiologischen Gesellschaften Deutschlands, Österreichs und der Schweiz, Düsseldorf – 38. Beyer J, Meißner KO, Happ J, Cordes U (1980) Wirkung von Calciumdobesilat auf die Permeation von Plasmaproteinen beim Diabetiker. Dtsch Med Wochenschr 105: 1604 – 39. The Diabetic Retinopathy Study Research Group (1978) Photocoagulation treatment of proliferative diabetic retinopathy: the 2nd report of diabetic retinopathy study findings. Trans Am Acad Ophthalmol Otolaryngol 85: 82 – 40. Koerner F, Fries K, Niesel P, Dubied P (1978) Zur Interpretation der retinalen Kreislaufzeiten bei der diabetischen Retinopathie vor und nach Photokoagulation. Klin Monatsbl Augenheilkd 172: 440 – 41. Klöti R (1979) Vitrectomy in diabetic retinopathy and long term results. International Congress Series 500, Diabetes 1979. Excerpta Medica, Amsterdam Oxford Princeton, p 795 – 42. Becker L, Haymond M, Goetz FC, Willmert J (1977) Rehabilitation states: 175 diabetic kidney transplant recipient. Diabetes 26: 25A

# Makroangiopathie bei Diabetes mellitus

Bibergeil, H. (Zentralinstitut für Diabetes, Karlsburg)

**Referat**

Den Diabetes mellitus und die Makroangiopathie betreffend fühlt man sich nicht selten in einer zwiespältigen Lage: Die Mehrzahl der Diabetiker, ebenso wie die ihrer Ärzte, hat außerordentlich häufig mit den Folgen der Makroangiopathie und der Crux medicorum ihrer Behandlung zu tun. Es handelt sich dabei jedoch – ganz im Gegensatz zur Retinopathie, Nephropathie, also Mikroangiopathie – um keine spezifische, dem Syndrom „Diabetes mellitus" inhärente „Komplikation" im engeren Sinne. Es handelt sich vielmehr um eine, allerdings bestimmte Besonderheiten aufweisende, Arteriosklerose *bei* Diabetes mellitus.

Ich möchte auf die wichtigsten Organmanifestationen sowie deren Häufigkeit und Prognose, vor allem aber die derzeitigen Kenntnisse von der Ätiopathogenese und die therapeutischen bzw. präventiven Einflußmöglichkeiten auf diese an sich häufigsten „Komplikationen" des Zuckerkranken eingehen.

Sie wissen, daß die kardialen (Koronarsklerose, Myokardinfarkt), die zerebralen (Zerebralsklerose, Apoplexie) und die peripheren (arterielle Durchblutungsstörungen, Gangrän) *Organmanifestationen* im Mittelpunkt der Makroangiopathie des Diabetikers stehen. Zur sog. „Kardio- (oder Kardiomyo-)pathie" soll an späterer Stelle, wenn auch kurz, gesondert Stellung genommen werden.

Aus der Vielzahl *epidemiologischer* Daten sollen zwei neuere, nämlich die sog. Framingham-Studie [1] und die WHO-Multinational-Studie [2, 3] herausgegriffen werden (Abb. 1). Ähnliche Resultate haben sich aus der Tecumseh-Studie und der Bedford-Studie ergeben.

Bei der Framingham-Studie (li.) wurde prospektiv über 20 Jahre die mittlere jährliche Inzidenzrate an arteriosklerotischen Gefäßaffektionen bei Diabetikern ermittelt: Sie lag, hier zunächst die männlichen Personen betreffend, insgesamt bei ca. 40‰ [1], darunter fast die Hälfte Todesfälle [2]. Unter den Organmanifestationen stand das Herz [3, 4] mit

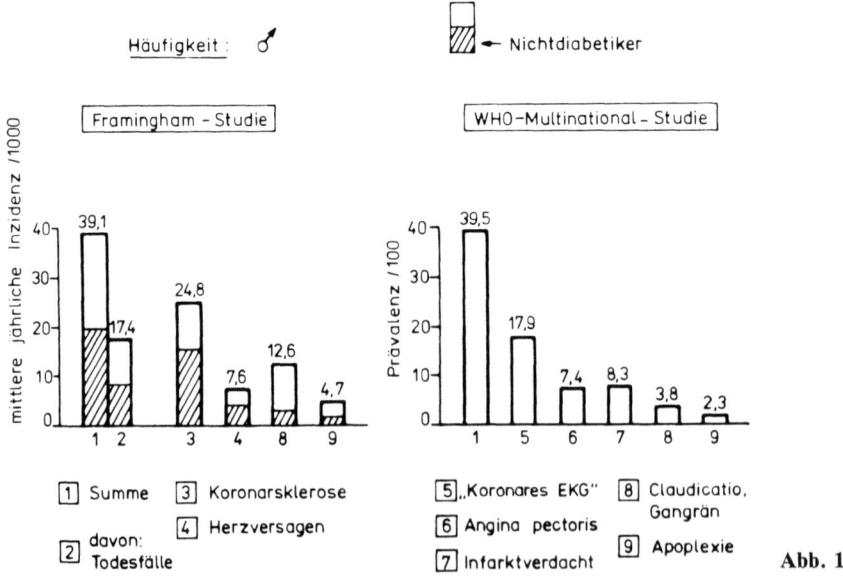

Abb. 1

über 30‰ an erster Stelle; es folgten mit ca. 13‰ die peripheren [8] und an letzter Stelle mit ca. 5‰ die zerebralen [9] Manifestationen. Sie sehen, daß Diabetiker (die gesamten Säulen) im Schnitt etwa doppelt so häufig an den genannten Lokalisationen der Arteriosklerose erkranken als Nichtdiabetiker (die schraffierten Säulenanteile).

Die unter Beteiligung von 14 Ländern auf vier Erdteilen durchgeführten WHO-Multinational-Studie (re.) umfaßte insgesamt 6 695 zuckerkranke Personen. Es wurde die Prävalenz ermittelt; Sie lag, wiederum zunächst die Männer betreffend, insgesamt bei nahezu 40% [1], und betraf gleichfalls an erster Stelle mit ca. 33% [5–7] das Herz, mit ca. 4% [8] die peripheren arteriellen Gefäße und mit ca. 2% [9] das Zerebrum.

Sehr ähnliche Ergebnisse (Abb. 2) stellen sich für das weibliche Geschlecht dar (die jeweils in Klammern gesetzten Zahlen beziehen sich, noch einmal zum Vergleich, auf die für die Männer ermittelten Daten der vorigen Abbildung). Die Prävalenz (re.) betreffend zeigt sich eigentlich nur, daß die Claudicatio bzw. Gangrän bei Frauen seltener vorkommt als bei Männern.

Der fehlende Geschlechtsunterschied in der Häufigkeitsverteilung arteriosklerotischer Gefäßmanifestationen bei Diabetikern (ganz im Gegensatz zu Nichtdiabetikern, wo das männliche Geschlecht überwiegt) ist bekanntlich eine der klinisch-epidemiologischen Besonderheiten der diabetischen Makroangiopathie; weitere erstrecken sich auf das relativ junge Manifestationsalter und den oft malignen Verlauf der Arteriosklerose und ihrer Auswirkungen bei Diabetikern.

Dies und damit die *Prognose* betreffend sind an dieser Stelle ein paar Zahlen am Platze (Abb. 3). Die Gesamtsituation wird schlaglichtartig durch die summarischen Angaben des WHO-Experten-Komitees beleuchtet, die sich allerdings auf die sog. Komplikationen des Diabetes mellitus insgesamt und nicht nur auf die Makroangiopathie beziehen. Ohne Einzelheiten diskutieren zu können sei gesagt, daß natürlich die Lebenserwartung des juvenil manifestierten Diabetes maßgeblich von dem Faktor Mikroangiopathie (vor allem Nephropathie) bestimmt wird.

Die Todesursachenstatistik der Joslin-Klinik [4] muß insofern mit Einschränkung interpretiert werden, als es sich um ein ausgewähltes, nämlich klinisches Krankengut handelt. An der gesamten Diabetikerpopulation des Bezirkes Erfurt (1 694 Probanden) fand Panzram (1977) [5] innerhalb eines 11-Jahreszeitraumes in 60% vaskuläre Todesursachen, und zwar als Folge einer – häufig bereits vor oder gleichzeitig mit der Diabetogenese ablaufenden – Arteriosklerose. Der Diabetes wurde, bezogen auf den

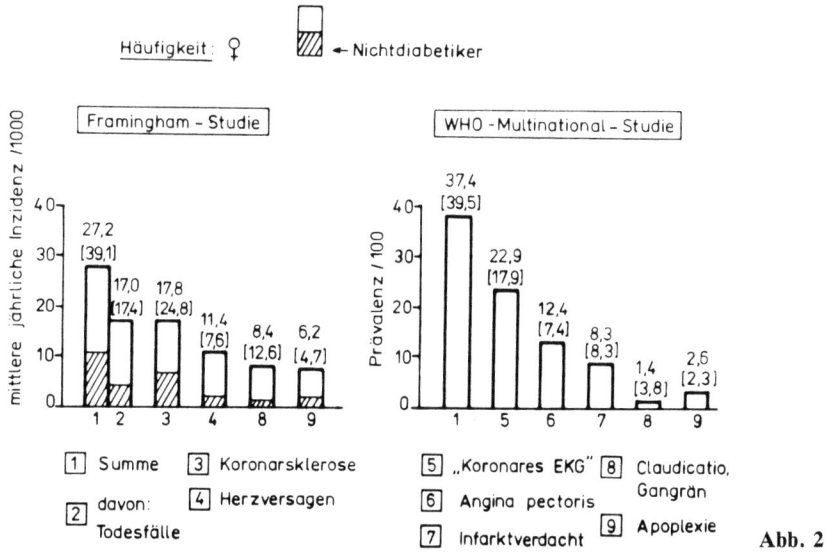

Abb. 2

## Prognose

**WHO-Experten-Komitee (1980)**

- Lebenserwartung:
  bei kindl./juv. Diabetes = 50 % der Norm
  bei Erwachsenen-Diabetes = 70 % der Norm

- Invalidität: 2-3 mal häufiger als bei Nichtdiabetikern

- Erblindung: 10 mal häufiger als bei Nichtdiabetikern

- Gangrän: 20-30 mal häufiger als bei Nichtdiabetikern

**Statistik der Joslin-Klinik (USA)(1971)**

Todesursachen

- Gefäßleiden = 76 %

  davon:

- kardial = 52 %
- zerebrovaskulär = 12 %
- renal = 9 %
- andere große Gefäße, einschl. Gangrän = 3 %
- Koma = 1 %

Abb. 3

Zeitpunkt seiner Feststellung (nicht unbedingt gleichzusetzen mit dem Manifestationsalter) im Mittel um 6,5 Jahre überlebt.

Es ist bemerkenswert, daß laut WHO-Report in den USA der Diabetes mellitus an vierter Stelle aller Todesursachen steht. Dabei spielt eine Rolle, daß der Myokardinfarkt bei Diabetikern doppelt so oft tödlich verläuft wie bei Nichtdiabetikern.

Kommt man der Deutung der im Vergleich zum Nichtdiabetiker sowohl größeren Morbidität als auch Malignität und Mortalität der Arteriosklerose des Diabetikers näher, wenn man die Kenntnisse von ihrer *Ätiopathogenese* betrachtet? Ein ausführlicher Überblick wurde kürzlich von Ganda [6] veröffentlicht (Abb. 4).

Um es vorweg zu sagen: Wir wissen vieles noch nicht. Da von der Arteriosklerose die Rede ist, gilt dies zuerst für den Kenntnisstand von der Ätiopathogenese der Arteriosklerose überhaupt, in deren Rahmen der Diabetes mellitus und seine Makroangiopathie nur einen speziellen Fall darstellen. Die Ätiopathogenese der Arteriosklerose wird auf diesem Kongreß an anderer Stelle aus berufenem Munde dargestellt werden.

Gestatten Sie mir, mich auf die Frage zu konzentrieren: Welche Faktoren und Besonderheiten sind für die Ätiopathogenese der Arteriosklerose *bei Diabetikern* relevant?

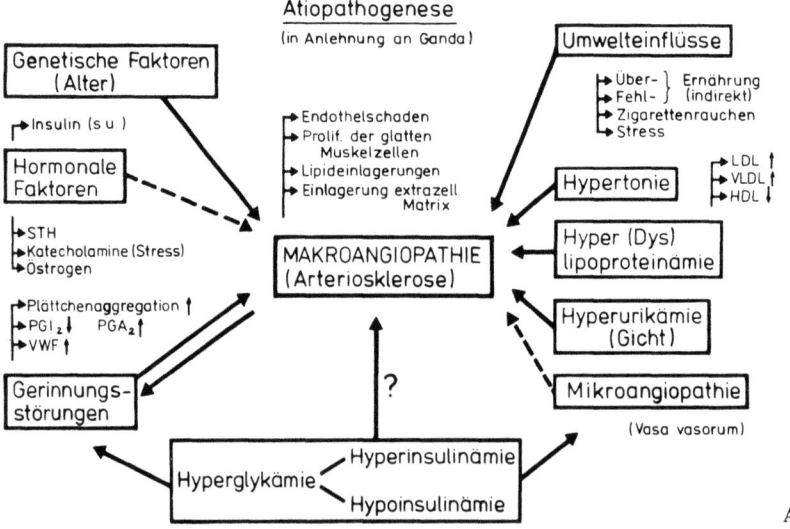

Abb. 4

1. Es gibt zwar quantitative, aber keine gesicherten qualitativen morphologischen bzw. biochemischen Unterschiede zwischen der Arteriosklerose diabetischer und nichtdiabetischer Probanden. Es bleibt dahingestellt, welche Bedeutung von einigen Autoren mitgeteilte chemische Differenzen (z. B. Lezithin, Zephalin, Kalzium, Cholesterol, Mukopolysaccharide betreffend) besitzen.

2. Der Diabetes ist, neben allen auch sonst bekannten, *einer* der Risikofaktoren für die Arteriosklerose [7]. Zu ihnen gehören ferner:
 – eine Hypertonie,
 – eine Hyper- bzw. Dyslipoproteinämie,
 – gelegentlich eine Hyperurikämie bzw. Gicht
sowie, wenn auch weniger unmittelbar als im Sinne des Wegbereiters für o. g. Regulations- bzw. Stoffwechselstörungen,
 – eine Über- und Fehlernährung.

Die Framingham-Studie hat gezeigt, daß Diabetiker im allgemeinen mehr kardiovaskuläre Risikofaktoren aufweisen als Nichtdiabetiker.

Als „Kettenglieder" der Auswirkungen von Fettstoffwechselstörungen auf den Gefäßprozeß haben sich erhöhte LDL- und VLDL- sowie erniedrigte HDL-Konzentrationen im Serum erwiesen. Mehrere Berichte weisen übereinstimmend darauf hin, daß gerade bei Diabetikern (insbesondere vom Typ II) das HDL-Cholesterol signifikant herabgesetzt ist, und zwar bei Frauen stärker als bei Männern [6]. Neben Adipositas und Übergewicht spielen offensichtlich Fehlernährungen in dem Sinne eine Rolle, als sich ein zu hoher Fettkonsum (mit Überwiegen gesättigter Fettsäuren), ein Zuviel an einfachen Zuckern und ein Zuwenig an Polysacchariden (namentlich „fibre"haltigen Kohlenhydraten) negativ auswirken. In diesem Zusammenhang muß auf die hochrelevanten regionalen Unterschiede verwiesen werden, die sich mit besonderer Deutlichkeit durch die WHO-Multinational-Studie herausgestellt haben. So liegt z. B. die Makroangiopathieprävalenz in Tokio und Hongkong frappierend niedriger als in Europa oder den USA: Hier spielen neben rassischen Unterschieden sicher die differenten Lebens- und Ernährungsgewohnheiten die entscheidende Rolle! In gleiche Richtung weisen die Ergebnisse von Kawate et al. [8], die in Japan lebende und nach Hawai ausgewanderte Japaner miteinander verglichen.

3. Neuere Untersuchungen der letzten Jahre haben die Bedeutung von Gerinnungsstörungen unterstrichen. Sie können sowohl als Folge des Gefäßprozesses sekundär wirksam werden, als offenbar auch eine kausale Rolle spielen [9–11]. Es ist wiederholt eine gesteigerte Plättchenaggregation gefunden worden und es werden tiefgreifende Störungen des Prostaglandinstoffwechsels vermutet [12]. Wichtig erscheint dabei der Hinweis, daß Veränderungen des Gerinnungspotentials und Prostaglandinstoffwechsels gerade auch im Zusammenhang mit der diabetischen Stoffwechselstörung selbst und hier auch der diabetischen Mikroangiopathie diskutiert werden [13]. An dieser Stelle angreifende therapeutische Prinzipien (ich erinnere u. a. an das Gliclazide [14, 15] befinden sich in Erprobung.

4. Hormonale Faktoren verdienen zusätzlich Beachtung, so vor allem die Östrogene (im Zusammenhang mit der stärkeren Beteiligung des weiblichen Geschlechts an der Makroangiopathiegefährdung des Diabetikers) und die Katecholamine (wenn man an den Risikofaktor „Streß" denkt). STH ist vor allem in Verbindung mit der diabetischen Mikroangiopathie (speziell Retinopathie) von Interesse. Zum Insulin wird im folgenden einiges zu sagen sein.

5. Welche speziellen Zusammenhänge sind zwischen der Arteriosklerose und dem „Risikofaktor" Diabetes mellitus bekannt oder zumindest zu diskutieren?
Feststeht, daß
 – nicht nur die Hyperglykämie an sich, sondern der Insulinspiegel im Sinne sowohl einer Hyper- als auch einer Hypoinsulinämie unmittelbare Auswirkungen auf das Gefäßsystem zu haben scheint,

– eine gleichzeitige Mikroangiopathie (nämlich an den Vasa vasorum) den Verlauf der Makroangiopathie begünstigen bzw. modifizieren kann,
– a priori-Unterschiede zwischen dem Bild einer Makroangiopathie beim vorwiegend im Kindes- und Jugendalter manifestierten, insulinabhängigen Typ I-Diabetiker und beim vorzugsweise im Erwachsenenalter auftretenden, überwiegend nichtinsulinabhängigen Typ II-Diabetiker in Rechnung zu stellen sind. Bei juvenilem Diabetes erweist sich eine Makroangiopathie als altersunabhängig, aber von der Diabetesdauer bestimmt. Sie dürfte in engem Zusammenhang mit mikroangiopathischen Veränderungen entstehen. Röntgenologisch fallen bandförmige Sklerosierungen als Ausdruck einer Mediasklerose auf. Diese Makroangiopathieformen dürften besonders von der Glykämie, aber auch von sekundären Hyperlipoproteinämien mitbestimmt werden; in entsprechenden Fällen spielen renal bedingte Veränderungen im Mineral- und Säurebasenhaushalt und eine renale Hypertonie hinein. Beim Erwachsenendiabetes läßt sich eine ausgesprochene Altersabhängigkeit feststellen, während die Diabetesdauer – allerdings bei Vernachlässigung ihrer oft sehr ungenauen Erfaßbarkeit – keine wesentliche Rolle zu spielen scheint. Hier ist die Makroangiopathie-Entwicklung auch weitaus weniger (nach Meinung mancher Autoren gar nicht) von der Stoffwechselführung beeinflußt [16, 17]; wir kommen auf diese Frage zurück. Im Röntgenbild imponieren die Sklerosierungen fleckförmig und mehr proximal lokalisiert.

Einem Schema von Stout [18] folgend (Abb. 5), soll auf die mögliche Rolle der Glykämie und Insulinämie näher eingegangen werden. Adipositas und Übergewicht gehen – ohne daß hier die verschiedenen möglichen Ursachen diskutiert werden können – mit großer Regelmäßigkeit mit einem basalen wie reaktiven Hyperinsulinismus einher, und das auch in prämanifesten Stadien der Glukoseintoleranz. Pyörälä [19] hat erhöhte 1-

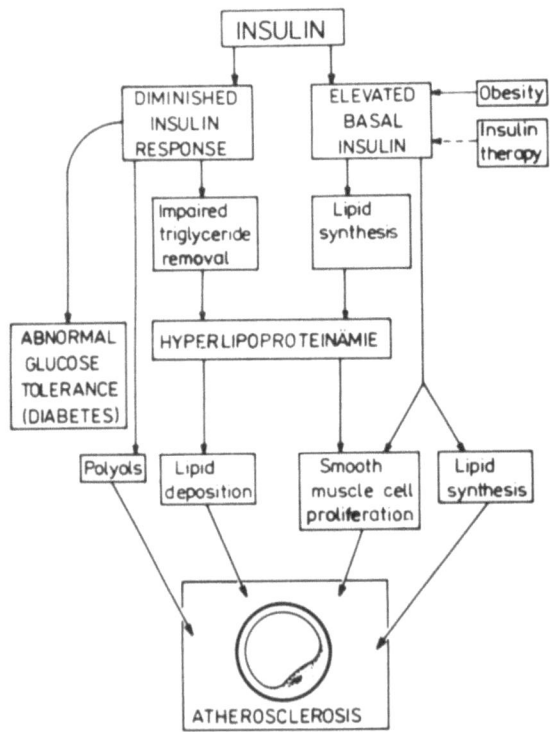

Diagram indicating how abnormal insulin concentrations may contribute to the development of atherosclerosis (modified from Biermann)  **Abb. 5**

oder 2-Std-Plasmainsulinspiegel nach oraler Glukosebelastung sogar als einen von anderen unabhängigen Risikofaktor für arteriosklerotische Gefäßkrankheiten charakterisiert. Ein Hyperinsulinismus kann auch bei insulinpflichtigen Diabetikern, und zwar durch inadäquate Insulintherapie erzeugt werden. Die konsekutiv gesteigerte Fettsynthese fördert sowohl die Lipidsynthese als auch die Proliferation der glatten Muskelzellen in der arteriellen Gefäßwand und begünstigt somit die Entwicklung einer Arteriosklerose [20, 21]. Es kommt der eine Hyperlipoproteinämie (als wesentlichem atherogenem Risikofaktor) stimulierende Effekt der Hyperinsulinämie hinzu.

Aber auch ein Hypoinsulinismus (und damit ein unzulänglich eingestellter diabetischer Stoffwechsel) kann via sekundäre Hyperlipoproteinämie gleichartige Wirkungen auf den Stoffwechsel der Gefäßwand ausüben [22]. Als direkte Wirkung der pathologischen Glukosetoleranz ist außerdem mit der Akkumulation von Sorbitol und Fruktose in den Gefäßen zu rechnen – Folge eines gestörten Polyol-Pathway.

Es bleibt festzuhalten, daß diese (wenn auch z. T. noch hypothetischen) pathogenetischen Vorstellungen *für* einen möglichen Einfluß auch des diabetischen Stoffwechsels und seiner endokrinen Basis auf den makroangiopathischen Gefäßprozeß selbst sprechen und damit diesbezügliche therapeutische Konsequenzen: Abbau eines Hyper-, Vermeidung eines Hypoinsulinismus angeraten erscheinen lassen. Das gilt ohnehin für die Prävention der mit hineinspielenden Mikroangiopathie, für deren Entstehung die Stoffwechselführung heute eine wesentlich eindeutigere und maßgeblichere Rolle spielt.

Ganz besonders dürfte die sog. „Kardio(myo)pathie" des Diabetikers, neben der Koronarsklerose, sowohl unmittelbar metabolische und mikroangiopathische Veränderungen der kleinen Arterienäste des Myokards als auch eine, sich auf das Cor auswirkende, viszerale diabetische Neuropathie zur Ursache haben [23]. Die Neuropathie wird übrigens auch für den oft schmerzarmen Verlauf des Myokardinfarkts bei Diabetikern verantwortlich gemacht [24]; eine Erfahrung, an die der behandelnde Arzt denken muß. Ähnliche Mischbilder – arterielle Durchblutungsstörung plus Neuropathie – kennen wir von den Manifestierungen an den unteren Extremitäten. Mikroangiopathische Modifikationen der Makroangiopathie sind vor allem bei Langzeitdiabetikern des Typ I, also des vorwiegend im Kindes- und Jugendalter manifestierten Diabetes in Rechnung zu stellen.

Welche praxisrelevanten Konsequenzen können bzw. sollten wir für die *Therapie* abbleiten? Wesentlich ist das rechtzeitige, d. h. frühzeitige Eingreifen, um *präventiv* der Entstehung oder Progredienz einer Makroangiopathie entgegenzuwirken (Abb. 6).

Den ätiopathogenetischen Erörterungen entsprechend, muß die Erkennung und Ausschaltung *aller* Risikofaktoren im Vordergrund stehen, denen der Diabetiker – neben seiner diabetischen Stoffwechselstörung selbst – ebenso und offensichtlich stärker ausgesetzt ist, als der nichtdiabetische, potentielle Arteriosklerotiker:
– Normalisierung des Körpergewichts,
– Beseitigung einer Fehlernährung,
– Rauchverbot,
– Vermeidung von Streßeinflüssen sowie
– Behandlung einer existierenden Hypertonie, Hyperlipoproteinämie, Hyperurikämie.

Darüber hinaus sollte beim Diabetiker, auch im Hinblick auf die Gefahr einer Makroangiopathie, eine möglichst optimale Stoffwechselkontrolle (Euglykämie, Eumetabolismus) unter Vermeidung sowohl einer Hypo- als auch einer Hyperinsulinämie angestrebt werden. Wir schließen uns hier der Meinung einer Reihe erfahrener Diabetologen, u. a. Jahnke et al. [25], Janka et al. [26] sowie Hanefeld et al. [27] an. Dabei erscheint die anzustrebende Euglykämie als solche wesentlicher als der therapeutische Weg. Wichtig ist, wenn nötig, rechtzeitig zum Insulin zu greifen.

Die Erfassung einer prämanifesten diabetischen Stoffwechselstörung, einer pathologischen Glukosetoleranz („Impaired Glucose Tolerance" laut neuer Empfehlung der

Therapie, Prävention

- Ausschaltung der Risikofaktoren:
  - Normalisierung des Körpergewichts
  - Beseitigung einer Fehlernährung
  - Vermeidung körperlicher Inaktivität
  - Rauchverbot
  - Vermeidung von Stress
  - Behandlung eines Hypertonus
  - Behandlung einer HLP
  - Behandlung einer Hyperurikämie

- <u>Optimale Stoffwechselkontrolle</u>: – Vermeidung einer Hypo /Hyperinsulinämie

- evt. Beeinflussung der Gerinnungsstörungen
  (noch Gegenstand der Forschung!)

- <u>symptomatische / lokale Behandlungsmaßnahmen</u>

Abb. 6

WHO) [2] erscheint in diesem Zusammenhang von besonderer Bedeutung, weil – ganz im Gegensatz zur Mikroangiopathie – vielfach schon in *diesem* Stadium – unabhängig davon, ob es jemals zur Vollmanifestierung eines Diabetes mellitus kommt – der Komplex vielfältiger metabolischer Störungen, die Glukosetoleranzstörung und (gar nicht selten) Hyperinsulinämie eingeschlossen, nicht rückbildungsfähige Wurzeln einer Arteriosklerose schlägt [6, 11, 20, 28, 29]. So gesehen hat sich der von Haller [30] geprägte Begriff des „metabolischen Syndroms" (Abb. 7) bewährt. In diesem Sinne dürfte es, wie auch Mehnert betont [31], falsch sein, eine pathologische bzw. gestörte Kohlenhydrattoleranz zu verharmlosen, weil noch kein „wirklicher" Diabetes vorliegt. Man sollte die neuen Empfehlungen der WHO richtig (und nicht einseitig) interpretieren. Dies vorausgesetzt liegt ihr wesentlichster Vorteil darin, daß einheitliche Definitionen und Kriterien vorgeschlagen werden, die die dringend erforderliche internationale Vergleichbarkeit gewährleisten.

Die medikamentöse Beeinflussung bestehender Gerinnungsstörungen befindet sich im Stadium der Erprobung; sie könnte von Relevanz für die Zukunft sein.

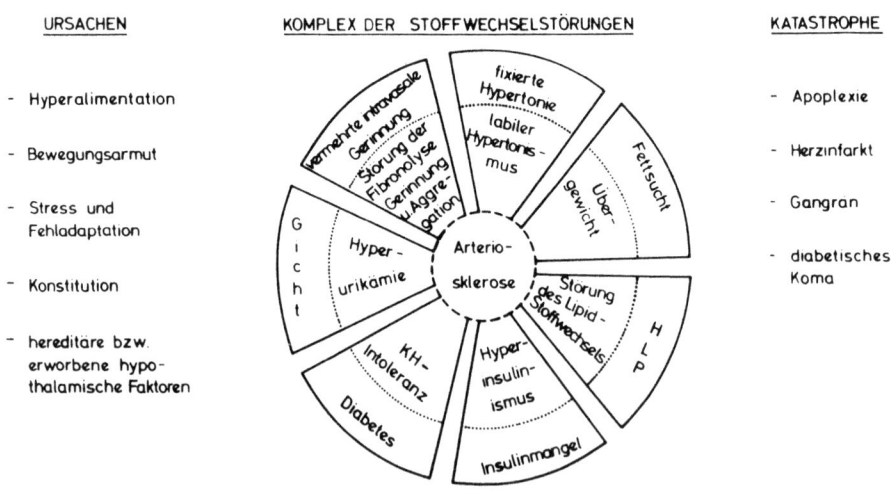

Abb. 7

Ansonsten gelten für die Organmanifestierungen der Arteriosklerose bei Diabetikern alle auch für Nichtdiabetiker erprobten und bewährten symptomatischen und lokalen Therapieprinzipien, auf die hier nicht weiter eingegangen zu werden braucht.

Auch wenn noch vieles, namentlich die ätiopathogenetischen Zusammenhänge Betreffendes unbeantwortet und Aufgabe zukünftiger Forschungsarbeit bleiben muß, ist für einen therapeutischen Nihilismus bei der diabetischen Makroangiopathie kein Platz. Insonderheit erfordern die ernsten Auswirkungen auf das Schicksal des Diabetikers, alles nur mögliche dagegen zu tun. Ich hoffe, daß es mir gelungen ist zu demonstrieren, daß uns bereits der gegenwärtige Kenntnisstand und die davon abgeleiteten therapeutischen, besser: präventiven Maßnahmen in die Lage versetzen, den Patienten zu helfen.

*Literatur*

1. Kannel WB, McGee DL (1979) Diabetes and glucose tolerance as risk factors for cardiovascular disease: The Framingham-study. Diabetes Care 2: 120–126 – 2. WHO Expert Committee on Diabetes mellitus (1980) Second report. World Health Organisation, Geneva, 1980 (Technical Report. Ser. 646), pp 1–80 – 3. Jarrett RJ, Keen H, Grabauskas V (1979) The WHO multinational study of vascular disease in diabetes: 1. General description. Diabetes Care 2: 175–201 – 4. Marks HH, Krall LP (1971) Onset, course, prognosis and mortality in diabetes mellitus. In: Marble A et al. (eds) Joslin's diabetes mellitus, 11th ed. Lea & Febiger, Philadelphia, pp 209–254 – 5. Panzram G, Marx M, Frommhold E, Barthel R (1977) Untersuchungen über Sterbealter, erlebte Diabetesdauer und Todesursachen unter den Verstorbenen einer geschlossenen Diabetespopulation. Wien Klin Wochenschr 89: 147–150 – 6. Ganda OP (1980) Review: Pathogenesis of macrovascular disease in the human diabetic. Diabetes 29: 931–942 – 7. Schettler G (1978) Die Ätiologie der Arteriosklerose. Internist 19: 611–620 – 8. Kawate R, Yamakido M, Nishimoto Y, Bennett PH, Hamman RF, Knowler WC (1979) Diabetes mellitus and its vascular complications in Japanese migrants on the island of Hawaii. Diabetes Care 2: 161–170 – 9. Colwell JA, Halushka BH, Sarji K, Levine J, Sagel J, Nair RMG (1976) Altered platelet function in diabetes mellitus. Diabetes 25: 826–831 – 10. Barnett AH, Spiliopoulos AJ, Pyke DA (1980) Blockade of chlorpropamide – alcohol flushing by indomethacin suggests an association between prostaglandins and diabetic vascular complications. Lancet 2: 164–166 – 11. Colwell JA, Lopez-Virella M, Halushka PV (1981) Pathogenesis of atherosclerosis in diabetes mellitus. Diabetes Care 4: 121–133 – 12. Förster W (1978) Bedeutung der Prostaglandine für den Fett- und Kohlenhydratstoffwechsel unter besonderer Berücksichtigung der Pathogenese des Diabetes mellitus. Z Gesamte Inn Med 33: 845–851 – 13. Bern MM (1978) Platelot functions in diabetes mellitus. Diabetes 27: 342–350 – 14. Marquić G (1978) Preventive effect of gliclazide on experimental atherosclerosis in rabbits. Diabetologia 14: 269–275 – 15. Bloom AL (1980) Blood and vascular interactions and their possible relevance to diabetic angiopathies. In: Keen H et al. (eds) Gliclazide and the treatment of diabetes. Proc. Int. Symp. London 1979. Royal Soc. Med., London (Royal Society of Medicine; Int. Congr. Series; 20), pp 171–182 – 16. Pirart J (1977) Diabéte of complications dégénératives présentation d'une, étude prospective portant sur 4400 Cas observés entre 1947 et 1973. Diabete Metab 3: 97–107 – 17. Panzram G, Zabel-Langhenning R, Schmechel H (1977) Periphere Angiopathien beim Diabetes mellitus. Einfluß von Krankheitsdauer und atherogenen Risikofaktoren. Dtsch Gesundh-Wes 32: 253–258 – 18. Stout RW (1979) Diabetes and atherosclerosis – the role of insulin. Diabetologia 16: 141–150 – 19. Pyörälä K (1979) Relationship of glucose tolerance and plasma insulin to the incidence of coronary heart disease: Results from two population studies in Finland. Diabetes Care 2: 131–141 – 20. Nikkilä EA, Hormila P (1978) Serum lipids and lipoproteins in insulin-treated diabetes. Demonstration of increased high density lipoprotein concentrations. Diabetes 27: 1078–1086 – 21. Pfeifle B, Ditschuneit H (1981) Effect of insulin on growth of cultured human arterial smooth muscle cells. Diabetologia 20: 155–158 – 22. Sosenko JM, Breslow JL, Miettinen OS, Gabbay KH (1980) Hyperglycemia and plasma lipid levels. N Engl J Med 302: 650–654 – 23. Ledet T, Neubauer B, Christensen NJ, Lundbaek K (1979) Diabetic cardiopathy. Diabetologia 16: 207–209 – 24. Faerman L, Faccio E, Milei J, Nunez R, Jadzinsky M, Fox D, Rapoport M (1977) Autonomic neuropathy and painless myocardial infarction in diabetic patients. Histologic evidence of their relationship. Diabetes 26: 1147–1158 – 25. Jahnke K, Reis HE, Höhler H (1976) Konservative Therapie und Prophylaxe der Macroangiopathia diabetica. Med Klinik 71: 745–759 – 26. Janka HU, Standl E, Mehnert H (1980) Peripheral vascular disease in diabetes mellitus and its relation to cardiovascular risk factors: Screening with the doppler ultrasonic technique. Diabetes Care 3: 207–213 – 27. Hanefeld M, Hofmann D,

Reichelt M, Jaross W, Haller H (1978) Zur Epidemiologie koronarer Risikofaktoren in einer geschlossenen insulinspritzenden Diabetikerpopulation. Dtsch Gesundh-Wes 33: 1552–1556 – 28. Schneider H, Burrmann H, Ziegelasch HJ (1978) Das kardiovaskuläre Risikoprofil von Personen mit normaler, grenzgestörter und sicher pathologischer Glukosetoleranz. Z Gesamte Inn Med 33: 110–112 – 29. Welborn TA, Wearne K (1979) Coronary heart disease incidence and cardiovascular mortality in Busselton with reference to glucose and insulin concentrations. Diabetes Care 2: 154–160 – 30. Haller H, Hanefeld M, Jaroß W (1975) Lipidstoffwechselstörungen. VEB Gustav Fischer, Jena – 31. Mehnert H (1980) Diabetes mellitus 1980. Bericht eines Komitees der WHO. Dtsch Med Wochenschr 105: 1665–1667

## Diabetische Polyneuropathie

Bischoff, A. (Neurolog. Klinik am Inselspital Bern)

### Referat

*Manuskript nicht eingegangen.*

## Patientenschulung und Selbstkontrolle bei Diabetes mellitus

Willms, B. (Fachklinik für Diabetes und Stoffwechselkrankheiten Bad Lauterberg)

### Referat

*Patientenschulung und Selbstkontrolle*

Wie nur bei wenigen Krankheiten liegt beim Diabetes mellitus die Durchführung der Therapie ganz in den Händen des Patienten. Sowohl die Beherrschung der akuten Komplikationen – d. h. Vermeidung von Coma und Hypoglykämie, wie auch die Verhinderung von Spätkomplikationen durch Optimierung der Diabeteseinstellung – sind ohne Mitarbeit des Patienten nicht möglich. Der Diabetiker muß seine Diät selbst zubereiten, korrekt einhalten, sich selbst das lebensrettende Insulin lebenslänglich injizieren, seinen Harnzucker ständig kontrollieren und seine Lebensführung selbständig so gleichmäßig und regelmäßig wie möglich gestalten. Ohne Einsicht in die Notwendigkeit, ohne Wissen warum und wozu, wird dies im allgemeinen nicht durchgeführt. Hier muß der ärztliche Rat einsetzen, die Diabetikerschulung und -unterweisung. Elliot P. Joslin faßte diese Aufgabe in die einprägsamen Worte: „Teaching is treatment". Gerhardt Katsch, dessen Name die jährlich verliehene Gerhardt-Katsch-Gedächtnismedaille der Deutschen Diabetes-Gesellschaft für besondere Verdienste um die Diabetikerschulung ehrt, forderte, daß der Diabetiker als Folge der Schulung seinen eigenen inneren Leibarzt in sich besitze.

**Tabelle 1.** Themen der Diabetikerschulung

*Wissen:*

Ursache und Entstehung des Diabetes, Pathophysiologie, Comaentstehung, Spätkomplikationen. Gründe, Grundzüge und Ziele der Behandlung, Diättherapie, orale Antidiabetika, Insulinbehandlung, Hypoglykämie. Stoffwechselkontrolle und Selbstkontrolle, soziale Probleme

*Tun:*

1. Diäteinhaltung (Kalorien-, BE-, Fett- und Eiweißberechnung, BE-Austausch, Diät auf Reisen und im Restaurant)
2. Stoffwechselselbstkontrolle mit Konsequenzen (Dosisanpassung)
3. Insulininjektionstechnik
4. Hypoglykämieprophylaxe, „Hypoglykämietraining"
5. Fußpflege

*Themen*

Wir sind uns heute weitgehend einig über die Themen und Inhalte der Diabetikerschulung (Tabelle 1). Man kann sie einteilen in das, was der Diabetiker wissen muß als Voraussetzung dafür, daß er die richtigen therapeutischen Maßnahmen durchführt.

*Methoden (Tabelle 2)*

An Methoden, wie dieses Wissen vermittelt wird, stehen dem niedergelassenen Arzt im wesentlichen das Einzelgespräch und die Einzelberatung, unterstützt durch Broschüren und Bücher, zur Verfügung. In diabetologischen Zentren lohnen sich auch Vorträge mit Diskussionen, unterstützt durch Lernprogramme und moderne audiovisuelle Schulungsmethoden.

Das *Schulungsprogramm* unserer Klinik zeigt Tabelle 3. Es ist der Vorteil einer Diabetesklinik, daß nicht nur die Motivation der Patienten, sondern auch die des Personals höher ist als in allgemeinen Krankenhäusern, was sich u. a. darin ausdrückt, daß der Unterricht im wesentlichen abends und spätnachmittags abgehalten werden kann und somit ungestört von Visiten, Röntgenuntersuchungen, Mahlzeiten und anderen Bedürfnissen der Patienten ist.

Die Anforderungen, die ein Diabetikerschulungsprogramm erfüllen soll, sind von Leona Miller 1980 in Diabetes Care zusammengestellt worden (Tabelle 4). Inhalte und Themen haben wir schon oben angesprochen. In diesem Zusammenhang ist es natürlich ganz wesentlich, daß das den Patienten betreuende Personal eines Teams den gleichen Wissensstand aufweist. Diabetikerschulung muß also beim Arzt in Klinik und Praxis, beim Medizinstudenten, bei der Krankenschwester und bei der Diätassistentin ansetzen.

**Tabelle 2.** Methoden der Diabetikerschulung

| Personal | Apersonal |
|---|---|
| Einzelgespräch | Broschüren |
| Einzelberatung | Bücher |
| Vortrag in Hörsaal | Lernprogramme |
| Gruppendiskussion | a) als Buch |
| Lehrküche und andere Übungen | b) audiovisuell |
| Gruppentherapie | Diatonschauen |
| | Filme, Videofilme |

Tabelle 3

|  | 11.15 | 13.30 |
|---|---|---|
| *1. Woche* | | |
| Montag | | Diät für Übergewichtige |
| Dienstag | | |
| Mittwoch | Tonbildschau Was ist Diabetes? | Tablettenbehandlung |
| Donnerstag | Lehrküche (nach Vereinbarung) | Diät für Übergewichtige |
| Freitag | | |
| *2. Woche* | | |
| Montag | | Diät für Übergewichtige |
| Dienstag | | |
| Mittwoch | Der diabetische Fuß | |
| Donnerstag | Lehrküche (nach Vereinbarung) | Diät für Übergewichtige |
| Freitag | Selbstkontrolle stationsweise | Selbstkontrolle stationsweise |
| *3. Woche* | | |
| Montag | | Diät für Übergewichtige |
| Dienstag | | |
| Mittwoch | Tonbildschau Was ist Diabetes? | |
| Donnerstag | Lehrküche (nach Vereinbarung) | Diät für Übergewichtige |

Auskünfte, die das Hilfspersonal gibt, dürfen sich nicht unterscheiden von dem, was der Arzt oder die Schulungsschwester sagt.

Eine Überprüfung der Wissensvermittlung wird in vielen Zentren durch Multiple choice-Fragebögen oder freie Fragebögen praktiziert. Natürlich hängt der Lerngewinn nicht nur vom Lehrer, sondern auch vom Schüler ab; so ist bei alten Patienten der Schulungserfolg doch meist geringer als bei jugendlichen Diabetikern (Tabelle 5).

Punkt drei und vier der Tabelle 4 sind sicherlich die entscheidenden und auch kritischsten. Das größere Wohlbefinden durch die Aufklärung und verbesserte Information als Folge der Schulung ist wohl kaum überprüfbar, aber durchaus ein wichtiges Schulungsziel.

Wenige Krankenhauseinweisungen und kürzere Verweildauer hat Leona Miller als Folge intensiver Diabetikerberatung in Los Angeles messen können.

Assal verzeichnete in Genf einen Rückgang der Beinamputationen wegen diabetischer Gangrän auf die Hälfte und führt dies auf seinen Diabetikerunterricht über Fußpflege zurück.

Deckert konnte in Kopenhagen zeigen, daß durch eine umfassende Behandlung juveniler Diabetiker mit regelmäßigen Kontrolluntersuchungen und intensiver Schulung die Lebensdauer der Patienten mit der besten Adhärenz zu dieser Behandlung signifikant länger war. Auch in Deutschland scheinen sich juvenile Diabetiker in diabetologischen Zentren zu konzentrieren, sodaß eine ähnliche Entwicklung zu erwarten ist.

Diese längere Lebenserwartung ist Folge einer besseren Diabeteseinstellung, die durch Verhaltensänderung bzw. -beeinflussung des Patienten erzielt wird. Als ein Parameter der Verhaltensänderung und damit des Schulungserfolges kann die Stoffwechselselbstkontrolle des Diabetikers angesehen werden, die wiederum eine

|  | 17.00 | 19.30 |
|---|---|---|
| *1. Woche* | | |
| Montag | | Ursache und Entstehung des Diabetes |
| Dienstag | Diät auf Reisen und im Restaurant | Blutzucker/Harnzucker |
| Mittwoch | diätetische Lebensmittel | |
| Donnerstag | Insulinspritztechnik (II) | Insulinbehandlung (I) |
| Freitag | | Diät I<br>BE/KH |
| *2. Woche* | | |
| Montag | | Diät II<br>Ew/Fett |
| Dienstag | Austauschen BE | Schock, Hypo, Unterzucker |
| Mittwoch | Austauschen BE | |
| Donnerstag | | Was ist eine gute Einstellung? |
| Freitag | Selbstkontrolle stationsweise | Selbstkontrolle stationsweise |
| *3. Woche* | | |
| Montag | | Diabetes und Arteriosklerose |
| Dienstag | Diät auf Reisen und im Restaurant | Verhalten in besonderen Situationen |
| Mittwoch | diätetische Lebensmittel | |
| Donnerstag | | Quiz |

Verbesserung der Diabeteseinstellung bedingt. Dies zeigen eigene Ergebnisse sowie die anderer Autoren.

Die Stoffwechselselbstkontrolle ist ein integraler Bestandteil jeglicher Diabetestherapie. Von den deutschen Ärzten ist die Selbstkontrolle des Diabetikers immer noch nicht voll anerkannt und dementsprechend unterentwickelt. Deswegen hat unsere

**Tabelle 4.** Anforderungen an ein Diabetiker-Schulungsprogramm [nach Miller L (1980) Diabetes Care 1: 275]

1. Inhalt des Programms: Es soll die wesentlichen Informationen enthalten, die den Diabetiker in die Lage versetzen, seinen Diabetes (selbst) zu führen.
2. Wissensvermittlung: Der Diabetiker muß das Wissen aufnehmen, es muß ein Lerngewinn (Vortest, Nachtest) meßbar sein.
3. Verhaltensänderung: Dieser Lerngewinn soll das Verhalten des Diabetikers ändern, so daß er die notwendigen therapeutischen Maßnahmen durchführt.
4. Mehr Gesundheit: Diese Verhaltensänderung soll das Lebensschicksal des Diabetikers verbessern, d. h.:

   größeres Wohlbefinden,
   weniger Krankenhauseinweisungen, kürzere Verweildauer,
   weniger Ketoazidosen und hypoglykämische Comata,
   weniger Beinamputationen, Blindheit und Dialysen,
   längere Lebenserwartung.

**Tabelle 5.** Schulungserfolg in Abhängigkeit vom Alter. Prozentsatz richtiger Antworten bei Tests auf verschiedenen Gebieten (nach Miller L)

| Alter | Harnzucker-selbstkontrolle | Diät | Hypoglykämie | Fußpflege |
|---|---|---|---|---|
| 31–50 | 50 | 40 | 30 | 15 |
| 51–64 | 20 | 26 | 16 | 16 |
| > 65 | 11 | 11 | 11 | 0 |

Gesellschaft kürzlich eine Stellungnahme hierzu abgegeben. Nach den Verkaufszahlen der entsprechenden Präparate ist z. B. die Intensität der Stoffwechselselbstkontrolle des Diabetikers in den USA 100–500fach höher als bei uns.

Die Gründe, die für die Selbstkontrolle sprechen, sind in vielem identisch mit der Begründung der Schulung. Der Patient übernimmt mehr Verantwortung für sich, wird selbständiger, ist besser informiert und kann dadurch Stoffwechselverschlechterungen rascher und besser erkennen. Als Comaprophylaxe stellt die Selbstkontrolle eine lebensverlängernde Maßnahme dar, durch bessere Erkennung von Diätfehlern fördert sie die Diätdisziplin, der Diabetes kann mit ihr besser überwacht werden – eigentlich nur damit gut überwacht werden –, sie führt zu einer besseren Diabeteseinstellung!

Die Tabelle 6 stellt die Selbstkontrolle der ärztlichen Kontrolle gegenüber. Durch die größere Intensität der Selbstkontrolle ist der Diabetes natürlich viel besser unter Kontrolle. Während der Arzt Blutzucker mißt und den Harnzucker im 24-Std-Sammelharn untersucht, testet der Patient einen Spontanurin auf Zucker und mißt nur selten Blutzucker. Warum?

Vergleichende Studien (Tabelle 7) haben bisher keinen Vorteil der routinemäßigen Blutzuckerselbstkontrolle gegenüber der Harnzuckerselbstkontrolle zeigen können.

Gegen die routinemäßige Blutzuckerselbstkontrolle sprechen die hohen Kosten (Tabelle 8), die aufwendigere Methodik (Blutgewinnung) und die daraus resultierende geringere Compliance der Patienten.

Vorläufig können wir die in Tabelle 9 angegebenen Indikationen für die Blutzuckerselbstkontrolle geben. Diese Fälle sind jedoch sehr selten.

In über 98% der Fälle kann die Selbstkontrolle als Harnzuckerselbstkontrolle durchgeführt werden (Tabelle 10). Dabei genügt für den mit Tabletten behandelten Diabetiker ein qualitativer Teststreifen, der auf Harnzuckerfreiheit prüft. Eine Testung einmal täglich zum Zeitpunkt des Blutzuckermaximums genügt. Für den insulinspritzenden Diabetiker hat sich uns das Clinitestsystem bewährt; semiquantitative Teststreifen haben bestimmte Nachteile, sind aber für Reisen und Teste zwischendurch akzeptabel. Die Testung ist häufiger erforderlich, im allgemeinen viermal täglich.

Mit dem Clinitest läßt sich im entscheidenden Bereich besser differenzieren; solange der Clinitest noch grün ergibt – bis $^3/_4$% Harnzucker – hat der postprandiale Blutzucker im Mittel die Grenze der guten Einstellung von etwa 220 mg% noch nicht überschritten.

**Tabelle 6.** Diabeteskontrolle

| Kontrolle durch den Arzt | Selbstkontrolle durch den Patienten |
|---|---|
| Alle 4 Wochen bis 3 Monate | Täglich bis 2–3mal wöchentlich |
| Blutzucker | Blutzucker extrem selten |
| Harnzucker im Sammelurin | Harnzucker in Spontanharn |
| Azeton im Harn | Azeton im Harn in besonderen Fällen |

**Tabelle 7.** Prospektiver, randomisierter Vergleich von Blutzuckerselbstkontrolle und Harnzuckerselbstkontrolle [nach Kaspar et al. (1980) Diabetologia 19: 287]

|  | Blutzucker-selbstkontrolle ($n = 16$) | | Harnzucker-selbstkontrolle ($n = 9$) | |
| --- | --- | --- | --- | --- |
|  | MBG (mg/dl) | HbA1 (%) | MBG (mg/dl) | HbA1 (%) |
| Zu Beginn | 162 ± 37 | 11,3 | 177 ± 21 | 11,8 |
| Nach 6 Monaten | 154 ± 35 | 10,6 | 159 ± 12 | 9,6 |

Eine Protokollierung ist unverzichtbar. Wir weisen die Patienten an, mit einem Buntstift unmittelbar die Farben blau – grün – braun – orangerot in ein Protokollheft einzutragen.

Auch werden dem Patienten Regeln für therapeutische Konsequenzen aus der Selbstkontrolle gegeben und die Anpassung der Insulindosis mit ihm geübt.

Wir sehen, daß die Schulung sich in der Selbstkontrolle dokumentiert und fortsetzt, und daß die Selbstkontrolle im Feedback wieder den Arzt schult, weil er dadurch mehr über den Diabetes seines Patienten lernt.

Schulung und Selbstkontrolle ergänzen sich und spiegeln einander wider.

Für den Arzt ruht der Tempel der Diabetestherapie auf den vier Säulen Insulin, Diät, körperliche Bewegung und Schulung,

**Tabelle 8.** Kosten der Stoffwechselselbstkontrolle (nach Apothekenpreisen von April 1981)

|  | Packungs-größe | Packungs-preis (DM) | Kosten pro Test (DM) |
| --- | --- | --- | --- |
| Clinitesttabletten | 100 | 17,42 | 0,17[a] |
| Clinitesttabletten | 36 | 6,83 | 0,19[a] |
| Clinistix | 50 | 9,63 | 0,19 |
| Glukotestrolle | ca. 120 | 22,95 | 0,19 |
| Gluko-Merckognost | 50 | 9,75 | 0,20 |
| Diabur | 50 | 9,90 | 0,20 |
| Diastix | 50 | 10,06 | 0,20 |
| Clinitesttabletten | 24 | 4,92 | 0,21[a] |
| S-Glukotest | 50 | 10,55 | 0,21 |
| Rapignost | 50 | 15,82 | 0,32 |
| Keto-Diastix | 50 | 15,57 | 0,31 |
| Gluketur | 50 | 16,25 | 0,33 |
| Keto-Diabur | 50 | 16,45 | 0,33 |
| Acetesttabletten | 100 | 15,99 | 0,16 |
| Ketostix | 50 | 8,73 | 0,17 |
| Ketur | 50 | 8,75 | 0,18 |
| Hämoglukoteststreifen | 25 | 37,35 | 1,50 |
| Dextrostixstreifen | 25 | 41,61 | 1,67 |
| Hämoglukoteststreifen 20-800 | 25 | 42,35 | 1,70 |

[a] Plus Investition der Besteckpackung (+ 0,01 DM pro Test)

**Tabelle 9.** Indikationen für die Blutzuckerselbstkontrolle des Diabetikers

*A. Gelegentlich, ergänzend zur Harnzuckerselbstkontrolle*

1. zur Hypoglykämiediagnostik
   besonders bei diabetischen Kindern
2. zur Hypoglykämieprophylaxe
   besonders nächtlicher Hypoglykämien
3. im Rahmen der Schulung
   als Lern- und Motivationshilfe
4. bei labilen Diabetikern?
   bei bewiesenem Vorteil gegenüber der Harnzuckerselbstkontrolle

*B. Regelmäßig, evtl. auch ohne Harnzuckerselbstkontrolle*

1. in der Schwangerschaft
2. bei gesicherter abnorm erhöhter bzw. erniedrigter Nierenschwelle

**Tabelle 10.** Methodik der Harnzuckerselbstkontrolle

|  | Diabetiker mit Tabletten | Diabetiker mit Insulin |
| --- | --- | --- |
| Methodik | Teststreifen (z. B. Glukotest) | Clinitesttabletten (evtl. Diabur, Diastix) |
| Tageszeit | vormittags, 1 Std nach dem ersten Frückstück bis mittags | nüchtern, vor dem Mittagessen, vor dem Abendessen, vor dem Schlafengehen. |
| Häufigkeit | täglich bis 2–3mal wöchentlich | täglich bis 2–3mal wöchentlich |

für den Patienten ist die Selbstkontrolle das vierte Pferd der Quadriga am Diabeteswagen,
den der Diabetiker lenkt, wobei ihm der Arzt als Beschützer und Berater zur Seite steht.

Schulung und Selbstkontrolle sind unverzichtbare, wesentliche Bestandteile der Diabetesbehandlung.

*Literatur*

Assal J Ph, Gfeller R (1980) Diabetikerschulung. Wichtigkeit und Komplexität dieser therapeutischen Maßnahme. Pharmakotherapie 3: 233–241 – Deckert T, Poulsen JE, Larsen M (1978) The prognosis in juvenile diabetes mellitus. Part III. Significance of outpatient control. A cost benefit analysis. Ugeskr Laeger 140: 899–901 – Miller LV, Goldstein G (1972) More efficient care of diabetic patients in a country hospital setting. N Engl J Med 286: 1388–1394 – Willms B (1981) Die Selbstkontrolle des Diabetikers. Med Klin (im Druck) – Willms B (1980) Was ein Diabetiker alles wissen muß, 2. Aufl. Kirchheim, Mainz – Willms B, Schönborn I (1981) Erfolgsanalyse stationärer Diabetikerschulung: Inwieweit behalten stationär geschulte Diabetiker die Harnzuckerselbstkontrolle bei? Vortrag Nr. 237, dieser Kongreßband – Willms B, Unger H (1981) Blutzuckerselbstkontrolle: Vergleich der Messung mit Hämoglukotest 20–800, Reflomat, Dextrometer und Glukosemeter. Vortrag Nr. 235, dieser Kongreßband

# Sozialmedizinische Probleme bei Diabetikern

Petzoldt, R. (Diabetesklinik Bad Oeynhausen)

## Referat

Neben Diagnostik und Therapie (den klassischen Schwerpunkten ärztlichen Einsatzes) und der Schulung (einer heute vermehrt in den Mittelpunkt gerückten ärztlichen Aufgabe) ist der Einsatz bei sozialmedizinischen Problemen ein weiterer wichtiger Bereich ärztlichen Bemühens um den Diabetiker. Ärztliches Engagement für die Bewältigung von Problemen, die sich dem Diabetiker im Alltag und bei seiner Lebensführung stellen, erfordert das Wissen um die Möglichkeiten zur Hilfe und die Bereitschaft zu einer kritischen und gezielt gewählten Hilfe.

### I. Sozialmedizin und Individualmedizin

Die Stellung des Menschen in der heutigen Gesellschaft wird sehr wesentlich auch dadurch bestimmt, wie weit er bereit und in der Lage ist, Leistungen zu erbringen. Losgelöst vom einzelnen Kranken ist dieser Zusammenhang Thema der Sozialmedizin (Tabelle 1), die als eigenständiges Fachgebiet der Gesamtmedizin die Wechselwirkung zwischen Krankheit und Gesellschaft in beiden Richtungen zum Gegenstand hat und die das Phänomen Krankheit insbesondere dort untersucht, wo die klinisch kurative, individuell vorgehende Medizin ihrer Natur und Methode nach versagt [16]. „Sozialmedizinische" Probleme bei Diabetikern werden aber in der Diabetologie – im Gegensatz zu dieser Definition des Fachgebiets Sozialmedizin – schon immer als individuell auftretende und individuell zu lösende Probleme verstanden, die den Einsatz des kurativ tätigen Arztes fordern [15].

In der Stellung des Menschen in Familie, Beruf und Gesellschaft (Tabelle 2) liegen seine Chancen, aber auch die Probleme, die insbesondere dann auftreten, wenn die Leistungsfähigkeit des Einzelnen durch Krankheiten vorübergehend oder – wie bei chronisch Kranken – dauernd beeinträchtigt ist. Auch für Diabetiker kann dies gelegentlich bedeutsam sein. Einerseits können krankheitsabhängige Bedingungen zu Problemen im sozialen Umfeld von Familie, Beruf und Gesellschaft führen, zum anderen

**Tabelle 1.** Sozialmedizinische Aufgaben bei der Betreuung von Diabetikern

*1. Probleme der Lebensführung*

Berufswahl, Ausbildung und Umschulung
Militärdienst (Berufswahl)
Teilnahme am Straßenverkehr
Versicherungsfragen
Finanzielle Belastungen (Schwerbehindertengesetz)
Urlaubsgestaltung
Ernährung außer Haus
Sportliche Betätigung (Teilnahme am Straßenverkehr)
Familienplanung
Probleme in der Schule
Sozialeinrichtungen für Diabetiker

*2. Begutachtung*

Trauma und Diabetes
Minderung der Erwerbsfähigkeit
Forensische Probleme

**Tabelle 2.** Voraussetzungen für eine erfolgreiche Berufsausübung des Diabetikers

Geregelte Arbeitszeit
Gleichmäßige körperliche Belastungen
Möglichkeiten der Diätverpflegung
Möglichkeiten zur regelmäßigen Stoffwechselkontrolle
Keine Selbst- oder Fremdgefährdung durch Hypoglykämien

können die Voraussetzungen und Forderungen, die aus dem sozialen Umfeld an den Diabetiker gestellt werden, Störungen in der konsequenten Diabetesbehandlung zur Folge haben.

Die Möglichkeiten des ärztlichen Einsatzes zur Hilfe bei sozialmedizinischen Problemen des Diabetikers können nur an Beispielen aus dem umfangreichen Katalog aller Probleme (Tabelle 3) [15] umrissen werden.

## II. Zur Berufswahl des Diabetikers

Am Beispiel der verantwortlichen Berufswahl von Diabetikern wird deutlich, daß – allerdings selten – durch Bedingungen der Krankheit in bestimmten Bereichen Grenzen gesetzt sind. In der Regel ist der Diabetiker weitgehend vollständig leistungsfähig und damit auch in der Lage, bis auf wenige Ausnahmen alle Berufe erfolgreich auszuüben. Die Frage nach der Eignung des Diabetikers für einen bestimmten Beruf stellt sich nur selten direkt vor oder bei der Berufswahl, nämlich beim zuckerkranken Kind oder Jugendlichen. Die meisten Diabetiker sind schon jahrelang berufstätig, wenn ihre Krankheit festgestellt wird.

Die Berufswahl oder vielleicht eine notwendige Umschulung müssen sich, unter Berücksichtigung individueller Gegebenheiten [11, 12], nach den körperlichen Voraussetzungen des Diabetikers ebenso wie nach der Eignung des gewünschten Berufes richten. In diesen beiden Bereichen können auch Ursachen für Berufsprobleme des Diabetikers liegen, zum Beispiel Hypoglykämien, Stoffwechselentgleisungen oder Zeitverlust als Umstände und Folgen der Diabetesbehandlung aber auch eine

**Tabelle 3.** Beurteilung der Berufe für Diabetiker

*Empfehlenswerte Berufe*

erfüllen alle Voraussetzungen für eine erfolgreiche Berufsausübung durch den Diabetiker

*Geeignete Berufe*

erfüllen die meisten Voraussetzungen für eine erfolgreiche Berufsausübung durch den Diabetiker

*Mögliche Berufe*

können von Diabetikern aller Schweregrade nach den äußeren Umständen und nach der persönlichen Eignung anhaltend erfolgreich ausgeübt werden, wenn die Erkrankung bei kooperativer Einstellung des Diabetikers unter gewissenhafter Kontrolle gehalten wird

*Ungeeignete Berufe*

sollten aus Gründen der Selbstgefährdung (Hypoglykämie) oder wegen der erhöhten Schwierigkeiten beim Einhalten einer geregelten Ernährung und einer regelmäßigen Lebensführung nicht vom Diabetiker ausgeübt werden

*Verbotene Berufe*

darf der Diabetiker aus Gründen der allgemeinen Sicherheit (Fremdgefährdung durch Hypoglykämien) nicht ergreifen oder ausüben

**Tabelle 4.** Der Arzt als Diabetiker

| Voraussetzungen für eine erfolgreiche Berufsausübung des Diabetikers | z. B. Arzt im Krankenhaus |
|---|---|
| Geregelte Arbeitszeit | – |
| Gleichmäßige körperliche Belastungen | (+) |
| Möglichkeiten der Diätverpflegung | + |
| Möglichkeiten der regelmäßigen Stoffwechselkontrollen | + |
| Keine Selbst- oder Fremdgefährdung durch Hypoglykämien | ? |

**Tabelle 5.** Die Krankenschwester als Diabetiker

| Voraussetzungen für eine erfolgreiche Berufsausübung des Diabetikers | z. B. Krankenschwester, Krankenpfleger |
|---|---|
| Geregelte Arbeitszeit | – |
| Gleichmäßige körperliche Belastungen | (+) |
| Möglichkeiten der Diätverpflegung | + |
| Möglichkeiten der regelmäßigen Stoffwechselkontrollen | + |
| Keine Selbst- oder Fremdgefährdung durch Hypoglykämien | ? |

Leistungsminderung durch Spätkomplikationen des Diabetes wie Retinopathie, Glaukom, grauer Star, kardiovaskuläre, zerebrale, periphere Durchblutungsstörungen, Neuropathie und Nephropathie.

Für den Diabetiker sind solche Berufe geeignet, die alle Voraussetzungen für eine erfolgreiche Berufsausübung (Tabelle 4) erfüllen. Diese Voraussetzungen waren auch Grundlage für eine sogenannte „Positiv-Liste" und Hintergrund für eine „Negativ-Liste", wie sie vor Jahren durch den Sozialmedizinischen Ausschuß der Deutschen Diabetes-Gesellschaft erstellt wurden [12, 15]. Von einer Auflistung und Fixierung geeigneter und ungeeigneter Berufe für Diabetiker sollte man jedoch – auch wenn es unstrittige Beispiele für beide Gruppen gibt – eher Abstand nehmen. Die Beurteilung der Eignung eines Diabetikers für einen Beruf und eines Berufes für einen Diabetiker muß letzlich immer ganz individuell erfolgen [2, 11, 12], wobei die Voraussetzungen des einzelnen Berufsbildes und die Fähigkeiten des einzelnen Diabetikers eine wichtige Rolle spielen. Abhängig von der Erfüllung dieser Voraussetzungen läßt sich die Vielzahl aller Berufe in verschiedene Gruppen unterschiedlicher Eignung gliedern (Tabelle 5), in empfehlenswerte, geeignete, mögliche, ungeeignete und verbotene Berufe [14].

Empfehlenswerte Berufe erfüllen alle, geeignete Berufe die meisten Voraussetzungen für eine erfolgreiche Berufsausübung durch den Diabetiker. Aus dem umfangreichen Spektrum aller in der Bevölkerung ausgeübten Berufe sind die meisten wohl für den Diabetiker möglich, sie können von Diabetikern aller Schweregrade „nach den äußeren Umständen und nach der persönlichen Eignung anhaltend erfolgreich ausgeübt werden, wenn die Erkrankung bei kooperativer Einstellung des Diabetikers unter gewissenhafter Kontrolle gehalten wird" [14]. Die wenigen ungeeigneten oder verbotenen Berufe sind vor allem durch unvermeidbare Probleme bei der Stoffwechselführung und durch die Möglichkeit einer Selbst- oder Fremdgefährdung durch Hypoglykämien charakterisiert.

Die Schwierigkeiten bei der Einordnung einzelner Berufe wird deutlich, wenn eine oder einige der genannten Voraussetzungen nicht oder nicht vollständig erfüllt sind. Dies zeigt sich deutlich am Berufsbild des Arztes, das mit Recht – wie ich meine – und bisher wohl in der Regel unbestritten als geeignet für Diabetiker angesehen wird (Tabelle 6) und in der „Positiv-Liste" als Beruf mit sehr guten Voraussetzungen genannt wurde. Sicher

**Tabelle 6.** Schwerbehindertengesetz. SchwbG – Bundesgesetzblatt I, Seite 1005 in der Fassung vom 29. 4. 1974. Gesetz zur Sicherung der Eingliederung Schwerbehinderter in Arbeit, Beruf und Gesellschaft (Auszug)

*§ 1 Schwerbehinderte*

Schwerbehinderte im Sinne dieses Gesetzes sind Personen, die körperlich, geistig oder seelisch behindert und infolge ihrer Behinderung in ihrer Erwerbsfähigkeit nicht nur vorübergehend um wenigstens 50 vom Hundert gemindert sind, sofern sie rechtmäßig im Geltungsbereich dieses Gesetzes wohnen, sich gewöhnlich aufhalten oder eine Beschäftigung als Arbeitnehmer ausüben.

*§ 2 Gleichgestellte*

(1) Personen im Sinne des § 1, die infolge ihrer Behinderung in ihrer Erwerbsfähigkeit nicht nur vorübergehend um weniger als 50 vom Hundert, aber wenigstens 30 vom Hundert gemindert sind, sollen auf Grund einer Feststellung nach § 3 auf ihren Antrag vom Arbeitsamt den Schwerbehinderten gleichgestellt werden, wenn sie infolge ihrer Behinderung ohne diese Hilfe einen geeigneten Arbeitsplatz nicht erlangen oder nicht behalten können. Die Gleichstellung kann zeitlich befristet werden.
(2) Auf Gleichgestellte ist dieses Gesetz mit Ausnahme des § 44 über den Zusatzurlaub anzuwenden.

**Tabelle 7.** Vorteile und Nachteile des Schwerbehindertengesetzes

*Sichere Vorteile*

Steuerfreibetrag

Beruf
    Kündigungsschutz, Altersrente, zusätzlicher Urlaub

Öffentliche Institutionen, Verkehrsmittel
    Nahverkehr, Seniorenpaß, Begleitperson, Abfertigung, Sitzplatz, Eintrittsgeld

Teilnahme am Straßenverkehr
    Fahrtkosten, Kraftfahrzeugsteuer, Parken

Haushaltsführung
    Haushaltshilfe, Wohngeld, geringere Gebühren für Rundfunk, Fernsehen und Telefon

*Mögliche Nachteile*

Beruf
    Ausbildungsplatz, Arbeitsplatz, Öffentlicher Dienst, Arbeitslosigkeit

Führerscheinerwerb

Versorgungskassen

Berufliche und soziale Diskriminierung

Abhängigkeit, Unselbständigkeit

---

erfüllt aber auch das Berufsbild des Arztes am Krankenhaus nicht alle Forderungen, zum Beispiel nach geregelter Arbeitszeit und nach der Unbedenklichkeit von Hypoglykämien in jeder Situation – darf es dennoch als empfehlenswert für Diabetiker hervorgehoben werden?

    Unter gleichen Voraussetzungen arbeiten Krankenschwestern und Krankenpfleger, vielleicht mit dem Unterschied einer unregelmäßigeren Arbeitszeit (Tabelle 7). Dieser Berufsweg wird heute aber immer wieder einmal für Diabetiker blockiert, wobei der Hinweis auf die ungeregelte Arbeitszeit mit Schichtdienst durchaus beachtet werden muß. Sollte deshalb der Beruf der Krankenschwester und des Krankenpflegers, der die meisten Voraussetzungen erfüllt, als für Diabetiker ungeeignet angesehen werden?

**Tabelle 8.** Beurteilung der Fahrbefähigung

1. *Fahrtüchtigkeit*

1.1. Fahrfertigkeit
(Können durch Schulung, Übung und Erfahrung)
1.2. Fahrtauglichkeit
(psycho-physische Ausstattung)
1.3. Verkehrszuverlässigkeit
(konstante, ordnungsadäquate Lebenseinstellung)

2. *Fahreignung*

3. *Verkehrsgefährdung*

(akute, schwere, lebensbedrohliche Krankheiten; plötzlicher, unvorhersehbarer Leistungszusammenbruch; ständig unter dem erforderlichen Maß liegende Leistungsfähigkeit)

Eine Entscheidung für oder gegen einen Beruf kann nur individuell erfolgen, die ärztliche Stellungnahme dazu muß die Bedingungen des Diabetes des Betroffenen und die Voraussetzungen des gewünschten Berufes berücksichtigen.

## III. Das Schwerbehindertengesetz

Die Problematik ärztlich geleisteter sozialmedizinischer Hilfen für den Diabetiker wird besonders deutlich bei den gerade in der Praxis häufigen Fragen: Soll der Diabetiker den Schwerbehindertenstatus anstreben? Soll der Arzt solche Bemühungen unterstützen? Dies Thema ist nicht erst mit der allgemeinen Diskussion im Jahr der Behinderten aktuell geworden und auch seine Problematik wird schon längere Zeit diskutiert [13].

Die Anwendung des Schwerbehindertengesetzes von 1974 (Tabelle 8) [7] sichert den Betroffenen eine Reihe gesetzlich festgelegter Vorteile, die – auf begründeten Antrag hin – nach Art und Ausmaß der Behinderung in unterschiedlichem Umfang zuerkannt werden. Auf den ersten Blick scheint es verständlich zu sein, wenn auch der Diabetiker, der die Voraussetzungen aufgrund der Ausprägung seiner Krankheit und ihrer Komplikationen erfüllt, den Schwerbehindertenstatus beantragt.

Diese von vielen Diabetikern angestrebten und auch in Anspruch genommenen Möglichkeiten sollten sicher kritisch gewertet und vom Arzt nicht in jedem Fall befürwortet werden. Zur Beurteilung dieser Situation gehört wohl auch eine Reflektion der Bedingungen des einzelnen Menschen und der heute gegebenen sozialen Gesamtsituation. Unsere Zeit ist – wie oft beklagt wird – auch eine Zeit des Anspruchdenkens, unsere Gesellschaft eine Abholgesellschaft geworden; Rechte werden geltend gemacht, Pflichten werden nicht übernommen; das Leben wird durch ein dichtes Netz sozialer Hilfen in jeder Richtung und gegen zahlreiche Belastungen abgesichert; Abhängigkeit und Unselbständigkeit auch in der individuellen Lebensführung sind mögliche Folgen – eine Entwicklung, die nicht zu begrüßen ist und die, gemessen nur an dem Einzelbeispiel des Schwerbehindertengesetzes, bei der wirtschaftlichen Situation unseres Staates, der an die Grenzen seiner Leistungsfähigkeit zu stoßen droht, auch nicht mehr finanziert werden kann. In der Bundesrepublik Deutschland waren nach Berechnungen des Statistischen Bundesamtes zum Jahresende 1979 rund 3 Millionen Menschen schwerbehindert, fast 10% der Bürger im erwerbsfähigen Alter hatten einen Schwerbehindertenausweis [3, 4].

Soziale Dienstleistungen – und dazu gehören auch die Hilfen bei Anwendung des Schwerbehindertengesetzes – scheitern somit unter Umständen an materiellen und personellen Beschränkungen, oft zum Nachteil der wirklich Behinderten, die der Hilfe

**Tabelle 9.** Einschränkung der Fahrbefähigung bei Diabetikern

*Krankheitsbedingte Komplikationen*

Retinopathia diabetica, Glaukom
Nephropathia diabetica
Kardiale, zerebrale und periphere Angiopathie, Hypertonie
Periphere diabetische Neuropathie
Schwere akute Stoffwechselentgleisung, labile Stoffwechsellage

*Therapiebedingte Nebenwirkungen*

Hypoglykämie
Refraktionsanomalien

---

bedürfen, diese aber bei der verbreiteten Ausnutzung des Gesetzes vielleicht nicht mehr erhalten können.

Soziale Dienstleistungen sollen den Empfänger nicht zum passiven Betreuungsobjekt machen; jedes Angebot, das nicht die eigene Initiative anregt, schafft neue Abnehmer, fördert das Anspruchsdenken, führt zu Unselbständigkeit. Soziale Dienstleistungen sollten vielmehr den Einzelnen, der sie empfängt, in die Lage versetzen, mit seinen Schwierigkeiten selbst fertig zu werden. So sollten auch die Möglichkeiten des Schwerbehindertengesetzes als „Hilfe zur Selbsthilfe" verstanden und von seiten der Ärzte beurteilt werden.

Auch dem Diabetiker sichert die Anwendung des Schwerbehindertengesetzes eine Reihe gesetzlich festgelegter Vorteile (Tabelle 9). Der Diabetiker sollte aber daneben ebenso die möglichen und nicht immer auszuschließenden Nachteile bedenken, ehe er einen Antrag auf Anerkennung als Schwerbehinderter stellt. Daß der Schwerbehindertenstatus im Laufe eines Berufslebens oder auch im privaten Bereich zum Handikap werden kann, ist ein weiterer Gesichtspunkt für den behandelten Arzt, der um seine Stellungnahme gebeten wird.

*IV. Teilnahme am Straßenverkehr*

Ein weiteres sozialmedizinisches Problem kann für den Diabetiker seine Teilnahme am Straßenverkehr werden. Zahlreiche Statistiken zeigen zwar, daß nur bei einem sehr kleinen Prozentsatz aller Verkehrsunfälle der Diabetes und die durch ihn bedingten Komplikationen oder therapiebedingten Nebenwirkungen als Unfallursache anzusehen sind [1, 5, 6, 9, 10, 17]. Dennoch wird es, allerdings selten, einmal auch notwendig sein, die Fahrtüchtigkeit des Diabetikers zu beurteilen.

**Tabelle 10.** Richtlinien für kraftfahrzeugfahrende Diabetiker

Bei jeder Fahrt Zucker mitführen
Bei Schockverdacht Fahrt nicht beginnen
Bei Schockzeichen begonnene Fahrt unterbrechen
Insulin oder blutzuckersenkende Tabletten regelmäßig zuführen
Diät korrekt einhalten
Nach jeweils 2 Std Fahrpause zum Essen einschalten
Störung des üblichen Tagesrhythmus durch Fahrten vermeiden
Fahrgeschwindigkeit begrenzen
Höchstgeschwindigkeit vermeiden
Vor und während der Fahrt keinen Alkohol zu sich nehmen
Diabetikerausweis mitführen
Regelmäßig ärztliche Kontrollen durchführen lassen

Die Fahrbefähigung eines Kraftfahrzeugfahrers wird generell verkehrsmedizinisch nach verschiedenen Kriterien beurteilt. Dabei müssen die 3 Teilqualitäten Fahrfertigkeit, Fahrtauglichkeit und Verkehrszuverlässigkeit berücksichtigt und als Fahrtüchtigkeit zusammengefaßt werden (Tabelle 10). Für die ärztliche Beurteilung der Fahrtüchtigkeit oder Fahruntüchtigkeit liegt das Gutachten „Krankheit und Kraftverkehr" [18] vor, nach dem auch eine Übersicht über die Störungen möglich ist, die die Fahrtüchtigkeit beim Diabetes einschränken oder aufheben können.

Im Interesse des Diabetikers selbst und des Arztes liegt es, den zuckerkranken Patienten über mögliche Beeinträchtigungen seiner Fahrtüchtigkeit ausführlich aufzuklären. Dabei sollte der Diabetiker die schriftliche Fassung der Richtlinien erhalten, die für kraftfahrzeugfahrende Diabetiker aufgestellt wurden [8, 10, 12, 13, 15].

## V. Zusammenfassung

Oft erwartet der Diabetiker selbst keine ärztlichen Hilfen bei Problemen, die nicht unmittelbar mit der Diagnostik und Therapie seiner Erkrankung zu tun haben. Weder der Diabetiker noch sein behandelnder Arzt sollten aber eine soziale Benachteiligung als unvermeidbare Konsequenz des Diabetes hinnehmen. Gerade hier muß oft der Arzt von sich aus die Initiative ergreifen. Er ist ebenso wie bei seinen diagnostischen und kurativen Bemühungen auch hier zum aktiven Eingreifen und zu einer kritischen Stellungnahme aufgefordert.

## Literatur

1. Brandaleone H, Friedman GJ (1953) Diabetes in industry. Diabetes 2: 448 – 2. Diabetes mellitus. Report of a WHO Expert Committee, World Health Organization, Technical report series no. 310 – 3. dpa-Sozialpolitische Nachrichten (3. 11. 1980) 45: 18 – 4. dpa-Sozialpolitische Nachrichten (17. 11. 1980) 47: 19 – 5. Gerritzen F (1955) Zuckerkrankheit und Verkehrsunfall. Zentralbl Verkehrs-Med 1/2: 165 – 6. Gerritzen F (1959) The diabetic and driver's license. II. Kongr. Internat. Diab. Fed., Düsseldorf, 1958. In: Oberdisse K, Jahnke K (Hrsg) Diabetes mellitus, Bd II. Thieme, Stuttgart – 7. Gesetz zur Sicherung der Eingliederung Schwerbehinderter in Arbeit, Beruf und Gesellschaft (Schwerbehindertengesetz – SchwbG): Bundesgesetzblatt I, S. 1005, in der Fassung vom 29. 4. 1974 – 8. Oberdisse K (1960) Fahrtauglichkeit bei Diabetikern, die Insulin verwenden. Zentralbl Verkehrs-Med 6: 67 – 9. Pannhorst R (1959) Diabetes mellitus und Führerschein. II. Kongr. Internat. Diab. Fed. Düsseldorf, 1958. In: Oberdisse K, Jahnke K (Hrsg.) Diabetes mellitus, Bd II. Thieme, Stuttgart – 10. Pannhorst R (1963) Der Insulindiabetiker und seine Fahrtauglichkeit im Kraftverkehr. Dtsch Med Wochenschr 14: 772 – 11. Perazzo JLB (1971) Profession for diabetics. Youth bulletin (International Diabetes Federation), vol 16, p 117 – 12. Petrides P (1977) Sozialmedizinische Probleme. In: Oberdisse K (Hrsg) Handbuch der Inneren Medizin, 5. Aufl, Bd VII/2 B: Diabetes mellitus. Springer, Berlin Heidelberg New York – 13. Petzoldt R (1979) Das Umfeld des Diabetikers: Ärztliche Hilfen bei sozialmedizinischen Problemen. Therapiewoche 29: 5044 – 14. Petzoldt R (1980) Engagieren statt resignieren – sozialmedizinische Aspekte der ärztlichen Betreuung von Diabetikern. musik + medizin 3: 7 – 15. Petzoldt R, Schöffling K (1974) Sozialmedizinische Aspekte beim Diabetes mellitus. In: Mehnert H, Schöffling K (Hrsg) Diabetologie in Klinik und Praxis. Thieme, Stuttgart – 16. Schaefer H, Blohmke M (1972) Sozialmedizin, Thieme, Stuttgart – 17. Ysander L (1971) Kranke und behinderte Kraftfahrer im Straßenverkehr. Z Allgemeinmed Landarzt 47: 1108 – 18. Krankheit und Kraftverkehr. Gutachten des Gemeinsamen Beirates beim Bundesminister für Verkehr und beim Bundesminister für Jugend, Familie und Gesundheit (1973). Druck- und Verlagsgesellschaft Neue Presse GmbH, Coburg

# Diabetologie

Schauder, P., Arends, J., Siegel, E. G., Koop, H., Creutzfeldt, W. (Med. Univ.-Klinik, Göttingen)
**Einfluß von Insulin auf die Somatostatinfreisetzung am isoliert perfundierten Pankreas der Ratte**[*]

*Einleitung*

In der Langerhansschen Insel sind derzeit vier verschiedene, hormonproduzierende Zellen nachgewiesen: A-Zellen (Glukagon), B-Zellen (Insulin), D-Zellen (Somatostatin) und PP-Zellen (pancreatic polypeptide). Diese Zellen liegen nicht regellos in der Insel verstreut, sondern zeigen eine feste Zuordnung zueinander. Daraus wurde auf eine wechselseitige Beeinflussung der verschiedenen Inselzellen geschlossen (Orci und Unger 1975).

Untersuchungen über den Effekt von Insulin, Glukagon und Somatostatin auf das sekretorische Verhalten der Langerhansschen Insel sind mit dieser Hypothese vereinbar.

Glukagon stimuliert die Freisetzung von Insulin (Samols 1972) und Somatostatin (Patton et al. 1976, 1977; Schauder et al. 1976, 1977; Weir et al. 1977, 1978).

Somatostatin hemmt die Sekretion von Insulin und Glukagon (Koerker et al. 1974).

Insulin hemmt die Glukagonsekretion (Samols et al. 1972). Nur die Wirkung von Insulin auf die Somatostatinsekretion aus D-Zellen Langerhansscher Inseln ist noch umstritten.

Wir berichten über den Einfluß von Insulin auf die Somatostatinsekretion am isoliert perfundierten Rattenpankreas.

*Material und Methoden*

Die Untersuchungen wurden an männlichen Wistar-Ratten (190–240 g) durchgeführt. Nach Isolierung des Pankreas (Grodsky et al. 1963) erfolgten die Perfusionen bei 38° C für 50 min unter ständiger Begasung mit 95% $O_2$/5% $CO_2$ und einer Flußrate von 4 ml/min. Der Perfusat bestand aus KRB-Puffer, dem 0,4 mg% BSA sowie 2,8, 8,3, 16,6 oder 41,6 mM Glukose zugesetzt waren, mit oder ohne 20 mE/ml Ratteninsulin (NOVO Research S.A., Kopenhagen, Dänemark). In 1minütigen Abständen wurden Proben entnommen zur radioimmunochemischen Bestimmung von Somatostatin nach McIntosh et al. (1978). Die statistische Auswertung erfolgte mit Hilfe des „$t$"-Tests für verbundene Stichproben.

*Ergebnisse*

Abb. 1 zeigt den Einfluß von 20 mE/ml Ratteninsulin auf die Somatostatinsekretion des mit 8,3 mM Glukose perfundierten Rattenpankreas. Bei den Kontrollen ($n = 6$) blieb die Somatostatinabgabe trotz geringer Schwankungen während der Perfusion konstant. Hingegen kam es bei den insulinperfundierten Pankreata ($n = 8$) innerhalb von 2 min zu einem deutlichen Abfall und nach Entfernen des Insulins innerhalb von 5 min zu einem Wiederanstieg der Somatostatinsekretion. Ein ähnliches Verhalten ließ sich bei Perfusion mit 2,8 mM Glukose beobachten (Daten nicht gezeigt).

---

[*] Die Untersuchungen wurden durch die Deutsche Forschungsgemeinschaft unterstützt (Scha 246/5–3)

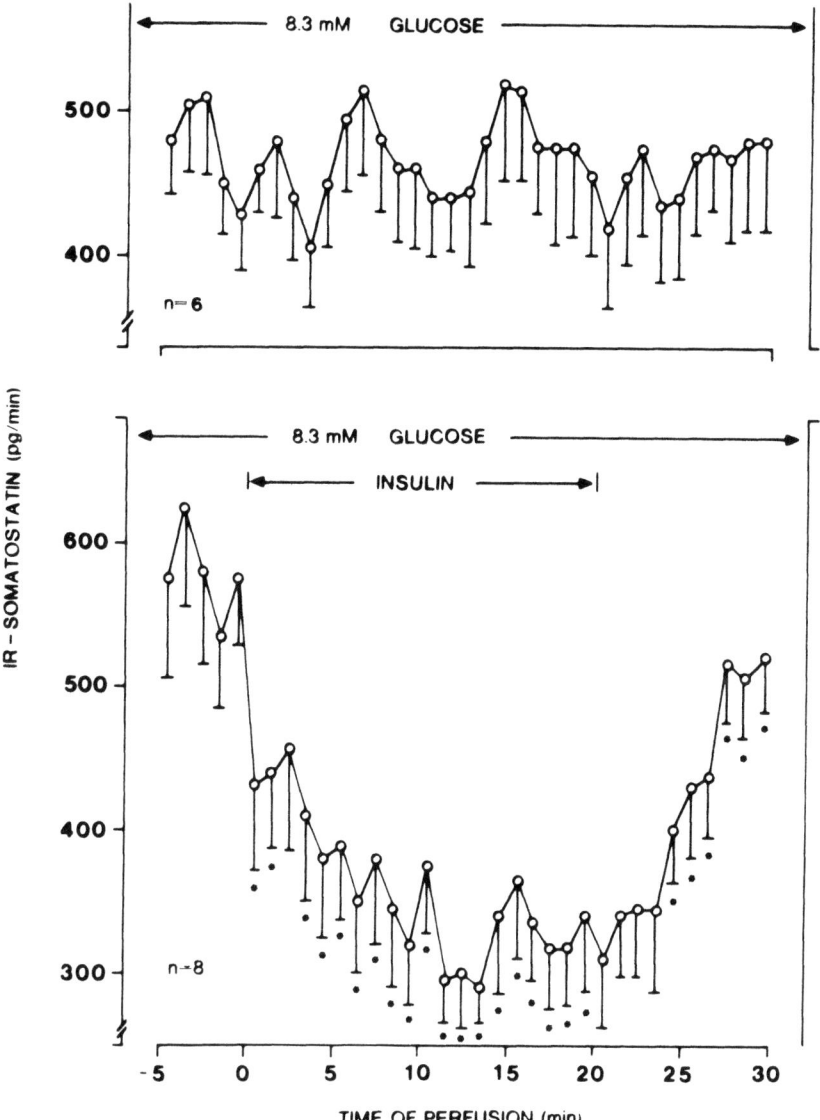

**Abb. 1.** Einfluß von 20 mE/ml Ratteninsulin auf die Somatostatinsekretion des perfundierten Rattenpankreas bei einer Glukosekonzentration von 8,3 mM im Perfusat. Gezeigt sind Mittelwerte ± SEM (pg/min) von sechs Kontrollen und acht mit Insulin perfundierten Pankreata. Ein Stern zeigt einen signifikanten Unterschied im Vergleich zum Durchschnittswert 5 min vor Beginn oder 5 min nach Ende der Insulinexposition ($p < 0,05$ oder weniger)

In Abb. 2 ist der Einfluß von 20 mE/ml Ratteninsulin auf die Somatostatinsekretion des mit 16,6 mM Glukose perfundierten Rattenpankreas dargestellt. Insulin hatte keinen Einfluß auf die Somatostatinabgabe. Sowohl bei den Kontrollen ($n = 6$) als auch bei den mit Insulin behandelten Pankreata ($n = 8$) blieb die Somatostatinfreisetzung während der 35minütigen Perfusion konstant. Ein analoges Verhalten wurde bei Perfusion mit 41,6 mM Glukose beobachtet (Daten nicht gezeigt).

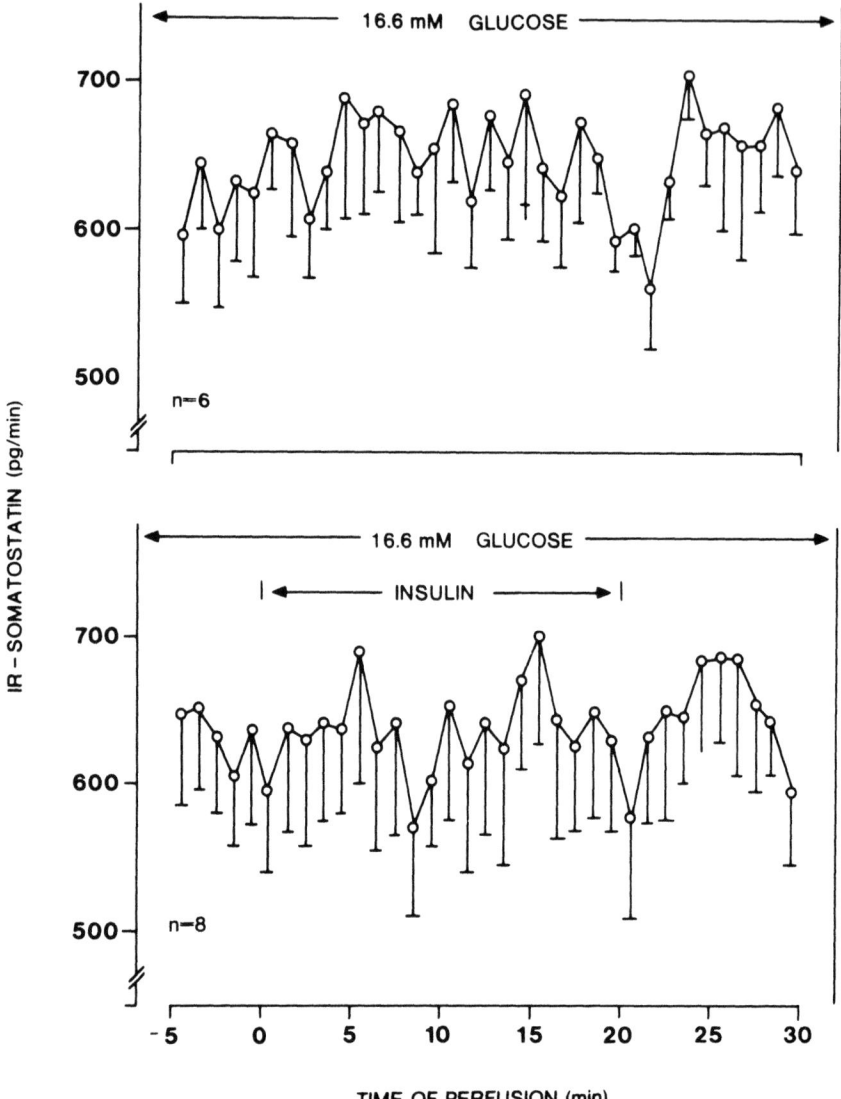

**Abb. 2.** Einfluß von 20 mE/ml Ratteninsulin auf die Somatostatinsekretion des perfundierten Rattenpankreas bei einer Glukosekonzentration von 16,6 mM im Perfusat. Gezeigt sind Mittelwerte ± SEM (pg/min) von sechs Kontrollen und acht mit Insulin perfundierten Pankreata. Insulin hat keinen Einfluß auf die Somatostatinsekretion

*Diskussion*

Bei der Aufrechterhaltung der Glukosehomöostase im Blut scheinen direkte Wechselbeziehungen zwischen den verschiedenen Zellen der Langerhansschen Insel eine Rolle zu spielen. Die Beobachtung, daß Insulin in vivo und in vitro die Glukagonsekretion hemmt, während Glukagon die Insulinfreisetzung stimuliert, führte zu Hypothese von der Existenz eines negativen Rückkopplungssystems zwischen B- und A-Zellen (Samols et al. 1972).

Ob auch zwischen B- und D-Zellen direkte, lokale Wechselbeziehungen bestehen, ist noch unklar. Zwar hemmt Somatostatin die Insulinsekretion (Koerker et al. 1974), doch der Einfluß von Insulin auf die Somatostatinsekretion ist umstritten.

Am Hundepankreas konnte bisher kein Effekt von Insulin (10−50 mE/ml) auf die Somatostatinabgabe nachgewiesen werden, unabhängig der Glukosekonzentration im Perfusat (Weir et al. 1979; Hermansen et al. 1979; Patton et al. 1977).

Am mit 8,3 mM Glukose perfundierten Hühnerpankreas stimuliert Insulin (20 mE/ml) die Somatostatinfreisetzung (Honey und Weir 1979).

Am isolierten Rattenpankreas fanden wir bei niedriger Glukosekonzentration im Medium (2,8 oder 8,3 mM) eine Hemmung der Somatostatinsekretion durch 20 mE/ml Insulin (Ergebnisse, Abb. 1) im Gegensatz zu Kadowaki et al. (1979) und Gerber et al. (1980), die bei 5,5 mM Glukose keinen Effekt von Insulin ($10^{-6}$ M bzw. 15 mE/ml) beobachteten.

Andererseits berichteten Gerber et al. (1980), daß Insulin die Somatostatinsekretion in Anwesenheit von 16,6 mM Glukose hemmt, ein Befund, den weder wir (Ergebnisse, Abb. 2) noch Patel et al. (1979) bestätigen können. Der Grund für diese Diskrepanzen ist unklar.

Als mögliche Erklärungen kommen Speziesunterschiede sowie Modifikationen in der Versuchsanordnung und der Zusammensetzung des Puffers in Frage, wobei die Konzentration von Glukose sowie Art und Konzentration von Insulin vermutlich besonders zu berücksichtigen sind.

Die Stimulierung der Somatostatinfreisetzung durch Insulin am Hühnerpankreas könnte Ausdruck eines Speziesunterschiedes sein (Honey und Weir 1979). Eine vom Säugerpankreas abweichende Interaktion der verschiedenen Inselzellen wurde auch an der Ente beobachtet, bei der die Infusion von Somatostatin nicht die erwartete Hemmung, sondern eine Stimulierung der Glukagonsekretion bewirkt (Strosser et al. 1980).

Bisher gibt es keine Berichte, daß D-Zellen des Hundes anders reguliert werden als D-Zellen sonstiger Säuger. Daher dürfte die fehlende Wirkung von Insulin auf die Somatostatinsekretion des Hundes weniger Ausdruck eines Speziesunterschiedes sein, sondern eher Folge von Variationen der Versuchsanordnung und/oder der Pufferzusammensetzung. So könnte die getestete Insulinkonzentration für das Hundepankreas zu niedrig gewählt sein. Andererseits wäre der negative Effekt auch durch Verwendung von heterologem Insulin erklärbar.

Die unterschiedlichen Befunde am Rattenpankreas sind schwer erklärbar. Bei isolierter Betrachtung der Experimente, in denen Insulin in Anwesenheit submaximal somatostatinotroper Glukosekonzentrationen getestet wurde, könnte man argumentieren, die von uns beobachtete Hemmwirkung des Insulins sei Folge der Verwendung von homologem Hormon. Es bleibt allerdings derzeit völlig unklar, warum wir Hemmung der Somatostatinsekretion nur bei submaximal, nicht jedoch bei maximal somatostatinotrop wirkenden Glukosekonzentrationen fanden, während Gerber et al. (1980) ein genau gegensätzliches Verhalten beobachteten.

Unsere Untersuchungen stimmen mit denen von Gerber et al. (1980) jedoch insofern überein, als Hemmung der Somatostatinsekretion durch Insulin prinzipiell möglich zu sein seint. In Verbindung mit der bekannten Blockierung der Insulinfreisetzung durch Somatostatin (Koerker et al. 1974) sprechen diese Beobachtungen für eine gegenseitige Hemmung von B- und D-Zellen.

Die mögliche physiologische Bedeutung dieser Wechselbeziehungen ist unklar.

Es ist denkbar, daß zur Auslösung der Insulinsekretion sowohl die Aktivierung des Sekretionsapparates der B-Zelle notwendig ist als auch eine Inaktivierung der D-Zelle durch Insulin. Möglicherweise wirkt die D-Zelle als Regler, der „ungenügende" Glukosereize unterdrückt, der bei stärkeren Sekretionssignalen aber durch Insulin ausgeschaltet werden kann. So ließ sich einerseits das Anwerfen des Sekretionsapparates bei geringfügigen Glukoseschwankungen vermeiden, andererseits das Auftreten ausgeprägter Fluktuationen ausschließen.

Warum die wechselseitige Hemmung von B- und D-Zellen offensichtlich durch hohe Glukosekonzentrationen abgeschaltet werden kann, ist nicht bekannt.

Glukose stimuliert sowohl die Sekretion von Somatostatin (Schauder et al. 1976) als auch von Insulin. Somatostatin besitzt einen blutzuckersenkenden Effekt, wahrscheinlich u. a. durch Hemmung der Glukagonsekretion, und könnte daher die Wirkung von Insulin bei der Beseitigung hyperglykämischer Episoden unterstützen. Gegenseitige Hemmung von B- und D-Zellen im Stadium ausgeprägter Hyperglykämie wäre physiologisch wenig sinnvoll.

Unabhängig von der korrekten Erklärung zeigen unsere Ergebnisse, daß Insulin die Sekretion von Somatostatin hemmen kann, allerdings nur in Gegenwart verhältnismäßig niedriger Glukosekonzentrationen. Dies ist ein zusätzliches Argument für die Hypothese, daß sich die verschiedenen Zellen der Langerhansschen Insel gegenseitig über ihre Sekretionsprodukte beeinflussen.

Für die ausgezeichnete Assistenz danken wir Frau K. Röhe und Fräulein D. Klebsch.

*Literatur*

Orci L, Unger RH (1975) Hypothesis: Functioncal subdivision of islets of Langerhans and possible role of D-cells. Lancet 2: 1243–1244 – Samols E, Tyler JM, Marks V (1972) Glucagon-insulin interrelationship. In: Le Febvre PJ, Unger RH (eds) Glucagon molecular physiology. Clinical and therapeutical implications. Pergamon Press, Oxford, pp 151–173 – Patton GS, Dobbs R, Orci L, Vale W, Unger RH (1976) Stimulation of pancreatic immunoreactive somatostatin (IRS) release by glucagon. Metabolism [Suppl 1] 25: 1499 – Patton GS, Ipp E, Dobbs R, Orci L, Vale W, Unger RH (1977) Pancreatic immunoreactive somatostation release. Proc Natl Acad Sci (USA) 74: 2140–2143 – Schauder P, McIntosh C, Ebert R, Arends J, Arnold R, Frerichs H, Creutzfeldt W (1976) Insulin and somatostatin release and cAMP content of rat pancreatic islets stimulated by glucose and glucagon. Diabetologia 12: 418 – Schauder P, McIntosh C, Arends J, Arnold R, Frerichs H, Creutzfeldt W (1977) Somatostatin and insulin release from isolated rat pancreatic islets in response to D-glucose, L-leucine, α-ketoisocaproic acid or D-glyceraldehyde: Evidence for a regulatory role of adenosine-3′, 5′-cyclic monophosphate. Biochem Biophys Res Commun 75: 630–635 – Weir GC, Samols E, Ramseur R, Day JA, Patel YC (1977) Influence of glucose and glucagon upon somatostatin secretion from the isolated perfused canine pancreas. Clin Res 25: 403 – Weir CG, Samols E, Day JA, Patel YC (1978) Glucose and glucagon stimulate the secretion of somatosatin from the perfused canine pancreas. Metabolism [Suppl 1] 27: 1223–1226 – Koerker DJ, Ruch W, Chideckel E, Palmer J, Goodner CJ, Ensinck J, Gale CC (1974) Somatostatin: Hypothalamic inhibitor of the endocrine pancreas. Science 184: 482–484 – Grodsky GM, Batts AA, Bennet LL, Vcella C, McWilliams NB, Smith DF (1963) Effects of carbohydrates on secretion of insulin from isolated rat pancreas. Am J Physiol 205: 638–644 – McIntosh C, Arnold R, Bothe E, Becker H, Köbberling J, Creutzfeldt W (1978) Gastrointestinal somatostatin: Extraction and radioimmunoassay in different species. Gut 19: 655–663 – Weir GC, Samols E, Loo S, Patel YC, Gabbay KH (1979) Somatostatin and pancreatic polypeptide secretion. Effects of glucagon, insulin and arginine. Diabetes 28: 35–40 – Hermansen K, Ørskov H, Christensen SE (1979) Streptozotocin diabetes: a glucoreceptor dysfunction affecting D-cells as well as B and A cells. Diabetologia 17: 385–389 – Honey RN, Weir GC (1979) Insulin stimulates somatostatin and inhibits glucagon secretion from the perfused chicken pancreas-duodenum. Life Sci 24: 1747–1750 – Kadowaki S, Taminato T, Chiba T, Mori K, Abe H, Goto Y, Seino Y, Matsukura S, Nozawa M, Fujita T (1979) Somatostatin release from isolated perfused rat pancreas. Possible role of endogenous somatostatin on insulin release. Diabetes 28: 600–603 – Gerber PPG, Trimble ER, Herberg L, Renold AE (1980) Control of somatostatin release by glucose and insulin in the pancreas of normal and diabetic Wistar (BB) rats. Diabetologia 19: 275 – Patel YC, Amherdt M, Orci L (1979) Somatostatin secretion from monolayer cultures of neonatal rat pancreas. Endocrinology 104: 676–679 – Strosser MT, Cohen L, Harvey S, Mialhe P (1980) Somatostatin stimulates glucagon secretion in ducks. Diabetologia 18: 319–322 – Schauder P, McIntosh C, Arends J, Arnold R, Frerichs H, Creutzfeldt W (1976) Somatostatin and insulin release from isolated rat pancreatic islets stimulated by glucose. FEBS Lett 68: 225–227

Bratusch-Marrain, P., Waldhäusl, W., Grubeck-Loebenstein, B., Korn, A., Vierhapper, H. (Abt. für Klin. Endokrinologie und Diabetes mellitus, I. Med. Univ.-Klinik, Wien)

## Die Bedeutung von Glukagon, Somatotropin, Cortisol und Adrenalin als Insulinantagonisten bei Diabetes mellitus

Überhöhte Plasmakonzentrationen von Glukagon, Cortisol, Wachstumshormon und von Katecholaminen sind charakteristische Befunde bei insulinabhängigen Diabetikern mit hochgradiger Entgleisung des Kohlenhydrathaushaltes. Die pathogenetische Wertigkeit dieser Veränderungen im Rahmen eines gestörten Kohlenhydrathaushaltes ist unklar, obwohl verschiedene Untersuchungen gezeigt haben, daß die genannten „diabetogenen" Hormone unter bestimmten Bedingungen eine Hyperglykämie, eine pathologische Glukosetoleranz oder auch eine verstärkte Insulinresistenz auslösen können [1–4]. Als wesentlicher Hinweis auf die pathogenetische Bedeutung dieser Hormone für die Entstehung einer Hyperglykämie und/oder Ketoazidose bei absolutem Insulinmangel wurde auch die verzögerte Entwicklung einer diabetischen Ketoazidose a) während Unterdrückung der Glukagon- und Wachstumshormonsekretion durch Somatostatin [5], oder b) nach Hypophysektomie [6] aufgefaßt.

Ziel der vorliegenden Studie war es daher, die relative Wertigkeit der insulinantagonistischen Wirkung der einzelnen diabetogenen Hormone bei insulinabhängigen Diabetikern ($n = 11$) intraindividuell sowohl während kurzfristiger (Vorperiode 2 Std) akuter als auch während chronischer (Vorperiode 12 Std) Zufuhr von Glukagon, Cortisol, Wachstumshormon und Adrenalin zu erfassen. Als Maß der antiinsulinären Wirkung von Glukagon, Cortisol, Adrenalin und Wachstumshormon diente uns dabei die Messung der während 4 Std für die Assimilation einer oralen Glukosedosis von 50 g erforderlichen Insulinmenge mittels eines glukosekontrollierten Insulininfusionssystems („künstliches endokrines Pankreas"; Biostator). Für die Kalibrierung des Biostators wurden idente Algorithmen mit Absicht gewählt, die Blutglukose (BG) basal bei 5,5 mmol/l (BI) mit einer Infusionsrate (RI) von 15 mE Hoechst CS Insulin/min (KR 165, KF 45, QI 30) zu stabilisieren. Die maximale Insulininfusionsrate wurde hingegen mit 250 mE/ml begrenzt, um bei fehlender Glukosezufuhr (FD 0) hypoglykämische Reaktionen auf jeden Fall zu vermeiden.

Bei den 21–34jährigen Diabetikern handelt es sich durchwegs um Personen ohne endogene durch Arginin stimulierbare C-Peptidsekretion mit einer Erkrankungsdauer von 6 Monaten bis zu 20 Jahren. Die einzelnen Untersuchungen wurden in wöchentlichen Abständen durchgeführt, wobei jeder Patient als seine eigene Kontrolle diente. Die verabreichten Mengen der „diabetogenen" Hormone betrugen für Glukagon 360 ng $\cdot$ kg$^{-1}$ Körpergewicht und Stunde ($n = 6$), für Wachstumshormon 2 µg $\cdot$ kg$^{-1}$ $\cdot$ h$^{-1}$ ($n = 3$), bzw. 10 µg $\cdot$ kg$^{-1}$ $\cdot$ h$^{-1}$ ($n = 6$); für Cortisol 6 mg $\cdot$ h$^{-1}$ ($n = 6$) bzw. 10 mg $\cdot$ h$^{-1}$ und für Adrenalin 180 µg $\cdot$ h$^{-1}$ ($n = 6$).

Weiters erhielten die Patienten ($n = 5$) neben der Kontrolluntersuchung mit Infusion von Kochsalzlösung einmalig auch einen „Cocktail" aus Glukagon (360 ng $\cdot$ kg$^{-1}$ $\cdot$ h$^{-1}$), Wachstumshormon (2 µg $\cdot$ kg$^{-1}$ $\cdot$ h$^{-1}$), Cortisol (10 mg $\cdot$ h$^{-1}$) und Adrenalin (180 µg $\cdot$ h$^{-1}$) infundiert, um auf diese Weise den Einfluß einer Kombination der diabetogenen Hormone auf den Kohlenhydratstoffwechsel unter Bedingungen, wie sie bei diabetischer Ketoazidose vorkommen, zu untersuchen. Die Bestimmung der einzelnen Hormone erfolgte wie seinerzeit berichtet [7]. Die Angaben in Text und Abbildungen entsprechen den beobachteten Mittelwerten $\pm$ SEM.

Die bei der skizzierten Vorgangsweise durch exogene Hormonzufuhr erzielten Plasmahormonkonzentrationen entsprachen unter Gleichgewichtsbedingungen durchwegs den bei schwerer diabetischer Ketoazidose für Glukagon (517 $\pm$ 70 pg $\cdot$ ml$^{-1}$), Cortisol (20 $\pm$ 2 µg $\cdot$ dl$^{-1}$; 34 $\pm$ 5 µg $\cdot$ dl$^{-1}$), Wachstumshormon (14 $\pm$ 3 ng $\cdot$ ml$^{-1}$; bzw. 65 $\pm$ 15 ng $\cdot$ ml$^{-1}$) und Adrenalin (0,55 $\pm$ 0,19 ng $\cdot$ ml$^{-1}$) zu beobachtenden Werten [7].

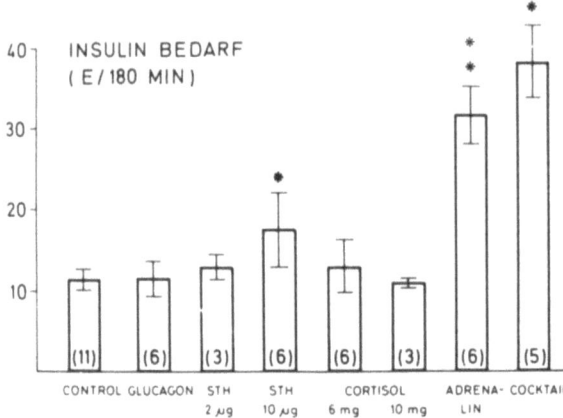

**Abb. 1.** Beeinflussung des Insulinbedarfes von insulinabhängigen Diabetikern während eines oralen Glukosetoleranztestes (50 g) durch intravenöse Kurzzeitinfusion von diabetogenen Hormonen: Glukagon (360 ng · kg$^{-1}$ · h$^{-1}$), Wachstumshormon (STH: 2 µg · kg$^{-1}$ · h$^{-1}$; bzw. 10 µg · kg$^{-1}$ · h$^{-1}$), Cortisol (6 mg · h$^{-1}$, bzw. 10 mg · h$^{-1}$), Adrenalin (180 µg · h$^{-1}$) und eines „Cocktails" der angeführten Hormone. $\bar{x} \pm$ SEM. $*p < 0{,}05$; $**p < 0{,}0005$)

## A. Kurzzeit-Infusion diabetogener Hormone

Betrachten wir zunächst das Verhalten der einzelnen Variablen während einer kurzfristigen Infusion von „diabetogenen" Hormonen, so zeigt sich, daß die vorgegebenen Algorithmen bei Infusion von Glukagon, Wachstumshormon und Cortisol durchwegs in der Lage waren, während eines oralen Glukosetoleranztestes ein der Kontrollgruppe entsprechendes Blutglukoseprofil aufrecht zu erhalten. Dies galt jedoch nicht für den Blutglukoseverlauf während der Infusion von Adrenalin. In diesem Fall war ein überschießendes Ansteigen der Blutglukose (BG) nach Einnahme von 50 g Glukose

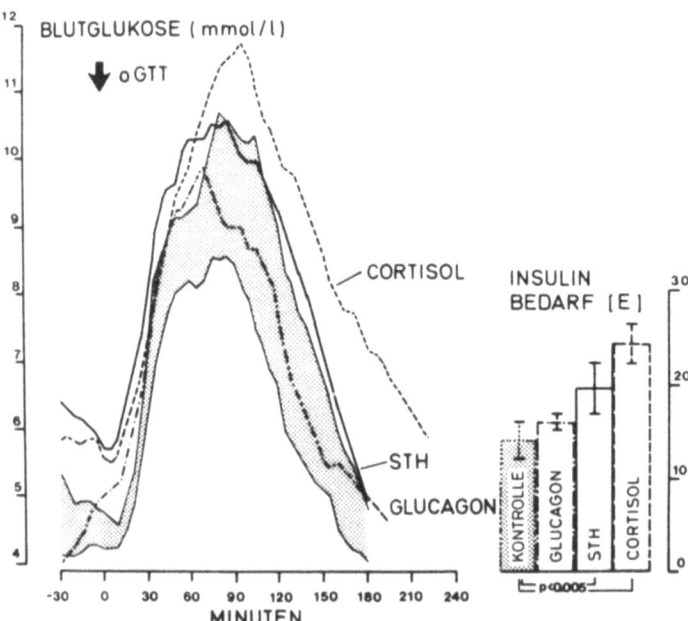

**Abb. 2.** Einfluß der Langzeitinfusion diabetogener Hormone auf den mittleren Blutglukoseverlauf und Insulinbedarf von insulinabhängigen Diabetikern ($n = 6$) während eines oralen Glukosetoleranztestes mit 50 g und Kontrolle der BG mittels eines „künstlichen Pankreas" sowie vorgegebener Algorithmen. Der BG-Verlauf bzw. Insulinbedarf (E/180 min) während der Kontrollperiode ist als punktierte Fläche angegeben. $\bar{x} \pm$ SEM

zu beobachten, ohne daß zu Ende der Beobachtungsperiode von 4 Std die Ausgangswerte wieder erreicht worden wären.

Dem Verlauf der Blutglukose entsprechend wurde durch kurzfristige Infusion der „diabetogenen" Hormone Glukagon, Cortisol und Wachstumshormon (STH: 2 $\mu g \cdot kg^{-1} \cdot h^{-1}$) auch der während der Kontrollperiode für die Assimilation von 50 g Glukose erforderliche Insulinbedarf von 11,3 ± 1,1 E nicht vermehrt. Die kurzfristige Infusion einer hohen Wachstumshormondosis verursachte hingegen ein Ansteigen des Insulinbedarfes um 50%, während Adrenalin und der „Cocktail" diabetogener Hormone zu einer Verdreifachung des für die Assimilation von 50 g Glukose erforderlichen Insulinbedarfes führten (Abb. 1).

Das Verhalten von freien Fettsäuren und Ketonkörpern im Plasma zeigte während der kurzfristigen Infusion der Einzelhormone keine wesentlichen Unterschiede. In jedem Fall ergab sich unter der Einwirkung der untersuchten Hormone die bekannte Zunahme von Lipolyse und Ketogenese [8, 9], die nach der oralen Glukoseaufnahme und der begleitenden Insulininfusion von einer Verminderung der Plasmakonzentrationen der freien Fettsäuren und Ketonkörper als Ausdruck der antilipolytischen und antiketogenen Wirkung von Insulin gefolgt war. Demgegenüber war der Abfall der Plasmakonzentrationen von freien Fettsäuren und Ketonkörpern deutlich geringer ausgeprägt, so eine Mischung der diabetogenen Hormone („Cocktail") infundiert wurde.

*B. Langzeitinfusion diabetogener Hormone*

Da im Rahmen der diabetischen Stoffwechselstörung in der Regel eine chronische Erhöhung von Glukagon, STH und Cortisol besteht, wurden die beschriebenen Untersuchungen auch nach 12stündiger Vorinfusion dieser diabetogenen Hormone durchgeführt. Dabei zeigte sich, daß das mit Hilfe des künstlichen Pankreas erzielte Blutglukoseprofil während chronischer Gabe von Glukagon und Wachstumshormon im Normbereich und nur während Zufuhr von Cortisol außerhalb jenem des Kontrollkollektivs gelegen war. Dementsprechend verursachte Glukagon unter diesen Bedingungen auch keine Veränderung der für die Glukoseassimilation erforderlichen Insulindosis. Hingegen zeigte die für die Verwertung von 50 g Glukose notwendige Insulinmenge bei chronischer Erhöhung der Plasmakonzentration von Cortisol eine Zunahme um 90 ± 29% und bei Gabe von Wachstumshormon um 41 ± 10% gegenüber der Kontrolluntersuchung (Abb. 2).

*Zusammenfassung*

Die erhobenen Befunde weisen darauf hin, daß Adrenalin, das bereits bei akuter Verabreichung den Insulinbedarf insulinabhängiger Diabetiker erhöht bzw. deren Insulinempfindlichkeit vermindert, verglichen mit den anderen untersuchten Hormonen die höchste diabetogene Wirkung entfaltet. Dies erklärt auch die in der klinischen Praxis bekannte Beobachtung einer metabolischen Entgleisung von Diabetikern nach psychologischen oder physischen Traumen und begleitender erhöhter Katecholaminausschüttung. Zudem zeigten von der Gruppe der untersuchten diabetogenen Hormone sowohl Cortisol, als auch Wachstumshormon bei längerer Verabreichung eine deutliche antiinsulinäre Wirkung, wodurch die beträchtliche Bedeutung dieser beiden Hormone für die Qualität der Stoffwechselkontrolle zum Ausdruck kommt und bestätigt wird [2, 3]. Hingegen bewirkte Glukagon während ausreichender Insulinisierung der Patienten keinerlei Beeinträchtigung der oralen Glukosetoleranz, womit diesem antiinsulinären Hormon eine wesentlich geringere Bedeutung in der Hierarchie der antiinsulinären Faktoren zukommt, als Adrenalin, Wachstumshormon und Cortisol und zudem in die gleiche Richtung weisende Beobachtungen anderer Autoren [10, 11] bestätigt werden.

*Literatur*

1. Raskin P, Unger RH (1977) Effects of exogenous hyperglucagonemia in insulin-treated diabetics. Diabetes 26: 1034–1039 – 2. Luft R, Cerasi E (1968) Human growth hormone as a regulator of blood glucose concentration and as a diabetogenic substance. Diabetologia 4: 1–9 – 3. Perley M, Kipnis DM (1966) Effects of glucocorticoids on plasma insulin. N Engl J Med 274: 1237–1241 – 4. Baker L, Kaye R, Haque N (1969) Metabolic homeostatis in juvenile diabetes mellitus. Increased ketone responsiveness to epinephrine. Diabetes 18: 421–427 – 5. Gerich J, Lorenzi M, Bier D, Schneider V, Tsalikian E, Karam J, Forsham P (1975) Prevention of human diabetic ketoacidosis by somatostatin: Evidence for an essential role of glucagon. N Engl J Med 292: 985–989 – 6. Barnes AJ, Kohner EM, Bloom SR (1978) Importance of pituitary hormones in aetiology of diabetic ketoacidosis. Lancet 1: 1171–1174 – 7. Waldhäusl W, Kleinberger G, Korn A, Duczak R, Bratusch-Marrain P, Nowotny P (1979) Severe hyperglycemia: effect of rehydration on endocrine derangements and blood glucose concentration. Diabetes 28: 577–584 – 8. Baker L, Kaye, Haque N (1969) Metabolic homeostasis in juvenile diabetes mellitus. Increased ketone responsiveness to epinephrine. Diabetes 18: 421–427 – 9. Schade DS, Eaton RP (1975) Glucagon regulation of plasma ketone body concentration in human diabetes. J Clin Invest 56: 1340–1344 – 10. Liljenquist JE, Rabin D (1979) Lack of a role for glucagon in the disposal of an oral glucose load in normal man. J Clin Endocrinol Metab 49: 937–939 – 11. Sherwin RS, Fisher M, Hendler R, Felig P (1976) Hyperglucagonemia and blood glucose regulation in normal, obese, and diabetic subjects. N Engl J Med 294: 455–461

Willms, B., Unger, H. (Fachklinik für Diabetes und Stoffwechselkrankheiten, Bad Lauterberg)

## Blutzuckerselbstkontrolle: Vergleich der Messung mit Hämoglukotest 20–800, Reflomat, Dextrometer und Glukosemeter

*Einleitung*

Zur Blutzuckerselbstkontrolle durch den Diabetiker stehen heute verschiedene reflektometrisch arbeitende Geräte zur Verfügung. Der neu entwickelte Teststreifen Hämoglukotest 20–800 (HGT) gestattet durch sein doppeltes Ablesefeld eine einigermaßen genaue Schätzung des Blutzuckers im wichtigen Bereich unterhalb der Nierenschwelle. In der vorliegenden Arbeit sollte deshalb untersucht werden, ob zur Blutzuckermessung mit einem Teststreifen ein Reflektometer notwendig ist und welche Vorteile es evtl. bietet. Die meisten Reflektometer sind an das Netz gebunden und deshalb unterwegs und am Arbeitsplatz nicht zu benutzen, der Hämoglukotest 20–800 kann überall hin mitgenommen werden. Außerdem ist es natürlich auch eine Kostenfrage, ob zur Blutzuckerselbstkontrolle neben den schon teuren Streifen auch noch ein Gerät zu Preisen zwischen 540,– und 1 300,– DM angeschafft werden muß.

*Methodik*

Neun gut geschulte, stationäre, insulinpflichtige Diabetiker maßen ihren Blutzucker selbst mit dem Teststreifen und drei auf dem deutschen Markt befindlichen Reflektometern, die uns von den Firmen zur Erprobung zur Verfügung gestellt worden waren. Es handelte sich um den Reflomat der Firma Boehringer, Mannheim, das Dextrometer der Firma Miles Sparte, Ames, sowie das Glukosemeter, das englische Glukocheck-Gerät, welches in Deutschland von der Firma Wolff, Wuppertal, vertrieben wird. Als Referenzmethode benutzten wir die Hexokinasemethode. In praxi wurde so vorgegangen, daß die MTA den Blutzucker für die Bestimmung im Labor mit der Hexokinasemethode abnahm, und daß die Patienten aus dem gleichen Blutstropfen in wechselnder, randomisierter Anordnung – ohne den Laborwert zu kennen – ihren Blutzucker mit dem Hämoglukotest und den drei Reflektometern maßen.

**Tabelle 1.** Blutzuckerselbstkontrolle: Vergleich von Hämoglukotest 20-800, Reflomat, Dextrometer und Glukosemeter. Messung von neun Patienten (Abweichungen in mg/dl bzw. in %)

|  | Δ HGT 20-800 | Δ Reflomat | Δ Dextrometer | Δ Glukosemeter |  |
|---|---|---|---|---|---|
| Bereich 40–80 mg/dl | | | | | |
| mg/dl | 10,0 ± 6,8 | 13,5 ± 7,2 | 10,3 ± 6,5 | 21,3 ± 7,3 | n = 6 |
| % | 15,2 | 20,5 | 15,7 | 32,4 | |
| Bereich 81–120 mg/dl | | | | | |
| mg/dl | 16,0 ± 12,6 | 10,7 ± 9,8 | 10,5 ± 9,6 | 15,0 ± 13,2 | n = 45 |
| % | 15,8 | 10,6 | 10,4 | 14,8 | |
| Bereich 121–180 mg/dl | | | | | |
| mg/dl | 14,4 ± 13,7 | 13,5 ± 12,5 | 18,8 ± 20,6 | 19,2 ± 21,3 | n = 70 |
| % | 9,5 | 9,0 | 12,5 | 12,7 | |
| Bereich 181–250 mg/dl | | | | | |
| mg/dl | 22,1 ± 17,5 | 20,3 ± 16,9 | 29,3 ± 20,2 | 24,8 ± 19,1 | n = 64 |
| % | 10,3 | 9,5 | 13,7 | 11,6 | |
| Bereich > 250 mg/dl | | | | | |
| mg/dl | 45,5 ± 28,2 | 37,0 ± 20,8 | 38,4 ± 24,8 | 34,5 ± 35,4 | n = 40 |
| % | 15,1 | 12,4 | 12,9 | 11,6 | |

Bei den neun Diabetikern handelte es sich um sieben Frauen und zwei Männer im durchschnittlichen Alter von 44 Jahren (Bereich zwischen 35–67), die Diabetesdauer betrug im Mittel 16 Jahre (zwischen 6 und 32 Jahren), der Diabetes war jeweils von Anfang an insulinbedürftig. Jeder Patient sollte etwa 20 Messungen mit jeder Methode durchführen, insgesamt führten die neun Patienten 227 Messungen durch.

Als Kontrollgruppe führten fünf medizinisch technische Assistentinnen unserer Klinik das gleiche Protokoll mit insgesamt 99 Messungen durch.

*Ergebnisse und Diskussionen*

Die Abweichungen der Teststreifenmessungen und der Messungen mit den Reflektometern wurden getrennt ausgewertet für die Bereiche 40–80, 81–120, 121–180, 181–250 und über 250 mg/dl. Die Ergebnisse sind in den Tabellen 1 und 2 dargestellt. Es zeigt sich, daß sich im Bereich von 40–250 mg/dl mit allen untersuchten Methoden eine Blutzuckermessung mit etwa gleicher, vertretbarer Fehlerbreite durchführen läßt. Oberhalb von 250 mg/dl nimmt auch die Genauigkeit der Reflektometer erheblich ab. In der Genauigkeit bieten die Reflektometer keinen entscheidenden Vorteil gegenüber dem visuell ablesbaren Hämoglukotest 20–800.

Berechnet man für die verschiedenen Methoden die Korrelation zur Hexokinasemethode, so ergeben sich sehr ähnliche Korrelationskoeffizienten. Der Korrelationskoeffizient für den Reflomaten lag mit $r = 0,95$ am höchsten, dann folgte der für das Dextrometer mit $r = 0,94$, dann für den Hämoglukotest 20–800 mit $r = 0,93$, gefolgt vom Glukosemeter mit $r = 0,91$. Der Reflomat schneidet also mit geringem Vorsprung am besten ab. Der Unterschied zum Hämoglukotest 20–800 ist jedoch nicht signifikant.

Bei den neun Patienten ergaben sich ebenfalls keine auffallenden Unterschiede in der Genauigkeit, gemessen am Korrelationskoeffizienten. Der Korrelationskoeffizient schwankte zwischen $r = 0,89$ und $r = 0,96$ für den Hämoglukotest 20–800, beim

**Tabelle 2.** Blutzuckerselbstkontrolle: Vergleich von Hämoglukotest 20-800, Reflomat, Dextrometer und Glukosemeter. Messung von fünf MTA (Abweichungen in mg/dl)

|  | Δ HGT 20-800 | Δ Reflomat | Δ Dextrometer | Δ Glukosemeter |  |
|---|---|---|---|---|---|
| Bereich 40–80 mg/dl<br>mg/dl | 10,5 ± 7,7 | 20,0 ± 9,97 | 11,25 ± 6,95 | 9,5 ± 5,0 | $n = 4$ |
| Bereich 81–120 mg/dl<br>mg/dl | 11,59 ± 10,89 | 12,53 ± 10,56 | 17,47 ± 20,08 | 14,06 ± 14,49 | $n = 17$ |
| Bereich 121–180 mg/dl<br>mg/dl | 15,77 ± 11,46 | 9,15 ± 8,53 | 24,27 ± 19,82 | 17,92 ± 12,75 | $n = 26$ |
| Bereich 181–250 mg/dl<br>mg/dl | 19,62 ± 13,53 | 15,34 ± 10,11 | 43,96 ± 19,29 | 28,83 ± 29,52 | $n = 29$ |
| Bereich > 250 mg/dl<br>mg/dl | 41,5 ± 26,1 | 26,54 ± 22,89 | 45,95 ± 20,96 | 29,17 ± 22,82 | $n = 24$ |

Reflomaten zwischen $r = 0,86$ und $r = 0,98$, beim Dextrometer zwischen $r = 0,88$ und $r = 0,98$, beim Glukosemeter zwischen $r = 0,69$ und $r = 0,98$.

Aus Tabelle 2 ist zu ersehen, daß die ausgebildeten technischen Assistentinnen keine geringeren Abweichungen hatten als die geschulten Diabetiker. Bei der Berechnung des Korrelationskoeffizienten schnitt der Reflomat mit $r = 0,97$ am besten ab (in unserer Klinik wird im Nacht- und Notdienst mit dem Reflomaten gearbeitet), der Hämoglukotest war mit $r = 0,94$ nicht wesentlich davon unterschieden, gefolgt vom Glukosemeter mit $r = 0,92$ und dem Dextrometer mit $r = 0,86$.

*Zusammenfassung und Schlußfolgerung*

Zusammenfassend bieten die Reflektometer für die Blutzuckerselbstkontrolle des Diabetikers keinen entscheidenden Vorteil gegenüber dem visuell ablesbaren Hämoglukotest 20–800. In den Fällen, in denen die Blutzuckerselbstkontrolle indiziert ist, bietet der Hämoglukotest 20–800 eine ökonomisch vertretbare Alternative zu den Geräten.

Sonnenberg, G. E., Eichholz, U., Chantelau, E., Berger M. (Med. Klinik und Poliklinik E der Univ. Düsseldorf)
## Rasche Änderungen des „Langzeitparameters" Hämoglobin $A_1$: Abhängig von der Wahl der Bestimmungsmethode

*Einleitung*

Das Hämoglobin $A_1$ (HbA$_1$) umfaßt Varianten des Hämoglobins, die durch Glykosylierung am N-terminalen Ende der $\beta$-Kette des Hämoglobins entstehen. Die einzelnen Varianten, das Hämoglobin $A_{1a}$, $A_{1b}$ und $A_{1c}$, unterscheiden sich durch ihre Reaktionspartner bei der Glykosylierung: Fruktose-1,6-Diphosphat beim Hämoglobin $A_{1a1}$, Glukose-6-Phosphat beim Hämoglobin $A_{1a2}$ und Glukose beim Hämoglobin $A_{1c}$ [1]. Beim Hämoglobin $A_{1b}$ ist der Zuckerbestandteil noch nicht mit genügender

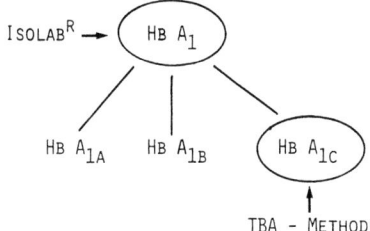

**Abb. 1.** Glykosylierte Varianten des Hämoglobins und ihre Bestimmungsmethoden: Mikrosäulenchromatographie (z. B. Isolab) und kolorimetrische oder TBA-Methode

Sicherheit isoliert [2]. Das Hämoglobin $A_{1c}$ stellt die größte Fraktion der glykosylierten Hämoglobine dar; es wurde bei Diabetikern im besonderen Maße erhöht gefunden [5]. Je nach Wahl der Methode werden das Hämoglobin $A_{1c}$ alleine oder die Summe der glykosylierten Hämoglobinvarianten bestimmt.

Die Glykosylierungen am Hämoglobinmolekül erfolgen in Abhängigkeit von der Höhe der Blutglukosekonzentration während der 120tägigen Erythrozytenlebensdauer, d. h. der Erythrozyt speichert im Hämoglobin $A_1$ kumulativ das Blutzuckerverhalten. Infolgedessen erlangte die Bestimmung des Hämoglobin $A_1$ als Langzeitparameter der diabetischen Stoffwechsellage Bedeutung. Eigene Beobachtungen an Diabetikern mit stark schwankender Blutzuckerlage wiesen jedoch darauf hin, daß sich der $HbA_1$-Wert auch innerhalb weniger Tage ändern kann, was seinen Wert als Langzeitparameter in Frage stellte. Dies könnte von der Wahl der Bestimmungsmethode abhängig sein.

In der vorliegenden Studie sollte untersucht werden, wie sich akute Glukoseänderungen in vitro auf die Hämoglobin $A_1$-Werte auswirken. Dabei wurden zwei verschiedene Bestimmungsmethoden für das Hämoglobin $A_1$, bzw. $HbA_{1c}$ miteinander verglichen.

*Methodik*

Von sechs Normalpersonen und fünf insulinpflichtigen Diabetikern wurden Blutproben aus einer Vene entnommen; bei den Diabetikern handelte es sich um Patienten, die wegen schlechter Blutzuckereinstellung stationär aufgenommen worden waren. Die Blutproben wurden während 18 Std in einem Wärmebad bei 37° C in 1000 mg% Glukose inkubiert. Nach 12 Std Inkubation wurde aus einem Teil der Blutproben die Glukose durch Auswaschen mit physiologischer Kochsalzlösung wieder entfernt. Um Effekte der Inkubationsbedingungen selbst auszuschließen, wurden Anteile der Blutproben als Kontrollblut unter den gleichen Bedingungen – jedoch ohne Glukosezugabe – untersucht.

Das Hämoglobin $A_1$ wurde mit zwei verschiedenen Methoden im Vergleich bestimmt: mit der Mikrosäulenchromatographie (Isolab-Testsystem 4, Abb. 1) und mit der kolorimetrischen Bestimmungsmethode nach Flückiger und Winterhalter [3]. Bei der Mikrosäulenchromatographie wird die gesamte glykosylierte Hämoglobin $A_1$-Fraktion gemessen, während mit der kolorimetrischen Methode nur das Hämoglobin $A_{1c}$ bestimmt wird. Dabei erfolgt durch Säurehydrolyse eine Umwandlung des Glukoseanteiles am Hämoglobin in Hydroxymethylfurfural, das mit Thiobarbitursäure (TBA) einen Farbkomplex ergibt; dieser wird photometrisch gemessen.

Die Ergebnisse werden als Mean ± SEM angegeben; bei der statistischen Analyse wurde der Student's $t$-Test für den gepaarten und ungepaarten Datenvergleich angewendet.

*Ergebnisse*

Bei den Blutproben der Normalpersonen stieg der mit dem Isolab-Testsystem gemessene $HbA_1$-Wert 3 Std nach Beginn der Inkubation mit 1000 mg% Glukose von 5,4 ± 0,3 auf 8,8 ± 0,8% (% des totalen Hämoglobins, $p < 0,001$) signifikant an und blieb bis Versuchsende unverändert. Bereits 1 Std nach Entfernung der Glukose aus dem Inkubationsmedium sank das $HbA_1$ (Isolab) wieder signifikant ab und erreichte nach 6

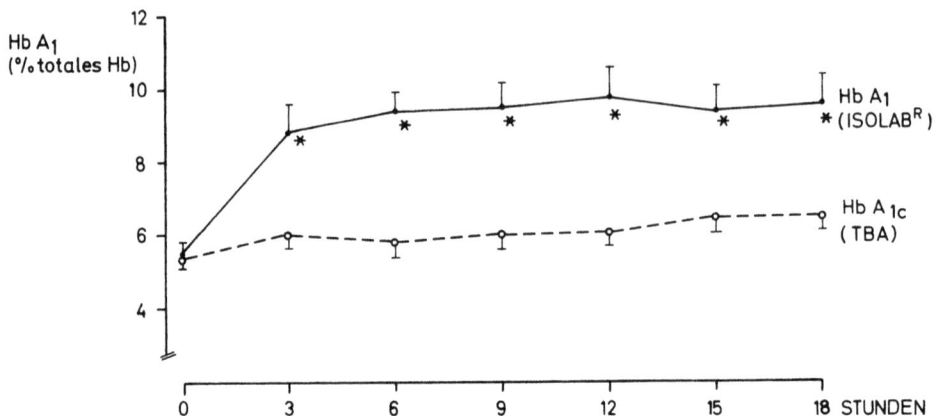

**Abb. 2.** Vergleich zwischen Hämoglobin $A_1$ (Isolab) und Hämoglobin $A_{1c}$ (TBA-Methode) während Inkubation von Vollblut in 1000 mg% Glukose bei Normalpersonen. Mean ± SEM, $n = 6$, * = $p < 0.01$

Std nahezu den Ausgangswert. Das aus dem Kontrollblut bestimmte $HbA_1$ wies keine signifikanten Änderungen während der gesamten Inkubationszeit auf.

Demgegenüber zeigten die $HbA_{1c}$-Werte – gemessen mit der kolorimetrischen oder TBA-Methode – nur geringe, nicht signifikante Änderungen während der Inkubation in 1000 mg% Glukose. Die Glukoseentfernung blieb ohne Effekt. Die Kurve aus den $HbA_{1c}$-Werten des Kontrollblutes verlief ebenfalls flach. Beim Vergleich des $HbA_1$ (Isolab) und des $HbA_{1c}$ (TBA-Methode) fanden sich zu den Bestimmungszeitpunkten 3, 6, 9, 12, 15 und 18 Std nach Inkubationsbeginn jeweils signifikante Unterschiede ($p < 0.01$, Abb. 2).

Das gleiche Verhalten der $HbA_1$-Werte konnte während der Inkubation der diabetischen Blutproben beobachtet werden. Das $HbA_1$ (Isolab) dieser Blutproben stieg 3 Std nach Inkubationsbeginn in 1000 mg% Glukose von 10,8 ± 0,7 auf 15,6 ± 1,2% ($p < 0.001$) an, während das $HbA_{1c}$ (TBA-Methode) wiederum keine signifikante Reaktion auf die Glukoseänderungen zeigte.

*Diskussion*

Die Ergebnisse der vorliegenden Studie zeigen, daß der Hämoglobin $A_1$-Wert – gemessen mit der Mikrosäulenchromatographie (Isolab) auf Glukoseänderungen in vitro kurzfristig reagiert. Diese raschen Änderungen des Hämoglobin $A_1$ blieben aus, wenn das Hämoglobin $A_1$ als $HbA_{1c}$ mit der kolorimetrischen oder TBA-Methode bestimmt wurde. Diese Befunde galten sowohl für die Blutproben von Normalpersonen als auch für die Blutproben der Diabetiker. Die Inkubationsbedingungen selbst waren für die beobachteten Phänomene nicht verantwortlich.

Somit ist es offenbar von der Wahl der Bestimmungsmethode abhängig, ob die Hämoglobin $A_1$- bzw. $A_{1c}$-Werte kurzfristige Reaktionen auf die Glukoseänderungen zeigen. Für den Einsatz des Hämoglobin $A_1$ als Langzeitparameter der diabetischen Stoffwechsellage ist jedoch nur eine Bestimmungsmethode geeignet, die kurzfristige Blutglukoseänderungen nicht widerspiegelt. Der Unterschied, der zwischen den beiden Bestimmungsmethoden im Hämoglobinverhalten während der Glukoseinkubation beobachtet wurde, kann folgendermaßen erklärt werden: bei Änderungen der Glukosekonzentration kommt es rasch zur Glukoseanlagerung an das Hämoglobinmolekül (als $HbA_{1c}$) in einer reversiblen, labilen Form (Schiffsche Base), die nur langsam in die irreversible, stabile Form übergeht [6]. Mit der kolorimetrischen Methode wird das mit Glukose verbundene Hämoglobin $A_{1c}$ bestimmt, und zwar nur die Glukoseanlagerung in seiner stabilen Form, der Ketoaminform. Bei der Mikrosäulenchromatographie werden neben den anderen glykosylierten Komponenten ($HbA_{1a}$ und $HbA_{1b}$) das Hämoglobin $A_{1c}$ sowohl in seiner stabilen als auch in seiner labilen, reversiblen Form bestimmt. Durch die Miterfassung dieser reversiblen Komponente sind die beobachteten Reaktionen des Hämoglobin $A_1$ auf die wechselnden Glukosekonzentrationen erklärbar.

Bei Verwendung der Mikrosäulenchromatographie sind zusätzliche Maßnahmen zur Beseitigung der reversiblen Komponente des Hämoglobin $A_{1c}$ erforderlich. Mit solchen erweiterten Verfahren liegen jedoch noch nicht genügend Erfahrungen in der klinischen Praxis vor.

Auf Grund der Ergebnisse dieser Studie scheint derzeit die kolorimetrische Bestimmungsmethode des Hämoglobin $A_{1c}$ für die Langzeitbeurteilung der diabetischen Stoffwechsellage zuverlässiger und geeigneter zu sein als die Mikrosäulenchromatographie mit dem Isolab-Testsystem.

*Literatur*

1. Bunn HF, Gabbay KH, Gallop PM (1978) The glycosylation of hemoglobin, relevance to diabetes mellitus. Science 200: 21 – 2. Fischer RW, DeJong C, Voigt E, Berger W, Winterhalter KH (1980) The colorimetric determination of $HbA_{1c}$ in normal and diabetic subjects. Clin Lab Hematol 2: 129 – 3. Flückiger R, Winterhalter KH (1976) In vitro synthesis of hemoglobin $A_{1c}$. FEBS Lett 71: 356 – 4. Kynoch PAM, Lehmann H (1977) Rapid estimation (2.5 h) of glycosylated haemoglobin for routine purposes. Lancet 2: 16 – 5. Rahbar S (1968) An abnormal hemoglobin in red cells of diabetics. Clin Chim Acta 22: 296 – 6. Svendsen PA, Welinder B, Nerup J (1980) The significance of rapid changes in $HbA_{1c}$. Diabetologia 19: 318 (Abstract)


Willms, B., Schönborn, I. (Fachklinik für Diabetes und Stoffwechselkrankheiten, Bad Lauterberg)
**Erfolgsanalyse stationärer Diabetikerschulung: Inwieweit behalten stationär geschulte Diabetiker die Harnzuckerselbstkontrolle bei?**

*Einleitung*

Man kann den Erfolg einer Diabetikerschulung durch Messung des Lerngewinns überprüfen. Dies kann durch einen Test vor Beginn und nach Ende des Schulungsprogramms in Form von Fragebögen, am gebäuchlichsten von Multiple choice-Fragebögen durchgeführt werden. Aber die Wissensvermittlung ist nur ein Ziel der Diabetikerschulung, das eigentliche Ziel ist die Verhaltensänderung mit dem Ziel einer besseren Diabeteseinstellung. Ein Mittel hierzu ist die Stoffwechselselbstkontrolle. Diabetiker sollten regelmäßig ihren Stoffwechsel selbst überwachen und dadurch zu einer Verbesserung der Diabeteseinstellung beitragen.

Inwieweit eine Schulung während der isolierten Situation eines stationären Aufenthaltes in einer Diabetesklinik zu Hause fortwirkt und zu einer Verbesserung der Einstellung führt, sollte am Beispiel der Selbstkontrolle überprüft werden.

*Methodik*

200 insulinspritzende Diabetiker, die im Februar/März 1978 stationär in der Fachklinik für Diabetes und Stoffwechselkrankheiten in Bad Lauterberg im Harz aufgenommen waren und an dem Schulungspro-

gramm der Klinik teilgenommen hatten, wurden 1 Jahr später angeschrieben und um Ausfüllung und Rücksendung eines Fragebogens zur Selbstkontrolle gebeten. Insgesamt wurden 109 Fragebögen zurückgesandt. 102 konnten davon ausgewertet werden, fünf Fragebögen wurden zu spät, nach Abschluß der Auswertung, eingesandt, ein Patient war verstorben, ein Patient unbekannt verzogen.

An diese 102 Patienten, deren Fragebögen ausgewertet wurden, wurde nachträglich ein erneuter Fragebogen ausgesandt, in den die Harnzucker- und Blutzuckerwerte der letzten hausärztlichen Kontrollen einzutragen waren. Damit sollte die Güte der Diabeteseinstellung nach den vom Hausarzt gemessenen Werten überprüft werden. Von diesen 102 Fragebögen wurden 64 zurückgesandt, davon waren 56 auswertbar.

## Ergebnisse

In dem ersten Fragebogen sollte der Patient zunächst seine Meinung zur Selbstkontrolle angeben. Vorgegeben waren drei Antwortmöglichkeiten: nützlich, lästig, zeitraubend. Von allen Patienten wurde bejaht, daß die Selbstkontrolle nützlich sei. Zwei Patienten fügten noch hinzu, daß die Selbstkontrolle einen beruhigenden Effekt für sie habe. Fünf Patienten kreuzten an, daß für sie die Selbstkontrolle lästig sei, acht bezeichneten sie als zeitraubend.

Die Fragen, ob die Patienten in der Selbstkontrolle eine Möglichkeit zur Erkennung von Stoffwechselverschlechterungen sehen, ob sie eine Möglichkeit zur Erkennung von Diätfehlern sei und ob sie eine Ergänzung der ärztlichen Kontrollen sei, wurde sämtlich bejaht.

## Häufigkeit der Selbstkontrolle

Alle Patienten waren angewiesen worden, ihren Harnzucker 4mal täglich zu testen. Aus der Tabelle 1 geht hervor, daß vier Fünftel der Patienten ($n = 79$) täglich bzw. 2–3mal wöchentlich testeten. Ein Fünftel der Patienten testete seltener oder gar nicht mehr oder machte keine Angaben, so daß man annehmen muß, daß sie die regelmäßige Selbstkontrolle aufgegeben haben. Schlüsselt man die Antworten nach dem Alter der Patienten auf, so zeigt sich, daß von den über 60jährigen nur noch zwei Drittel testeten, während ein Drittel die Selbstkontrolle aufgegeben hatte, während der Prozentsatz der regelmäßig Testenden bei den Patienten unter 60 Jahre deutlich höher war.

## Variationen der Insulindosis je nach den Ergebnissen der Selbstkontrolle

Ähnliches gilt für die Frage, ob die Patienten als Konsequenz aus den Ergebnissen der Selbstkontrolle die Insulindosis variieren. Etwas mehr als die Hälfte bejahte diese Frage,

**Tabelle 1.** Wie häufig testen Sie?

| Alter | 3–4mal täglich | 1–2mal täglich | 2–3mal wöchentlich | Seltener | Gar nicht mehr | Keine Angaben |
|---|---|---|---|---|---|---|
| < 20 Jahre | 6 | 10 | 2 | 4 | 1 | – |
| 21–60 Jahre | 12 | 9 | 13 | 3 | 2 | 1 |
| > 60 Jahre | 8 | 9 | 10 | 6 | 4 | 2 |
| | 26 | 28 | 25 | 13 | 7 | 3 |
| | 54 | | | | | |
| | 79 | | | 23 | | |

d. h. diese Patienten variieren ihre Insulindosis je nach Ausfall des Clinitests. Auch hier überwiegen wieder die jüngeren Patienten, von denen drei Viertel variieren und ein Viertel nicht. Die meisten der über 60jährigen Patienten lehnten eine Variation der Insulindosis aufgrund der Ergebnisse der Selbstkontrolle ab. Als Begründung wurde angegeben, daß man dies dem Hausarzt überlasse, daß man sich nicht traue, oder daß man doch nicht wegen eines Diätfehlers mehr Insulin spritzen könne.

*Methodik der Harnzuckerselbstkontrolle*

Alle Patienten hatten in unserer Klinik gelernt mit Clinitest umzugehen und waren angewiesen worden weiter mit Clinitest zu testen und nur in Ausnahmefällen einen Teststreifen zu benutzen. Auf die Frage, ob die Patienten auch mit Clinitest testen oder auf andere Verfahren umgestellt haben, gaben 71 an, daß sie nur mit Clinitest testen, 17 testeten sowohl mit Clinitest wie mit Teststreifen und fünf Patienten hatten auf alleiniges Testen mit Harnzuckerstreifen umgestellt. Als Begründung wurde für die Bevorzugung der Teststreifen angegeben, daß das einfacher und schneller gehe, daß man aber die Teststreifen auch häufig auf Reisen, in der Schule und „mal zwischendurch" benutzen könne.

*Gründe für Beendigung bzw. Verringerung der Selbstkontrolle*

In einer Spalte konnten die Patienten angeben, warum sie nicht mehr testeten oder die Intensität der Selbstkontrolle verringert hatten. Zwei gaben an, es koste sie zuviel Zeit, drei nannten als Grund, daß der Hausarzt die Clinitesttabletten nicht mehr verschreibe und drei hatten aufgehört zu testen, weil der Hausarzt sich nicht oder zu wenig dafür interessiere. Sicherlich müssen wir diese Begründungen auch bei der großen Zahl der Patienten annehmen, die ihre Fragebögen nicht zurückgesandt haben, weil sie vielleicht die Selbstkontrolle aufgegeben haben und das nicht bekennen wollten.

*Zeitbedarf*

Als Zeitbedarf für die Selbstkontrolle gaben die Patienten im Schnitt 3–5 min pro Test an, im Mittel wurde als Zeitbedarf pro Tag 10–15 min genannt.

*Häufigkeit der ärztlichen Kontrollen*

58 Patienten, also deutlich mehr als die Hälfte gaben an, daß sie gleichhäufig zum Arzt gehen, unabhängig von den Ergebnissen der Selbstkontrolle. 31 jedoch hatten die Häufigkeit ihrer Arztbesuche als Konsequenz aus der Selbstkontrolle geändert. 29 gaben an, daß sie, wenn sie regelmäßig testen, deswegen seltener zum Arzt gehen und zwei gingen bei regelmäßiger Selbstkontrolle eher zum Arzt, je nachdem wie der Test ausgefallen war.
  Bei der großen Mehrheit der Patienten scheint sich also die Befürchtung der niedergelassenen Ärzteschaft, daß informierte Diabetiker, die ihren Diabetes selbst überwachen, deswegen seltener zum Arzt gehen, nicht zu bestätigen. Andererseits führen schlechte Teste offenbar häufiger zum Arzt, gute Ergebnisse der Selbstkontrolle lassen zu Recht manchen Arztbesuch hinausschieben.

| | |
|---|---|
| 1. Angst vor Spätkomplikationen | 2,37 |
| 2. Zwang der Regelmäßigkeit | 2,60 |
| 3. Diäteinhaltung | 2,93 |
| 4. Das Insulinspritzen | 3,26 |
| 5. Die Selbstkontrolle | 3,96 |

**Tabelle 2a.** Was belastet Sie am meisten? (1 = am meisten belastend; 5 = am wenigsten belastend)

*Ist Selbstkontrolle belastend?*

Obwohl in dem Fragebogen schon zu Anfang gefragt war, ob die Selbstkontrolle als lästig empfunden worden war, hatten wir die Patienten noch einmal gebeten, fünf mögliche Faktoren zu klassifizieren, was sie am meisten belaste und was sie am wenigsten belaste. Es sollte eine Reihenfolge von 1–5 gebildet werden. Aus den Reihenfolgen wurde ein Mittelwert gebildet, der ergab, daß unsere Patienten am ehesten durch die Angst vor Spätkomplikationen belastet waren. An zweiter Stelle rangierte der Zwang zur Regelmäßigkeit, an dritter Stelle die Diäteinhaltung, dann das Insulinspritzen und erst an letzter Stelle wurde die Selbstkontrolle als belastend empfunden.

Bei Aufschlüsselung der Antworten nach dem Alter (Tabelle 2) ergab sich, daß bei den unter 20jährigen am häufigsten das Insulinspritzen als das am meisten belastende angegeben wurde. Oberhalb des 20. Lebensjahres verschob sich aber dieses Kriterium ganz deutlich zu der Angst vor den Spätkomplikationen. Nur ein Patient über 60 Jahre hatte angegeben, daß ihn die Selbstkontrolle am meisten belaste.

Aus den Antworten zu diesen Fragen ist der Schluß zu ziehen, daß die Selbstkontrolle im Leben des Diabetikers keinen hohen Stellenwert als lebensbelastende oder lebensbeeinträchtigende Maßnahme darstellt.

*Fragebogen zur Qualität der Diabeteseinstellung*

Bei Auswertung der vom Hausarzt gemessenen Blutzuckerwerte und Harnzuckerwerte ergab sich, daß von den 56 auswertbaren Fragebögen 42 von gut eingestellten Patienten stammten, d. h. die postprandialen Blutzucker waren unter 220 mg%, der Harnzucker unter 1%, daß 14 Diabetiker dagegen als schlecht eingestellt angesehen werden mußten mit postprandialen Blutzuckerwerten über 220 mg% und Harnzuckerwerten über 1%.

*Abhängigkeit der Diabeteseinstellung von der Häufigkeit der Harnzuckerselbstkontrolle*

Wenn wir nun die Güte der Diabeteseinstellung mit der vom Patienten angegebenen Häufigkeit der Stoffwechselselbstkontrolle in Beziehung setzen, so ergab sich, daß von Patienten, die täglich testeten, 27 gut eingestellt und fünf schlecht eingestellt waren, daß

**Tabelle 2b.** Was belastet Sie am meisten?

| | < 20 Jahre | 21–60 Jahre | > 60 Jahre | Alle |
|---|---|---|---|---|
| Insulinspritzen | 8× | 5× | 8× | 21× |
| Diäteinstellung | 5× | 3× | 5× | 13× |
| Selbstkontrolle | – | – | 1× | 1× |
| Zwang zur Regelmäßigkeit | 5× | 7× | 5× | 17× |
| Angst vor Spätkomplikationen | 4× | 23× | 11× | 38× |

von den Patienten, die seltener als täglich testeten, 15 gut und neun schlecht eingestellt waren; d. h., daß eine tägliche Selbstkontrolle mit einer guten Diabeteseinstellung einhergeht, daß von den Patienten, die seltener testen, weniger Patienten gut eingestellt sind als von denen, die regelmäßig ihren Harnzucker überprüfen.

Das gleiche gilt für die Abhängigkeit der Diabeteseinstellung von der Variation der Insulindosis aufgrund der Ergebnisse der Harnzuckerselbstkontrolle. Von denen, die ihre Insulindosis den Ergebnissen der Harnzuckerselbstkontrolle anpaßten, waren 23 gut eingestellt und sechs schlecht eingestellt, von denen, die keine Variation der Insulindosis aufgrund der Ergebnisse der Harnzuckerselbstkontrolle übten, waren 19 gut eingestellt und acht schlecht eingestellt. Auch hier zeichnet sich eine Tendenz ab, daß diejenigen Diabetiker, die Selbstkontrolle mit Konsequenz betreiben, häufiger gut eingestellt sind als diejenigen, die nur testen und ihre Insulindosis nicht daraufhin anpassen.

*Zusammenfassung und Schlußfolgerung*

Als Ergebnis dieser Fragebogenaktion können wir festhalten, daß ein hoher Prozentsatz insulinpflichtiger Diabetiker, die während eines stationären Aufenthaltes in einer Diabetesklinik in der Technik der Stoffwechselselbstkontrolle unterwiesen worden sind, diese zu Hause beibehalten. Die Patienten selbst sehen die Selbstkontrolle als nützlich an, die meisten testen täglich bzw. 2–3mal wöchentlich und etwas mehr als die Hälfte der Patienten variiert die Insulindosis nach den Ergebnissen der Selbstkontrolle. Jüngere Patienten sind sowohl in der Häufigkeit der Selbstkontrolle als auch in der Anpassung der Insulindosis aktiver als die Patienten über 60 Jahre. Mit Unterstützung des Hausarztes (Erneuerung der Motivation) könnte die Quote der Patienten, die ihre Stoffwechselselbstkontrolle regelmäßig durchführen, noch erhöht werden. Die Harnzuckerselbstkontrolle wird nicht als belastend angegeben, der Zeitbedarf für die Selbstkontrolle wurde mit 10–15 min pro Tag angegeben. Regelmäßige Selbstkontrolle und darauf basierende Variation der Insulindosis tragen zur Verbesserung der Diabeteseinstellung bei.


Rüdiger, H. W., Dreyer, M., Maack, P., Holle, A., Mangels, W., Kühnau, J. (Arbeitsgruppe Erb- und Konstitutionskrankheiten I. Med. Klinik der Univ. Hamburg)
## Therapie am Insulinrezeptor mit Metformin

Metformin ist die einzige Verbindung aus der Substanzklasse der Biguanide, die in Deutschland für die orale Diabetestherapie zugelassen ist. Biguanide werden seit etwa 30 Jahren in der Diabetestherapie verwendet, die wichtigsten klinischen Fakten der Biguanidwirkung sind:
– Senkung des Blutzuckers.
– Plasmainsulin und C-Peptid bleiben unter Biguanidtherapie unverändert [1].
– Die blutzuckersenkende Wirkung der Biguanide ist an die Anwesenheit von Insulin gekoppelt [2].
– Die Wirkung von exogen zugeführtem Insulin wird potenziert [3].
– Hypoglykämien werden unter Biguanidtherapie nur extrem selten beobachtet [2].

Man kann dieses Wirkungsmuster am besten erklären, wenn man davon ausgeht, daß Biguanide im Gegensatz zu den Sulfonylharnstoffen keinen zentralen Angriffspunkt haben, sondern daß sie peripher, d. h. am Erfolgsorgan angreifen indem sie dort die Insulinwirkung verstärken.

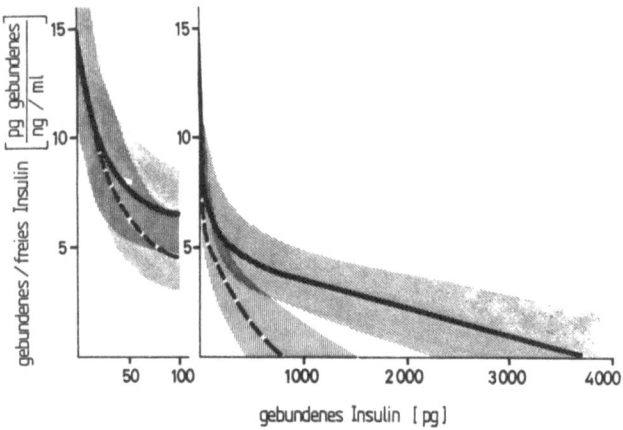

**Abb. 1.** Scatchardanalyse der Insulinbindung an Erythrozyten von sechs gesunden Probanden. Die Erythrozyten wurden 24 Std ohne (·····) und mit (———) Metformin inkubiert. Die schraffierten Areale repräsentieren den Streubereich aller Meßwerte. Der linke Teil der Abbildung zeigt den Bereich von 0–100 pg gebundenen Insulins gesondert in vergrößerter Form

Wir wissen heute, daß Insulin an der peripheren Zelle über eine Bindung an einen membranständigen spezifischen Rezeptor zur Wirkung gelangt. Je größer die Zahl der Insulinrezeptoren einer Zelle ist, desto größer ist hier die Insulinwirkung; ist die Rezeptorzahl dagegen vermindert oder liegt ein Rezeptordefekt vor, kann die Insulinwirkung ganz ausbleiben, selbst wenn Insulin im Überschuß vorhanden ist. Die Anzahl der zur Verfügung stehenden spezifischen Bindungsstellen für Insulin wird durch das Hormon selbst reguliert. Anzahl und Affinität von Insulinrezeptoren sind vermindert bei Hyperinsulinismus und maximal gesteigert bei Zuständen bei denen Plasmainsulin stark vermindert ist, z. B. bei Anorexia nervosa (Übersicht bei [4]).

Da die angeführten klinischen Erfahrungen dafür sprechen, daß Biguanide einen peripheren Angriffspunkt haben, haben wir die Insulinrezeptorbeziehung in Gegenwart von Metformin untersucht. Untersuchungsmodell waren Erythrozyten. Die Zellen wurden gewaschen, isoliert und 24 Std mit 1 µg/ml Metformin in vitro inkubiert. Anschließend wurde die Bindung von $^{125}$J-Insulin an den Insulinrezeptor gemessen [5]. Die Analyse nach Scatchard [6] von sechs Normalprobanden mit und ohne Anwesenheit von Metformin während der Präinkubationsphase ist in Abb. 1 dargestellt. Der Scatchardplot zeigt den für die Insulinrezeptorbeziehung typischen kurvilinearen Verlauf, der als Überlagerung zweier Rezeptorkomponenten mit hoher Affinität/niedriger Kapazität und niedriger Affinität aber hoher Kapazität interpretiert werden kann. Aus dem Schnittpunkt der Kurve mit der X-Achse kann die Zahl der Rezeptorbindungsstellen pro Einzelzelle berechnet werden nach der Formel

$$\text{Bindungsstellen pro Zelle} = \frac{\text{gebundenes Insulin in Mol/ml}}{\text{Zellzahl pro ml}} \times 6{,}03 \times 10^{23}.$$

Die Auswertung ergibt in diesem Fall, daß nach Metformin die Zahl der Insulinbindungsstellen von 70 auf 300 Bindungsstellen pro Einzelerythrozyt ansteigt. Diese Zunahme der Insulinbindungsstellen betrifft ausschließlich die Komponente mit niedriger Affinität aber hoher Kapazität, während die Komponente mit hoher Affinität und geringer Kapazität für Insulin durch Metformin nicht verändert wird. Diese Zunahme der Insulinrezeptorzahl ist dosisabhängig und bereits bei einer Konzentration von 0,1 µg Metformin pro ml deutlich nachweisbar.

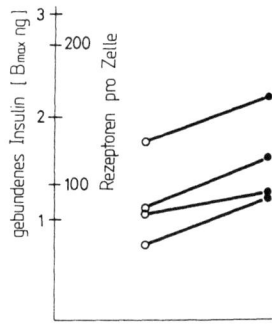

**Abb. 2.** Anstieg der maximalen Bindung und der Anzahl der Rezeptorbindungsstellen für Insulin pro Einzelzelle in vivo nach oraler Gabe von 2 × 850 mg Metformin pro Tag über 48 Std bei vier gesunden männlichen und weiblichen Versuchspersonen

Um zu prüfen, ob ein ähnlicher Effekt auch in vivo unter therapeutisch angewendeter Dosierung eintritt, haben wir die Zahl erythrozytärer Insulinbindungsstellen vor und nach Metformineinfluß an vier männlichen und weiblichen gesunden Normalprobanden im Alter von 22–41 Jahren geprüft. Blut für die Insulinrezeptorbestimmung wurde an 4 aneinander folgenden Tagen jeweils nüchtern abgenommen, die Probanden erhielten am 2. und 3. Tag je zwei Tabletten Glucophage retard à 850 mg Metformin HCL. An jedem Tag wurden gleichzeitig Nüchternwerte für Blutzucker, Plasmainsulin und C-Peptid bestimmt. Während sich unter Metformin die letztgenannten Werte nicht signifikant änderten, nahm die Anzahl der erythrozytären Insulinrezeptoren bei jedem Probanden bereits nach 24 Std deutlich zu, der Mittelwert der Zunahme war 35%. Der Unterschied war statistisch signifikant $p < 0,02$ (Abb. 2).

Biguanide erhöhen also in therapeutisch verwendeter Konzentration die Zahl der Insulinrezeptoren. Diese Erkenntnis hat unmittelbare therapeutische Konsequenz: Es wird der Diabetiker von Biguaniden am meisten profitieren, dessen Diabetes nicht auf einem Insulinmangel sondern auf verminderter Insulinwirkung beruht. Gerade bei einem Medikament, bei dem gravierende Nebenwirkungen auftreten können, ist es besonders wichtig, den Indikationsbereich zu definieren, für Metformin bedeutet das konkret: die zu erwartende therapeutische Wirkung ist um so besser, je höher bei einem Diabetiker der Spiegel des endogenen Insulins ist, oder anders ausgedrückt: je größer die Insulinresistenz ist. Es handelt sich um eine Therapie am Insulinrezeptor.

*Literatur*

1. Schatz H, Katsilambros N, Nierle C, Pfeiffer EE (1972) The effect of biguanides on secretion and biosynthesis of insulin in isolated pancreatic islets of rats. Diabetologia 8: 402–407 – 2. Sterne J (1969) Pharmacology and mode of action of the hypoglycaemic guanidine derivates. In: Campbell GD (ed) Oral hypoglycaemic agents. Academic Press, New York, pp 193–245 – 3. Steiner DF, Williams RH (1959) Actions of phenethylbiguanide and related compounds. Diabetes 8: 154–157 – 4. Gordon P (1979) Hormone receptor interactions. Diabetes [Suppl 1] 28: 8–12 – 5. Gambhir KK, Archer JA, Bradley CJ (1978) Characteristics of human erythrocyte insulin receptors. Diabetes 27: 701–708 – 6. Scatchard G (1949) The attraction of proteins for small molecules and ions. Ann NY Acad Sci 51: 660–672

Sachse, G., Mäser, E., Laube, H., Federlin, K. (III. Med. Univ.-Klinik Gießen)
**Effekt einer längerfristigen Acarbosetherapie auf die Stoffwechsellage sulfonylharnstoffbehandelter Diabetiker**

Die blutzuckersenkende Wirkung von Acarbose, einem Alphaglukosidaseinhibitor, ist durch Kurzzeitstudien hinreichend belegt [1–3]. Wir selbst konnten zeigen, daß es unter Acarbosetherapie in Kombination mit Sulfonylharnstoffen bzw. Insulin kurzfristig zu einer signifikanten Besserung der diabetischen Stoffwechsellage kommt [4]. Zur Frage, ob dieser beschriebene blutzuckersenkende Effekt auch bei längerer Therapiedauer anhält, existieren bisher jedoch nur sehr wenige Mitteilungen. Ziel der vorliegenden Studie war es deswegen zu prüfen, ob durch Gabe von Acarbose bei sulfonylharnstoffbehandelten Diabetikern eine zusätzliche Blutzuckersenkung auch über längere Zeit zu erzielen ist.

*1. Methodik*

*1.1.* Die Studie wurde mit 24 sulfonylharnstoffbehandelten Diabetikern durchgeführt. Die Patienten erhielten nach einer 3monatigen Vorperiode, in der ausschließlich Sulfonylharnstoffe verabreicht wurden, jeweils 6 Monate lang zusätzlich Acarbose oder Plazebo. Danach wurden alle Patienten für weitere 3 Monate wieder auf eine Monotherapie mit Sulfonylharnstoffen eingestellt. Das Alter der Patienten lag zwischen 53 und 79 Jahren. Der Broka-Index betrug für Männer mehr als 1,1, für Frauen mehr als 1,2. Es wurden nur Patienten in die Studie aufgenommen, deren postprandiale Blutzuckerwerte bei den Voruntersuchungen über 200 mg/dl gelegen hatten. Außerdem forderten wir eine Harnzuckerausscheidung von mehr als 5 g in 24 Std. Den ambulant betreuten Patienten wurde die Empfehlung einer isokalorischen Diabetesdiät mitgegeben. Ausschlußkriterien für die Aufnahme in die Studie waren fieberhafte Infekte, weniger als 3 Monate zurückliegender Herzinfarkt, diagnostische und/oder therapeutische Maßnahmen mit potentiellem Einfluß auf die diabetische Stoffwechsellage.

*1.2.* In 4wöchentlichen Abständen erfolgte die Kontrolle von Körpergewicht, Blutzucker (nüchtern 8.30, 11.00 und 16.00 Uhr), Harnzucker (24 Std), HbA1a–c, Cholesterin, Triglyzeriden, Nüchterninsulin, weiterhin wurden subjektive Nebenwirkungen erfragt. In 8wöchentlichen Abständen kontrollierten wir Blutbild, Elektrolyte, harnpflichtige Substanzen und Leberwerte. Während des gesamten Prüfzeitraumes wurde die Sulfonylharnstofftherapie unverändert beibehalten.

*1.3.* Blutzucker wurde im Kapillarblut als Doppelbestimmung mit der Hexokinasemethode (Boehringer-Test-Kombination, Glukoquant) mit einem Eppendorf-Substratautomaten 5031 gemessen.
Die Seruminsulinbestimmung erfolgte als Dreifachbestimmung mit einem Radioimmunassay (Boehringer-Test-Kombination Insulin). Der Interassayvariationskoeffizient betrug 6,9%. Triglyzeride, Cholesterin, Nierenfunktionswerte, Leberwerte und Elektrolyte wurden mit Routinemethoden (Boehringer-Test-Kombination) bestimmt. Die Bestimmung der $HbA_{1a-c}$-Werte erfolgte säulenchromatographisch (Firma Panchem).

*1.4.* Die Berechnung der mittleren Blutzuckerwerte erfolgte aus den jeweiligen vier Blutzuckertageswerten.
Alle Werte sind als Mittelwerte ± SD angegeben. Der Wertevergleich erfolgte unter Benutzung des Student paired *t*-tests.

*1.5.* Acarbose wurde von der Bayer AG, Wuppertal, zur Verfügung gestellt.

*2. Ergebnisse*

*2.1.* Blutzuckerwerte: Unter Gabe von Acarbose sahen wir eine signifikante Senkung der postprandialen Blutzuckerwerte (289 mg/dl versus 198 mg/dl), der mittleren Blutzuckertageswerte (223 mg/dl versus 157 mg/dl) (Abb. 1), der 24-Std-Urinzuckerausscheidung (13 versus 2 g/24 Std) (Abb. 2).

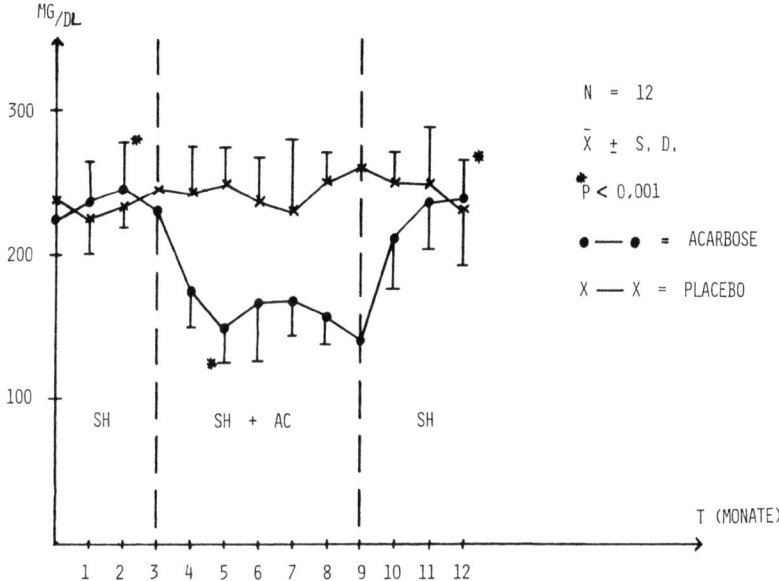

**Abb. 1.** Mittlere Tagesblutzuckerwerte unter Acarbosetherapie bei zwölf sulfonylharnstoffbehandelten Diabetikern

*2.2.* $HbA_{1c}$-Werte: Die $HbA_{1c}$-Werte fielen bei der acarbosebehandelten Prüfgruppe von 12,4 auf 9,1% ab.

*2.3.* Sonstige Laborbestimmungen: Nüchternblutzucker, Nüchterninsulin, Blutfette und Körpergewicht zeigten während des gesamten Prüfzeitraumes keine signifikanten Veränderungen. Ebenso war kein Einfluß auf Elektrolyte, Nierenfunktion und Leberwerte festzustellen.

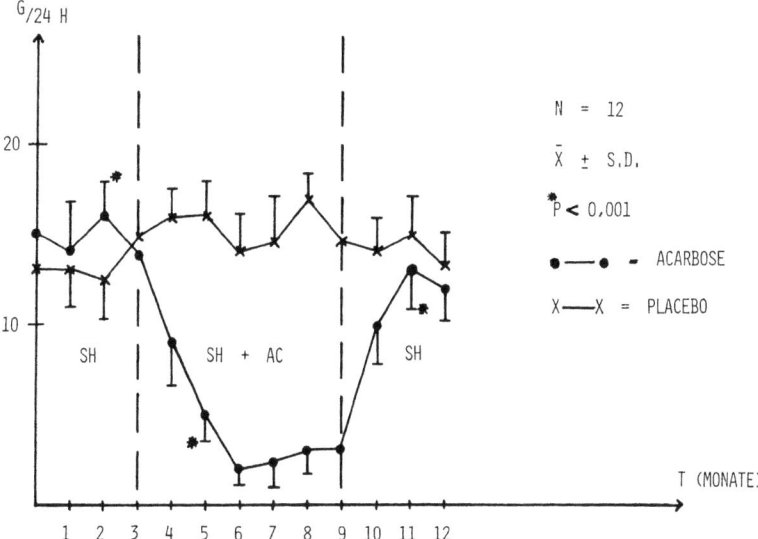

**Abb. 2.** Harnzuckerwerte unter Acarbosetherapie bei zwölf sulfonylharnstoffbehandelten Diabetikern

*2.4.* Im Auslaßversuch unter erneuter Monotherapie mit Sulfonylharnstoffen stiegen die oben angegebenen Parameter innerhalb von 4 Wochen wieder signifikant an. In der Plazebogruppe sahen wir während der gesamten 12 Monate keine signifikante Änderung der diabetischen Stoffwechsellage.

*2.5.* Zu Beginn der Acarbosetherapie gaben 80% der Patienten Flatulenz und Meteorismus als typische subjektive Nebenwirkungen an. Diese Nebenwirkungen klangen nach ca. 4 Wochen ab und traten während des verbleibenden Untersuchungszeitraumes nicht wieder auf.

*3. Diskussion*

Unsere Ergebnisse zeigen, daß die zusätzliche Gabe von Acarbose bei sulfonylharnstoffbehandelten Diabetikern auch über einen längeren Zeitraum zu einer anhaltenden Besserung der diabetischen Stoffwechsellage führt. Wir halten dies für einen interessanten therapeutischen Aspekt, insbesondere für ältere Diabetiker, bei denen eine strenge Diätführung erfahrungsgemäß problematisch und eine Umstellung auf Insulin oft aufgrund sozialer Probleme nicht möglich ist.

Interessant erscheint uns die Tatsache, daß die geschilderten und anfangs sehr störenden subjektiven Nebenwirkungen fast vollständig abklangen. Das Nachlassen von Flatulenz und Meteorismus könnte zum einen durch eine Änderung des Enzymmusters im Darm im Sinne eines Adaptationsprozesses bedingt sein, zum anderen ist auch eine subjektive Gewöhnung der Patienten zu diskutieren.

Insgesamt bietet die Kombinationstherapie mit Sulfonylharnstoffen und Acarbose für ältere Sekundärversager der Sulfonylharnstofftherapie eine sinnvolle Alternative zur sonst notwendigen Umstellung auf Insulin.

*Literatur*

1. Puls W, Keup U, Krause HP, Thomas G, Hoffmeister F (1977) Glucosidase inhibition, a new approach to the treatment of diabetes, obesity, and hyperlipoproteinämia. Naturwissenschaften 64: 536 – 2. Walton RJ, Sherif IT, Noy GA, Alberti KGMM (1979) Improved metabolic profiles in insulin-treated diabetic patients given an alpha-glucosidehydrolase inhibitor. Br Med J 1: 220–221 – 3. Caspary WF (1978) Sucrose malabsorption in man after ingestion of alpha-glucosidase inhibitor. Lancet 1: 1231–1233 – 4. Sachse G, Willms B (1979) Effect of the alpha-glucosidase inhibitor BAY-g-5421 on blood glucose control of sulfonyl-urea treated diabetics and insulin treated diabetics. Diabetologia 17: 287–290


Waldhäusl, W., Kleinberger, G., Kastner, G., Komjati, M., Bratusch-Marrain, P. (Abt. für Klin. Endokrinologie und Diabetes mellitus, I. Med. Univ.-Klinik, Wien)
**Der Einfluß der Osmolalität auf die Kontrolle des Kohlenhydratstoffwechsels in vivo und in vitro. Ein Beitrag zum Verständnis des Coma diabeticum**

Der absolute Mangel an biologisch aktivem Insulin während eines Coma diabeticum ist neben der Hyperglykämie durch einen hochgradigen Flüssigkeits- und Elektrolytverlust gekennzeichnet. Dementsprechend sind Flüssigkeits- und Elektrolytersatz bei gleichzeitiger Insulintherapie selbstverständliche Maßnahmen für die Behandlung dieser schwersten Entgleisung des Kohlenhydrathaushaltes. Die wechselseitige Abhängigkeit von Flüssigkeitsersatz und Insulintherapie ist jedoch weitgehend unbekannt. Wir wurden auf diese Situation erstmals aufmerksam, als bei einem Patienten mit Praecoma diabeticum während einer hypoosmolalen Rehydratation eine wesentliche Besserung der Blutzuckersituation eintrat, obwohl die vorbereitete Insulininfusion irrtümlich nicht eingeschaltet worden war.

Ausgehend von dieser Situation interessierte uns nun die Frage (I.) nach der Bedeutung einer hypoosmolalen Rehydratation für die Normalisierung eines stark überhöhten Blutzuckers beim Menschen sowie nach dem Einfluß einer überhöhten Osmolalität auf (II.) den Kohlenhydratstoffwechsel und (III.) die Ketogenese in vitro.

*I. Beobachtungen bei Praecoma diabeticum*

Bei der Untersuchung der zuerst gestellten Frage an zehn Diabetikern mit schwerer Hyperglykämie [32,4 ± 2,7 (SE) mmol/l] und Hyperosmolalität (335 ± 11 mosm/kg $H_2O$) ergab sich (Abb. 1), daß Zufuhr von hypoosmolaler Infusionslösung (220 mosm/kg $H_2O$) auch ohne Insulingabe zu einem teilweisen Absinken der Blutglukose (BG) um 6,1–22,6 mmol/l führt. Das entspricht einer Verminderung der BG um 17–80% des Ausgangswertes. Der parallel dazu beobachtete Abfall der Serumosmolalität betrug bei einer positiven Flüssigkeitsbilanz von 2450–8520 ml 4–46 mosm/kg $H_2O$ (19,7 ± 5,3

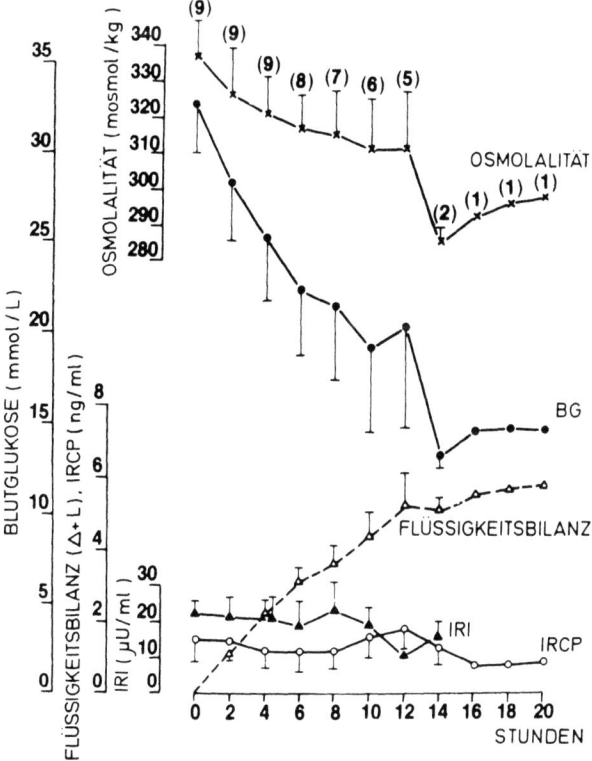

**Abb. 1.** Veränderungen von Osmolalität, Blutglukose (BG) und Flüssigkeitsbilanz bei Patienten (n = 9) mit schwerer Hyperglykämie und insuffizienter endogener Insulinproduktion (IRI: immunologisch reagierendes Insulin; IRCP: C-peptid) während hypoosmolalen Flüssigkeitsersatzes. Die hypoosmolale Flüssigkeitszufuhr wurde solange beibehalten, als ein Abfall der Blutglukose erzielt werden konnte. Eine niedrig dosierte Insulintherapie wurde stets dann begonnen, wenn hypoosmolale Flüssigkeitszufuhr allein keine weitere Reduktion der Blutglukose verursachte (nach Waldhäusl et al. [1])

mosm/kg $H_2O$). Hingegen blieben die Serumkonzentrationen von Insulin und C-peptid unverändert. Gleichzeitig wurde zudem eine weitgehende Normalisierung der Plasmakonzentrationen von Glukagon, Cortisol, Adrenalin, Noradrenalin und Renin beobachtet [1]. Ein teilweiser, wenn auch geringer Abfall der Blutglukosekonzentration während alleiniger Kochsalzinfusionen wurde von anderen Autoren bereits früher beschrieben [2].

## II. Untersuchungen in vitro: Glukosestoffwechsel

Zum besseren Verständnis der beschriebenen Situation wurden in der Folge Untersuchungen über die Beeinflussung des Kohlenhydrathaushaltes durch Änderungen der Osmolalität in vitro an epididymalem Fettgewebe [3] und Diaphragma der Ratte [4] sowie an isolierten Rattenhepatozyten durchgeführt [5]. Im Rahmen dieser Untersuchungen zeigte sich bei Verwendung von epididymalem Rattenfettgewebe mit steigender Osmolalität ein schrittweises Ansteigen der basalen, aber eine klare Abnahme der durch Insulin (100 µE/ml) induzierten Glukoseaufnahme aus dem Inkubationsmedium. In der Summe resultierten die beiden Wirkungen in einer osmolalitätsabhängigen Verminderung der Glukoseaufnahme durch epididymales Fettgewebe. Zudem fand sich mit steigender Osmolalität auch eine Herabsetzung der insulinbedingten $CO_2$-Produktion. Die maximale Hemmung der Insulinwirkung auf die Glukoseaufnahme ($-52 \pm 2\%$) und $CO_2$-Produktion ($-55 \pm 2\%$) durch epididymales Fettgewebe wurde bei einer Osmolalität von 500 mosm/kg $H_2O$ erreicht.

Am Rattendiaphragma führte eine Erhöhung der Osmolalität des Inkubationsmediums gleichfalls zu einer Zunahme der basalen und zu einer Verminderung der durch Insulin (100 µE/ml) induzierten Glukoseaufnahme. Die Verminderung des Summeneffektes betrug bei Erhöhung der Osmolalität des Inkubationsmediums um 100 mosm/kg $H_2O$ 40% ($p < 0,0005$).

Ebenso fand sich an isolierten Rattenhepatozyten mit zunehmender Osmolalität des Inkubatonsmediums eine Verschlechterung der basalen Glukoseaufnahme. Auffallend war bei Verwendung dieses Modells, daß bereits eine Zunahme der Osmolalität des Inkubationsmediums um lediglich 10 mosm/kg $H_2O$ die basale hepatische Glukosezufuhr um 10% herabsetzte ($p < 0,0005$). Eine maximale Verminderung der Glukoseaufnahme durch isolierte Hepatozyten ($\Delta$ 90%) wurde bei einer Osmolalität von 500 mosm/kg $H_2O$ erreicht.

Interessanterweise fand sich analog der Hemmung der Insulinwirkung am epididymalen Fettgewebe bzw. am Rattendiaphragma bei Erhöhung der Osmolalität des Inkubationsmediums auch eine Hemmung der durch Glukagon ($10^{-7}$ M) bedingten Glukosefreisetzung durch isolierte Rattenhepatozyten. Die beobachtete Hemmung der Glukagonwirkung betrug bei Erhöhung der Osmolalität des Inkubationsmediums von 300 auf 400 mosm/kg $H_2O$ 40% ($p < 0,0005$).

## III. Untersuchungen in vitro: Ketogenese

Als nächstes stellte sich die Frage nach dem Einfluß einer zunehmenden Osmolalität auf die hepatische Ketogenese, die gleichfalls an isolierten Rattenhepatozyten studiert werden kann. Als ketogene Substrate dienten in diesem Fall die Fettsäuresalze Na-oleat, -stearat, -palmitat und -octoat in einer Konzentration von jeweils 1,7 mmol/l. Zudem wurden auch ketogene Aminosäuren (Lys, Trp, Phe) sowie das Leucintransaminierungsprodukt α-Ketoisocaproat (5 mmol/l) eingesetzt.

Bei dieser Vorgangsweise zeigte sich, daß eine Zunahme der Osmolalität um 50 mosm/kg $H_2O$ auf 350 mosm/kg $H_2O$ bereits unter basalen Bedingungen, also ohne Zusatz von exogenem Substrat, osmolalitätsabhängig zu einer signifikanten Vermin-

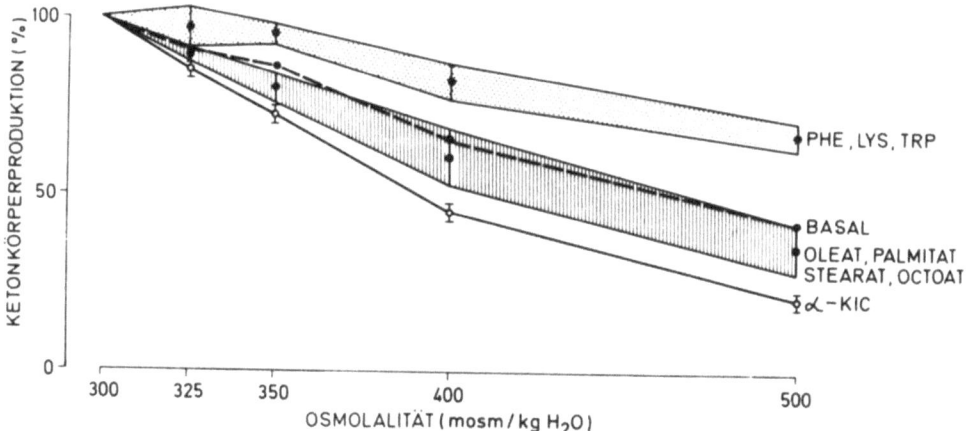

**Abb. 2.** Einfluß der Osmolalität auf die substratbedingte (Na-oleat, -palmitat, -stearat und -octoat 1,7 mM; α-Ketoisocaproat 1,7 mM; Phe, Lys, Trp 5,0 mM) und basale Ketogenese durch isolierte Rattenhepatozyten. 100%: Ketonkörperproduktion bei Osmolalität 300 mosm/kg H$_2$O. x̄ ± SEM (n = 6)

derung der basalen Produktion von β-Hydroxybutyrat und Azetazetat führte. Wurden zudem exogene Substrate vorgelegt, so beobachteten wir bei Verwendung von Fettsäuren oder α-Ketoisocaproat eine Verminderung der substratstimulierten Ketogenese (Abb. 2) um 40–50%, sobald die Osmolalität des Inkubationsmediums um 100 mosm/kg H$_2$O auf 400 mosm/kg H$_2$O erhöht wurde. Hingegen fiel auf, daß unter den gleichen Versuchsbedingungen die aminosäureabhängige Ketogenese deutlich weniger abfiel, als dies für die Gruppe mit fettsäurebedingter Ketogenese der Fall war. Möglicherweise ist für dieses Verhalten eine Hemmung der Umwandlung der „ketogenen Aminosäuren" in ketogene Substrate verantwortlich.

*Zusammenfassung*

Die diskutierten Beobachtungen zeigen, daß dem Verhalten der Osmolalität sowohl in vivo bei der schweren Hyperglykämie des Diabetikers, als auch in vitro an den Modellen der Glukoseverwertung durch Fettgewebe, Muskulatur und Leberzelle große Bedeutung zukommt. Wesentlich erscheint uns dabei die Feststellung, daß es sich bei der Hemmwirkung einer erhöhten Osmolalität auf Stoffwechselabläufe um einen unspezifischen Effekt handeln dürfte, der sowohl basale Bedingungen wie auch Hormonwirkungen zu beeinträchtigen vermag.

Diese Befunde lassen es möglich erscheinen, daß eine hochgradige Hyperglykämie bei Diabetikern durch die begleitende Zunahme der Osmolalität im Extra- und letztlich auch im Intrazellulärraum sowohl eine Insulinresistenz als auch eine Verschlechterung der basalen hepatischen Glukoseaufnahme sowie der basalen und substratstimulierten Ketogenese verursacht. Diese Befunde können möglicherweise in Verbindung mit der bekannten osmolalitätsabhängigen Lipolysehemmung [6] das Fehlen einer Ketonämie bei hyperosmolalem nicht ketotischem Coma diabeticum erklären.

Umgekehrt kann aber aus den diskutierten Beobachtungen auch die Notwendigkeit für eine der pathophysiologischen Situation angepaßte Vorgangsweise bei der Rehydratation und Behandlung eines Coma diabeticum abgeleitet werden. Dabei ist insbesondere zu beachten, daß der Ersatz des Flüssigkeitsverlustes im Rahmen einer hypoosmolalen Rehydratation, wie wir sie heute empfehlen (232 msom/kg [7]), die Insulinempfindlichkeit der Gewebe wiederherstellen und damit der Wirkung kleiner

Insulinmengen den Weg bahnen dürfte. Das verbesserte Wissen um die klinische Bedeutung eines adäquaten Flüssigkeitsersatzes und um die Abhängigkeit der Insulinwirkung vom Hydratationszustand der insulinabhängigen Gewebe dürfte zudem wesentlich zu der Entwicklung und dem Erfolg der im letzten Jahrzehnt wiederentdeckten niedrig dosierten Insulintherapie des Coma diabeticum beigetragen haben, wie sie bereits früher gefordert worden ist [8].

*Literatur*

1. Waldhäusl W, Kleinberger G, Korn A, Dudczak R, Bratusch-Marrain P, Nowotny P (1979) Severe hyperglycemia: Effects of rehydratation on endocrine derangements and blood glucose concentration. Diabetes 28: 577–584 – 2. Page McB, Alberti KGMM, Greenwood R, Gumaa KA, Hockaday TDR, Lowy C, Nabarro JDN, Pyke DA, Sönksen PH, Watkins PJ, West TET (1974) Treatment of diabetic coma with continuous low-dose infusion of insulin. Br Med J 2: 687–690 – 3. Winegrad AI, Renold AE (1958) Studies on rat adipose tissue in vitro. J Biol Chem 233: 267–272 – 4. Willebrands AF, Geld HVD, Groen J (1958) Determination of serum insulin using the isolated rat diaphragm. Diabetes 7: 119–124 – 5. Berry MN, Friend DS (1969) High-yield preparation of isolated rat liver parenchymal cells. J Cell Biol 43: 506–520 – 6. Turpin BP, Duckworth WC, Solomon SS (1979) Simulated hyperglycemic hyperosmolar syndrome. Impaired insulin and epinephrine effects upon lipolysis in the isolated rat fat cell. J Clin Invest 63: 403–409 – 7. Waldhäusl W, Kleinberger G (1980) Die Therapie des ketoazidotischen und hyperosmolaren Coma diabeticum. Pharmakotherapie 3: 129–138 – 8. Katsch G (1946) Insulinbehandlung des diabetischen Coma. Z Dtsch Gesundh-Wes 1: 651–655

Hasslacher, C., Kopischke, H. G., Bürklin, E. (Med. Univ.-Klinik Heidelberg)
## Hemmung der gesteigerten Basalmembransynthese diabetischer Ratten durch Kalziumdobesilat und Azetylsalizylsäure

*Einleitung*

Die Entwicklung der diabetischen Mikroangiopathie stellt auch heute eine häufige und prognostisch noch ungünstige Komplikation in der Langzeittherapie des Diabetes dar. Die Pathogenese dieses Gefäßprozesses scheint komplex zu sein. Ein Faktor, der vor allem bei der Entwicklung der diabetischen Nephropathie eine Rolle spielt, stellt die Störung des Stoffwechsels der kapillären Basalmembran dar. Wie tierexperimentelle Untersuchungen gezeigt haben, kommt es bei Diabetes zu einer Steigerung der Basalmembransynthese, die sich durch optimale Stoffwechseleinstellung mit Insulin wieder normalisieren läßt [3]. Da in praxi heute eine optimale Blutzuckereinstellung auf Dauer kaum erreichbar ist, wurde jetzt untersucht, ob die gesteigerte Basalmembransynthese bei Diabetes auch unabhängig von der Stoffwechsellage pharmakologisch beeinflußbar ist. Dazu wurden diabetische und nichtdiabetische Ratten in vivo mit Kalziumdobesilat oder Azetylsalizylsäure behandelt.

*Methodik*

Diabetische und nichtdiabetische Ratten wurden 7 Tage in vivo mit Kalziumdobesilat (200 mg/kg Körpergewicht) oder Azetylsalizylsäure (50 mg/kg Körpergewicht) intraperitoneal behandelt. Unbehandelte diabetische und nichtdiabetische Ratten dienten jeweils als Kontrolle.

Am Versuchstag wurden die Tiere getötet, die Nierenglomerula isoliert und mit $^{14}$C-Lysin, wie früher schon beschrieben, inkubiert und aufgearbeitet [3]. Gemessen wurde dann der Einbau von $^{14}$C-Lysin als Parameter der allgemeinen Proteinsynthese und die Bildung von Hydroxy-$^{14}$C-Lysin als spezifischer Indikator der Basalmembrankollagensynthese [3].

**Tabelle 1.** Einfluß von Kalziumdobesilat auf die glomeruläre Protein- und Basalmembransynthese diabetischer Ratten. Mittelwert ± SD; $n = 10$

| Gruppe | Spezifische Aktivität (dpm/µmol) | |
|---|---|---|
| | $^{14}$C-Lysin | Hydroxy-$^{14}$C-Lysin |
| Unbehandelt | 70 914 ± 5 350 | 45 084 ± 1 273 |
| Kalziumdobesilat | 44 505 ± 3 340 | 28 305 ± 605 |

**Tabelle 2.** Einfluß von Azetylsalizylsäure auf die glomeruläre Protein- und Basalmembransynthese diabetischer Ratten. Mittelwert ± SD; $n = 7$

| Gruppe | Spezifische Aktivität (dpm/µmol) | |
|---|---|---|
| | $^{14}$C-Lysin | Hydroxy-$^{14}$C-Lysin |
| Unbehandelt | 62 323 ± 4 120 | 43 748 ± 2 509 |
| Azetylsalizylsäure | 50 313 ± 1 523 | 28 478 ± 1 111 |

*Ergebnisse und Diskussion*

Die Bestimmungen von Blutzucker, Harnstoff, Kreatinin und des Körpergewichts ergaben bei den diabetischen und nichtdiabetischen Ratten keinen Unterschied zwischen den behandelten und unbehandelten Gruppen.

In Tabelle 1 sind die Ergebnisse des Kalziumdobesilattherapieversuches bei diabetischen Ratten zusammengefaßt. Im Vergleich zu den unbehandelten Kontrollen nahm die Hydroxy-$^{14}$C-Lysinaktivität um durchschnittlich 38% ab ($p < 0,01$) und lag damit gleich hoch wie bei den unbehandelten stoffwechselgesunden Kontrollen (nicht eingetragen). Dieser Effekt von Kalziumdobesilat scheint jedoch nicht spezifisch für die Basalmembransynthese zu sein. Auch die allgemeine Proteinsynthese, die in diabetischen Glomerula gesteigert ist, wurde um fast den gleichen Prozentsatz vermindert (Tabelle 1). Im Gegensatz zu diesen Befunden bei diabetischen Ratten konnten bei den stoffwechselgesunden Tieren keine derartigen Wirkungen von Kalziumdobesilat festgestellt werden. Die Hydroxy-Lysinbildung und der Lysineinbau war bei den behandelten Tieren gleich hoch wie bei den unbehandelten Kontrollen (nicht gezeigt).

Die Wirkungsweise von Kalziumdobesilat auf die Basalmembransynthese in diabetischen Glomerula ist noch unklar. Ein indirekter Einfluß über eine Verbesserung der diabetischen Stoffwechsellage konnte ausgeschlossen werden. Toxische Effekte an den Glomerula bedingt durch die hohe Kalziumdobesilatdosis scheiden ebenfalls als Ursachen aus, da Harnstoff- und Kreatininwerte sich nicht änderten und diese Befunde ja nur bei den diabetischen, nicht jedoch bei den stoffwechselgesunden Ratten festgestellt werden konnten. Aus diesem Grunde erscheint auch ein direkter Einfluß von Kalziumdobesilat auf einzelne Schritte der Basalmembrankollagensynthese sehr unwahrscheinlich zu sein. Ob die festgestellte Verminderung der Basalmembransynthese möglicherweise mit einer Veränderung der kapillären Permeabilität durch die Kalziumdobesilattherapie zusammenhängt, werden weitere Untersuchungen zeigen.

In Tabelle 2 sind die Ergebnisse des Azetylsalizylsäuretherapieversuchs bei diabetischen Ratten zusammengefaßt. Auch hier konnte eine Hemmung der Basalmembrankollagensynthese festgestellt werden, da die Hydroxy-$^{14}$C-Lysinaktivität bei den behandelten Ratten durchschnittlich 35% niedriger lag als bei den unbehandelten. Dieser Einfluß der Azetylsalizylsäure zeigte sich auch bei der allgemein Proteinsynthese, jedoch in geringerem Maße. Der Lysineinbau nahm im Mittel nur um 20% ab. Bei stoffwechselgesunden Ratten konnten dagegen keine derartigen Wirkungen festgestellt werden.

Der Wirkungsmechanismus der Azetylsalizylsäure auf die Basalmembransynthese in diabetischen Glomerula ist ebenfalls unklar. Blumenkrantz et al. [1] stellten fest, daß Prostaglandine die Bildung von fibrillären Kollagen stimulieren können. Brown et al. [2] berichteten über eine gesteigerte Synthese von Prostaglandinen in isolierten glomerulastreptozotocindiabetischer Ratten. Da die Azetylsalizylsäure ein bekannter Hemmstoff der Prostaglandinsynthese ist, könnten Beziehung zwischen dem gestörten Stoffwechsel der Basalmembran und der Prostaglandinsynthese diskutiert werden. Hier sind weitere Untersuchungen notwendig, um diese Hypothese zu erhärten.

*Literatur*

1. Blumenkrantz N, Sondergaard J (1972) Effect of prostaglandins on biosynthesis of collagen. Nature 239: 248 – 2. Brown DM, Gerrard JM, Peller J, Rao R, White JG (1980) Glomerular prostaglandin metabolism in diabetic rats. Diabetes [Suppl 2] 29: 55A – 3. Hasslacher Ch, Wahl P (1980) Influence of diabetes control on synthesis of protein and basement membrane collagen in isolated glomeruli of diabetic rats. Res Exp Med (Berl) 176: 247–253


Schernthaner, G. (II. Med. Univ.-Klinik), Freyler, H. (I. Univ.-Augenklinik, Wien), Heding, L. G. (Novo-Research Inst., Kopenhagen), Mayr, W. R. (Inst. für Blutgruppenserologie der Univ.), Tappeiner, G. (I. Univ.-Hautklinik, Wien)
**Diabetische Retinopathie: Analyse von Betazellresidualfunktion, HLA-DR-Antigenen und zirkulierenden Immunkomplexen**

Die Erblindung auf Basis einer diabetischen Retinopathie wurde durch die zunehmende Lebenserwartung zum zentralen Problem für insulinpflichtige Diabetiker [1]. Ursächlich scheint der Entwicklung der diabetischen Mikroangiopathie ein komplexer multifaktorieller Mechanismus zugrundezuliegen [1–4], der größtenteils durch die metabolische Störung hervorgerufen wird. Langzeitbeobachtungen von juvenilen Diabetikern mit einer Krankheitsdauer von mehr als 40 Jahren sprechen allerdings dafür, daß neben metabolischen Faktoren, auch nichtmetabolische Mechanismen – möglicherweise genetische Faktoren – eine in diesem Zusammenhang bedeutende Rolle spielen. 25% der in Boston [5] und 40% der in London [6] beobachteten juvenilen Diabetiker mit einer Krankheitsdauer von mehr als 40 Jahren zeigten nämlich keinerlei Hinweise für das Vorliegen einer Retinopathie. Aufgrund dieser Befunde muß man annehmen, daß die Ausprägung diabetischer Spätschäden auch von individuellen Patientenfaktoren abhängig sein dürfte. Ziel dieser Studie war es daher zu analysieren, welche Bedeutung genetischen, immunologischen und endokrinen Faktoren im Pathogenesekomplex der diabetischen Retinopathie beim Typ I-Diabetes zukommt, wobei neben HLA-DR-Antigenen und zirkulierenden Immunkomplexen auch die $\beta$-Zellresidualfunktion gemessen am echten C-Peptid ermittelt wurde.

*Material und Methoden*

Insgesamt wurden 146 Typ I-Diabetespatienten analysiert, wovon 101 Patienten retrospektiv und 45 prospektiv verfolgt wurden. Unter den 101 Patienten mit einer mittleren Krankheitsdauer von 18,2 Jahren

**Tabelle 1a.** HLA-DR-Antigenfrequenzen und Grad der diabetischen Retinopathie bei 146 juvenilen Diabetikern, 101 retrospektiv, 45 prospektiv untersucht

|  | DR3-positiv | DR4-positiv | DR2-positiv |
|---|---|---|---|
| *Retrospektiv* ($n = 101$) | 49% | 61% | 9% |
| RFA-negativ ($n = 30$) | 70%[a,b] | 47%[c] | 13% |
| Background-Retinopathie ($n = 31$) | 45%[a] | 52%[d] | 10% |
| Proliferative Retinopathie ($n = 40$) | 37%[b] | 80%[c,d] | 5% |
| *Prospektiv* ($n = 45$) | 51% | 60% | 11% |
| RFA-positiv ($n = 16$) | 31%[e] | 81%[f] | 6% |
| RFA-negativ ($n = 29$) | 62%[e] | 48%[f] | 14% |

RFA: Retinale Fluoreszenzangiographie
[a] $p < 0,05$; [b] $p < 0,01$; [c] $p < 0,01$; [d] $p < 0,01$; [e] $p < 0,05$; [f] $p < 0,07$

wiesen 30% keinerlei Veränderung im Augenhintergrund auf, während 31% an einer Background-Retinopathie und 39% an einer proliferativen Retinopathie litten. Die mittlere Krankheitsdauer der drei Gruppen war nicht signifikant unterschiedlich, die retrospektive Analyse ließ auch sonst keinerlei Unterschiede zwischen den genannten drei Patientengruppen erkennen. Von den 45 prospektiv untersuchten Patienten mit einer Krankheitsdauer von weniger als 5 Jahren hatten nach einer mittleren Diabetesdauer von 3,3 Jahren zwei Drittel der Patienten keinerlei Veränderungen in Fluoreszenzangiogramm, während 35% minimale Gefäßveränderungen aufwiesen.

Die HLA-DR-Typisierung wurde mittels der van Rood-Technik [7], zirkulierende Immunkomplexe mittels C1q-Bindungsassay nach Tappeiner et al. [8] und die $\beta$-Zellresidualfunktion wurde mittels radioimmunologischer Bestimmung von C-Peptid nach Heding [9] bestimmt. Die Klassifizierung der diabetischen Retinopathie erfolgte entsprechend der Burditt-Einteilung [10], wobei bei allen Patienten mindestens drei Fluoreszenzangiogrammbefunde vorlagen.

*Ergebnisse*

In der Tabelle 1a sind die HLA-DR-Antigenfrequenzen bei den 101 retrospektiv und den 45 prospektiv untersuchten Patienten entsprechend dem Stadium der diabetischen Retinopathie analysiert. Patienten mit 18jähriger Diabetesdauer und fehlenden Veränderungen im Fluoreszenzangiogramm wiesen in 70% den immungenetischen Marker HLA DR3 auf, der Unterschied zur Patientengruppe mit Background-Retinopathie bzw. proliferativer Retinopathie ist jeweils signifikant (Tabelle 1a). Patienten mit proliferativer Retinopathie waren hingegen in 80% DR4-positiv, der Unterschied zur Patientengruppe mit negativem Fluoreszenzangiogramm und zur Background-Retino-

**Tabelle 1b.** Zirkulierende Immunkomplexe und Grad der diabetischen Retinopathie bei 146 juvenilen Diabetikern, 101 retrospektiv, 45 prospektiv untersucht

| | |
|---|---|
| *Retrospektiv* ($n = 101$) | 38 (38%) |
| RFA-negativ ($n = 30$) | 14 (47%) |
| Background-Retinopathie ($n = 31$) | 11 (35%) |
| Proliferative Retinopathie ($n = 40$) | 13 (33%) |
| *Prospektiv* ($n = 45$) | 18 (40%) |
| RFA-positiv ($n = 16$) | 8 (50%) |
| RFA-negativ ($n = 29$) | 10 (34%) |

RFA: Retinale Fluoreszenzangiographie
Die Frequenz von zirkulierenden Immunkomplexen ist zwischen den einzelnen Gruppen nicht signifikant unterschiedlich

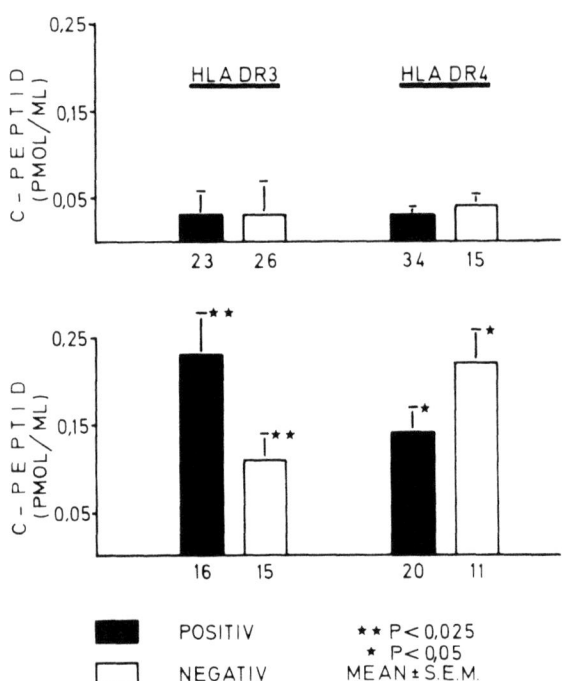

Abb. 1. Stimulierte C-Peptidrestsekretion (120 min postprandial) in Abhängigkeit von der Krankheitsdauer (*oben:* Patienten mit langer Diabetesdauer, im Mittel 18,2 Jahre; *unten:* Patienten mit kurzer Erkrankungsdauer, im Mittel 3,3 Jahre) und dem Vorliegen von HLA-DR3 bzw. HLA-DR4

pathie ist ebenfalls signifikant (Tabelle 1a). In der Gruppe der prospektiv verfolgten Patienten fand sich bei Diabetikern mit negativem Fluoreszenzangiogrammbefund eine relativ hohe Inzidenz von HLA-DR3, nämlich 62%, während Patienten mit Veränderungen im Fluoreszenzangiogramm nach 3jähriger Krankheitsdauer in 81% DR4-positiv waren.

In der Tabelle 1b ist die analoge Analyse der Frequenz an zirkulierenden Immunkomplexen bei den 146 untersuchten juvenilen Diabetikern entsprechend dem Grad der diabetischen Retinopathie dargestellt. Es fand sich keine signifikant erhöhte Inzidenz an zirkulierenden Immunkomplexen bei Patienten mit fortgeschrittenem Stadium der diabetischen Retinopathie, Patienten mit negativem Fluoreszenzangiogramm wiesen sogar eine etwas höhere Inzidenz an zirkulierenden Immunkomplexen auf als Patienten mit Augenveränderungen.

Die Analyse der stimulierten C-Peptidrestsekretion (120 min postprandial) in Abhängigkeit von der Krankheitsdauer und dem Vorliegen von HLA-DR3 bzw. HLA DR4 ist in Abb. 1 dargestellt. Bei den retrospektiv untersuchten Patienten mit einer mittleren Krankheitsdauer von 18 Jahren fand sich kein Zusammenhang zwischen dem Vorliegen bestimmter HLA-DR-Antigene und dem Ausmaß der stimulierten β-Zellresidualfunktion. In der prospektiv untersuchten Patientengruppe fand sich eine signifikante Assoziation zwischen einer relativ ausgeprägten C-Peptidrestsekretion und einer HLA-DR3-Positivität, während Träger von DR4 mit vergleichbarer Diabetesdauer ein rasches Verschwinden der endogenen Insulinproduktion aufwiesen.

*Zusammenfassung*

Die Ergebnisse der vorliegenden Studie lassen vermuten, daß die primär mit dem Typ I-Diabetes assoziierten HLA-DR-Antigene [11, 12] einen gewissen Einfluß auf die Ausprägung der diabetischen Retinopathie besitzen dürften. Juvenile Diabetiker mit der

HLA-Risikoachse DR4-B15 scheinen eine erhöhte Tendenz für die Entwicklung einer proliferativen Retinopathie zu besitzen, während Patienten mit der Risikoachse DR3-B8-B18 eher von dieser schwersten Retinopathieform verschont bleiben und eher zur Entwicklung einer nichtproliferativen bzw. Background-Retinopathie tendieren. Weitgehend übereinstimmende Befunde wurden von mehreren Arbeitsgruppen [13–17] beschrieben, wenngleich diese Assoziationen bei weitem nicht von allen Studien bestätigt werden konnten [18–20]. Eine mögliche Ursache für die widersprüchlichen Mitteilungen mag darin gelegen sein, daß die verwendeten Selektionskriterien für die Exklusion von Patienten mit nichtgenetischen Risikofaktoren in manchen Studien nicht streng genug angewendet wurden.

In der vorliegenden Studie fand sich kein Zusammenhang zwischen dem Vorliegen von zirkulierenden Immunkomplexen und dem Stadium der diabetischen Retinopathie, obwohl wir eine große Patientengruppe analysierten, die hinsichtlich Diabetestyp, Therapieart und Krankheitsdauer sehr homogen waren. Irvine et al. [21] fanden eine signifikante Assoziation zwischen dem Vorliegen diabetischer Spätschäden und zirkulierenden Immunkomplexen unabhängig vom Diabetestyp, Therapieart und Diabetesdauer. Methodische Unterschiede in der Immunkomplexbestimmung sowie die exklusive Analyse von Typ I-Diabetespatienten, ausschließlich Insulinbehandlung und Exkludierung von Patienten mit diabetischer Nephropathie könnten mögliche Ursachen für die fehlende Bestätigung der Daten von Irvine et al. [21] darstellen.

Untersuchungen von Eff et al. [22] sowie von Beischer et al. [23] haben gezeigt, daß eine persistierende $\beta$-Zellrestfunktion einen präventiven Faktor im Entstehungskomplex diabetischer Spätveränderungen darstellen dürfte. In diesem Zusammenhang erscheint interessant, daß neben den diskutierten Mechanismen auch individuelle Patientenfaktoren, assoziiert mit dem HLA-Genkomplex, für die Ausprägung der endogenen Insulinsekretion von Bedeutung sein dürfte [24]. Die stimulierte $\beta$-Zellrestkapazität ist bei DR3-positiven Diabetikern in den ersten Krankheitsjahren höher als bei DR3-negativen Diabetikern, während eine DR4-Positivität mit einem raschen Verschwinden der endogenen Insulinproduktion einherzugehen scheint. Ludvigsson et al. [25] haben keinen eindeutigen Zusammenhang zwischen der C-Peptidsekretion und den HLA-Antigenen beobachten können, obwohl B18-positive Patienten eine signifikant erhöhte $\beta$-Zellresidualfunktion aufwiesen. Der letztgenannte Befund erscheint insofern bemerkenswert, da B18 in einem Kopplungsungleichgewicht mit DR3 steht, und da Standl et al. [26] zeigen konnten, daß B18-positive Patienten ein vermindertes Risiko für die Entwicklung einer diabetischen proliferativen Retinopathie aufweisen. Eine von HLA-DR-Antigenen abhängige unterschiedliche C-Peptidrestsekretion in den ersten Krankheitsjahren könnte ihrerseits für Frühveränderungen im Gefäßbereich bedeutsam sein. In diesem Zusammenhang verdienen Beobachtungen von Burditt et al. [10], Caird et al. [27] und Constam [28] besondere Beachtung, die gezeigt haben, daß die Stoffwechseleinstellung der ersten fünf Krankheitsjahre für den weiteren Verlauf bzw. für die Entwicklung der Spätschäden nach langer Krankheitsdauer von entscheidender Bedeutung sein dürfte.

*Literatur*

1. Palmberg PF (1977) Diabetic retinopathy. Diabetes 26: 703 – 2. McMillan DE (1975) Deterioration on the microcirculation in diabetes. Diabetes 24: 944 – 3. Spiro RG (1976) Search for a biochemical basis of diabetic retinopathy. Diabetologia 12: 1 – 4. Raskin Ph (1978) Diabetic regulation and its relationship to microangiopathy. Metabolism 27: 235 – 5. Paz-Guevara AT, Hsu TH, White P (1975) Juvenile diabetes mellitus after forty years. Diabetes 24: 559 – 6. Oakley WG, Pyke DA, Tattersall RB et al. (1974) Long-term diabetes. O J Med 18: 145 – 7. Van Rood JJ, Leeuwen A, Ploem JS (1976) Simultaneous detection of two cell populations by two-colour fluorescence and application to the recognition of B-cell determinants. Nature 262: 795 – 8. Tappeiner G, Heine KG, Kahl JC, Jordon RE (1977) C1q binding substances in pemphigus and bullous pemphigoid. Clin Exp Immunol 28: 40 – 9.

Heding LG (1975) Radioimmunological determination of human C-peptide in serum. Diabetologia 11: 541 − 10. Burditt AF, Caird FI, Draper GJ (1968) The natural history of diabetic retinopathy. Q J Med 37: 303 − 11. Schernthaner G, Ludwig H, Mayr WR (1977) B-lymphocyte alloantigens and insulin-dependent diabetes mellitus. Lancet 2: 1128 − 12. Svejgaard A, Paltz P, Ryder LP (1980) Insulin-dependent diabetes mellitus. In: Terasaki PI (ed) Histocompatibility testing. UCLA, Los Angeles (in press) − 13. Cudworth AG, Festenstein H (1978) HLA genetic heterogeneity in diabetes mellitus. Br Med Bull 34: 285 − 14. Deckert T, Egeberg J, Frimodt-Møller C, Sanders E, Svejgaard A (1979) Basement membrane thickness, insulin antibodies and HLA-antigens in long standing insulin-dependent diabetics with and without severe retinopathy. Diabetologia 17: 91 − 15. Barbosa J, Ramsay RC, Knobloch WH, Cantrill HL, Noreen H, King R, Yunis E (1980) Histocompatibility antigen frequencies in diabetic retinopathy. Am J Ophthalmol 90: 148 − 16. Bertrams J, Dewald G, Spitznas M, Rittner Ch (1980) HLA-A, B, C, DR, Bf, and C2 alleles in insulin-dependent diabetes mellitus with proliferative retinopathy. Immunobiology 158: 113 − 17. Schernthaner G, Heding LG, Freyler H, Mayr WR, Tappeiner G (1980) Diabetic retinopathy in type I diabetes: analysis of genetic, immunological and endocrine factors. Diabetologia 18: 313 − 18. Möller E, Persson B, Sterky G (1978) HLA phenotypes and diabetic retinopathy. Diabetologia 14: 155 − 19. Becker B, Shin DH, Burgess D, Kilo C, Miller WV (1977) Histocompatibility antigens and diabetic retinopathy. Diabetes 26: 997 − 20. Cove DH, Walker JM, Wells L, Mackintosh P, Wright AD (1980) Are HLA types or Bf alleles markers for diabetic retinopathy? Diabetologia 19: 402 − 21. Irvine WJ, Di Mario U, Guy K, Iavicoli M, Pozzilli P, Lumbroso B, Andreani D (1978) Immune complexes and diabetic microangiopathy. J Clin Lab Immunol 1: 187 − 22. Eff Ch, Faber O, Deckert T (1978) Persistent insulin secretion, assessed by plasma C-peptide estimation in longterm juvenile diabetics with a low insulin requirement. Diabetologia 15: 169 − 23. Beischer W, Pfeiffer M, Beischer B, Dittus E (1979) Retinopathy and residual beta-cell function. 10th IDF Congress, ICS 481. Excerpta Medica, Amsterdam, p 18 − 24. Schernthaner G (1981) The relation of clinical, immunological and genetic factors in insulin-dependent diabetes mellitus. In: Köbberling J, Tattersall RB (eds) The genetics of diabetes mellitus. Proceedings of the II International Workshop. Academic Press, London New York (in press) − 25. Ludvigsson J, Safvenberg J, Heding LG (1977) HLA types, C-peptide and insulin antibodies in juvenile diabetes. Diabetologia 13: 13 − 26. Standl E, Dexel T, Lander T, Albert ED, Scholz S (1980) HLA-antigens and diabetic retinopathy: a different view warranted. Diabetologia 18: 79 − 27. Caird FJ, Pirie A, Ramsell TG (1969) Diabetes and the eye. Blackwell, Oxford Edinburgh − 28. Constam GR (1965) Zur Spätprognose des Diabetes mellitus. Helv Med Acta 32: 287

Lander, T., Standl, E., Dexel, T. (III. Med. Abt., Städt. Krankenhaus München-Schwabing), Siess, E. A., Naethke, M. E. (Forschergruppe Diabetes), Albert, E. D., Scholz, S. (Labor für Gewebetypisierung der Kinderpoliklinik der Universität München)

### Untersuchung der Basalmembrandicke bei Patienten mit Typ I-Diabetes unter Berücksichtigung der diabetischen Retinopathie, des Zigarettenkonsums und der HLA-Antigene

*1.* Es wurde von verschiedenen Autoren vermutet, daß die Verdickung von kapillären Basalmembranen bei Diabetikern möglicherweise ein frühzeitiger und sensitiver Gradmesser der diabetischen Mikroangiopathie sei. Bei derartigen Überlegungen gilt es jedoch zu berücksichtigen, daß Basalmembranuntersuchungen überwiegend an Skelettmuskelkapillaren durchgeführt wurden, während sich die klinisch relevanten Zeichen der diabetischen Mikroangiopathie vor allem an den Gefäßen der Retina und den Glomerula der Niere manifestieren. Ziel der vorliegenden Studie war es, mögliche Zusammenhänge zwischen der Basalmembranverdickung bei Typ I-Diabetikern und verschiedenen Stadien der diabetischen Retinopathie zu untersuchen, wobei zugleich Faktoren wie das Zigarettenrauchen und diabetesassoziierte HLA-Antigene mitberücksichtigt wurden.

*1.1.* Hierzu wurden insgesamt 54 männliche, juvenile insulinpflichtige Diabetiker (Diabetesdauer zwischen 0,1 und 26 Jahren, Manifestationsalter unter 35 Jahre) untersucht. Die Muskelbiopsie wurde am M. vastus lat. fem. mit einer Spezialnadel durchgeführt, das Gewebe anschließend in Osmiumtetroxid fixiert und nach der Aufarbeitung entsprechend der von Siperstein et al. [1] beschriebenen Methode ausgewertet.

*1.2.* Die Stadieneinteilung der Retinopathie erfolgte aufgrund funduskopischer, fundusphotographischer und fluoreszenzangiographischer Befunde entsprechend der Klassifizierung nach Ballantyne. 17 Patienten zeigten keine Augenhintergrundsveränderungen. Bei elf Patienten fanden wir das Stadium I vor, d. h. es wurden lediglich Mikroaneurysmen, aber keine größeren Blutungen festgestellt. 19 Patienten zeigten harte Exsudate bzw. größere retinale Blutungen, d. h. Stadium II, und bei sieben Patienten lagen proliferative Veränderungen vor.

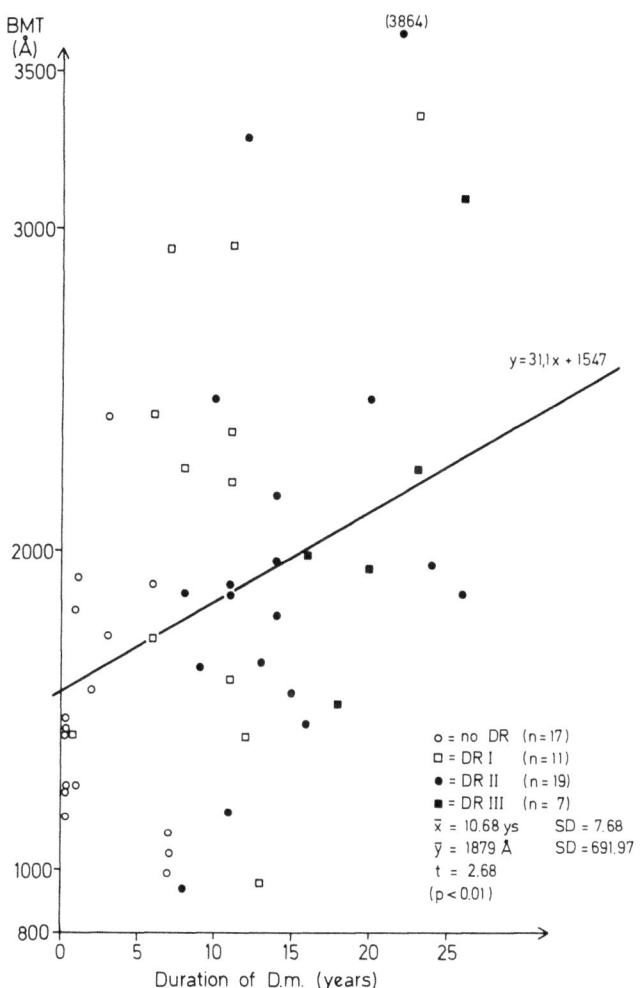

**Abb. 1.** Basalmembrandicke (BMT), diabetische Retinopathie (DR) und Dauer des Diabetes vom Typ I

*1.3.* Bei 24 Patienten wurde eine HLA-Typisierung des A-, B- und C-Locus durchgeführt. Zwölf Probanden waren B 8-positiv, zwölf B 8-negativ.

*2.1.* Im folgenden sind die Ergebnisse der Basalmembranuntersuchungen bei 54 Patienten wiedergegeben, wobei die unterschiedlichen Retinopathiestadien durch entsprechende Zeichen gekennzeichnet sind. Aus der Regressionsgeraden läßt sich ein direktproportionaler Zusammenhang zwischen Basalmembrandicke und Diabetesdauer ableiten. Das Lebensalter der Untersuchten übte auf die Membrandicke keinen Einfluß aus (Abb. 1).

*2.2.* Eine Unterteilung in Patientengruppen mit verschiedenen Retinopathiestadien ergab bezüglich der Basalmembrandicke – angegeben als Mittelwert – für die Gruppen I–III, d. h. Patienten mit Retinopathiezeichen, keine signifikanten Unterschiede. Dagegen war die mittlere Basalmembrandicke bei Patienten ohne Retinopathie deutlich niedriger. Sie entsprach annähernd dem bei einem nichtdiabetischen Vergleichskollektiv gefundenen Wert (Abb. 2).

*2.3.* Die Gegenüberstellung von Rauchern (mehr als 15 Zigaretten täglich über mehrere Jahre!) und Nichtrauchern ($n_R = 22$, $n_{NR} = 15$) ergab bei gleicher mittlerer Diabetesdauer (12,7 gegenüber 12,8 Jahre) für die ersteren deutlich höhere Basalmembrandicken als bei den Nichtrauchern (2210 ± 155 gegenüber 1648 ± 169 Å, $p < 0,02$). Die Aufsplitterung entsprechend dem jeweiligen Retinopathiestadium führte keine wesentlichen Unterschiede bei der mittleren Basalmembrandicke herbei.

*2.4.* Schließlich untersuchten wir die Basalmembrandicke in Untergruppen mit diabetesassoziierten HLA-Antigenen, wie z. B. HLA B-8. Frühere Untersuchungen unserer Gruppe deuteten eine Assoziation dieses Antigens mit der „severe background

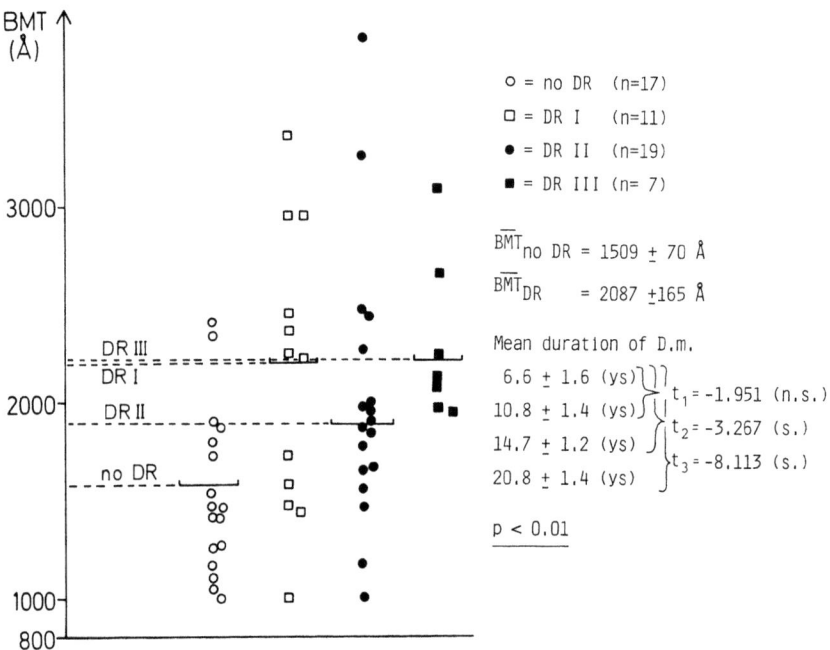

**Abb. 2.** Basalmembrandicke (BMT) in Untergruppen der diabetischen Retinopathie (DR)

retinopathy" (= Stadium II) an. Bei der Messung der Basalmembrandicke jedoch fanden wir bei HLA B 8-positiven Patienten annähernd die gleichen Werte wie bei B 8-negativen bei gleicher mittlerer Diabetesdauer (2199 ± 215 gegenüber 2296 ± 210 Å).

*3.1.* Messungen an Muskelkapillaren – dies wurde bereits von anderen Untersuchern festgestellt [2] – haben gezeigt, daß bei Typ I-Diabetikern und vermutlich auch bei Patienten mit Typ II-Diabetes mit einer Dickenzunahme der Basalmembran zu rechnen ist.

*3.2.* Im Widerspruch zu Daten anderer Gruppen [3] beweisen die vorliegenden Zahlen einen klaren Zusammenhang zwischen der Diabetesdauer und der Basalmembrandicke, während Lebensalter und Manifestationszeitpunkt von untergeordneter Bedeutung zu sein scheint. Interessanterweise war die Membran bei einigen Patienten mit nur 1 Jahr Diabetesdauer bereits deutlich verdickt, während andere mit mehr als 20 Jahren gegenüber Vergleichskollektiven nur eine geringfügige Dickenzunahme erkennen ließen. Inwieweit hier metabolische Einflüsse bzw. der Therapieerfolg eine Rolle spielen, läßt sich noch nicht endgültig beantworten.

*3.3.* Üblicherweise treten die Komplikationen des juvenilen Diabetes ungefähr gegen Ende der ersten Dekade nach Diagnosestellung erstmals klinisch in Erscheinung. Daher läßt sich erwarten, daß Patienten mit bereits manifesten Zeichen einer diabetischen Retinopathie und einer entsprechend langen Diabetesdauer im Durchschnitt auch höhere Basalmembrandicken aufweisen als Patienten ohne Retinopathie. Diese Erwartung wurde durch die vorliegenden Daten bestätigt. Andererseits konnte gezeigt werden, daß zwischen Basalmembrandicke und Ausmaß der Retinopathie keine direkte Korrelation zu bestehen scheint. Möglicherweise handelt es sich also bei der Verdickung der Basalmembran bei Diabetikern um eine eigenständige Form der Mikroangiopathie, bzw. „Kapillaropathie". Dies wäre eine mögliche Erklärung der fehlenden Assoziation zwischen diabetesassoziierten HLA-Antigenen und der Basalmembranverdickung.

*3.4.* Ein wesentlicher Faktor für die Entwicklung einer Basalmembranverdickung scheint das Zigarettenrauchen zu sein. Eine ähnliche Rolle wurde dem Rauchen auch bei der diabetischen Retinopathie zugeschrieben.

*4.* Abschließend lassen sich aus den vorliegenden (und sicher noch zu kleinen) Zahlen vorerst folgende Schlüsse ziehen: Patienten mit diabetischen Augenhintergrundsveränderungen weisen durchschnittlich höhere Basalmembrandicken auf, als Patienten ohne Retinopathie. Darüber hinaus scheint zwischen der Basalmembrandicke und dem Schweregrad der diabetischen Retinopathie keine Korrelation zu bestehen. Eine Assoziation mit HLA-Antigenen ließ sich nicht feststellen. Andere Faktoren wie die Diabetesdauer, aber auch das Zigarettenrauchen führen zu einer Zunahme der Basalmembrandicke. Ob der Verlauf unabhängig davon ähnlich wie bei der diabetischen Retinopathie durch die Heterogenität des Diabetes mellitus mitbestimmt wird, ist anhand weiterer Untersuchungen mit größeren Patientenzahlen noch zu klären.

*Literatur*

1. Siperstein MD et al. (1968) Studies of muscle capillary basement membranes in normal subjects, diabetic, and prediabetic patients. J Clin Invest 47: 1973–1999 – 2. Williamson JR, Kilo Ch (1976) Basement-membrane thickening and diabetic microangiopathy. Diabetes [Suppl 2] 25: 1925–1927 – 3. Deckert T et al. (1979) Basement membrane thickness, insulinantibodies, and HLA-antigens in long standing insulin dependent diabetics with and without severe retinopathy. Diabetologia 17: 91

Goebel, F.-D., Böttinger, H., Duschl, H. (Med. Poliklinik), Schwendemann, P. A. (Augenklinik der Univ. München)
## Diabetes mellitus und diabetische Spätfolgen nach Pankreasresektion und Pankreatektomie (Langzeitergebnisse)

Die diabetische Mikroangiopathie ist eine häufige und charakteristische Spätfolge des Diabetes mellitus. Noch immer ist ungeklärt, ob sie eine Folge der Stoffwechselstörung selbst ist oder ob sie eine genetisch determinierte Krankheit ist, von der Patienten mit sekundärem Diabetes mellitus verschont bleiben. Wir sind deshalb der Frage nachgegangen, inwieweit Patienten, die im Anschluß an eine Pankreasresektion oder Pankreatektomie einen Diabetes mellitus bekommen haben, nach mehreren Jahren von diabetischen Spätfolgen betroffen sind.

*Material und Methoden*

Zwischen 1964 und 1978 wurden in sieben chirurgischen Kliniken in München und Starnberg 239 Patienten einer Pankreasoperation unterzogen. Indikation und Operationsverfahren entnahmen wir den Operationsprotokollen und Krankengeschichten. Alle Patienten wurden angeschrieben und nach ihrem Befinden gefragt. 94 Patienten waren nach Angaben der Angehörigen verstorben, 69 Patienten reagierten auch auf wiederholte Anfragen nicht, 76 beantworteten den Fragenkatalog. 43 Patienten erklärten sich bereit, sich einer Nachuntersuchung zu unterziehen. Von 39 Patienten mit – nach eigenen Angaben – manifestem Diabetes mellitus wurden 25, darunter vier Patienten nach totaler Pankreatektomie untersucht (Gruppe I). Diesen wurden 25 primäre Diabetiker – nach Alter, Diabetesdauer und Behandlungsform ausgewählt – im Paarvergleich zugeordnet (Gruppe II).

Neben einer klinischen Untersuchung vor allem im Hinblick auf eine Neuropathie und obliterierende Angiopathie wurden bei den Diabetikern alle üblichen Laboruntersuchungen einschließlich $HbA_1$-Bestimmung (Quick-Sep) durchgeführt. Bei negativem ophthalmoskopischem Befund wurde eine Fluoreszenzangiographie (FLA) zur Beurteilung frühester Fundusveränderungen vorgenommen. Eine Nadelbiopsie der Oberschenkelmuskulatur erfolgte bei allen Patienten, die Muskelprobe wurde nach den üblichen Methoden für die elektronenmikroskopische Untersuchung bearbeitet. Die Basalmembrandicke (BMD) wurde nach Williamson et al. (1969) zur Bestimmung der minimalen BMD der Muskelkapillaren gemessen. Normalwerte der BMD wurden an 30 gesunden Kontrollpersonen gewonnen.

*Ergebnisse*

Von den nachweislich lebenden 76 Patienten wurden 20% wegen eines Pankreaskarzinoms, 80% wegen akuter, hämorrhagischer und nekrotisierender Pankreatitis, Zysten oder in das Pankreas penetrierender Magenulzera operiert. Von den Karzinompatienten bekamen nur 14% einen Diabetes mellitus postoperativ, dagegen 55% der wegen Pankreatitis Operierten. Bei gleichem Operationsverfahren nach Whipple fand sich später ein Diabetes bei 18% der Karzinom-, bei 45% der Pankreatitispatienten. 38% der Nichtdiabetiker klagten über persistierende Schmerzen und Durchfälle, dagegen 58% der Diabetiker.

Die beiden Diabetikerkollektive unterschieden sich nicht im Hinblick auf Lebensalter, Diabetesdauer und Behandlungsart. Die $HbA_1$-Werte lagen in Gruppe I geringfügig über denen der Gruppe II, erstere wiesen auch die höheren Blutzucker- und Urinzuckerwerte auf. Demgegenüber lagen die Serumlipide in der Gruppe I signifikant niedriger. Signifikante Unterschiede fanden sich auch im Hinblick auf die diabetischen Spätfolgen in beiden Gruppen (Abb. 1). Lediglich bei einem Patienten in Gruppe I ergab sich bei der FLA ein Kontrastmittelaustritt aus den Gefäßen als Hinweis auf eine beginnende Retinopathie, während 32% der Patienten in Gruppe II eine diabetische Retinopathie erkennen ließen, davon zwei Patienten mit Gefäßproliferationen am

| Operierte Diabetiker | | primär Diabetiker |
|---|---|---|
| Retinopathie | 4 % FLA pos. | 32 % FLA pos. 4, MA 2, prolif. 2 |
| Nephropathie | 0 | 8 % |
| Neuropathie | 44 % | 20 % |
| Makroangiopathie | 24 % | 24 % |

**Abb. 1.** Prozentuale Häufigkeit diabetischer Spätfolgen bei 25 Patienten mit pankreoprivem Diabetes mellitus und 25 primären Diabetikern. FLA = Fluoreszenzangiographie, MA = Mikroaneurismen

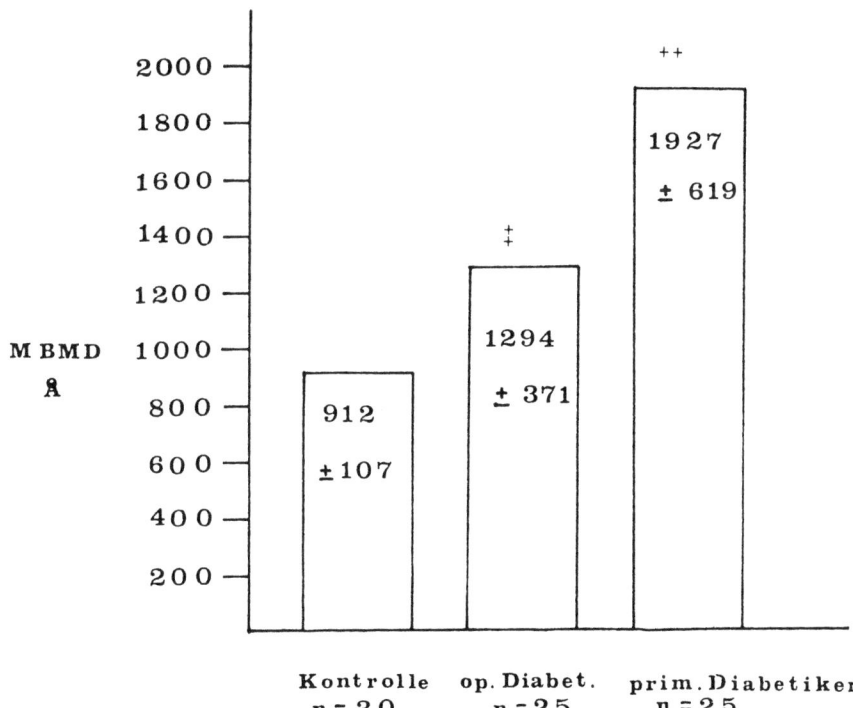

**Abb. 2.** Mittelwerte ± Standardabweichung in Å der Basalmembrandicke der Muskelkapillaren.
* $p < 0{,}05$; ** $p < 0{,}001$

Fundus. Eine Proteinurie fand sich bei zwei Patienten der Gruppe II, davon hatte einer ein erhöhtes Serumkreatinin von 2,3 mg/dl.

Die Messung der BMD der Muskelkapillaren ergab eine signifikante Verbreiterung in beiden Gruppen im Vergleich zum Normalkollektiv (Abb. 2). In Gruppe II war die BMD signifikant breiter als in Gruppe I. 76% der primären Diabetiker zeigten eine Verdickung der Basalmembran, darunter alle Patienten mit einer Retinopathie, in Gruppe I war nur bei 28% der Patienten eine BMD zu erkennen. Für die Beziehung zwischen BMD und Diabetesdauer fand sich in Gruppe II ein positiver Korrelationskoeffizient von $r = 0,52$, nicht aber in Gruppe I ($r = 0,21$).

44% der operierten Diabetiker klagten über Symptome einer Neuropathie gegenüber nur 20% der primären Diabetiker.

Bezüglich der Makroangiopathie ergaben sich keine Unterschiede. In beiden Gruppen hatten je sechs Patienten in den Fußarterien bei der Ultraschalldopplersonographie Blutdrucke, die 30 mm Hg oder mehr unter denen an der oberen Extremität gemessenen Drücken lagen.

*Diskussion*

Eine Untersuchung über diabetische Spätfolgen bei Diabetikern nach Pankreasresektion ist bisher an einem größeren Patientenkollektiv mehrere Jahre postoperativ noch nicht vorgelegt worden. Von den 239 operierten Patienten waren zum Zeitpunkt der geplanten Nachuntersuchung 94 mit Sicherheit verstorben. Da von weiteren 69 Patienten keine Reaktion erfolgte, ist anzunehmen, daß in dieser Gruppe ebenfalls viele Patienten verstorben sind. Dafür spricht auch, daß uns bei einigen Stichproben Nachbarn den Tod des Gesuchten mitteilten. Von den nachweislich lebenden 76 Patienten gaben immerhin 51% einen manifesten Diabetes an, möglicherweise ist der Anteil noch höher. Die Diskrepanz der Diabetesinzidenz zwischen Patienten mit Karzinom und solchen, die wegen nichtneoplastischer Pankreasaffektion operiert wurden, spricht dafür, daß die Vorschädigung der Bauchspeicheldrüse für die Diabetesentstehung verantwortlich ist und weniger das Ausmaß der Pankreasresektion, wenn man von der totalen Pankreatektomie einmal absieht. Für eine erhebliche Schädigung des Restpankreas spricht auch das häufigere Vorkommen von Schmerzen und Durchfall bei den Diabetikern unter den operierten Patienten.

In einer früheren Untersuchung (Goebel et al. 1979) fanden wir zwischen primären Diabetikern und Patienten mit chronischer Pankreatitis und Diabetes mellitus im Hinblick auf die Mikroangiopathie keinen signifikanten Unterschied. Möglicherweise handelte es sich bei dem damaligen Kollektiv doch nicht um sekundäre Diabetiker, sondern ebenfalls um Patienten mit einem primären Diabetes, die zusätzlich eine chronische Pankreatitis haben. Nach Untersuchungen von Verdonk et al. (1975) haben Diabetiker eine deutlich höhere Anfälligkeit gegenüber Pankreasaffektionen. Auch wenn die Patienten der Gruppe I in der vorliegenden Studie überwiegend wegen einer Pankreatitis operiert wurden, so sind die beiden Kollektive dennoch nicht vergleichbar, da in der Mehrzahl der Fälle die Pankreasresektion wegen akuter hämorrhagischer oder nekrotisierender Entzündungen vorgenommen wurden. Gegen die Wahrscheinlichkeit, daß die Inzidenz der Mikroangiopathie in Gruppe II zufällig überproportional häufig wäre, sprechen eigene Untersuchungen (Goebel 1980) sowie Angaben in der Literatur (Yodaiken et al. 1975). Darüber hinaus bestätigen unsere Befunde die Abgaben von Creutzfeldt (1971), wonach die diabetische Mikroangiopathie bei pankreoprivem Diabetes eine Rarität ist.

Die Ursache für die unterschiedliche Entwicklung einer Mikroangiopathie in beiden Kollektiven ist aus anamnestischen Daten oder Untersuchungsbefunden nicht abzuleiten. Möglicherweise jedoch spielt eine unterschiedliche Diabetesdauer eine entscheidende Rolle. Während in Gruppe I der Zeitpunkt der Diabetesentstehung mit dem

Operationsdatum feststeht, basiert die Angabe der Diabetesdauer der primären Diabetiker auf der Patientenanamnese, wann ihre Krankheit zuerst beobachtet wurde. Dieser Zeitpunkt kann von dem tatsächlichen Krankheitsbeginn erheblich abweichen.

Die unterschiedliche Ausprägung der Gefäßschäden könnte aber auch als Indiz dafür gewertet werden, daß nicht die Hyperglykämie allein für die Gefäßläsion verantwortlich ist, zumal die Stoffwechseleinstellung der operierten Patienten zum Zeitpunkt der Untersuchung schlechter als im Vergleichskollektiv war. Eine andere Möglichkeit der Erklärung für die Differenz liegt in der Beobachtung, daß bei Glutenenteropathie und Diabetes mellitus diabetische Mikroangiopathien nicht beobachtet werden (Riecken et al. 1969). Eine Malabsorption könnte zur verminderten Wirksamkeit eines für die Entwicklung der Mikroangiopathie bedeutsamen Faktors führen.

Daß die Patienten der Gruppe I jedoch nicht völlig von der Mikroangiopathie verschont bleiben, zeigt sich an der Verbreiterung der Basalmembran bei immerhin 28% der Probanden, die als morphologisches Korrelat der diabetischen Mikroangiopathie gilt (Williamson und Kilo 1977). Die unterschiedliche Beziehung der BMD zur Diabetesdauer in beiden Kollektiven kann allerdings nicht erklärt werden.

Die signifikant häufigere Neuropathie bei den operierten Patienten ist wohl weniger als Folge des Diabetes zu werten als vielmehr auf ihren auch postoperativ beibehaltenen Alkoholkonsum zurückzuführen.

*Literatur*

Creutzfeldt W (1971) Der Diabetes des pankreaslosen Menschen. In: Pfeiffer EF (Hrsg) Handbuch des Diabetes mellitus, Bd II. Lehmann, München, S 239 − Goebel F-D, Magoley R, Eder I (1979) Ausmaß und Häufigkeit der diabetischen Mikroangiopathie bei Patienten mit Diabetes mellitus und chronischer Pankreatitis. Verh Dtsch Ges Inn Med 85: 1037 − Goebel F-D (1980) Diabetische Mikroangiopathie bei primärem und sekundärem Diabetes mellitus. Fortschr Med 98: 469 − Riecken EO, Trojan HJ, Sauer H, Martini GA (1969) Diabetische Enteropathie und glutensensitive Enteropathie bei Diabetes mellitus. Internist 10: 269 − Verdonk CA, Palumbo PJ, Gharib H, Bartholomew LG (1975) Diabetic microangiopathy in patients with pancreatic diabetes mellitus. Diabetologia 11: 395 − Williamson JR, Vogler NJ, Kilo C (1969) Estimation of vascular basement membrane thickness: Theoretical and practical considerations. Diabetes 18: 567 − Williamson JR, Kilo C (1977) Current status of capillary basement membrane disease in diabetes mellitus. Diabetes 26: 65 − Yodaiken RE, Menefee M, Seftel HC, Kew MC, McClaren MJ (1975) Capillaries in South African diabetics. IV. Relation to retinopathy. Diabetes 24: 286

Oberhofer, H., Marshall, M. (Inst. und Poliklinik für Arbeitsmedizin der Univ. München)
**Zeitablauf der Angiopathieentwicklung beim streptozotozindiabetischen Miniaturschwein**

In Voruntersuchungen an 23 Miniaturschweinen konnten wir die prinzipielle Möglichkeit und die speziellen Bedingungen der Induktion eines Diabetes mellitus bei dieser Spezies aufzeigen [3, 5]. Wegen seiner außerordentlichen Vorzüge für die Erforschung von Gefäßerkrankungen hatten wir das Miniaturschwein als Versuchstier und wegen seiner relativ hohen $\beta$-Spezifität Streptozotozin zur Diabetesinduktion gewählt [3]. Nun sollte an z. T. mehrjährig diabetischen, nicht behandelten Hanford-Schweinen der Zeitablauf der Entwicklung der Makroangiopathie und der Mikroangiopathie an Haut- und Muskelkapillaren und am Nierenglomerulus beobachtet werden.

Über das günstigste Vorgehen zur Diabetesinduktion, über die Entwicklung der diabetischen Tiere und die Entnahme- und Untersuchungsmethoden der verschiedenen

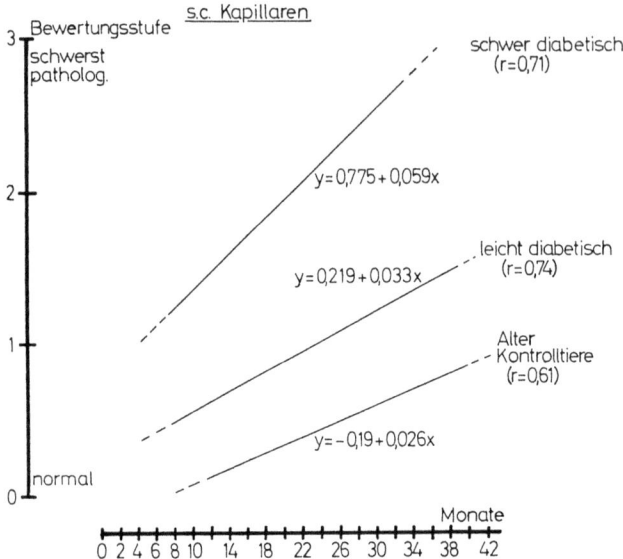

**Abb. 1.** Beziehung zwischen Diabetesdauer bzw. Lebensalter und mikroangiopathischen Veränderungen der subkutanen Kapillaren am Ohrrand bei schwer und leicht diabetischen und gesunden Minischweinen (etwa bis zum Alter von 3 Jahren; Diabetesinduktion um den 5. Lebensmonat)

Gewebe bzw. Gefäße, über die Vermessungsmethode der transelektronenmikroskopischen Aufnahmen der Muskelkapillaren (modifizierte 2-Punkt-Minimummethode) wurde bereits berichtet [3, 4].

Alle Präparate wurden lichtmikroskopisch (u. a. PAS-Reaktion), die Muskelkapillaren zusätzlich transmissions- und die Arterien rasterelektronenmikroskopisch untersucht. Die licht- und rasterelektronenmikroskopischen Veränderungen wurden jeweils in doppelter blinder Auswertung in vier Hauptstufen skaliert, wobei Stufe 0 jeweils den Normalbefund, Stufe 3 den schwersten uns bekannten pathologischen Befund darstellte.

Bisher liegen Untersuchungsergebnisse von 18 Hanford-Schweinen vor.

Veränderungen im Sinn einer *Makroangiopathie* waren nach ca. 6 Monaten Diabetesdauer zuverlässig nachweisbar und signifikant gegenüber den Kontrolltieren vermehrt und verstärkt. Die geringen Veränderungen bei den gesunden Tieren waren streng mit dem Lebensalter korreliert ($r = 0,85$). Die Veränderungen bei den diabetischen Schweinen korrelierten mit der Diabetesdauer ($r = 0,70; p < 0,001$) und locker mit der Schwere der diabetischen Stoffwechselstörung; so fand sich die Beurteilungsstufe 3 nur bei schwer diabetischen Tieren. Bei einem Tier fand sich im Alter von 46 Monaten nach 40 Monaten Diabetesdauer ein tischtennisballgroßes Aneurysma der Aorta in Höhe der Nierenarterien – ein Befund, den wir an über 200 nicht diabetischen, z. T. noch älteren Minischweinen bisher noch nie erheben konnten.

*Mikroangiopathie:* Verdickungen der *subkutanen Kapillaren* mit Ablagerung PAS-positiven Materials waren nach 18 Monaten Diabetesdauer bei allen Tieren nachweisbar. Sie zeigten in ihrer Progredienz eine Korrelation zur Diabetesdauer ($r = 0,58; p < 0,005$) und -schwere. Beurteilungsstufe 3 fand sich nur bei schwer diabetischen Tieren. Bei gesunden Tieren fehlten derartige Veränderungen (Abb. 1).

Eine *Glomerulopathie* war in Abhängigkeit vom Schweregrad des Diabetes nach etwa 2 Jahren nachweisbar und zeigte zusätzlich eine Korrelation zur Diabetesdauer ($r = 0,68$; $p < 0,05$). So zeigte z. B. ein Tier mit einem 10-min-Blutglukosewert von 32,6 mmol/l

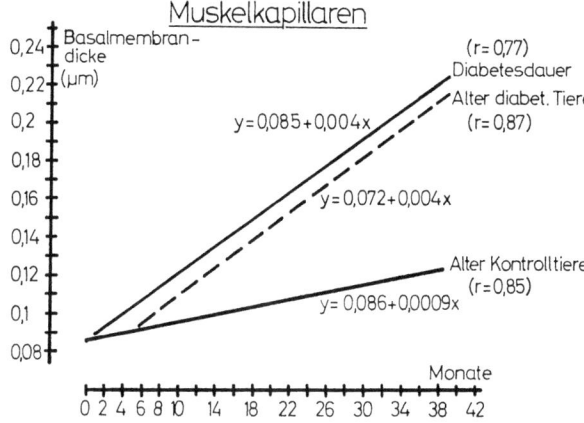

**Abb. 2.** Korrelation zwischen der Basalmembrandicke von Muskelkapillaren (M. sternomastoideus) und der Diabetesdauer bzw. dem Lebensalter von diabetischen und gesunden Minischweinen

(587 mg/100 ml) beim i.v. Glukosetoleranztest nach 37 Monaten Diabetesdauer eine glomeruläre Mesangiumverbreiterung mit Zellvermehrung und vereinzelt kleinknotige Mesangiumauftreibungen mit deutlicher Matrixvermehrung; vereinzelt waren am parietalen Blatt der Bowmannschen Kapsel hyaline Tropfen nachweisbar; am Gefäßpol fanden sich Arteriolen mit hyaliner Wandverdickung. Ein entsprechender Befund fand sich bei einem weiteren Tier mit einem 10-min-Blutglukosewert von 19 mmol/l (342 mg/100 ml) beim i.v. GTT nach 40 Monaten Diabetesdauer. Ein anderes Tier mit einem 10-min-Blutglukosewert von 24,4 mmol/l (440 mg/100 ml) zeigte nach 23 Monaten Diabetesdauer einen ähnlichen, aber weniger stark ausgeprägten Befund.

Bei den gesunden Tieren waren auch nach 2–3 Jahren noch keinerlei glomeruläre Veränderungen nachweisbar. Auch diabetische Tiere mit einem 10-min-Blutglukosewert von 14–19 mmol/l (250–340 mg/100 ml) beim i.v. GTT wiesen bei bis zu 2jähriger Diabetesdauer keine Merkmale einer Glomerulopathie auf.

Die Basalmembrandicke der *Muskelkapillaren* der diabetischen Tiere nahm über mehr als 3 Jahre linear zu mit einem Korrelationskoeffizienten $r = 0,87$ ($p < 0,01$). Die Regressionsgerade bei den diabetischen Tieren war signifikant 3,9fach steiler als bei den gesunden Kontrolltieren. Auch zur reinen Diabetesdauer bestand eine signifikante Korrelation (Abb. 2).

An den Fettgewebskapillaren fand sich keine entsprechende Dickenzunahme der Basalmembran.

*Diskussion*

Die speziellen Vor- und Nachteile dieses Modells wurden bereits erörtert; es sei hier nur nochmals die besonders gute physiologische Übereinstimmung zwischen Schwein und Mensch hervorgehoben [3, 4].

Veränderungen im Sinne einer Makroangiopathie – speziell parietale Mikrothromben und Intimaverdickungen – waren nach etwa 6 Monaten nachweisbar. Veränderungen im Sinne einer Mikroangiopathie waren nach etwa 18, im Sinne einer Glomerulopathie nach etwa 24 Monaten nachweisbar. All diese Veränderungen zeigten eine Korrelation zur Diabetesdauer und auch Beziehungen zur Schwere der diabetischen Stoffwechselstörung, d. h. die schwersten Befunde fanden sich jeweils nur bei stark diabetischen Tieren. Im Hinblick auf die Makroangiopathie muß noch angemerkt werden, daß die stark diabetischen Tiere die deutlichsten Fettstoffwechselstörungen zeigten [3, 5].

Diese Befunde sind ein gewichtiges Argument für die sekundär metabolische Auslösung der diabetischen Mikroangiopathie und stehen in Übereinstimmung mit Befunden von Engerman [1], Fox [2], Rasch [7] und Spiro [8] u. a.

Die hier beobachteten Zeitabläufe zeigen weiterhin, daß eine diabetische Glomerulopathie sich relativ rasch entwickeln kann; zumindest beim Schwein rascher als man dies bisher vom Menschen angenommen hatte [6]. Andererseits zeigen diese Zeitabläufe auch, daß die natürliche Lebensspanne kleiner Nagetiere möglicherweise zu kurz ist, um die volle Ausbildung einer diabetischen Glomerulopathie zuzulassen [4].

Als entscheidende praktische Konsequenz ergeben sich auch aus diesen Untersuchungen gewichtige Argumente für eine strenge Diabeteseinstellung, um die Ausbildung der diabetischen Angiopathie zu hemmen.

*Literatur*

1. Engerman RL, Bloodworth JMB, Nelson S (1977) Relationship of microvascular disease in diabetes to metabolic control. Diabetes 26: 160 – 2. Fox CJ, Darby SC, Ireland JT, Sönksen PH (1977) Blood glucose control and glomerular basement membrane thickening in experimental diabetes. Br Med J 2: 605 – 3. Marshall M (1979) Induction of chronic diabetes by streptozotocin in the miniature pig. Res Exp Med (Berl) 175: 187 – 4. Marshall M, Oberhofer H, Staubesand J (1980) Early micro- and macro-angiopathy in the streptozotocin diabetic minipig. Res Exp Med (Berlin) 177: 145 – 5. Marshall M, Sprandel U, Zöllner N (1975) Streptozotocindiabetes beim Miniaturschwein. Res Exp Med 165: 61 – 6. Mincu I (1975) Diabetic macro- and microangiopathy. W. de Gruyter, Berlin – 7. Rasch R (1979) Prevention of diabetic glomerulopathy in streptozotocin diabetic rats by insulin treatment. Diabetologia 16: 319 – 8. Spiro RG (1976) Search for a biochemical basis of diabetic microangiopathy. Diabetologia 12: 1

Diamantopoulos, E. J. (Med. Univ.-Klinik für Therapeutik, „Alexandra"-Hospital), Raptis, S. Karaiskos, K., Mandel, R. (Diabetes Zentrum, Therapeutische Univ.-Klinik), Moulopoulos, S. (Med. Univ.-Klinik für Therapeutik, Athen)

**Erythrozytendeformabilität bei Koronarkranken mit und ohne Diabetes mellitus**

Untersuchungen der letzten Jahre haben gezeigt, daß Diabetiker eine Verminderung der Erythrozytendeformabilität aufweisen [1–3]. Der Verlust der Elastizität der roten Blutkörperchen scheint mit der Schwere der Erkrankung, insbesondere was die periphere Angiopathie angeht, korreliert zu sein [4]. Diese Verminderung der Erythrozytendeformabilität verursacht sowohl bei der diabetischen Makro- als auch bei der Mikroangiopathie, einerseits eine Erhöhung der Blutviskosität, andererseits eine Verzögerung oder sogar totale Verhinderung des Durchflusses der Erythrozyten durch die Kappilaren, welche als Folge die Störung der Mikrozirkulation hat und schließlich zur Hervorrufung einer Gewebsischämie führen kann [1, 5–8]. Durch diesen Mechanismus ist jede Einschränkung der Plastizität der Erythrozyten mit einer Störung der Fließeigenschaften des Blutes verknüpft und kann als erstes die Herzfunktion beeinflussen und als zweites zur Entstehung von Thromben beitragen [9]. Insbesondere aber bei koronarkranken Diabetikern, wo außer der Makroangiopathie auch eine Mikroangiopathie besteht [10], muß man annehmen, daß die minimalste Verminderung der Deformabilität der Erythrozyten zu einer signifikanten Verminderung der Mikrozirkulation führen kann.

Das Ziel der vorliegenden Untersuchung war festzustellen, ob bei Patienten mit oder ohne Diabetes mellitus, die aber an einer Koronarerkrankung leiden, eine Störung der Hämorrheologie der roten Blutkörperchen besteht.

## Material und Methodik

Bei dieser Untersuchung haben zehn koronarkranke Diabetiker und zehn stoffwechselgesunde Koronarkranke teilgenommen. Zur Beurteilung der Koronarkrankheit wurde das Ruheelektrokardiogramm in Betracht gezogen und nur die ganz eindeutigen pathologischen Veränderungen der a-Welle sowie die Ischämiezeichen der T-Welle oder der ST-Strecke an zwei oder mehreren Ableitungen wurden in Kenntnis genommen. Den genannten Gruppen wurden zwei weitere Gruppen gegenübergestellt, die aus 40 Stoffwechselgesunden und 20 Diabetikern bestanden, welche aber keinen Anhaltspunkt für klinisch nachweisbare Gefäßkomplikationen im Sinne der diabetischen Mikro- oder Makroangiopathie hatten. Diese Personen stammen aus einem Kollektiv von 2000 Athenern, welche im Rahmen einer größeren epidemiologischen Studie über die periphere arterielle Verschlußkrankheit mit ihren Risikofaktoren untersucht wurden. Insbesondere wurde bei diesen Gruppen mittels der Funduskamera der Augenhintergrund untersucht, der keine Aberationen aufwies. Ferner wurde ein Belastungs-EKG angefertigt. Der periphere Gefäßstatus wurde mittels Oszillographie und Ultraschalldopplerdruckmessungen vor und nach Belastung beurteilt. Die peripheren Reflexe und die Sensibilität waren unauffällig. Keiner der Probanden wies eine Proteinurie auf und die Harnstoff- sowie Kreatininwerte waren im Normbereich.

Zur Bestimmung der Erythrozytendeformabilität wurde venöses Blut ohne Armstauung nach einer 12stündigen Nahrungskarrenz in speziellen Vacutainers abgenommen. Die angewandte Methode war die von Dormandy, bei der 1 ml Blut unter negativem Druck durch spezielle Filter filtriert wird [11]. Die Erythrozytendeformabilität kann entweder als Filtrationszeit von 1 ml Blut in Sekunden ausgedrückt werden oder als das Filtrationsvolumen in ml/min. Jeder Wert stellt den Mittelwert von acht Einzelbestimmungen dar. Aufgrund neuester Untersuchungen und für die bessere Beurteilung der Erythrozytendeformabilität berechnen wir das gesamte Filtrationsvolumen und nehmen hierbei den Mikrohämatokrit in Betracht, ohne die Filtrationszeit des Plasmas in diese Rechnung einzubeziehen. So werden die Ergebnisse als Erythrozytenfiltrationsvolumen pro Minute ausgedrückt und schließlich als Filtrations- oder Erythrozytendeformabilitätsindex präsentiert. Für die statistische Auswertung der Ergebnisse wurde der $\chi^2$-Test und der Student-$t$-Test verwendet.

## Ergebnisse und Zusammenfassung

Wie man aus der Tabelle ersehen kann, besteht keine Differenz zwischen Diabetikern und Nichtdiabetikern, sowohl mit wie auch ohne Koronarkrankheit, was das Alter, die Geschlechtsverteilung und den Körpermaßeindex betrifft. Die Häufigkeit der Raucher sowie die gerauchten Zigaretten pro 24 Std lassen ebenfalls keine signifikanten Unterschiede zwischen den vier untersuchten Gruppen erkennen (Tabelle 1). Die mittleren diastolischen Blutdruckwerte verhalten sich ähnlich bei allen vier Gruppen. Nur Koronarkranke ohne Diabetes (C) zeigen einen signifikant höheren systolischen Blutdruckmittelwert gegenüber den Herzgesunden (A) ($p < 0,05$, Tabelle 1).

Die diabetischen Patienten von beiden Gruppen zeigen einen signifikant höheren Blutglukosemittelwert als die Nichtdiabetiker ($p < 0,001$), wobei die Koronarkrankheit mit einem höheren Nüchternblutzucker ($p < 0,001$) und mit einer längeren Diabetesdauer verknüpft ist ($p < 0,05$, Tabelle 1).

Aus der Gegenüberstellung von Koronar- und Nichtkoronarkranken, sowohl mit wie auch ohne Diabetes, läßt sich ein signifikant verminderter Erythrozytendeformabilitätsindex bei beiden Gruppen feststellen ($p < 0,001$). Im Gegensatz dazu konnte keine signifikante Differenz zwischen der Erythrozytendeformabilität von koronarkranken Diabetikern oder Nichtdiabetikern demonstriert werden (Abb. 1).

Schließlich sei erwähnt, daß keine Korrelation zwischen der Erythrozytendeformabilität und der Höhe des nüchternen Blutzuckers oder der Dauer der Zuckerkrankheit sowie des arteriellen Blutdruckes besteht.

*Zusammenfassend* kann gesagt werden, daß die Koronarkrankheit mit einer signifikanten Verminderung der Erythrozytendeformabilität verknüpft ist, welche unabhängig vom Diabetes mellitus zu sein scheint. Ob aber das Erscheinen rigider Erythrozyten den vaskulären Läsionen vorausgeht oder das Resultat einer diffusen

Tabelle 1. Die Ergebnisse werden als x̄ ± SE dargestellt

| | Nichtkoronarkranke | | Koronarkranke | |
|---|---|---|---|---|
| | Gesunde Gruppe A ($n = 40$) | Diabetiker Gruppe B ($n = 20$) | Ohne Diabetes Gruppe C ($n = 10$) | Mit Diabetes Gruppe D ($n = 40$) |
| Alter (Jahre) | 56,40 ± 2,33 | 54,02 ± 2,47 | 61,90 ± 2,19 | 58,67 ± 1,09 |
| Geschlecht | | | | |
| männlich | $n = 28$ (70%) | $n = 14$ (70%) | $n = 7$ (70%) | $n = 28$ (70%) |
| weiblich | $n = 12$ (30%) | $n = 6$ (30%) | $n = 3$ (30%) | $n = 12$ (30%) |
| Körpermaßeindex (kg/m$^2$) | 25,13 ± 0,48 | 24,69 ± 0,55 | 24,18 ± 0,52 | 25,50 ± 0,52 |
| RR systolisch (mm Hg) | 139,73 ± 3,34 | 144,73 ± 5,21 | 158,50 ± 6,87 | 155,05 ± 3,92 |
| RR diastolisch (mm Hg) | 77,73 ± 1,52 | 82,18 ± 2,02 | 81,10 ± 3,70 | 81,17 ± 1,34 |
| Raucher | $n = 12$ (30%) | $n = 7$ (35%) | $n = 3$ (30%) | $n = 13$ (32%) |
| Zigaretten/24 Std | 20,00 ± 2,37 | 18,75 ± 2,30 | 13,67 ± 2,24 | 13,54 ± 2,27 |
| Nüchternblutzucker (mg/100 ml) | 87,21 ± 1,65 | 143,30 ± 10,74 | 90,60 ± 1,17 | 196,85 ± 9,77 |
| Diabetesdauer (Jahre) | – | 12,27 ± 1,25 | – | 15,79 ± 1,17 |
| Therapie | | | | |
| Diät | | $n = 8$ (40%) | | $n = 5$ (12,5%) |
| per os | | $n = 4$ (20%) | | $n = 24$ (60,0%) |
| Insulin | | $n = 8$ (40%) | | $n = 11$ (27,5%) |
| Erythrozytenformabilitätsindex (ml/min) | 0,68 ± 0,02 | 0,64 ± 0,08 | 0,49 ± 0,02 | 0,50 ± 0,02 |

pathologischen Stoffwechsellage bei chronischer Angiopathie darstellt, sei dahingestellt.

Die Einschränkung der Erythrozytenverformbarkeit ist möglicherweise einer der wichtigsten hämorrheologischen Parameter, die für die pathologischen Veränderungen der Mikrozirkulation am Herzen mitverantwortlich gemacht werden dürfen. Diese Störung kann dann maßgebend an der Verschlechterung oder sogar an der Genese der Ischämie des Herzmuskels dieser Patienten beitragen.

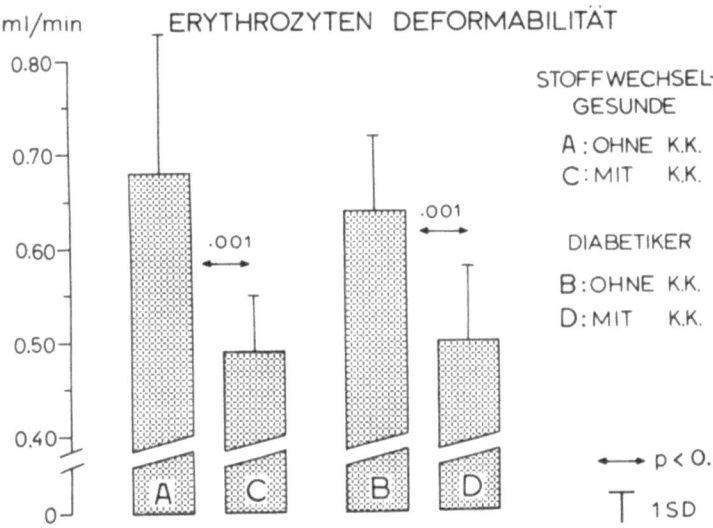

**Abb. 1.** Vergleich des mittleren Erythrozytendeformabilitätsindex zwischen Diabetikern und Nichtdiabetikern mit sowie ohne Koronarerkrankung

*Literatur*

1. Schmidt-Schönbein H, Volger E (1976) Red cell aggregation and red cell deformability in diabetes. Diabetes [Suppl 2] 25: 897–902 – 2. Juhan I, Bayle J, Vague P, Juhan C (1978) Deformabilité des hématies chez les diabetiques. Nouv Presse Med 7: 759–765 – 3. MacMillan DE, Utterback NG, PaPuma J (1978) Reduced erythrocyte deformability in diabetes. Diabetes 27: 895–901 – 4. Diamantopoulos EJ, Axarli K, Karaiskos K, Zoupas C, Raptis S, Moulopoulos S (1980) Deformability of red blood cells in non diabetic controls and diabetics with or without arteriopathy. 6th Ann Panhellenic Med Congr, Athens, Greece. Abstr. Book, pp 144–145 – 5. Dintenfass L (1971) The rheology of blood in vascular disease. J R Coll Physicians Lond 5: 231–248 – 6. Dormandy JA, Hoare E, Colley J, Arrowsmith DE, Dormandy TL (1973) Impaired clinical, haemodynamic, rheological and biochemical findings in 126 patients with intermittent claudication. Br Med J 4: 576–579 – 7. Grigoleit HG, Lehrach F (1973) Blutviskosität und Diabetes mellitus. Med Monatsschr 37: 353–361 – 8. Barnes AJP, Locke P, Schudder PR, Dormandy TL, Dormandy JA, Slack J (1977) Is hyperviscosity a treatable component of diabetic microvasculatory disease? Lancet 2: 789–793 – 9. Kobaladze SG, Schonia GS (1979) Pentoxifylline and some physiochemical aspects of haemorrheology in patients with ischaemic heart disease. Curr Med Res Opin [Suppl 4] 6: 5–11 – 10. Ledet T, Neubauer B, Christensen NJ, Lundbaek K (1979) Diabetic Cardiopathy. Diabetologia 16: 207–209 – 11. Reidl HL, Barnes AJ, Lock PJ, Dormandy JA, Dormandy TL (1976) A simple method for measuring erythrocyte deformability. J Clin Pathol 29: 855–858

Janka, H. U., Standl, E., Mehnert, H. (III. Med Abt., Städt. Krankenhaus München-Schwabing und Forschergruppe Diabetes, München)
## 4-Jahresmortalität von ambulanten Diabetikern und kardiovaskuläre Risikofaktoren

Seit über drei Jahrzehnten spricht man von der „Übersterblichkeit" der Diabetiker, d. h. einem Exzeßmortalitätsrisiko. Eine wichtige Teilerklärung findet sich in der häufigen Kombination mit anderen Risikofaktoren [1].

Bei einer Reihenuntersuchung in der Stoffwechselambulanz des Krankenhauses München-Schwabing wurden 1976 623 manifeste Diabetiker auf das Vorliegen einer arteriellen Verschlußkrankheit der Extremitäten (AVK) und der assoziierten kardiovaskulären Risikofaktoren hin untersucht [2]. Die Diagnostik der AVK erfolgte mit nichtinvasiven Methoden (u. a. Ultraschalldopplermethode, elektronische Oszillographie mit Belastung). Es erschien von großem Interesse, diese Patienten, die hinsichtlich ihrer Risikofaktoren und der Angiopathie somit klassifiziert waren, weiter zu verfolgen, und es soll heute über einen Teilaspekt der laufenden, prospektiven Studie, nämlich über die in der Zwischenzeit verstorbenen Diabetiker und ihrem Risikofaktorenprofil, berichtet werden.

Im Jahre 1980 wurden sämtliche Diabetiker der Studie angeschrieben und zu einer Follow up-Untersuchung einbestellt. Aufgrund des ersten Anschreibens erhielten wir bis gegen Ende 1980 Informationen von 33 in der Zwischenzeit verstorbenen Diabetikern. Da anzunehmen ist, daß unter den fehlenden Rückantworten eine Reihe von Toten sich befinden, sollen die Ergebnisse als vorläufig bezeichnet werden.

Bei 28 der verstorbenen 33 Diabetiker konnte aus Totenscheinen und Autopsieberichten ein kardiovaskulärer Tod angenommen werden, bei den übrigen fünf Patienten lag eine andere Todesursache vor (z. B. Suizid, Leberzirrhose). Die Tabellen 1a und b zeigen die Mittelwerte der Risikofaktoren von den an kardiovaskulären Erkrankungen verstorbenen Diabetikern im Vergleich zu den lebenden, nachuntersuchten Patienten. Die verstorbenen wiesen eindeutig höhere Werte für Lebensalter, systolischen Blutdruck und Diabetesdauer auf, während sich keine Unterschiede für diastolischen Blutdruck, Gewicht, Serumlipide, sowie (nicht dargestellt) Geschlecht, Körpergröße, Diabetestherapie und Zigarettenrauchen ergaben. Alle Daten wurden einer univariaten und multivariaten Analyse (Tabelle 2a und b) unterzogen [3]. Die univariate Analyse zeigt, daß sich die beiden Gruppen (tote und lebende Diabetiker) hinsichtlich der drei genannten Faktoren: Alter, Diabetesdauer, systolischer Blutdruck hochsignifikant unterschieden. Der standardisierte discrimin. funct. Koeffizient der multivariaten Analyse gibt das Ausmaß für die die beiden Gruppen trennenden Merkmale an. Wurde das Lebensalter als Kovariate behandelt, d. h. wurde sein Einfluß auf die Ergebnisse durch eine lineare Regression eliminiert (Tabelle 2b), so zeigte sich der systolische Blutdruck als das wichtigste Trennmerkmal, d. h. als wichtigste der ermittelten Risikofaktoren für kardiovaskulären Tod.

Bei der Erstuntersuchung 1976 wiesen 57% der verstorbenen Diabetiker eine eindeutig gesicherte AVK auf, sogar 80% hatten einen Knöchel/Armdopplerquotienten unter 1,0. Symptome von Seiten der AVK, also eine Claudicatio intermittens, wurden nur von 23% angegeben (Abb. 1). Das relative kardiovaskuläre Mortalitätsrisiko für Patienten mit AVK in der Altersgruppe 50–70 Jahre betrug 8,2.

Diese Daten lassen folgende Schlußfolgerungen zu:
1. Das Vorliegen selbst einer asymptomatischen AVK bedeutet für Diabetiker (und nicht nur für Diabetiker, wie aus der Basler Studie hervorgeht [4]) ein hohes Mortalitätsrisiko.
2. Da also eine AVK ein wichtiger Indikator für kardiovaskulären Tod darstellt, sollte danach routinemäßig gefahndet werden. Ultraschalldopplermethode und Belastungsoszillographie haben eine hohe Sensitivität als Früherkennungsmethoden [4].
3. Die vor nicht allzu langer Zeit von vielen Hochdruckspezialisten aufgestellte Behauptung, daß nur die diastolische Hypertonie – im Gegensatz zu den systolischen Blutdruckwerten – ein Risiko bedeutet, kann nach diesen Befunden nicht aufrechterhalten werden. 4 Jahre vor dem Tod ist bei ambulanten Diabetikern die systolische Hypertonie der Hauptrisikofaktor für kardiovaskulären Tod.
4. Das Wort der Zuckerkrankheit hat es mit sich gebracht, daß Patienten, aber auch viele Ärzte, wie gebannt auf den Zucker im Blut und Urin blicken und andere, nachweislich wichtigere Risikofaktoren übersehen. Wenn es den Diabetologen gelänge, das gleiche Interesse bei den Diabetikern für ihre Blutdruckwerte und ihre Blutdruckeinstellung zu

**Tabelle 1a.** Mittelwerte und 95% Konfidenzintervalle (Werte in Klammern) von assoziierten kardiovaskulären Risikofaktoren bei 28 verstorbenen und 201 nachuntersuchten Diabetikern

|  | Alter (Jahre) | Diabetesdauer (Jahre) | Systolischer Blutdruck (mm Hg) | Diastolischer Blutdruck (mm Hg) |
|---|---|---|---|---|
| Verstorbene Diabetiker | 68,1 (63–73) | 14,3 (11–18) | 175,6 (166–186) | 87,6 (83–92) |
| Nachuntersuchte Diabetiker | 54,4 (52–56) | 9,3 (8–10) | 151,4 (147–155) | 86,9 (85–88) |

**Tabelle 1b**

|  | Prozentuales Idealgewicht | Cholesterin (mg/dl) | Triglyzeride (mg/dl) | Blutglukose (mg/dl) |
|---|---|---|---|---|
| Verstorbene Diabetiker | 125,6 (117–134) | 202,3 (182–223) | 198,0 (160–236) | 195,4 (175–216) |
| Nachuntersuchte Diabetiker | 122,3 (99–125) | 193,9 (186–201) | 172,2 (159–195) | 199,3 (191–207) |

**Tabelle 2a.** Univariate und multivariate Analyse der Beziehung von acht variablen Faktoren zu kardiovaskulärem Tod (28 verstorbene, 197 lebende Diabetiker) (SSPS-MANOVA-Programm)

|  | Univariate Analyse | | Multivariate Analyse | |
|---|---|---|---|---|
|  | F-Test | Signifikanz | Stand. discr. funkt. Koeffizient | Hotellings Trace criterion |
| Alter | 19,542 | 0,00002 | 0,27 |  |
| Diabetesdauer | 10,732 | 0,0014 | 0,37 | tr. = 0,16 |
| Systolischer Blutdruck | 21,868 | 0,00001 | 0,82 | F = 7,19 |
| Diastolischer Blutdruck | 0,112 | 0,74 | 0,04 | Signifikanz = 0,00001 |
| Cholesterin | 0,584 | 0,45 | 0,07 |  |
| Triglyzeride | 0,635 | 0,43 | 0,19 |  |
| Prozentuales Idealgewicht | 0,640 | 0,43 | 0,03 |  |
| Blutglukose | 0,151 | 0,69 | 0,17 |  |

**Tabelle 2b.** Kovarianzanalyse (Alter = Kovariate)

|  | Univariate Analyse | | Multivariate Analyse | |
|---|---|---|---|---|
|  | F-Test | Signifikanz | Stand. discr. funkt. Koeffizient | Hotellings Trace criterion |
| Diabetesdauer | 6,13 | 0,014 | 0,52 | tr. = 0,075 |
| Systolischer Blutdruck | 7,28 | 0,007 | 1,00 | F = 4,09 |
| Diastolischer Blutdruck | 0,009 | 0,99 | 0,14 | Signifikanz = 0,0032 |

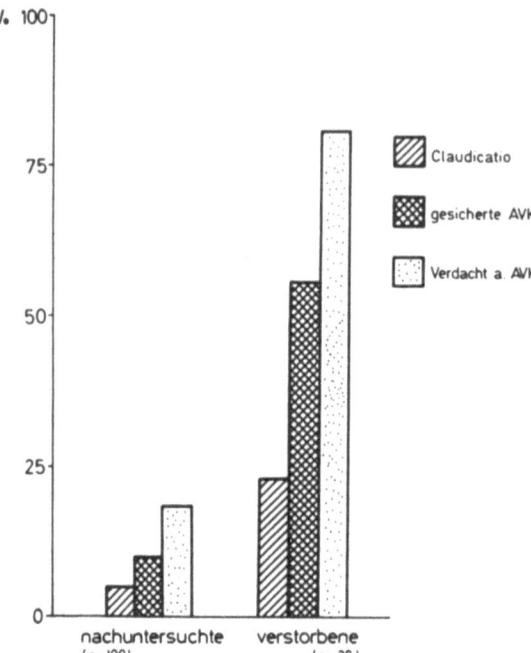

**Abb. 1.** Prävalenz einer arteriellen Verschlußkrankheit bei ambulanten Diabetikern zum Zeitpunkt der Erstuntersuchung (Screening-Intervall 4 Jahre)

gewinnen, könnte vermutlich die Exzeßmortalität dieser Patienten vermindert werden.

*Literatur*

1. Heyden S (1981) Präventive Kardiologie. Ergebnisse aus Interventions-Studien. Studienreihe Boehringer Mannheim – 2. Janka HU, Standl E, Mehnert H (1980) Peripheral vascular disease in diabetes mellitus and its relation to cardiovascular risk factors: screening with the Doppler ultrasonic technique. Diabetes Care 3: 207–213 – 3. Niel NH, Hull CH, Jenkins JG, Steinbrenner K, Bent DH (1975) SPSS-statistical package for social sciences. McGraw-Hill, New York – 4. da Silva A, Widmer LK (1979) Peripher arterielle Verschlußkrankheit. Frühdiagnose, Häufigkeit, Verlauf, Bedeutung. Beobachtung bei 2630 Männern. Basler Studie I–III. Hans Huber, Bern Stuttgart Wien

Kerner, W., Moll, H., Beischer, W., Pfeiffer, E. F. (Abt. Innere Med. I, Univ.-Klinik Ulm)

**Die postprandiale Insulininfusionskinetik beim intravenös mit Insulin behandelten Diabetiker**

*Manuskript nicht eingegangen*

Walter, H., Kemmler, W., Kestler, Ch., Gerbitz, K.-D., Mehnert, H. (Forschergruppe Diabetes München und III. Med. Abteilung des Städt. Krankenhauses München-Schwabing)

## Behandlung von Typ I-Diabetikern mit tragbaren, nicht rückgekoppelten Insulindosiergeräten: Probleme der Stoffwechselführung

In den letzten Jahren haben sich die Hinweise gehäuft, daß der Hyperglykämie eine entscheidende Bedeutung in der Pathogenese der diabetischen Spätkomplikationen zukommt [1]. Zu einer Verhinderung dieser Folgen wäre daher eine der Normoglykämie angenäherte Stoffwechselkontrolle wünschenswert. Gleichzeitig wird nicht zuletzt durch verbesserte Kontrollmöglichkeiten wie $HbA_{Ic}$ und Blutzuckerselbstbestimmung – immer deutlicher, daß bei einem großen Prozentsatz der Diabetiker dieses Ziel mit der konventionellen subkutanen Injektionstherapie nicht erreicht werden kann [2]. Ein neuer Therapieansatz zeichnet sich durch die Entwicklungen auf dem Gebiet der maschinengesteuerten Insulinapplikation ab. Auch ohne Rückkoppelung über die Blutglukose ist eine verbesserte Stoffwechselführung dadurch zu erreichen, daß die physiologische Insulinsekretion mit tiefen Insulinspiegeln zwischen den Mahlzeiten und hohen Insulinspiegeln bei den Mahlzeiten mit Hilfe einer kleinen, tragbaren, gesteuerten Insulinpumpe imitiert wird. In Übereinstimmung mit anderen Arbeitsgruppen [3–6] konnte durch unsere Studien gezeigt werden, daß auf diesem Wege selbst bei schwer einstellbaren, labilen Diabetikern eine nahezu normoglykämische Stoffwechselführung erreicht werden kann. Abb. 1 verdeutlicht in vereinfachter Form den Ersatz der B-Zelle durch ein Insulindosiergerät.

Die Insulinsekretion der B-Zelle wird sehr komplex gesteuert. Einerseits haben außer der Glukose auch andere Sekretagoge einen Einfluß auf die Insulinsekretion, andererseits wird diese auch noch von gastrointestinalen und anderen Hormonen sowie zentralnervösen Steuerungen moduliert. Die Insulindosierung durch ein Gerät stellt eine starke Vereinfachung dar. Hier entscheidet der Patient bzw. der Arzt über die Menge des zu einer Basalrate zusätzlich zu infundierenden Insulins aufgrund von Messungen der Blutglukose und aufgrund der Information über den Umfang der beabsichtigten Nahrungsaufnahme im Sinne einer prospektiven Steuerung. Der dabei resultierende Blutzuckerverlauf gibt Aufschluß über die Richtigkeit der Entscheidung. Die für jeden

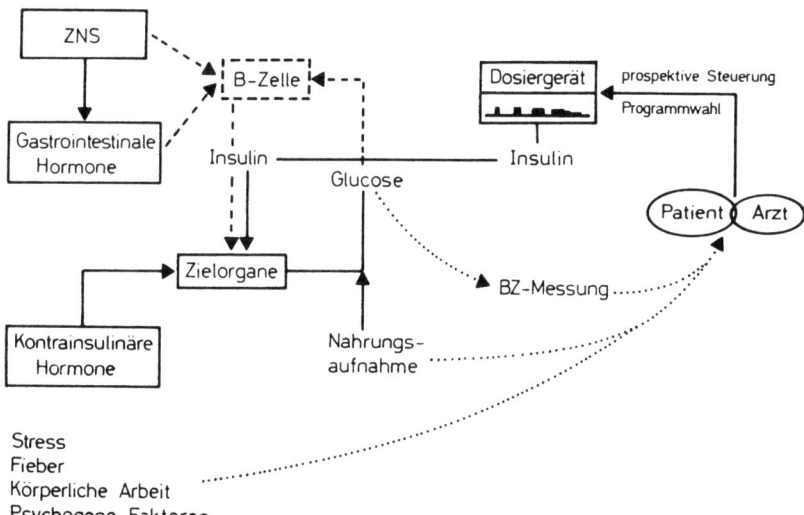

**Abb. 1.** Ersatz der Funktion der B-Zelle durch ein Insulindosiergerät

Patienten adäquaten Infusionsprofile können entweder mit Hilfe eines rückgekoppelten Systems (Biostator) ermittelt oder nach der Methode „Versuch und Irrtum" bestimmt werden. In der Hand von erfahrenen Ärzten ist es auch mit letzterer Methode möglich, innerhalb von etwa 3 Tagen die intravenös zu applizierende Insulinmenge [7] sowohl bezüglich des Basal-(= Nüchternbedarfs als auch bezüglich des Bedarfs zu den Mahlzeiten festzulegen. Da es sich hier um eine recht grobe Imitation der normalen Insulinsekretion handelt, interessierten uns folgende Fragestellungen:
1. Welche Insulinspiegel treten bei gesteuerter, intravenöser Applikation des Insulins auf?
2. Welche Schwankungen der Stoffwechsellage sind von Tag zu Tag unter einmal als optimal ermittelten Insulininfusionsprofilen möglich?

*Methodik*

Sieben Diabetiker vom Typ I, vier Frauen und drei Männer, die wegen ihrer labilen, schwer einzustellenden diabetischen Stoffwechsellage in unsere Klinik überwiesen worden waren, wurden zunächst mit Hilfe des Insulindosiergerätes „Promedos E1" [8], Siemens AG, Erlangen, nahezu normoglykämisch eingestellt, wobei das Insulin über einen dünnen Polyprophylenkatheter mit einem Außendurchmesser von 0,7 mm intravenös in die Vena subclavia infundiert wurde. Das Lebensalter der Patienten lag zwischen 17 und 51 Jahren, die Diabetesdauer zwischen 3 und 29 Jahren. Das Körpergewicht aller Patienten war innerhalb 110% des Idealgewichts. Bei keinem war eine Insulinrestproduktion (C-Peptid) nachweisbar.

Als Kontrollpersonen dienten vier stoffwechselgesunde, normalgewichtige Probanden, zwei Männer und zwei Frauen, deren Lebensalter zwischen 23 und 40 Jahren lag.

Die Diabetiker nahmen an 2−3 Tagen identische Testmahlzeiten von 500 kcal (40% Kohlehydrate, 40% Fett, 20% Eiweiß) zum Frühstück und zum Mittagessen ein. Dabei wurde zusätzlich zu den Basalraten die Insulininfusionsrate für 1 Std auf das 5−6fache der Basalrate erhöht. Bestimmt wurden Blutzucker (YSI glucose analyses 23A), C-Peptid und freies Insulin im Plasma [9] in 5−10minütigen Abständen. Die Kontrollpersonen erhielten dieselben Testmahlzeiten.

*Ergebnisse*

Abb. 2 zeigt den Verlauf der freien Insulinspiegel bei dem Patienten E. M. Trotz einer Antikörperbindungskapazität von 60% im Plasma dieses Patienten kam es nach Erhöhung der Infusionsrate innerhalb von 20 min zu einem steilen Anstieg des freien Insulins bis zu einem Plateau und nach Ende der erhöhten Infusionsrate zu einem schnellen Abfall. Diese Kinetik konnte bei allen untersuchten Patienten nachgewiesen werden. Nach Abschalten der erhöhten Infusionsrate fielen die Insulinspiegel unabhängig von der Menge der zirkulierenden Insulinantikörper innerhalb von 30−40 min auf Basalwerte zurück. Bei allen Patienten lagen die Insulinspiegel durch die i.v. Gabe des Insulins 2−3fach höher als bei den Normalen. Bei Abruf eines 1stündigen Rechteckinsulininfusionsprogrammes zu den Testmahlzeiten konnte bei allen Patienten ein über normoglykämische Werte hinausgehender Blutzuckeranstieg vermieden werden. Die präprandialen Ausgangswerte wurden in keinem Falle wieder erreicht. Vielmehr kam es nach 100−120 min bei allen Patienten zu einem Blutzuckeranstieg, so daß im Gegensatz zum Verlauf bei Normalen die Ausgangswerte vor dem Mittagessen deutlich über den Nüchternwerten lagen (im Durchschnitt 63 mg/dl, Bereich 16−174 mg/dl). Durch eine Erhöhung der Zusatzrate über 1 Std war dieses Problem nicht zu lösen, da hier die Gefahr der postprandialen Hypoglykämie gegeben ist.

Bei Einnahme derselben Testmahlzeiten und bei identischen Insulininfusionsraten an 2 bzw. 3 Tagen zeigten sich bei sechs von sieben Diabetikern nur geringe Schwankungen von Tag zu Tag. So lagen die durchschnittlichen Unterschiede der gepaarten Glukosewerte zwischen 10 und 25 mg/dl, was nach Molnar [10] dem Bereich von

NOVO

## Biphasisches Wirkprofil
## gute Stoffwechsel-

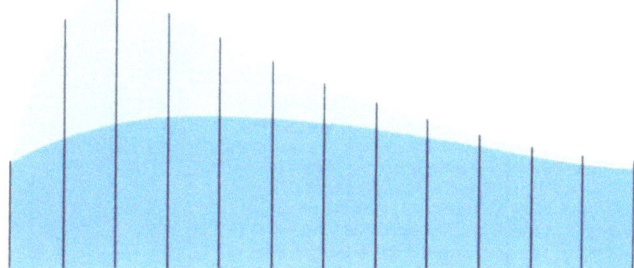

# Monotard®

MC-Insulin Novo
Intermediär-Insulin
vom Schwein

Indikation: Zur Behandlung von insulinpflichtigen Diabetikern, bei Neueinstellung bzw. intermittierender Insulin-Behandlung, bestehender Insulinresistenz, generalisierten und lokalen allergischen Reaktionen und Lipoatrophie.

Nebenwirkungen: Refraktionsanomalien, transitorische Ödeme.

Handelsformen: Inj. Flasche mit 400 IE/10 ml DM 16,59 lt. AT
Packung mit Inj. Flaschen zu 10 ml (5 × 400 IE) DM 68,84
Stand: 01. 03. 1981

### NOVO INDUSTRIE GMBH

Pharmaceutica
6500 Mainz 1

*Das Standardwerk für Studium und Praxis*
# INNERE MEDIZIN

Ein Lehrbuch für Studierende der Medizin und Ärzte
Begründet von Ludwig Heilmeyer
Herausgegeben von H. A. KÜHN, J. SCHIRMEISTER
Mit Beiträgen zahlreicher Fachwissenschaftler

4., völlig neubearbeitete Auflage. 1982.
Etwa 460 Abbildungen, etwa 1300 Seiten
Gebunden DM 136,-
ISBN 3-540-10097-0
Erscheinungstermin: Dezember 1981

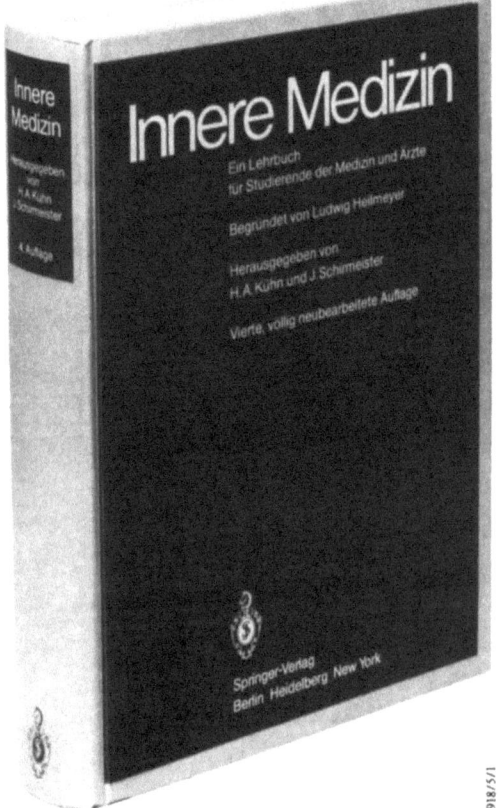

Die langerwartete 4. Auflage des von Heilmeyer 1955 begründeten „Lehrbuches der Inneren Medizin" erscheint jetzt - einem vielfachen Leserwunsch folgend - in einem Band.

Alle Kapitel wurden entsprechend dem neuesten Wissensstand völlig neubearbeitet, wobei der Umfang einiger Kapitel stark reduziert (z. B. Tuberkulose), anderer Kapitel ihrer wachsenden Bedeutung entsprechend breiter dargestellt wurde (z. B. Immunopathien). Für einige Kapitel konnten neue Autoren gewonnen werden, die meisten blieben aber in der Hand der Mitarbeiter vorausgehender Auflagen. Der Pathophysiologie als Grundlage der Inneren Medizin wurde wieder ein großer Stellenwert eingeräumt. Ein umfangreiches Literaturverzeichnis erleichtert dem Leser den Zugang zu den ihn interessierenden Fragen.

Ganz im Sinne des Begründers wurde besonderer Wert auf die großen Linien und Zusammenhänge, die gute klinische Beobachtung und die nicht zu eng gefaßte Beurteilung biochemischer Daten gelegt.

Damit ist der „Heilmeyer" ein modernes Lehrbuch, Nachschlagewerk und ein anregendes Lesebuch für Studenten, Allgemein- und Fachärzte.

**Aus den Besprechungen zur 3. Auflage:**

„Das Lehrbuch für Innere Medizin von Heilmeyer erfüllt alle Erwartungen, die man an ein modernes Lehrbuch dieses Fachs stellt. Es kann darüber hinaus dem Studenten wie auch dem praktizierenden Arzt stets zuverlässige Informationsquelle sein."
*Praxis-Kurier*

„Insgesamt kann man wohl sagen, daß das Buch schon fast als kleines Handbuch zu bezeichnen ist und vor allem dem fertigen Arzt und dem jungen Internisten nicht nur als Lehrbuch, sondern auch als Nachschlagewerk dienen kann und wird. Es kann nur wärmstens empfohlen werden."
*Wiener Zeitschrift für innere Medizin*

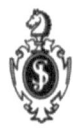

Springer-Verlag Berlin Heidelberg New York

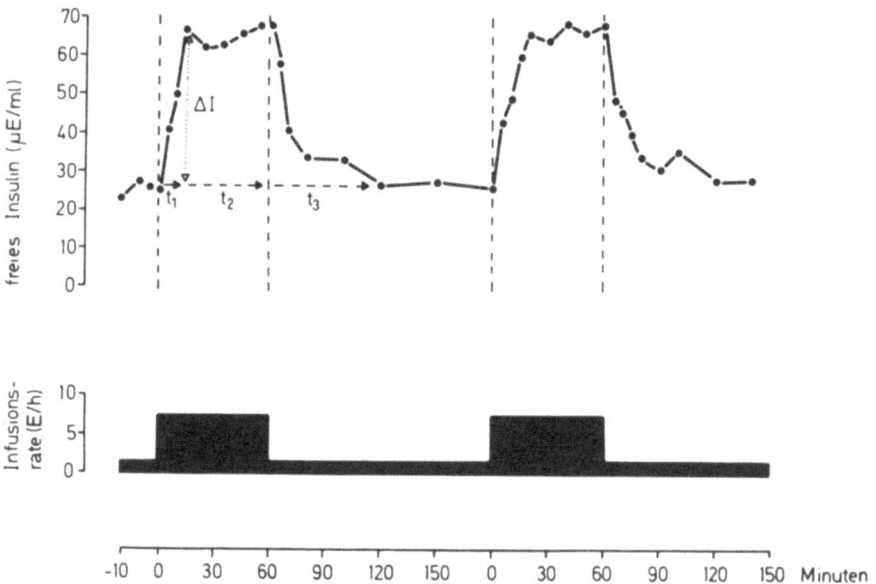

**Abb. 2.** Infusionsrate und Verlauf des freien Insulins im Plasma (Pat. E. M). $t$ 1: Zeitraum vom Beginn der Zusatzinfusion bis zum Erreichen des Plateaus; $t$ 2: Dauer des Plateaus; $t$ 3: Zeitraum vom Ende der Zusatzinfusion bis zum Abfall auf Basalspiegel

„stabilen" Diabetikern entspricht. Bei einer Patientin allerdings schwankten die durchschnittlichen Unterschiede zwischen 35 und 83 mg/dl, obwohl aufgrund der Insulinspiegelmessung ein technischer Defekt des Gerätes ausgeschlossen werden konnte. Bei dieser Patientin (23 Jahre alt, 16 Jahre Diabetes) mußte auch im weiteren Verlauf der klinischen Behandlung mehrfach die Insulindosierung geändert werden, um die gewünschte Einstellung zu erhalten. Die Ursachen dieser Schwankungen in diesem Falle sind nicht geklärt.

Um zusätzlich die Konstanz der Stoffwechselführung unter den als adäquat ermittelten Insulininfusionsprofilen zu überprüfen, wurden bei vier Patienten unter klinischen Bedingungen die einmal ermittelten Insulininfusionsprofile bei strikter Einhaltung einer Standarddiät beibehalten und die Blutzuckerverläufe über 1 Woche untersucht. Dabei zeige sich, daß es bei allen Patienten zu größeren Schwankungen kam, als sie bei den Untersuchungen mit identischen Testmahlzeiten beobachtet worden waren. Bei allen Patienten traten unvorhersebare Schwankungen der postprandialen Blutglukose auf, wobei jedoch der Bereich einer guten Stoffwechselkontrolle (60–160 mg/dl), nur kurzzeitig verlassen wurde.

*Zusammenfassung*

1. Die Erhöhung der Insulininfusionsrate zu den Mahlzeiten führt bei i.v. Gabe zu einem raschen Anstieg (innerhalb von 20 min) und danach zu einem raschen Abfall des freien Insulins im Blut auf Basalwerte innerhalb von 30–40 min und erlaubt so eine exakte zeit- und bedarfsgerechte Insulindosierung.
Die Insulinspiegel liegen dabei deutlich höher als bei Normalpersonen.
2. Einstündige Rechteckinfusionsprofile decken nicht den Insulinbedarf über die gesamte Resorptionsperiode größerer Mahlzeiten.

3. Bei Einnahme identischer Testmahlzeiten lagen die Abweichungen des postprandialen Blutzuckerverlaufs von Tag zu Tag bei sechs von sieben Patienten zwischen 10 und 27 mg/dl.
4. Bei gleichen Insulininfusionsraten führt eine Variation der Zusammensetzung der Mahlzeiten im Rahmen einer Diabetesstandarddiät zu unvorhersehbaren Schwankungen der postprandialen Blutglukose, wobei jedoch der Bereich einer guten Stoffwechselkontrolle nicht verlassen wird.

*Schlußfolgerungen*

Als optimal ermittelte Insulininfusionsprofile gewährleisten nicht in allen Fällen eine gute Stoffwechselführung auf Dauer.
Um eine der konventionellen Therapie überlegene Stoffwechselkontrolle mit Insulindosiergeräten zu erreichen, muß eine Blutzuckerselbstkontrolle des Patienten und eine gute Zusammenarbeit zwischen Patient und Arzt gewährleistet sein.

*Literatur*

1. Skyler JS (1979) Review: Complications of diabetes mellitus: Relationship to metabolic dysfunction. Diabetes Care 2: 499–509 – 2. Raskin P (1978) Diabetic regulation and its relationship to microangiopathy. Metabolism 27: 235–252 – 3. Pickup JC, Keen H, Viberti GC, White MC, Kohner EM, Parsons JA, Alberti KGMM (1980) Continuous subcutaneous insulin infusion in the treatment of diabetes mellitus. Diabetes Care 3: 290–300 – 4. Sherwin RS, Tamborlane WV, Genel M, Felig Ph (1980) Treatment of juvenile-onset diabetes by subcutaneous infusion of insulin with a portable pump. Diabetes Care 3: 301–308 – 5. Hepp KD, Buchholz E, Renner R, v. Funcke HJ, Franetzki M, Kresse H, Mehnert H (1979) Programmierte kontinuierliche Insulininfusion zur Diabeteseinstellung. Klin Wochenschr 57: 117–124 – 6. Hepp KD, Renner R, Piwernetz K, Mehnert H (1980) Control of insulin-dependent diabetes with portable miniaturized infusion systems. Diabetes Care 3: 309–311 – 7. Morell B, Porr O, Froesch ER (1981) Einstellung von Diabetikern mit einem „open loop"-Insulindosiergerät. Electromedica 1: 10–13 – 8. Prestele K, Franetzki M, Kresse H (1980) Development of program-controlled portable insulin delivery devices. Diabetes Care 3: 362–368 – 9. Nagakawa S, Nagayama H, Sasaki T, Yeshino K, Yu YY, Shinozaki K, Aoki S, Mashimo K (1973) A simple method for the determination of serum free insulin levels in insulin-treated patients. Diabetes 22: 590–600 – 10. Molnar GD, Taylor WF, Ho MM (1972) Day-to-day variation of continuously monitored glycemia: A further measure of diabetic instability. Diabetologia 8: 342–348

Waldhäusl, W., Bratusch-Marrain, P., Kiss, A., Nowotny, P. (Abt. für Klin. Endokrinologie und Diabetes mellitus, I. Med. Univ.-Klinik, Wien)
**Berechnung des Insulinbedarfes für nichtglukosegesteuerte Insulininfusionspumpen an Hand der endogenen Insulinproduktionsrate gesunder Personen***

Kontinuierliche intravenöse (CIVII) oder subkutane Insulininfusion (CSII) verbessert das Blutglukosetagesprofil von insulinpflichtigen Diabetikern [1–3]. Technisch stehen zum Erreichen dieses Zieles tragbare Insulininfusionspumpen zur Verfügung, wobei die Steuerung der Insulinabgabe entweder vorprogrammiert (Open loop-System) wird oder aber in Abhängigkeit von der gleichzeitig gemessenen Blutglukosekonzentration erfolgt (Closed loop-System).

---

* Durchgeführt mit Unterstützung Nr. 4225 des Fonds zur Förderung der wissenschaftlichen Forschung Österreichs

Die täglich zu verabreichende Insulindosis wurde dabei bisher im Falle von nichtglukosegesteuerten Insulininfusionssystemen empirisch oder − und dies mit nichtvorhersagbarem Erfolg − durch vorherige Auslotung des individuellen Insulinbedarfes des Patienten mittels des sogenannten künstlichen Pankreas [4] festgelegt.

Wir berichten im folgenden über den Versuch, den täglichen Insulinbedarf von insulinpflichtigen Diabetikern ohne Insulinrestsekretion von der Insulinproduktionsrate Gesunder abzuleiten. Der absolute Insulinmangel der Patienten wurde dabei durch das Fehlen eines Anstieges der C-Peptidkonzentration im Serum während und nach IV Argininfusion (0,5 g/kg Körpergewicht) nachgewiesen. Die als Maß des täglichen Insulinbedarfes zu verwendende normale Insulinproduktionsrate (IPR) wurde aus einer früheren, an gesunden Freiwilligen mittels Lebervenenkathetertechnik durchgeführten Studie übernommen [5]. Als Kennwerte einer normalen IPR wurden dementsprechend unter Basalbedingungen 15−18 mE/min [0,33 ± 0,14 (SD) E/kg Körpergewicht und 24 Std] und nach Nahrungszufuhr 1,35 E/12,5 g Kohlenhydrate und 150 min eingesetzt. Ziel der Untersuchung war somit die Beantwortung der Frage, inwieweit die Insulinproduktionsrate Gesunder als Maß des täglich entweder subkutan oder intravenös zu verabreichenden Insulinbedarfes von Diabetikern mit absolutem Insulinmangel herangezogen werden kann.

Als Infusionsgeräte dienten uns adaptierte Mill Hill-Infusoren mit 2 ml Spritzenzylindern und alternativ einschaltbaren Infusionsraten von 20, 40 und 320 µl/Std. Die Infusion von regulärem Insulin Hoechst CS (40 E/ml) erfolgte derart, daß während des Tages 1,6 E/Std und nachts 0,8 E/Std subkutan infundiert wurden. Die Differenz zum errechneten täglichen Insulinbedarf wurde in Dosen von 3,2−6,4 E 20 min vor den Hauptmahlzeiten von den Patienten abgerufen. Diätetisch erhielten die insulinpflichtigen Diabetiker während der kontinuierlichen subkutanen Insulininfusion 6960 kJ ($n = 9$) und während kontinuierlicher intravenöser Insulininfusion 7688 kJ/24 Std verteilt auf sechs Mahlzeiten.

Die Therapieversuche erfolgten stets stationär, wobei die ersten 3−7 Tage dazu verwendet wurden, eine möglichst gute Stoffwechselführung mit zwei Insulininjektionen pro Tag zu erreichen. Erst anschließend wurde mit einer kontinuierlichen subkutanen bzw. intravenösen Insulininfusion begonnen, wobei die Insulindosis schrittweise dem errechneten Bedarf angenähert wurde. Metabolische Variable (Blutglukose, freie Fettsäuren, $\beta$-Hydroxybutyrat und Laktat) wurden während der intermittierenden Insulintherapie, sowie 7−14 Tage nach der Umstellung auf kontinuierliche s.c. oder i.v. Insulininfusion erhoben.

*Kontinuierliche subkutane Insulininfusion.* Bei dieser Vorgangsweise beobachteten wir während CSII eine wesentliche Verbesserung der Blutglukosewerte im Tagesverlauf bei gleichzeitiger Reduktion der Insulindosis von 58 ± 19 auf 43,6 ± 15,7 E/24 Std. Die günstige Wirkung dieser Vorgangsweise zeigte sich auch in einer Verminderung der mittleren Blutglukosewerte (MBG) von 237 ± 66 auf 125 ± 25 mg/dl ($p < 0,0005$), der mittleren Amplitude der BG Abweichungen im Tagesverlauf (MAGE; 6) von 162 ± 64 auf 95 ± 34 mg/dl ($p < 0,005$) und der Harnzuckerausscheidung von 31 ± 21 auf 0,2 ± 0,6 g/24 Std. Diese Ergebnisse erschienen noch wesentlich günstiger, sofern je ein Patient mit Insulinresistenz und Hepatitis bzw. Insulinüberempfindlichkeit und primärer Nebennierenrindeninsuffizienz aus dem Kollektiv herausgenommen wurde.

*Kontinuierliche intravenöse Insulininfusion.* Betrachten wir nun das Verhalten der metabolischen Veränderungen während kontinuierlicher i.v. Insulininfusion, so zeigt die vorberechnete Insulindosis in diesem Fall durch Senkung der Blutglukosekonzentration im Tagesverlauf in den oberen Normbereich eine wesentlich bessere Wirkung als während CSII (Abb. 1). Die erzielte Verminderung der täglichen Insulindosis betrug in diesem Fall 15%. Der geringe Anstieg der Blutglukose in den frühen Morgenstunden war bei CIVII wie auch bei CSII eine Folge der zur Verhinderung einer Hypoglykämie

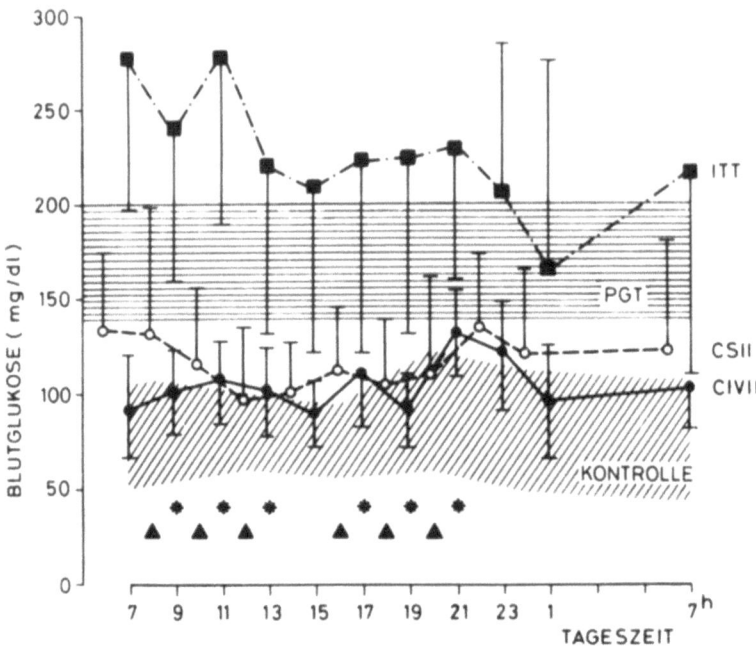

**Abb. 1.** Interindividueller Vergleich des Blutglukosetagesprofiles ($\bar{x} \pm SD$) von insulinpflichtigen Diabetikern ohne endogene Insulinrestsekretion während intermittierender s.c. Insulintherapie (IIT, $n = 12$), kontinuierlicher s.c. Insulininfusion (CSII; $n = 9$) und kontinuierlicher i.v. Insulininfusion (CIVII; $n = 12$). Die schattierten Zonen zeigen den Blutglukosebereich für gesunde Kontrollpersonen ($\bar{x} \pm 2SD$; $n = 7$) und den sogenannten pathologischen Glukosetoleranztest (PGT). Mahlzeiten (▲); Blutglukose 1 Std postprandial (*)

eingeplanten Reduktion der nächtlichen Insulininfusionsrate auf 0,8 E/Std. Hingegen waren infolge der mit 1,6 E/Std supranormalen Insulininfusionsrate während des Tages Insulinzusatzdosen nur dreimal täglich vor den Hauptmahlzeiten erforderlich. Auffallend ist zudem, daß die Verabreichung einer vorberechneten Insulindosis (E/24 Std) die Blutglukosewerte im Tagesverlauf nicht nur in den oberen Normbereich, sondern auch unter jenen Bereich absenkt, der zuletzt als pathologische Glukosetoleranz beschrieben worden ist [7].

Die günstige Beeinflussung des Kohlenhydrathaushaltes durch CIVII drückte sich aber auch in einer weitgehenden Verbesserung der mittleren Blutglukosewerte auf $105 \pm 10$ mg/dl, sowie der mittleren Amplitude der Glukoseabweichungen auf $54 \pm 18$ mg/dl und der Harnzuckerausscheidung auf $1,3 \pm 3,5$ g/24 Std aus ($p < 0,0005$). Doch ist an dieser Stelle festzuhalten, daß selbst diese günstigen, während CIVII erhobenen Befunde noch um 24% (MBG) und 120% (MAGE) über den mittleren Normalwerten des Kontrollkollektives gesunder Personen gelegen sind.

Die freien Fettsäuren waren während der konventionellen, intermittierenden Insulintherapie innerhalb des Normalbereiches gelegen und fielen nach Umstellung auf CIVII als Zeichen einer ausreichenden Insulinisierung auf subnormale Werte ab. Hingegen war während der Periode der intermittierenden Insulintherapie die Plasmakonzentration von $\beta$-Hydroxybutyrat gegenüber der Norm erhöht und sank erst während einer der Norm entsprechenden Insulinisierung mittels CIVII auf Normalwerte ab. Diese Beobachtung gilt auch für das Verhalten des Plasmalaktates. Desgleichen waren die

Plasmawerte von Cortisol, nicht aber von Glukagon und Wachstumshormon während CIVII im Normbereich gelegen.

*Zusammenfassung*

Die erhobenen Befunde weisen darauf hin, daß die kontinuierliche Infusion einer von der Insulinproduktionsrate gesunder Personen abgeleiteten täglichen Insulindosis bei insulinabhängigen Diabetikern eine wesentliche metabolische Besserung herbeiführen kann, wobei durch CIVII günstigere Ergebnisse erzielt werden können als durch CSII. Die weitgehende Normalisierung von Kohlenhydrathaushalt, Lipolyse und Ketogenese ist jedoch insofern überraschend, als Insulin unter physiologischen Bedingungen direkt in die V. portae und nicht in peripheres Blut sezerniert wird. Umgekehrt dürfte diese Situation aber auch erklären, warum die von Gesunden abgeleitete therapeutische Insulindosis keine völlige Normalisierung der Blutglukosekonzentration im Tagesverlauf herbeiführen kann.

Insgesamt möchten wir aus den beobachteten Befunden ableiten, daß die Insulinproduktionsrate gesunder Personen ein Maß für den minimalen täglichen Insulinbedarf von Diabetikern mit absolutem Insulinmangel darstellt, vorausgesetzt, daß keinerlei Insulinresistenz oder Insulinüberempfindlichkeit vorliegt. Zudem scheint es auf diese Weise möglich, eine wesentliche Verbesserung des Kohlenhydrathaushaltes zu erzielen und die mühselige empirische Bestimmung des täglichen Insulinbedarfes ohne oder mit Hilfe eines künstlichen Pankreas zu vermeiden.

*Literatur*

1. Slama G, Hautecouverture M, Assan R, Tchobroutsky G (1974) One to five days of continuous intravenous insulin infusion in seven diabetic patients. Diabetes 23: 732–738 – 2. Hepp KD, Renner R, von Funcke HJ, Mehnert H, Haerten R, Kresse H (1977) Glucose hemeostasis under continuous intravenous insulin therapy in diabetics. Horm Metab Res [Suppl] 7: 72–76 – 3. Pickup JC, White MC, Keen H, Kohner EM, Parsons JA, Alberti KGMM (1979) Long term continuous subcutaneous insulin infusion in diabetics at home. Lancet 2: 870–873 – 4. Beyer J, Wolf E, Cordes U, Hassingen W (1979) The artificial beta cell (Biostator) in the adjustment of instable diabetics. Results after 20 months. Horm Metab Res [Suppl] 8: 127–131 – 5. Waldhäusl W, Bratusch-Marrain P, Gasić S, Korn A, Nowotny P (1979) Insulin production rate following glucose ingestion estimated by splanchnic C-peptide output in normal man. Diabetologia 17: 221–227 – 6. Service FJ, Molnar GD, Rosevear JW, Ackerman E, Galewood LC, Taylor WF (1970) Mean amplitude of glycemic excursions, a measure of diabetic instability. Diabetes 19: 644–655 – 7. WHO Expert Committee on Diabetes Mellitus (1980) Second report. Technical report series 646. World Health Organization, Geneva 1980

Renner, R., Piwernetz, K., Hepp, K. D. (Städt. Krankenhaus München-Oberföhring und Forschergruppe Diabetes, München)
**Muskelarbeit bei Typ I-Diabetes während einer halbautomatisch geregelten Insulininfusion**

Die kontinuierliche Insulininfusion ohne Rückkoppelung, d. h. ohne eine fortwährende Justierung der Infusionsrate an wiederholt in kurzen Abständen ermittelten Blutglukosespiegeln wird heute bereits an einer ganzen Reihe von Diabetikerzentren durchgeführt. Über die Möglichkeiten dieser sog. open loop – oder besser – gesteuerten Insulininfusion mit Hilfe tragbarer miniaturisierter Präzisionspumpen haben wir auf dem vorjährigen Kongreß dieser Gesellschaft berichtet [1].

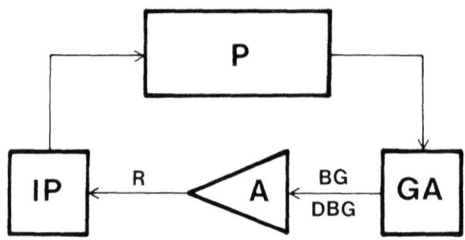

Abb. 1a. Schema des Flußdiagrammes im Regelkreis

Die gesteuerte Insulininfusion ist der traditionellen Insulintherapie überlegen, da – wenn auch grob – physiologische Sekretionsprofile imitiert werden; die Feinregulierung der Blutglukose erfolgt jedoch – ebenso wie bei der subkutanen Bolusinjektion – nach dem Prinzip von ‚trial and error‘, stellt also in dieser Hinsicht nichts neues dar.

Diese Art der kontinuierlichen Insulinzufuhr wurde mittlerweile zu einem modifiziert-rückgekoppelten System weiterentwickelt [2]; über dieses halbautomatische Infusionssystem am mobilen Diabetiker soll nun berichtet werden.

Abb. 1a zeigt das Schema des Regelkreises. Aus einer Verweilkanüle am Unterarm des Patienten (P) werden 25 µl Blut entnommen und sofort in den Glukoseanalyzer (GA) (23 A von Yellow Springs) injiziert, der nach ca. 35–40 s die exakte, über ein membranimmobilisiertes GOD-Enzym gemessene Blutglukosekonzentration digital anzeigt. Die nächste Messung kann bereits nach $1^{1}/_{2}$ min erfolgen. Aus dem aktuellen Glukosewert (BG) sowie dem Differenzquotienten (DBG) zum Vorwert errechnet nun der mit einem Differentialproportionalalgorithmus ausgestattete programmierte Rechner (A) (Texas Instr.) die neue Infusionsrate für die externe Minipumpe (IP) (Siemens) mit intravenöser Hormonapplikation. Gegenüber seinen Vorläufern zeichnet sich das „Promedos"-Gerät durch eine größere technische Zuverlässigkeit aus. Der Patient mit der Pumpe ist der mobile, der Analyzer und der Computer der stationäre Teil des Systems. Während des Essens und kurz danach werden häufige Blutglukosekontrollen durchgeführt, zwischen den Mahlzeiten erfolgen sie in größeren Abständen. Da ein Operator zum Funktionieren des Datenflusses erforderlich ist – nur in Ausnahmefällen könnte man die Regelung einem intelligenten Patienten überlassen – ist dieses Infusionssystem personalintensiv. Sein Vorteil besteht jedoch darin, daß es jederzeit rasch und ohne besonderen Aufwand etabliert werden kann und aus relativ preiswerten Einzelteilen zusammengestellt ist. Für besonders bedeutsam erachten wir die Tatsache, daß die unbehinderte Muskelarbeit als wesentlicher Faktor für die Blutglukosehomöostase in die Ermittlung des individuellen Insulininfusionsprofils einbezogen wird.

Die ersten Fragen, denen wir uns zuwandten, lauteten: Welche Insulinprofile führen zu physiologischen postprandialen Glukosewerten? Wie muß das in den Promedos-Geräten und seinen Vorläufern erprobte einfache Rechteckprofil über der Basalrate modifiziert werden? Ist das allein über die Änderung der Glukosespiegel ermittelte

Tabelle 1. Klinische Daten von fünf Typ I-Diabetikern

| Patient | Alter | Geschlecht | Dauer der Diabetes (Jahre) | Größe (cm) | Gewicht (kg) | % des Idealkörpergewichts |
|---|---|---|---|---|---|---|
| Zi. E. | 19 | m | 3 | 177 | 69 | 100 |
| Wa. P. | 38 | m | 34 | 183 | 76 | 102 |
| Ze. M. | 19 | w | 5 | 167 | 56 | 98 |
| Kl. E. | 28 | m | 17 | 186 | 78 | 101 |
| Si. K. | 43 | m | 23 | 167 | 66 | 109 |

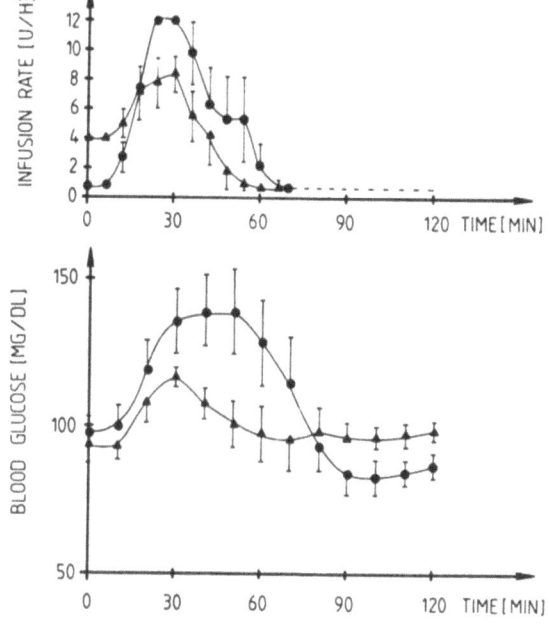

**Abb. 1b.** Durchschnittliche Infusionsrate und durchschnittliche Blutzuckerniveaus in fünf Typ I-Diabetikern während einer rückgekoppelten (●——●) und rückgekoppelten Hormon-Anwendung und einer vorgewählten Insulindosis (▲——▲)

Profil, das also aus einer reinen Rückkoppelung, einer geregelten Infusion resultiert, überhaupt verbesserungsfähig?

Zu dieser Studie wurden fünf Typ I-Diabetiker mit erloschener Restinsulinproduktion herangezogen (Tabelle 1). Die C-Peptidspiegel dieser Patienten lagen allesamt unter 0,2 µmol/l und konnten durch die i.v. Injektion von 1 mg Glukagon nicht erhöht werden. Die Laufzeit der Zuckerkrankheit variierte von 3–34 Jahren, mit einer Ausnahme hatten die Patienten das Brocasche Idealgewicht.

Identische Mittagessen an zwei aufeinanderfolgenden Tagen wurden nun mit unterschiedlichen Insulinregimen ausreguliert: Zum einen wurde der rückgekoppelten Infusion eine zusätzliche Insulindosis vorgeschaltet, deren Abruf mit dem Beginn des Essens erfolgte, zum anderen wurde unter Verwendung eines Alorithmus mit hohem Differentialanteil eine reine Regulierung durchgeführt. Das Resultat zeigt die Abb. 1b:

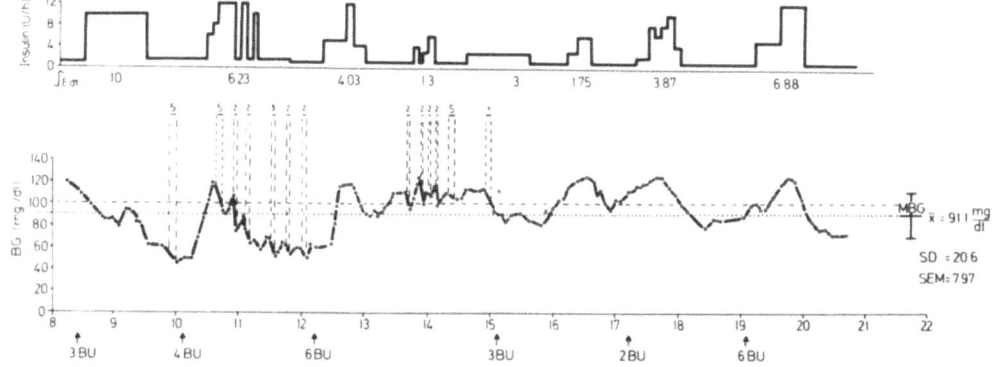

**Abb. 2a.** Rückgekoppelte Insulininfusion in einem mobilen Diabetiker. H. H., 26 Jahre alt, seit 4 Jahren Diabetiker, C-peptid < 0,02 µmol/l. Die gepunkteten Linien zeigen Beginn und Ende der Gehperioden an, die darüberstehenden Zahlen die Dauer. Die Pfeile zeigen den Beginn der Mahlzeiten. BU = Broteinheiten, 1 BU entspricht 12 g Kohlenhydrat; MBG = durchschnittlicher Blutzuckerwert

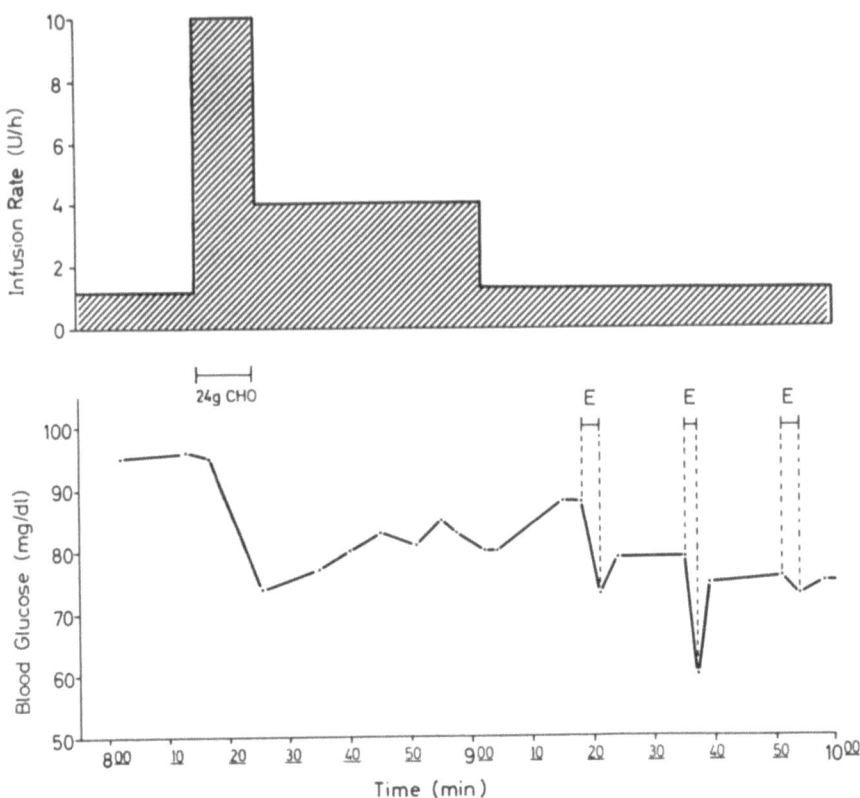

**Abb. 2b.** Bewegungsbedingter Glukoseabfall nach erhöhter Seruminsulinkonzentration. E = Übungsperiode; die Mahlzeit enthielt 24 g Kohlenhydrat. Patient F. R.

Im oberen Teil sind die mittleren Insulinprofile, im unteren die zugehörigen mittleren Blutglukosekurven dargestellt. Die rein geregelte Insulinzufuhr, die mit dem frühen postprandialen Glukoseanstieg einsetzt und folglich von der Basalrate aus startet, führt zu einer raschen Steigerung der Infusionsraten und zu einer plumpen Glukosekurve. Wird jedoch bereits mit dem Essensbeginn – also zum Zeitpunkt 0 – eine erhöhte Insulininfusion von 4 E/Std gestartet, so resultiert daraus ein durchaus physiologischer Glukoseverlauf mit einem Gipfel nach 30 min und einem Erreichen des Ausgangsspiegels nach 50–60 min. Es ist anzunehmen, daß die kombiniert gesteuert-geregelte Insulinzufuhr deshalb zu einem günstigeren Ergebnis führt, weil dieses Regime auch die frühe Phase der zephalen Insulinsekretion imitiert.

Mit Hilfe dieses halbautomatischen Infusionssystems mit vorprogrammiertem Insulinabruf können auch sehr instabile Diabetiker während sämtlicher Mahlzeiten des Tages dicht am, z. T. auch im Blutzuckernormbereich eingestellt werden.

So lag die mittlere Blutglukose bei einem 25jährigen Diabetiker bei 91 mg/dl, die MAGE war mit 39 mg/dl ebenfalls normal (Abb. 2a). Bei diesem Patienten beobachteten wir erstmals ein seltsames Phänomen: gewöhnliches Gehen von 2–5 min – durch die gestrichelten Linien markiert – führte zu einem steilen Abfall der Glukosekurve und überraschenderweise während einer Ruhepause von 2–3 min zu einem raschen Wiederanstieg. Da solche Schwankungen an immobilen Patienten nicht aufgetreten waren, traten für den Operator zunächst einige aufregende Minuten ein. Beim Steilabfall der Kurve wurde die Infusionsrate von maximal auf basal, beim Anstieg sofort wieder auf maximal eingestellt. Da sich dies bei der nächsten Glukosezacke wiederholte, erhielt der

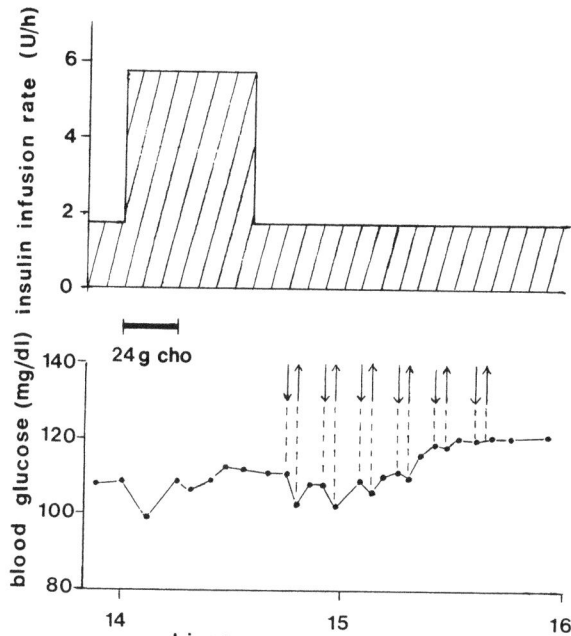

**Abb. 2c.** Bewegungsbedingter Glukoseabfall in einem MODY-Typ-Diabetiker

Patient so viel Insulin, daß er nur knapp einer Hypoglykämie entging. Mit dem zeitlichen Abstand der Muskelarbeit von der vorausgegangenen hohen Insulinrate nahmen die glykämischen Exkursionen ab.

Diese Beobachtung wird auch an einem anderen Beispiel besonders deutlich (Abb. 2b). 20 und noch mehr als 30 min nach Abschalten der erhöhten Insulinrate verursachte wiederum gewöhnliches Gehen einen steilen Abfall der Blutglukosekurve, die im Sitzen sofort wieder anstieg. Zu einem späteren Zeitpunkt war das Phänomen kaum mehr ausgeprägt. Seine Existenz scheint an die erhöhte (bzw. noch erhöhte) Seruminsulinkonzentration gekoppelt zu sein, die nach durchschnittlich 30 min zur Basalratenkonzentration abfällt [3].

Diese bereits durch einfache Muskelarbeit ausgelösten glykämischen Exkursionen konnten bei allen bisher untersuchten Typ I-Diabetikern aufgedeckt werden.

Solche abrupten Schwankungen der Glukosekonzentration sind jedoch nicht auf Insulinmangelpatienten beschränkt, sie konnten auch bei einem adipösen Diabetiker vom MODY-Typ nachgewiesen werden (Abb. 2c). Die deutlich verminderte Insulininsensitivität kommt in der ungewöhnlich hohen Basalrate von 1,75 E/Std zum Ausdruck.

Schwankungen der Glukosekurve lassen sich im übrigen auch mit einer dosierten Fahrradergometerbelastung darstellen. Wird die Ergometerbelastung in Kurzzeitintervallen (50 W Belastung für 3 min, dann 2 min Pause usw.) unmittelbar nach der Nahrungsaufnahme, also noch während der erhöhten Insulinrate durchgeführt, so kommt es zu keinem postprandialen Glukoseanstieg mehr (Abb. 2d). Dies wird beim Vergleich von Tag 2 mit Tag 1 und Tag 3 deutlich. An allen 3 Tagen erhielt der Proband natürlich identische Mahlzeiten. Bei den bisher nach demselben Protokoll untersuchten sechs Probanden verringerte sich durch Muskelarbeit − bei signifikanter Verbesserung der mittleren Blutglukose − der mittlere Insulinbedarf um mehr als die Hälfte.

Zusammengefaßt läßt sich sagen:
1. Eine geregelte Insulininfusion mit einer zusätzlichen vorgeschalteten Abrufdosis kann zu einem physiologischen Glukoseprofil führen.

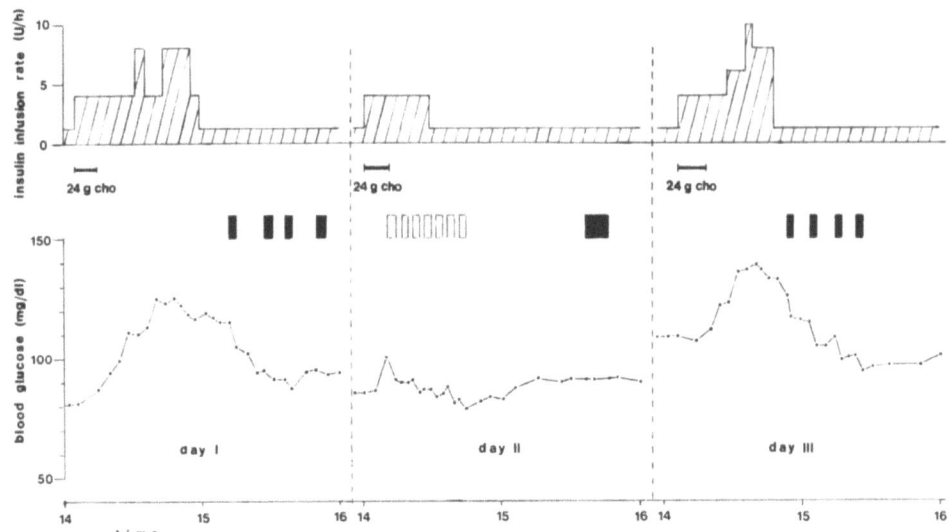

**Abb. 2d.** Muskelübung während erhöhter Seruminsulinkonzentration. Volle und offene Säulen zeigen Übungsperioden mit einem Fahrrad-Ergometer

2. Alle Planungen für geregelte Infusionsmodelle müssen die zu einer bestimmten Phase der Insulinzufuhr durch einfache Muskelarbeit auslösbaren glykämischen Schwankungen als erheblichen Störfaktor in Rechnung stellen.

3. Allen Patienten mit einem tragbaren Insulindosiergerät sollte wegen der Hypoglykämiegefahr wenigstens für die Dauer von $1^1/_2$ Std nach dem Beginn einer Hauptmahlzeit von einer intensiven physischen Aktivität abgeraten werden.

4. Es ist eine alte Erfahrung, daß bereits durch leichte Muskelarbeit der Insulinbedarf beträchtlich zurückgeht. Die Einsparung an Insulin läßt sich mit Hilfe dieses halbautomatischen Infusionssystems quantifizieren.

*Literatur*

1. Renner R, Hepp KD, Mehnert H (1980) Verbesserte Diabeteseinstellung mit Hilfe tragbarer Insulinsteuergeräte. Verh Dtsch Ges Inn Med 86: 945–952 – 2. Renner R, Piwernetz K, Hepp KD (1979) Optimizing open-loop systems for continuous intravenous insulin therapy. Excerpta Med., Intern. Congr. Series 481, p 194 – 3. Walter H, Kemmler W, Kestler Ch, Gerbitz KD, Mehnert H (1981) Behandlung von Typ I-Diabetikern mit tragbaren, nicht rückgekoppelten Insulindosiergeräten: Probleme der Stoffwechselführung. Verh Dtsch Ges Inn Med 87: 127–130

Siegel, E. G., Trimble, E. R., Bertoud, H.-R., Renold, A. E. (Institut de Biochimie Clinique, Genf)

**Die Bedeutung der frühen, präabsorptiven Insulinsekretion für die orale Glukosetoleranz: Untersuchungen an inseltransplantierten Ratten**

*1. Einleitung*

Es ist seit langem bekannt, daß für die Insulinausschüttung auf oral verabreichte Glukose auch andere Faktoren wichtig sind als der Anstieg der Blutglukosekonzentration selbst

[1], insbesondere gastrointestinale Hormone, aber auch neurale Reflexe. Letztere könnten besonders von Bedeutung sein, wenn pankreatische Inseln transplantiert werden zur Therapie des Diabetes, da diese Inseln möglicherweise denerviert bleiben. Da gerade die präabsorptive (zephalische) Phase der Insulinsekretion neural gesteuert zu sein scheint [2–6], wurde deren Bedeutung untersucht an normalen Ratten und an Ratten, deren Diabetes behandelt wurde durch Transplantation von isolierten Inseln.

## 2. Methoden

Männliche Inzuchtratten (Wistar-Lewis) wurden durch Injektion von Streptozotocin 50 mg/kg i.v. diabetisch gemacht (Plasmaglukose über 500 mg/dl). 4 Wochen später wurde diesen Tieren eine Anzahl von ca. 2000 isogenen Inseln transplantiert durch Injektion in die Pfortader; der Insulingehalt von 2000 Inseln entsprach ca. 70% eines normalen Rattenpankreas. 13–15 Wochen später zeigten diese Tiere gleiches Gewicht gegenüber nichtdiabetischen Kontrollen. Zu diesem Zeitpunkt wurden intrakardiale Dauerkatheter implantiert, die Blutentnahmen erlaubten am ungestreßten, frei sich bewegenden Tier; Tests wurden frühestens 10 Tage nach Katheterimplantation begonnen. Für orale Glukosetoleranztests wurden die Ratten daran gewöhnt, freiwillig Glukoselösung von einem kleinen Teller aufzulecken (Details der Methode s. [3, 5]). Insulin wurde radioimmunologisch bestimmt [2], Glukose mit Glukoseoxidase. Werte sind Mittelwerte ± SEM, statistischer Vergleich erfolgte mit Students twotailed unpaired $t$-Test.

## 3. Ergebnisse

Nach Transplantation zeigten die Ratten gleiche basale Glukose- und Insulinwerte wie nichtdiabetische Kontrollen (Abb. 1; Basalwerte wurden zwischen 14 und 16 Uhr gemessen nach Nahrungskarenz ab 8 Uhr). Während eines i.v. GTT (1 g/kg) wurde kein signifikanter Unterschied in den Glukosewerten zwischen beiden Gruppen gesehen (K-Wert 2,41 ± 0,17 für transplantierte Ratten und 2,53 ± 0,08 für Kontrollen). Die Insulinwerte für Kontrollen waren jedoch höher, wie schon vorher beschrieben [2]. Im Gegensatz zu den normalisierten K-Werten während des i.v. GTT waren die Glukosewerte während des oralen GTTs deutlich pathologisch (Abb. 1, linke Seite). Die Kontrollen zeigten bereits 2 min nach Glukoseingestion einen deutlichen Insulinanstieg von 2,5 ± 0,6 ng/ml über die eigenen Basalwerte; bei den transplantierten Ratten hingegen fehlte dieser Anstieg (0,2 ± 0,3 ng/ml). Dieser Anstieg tritt auf vor Glukoseabsorption und entspricht damit der präabsorptiven oder zephalischen Phase der Insulinsekretion [2–6].

Um zu untersuchen, in welchem Ausmaß die fehlende präabsorptive Insulinsekretion verantwortlich ist für den pathologischen oralen GTT, wurde eine kleine Insulindosis verabreicht. Diese Dosis (24 mU/kg) wurde 1 min nach spontaner Glukoseingestion gegeben durch den i.v. Katheter und war so bemessen, daß sie den präabsorptiven Anstieg der Kontrollratten 2 min nach Glukosegabe nachahmte; dieser exogen erreichte Anstieg war 3,6 ± 1,4 ng/ml über die Basalwerte, bereits zum Zeitpunkt 5 min war kein signifikanter Effekt mehr auf den Plasmainsulinspiegel festzustellen. Abb. 1, rechte Seite, zeigt die Resultate dieser Insulininjektion, sowohl in Kontrollen, als auch in transplantierten Ratten: Bei den Kontrollen hatte diese Injektion nur minimale Effekte auf die Glukosewerte während des GTT. Bei den transplantierten Ratten war jedoch eine deutliche Besserung des pathologischen GTTs zu verzeichnen, derart daß kein signifikanter Unterschied mehr zwischen Kontrollen und transplantierten Ratten bestand; insbesondere wurden identische Werte gemessen 60–120 min nach Glukoseaufnahme.

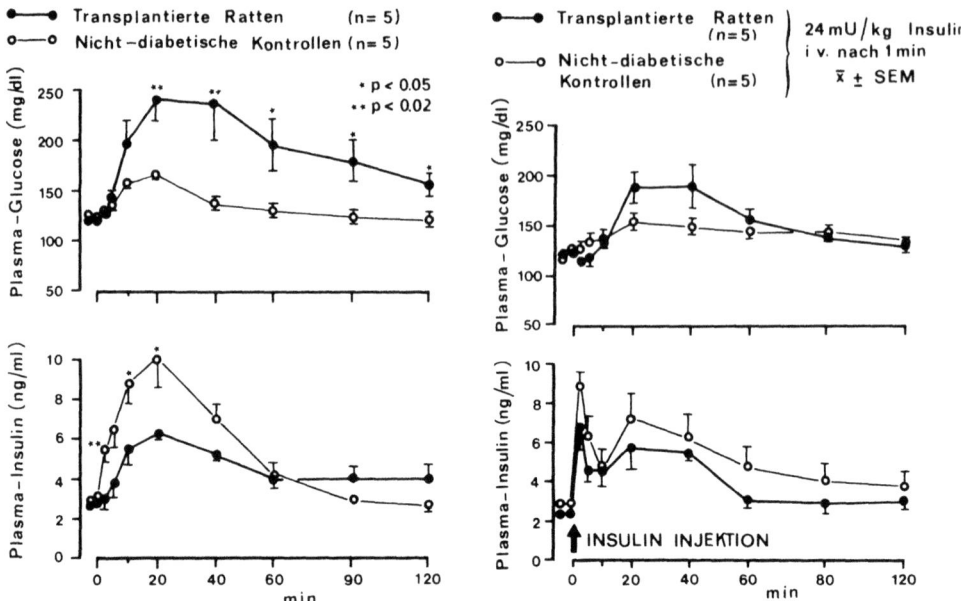

**Abb. 1.** Glukose- und Insulinwerte während einer oralen Glukosetoleranz (1 g/kg) an frei sich bewegenden transplantierten Ratten und Kontrollen. Tests wurden begonnen, wenn das Versuchstier spontan anfing, die Glukoselösung aufzunehmen; die frühen Blutentnahmen waren −5, −2, 2,5 und 10 min. Im rechten Teil wurde beiden Gruppen zusätzlich zum Zeitpunkt 1 min eine Insulindosis i.v. verabreicht (24 mU/kg), die den präabsorptiven Insulinanstieg in Kontrollen zum Zeitpunkt 2 min nachahmte

Da die präabsorptive Phase der Insulinsekretion efferent vagal vermittelt wird [2−6], wurde in einer weiteren Serie der Einfluß von Atropin untersucht. Atropinmethylnitrat 0,5 mg/kg wurde i.p. gegeben 15 min vor Glukoseaufnahme. In transplantierten Ratten mit bereits fehlender präabsorptiver Insulinsekretion wurde kein signifikanter Effekt gefunden, weder auf den i.v. GTT noch auf den oralen GTT. In Kontrollen hatte Atropin ebenfalls keinen Einfluß auf den i.v. GTT; während des oralen GTTs jedoch verhinderte Atropin den präabsorptiven Anstieg der Insulinsekretion und bewirkte eine Verschlechterung der Glukosetoleranz mit signifikant höheren Glukosewerten 60−120 min nach Glukoseaufnahme.

## 4. Diskussion

Die vorliegenden Untersuchungen zeigen, daß diabetische Ratten, deren i.v. Glukosetoleranz durch Transplantation isogener Inseln normalisiert wurde, weiterhin eine pathologische orale Glukosetoleranz haben, die am deutlichsten im späteren Verlauf des oralen GTTs ist. Zudem fehlt der frühe, präabsorptive Anstieg der Insulinsekretion, ähnlich wie schon früher beschrieben [2−5, 7]. Da dieser Anstieg efferent vagal vermittelt wird [2−6] und in Ratten auch nicht nach Vagotomie gesehen wird [4], ist es sehr wahrscheinlich, daß diese intraportal transplantierten Inseln nicht oder nicht funktionell innerviert werden, zumindest nicht bis 4 Monate nach Transplantation wie in der gegenwärtigen Studie. Obwohl dieser frühe Insulinanstieg verhältnismäßig klein erscheinen mag, zeigen die Ergebnisse, daß eine entsprechende i.v. Insulindosis, gegeben in der präabsorptiven Phase, eine deutliche Besserung der Glukosetoleranz auch zu wesentlich späteren Zeitpunkten bewirkt (Abb. 1, rechte Seite). Dies trifft insbesondere auch zu, wenn man integrierte Glukoseflächen vergleicht [7]. Die Ergebnisse mit Atropininjektion zeigen, daß für die i.v. Glukosetoleranz eine intakte Innervation der β-Zellen nicht von großer Bedeutung sein kann. Während des oralen GTTs hingegen zeigen sie auch in normalen Ratten die Bedeutung intakter Innervation: Gleichzeitig mit der Verhinderung des präabsorptiven Anstiegs der Insulinsekretion (was gleichzeitig die Effektivität der Atropindosis demonstriert) trat eine Verschlechterung der Glukosewerte im späteren Teil des oralen GTTs auf. Insgesamt zeigen die Resultate, daß die präabsorptive Phase der Insulinsekretion und intakte Innervation der pankreatischen β-Zelle eine wichtige Rolle spielen bei der Assimilation oral verabreichter Glukose. Generell ist die Funktion der kephalischen Phasen der Sekretion von Verdauungssäften und Hormonen wohl die Vorbereitung des Gastrointestinaltrakts zur Aufnahme und Speicherung von Nahrungsbestandteilen [8]. Da die Leber von i.v. verabreichter Glukose nur 10% speichert und metabolisiert, jedoch über 60% von oral gegebener Glukose [9], könnte die Funktion der kephalischen Phase der Insulinsekretion sein, die Leber präabsorptiv auf diese Aufgabe zu präparieren. Der Mangel des präabsorptiven Insulinanstiegs könnte dann auch den pathologischen oralen GTT erklären.

*5. Zusammenfassung*

Streptozotocindiabetische Ratten, deren Diabetes behandelt wurde durch Transplantation isogener Inseln, zeigten normale K-Werte während eines i.v. GTT, jedoch einen deutlich pathologischen oralen GTT sowie ein Fehlen des präabsorptiven Anstiegs der Insulinsekretion. Letzteres deutet auf mangelnde Innervation hin. Eine kleine i.v. Dosis von Insulin, die den präabsorptiven Insulinanstieg bezüglich Höhe und Zeitpunkt nachahmte, bewirkte eine deutliche Besserung des pathologischen oralen GTTs in transplantierten Ratten. Gabe von Atropin 15 min vor Testung verhinderte in Kontrollen den präabsorptiven Insulinanstieg und führte zu einem verschlechterten oralen GTT; in transplantierten Ratten wurde kein solcher Effekt gesehen. Die präabsorptive Insulinsekretion scheint daher eine wichtige Rolle für die orale Glukosetoleranz in Ratten zu spielen.

*Literatur*

1. Creutzfeldt W (1979) Diabetologia 16: 75–85 – 2. Trimble ER, Siegel EG, Berthoud H-R, Renold AE (1980) Endocrinology 106: 791–797 – 3. Berthoud H-R, Trimble ER, Siegel EG, Bereiter DA, Jeanrenaud B (1980) Am J Physiol 238: 336–340 – 4. Louis-Sylvestre J (1978) Am J Physiol 235: 103–111 – 5. Siegel EG, Trimble ER, Renold AE, Berthoud HR (1980) Gut 21: 1002–1009 – 6. Steffens AB (1976) Am J Physiol 230: 1411–1415 – 7. Siegel EG, Trimble ER, Berthoud H-R, Bereiter DA, Renold AE (1980) Transplant Proc 12: 192–194 – 8. Powley TL (1977) Psychol Rev 84: 89–126 – 9. De Fronzo RA, Ferrannani E, Hendler R, Wahren J, Felig P (1978) Proc Natl Acad Sci USA 75: 5173–5177

Freitag, F., Schneider, R., Helmke, K., Laube, H., Federlin, K. (Med. Klinik III, Poliklinik, Zentrum für Innere Medizin der Univ. Gießen)
**Transplantation allogener isolierter Langerhansscher Inseln mit Hilfe von Diffusionskammern in diabetischen Ratten**

Zur Behandlung des Diabetes mellitus wird die Möglichkeit der Transplantation Langerhansscher Inseln zunehmend diskutiert. Zur Vermeidung von immunologischen

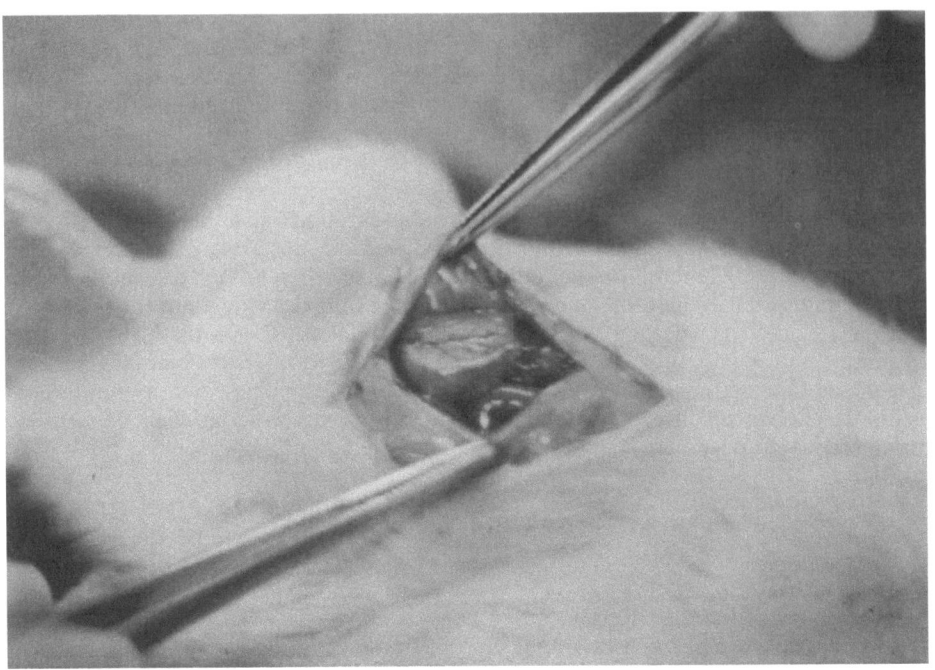

**Abb. 1a.** Kammer I, 10 Tage nach Implantation

Reaktionen gegen transplantierte Langerhanssche Inseln im allogenen System sind verschiedene Wege denkbar.

So wurden in der Vergangenheit einerseits Versuche mit Hilfe von Immunsuppression andererseits mit Vorinkubation und Kultivierung von Langerhansschen Inseln durchgeführt. Auch liegen Berichte von Gruppen vor, die mit permeablen Diffusionskammern bereits gearbeitet haben [1–3].

Dabei sollen die permeablen Membranen den direkten Kontakt zwischen den transplantierten Gewebe und den körpereigenen immunkompetenten Zellen verhindern.

Wir implantierten zunächst in Vorversuchen leere Kunststoffkammern und fanden in und um die Kammer eine eitrige Flüssigkeit, umgeben von einem ausgeprägten Granulationsgewebe. Im Gegensatz hierzu sahen wir unter aseptischen Operationsbedingungen und bei Verwendung von sterilen Kammermaterialien nach 10 Tagen die Kammer nur von einer dünnen Fibrinhaut umgeben (Abb. 1a). Im Inneren der Diffusionskammern fanden wir eine eiweißreiche seröse Flüssigkeit. In der Umgebung sahen wir keine Entzündungszeichen. Bei 100 facher Vergrößerung sehen wir auf der Kammeroberfläche kleine, die Membran überziehende Blutgefäße (Abb. 1b). In unseren Vorversuchen erkannten wir, daß die bisher verwandten Milliporekammern in ihrem Volumen nicht zur Aufnahme von 400–500 Langerhansschen Inseln geeignet sind. Um die Kapazität der Kammern zu vergrößern, modifizierten wir die Diffusionskammern dahingehend, daß wir drei Milliporeträger zu einer Einheit zusammenfügten, was einer Volumenzunahme auf 500 µl gegenüber 160 µl entspricht. Zusätzlich rüsteten wir die Kammer mit einem Schlauchsystem aus, daß zum Einfüllen der Inselsuspension und gleichzeitig zum Druckausgleich beim Einfüllvorgang dient. Dies wurde notwendig, da sich die Filtermembranen bei Vorversuchen als äußerst druckempfindlich erwiesen.

Für die in vitro-Stimulaton von etwa 500 Langerhansschen Inseln in einer Diffusionskammer verwendeten wir das in Abb. 1c gezeigte Perfusionsmodell. Durch

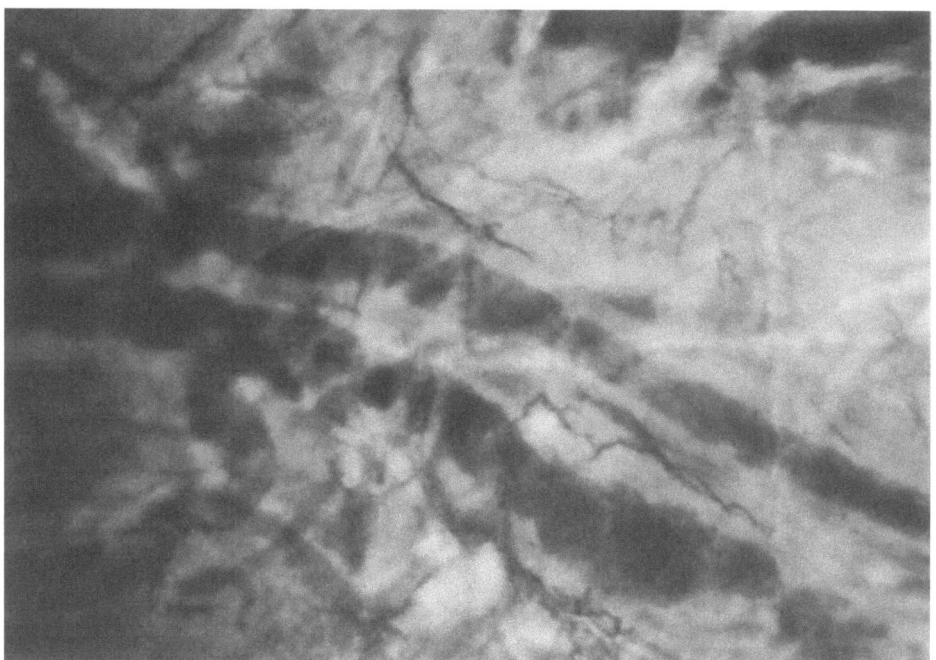

Abb. 1b. Blutgefäße auf der Oberfläche einer implantierten Diffusionskammer

dieses System wurden die Langerhansschen Inseln mit einem nahezu konstanten Druck und konstanter Durchflußrate mit Sauerstoff und einem Nährmedium versorgt. In diesen Versuchen testeten wir verschiedene Porendurchmesser. Dabei zeigte sich nach Vorinkubation von 2 Std zum Auswaschen der artifiziell freigesetzten Insulins ein Anstieg der Insulinkonzentration außerhalb der Kammer nach Stimulation mit 300 mg%iger Glukose. Eine Korrelation zwischen Porendurchmesser der Filtermembran und der Insulinpermeabilität konnte dabei nicht gefunden werden.

Nach der Implantation, der in Abb. 1a gezeigten Kammer und späterer Transplantation von etwa 500 Langerhansschen Inseln in diese, zeigten die transplantierten diabetischen Tiere lediglich im Vergleich zu der Gruppe der unbehandelten diabetischen Tiere in Nüchternblutzucker und Nüchternglukosurie einen bis zu 20 Tage anhaltenden positiven Effekt. Hingegen zeigten k-Wert, Körpergewicht und die postprandialen Werte keine Besserung. (Diese Ergebnisse sehen sie in Abb. 1d zusammengefaßt.)

Als nächstes entwickelten wir Diffusionskammern mit größerer Austauschfläche. Diese Kammern, im Gegensatz zu den im Vorangegangenen beschriebenen Kammern (Kammer I), bezeichneten wir als Kammer II. Durch das Zumischen von Harzen zum Filtermaterial wurde es möglich, die Diffusionskammer lediglich aus Membranmaterial zu konstruieren. Der in vitro-Vergleich zwischen der Kammer I und der Kammer II, zeigt für die Kammer I (modifizierte Millporekammer) 180 min nach Versuchsbeginn eine Glukosepermeabilität von 75% gegenüber dem Ausgangswert. Bei der Kammer II waren 3 Std nach Versuchsbeginn nahezu 100% erreicht. Die Überprüfung der Insulinpermeabilität beider Kammern ergab, daß die Kammer II besser für Insulin durchlässig ist. Es muß jedoch betont werden, daß auch hier nur Konzentrationen von 2% gegenüber dem Ausgangswert erreicht werden konnten. Dementsprechend entschieden wir uns für den Einsatz der Kammer II für weitere in vivo-Versuche. Auch hier zeigten sich in den gleichen Stoffwechselparametern Nüchternblutzucker und Nüchternglukosurie ein

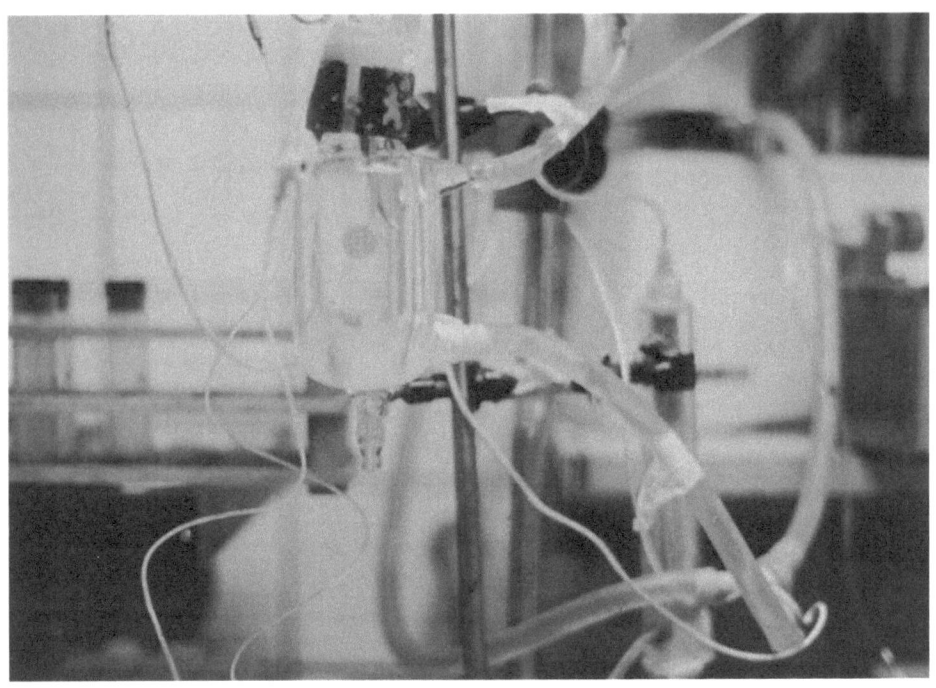

**Abb. 1c.** Perfusionssystem, Kammer I im Inneren des Glaskühlers

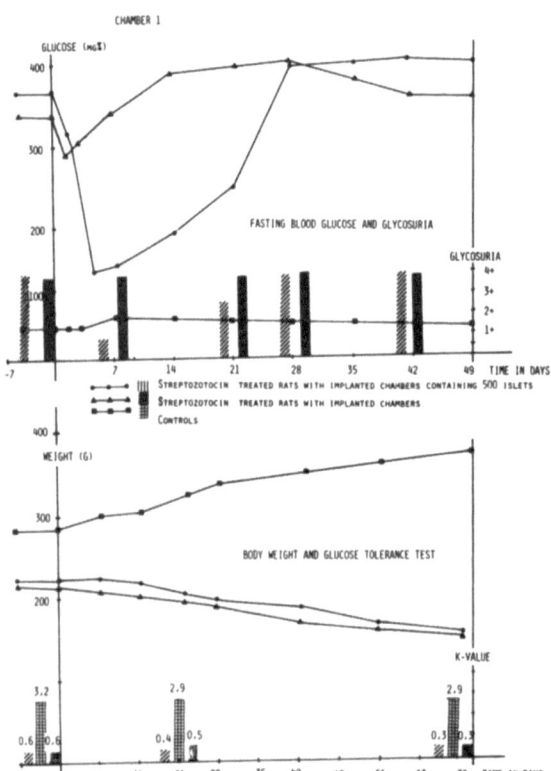

**Abb. 1d.** Stoffwechselparameter der Tierserie mit der Kammer I

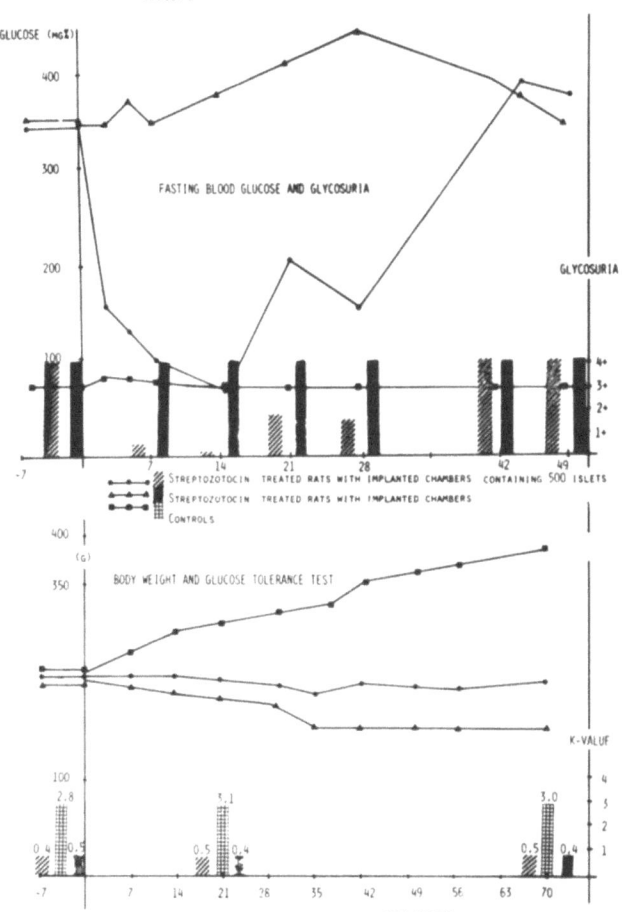

**Abb. 1e.** Stoffwechselparameter der Tierserie mit der Kammer II

günstiger Effekt bis zu 30 Tage nach der Transplantation. Die von uns als „basaler Effekt" bezeichnete Besserung hielt also 10 Tage länger als bei der Kammer I. (Die Ergebnisse sind in Abb. 1e zusammengefaßt.)

Die histologischen Untersuchungen der Tiere ergaben keinen signifikanten Unterschied im Hinblick auf die Nierenveränderungen der Gruppe der Transplantierten und den unbehandelten diabetischen Tieren.

Zusammenfassend kommen wir zu folgenden Ergebnissen:
1. Es besteht keine Korrelation zwischen dem Porendurchmesser der Filtermembranen und der Durchlässigkeit für Insulin und Glukose.
2. Es besteht eine Korrelation zwischen der Gesamtdiffusionsaustauschfläche und der Permeabilität der Filtermembranen.
3. Die von uns getesteten Kunstharzmembranen zeigten keine ausreichende Durchlässigkeit für Insulin.
4. Lediglich der Nüchternblutzucker und die Nüchternglukosurie zeigten über 3 bzw. 4 Wochen eine deutliche Besserung.
5. Nach 70 Tagen befinden sich in der implantierten Kammer keine funktionstüchtigen Inseln mehr, die Membranen bleiben permeabel wie vor Beginn des Versuches.
6. Nierenhistologisch zeigt sich in der PAS- und in der HE-Färbung kein deutlicher Unterschied zwischen der Gruppe der transplantierten und der nichttransplantierten diabetischen Tiere.

*Literatur*

1. Tze, WJ, Wong FC (1979) Implantantable artificial capillary unit for pancreatic islet allograft and xenograft. Diabetologia 16: 247–252 – 2. Algire GH, Weaver JM (1954) Growth of cells in vivo in diffusion chambers. Survival of homografts in immunized mice. J Natl Cancer Inst 15: 493–507 – 3. Osebold JW (1970) Cellular response of mice to diffusion chambers. Infect Immun 19: 127–131


Bottermann, P., Gyaram, H., Wahl, K., Ermler, R., Lebender, A. (II. Med. Klinik und Poliklinik der TU München)
## Wirkungscharakteristik von biosynthetischem humanen Insulin

Die Primärstruktur des menschlichen Insulins unterscheidet sich lediglich durch eine Aminosäure von der Primärstruktur des Schweineinsulins. In der Position B 30 befindet sich bei menschlichem Insulin Threonin, bei Schweineinsulin dagegen Alanin [1]. Ebenso bestehen geringfügige Unterschiede in der biologischen Aktivität von extraktiv gewonnenem humanen Insulin gegenüber extraktiv gewonnenem Schweineinsulin [2]. Da biosynthetische [3, 4] und semisynthetische [5, 6] Verfahren die Gewinnung größerer Mengen humanen Insulins versprechen, besteht Aussicht, daß in naher Zukunft humanes Insulin zur Diabetesbehandlung zur Verfügung steht.

Es war daher interessant, die Wirkungscharakteristik von humanem Insulin zu untersuchen. Hierzu wurde von der Fa. Eli Lilly biosynthetisches humanes Rekombinationsinsulin in klarer neutraler Lösung (40 IE/ml) injektionsfertig zur Verfügung gestellt. Die Untersuchungen wurden nicht an Diabetikern, sondern an stoffwechselgesunden freiwilligen Probanden mit Hilfe des glukosekontrollierten Insulininfusionssystems GCIIS (*Biostator* der Fa. Miles, Life Science Instruments) durchgeführt. Dieses Gerät [7] mißt fortlaufend die Glukosekonzentration in kontinuierlich entnommenem venösen Blut, berechnet den aktuellen Insulinbedarf und infundiert kontinuierlich Insulin. Zusätzlich kann das Gerät Glukose infundieren, wenn die Blutzuckerkonzentration zu tief absinken sollte.

Diese gegenregulatorische Glukosegabe des *Biostator* wurde bei den hier durchgeführten Untersuchungen ausgenutzt und das Gerät als „glukosekontrolliertes Dextroseinfusionsgerät" angewandt. Wir gingen von der Vorstellung aus, daß das Ausmaß der gegenregulatorischen Glukosegabe vom Ausmaß des Blutzuckerabfalles bzw. der blutzuckersenkenden Potenz eines s.c. verabreichten Insulinpräparates abhängig sein müsse. Ausmaß und zeitlicher Ablauf der Dextroseinfusionsrate des Gerätes müßten Ausmaß und zeitlichen Ablauf der Insulinwirkung widerspiegeln und derart „Insulinprofile" ergeben.

Mit Hilfe der geschilderten Versuchsanordnung wurden Insulinwirkprofile des biosynthetischen Insulins bei fünf Personen aufgenommen. Nach nächtlicher Nahrungskarenz wurden die Probanden an das Gerät angeschlossen. Sie erhielten anschließend 0,3 IE des biosynthetischen Humaninsulins pro kg Körpergewicht s.c. injiziert. Bei Absinken des Blutzuckers auf 60 mg/dl setzte die gegenregulatorische Glukosegabe des Gerätes kräftig ein und fing einen weiteren Blutzuckerabfall ab.

Abb. 1 zeigt die zu 15-min-Perioden zusammengefaßten Dextroseinfusionsraten als Ausdruck der Insulinwirkung, d. h. als „Insulinwirkprofil". Allen Probanden wurde außerdem in $^{1}/_{2}$–1stündigen Abständen aus einer Cubitalvene Blut zur Bestimmung der Glukose-, Insulin- und C-Peptidkonzentration entnommen. Abb. 2 zeigt die Mittelwertkurven der Insulinkonzentration.

Entsprechend der Resorption des injizierten Insulins kommt es zu einem raschen Anstieg der Insulinkonzentration im Blut. Nach 60 (–90) min ist das Maximum der Insulinkonzentration erreicht. Anschließend fällt der Seruminsulinspiegel wieder ab und

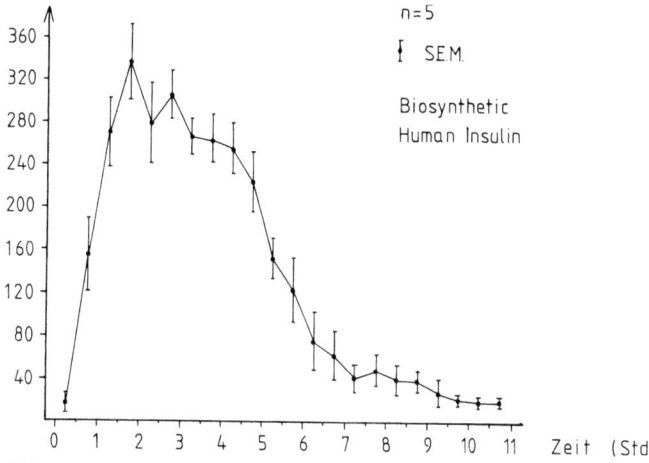

**Abb. 1.** „Insulinwirkprofil" in Form der Dextroseinfusionsrate des GCIIS (*Biostator*) bei fünf gesunden Versuchspersonen nach s.c. Gabe von 0,3 IE biosynthetischem Humaninsulin ($\bar{x} \pm$ SEM)

erreicht nach 6–8 Std etwa den Ausgangswert. Der Insulinkonzentration im Blut entspricht die Insulinwirkung, die an der Kurve der Dextoseinfusionsrate abzulesen ist, und die mit einer Verzögerungszeit von ca. 30 min dem Verlauf der Insulinkonzentrationskurve entspricht.

Im Vergleich zu Schweineinsulin und zu Ergebnissen einer früheren Studie mit modifiziertem Schweineinsulin in Form von Des-Phe-Insulin [8] erfolgt der Anstieg der Insulinkonzentrationskurve und der Anstieg der Dextroseinfusionsrate nach biosynthetischem humanen Insulin um ca. 30 min rascher. Biosynthetisches humanes Insulin wird von der s.c. Injektionsstelle offensichtlich rascher resorbiert.

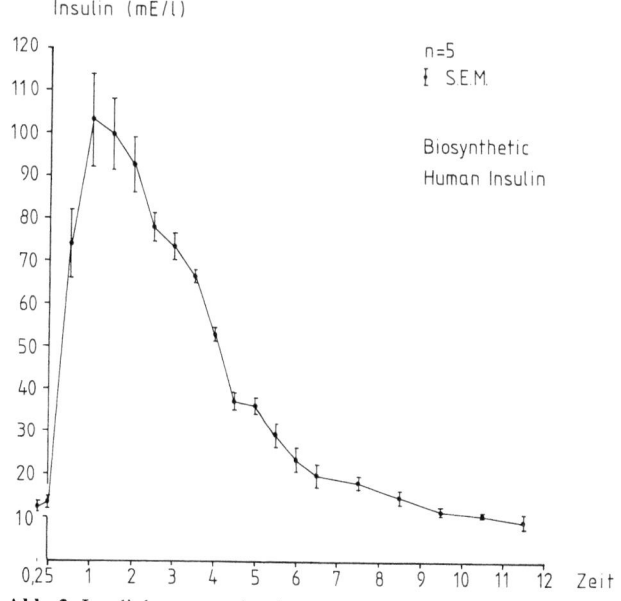

**Abb. 2.** Insulinkonzentration im peripher venösem Blut bei fünf gesunden Versuchspersonen nach s.c. Gabe von 0,3 IE biosynthetischem Humaninsulin ($\bar{x} \pm$ SEM)

Ob diese raschere Resorption auf die geringfügig unterschiedliche Aminosäuresequenz mit Threonin in der Position B 30 zurückzuführen ist oder auf galenischen Unterschieden in den zur Verfügung stehenden Präparaten beruht, bleibt vorerst offen.

*Literatur*

1. Nicol DSHW, Smith LF (1960) Amino acid sequence of human insulin. Nature 187: 483–490 – 2. Märki F, Albrecht W (1977) Biological activity of synthetic human insulin. Diabetologia 13: 293–295 – 3. Chance RE, Kroeff EP, Hoffmann JA, Frank BH (1981) Chemical, physical, and biological properties of biosynthetic human insulin. Diabetes Care 4: 147–154 – 4. Bell GI, Swain WF, Pictet R, Cordell B, Goodman HM, Rutter WJ (1979) Nucleotide sequence of a cDNA clone encording human preproinsulin. Nature 282: 525–527 – 5. Obermeier R, Geiger R (1975) Ein neues bifunktionelles Reagenz zur intramolekularen Vernetzung von Insulin. Hoppe Seylers Z Physiol Chem 356: 1631–1639 – 6. Morihara K, Oka T, Tsuzuki H (1979) Semi-synthesis of human insulin by trypsin-catalysed replacement of Ala-B-30 by Thr in porcine insulin. Nature 280: 412–413 – 7. Pfeiffer EF, Kerner W, Herfarth CH, Clemens AH (1978) Das künstliche endokrine Pankreas in Experiment und Klinik. Dtsch Ärztebl 75: 547–554 – 8. Bottermann P, Hügler P, Schweigart U, Zilker Th, Giebeler K, Enzmann F (1980) Ermittlung von Insulin-Wirkprofilen mit Hilfe des „Glukosekontrollierten Insulin-Infusions-Systems" (Biostator). Aktuel Endokrinol 1: 337–345

Raptis, S., Karaiskos, K., Enzmann, F., Hatzidakis, D., Zoupas, C., Moulopoulos, S. (Diabet. Zentrum der Therapeut. Univ.-Klinik Athen)
**Die biologische Aktivität des biosynthetischen (rekombinierten) humanen Insulins beim Menschen**

*Manuskript nicht eingegangen*

Laube, H., Svedberg, J., Velcovsky, H. G., Federlin, K. (Med. Klinik und Poliklinik der Univ. Gießen)
**Biosynthetisches Humaninsulin — seine Wirkung auf Blutzucker, C-Peptid und Plasmacortisol beim Menschen**

Obwohl die technischen Möglichkeiten zur chemischen Vollsynthese von Humaninsulin bereits seit einigen Jahren bekannt und auch nachvollzogen wurden, übertrafen die Kosten für ein derartiges Verfahren zur Insulinproduktion en gros bisher bei weitem die finanziellen Möglichkeiten in der diabetologischen Routine. Erst die Fortschritte in der Genmanipulation machten es plötzlich möglich, reines Humaninsulin herzustellen, welches in größeren Mengen und zu vertretbaren Preisen eingesetzt werden kann. Durch Implantation von entsprechend kodiertem genetischen Material in unterschiedliche Stämme von Escherichia coli-Bakterien konnten Insulin A- und B-Ketten getrennt gewonnen werden, die dann durch ein enzymatisches Verfahren zu Humaninsulin vereinigt wurden (Fa. Lilly), das nach bisherigen Informationen chemisch, biochemisch und immunologisch mit dem aus menschlichem Pankreas gewonnenen Insulin identisch ist.

Die Wirkung dieses Insulins, geeicht durch analoges Verhalten im RIA sowie gleichen Proteingehalt, wurde mit Altinsulin vom Schwein verglichen, das bei acht gesunden, nichtdiabetischen, freiwilligen Probanden im Alter von 20–32 Jahren verabreicht wurde. Methodisch gingen wir dabei so vor, daß sämtliche Probanden frühmorgens um 8 Uhr nüchtern 0,1 E Insulin/kg Körpergewicht s.c. in den Oberarm, bzw. 0,03 E/kg Körpergewicht i.v. an unterschiedlichen Tagen appliziert wurde. Blutzucker wurde in engmaschigen Abständen aus einer Dauerkanüle in der Kubitalvene zum Teil alle 5 min bis zur 6. Std nach s.c. Insulingabe enzymatisch bestimmt. Radioimmunologisch wurden außerdem Insulin, C-Peptid und Wachstumshormon (STH) im Serum sowie Cortisol im Plasma bestimmt.

Die Ergebnisse ließen erkennen, daß nach i.v. Gabe von Insulin, der reaktive Blutzuckerabfall bereits nach 5 min signifikant gegenüber den Ausgangswerten in Erscheinung tritt, ohne daß zwischen Schweine- und Humaninsulin ein auffälliger Unterschied bestand. Ebenso bestand keine signifikante Differenz zwischen der Wirkung von Schweine- und Humaninsulin für den Zeitpunkt und das Ausmaß des stärksten Blutzuckerabfalls, welcher 20 min nach Insulingabe mit 61% für Human-, bzw. 65% für Schweineinsulin gemessen wurde. Nahezu identisches Verhalten nach i.v. Gabe von Human- und Schweineinsulin zeigte sich auch bei der Bestimmung der peripher gemessenen Insulinspiegel im Serum. Nach einem schnellen Anstieg und Maximum nach 5 min kam es bei beiden Insulinen rasch zu einem Abfall, der bereits nach 25–30 min wieder Basalwerte erreichte. Die Konzentration von C-Peptid im Serum lief erwartungsgemäß konträr zu der des exogen zugeführten Insulins. Nach Gabe von Insulin i.v. fielen die C-Peptidspiegel gleichmäßig ab und erreichten nach 60 min den tiefsten Wert. Ein signifikanter Unterschied zwischen beiden Insulinen bestand nicht.

Bei s.c. Applikation von Insulin wurde der maximale Insulinspiegel im Blut erst nach 60 min erreicht (Abb. 1). Dabei fiel jedoch auf, daß nach Humaninsulin die Seruminsulinspiegel signifikant höher anstiegen als nach Schweineinsulin (PPI). Basal- bzw. Ausgangswerte wurden aber in beiden Gruppen übereinstimmend wieder nach 6 Std erreicht.

Der Blutzucker fiel nach Gabe von Humaninsulin (HBI) signifikant länger und tiefer ab (Abb. 2), wenn den Probanden zuvor Humaninsulin im Vergleich zu Schweineinsulin (PPI) injiziert wurde. Der Beginn und das Ende der hypoglykämischen Reaktion war allerdings in beiden Insulingruppen wiederum gleich. Auch der Abfall des C-Peptids war nach Insulingabe s.c. in beiden Insulingruppen nicht verschieden. Auffällig ist der protrahierte Verlauf des reaktiven C-Peptidabfalls, der auch nach 6 Std, zu einem Zeitpunkt, wo Insulin- und Blutzuckerspiegel bereits wieder normalisiert sind, noch immer anhält.

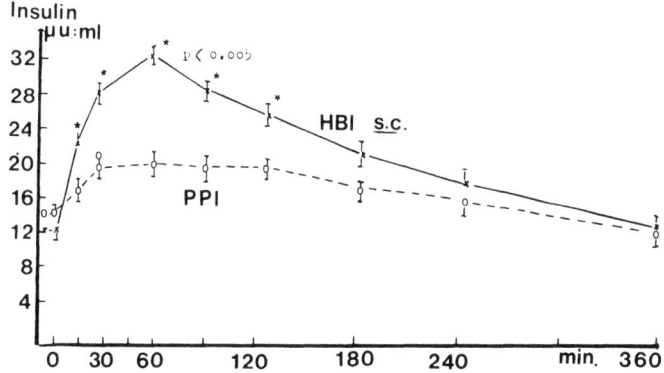

**Abb. 1.** Seruminsulin nach s.c. Gabe von Human- (HBI) und Schweineinsulin (PPI) bei acht gesunden Probanden

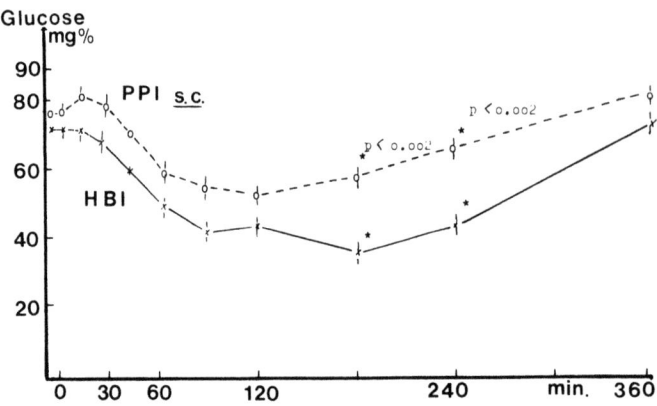

**Abb. 2.** Blutzuckerverhalten bei acht gesunden Probanden nach s.c. Gabe von 0,1 E Human- (HBI) und Schweineinsulin (PPI)/kg Körpergewicht

Wachstumshormon wird erwartungsgemäß durch die insulininduzierte Hypoglykämie stimuliert, wobei der Anstieg nach i.v. Gabe von Insulin, entsprechend den stärker ausgeprägten hypoglykämischen Reaktionen, wesentlich deutlicher in Erscheinung tritt. Ein unterschiedlicher Effekt von Human- bzw. Schweineinsulin bestand jedoch weder nach i.v. noch s.c. Gabe, weder für den Wirkungsbeginn noch das Ausmaß.

Die Plasmacortisolwerte zeigten nach Gabe von Insulin 0,1 E/kg Körpergewicht, analog dem diurnalen Rhythmus, nach hohen Ausgangswerten am frühen Morgen einen signifikanten Abfall bis zum frühen Nachmittag, ohne daß die durch Insulin induzierte Hypoglykämie einen meßbaren Effekt hinterließ. Insulinspezifische Unterschiede waren nicht zu registrieren.

*Zusammenfassung*

Das hier benutzte biosynthetische Humaninsulin bewirkt bei gesunden Probanden einen blutzuckersenkenden Effekt, der bei i.v. Applikation identisch ist mit der Wirkung von Schweineinsulin.

Bei s.c. Applikation kommt es jedoch durch höhere Seruminsulinspiegel und folglich stärkere Hypoglykämien durch Humaninsulin zu einem signifikant unterschiedlichen Verhalten, ohne daß dadurch jedoch die Reaktion von C-Peptid, Wachstumshormon und Plasmacortisol ebenfalls unterschiedlich beeinflußt wird.


Weber, T., Beyer, J., Schulz, J., Westerburg, A., Hassinger, W., Krause, U., Cordes, U. (Abt. für Endokrinologie, II. Med. Klinik, Univ. Mainz)

**Vergleich zwischen biosynthetischem Humaninsulin und Schweineinsulin hinsichtlich biologischer Wirksamkeit bei Diabetikern mit und ohne körperliche Belastung**

*Einleitung*

Neue Verfahren der Gentechnologie haben es ermöglicht, humanes Insulin biosynthetisch herzustellen [2, 4, 9]. Ausgangspunkt für dieses Insulin ist die getrennte Synthese von A- und B-Ketten in E. coli-Bakterien. Die beiden Ketten werden nach Extraktion und der Reinigung von Bakterienproteinen in vitro zusammengefügt. Bisher durchgeführte chemische, biochemische und tierexperimentelle Untersuchungen zeigten keinen Unterschied zwischen biosynthetischem und pankreatischem Humaninsulin und ergaben eine dem Schweineinsulin vergleichbare Wirksamkeit [1]. In unserer Untersuchung sollte die biologische Wirksamkeit von biosynthetischem Humaninsulin mit derjenigen von Schweineinsulin am Menschen verglichen werden.

*Methodik*

Biosynthetisches Humaninsulin (Lilly LY 41001) wurde intraindividuell bei insulinpflichtigen Diabetikern mit Schweineinsulin (Iletin) verglichen. Die Untersuchungen wurden am glukosekontrollierten Insulininfusionssystem vom Typ Biostator Miles durchgeführt. Gesichtspunkte waren das Blutzuckerverhalten, der basale, nahrungsunabhängige Insulinbedarf, der reaktive Insulinbedarf auf definierte Nahrungszufuhr und der Insulinverbrauch unter körperlicher Belastung.

An der Untersuchung nahmen auf freiwilliger Basis elf insulinpflichtige Diabetiker teil, hiervon waren die Daten der acht im folgenden genannten Patienten exakt und vollständig auswertbar. Alle Patienten waren ideal- bis normalgewichtig und hatten außer Diabetes mellitus keine Erkrankungen. Sie waren zwischen 16 und 60, im Mittel 35 Jahre alt. Die Diabetesdauer lag zwischen 1 Monat und 18 Jahren, im Mittel bei 6 Jahren. Das radioimmunologisch gemessene C-Peptid [5, 8] lag zwischen 0,1 und 0,5 ng/ml, im Mittel bei 0,25 ng/ml. Die vor der Untersuchung benötigte tägliche Insulinmenge betrug im Mittel 37 E/Tag. Sechs von acht Patienten hatten Insulinantikörper [6]. Keiner der Patienten hatte in einem zuvor durchgeführten Intrakutantest mit den in dieser Untersuchung verwendeten Insulinen eine allergische Rekation gezeigt.

Die Untersuchung am glukosekontrollierten Insulininfusionssystem dauerte 72 Std. Eine 24stündige Vorperiode diente der normoglykämischen Einstellung und der Erzielung eines Steady state. Der Blutzucker wurde in dieser Phase innerhalb enger Grenzen, das heißt zwischen 80 und 120 mg/dl einreguliert. Am 1. Testtag wurde in randomisierter Reihenfolge die eine Hälfte der Patienten mit Humaninsulin, der andere Teil mit Schweineinsulin behandelt. Dasselbe Insulin wie am 1. Testtag wurde in der Vorperiode bereits verabreicht. Am 2. Testtag wurde dann das jeweils andere Insulin als am 1. Testtag gegeben.

An beiden Testtagen wurden die Patienten 15 min nach Beginn des Abendessens für 2 × 20 min mit 1 Watt/kg Körpergewicht auf dem Fahrradergometer belastet.

Die Patienten erhielten eine standardisierte Kost mit 32 kcal/kg Körpergewicht und einem Verhältnis von Eiweiß : Fett : Kohlenhydraten von 20 : 40 : 40. Es wurden sechs Mahlzeiten verabreicht, zwei Mahlzeiten waren zum Ausschluß methodischer Fehler an allen 3 Tagen identisch zusammmengesetzt.

*Ergebnisse*

Bei Betrachtung der mittleren Blutzuckerspiegel und des gemittelten Insulinverbrauchs, die beide in 1minütigen Abständen ermittelt und in 10-min-Intervallen graphisch dargestellt wurden, ergibt sich über 24 Std betrachtet ein weitgehend gleicher Kurvenverlauf für beide Insuline.

Bei einem Vergleich des totalen Insulinverbrauchs über 24 Std zeigt sich kein Unterschied zwischen Human- und Schweineinsulin (Abb. 1a). Eine getrennte Betrachtung des Tag- und Nachtbedarfs sowie des basalen und des nahrungsinduzierten Insulinverbrauchs (Insulinzufuhr bis 2 Std nach Beginn jeder Mahlzeit abzüglich des individuell ermittelten Basalbedarfs) zeigen sich ebenfalls keine signifikanten Unterschiede. Auch bei Aufschlüsselung des nahrungsinduzierten Insulinbedarfs auf die einzelnen Mahlzeiten in Relation zur zugeführten Menge an Kohlenhydraten (Abb. 1b) ergeben sich keine sicherungsfähigen Unterschiede. Die tageszeitlichen Schwankungen des Insulinbedarfs pro Gramm Kohlenhydrate gehen für beide Insuline parallel.

Bei Betrachtung des Kurvenverlaufs in der abendlichen Phase zwischen 18.00 und 21.00 Uhr (Abb. 2), in der um 18.00 Uhr die Abendmahlzeit verabreicht und um 18.15

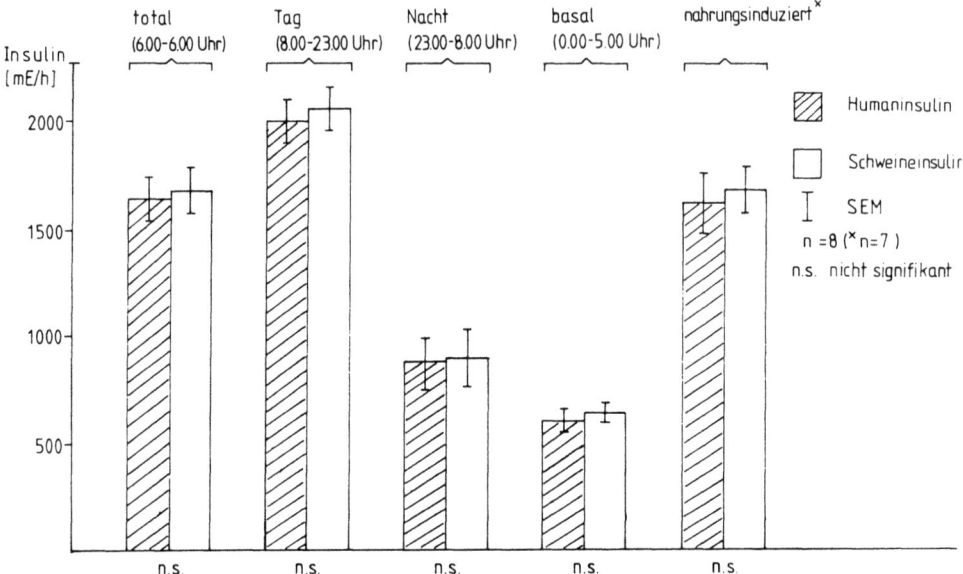

**Abb. 1a.** Insulinbedarf unter biosynthetischem Humaninsulin und Schweineinsulin. Nahrungsinduzierter Insulinbedarf: Insulinverbrauch bis 2 Std nach Beginn jeder Mahlzeit abzüglich des individuell ermittelten Basalbedarfs

Uhr mit dem Ergometertraining begonnen wird, steigt unter Schweineinsulin der Blutzucker signifikant schneller an, gefolgt von einem ebenfalls schnelleren Anstieg des Insulinverbrauchs unter Schweineinsulin. Im weiteren Kurvenverlauf gleichen sich diese Unterschiede summenmäßig wieder aus, der Insulinverbrauch über die gesamten 3 Std ist bei beiden Insulinen identisch. Ein schnellerer Blutzuckeranstieg unter Schweineinsulin konnte als Tendenz auch nach den anderen Mahlzeiten beobachtet werden.

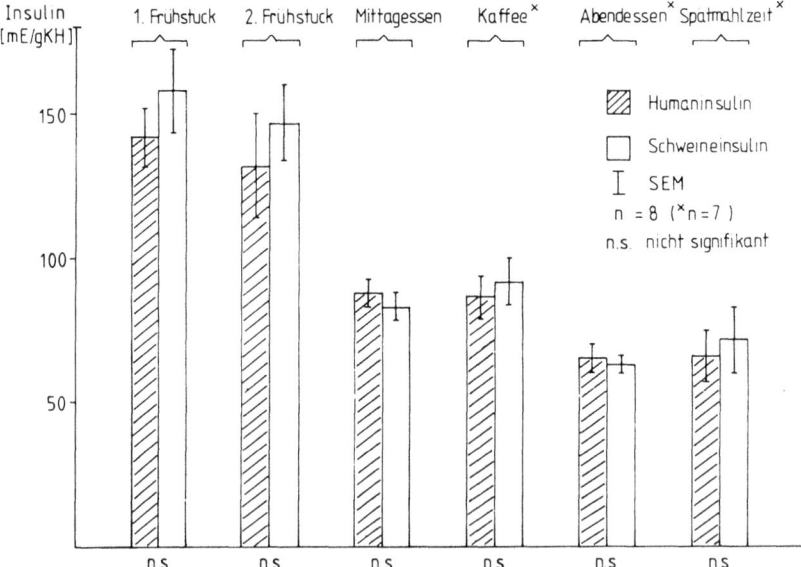

**Abb. 1b.** Insulinbedarf beim Vergleich von biosynthetischem Humaninsulin mit Schweineinsulin. Nahrungsinduzierter Insulinbedarf pro Gramm Kohlenhydrat über jeweils 2 Std (minus Basalbedarf)

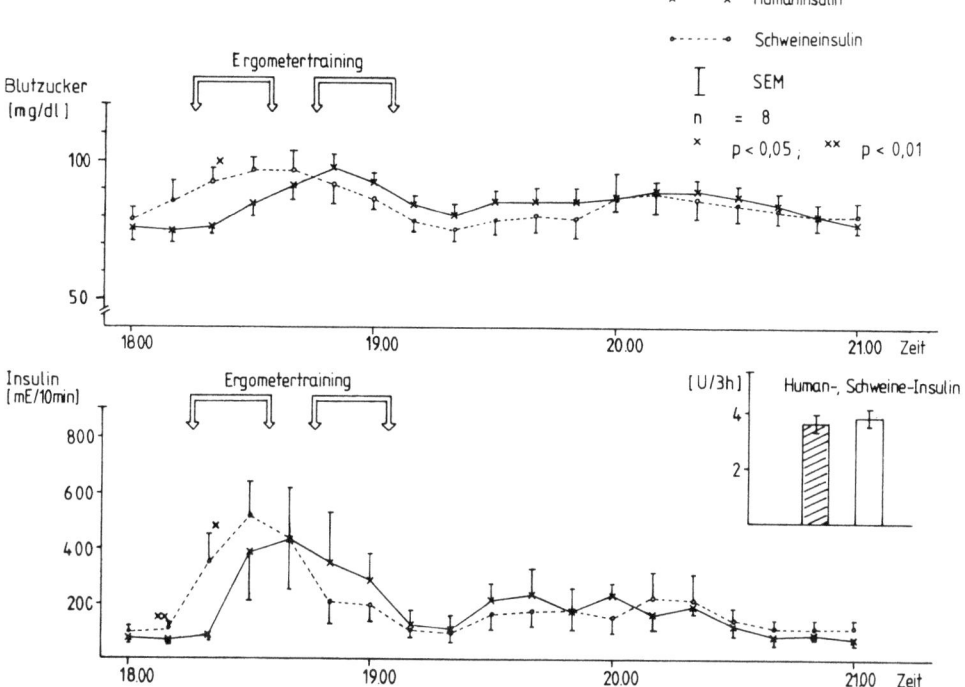

**Abb. 2.** Vergleich von biosynthetischem Humaninsulin mit Schweineinsulin. Blutzucker und Insulinverbrauch nach der Abendmahlzeit (18.00 Uhr) und unter körperlicher Belastung (1 Watt/kg Körpergewicht für 2 × 20 min)

*Diskussion*

Bei intraindividuellem Vergleich zwischen biosynthetischem Humaninsulin und Schweineinsulin fanden sich in der vorliegenden Untersuchung keine sicheren Unterschiede hinsichtlich der biologischem Wirksamkeit der beiden Substanzen. Es konnte jedoch eine Tendenz zu einem postprandial gedämpfteren Blutzuckeranstieg unter Humaninsulin beobachtet werden. Hierfür findet sich bei gleicher Wirksamkeit beider Insuline, die ersten Erfahrungen anderer Autoren entspricht [7, 10], und bei ebenfalls gleicher Rezeptorbindung [3], derzeit keine schlüssige Erklärung. Als mögliche Ursache ist vor allem eine unterschiedliche Antikörperbindung und -dissoziation zu diskutieren.

Eine Langzeitbehandlung mit Humaninsulin ist voraussichtlich mit ähnlichen Dosierungen durchführbar wie mit Schweineinsulin. Dies hat sich bei den ersten fünf Patienten bestätigt, bei denen wir eine Therapie mit Humaninsulin in einer Depot- und einer Altzubereitung bis zu 3 Monaten durchführen konnten (unveröffentlicht). Eine unterschiedliche Beeinflussung von gegenregulatorisch wirksamen Hormonen konnte in eigenen Untersuchungen nicht beobachtet werden (unveröffentlicht). Es fanden sich sowohl in Ruhe als auch unmittelbar nach körperlicher Belastung keine signifikant unterschiedlichen Konzentrationen von Adrenalin, Noradrenalin, Dopamin, Cortisol, Wachstumshormon und ACTH.

Biosynthetisches Humaninsulin hat den Vorteil, daß es in absehbarer Zeit problemlos in großen Mengen verfügbar sein dürfte. Es wird in Langzeituntersuchungen zu klären sein, ob erwartete immunologische Vorteile, insbesondere eine geringere Antikörperbildung, tatsächlich bestehen.

*Literatur*

1. Chance RE, Kroeff EP, Hoffmann JA, Bruce HF (1981) Chemical, physical, and biologic properties of biosynthetic human insulin. Diabetes Care 4: 147 – 2. Crea R, Kraszewski A, Tadaaki H, Itakura K (1978) Chemical synthesis of genes for human insulin. Proc Natl Acad Sci USA 75: 5765 – 3. De Meyts P, Halban P, Hepp KD (1981) In vitro studies on biosynthetic human insulin: an overview. Diabetes Care 4: 144 – 4. Goeddel DV, Kleid DG, Bolivar F, Heyneker HL, Yansura DG, Crea R, Hirose T, Kraszewski A, Itakura K, Riggs AD (1979) Expression in Escherichia coli of chemically synthesized genes for human insulin. Proc Natl Acad Sci USA 76: 106 – 5. Kaneko T, Oka H, Munenura M, Yamashita K, Sizuki S, Yanaihara N, Hasimoto T, Yanaihara C (1974) Radioimmunoassay of human proinsulin C-peptide using synthetic human connecting peptide. Endocrinol Jpn 21: 141 – 6. Kerp L, Steinhilber S, Kasemir H (1966) Nachweis insulinbindender Antikörper durch Differential-Adsorption. Klin Wochenschr 44: 560 – 7. Klier M, Kerner W, Torres AA, Pfeiffer EF (1981) Comparison of the biologic activity of biosynthetic human insulin and natural pork insulin in juvenile-onset diabetic subjects assessed by the glucose uncontrolled insulin infusion system. Diabetes Care 4: 193 – 8. Krause U, Cordes U, Beyer J (1977) C-Peptid, Sekretion und Stoffwechsel bei unterschiedlichen Funktionsstörungen und Störung der B-Zellen der Langerhansschen Inseln. Dtsch Med Wochenschr 102: 785 – 9. Miller WL, Baxter JD (1980) Recombinant DNA – a new source of insulin. Diabetologia 18: 431 – 10. Rapties S, Karaiskos C, Enzmann F, Hatzidakis D, Zoupas C, Souvatzoglou A, Diamantopoulos E, Moulopoulos S (1981) Biologic activities of biosynthetic human insulin in healthy volunteers and insulin-dependent diabetic patients monitored by the artificial endocrine pancreas. Diabetes Care 4: 155

Velćovsky, H.-G., Laube, H., Weil, I., Federlin, K. (Med. Klinik III und Poliklinik, Univ. Gießen)
## Biosynthetisches Insulin: Immunologische in vitro- und in vivo-Untersuchungen – Insulinantikörperbindung, Hauttestungen, Leukozytenmigrationsteste bei Normalpersonen

Erstmals wurde Anfang der 60er Jahre menschliches Insulin aus menschlichem Pankreasgewebe gewonnen, kristallisiert und weiterhin wurde die Aminosäurenfrequenz bestimmt [1, 2]. In den folgenden Jahren wurde menschliches Insulin auch vollsynthetisch hergestellt, doch waren die gewonnenen Mengen sehr klein und die Herstellungskosten sehr hoch, so daß nur kurzfristige klinische Studien durchgeführt werden konnten. Seit kurzem wird humanes Insulin biosynthetisch durch die Übertragung von menschlichem genetischen Material in Plasmide von E. coli hergestellt. Die A- und B-Kette eines Insulinmoleküls werden in zwei separaten E. coli-Stämmen, für die A-Kette der Stamm K 12 strain 294, für die B-Kette Stamm K 12 strain D1210, hergestellt. Anschließend werden die beiden Ketten extrahiert, gereinigt und zum eigentlichen Insulinmolekül miteinander verbunden. Danach folgt ein erneuter Reinigungsschritt. Das biologische Verhalten dieses neuen biosynthetischen humanen Insulins ist fast identisch mit dem der bisher benutzten Hormone tierischer Herkunft, insbesondere mit dem des Schweineinsulins [5, 13].

In der vorliegenden Arbeit sollte nun untersucht werden, wie sich das biosynthetische Humaninsulin immunologisch im Vergleich zu den bisher benutzten Insulinen, speziell dem Schweineinsulin verhält. Zu diesem Zwecke wurden bei Probanden Insulinhautteste durchgeführt, weiterhin wurde das Bindungsverhalten des neuen Insulins im Vergleich zu Rinder- und Schweineinsulin gegenüber präformierten Antikörpern im Serum von insulinpflichtigen Diabetikern untersucht, es wurden Insulinbindungskurven mit mehreren Patientenseren durchgeführt und außerdem wurden Leukozytenmigrationsteste bei den Probanden, die an den Hauttesten und den biologischen Untersuchungen mit dem biosynthetischen Insulin teilgenommen hatten, durchgeführt, um zu sehen, ob eine Sensibilisierung gegen dieses Insulin aufgetreten wäre.

*Material und Methoden*

Die intradermalen Hautteste wurden an der Rückenhaut bei zehn männlichen Probanden im Alter zwischen 20 und 31 Jahren durchgeführt. Keiner war Diabetiker oder hatte früher einmal Insulin erhalten. Auch war bei keinem eine Allergie bekannt. Neben dem biosynthetischen Humaninsulin (Fa. E. Lilly, Lot CT/4648/OB) testeten wir außerdem ein hochgereinigtes Monokomponentenschweineinsulin (Fa. E. Lilly) in jeweils drei verschiedenen Konzentrationen (1, 0,1 und 0,01 E), sowie einen Extrakt von E. coli (Fa. Bencard, 0,05%, Stamm 0 rough h 10, national collection of type cultures, ncte 86) und Candida albicans (Fa. Bencard, 0,5%). Das Lösungsmittel des Insulins und Histamin 1:10 000 dienten als Kontrollsubstanzen. Es wurden jeweils 0,05 ml intracutan injiziert. Die Ablesung des Ergebnisses erfolgte nach 10–20 min, nach 8 Std sowie nach 24 Std. Die Auswertung des Hauttestes erfolgte in üblicher Weise, entweder negativ oder 1+ bis 4+.

Die Bestimmung der Insulinantikörperspiegel des neuen Insulins im Vergleich zu Rinder- und Schweineinsulin gegenüber präformierten Antikörpern im Serum von 35 Diabetikern mit unterschiedlich hohen Insulinantikörperspiegeln erfolgte mit der Radioimmunelektrophorese nach der Christiansen-Technik [8]. Diese 35 Diabetiker hatten entweder Rinder- oder Schweineinsulin oder auch beide Insuline gleichzeitig erhalten, die Insulinantikörperspiegel waren unterschiedlich hoch. Fünf Normalseren dienten als Kontrolle.

Die Seruminsulinbindung des neuen biosynthetisch humanen Insulins wurde bei fünf Diabetikern mit Antikörpern gegen Rinder- und Schweineinsulin mit der Zelluloseabsorptionsmethode [9] untersucht. Hierbei wird die Insulinbindung einer bestimmten Serummenge gemessen. Es wird jeweils das Verhältnis zwischen gebundenem und freiem Insulin bei einer bestimmten Serummenge bestimmt.

Weiterhin wurden noch Leukozytenmigratonsinhibitionsteste nach der Clausen-Technik [12] durchgeführt. Die weißen Zellen der untersuchten Personen (zehn Probanden, sechs Normalpersonen, fünf insulinpflichtige Diabetiker) wurden mit den Antigenen, biosynthetisches Humaninsulin (Fa. E. Lilly), semisynthetisches Humaninsulin (Fa. Novo), Monokomponentenschweineinsulin (Fa. Novo), chromatographisch gereinigtes Schweineinsulin (Fa. Hoechst), E. coli (Fa. Bencard), Tuberkulin (Fa. Behring) inkubiert. Als Kontrolle mit dem Migrationsindex 1,0 diente physiologische Kochsalzlösung. Von den einzelnen Antigenen wurden jeweils mehrere Konzentrationen zur Untersuchung benutzt. Die Zellen wurden nach der Inkubationsphase in Löcher von Agaroseplatten verbracht. Die Ablesung erfolgte nach 24 Std.

*Ergebnisse*

Bei den Hauttestungen zur Prüfung der Hautverträglichkeit bei den zehn Probanden konnte weder auf das biosynthetische Humaninsulin, noch auf das Schweineinsulin eine positive Sofort- und Spätreaktion gesehen werden. Auch auf die anderen Antigene war keine positive Sofortreaktion festzustellen. Im Gegensatz dazu zeigten alle Testpersonen eine mehr oder minder starke positive Spätreaktion auf den Extrakt von E. coli. An den Injektionsstellen fand sich ein unterschiedlich großes, teilweise leicht gerötetes, gelegentlich juckendes Infiltrat. Dieses Infiltrat hielt bis zu 72 Std an. Weiterhin wurde auch noch bei einigen Testpersonen eine positive Spätreaktion auf Candida albicans festgestellt. Die Kontrollsubstanzen fielen jeweils entsprechend aus.

Bei den Untersuchungen des Antikörperbindungsverhaltens des neuen biosynthetischen Humaninsulins gegenüber präformierten Insulinantikörpern im Serum von 35 Diabetikern, die sowohl Rinder- als auch Schweineinsulin bzw. beide Insuline gleichzeitig bekommen hatten, zeigte sich, daß das biosynthetische Humaninsulin sich ähnlich wie Schweineinsulin verhält. Bei einer Gruppe von Patienten konnten nur Antikörper gegen Rinderinsulin nachgewiesen werden. In einer weiteren kleinen Gruppe fanden sich auch grenzwertige niedrige Antikörpertiter gegen Humaninsulin. Bei der bei weitem größten Patientengruppe wurden sowohl Antikörper gegen Rinder- als auch gegen Schweine- und Humaninsulin gefunden. Die Mittelwerte (s. Abb. 1) von Schweine- und Humaninsulin waren fast identisch, der Mittelwert der Antikörper gegen Rinderinsulin signifikant höher als gegen die beiden eben erwähnten Insuline. Bei der Auswertung der einzelnen Antikörperspiegel gegen Human- und Schweineinsulin zeigte sich, daß diese bis auf einige Ausnahmen fast identisch waren. Bei einem weiteren

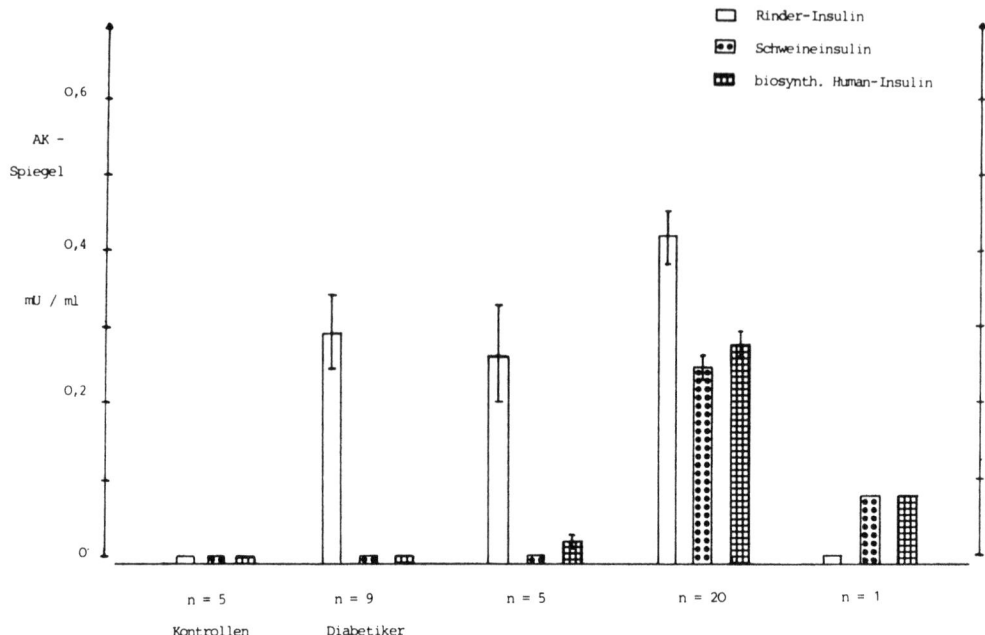

**Abb. 1a.** Insulinantikörperspiegel (IgG) bei 35 insulinpflichtigen Diabetikern (Radioimmunelektrophorese)

Patienten, der nur mit Schweineinsulin behandelt worden war, fanden sich identische, niedrige Antikörperspiegel gegen Human- und Schweineinsulin, jedoch keine Insulinantikörper gegenüber Rinderinsulin. Der Insulinantikörperspiegel betrug jeweils 0,13 mE/ml bei diesem Patienten. In der Patientengruppe mit Antikörpern gegen Rinder-, Human- und Schweineinsulin betrugen die Mittelwerte gegen biosynthetisches Humaninsulin 0,279 ± 0,035 mE/ml, bei Schweineinsulin 0,242 ± 0,033 mE/ml und bei Rinderinsulin 0,424 ± 0,045 mE/ml. Der Unterschied zwischen Rinderinsulin und Human- sowie Schweineinsulin war jeweils signifikant.

Bei der Seruminsulinbindungsuntersuchung von fünf Diabetikern mit Antikörpern gegen Rinder- und Schweineinsulin zeigte es sich, daß sowohl biosynthetisches Humaninsulin (Fa. E. Lilly) als auch semisynthetisches Humaninsulin (Fa. Novo) sich in seiner Serumbindung wie Schweineinsulin verhält. Bei 5 µl Serum betrug das Verhältnis gebundenes Insulin zu freiem Insulin für biosynthetisches Humaninsulin 6,28 ± 0,9 (SEM), für semisynthetisches Humaninsulin 7,0 ± 1,27 und für Schweineinsulin 6,62 ± 0,52. Bei 50 µl Serum betrugen die Mittelwerte 23,82 ± 3,37, 25,64 ± 4,6 sowie 24,3 ± 2,19. Bei 200 µl Serum betrugen die Bindungsmittelwerte 59,12 ± 2,16, 52,66 ± 5,9 und 55,5 ± 4,13. Wie auf der Abb. 1b zu sehen ist, verlaufen die Bindungskurven für die beiden Humaninsuline und das Schweineinsulin fast parallel. Im Gegensatz dazu ist das Bindungsverhalten gegenüber Rinderinsulin wesentlich höher, aber die Streuung ist in dieser Gruppe wesentlich größer, wie aus den Abweichungen zu ersehen ist.

Die Leukozytenmigrationsinhibitionsteste führten wir bei den oben angeführten Probanden sowie fünf insulinpflichtigen Diabetikern und sechs Normalpersonen durch. Alle untersuchten Personen hatten eine positive Spätreaktion auf E. coli gezeigt.

Als Antigene zur Prüfung der zellulären Sensibilisierung wurden in verschiedenen Konzentrationen biosynthetisches Humaninsulin, semisynthetisches Humaninsulin, ein Monokomponentenschweineinsulin sowie ein chromatographisch gereinigtes Schweineinsulin verwandt. Weiterhin wurden Tuberkulin, E. coli und neben der Kontrolle

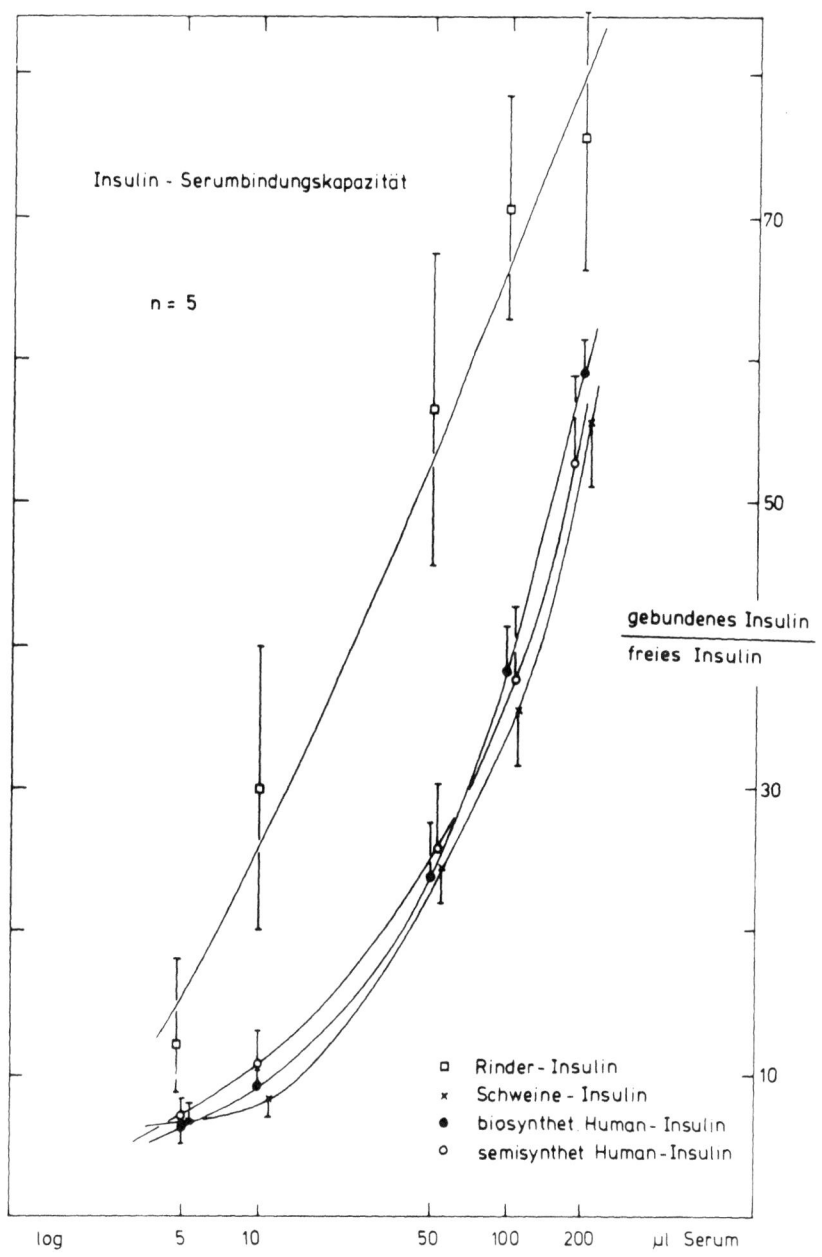

Abb. 1b

physiologische Kochsalzlösung benutzt. Dabei konnte jedoch mit keinem der angeführten Antigene in den einzelnen untersuchten Gruppen eine signifikante Migrationshemmung als Ausdruck einer spezifischen zellulären Sensibilisierung festgestellt werden. Insbesondere fand sich auch in keinem Fall eine eindeutige Migrationshemmung gegenüber E. coli, obwohl im Hauttest z. T. sehr starke positive Spätreaktionen aufgefallen waren. Auch gegenüber den verschiedenen Insulinen konnte in keinem Falle eine eindeutige Migrationshemmung gesehen werden (s. Abb. 1c).

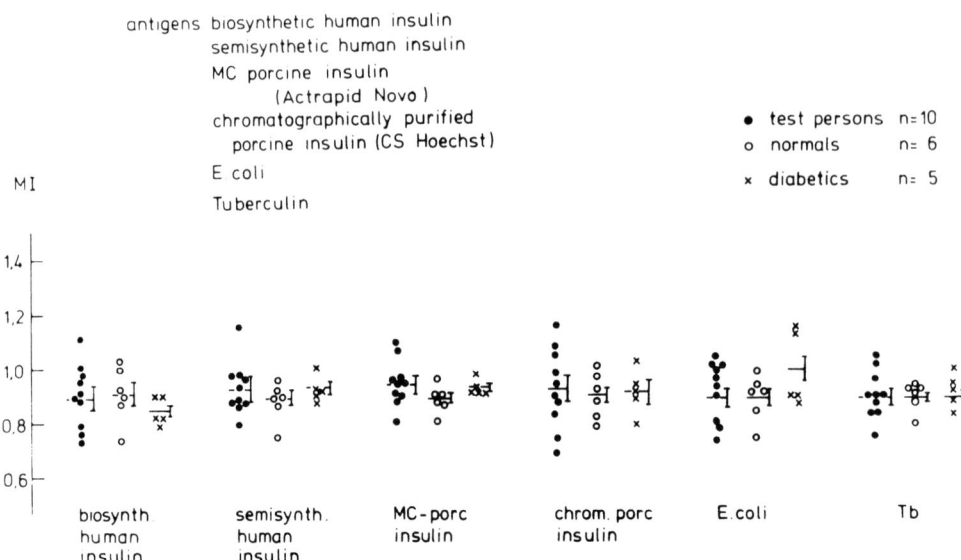

Abb. 1c. Migrationsinhibitionstest

*Diskussion*

Das neue biosynthetische Humaninsulin scheint sich in seinem biologischen Verhalten kaum wesentlich von den bisher benutzten Hormonen, insbesondere dem Schweineinsulin zu unterscheiden (Keen et al. 1980). Immunologisch hatten die bisher benutzten Humaninsulinpräparationen ebenfalls keinen signifikanten Unterschied zum Schweineinsulin gezeigt (Teuscher et al. 1977; Diem et al. 1979; Kreines 1965; Deckert et al. 1972). Bei den jetzt durchgeführten intradermalen Hauttesten mit verschiedenen Konzentrationen von biosynthetischem Humaninsulin konnten wir weder eine positive Sofort- noch eine positive Spätreaktion bei den gesunden Probanden feststellen, ähnliches hatte auch Keen et al. (1980) beobachtet. Ebenso fand sich auch auf Schweineinsulin keine positive Sofort- und Spätreaktion.

Auffallend hingegen war jedoch, daß alle Probanden eine mehr oder minder starke positive Spätreaktion auf einen Extrakt von E. coli zeigten. Dieses Ergebnis läßt immerhin den Schluß zu, daß das neue biosynthetische Humaninsulin keine gröberen Verunreinigungen mit Bakterienproteinen bzw. Bakterienprodukten aufweist. Dieses Ergebnis war auch nicht zu erwarten gewesen, da zuvor von den Herstellern ausgedehnte Reinheitsuntersuchungen des neuen Humaninsulins durchgeführt worden waren. Weitere Untersuchungen werden zur Klärung dieser Beobachtungen durchgeführt. Bekannt war bisher, daß Patienten mit akuten Gastroenteritiden, hervorgerufen durch E. coli oder Patienten mit einer Colitis ulzerosa oder einem Morbus Crohn humorale Antikörper gegenüber E. coli aufweisen. Diese sind z. T. sogar nur temporär nachweisbar (Stefani und Fink 1967; Lagercrantz et al. 1968).

Bei der Untersuchung des Antikörperbindungsverhaltens des biosynthetischen Humaninsulins gegenüber präformierten Insulinantikörpern im Serum von 35 Diabetikern zeigte sich, daß das Humaninsulin sich ähnlich wie Schweineinsulin verhält. In Einzelfällen wurde sogar eine etwas höhere Konzentration als bei Schweineinsulin gefunden. Ein ähnliches Verhalten des Humaninsulins zeigt sich auch bei der Bestimmung der Seruminsulinbindungskapazität. Die Kurven von Schweine- und Humaninsulin zeigen einen fast identischen Verlauf. Diese Untersuchungen unterstreichen die Heterogenität der Insulinantikörper. Deshalb kann möglicherweise bei schlecht eingestellten Diabetikern mit hohen Insulinantikörperspiegeln nach einer Umstellung auf Humaninsulin keine eindeutige Besserung erwartet werden. Weitere Untersuchungen müßten jedoch durchgeführt werden. Daß auf der anderen Seite ebenfalls Antikörper gegen Humaninsulin entstehen können, wurde schon bei früheren Untersuchungen (Deckert et al. 1972; Teuscher et al. 1977) berichtet.

Bei der Untersuchung zur Prüfung der zellulären Sensibilität mit dem Leukozytenmigrationsinhibitionstest zeigte das biosynthetische Humaninsulin wie auch das semisynthetische Humaninsulin gleichfalls kein unterschiedliches Verhalten im Vergleich zu den übrigen benutzten Antigenen. Auch mit E. coli konnte keine eindeutige Migrationshemmung gesehen werden. Weitere Untersuchungen zur Prüfung dieser Frage mit Patienten mit einer E. coli-Infektion sollen durchgeführt werden.

Zusammenfassend kann festgestellt werden, wie diese Untersuchungen zeigen, daß das aus E. coli hergestellte biosynthetische Humaninsulin sich in seinem immunologischen Verhalten nicht wesentlich von den bisher benutzten Hormonen, speziell dem Schweineinsulin unterscheidet.

*Literatur*

1. Mirsky IA (1963) The isolation and crystallisation of human insulin. J Clin Invest 42: 1869 – 2. Nicol DSHW, Smith LF (1960) Amino-acid sequence of human insulin. Nature 187: 483 – 3. Teuscher A, Diem P (1977) Skin sensitivity of synthetic human insulin compared to monocomponent and cristalline insulins. Diabetologia 13: 435 – 4. Diem P, Teuscher A (1979) Immunologische Untersuchungen mit vollsynthetischem humanem Insulin bei Patienten mit Diabetes mellitus. Schweiz Med Wochenschr 109: 1814 – 5. Keen H, Glynne A, Pickup JC, Viberti GC, Bilous RW, Jarrett RJ, Marsden R (1980) Human insulin produced by recombinant DNA technology: Safety and hypoglycaemic potency in healthy men. Lancet 2: 398 – 6. Goeddel DV, Kleid DG, Bolivar F (1979) Expression in Escherichia coli of chemically synthesised genes for human insulin. Proc Natl Acad Sci USA 76: 106 – 7. Deckert T, Anderson OO, Grundahl E, Kerp L (1972) Isoimmunization of man by recrystallized human insulin. Diabetologia 8: 358 – 8. Christiansen AH (1970) A new method for the determination of insulin-binding immunoglobulins in insulin-treated diabetic patients. Horm Metab Res 2: 187 – 9. Kerp L, Steinhilber S, Kasemir H (1966) Ein Verfahren zum Nachweis insulinbindender Antikörper durch Differentialabsorption. Klin Wochenschr 44: 560 – 10. Lagercrantz R, Hammarström S, Perlmann R, Gustafsson BE (1968) Immunological studies in ulcerative colitis. J Exp Med 128: 1339 – 11. Stefani S, Fink S (1967) Effect of E. coli antigens, tuberculin and phytohaemagglutinin upon ulcerative colitis lymphocytes. Gut 8: 249 – 12. Clausen IE (1971) Tuberculin-induced migration inhibition of human peripheral leucocytes in agarose medium. Acta Allergol (Kbh) 26: 56 – 13. Federlin K, Laube H, Velćovsky H-G (1981) Biological and immunological in vivo and in vitro studies with biosynthetic human insulin (BHI) Diabetes Care (im Druck) – 14. Patterson R, Lucena G, Metz R, Roberts M (1969) Reaginic antibody against insulin: demonstration of antigenic distinction between native and extracted insulin. J Immunology 103: 1061


Schlüter, K., Petersen, K.-G., Kerp, L. (Abt. für Klin. Endokrinologie der Med. Univ.-Klinik Freiburg)
**Effekte homologen Insulins beim Insulintoleranztest**

*Manuskript nicht eingegangen*

# Neue Entwicklungen in der Behandlung von Infektionskrankheiten

## I. Antibiotische Entwicklungen

### Untersuchungen zum Einsatz von Antibiotika in Praxis und Klinik

Lüthy, R. (Dept. für innere Medizin, Univ.-Spital Zürich)

**Referat**

*Kurzfassung*

Prospektive Studien über den Einsatz von Antibiotika in Klinik und Praxis wurden bisher vor allem in den USA durchgeführt. Diese, wie auch die vereinzelten europäischen Untersuchungen zeigen, daß 25–30% der hospitalisierten Patienten Antibiotika erhalten, wobei ca. 50% aus therapeutischen und ca. 50% aus prophylaktischen Indikationen verschrieben werden. Je nach der Strenge der Beurteilungskriterien der Autoren wurden 20–60% der Therapien und Prophylaxen inadäquat durchgeführt.

In einer eigenen Studie (Eijsten et al.) wurden während 3 Monaten an einer chirurgischen Klinik sämtliche Antibiotikatherapien und -prophylaxen nach publizierten Richtlinien beurteilt (Kunin et al.). Von den 95 Therapien waren 39 indiziert und wurden korrekt durchgeführt; 41 Therapien waren zwar indiziert, aber in der Wahl oder Anwendung des Antibiotikums nicht korrekt und 15 Therapien waren nicht indiziert. 35 von 83 prophylaktischen Anwendungen waren in der Auswahl oder Anwendung der Stubstanzen inkorrekt und die verbleibenden 48 waren nicht indiziert. Ein Vergleich mit ähnlichen Studien zeigt, daß sich die Verordnungspraxis von Antibiotika in verschiedenen Kliniken kaum unterscheidet.

Die Individualität der Praxisführung macht es unmöglich, prospektive Studien bei praktizierenden Ärzten durchzuführen. Trotzdem haben wir versucht, in einer retrospektiven Untersuchung (Simmen et al.) von den praktizierenden Ärzten des Kantons Zürich Auskunft zu erhalten, über die Indikationen und Häufigkeiten von Antibiotikatherapien. 480 Ärzte haben im Zeitraum 1 Woche ca. 4500mal die Indikation zu einer Antibiotikatherapie gestellt. 60% der Therapien wurden für vermutete oder erwiesene Infektionen des Respirationstraktes verordnet. Die mittlere Behandlungsdauer lag bei 10 Tagen und schwankte zwischen 5 und 20 Tagen. 20% der Antibiotikatherapien wurden für Harnwegsinfektionen verschrieben. Unkomplizierte Fälle wurden im Mittel 11 Tage behandelt. Das Kombinationspräparat Cotrimoxazol wurde insgesamt am häufigsten verordnet, Penicillin V, Tetrazykline und Aminopenicilline folgten mit erheblichem Abstand. Bei der Information über neue Substanzen spielten Zeitschriften und Firmenvertreter eine bedeutsamere Rolle als Austrittsberichte von Spitälern oder Symposien. Diese Studie erlaubt jedoch keine Aussage über die individuelle Indikationsstellung oder Auswahl der Antibiotika.

*Literatur*

Eijsten A, Lüthy R, Akovbiantz A (1979) Antibiotikaverbrauch an einer chirurgischen Klinik. Schweiz Med Wochenschr 109: 1931–1936 – Simmen HP, Lüthy R, Siegenthaler W (1981) Antibiotikaeinsatz in der ambulanten Praxis. Ergebnisse und Gedanken zu einer Umfrage bei praktizierenden Ärzten im Kanton Zürich. Schweiz Med Wochenschr 111: 4–10

## Auswahl von Antibiotika in Praxis und Klinik

Siegenthaler, W., Fuchs, P., Siegenthaler, G., Lüthy, R. (Dept. für Innere Medizin, Univ.-Spital Zürich)

**Referat**

Die Vielzahl der heute in Praxis und Klinik für die Behandlung bakterieller Infektionen zur Verfügung stehenden Antibiotika hat in den letzten Jahren zu einer beträchtlichen Verwirrung und Verunsicherung geführt. Wir möchten deshalb versuchen, Indikationen für den Einsatz der verschiedenen Antibiotikagruppen auch unter Berücksichtigung ökonomischer Gesichtspunkte herauszuarbeiten.

*Situation in der Praxis*

In der *Praxis*, mit den geringeren Resistenzproblemen als in der Klinik, werden vor allem oral applizierbare Substanzen eingesetzt. Aus einer bei praktizierenden Ärzten im Kanton Zürich durchgeführten Untersuchung ergab sich, daß zur Behandlung von Erkrankungen des oberen und unteren Respirationstraktes, der Pharyngitis, sowie von Infektionen der Harnwege, die insgesamt 86% der Infektionen in der Praxis ausmachen, in erster Linie Pyrimidin-Sulfonamidkombinationen, gefolgt von Penicillin V, Tetrazyklinen und Aminopenicillinen verwendet werden. Seltener werden Erythromycin und Penicillin G gebraucht, während andere Antibiotika kaum eine Rolle spielen.

*Pyrimidin-Sulfonamidkombinationen*

Die *Kombination von Pyrimidinen und Sulfonamiden,* obwohl kein eigentliches Antibiotikum, spielt für die Praxis wegen des breiten Wirkungsspektrums, der geringen Resistenz, der guten Verträglichkeit und den niedrigen Kosten eine große Bedeutung. Die klassische Kombination Trimethoprim-Sulfamethoxazol (Cotrimoxazol) ist gegen praktisch alle in der Praxis vorkommenden pathogenen Erreger wirksam.

Die wichtigsten Indikationen für Cotrimoxazol, andere Trimethoprim-Sulfonamidkombinationen und die neue Kombination von Tetroxoprim-Sulfadiazin (Cotetroxazin), die gegenüber der klassischen Kombination keine wesentlichen Vorteile aufweisen, sind Infektionen der oberen Luftwege, des Urogenitaltraktes und des Darmes. Bei verschiedenen Infektionen sind dennoch Substanzen vorzusehen, welche gegen einen bestimmten Erreger eine bessere Wirksamkeit zeigen, wie z. B. Penicillin bei Streptokokkeninfektionen. Auf die Sulfonamide mit ähnlichen Indikationsgebieten soll in diesem Rahmen nicht weiter eingegangen werden, da sie nicht das Wirkungsspektrum der Pyrimidin-Sulfonamidkombinationen aufweisen.

*Penicilline*

Einen seit langem gesicherten Platz nehmen die *Penicilline* in der ambulanten Chemotherapie ein. Die klassischen Domänen von *Penicillin V und G* sind Infektionen mit Streptokokken, Pneumokokken, Gonokokken, Spirochäten und nicht penicillinasebildenden Staphylokokken. Gegen diese Erreger ist Penicillin allen anderen Substanzen bei ausgezeichneter Wirksamkeit, geringer Resistenz, guter Verträglichkeit und praktisch fehlender Toxizität überlegen. Hauptsächliche Indikationen sind demnach Streptokokkenangina, Erysipel, Pneumokokkenpneumonie, Gonorrhoe und Lues.

Einzige Indikation für die *penicillinasefesten Penicilline* Oxa-, Cloxa-, Dicloxa- und Flucloxacillin sind Infektionen mit penicillinasebildenden Staphylokokken, z. B. Furunkel. Gegen penicillinempfindliche Erreger ist die Wirksamkeit von Pencillin V oder G dagegen besser.

Die *Aminopenicilline* Ampicillin, Epicillin, Amoxycillin und Proampicilline, welche zusätzlich zum Wirkungsspektrum von Penicillin V und G auch gegen Enterokokken, Haemophilus influenzae, E. coli, Salmonellen und Shigellen wirksam sind, bieten eine Spektrumerweiterung. Für die Praxis sind die z. T. besseren pharmakokinetischen Eigenschaften einzelner Aminopenicilline nicht von wesentlicher Bedeutung, weil die bessere Resorption durch niedrigere Dosierung wieder ausgeglichen wird. Hauptsächliche Indikationen für die Aminopenicilline in der Praxis sind Harnwegsinfekte, Sinusitis, Otitis media, Bronchitis sowie behandlungsbedürftige Salmonellosen und Shigellosen, wobei letztere mit Ampicillin und nicht mit Amoxycillin behandelt werden sollten.

Eine gewisse Rolle können in der Praxis selten einmal die oralen *Carboxylpenicilline* Carindacillin und Carfecillin spielen, indem sie bei durch Pseudomonas aeruginosa bedingten Harnwegsinfektionen eingesetzt werden können.

Die übrigen Penicilline werden demgegenüber in der Klinik verwendet und später besprochen.


*Tetrazykline*

Neben den Aminopenicillinen werden in der Praxis die *Tetrazykline* etwa gleich häufig verwendet. Sie haben einerseits zwar ein breites Wirkungsspektrum, doch ist andererseits die Empfindlichkeit der pathogenen Erreger recht schwer voraussagbar. Je nach lokaler Resistenzsituation sind 10–40% von Staphylokokken, Streptokokken, Pneumokokken, Haemophilus influenzae und E. coli resistent. Gerade diese Erreger sind nun aber im Rahmen der Infektionen der oberen Luftwege und der Harnwege die häufigsten Erreger in der Praxis. Gegen jeden der erwähnten Erreger sind zudem, wie bereits besprochen, sicherer und stärker wirkende Substanzen vorhanden, so daß sich die Verabreichung von Tetrazyklinen heute vor allem bei anderen Krankheitsbildern empfiehlt. Dank der guten Wirksamkeit gegen Mykoplasmen und Chlamydien stehen dabei Mykoplasmen- und Chlamydieninfektionen, insbesondere die Mykoplasmenpneumonie und die durch Chlamydien bedingte Ornithosepneumonie sowie die durch Mykoplasmen und Chlamydien bedingte nichtgonorrhoische Urethritis im Vordergrund. Eine weitere in der Dermatologie oft geübte Indikation zum Einsatz von Tetrazyklinen, allerdings in niedrigerer Dosis, stellt die Akne dar.


*Erythromycin*

Eine gewisse Renaissance erlebt im gegenwärtigen Zeitpunkt das *Erythromycin*. Im Bereich der ambulanten Behandlung von Infektionen zeigt es vor allem eine gute Wirkung gegen Streptokokken, Pneumokokken, Mykoplasmen, Chlamydien und Legionellen. Lag seine Indikation bis vor einigen Jahren vor allem in der Anwendung gegen penicillinempfindliche Keime bei Penicillinallergie, wird es heute immer häufiger in der Primärbehandlung der Pneumonien eingesetzt, weil es gegen deren häufigste in der Praxis vorkommenden Erreger, nämlich Pneumokokken, Mykoplasmen, Chlamydien und insbesondere auch als einzige Substanz gegen die Legionella spp wirksam ist.

*Cephalosporine*

Nicht erwähnt wurden bis jetzt die für die Praxis empfohlenen *oralen Cephalosporine*. Während für die parenteralen Cephalosporine klar definierte Indikationen bestehen, auf deren Einsatz später eingegangen werden soll, müssen die Indikationen für den Einsatz der oralen Cephalosporine kritisch gestellt werden. Gegenüber Streptokokken und Staphylokokken sind sie bezüglich in vitro-Aktivität den Penicillinen unterlegen.
 Resistent sind Enterokokken, Enterobacter, Pseudomonas, Serratia, teilweise resistent E. coli, Proteus und Klebsiella. Damit reduzieren sich die Indikationen für orale Cephalosporine auf die Anwendung bei Penicillinallergie vor allem in der Schwangerschaft und in besonderen Situationen bei Otitis media, Sinusitis sowie Harnwegs- und Respirationstraktinfekten. Die an sich sehr wertvollen Cephalosporine sollten nicht bei banalen Infektionen eingesetzt werden, um der Resistenzentwicklung nicht Vorschub zu leisten.

*Zusammenfassend* läßt sich sagen, daß mit Pyrimidin-Sulfonamidkombinationen, Penicillinen, Tetrazyklinen und Erythromycin der größte Teil der in der ambulanten Praxis vorkommenden Infektionen optimal behandelt werden kann.
 Auf die klinische Diagnose bezogen lassen sich für die ambulante Behandlung folgende antibiotischen Therapien empfehlen (Tabelle 1).

*Situation in der Klinik*

Demgegenüber sieht die Palette der in der *Klinik* bei meist nosokomialen, lebensbedrohlichen Infektionen mit mehrfach resistenten Erregern meist parenteral verwendeten Antibiotika mit breitem Spektrum sehr viel anders aus.
 Außer den bereits früher erwähnten Substanzen werden in der Klinik unter den *Penicillinen* hauptsächlich neuere Breitspektrumpenicilline wie Carboxylpenicilline, Ureidopenicilline und Piperacillin neben betalactamasestabilen *Cephalosporinen* mit breitem Spektrum und *Aminoglykosiden* eingesetzt. Im Rahmen dieser auf die Klinik bezogenen Ausführung wird vor allem versucht, die differentialtherapeutische Anwendung dieser bakterizid wirkenden Substanzen herauszuarbeiten.

*Penicilline*

Während bei Infektionen durch Streptokokken, Pneumokokken, Neisserien und sensible Staphylokokken *Penicillin G* sowie bei Infektionen durch penicillinasebildende Staphylokokken Isoxazolylpenicilline sowie gegebenenfalls Cephalosporine wie Cefalotin oder auch Erythromycin, Clindamycin und Vancomycin eingesetzt werden, finden die neueren Penicilline neben Aminopenicillinen vor allem bei gramnegativen im Krankenhaus erworbenen Infektionen Verwendung. Vom mikrobiologischen Standpunkt aus erscheint vor allem *Piperacillin* durch seine Wirkung im gramnegativen Bereich und insbesondere gegen Pseudomonas, den *Carboxylpenicillinen* z. B. Ticarcillin und den *Ureidopenicillinen* wie Mezlocillin und Azlocillin im Indikationsbereich schwerer Infektionen überlegen. Die klinische Relevanz dafür muß jedoch noch erbracht werden.

| Klinische Diagnose | Substanz | Tabelle 1. Die häufigsten Infektionen in der Praxis und ihre Behandlung |
|---|---|---|
| Angina lacunaris, Erysipel | Penicillin V/G (Erythromycin) | |
| Otitis media, Sinusitis | Aminopenicillin Cotrimoxazol (Cephalosporin) | |
| Akute bakterielle Bronchitis, chronische rezidivierende Bronchitis | Cotrimoxazol Aminopenicillin | |
| Pneumonien | Erythromycin Penicillin V/G | |
| Harnwegsinfektionen | Cotrimoxazol Aminopenicillin (Cephalosporin) | |
| Pseudomonas aeruginosa | Carindacillin | |
| Prostatitis | Cotrimoxazol | |
| Urethritis, nichtgonorrhoische | Tetracyclin | |
| Gonorrhoe/Lues | Penicillin G | |
| Furunkel | Penicillinasefestes Penicillin Erythromycin Clindamycin (Cephalosporin) | |
| Salmonellosen/Shigellosen | Aminopenicillin Cotrimoxazol | |

*Cephalosporine*

Als Indikationen für die immer größer werdende Gruppe der *Celphalosporine* gelten wie für die eben erwähnten Penicilline im Krankenhaus erworbene (nosokomiale) bedrohliche Infektionen, Infektionen durch Erreger mit Resistenz gegen Penicilline, Infektionen bei Patienten mit Penicillinallergie, die als gesichert angesehene perioperative Prophylaxe in der Kardiochirurgie und in der orthopädischen Chirurgie und möglicherweise auch in der Colonchirurgie. Bei den neuesten Cephalosporinen stellt sich analog zu den neuesten Penicillinen die Frage, inwieweit sie eines Tages als Ersatz für Aminoglykoside in Frage kommen, zumal sie auch im Pseudomonasbereich wirksam sind.

Eine Arbeitsgruppe der Paul-Ehrlich-Gesellschaft für Chemotherapie, die zur Antibiotikatherapie in der Klinik Stellung genommen hat, ist der Meinung, daß aufgrund der derzeitigen Resistenzsituation auch heute die bisherigen Cephalosporine Cefalotin vor allem für Staphylokokken sowie die Präparate der Cefazolingruppe bei den meisten Patienten im Krankenhaus kostengünstig und mit ausreichender Sicherheit eingesetzt werden können. Die besonderen Indikationen für die neueren Cephalosporine mit weitgehender Betalactamasestabilität liegen bei im Krankenhaus erworbenen Infektionen durch mehrfach resistente Erreger, vorwiegend auf Intensivstationen vor. Dazu gehören vor allem Cefamandol, Cefoxitin und Cefuroxim. Von den neuesten Substanzen Cefotaxim, Lamoxactam, Cefoperazon, Ceftazidim, Ceftriaxon und Ceftizoxim liegen z. T. ausgezeichnete in vitro- und in vivo-Resultate vor. Zweifellos weist diese Gruppe

Substanzen auf, die für die Zukunft von wesentlicher Bedeutung sind. Beim Cefulodin handelt es sich um ein vorwiegendes Pseudomonascephalosporin.

*Aminoglykoside*

Bei den Aminoglykosiden Gentamicin, Tobramycin, Sisomicin und Netilmicin ergeben sich weitgehende Gemeinsamkeiten sowohl hinsichtlich ihres antibakteriellen Spektrums als auch im pharmakokinetischen Verhalten. Daraus leitet sich für diese Präparate auch ein praktisch identisches Indikationsgebiet vor allem bei gramnegativen Infektionen durch Erreger mit Resistenz gegen andere, weniger toxische Antibiotika ab. Beim klinischen Einsatz der Aminoglykoside werden Oto- und Nephrotoxizität zum therapeutisch limitierenden Faktor.

Da die Aminoglykoside durch verschiedene bakterielle Enzyme an unterschiedlichsten Stellen des Moleküls inaktiviert werden, bestehen bei resistenten Keimen punktuelle Wirkungsunterschiede. So hat Amikacin eine therapeutisch noch nutzbare Aktivität für die meisten Stämme mit Resistenz gegen die erwähnten Aminoglykoside. Es sollte daher möglichst restriktiv verwendet werden.

*Kombinationstherapie*

In der Klinik ist bei den erwähnten Infektionen vor allem mit unbekanntem Erreger aus verschiedenen Gründen eine *Kombinationstherapie* oftmals unumgänglich, wobei vor allem Penicilline, Cephalosporine und Aminoglykoside kombiniert werden. Auf andere seltenere Kombinationen vor allem bei anaeroben Infektionen kann in diesem Rahmen nicht eingegangen werden.

Die Kombinationstherapie mit verschiedenen Chemotherapeutika kann einerseits das antibakterielle Spektrum erweitern, andererseits die antibakterielle Aktivität verstärken (Tabelle 2).

Die Kombination von Betalactamantibiotika untereinander (Penicilline und Cephalosporine) verbreitet in der Regel nur das Spektrum, ihre Kombination mit Aminoglykosiden führt dagegen häufig zu einer synergistischen Wirkungssteigerung und damit zu einer Verstärkung der antibakteriellen Aktivität.

Eine Kombinationstherapie von Betalactamantibiotika miteinander ermöglicht bei den Penicillinen die Klebsiellenlücke, bei den Cephalosporinen die Enterokokken-, Anaerobier- und Pseudomonadenlücke zu schließen. Bei den neuesten Cephalosporinen

Tabelle 2. Kombinationstherapie von Antibiotika in der Klinik

*a) Erweiterung des antibakteriellen Spektrums*

Penicilline und Cephalosporine (β-Lactamantibiotika)
   Penicillinlücke:     Klebsiellen
   Cephalosporinlücke: Enterokokken
                            Anaerobier
                              Pseudomonaden?

*b) Verstärkung der antibakteriellen Aktivität*

Penicilline oder Cephalosporine mit Aminoglykosiden
   Lebensbedrohliche Infektion mit unbekanntem Erreger
   Mischinfektionen
   Infektionen bei neutropenischen Patienten
   Infektionen bei Immundefizienz
   Bakterielle Endokarditis
   Systemische Pseudomonasinfektionen

allerdings ist die Cephalosporinwirkung auf Pseudomonas aeruginosa sehr beachtlich.

Als Indikationen für eine Kombinationstherapie von Betalactamantibiotikum und Aminoglykosid gelten Anfangsbehandlung von lebensbedrohlichen Infektionen mit unbekanntem Erreger, Mischinfektionen, Infektionen bei neutropenischen Patienten und bei Patienten mit Immundefizienz, bakterielle Endokarditis und systemische Pseudomonasinfektionen.

*Zusammenfassend* ergibt sich, daß in der Klinik aufgrund der heutigen Kenntnisse bei Infektionen, bei denen auch Verdacht auf Enterokokken und Anaerobier besteht, die neueren Penicilline mit Aminoglykosiden kombiniert verabreicht werden. Bei Infektionen, bei denen Klebsiellen vermutet oder mitbeteiligt sind bzw. bei Penicillinallergie oder Penicillinresistenz werden dagegen eher Cephalosporine mit Aminoglykosiden kombiniert. Ein abschließendes Urteil zur differentialtherapeutischen Abgrenzung von neueren Penicillinen bzw. neueren Cephalosporinen als Monotherapie oder in Kombination mit Aminoglykosiden ist zur Zeit noch nicht sicher möglich.

*Zusammenfassung*

Die Vielzahl der heute in Praxis und Klinik zur Verfügung stehenden Antibiotika hat in den letzten Jahren zu einer beträchtlichen Verwirrung und Verunsicherung geführt. Es wird versucht, Indikationen für den Einsatz der verschiedenen Antibiotikagruppen auch unter Berücksichtigung ökonomischer Gesichtspunkte herauszuarbeiten. Dabei ist es nötig, zwischen den Bedürfnissen der praktischen und der klinischen Medizin zu unterscheiden.

In der Praxis mit den geringeren Resistenzproblemen als in der Klinik werden vor allem oral applizierbare Substanzen eingesetzt. Aufgrund der heutigen Kenntnisse läßt sich sagen, daß mit Pyrimidin-Sulfonamidkombinationen, Penicillinen, Tetrazyklinen und Erythromycin der größte Teil der in der ambulanten Praxis vorkommenden bakteriellen Infektionen optimal behandelt werden kann.

Demgegenüber sieht die Palette der in der Klinik bei mehrfach resistenten Erregern und lebensbedrohlichen Infektionen meist parenteral verwendeten Antibiotika mit breitem Spektrum sehr viel anders aus. Hier sind es vor allem die neueren Penicilline und Cephalosporine sowie die Aminoglykoside, die von entscheidender Bedeutung sind. Durch die Kombination von Betalactamantibiotika mit Aminoglykosiden wird versucht, das therapeutische Spektrum zu erweitern und die antibakterielle Aktivität zu verstärken.

Ein abschließendes Urteil zur differentialtherapeutischen Abgrenzung zur Anwendung von neueren Penicillinen bzw. neueren Cephalosporinen als Monotherapie, aber auch in Kombination mit Aminoglykosiden, ist zur Zeit noch nicht möglich. Immerhin scheint es sinnvoll, bei Infektionen, bei denen auch Enterokokken, Pseudomonaden und Anaerobier im Spiele sind, die neueren Penicilline mit Aminoglykosiden zu kombinieren. Bei Infektionen, bei denen auch Klebsiellen möglich sind, eine Penicillinallergie oder Penicillinresistenz besteht, werden dagegen eher Cephalosporine mit Aminoglykosiden kombiniert.

*Literatur*

1. Baker CN, Thornsberry C, Jones RN (1980) In vitro antimicrobial activity of cefoperazone, cefotaxime, moxalactam, azlocillin, mezlocillin and other betalactam antibiotics against Neisseria gonorrhoea and Haemophilus influenzae, including betalactamase producing strains. Antimicrob Agents Chemother 17: 757 – 2. Bonetti A (1981) Cephalosporine. In: „Medizin und Pharmazie".

Schweiz Apoth Ztg 119 (im Druck) – 3. Eijsten A, Lüthy R, Akovbiantz A (1979) Antibiotikaverbrauch an einer chirurgischen Klinik. Schweiz Med Wochenschr 109: 1931 – 4. Fu KP, Neu HC (1978) Piperacillin, a new penicillin active against many bacteria resistant to other penicillins. Antimicrob Agents Chemother 13: 358 – 5. Grimm H (1981) Persönliche Mitteilung – 6. Knothe H (1981) Persönliche Mitteilung – 7. Lode H, Siegenthaler W (1981) Klinische Antibiotika-Therapie. Empfehlung einer interdisziplinären Arbeitsgruppe der Paul-Ehrlich-Gesellschaft für Chemotherapie. Dtsch Ärztebl 194: 501 – 8. Lüthy R (1980) Basis for an adequate dosage of aminoglycoside antibiotics. Infection 8: 558 – 9. Lüthy R, Blaser J, Bonetti A, Simmen HP, Wise R, Siegenthaler W (1981) Comparative multiple dose pharmacokinetics of cefotaxime, moxalactam and ceftazidime. Antimicrob Agents Chemother 19 (in press) – 10. Münch R (1981) Penicilline. In: „Medizin und Pharmazie". Schweiz Apoth Ztg 119 (im Druck) – 11. Münch R (1981) Tetrazykline. In: „Medizin und Pharmazie". Schweiz Apoth Ztg 119 (im Druck) – 12. Neu HC (1977) The penicillins. NY State J Med 768: 962 – 13. Rahal JJ Jr (1978) Antibiotic combinations: the clinical relevance of synergy and antagonism. Medicine 57: 197 – 14. Rieder H (1981) Aminoglykosid-Antibiotika. In: „Medizin und Pharmazie". Schweiz Apoth Ztg 119 (im Druck) – 15. Siegenthaler W, Fuchs P, Lüthy R (1979) Die Chemotherapie bakterieller Pneumonien. Atemwegs- Lungenkrankh 5: 386 – 16. Siegenthaler W, Fuchs P, Lüthy R (1981) Die Prophylaxe bakterieller Infektionen. Internist 22: 57 – 17. Simmen HP (1981) Erythromycin. In: „Medizin und Pharmazie". Schweiz Apoth Ztg 119 (im Druck) – 18. Simmen HP (1981) Anaerobier-Chemotherapeutika. In: „Medizin und Pharmazie". Schweiz Apoth Ztg 119 (im Druck) – 19. Simmen HP, Lüthy R, Siegenthaler W (1981) Antibiotikaeinsatz in der ambulanten Praxis. Schweiz Med Wochenschr 111: 4

## II. Immunologische Entwicklungen

## Neuere Entwicklungen auf dem Gebiete der Impfung gegen bakterielle Erreger

Glauser, M. P. (Division des maladies infectieuses, Centre Hospitalier Universitaire Vaudois, Lausanne)

### Referat

Die Welt der Bakterien hat es den Ärzten und Forschern, welche seit nunmehr über 100 Jahren versuchen, den bakteriellen Infektionen durch eine geeignete Immunoprophylaxe zuvorzukommen, bisher nicht leicht gemacht. Gewisse Keime wie Salmonella, Brucella, oder Listeria haben die Möglichkeit, sich Zellen als Wirt zu bedienen; bis heute wurde noch kein tatsächlich wirksamer Impfstoff gegen diese intrazellulär überlebenden Mikroorganismen gefunden. Andere Keime zeigen sich einer Immunophrophylaxe gegenüber problematisch, was durch die Vielfalt ihrer Oberflächenantigene bedingt ist. Diese Vielfalt wäre kaum folgenschwer, wenn es nicht gerade die Oberflächenantigene wären, welche für die Pathogenese der durch Mikroorganismen hervorgerufenen Infektionskrankheiten verantwortlich sind. Der Organismus bedarf für jedes einzelne dieser Antigene spezifischer Antikörper, um gegen die eingedrungenen Erreger zu kämpfen.

Zwei wichtige Beispiele der jüngsten Entwicklung werden präsentiert, um die verschiedenen Angriffspunkte zur Umgehung der Schwierigkeit der Antigenvielfalt aufzeigen zu können; es handelt sich einerseits um die Infektionen durch Pneumokokken, andererseits um solche durch gramnegative Keime. Diese Beispiele können zusätzlich benutzt werden, um nicht nur die Annäherungsmöglichkeiten an das Problem der Antigenvielfalt zu diskutieren, sondern auch um herauszuarbeiten, welche Patientengruppen mit dem Risiko einer Erkrankung bzw. eines schweren Verlaufs behaftet sind, und ob diese Risikopatienten von einer Immunoprophylaxe profitieren könnten.

*Die Impfung gegen Pneumokokkeninfektionen und ihre Indikationen*

Die Pneumokokken sind von einer Polysaccharidkapsel umhüllt, welche einen wirksamen Schutz vor Phagozytose darstellt. Diejenigen Pneumokokkenmutanten, welche keine solche Kapsel aufweisen, zeigen keinerlei Virulenz und stellen keine Infektionsursache dar. Da jene Kapsel bei Pneumokokken als hauptsächlicher Virulenzfaktor fungiert, müssen wirksame, die Virulenz eindämmende Antikörper spezifisch gegen diese Polysaccharidkapsel gerichtet sein; das Wirkprinzip besteht in einer intensiven Opsonierung der polynuklearen Leukozyten, die durch Anhaften der Antikörper an die Polysaccharidkapsel nunmehr zur Phagozytose befähigt sind.

Nun weist der Pneumokokkus jedoch ungefähr 80 Polysaccharidkapselantigentypen auf. Da die Antikörper spezifisch für jeden einzelnen dieser Antigentypen sind, kann ein Patient, der von einer Pneumokokkeninfektion des Typs Antigen „X" heimgesucht wird, nach Heilung, ohne weiteres an einer Pneumokokkeninfektion des Antigentyps „Y" erkranken.

Das Prinzip des seit langem bekannten aber nur kürzlich in den Handel eingeführten Impfstoffs beruht auf dieser Tatsache: 23 von 80 verschiedenen Serotypen verursachen 90% der Pneumokokkeninfektionen (Austrian et al. 1976). Der vorgeschlagene Impfstoff enthält 14 gereinigte Polysaccharidantigentypen, welche am häufigsten beobachtet werden und könnte somit theoretisch gegen gut 80% der Pneumokokkeninfektionen schützen. Das gebräuchliche Vorgehen in der Aufbereitung des Antipneumokokkenimpfstoffs besteht also in der Reinigung und Zusammenstellung der als häufigste Infektionsursache erkannten Antigene, um so die Hürde der Antigenvielfalt zu nehmen.

Wie steht es nun um die Wirksamkeit dieser Impfung? Ihre Wirksamkeit wurde zunächst bei Personengruppen mit besonders hohem Erkrankungsrisiko nachgewiesen, wie es zum Beispiel die Arbeiter in den südafrikanischen Goldminen sind (Austrian et al. 1976). Aber welche Gruppen sind innerhalb unserer Gesellschaft besonders gefährdet? Einen ersten Typ Risikopatienten für schwerste Pneumokokkeninfektionen stellen Patienten mit Splenektomie dar. Das genannte Risiko könnte niedrig scheinen, wie es zum Beispiel in einer retrospektiven Studie von mehr als 3000 splenektomisierten Patienten mit 2,5% fulminanten Pneumokokkenseptikämien festgestellt wurde (Singer 1973). Wenn man aber die Mortalität von mehr als 50% berücksichtigt, muß man annehmen, daß diese Patienten in erster Linie für eine Impfung in Frage kommen. Nicht nur bei Patienten mit Splenektomie zu Zwecken der diagnostischen Einstufung eines Lymphoms besteht diese Gefahr, sondern auch bei Patienten mit Splenektomie wegen eines Traumas: es wurden vier splenektomierte Patienten mit fulminanten Pneumokokkenseptikämien im letzten Jahr im Kantonsspital Lausanne beobachtet, drei davon mit posttraumatischer Splenektomie (zwei verstarben) (Francioli et al. 1981). Unglücklicherweise besteht Anlaß zu der Annahme, daß die Wirksamkeit der Impfung bei Patienten nach Entfernung der Milz im Vergleich zu Normalpersonen, herabgesetzt ist (Broome et al. 1980; Hosea et al. 1981): insbesondere auch dann, wenn nach Milzexstirpation zur diagnostischen Einstufung eines Lymphoms eine Chemotherapie durchgeführt wurde (Minor et al. 1979). Wie dem auch immer sei, wir befürworten die Impfung in jedem Falle durchzuführen, auch wenn Zweifel bezüglich der Wirksamkeit nach Milzexstirpation berechtigt scheinen.

**Tabelle 1.** Grunderkrankung in 76 Fällen von Pneumonie mit Bakteriämie in bezug auf die Letalität bei zusätzlicher Leber- bzw. Niereninsuffizienz (Ref.)

| Patienten mit Grunderkrankungen | % | Todesfällen | | % |
|---|---|---|---|---|
| | | Insgesamt | Mit zusätzlicher Leberzirrhose oder Niereninsuffizienz | |
| Respiraktionstrakt | 41 | 8 | 6 | 75 |
| Herzinsuffizienz | 28 | 8 | 6 | 75 |
| Alkoholismus | 27 | 6 | 6 | 100 |
| Krebs | 14 | 4 | 1 | 50 |
| Diabetes mellitus | 14 | 4 | 2 | 50 |
| Niereninsuffizienz | 11 | 8 | – | – |
| Leberzirrhose | 9 | 6 | – | – |
| Andere | 10 | 3 | 2 | 66 |
| Keine | 6 | 0 | – | – |

Wir haben in Lausanne versucht, andere Patientengruppen mit besonders hohem Infektionsrisiko herauszufinden (Bille et al. 1980). Von 101 Patienten, welche im Laufe der vergangenen 3 Jahre eine Pneumokokkenbakteriämie aufgewiesen haben, hatten 76 eine Pneumonie (von denen 19 starben), 16 eine Meningitis (von denen acht starben) und neun einen nicht auffindbaren Herd (von denen vier starben). Die gesamte Mortalität betrug 31%.

Wenn die Grundkrankheiten in bezug auf die Mortalität analysiert wurden (Tabelle 1), so wurde festgestellt, daß die Mehrheit der verstorbenen Patienten entweder an einer Leberzirrhose oder an einer Niereninsuffizienz litten. Im Gegensatz zu Niereninsuffizienz und Leberzirrhose waren bei den 76 Pneumoniepatienten die chronischen Erkrankungen der Luftwege, Herzinsuffizienz oder Diabetes mellitus keine signifikanten Risikofaktoren.

Ein anderer, dritter evidenter Risikofaktor ist nach unseren Ergebnissen das Alter zum Zeitpunkt der Infektion. Dieses Altersrisiko war unabhängig von Leber- und Niereninsuffizienz, da von den Patienten ohne Nieren- und Leberinsuffizienz keine unter 70 Jahren verstorben ist, wohingegen sechs Patienten im Alter über 70 Jahren ($p < 0,05$).

Wir können somit drei wichtige Risikofaktoren aufstellen, drei Personengruppen, die sich unserer Ansicht nach prioritär der Antipneumokokkenimpfung unterziehen sollten. Es bleibt noch klarzustellen, ob die Impfung bei diesen Patienten wirksam ist. Da es nicht den Anschein hat, daß die bekannten Fälle, bei denen eine Impfung erfolglos blieb (Broome et al. 1980), sich in den von uns herausgearbeiteten Risikogruppen befinden, haben wir gute Gründe, bei jenen Patienten die Impfung lebhaft zu empfehlen, mit Aussicht auf eine mindestens partielle Wirkung.

*Die Impfung gegen gramnegative Keime mit rauhen Mutanten*

Um auf das Problem der Vielfalt der Antigene zurückzukommen, wird ein anderer noch modernerer Angriffspunkt vorgestellt. Dieser besteht darin, ein verschiedenen Bakteriengruppen gemeinsames Antigen zu isolieren; dieses wird anhand des Beispieles gramnegativer Bakterien entwickelt.

Seit langem sind die Infektionen durch Meningokokken, H. influenzae, Salmonella und Brucella bekannt. Es wird jedoch heute mit zunehmender Besorgnis beobachtet, wie sehr der Fortschritt der modernen Medizin ein beträchtliches Anwachsen der Infektionen durch Keime wie E. coli, Klebsiella, P. aeruginosa etc., welche zur physiologischen

Besiedlung des Organismus zählen, mit sich gebracht hat. Morbidität und die einschneidende Mortalität, welche mit dieser Art Infektionen einhergehen, sind den biologischen Eigenschaften des Oberflächenendotoxins fast aller gramnegativen Keime zuzuschreiben. Nun ist das Endotoxin als Antigen nicht nur unterschiedlich im Hinblick auf die verschiedenen gramnegativen Arten, sondern ebenso innerhalb einer Art: man differenziert heute mehr als 1500 Salmonellenserotypen, mehr als 150 Serotypen von E. coli, mindestens 20 verschiedene Serotypen von P. aeruginosa etc.

Die Entwicklung einer neuen Möglichkeit, mit den verschiedenen Serotypen zu Rande zu kommen, ist nunmehr in vollem Gange, was durch die Pionierarbeit ermöglicht wird, die auf dem Gebiet der molekularen Struktur des Endotoxins geleistet wurde (Heath et al. 1966; Luderitz et al. 1966; Osborn et al. 1966).

Die äußere Partie der Zellmembran der gramnegativen Bakterien ist aus Endotoxin, das auch Lipopolysaccharid genannt wurde, zusammengesetzt. Das Endotoxinmolekül besteht in seinem äußeren Teil aus polymerisierten Polysacchariden, welche man als „O"-Ketten bezeichnet und die jedem Stamm seine verschiedene Antigenität verleihen. Darüber hinaus besteht das Molekül aus einem zentralen Anteil mit einem Polysaccharidstück und einem Lipidstück, das man als „Lipid A" bezeichnet: im ganzen formen diese beiden Stücke den Glykolipidkern. Dieser Glykolipidkern ist mehr oder weniger allen gramnegativen Keimen gemeinsam. Es ist nun so, daß einige gramnegative Mutanten nicht in der Lage sind, die seitlichen „O"-Ketten zu synthetisieren, und somit an ihrer Oberfläche das Lipid A und einen mehr oder weniger großen Teil des Polysaccharidstückes tragen. Unter Kulturbedingungen sind diese Mutanten leicht zu identifizieren, anhand des Sichtbarwerdens einer Art Rauhigkeit der Kolonien im Vergleich zum glatten und schleimigen Aussehen der normalen Kolonien.

Die biologischen Eigenschaften der polysaccharidischen „O"-Ketten sind schwach; die toxische Aktivität des Endotoxins geht hauptsächlich vom Glykolipidkern und in erster Linie vom Lipid A aus: d. h. die hämodynamischen Auswirkungen beim septischen Schock, die Aktivierung der Komplementkaskade und die Stimulierung der Blutgerinnung.

Die Immunisierung durch Bakterien, die an ihrer Oberfläche ein vollständiges Molekül aufweisen, das heißt „O"-Ketten besitzen, führt zu einer spezifischen, nichtheterologen Antikörperbildung und bedeutet somit keinen Schutz vor Infektionen durch andere Serotypen einer Bakterienart. Die Immunisierung mit rauhen Mutanten, das heißt mit solchen, die nicht in der Lage sind, die oberflächlichen „O"-Ketten zu synthetisieren und deren Endotoxin ausschließlich aus dem Glykolipidkern besteht, müßte somit einen Schutz vor den toxischen Effekten zahlreicher gramnegativer Stämme bedeuten. Diese Hypothese wurde intensiv durch Chedid et al. in Paris (1968), McCabe in Boston (1972) und die Gruppe von Braude in San Diego geprüft (Ziegler et al. 1979). Insbesondere in San Diego konnten menschliche und tierische Antikörper durch Verwendung eines rauhen, nur den Glykolipidkern tragenden E. coli-Mutanten, genannt E. coli J5, hergestellt werden. Die so beim Menschen gewonnenen Antikörper schützen im Tierversuch nicht nur vor letalen Verläufen bei Infektionen durch E. coli, sondern auch bei solchen durch K. pneumoniae, P. aeruginosa, Salmonella und auch, wie jüngst deutlich gemacht werden konnte, vor letalen Verläufen experimenteller Infektionen durch Meningokokken und H. influenzae (Ziegler et al. 1979). Darüber hinaus konnten wir vor kurzem nachweisen, daß eine wirkungsvolle Prophylaxe gegen die Entwicklung einer experimentellen chronischen Pyelonephritis durch Immunisierung mit E. coli J5 erreicht werden kann (Bille J, Glauser MP, to be published). Es bleibt nachzuweisen, ob beim Menschen ein solches Serum ebenfalls wirksam ist.

Eine kontrollierte Doppelblindstudie bei Patienten im septischen Schock im Verlauf einer schweren Infektion durch gramnegative Keime wurde durchgeführt (McCutchan et al. 1979; Ziegler et al., to be published). Diese Patienten in gefährdetem Zustand bekamen, über die geeignete antibiotische Therapie hinaus, ungefähr 200 ml Serum intravenös. Verwendet wurde Serum von Normalpersonen, sowie Hyperimmunserum von mit E. coli J5 immunisierten Blutspendern. Die gesamte Mortalität bei gramnegativen Bakteriämien wurde von 39% (42 von 109) in der Normalserumgruppe auf 22% (23 von 103) in der Hyperimmungruppe herabgesetzt ($p < 0,01$). Wenn man ausschließlich die Patienten mit schwerem Schockzustand betrachtet (das sind solche mit ausgeprägtem Niederdruck, welche über mehr als 6 Std unter kontinuierlicher Dopaminzufuhr waren), so ergibt sich eine beträchtliche statistisch signifikante Zunahme der Überlebensrate dank der Behandlung mit Hyperimmunserum anti-E. coli J5; 22 von 39 Kranke dieser Gruppe überlebten (56%), dagegen nur sieben von 38 Patienten (29%) der Gruppe, welche Normalserum erhielten ($p < 0,01$).

In Los Angeles wird zur Zeit eine weitere, dieses Mal propylaktische Studie bei Patienten mit schwerer Neutropenie durchgeführt (Wolf et al. 1980). Die ersten schon jetzt signifikanten Ergebnisse zeigen eine Herabsetzung der Anzahl der Fiebertage bei Patienten, welche prophylaktisch das Hyperimmunserum erhielten. Darüber hinaus wurden bis jetzt Septikämien nur bei solchen Patienten gefunden, welche das Kontrollserum erhielten.

Wir haben die Absicht, in nächster Zeit in Lausanne eine Studie mit prophylaktischem Charakter bei Patienten durchzuführen, welche ein besonders hohes Erkrankungsrisiko bezüglich einer Infektion durch gramnegative Keime aufweisen. Es handelt sich hierbei um Patienten mit entweder schwerem Polytrauma, mit komplizierten, belastenden chirurgischen Eingriffen oder schweren Verbrennungen. Wenn wir auch bei diesen Patienten zeigen können, daß die Immunoprophylaxe gegen den Endotoxinkern entweder der Erkrankung oder dem letalen Verlauf einer Infektion durch gramnegative Keime zuvorkommt, besteht vielleicht Hoffnung, in Zukunft den schweren Tribut, den die moderne Medizin diesem Infektionstyp zollt, zu vermindern.

*Literatur*

Austrian R, Douglas RM, Schiffman G, Coetzee AM, Koornhof HJ, Hayden-Smith S, Reid RDW (1976) Prevention of pneumococcal pneumonia by vaccination. Trans Assoc Am Physicians 89: 184–194 – Bille J, Glauser MP, Freedman LR (1980) Risk of death in adult pneumococcal bacteremia. In: Pneumonia and pneumococcal infections: Royal Society of Medicine International Congress and Symposium, Series no 27. Ltd. and the Royal Society of Medicine. Academic Press, London, pp 47–52 – Broome CV, Facklam RR, Fraser DW (1980) Pneumococcal disease after pneumococcal vaccination. An alternative method to estimate the efficacy of pneumococcal vaccine. N Engl J Med 303: 549–552 – Chedid L, Parant M., Parant F, Boyer F (1968) A proposed mechanism for natural immunity to enterobacterial pathogens. J Immunol 100: 292–301 – Francioli P, Schaller MD, Glauser MP (1981) Sepsis fulminantes à S. pneumoniae après splenectomie: à propos de 4 cas. Schweiz Med Wochenschr (to be published) – Heath EC, Mayer RM, Edstron RD, Beaudreau CA (1966) Structure and biosynthesis of the cell wall lipopolysaccharide of *Escherichia coli*. Ann NY Acad Sci 133: 315–333 – Hosea SW, Brown EJ, Hamburger MI, Frank MM (1981) Opsonic requirements for intravascular clearance after splenectomy. N Engl J Med 304: 245–250 – Luderitz O, Galanos C, Risse HJ, Ruschmann E, Schlecht S, Schmidt G, Schulte-Holthausen H, Wheat R, Westphal O (1966) Structural relationships of *Salmonella* O and R antigens. Ann NY Acad Sci 133: 349–374 – McCabe WR (1972) Immunization with R mutants of *S. minnesota*. I. Protection against challenge with heterologous Gram-negative bacilli. J Immunol 108: 601–610 – McCutchan JA, Ziegler EJ, Braude AI (1979) Treatment of Gram-negative bacteremia with antiserum to core glycolipid. II. A controlled trial of antiserum in patients with bacteremia. Eur J Cancer 15: 77–80 – Minor DR, Schiffman G, McIntosh LS (1979) Response of patients with Hodgkins Disease to pneumococcal vaccine. Ann Intern Med 90: 887–892 – Osborn MJ (1966) Biosynthesis and structure of the core region of the lipopolysaccharide in *Salmonella typhimurium*. Ann NY Acad Sci 133: 375–383 – Singer DB (1973) Postsplenectomy sepsis. In: Rosenberg HS, Belaude RP (eds) Perspectives in pediatric pathology. Year Book Medical Publ., Chicago, pp 285–311 – Wolf JL, McCutchan JA, Ziegler EJ, Braude AI (1980) Prophylactic antibody to core lipopolysaccharide in neutropenia. In: Nelson JD, Grassi C (eds) Current chemotherapy and infectious diseases. American Society of Microbiology, pp 1439–1441 – Ziegler EJ, McCutchan JA, Braude AI (1979) Treatment of Gram-negative bacteremia with antiserum to core glycolipid. I. The experimental basis of immunity to endotoxin. Eur J Cancer 15: 71–76 – Ziegler EJ, McCutchan JA, Douglas E, Braude AI (to be published) Successful treatment of human Gram-negative bacteremia with antiserum against endotoxin core.

# Impfungen gegen Viruserkrankungen

Deinhardt, F. (Max-von-Pettenkofer-Institut der Univ. München)

**Referat**

*1. Methoden der Immunoprophylaxe*

Zur Immunoprophylaxe gegen Virusinfektionen stehen uns prinzipiell drei Methoden zur Verfügung: Passive Immunisierung durch Inokulation von Antikörpern in Form von normalen oder speziellen Immunglobulinen; aktive Immunisierung mit Tot- oder Lebendimpfstoffen oder eine Kombination beider Methoden in Form der passiv-aktiven Immunisierung. Im letzteren Fall wird durch das inokulierte Immunglobulin ein sofortiger, aber zeitlich begrenzter Immunschutz erreicht, der durch simultane Aktivimpfung mit Tot- oder Lebendimpfstoffen in eine länger andauernde Immunität umgewandelt wird. Eine natürliche passiv-aktive Immunisierung kann auch erfolgen, wenn sich unter dem Schutz passiv zugeführter Antikörper eine natürliche Exposition zu Wildvirus ereignet, die dann zwar zu einer Infektion mit nachfolgender Immunität, aber nicht zu einer klinischen Erkrankung führt. Die folgende kurze Übersicht beschränkt sich vorwiegend auf eine Besprechung von Aktivimpfstoffen und behandelt passive Immunisierungen nur unvollständig und nur für die Situationen, bei denen besondere Umstände vorliegen (zur Übersicht s. Immunglobuline, 1977).

*2. Pocken*

Im Mai 1980 konnte die Weltgesundheitsorganisation (WHO) die Welt offiziell *pockenfrei* erklären, nachdem die letzte natürliche Pockenerkrankung am 26. Oktober 1977 aufgetreten war (Arita 1979; Al-Awadi und Mahler 1980). Dies beendete eine 10 Jahre lang durchgeführte intensive Impfkampagne. Nach Berechnungen der Weltgesundheitsorganisation ist die Ausrottung der Pocken mit weltweiten Einsparungen in der Größenordnung von rund 1 Milliarde US-Dollar jährlich verbunden. Allein in den USA wurden vorher jährlich rund 150 Millionen Dollar für Maßnahmen zum Schutz gegen diese Virusinfektion aufgewendet. Die Gesamtkosten des Ausrottungsprogramms beziffert die WHO demgegenüber auf nur 300 Millionen Dollar. Seit dem Start des Impfprogramms wurden insgesamt 2,4 Milliarden Menschen geimpft. Getragen wurde das Programm von rund 200 000 Mitarbeitern. Die Ausrottung der Pocken stellt sicher einen der bisher größten Siege der Seuchenbekämpfung dar. Ein Wiederauftreten der Pocken ist höchst unwahrscheinlich, da es außer dem Menschen kein natürliches Reservoir für menschliches Pockenvirus gibt, doch werden trotzdem vorläufig genügend Vorräte des Pockenimpfstoffes durch die Weltgesundheitsorganisation in mehreren Depots gehalten. Ein epidemisches Übergreifen der Pockenviren nichtmenschlicher Primaten auf den Menschen ist gleichfalls nicht zu erwarten, da gelegentliche Infektionen mit Affenpockenvirus im Menschen nicht zu weiteren Mensch-zu-Mensch-Übertragungen geführt haben. Die weltweite Aufhebung der Impfung gegen Pocken ist deshalb gerechtfertigt, da für viele Jahre, zumindest in den Industrieländern, die Zahl der Impfschäden bei weitem die Zahl der Pockeninfektionen überstieg.

*3. Tollwut*

Auf dem Gebiet der Tollwutschutzimpfung ist jetzt ein neuer Impfstoff frei von zentralnervösen Nebenerscheinungen voll eingeführt. Dieser Impfstoff ermöglicht es, gebissene Personen bereits im geringsten Verdachtsfall zu impfen und selbst prophylaktische Impfungen besonders gefährdeter Personen durchzuführen (Kuwert 1978).

Das für die Herstellung des Impfstoffes benutzte Virus wird in menschlichen diploiden Zellkulturen gezüchtet. Das aus den Zellkulturen gewonnene Virus wird gereinigt, inaktiviert und als Totimpfstoff benutzt. Wenn notwendig, kann diese Tollwutschutzimpfung auch in der Schwangerschaft durchgeführt werden, da sie keine Gefährdung für die Schwangere oder den Feten mit sich bringt.

*4. Poliomyelitis*

Die Impfempfehlungen für die Immunisierung gegen Poliomyelitis haben sich in den letzten Jahren für Deutschland nicht geändert (Tabelle 1). Grundsätzlich stehen ein Totimpfstoff und die Schluckimpfung mit abgeschwächtem aktiven Virus zur Verfügung. Berichte aus den USA über gehäuftes Auftreten von paralytischen Komplikationen nach Erstimpfung von Erwachsenen mit Poliovirus Typ III haben sich nicht genügend bestätigt, um eine offizielle Empfehlung gegen eine Erstimpfung von Erwachsenen mit dem oralen Lebendimpfstoff zu geben. In besonderen Fällen kann man Erwachsene, die noch nie gegen Poliomyelitis geimpft waren, mit dem Totimpfstoff vorimpfen, und anschließend die Immunisierung mit Schluckimpfungen vervollständigen. Zu Impfversagern bei der Schluckimpfung ist es dagegen in tropischen Ländern mit einer hohen Durchseuchung kleiner Kinder mit Enteroviren durch Interferenz zwischen natürlichen Enterovirusinfektionen mit dem Impfvirus gekommen. In diesen Gegenden sollte man, wenn möglich, Kleinkinder erst mit dem Totimpfstoff immunisieren und diesen Impfschutz später, wenn die Frequenz der interferierenden Enterovirusinfektionen zurückgegangen ist, durch Schluckimpfungen auffrischen.

*5. Masern, Mumps, Röteln*

5.1. Passive Immunisierung

Normales gepooltes menschliches Immunserumglobulin (NIG) verhindert oder schwächt eine Masernerkrankung ab, wenn es vor einer Infektion oder in den ersten Tagen der Inkubationsperiode gegeben wird. Eine wirkliche Schutzimpfung gegen Mumps (Verhinderung der Erkrankung oder Verhütung von Komplikationen) durch NIG oder spezielles Mumpsimmunglobulin ist niemals eindeutig bewiesen worden. Zur Prophylaxe gegen Röteln ist nur das spezielle Rötelnimmunglobulin mit hohen Antikörpertitern gegen Rötelnvirus wirksam und auch nur, wenn es innerhalb von 5 oder maximal 7 Tagen nach der Exposition gegeben wird. In der Schwangerschaft muß der Erfolg der passiven Immunisierung serologisch nachgeprüft werden.

5.2. Aktive Immunisierung

Der seit einiger Zeit bereits zur Verfügung stehende Dreifachimpfstoff, der abgeschwächte aktive Masern-, Mumps- und Rötelnviren enthält, wird jetzt offiziell vom

**Tabelle 1a.** Impfkalender für Kinder (gemäß den Empfehlungen des Immunisierungsausschusses der Deutschen Vereinigung zur Bekämpfung der Viruskrankheiten e. V. und der Ständigen Impfkommission des Bundesgesundheitsamtes) Stand: Dezember 1980. *Nach dem Lebensalter geordnet*

| Lebensalter | Impfung gegen | Personenkreis |
|---|---|---|
| 1. Lebenswoche ab 3. Lebensmonat | Tuberkulose<br>Diphtherie – Tetanus<br>2× im Abstand von mindestens 6 Wochen<br>oder<br>Diphtherie – Pertussis – Tetanus<br>3× im Abstand von 4 Wochen (Beginn nicht nach vollendetem 1. Lebensjahr)<br><br>Poliomyelitis<br>2× trivalente Schluckimpfung im Abstand von mindestens 6 Wochen, ggf. in Kombination mit der 1. und 2. DT-Impfung<br>oder<br>mit der 1. und 3. DPT-Impfung<br>oder<br>Teilnahme an Impfaktionen der Gesundheitsämter im folgenden Winter (November/Januar) | Neugeborene bei erhöhter Tuberkuloseansteckgefahr alle Säuglinge und Kleinkinder<br><br>Säuglinge in Gemeinschaftseinrichtungen oder ungünstigen sozialen Verhältnissen oder bei denen der Keuchhusten eine besondere Gefährdung bedeutet<br>alle Säuglinge und Kleinkinder |
| 2. Lebensjahr (ab 15. Lebensmonat) | Masern – Mumps – Röteln (Dreifachlebendimpfstoff)<br>Poliomyelitis<br>3. trivalente Schluckimpfung<br>3. Diphtherie – Tetanus<br>oder<br>4. Diphtherie – Pertussis – Tetanus | alle Kleinkinder und Kinder<br>alle Kleinkinder und Kinder<br><br>(Abschluß der Grundimmunisierung) s. oben |
| 6./7. Lebensjahr | Nachholimpfungen (bisher versäumte Impfungen außer gegen Pertussis)<br>Diphtherie (Auffrischimpfung) | alle Kinder |
| 10. Lebensjahr | Poliomyelitis (Auffrischimpfung)<br>Tetanus (Auffrischimpfung) | alle Kinder |
| 11.–15. Lebensjahr | Röteln (monovalenter Lebendimpfstoff) | alle Mädchen, auch wenn im Kleinkindesalter bereits (allein oder in Kombination) gegen Röteln geimpft |

**Tabelle 1b.** Impfkalender für Kinder. *Nach Impfungen geordnet*

| Impfung gegen | Lebensalter/Anwendung | Personenkreis |
|---|---|---|
| Tuberkulose | 1. Lebenswoche jedes Lebensalter | Neugeborene bei erhöhter Tuberkuloseansteckungsgefahr tuberkuloseansteckungsgefährdete, tuberkulin-negative Personen |
| Diphtherie – Tetanus | ab 3. Lebensmonat: 2× im Abstand von mindestens 6 Wochen 2. Lebensjahr (Abschluß der Grundimmunisierung) | alle Säuglinge und Kleinkinder |
| oder | | |
| Diphtherie – Pertussis – Tetanus | ab 3. Lebensmonat: 3× im Abstand von 4 Wochen (Beginn nicht nach vollendetem 1. Lebensjahr) 2. Lebensjahr (Abschluß der Grundimmunisierung) | Säuglinge in Gemeinschaftseinrichtungen, unter ungünstigen sozialen Verhältnissen oder bei denen der Keuchhusten eine besondere Gefährdung darstellt |
| Diphtherie Tetanus | 6./7. Lebensjahr (Auffrischimpfung) 10. Lebensjahr (Auffrischimpfung) | alle Kinder alle Kinder |
| Poliomyelitis | ab 3. Lebensmonat: 2× trivalente Schluckimpfung im Abstand von mindestens 6 Wochen ggf. in Kombination mit der 1. und 2. DT-Impfung oder mit der 1. und 3. DPT-Impfung oder Teilnahme an Impfaktionen der Gesundheitsämter im folgenden Winter (November/Januar) ab Beginn des 2. Lebensjahres: 3. Impfschluck trivalent 10. Lebensjahr: 1× Impfschluck trivalent (Auffrischimpfung) | alle Kleinkinder und Kinder |
| Masern | mit Lebendimpfstoff ab 15. Lebensmonat[a] | alle Kleinkinder und Kinder |
| Mumps | mit Lebendimpfstoff ab 15. Lebensmonat[a] | alle Kleinkinder und Kinder |
| Röteln | mit Lebendimpfstoff ab 15. Lebensmonat[a] 11.–15. Lebensjahr (monovalenter Lebendimpfstoff) | alle Kleinkinder und Kinder alle Mädchen, auch wenn im Kleinkindesalter bereits (allein oder in Kombination) gegen Röteln geimpft |

[a] Am besten als Masern-Mumps-Röteln-Kombinationsimpfstoff

**Tabelle 1c.** *Tabellarische Übersicht*

| Nach Schutzimpfung gegen | Mindestabstand zu Schutzimpfungen gegen | | |
|---|---|---|---|
| | Polio (Schluckimpfung) Mumps, Masern, Röteln, Gelbfieber, Pocken (Wiederimpfung), BCG | Pocken (Erstimpfung) | Cholera, Typhus, Parathyphus, Pertussis, Diphtherie, Tetanus, Tollwut (präexpositionelle Impfung mit HDC-Impfstoff), Influenza, Polio (SALK) |
| Polio (Schluckimpfung)[a] | | | |
| Masern[a, c] | | | |
| Mumps[a, c] | | | |
| Röteln[a, c] | | | |
| BCG[b] | 1 Monat | 1 Monat | kein |
| Gelbfieber | 2 Wochen | 1 Monat | kein |
| Pocken (Erstimpfung)[b] | 1 Monat | – | 1 Monat |
| Pocken (Wiederimpfung)[b] | 1 Woche | – | kein |
| Cholera[c] | | | |
| Typhus, Paratyphus[c] | | | |
| Pertussis[c] | | | |
| Diphtherie[c] | | | |
| Tetanus[c] | | | |
| Tollwut (HDC-Impfstoff) | | | |
| Influenza | | | |
| Polio (SALK) | kein | 1 Monat | kein |

[a] Impfungen gegen Poliomyelitis (Schluckimpfung), Masern, Mumps und Röteln können jedoch gleichzeitig verabfolgt werden
[b] Sofern eine Reaktion vollständig abgeklungen ist und keine Komplikationen aufgetreten sind. Pockenerstimpfung nur noch in Ausnahmefällen
[c] Und entsprechende Kombinationsimpfstoffe

**Tabelle 1d.** *Zeitabstände zwischen Schutzimpfungen*

1. Poliomyelitis-, Masern-, Mumps- und Rötelnimpfstoffe können gleichzeitig, sollen aber nicht im Abstand von wenigen Tagen bis zu 1 Monat verabfolgt werden. Entsprechend wird zwischen Impfungen sowohl mit diesen als auch mit anderen Impfstoffen aus vermehrungsfähigen abgeschwächten Krankheitserregern (Gelbfieber, Pocken, BCG) ein Mindestabstand von 1 Monat empfohlen, unter der Voraussetzung, daß die Impfreaktion vollständig abgeklungen ist und Komplikationen nicht aufgetreten sind

2. Bei Schutzimpfungen mit Impfstoffen aus inaktivierten Krankheitserregern (Cholera, Typhus, Paratyphus, Perussis, Influenza, Poliomyelitis [inaktivierte Vakzine nach Salk], Tollwut [HDC]) mit Toxoiden (Diphtherie, Tetanus) oder mit entsprechenden Kombinationsimpfstoffen sind Zeitabstände zu anderen Impfungen, auch solchen mit vermehrungsfähigen abgeschwächten Krankheitserregern, nicht erforderlich

3. Ausnahmen:

   Nach der Tollwutschutzimpfung mit derzeitig noch im Ausland gebräuchlichen Impfstoffen aus Hirngewebe oder Entenembryonen sowie aus Hamsternierenzellen (DDR und Osteuropa) sollen mit Ausnahme der Tetanusprophylaxe bis 6 Wochen nach der letzten Injektion keine anderen Schutzimpfungen vorgenommen werden. Nach einer Gelbfieberschutzimpfung kann bereits nach 2 Wochen eine andere Schutzimpfung mit vermehrungsfähigen Krankheitseregern vorgenommen werden.

   Eine Pockenschutzerstimpfung (grundsätzlich nur in Ausnahmefällen und nur mit immunbiologischer Zusatzbehandlung) soll mindestens 1 Monat vor oder nach einer anderen Schutzimpfung, gleichgültig ob mit vermehrungsfähigen oder inaktivierten Krankheitserregern, durchgeführt werden. Aus vitaler Indikation müssen jedoch Tetanus- und Tollwutschutzimpfungen grundsätzlich sofort vorgenommen werden.

   Nach einer Pockenschutzwiederimpfung (auch nur in Ausnahmefällen) sollen Impfungen mit vermehrungsfähigen abgeschwächten Krankheitserregern frühestens nach 1 Woche durchgeführt werden, sofern die Impfreaktion vollständig abgeklungen ist und keine Komplikationen aufgetreten sind

---

Immunisierungsausschuß der Deutschen Vereinigung zur Bekämpfung der Viruskrankheiten und der Ständigen Impfkommission des Bundesgesundheitsamtes (Bundesgesundheitsamt 1981) für die Impfung aller Kinder beiderlei Geschlechts nach dem 15. Lebensmonat im 2. Lebensjahr empfohlen. Die Effektivität dieser Impfstoffe als monovalente oder dreifache Kombinationspräparate ist eindeutig bewiesen und hat in den USA nach Impfung der Kleinkinder zu einer über 80%igen Reduktion von allen drei Erkrankungen geführt (Abb. 1–3). Gleichzeitig ist die Zahl der Fälle der nach Maserninfektionen auftretenden subakuten sklerosierenden Panenzephalitis (Dawsons Encephalitis, SSPE) wesentlich zurückgegangen. Der Impfschutz gegen alle drei Viren scheint für eine sehr lange Zeit zu persistieren und bis jetzt bestehen keine Hinweise dafür, daß eine Zweitimpfung später im Leben notwendig ist. Das Fortbestehen von Antikörpern gegen Masern-, Mumps- und Rötelnvirus für mehr als 10–15 Jahre nach der Impfung muß aber in der Zukunft weiter verfolgt werden.

Wegen der Gefahr des Auftretens von Embryopathien nach Rötelninfektionen in der Schwangerschaft müssen aber bis auf weiteres zusätzlich alle Mädchen im Alter von 11–15 Jahren weiter mit einem monovalenten Rötelnimpfstoff geimpft werden bis die als Kleinkinder geimpfte Generation heranwächst und die Zeitdauer des Impfschutzes weiter belegt ist. Außerdem sollten alle Frauen mit Kinderwunsch vor Planung einer Schwangerschaft auf ihren Antikörperstatus untersucht werden (diese Untersuchung wird von den Krankenkassen bezahlt), und wenn keine Antikörper nachgewiesen werden können, sollten diese Frauen mit dem monovalenten Lebendimpfstoff geimpft werden, wobei eine Schwangerschaft für 3 Monate vor und 2 Monate nach der Impfung durch entsprechende Maßnahmen verhindert werden muß. Der Impferfolg sollte serologisch überprüft werden. Bereits Schwangere müssen so früh wie möglich auf ihren

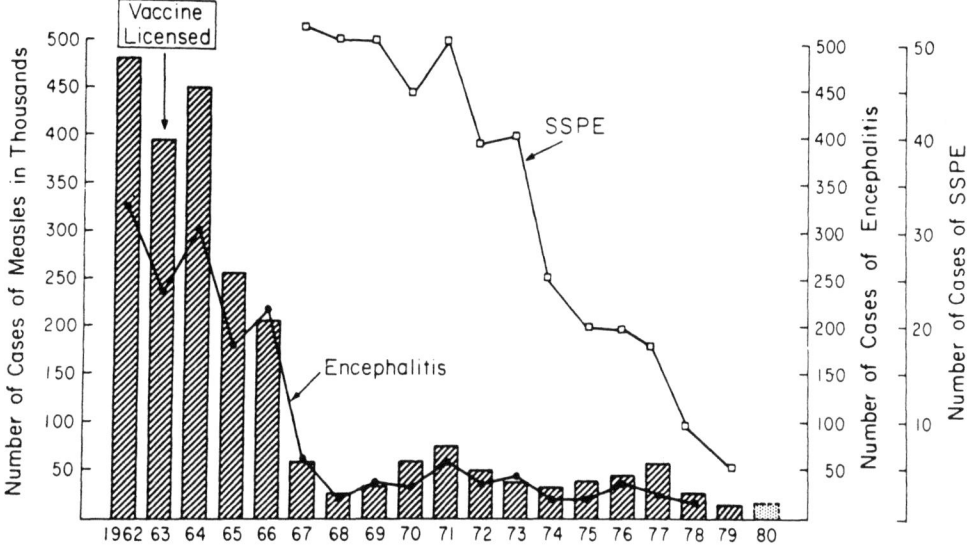

**Abb. 1.** Masern – Masernenzephalitis – SSPE. Anzahl der gemeldeten Fälle in den USA (von Krugman, nach Daten des U.S. Public Health Service)

Immunstatus untersucht werden, wenn dieser nicht bereits bekannt ist. Falls keine Antikörper gegen Rötelnvirus nachgewiesen werden können, sollten diese Frauen passiv mit speziellem Rötelnimmunglobulin immunisiert und serologisch überwacht werden (Untersuchung auf Antikörper der IgM-Klasse gegen Röteln alle 4 Wochen bis zum Ende des 4. Schwangerschaftsmonats). Für diese Schwangeren empfiehlt sich eine nachfolgende aktive Schutzimpfung im Wochenbett mit serologischer Kontrolle des Impfer-

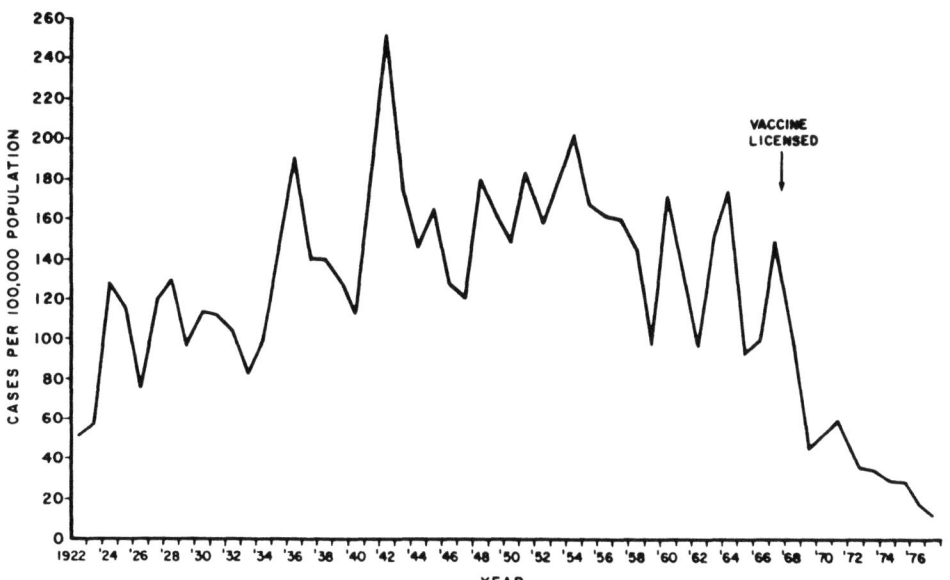

**Abb. 2.** Gemeldete Mumpserkrankungen pro 100 000 Einwohner, USA, 1922–1977 (Daten des U.S. Public Health Service)

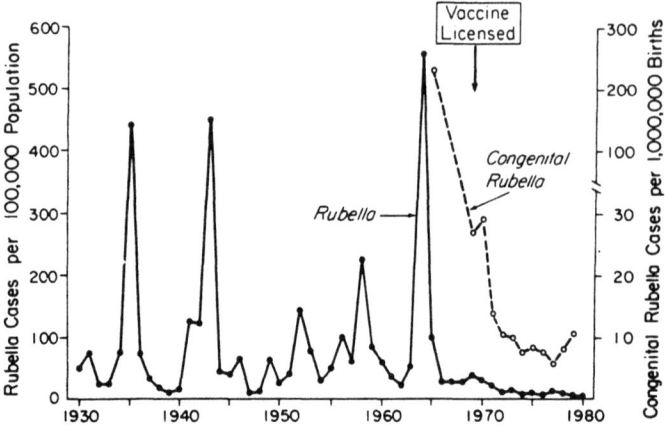

**Abb. 3.** Röteln und kongenitale Röteln in den USA (gemeldete Incidence Daten 1930–1980) (von Krugman, nach Daten des U.S. Public Health Service)

folges (Der pränatale und perinatale Virusinfekt, 1981). Eine Minderheit ist im Gegensatz zu der Empfehlung der Deutschen Vereinigung zur Bekämpfung der Viruskrankheiten e. V. und des Bundesgesundheitsamtes alle Kleinkinder beiderlei Geschlechts zu impfen, für eine Beschränkung der Rötelnimpfung auf junge Mädchen (11–15 Jahre) und seronegative Frauen im gebährfähigen Alter, um den heranwachsenden Kindern die Möglichkeit zum Erwerb einer Immunität durch Infektion mit Wildvirus zu geben (Ehrengut et al. 1981). Dieser Ansicht muß aber entgegen gehalten werden, daß das Fortbestehen von Röteln in der Bevölkerung für Schwangere, die aus irgendeinem Grunde nicht immunisiert worden sind, eine Ansteckungsgefahr bedeutet, die durch Impfung aller Kinder nach dem 15. Lebensmonat (im 2. Lebensjahr) wesentlich verringert werden kann. Dies ist bewiesen z. B. durch den Rückgang der Rötelninfektionen in den USA (von 28 pro 100 000 Personen, 1969 auf 4 pro 100 000, 1979 und weiter auf etwa 1–2 pro 100 000 im Jahr 1980) (MMWR 1980) und das Ausbleiben von größeren Rötelnepedemien seit Einführung der Rötelnimpfung im Jahre 1969, obwohl die Impfung der Kleinkinder in den USA sicher allgemein unter 80% liegt. Außerdem sollte man nicht vergessen, daß Röteln nicht immer ohne Komplikationen wie Arthralgien, thrombozytopenische Purpura und Enzephalitiden verlaufen. Das Auftreten einer Rötelnenzephalitis ist z. B. auf eine Erkrankung in etwa 5 000 Rötelninfektionen geschätzt worden und hat eine Mortalität von 20–50%.

Das Rötelnimpfvirus wird im allgemeinen nicht auf Kontaktpersonen übertragen. Eine Schädigung des Feten durch eine akzidentell in der Schwangerschaft durchgeführte Impfung ist bisher nicht nachgewiesen und eine zwingende Indikation zu einer Schwangerschaftsunterbrechung besteht deshalb in einer solchen Situation nicht. Trotzdem müssen aber alle Vorsichtsmaßregeln getroffen werden, um die Impfung einer Schwangeren mit Rötelnlebendimpfstoff zu vermeiden.

Die aufgeführten Immunisierungsmaßnahmen können, wenn konsequent durchgeführt, Rötelnembryopathien höchst effektiv verhindern und das Auftreten auch nur einer einzigen Rötelnembryopathie ist aus diesen Gründen heute in einem Industrieland wie der Bundesrepublik Deutschland eigentlich unverantwortlich. Es muß deshalb alles nur mögliche getan werden, um eine vollständige Immunisierung und Immunitätskontrolle aller Frauen im gebährfähigen Alter mit allen zur Verfügung stehenden Methoden zu erreichen.

## 6. Hepatitis A

### 6.1 Pathogenese

Der Erreger der Hepatitis A ist ein kleines RNS-Virus, das in die Gruppe der Picornaviren eingereiht wird und viele Gemeinsamkeiten mit den Enteroviren hat (Siegl und Frösner 1978a, b; Siegl et al. 1981; Tratschin et al. 1981). Es ist in den letzten 2 Jahren gelungen, das Hepatitis A-Virus (HAV) in Zellkulturen zu züchten und dadurch war die Möglichkeit gegeben, HAV genauer zu charakterisieren (Frösner et al. 1979; Provost und Hilleman 1979; Flehmig 1980; Deinhardt et al. 1981; Gauss-Müller et al. 1981; Locarnini et al. 1981). Darüber hinaus ist HAV in den letzten Monaten in Bakterien kloniert worden (von der Helm et al. 1981). Von praktischer Bedeutung ist außerdem die nahe Antigenverwandschaft oder wahrscheinlich sogar Antigenidentität aller bisherigen HAV-Isolate von Nord- und Südamerika, dem Mittelmeerraum, der UdSSR und Zentraleuropa. Immunität durch eine einmal durchgemachte HAV-Infektion schützt deshalb vor einer Zweitinfektion, ganz egal, wo auf der Welt die zweite Exposition erfolgt, und aus dem langen Persistieren der Antikörper gegen HAV und epidemiologischen Beobachtungen kann geschlossen werden, daß eine solche Immunität für Jahrzehnte und wahrscheinlich lebenslang bestehen bleibt.

### 6.2. Passive Immunisierung

Zur passiven Immunisierung gegen die Hepatitis A kann NIG benutzt werden, da das zur Zeit im Handel befindliche Immunserumglobulin ausreichende Anti-HAV-Titer aufweist, um eine passive Immunität für etwa 12 Wochen nach einer einmaligen Gabe vom 0,02–0,12 ml/kg Körpergewicht einer 16%igen Lösung zu vermitteln. Eine passiv-aktive Immunisierung kann resultieren, wenn während der passiven Immunität eine natürliche Infektion stattfindet, die zwar nicht zu einer Erkrankung führt, aber doch die passive in eine aktive Immunität umwandelt.

### 6.3 Aktive Immunisierung

Die Züchtung von HAV in Gewebekulturen und die Genklonierung in Bakterien ermöglichen jetzt außerdem die Entwicklunng von abgeschwächten Lebend- und von inaktivierten Totimpfstoffen, die in 2–5 Jahren zur Verfügung stehen sollten.

## 7. Hepatitis B

### 7.1 Pathogenese

Die Hepatitis B ist noch immer die häufigste Form der drei primären Virushepatitiden, obwohl sie als Transfusionshepatitis weitgehendst von der Nicht-A-, Nicht-B-Hepatitis verdrängt worden ist, so daß heute auch in Deutschland mehr als 80% aller Posttransfusionshepatitiden durch die Nicht-A-, Nicht-B-Hepatitisviren ausgelöst werden. Der Erreger der Hepatitis B ist ein komplexes DNS-Virus, das in keine der bestehenden Viruskategorien eingeordnet werden kann. Die doppelsträngige zirkuläre Virus DNS ist im einzelnen charakterisiert, die Genverteilung ist weitgehendst kartiert und die verschiedenen Virusstrukturantigene sind biochemisch und immunologisch charakterisiert (Pasek et al. 1979; Siddiqui et al. 1979; Valenzuela et al. 1979; Deinhardt 1980; Deinhardt 1981). HBV besitzt außerdem noch eine eigene Phosphokinase.

Immunologisch werden verschiedene Subtypen des HBV durch unterschiedliche Antigenspezifitäten am HBsAg unterschieden, doch haben diese vorwiegend theoretisches und epidemiologisches Interesse, da alle HBsAg-Subtypen eine gemeinsame Antigenkomponente, die „a"-Determinante, enthalten. Anti-HBs sind neutralisierende Antikörper und zeigen eine Immunität gegen eine Zweitinfektion an. Die gegen die „a"-Komponente des HBsAg gerichteten Antikörper vermitteln eine sehr gute und fast vollständige Kreuzimmunität, die nur durch eine massive Zweitinfektion mit einem anderen Subtyp durchbrochen werden kann. Anti-HBs und damit wahrscheinlich auch Immunität bleiben nach einer HBV-Infektion für Jahrzehnte und oft lebenslang bestehen. Eine spezifische Therapie gegen Hepatitis B gibt es bisher nicht und Berichte über Therapieerfolge mit Interferon bedürfen einer kritischen Überprüfung in Doppelblindplazebostudien, bevor der angebliche, aber bisher nicht bewiesene therapeutische Effekt von Interferon objektiv beurteilt werden kann.

7.2 Passive Immunisierung

Ein gewisser Schutz gegen Hepatitis B kann mit speziellen menschlichen Immunserumglobulinpräparaten mit hohen Anti-HBs-Titern (HBIG) erreicht werden, während das in Deutschland gebrauchte NIG wegen seines niedrigen Anti-HBs-Titers nur eine ganz geringe oder gar keine schützende Wirkung vor einer HBV-Infektion hat. Aber selbst HBIG schützt nicht absolut vor einer Infektion und auch nur dann, wenn es vor der Infektion oder einige Stunden danach verabreicht wird. Der Schutz von medizinischem Personal oder Dialysepatienten durch wiederholte (etwa alle 12 Wochen) HBIG-Gaben kann aber nicht empfohlen werden, da dafür nicht genug HBIG zur Verfügung stünde, die Kosten sehr hoch wären, auf die Dauer immunologische Komplikationen auftreten könnten und man in den meisten Fällen durch Aufklärung und entsprechende hygienische Maßnahmen die nosokomialen Hepatitis B-Infektionen verhindern kann. Nach einmal stattgefundenen akzidentellen Infektionen sollte das HBIG aber sofort, d. h. innerhalb von 6 Std, gegeben werden, da die Schutzwirkung mit der Zunahme des Zeitintervalls zwischen Infektion und Inokulation des HBIG sehr schnell abnimmt (Deinhardt 1981). Es ist sinnlos, diesen Zeitpunkt zu überschreiten, nur um Labortests an dem inokulierten Material auf HBsAg und HBeAg und des Infizierten auf HBsAg, HBeAg und Anti-HBs abzuwarten, doch sollten diese Untersuchungen retrospektiv auf alle Fälle durchgeführt werden, um eine spätere akurate Auswertung und Beurteilung des Falles zu ermöglichen. Die Inokulation von HBIG in eine schon immune Person ist außer den unnötig anfallenden Kosten belanglos und auch die Inokulation von HBIG in einen HBsAg-Träger führt zu keinen Komplikationen. Wichtig ist aber, daß in der Zukunft medizinisches Personal vor Aufnahme der Tätigkeit auf Immunität gegen Hepatitis B untersucht wird und das Personal über das Ergebnis der Untersuchung orientiert ist und daß in jedem Krankenhaus einige Dosen HBIG für Notfälle zur sofortigen Anwendung bereit stehen (Deinhardt 1978; Seidl 1978; Schober 1978; Gerety et al. 1980). Therapieversuche vor allem der fulminanten Hepatitis mit hohen Dosen von NIG oder HBIG waren in wiederholten Untersuchungsreihen erfolglos. Eine Immunglobulintherapie bei einer einmal aufgetretenen Hepatitis ist deshalb aufgrund der experimentellen Erfahrungen mit Sicherheit ineffektiv und kann nicht empfohlen werden.

7.3 Immunisierung bei perinataler Hepatitis B

Ein weiteres Problem ist die Übertragung der Hepatitis B auf Neugeborene. Eine Hepatitis B in der frühen Schwangerschaftsperiode ist im allgemeinen ohne Konsequenz für die Schwangerschaft, und die Hepatitis B induziert keine Embryopathien. Ist eine Schwangere dagegen eine chronische Hepatitis Virusträgerin, oder macht sie eine Hepatitis B gegen Ende der Schwangerschaft durch und ist sie zur Zeit der Entbindung noch HBsAg- oder HBsAg- und HBeAg-positiv, dann besteht (vor allem wenn sie HBsAg- und HBeAg-positiv ist) die Möglichkeit einer perinatalen Infektion des Neugeborenen, und diese Infektionen gehen sehr häufig in chronisch persistierende oder chronisch aktive Hepatitiden über. Inokulation dieser Neugeborenen gleich nach der Geburt (möglichst noch im Kreissaal) mit HBIG kann nach neuesten Untersuchungen diese Infektionen wahrscheinlich weitgehendst verhindern oder zumindest so modifizieren, daß es nicht zu chronischen Verlaufsformen kommt (Stevens et al. persönliche Mitteilung). Hierfür sollen den Neugeborenen gleich nach der Geburt (1 ml, 200 WHO anti-HBs units) und im Alter von 3 und 6 Monaten (je 0,5 ml, 100 WHO anti-HBs units) HBIG gegeben werden. In der Zukunft wird diese Form der Immunisierung sicher durch eine passiv-aktive Immunisierung abgelöst werden (s. unten). Da nicht wenige der Hepatitis B-Virusträgerinnen nichts über ihren Trägerstatus wissen, wenn die ursprüngliche Hepatitis subklinisch verlief, sollten alle Schwangeren gegen Ende der Schwangerschaft auf HBsAg untersucht werden.

## 7.4 Aktive Immunisierung

Der wesentlichste Fortschritt in der Bekämpfung der Hepatitis B liegt aber in der Entwicklung eines Impfstoffes zur aktiven Impfung gegen Hepatitis B. Dieser Impfstoff besteht aus gereinigtem HBsAg, das aus dem Blutplasma von HBsAg-Trägern gewonnen wird (Krugman et al. 1971, 1973; Maupas et al. 1976, 1978; Hilleman et al. 1978, 1979; McAuliffe et al. 1980; Hepatitis B Vaccine 1981). Der Impfstoff enthält gereinigtes HBsAg und kein komplettes Virus, ist zusätzlich trotzdem noch mit Formalin inaktiviert und hat in über 8000 Impflingen keine wesentlichen Nebenreaktionen verursacht. 95–100% der Geimpften bilden Antikörper gegen das HBsAg (Anti-HBs) und erste Erfahrungen mit der Impfung haben bereits gezeigt, daß die Personen, die nach der Impfung Anti-HBs gebildet haben auch tatsächlich gegen eine Infektion mit infektiösem Hepatitis B-Virus immun sind (Szmuness et al, 1980; Crosnier et al. 1981; Zuckerman 1981).

## 7.5 Passiv-aktive Immunisierung

Die Impfung gegen Hepatitis B kann auch als eine passiv-aktive Impfung durchgeführt werden, wie Untersuchungen verschiedener Studien und laufende Untersuchungen unserer Münchner Arbeitsgruppe zeigen (Deinhardt et al. 1981; Szmuness et al. 1981; Hepatitis B Vaccine 1981; Zachoval 1981).

Passiv-aktive Immunisierung ist indiziert nach akzidentellen Infektionen, bei Anti-HBs-negativen Kontaktpersonen von HBsAg- oder HBsAg- und HBeAg-positiven Individuen (z. B. Familiengruppen, in die ein noch HBsAg- oder HBsAg- und HBeAg-positiver Patient entlassen wird), für Personen, die in eine gefährdete Infektionssituation hineinkommen (z. B. Personal oder Patienten bei Einweisung in eine Dialysestation), und bei Neugeborenen HBsAg- oder HBsAg- und HBeAg-positiver Mütter (Maupas et al. 1981). Bei der passiv-aktiven Immunisierung wird eine sofortige Immunität durch Inokulation von HBIG erreicht und ein länger andauernder Schutz durch eine simultan durchgeführte Aktivimpfung. In unserer eigenen Studie wurden die Impflinge (Medizinstudenten und medizinisch-technische Assistentinnen sowie Mitarbeiter am Max-von-Pettenkofer-Institut der Universität München) zufällig auf drei Gruppen verteilt. Gruppe I erhielt drei Impfdosen des Impfstoffs (20 µg HBsAg pro Dosis) zur Zeit 0, 1 und 6 Monate. Gruppe II erhielt zusätzlich mit der ersten Impfstoffdosis 3 ml HBIG (RIA Anti-HBs Titer 1: 380000, Ausab, Abbott Lab. North Chicago, Ill./USA) intramuskulär. Dies entspricht etwa 600 IU/ml, gemessen am

WHO-Standardserum. Gruppe III erhielt HBIG zusammen mit der ersten und zweiten Impfstoffdosis.

Während des gesamten Beobachtungszeitraumes von mehr als 9 Monaten traten nur geringfügige lokale oder systemische Nebenwirkungen bei etwa 5% der Impflinge auf. Lokale Reaktionen waren Rötung, Druckschmerz und Schwellung an der Injektionsstelle, systemische Nebenwirkungen bestanden aus vorübergehenden Kopfschmerzen, Müdigkeit und in zwei Fällen erhöhter Körpertemperatur (38° C und 39° C) am Tage nach der Impfung. Die systemischen Reaktionen waren in Häufigkeit und Schwere vergleichbar mit einer nichtgeimpften Kontrollgruppe und führte bei keinem der Geimpften zu einer Beeinträchtigung des Allgemeinzustandes. Keiner der Impflinge entwickelte klinische, biochemische oder serologische Zeichen (HBsAg, HBeAg, Anti-HBc) einer HBV-Infektion während des gesamten Beobachtungszeitraumes. Impflinge aller drei Gruppen entwickelten in 97–100% Anti-HBs nach zwei oder drei Impfungen. Anti-HBs war in Serum der passiv-aktiv Geimpften bereits 2 Std nach der HBIG-Gabe nachweisbar und stieg während der nächsten Stunden schnell an. Die höchsten Titer wurden nach 2–4 Tagen erreicht, fielen danach entsprechend der Halbwertszeit der passiv übertragenen Anti-HBs-Antikörper ab, stiegen aber dann – in einigen Fällen verzögert – aufgrund aktiver Antikörperbildung wieder kontinuierlich an. 6 Monate nach der Erstimpfung war kein signifikanter Anti-HBs-Titerunterschied zwischen den drei geimpften Gruppen festzustellen. Der Boostereffekt nach der dritten Impfung war in allen drei Gruppen ebenfalls vergleichbar (3–5facher Anstieg) (Abb. 4) (Deinhardt et al. 1981; Zachoval et al. 1981).

*8. Nicht-A-, Nicht-B-Hepatitis*

Für die Nicht-A-, Nicht-B-Hepatitis gibt es bisher keine sichere Methode zur passiven oder aktiven Immunisierung. Ein gewisser Effekt von NIG in der passiven Prophylaxe ist beschrieben worden, doch sind die Ergebnisse von verschiedenen Studien nicht einheitlich und eine wirkliche Auswertung kann erst erfolgen, wenn die Erreger der Nicht-A-, Nicht-B-Hepatitis identifiziert sind. Eine aktive Immunisierung ist aus gleichem Grund bis dahin nicht möglich.

*9. Influenza*

Die in Deutschland zugelassenen Totimpfstoffe verursachen keine wesentlichen Nebenreaktionen und verleihen einen deutlichen, wenn auch nicht absoluten Schutz gegen eine Influenzavirusinfektion, solange die Antigenzusammensetzung des Impfstoffes und die Antigentypen der zur gleichen Zeit kursierenden Influenzaviren miteinander verwandt sind. Trotz der im letzten Jahr vorgebrachten gegenteiligen Ansichten von Prof. Sabin empfiehlt der Immunisierungsausschuß der DVV und die Ständige Impfkommission in Übereinstimmung mit dem Expertenausschuß der WHO (WHO 1980) und dem US Public Health Service auch in der Zukunft die Impfung von Risikogruppen:

„9.1 Erwachsene und Kinder, die wegen bestimmter Grundleiden durch eine Influenzaerkrankung gefährdet sind,

z. B. durch:
– Herzkrankheiten, bei Neigung zu kardialer Insuffizienz;
– chronisch bronchopulmonären Krankheiten wie Asthma, chronischer Bronchitis, Bronchiektasen und Emphysem;

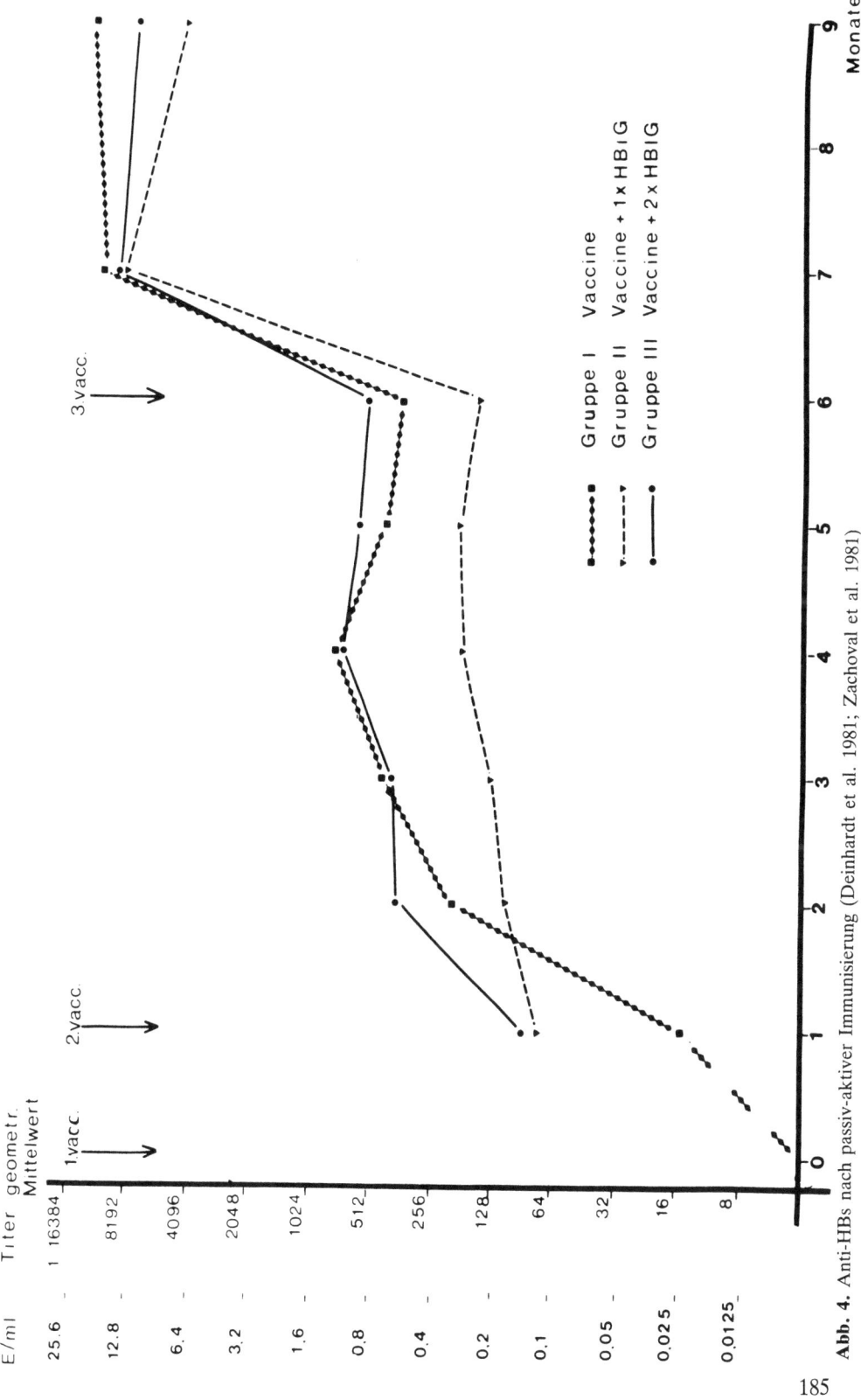

**Abb. 4.** Anti-HBs nach passiv-aktiver Immunisierung (Deinhardt et al. 1981; Zachoval et al. 1981)

- chronischen Nierenkrankheiten;
- Diabetes mellitus und anderen chronischen Stoffwechselkrankheiten;
- chronischen Anämien;
- angeborenen oder erworbenen Immundefekten, einschließlich bestimmter maligner Neubildungen und immunosuppressiver Therapie."

9.2. Personen über 60 Jahre

9.3 Personen, die durch ihren Beruf in erhöhtem Maße einer Infektion ausgesetzt sind,

z. B. in der Krankenversorgung tätige Personen, zahnärztliches Personal, Personal der Behörden der öffentlichen Sicherheit, der Feuerwehr, der allgemeinen Verwaltung mit regem Publikumsverkehr, der Verkehrsbetriebe, der Lebensmittel- und Energieversorgung und anderer für die Gemeinschaft wichtige Berufsgruppen.

Schwangerschaft ist keine Kontraindikation für eine Influenzaschutzimpfung. Schwangere sollten nach den gleichen Kriterien wie Nichtschwangere beurteilt werden.

Personen bis zum 27. Lebensjahr benötigen bei Erstimpfung zwei Impfdosen im Abstand von mindestens 4 Wochen, um einen ausreichenden Impfschutz gegen den 1977 erstmals wieder aufgetretenen Influenza-A-Subtyp H1N1 zu entwickeln. Wo bei Kleinkindern (bis zum 3. Lebensjahr) eine Impfung angezeigt ist, wird empfohlen, zweimal je eine halbe Impfdosis zu verwenden.

Ergebnisse der Sitzung des Immunisierungsausschusses der Deutschen Vereinigung zur Bekämpfung der Viruskrankheiten unter Beteiligung von Sachverständigen des Paul-Ehrlich-Institutes und des Bundesgesundheitsamtes am 27. Mai 1981 in München).

*10. Schlußbetrachtung*

Diese Übersicht über die Immunprophylaxe gegen Virusinfektionen muß notwendigerweise durch die Zeitbeschränkung unvollständig sein und hat nur versucht, neue Entwicklungen aufzuzeichnen und an alte Wahrheiten zu erinnern. Die Ausrottung der Pocken, die Entwicklung neuer Tollwutimpfstoffe und die ersten Impfstoffe gegen Hepatitis B sind sicher Meilensteine in der Geschichte der Bekämpfung der Viruserkrankungen, doch nützen auch die besten Impfstoffe nichts, wenn sie nicht konsequent angewandt werden. Es ist zum Beispiel unverantwortlich, daß in einem hochentwickelten Industrieland wie der Bundesrepublik noch immer Poliomyelitiserkrankungen und Rötelnembryopathien auftreten, obwohl gegen beide Viren Impfstoffe zur Verfügung stehen. Das wirkliche Problem ist nicht die mangelnde Effektivität der Impfstoffe, sondern die mangelnde Impffreudigkeit der Bevölkerung und die ungenügende Propaganda für die Schutzimpfungen durch die Ärzteschaft und die Medien. Die derzeitigen Impfempfehlungen für Kinder sind in Tabelle 1 zusammengefaßt. Eine Intensivierung der Aufklärung der Bevölkerung über die Schutzimpfungen ist dringendst notwendig und der konsequente Einsatz der bereits vorhandenen, gemeinsam mit der Entwicklung neuer Impfstoffe wird in der Zukunft eine noch effektivere Immunprophylaxe gegen Virusinfektionen ermöglichen.

*Literatur*

Al-Awadi AR, Mahler H (1980) Declaration of the 33rd World Health Assembly. WHO Wkly Epidem Rec 55: 148 – Arita I (1979) Virological evidence for the success of the smallpox eradication programme. Nature 279: 293–298 – Bundesgesundheitsamt (1981) Bericht über die 18. Sitzung der Ständigen Impfkommission des Bundesgesundheitsamtes. Bundesgesundheitsbl 24: 111–112 – Crosnier J, Jungers P, Couroucé AM, Laplanche A, Benhamou E, Degos F, Lacour B, Prunet P, Cerisier Y, Guesry P (1981) Randomised placebo-controlled trial of hepatitis B surface antigen vaccine in French haemodialysis units: I. Medical staff. Lancet 1: 455–459 – Deinhardt F (1978) Hepatitisbekämpfung – Menschliches Immunserumglobulin und Hepatitis B. Bundesgesundheitsbl 21: 89–91 – Deinhardt F (1980) Predictive value of markers of hepatitis virus infection. J Infect Dis 141: 299–305 – Deinhardt F (1981) Ätiologie und Pathogenese der Virushepatitiden. Thieme, Stuttgart New York (im Druck) – Deinhardt F, Scheid R, Gauss-Müller V, Frösner G, Siegl G (1981) Propagation of human hepatitis A virus in cell lines of primary human hepatocellular carcinomas. In: Melnick JL (ed) Progr Med Virol, vol 27. Karger, Basel München Paris London New York Sydney, p 109 – Deinhardt F, Zachoval R, Schmidt M, Frösner H, Frösner G (1981) Active and passive-active immunization against hepatitis virus infection. In: Maupas P, Guesry P (eds) INSERM Symposium no. 18. Elsevier/North Holland Biomedical Press, p 167 – Deinhardt F, Spiess H (1981) Der praenatale und perinatale Virusinfekt. Deutsche Vereinigung zur Bekämpfung der Viruskrankheiten e. V. und Deutsches Grünes Kreuz, München Marburg – Ehrengut W, Kuwert E, Thomssen R (1981) Minderheitsvotum zur Rötelnimpfung. Bundesgesundheitsbl 24: 112 – Flehmig B (1980) Hepatitis A virus in cell culture. I. Propagation of different hepatitis A virus isolates in a fetal rhesus monkey kidney cell line (Frhk-4). Med Microbiol Immunol 168: 239–248 – Gauss-Müller V, Frösner G, Deinhardt F (1981) Propagation of hepatitis A virus in human embryo fibroblasts. J Med Virol (in press) – Gerety RJ, Tabor E (1979) Summary of an international workshop on hepatitis B vaccines. J Infect Dis 140: 642–648 – Gerety RJ, Smallwood LA, Tabor E (1980) Hepatitis B immune globulin and immune serum globulin. N Engl J Med 303: 529 – Maupas P, Guesry P (1981) Hepatitis B vaccine. INSERM Symposium no 18. Elsevier/North Holland Biomedical Press – Hilleman MR, Bertland AN, Buynak EB, Lampson JP, McAleer WJ, McLean AA, Roehm RR, Tytell AA (1978) Clinical and laboratory studies of HBsAg vaccine. In: Vyas GN, Cohen SN, Schmid R (eds) Viral hepatitis. Franklin Institute Press, Philadelphia, p 525 – Spiess H (1977) Immunoglobuline in Prophylaxe und Therapie. Deutsche Vereinigung zur Bekämpfung der Viruskrankheiten e. V. und Deutsches Grünes Kreuz, München Marburg – Krugman S, Giles JP, Hammond J (1971) Viral hepatitis type B (MS-2 strain): studies on active immunization. JAMA 217: 41–45 – Krugman S, Giles JP (1973) Viral hepatitis type B (MS-2 strain): further observations on natural history and prevention. N Engl J Med 288: 755–760 – Kuwert EK (1978) Tollwutschutzimpfung mit HDCS-Gewebekulturvakzine. Dtsch Ärztebl 25: 1495–1501 – Locarnini SA, Coulepis AG, Westaway EG, Gust ID (1981) Restricted replication of human hepatitis A virus in cell culture: Intercellular biochemical studies. J Virol 37: 216–225 – Maupas P, Coursaget P, Goudeau A, Drucker J (1976) Immunization against hepatitis B in man. Lancet 1: 1367–1370 – Maupas P, Goudeau A, Coursaget P, Drucker J, Barin F, André M (1978) Immunization against hepatitis B in man: a pilot study of two years' duration. In: Vyas GN, Cohen SN, Schmid R (eds) Viral hepatitis. Franklin Institute Press, Philadelphia, p 539 – Maupas P, Barin F, Chiron JP, Coursaget P, Goudeau A, Perrin J, Denis F, Diop Mar I (1981) Efficacy of hepatitis B vaccine in prevention of early HBsAg carrier state in children. Controlled trial in an endemic area (Senegal). Lancet 1: 289–292 – McAuliffe VJ, Purcell RH, Gerin JL (1980) Type B hepatitis: a review of current prospects for a safe and effective vaccine. Rev Infect Dis 2: 470–492 – Pasek M, Goto T, Gilbert W, Zink B, Schaller H, MacKay P, Leadbetter G, Murray K (1979) Hepatitis B virus genes and their expression in E. coli. Nature 282: 575–579 – Provost PJ, Hilleman MR (1979) Propagation of human hepatitis A virus in cell culture in vitro. Proc Soc Exp Biol Med 160: 213–221 – Rubella – United States, 1977–1980 (1980) MMWR 29: 379–380 – Schober A (1978) Passive Immunprophylaxe der Hepatitis B. Bundesgesundheitsbl 21: 327–376 – Seidl S (1978) Zum derzeitigen Stand der Immunprophylaxe der Hepatitis B. Bundesgesundheitsbl 21: 91–93 – Siddiqui A, Sattler F, Robinson WS (1979) Restriction endonuclease cleavage map and location of unique features of the DNA of hepatitis B virus, subtype $adw_2$. Proc Natl Acad Sci USA 76: 4664–4668 – Siegl G, Frösner G (1978a) Characterization and classification of virus particles associated with hepatitis A. I. Size, density, and sedimentation. J Virol 26: 40–47 – Siegl G, Frösner G (1978b) Characterization and classification of virus particles associated with hepatitis A. II. Type and configuration of nucleic acid. J Virol 26: 48–53 – Siegl G, Frösner G, Gauss-Müller V, Tratschin JD, Deinhardt F (1981) The physicochemical properties of infectious hepatitis A virions. J Gen Virol (in press) – Szmuness W, Stevens CE, Harley EJ, Zang EA, Oleszko WR, William DC, Sadovsky R, Morrison JM, Kellner A (1980) Hepatitis B vaccine: Demonstration of efficacy in a controlled clinical trial in a high-risk population in the United States. N Engl J Med 303: 833–841 – Szmuness W, Oleszko WR, Stevens CE, Goodman A (1981) Passive-active immunisation against hepatitis B: immunogenicity studies in adult Americans. Lancet 1: 575–577 – Tratschin JD, Siegl G, Frösner G, Deinhardt F (1981) Characterization and classification of virus particles associated with hepatitis A. III. Structural proteins.

J Virol 38: 151–156 – Valenzuela P, Gray P, Quiroga M, Zaldivar J, Goodman HM, Rutter WJ (1979) Nucleotide sequence of the gene coding for the major protein of hepatitis B virus surface antigen. Nature 280: 815–819 – Viral respiratory diseases. Report of a WHO Scientific Group (1980). World Health Organization Technical Report Series 642 – von der Helm K, Winnacker EL, Deinhardt F, Bayerl B, Frösner G, Gauss-Müller V, Scheid R, Siegl G (1981) Cloning of the hepatitis A virus genome. J Virol Methods (in press) – Zachoval R, Frösner G, Deinhardt F (1981) Impfung gegen Hepatitis B. Ergebnisse einer Immunogenitätsstudie. Münch Med Wochenschr (im Druck) – Zuckerman AJ (1981) Hepatitis B: its prevention by vaccine. J Infect Dis 143: 301–304

# Immunstimulation durch Pharmaka: Ein neuer Weg in der Therapie mikrobieller Infektionen?

Drews, J., Mayer, P. (Sandoz Forschungsinstitut, Wien)

**Referat**

*1. Das Konzept und sein Ursprung*

Die Chemotherapie mikrobieller Infektionen gehört zu den am weitesten entwickelten therapeutischen Disziplinen überhaupt. Dennoch weist die antimikrobielle Chemotherapie Schwächen auf, die nicht mit dem unterschiedlichen Niveau ihrer Ausführung zusammenhängen, sondern in der Methode selbst begründet sind. Die Grenzen der Chemotherapie sind systeminhärent (Drews 1980a). Grundsätzliche Verbesserungen in der Therapie bakterieller Infektionen können nur durch eine „ökologisch neutrale" Therapie erreicht werden. In diesem Therapiekonzept ist nicht mehr der Erreger das prinzipielle Ziel der Behandlung, sondern der erkrankte Makroorganismus. Die pharmakologische Stimulation immunologischer Parameter ist das vielleicht attraktivste Beispiel für eine solche Therapie. Unter den möglichen Angriffspunkten für eine derartige Behandlung scheint die direkte Beeinflussung der Makrophagenfunktion besonders aussichtsreich zu sein. Dafür sind folgende Gründe maßgebend (Dale und Wolff 1971; van Furth 1974:
1. Funktionstüchtige Makrophagen sind in immunologisch kompromittierten und neutrophenischen Patienten meistens noch in normaler oder annähernd normaler Anzahl vorhanden.
2. Wichtige Funktionsparameter der Makrophagen, wie Phagozytose und intrazelluläre Abtötung werden durch immunsuppressive Substanzen und Zytostatika in therapeutischen Dosen nicht oder nur wenig beeinträchtigt.
3. Makrophagen sind gegen eine Radiotherapie resistenter als andere Zellen des Immunsystems.
4. Es handelt sich bei den Makrophagen um eine langlebige Zellpopulation (Lebensdauer 20–60 Tage).
5. Durch die Sekretion von koloniestimulierenden Faktoren (CSF) kontrolliert die Makrophagenpopulation nicht nur ihren eigenen Bestand, sondern auch die Granulopoese.
6. Bestimmte Makrophagenfunktionen, wie z. B. die Phagozytose, können durch körperfremde oder auch körpereigene Stoffe gesteigert werden.
7. Makrophagen nehmen in der Beantwortung antigener Reize eine Schlüsselfunktion ein.

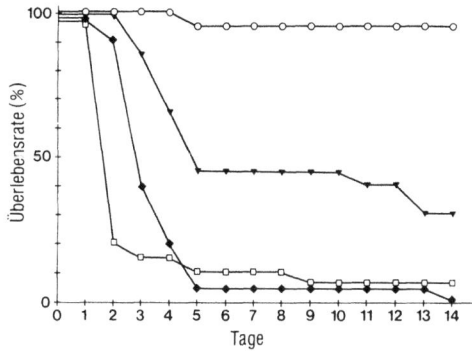

**Abb. 1.** Überlebenskurven von Mäusen, die mit *Pseudomonas aeruginosa* infiziert wurden. Offene Symbole: mit Cyclophosphamid vorbehandelte, neutropenische Tiere. ○————○: Krestin-behandelte Mäuse. □————□: Kontrollen. ▼————▼: normale Tiere mit Krestin behandelt. ■————■: Kontrolltiere. Die Keimdosis betrug für die Cyclophosphamid-behandelten Tiere $10^3$ Organismen. Nicht konditionierte Tiere erhielten $10^8$ kolonieformende Einheiten von *Pseudomonas aeruginosa*

Die augenfälligste Funktion von Makrophagen besteht in ihrer Fähigkeit zur Ingestion von inerten oder auch lebenden Materialien, z. B. von Kohlepartikeln, abgetöteten Zellen oder auch lebenden Bakterien. Diese als Phagozytose bekannte Leistung kann durch bestimmte Stoffe, wie z. B. durch Glukane, Phospholipide, Lipopolysaccharide (LPS) oder Ubichinone stimuliert werden (Kokoshis et al. 1978; Fauve und Hevin 1974; Dubos und Schaedler 1956; Block et al. 1978).

## 2. Experimentelle Befunde

Daß eine gesteigerte Phagozytoseleistung der Makrophagen für die Bewältigung von Infektionen eine Bedeutung hat, scheint aus Infektionsversuchen an normalen oder immunsupprimierten (neutropenischen) Mäusen hervorzugehen (Mayer und Drews 1980). Normale Inzuchtmäuse ($C_{57}BL \times DBA/F_1$) oder Tiere, die durch Cyclophosphamid neutropenisch gemacht wurden, werden 24 Std vor der Infektion mit einem Glukan (Krestin) oder mit Ubichinon $Q_7$ (Mayer et al. 1980) behandelt. Die unbehandelten, letal infizierten Tiere sterben innerhalb weniger Tage, ein großer Teil der prophylaktisch therapierten Tiere überlebt die experimentelle Infektion und ist nach 10–14 Tagen auch mikrobiologisch geheilt (Abb. 1). Dieser Effekt ist ausgeprägter bei immunsupprimierten, d. h. neutropenischen Tieren als bei gesunden Mäusen. Besonders empfindlich sind die Tiere während einer wenige Tage anhaltenden Granulozytopenie, die nach einmaliger Cyclophosphamidgabe auftritt. In dieser Zeitspanne sind die $LD_{50}$-Werte für grampositive Kokken, Candida, Pseudomonas und Enterobacteriaceae gegenüber normalen Tieren um mehrere Größenordnungen erniedrigt (Tabelle 1). Diese

**Tabelle 1.** $LD_{50}$-Werte von opportunistischen Bakterien in normalen und leukopenischen Mäusen

| Erreger | Unbehandelte Mäuse | Behandelte Mäuse (200 mg/kg KG Cyclophosphamid) |
| --- | --- | --- |
| Pseudomonas aeruginosa | $\sim 5{,}0 \times 10^7$ | $1{,}7 \times 10^2$ |
| Staphylococcus aureus | $6{,}7 \times 10^7$ | $8{,}4 \times 10^4$ |
| Escherichia coli | $\sim 1{,}0 \times 10^5$ | $4{,}0 \times 10^1$ |
| Candida albicans | $\sim 1{,}0 \times 10^6$ | $2{,}5 \times 10^3$ |
| Klebsiella pneumoniae | $1{,}4 \times 10^5$ | $1{,}7 \times 10^3$ |

Unter $LD_{50}$ wird hier die Anzahl von Mikroorganismen verstanden, die ausreichen, um 50% eines Kollektivs von normalen Mäusen oder von Mäusen, bei denen ein Mangel an weißen Blutkörperchen induziert wurde, tödlich zu infizieren

Ubichinon Q₇

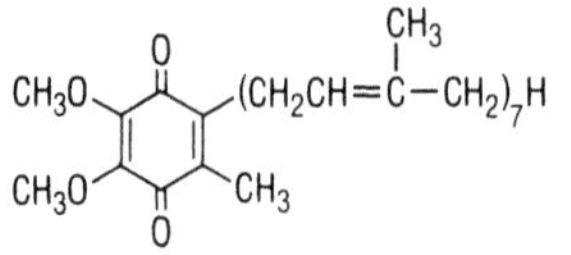

$$\text{Ubichinon } Q_7$$

[Structure: 2,3-dimethoxy-5-methyl-6-(prenyl)₇-benzoquinone]

85.725

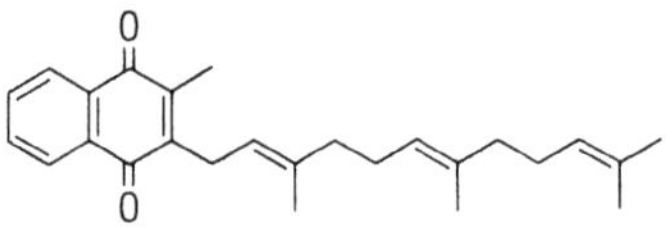

[Structure: 2-methyl-3-farnesyl-1,4-naphthoquinone]

85.730

[Structure: 1-acetoxy-4-hydroxy-2-methyl-3-farnesyl-naphthalene]

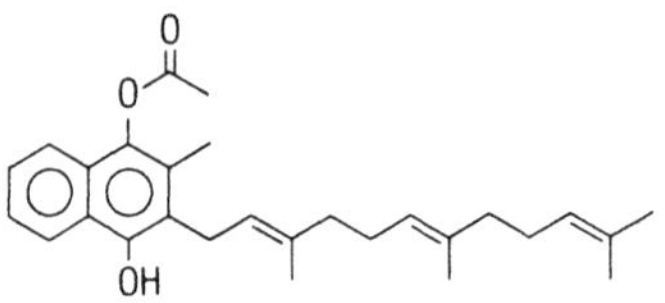

**Abb. 2.** Chemische Struktur von Ubichinon $Q_7$ und von zwei Ubichinon-analogen Verbindungen

niedrigen Inokula sind offenbar durch die Makrophagen der Tiere besser zu eliminieren als hohe Inokula, die zu letalen Infektionen gesunder Tiere notwendig sind. Aus diesem Umstand dürfte sich die bessere Wirkung einer pharmakologischen Immunstimulation bei neutropenischen Tieren ergeben.

Untersuchungen über die Wirkung von Ubichinon $Q_7$ und über verschiedene Analoge dieser Substanzen haben ergeben, daß für diesen Schutz gegen letale Infektionen *nicht* nur die Steigerung der Phagozytose verantwortlich ist, sondern daß der tatsächliche Mechanismus komplizierter ist (Mayer et al. 1980).

Ubichinon $Q_7$ und zwei näher untersuchte Analoge (Abb. 2) stimulieren die Phagozytose, gemessen an der Geschwindigkeit, mit der Kohlepartikel aus dem strömenden Blut entfernt werden, gleich gut (Tabelle 2). Sie sind nach intraperitonealer Applikation oder in vitro auch gleich wirksam in der Steigerung der Phagozytose von opsonierten Schaferythrozyten (Tabelle 3). Bei Infektionen in neutropenischen Tieren ist jedoch lediglich Ubichinon $Q_7$ gut wirksam. Die beiden untersuchten Analoge, 85.730

**Tabelle 2.** Wirkung von Ubichinon $Q_7$ und analogen Verbindungen auf die Clearance von Kohlepartikeln

| Behandlung | Clearance von Kohlepartikeln (Regressionskoeffizient) | Verhältnis $RC_{tr}/RC_c$ |
|---|---|---|
| Physiologische Kochsalzlösung (Kontrolle) | −0,0498 | |
| Ubichinon $Q_7$ | −0,1102 | 2,2 |
| 85.730 | −0,1101 | 2,2 |
| 85.725 | −0,1006 | 2,0 |

Die Regressionskoeffizienten bezeichnen die an jeweils sechs Mäusen bestimmte Eliminationsrate von Kohlepartikeln. Der Quotient aus therapierten und Kontrolltieren gibt die Steigerung der Eliminationsrate an. Werte von 1 und < 1 bezeichnen eine Hemmung bzw. keine Veränderung der Eliminationsrate. Die angegebenen Zahlen verdeutlichen, daß die Eliminationsrate um den Faktor 2 angestiegen ist

**Tabelle 3.** Wirkung von Ubichinon $Q_7$ und analogen Verbindungen auf die Erythrophagozytose von Peritonealzellen in vitro

| Behandlung | Phagozytose von $^{51}$Cr-markierten opsonisierten Erythrozyten (IPM) |
|---|---|
| Physiologische Kochsalzlösung (Kontrolle) | 443 ± 63 |
| Ubichinon $Q_7$ | 1 713 ± 218 |
| 85.725 | 1 619 ± 66 |
| 85.730 | 1 906 ± 103 |

Gruppen von zehn Mäusen wurden mit 50 mg/kg KG Ubichinon $Q_7$ oder einer der beiden analogen Verbindungen intraperitoneal behandelt. Nach 72 Std wurden die Peritonealzellen gewonnen und im Hinblick auf ihre Fähigkeit getestet, $^{51}$Cr-markierte opsonierte Erythrozyten zu phagozytieren. Die angegebenen Werte bezeichnen Impulse/min des Cr-markierten phagozytierten Materials (Durchschnittswerte aus vier Tieren ± Standardabweichungen)

**Tabelle 4.** Wirksamkeit von Ubichinon $Q_7$ und analogen Verbindungen auf bakterielle Modellinfektionen bei granulozytopenischen Mäusen

| | Durchschnittliche Überlebenszeit (Tage) | | | |
|---|---|---|---|---|
| | Kontrollen | Ubichinon $Q_7$ | 85.725 | 85.730 |
| *Pseudomonas* s.c. 2 × 10³ | 2,3 ± 1,1 | 10,4 ± 5,7[a] | 2,2 ± 0,5 | 2,0 ± 0,5 |
| *Staph. aureus* i.v. 3 × 10⁵ | 7,7 ± 6,4 | 11,9 ± 5,5[c] | 7,8 ± 6,1 | 8,4 ± 6,1 |
| *E. coli* s.c. 2 × 10³ | 2,0 ± 0,0 | 15,0 ± 0,0 | 2,0 ± 0,0 | 2,0 ± 0,0 |
| *Klebsiella pn.* s.c. 1 × 10⁴ | 3,5 ± 0,8 | 6,1 ± 3,9[b] | 3,2 ± 0,5 | 3,2 ± 0,5 |
| *C. albicans* i.v. 1 × 10⁴ | 4,0 ± 3,2 | 12,1 ± 3,9[a] | 5,2 ± 4,2 | 4,6 ± 4,1 |
| | Anzahl von überlebenden Tieren am Tag 15 | | | |
| | Kontrollen | Ubichinon $Q_7$ | 85.725 | 85.730 |
| *Pseudomonas* s.c. 2 × 10³ | 0 | 12[a] | 0 | 0 |
| *Staph. aureus* i.v. 3 × 10⁵ | 8 | 15 | 12 | 9 |
| *E. coli* s.c. 2 × 10³ | 0 | 20[a] | 0 | 0 |
| *Klebsiella pn.* s.c. 1 × 10⁴ | 0 | 2 | 0 | 0 |
| *C. albicans* i.v. 1 × 10⁴ | 2 | 9[+] | 3 | 3 |

Irrtumswahrscheinlichkeit: [a] $p < 0,001$; [b] $p < 0,01$; [c] $p < 0,05$

Gruppen von 20 Mäusen wurden mit 200 mg/kg KG Cyclophosphamid (s.c.) vorbehandelt. 3 Tage später erhielten die Tiere 30 mg/kg KG Ubichinon $Q_7$. 24 Std nach dieser Behandlung erfolgte die Infektion mit einem der angegebenen Organismen. Die Absterberate wurde täglich über einen Zeitraum von 15 Tagen kontrolliert

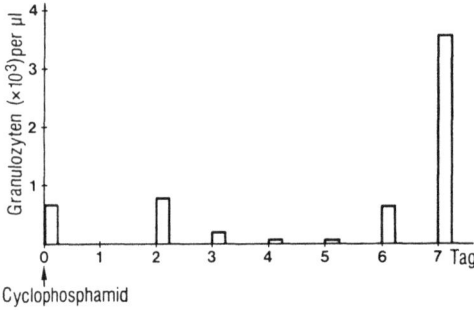

**Abb. 3.** Granulozyten im Blut von Mäusen nach Behandlung mit 200 mg/kg KG Cyclophosphamid. Die Säulen repräsentieren Durchschnittswerte von zehn Tieren

und 85.725, erweisen sich als nahezu unwirksam (Tabelle 4). Die Phagozytoseleistung von Makrophagen allein erlaubt also keinen Schluß auf die klinische Wirksamkeit der geprüften analogen Verbindungen. Eine Differenzierung ist nur unter Einbeziehung weiterer funktioneller Parameter der Makrophagen möglich. 6—7 Tage nach der Applikation von Cyclophosphamid kommt es im Blut gesunder Tiere zu einem schnellen Wiederanstieg der Leukozyten, vor allem der Granulozyten (Abb. 3). Dieser Effekt ist überschießend, d. h. man beobachtet zunächst einen Wiederanstieg der Granulozyten weit über den Normwert hinaus. Substanzen, die in Modellinfektionen neutropenischer Tiere einen kurativen Effekt haben, verursachen einen rascheren Wiederanstieg der Granulozyten nach Granulozytopenie (Abb. 4). Verantwortlich für diesen schnelleren Wiederanstieg ist offenbar die durch Glukane, Ubichinone, LPS oder andere immunstimulierende Stoffe ausgelöste vermehrte Sekretion von koloniestimulierendem Faktor (CSF) durch Makrophagen. Dieses Phänomen kann sowohl in vitro als auch in vivo beobachtet werden (Tabelle 5, Abb. 5). Wie aus Tabelle 5 und Abb. 5 hervorgeht, wird durch die beiden ubichinonanalogen Verbindungen keine Steigerung der CSF-Sekretion hervorgerufen. Dies gilt sowohl für die in vitro-Versuche, als auch für den Nachweis von CSF in vivo. Die Steigerung der Phagozytose allein ist also kein zuverlässiges Merkmal für eine therapeutische Wirksamkeit. In den hier gezeigten Experimenten korreliert die Sekretion von koloniestimulierendem Faktor durch Makrophagen besser mit einer Heilwirkung bei experimentellen Infektionen als die Steigerung der Phagozytose.

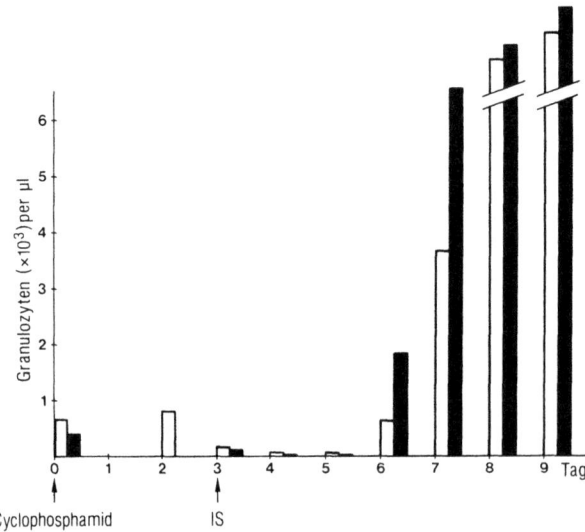

**Abb. 4.** Granulozytenwerte im Blut von Mäusen nach Cyclophosphamidbehandlung und Immunstimulation am 3. Versuchstag. Die dunklen Säulen repräsentieren die Werte für die immunstimulierten Tiere, offene Säulen: Kontrolltiere. Jede Säule repräsentiert den Durchschnitt von zehn Einzeltieren

**Tabelle 5.** Koloniestimulierende Aktivität in den Überständen von Peritonealzellen nach Stimulation mit Ubichinon $Q_7$ oder analogen Verbindungen

| Behandlung der Peritonealzellkulturen mit 100 µg/ml Medium | $^3$H-Einbau in Knochenmarkszellen |
|---|---|
| Ubichinon $Q_7$ | 2 439 ± 191 |
| 85.725 | 689 ± 62 |
| 85.730 | 627 ± 62 |
| Kontrolle (Medium) | 597 ± 56 |
| Kontrolle (Zugabe von 100 µg/ml Ubichinon $Q_7$ direkt zu den Knochenmarkszellen) | 632 ± 64 |

$2 \times 10^7$ Peritonealzellen wurden mit 100 µg/ml der angegebenen Verbindungen für einen Zeitraum von 24 Std inkubiert. Die Überstände aus diesen Inkubationen wurden dann Knochenmarkskulturen zugesetzt. Nach einer 3tägigen Inkubation bei 37° C in einem $CO_2$-Inkubator wurden die Kulturen mit µCi $^3$H-Thymidin 24 Std lang inkubiert. Anschließend wurden die Zellen lysiert und der Thymidin-Einbau gemessen (Mayer et al. 1980). Die Werte repräsentieren Impulse/min. Angegeben sind Durchschnittswerte von vier Tieren ± Standardabweichungen

## 3. Klinische Befunde

Daß die vermehrte Sekretion von CSF auch klinische Bedeutung haben kann, geht aus Experimenten amerikanischer Autoren hervor, die hier nur kurz erwähnt sein sollen:
1. Die Verabreichung von Lithiumkarbonat über Zeiträume von 2–3 Wochen führt zu einer nachhaltigen Vermehrung von Granulozyten im strömenden Blut. Auch die Zahl der „marginalen" Granulozyten und die Zahl der Gesamtneutrophilen ist unter diesen Umständen signifikant erhöht (Rothstein et al. 1978).
2. Die Vermehrung der Granulozyten ist auf eine gesteigerte Produktion dieser Zellen im Knochenmark zurückzuführen (Rothstein et al. 1978).

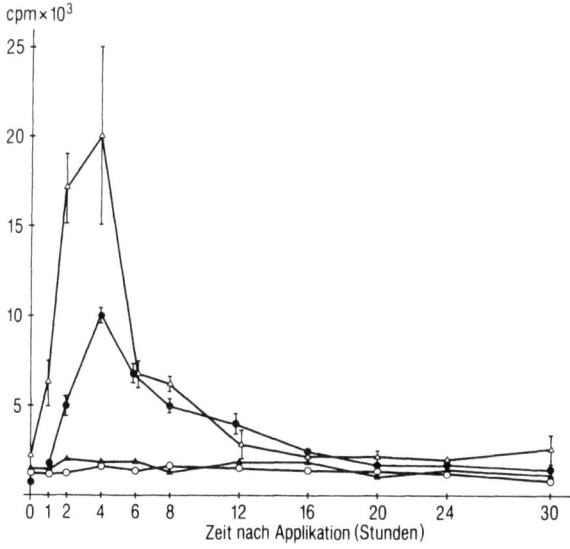

**Abb. 5.** Koloniestimulierende Aktivität im Blut von Mäusen nach Injektion von Ubichinon $Q_7$ (△———△), den analogen Verbindungen 85.725 (○———○) und 85.730 (▲———▲) und Krestin (●———●). Gruppen von 40 Mäusen wurden mit 50 mg/kg KG Ubichinon oder den analogen Verbindungen i.v. oder mit 120 mg/kg KG Krestin i.p. behandelt. Zu den angegebenen Zeitpunkten wurden jeweils drei Tiere zur Blutentnahme verwendet. Die koloniestimulierende Aktivität wurde in jeder Probe nach dem angegebenen Verfahren bestimmt (Mayer et al. 1980)

3. Verantwortlich für diese um den Faktor 2–3 gesteigerte Zunahme der Gesamtneutrophilen sowie der zirkulierenden Granulozyten ist offenbar eine gesteigerte Produktion von koloniestimulierendem Faktor.
4. Die Steigerung der Produktion von CSF und die dadurch ausgelöste Stimulation der Granulopoese hat in Situationen, die durch eine verminderte Abwehr und lang anhaltende Perioden von Granulozytopenie gekennzeichnet sind, therapeutische Bedeutung. In jüngerer Zeit durchgeführte klinische Studien, die diesen Zusammenhang illustrieren, betreffen Patienten mit Felty-Syndrom (Gupta et al. 1976) sowie Patienten, die wegen eines kleinzelligen Bronchialkarzinoms einer Kombinationschemotherapie und Bestrahlung unterzogen wurden. In der von Lyman et al. (1980) publizierten Studie, die einfachblind randomisiert durchgeführt wurde, erhielten 20 von 45 Patienten mit kleinzelligen Bronchialkarzinomen Lithiumkarbonat, 25 dienten als Kontrollen. Die Chemotherapie bestand aus Gaben von Vincristin, Cyclophosphamid und Doxorubicin und fand in Zyklen von 3 Wochen statt. Nach jeweils drei Behandlungszyklen wurde eine 10tägige Röntgenbestrahlung durchgeführt. Die Lithiumtherapie setzte 24 Std nach einer chemotherapeutischen Behandlung ein und wurde bis 48 Std vor Beginn der nächsten Behandlung fortgesetzt. Während der 10tägigen Bestrahlung wurde nicht mit Lithium behandelt. Die Dosis von Lithiumkarbonat betrug 3 × 300 mg/Tag und war jedenfalls so eingestellt, daß die Lithiumkonzentrationen im Blut immer zwischen 0,7 und 1,4 mäqu/l lagen. Unter dieser Behandlung kam es bei den mit Lithiumkarbonat therapierten Patienten zu einer deutlichen Reduktion der fieberhaften Episoden, einer Vermehrung der Granulozyten und zu einer Vermeidung von infektionsbedingten Todesfällen. Der Beobachtungszeitraum für diese Studie lag bei 1 Jahr. Einige der Ergebnisse sind in Tabelle 6 zusammengefaßt.

Klinische Studien wie der hier nur kurz geschilderte Versuch argumentieren, ähnlich wie die weiter oben geschilderten Tierexperimente aber völlig unabhängig von diesen Versuchen, für die Nützlichkeit der pharmakologischen Beeinflussung der Makrophagenfunktion in der Therapie oder Prophylaxe von bakteriellen Infektionen. Daß wir es bei den Tierversuchen, deren gemeinsamer Nenner in einer Stimulation der Makrophagenfunktion mit einer vermehrten Ausschüttung von koloniestimulierendem Faktor zu suchen ist, und den klinischen Studien mit Lithiumkarbonat mit vergleichbaren Phänomenen zu tun haben, scheint aus Versuchen hervorzugehen, bei denen der direkte

Tabelle 6. Vergleich der Gesamtleukozyten und Neutrophilen[a] (Lyman et al. 1980)

| | Zellen/mm$^3$ | | $p$-Wert[b] |
|---|---|---|---|
| | Kontrollen ($n = 25$) | Lithium ($n = 20$) | |
| Erste Behandlung | | | |
| Leukozyten | 2 113 ± 342 | 3 575 ± 525 | < 0,01 |
| Neutrophile | 668 ± 211 | 1 247 ± 197 | < 0,05 |
| Tiefster Wert[c] | | | |
| Leukozyten | 1 888 ± 303 | 2 700 ± 354 | < 0,10 |
| Neutrophile | 586 ± 202 | 997 ± 168 | < 0,05 |
| Durchschnittswerte[d] | | | |
| Leukozyten | 2 056 ± 363 | 3 367 ± 388 | < 0,05 |
| Neutrophile | 606 ± 201 | 1 015 ± 169 | < 0,05 |

[a] Durchschnittswerte ± Standardabweichung
[b] Wilcoxon-Test
[c] Durchschnitt der tiefsten Werte jedes Patienten während der gesamten Behandlung
[d] Durchschnitt der tiefsten Werte nach jeder Einzelbehandlung

Einfluß von Lithiumkarbonat auf Knochenmarkszellen und auf Markrophagen geprüft wurde (Levitt und Quesenberry 1980); Mayer, unveröffentlichte Ergebnisse). Es stellte sich heraus, daß Lithiumionen Makrophagen auch in vitro zur vermehrten Synthese und Sekretion von koloniestimulierendem Faktor anregen können.

Trotz dieser ermutigenden Befunde darf nicht übersehen werden, daß wir in der reproduzierbaren, kontrollierten und klinisch verwertbaren Stimulation von Abwehrfunktionen durch Pharmaka noch am Anfang stehen. Aus der Sicht der experimentellen Medizin ergibt sich für die Zukunft die Notwendigkeit, folgende Probleme zu lösen (Drews 1980b):

1. Die meisten der im Experiment wirksamen Substanzen mit immunstimulierenden Eigenschaften sind makromolekular, chemisch nicht ausreichend definiert und pyrogen.
2. Diese Substanzen müssen früh im Verlauf einer Infektion gegeben werden, eignen sich also eher für eine Infektionsprophylaxe als für die Therapie einer bereits eingetretenen Infektion.
3. Häufig ist die Wirkung dieser Substanzen bei einer lang anhaltenden und massiven Suppression des Immunsystems gering.
4. Die Möglichkeit der Auslösung von Autoimmunmechanismen ist bei pharmakologischer Stimulation immunologischer Parameter noch nicht ausreichend untersucht worden.

Diese Einwände sind ernst zu nehmen. Dennoch − und hierfür sprechen vor allem die klinischen mit Lithiumkarbonat erhaltenen Resultate − scheint das Konzept einer sich zur Antibiotikatherapie komplementär verhaltenden immunstimulierenden Behandlung von Infektionen bei immunkompromittierten Patienten im Prinzip realisierbar zu sein.

*Literatur*

Block LH, Georgopoulos A, Mayer P, Drews J (1978) Nonspecific resistance to bacterial infections. Enhancement by ubiquinone-8. J Exp Med 148: 1228−1240 − Dale BC, Wolff SM (1971) Skin window studies of the acute inflammatory responses of neutropenic patients. Blood 38: 138−142 − Drews J (1980a) A role for immune stimulation in the treatment of microbial infections? Infection 8: 2−4 − Drews J (1980b) Möglichkeiten der Immunstimulation. Swiss Pharma 2: 49−56 − Dubos R, Schaedler RW (1956) Reversible changes in the susceptibility of mice to bacterial infections. J Exp Med 104: 53−65 − Fauve RM, Hevin B (1974) Immunostimulation with bacterial phospholipid extracts. Proc Natl Acad Sci USA 71: 573 − van Furth R (1974) Activation of macrophages. Excerpta Medica, Amsterdam − Gupta RC, Robinson WA, Kurnick JE (1976) Felty's syndrome. Effect of lithium on granulopoiesis. Am J Med 61: 29−31 − Kokoshis PL, Williams DL, Cook JA, Di Luzio NR (1978) Increased resistance to *Staphylococcus aureus* infection and enhancement in serum lysozyme activity by glucan. Science 199: 1340−1342 − Levitt LJ, Quesenberry PJ (1980) The effect of lithium on murine hematopoiesis in a liquid culture system. N Engl J Med 302: 713−719 − Lyman GH, Williams CC, Preston D (1980) The use of lithium carbonate to reduce infection and leukopenia during systemic chemotherapy. N Eng J Med 302: 257−260 − Mayer P, Drews J (1980) The effect of a protein-bound polysaccharide from Coriolus versicolor on immunological parameters and experimental infections in mice. Infection 8: 13−21 − Mayer P, Hamberger H, Drews J (1980) Differential effects of ubiquinone $Q_7$ and ubiquinone analogs on macrophage activation and exerpimental infections in granulocytopenic mice. Infection 8: 256−261 − Mayer P (unveröffentlichte Ergebnisse) − Rothstein G, Clarkson DR, Larsen W, Grosser BI, Athens JW (1978) Effect of lithium on neutrophil mass and production. N Engl J Med 298: 178−180

## III. Neue diagnostische und therapeutische Erkenntnisse bei Infektionskrankheiten

## Neue Pneumonien

Lode, H., Schäfer, H. (Med. Klinik im Klinikum Steglitz der FU Berlin), Ruckdeschel, R. (Max-von-Pettenkofer-Institut für Med. Mikrobiologie der Univ. München)

### Referat

Die Pneumonie ist definiert als eine Entzündung des Lungenparenchyms. Hierbei können allergische, chemische, physikalische sowie infektiöse Faktoren ursächlich beteiligt sein. Gegenstand der folgenden Ausführungen sind ausschließlich Lungenentzündungen durch bakterielle, virale oder parasitäre Erreger. Infektiöse Pneumonien sind für den Internisten wegen ihrer besonderen diagnostischen, therapeutischen und prognostischen Probleme unverändert wichtige und ernste Krankheitsbilder. Dokumentiert wird diese Tatsache u. a. durch die jährlichen Sterbefälle an Pneumonien in Deutschland. Diese sind zwar im Vergleich zum Jahre 1949 gesunken, sie sind jedoch in den letzten 5–10 Jahren mit 2–25 Sterbefällen/100 000 Einwohnern weitgehend konstant geblieben. In der Todesursachenstatistik der westlichen Länder stehen die Pneumonien an fünfter Position und damit an erster Stelle unter den Infektionserkrankungen.

Die Pneumonien sind hinsichtlich ihrer klinischen Erscheinungsformen in den letzten 3 Jahrzehnten einem Wandel unterworfen. Dieses hat sich recht deutlich bei der immer noch häufigsten bakteriellen Pneumonie außerhalb des Hospitals, der Pneumokokkenpneumonie, dokumentiert. Auch die Zunahme der atypischen Pneumonien, hervorgerufen durch Viren, Mykoplasmen oder Chlamydien, ist an dem veränderten Erscheinungsbild der Lungenentzündungen wesentlich beteiligt.

Unter „neuen" Pneumonien werden Infektionen der Lunge subsummiert, die z. T. zwar schon länger bekannt, aber früher eher selten beobachtet wurden und die durch den Wandel des internistischen Patientengutes an aktueller Bedeutung gewonnen haben. Pneumonien durch Pilze, Parasiten und Viren (Abb. 1) werden heute nicht nur wegen der verbesserten Diagnostik häufiger festgestellt, sondern auch deshalb, weil diese Infektionen fast ausschließlich bei definierten Immunstörungen von Patienten auftreten, die vor 15–20 Jahren zumeist schon in früheren Stadien ihrer Grunderkrankung verstarben.

*Pilzpneumonien* manifestieren sich vermehrt bei Patienten mit längeren Neutropeniephasen; eine zusätzliche ungünstige fördernde Bedeutung kommt der Therapie mit breitwirkenden Chemotherapeutika zu. Pathogenetisch steht der aerogene Infektionsweg im Vordergrund, jedoch muß auch die hämatogene Streuung, z. B. bei der Candidiasis, berücksichtigt werden [1]. Die Diagnose einer Pilzpneumonie muß wegen der differenzierten Therapie und der ungünstigen Prognose frühzeitig gesichert werden, wobei eindeutige diagnostische Hinweise nur durch bioptische Verfahren zu erwarten sind.

Bei den *parasitären Erregern* von Pneumonien steht Pneumocystis carinii an der Spitze. Die Pneumozystosis manifestiert sich typischerweise als eine diffuse, zumeist

| | Neutropenie | Immunglobulindefekte | Gestörte zelluläre Immunabwehr |
|---|---|---|---|
| PILZE | Aspergill. Sp.<br>Candida Sp.<br>Mucor-Absidia-Rhizopus | | Cryptoc. neoform.<br>Candida Sp.<br>Histoplasma capsul. |
| PARASITEN | | Pneumocyst. carinii | Pneumocystis carinii<br>Toxoplasma gondii<br>Strongyloides stercoralis |
| VIREN | | Vaccinia-Viren | Herpesviren<br>  Cytomegalieviren<br>  Herpes simplex<br>  Varicella-Zoster |

nach D. Armstrong, 1976

**Abb. 1.** Immundefekte und nichtbakterielle Erreger von Pneumonien

bilaterale symmetrische interstitielle Pneumonie; diese tritt vermehrt bei Kindern mit akuter lymphatischer Leukose, seltener bei Erwachsenen mit akuter myeloischer Leukose und nach Nierentransplantationen auf. Wegen der Möglichkeit einer wirksamen Therapie mit Co-Trimoxazol [2, 3] sollte eine Diagnosesicherung unbedingt angestrebt werden.

Patienten mit gestörter zellvermittelter Immunität sind durch *Herpesvirusinfektionen* gefährdet; Lungeninfektionen werden vermehrt durch Zytomegalieviren verursacht, die heute als die häufigsten Erreger von diffusen interstitiellen Pneumonien bei Knochenmarks- und Nierentransplantationen gewertet werden [4, 5].

Die *Legionärspneumonie* leitet ihren Namen von einer epidemischen Infektionserkrankung bei 149 Teilnehmern eines Veteranentreffens in Philadelphia im Jahre 1976 ab. Dieser 58. Kongreß der „American Legion" vom 21.–24. Juli 1976 wurde von rund 4 400 Kriegsveteranen einschließlich deren Familienmitgliedern besucht und ist inzwischen in die Analen der Medizin eingegangen. Innerhalb von 6 Monaten gelang es den Forschern des Center for Disease Control (CDC) in Atlanta aus Lungengewebe Verstorbener ein bis dahin unbekanntes Bakterium zu isolieren. 16 Monate nach dem Kongreß, am 1. Dezember 1977, berichteten Frazer et al. [6] sowie McDade et al. [7] im N Engl Med über klinische, epidemiologische und bakteriologische Daten von insgesamt 182 Erkrankten aus Philadelphia, von denen 29 (16%) verstarben.

Mit Hilfe der vom CDC zur Verfügung gestellten Legionella-Kulturen gegen die sechs identifizierten Serotypen (Abb. 2) konnten vorwiegend mittels Immunfluoreszenz weltweit in den letzten 3 Jahren über tausend Fälle diagnostiziert werden. Als signifikant darf ein Titer von ≥ 1:256 bzw. ein vierfacher Titeranstieg bis mindestens 1:128 bewertet werden.

```
  I : Philadelphia 1, Knoxville 1, Bellingham 1 u.a.
 II : Togus 1, Atlanta 1, Macon 1 u.a.
III : Bloomington 2, Burlington 4, Detroit 5
 IV : Los Angeles 1, Baltimore 2, SRP 20 u.a
  V : Dallas 1 E, Dallas 2 E, Cambridge 2 u.a.
 VI : Chicago 2, Houston 2, Oxford 1 u.a.
```

**Abb. 2.** Legionella pneumophila. Serotypen (Stand Januar 1981)

Das ökologische Reservoir für Legionellen sind offensichtlich vorwiegend Gewässer, in denen die Erreger über Jahre lebensfähig bleiben können. Mehrfach konnten Legionellen in Klima- und Belüftungsanlagen, in Seen, in Baugruben und im Leitungswasser nachgewiesen werden. Der Infektionsweg der Legionellosen ist bisher nur über den Luftweg belegt. Neben mehrfachem Auftreten von Epidemien sind epidemisches, hyperendemisches und sporadisches Vorkommen sowie auch über 200 nosokomiale Infektionen beschrieben worden [8]. Auf der Basis bisher vorliegender serologischer wie auch pathologisch-anatomischer Untersuchungen wird in den USA geschätzt, daß jährlich 13 Legionärspneumonien auf 100 000 Einwohnern auftreten können. Der Anteil der Legionellosen an schweren Pneumonien im Krankenhaus wird mit 3-7% angegeben.

In einer eigenen prospektiven Studie zur Erfassung der Häufigkeit von Legionärspneumonien bei unausgewählten schweren und mittelschweren Pneumonien bei einem vorwiegend internistischen Patientengut seit Mitte Mai 1980 haben wir bisher 103 Patienten erfaßt. Untersucht wurden im indirekten Immunfluoreszenztest alle sechs Serogruppen von Legionella pneumophila und Legionella micdadei in Zusammenarbeit mit dem Institut für Medizinische Mikrobiologie der Universität München. Der Zwischenstand dieser Studie vom 10. 4. 1981 ergab neun Patienten mit insgesamt zehn serologisch gesicherten Manifestationen einer Legionärspneumonie (Abb. 3). Es handelte sich um sechs männliche und drei weibliche Patienten mit einem Lebensalter zwischen 24 und 74 Jahren. Die meisten der Patienten hatten eine nosokomiale Legionelleninfektion und wiesen z. T. schwere Grunderkrankungen auf. Zwei Patienten verstarben im Verlauf der Legionärspneumonie, die beiden weiteren Todesfälle sind durch andere Ursachen zu erklären. Zur Veranschaulichung der Klinik sei der eindrucksvolle Verlauf bei einem Patienten geschildert.

Am 23. 5. 1980 wurde der Patient B. W., geb. 29. 8. 1913, mit einer schweren rechtsseitigen Unterlappenpneumonie und Begleitpleurititis zu uns eingewiesen. Aus der Anamnese war eine chronische Bronchitis mit langjährigem Zigaretteninhalationsrauchen und ein mittelgradiger Alkoholabusus bekannt. Die akute Erkrankung hatte 3 Tage vor der Aufnahme mit Fieber bis zu 38,8° C, Myalgien, Zephalgien, deutlichem Krankheitsgefühl und verstärktem Hustenreiz begonnen.

Bei der Aufnahme bestanden bei dem 66 Jahre alten Patienten eine deutliche Zyanose, Tachypnoe, Tachykardie, subfebrile Temperaturen (37,8° C), eine obstruktive Bronchitis, ein pneumonischer Befund im rechten Unterlappen dorsal mit Pleuritis, eine Hepatomegalie von 3 cm unterhalb des Rippenbogens, ein Druckschmerz unterhalb des Leberrandes, ein deutlicher Meteorismus mit abgeschwächten Darmgeräuschen, neurologisch keine Herdsymptome, jedoch auffällige Unruhe und Verwirrtheit. Bei den Laborbefunden war bemerkenswert: Leukozytose von 24 100/mm³, im Differentialblutbild eine Linksverschiebung sowie eine Lymphopenie mit 1 200 Zellen/mm³; Nierenfunktion zunächst mäßig, später stark eingeschränkt (Kreatinin 125, später 578 µmol/l), im Urinstatus Erythrozyturie und Albuminurie; Leberwerte mit mäßig erhöhten Transaminasen (SGOT 35, SGPT 39 U/l) bei deutlich vermehrter ALP mit 451 U/l; in den arteriellen Blutgasen deutliche Hypoxämie bei geringer

| | |
|---|---|
| Prospektive Studie | zur Erfassung der L. P. bei unausgewählten schweren und mittelschweren Pneumonien eines vorwieg. internist. Patientengutes |
| Methodik: | Indirekter Immunfluoreszenztest (6 Serogruppen von Leg. pneumophila) |
| Zeitraum: | 15.5.1980 bis 14.5.1981 |
| Beteiligte: | H. Lode, H. Schäfer, R. Thomsen (Berlin) R. Ruckdeschel (München) |
| Stand 10.4.1981: | Erfaßt 103 Patienten, davon positive IFT ($\geq$ 1:128): 10 (bei 9 Pat.) |

**Abb. 3.** Häufigkeit von Legionärspneumonien

metabolischer Azidose. Röntgenologisch könnte die Pneumonie im rechten Unterlappen dorsal mit Pleuritis bestätigt werden; die Pulmonalarteriographie erbrachte keinen Hinweis auf eine Lungenembolie. Im EKG Sinustachykardie um 126/min, inkompletter Rechtsschenkelblock und geringe unspezifische Repolarisationsstörungen vorwiegend linksventrikulär.

Der Patient wurde zunächst für 2 Tage auf der Intensivstation überwacht und intensiv antibiotisch mit Ampicillin, dann Cefotaxim, gefolgt von einer Kombination aus Mezlocillin, Flucloxacillin und Tobramycin behandelt. Mikrobiologische Analysen von Blutkulturen, Sputum und Pleuraexsudat verliefen ohne Ergebnis. Das Fieber blieb hoch (bis 40° C), die pneumonische Infiltration reduzierte sich nur minimal und komplizierend traten ein akutes Nierenversagen sowie ein Subileus mit Zunahme der alkalischen Phosphatase und der $\gamma$-GT auf. Eine Laparoskopie erbrachte eine Fettleber I, eine schlaffe unauffällige Gallenblase und keine entzündlichen intraabdominellen Veränderungen. Eine Hämodialyse wurde vom Patienten abgelehnt, unter Dopamininfusion besserte sich die Nierenfunktion innerhalb von 8 Tagen.

Die Serologie (IFT) auf Legionella war am 23. 6. 1980 negativ und stieg bis zum 30. 5. 1980 auf 1 : 128 im indirekten IFT gegen Togus 1 (II) an; ab 11. 6. 1980 behandelten wir den Patienten mit Erythromycin und Rifampicin, worunter am 25. 6. 1980 die Entfieberung eintrat. KBR gegen Mykoplasmen und Chlamydien verliefen negativ, Weil-Felix-Agglutination gegen Proteus $OX_2$ und $OX_{19}$ waren maximal 1 : 40.

Bis heute sind neben Legionella pneumophila noch vier weitere Legionella-Spezies identifiziert, die auch als sog. atypische Legionella-like organismens (ALLO) bezeichnet werden. Diese werden auf der Basis der DNA-Analyse unterteilt und konnten teilweise als Erreger von über 30 Jahre zurückliegenden Infektionen nachgewiesen werden, wie z. B. Legionella micdadei für die sog. Tatlock-Epidemie 1943. Diese letztere Legionellose wird auch als Pittsburgh-Pneumonie bezeichnet und ist neuerdings bei 23 immunsuprimierten Patienten in Pittsburgh, San Francisco und Boston registriert worden, wobei es sich um schwere Pneumonien mit hoher Letalität handelte.

Die Sicherung der Diagnose einer Legionellose kann kulturell, mikroskopisch oder serologisch erfolgen; die direkte Fluoreszenztestung und Erregerisolierung aus Lungenbiopsien, Pleuraexsudat, Transtrachealaspiraten und Blut setzt sich zumindestens in USA vermehrt durch. Der Erregernachweis im Sputum ist möglich, aber sehr schwierig, da eine Wachstumsbehinderung durch die normale Pharynxflora im Sputum erfolgt [9].

Die Inkubationszeit der Legionellosen wird mit 2–10 Tagen angegeben; eine Ausnahme bildet allerdings hiervon das sog. Pontiac-Fieber, eine selbstlimitierende Infektion der oberen Luftwege durch Legionella pneumophila Serotyp I, bei der die Inkubationszeit zwischen 24 und 36 Std beträgt [11].

Betroffen von Legionärspneumonien sind vorwiegend Männer im höheren Lebensalter zwischen 50 und 70 Jahren. Zumeist bestehen Vorerkrankungen wie Cold, Herzinsuffizienz, Diabetes mellitus, Tumoren, Niereninsuffizienz oder es liegt eine medikamentöse Immunsuppression, insbesondere mit Steroiden oder Zytostatika vor.

Allgemeinsymptome der Patienten zu Beginn der Erkrankung sind uncharakteristisch wie Fieber, Krankheitsgefühl, Schüttelfrost, Myalgien, Zephalgien usw. [12]; relativ häufig sind gastrointestinale Symptome wie Übelkeit, Erbrechen, Diarrhoen und abdominelle Schmerzen. Um den 2.–3. Tag der Erkrankung tritt ein unproduktiver Husten auf, selten Hämoptysen, begleitet von Thoraxschmerzen in 30–40% der Patienten. Neben dem physikalischen Befund einer Pneumonie bei zumeist schwerkranken, zyanotischen und tachypnoischen Patienten fällt klinisch zumeist eine deutliche Verwirrtheit und Desorientiertheit auf. Die Hälfte der Patienten zeigt eine relative Bradykardie.

Die Laborbefunde bieten im Blutbild eine mittelgradige Leukozytose mit Linksverschiebung und Lymphopenie; fast immer besteht eine mäßige Erhöhung der Transaminasen, der alkalischen Phosphatase und des Bilirubins. Im Urinstatus ist häufig eine Erythrozyturie nachweisbar; die Nierenfunktion ist normal bis gering eingeschränkt. Bei den Elektrolytkonzentrationen ist häufig eine Hyponatriämie und Hypophosphatämie zu messen. Die mikrobiologischen Untersuchungen von Sputum, Pleuraexsudat, transtrachealer Aspirate und Blut verlaufen mit den üblichen aeroben und anaeroben Techniken zumeist negativ; das Grampräparat ist unergiebig. Ganz selten bestehen jedoch auch Mischinfektionen mit aeroben oder anaeroben Keimen.

Röntgenologisch bieten über 70% der Patienten zu Erkrankungsbeginn ein einseitiges, zentral oder peripher lokalisiertes, zumeist schlecht abgegrenztes bronchopneumonisches Infiltrat. Im weiteren Verlauf kommt es zur multilobulären Ausbreitung; bei fulminanten Erkrankungen kann die gesamte Lunge befallen sein. Pleurale Reaktionen in 10—40% und selten Abszedierungen werden beschrieben [13].

Differentialdiagnostisch müssen vor allem andere atypische Pneumonien durch Mykoplasmen, Chlamydien, Viren, Rickettsien (Q-Fieber) oder bei Tularämie sowie Pest abgegrenzt werden. Bei epidemischem Auftreten dürften die diagnostischen Erwägungen einfach sein, schwierig sind die sporadischen Fälle. Helms et al. [14] stellten 1979 14 Legionärspneumonien, 20 Mykoplasmen- und 23 Pneumokokkenpneumonien gegenüber. Relativ charakteristisch für Legionärspneumonien waren die jahreszeitliche Häufung vom Juli bis Dezember, höheres mittleres Lebensalter, Rauchgewohnheiten, fehlende primäre respiratorische Symptome, Verwirrtheitszustände, Hämaturie, SGOT-Erhöhung, Albuminverminderung im Serum und röntgenologische Ausbreitungstendenz der Pneumonie.

Miller [5] aus Nottingham stellte die Symptome zusammen, die relativ frühzeitig an eine Legionellose denken lassen sollten: Hochfieberhaft, mindestens dreitägige Prodromi, Verwirrtheitszustände, Diarrhoen oder ein unproduktiver Husten, Lymphopenie unter $1000/mm^3$ bei Leukozytose unter $15\,000/mm^3$ und eine Hyponatriämie unter 130 mmol/l. Beim Nachweis drei dieser vier geschilderten Befunde sollte eine Legionellose ernsthaft erwogen werden. Kommt es zur Ausbreitung der Pneumonie unter einer sonst wirksamen antibiotischen Therapie, bestehen erhöhte Transaminasen und eine Hypalbuminämie ($< 25$ g/l) liegen weitere fundierte Verdachtsmomente vor.

*Therapie*

Eine abschließende klare Stellungnahme zur optimalen Behandlung der Legionellose ist z. Z. noch nicht möglich. Die bisherigen Mitteilungen aus Philadelphia und Vermont sprechen für eine bessere Wirksamkeit von Erythromycin und Tetracyclin im Vergleich zu anderen Antibiotika. Neuere mikrobiologische in vitro-Ergebnisse von Edelstein und Meyer [16] vom September 1980 aus dem UCLA bestätigen die klinischen Berichte und deuten darüber hinaus auf eine hohe Effektivität von Rifampicin und einem neuen Makrolidantibiotikum, Rosaramicin, hin. Die Korrelation der in vitro-Ergebnisse mit der klinischen Wirksamkeit ist jedoch anhand von tierexperimentellen Daten durchaus begrenzt und bedarf noch weiterer kontrollierter Studien. Die derzeit empfohlene Erythromycindosis liegt bei 4—6 g täglich, wozu bei ungenügendem Effekt der Monotherapie Rifampicin in einer Dosis von 10 mg/kg Körpergewicht hinzugefügt werden kann.

*Zusammenfassung*

Unter „neuen" Pneumonien werden Infektionen der Lunge durch Pilze, Parasiten, Viren und Legionellen subsummiert. Während die ersten drei Erreger vorwiegend bei Patienten mit ausgeprägten Immunstörungen beobachtet werden, können Legionellen epidemisch, hyperendemisch und sporadische Pneumonien auslösen. Die frühzeitige Diagnose derartiger, vorwiegend atypischer Pneumonien ist zur adäquaten therapeutischen Beeinflussung dieser Krankheitsbilder außerordentlich wichtig. Legionärspneumonien treten vermehrt beim männlichen älteren Patienten mit Vorerkrankungen im Sommer oder Herbst auf; die Klinik ist charakterisiert durch virale Prodromi, hohes Fieber, unproduktiven Reizhusten, Thoraxschmerzen, Verwirrtheit, Diarrhoen, Hämaturie, mäßige Leukozytose mit Lymphopenie, niedrigem Serumnatrium und negativen mikrobiologischen Analysen von Sputum und Probeexsudat. Die Diagnosesicherung erfolgt kulturell, mikroskopisch und serologisch, wobei zur Zeit der indirekte Immunfluoreszenztest besonders hilfreich ist. Mittel der Wahl zur Behandlung sind Erythromycin alleine oder plus Rifampicin.

*Literatur*

1. Singer C (1980) Infections in patients with neoplastic diseases. In: Grieco MM (ed) Infections in the abnormal host. Yorke Medic. Books, New York, pp 546–584 – 2. Lau WK, Joung LS (1976) Trimethoprim-sulfamethoxazole treatment of Pneumocystis carinii pneumonia in adults. N Engl J Med 295: 716–721 – 3. Hughes WT, Feldman S, Sangal SH (1975) Treatment of Pneumocystis carinii pneumonitis with trimethoprim-sulfamethoxazole. Can Med Assoc J [Suppl] 112: 47–51 – 4. Fiala M, Payner JE, Berne TV (1975) Epidemiology of cytomegalovirus infection after transplantation and immunosuppression. J Infect Dis 132: 421–426 – 5. Meyers JD, Spencer HC, Wattschat J (1975) Cytomegalovirus pneumonia after human marrow transplantation. Ring Intern Med 82: 181–185 – 6. Fraser DW, Tsai TR, Orenstein W, Parkin WE, Beecham HJ, Sharran RG, Harnis J, Mallison GF, Martin SM, McDade JE, Shepard CC, Brachman PS (1977) Legionnaires' disease. Description of an epidemic of pneumonia. N Engl J Med 297: 1189–1197 – 7. McDade JE, Shepard CC, Fraser DW, Tsai TR, Redus MA, Dowdle WR (1977) Legionnaires' disease. Isolation of a bacterium and demonstration of its role in other respiratory disease. N Engl J Med 297: 1197–1203 – 8. Cordes LG, Fraser DF (1980) Legionellosis. Med Clin North Am 64: 395–416 – 9. Flesher AR, Kasper DL, Modern PA, Mason EO (1980) Legionella pneumophila: Growth inhibition by human pharyngeal flora. J Infect Dis 142: 313–317 – 10. Swartz MN (1979) Clinical aspects of Legionnaires' disease. Ann Intern Med 90: 492–495 – 11. Glick TH, Gregg MB, Beoman B, Mallison G, Rodes WW, Hassanoff J (1978) Pontiac fever: An epidemic of unknown etiology in a health department. Am J Epidemiol 107: 149–160 – 12. Tsai TF, Finn DR, Plikaytis BD, McCauley W, Martin SM, Fraser DW (1979) Legionnaires' disease: Clinical features of the epidemic in Philadelphia. Ann Intern Med 90: 509–517 – 13. Dietrich PA, Johnson RD, Fairbanks JT, Walke JS (1978) The chest radiograph in Legionnaires' disease. Radiology 127: 577–582 – 14. Helms CM, Viner JP, Sturm RH, Renner ED, Johnson W (1979) Comparative features of pneumococcal, mycoplasmal, and Legionnaires' disease pneumonias. Ann Intern Med 90: 543–547 – 15. Miller AC (1979) Early clinical differentiation between Legionnaires' disease and other sporadic pneumonias. Ann Intern Med 90: 526–528 – 16. Edelstein P, Meyer RD (1980) Susceptibility of Legionella pneumophila to twenty antimicrobial agents. Antimicrob Agents Chemother 18: 403–408

**Aussprache**
Herr *Holzer, E.* (München) zu Herrn *Lode:*

Wenn ich recht verstanden habe, waren die von Ihnen beschriebenen Fälle von Legionärspneumonie im Krankenhaus erworben von Patienten, bei denen Erkrankungen mit Immunstörungen vorlagen.

Ich kenne sieben Erkrankungen durch Legionellen mit den dazugehörigen Daten gut, vier aus dem eigenen Bereich und drei aus der Abteilung von Herrn Lydtin aus dem Krankenhaus Starnberg. Alle waren akute Erkrankungen, die frisch zur stationären Aufnahme gekommen waren und die zum Teil foudroyant zu einem letalen Ausgang führten. Darunter war ein 27jähriger bis zum Erkrankungsbeginn gesunder Mann, der mit einer die gesamte Lunge befallenen atypischen Pneumonie mit massiven Hämoptoen innerhalb von 36 Std verstarb.

In der Tabelle über die wichtigen hinweisenden Symptome der Legionärspneumonie habe ich das hämorrhagische Sputum vermißt. Alle genannten sieben Patienten hatten deutlich hämorrhagisches Sputum, einige davon massive Hämoptoen. Nach unserer Erfahrung ist dies ein wichtiger differentialdiagnostischer Hinweis auf eine Legionärspneumonie.

Die von Miller herausgestellte Hyponatriämie konnte in keinem der genannten Fälle beobachtet werden.

# Zur Therapie von Harnwegsinfektionen

Höffler, D. (Med. Klinik III der Städt. Kliniken Darmstadt)

## Referat

Der Begriff „Harnwegsinfekt" (englisch: urinary tract infection, UTI) umfaßt alle Zustände, bei denen sich pathogene Keime oberhalb des Sphincter vesicae nachweisen lassen. Infektionen, die auf die Harnröhre beschränkt bleiben, werden allgemein nicht unter diesem Oberbegriff zusammengefaßt. Der Begriff „Harnwegsinfektion" bedarf aus therapeutischen und prognostischen Gründen, aber auch aus Gründen der zwischenärztlichen Verständigung der Differenzierung (Tabelle 1a–c). Es ist nämlich offenbar unsinnig, die Zystitis der jungen Frau mit der Pyelonephritis bei Nierenbeckenausgußsteinen eines alten Mannes zu vergleichen, obwohl in beiden Fällen eine „Harnwegsinfektion" vorliegt.

Es hat sich bei einer Reihe ganz verschiedener Krankheitsbilder z. B. der Hypertonie, der arteriellen Verschlußkrankheit oder der Lymphogranulomatose bewährt, aufgrund klinischer Kriterien Stadieneinteilungen vorzunehmen. Ich schlage daher für die Einteilung der Harnwegsinfektionen folgendes Schema vor:

*Harnwegsinfektion, Schweregrad I*

Eine Beteiligung des Nierenparenchyms am infektiösen Geschehen ist nicht nachweisbar, d. h. es besteht kein Klopfschmerz der Nierenlager, keine Einschränkung der Nierenfunktion (Erniedrigung der Clearance) und keine röntgenmorphologischen Veränderungen. Das Beschwerdebild kann heftig sein (schwere Dysurie und Pollakisurie). Befallen sind oft junge, meist geschlechtsaktive Frauen. Infizierender Keim ist in ca. 70% der Fälle E.coli, in ca. 10–20% Proteus mirabilis und ca. 5% Streptococcus faecalis. Alle drei Keime sind in hohem Prozentsatz gegen Ampicillin und Cotrimazol empfindlich (Ausnahme: nosokomiale Infektionen), so daß eine Therapie dieser Harnwegsinfektionen mit diesen Mitteln auch ohne Resistenzbestimmung eingeleitet werden kann und zumeist zum Erfolg führt. Kommt es zu einem Rezidiv, ist dies fast immer auf eine erneute Infektion zurückzuführen (Winberg). Daher kommt der Reinfektionsprophylaxe der größte Wert zu.

*Harnwegsinfektion, Schweregrad II*

Hier ist eine Mitbeteiligung des Nierenparenchyms nachweisbar, d. h. es bestehen röntgenmorphologische Veränderungen der Niere und/oder eine Einschränkung der Nierenfunktion. Komplikationen wie Urämie und Abflußbehinderung liegen (noch) nicht vor. Die typische Patientin hat eine langgehende Anamnese und keine akute Symptomatik. Die Behandlung kann p.o. wie beim Schweregrad I erfolgen. Dies führt jedoch nicht immer zum Ziel. Daher muß oft eine weitere parenterale Behandlung erfolgen. Hier sind dann Zephalosporine und Breitbandpenicilline, notfalls auch Aminoglukoside indiziert. Das Rezidiv kann sowohl durch Reinfektion als auch Persistenz des alten Keimes erfolgen. Im ersteren Fall ist (nach Beherrschung des Rezidivs) eine Rezidivprophylaxe, im zweiten Fall eine erneute parenterale Behandlung evtl. mit Kombination zweier Antibiotika indiziert.

**Tabelle 1a.** Einteilung der Harnwegsinfektionen

| Stadium | Nierenbeteiligung klinisch nachweisbar | Morphologie | Typischer Patient |
|---|---|---|---|
| I | ∅ | | Frau, akute Symptomatik (Pollakisurie, Dysurie) |
| II | + | | Frau, langgehende Anamnese, keine akute Symptomatik |
| III | + sowie weitere Komplikationen vorhanden (Steine, Abflußhinderung, Urämie | | Frau oder Mann, lange Anamnese mit urologischem Leiden |

**Tabelle 1b.** Einteilung der Harnwegsinfektionen

| Stadium | Therapie der Wahl | Therapieerfolg erreichbar |
|---|---|---|
| I | Ampicillin<br>Cotrimazol    p.o.<br>Nitrofurantoin | Immer<br>(zumindest beim 2. oder 3. Anlauf) |
| II | p.o. wie bei I oft auch parenteral erforderlich:<br>Zephalosporine, Breitbandpenicilline, Aminoglukoside | Meistens, oft erst bei mehrfachen Anläufen |
| III | Parenteral:<br>Zephalosporine, Breitbandpenicilline, Aminoglukoside<br>Bei akutem Schub:<br>Penicilline + Aminoglukoside | Eher selten<br>Antibiotika können in Einzelfällen eher schaden als nützen |

**Tabelle 1c.** Einteilung der Harnwegsinfektionen

| Stadium | Typischer Mechanismus des Rezidivs | Medikamentöse Rezidivprophylaxe (nach Sanierung) |
|---|---|---|
| I | Reinfektion mit neuem Keim | Oft indiziert |
| II | Reinfektion oder Persistenz des alten Keimes | Oft indiziert |
| III | Persistenz des alten Keimes | Sanierung wird oft nicht erreicht Suppressionstherapie |

*Harnwegsinfektion, Schweregrad III*

Krankheitsfälle, bei denen operativ nicht zu beseitigende Abflußbehinderungen, Steine o. ä. bestehen. Weiter sind hierher Krankheitsfälle zu rechnen, die mindestens dreimal erfolglos behandelt wurden und solche, bei denen bereits eine erhebliche Steigerung harnpflichtiger Substanzen vorliegt. Die Therapie muß parenteral erfolgen. Liegt ein akuter Schub vor, ist eine hochdosierte Behandlung mit Breitbandpenicillinen + Aminoglukosiden angezeigt. Ein Therapieerfolg ist eher selten erreichbar, und in Einzelfällen kann eine langgehende massive antibiotische Therapie mehr schaden als nützen. Der typische Mechanismus des Rezidivs ist die Persistenz des alten Keimes. Wenn eine Sanierung erreicht wird, kann eine Infektionsprophylaxe indiziert sein. Unter Umständen kann nur eine suppressive Gabe von p. o. verabreichbaren Antibiotika verhindern, daß fortlaufend Nierengewebe zerstört wird.

*Allgemeines zur Stadieneinteilung*

Die Zuordnung des Einzelfalles zu den drei Schweregraden kann schwierig sein und zuweilen willkürlich erscheinen. Dies trifft insbesondere auf die Fälle zu, bei denen ein anderes Grundleiden z. B. eine Phenacetinniere, eine Glomerulonephritis, ein Zystennierenleiden oder ein Prostatakarzinom vorliegt. Diese Schwierigkeiten der Zurordnung können aber nicht als Argument gegen den Versuch einer klinischen Klassifizierung verwendet werden. Auch bei anderen Stadieneinteilungen (z. B. beim Kollumkarzinom oder dem Augenhintergrund) bestehen Schwierigkeiten. Dennoch ist unbestritten, daß hier die Stadieneinteilung erhebliche Fortschritte in der Therapie und Prognose gebracht hat.

*Kritik der Diagnostik*

Da sich im Mittelstrahlurin vieler gesunder Frauen Bakterien und Leukozyten nachweisen lassen, wird die Harnwegsinfektion ganz allgemein zu oft diagnostiziert. Hieraus ergibt sich dann eine fehlindizierte antibakterielle Therapie, deren Risiken gegen die Risiken einer invasiven Diagnostik, der Blasenpunktion, abgewogen werden müssen (Tabelle 2). Fest steht, daß der Nachweis von mehr als 100 000 Keimen/ml Mittelstrahlurin nur ein *Hinweis* auf das Vorliegen einer Harnwegsinfektion, nicht aber der *Beweis* ist (Tabelle 3). Mit anderen Worten: eine Keimzahl über 100 000 Keime/ml Urin ist ein epidemiologischer Begriff ohne sichere Aussage für den Einzelfall – was übrigens auch vom Inaugurator des Begriffes „signifikante Bakteriurie", Kass, nie anders gesehen wurde. Es zeigt sich auch beim Vergleich von Blasenpunktat und Mittelstrahlurin, wie sehr ein Antibiogramm, gewonnen aus Keimen des Mittelstrahlurins, fehlleiten kann: im Mittelstrahlurin befinden sich oft andere Keime als im Blasenpunktat (Tabelle 4).
  Die Häufigkeitsverteilung der Keime ergibt, daß für die Therapie ohne Resistenzbestimmung nur Antibiotika mit Wirksamkeit gegen E. coli, Proteus und Streptococcus faecalis in Frage kommen. Diese Forderungen erfüllen Ampicillin und Cotramazol als

**Tabelle 2.** Vergleich der Nebenwirkungen von Diagnostik und Therapie

|  | Häufigkeit | Nebenwirkungen | Quelle |
|---|---|---|---|
| Ampicillin | 8–12% | Ampicillinexanthem Diarrhoe | Otten et al. |
|  | ?% | Diarrhoe |  |
| Cotrimazol | 5% | Leukopenie | Otten et al. |
|  | 4% | Thrombopenie |  |
|  | 6% | Gastrointestinale Störungen |  |
| Blasenpunktion | 0,0002% | Suprapubischer Abszeß, Fieber | Witzel |

p. o. gut verwendbare Medikamente[1]. Bei parenteraler Gabe bieten sich die Breitbandpenicilline, die modernen Cefalosporine und die Aminoglukoside an (letztere beiden allerdings ohne Wirksamkeit auf Streptococcus faecalis). Aminoglukoside sollten wegen ihrer engen therapeutischen Breite nur dann eingesetzt werden, wenn Cefalosporine und Penicilline nicht zum Ziel führen.

Die antibakterielle Therapie des Harnwegsinfektes kann nicht erfolgen, ohne daß über prädisponierende Faktoren nachgedacht wird. Diese sind sehr vielfältig und auf verschiedenen Fachgebieten zu suchen (Tabelle 5). Besonders beachtet wurde in letzter Zeit der Befund, daß E. coli besser an periurethralen Zellen von solchen Patientinnen haftet, die häufig zu Harnwegsinfektionen neigen (Übersicht bei Cornelius et al.). Die Frage, wie weit die Diagnostik zum Ausschluß der verschiedenen prädisponierenden Faktoren betrieben werden muß, ist häufig eine schwierige ärztliche Ermessensentscheidung. Man wird um so mehr zu einer eingreifenden Diagnostik bereit sein, je

**Tabelle 3.** Vergleich Mittelstrahlurin/Blasenpunktion

| Keimzahl im Mittelstrahlurin | $n = 1\,013$ | Davon infiziertes Blasenpunktat | Davon steriles Blasenpunktat |
|---|---|---|---|
| > 100 000 | 192 | 70% | 30% |
| 10 000 – 100 000 | 158 | 39% | 61% |
| < 10 000 | 344 | 13% | 87% |
| Steril | 319 | | 100% |

**Tabelle 4.** Vergleich der Keimbefunde im Blasenpunktat und Mittelstrahlurin

| | Blasenpunktat $n = 1\,013$ 243 (= 24%) | Mittelstrahlurin $n = 1\,013$ 715 (= 71%) |
|---|---|---|
| Von den infizierten Blasenpunktaten bzw. Mittelstrahlurinen enthielten: | | |
| E. coli | 162 (= 67%) | 264 (= 37%) |
| Proteus | 31 (= 13%) | 59 (= 8%) |
| Streptococcus faecalis | 15 (= 6%) | 87 (= 12%) |
| Ps. aeruginosa | 9 (= 4%) | 8 (= 8%) |
| Klebsiella/Enterobacter | 9 (= 4%) | 15 (= 2%) |
| Mischflora | 17 (= 7%) | 282 (= 39%) |

**Tabelle 5.** Prädisponierende Faktoren

| Auf gynäkologischem Fachgebiet | Auf urologischem Fachgebiet | Auf internistischem Fachgebiet |
|---|---|---|
| Ausfluß | Meatusstenose | Diabetes |
| Zystocele | Reflux | Phenacetinniere |
| sexuelle Aktivität | Steine | Bakterienadhärenz |
| u. a. | u. a. | u. a. |

---

[1] Ausnahme: Nosokomiale Infektionen, bei denen oft Resistenz gegen beide Substanzen vorliegt. Außerdem beachten: Cotrimazol bei Streptococcus faecalis nur bei ca. ein Drittel der Stämme wirksam

**Tabelle 6.** Zur Einzeldosistherapie (randomisierte Studien)

| Autor | n/Substanz | Versagerquote/ Einzeldosis | Versagerquote/ konventionelle Therapie |
|---|---|---|---|
| Erikson et al. 1981 | 59/Amoxicillin | 10/28 | 3/31 |
| Greenberg et al. 1980 | 57/Cefachlor | 21/34 | 2/23 |
| Bailey und Abbot 1977 | 56/Amoxicillin | 5/20 | 11/26 |
| Fang et al. 1978 | 53/Amoxicillin | 1/22 | 1/21 |

häufiger und schwerwiegender die Rezidive sind und je stärker der Patient durch die Infektionen bedroht ist (Tabelle 8).

*Kritische Sichtung der Therapie*

Die akute Harnwegsinfektion der geschlechtsaktiven Frau (typischer Krankheitsfall im Schweregrad I) hat eine hohe Spontanheilungsquote, die auf 30–40% zu schätzen ist. Bei den übrigen Patientinnen dürfte es – wenn auch nach längerer Zeit – ebenfalls zu einem Verschwinden der Keime kommen. Dauerschäden sind kaum zu erwarten (Übersicht bei Asscher). Die Therapie zielt also (nur) darauf, Schwere und Schmerzhaftigkeit der Attacke abzumildern.

Bei der Behandlungsdauer ist in den letzten Jahren ein deutlicher Trend zu kürzeren Therapieschemata zu erkennen. Während Anfang der siebziger Jahre 2–3 Wochen als das mindeste galten, gibt es heute Autoren, die sogar schon eine einmalige Therapie befürworten (Tabelle 6). Tatsächlich steht aber nur eine beschränkte Zahl von randomisierten Studien zur Verfügung: während zwei Autoren über sehr günstige Befunde berichten, hatten zwei andere Autoren mit der Einmaltherapie keine günstigen Erfahrungen (Tabelle 6).

Nach diesen Daten erscheint die Propagierung einer Einmaltherapie verfrüht. Wo aber liegt die Dosis curativa minima? In einer eigenen Studie mit dem gut resorbierbaren Ampicillinester Bacampicillin (Penglobe 800) konnten wir an 66 Patientinnen, vorwiegend Schweregrad I, zeigen, daß die minimal wirksame Dosis bei oder unter 8 g (10 Tabletten in 3 Tagen) liegen muß (Tabelle 7). Charlton et al. (1976) kamen bei 110 Patienten mit Amoxicillin zu einer Versagerquote von zehn von 52 bei einer 3 Tage dauernden und neun von 58 bei einer 10 Tage dauernden Therapie. Somit kann nach beiden Studien gesagt werden, daß eine über 3 Tage hinausgehende Therapie offenbar keinen Vorteil bietet. Da alle Therapienebenwirkungen auch von der Dauer der Therapie abhängig sind, kann also eine über 3 Tage hinausgehende Therapie bei Harnwegsinfektionen des Schweregrades I nicht mehr empfohlen werden. Wichtig sind jedoch kurzfristige Kontrollen, die feststellen, ob die Behandlung wirklich zum Ziel führte. Tat sie es nicht, ist eine weiterführende Diagnostik (Urografie, Urodynamik, Refluxprüfung u. a., s. auch Tabelle 5) zu erwägen.

**Tabelle 7.** Untersuchungen zur minimal wirksamen Dosis von Bacampicillin

| Dosis | 10 × 800 mg | 20 × 800 mg | 30 × 800 mg |
|---|---|---|---|
| Therapiedauer | 3 Tage | 6 Tage | 10 Tage |
| n | 22 | 22 | 22 |
| Erfolg | 17 | 17 | 18 |
| Mißerfolg | 5 | 5 | 4 |

**Tabelle 8.** Verlauf der Harnwegsinfektion in Abhängigkeit von der Lebenssituation

| | | |
|---|---|---|
| Kinder und Jugendliche | Oft akute Pyelonephritis | Oft bleibende Parenchymnarben |
| Erwachsene Frau | Selten akute Pyelonephritis | Selten bleibende Parenchymnarben |
| Schwangere | Oft akute Pyelonephritis (oft schwere Folgen für das Kind) | Selten bleibende Parenchymnarben |
| Alter Mann (Prostata) | Akute Pyelonephritis nicht selten | Oft bedrohliche Urosepsis |

Ein Therapieerfolg kann in höherem Prozentsatz erwartet werden, wenn vor Therapiebeginn im Urin keine Antibody-coated-bacteria nachgewiesen wurden (Fang et al.). Dies ist nämlich ein Hinweis (nicht Beweis) dafür, daß die Infektion auf den unteren Harntrakt beschränkt war. Für den Einzelfall hat der Nachweis dieses Phänomens jedoch zu wenig Aussagekraft, als daß man die Methode für die Routinediagnostik empfehlen könnte.

Wie lange beim Schweregrad II oder III behandelt werden muß, ist schwer zu beantworten. Randomisierte Studien zur Ermittlung einer Dosis curativa minima liegen nicht vor. Da man bei diesen Formen der Harnwegsinfektionen von einem Befall des Nierenparenchyms ausgehen muß, würde man gefühlsmäßig zu einer längergehenden Therapie tendieren (etwa 5–10 Tage).

Antibiotikaspiegel in den Narbengeweben sind nicht leicht zu erreichen: da die meisten Antibiotika renal ausgeschieden werden, erreichen sie zwar hohe Tubulus- und Harnkonzentrationen, gehen aber an dem infiltrierten Gewebe sozusagen in einem Bypaß vorbei.

*Die Rezidivprophylaxe*

Die wichtigste Erkenntnis in der Behandlung von Harnwegsinfektionen in den letzten 10 Jahren ist der Wert der Rezidivprophylaxe. Diese sollte zunächst in einer Aufklärung über geeignete einfache Maßnahmen bestehen. Diese sind eine richtige Anal- und Genitalhygiene, reichliche Flüssigkeitsmengen („Durchspülung"), Vermeidung starker Blasenfüllung und eine Mictio post coitum. Reicht dies nicht aus und treten wiederholte, schmerzhafte Infektionen auf, so muß eine medikamentöse Prophylaxe erwogen werden. Da nun der Verlauf von Harnwegsinfekten sehr von der Lebenssituation abhängen kann (Tabelle 8), wird man sich um so eher zu einer medikamentösen Prophylaxe entschließen, je mehr mit schlimmen Folgen von Harnwegsinfektionen zu rechnen ist, d. h. insbesondere bei Kindern. Die Autoren, die sich mit der medikamentösen

**Tabelle 9.** Ergebnisse der Prophylaxe

| Autor | Substanz | Reduktion der Zahl der Infekte auf |
|---|---|---|
| Bailey et al. 1971 | Nitrofurantoin | 1/11 |
| Stamey et al. 1977 | Nitrofurantoin | 1/14 |
| Stamm et al. 1980 | Nitrofurantoin | 1/20 |
| Harding et al. 1974 | Cotrimazol | 1/25 |
| Stamey et al. 1977 | Cotrimazol | 0 |
| Stamm et al. 1980 | Cotrimazol | 1/19 |

**Tabelle 10.** Vergleich Nitrofurantoin/Cotrimazol in der Prophylaxe von Harnwegsinfektionen

|  | Nitrofurantoin | Cotrimazol |
|---|---|---|
| Veränderung körpereigener Flora | ∅ | + |
| Wirksamkeit bei | | |
| E. coli und Streptococcus faecalis | + | + |
| Proteus | ∅ | + |
| Verträglichkeit | = | = |
| Bei Niereninsuffizienz | kontraindiziert | kann gegeben werden |

Prophylaxe auseinandersetzen (Tabelle 9), gehen einheitlich von der Vorstellung aus, daß die Medikation abends gegeben werden sollte. So wird während der Nachtstunden, während derer die Harnwege weniger „durchspült" werden, ein antibakterieller Schutz erreicht. Neben einzelnen Untersuchungen mit anderen Substanzen sind solche Arbeiten, in denen Nitrofurantoin oder Cotrimazol verwendet wurden, in den Vordergrund gerückt (Tabelle 9). An dem großen Nutzen einer solchen Behandlung ist bei keinem Autor ein Zweifel: die Häufigkeit der Infektionen wird auf minimal ein Zehntel der Ausgangsfrequenz gesenkt.

*Zur Prophylaxe Cotrimazol oder Nitrofurantoin?*

Die Entscheidung ist schwer (s. Tabelle 10): nach sorgfältigen Untersuchungen (Stamey et al.; Pearson et al.; Winberg et al.; Grüneberg et al.) kann davon ausgegangen werden, daß Nitrofurantoin nicht, Cotrimazol jedoch deutlich die körpereigene Flora verändert. Dies kann als Vorteil für Nitrofurantoin angesehen werden. Andererseits bewirkt Cotrimazol im Gegensatz zu Nitrofurantoin eine Verminderung der vaginalen und periurethralen Coliflora und soll daher wirksamer sein. Zwei Autoren stützen, einer widerspricht einer solchen Annahme (s. Tabelle 9). Die Verträglichkeit beider Prophylaxeschemata ist gut. Dies ist auch kaum anders zu erwarten: handelt es sich doch

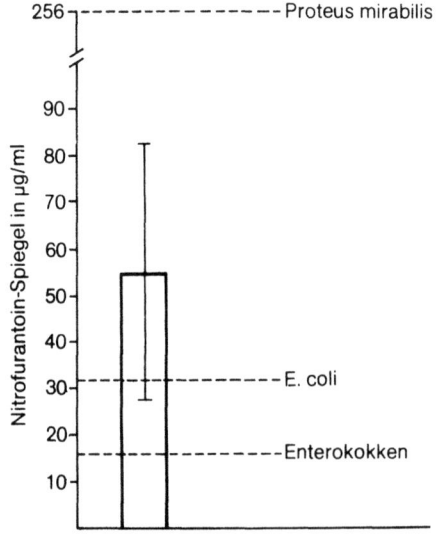

**Abb. 1.** Nitrofurantoinspiegel im morgendlichen Sammelurin von 9 Std nach abendlicher Gabe von 50 mg Nitrofurantoin in Form von Furadantin-RP. Durchschnittswerte von zwölf Versuchen bei Erwachsenen mit einem Durchschnittsgewicht von 68 kg

**Tabelle 11.** Randomisierte Studien[a] zum Vergleich zweier Substanzen bei Harnwegsinfektionen

| Verschiedene Substanzen | n | Überlegene Substanz ($p \leq 0{,}05$) |
|---|---|---|
| Pivmezilinam/Amoxycillin | 40 | Gleichwertig |
| Gentamycin/Amikazin | 50 | Amikazin |
| Cefuroxim/Cefutaxim | 46 | Cefutaxim |

[a] Eigene Untersuchungen

bei 50 mg Nitrofurantoin und $^1/_2$ Tabletten Cotrimazol jeweils um eine sehr niedrige Dosierung. Cotrimazol kann noch bei eingeschränkter Nierenfunktion gegeben werden, während es unter Nitrofurantoin bei Niereninsuffizienz zu Neuritiden kommen könnte. Diese wurden allerdings nur bei den höheren therapeutischen, nicht bei den prophylaktischen Dosen beschrieben. Die Abb. 1 zeigt, daß Nitrofurantoin zur Prophylaxe von E. coli und Enterokokkeninfektionen gut, zur Prophylaxe von Proteusinfektionen ungeeignet ist. Wird also dieser Keim wiederholt als Ursache eines Rezidivs beobachtet, ist Cotrimazol indiziert. Die Industrie bietet inzwischen Nitrofurantoinkapseln zu 50 mg als Kalenderpackung an, was für die praktische Behandlung einen wichtigen Vorteil darstellt.

*Die Harnwegsinfektion in der klinischen Forschung*

Im Gegensatz zu vielen anderen Infektionen beim Menschen ist die Harnwegsinfektion in ihrem Verlauf gut zu beurteilen, jedenfalls besser als Lungen-, Gallen oder Wundinfektionen. Bei der Entwicklung eines neuen Antibiotikums ergibt sich stets die einfache, zentrale, jedoch sehr schwer zu beantwortende Frage, ob diese neue Substanz den alten bisher üblichen, in der Praxis überlegen ist. Dies kann nach in vitro-Befunden (Bakteriologie, Pharmakokinetik) stets nur vermutet werden. Hier bieten sich randomisierte Vergleichsstudien bei Harnwegsinfektionen an (s. Tabelle 11). Da die Patienten zumindest die Standardtherapie erhalten, sonst aber eine fraglich bessere, sind solche Studien ethisch vertretbar.

*Offene Probleme* (s. Tabelle 12)

Zweifellos haben die Teststäbchen zum Nachweis von Eiweiß, roten und weißen Blutkörperchen sowie Nitrit die Diagnostik verbessert und erleichtert. Dennoch ist die exakte Diagnose einer Harnwegsinfektion bis heute nur durch eine Blasenpunktion zu stellen, die als eingreifend und aufwendig empfunden wird. Ein einfacher diagnostischer Test zum sicheren Nachweis einer Harnwegsinfektion fehlt. Weiterhin sind brauchbare Daten zur Dosis curativa minima nur beim Schweregrad I, nicht beim Schweregrad II und III vorhanden. Da kein Zweifel besteht, daß die Harnwegsinfektion der Frau durch Aufsteigen der Keime aus der Gegend des Oreficium urethrae externum erfolgt, sollte

**Tabelle 12.** Offene Fragen

Verbesserung/Erleichterung der Diagnostik
Dosis curativa minima?
Örtliche Prophylaxe?
Dauer der „Dauer"prophylaxe?

auch eine örtliche Prophylaxe mit einer antibakteriellen Creme erwogen werden. Brauchbare Vergleichsstudien hierzu liegen nicht vor. Schließlich ist offen, wie lange die medikamentöse Prophylaxe durchgeführt werden sollte. Befriedigende Richtlinien hierfür können z. Z. nicht gegeben werden.

*Literatur*

1. Asscher AW (1980) Course and consequences of covert bacteriuria in pyelonephritis. In: Losse H et al. (eds) Urinary tract infections, vol IV. Stuttgart, New York, pp 100–106 – 2. Bailey RR, Gower PE, Roberts AP, de Wardener HE (1971) Prevention of urinary-tract infection with low dose nitrofurantoin. Lancet 2:1112 – 3. Bailey RR, Abbott GD (1977) Treatment of urinary tract infection with a single dose of amoxicillin. Nephron 18:316 – 4. Charlton CAC, Crowther A, Davies JG, Dynes J, Haward MWA, Mann PG, Rye S (1976) Threeday and tenday chemotherapy for urinary tract infections in general practice. Br Med J 1:124 – 5. Cornelius DR, Lark DL, Stamey TA (1980) Some observations on attachment of E. coli to human vaginal epithelial cells. Pyelonephritis. In: Losse H et al. (eds) Urinary tract infections, vol IV. Stuttgart, New York, pp 40–49 – 6. Erikson K, Kjelberg L (1981) Single-dose antibiotics for urinary infections. Lancet 1:331 – 7. Fang LST, Tolkoff-Rubin NE (1978) Efficacy of single dose and conventional amoxicillin therapy in urinary tract infection localized by the antibody coated bacteria technic. N Engl J Med 298:413 – 8. Greenberg RN, Sanders CV, Marier R, Shaik LM, Moise P, Lewis AC (1980) Single dose therapy of urinary tract infection with cefaclor. 20th Interscience Conference on Antimicrobial Agents and Chemotherapy (Abstract 232) – 9. Grüneberg RN, Leakey A, Bendall MJ, Smellie JM (1975) Bowel flora in urinary tract infection. Effect of chemotherapy with special reference to cotrimaxozole. Kidney Int 8:122–129 – 10. Harding KMG, Ronald AR (1974) A controlled study of antimicrobial prophylaxis of recurrent urinary infection in women. N Engl J Med 291:597 – 11. Höffler D (1980) Vergleichende therapeutische Untersuchungen von Pivmecillinam und Amoxycillin. Dtsch Med Wochenschr 103:1108–1110 – 12. Höffler D (1978) Amikacin und Gentamicin – ein kontrollierter Therapievergleich. Dtsch Med Wochenschr 103:2071–2075 – 13. Höffler D, Fröhner H (1979) Untersuchungen zur minimal wirksamen Dosis von Bacampicillin bei Harnwegsinfektionen. Dtsch Med Wochenschr 104:1673–1675 – 14. Kass EH (1956) Asymptomatic infections of the urinary tract. Trans Assoc Am Physicians 59:56–64 – 15. Otten et al. (Hrsg) Antibiotikafibel (1975) Stuttgart – 16. Pearson NJ, McSherry AM, Towner KJ, Cattell WR, O'Grady F (1979) Emergence of Trimethoprim-resistant Enterobacteria in patients receiving long-term Co-trimoxazole for the control of intractable urinary-tract infection. Lancet 2:1205–1208 – 17. Stamey TA, Condy M, Mihara G (1977) Prophylactic efficacy of Nitrofurantoin macrocrystals and Trimethoprim-Sulfamethoxazole in urinary infections. N Engl J Med 296:780–783 – 18. Stamm EW, Counts GW, Wagner KF, Martin D, Gregory D, McKevitt M, Turck M, Holmes KK (1980) Antimicrobial prophylaxis of recurrent urinary tract infections. Ann Intern Med 92:770–775 – 19. Winberg J, Bergström T, Lincoln K, Lidin-Janson G (1973) Treatment trials in urinary tract infection (UTI) with special reference to the effect of antimicrobials on the fecal and periurethral flora. Clin Nephrol 1:142–148 – 20. Winberg J (1976) Reinfection – Relapse: An important distinction in management of urinary tract infection (UTI). In: Kienitz et al. (Hrsg) Hahnenklee-Symposion, Pyelonephritis. Editiones „Roche", pp 143–151 – 21. Witzel L (1971) Vergleichende bakteriologische Untersuchungen von Mittelstrahl- und Blasenpunktionsurin. Med Klin 66:1410–1412

# Infektionskrankheiten

Ehrlich-Treuenstätt, B., von, Gmelin, K., Kommerell, B., Roth, K. (Med. Univ.-Klinik, Abt. f. Gastroenterologie), Doerr, H. (Institut für Virologie der Univ. Heidelberg)
## Chronische Lebererkrankungen 1—5 Jahre nach akuter Non-A-Non-B-Hepatitis

Zwischen 12,2 und 25% der Patienten mit akuter Hepatitis an der Medizinischen Universitätsklinik Heidelberg hatten in den letzten 7 Jahren eine Non-A-Non-B-Hepatitis (NANB) [3]. Die Arbeitsgruppen um Müller [8] und Berg [2] berichteten — bei anderen Erfassungskriterien — über eine vergleichbare Inzidenz (23 resp. 10%). In den letzten Jahren wurde insbesondere aus dem amerikanischen Raum über ein hohes Chronizitätsrisiko der NANB-Posttransfusionshepatitis (PTH) berichtet [1, 6, 7, 9]. Sporadische NANB-Hepatitiden wurden bisher seltener beschrieben [4, 9]. Demgegenüber waren 64,4% der bei uns 1974—1978 behandelten akuten NANB-Hepatitiden sporadisch aufgetreten, nur 35,6% mit Wahrscheinlichkeit parenteral übertragen und nur 11% waren Posttransfusionshepatitiden.

*Ziel* der vorliegenden Prävalenzstudie war, die Chronizitätsrate eines Kollektivs unselektierter NANB-Hepatitiden zu untersuchen und prognostische Kriterien in der Akutphase zu finden.

*Eingangskriterien* waren: 1. Eine dokumentierte klinisch apparente NANB-Hepatitisakutphase; 2. Die Akuterkrankung mußte mindestens 1 Jahr zurückliegen. Diese Anforderungen wurden von 93 unselektierten Patienten im Zeitraum 1974—1979 erfüllt. 68 Patienten (73%) wurden nachuntersucht. Neun wurden nachträglich wegen möglicherweise konkurrierender Ätiologie in der Akutphase ausgeschlossen. Somit kamen 59 Patienten (33 weiblich, 26 männlich) in die Auswertung. Das tatsächliche Intervall zwischen Akutphase und Zeitpunkt der Nachuntersuchung betrug 1—5, im Mittel 3 Jahre.

Die *Diagnose* einer chronischen NANB-Hepatitis wurde gestellt, wenn zum Zeitpunkt der Nachuntersuchung
1. mindestens zweimal pathologische GPT-Werte über dem 2,5fachen Normbereich nachgewiesen wurden,
2. der De Ritis-Quotient $\leq 0,6$ war,
3. eine floride A-, B-, CMV- oder EBV-Hepatitis serologisch ausgeschlossen war,
4. andere aktuelle Noxen (Alkohol, Drogen, Medikamente) ausschieden und nach Möglichkeit
5. ein histologischer Nachweis einer chronischen Hepatitis vorlag.

Von allen Patienten wurden GOT, GPT, $\gamma$GT, aP, Bilirubin, Autoantikörper gegen glatte Muskulatur, Mitochondrien, Belegzellen, interstitielles Gewebe und nukleäre Faktoren, Elektrophorese, Immunglobuline, Gesamteiweiß, Cholinesterase und Blutbild mit den Routinemethoden bestimmt. HBsAg, antiHBs, antiHBc, fallweise HBeAg und antiHBe, antiHAV und IgM-antiHAV wurden mit handelsüblichen RIA-Kits (abbott), IgM-Antikörper gegen EBV-VCA-Antigen und IgM-anti-CMV mittels Immunfluoreszenz bestimmt, außerdem Test auf heterophile Antikörper (Paul-Bunnel) gegen EBV und CMV-KBR. Zusammen mit den aktuellen Seren wurden eingefrorene Seren aller Patienten aus der Akutphase mit den genannten hepatitisserologischen Tests untersucht.

*Ergebnisse:*

Abb. 1 zeigt den Anteil chronischer Lebererkrankungen zum Zeitpunkt der Nachuntersuchung:

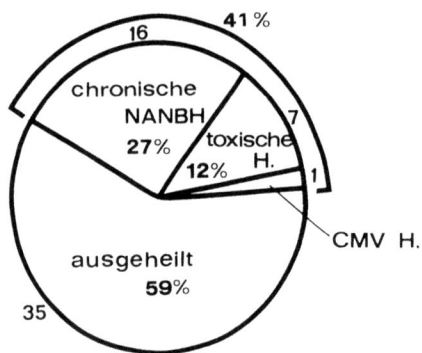

**Abb. 1.** Anteil chronischer Non-A-Non-B-Hepatitiden mindestens 1 Jahr nach Erkrankungsbeginn

a) 27,1% (16 Patienten, hatten eine *chronische NANB-Hepatitis*;
b) 11,9% (sieben Patienten) hatten unter Berücksichtigung der Anamnese und des Enzymmusters eine wahrscheinlich *chronisch toxische Hepatitis* infolge (Alkohol-, Medikamenten- oder Drogeneinnahme im Nachuntersuchungszeitraum. Dabei ist nicht auszuschließen, daß sich auch in dieser Gruppe weitere chronische NANB-Hepatitiden finden;
c) 1,7% (ein Patient) hatte zum Nachuntersuchungszeitpunkt eine floride *CMV-Hepatitis*. Bei Kontrolle nach 4 Wochen war IgM-CMV rückläufig.

Insgesamt hatten also 40,7% eine chronische Lebererkrankung, 59,3% waren ausgeheilt. *Sporadische* Infektionen wurden mit 16,7% weitaus seltener chronisch als *parenteral* erworbene mit 66,7% (nur Gruppe A!). Der Unterschied ist hochsignifikant im $\chi^2$-Test. Tabelle 1 zeigt die Chronizitätsrate der verschiedenen vermuteten Infektionswege. Eine *histologische Klassifizierung* erfolgte bei insgesamt 13 von 16 Patienten mit chronischer NANB-Hepatitis. Nach Verlustkorrektur ergeben sich folgende Häufigkeiten bezogen auf die Gesamtheit aller ausgewerteten NANB-Hepatitiserkrankten: CPH 12,5% ($n = 6$), CAH 10,4% ($n = 5$), CLH 2,1% ($n = 1$), „Präzirrhose" 2,1% ($n = 1$). Von sieben Patienten mit *NANB-PTH* wurden sechs chronisch, davon haben drei eine histologisch gesicherte CPH, einer eine CAH, zwei weitere Patientinnen einen über 3 Jahre dokumentierten chronischen Verlauf, waren jedoch nicht zur Biopsie bereit. Ein Patient ist ausgeheilt. Die Transfusionsmenge lag im Mittel bei acht Konserven, der Median der Inkubationszeit bei 49 Tagen. Von den Laborparametern der Akutphase ist insbesondere der *GPT-Verlauf* aufschlußreich: Patienten mit plateauartiger Erhöhung über 6 Wochen wurden mit 66% signifikant häufiger chronisch als Patienten mit ein- oder zweigipfligem Transaminasenanstieg (30% chronisch) ($p < 0,03$ $\chi^2$-Test). Hinsichtlich aller übrigen Kriterien, Maxima von GPT, $\gamma$GT und aP, ikterischem oder anikterischem Verlauf sowie initialer IgM-Konzentration

**Tabelle 1.** Infektionsweg und Ausgang der Non-A-Non-B-Hepatitis

| | Infektionsquelle | Akut n | Chronisch | | Σ |
|---|---|---|---|---|---|
| | | | n | % | % |
| Sporadische Infektionen | Tropenreisen | 10 | 0 | 0 | |
| | ø Risikoexposition | 23 | 5 | 22 | 17 |
| | Kontakt | 3 | 1 | 33 | |
| Parenterale Infektionen | Transfusion | 7 | 6 | 85 | |
| | Drogenabusus | 5 | 3 | 60 | 67 |
| | Medizinischer Beruf | 3 | 1 | 33 | |

fanden sich keine signifikanten Unterschiede. Jedoch verliefen die später chronischen Hepatitiden im Mittel aller dieser Kriterien ausnahmslos *milder* in der Akutphase als die Ausgeheilten. Für keines der geprüften klinischen Kriterien Alter, Geschlecht und Vorhandensein oder Fehlen von Prodromi konnte eine Korrelation zum Langzeitverlauf gefunden werden. Die Ausheilungsquote betrug 72,2% bei Männern, 65,5% bei Frauen.

Die vorliegende Studie bestätigt die Ergebnisse von Koretz [7], Knodell [6], Alter [1], Rakela [9] und Berg [2] über die hohe Chronizitätsrate parenteral übertragener NANB-Hepatitiden. Durch den Vergleich mit den zahlenmäßig wahrscheinlich bedeutsameren sporadischen NANB-Hepatitiden wird die Bedeutung des Infektionsweges für die Prognose belegt. Dieser prognostische Unterschied wurde von Berg [2] an einem kleineren Kollektiv nicht gefunden. Die Chronizitätsrate sowohl der parenteral übertragenen als auch der sporadischen NANB-Hepatitiden liegt höher als die der B-Hepatitis. Die Ursache für die unterschiedliche Prognose dieser beiden Subgruppen der NANB-Hepatitis ist an Hand dieser Studie nicht zu klären. Zu diskutieren sind: a) zwei unterschiedliche Erreger, was am wahrscheinlichsten ist, b) eine Abhängigkeit von der Expositionsmenge und c) eine unterschiedliche Immunantwort bei parenteraler und enteraler Erregeraufnahme.

*Literatur*

1. Alter HJ et al. (1978) Non-A/Non-B hepatitis: A review and interim report on an ongoing prospective study. In: Vyas GN, Cohen SN, Schmid R (eds) Viral hepatitis: Etiology, epidemiology, pathogenesis, and prevention. Franklin Inst. Press, Philadelphia, p 359 – 2. Berg PA et al. (1980) Epidemiologie und Klinik der Non-A-Non-B-Hepatitis. Dtsch Med Wochenschr 105: 751 – 3. v. Ehrlich B et al. (1979) Prevalence and clinical features of Non-A, Non-B-Hepatitis in 434 patients with acute hepatitis in Heidelberg (Abstract). V. Int. Congress of liver diseases, Basel, Okt. 1979 – 4. Farrow LJ et al. (1979) Sporadic Non-A, Non-B hepatitis in West-London. Lancet 2: 300 – 5. Khuroo MS et al. (1980) Study of an epidemic of Non-A, Non-B-hepatitis. Am J Med 66: 818 – 6. Knodell RG et al. (1977) Development of chonic liver disease after acute Non-A, Non-B-post-transfusion hepatitis. Gastroenterology 72: 902 – 7. Koretz RL et al. (1976) Post-transfusion chronic liver disease. Gastroenterology 71: 797 – 8. Müller R et al. (1979) Epidemiologie und Prognose der Hepatitis Non-A, Non-B. Dtsch Med Wochenschr 104: 1471 – 9. Rakela J, Redecker AG (1979) Chronic liver disease after acute Non-A, Non-B viral hepatitis. Gastroenterology 77: 1200

Meier, E. (Med. Univ.-Klinik Erlangen)
## Die Virushepatitis A und ihre möglichen Verlaufsformen

Neben der Virushepatitis B (VHB) und der Virushepatitis Non-A-Non-B zählt die Virushepatitis A (VHA) als dritte Form zu den primären Virushepatitiden.

An der Gesamtzahl der primären Virushepatitiden ist die VHA mit ca. 25% beteiligt. Der Anteil der Virushepatitis Non-A-Non-B an den primären Virushepatitiden beträgt ebenfalls ca. 25%, der Anteil der Virushepatitis B liegt bei rund 50%.

Die Inkuabtionszeit der VHA ist mit durchschnittlich 30 Tagen relativ kurz. Die Infektiosität der VHA erreicht noch während der Inkubationszeit ihren Gipfel. Mit dem Auftreten des Ikterus sind die Virusausscheidung im Stuhl und damit auch die Infektiosität bereits wieder deutlich rückläufig. Die diagnostische Sicherung einer akuten VHA-Infektion geschieht heute am einfachsten durch den serologischen Nachweis Anti-HAV aus der IgM-Fraktion.

Der Übergang einer akuten VH in eine chronische Verlaufsform ist sowohl für die VHB wie auch für die VH Non-A-Non-B gesichert. So gehen etwa 10% der Fälle mit akuter VHB in eine chronische Verlaufsform über. Für die VH Non-A-Non-B liegt die Rate der chronischen Verläufe bei 30%. Dagegen wird in der Literatur überwiegend der Übergang einer akuten VHA in eine chronische Verlaufsform verneint.

Zum Nachweis möglicher chronischer Verläufe bei akuter VHA führten wir in unserem HA-Krankengut serologische, laborchemische und bioptische Nachuntersuchungen durch. 25 Patienten standen für Nachuntersuchungen zur Verfügung. Diese 25 Patienten mit akuter VHA teilten wir entsprechend ihres Transaminasenverhaltens nach den von Prof. Bianchi angegebenen Kriterien ein. Diesen Kriterien zufolge sprechen wir
– von einer *akuten Virushepatitis,* sofern die Transaminasenerhöhung bis zu höchstens 3 Monate andauert,
– von einer *protrahierten Hepatitis* bei einer Transaminasenerhöhung zwischen 3 und 6 Monaten, und
– von einer *chronischen Hepatitis,* sofern die Transaminasen länger als 6 Monate erhöht sind.

Entsprechend diesen Kriterien fanden wir
– bei 19 Patienten einen völlig unkomplizierten Verlauf der akuten Hepatitis,
– bei drei Patienten eine *protrahierte Hepatitis* und
– bei weiteren drei Patienten eine chronische Hepatitis.

Bei den drei Patienten mit *protrahierter Hepatitis*
– betrug die Dauer der Transaminasenerhöhung 4, bzw. 5 Monate;
– bei zwei der drei Patienten wurde – 4 Monate nach Krankheitsbeginn – eine Leberbiopsie durchgeführt: in beiden Fällen ergab sich eine akute Virushepatitis mit wahrscheinlichem Übergang in Chronizität;
– aufgrund von Kontrolluntersuchungen konnte bei allen drei Patienten eine Ausheilung der *protrahierten Hepatitis* wahrscheinlich gemacht werden.

Bei den drei Patienten mit *chronischer Hepatitis*
– betrug die Dauer der Transaminasenerhöhung 8, 10 und 15 Monate;
– bei jedem dieser drei Patienten wurde ca. 1 Jahr nach Beginn der akuten Hepatitis eine Leberbiopsie entnommen: in allen Fällen ergab sich ein unauffälliger Befund;
– aufgrund der Kontrolluntersuchungen und der histologischen Befunde konnte bei allen drei Patienten eine Ausheilung der Hepatitis gesichert werden.

Vier unserer Patienten mit akuter VHA zeigten einen biphasischen Transaminasenverlauf. Für die VHA und die VH Non-A-Non-B lag der Prozentsatz biphasischer Transaminasenverläufe bei ca. 13%. Bei der VHB wurde von uns nur in 3% der Fälle ein zweigipfliger Transaminasenverlauf beobachtet.

Die Letalität der akuten VHA-Infektion liegt deutlich unter 1%. Bei einer VHA-Epidemie in Grönland, während der 4 961 Personen erkrankten, fand sich eine Gesamtletalität von 0,3%. In 0,2% der Fälle verstarben die Patienten im Coma hepaticum bei fulminanter Hepatitis.

Fulminante Hepatitiden treten bei allen drei Formen der primären Virushepatitiden auf. Für die Virushepatitis A wie für die VHB liegt die Letalität bei der fulminanten Hepatitis bei rund 70%. Für die VH Non-A-Non-B wird eine Letalität von bis zu 100% angegeben.

Zusammenfassend läßt sich folgendes festhalten:
– bei der VHA können protrahierte Verlaufsformen und vorübergehende Chronizität auftreten;
– die erhöhten Transaminasen können 1 Jahr und länger persistieren;
– die histologischen Veränderungen können vorübergehend einer chronischen Hepatitis entsprechen;
– nachdem niemals der Übergang in eine Zirrhose beobachtet wurde, verbieten sich bei der VHA therapeutische Interventionen im Sinne einer Cortison- oder Imurekmedikation. Dies ist um so mehr zu betonen, als neuerdings eine immunsuppressive Therapie bereits im Frühstadium der chronischen Hepatitis – schon 6 Monate nach Beginn der Erkrankung – empfohlen wird;

- 13% unserer Patienten mit akuter VHA-Infektion zeigten einen biphasischen Transaminasenverlauf;
- die Letalität der akuten VHA liegt bei ca. 0,3%;
- in etwa 0,2% der Fälle ist bei der akuten Virushepatitis-A-Infektion mit fulminanten Verlaufsformen zu rechnen, die ihrerseits eine Letalität von ca. 70% aufweisen;
- in etwa 50% der Fälle verläuft die VHA in Form einer subklinischen Hepatitis ab;
- die Verlaufsbeobachtung der VHA muß heute noch mit einem Vorbehalt gemacht werden: Solange keine Nachweismethoden für die VH Non-A-Non-B existieren, muß sowohl die Möglichkeit einer Simultaninfektion, wie auch die Möglichkeit einer Superinfektion mit einer VH Non-A-Non-B in Betracht gezogen werden.

Rohkamm, R., Przuntek, H. (Neurolog. Univ.-Klinik Würzburg)
**Neurologische Komplikationen bei septischen Erkrankungen: Therapie und Verlauf**

Stehen plötzlich auftretende schwere neurologische Ausfälle im Vordergrund der Manifestation eines septischen Geschehens, können diese von der Diagnose und Therapie einer Septikämie ablenken. Aus der Verzögerung von therapeutischen Schritten resultiert eine ungünstige Prognose sowohl für das Grundleiden wie auch für die neurologischen Ausfälle [2, 3, 11, 17, 18, 24]. In dem Zeitraum Februar 1979 bis 1981 wurden 17 Patienten mit Diagnosen wie Meningitis, subdurales Hämatom, unklare Paraplegie, unklare Vigilanzstörung an unsere Klinik überwiesen, bei denen eine Septikämie vorlag, diese Diagnose aber durch die neurologische Symptomatik verdeckt worden war.

Bei allen Patienten waren einmalige oder rezidivierende fieberhafte Episoden begleitet von Allgemeinsymptomen wie Myalgien, Gelenkbeschwerden zusammen mit oder gefolgt von Schweißausbrüchen, Atemnot, Übelkeit, Erbrechen, Kopfschmerzen und Meningismus aufgetreten. Fakultativ kamen Halbseitensyndrome, Dysphasien, Vigilanzstörungen und organisches Psychosyndrom hinzu. Bei spinaler Beteiligung waren neben lokalisierten Rückenschmerzen, die gürtelförmig ausstrahlten, Lähmungen der unteren Extremitäten mit Blasen- und Mastdarmfunktionsstörungen vorhanden. Das Zeitintervall vom Beginn der ersten bis zum Ausbruch der akuten schweren Symptome lag zwischen 3 Tagen und 8 Wochen.

Neun Patienten zeigten klinisch primär die Zeichen einer Meningitis mit Kopfschmerzen, Unruhe, Fieber und Meningismus. Fokale neurologische Ausfälle bestanden bei keinem Patienten. Vigilanzstörungen konnten rasch bis zum Koma fortschreiten. In einem Fall wurde kein Erreger gesichert. In allen anderen Fällen waren in den Blut-, teilweise auch in den Liquorkulturen Erreger nachweisbar. Ein Patient wurde wegen eines Non-Hodgkin-Lymphoms zytostatisch behandelt und entwickelte eine Listeriensepticämie. Zwei Patienten hatten eine Otitis media, bei einem wurden Pneumokokken gefunden. Drei weitere Patienten erkrankten an einer Staphylokokkensepticämie nach Bagatellverletzungen an den oberen Extremitäten bzw. durch Infektion im Bereich eines Armvenenkatheters. Bei drei Patienten konnte keine Eintrittspforte der Erreger gefunden werden, wobei hier zusätzlich Grunderkrankungen wie Diabetes mellitus und dialysepflichtige Niereninsuffizienz bestanden. Bei zweien dieser Patienten wurden Staphylokokken, bei einem Meningokokken nachgewiesen. Acht Patienten hatten neben Temperaturerhöhungen fokale neurologische Ausfälle. Ursächlich lagen hierfür unilokuläre oder multiple Hirnabszesse bzw. ein Kleinhirnabszeß vor. Ausgangspunkte der Septikämie wurden in Endokarditiden, Erysipel und Sinusitis gefunden. Isolierte

Keime waren Staphylokokken und Pneumokokken. In einem Fall gelang keine Erregerdifferenzierung. Zwei Patienten entwickelten initial eine akute Paraplegie mit Rückenschmerzen, die gürtelförmig ausstrahlten, und Blasen-/Mastdarmfunktionsstörungen. Bei einem Patienten waren wegen Lumboischialgien intramuskuläre Injektionen appliziert worden, worauf sich ein Gluteaabszeß entwickelte. In der Folge trat Fieber mit einer akuten spinalen Querschnittssymptomatik auf, deren Ursache in einem epiduralen Abszeß lag. In dem anderen Fall lag ein Morbus Recklinghausen vor. Nach einer Pneumonie hatte sich ein Leberabszeß ausgebildet, der mehrfach wegen Fistelbildungen operiert werden mußte. Nach der letzten Operation trat plötzlich Fieber mit einer akuten schlaffen Lähmung beider Beine und des rechten Armes mit Sprachstörungen auf. Ein spinales Empyem und ein Abszeß im linken Marklager waren die Ursache. Eine weitere Patientin hatte nach Aufkratzen einer Komedo ein hochfieberhaftes Krankheitsbild mit akuter Erblindung des rechten Auges entwickelt. Hier lag eine Sinus cavernosus-Thrombose dem Geschehen zugrunde. Als Erreger konnten Staphylokokken identifiziert werden. Von diesen 17 Patienten wurde eine Restitutio ad integrum bei sechs Patienten erreicht. Eine Besserung bis auf Restsymptome wie verlangsamte Denkabläufe, leichte Paresen konnte in vier Fällen erzielt werden. Schwere neurologische Residuen mit Pflegebedürftigkeit, deutlichen Paresen bestanden in zwei Fällen. Sieben Patienten verstarben an ihrer schweren Erkrankung.

Antibakterielle Therapie und bestimmte Behandlungsmaßnahmen haben Veränderungen in der Entstehung und Ausprägung septischer Krankheitsbilder bewirkt. Zu den Veränderungen des Erregerspektrums [6, 8, 10, 12, 15, 21, 23] treten unterschiedliche Ausgangssituationen des Wirtsorganismus [14, 16, 18], z. B. durch immunsuppressive Therapie. Unterschiedliche diagnostische und therapeutische Manipulationen haben neue Eintrittspforten [1, 4, 5, 9] für Keime geschaffen. Die klassische klinische Symptomatik einer Septikämie mit Schüttelfrost, Fieberanstieg oder kontinuierlichem Fieber wird durch die antibiotische Therapie abgewandelt in uncharakteristische febrile Zustände [13]. Kommen zu diesen diffusen Symptomen neurologische Ausfälle hinzu, die das klinische Bild dominieren, wird die *Diagnose* einer Septikämie fehlgeleitet. Die neurologischen Ausfälle nehmen ein weites Spektrum ein. Beteiligung der Muskulatur oder des peripheren Nervensystems sind selten und bei der initialen Symptomatik einer Septikämie nicht vorherrschend [22]. Definitive laborchemische Parameter zum Nachweis einer Septikämie sind nicht präsent, obwohl einige methodische Ansätze bestehen [5, 19]. Zur Diagnostik ist man auf das klinische Bild und positive Kulturen von Blut, Liquor oder anderen Materialien angewiesen. Bei neurologischen Manifestationen kann Abszeßmaterial zur Erregerdifferenzierung gewonnen werden. Neuroradiologische Maßnahmen wie Computertomographie können fokale neurologische Ausfälle wie z. B. Abszesse, ischämische Bezirke, Einblutungen darstellen. Bei Lumbalpunktionen sind bestimmte Zurückhaltungen zu beachten [13, 20]. Insbesondere sollten bei Papillenödem, fokalen neurologischen Ausfällen oder klinischen Zeichen einer Herniation Lumbalpunktionen (wenn überhaupt) erst anderen diagnostischen Maßnahmen folgen (Computertomogramm). In seltenen Fällen wird von einer Lumbalpunktion Abstand genommen bis sich der klinische Zustand soweit durch die Therapie gebessert hat, daß eine Punktion gefahrlos erfolgen kann. Die *Therapie* der neurologischen Ausfälle ist neben der antibiotischen Behandlung, wobei die spezifische Liquorkinetik der einzelnen Antibiotika beachtet werden muß [7], auf die Normalisierung des intrakraniellen Druckes (epidurale Druckmessung, Osmotherapie, evtl. Shunt), die Behandlung zerebraler Anfälle, die notwendige neurochirurgische Intervention (Abszeßdrainage) und die Beeinflussung der zerebralen Durchblutung (bei Thromboembolien, Sinusthrombosen) gerichtet. Zusammenfassend ist zu sagen, daß die *Prognose* der neurologischen Ausfälle allein besser ist, als wenn diese mit schweren septischen Komplikationen wie Schock, multiple metastatische Abszesse und Superinfektion zusammentreffen. Je früher und gezielter die Therapie einsetzen kann, desto besser ist die Aussicht schwere Dauerschäden oder den letalen Ausgang der Erkrankung zu verhüten. Die hohe Mortalität von Septikämien per se ist für diese prognostische Aussage mit einzubeziehen.

*Literatur*

1. Alexander WJ, Baker GL, Hunker FD (1979) Bacteremia and meningitis following fiberoptic bronchoscopy. Arch Intern Med 139: 580–582 – 2. Alfvén G, Bergqvist G, Bolme P, Eriksson M (1978) Longterm follow-up of neonatal septicemia. Acta Paediatr Scand 67: 769–773 – 3. Ansari BM, Boyce JMH, Davies DB (1979) A comparative study of adverse factors in meningococcaemia and meningococcal meningitis. Postgrad Med J 55: 780–783 – 4. Berman RS, Eisele JH (1978) Bacteremia, spinal anesthesia, and development of meningitis. Anesthesiol 48: 376–377 – 5. Bernhardt LL, Antopol SC, Simberkoff MS, Rahal JJ (1979) Association of teichoic acid antibody with metastatic sequelae of catheter-associated staphylococcus aureus bacteremia. Am J Med 66: 355–357 – 6. Bia F, Marier R, Collins WF, von Graevenitz A (1978) Meningitis and bacteremia caused by Pasteurella ureae. Scand J Infect Dis 10: 251–253 – 7. Dommasch D, Mertens HG (Hrsg) (1980) Cerebrospinalflüssigkeit-CSF. Thieme, Stuttgart – 8. Drayna CJ (1980) Haemophilus influenzae type C meningitis sepsis. JAMA 244: 1476 – 9. Gibney RTN, Donovan F, Fitzgerald MX (1978) Recurrent symptomatic pulmonary embolism caused by an infected Pudenz cerebrospinal fluid shunt device. Thorax 33: 662–663 – 10. Green HT, Macaulay MB (1978) Hospital outbreak of Listeria monocytogenes septicaemia: A problem of cross infection? Lancet 2: 1039–1040 – 11. Kahn A, Blum D (1978) Factors for poor prognosis in fulminating meningococcemia. Clin Pediatr (Phila) 17: 680–682 – 12. Parry MF, Hutchinson JH, Brown NA, Chii-Huei W, Estreller L (1980) Gram-negative sepsis in neonates: A nursery outbreak due to hand carriage of Citrobacter diversus. Pediatrics 65: 1105–1109 – 13. Maller R, Fryden A, Nordström K, Ansehn S (1978) Septicemia and meningitis caused by Fusobacterium aquatile. Scand J Infect Dis 10: 146–148 – 14. Minor DR, Schiffman G, McIntosh LS (1979) Response of patients with Hodgkin's disease to pneumococcal vaccine. Ann Intern Med 90: 887–892 – 15. Mohr DN, Feist DJ, Washington JA, Hermans PE (1979) Infections due to group C streptococci in man. Am J Med 66: 450–456 – 16. Moxon ER, Schwartz AD (1980) Heterotopic splenic autotransplantation in the prevention of Haemophilus influenzae meningitis and fatal sepsis in Sprague-Dawley rats. Blood 56: 842–845 – 17. Olcén P, Eeg-Olofsson O, Fryden A, Kernell A, Ansehn S (1978) Benign meningococcemia in childhood. Scand J Infect Dis 10: 107–111 – 18. Olcén P, Barr J, Kjellander J (1979) Meningitis and bacteremia due to Neisseria meningitidis: clinical and laboratory findings in 69 cases from Örebro county, 1965 to 1977. Scand J Infect Dis 11: 111–119 – 19. Sabel K-G, Wadsworth Ch (1979) C-reactive protein (CRP) in early diagnosis of neonatal septicemia. Acta Paediatr Scand 68: 825–831 – 20. Samuels MA (ed) (1978) Manual of neurologic therapeutics. Little, Brown and Co, Boston – 21. Shah M, Watanakunakorn C (1979) Changing patterns of Staphylococcus aureus bacteremia. Am J Med Sci 278: 115–121 – 22. Thys JP, Extors P, Noel P (1980) Non-traumatic clostridial myositis: an unusual feature of brain death. Postgrad Med J 56: 501–503 – 23. Török I, Seeliger HPR, Keller F (1980) Zur Problematik der serodiagnostischen Untersuchungen bei Candida-Infektionen. Infection 2: 82–86 – 24. Wood JH, Lightfoote II, WE, Ommaya AK (1979) Cerebral abscesses produced by bacterial implantation and septic embolisation in primates. J Neurol Neurosurg Psychiatry 42: 63–69

Witassek, F.[***], Bircher, J. (Inst. für Klin. Pharmakologie Universität Bern)
**Verbesserte Grundlagen für die Mebendazol-Therapie der alveolaren Echinokokkose*** **

Die hochdosierte Verabreichung von Mebendazol (30–40 mg/kg/Tag) wurde für die Therapie der inoperablen Echinokokkose des Menschen vorgeschlagen [1, 2].

---

* In Zusammenarbeit mit der Schweizerischen Arbeitsgruppe zum Studium der Echinokokkose (Koordinatoren: A. Abovbiantz, R. Ammann, J. Bircher, J. Eckert Zürich/Bern)
** Unterstützt durch den Schweizerischen Nationalfond
***Stipendiat der Deutschen Forschungsgemeinschaft

Voraussetzung für den Erfolg dieses Vorgehens bei Befall mit Zysten des Echinococcus granulosus und multilocularis ist aber, daß der Parasit genügend hohen Konzentrationen des schwer resorbierbaren Medikaments exponiert wird. Das braucht bei Gabe der empfohlenen Dosen nicht immer der Fall zu sein. So zeigten experimentell infizierte Mäuse (Meriones unguiculatus) nach Therapie mit ungefähr 35 mg/kg/Tag mittlere Plasmakonzentrationen von 1,2 µmol/l, während Patienten bei ungefähr gleicher Dosierung (in mg/kg/Tag) nur Plasmaspiegel von 0,12 µmol/l aufweisen, obwohl die Medikamenteneinnahme der besseren Resorbierbarkeit wegen zusammen mit den Mahlzeiten erfolgte [3]. Diese Befunde erscheinen für die Therapie des Menschen als problematisch, weil im Tierversuch die Plasmakonzentrationen den wesentlichsten Faktor für den therapeutischen Erfolg darstellten [4]. Ungenügende Plasmaspiegel könnten daher ursächlich dafür verantwortlich sein, daß eine Progredienz der Echinokokkose bei einzelnen Patienten beobachtet wurde. Ziel unserer Untersuchungen war es Faktoren zu untersuchen, welche die Plasmakonzentration von Mebendazol beeinflussen.

*Patienten und Methode*

Eingeschlossen in diese Studie waren 27 Patienten der Schweizerischen Arbeitsgruppe zum Studium der Echinokokkose. Die Patienten erhielten während der Langzeittherapie eine tägliche Mebendazol-Dosierung zwischen 1,5 und 3,0 g. Blutentnahmen zur Bestimmung der Mebendazolplasmakonzentrationen erfolgten bei ambulanten Patienten vor und 4 Std nach der Morgendosis. Bei acht hospitalisierten Patienten wurden Messungen der Mebendazol-Plasmaspiegel in zweistündlichen Intervallen während 24 Std vorgenommen. Die Bestimmung der Mebendazol-Plasmakonzentration erfolgte mittels Hochdruckflüssigkeitschromatographie [5]. Als quantitative Leberfunktionstests wurden die Bromsulphthalein-(BSP)-Elimination [6] und der Aminopyrin-Atemtest durchgeführt [7].

*Ergebnisse und Diskussion*

Die Mebendazol-Tagesprofile, die bei den acht hospitalisierten Patienten erhoben wurden, schwankten zwischen nicht meßbar (< 0,05 µmol/l) und 0,8 µmol/l. Sechs der acht Patienten zeigten nach der Morgendosis (0,5 und 1,0 g) einen Anstieg der Plasmakonzentration, während nur fünf von den acht nach der Mittags- und Abenddosis eine Zunahme der Plasmaspiegel aufwiesen. Offensichtlich war die Resorption des Medikamentes unzuverlässig. Wie Abb. 1 zeigt, schwankten die mittleren Plasmaspiegel zwischen 0,08 und 0,43 µmol/l. Die drei Patienten mit Cholestase wiesen die höchsten Werte auf. Falls die im Tierversuch gemessene minimale Wirkkonzentration von 0,25 µmol/l [4] auch beim Menschen gültig ist, lagen mit Ausnahme zweier cholestatischer Patienten alle Plasmaspiegel unter 0,25 µmol/l und damit unterhalb des therapeutischen Bereichs. Die aus dem nächtlichen Abfall der Plasmakonzentrationen berechneten Halbwertzeiten waren mit Ausnahme eines cholestatischen Patienten ($t_{1/2}$ = 36 Std) sehr kurz (Abb. 1).

Bei ambulanten Patienten unter Langzeittherapie schwankten die Mebendazol-Plasmakonzentrationen vor und 4 Std nach der Morgendosis zwischen < 0,05 und 1,0 µmol/l. Patienten mit einer Tagesdosis von 1,5 g hatten eine morgendliche Nüchternkonzentration von 0,14 ± SD 0,11 µmol/l ($n = 14$) und mit einer Dosis von 3,0 g 0,11 ± SD 0,10 µmol/l ($n = 19$). Die 4 Std nach der Morgendosis von 0,5 g gemessenen Plasmaspiegel waren 0,34 ± SD 0,29 µmol/l ($n = 32$) und nach 1,0 g 0,40 ± SD 0,44 µmol/l ($n = 31$). Eine Korrelation zwischen Plasmakonzentration und Dosis bestand nicht. Ungefähr 80% der vor und 50% der 4 Std nach der Morgendosis gemessenen Plasmakonzentrationen lagen unter 0,25 µmol/l und damit unterhalb des zur Zeit angenommenen therapeutischen Bereichs.

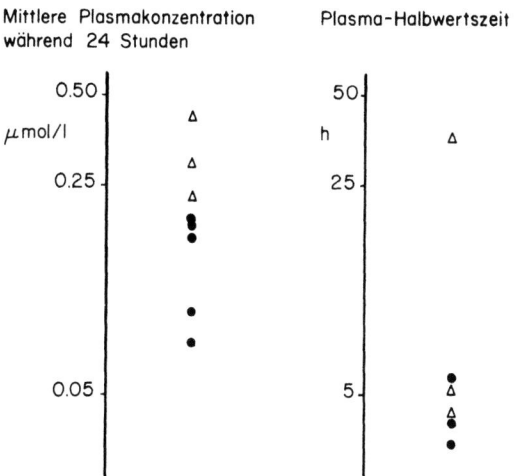

**Abb. 1.** Mittlere Mebendazol-Plasmakonzentrationen während 24 Std und Plasmahalbwertszeiten in Patienten mit (△) und ohne (●) Cholestase

Der Quotient aus Mebendazol-Tagesdosis und morgendlicher Plasmakonzentration im Steady state zeigte eine statistisch signifikante Beziehung zur initialen Verschwindungskonstante der BSP-Elimination, welche vorwiegend durch die Aufnahme der Testsubstanz in die Leberzelle bestimmt wird ($n = 10$, $r = 0{,}69$, $p < 0{,}05$). Eine bessere Korrelation konnte zum Aminopyrin-Atemtest, einem quantitativen Test der mikrosomalen Leistungsfähigkeit der Leber, nachgewiesen werden ($n = 10$, $r = 0{,}81$, $p < 0{,}01$). Der Quotient aus Tagesdosis und morgendlicher Plasmakonzentration im Steady state kann als ein Ausdruck der Eliminationsgeschwindigkeit von Mebendazol betrachtet werden. Die beschriebenen Beziehungen zu den quantitativen Leberfunktionstests belegen somit, daß eine normale Elimination des Medikamentes von einer normalen Leber abhängt.

Unsere Untersuchungen zeigen, daß bei Standarddosen nur 50% der Spitzenkonzentrationen im heute angenommenen therapeutischen Bereich liegen und daß ein wechselndes Ausmaß der Resorption sowie eine eingeschränkte Elimination von Mebendazol bei Störung der Leberfunktion die Plasmakonzentrationen beeinflussen. Eine wirkungsvolle Therapie aller Patienten mit Echinokokkose erscheint heute möglich, wenn unter Kontrolle der Plasmakonzentrationen die Mebendazol-Dosen gesteigert werden, bis die Plasmakonzentrationen im therapeutischen Bereich liegen.

*Literatur*

1. Goodman HT (1976) Mebendazole. Med J Aust 2: 662 – 2. Ammann R, Akovbiantz A, Eckert J (1979) Chemotherapie der Echinokokkose des Menschen mit Mebendazol (Vermox). Vorläufige Klinische Erfahrungen. Schweiz Med Wochenschr 109: 148–151 – 3. Münst GJ, Karlaganis G, Bircher J (1980) Plasma concentrations of mebendazole during treatment of echinococcosis. Preliminary results. Eur J Clin Pharmacol 17: 375–378 – 4. Witassek F, Burkhardt B, Eckert J, Bircher J (1981) Chemotherapy of aleveolar echinococcosis – comparison of mebendazole plasma concentrations in animals and man. Eur J Clin Pharmacol (in press) – 5. Karlaganis G, Münst GJ, Bircher J (1979) High pressure liquid chromatographic determination of the anthelmintic drug mebendazole in plasma. J High Resolution Chromatogr Commun 2: 141–144 – 6. Häcki W, Bircher J, Preisig R (1976) A new look at the plasma disappearance of sulfobromophthalein (BSP): correlation with the BSP transport maximum and the hepatic plasma flow in man. J Lab Clin Med 88: 1019–1031 – 7. Bircher J, Küpfer A, Gikalov I, Preisig R (1976) Aminopyrine demethylation measured by breath analysis in cirrhosis. Clin Pharmacol Ther 20: 484–492

Brückner, O., Martens, F., Hoffmann, H., Collmann, H. (Abt. für innere Medizin mit Schwerpunkt Infektionskrankheiten und neurochirurg. Abt. im Klinikum Charlottenburg der FU Berlin)

## Behandlung der eitrigen Meningitis mit Cefotaxim?

Bei Meningitiden durch penicillinempfindliche Keime, wie z. B. Pneumokokken oder Meningokokken, stellt Penicillin G nach wie vor das Mittel erster Wahl dar [3, 13, 15]. Bei Meningitiden durch Haemophilus influenzae, insbesondere bei Kleinkindern und Säuglingen, wird trotz einiger resistenter Keime nach wie vor Ampizillin verwendet [4, 9, 10, 12]. Bei beiden Antibiotika werden im Rahmen einer Meningitis die minimalen Hemmkonzentrationen der zu behandelnden Erreger im allgemeinen weit überschritten [2, 9].

Meningitis durch gramnegative Erreger, z. B. als Komplikation einer Sepsis durch Enterobakteriaceen, bei Patienten mit zehrenden Erkrankungen oder im Gefolge neurochirurgischer Eingriffe stellen uns in der Therapie allerdings nach wie vor vor erhebliche Probleme.

Die Behandlungsfähigkeit wird hier in nicht unerheblichem Umfang durch die Fähigkeit eines Antibiotikums bestimmt, die Blut-Liquorschranke zu durchdringen.

Chloramphenicol besitzt diese Eigenschaft, wird aber wegen seiner gefährlichen möglichen Nebenwirkungen nur ungern eingesetzt. [17] Neuerdings sind auch Zweifel an der hohen Penetrationsfähigkeit des Chloramphenicols in den Liquorraum aufgekommen. Das Ampizillin mit seiner anfänglich guten Enterobakteriaceenwirksamkeit wurde wegen sich entwickelnder resistenter Stämme zunehmend weniger wirksam und daher auch weniger häufig verordnet. Deshalb wurde eine Kombinationstherapie Aminoglykoside intrathekal/intraventrikulär und Ampizillin oder/und Chloramphenicol verwendet. Versuchsweise wurden anstelle letztgenannter auch Acylureidopenzilline oder Cephalosporine eingesetzt [1, 3, 5, 11].

Die möglichen schweren Nebenwirkungen von Aminoglykosiden bei der intraventrikulären Verabreichung seien hier nur erwähnt [14].

Auch aus diesem Grunde wurden verschiedentlich Anstrengungen unternommen, die Aminoglykoside durch Cephalosporine oder durch das Mezlozillin zu ersetzen [6–8].

Außer in wenigen Fällen war der Behandlungserfolg jedoch nicht überzeugend.

Ursache dafür war wohl die auch unter Entzündungsbedingungen ungünstige Penetration durch die Blut-Liquorschranke mit entsprechend niedrigen Konzentrationen im Liquor.

Die Entdeckung einer neuen Generation von Cephalosporinen mit höchster Wirksamkeit gegen gramnegative Erreger veränderte die geschilderte Situation [16]. Mit Cefotaxim konnten beeindruckende Therapieerfolge bei der Meningitis des Neugeborenen als auch bei der der Kinder und der Erwachsenen erzielt werden [18]. Therapieversager wurden bei einzelnen Stämmen von Staph. aureus, Haemophilus influenzae, E. coli und Streptokokken der Gruppe B berichtet.

Die problematische Behandlung von Meningitispatienten mit Penicillinallergie, von ampizillinresistenten Haemophilusstämmen und der Meningitis durch gramnegative Erreger kann somit durch den Einsatz von Cefotaxim erleichtert werden.

Wir stellen hier die Ergebnisse der Behandlung von sieben Patienten mit Meningitis und 15 Patienten nach neurochirurgischen Eingriffen vor.

Bei allen Patienten wurden Liquor (lumbal bzw. aus einer Ventrikeldrainage) und gleichzeitig abgenommenes Blut nach Abtrennung der zellulären Elemente bis zur Konzentrationsbestimmung von Cefotaxim bei −20° C tiefgefroren.

Die nachfolgende Bestimmung der antibakteriellen Aktivität im Agardiffusionstest wurde mit dem Teststamm E. coli V 6311/65 durchgeführt. Mit einer MHK von 0,015 µg/ml weist er gegenüber Cefotaxim eine ausreichende Empfindlichkeit zur Bestimmung der niedrigen Liquorkonzentrationen auf. Damit war die Bestimmung von Cefotaximkonzentration bis 0,1 µg/ml möglich. Leider ist dieser Teststamm, wenn auch in minderem Maße, mit einer MHK von 0,125 µg/ml gegenüber dem ersten Metaboliten des Cefotaxim, dem Desazetyl-Cefotaxim empfindlich, so daß die bestimmten Konzentrationen nicht immer als reine Cefotaximkonzentration angesehen werden können.

Zwei der sieben Meningitispatienten wurden zur Meningitistherapie ausschließlich mit Cefotaxim behandelt. Dabei handelte es sich zum einen um eine 51jährige Patientin, deren Staphylokokkensepsis zuvor mit Cefoxitin und Flucloxazillin behandelt worden war. Darunter entwickelte sich eine E. coli Infektion eines Ventrikelshunts, aufgrund derer dann mit einer alleinigen Cefotaximbehandlung begonnen wurde. Die nachfolgenden Liquorproben zeigten kein Keimwachstum mehr und die Meningitis bildete sich zurück. Leider verstarb die Patientin an einer nicht zu beeinflussenden Enterobactersepsis 3 Wochen nach dem Ende der Cefotaximbehandlung.

Der andere Patient, ebenfalls allein mit Cefotaxim behandelt, war ein 41jähriger Mann, der infolge eines vor Jahren erlittenen Verkehrsunfalles mit Liquorfistel bereits einmal an einer Pneumokokkenmeningitis erkrankt war. Damals war eine Penicillinallergie mit erheblichen Nebenwirkungen aufgetreten, die uns beim diesmaligen Auftreten einer zweiten Pneumokokkenmeningitis veranlaßten, sofort mit Cefotaxim zu beginnen. Bereits 12 Std nach Beginn der antibiotischen Behandlung war der Liquor steril und die Meningitis heilte klinisch wie auch laborchemisch schließlich aus. Nach einer sich anschließenden operativen Behandlung der Liquorfistel konnte der Patient nach Hause entlassen werden.

Die anderen Meningitispatienten hatten alle Kombinationsbehandlungen erfahren – als Kombinationspartner waren Penicillin G, Flucloxacillin, Amikazin und in einem Fall Clindamyzin verwendet worden.

Bei nur zwei dieser Patienten konnte ein Keimnachweis aus dem Liquor erbracht werden. Dabei handelte es sich zum einen um Proteus mirabilis bei zugrundeliegender Urosepsis und zum anderen um Citrobacter nach einem neurochirurgischen Eingriff.

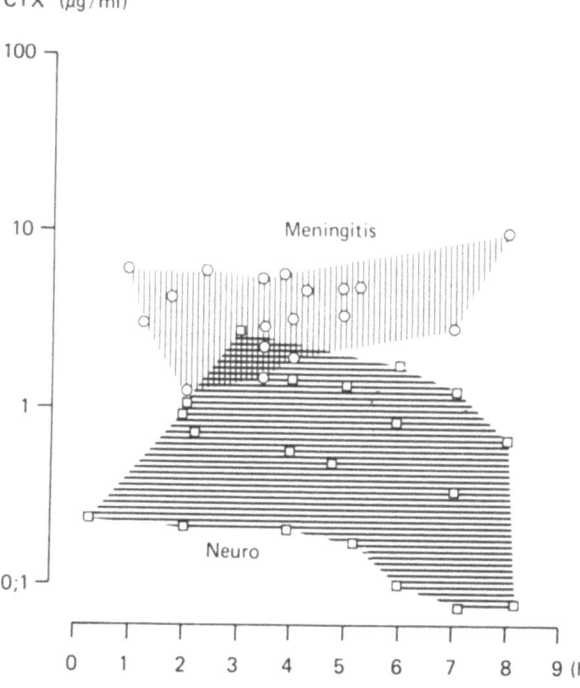

**Abb. 1.** Antimikrobielle Aktivität gegen E. coli V 6311/65 im Liquor bei Patienten mit bakterieller Meningitis ($n = 7$) und nach neurochirurgischen Eingriffen ($n = 8$) nach Gabe von 2 g Cefotaxim i.v.

Die Nierenfunktion aller hier dargestellten Meningitispatienten – soweit ablesbar an Harnstoff und Kreatinin – war normal.

Die zweite Gruppe, deren Ergebnisse wir hier vorstellen, hatte im Gefolge neurochirurgischer Operationen wegen verschiedenartiger Infektionen Cefotaxim erhalten. Die Operationen hatten jeweils mindestens 3 Tage vorher stattgefunden. Die während der verschiedenen Untersuchungen im Liquor gefundenen Zellzahlen rangierten von 30–1000 drittel Zellen. Im ersten Bild sind die bei den beiden Patientengruppen im Liquor erhaltenen Ergebnisse in Abhängigkeit von der Zeit seit Gabe von 2 g Cefotaxim dargestellt.

Die Rasterdarstellung wurde gewählt, weil nur bei Patienten der neurochirurgischen Gruppe Verlaufsbeobachtungen möglich waren, da diesen über eine Ventrikeldrainage des öfteren Liquor entnommen werden konnte.

Aber auch so wird ersichtlich, daß die bei den Meningitispatienten gefundenen niedrigsten Konzentrationen im Mittel höher als die höchsten der neurochirurgischen Patienten liegen. Mindestens 1 µg/ml Cefotaxim im Liquor wurde bei den Meningitispatienten nachweisbar und lag somit über der MHK der meisten in Frage kommenden Keime.

Eine eindeutige Abhängigkeit der Liquorkonzentrationen von den gleichzeitig gemessenen Zellzahlen, wie sie im zweiten Bild dargestellt sind, fand sich nicht.

Leider wurde nicht bei allen Proben eine Liquoreiweißbestimmung durchgeführt. Bei den vorhandenen Eiweißwerten ist eine eindeutige Korrelation zwischen den Cefotaxim-Konzentrationen und den entsprechenden Eiweißwerten nicht darzustellen.

Alle Patienten mit Ausnahme des einen dargestellten Falles überlebten ihre Infektion.

Nebenwirkungen, die Cefotaxim anzulasten wären, wie pseudomembranöse Colitis, Gerinnungsstörungen, Leberschäden oder Allergien fanden sich nicht. Allerdings könnte die Cefotaximbehandlung bei der verstorbenen Patientin Ursache für die Selektion eines Enterobacterstammes gewesen sein, der schließlich über eine erneute Sepsis Todesursache wurde.

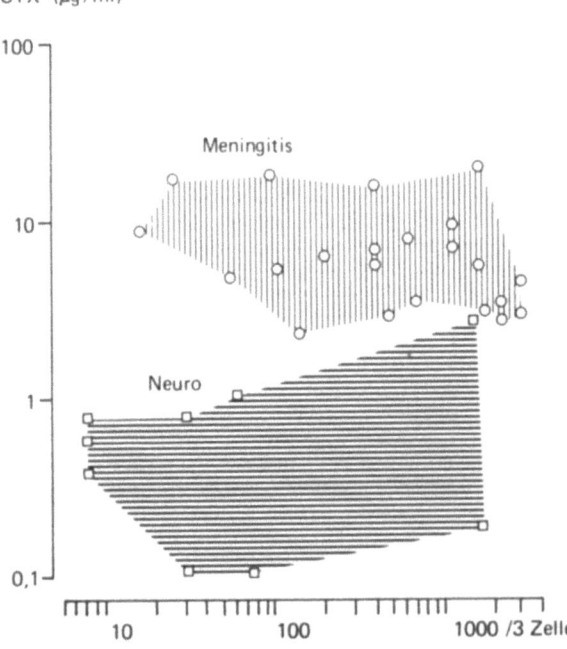

**Abb. 2.** Antimikrobielle Aktivität gegen E. coli V 6311/65 im Liquor und Liquorzellzahlen bei Patienten mit bakterieller Meningitis ($n = 7$) und nach neurochirurgischen Eingriffen nach Gabe von 2 g Cefotaxim i.v.

Wie bereits geschildert, stellt die Meningitis durch Pneumokokken oder Meningokokken den Therapeuten kaum vor Probleme. Tritt jedoch eine Penicillinunverträglichkeit ein, oder liegt eine Meningitis durch gramnegative Erreger vor, dann versagen manchmal die bisherigen Therapieregime mit Ampizillin, Chloramphenicol und/oder Aminoglykosiden. Auch Cephalosporine der älteren Generation führen nur zu unbefriedigenden Resultaten.

Cefotaxim als der erste auch in Deutschland im Handel verfügbare Vertreter einer neuen Cephalosporinegeneration mit beeindruckender Wirksamkeit gegenüber zahlreichen, auch gramnegativen Keimspezies, hat bereits in einigen Fällen von Meningitis ermutigende Erfahrungen machen lassen. Unsere Untersuchungen konnten ebenfalls zeigen, daß zumindest bei entzündeten Meningen die im Liquor erzielbaren Konzentrationen um einiges über der MHK der im Liquor am häufigsten zu erwartenden Keime einschließlich der meisten Enterobacteriaceen liegen, und dies über mehrere Stunden. Sogar bei der mutmaßlich durch einen neurochirurgischen Eingriff nur wenig gestörten Blut-Liquorschranke finden sich noch bemerkenswerte Konzentrationen im Liquor.

Trotz einiger beschriebener Ausnahmen stellen aber auch weiterhin viele der durch Pseudomonasstämme, Staphylokokken und einige Enterobacter cloacae Arten bedingte Meningitiden den Therapeuten vor erhebliche Probleme.

Zusammenfassend darf festgehalten werden, daß die Behandlung der durch Enterobacteriaceen verursachten Meningitis durch den Einsatz von Cefotaxim vereinfacht werden kann.

*Literatur*

1. Ahronheim GA (1978) Common bacterial infections in infancy and childhood. 2. Infections of the central nervous system. Drugs 16: 136–146 – 2. Barling RWA, Selkon JB (1978) The penetration of antibiotic into cerebrospinal fluid and brain tissue. J Antimicrob Chemother 4: 203–227 – 3. Beathy HN (1979) The central nervous system: meningitis. In: Bennett JV, Brachman, PS (eds) Hospital Infections. Little Brown and Company, Boston, pp 409–441 – 4. Braveny J, Machka K, Bartmann K, Fabricius K, Daschner F, Petersen KF, Grimm H, Ullmann U, Freiesleben H (1980) Antibiotikaresistenz von Haemophilus influenzae in der Bundesrepublik Deutschland. Dtsch Med Wochenschr 105: 1341–1344 – 5. Cannon GH, Lietman PS (1978) Gram-negative bacillary meningitis. Case presentation. Ed by Ehrlichman RJ. Johns Hopkins Med J 143: 60–63 – 6. Fisher LS, Chow AW, Yoshikawa TT, Guze LB (1975) Cephalothin and cephaloridine therapy for bacterial meningit. Ann Intern Med 82: 689–693 – 7. Friedrich H, Pelz K, Haensel-Friedrich G, Isele E (1979) Liquorspiegeluntersuchung von Mezlocillin bei Patienten mit und ohne Meningitis. Inn Med 6: 165–172 – 8. Galvao PAA, Lomar AV, Francisco W, De Godoy CVF, Norrby R (1980) Cefoxitin penetration into cerebrospinal fluid in patients with purulent meningitis. Antimicrob Agents Chemother 17: 526–529 – 9. Greene GR, Overturf GD, Wehrle PF (1979) Ampicillin dosage in bacterial meningitis with special reference to Haemophilus influenzae. Antimicrob Agents Chemother 16: 198–202 – 10. Heyer R (1980) Eitrige Meningitis im Kindesalter. Diagnostik 13: 39–41 – 11. Kaiser AB, McGee ZA (1975) Aminoglycoside therapy of gramnegative bacillary meningitis. N Engl J Med 293: 1215–1220 – 12. Khan W, Ross S, Rodriguez W, Controni G, Saz AK (1974) Haemophilus influenzae Type B resistent to ampicillin. A report of two cases. J Amer Med Ass 229: 298–301 – 13. Lew PD, Waldvogel FA (1977) Les Méningites bactériennes de l'adulte. Schweiz Med Wochenschr [Suppl] 4: 1–24 – 14. McCracken GH, Mize SG, Threlkeld N (1980) Intraventricular gentamicin therapy in gram-negative bacillary meningitis of infancy. Report of the Second Neonatal Meningitis Cooperative Study Group. Lancet 1: 787–791 – 15. Nitzan Y, Maayan M, Drucker M (1980) Microorganisms isolated from blood and cerebrospinal fluid in a general hospital. Isr J Med Sci 16: 503–509 – 16. O'Callaghan CH (1979) Description and classification of the newer cephalosporins and their relationship with the established compounds. J Antimicrob Chemother 5: 635–671 – 17. Rahal JJ, Simberkoff MS (1979) Bactericidal and bacteriostat action of chloramphenicol against meningeal pathogens. Antimicrob Agents Chemother 16: 13–18 – 18. Rosin H (1979) Meningitis purulenta. Dtsch Med Wochenschr 104: 1277–1281

Musch, E., Eichelbaum, M., Sassen, W., von, Castro-Parra, M., Wang, J. K., Brestowski, U., Baur, M. P., Dengler, H. J. (Med. Univ.-Klinik Bonn-Venusberg):
### Beziehung zwischen INH-Metabolismus und INH-Hepatotoxizität unter tuberkulostatischer Kombinationsbehandlung*

Die potentiell schwerwiegende hepatotoxische Nebenwirkung des Isoniazid wurde bekannt, nachdem man das Isoniazid in großem Umfang zur Chemoprävention der Tuberkulose eingesetzt hatte. In einer Studie des United States Public Health Service, an der über 13 000 Personen teilnahmen, starben 13 Patienten im Leberversagen, welches mit großer Wahrscheinlichkeit durch Isoniazid ausgelöst worden war [1].

Prospektiv ließ sich keine Korrelation zwischen der Plasmakonzentration von Isoniazid und der Inzidenz der Isoniazidhepatitis feststellen. Mitchell stellte aber bei retrospektiver Untersuchung von 26 Patienten mit Isoniazidhepatitis unter Isoniazidprophylaxe fest, daß diese überwiegend Schnellacetylierer waren. Es wurde angenom-

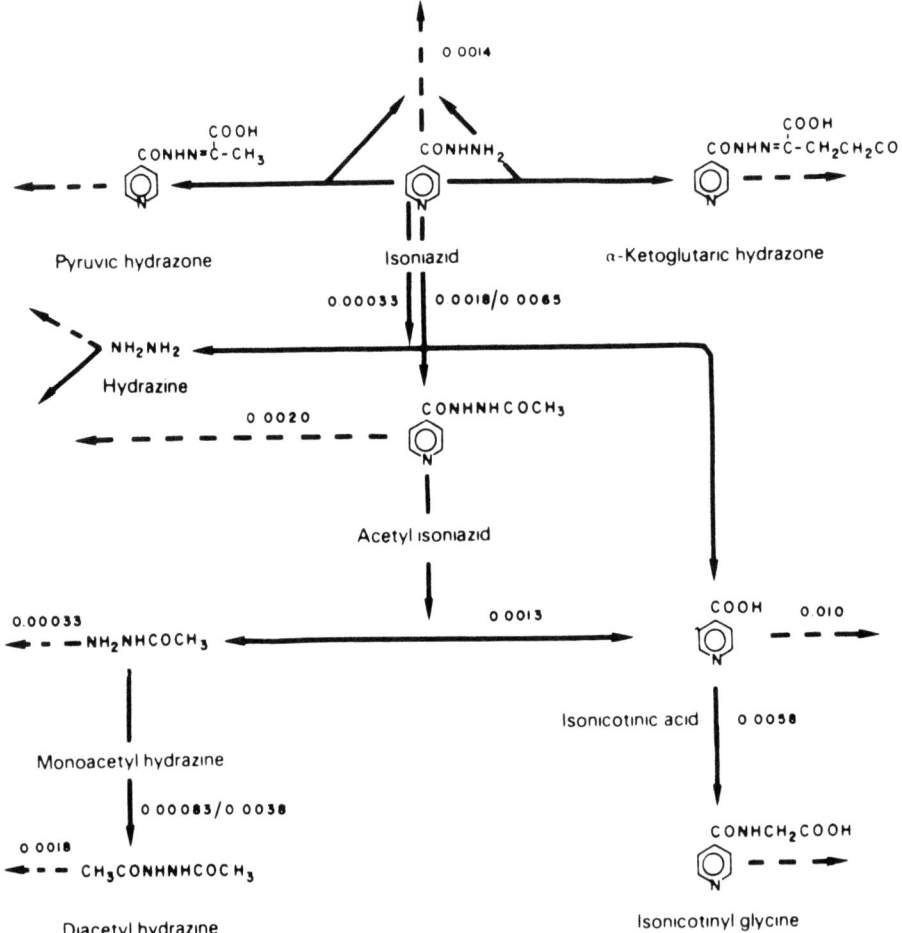

**Abb. 1.** Metabolismus von Isonicotinsäurehydrazid modifiziert nach Ellard und Gammon (1976)

---

\* Durchgeführt mit Unterstützung der Deutschen Forschungsgemeinschaft, Schwerpunktprogramm Klinische Pharmakologie

men, daß nicht das Isoniazid, sondern ein Metabolit des Isoniazid für die Leberschädigung verantwortlich sei [3b, 4].

Die Acetylierung des Isoniazid stellt den wichtigsten metabolischen Abbauschritt des Isoniazid dar, der hinsichtlich der antimykobakteriellen Wirkung eine Inaktivierung darstellt. Das Acetylisoniazid wird anschließend zu Isonicotinsäure und Acetylhydrazin hydrolisiert [2, 8, 13].

In tierexperimentellen Untersuchungen der Arbeitsgruppe um Mitchell erwies sich das Acetylhydrazin als hochgradig lebertoxische Substanz, welche über einen im einzelnen nicht geklärten oxidativen Metabolismus unter Mitwirkung des Cyt-P-450 der Leber zu einem hochreaktiven Acylradikal aktiviert wird [3a, 5, 12]. Mitchell postulierte daraus, daß Schnellacetylierer infolge der höheren Acetylierungsrate des Isoniazid einer größeren Menge Acetylhydrazin ausgesetzt seien, so daß dementsprechend das Risiko einer Isoniazidhepatitis bei Schnellacetylierern größer sei als bei Langsamacetylierern [3b].

Nachdem wir aber prospektiv bei Patienten unter der Dreifachtherapie mit INH + RMP + EMB Transaminasenerhöhungen signifikant häufiger bei Langsamacetylierern − klinisch manifeste hepatotoxische Reaktionen − sogar ausschließlich nur bei Langsamacetylierern beobachtet haben, bestehen Zweifel an dem von Mitchell vorgeschlagenen pathophysiologischen Konzept, das ja auch in der Kombinationstherapie gelten müßte.

Wir haben deshalb bei Patienten unter Kombinationstherapie mit INH + RMP + EMB die Metabolite des Isoniazid im Serum und im 24-Std-Urin analysiert. Dazu haben wir zunächst eine zuverlässige, zwischenzeitlich routinemäßig anwendbare HPLC-Analytik entwickelt. Vor Beginn der Therapie war zunächst bei allen Patienten der Acetyliererphänotyp mittels Sulphadimidin ermittelt worden.

Entsprechend dem Polymorphismus der Acetylierung scheiden Schnellacetylierer − bezogen auf die tägliche Isoniaziddosis − weniger freies nicht acetyliertes Isoniazid aus ($10{,}4 \pm 2{,}7\%$, $n = 20$) als Langsamacetylierer ($32{,}2 \pm 7{,}8\%$, $n = 28$) ($p < 0{,}0001$). Umgekehrt ist die Menge Acetylisoniazid im 24-Std-Urin bei Schnellacetylierern ($23{,}2 \pm 8{,}2\%$, $n = 20$) größer als bei Langsamacetylierern ($18{,}4 \pm 4{,}7\%$, $n = 28$). Der Unterschied zwischen Schnell- und Langsamacetylierern ist bei $p < 0{,}005$ gesichert. Entgegen dem Postulat Mitchells sind es aber die Langsamacetylierer und nicht die Schnellacetylierer, welche die größeren Mengen an Acetylhydrazin ausscheiden (Langsamacetylierer $4{,}0 \pm 0{,}9\%$, $n = 28$; Schnellacetylierer $2{,}2 \pm 0{,}6\%$, $n = 20$) ($p < 0{,}0001$). Umgekehrt verhält es sich bezüglich der prozentualen Ausscheidung von Diacetylhydrazin. Dabei ist zu ersehen, daß Schnellacetylierer einen wesentlich höheren Anteil des Acetylhydrazin als nicht toxisches Diacetylhydrazin ($23{,}0 \pm 8{,}5\%$, $n = 20$) eliminieren als Langsamacetylierer, bei denen dieser Anteil nur $4{,}7 \pm 2{,}4\%$, $n = 28$ beträgt.

Tabelle 1. Inzidenz von Transaminasenerhöhungen während tuberkulostatischer Kombinationstherapie (INH + RMP + EMB). Vergleich zwischen Schnell- und Langsamacetylierern. Gesamtkollektiv $n = 95$

| | Anzahl gesamt | Anzahl der Patienten mit Erhöhung der Serumtransaminasen | |
|---|---|---|---|
| | | 50 150 U/L | 150 U/L |
| Langsamacetylierer | 56 | 14[a] | 12[a] |
| Schnellacetylierer | 30 | 4[a] | 0[a] |
| Intermediare Acetylierer | 9 | 1 | 0 |

[a] $\hat{\chi}^2 = 11{,}528 > \chi^2\ 3/0{,}01 = 11{,}345$

**Tabelle 2.** Isoniazid-Metabolite im 24-Std-Urin bei Patienten während tuberkulostatischer Therapie mit Isoniazid + Rifampicin + Myambutol

| SGPT, SGOT (U/L) | Schnellacetylierer (Anzahl der Patienten) | | Langsamacetylierer (Anzahl der Patienten) | | |
|---|---|---|---|---|---|
| | normal (12) | > 30 < 150 (8) | normal (9) | > 30 < 150 (10) | > 150 (9) |
| Isoniazid | 9,5 ± 3,1 | 11,8 ± 2,1 | 29,8 ± 6,7 | 31,0 ± 8,6 | 36,0 ± 8,0 |
| Acetylisoniazid | 22,2 ± 7,1 | 24,6 ± 9,9 | 16,9 ± 4,4 | 17,0 ± 5,1 | 21,3 ± 4,7 |
| Acetylhydrazin | 2,3 ± 0,4 | 2,1 ± 0,9 | 3,5 ± 1,1 | 3,8 ± 1,0 | 3,3 ± 1,2 |
| Diacetylhydrazin | 27,0 ± 9,1 | 18,0 ± 7,8 | 5,1 ± 2,7 | 5,3 ± 2,7 | 3,9 ± 1,5 |
| Isonicotinsäure | 40,1 ± 11,0 | 36,3 ± 8,4 | 26,9 ± 6,7 | 28,8 ± 7,0 | 21,7 ± 5,2 |

Angaben in Prozent der Isoniaziddosis (10 mg/kg per infusionem $\bar{X} \pm S_x$. Varianzanalyse: Unterschiede zwischen Schnell- und Langsamacetylierern signifikant $p < 0,005$

Entsprechend verhalten sich auch die Plasmaspiegel von Acetylhydrazin und Diacetylhydrazin.

Bildet man den Quotienten aus Acetylhydrazin/Diacetylhydrazin für Urin und Plasma, der die Belastung durch freies Acetylhydrazin wiedergibt, so findet sich ein eindeutiger Zusammenhang zwischen der Höhe dieses Quotienten und dem Grad des Transaminasenanstiegs während Therapie.

Der Wert dieses Quotienten steigt kontinuierlich von den Schnellacetylierern ohne Transminasen zu Schnellacetylierern mit Transaminasenerhöhungen und weiter zu Langsamacetylierern ohne und mit Transaminasenerhöhungen unter der Therapie an. Den höchsten Wert erreicht der Quotient bei Patienten mit klinisch manifester Isoniazidhepatitis. Diese Patienten waren aber unter der Kombinationstherapie ausschließlich Langsamacetylierer.

Somit ergaben unsere Untersuchungen, daß eindeutig ein Zusammenhang besteht zwischen der Menge an freiem Acetylhydrazin im Plasma und Urin und der Inzidenz einer isoniazidassoziierten Leberschädigung.

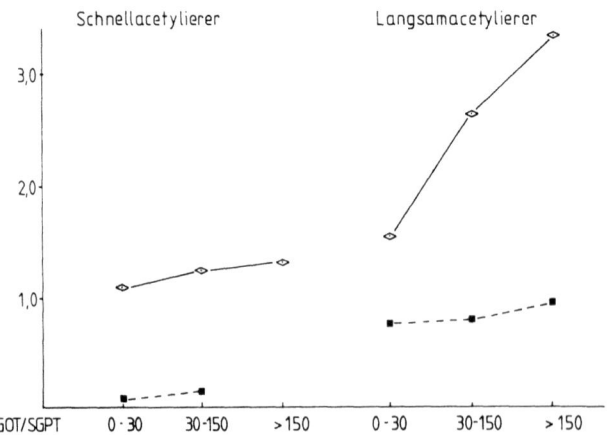

**Abb. 2.** Ratio Acetylhydrazin/Diacetylhydrazin im Plasma und Urin

**Tabelle 3.** Metabolismus von Isoniazid unter Kombinationstherapie INH + RMP + EMB. Differenz Isonicotinsäure − Acetylhydrazin − Diacetylhydrazin im 24-Std-Urin ‚oxidativ' metabolisiertes Acetylhydrazin

| | | | |
|---|---|---|---|
| Schnellacetylierer | (n = 20) | 13,0 ± 7,4 | |
| Langsamacetylierer | (n = 28) | 17,6 ± 4,4 | p < 0,005 |

Da neueren pharmakokinetischen Untersuchungen Ellards und Gammons [2] entsprechend die Acetylierung des Acetylhydrazin zum nichttoxischen Diacetylhydrazin demselben Polymorphismus unterliegt wie die Acetylierung des Isoniazid selbst, ist anzunehmen, daß bei Langsamacetylierern Acetylhydrazin in größerem Umfange als bei Schnellacetylierern oxidativ über den Cyt-P-450-abhängigen Weg zum toxischen Metaboliten aktiviert wird:

Dieser Anteil ‚oxidativ' metabolisierten Acetylhydrazins, der zum toxischen Produkt führt, läßt sich ausdrücken als Differenz aus der im Urin bestimmten Menge Isonicotinsäure − Acetylhydrazin − Diacetylhydrazin. Dieser errechnete Anteil ist bei Langsamacetylierern insgesamt höher (17,6 ± 4,4%, n = 28) als bei Schnellacetylierern (13,0 ± 7,4%, n = 20) ($p < 0,005$).

Wieviel toxisches Produkt aus Acetylhydrazin gebildet wird, ist außer von der N-Acetylierung auch abhängig von der individuell sehr unterschiedlichen Aktivität des Cyt-P-450-Enzymsystems, so daß für die Hepatotoxizität neben dem Acetyliererphänotyp auch die Aktivität des arzneimittelabbauenden Enzymsystems von Bedeutung ist.

Die höhere Inzidenz der Isoniazidhepatitis unter der Kombinationstherapie (17%) verglichen zur Monotherapie (0,5−1%) [1, 10] könnte auf einer Potenzierung der Toxizität des Isoniazid − entsprechend der bekannten induzierenden Wirkung des Rifampicin auf den Cyt-P-450-Gehalt und die Aktivität arzneimittelabbauender Enzyme der Leber [6, 7, 9, 11] beruhen, wodurch bei der gleichzeitigen Kombination des Isoniazid mit Rifampicin die Bildung des toxischen Metaboliten aus Acetylhydrazin erhöht würde.

Langsamacetylierer, die unter Kombinationstherapie eine Isoniazidhepatitis entwickelten, zeigten prospektiv verglichen mit allen übrigen Schnell- und Langsamacetylierern die höchste Aktivität der N-Demethylierung von Antipyrin, die während der Therapie unverändert blieb.

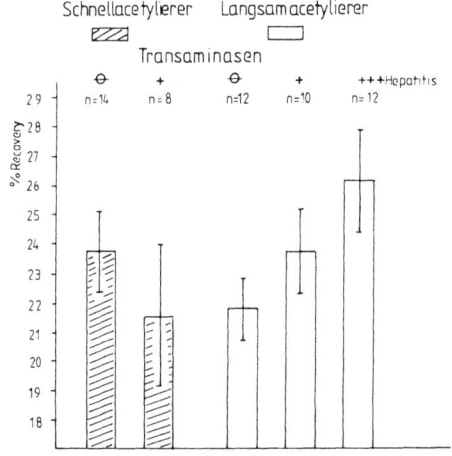

**Abb. 3.** Ausscheidung von Norantipyrin im 48-Std-Urin bei Schnell- und Langsamacetylierern vor Beginn der Therapie mit INH + RMP + EMB

Eine Induktion der Antipyrin-N-Demethylase durch Rifampicin fanden wir bei Schnellacetylierern. Die induzierte Aktivität der N-Demethylierung des Antipyrin bei den Schnellacetylierern übertraf nicht die prospektiv festgestellte Aktivität bei den Langsamacetylierern mit Isoniazidhepatitis.

Unter der Annahme, daß diese Cyt-P-450-Subspecies in die Metabolisierung des Acetylhydrazin zum toxischen Produkt involviert ist, weisen die Langsamacetylierer mit hoher Ausgangsaktivität für die Antipyrin-N-Demethylierung ein hohes Risiko einer isoniazidassoziierten Leberschädigung auf, da sie als Langsamacetylierer nur einen geringen Teil des Acetylhydrazin als nichttoxisches Diacetylhydrazin zu eliminieren vermögen.

*Literatur*

1. Black M, Mitchell JR, Zimmermann HJ, Ishak KG, Epler GR (1975) Isoniazid associated hepatitis in 114 patients. Gastroenterology 69: 289 − 2. Ellard GA, Gammon PT (1976) Pharmacokinetics of isoniazid metabolism in man. J Pharmacokinet Biopharm 4: 83−113. − 3a. Mitchell JR, Jollow DJ (1975) Metabolic activation of drugs to toxic substances. Gastroenterology 68: 392−410 − 3b. Mitchell JR, Thorgeirsson UP, Black M, Timbrell JA, Snodgrass WR, Potter WZ, Jollow JD, Keiser HR (1975) Increased incidence of isoniazid hepatitis in rapid acetylators: possible relation to hydrazine metabolites. Clin Pharmacol Ther 18: 70−79 − 4. Mitchell JR, Zimmermann HJ, Ishak KG, Thorgeirsson UP, Timbrell JA, Snodgrass WR, Nelson SD (1976) Isoniazid liver injury: clinical spectrum, pathology, and probable pathogenesis. Ann Int Med 84: 181−192 − 5. Nelson SD, Snodgrass WR, Mitchell JR (1975) Metabolic activation of hydrazines to reactive intermediates: mechanistic implications for isoniazid and iproniazid hepatitis (abstract). Fed Proc 34: 784 − 6. Oldershausen HF von, Schoene B, Held H, Menz HP, Fleischmann RA, Remmer H (1973) Arzneimittelumsatz und mikrosomale Fremdstoffhydroxylase (Cytochrom P-450) bei humanen Leberschäden. Z Gastroenterol 11: 403−410 − 7. Oldershausen HF von (1974) Chemotherapie und Leberstoffwechsel. Prax Pneumol 28: 982 − 8. Peters JH, Miller KS, Brown P (1965) Studies on the metabolic basis for the genetically determined capacities for isoniazid inactivation in man. J Pharmacol Exp Ther 150: 298−304 − 9. Remmer H (1972) Induction of drug metabolizing enzyme system in the liver. Eur J Clin Pharmacol 5: 116 − 10. Riska N (1976) Hepatitis cases in isoniazid treated groups and in a control group. Bull Int Union Tuberc 51: 203−221 − 11. Schoene B, Remmer H, Bolt HN, Laar HJ, Held H, Oldershausen HF von, Bolt M (1975) In: Neumayr (Hrsg) Aktuelle Probleme der klinischen Hepatologie. Witzstrock Baden-Baden, S 268 − 12. Snodgrass WR, Potter WZ, Timbrell JA (1974) Possible mechanism of isoniazid related hepatic injury (abstract). Clin Res 22: 323 − 13. Yard AS, McKennis H Jr (1962) Aspects of the metabolism of isoniazid and acetylisoniazid in the human and the dog. J Med Chem 5: 169−203

# Chronische Bronchitis

## Pathophysiologie der Bronchialobstruktion

Ulmer, W. T., Zimmermann, I., Islam, M. S. (Med. Univ.-Klinik und Poliklinik der Berufsgenossenschaftlichen Krankenanstalten Bergmannsheil Bochum)

**Referat**

Die Bronchialobstruktion ist die häufigste Ursache ernster klinischer Krankheitsbilder des bronchopulmonalen Systems.

Bei fast allen bronchopulmonalen Affektionen kann die Atemwegsobstruktion als entscheidende Spätkomplikation manifest werden.

Im Gegensatz zu diesen Verlaufsformen, bei denen eine andere Erkrankung mehr oder weniger lang ohne Atemwegsobstruktion vorausgeht, gibt es auch solche Formen, bei denen die Atemwegsobstruktion als erstes klinisches Symptom manifest wird, was nicht besagt, daß nicht verschiedene biochemische Entwicklungen schon über längere Zeit dieses Krankheitsbild eingeleitet haben. Bei der Infektobstruktion wissen wir noch nicht, ob bestimmte Erreger oder eine bestimmte Reaktionslage des bronchopulmonalen Systems für das Angehen einer Atemwegsobstruktion entscheidend sind.

Bei der allergischen Atemwegsobstruktion wissen wir noch nicht, was dem Begriff der Organmanifestation, was in unserem Zusammenhang der allergischen Atemwegsobstruktion gleichzusetzen ist, bei sonst allgemeiner Allergisierung entspricht. Infektobstruktion und allergische Atemwegsobstruktion können als primäre Atemwegsobstruktion bezeichnet werden.

Jede Atemwegsobstruktion kann relativ stabil verlaufen. Der schicksalhafte Weg geht dann über eine zunehmende arterielle Hypoxämie, zu der schließlich eine Hyperkapnie (Globalinsuffizienz = alveoläre Hypoventilation) hinzukommt zum chronischen Cor pulmonale und schließlich zu dessen irreversibler Dekompensation (Kurve A, Abb. 2) (Bugalho de Almeida et al. 1981).

Sie kann aber auch einen ausgesprochen dynamischen Verlauf nehmen, wobei doch nicht selten, im Gegensatz zu der in der älteren Literatur vertretenen Meinung, jeder dieser Obstruktionsanfälle tödlich enden kann (Kurve B, Abb. 2). Bei diesen Anfällen kommt es sehr rasch zu einem Ventilierbarkeitsverlust des Alveolarraumes. Die hiermit verbundene arterielle Hypoxämie führt zur Schädigung des zentralen Nervensystems, vor allem des Atemzentrums, mit rasch folgendem Atemstillstand. Erst deutlich später tritt die elektromechanische Entkoppelung der Herzfunktion ein. Bei beiden Verlaufsformen sind verschiedene pathophysiologische Mechanismen wirksam, über die unser Wissensstand in den letzten Jahren erheblich angewachsen ist.

Gleich, ob es sich um eine Atemwegsobstruktion, die als Spätkomplikation einer anderen bronchopulmonalen Erkrankung aufgetreten ist, oder ob es sich um eine

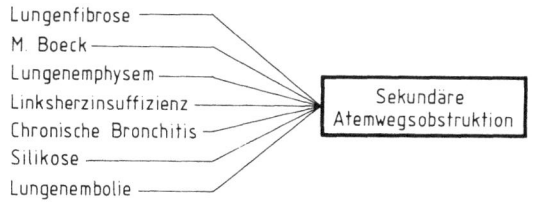

Abb. 1. Ursachen sekundärer Atemwegsobstruktion (Spätmanifestation)

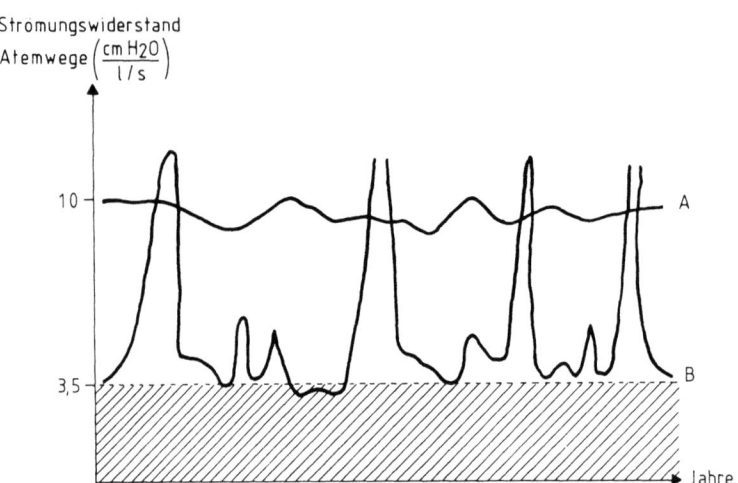

**Abb. 2.** Formen von Atemwegsobstruktion, $A$ = stabiler Verlauf, $B$ = dynamischer Verlauf

primäre Atemwegsobstruktion handelt, lassen sich zwei große Gruppen von Atemwegsobstruktionen unterscheiden (Abb. 3).

Die exobronchiale Atemwegsobstruktion verläuft gewöhnlich mehr stabil, wobei das Übergewicht als Ursache einer schweren Atemwegsobstruktion schon erhebliche Ausmaße annehmen muß. Auch das Lungenemphysem muß erhebliche Ausmaße annehmen, bis es zu einer Entspannungsobstruktion führt. Ganz typisch ist dieser Verlauf häufig bei den schweren Emphysemen vom $\alpha_1$-Antitrypsinmangeltyp (Ferlinz 1979; Kowalski und Ulmer 1977; Kowalski et al. 1977).

Jede Lungenentspannung verursacht eine Empfindlichkeitssteigerung des Bronchialsystems unspezifischen bronchokonstriktorischen Reizen gegenüber, so daß sich dann ein dynamisches Bild entwickeln kann mit erheblicher Gefährdung der Patienten durch die Obstruktionsspitzen (Islam et al. 1974). Der grundlegende Mechanismus der Lungenentspannung mit entsprechend erhöhter Lungencompliance ($C_L$ = Lungendehnbarkeit), führt zu einem erheblichen Anstieg des intrathorakalen Gasvolumens bei zunächst noch normalen oder annähernd normalen Strömungswiderständen in den

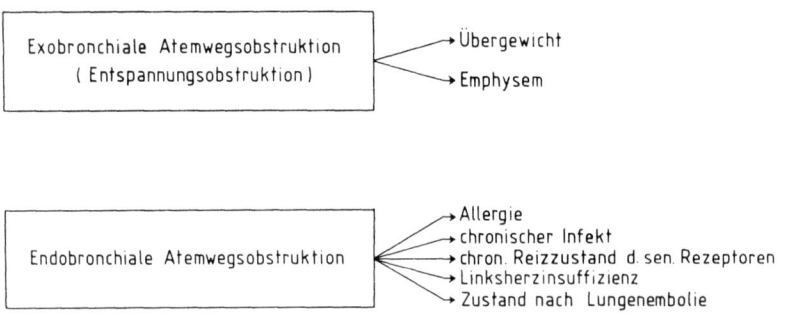

**Abb. 3.** Zwei pathophysiologische Hauptgruppen von Atemwegsobstruktion: Exobronchiale = Entspannungsobstruktion, endobronchiale Atemwegsobstruktion

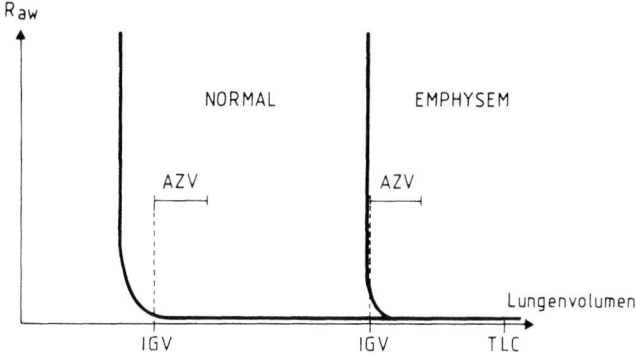

**Abb. 4.** Strömungswiderstandanstiegkurve von gesunder Versuchsperson und von Patienten mit Entspannungsobstruktion bei schwerem Lungenemphysem. Ordinate: Strömungswiderstand in den Atemwegen, Abszisse: Lungenvolumen, $TLC$ = totale Lungenkapazität, $IGV$ = intrathorakales Gasvolumen = Lungenvolumen am Ende einer normalen Exspiration

Atemwegen. Die zunächst nur bei körperlicher Belastung auftretende Atemnot hat ihre Begründung darin, daß mit Annäherung an die totale Lungenkapazität (TLC) immer weniger inspiratorische Reserven zur Verfügung stehen. Es kann aber auch immer weniger exspiriert werden, da durch die Entspannung die Strömungswiderstände in den Atemwegen steil ansteigen (Abb. 4) (Hausdorf et al. 1980; Kowalski et al. 1979; Islam et al. 1978).

Jede schwerere Entspannungsobstruktion kann weiter entscheidend kompliziert werden durch eine zusätzliche endobronchiale Atemwegsobstruktion. Endobronchiale Atemwegsobstruktionen kommen aber auch ganz ohne einen der genannten Entspannungsmechanismen vor.

Die endobronchialen Atemwegsobstruktionen werden durch entzündliche Prozesse in der Bronchialschleimhaut unterhalten.

Bei der allergischen Atemwegsobstruktion gelangt das Allergen auf die Bronchialschleimhaut und setzt dort aus Mastzellen Histamin frei (Gold et al. 1972; Zimmermann et al. 1980a, b, c; Zimmermann und Ulmer 1980a, b).

Auch andere Mediatoren, wie SRS-A oder Prostaglandine, können dort wirksam werden. Dieses Histamin wird dann auch im arteriellen Plasma nachweisbar (Abb. 5).

Aufbauend auf Versuche von De Kock et al. (1966) wie von Widdicombe (1954), aber auch von Simonsson et al. (1967), konnte gezeigt werden, daß dieses freigesetzte Histamin nicht direkt am Bronchialmuskel wirksam wird, sondern über einen im N. vagus verlaufenden Reflex (Gold et al. 1972; Zimmermann und Ulmer 1980b) (Abb. 6).

Unter der Vagusdurchtrennung wird unverändert Histamin freigesetzt. Dieses ist aber nicht mehr in der Lage bronchokonstriktorisch wirksam zu werden. Weitere Versuche zeigten dann, daß die allergeninduzierte Brochokonstriktion, die ihrem Wesen nach eine Reflexbronchokonstriktion ist, prinzipiell von allen Bereichen des Bronchialbaumes her auslösbar ist (Zimmermann et al. 1976, 1979a). Besonders bedeutsam ist sicher, daß dies auch schon vom obersten Bereich des Bronchialbaumes aus möglich ist (Abb. 7).

Dies, was hier durch Allergene nachweisbar ist, läßt sich im Prinzip auch durch acetylcholin-, histamin- oder serotonininduzierte Atemwegsobstruktion gleichermaßen zeigen. Es gibt Anhaltspunkte dafür, daß auch dort, wo andere Entzündungen, z. B. bakterielle oder virale Entzündungen, wirksam werden, ähnliche Mechanismen im Spiele sind (Nadel, 1973, 1980; Laitinen et al. 1976). So finden sich z. B. im Sputum von Patienten mit chronischer Infektobstruktion sehr hohe Histaminkonzentrationen, die

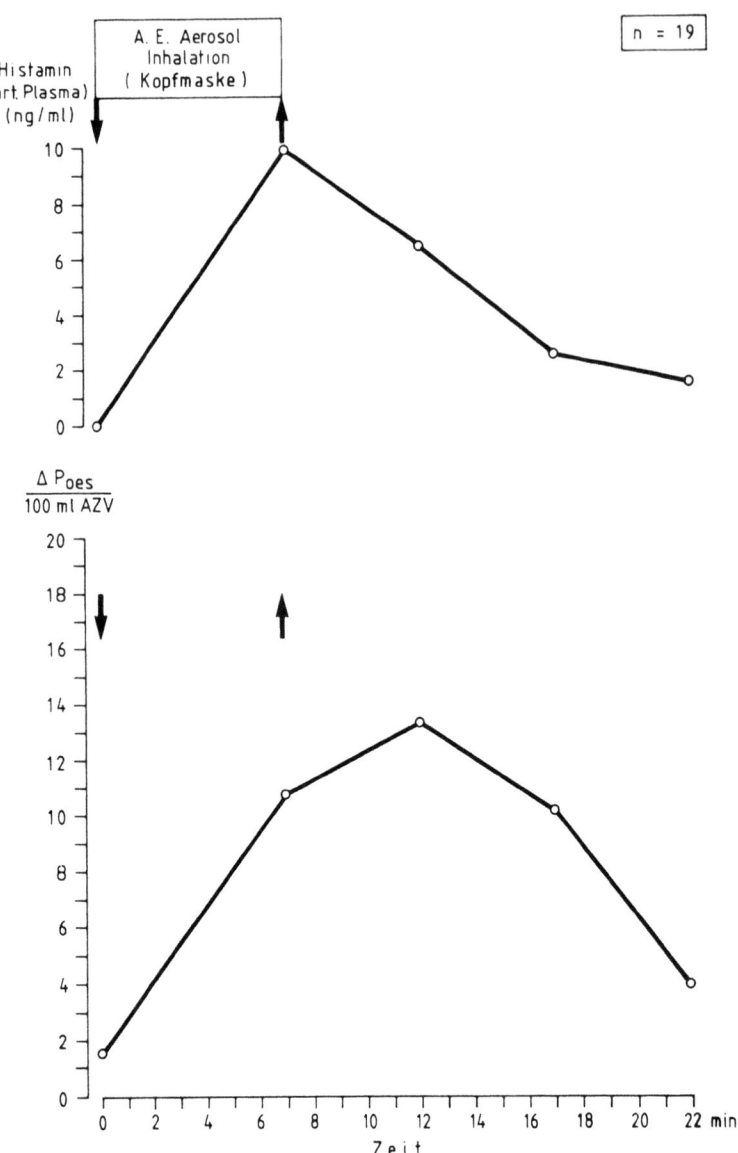

**Abb. 5.** Strömungswiderstand in den Atemwegen ($\Delta P_{oes}/100$ ml AZV = $E_{dyn}$) und arterielle Plasma-Histaminkonzentration unter Allergeninhalation bei gegen Ascaris suum-Extrakt sensibilisierten Hunden

durchaus in der Lage sind, an der Schleimhaut bronchokonstriktorisch wirksam zu sein (Bryant 1980; Zimmermann et al. 1981, im Druck) (Abb. 8).

Die Histaminkonzentration in diesen Sputen ist im Mittel schon höher als der Gesamthistamingehalt des Blutes, also einschließlich des zellgebundenen, welches den weitaus größten Teil ausmacht (Zimmermann et al. 1981, im Druck).

Hier gibt es eine Reihe von Problemen, an denen z. Z. an verschiedenen Zentren intensiv gearbeitet wird: Wo wird Histamin in der Bronchialschleimhaut genau

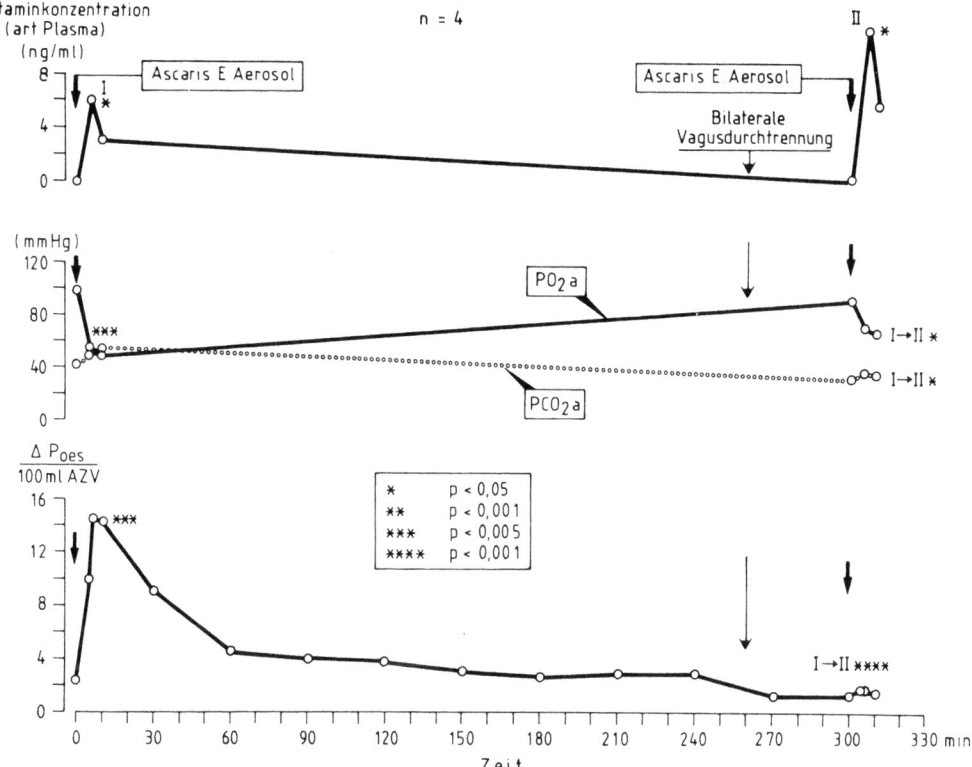

**Abb. 6.** Strömungswiderstand in den Atemwegen ($\Delta P_{oes}/100$ ml AZV = $E_{dyn}$) und arterielle Plasma-Histaminkonzentration unter Allergeninhalation bei gegen Ascaris suum-Extrakt sensibilisierten Hunden vor und nach Vagusblockade

freigesetzt? Wie hoch sind die lokalen Konzentrationen? Wie steht es mit dem Histaminabbau oder mit den Histamininhibitoren?

Alle Versuche haben aber immer wieder gezeigt, daß diese Substanzen über Reflexe, die im N. vagus verlaufen, wirksam werden und daß direkte Wirkungen an der Bronchialmuskulatur zumindest von untergeordneter Bedeutung sind.

Da im N. vagus sowohl motorische als auch sensorische Fasern verlaufen, war zu prüfen, ob sich der sensorische Teil des Reflexbogens tatsächlich nachweisen läßt. Dort, wo sich vom oberen Teil des Bronchialsystems aus eine Bronchokonstriktion auslösen läßt, kann diese definitiv durch die Durchtrennung der diese Gebiete sensorisch versorgenden Nerven verhindert werden (Zimmermann et al. 1979a, b). Diese Areale werden durch die Nn. hypoglossus, glossopharyngicus und laryngicus cranialis sensorisch versorgt.

Hier bestehen Beziehungen zu Therapiemöglichkeiten. Die sogenannten Bronchodilatatoren der $\beta_2$-Rezeptorenstimulationsreihe zeigen sowohl tierexperimentell als auch bei Menschen einen bronchodilatatorischen Effekt, der mit Sicherheit lokal an den sensorischen Rezeptoren des Reflexbogens wirksam ist (Zimmermann et al. 1979c; Zimmermann et al. 1980f, Nassari et al. 1981, im Druck). Aber auch die Durchtrennung des N. laryngicus cranialis einseitig bringt für besonders gefährdete Patienten in einem größeren Prozentsatz eine wesentliche Minderung der Anfallsbereitschaft. Wahrscheinlich ist auch der entsprechende Effekt der Glomus caroticum-Exstirpation (Nakayama

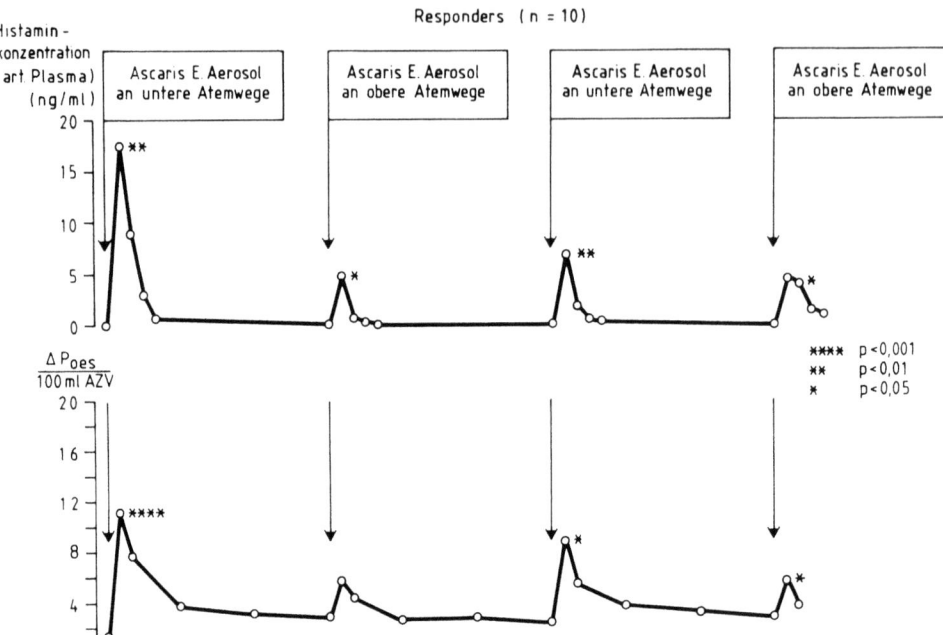

**Abb. 7.** Strömungswiderstand in den Atemwegen und arterielle Plasma-Histaminkonzentration unter isolierter Allergenbelegung nur der oberen Abschnitte (oberes Drittel der Trachea) des Atemtraktes bzw. nur der unteren Atemwege

1958), wie sie stellenweise durchgeführt wird, dadurch bedingt, daß hierbei der durch das Glomus ziehende N. glossopharyngicus mit durchtrennt wird (Ulmer und Zimmermann, 1979). Es wird noch einige Arbeit erfordern, die Patienten zuverlässig zu erkennen, die für die Nervenausschaltung geeignet sind. Im Augenblick führen wir derartige Eingriffe bei den besonders gefährdeten Patienten durch. Die teilweise günstigen Ergebnisse lassen aber eine sorgfältig kontrollierte Ausweitung der „operativen Asthmabehandlung" gerechtfertigt erscheinen (Satter, 1979).

*Das überempfindliche Bronchialsystem im Rahmen der Atemwegsobstruktion*

Ein Großteil der Patienten mit Atemwegsobstruktion und prinzipiell wohl alle – nur ist dies bei einigen vorübergehend verdeckt – leiden an einem überempfindlichen Bronchialsystem. Der Terminus ist definiert als ein *überstarker Anstieg der Strömungswiderstände in den Atemwegen auf unspezifische Reize.* Unspezifische Reize können Staub, Autoabgase, Zigarettenrauch, kalte Atemluft oder hohe Luftfeuchtigkeit sein. Getestet kann dieses überempfindliche Bronchialsystem durch Inhalation von z. B. Acetylcholin- oder Histamin-Aerosolen (Ulmer et al. 1976) werden, die bei gesunden Probanden nur ganz geringgradige Bronchokonstriktionen auslösen. Diese bronchokonstriktorischen Reaktionen können sich von ganz normalen Strömungswiderständen in den Atemwegen aus aufbauen, etwa vergleichbar dem Kurvenverlauf B der Abb. 2. Aber auch auf erhöhte Strömungswiderstände können sich derartige Obstruktionsspitzen aufsetzen.

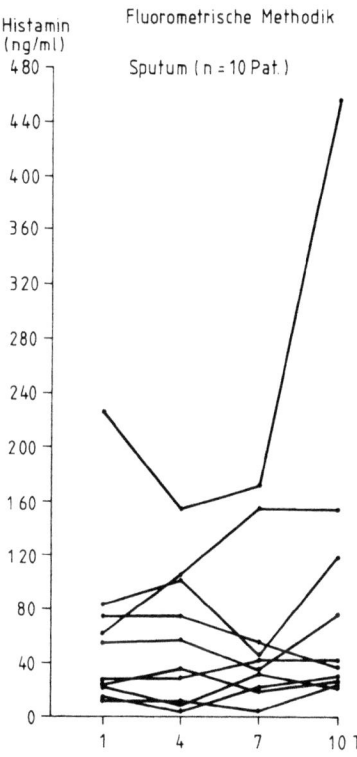

Abb. 8. Sputumhistamingehalt bei zehn Patienten mit chronischer Infektobstruktion im klinischen Verlauf über 10 Tage

Wenn auch das überempfindliche Bronchialsystem zum Formenkreis der obstruktiven Atemwegserkrankungen gehört, so ist doch „die Überempfindlichkeit" ein besonderes Problem, welches möglicherweise aus dem Gesamtkomplex herauslösbar ist.

Die Forschungen der letzten Zeit gaben wesentliche Ansätze für das Verständnis über die Ursachen der Überempfindlichkeit des Bronchialsystems. 1971 gelang es uns (Ulmer et al. 1971) durch Inhalation von Proteaseaerosolen ein überempfindliches Bronchialsystem tierexperimentell zu erzeugen (Abb. 9).

Entsprechende Protesasen lassen sich auch im Sputum von Patienten mit chronisch obstruktiver Bronchitis nachweisen (Rasche 1979). Sie entstehen vor allem aus zerfallenden Leukozyten und Bakterien (Liebermann et al. 1969). Aber auch Proteaseinhibitoren sind wirksam, deren Spezifität und Quantität für die Hemmwirkung entscheidend ist (Hochstrasser et al. 1974). Laitinen et al. (1976) zeigten dann, daß Influenza-Viren das Bronchialsystem ebenfalls sensibilisieren. Unser Arbeitskreis konnte zeigen, daß geringe Dosen Histamin, die selbst noch keine Bronchokonstriktion auslösen, eine Sensibilisierung des Bronchialsystems verursachen (Zimmermann et al. 1980f). Gleiches gilt vom Serotonin wie vom Prostaglandin $F_2\alpha$ (Islam und Ulmer 1973, 1974; Islam et al. 1972).

Auch Allergene in kleinen Konzentrationen bewirken mit großer Wahrscheinlichkeit über das freigesetzte Histamin ein überempfindliches Bronchialsystem, welches über längere Zeit bestehen bleibt (Abb. 10) (Zimmermann und Ulmer 1978).

Allergene in die Blutbahn gegeben, sind ebenfalls – im Gegensatz zu Histamin – in der Lage, das Bronchialsystem gegen unspezifische Reize zu sensibilisieren (Zimmermann und Ulmer 1978). Aber auch Stauungszustände in der Lunge wie auch Lungenembolien können die Empfindlichkeit des Bronchialsystems, bronchokonstrik-

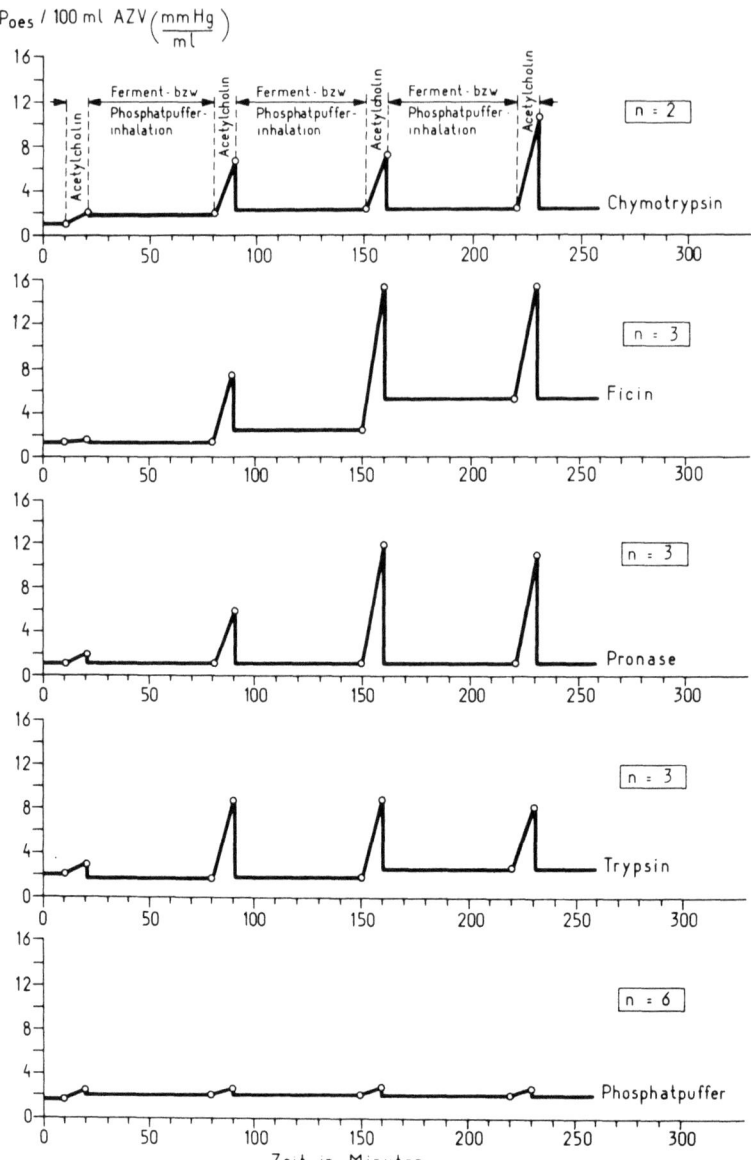

**Abb. 9.** Auslösung eines überempfindlichen Bronchialsystems gegenüber Acetylcholin (ACH) durch die Inhalation von verschiedenen Proteasen. Unterster Kurvenverlauf: Kontrollreihe mit Phosphatpufferinhalation

torisch zu reagieren, erheblich steigern (Islam und Ulmer 1977b; Islam et al. 1977). Hierauf dürften die Atemwegsobstruktionen wie die Obstruktionsanfälle von Patienten mit Linksherzinsuffizienz bzw. bei Lungenembolien zurückzuführen sein (Altmaier et al. 1980). Auch exercise induced asthma (siehe Ulmer 1979) ist hier einzuordnen. Die genauen Zusammenhänge sind noch nicht geklärt. Mit großer Wahrscheinlichkeit läßt es sich in die oben angeführten Grundmechanismen einordnen.

Der umfangreiche Wissenszuwachs der letzten Jahre macht auch für ein derartiges Referat über die Pathophysiologie der Atemwegsobstruktion eine gewisse Auswahl

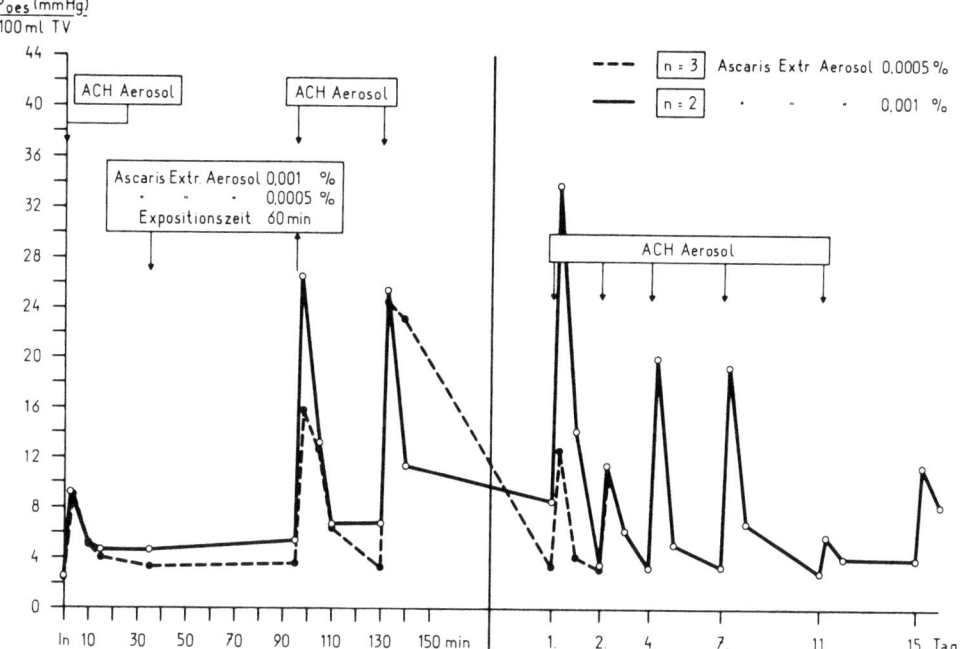

**Abb. 10.** Entwicklung eines überempfindlichen Bronchialsystems Acetylcholin gegenüber durch die Inhalation geringer Dosen eines Allergen-Aerosols (Ascaris suum-Extrakt bei allergischen Hunden). ($\Delta P_{oes}$ [mm Hg]/100 ml TV = Maß der Strömungswiderstände in den Atemwegen

erforderlich, die ohne Frage subjektiv sein muß. So wurden z. B. mehr hypothetische Konzepte über biochemische Abläufe auf Rezeptorenebene (Szentivanyi 1968; Alston et al. 1974; Bianco et al. 1974; Ahlquist 1948) wie differenzierte Fragen der Strömungsvolumenkurven (Tammeling und Quanjer 1980; Hyatt et al. 1958) nicht diskutiert. Fragen der small airways disease gehören nicht zum engeren Themenkreis der obstruktiven Atemwegserkrankungen. Keinesfalls sind „small airways disease" generell als Vorstufe einer obstruktiven Atemwegserkrankung aufzufassen (Islam und Ulmer 1977).

Bedauerlicherweise ist über andere Aspekte der obstruktiven Atemwegserkrankungen, die möglicherweise für die Ätiologie noch bedeutender sind, noch relativ wenig bekannt. So wissen wir noch fast nichts über die Ursachen der meisten Formen einer chronischen Entzündung im Bronchialsystem. Warum wird das Bronchialsystem mit der chronischen Entzündung nicht fertig?

Patienten mit $\gamma$-Globulinmangel zeigen sicher eine Neigung zu chronischer Bronchitis. $\alpha_1$-Antitrypsinmangel spielt zunächst in den meisten Fällen nur im Sinne der Entspannungsobstruktion eine wesentliche Rolle. Die Schleimproduktion als ebenfalls entscheidender Mechanismus in der Pathophysiologie der Atemwegsobstruktion ist ebenfalls noch relativ wenig geklärt. German et al. (1979) und Nadel (1977) konnten zeigen, daß hier auch wahrscheinlich Reflexe beteiligt sind, wenn auch am isolierten Organ ebenfalls eine Schleimproduktion auslösbar ist (Iravani und Melville 1974).

*Zusammenfassung*

Unterschieden werden: Atemwegsobstruktionen als Spätmanifestation bei primär anderen bronchopulmonalen Erkrankungen und primäre Atemwegsobstruktionen.

Pathophysiologisch lassen sich die Atemwegsobstruktionen in exobronchiale (Entspannungs-) und endobronchiale Obstruktionen unterscheiden. Die exobronchialen kommen bei Lungenemphysem wie bei erheblichem Übergewicht vor. Die endobronchialen lassen sich in Infektobstruktion und allergische Atemwegsobstruktion unterteilen. Diese Formen sind weitgehend Reflexbronchokonstriktionen, wobei Histamin zumindest eine entscheidende Rolle spielt.

Sensorische Nerven sind als Teil des Reflexbogens bekannt, deren Durchtrennung eine wesentliche Verbesserung der klinischen Situation bringen kann. Auch Bronchodilatatoren der $\beta_2$-Stimulatorenreihe werden an diesen sensorischen Rezeptoren wirksam.

Als Ursache der mit der Atemwegsobstruktion verbundenen Überempfindlichkeit des Bronchialsystems werden Proteasen, Allergene, Histamin, Serotonin, Prostaglandin $F_2\alpha$, aber auch Lungenstauung und Lungenembolien und schließlich Virusinfekte beschrieben. Hingewiesen wird trotz der vielen gewonnenen Erkenntnisse auf viele noch ungelöste Fragen in der Pathophysiologie der obstruktiven Atemwegserkrankungen.

*Literatur*

Altmaier KJ, Schött D, Ulmer WT, Barmeyer J (im Druck) Veränderungen der Atemmechanik bei Störungen der linksventrikulären Funktion. Verh Dtsch Ges Kreislaufforsch − Bianco S, Griffin JP, Kamburoff LP, Prime FJ (1974) Prevention of exercise-induced asthma by indoramine. Br Med J 18 − Bryant DH (1980) Sputum histamine studies in patients with chronic bronchitis. Allerg Immunopath 8:255 − Bugalho de Almeida AA, Zimmermann I, Ulmer WT (1981) Chronic obstructive airways disease: Clinical Evaluation of Severity. Klin Wochenschr 59 − De Kock MA, Nadel JA, Zwi S, Colebatch HJH, Olsen CR (1966) New method for perfusing bronchial arteries: histamine bronchoconstriction and apnea. J Appl Physiol 21:185 − Ferlinz R (1979) Das Lungenemphysem. In: Handbuch der inneren Medizin, Bd 4/2 Springer, Berlin Heidelberg New York − German V, Ueki I, Nadel JA (1979) Reflex stimulation of submucosal gland secretion by mechanical irritation of the larynx in cats. Physiologist 22:44 − Gold WM, Kessler G-F, Yu DYC (1972) Role of vagus nerves in experimental asthma in allergic dogs. J Appl Physiol 33:719 − Hausdorf CH, Islam MS, Ulmer WT (1980) Die Beziehung zwischem dem Strömungswiderstand in den Atemwegen und bei dem aktuellen Lungenvolumen bei Patienten mit obstruktiver Atemwegserkrankung. Atemwegs- und Lungenkrankheiten 6:235−238 − Hochstrasser K, Rasche B, Reichert R, Hochgesand K (1974) Freie und gebundene Proteaseinhibitoren im Bronchialschleim von Patienten mit langjährigen chronisch obstruktiven Lungenerkrankungen. Pneumonologie 150:253 − Hyatt RE, Schilder DP, Fry DL (1958) Relationship between maximum expiratory flow and degree of lung inflation. J Appl Physiol 13:331 − Iravani J, Melville GN (1974) Mucociliary function of the respiratory tract as influenced by drugs. Respiration 31:350 − Islam MS, Rasche B, Vastag E, Ulmer WT (1972) Über den Wirkungsmechanismus von Histamin in den Atemwegen. Respiration 29:538 − Islam MS, Ulmer WT (1973) Der Wirkungsmechanismus von Serotonin (5-Hydroxytryptamin) und Histamin bei Atemwegsobstruktion. Respiration 30:360 − Islam MS, Ulmer WT (1974) Prostaglandin $F_2\alpha$ als Bronchokonstriktor. Respiration 31:332 − Islam MS, Ulmer WT, Kniefeld W (1974) Lungenfunktion bei Spannungsverlust der Lunge. Pneumonologie 151:73 − Islam MS, Ulmer WT (1977a) Der Strömungswiderstand in den Atemwegen und das Lungenvolumen. Dtsch Med Wochenschr 102:1187 − Islam MS, Ulmer WT (1977b) Mechanism of increased tracheo-bronchial response to inhalation acetylcholine aerosol in pulmonare vascular congestion and unilateral pulmonary artery occlusion. Res Exp Med 170:229 − Islam MS, Zimmermann I, Ulmer WT (1977) Relationship between pulmonary embolism, airway obstruction, and oversensitivity of the airways and the influence of partial blockade of the nervus vagus on dogs. Respiration 34:105 − Islam MS, Buckup K, Ulmer WT (1978) Altersabhängigkeit der mechanischen Eigenschaften der Lunge. Dtsch Med Wochenschr 103:1482−1485 − Kowalski J, Ulmer WT (1977) Atemwegsobstruktion, Emphysem und Volumen pulmonum auctum. Verh Dtsch Ges Inn Med 83:1472 − Kowalski J, Rasche B, Ulmer WT (1977) $\alpha_1$-Antitrypsinmangel und Lungenemphysem (Lungenfunktion und Verlauf). Prax Pneumol 31:950 − Kowalski J, Rasche B, Bugalho de Almeida AA, Hochstrasser K, Ulmer WT (1979) Klinisch-funktionelle Emphysemdiagnostik und immunologische Korrelationen. Klin Wochenschr 57:521 − Laitinen LA, Elkin RB, Empey DW, Jacobs L, Mills G, Gold WM, Nadel JA (1976) Changes in bronchial reactivity after administration of live attenuated influenca virus. Am Rev Respir Dis 113:194 − Lieberman J, Rimmer BM, Kurnik NB (1969) Substrate specific of protease activities in purulent sputum. Lav Invest 14:249 — Nadel JA (1973) Neurophysiologic aspects of asthma in Austen and Liechtenstein. Academic Press, New York, pp 29–37 — Nadel JA (1977) Autonomic control of airway smooth muscle and airway secretions. Am Rev Respir Dis 115:117–126 — Nadel JA (1980) Pathophysiology of Asthma: Neural effects on airway smooth muscle, submucosal glands, breathing, and cough. Progr Resp Res 14:1–8 — Nakayama K (1958) Die Exstirpation des Carotisknotens zur Behandlung des Asthma bronchiale. Chirurg 29:180 — Nassari W, Zimmermann I, Bouzrina I, Ulmer WT (in press) The site of action of $\beta_2$-sympathomimetic bronchodilators in patients with chronic obstructive airway disease. Respiration — Rasche B (1979) Das Sputum. In: Handbuch der inneren Medizin, Bd 4/2. Springer, Berlin Heidelberg New York, S 205–234 — Satter P (1979) Transthoracic endoscopic sympathico-vagotomy for bronchial asthma. Int Congr Resp Dis Basel — Simonsson BG, Jacobs FM, An Nadel J (1967) Role of autonomic nervous system and the cough reflex in the increased responsiveness of airways in patients with obstructive airway disease. J Clin Invest 46:1812 — Simonsson BG, Svedmyr N, Skoogh BE (1972) In vivo and vitro studies on alpha receptors in human airways. Scand J Resp Dis 53:227 — Szentivanyi A (1968) The beta-adrenergic theory of the atopic abnormality in bronchial asthma. J Allergy 42:203 (1968) — Tammeling GJ, Quanjer PhH (1980) Physiologie der Atmung I. Thomae — Ulmer WT (1979) Die obstruktiven Atemwegserkrankungen: Pathophysiologie und Epidemiologie. In: Handbuch der inneren Medizin, Bd 4/2. Springer, Berlin Heidelberg New York, S 448ff — Ulmer WT, Islam MS, Bakran I Jr (1971) Untersuchungen zur Ursache der Atemwegsobstruktion und des überempfindlichen Bronchialsystems. Dtsch Med Wochenschr 96:1759 — Ulmer WT, Reichel G, Nolte D (1976) Die Lungenfunktion. Physiologie und Pathophysiologie. Methodik. 2. überarbeitete und erweiterte Auflage. Thieme, Stuttgart — Ulmer WT, Zimmermann I (1979) The site and significance of sensory receptors in reflex bronchoconstriction. In: Balkema AA (ed) Mechanisms of airways obstruction in human respiratory disease. Cape Town, p 169 — Widdicombe JG (1954) Receptors in the trachea and bronchi of the cat. J Physiol 123:71 — Zimmermann I, Islam MS, Ulmer WT (1976) Effect of ascaris extract applied intravenously on segment bronchus and the influence of ipsilateral vagus blockade. Respiration 33:270 — Zimmermann I, Ulmer WT (1978) Influence of low concentrations of allergens on bronchial systems. Respiration 35:87 — Zimmermann I, Ulmer WT, Weller W (1979a) The role of upper airways and of sensoric receptors on reflex bronchoconstriction. Res Exp Med 174:253–265 — Zimmermann I, Walkenhorst W, Ulmer WT (1979b) The location of sensoric bronchoconstricting receptors in the upper airways. Respiration 38:1–11 — Zimmermann I, Walkenhorst W, Ulmer WT (1979c) The side of action of bronchodilating drugs ($\beta_2$-stimulators) on antigen-induced bronchoconstriction. Respiration 38:65–73 — Zimmermann I, Ulmer WT (1980a) Arterielle Plasma-Histaminkonzentration bei von verschiedenen Arealen des Bronchialsystems ausgelöster Atemwegsobstruktion. Res Exp Med (Berl) 177:193–200 — Zimmermann I, Ulmer WT (1980b) Arterielle Plasma-Histaminkonzentration unter Allergen- und Acetylcholinkonzentration vor und nach Vagotomie. Res Exp Med 178:29–35 — Zimmermann I, Bugalho de Almeida AA, Ulmer WT (1980a) Allergeninduzierte Atemwegsobstruktion und Histaminkonzentration im arteriellen wie venösen Plasma. Res Exp Med (Berl) 177:91–100 — Zimmermann I, Bugalho de Almeida AA, Ulmer WT (1980b) Plasma-Histaminkonzentration im Verlauf wiederholter Antigenbelastung des bronchopulmonalen Systems. Res Exp Med (Berl) 177:101–109 — Zimmermann I, Bugalho de Almeida AA, Ulmer WT (1980c) Wirkung von Acetylcholin- und Histamininhalationen sowie Hypoxie auf die arterielle Plasma-Histaminkonzentration (Versuche an Hunden). Res Exp Med (Berl) 177:181–191 — Zimmermann I, Bugalho de Almeida AA, Walkenhorst W, Ulmer WT (1980d) Wirkort von $\beta_2$-Rezeptoren stimulierenden Bronchodilatatoren. Untersuchungen mit Fenoterol (Berotec) bei allergischer Atemwegsobstruktion an gegen Ascaris suum überempfindlichen Hunden. Klin Wochenschr 58:395–402 — Zimmermann I, Bugalho de Almeida AA, Ulmer WT (1980e) The site of action of a $\beta_2$-receptor stimulating drug (Fenoterol) in antigen-induced bronchoconstriction. Lung 158:15–23 — Zimmermann I, Bugalho de Almeida AA, Ulmer WT (1980f) Changes in airway reactivity by histamine. Progr Resp Res 14:70–74 — Zimmermann I, Bugalho de Almeida AA, Ulmer WT (im Druck) Histamingehalt des arteriellen und venösen Vollblutes, Plasmas und der basophilen Granulozyten bei Patienten mit chronisch obstruktiver Bronchitis und gesunden Versuchspersonen.

# Klinik der chronischen Bronchitis

Herzog, H. (Abt. für Atmungskrankheiten, Dept. für Innere Medizin der Univ., Kantonsspital Basel)

## Referat

*Einleitung, Epidemiologie*

Unspezifische langdauernde Affektionen der Atmungsorgane wie chronisch rezidivierende asthmatische Bronchitis und obstruktives Lungenemphysem bilden als zusammengehörige Gruppe von Krankheiten heute ein diagnostisches, therapeutisches und wirtschaftliches Problem, welches Ärzte, Krankenanstalten und den öffentlichen Kostenträger in immer noch steigendem Maße belastet.

Man hat heute bei jedem zweiten Raucher und nahezu bei jedem sechsten Nichtraucher, zumindest in industrialisierten Ländern und größeren Bevölkerungsagglomerationen in der ärztlichen Praxis mit dem Vorhandensein des Syndroms chronischer Asthmabronchitis und obstruktiven Lungenemphysems zu rechnen. An obstruktivem Syndrom erkranken auch heute immer noch 5mal mehr Männer als Frauen. Unter 649 Patienten des Basler Klinikums, bei denen als Hauptdiagnose eine chronisch obstruktive Lungenkrankheit gefunden wurde, waren 543 männlichen und 106 weiblichen Geschlechts. Während der gleichen 2jährigen Kontrollperiode wurden in die erste medizinische Universitätsklinik rund 7 000 Kranke aufgenommen, so daß gegenwärtig in Mitteleuropa unter klinischen Verhältnissen eine Häufigkeit des obstruktiven Syndroms von etwas über 10% angenommen werden muß.

*Definition*

Was ist chronische Bronchitis? Das banale Hauptsymptom des Formenkreises der chronisch-obstruktiven Lungenerkrankungen ist ein chronischer oder chronisch-rezidivierender Husten mit zunächst schleimigem Auswurf, der vor allem in den Morgenstunden auftritt. Nach der Definition der Weltgesundheitsorganisation (WHO) ist die Diagnose chronische Bronchitis gegeben, wenn der tägliche Husten mit Auswurf während mindestens 3 Monaten im Verlauf der aufeinanderfolgenden vergangenen 2 Jahre angegeben wird, unter der Bedingung, daß andere vorbestehende Lungenkrankheiten wie Karzinom, Bronchiektasen, Thoraxdeformation, fehlen. Das allmähliche Auftreten des hauptsächlich bei Rauchern frühmorgens sich einstellenden Hustens ist zunächst so unscheinbar und unauffällig, daß der Großteil der Kranken über den

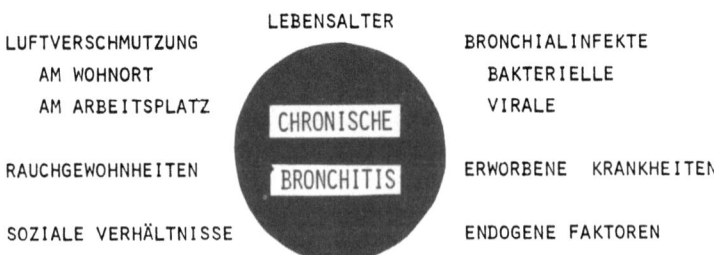

Abb. 1. Ursächliche Faktoren bei chronischer Bronchitis

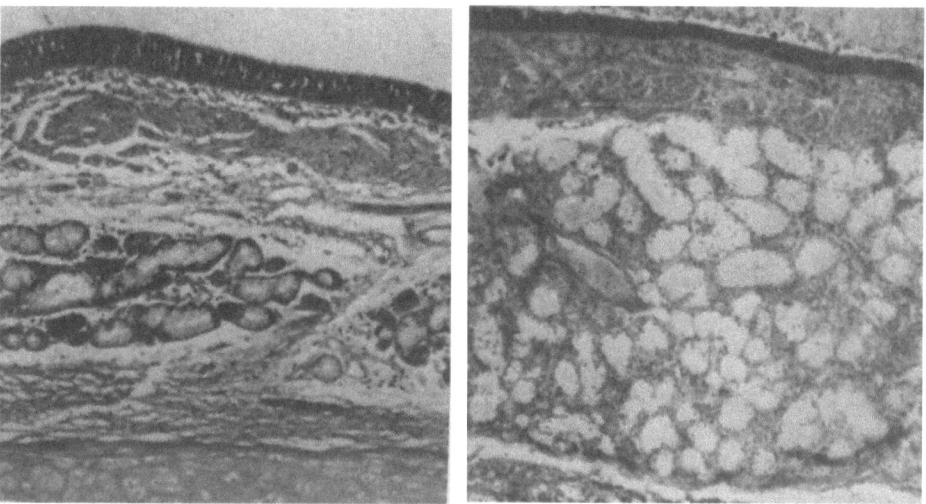

**Abb. 2.** Hypertrophie der Schleimdrüsenschicht zwischen Knorpel (unten) und Submucosa (*oben*) beim Patienten mt chronischer Bronchitis (*rechts*) im Vergleich zum Gesunden (*links*), s. Text [18]

wirklichen Beginn des Leidens nur äußerst vage zeitliche Angaben machen kann. Später, oft im Anschluß an eine Erkältungskrankheit, wird der Husten produktiv, tritt vermehrt auch während des Tages auf und beginnt nachts unter Umständen auch den Schlaf zu stören. Das Fortschreiten der Krankheit ist häufig so langsam, daß die von ihr Betroffenen deren Symptome als normale Lebenserscheinungen betrachten. Meist ist es erst das Auftreten von Atemnot, zunächst nur bei körperlicher Bewegung, später, allerdings seltener, auch im Ruhezustand, das die Bronchitisträger alarmiert, als krank erscheinen läßt und sie veranlaßt, ärztliche, diagnostische und therapeutische Hilfe in Anspruch zu nehmen. Sorgfältige Langzeitstudien aus aller Welt, in denen morphologische Veränderungen der Luftwege mit Lungenfunktion und klinischem Bild

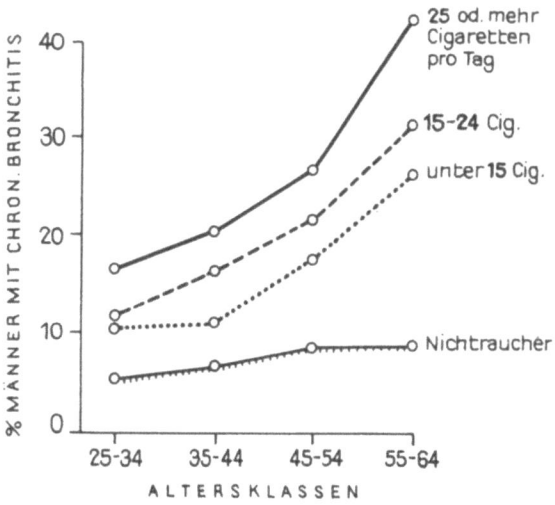

**Abb. 3.** Einfluß des Zigarettenrauchens auf die Häufigkeit chronischer Bronchitis bei Männern verschiedener Altersklassen in einem englischen Industriegebiet [17]

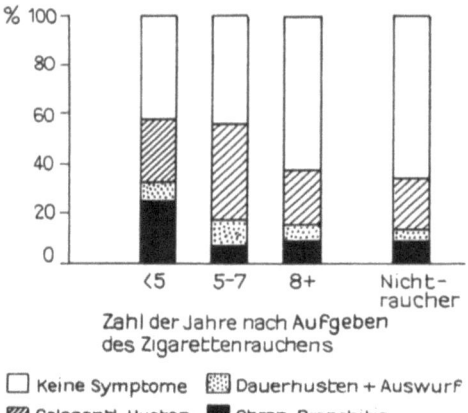

□ Keine Symptome ▨ Dauerhusten + Auswurf
▨ Gelegentl. Husten ■ Chron. Bronchitis

Abb. 4. Rückbildung der bronchitischen Krankheitserscheinungen nach Aufgeben des Zigarettenrauchens [17]

verglichen werden, lassen vermuten, daß zu diesem Zeitpunkt, in dem die Krankheit ihr Latenzstadium verläßt, bereits mit einem mindestens 10jährigen okkulten Verlauf gerechnet werden muß. Leider zeigt denn auch in sehr vielen Fällen der weitere chronisch-rezidivierende Verlauf, daß die chronische Bronchitis und ihre Folgekrankheiten trotz der heute ausgezeichneten Erfolge der symptomatischen Therapie recht of als unheilbares Leiden betrachtet werden müssen. In der Tat engt die chronische Bronchitis mit der Zeit die körperliche Leistungsfähigkeit immer mehr ein, beeinträchtigt allmählich die Lebensfreude, und, wenn nicht sehr viel Zeit einer massiven bronchodilatorischen, sekretolytischen antiinfektösen und physiotherapeutischen Behandlung geopfert wird, so stirbt der Patient an den entscheidenden Komplikationen der chronischen Bronchitis, der Atmungsinsuffizienz, der Dekompensation des rechten Herzens als Folge einer Hypertonie im kleinen Kreislauf oder an Komplikationen des chronisch entzündlichen Geschehens wie Pneumonie, Lungenabszeß, Pleuritis oder Hämoptoe, welche im Zustande der respiratorischen Insuffizienz die Abwehrkraft des Organismus überspielen können.

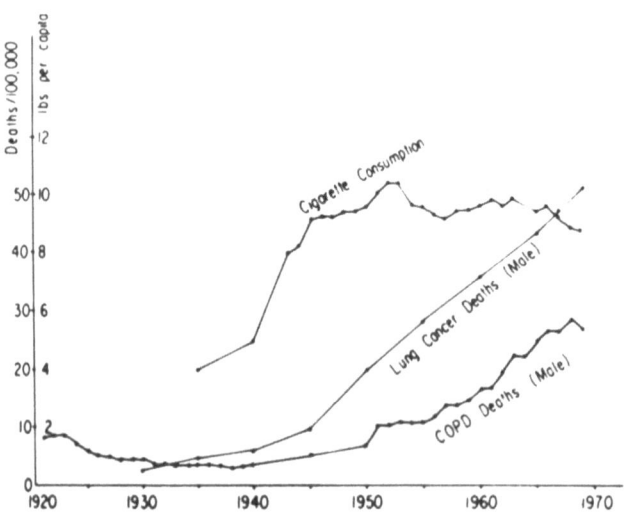

Abb. 5. Die Korrelation zwischen dem Anstieg des Zigarettenverbrauches und der Mortalität an chronischer Bronchitis (COPD, chronic obstruction pulmonary disease) bzw. Bronchialkarzinom, s. Text [2]

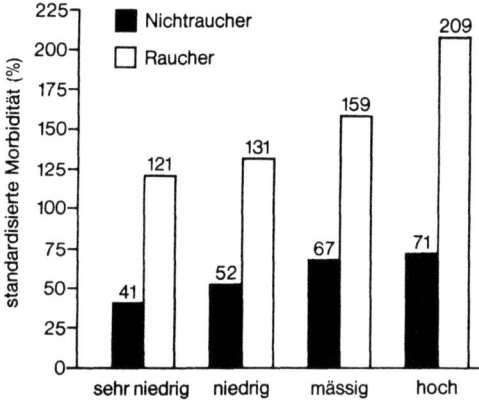

**Abb. 6.** Morbidität der chronischen Bronchitis bei Rauchern und Nichtrauchern in Abhängigkeit vom Grad der Luftverschmutzung am Wohnort, s. Text [20]

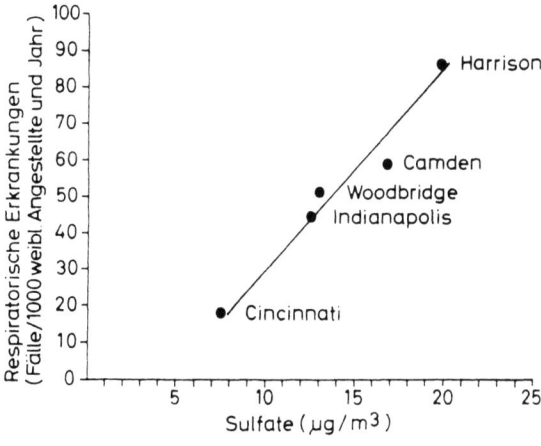

**Fig. 7.** Zusammenhang zwischen Luftverschmutzung (Sulfatgehalt) in Mikrogramm pro Kubikmeter und der Häufigkeit länger als 1 Woche dauernder respiratorischer Erkrankungen bei Angestellten der RCA in fünf amerikanischen Industriestädten [5]

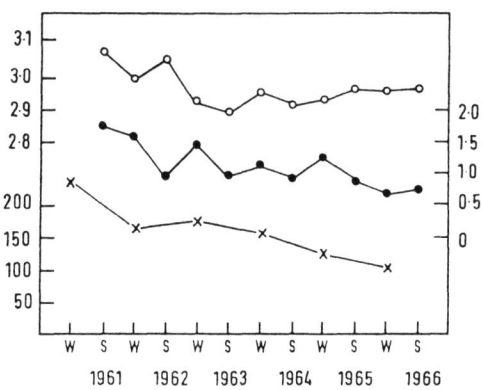

**Abb. 8.** Verlauf der mittleren Sekundenkapazität und der täglichen Sputummenge von 30–59jährigen Arbeitern in London verglichen mit den Rauchkonzentrationswerten der Luft während der Wintermonate der Jahre 1961–1966. W = Winter, S = Sommer. Mit dem Rückgang der Rauchverschmutzung der Stadtluft als Folge der staatlichen Lufthygieneverordnung (Clean Air Act) ist eine eindrucksvolle Reduktion der Sputumproduktion zu konstatieren. Die Rückwirkung auf die zunächst noch im Abnehmen begriffene Sekundenkapazität zeigt eine Latenzzeit von nahezu 2 Jahren. Von diesem Zeitpunkt an beginnt sich die Verbesserung der Luftqualität auch auf den Atemstoß der untersuchten Arbeiter günstig auszuwirken [6]

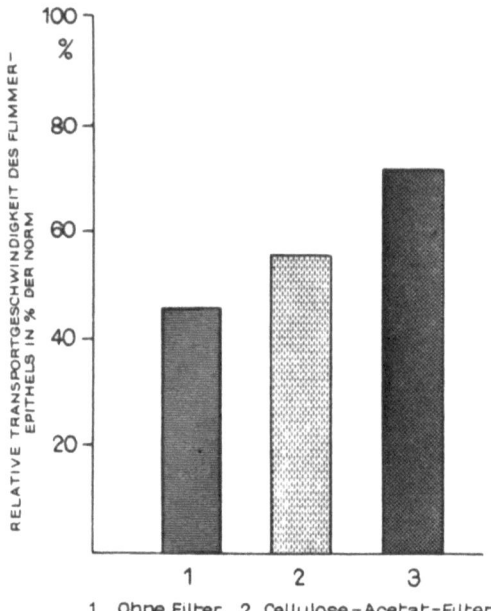

**Abb. 9.** Verlangsamung der Wanderungsgeschwindigkeit des Schleimes in der Trachea von Katzen nach Einwirkung des Rauches von Zigaretten 1. ohne Filter, 2. mit Celluloseazetatfilter, 3. mit Kohle-Celluloseazetatfilter, s. Text [4]

*Ätiologie und Pathogenese*

Die Bemühungen um die Aufklärung der Ätiologie und Pathogenese des bronchitischen Syndroms haben bis heute ein äußerst komplexes Mosaik von Einzelfaktoren ergeben, welches am ehesten als Zusammenwirken von exogenen Schädigungen mit Infektionsprozessen auf der noch etwas unsicheren Grundlage einer familiär vererbbaren

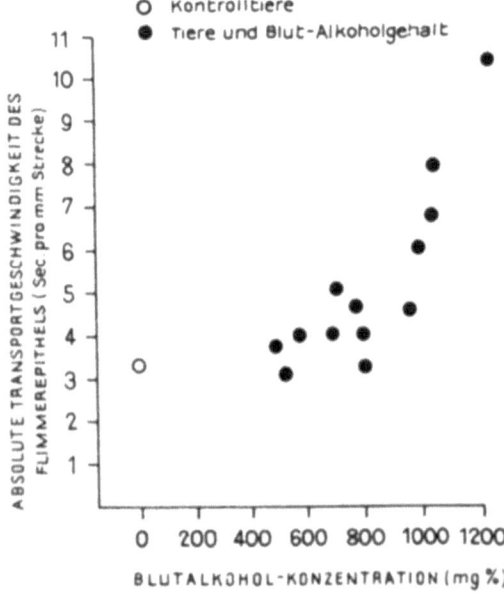

**Abb. 10.** Verlangsamung der Wanderungsgeschwindigkeit (See/mm Distanz) des Schleims in der Trachea von Katzen durch Aethylalkohol im Blut (●) im Vergleich zu Kontrolltieren (○), s. Text [15]

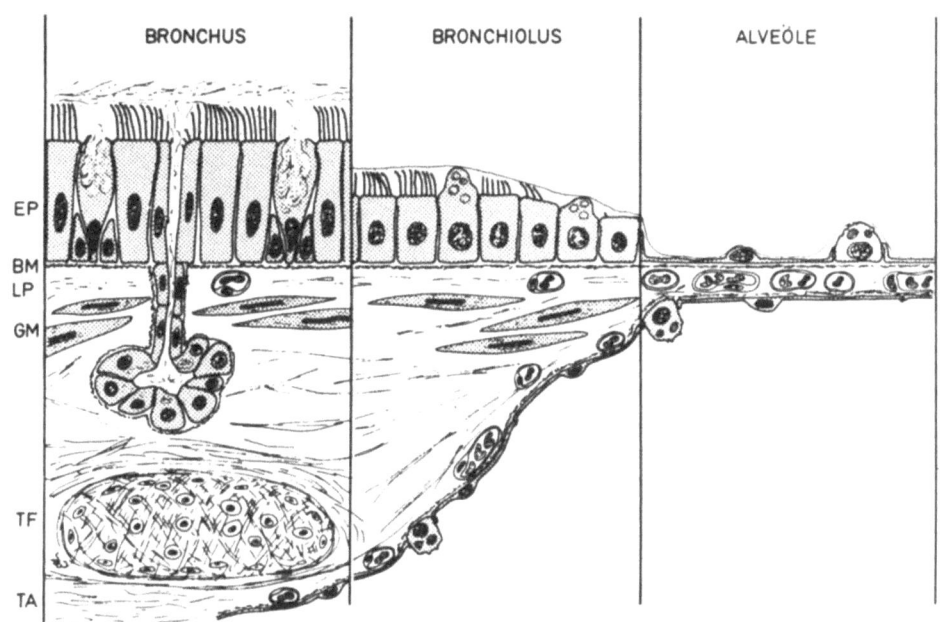

**Abb. 11.** Übergang des bronchialen Flimmerepithels in Kubischer- und Alveolarepithel im Bereiche der Bronchiolo respiratorii. In diesem Abschnitt der Atemwege erfolgt die Reinigung der Atemwege nicht mehr durch Schleimtransport, sondern durch Phagozytose seitens der mobilen broncho-alveolären Makrophagen (EP = Epithel; BM = Basalmembran; LP = Lamina propria; GM = glatte Muskelzellschicht; TF = Tunica fibrocartilaginea; TA = Tunica adventitia [2]

asthmatisch bronchitischen Konstitution, hauptsächlich Atopie und bronchiale Hyperreaktivität, definiert werden kann (Abb. 1).

Das komplexe Zusammenwirken dieser Faktoren führt bei chronischer Bronchitis regelmäßig zur Obstruktion des Lumens der peripheren Bronchien. Sie setzt sich zusammen aus einer Schädigung des Flimmerepithels und damit des Sekrettransportes in den Atemwegen, einem Spasmus der glatten Muskulatur und der vermehrten Bildung von Schleim mit erhöhter Viskosität, also Hyperkrinie und Dyskranie bei Vermehrung der Becherzeller und der Schleimdrüsen der Bronchialwand und schließlich einem entzündlichen Ödem der bronchialen Bindegewebe. Vermehrte Bildung und Viskositätssteigerung des Bronchialsekretes sowie die Schädigung des Flimmerepithels, stehen ohne Zweifel in engem Zusammenhang mit dem Überhandnehmen zivilisatorischer Einflüsse auf den Atmungsapparat des Menschen.

*Rauchen und Luftverschmutzung*

Es besteht heute kein Zweifel mehr darüber, daß chronische Reizungen der Bronchialschleimhaut durch verschmutzte Stadtluft, vor allem aber durch inhalierten Zigarettenrauch, überschießende Schleimproduktion und schließlich Hypertrophie der Schleimdrüsen der Bronchialwand und eine massive Vermehrung der schleimbildenden Becherzellen in der Schleimhaut der peripheren Atemwege erzeugen können.

Abb. 2 zeigt links den Querschnitt durch die Wand eines knorpeltragenden Bronchus eines Gesunden mit der Drüsenschicht zwischen der Schleimhaut (oben) und dem Knorpel (unten). Rechts zum Vergleich ein analoger Schnitt durch die Bronchialwand

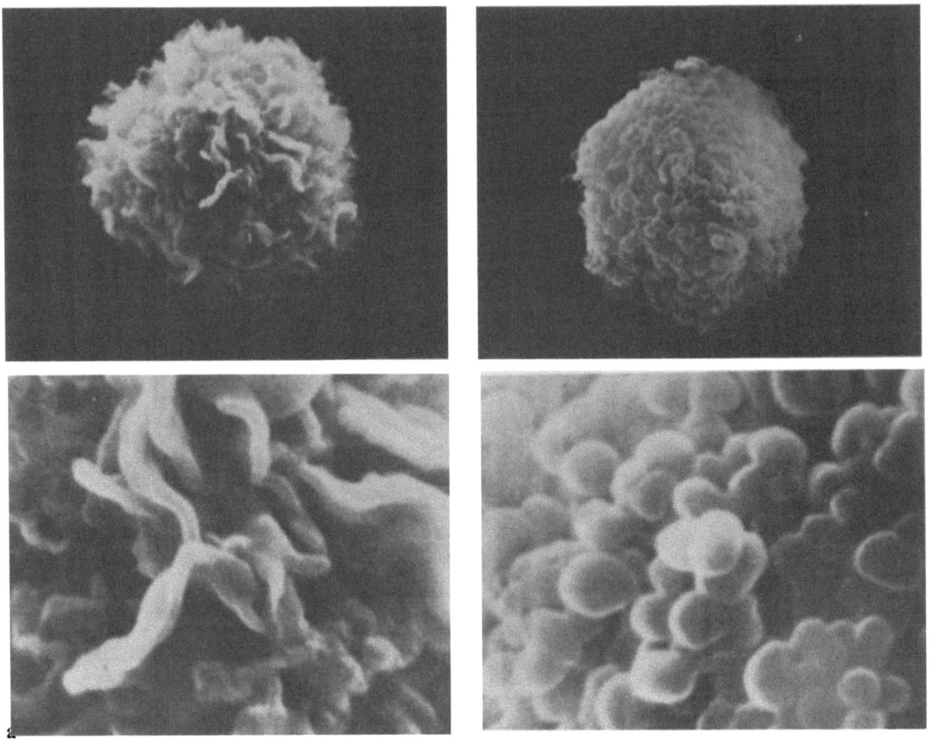

**Abb. 12. a** Normaler Makrophage mit fein gefältelter Oberfläche, **b** Makrophage nach in vivo Berauchung mit Zigarettenrauch: Knollige Umwandlung der Zelloberfläche mit Verlust der Phagozytosefähigkeit [19]

eines chronischen Bronchitikers: starke Verdickung der Drüsenschicht, Vergrößerung der Drüsen, Erweiterung der Schleimausführungsgänge, viel Sekret im Lumen der Atemwege.

Der Drüsenhypertrophie in den zentralen Bronchien entspricht in den peripheren knorpellosen Bronchen des Bronchitikers eine massive Vermehrung von schleimproduzierenden Becherzellen im Flimmerepithel der Schleimhaut, wodurch das Lumen der kleinen Atemwege teilweise blockiert wird.

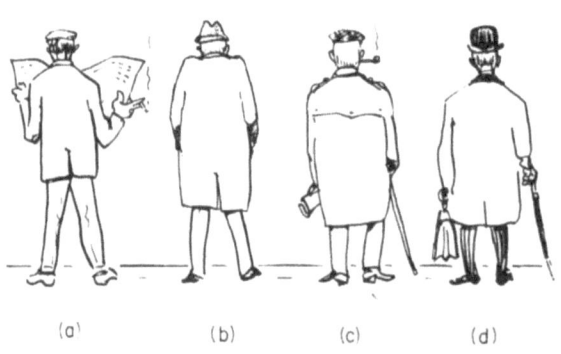

**Abb. 13.** Typischer Aspekt des chronisch obstruktiven Bronchitikers (b von hinten gesehen im Vergleich mit Gesunden [3]

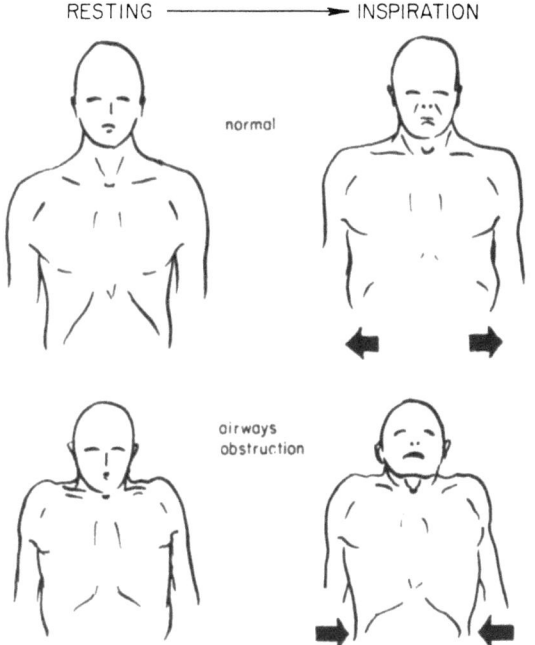

**Abb. 14.** Inspiratorische Einziehung der unteren Thoraxflanken beim Patienten mit schwerer Atemwegsobstruktion (unten) im Gegensatz zum Gesunden (oben) bei welcher sich die entsprechenden Brustkorbpartien während der Einatmung nach außen erweitern [3]

Durch diese Veränderungen nehmen bei chronischen Zigarettenrauchern, welche den Rauch gewohnheitsmäßig voll inhalieren, Husten und Auswurf mit der Zahl täglich gerauchter Zigaretten in eindrucksvoller Weise zu. Diese Verstärkung der bronchitischen Symptomatik akzentuiert sich sehr deutlich mit zunehmendem Lebensalter, da die Effizienz der Abwehr schädlicher Einflüsse auf die Bronchialschleimhaut allmählich abnimmt. Beim Gesunden ist ein solcher Effekt des Lebensalters lediglich angedeutet (Abb. 3).

Umgekehrt verschwinden die Symptome der chronischen Bronchitis nach Tabakentzug im Verlauf einiger Jahre wieder weitgehend. Nach neueren Untersuchungen dauert es im Durchschnitt immerhin gegen 8 Jahre, bis die Stimulierung der Schleimproduktion nach Absetzen des Reizes endgültig aufhört (Abb. 4). Dabei ist zu vermerken, daß der

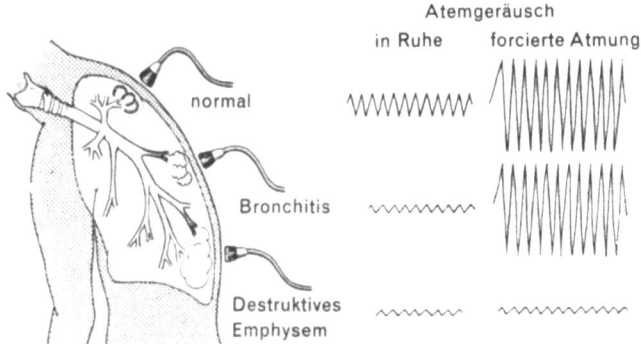

**Abb. 15.** Auskultatorische Differentialdiagnose zwischen dem Gesunden, Bronchitiker und Emphysematiker anhand der Intensität des Atemgeräusches bei Ruheatmung und bei maximaler Ventilation [16]

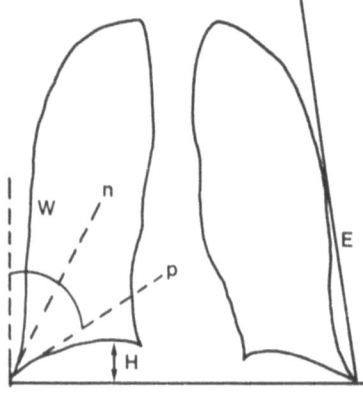

**Abb. 16.** Radiologische Kriterien für Lungenemphysem im postero-anterioren Thoraxröntgenbild. W = Basale Einziehung der seitlichen Thoraxwand; N = Winkel der Tangente an die Zwerchfellkuppe beim Gesunden; P = Winkel beim Patienten und Lungenemphysem; H = Überhöhung der Zwerchfellkuppe über die Verbindungslinie zwischen beiden Zwerchfellsinus; E = Tangente aus dem Zwerchfellsinus an die am meisten lateral reichende Thoraxwandpartie [9]

anatomische Befund der Hypertrophie der schleimbildenden Drüsen und Becherzellen auch dann persistiert, wenn durch Wegfall der stimulierenden Reize die Symptome verschwinden, eine Erklärung für die wesentlich erhöhte Bereitschaft solcher Patienten bei Wiedereinsetzen der Reizung sofort wieder das Vollbild der bronchitischen Symptomatik zu entwickeln.

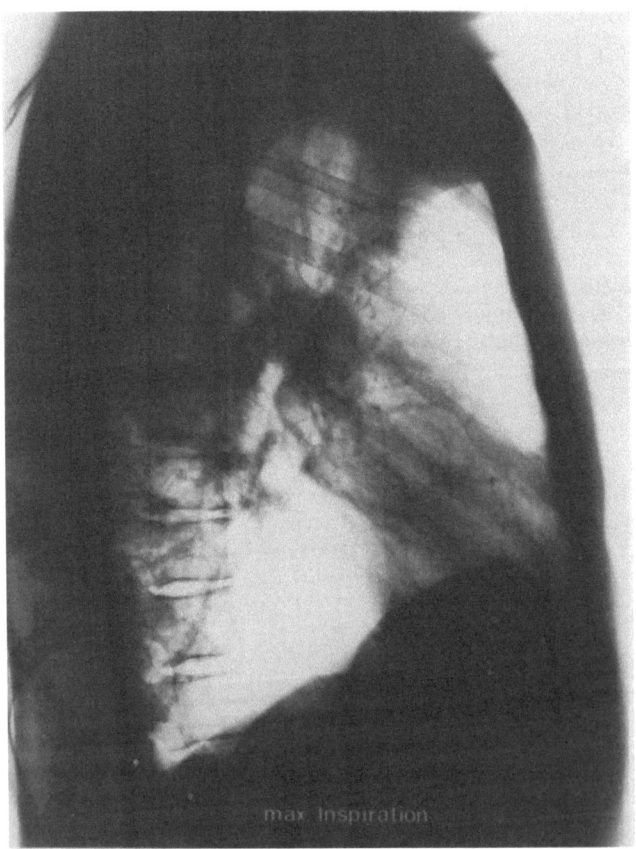

**Abb. 17a.** Prä- und retrokardialer Raum beim Gesunden nach maximaler Inspiration [9]

Wie eine Statistik der American Thoracic Society aus dem Jahre 1972 zeigt (Abb. 5), war der Faktor Zigarettenrauch seit jeher in erster Linie an der Erzeugung chronischer Bronchitis beteiligt. Dem massiven Anstieg von Mortalität und damit von Morbidität und Arbeitsunfähigkeit ging in den 40er Jahren eine überwältigende Zunahme des Zigarettenkonsums voraus, welche sich etwa 10 Jahre später in der massiven Vermehrung des Krankheitsbildes äußerte, auch dies ein Hinweis auf eine ungefähr 10jährige Latenzperiode der chronischen Bronchitis nach Einsetzen der Noxe.

Die Zahl vermehrt Sputum produzierender Patienten ist andererseits in großen Städten immer wesentlich größer als in ländlichen Gegenden. Die Kurve der Nichtraucher verläuft jedoch auch in einer Darstellung von Reid aus London (Abb. 6) wesentlich flacher als die der Raucher, was bedeutet, daß die Bestandteile der städtischen Luftverschmutzung wie $SO_2$, $NO_2$, Aldehyde, Ozone, von einem durch Tabakrauch vorgeschädigten Bronchialsystem schlechter ertragen werden als von einer gesunden Schleimhaut der Atemwege.

Statistische Vergleiche zwischen Luftverschmutzung und Bronchitismorbidität zeigen andererseits eindeutig, daß stärkerer Verschmutzungsgrad größere Erkrankungsziffern an Bronchitis zur Folge hat. Bei Angestellten der Amerikanischen Radiogesellschaft RCA in fünf Industriestädten konnte beispielsweise festgestellt werden, daß die

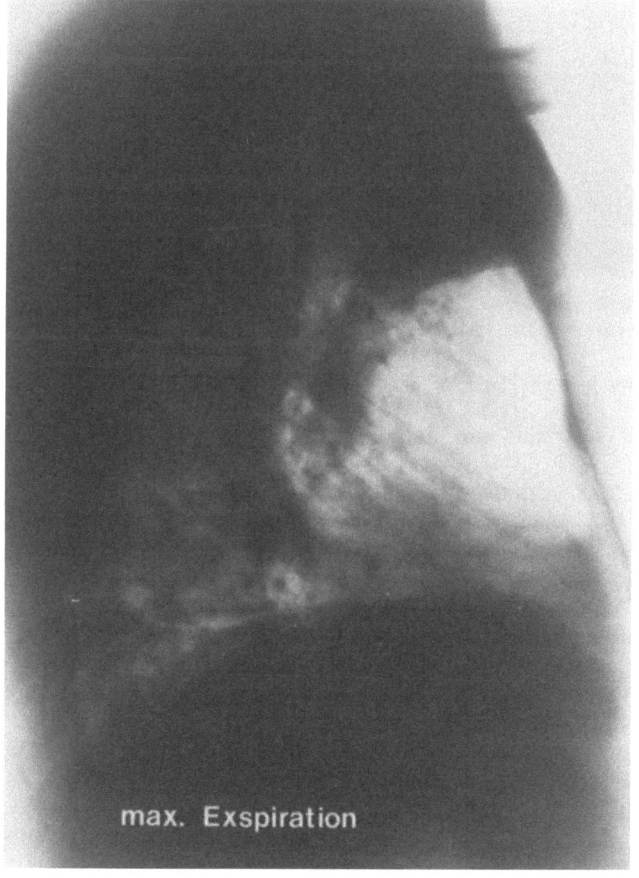

**Abb. 17b.** Prä- und retrocardialer Raum beim gleichen Exploranden nach maximaler Exspiration: retrokardialer Raum vollständig verschattet [9]

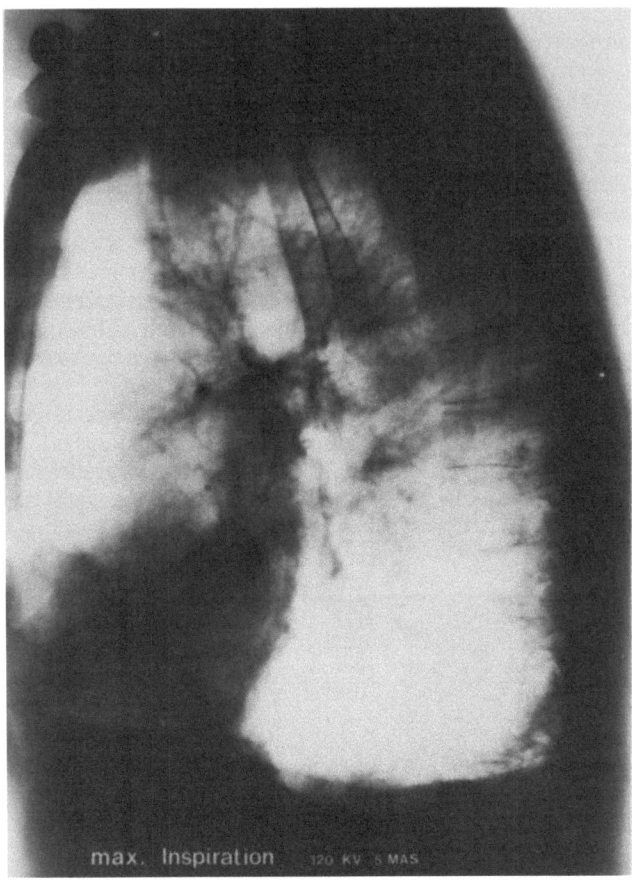

**Abb. 18a.** Prä- und retrokardialer Raum beim Patienten mit chronischer Bronchitis und weit fortgeschrittenem Lungenemphysem nach maximaler Inspiration

Häufigkeit der Erkrankung sehr klar vom Luftsulfatgehalt der betreffenden Stadt abhängig war (Abb. 7).

Umgekehrt ließ sich schon frühzeitig zeigen, daß erfolgreiche Maßnahmen zur Sanierung der Stadtluft, wie beispielsweise der Clear Air Act in England, zu einer eindrucksvollen Senkung der täglich expektorierten Sputummenge bei arbeitenden Bronchitikern führen können (Abb. 8).

Neben der vermehrten Schleimbildung als ersten Faktor für die Erzeugung des bronchitischen Krankheitsbildes steht der zweite Faktor, die Schädigung des schleimtransportierenden Flimmerepithels ebenfalls teilweise mit der Einwirkung schädlicher chemisch-physikalischer Luftbeimengungen im Zusammenhang. So kann experimentell gezeigt werden, daß der Schleimtransport in der Trachea von Schafen nach durchschnittlich 5 min gänzlich lahmgelegt wird, wenn die Oberflächen der Schleimhaut in permanentem Kontakt mit Zigarettenrauch gehalten wird. Eine entsprechende Lähmung der Zilien des Flimmerepithels von Hundetracheen tritt in etwa einer halben Stunde ein, wenn lediglich jede halbe Minute Tabakrauch während 3 s über das Flimmerepithel hinweg geblasen wird.

Lungenfunktionsprüfungen an Rauchern zeigen andererseits recht deutlich, wie stark die Rauchgewohnheiten des Einzelnen das Ausmaß der Lungenfunktionsschädigung

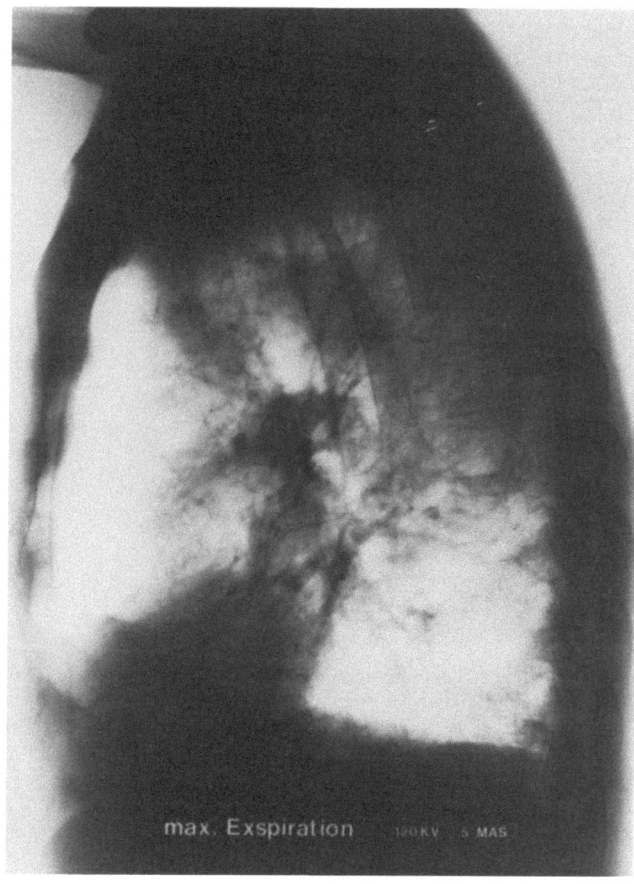

**Abb. 18b.** Prä- und retrokardialer Raum beim gleichen Patienten nach maximaler Exspiration: im Gegensatz zum Gesunden bleibt die Verschattung des retrokardialen Raumes weitgehend aus [9]

beeinflussen. Im Gegensatz zu Zigarettenrauchern erleiden Pfeifen- und Zigarrenraucher, welche den Tabakrauch kaum inhalieren, eine vergleichsweise geringe Reduktion ihres Atemgrenzwertes.

Eine vergleichbare Verminderung der Schädlichkeit des Zigarettenrauches kann durch Filterung des Rauches erreicht werden. So wird die Geschwindigkeit des Schleimtransportes bei Katzen durch Rauch aus Zigaretten ohne Filter in der Trachea auf ca. 50% des Ausgangswertes herabgesetzt. Durch Filterung des Rauches wird die Verlangsamung des Schleimflusses deutlich geringer. Dabei ist der Kohle-Zellulosefilter dem einfachen Zellulose-Azetatfilter in der schützenden Wirkung deutlich überlegen (Abb. 9). Sicher ist indessen, und das kann nicht genug betont werden, daß Nichtrauchen die wirkliche Prophylaxe gegen die chronische Bronchitis darstellt. Diese Tatsache kann auch durch die Propagierung noch so guter Filter oder auch von sogenannten leichten Zigaretten nicht aus der Welt geschafft werden.

Daß auch ein erhöhter Alkoholgehalt des Blutes lähmend auf die Beweglichkeit der Zilien wirkt, wird noch häufig übersehen. Indessen sind Zigarettenrauch und Alkohol in der Anamnese schwerer Bronchitiker so oft gemeinsam vertreten, daß eine Kombination beider Noxen in der Genese der Krankheit wohl regelmäßig anzunehmen ist. Ein Blutalkoholgehalt von 1,2‰ vermindert beispielsweise die Wanderungsgeschwindigkeit des Schleims in der Trachea von Katzen um das 10fache (Abb. 10).

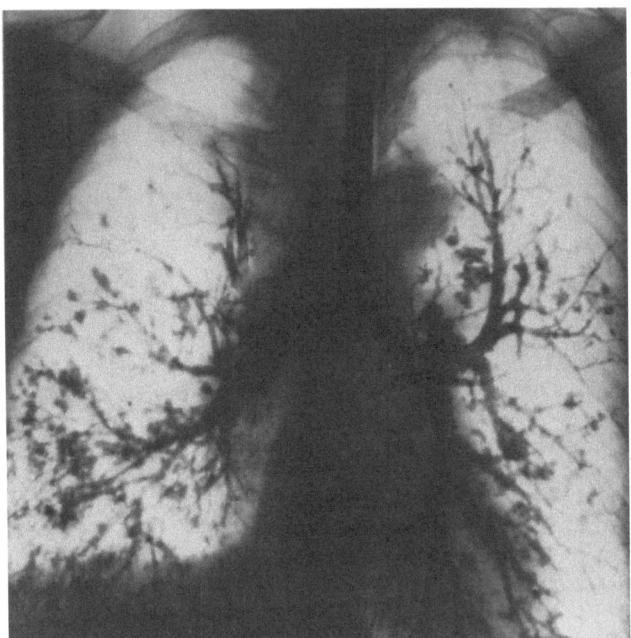

**Abb. 19.** Getüpfeltes bronchographisches Bild bei doppelseitiger Bronchographie eines Patienten mit schwerer chronischer Bronchitis. Die fleckformigen Ansammlungen von Kontrastmittel in der Lungenperiphere entsprechen vielfachen massiven Erweiterungen der Atemwegslichtung im Bereiche der Bronchiolen (Bronchiolektasien)

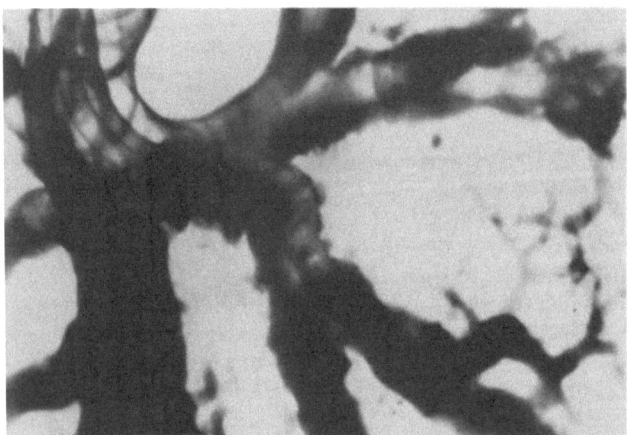

**Abb. 20.** Bronchographisches Bild der deformierenden Bronchitis bei chronischer Atemwegsobstruktion mit vielfachen Ungleichmäßigkeiten der Bronchialweite sowie Verkrümmungen des Verlaufes der Atemwege. Divertikelartige Ausstülpungen des Bronchiallumens als Zeichen der Atrophie der interkartilaginären Wandpartien. Am Unterlappen-Bronchus zwei kontrastmittelgefüllte Schleimdrüsen [8]

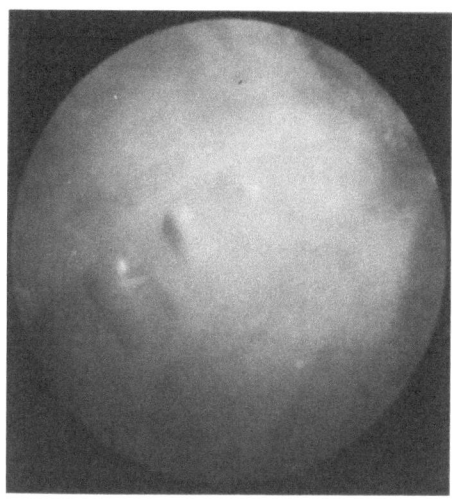

**Abb. 21.** Bronchoskopischer Aspekt erweiterter Schleimdrüsen-Ausführungsgänge an der Medialseite des rechten Hauptbronchus eines Patienten mit chronischer Bronchitis [8]

Schließlich ist noch ein dritter Faktor in der exogenen Bronchitisgenese zu diskutieren, der vor allem für die Abwehr viralbakterieller Bronchitisrezidive wichtig ist. Bekanntlich geht das schleimtransportierende Flimmerepithel im Bereiche des Bronchiolus in Richtung der Alveolen allmählich in ein flimmerloses kubisches Epithel über, das schließlich in das Alveolarepithel einmündet (Abb. 11). In diesem Bereich der Atemwege können Noxen wie Teer aus Tabakrauch, Viren, Bakterien, Staubpartikel, nicht mehr durch die muco-ciliäre Clearance entfernt werden, sondern nur noch durch bewegliche Freß- und Abwehrzellen, die broncho-alveolären Makrophagen, welche im gesunden Zustand eine fein gefältete riesige Oberfläche aufweisen (Abb. 12a).

Neuere Untersuchungen, vor allem von Voisin und seinen Mitarbeitern in Lille haben ergeben, daß unter dem Einfluß von Zigarettenrauch die zarten Falten der Makrophagenoberfläche in grobe Knollen umgewandelt werden, welche offenbar ein wirksames Phagozytieren belebter und unbelebter Fremdkörper weitgehend verhindern (Abb. 12b). Dieser Umstand kann die vermehrte Infektanfälligkeit bronchitischer Raucher mindestens teilweise erklären.

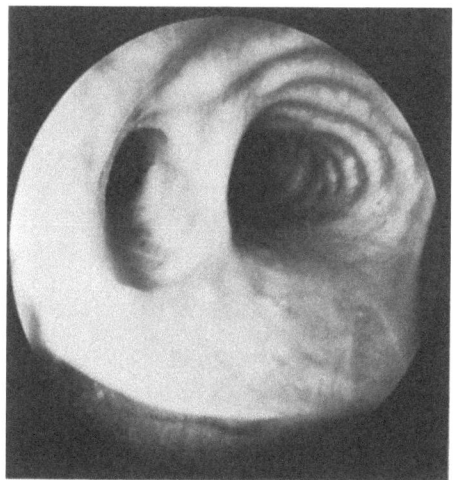

**Abb. 22a.** Bronchoskopischer Aspekt der geschwollenen Bronchialschleimhaut bei chronischer Bronchitis im infektrös entzündlichen Schub

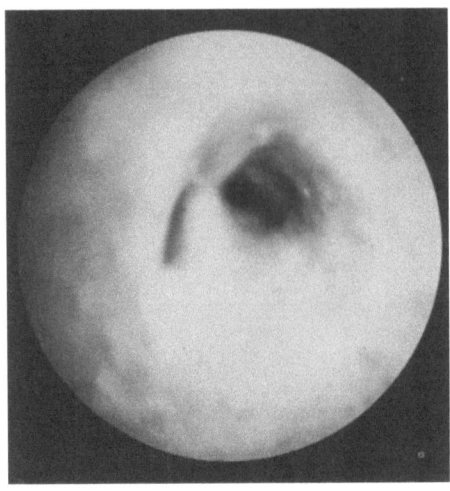

**Abb. 22b.** Gleiche Bronchialpartie nach Abschwellen der Schleimhaut durch Betupfen mit Adrenalinlösung

*Klinisches Bild*

Bei der klinischen Untersuchung äußerst sich eine chronische asthmatische Bronchitis durch vorwiegend exspiratorische Dyspnoe, Husten und Auswurf, welcher glasig, schleimig, fibrinös, eitrig, gelegentlich auch blutig tingiert sein kann. Der Brustkorb verharrt in Inspirationsstellung, die Zwerchfelle stehen tief und sind wenig beweglich.

Der anteroposteriore Thoraxdurchmesser ist vergrößert, die Schultern sind in charakteristischer Weise hochgezogen, was auf den Einsatz der auxiliaren Halsmuskulatur zur Überwindung der Atemwegsobstruktion zurückgeht. Allein durch dieses Zeichen kann ein chronischer Bronchitiker in einer Menge gesunder Mitmenschen ohne weiteres erkannt werden (Abb. 13).

Ein weiteres Charakteristikum für die bronchitische Atemwegsobstruktion ist die Einziehung der unteren Thoraxflanken während der Inspiration, welche beim Gesunden in der Einatmungsphase die allgemeine Entfaltung des Brustkorbes mitmachen (Abb. 14).

B.R., m., 50 J.

**Asthma-Bronchitis**

| | Soll | vor Alupent | nach Alupent |
|---|---|---|---|
| Vitalkapazität ml | 4000 | 2750 | 3350 |
| Sek.kapazität ml | 3000 | 1650 | 2650 |
| %VK | 75 | 60 | 78 |
| Residualvolumen ml | 1710 | 4880 | 2440 |
| Totalkapazität ml | 5710 | 7630 | 5790 |
| bronch.Strömgs.= widerstand cmH₂O/L/sec | 1-3 | 5,6 | 3,1 |

Plethysmographie

**Abb. 23a.** Spirometrische Veränderungen bei asthmatischer Bronchitis vor und nach Inhalation eines bronchialerweiternden Mittels: Teilweise Rückbildung der spirometrischen obstruktiven Veränderungen [8]

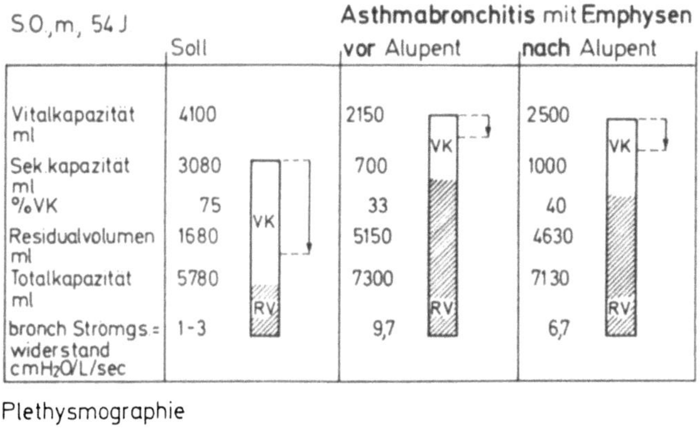

| S.O.,m, 54 J | Soll | Asthmabronchitis mit Emphysen | |
|---|---|---|---|
| | | vor Alupent | nach Alupent |
| Vitalkapazität ml | 4100 | 2150 | 2500 |
| Sek kapazität ml | 3080 | 700 | 1000 |
| %VK | 75 | 33 | 40 |
| Residualvolumen ml | 1680 | 5150 | 4630 |
| Totalkapazität ml | 5780 | 7300 | 7130 |
| bronch Stromgs= widerstand cmH₂O/L/sec | 1-3 | 9,7 | 6,7 |

Plethysmographie

**Abb. 23b.** Spirometrische Veränderungen bei chronischer Bronchitis mit Lungenemphysem: Lediglich angedeutete Verbesserung der spirometrischen Werte nach Applikation einer bronchuserweiternden Substanz [8]

Exspiratorisches Giemen wird in fortgeschrittenen Fällen oft durch lauten exspiratorischen Trachealstridor überlagert. Der Schweregrad eines zusätzlichen obstruktiven Lungenemphysems läßt sich oft daran erkennen, ob das im Vergleich zum Gesunden etwas abgeschwächte Ruheatemgeräusch beim Übergang zu tiefer Atmung sich auf eine normale Intensität verstärken kann. Nimmt das Atemgeräusch an Stärke zu, so steht die bronchitische Bronchialobstruktion im Vordergrund. Ist dies nicht der Fall, so darf auf einen Mangel an ventilierten Alveolen, also auf eine emphysematische Degeneration der Lunge, geschlossen werden (Abb. 15).

*Radiologie*

Unter den radiologischen Befunden stehen der Tiefstand und die verminderte Beweglichkeit der Zwerchfelle, vor allem bei beschleunigter Atmung, im Vordergrund. In der anteroposterioren Thorax-Übersichtsaufnahme äußert sich das durch einen abgeflachten Anstellwinkel der Tangente an der Zwerchfellkuppe und in einer verminderten Überhöhung über die Horizontale durch den Zwerchfellsinus. Schließlich zeigt sich auch hier die bereits besprochene seitliche Einziehung der unteren Thoraxflanken, welche sich beim beginnenden Lungenemphysem anatomisch fixiert (Abb. 16).

Sehr charakteristisch für Lungenemphysem bei fortgeschrittener Bronchitis ist das Verhältnis des retrokardialen Raumes während forcierter Exspiration.

Beim Gesunden entfaltet sich während der tiefen Inspiration der prä- und der retrokardiale Raum kräftig und ziemlich gleichmäßig (Abb. 17a).

Während forcierter Exspiration bleibt die praekardiale Thoraxaufhellung im seitlichen Bild weitgehend erhalten, wären der retrokardiale Raum sich vollständig abdunkelt (Abb. 17b). Beim Emphysematiker ist dies grundsätzlich anders. Einerseits ist der retrokardiale Raum, zum Teil wegen des Zwerchfelltiefstandes während tiefer Inspiration besonders stark ausgeprägt (Abb. 18a).

Andererseits bleibt die Verschattung des Retrokards beim Patienten mit obstruktivem Lungenemphysem weitgehend oder vollständig aus (Abb. 18b).

Bronchiolektasien sind für fortgeschrittene chronische Bronchitis charakteristisch, benötigen zu ihrer Darstellung eine sehr sorgfältige bronchographische Untersuchungstechnik (Abb. 19).

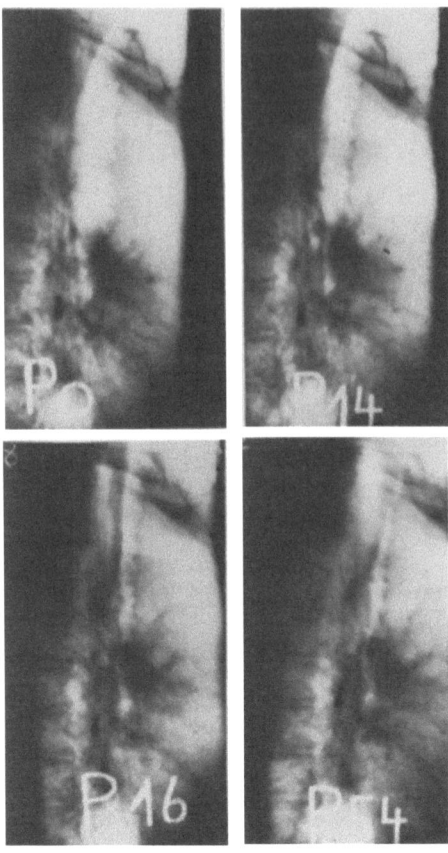

**Abb. 24.** Verschmälerung des trachealen Aufhellungsbandes während beschleunigter Ausatmung bei Durchleuchtung im seitlichen oder schrägen Durchmesser. Vergleich des Trachealkalibers mit dem simultan gemessenen Thorakaldruck. Beim dargestellten Patienten mit chronisch obstruktiver Bronchitis und Lungenemphysem liegt der kritische positive thorakale Druck, bei welchem die Trachea exspiratorisch zu kollebieren beginnt, zwischen + 14 und + 16 cm $H_2O$, ein Wert, bei dem an der Luftröhre eines Gesunden noch kaum Anzeichen des beginnenden Kollapses zu beobachten sind: bronchitisch emphysemetische Stabilitätsverminderung der trachealen Wandstrukturen [12]

Weitere bronchographische Zeichen für chronische Bronchitis sind Kaliberschwankungen der großen Bronchien im statischen Bild, die sog. deformierende Bronchitis (Abb. 20), und schließlich kann die bronchische Hypersekretion von Schleim anhand von Divertikeln der Bronchialwand, in welche das Kontrastmittel eindringt, dargestellt werden. Solche scheinbaren Divertikel sind nichts anderes als die angefärbten Drüsenkörper der Bronchialdrüsen, welche mit dem Bronchiallumen durch erweiterte Ausführungvorgänge verbunden sind.

Bronchoskopisch können die Ostien solcher dilatierter Ausführungsgänge in Form auffälliger Gruben im Winkel zwischen Parsmembranacea und der seitlichen Wand der Hauptbronchien als pathognomonisches Zeichen für chronische Bronchitis oft beobachtet werden (Abb. 21).

In der bronchialen Peripherie, d. h. im Bereich der Segment- und Subsegmentbronchien findet sich recht häufig eine entzündliche Schwellung der Schleimhaut, welche auf Benetzung mit Adrenalin mittels eines Tupfers innerhalb kürzester Zeit zum Verschwinden gebracht werden kann (Abb. 22a und b).

*Lungenfunktion*

Diese bronchoskopisch dargestellte Rückbildung der Bronchialobstruktion durch Applikation von Beta-Adrenergischen Substanzen entspricht zusammen mit der Behebung des Bronchospasmus der Herabsetzung des Bronchialwiderstandes.

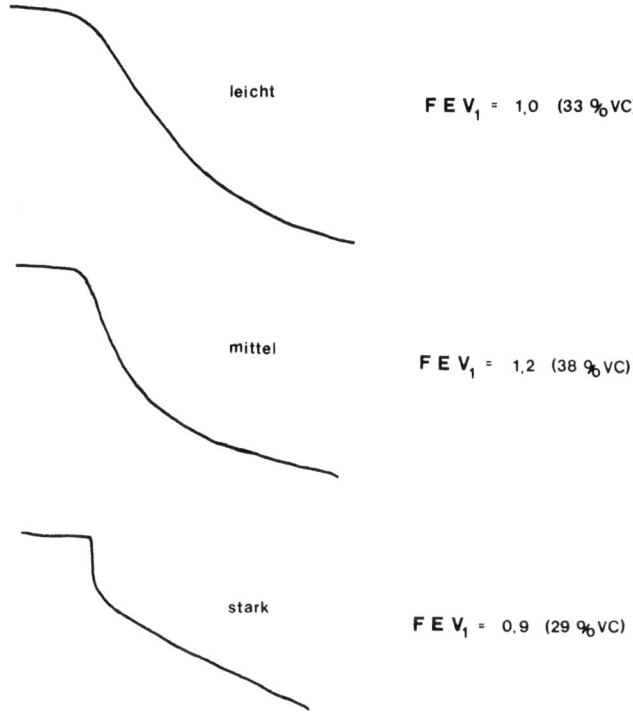

**Abb. 25.** Sekundenkapazität und spirometrische Kurven bei leicht, mittel und stark forcierter Ausatmung eines Patienten mit chronischer Bronchitis und Lungenemphysem: maximal forcierte Ausatmung (unterste Kurve) liefert einen geringen Wert der Sekundenkapazität als die vorsichtig beschleunigte Exspiration. Gleichzeitig verändert sich die Kurve bei maximaler Exspiration im Sinne einer Ventilstenose (Check-Valve-Phaenomen) [12]

Abb. 23a zeigt die spirometrischen Befunde, wie man sie üblicherweise bei reversibler Bronchialobstruktion bei chronischer Bronchitis findet: Verbesserung von Bronchialwiderstand, Sekundenkapazität und Vitalkapazität durch Adrenalinderivate wie Orciprenalin, Salbutamol oder Fenoterol.

Bleibt eine solche Besserung aus oder ist sie nur angedeutet, und ist die Totalkapazität, d. h. die Summe von Residualvolumen und Vitalkapazität permanent zu hoch, so kann mit einiger Vorsicht auf ein anatomisch fixiertes Lungenemphysem geschlossen werden (Abb. 23b).

Dafür spricht auch ein Kollaps des Aufhellungsbandes der Trachea und der Hauptbronchien bei der Durchleuchtung von Bronchitikern im seitlichen oder im schrägen Durchmesser, wenn der Patient aufgefordert wird, nach tiefer Inspiration leicht beschleunigt auszuatmen (Abb. 24). Ähnlich massiven Trachealkollaps beobachtet man beim Gesunden nur während maximal forcierter Exspiration.

Es äußert sich schließlich im exspiratorischen Spirogramm durch die Beobachtung, daß maximal forcierte Ausatmung einen geringeren Wert für die Sekundenkapazität liefert als die vorsichtig, nicht maximal beschleunigte Exspiration (Abb. 25).

Was die Auswirkung der Atemwegsobstruktion und die dadurch induzierte Ungleichmäßigkeit der Verteilung der Inspirationsluft auf die Alveolen des Lungenparenchyms betrifft, so findet man beim Bronchitiker meistens eine leichte bis mittelschwere Hypoxämie mit Normokapnie; gelegentlich ist die Kohlendioxydspannung des arteriellen Blutes aber auch erniedrigt.

*Ausblick*

Das Syndrom der chronisch obstruktiven Krankheiten der Atemwege ist ein wichtiger Teil der großen Gruppe der Zivilisationskrankheiten. Sie wird durch den Menschen und seine Tätigkeit weitgehend selber erzeugt. Es sollte also wohl möglich sein, die chronisch obstruktive Bronchitis und ihre Begleitkrankheiten mit einem vermehrten Maß an Einsicht und Entschlossenheit wieder zum Verschwinden zu bringen.

Konsequente Maßnahmen gegen die Verseuchung der Luft mit Schadstoffen, gegen den überhandnehmenden Zigarettenkonsum und gegen die Herstellung immer neuer Allergene auf dem Gebiet der synthetischen Materialien scheinen hierfür geeignete Maßnahmen zu sein.

Es ist zu hoffen, daß die großen Fortschritte auf dem Gebiet der Immunologie und der Biochemie mit der Zeit für Diagnostik und Therapie der Bronchialobstruktion greifbare Ergebnisse bringen werden. Dann wird es noch besser gelingen, den bedauernswerten Patienten mit schwerer chronischer Bronchialobstruktion endgültig und wirksam zu Hilfe zu kommen.

*Literatur*

1. Ayres SM (1975) Cigarette smoking and lung diseases: an update. Am Thoracic Soc 1: 26 – 2. Burri PH, Weibel ER (1973) Funktionelle Aspekte der Lungenmorphologie. In: Fuchs WA, Voegeli E (Hrsg) Röntgendiagnostik der Lunge. Huber, Bern – 3. Brewis RAL (1975) Lecture notes on respiratory diseases. Blackwell Sci Publ Oxford – 4. Carson S, Goldhamer R, Carpenter R (1966) Responses of ciliated epithelium to irritant. Mucus transport in the respiratory tract. Am Rec Respir Dis 93: 86 – 5. Dohan FC, Taylor EW (1960) Air pollution and respiratory disease. A preliminary report. Am J Med Sci 240: 337 – 6. Fletcher CM (1967) Recent clinical and epidemiological studies of chronic bronchitis. Scand J Resp Dis 48: 285–293 – 7. Grandjean E (1957) Die Verunreinigung der Stadtluft. Zschr Präventivmed 2: 1–19 – 8. Herzog H (1969) Chronisch-obstruktive Lungenerkrankungen. Fortschr Med 87: 1428–1436 – 9. Herzog H, Dalquen D, Perruchoud A (1978) Die Problematik der klinischen Emphysemdiagnostik. Tagungsbericht der 14. Tagung der Österr. Gesellschaft für Lungenerkrankungen und Tuberkulose, S 54–63 – 10. Herzog H, Keller R, Baumann HR, Joos H (1968) Folgen chronisch-obstruktiver Atemwegserkrankungen in klinischer Sicht. Chron Bronchitis. Schattauer, Stuttgart – 11. Herzog H, Keller R (1968) Begutachtung von Lungenfunktionsstörungen. Thieme, Stuttgart – 12. Herzog H, Rossetti M (1966) Traitement chirurgical des hypotonies trachéo-bronchiques. J Franç Méd Chir Thorac 20: 643–664 – 13. Herzog H, Keller R, Maurer W, Baumann HR, Nadjafi A (1968) Distribution of bronchial resistance in obstructive pulmonary disease and in dogs with artificially induced tracheal collapse. Respiration 25: 361–394 – 14. Keller R, Herzog H (1969) Erweiterte Funktionsdiagnostik obstruktiver Erkrankungen der Atemwege mit der Ganzkörperplethysmographie. Beitr Klin Tuberk 139: 100–114 – 15. Laurenzi GA, Guarneri JJ (1966) A study of the mechanisms of pulmonary resistance to infection in the relationship of bacterial clearance to ciliary alveolar macrophage action. Rev Resp Dis 93: 134–141 – 16. Laurenzi GA (1964) The clinical diagnosis of chronic bronchitis and pulmonary emphysema. Adv Card Dis 2: 9–20 – 17. Lowe CR (1969) Industrial Bronchitis. Brit Med J 1: 463–468 – 18. Mitchell RS, Ryan SF, Petty TL, Filley GF (1966) The significance of morphologic chronic hyperplastic bronchitis. Am Rev Respir Dis 93: 720 – 19. Rasp FL, Clawson CC, Hoidal JR, Repine JE (1975) Reversible impairment of the adherence of alveolar macrophages from cigarette smokers. Am Rev Resp Dis 118: 979–986 – 20. Reid DD (1973) Der Einfluß von Luftverunreinigung und Rauchen auf die Bronchitis in Großbritannien. Triangel 12: 22 – 21. Zeilhofer R (1969) Therapie chronisch obstruktiver Atemwegserkrankungen. Fortschr Med 87: 34: 1399

# Beurteilung der Lungenfunktion in der Praxis

Nolte, D. (Innere Abt. II, Städt. Krankenhaus Bad Reichenhall)

**Referat**

Die Lungenfunktionsdiagnostik hat in den letzten 2 Jahrzehnten ungeahnte Fortschritte gemacht (Einzelheiten bei Ulmer et al. 1976, Matthys und Nolte 1981, Smidt 1981). Die moderne Lungenfunktionsprüfung dient im wesentlichen sechs Aufgaben:
1. der Stellung der klinischen Diagnose,
2. der Beurteilung der Operationsfähigkeit,
3. der Therapiekontrolle,
4. der Überwachung und Trendanalyse auf Intensivstationen,
5. der objektiven Rentenbegutachtung,
6. der Beantwortung epidemiologischer Fragen.

Die *chronische Bronchitis* ist vor allem durch zwei pathophysiologische Phänomene gekennzeichnet: die chronische Hyperkrinie („bronchorrhea") und die Strömungsbehinderung im Tracheobronchialbaum („flow limitation"). Die Strömungsbehinderung wird auch als „Atemwegsobstruktion" oder „obstruktive Ventilationsstörung" bezeichnet und bei der unmittelbaren Krankenuntersuchung in erster Linie mit dem *Stethoskop* diagnostiziert. Dies ist zwar bis heute das einfachste und handlichste Lungenfunktionsgerät, es liefert aber keine quantitativen, nicht einmal semiquantitative Informationen. Dennoch wird in letzter Zeit versucht, die Auskultationsphänomene ähnlich der Herzschallbeschreibung zu visualisieren („*Respirophonographie*").

In Abb. 1 ist als Beispiel die Synchronregistrierung der Geräuschamplituden zusammen mit der pneumotachographisch gemessenen Atemstromstärke gezeigt. Wesentlich sind die *Frequenzspektren*, die im unteren Teil der Abbildung dargestellt

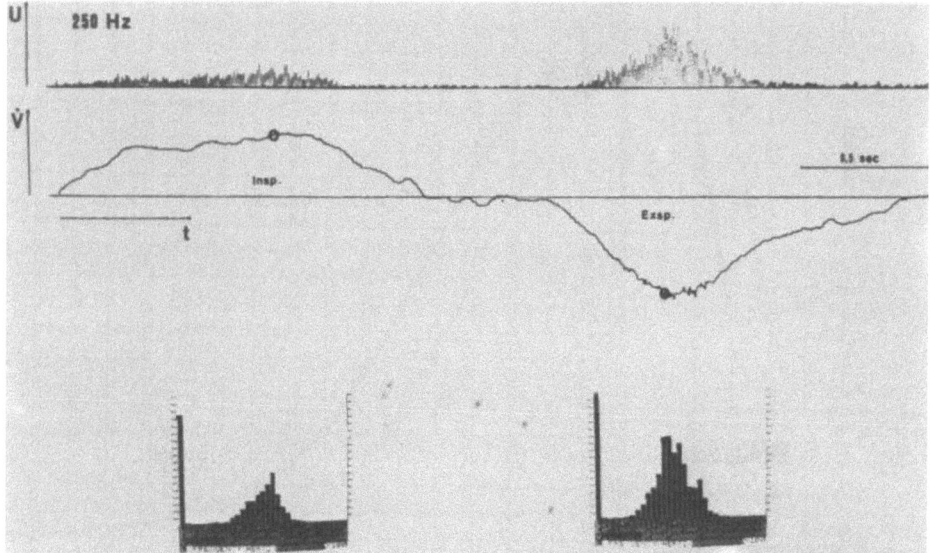

**Abb. 1.** Synchronregistrierung der bronchialen Geräuschamplituden (U, Frequenzfilter 250 Hz) und der Atemstromstärke (V̇). Am Maximum der inspiratorischen und exspiratorischen Atemstromstärke (Markierung durch Kreise) sind die unten dargestellten, im Terzabstand gewonnen Frequenzspektren dargestellt (Berger und Nolte 1980)

sind. Dank moderner Elektronik kann man heute mittels *Fourier-Analyse* solche Spektren in Sekundenbruchteilen analysieren. Auskultationsphänomene wie Giemen, Brummen, Pfeifen lassen sich dennoch nicht eindeutig bestimmten Spektren zuordnen, so daß es im Augenblick aufgrund der eigenen Erfahrungen fraglich ist, ob die Respirophonographie ähnlich der Phonokardiographie einmal in der praktischen Medizin Anwendung finden wird.

*1. Small-airways-Teste*

Wie stark die Strömungsbehinderung bei einem Patienten mit chronischer Bronchitis ist, hängt in hohem Maße davon ab, ob die Hauptveränderungen mehr in den *großen* oder mehr in den *kleinen* Atemwegen lokalisiert sind. In Abb. 2 ist das physiologische „Längsprofil" des bronchialen Strömungswiderstandes dargestellt. Der Widerstand ist in den ersten Atemwegsgenerationen am höchsten und fällt nach der sechsten Atemwegsgeneration kontinuierlich zu den kleinen Atemwegen hin ab. Es müssen sich daher im Bereich der peripheren Atemwege bereits beträchtliche morphologische Veränderungen abspielen, wenn der gesamte tracheobronchiale Strömungswiderstand des Patienten um einen meßbaren Betrag ansteigen soll. Beginnende Veränderungen im Bereich der kleinen Atemwege sind daher durch die Messung des Atemwiderstandes kaum zu erfassen.

Andererseits hat die Arbeitsgruppe um Macklem in Montreal postuliert, daß sich gerade in den kleinen Atemwegen, den „Small-airways", die initialen Veränderungen bei der chronischen Bronchitis abspielen sollen (Übersichten bei Macklem 1972 und Woolcock 1980, s. Tabelle 1).

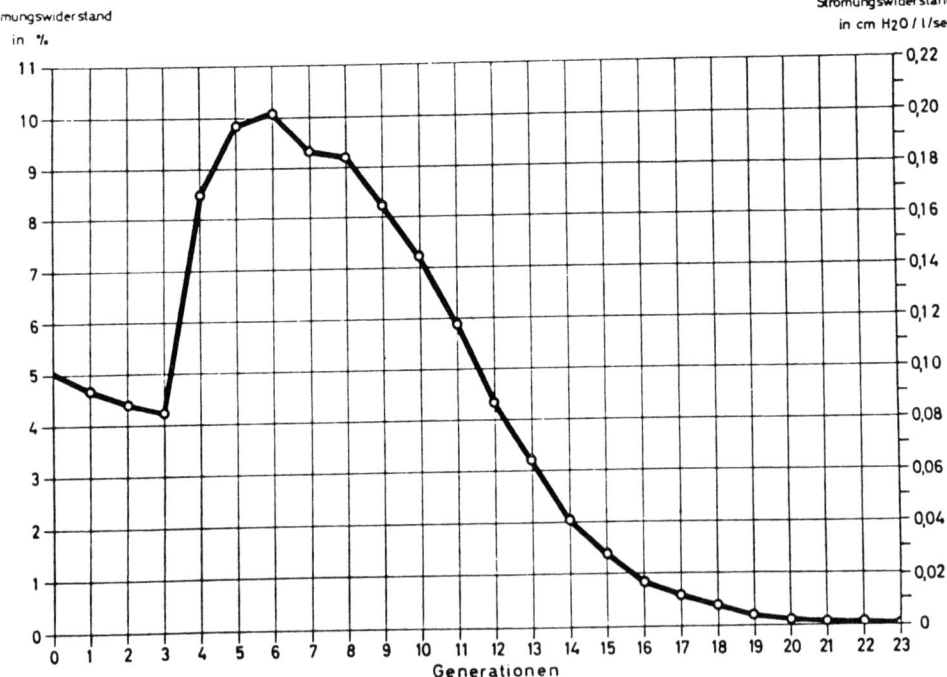

**Abb. 2.** Verhalten des bronchialen Strömungswiderstandes in den einzelnen Atemwegsgenerationen 0 = Trachea, 6 = Subsegmentbronchien, 20–23: Alveolargänge). Einzelheiten siehe Text

**Tabelle 1.** Geschichte der „Small-airways-disease"

*Macklem and Mead 1967:* Retrograde Bronchialkatheter bis 2 mm ∅, Einteilung in eine zentrale und in eine periphere Komponente, später „peripheral" = „small" airways

*Hogg 1968:* „Small-airways-disease" auf Grund morphologischer Untersuchungen bei Bronchitispatienten post mortem

*Macklem 1972:* Hypothese, daß initiale Läsion durch Rauchen in „small-airways" entstehen soll

---

**Tabelle 2.** Lungenfunktionsparameter zum Nachweis einer „Small-airways-disease"

1. *Verschlußvolumen („Closing volume"):*
   CV, CC, CV/VC, $\Delta N_2/V$
2. *Maximale exspiratorische Fluß/Volumenkurve (MEFV):*
   $MEF_{75/50/25\%}$, $\Delta MEF_{25-15\%}$, $\Delta MEF_{He-Luft}$, $\dot{V}_{iso}/\dot{V}_{He-Luft}$ usw.
3. *Frequenzabhängigkeit der Compliance (C):*
   $C_{stat}$, $C_{dyn\ 8-100/min}$, $\Delta C_{dyn}$

---

Es gibt heute im wesentlichen drei verschiedene methodische Ansätze, um eine „Small-airways-disease" nachzuweisen: Das Verschlußvolumen *(„Closing volume")*, die maximale exspiratorische *Flußvolumenkurve* und die Frequenzabhängigkeit der *Compliance*. Die Fülle der in Tabelle 2 aufgeführten Einzelparameter allein weist schon darauf hin, daß das Problem der Small-airways-Teste bei weitem noch nicht gelöst ist. Die Sensitivität einzelner Parameter ist so groß, daß man bei Rauchern bereits Veränderungen erfassen kann, ohne daß die davon Betroffenen irgendwelche Symptome einer Bronchialerkrankung aufweisen (Übersicht bei Woolcock 1980). Es ist jedoch bis heute völlig offen, ob es sich bei den minimalen Funktionseinschränkungen wirklich bereits um den Beginn einer Krankheit handelt. Daß das Inhalationsrauchen einen Risikofaktor darstellt, ist seit langem bekannt und muß nicht erst durch einen Small-airways-Test bewiesen werden. Dazu braucht man den Patienten nur zu fragen, ob er Raucher oder Nichtraucher ist. Im übrigen ist die Methodik der Small-airways-Teste gegenwärtig noch so kompliziert, daß ihre breite Anwendung in der Praxis illusorisch ist.

Gerade auf *praktikable Methoden* kommt es aber an, wenn man eine Volkskrankheit wie die chronische Bronchitis in einem möglichst frühen, noch behandelbaren Stadium erfassen will.

Im Herbst 1980 wurde eigens für dieses Referat eine statistische Erhebung an über 6000 bayerischen Ärzten durchgeführt:

Wie Abb. 3 zeigt, führen 94% der Internisten Elektrokardiogramme durch; bei den Allgemeinärzten sind es immerhin 63%. Im Vergleich dazu fällt das Ergebnis bei den

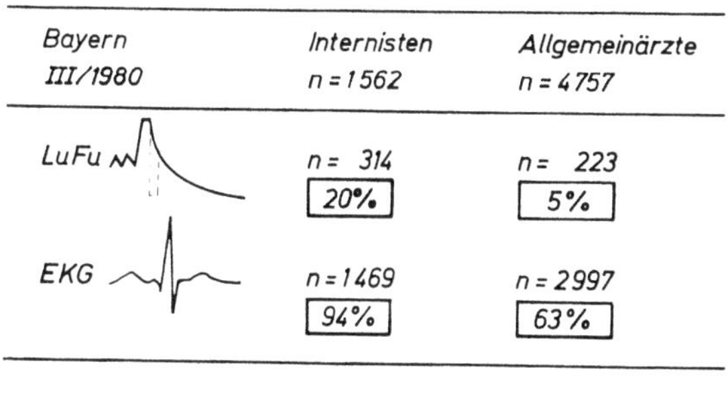

| Bayern III/1980 | Internisten n = 1562 | Allgemeinärzte n = 4757 |
|---|---|---|
| LuFu | n = 314; 20% | n = 223; 5% |
| EKG | n = 1469; 94% | n = 2997; 63% |

**Abb. 3.** Verbreitung von Lungenfunktionsprüfungen (LuFu) in der Praxis im Vergleich zum Elektrokardiogramm (EKG). Einzelheiten siehe Text

Lungenfunktionsprüfungen unvergleichlich schlechter aus. Irgendeine Form einfachster Lungenfunktionsprüfungen wird nur von *jedem 5. Internisten* und sogar nur von *jedem 20. Allgemeinarzt* in seiner Praxis durchgeführt.

Um an dieser Situation irgendetwas ändern und die niedergelassenen Ärzte zur Durchführung von Lungenfunktionsprüfungen motivieren zu können, bleibt nichts anderes übrig, als ihnen Methoden anzubieten, die einfach genug sind, um in der Praxis akzeptiert zu werden.

## 2. Kleine Spirometrie

Die Lungenfunktionsdiagnostik in der Praxis hat sich in erster Linie auf die Beantwortung der folgenden Frage zu konzentrieren:
1. Liegt irgendeine klinisch relevante Ventilationsstörung vor?
2. Wenn ja, handelt es sich um eine obstruktive oder um eine restriktive Ventilationsstörung?
3. Ist eine nachgewiesene Obstruktion vollständig oder wenigstens teilweise reversibel (Broncholysetest)?
4. Wie verhalten sich die Lungenfunktionswerte unter der Therapie?

Um diese Fragen beantworten zu können, reichen in der Praxis relativ *einfache spirometrische Prüfungen* aus. Wichtig ist zunächst einmal die Differenzierung zwischen einer obstruktiven und einer restriktiven Ventilationsstörung. Diese Differenzierung ist mit Hilfe eines einfachen *Flußdiagrammes* möglich, das in Abb. 4 gezeigt ist. Als Meßgrößen sind lediglich das forcierte Exspirationsvolumen ($FEV_1$, exspiratorischer Atemstoß, Tiffeneau-Wert) und die Vitalkapazität (VK) erforderlich. Das forcierte Exspirationsmanöver entpricht strömungsmechanisch dem physiologischen *Hustenstoß*. Abb. 5 zeigt an einem Beispiel, daß man aus einzelnen Hustenstößen das forcierte Exspirogramm regelrecht zusammensetzen kann.

Die früher übliche Methode der *Spirometrie im geschlossenen System* mit den bekannten Spirometerglocken ist im Laufe der Zeit durch besser praktikable Systeme ergänzt worden (Einzelheiten bei Ulmer et al. 1976 und bei Schnellbächer und Smidt 1979). Das einfachste Verfahren ist heute die *Spirometrie im halboffenen* System mit Hilfe eines Keilbalgtrockenspirometers. Abb. 6 zeigt ein Registrierungsbeispiel.

In den angelsächsischen Ländern ist es üblich, die Vitalkapazität bei forcierter Exspiration zu gewinnen („forced vital capacity" FVC). Dieser Wert fällt jedoch bei Patienten mit Bronchialobstruktion stets niedriger aus als die bei ruhiger Ausatmung gemessene Vitalkapazität (VC). Es bedeutet nur einen unwesentlichen Mehraufwand an Zeit, wenn man zunächst einmal die VC beim Patienten während langsamer Ausatmung bestimmt und danach erst das forcierte Exspirationsmanöver ausführen läßt. Auf diese Weise hat man die Möglichkeit, zur Gewinnung der *relativen Sekundenkapazität* das $FEV_1$ auf die VC (statt auf die FVC) beziehen. Die Sensitivität der Untersuchung wird dadurch beträchtlich erhöht.

Es ist wichtig, daß immer auch ein *„Broncholysetest"* durchgeführt wird, indem man den Patienten zwei Hübe aus einem der im Handel befindlichen beta-adrenergisch

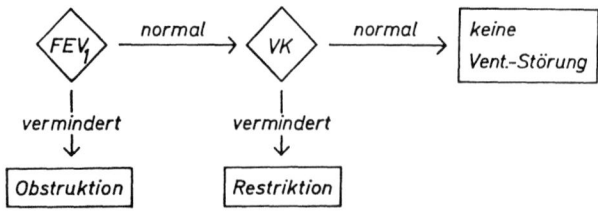

**Abb. 4.** Einfaches Flußdiagramm zur Differenzierung zwischen Obstruktion und Restriktion mit Hilfe der beiden einfachen Meßwerte forciertes Exspirationsvolumen ($FEV_1$) und Vitalkapazität (VK)

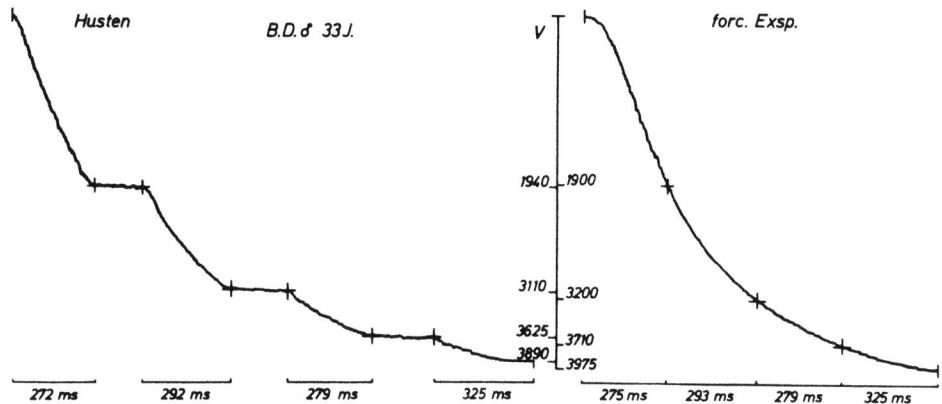

**Abb. 5.** Vergleich zwischen Husten- und Exspirationsstoß. Einzelheiten siehe Text

wirkenden Dosieraerosole inhalieren läßt. Haben sich bei der Wiederholung der Messung nach einigen Minuten die Werte deutlich gebessert, dann hat es einen Sinn, die Bronchialbobstruktion mit Bronchospasmolytika zu behandeln („Room of improvement" in Abb. 6).

Außer dem sehr einfachen halboffenen System des Keilbalgtrockenspirometers gibt es heute zahlreiche Geräte im Handel, die nach dem Prinzip des *offenen Systems* arbeiten. Es handelt sich gewissermaßen um eine *Spirometrie ohne Spirometer,* da keine direkte Volumenmessung mehr stattfindet. Gemessen wird die Atemstromstärke, deren elektronische Integration über die Zeit erst das gewünschte Volumen ergibt. Diese Gerätetypen sind von der Technik her sicher und zuverlässig; viele ermöglichen außer der Registrierung der Atemstoßkurve zusätzlich eine unmittelbare Digitalanzeige der Meßwerte. Ein Nachteil einiger Geräte besteht aber immer noch darin, daß man sie nicht mit einer einfachen Pumpe eichen kann – eine Forderung, die für jede volumetrische Methode erfüllt sein müßte, damit man sicher ist, daß ein Liter wirklich ein Liter ist.

Da der Obstruktionsgrad der Atemwege eine variable Meßgröße darstellt, kann es vorteilhaft sein, dem Patienten – ähnlich der Blutdruckeigenmessung beim Hypertoniker – ein einfaches Gerät in die Hand zu geben, mit dem er zu Hause seine Atemfunktion selbst überprüfen kann. Gut geeignet hierfür sind *Peakflow-Meter,* mit denen der Patient die maximale exspiratorische Atemstromstärke („Peakflow") messen kann. Der Peakflow ist zwar nicht so zuverlässig wie das $FEV_1$, er ist aber für den Zweck der Patienteneigenmessung ohne weiteres ausreichend.

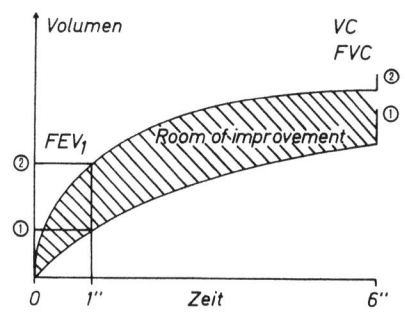

**Abb. 6.** Bestimmung der Vitalkapazität (VC, rechter Bildrand) und des forcierten Exspirationsvolumens ($FEV_1$, links) mit Hilfe eines einfachen Keilbalgtrockenspirometers vor (1) und nach (2) Inhalation eines Bronchospasmolytikums

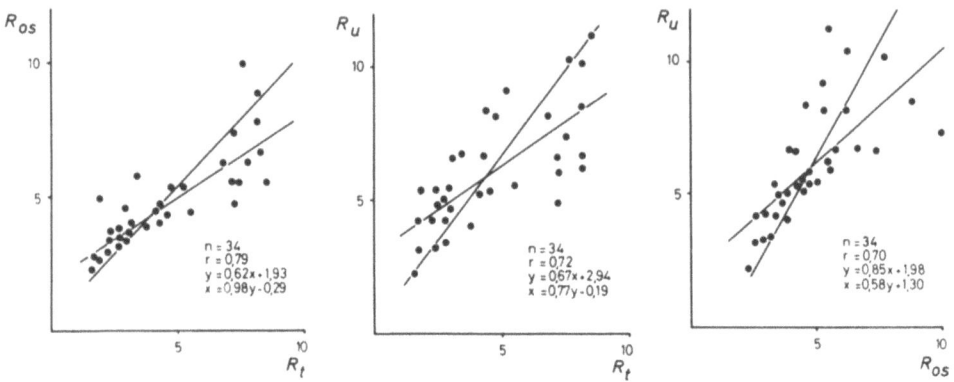

**Abb. 7.** Korrelation zwischen oszillatorischer Resistance $R_{os}$, mit der Unterbrechungstechnik gemessener Resistance $R_u$ und bodyplethysmographischer Resistance $R_t$ bei 34 Patienten mit obstruktiver Ventilationsstörung

## 3. Messung des Atemwegswiderstandes

Mit Hilfe des forcierten Exspirationsmanövers ist es nicht möglich, zwischen einer peripheren und einer zentralen Obstruktion zu unterscheiden. Auch Umbauvorgänge im Bereich des Lungenparenchyms, die zu einer vermehrten Kollapsneigung der peripheren Atemwege führen (z. B. generalisiertes Emphysem) gehen mit in das Meßergebnis ein. Weiter hängt der Wert von extrapulmonalen Faktoren wie etwa der Kraft der Atemmuskulatur und darüber hinaus von der Kooperation des Patienten ab.

Wenn man eine direkte Information über den Atemwegswiderstand unter Ruheatmungsbedingungen erhalten will, so ist dies heute in der Praxis durchaus möglich. Es gibt neben dem sehr aufwendigen *Bodyplethysmographen* seit einigen Jahren auch einfache, gut praktikable kleine Geräte wie das *Oszillationsgerät* und die *Unterbrechermethode* (Übersicht bei Nolte et al. 1980).

Wie Abb. 7 zeigt, korrelieren die oszillatorisch gemessenen Resistance $R_{os}$ und die mit der Unterbrechermethode gemessene Resistance $R_u$ einigermaßen gut mit der bodyplethysmographischen Resistance $R_t$. In höheren Bereichen werden allerdings zu niedrige Werte gemessen. Dies ist wohl für die Klinik, nicht aber für die Praxis von Relevanz, da es in der Praxis in erster Linie darauf ankommt, eine Obstruktion im

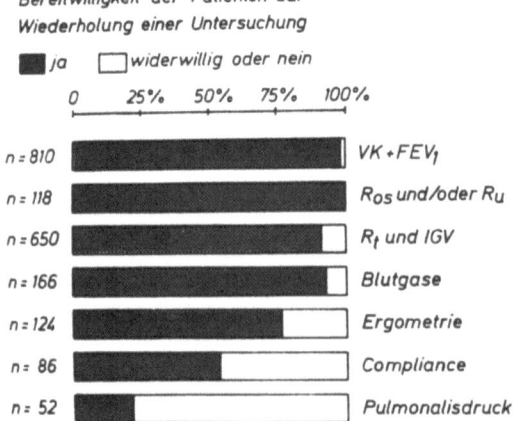

**Abb. 8.** Patienten-Compliance einzelner Lungenfunktionsmeßwerte

Frühstadium zu erfassen. Hierfür sind die beiden kleinen Geräte nicht besser und nicht schlechter geeignet als ein Bodyplethysmograph.

*4. Patientencompliance*

Die Auswahl einer Lungenfunktionsmethode muß außer von der Arztseite auch von der Patientenseite her gesehen werden. Es können sich nur solche Methoden in der praktischen Medizin durchsetzen, die sowohl vom Arzt wie vom Patienten akzeptiert werden.

In Abb. 8 sind die Ergebnisse einer Patientenbefragung grafisch dargestellt. Nach Durchführung der jeweiligen Lungenfunktionsprüfung wurden die Patienten gefragt, ob sie die Untersuchung bei sich wiederholen lassen würden. Die für die Praxis empfohlenen einfachen spirometrischen Meßwerte Vitalkapazität (VK) und forciertes Exspirationsvolumen ($FEV_1$) sowie die oszillatorische Resistance $R_{os}$ und/oder die mit der Unterbrechermethode gemessene Resistance $R_u$ haben eine ausgesprochen gute „Patientencompliance": Praktisch alle Patienten waren bereit, die Untersuchung bei sich jederzeit wiederholen zu lassen.

Es liegt nunmehr an uns Ärzten, in der täglichen Praxis mehr als bisher Gebrauch von einfachen Lungenfunktionsprüfungen zu machen. Ich sehe darin den einzigen Weg, um eine Volkskrankheit wie die Bronchitis in einem noch behandelbaren Stadium erfassen zu können.

*Literatur*

Berger D, Nolte D (1980) Frequenzanalyse von Auskultationsphänomenen der Lunge. Tagung der Gesellschaft für Lungen- und Atmungsforschung, Bochum – Hogg JC, Macklem PT, Thurlbeck MB (1968) Site and nature of airway obstruction in chronic obstructive lung disease. New Engl J Med 278: 1355–1360 – Macklem PT (1972) Obstruction in small airways – A challenge to medicine. Am J Med 52: 721–724 – Macklem PT, Mead J (1967) Resistance of central and peripheral airways measured by retrograde catheter. J Appl Physiol 22: 395–401 – Matthys H, Nolte D (1981) Pneumologische Diagnostik. Dustri-Verlag, München – Nolte D, Berger D, Förster E (1980) Oszillations- und Unterbrechermethode. Atemweg- u. Lungenkrht 6: 357–364 – Schnellbächer F, Smidt U (1979) Geräte für die Lungenfunktionsprüfung – technische Möglichkeiten und anwendungskritische Bemerkungen (1. Teil). Acta Medicotechn 27: 104–111 – Smidt U (1981) Moderne Atemfunktionsdiagnostik. Int Welt 4: 77–84 – Ulmer WT, Reichel G, Nolte D (1976) Die Lungenfunktion. Thieme, Stuttgart – Woolcock AJ (1980) The pathogenesis of chronic obstructive lung disease with particular reference to the small airway hypothesis. In: Flenley DC (ed) Recent advances in respiratory medicine. Livingstone, Edingburgh

# Chronische Bronchitis, Therapie von akuten Exazerbationen und Komplikationen

Fabel, H. (Med. Klinik im Krankenhaus Oststadt der Med. Hochschule Hannover)

## Referat

Die häufigsten Infekte der Atemwege, die sogenannten banalen grippalen Infekte – common colds – sind in über 90% der Fälle viraler Genese [8]. Die Prognose ist so

**Tabelle 1.** 40jähriger Mann, ESK 2,5 l (Daten nach Fletcher 1975)

| Rauchgewohnheit | ESK-Abfall ml/Jahr | Alter, bei dem ESK = 1,0 l |
|---|---|---|
| Nichtraucher | 30 | 90 |
| Exraucher | 34 | 84 |
| Raucher | | |
| < 15 Zigaretten täglich | 63 | 64 |
| > 15 Zigaretten täglich | 73 | 60 |

günstig, daß beim vorher Lungengesunden meist ohne Therapie die Gesundheit binnen einer Woche wiederhergestellt ist. Auch die Erkrankung der tieferen Luftwege infolge bakterieller Superinfektion verläuft beim Lungengesunden so unproblematisch, daß in der Regel auf Antibiotika, die zudem Schweregrad und Verlauf der Erkrankung kaum beeinflussen, verzichtet werden kann [11].

Anders bei vorbestehender chronisch obstruktiver Bronchitis: Jede bakterielle Infektion der Atemwege führt den Patienten ein Stück näher an die kaum noch therapeutisch zu beeinflussenden Endzustände, führt letztlich in die Ateminsuffizienz und zum dekompensierten Cor pulmonale.

Das Ausmaß der vorbestehenden bronchialen Obstruktion und der Grad der infolge der bakteriellen Infektion ausgelösten zusätzlichen Verschlechterung der Lungenfunktion bestimmen unser therapeutisches Regime. Insbesondere die immer wieder aufflackernden bronchitischen Schübe sind – neben den exogenen Noxen, allen voran das inhalative Zigarettenrauchen – für die unaufhaltsame Verschlechterung der Lungenfunktion verantwortlich. So muß ein 40jähriger bronchitischer Raucher damit rechnen, daß seine Lungenfunktion sich im Verlauf von 20 jahren in einem Ausmaß verschlechtert, daß Invalidität eintritt und daß Zeichen der Rechtsherzbelastung auftreten [5] (Tabelle 1).

Ist es erst einmal zu einer globalen Ateminsuffizienz mit Anstieg des Kohlensäuredrucks im arteriellen Blut und zu einem Anstieg des pulmonalen Gefäßwiderstands gekommen, beträgt die Chance des Patienten, die nächsten 5 Jahre zu überleben, nur noch 30–50% (Abb. 1).

Ist gar eine beatmungspflichtige Ateminsuffizienz oder eine Rechtsherzdekompensation eingetreten, beträgt die Chance, das nächste Jahr zu überleben, nur 50%!

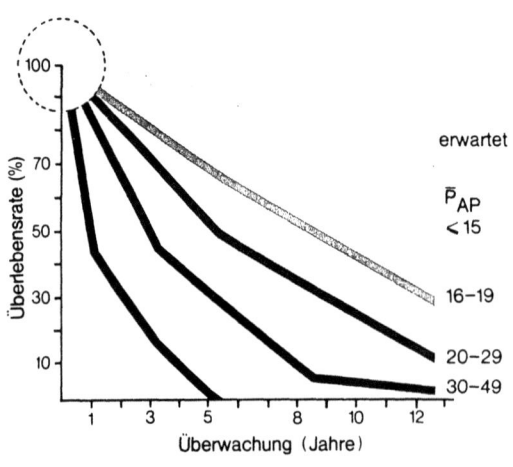

**Abb. 1.** Überlebensraten von Patienten mit obstruktiven Atemwegserkrankungen in Abhängigkeit von der Höhe des pulmonalarteriellen Mitteldrucks $\bar{P}_{AP}$ (nach Ourednik und Susa)

**Tabelle 2.** Antibiotika für die Therapie der bakteriellen Bronchitis

| | |
|---|---|
| „Banale Infekte" | Tetracycline<br>z. B. Doxycyclin 100–200 mg |
| Dominierende Keime:<br>Haemophilus influenzae | synthet. Penicilline<br>z. B. Amoxicillin 2–3 g |
| Pneumokokken | Cotrimoxazol 2–3 g |
| Therapie ungezielt | |

Vor diesem düsteren Hintergrund wird zweifelsfrei klar, daß die Exazerbation einer akuten bakteriellen Entzündung im Rahmen einer chronisch obstruktiven Bronchitis eine ernstzunehmende und absolut behandlungsbedürftige Komplikation darstellt.

Daß bei Infektionen, die im häuslichen Milieu auftreten, Haemophilus influenzae und Pneumokokkenstämme die dominierenden Keime sind, ist eine „blinde" Therapie, d. h. eine Therapie ohne vorherige mikrobiologische Sputumanalyse und ohne Antibiogramm gerechtfertigt. Synthetische Penicilline, Tetrazykline und Trimetoprim-Sulfonamidkombinationen (Cotrimoxazol) sind gleichermaßen geeignet, die bakterielle Infektion mit den genannten Erregern binnen 8–14 Tagen zu überwinden (Tabelle 2). Die Deutsche Liga zur Bekämpfung der Atemwegserkrankungen e. V. hat Empfehlungen zur Antibiotikatherapie der Bronchitis erarbeitet [2], die ich wegen der großen Bedeutung dieser Erkrankung hier tabellarisch wiedergebe (Tabelle 3).

Eine gezielte Therapie nach mikrobiologischer Sputumanalyse mit Antibiogramm sollte immer dann durchgeführt werden, wenn
1. die Schwere der Erkrankung eine stationäre Behandlung notwendig macht,
2. bei Versagen der zunächst eingeleiteten Antibiotikatherapie (nach 3–5 Tagen),
3. bei häufigen akuten Schüben innerhalb weniger Monate,
4. bei anamnestisch mehrfach erfolglosem Einsatz von den in Tabelle 3 aufgeführten Antibiotika.

Eine Sputumuntersuchung hat allerdings nur dann Sinn bzw. Erfolg, die pathogenen Keime zu identifizieren, wenn folgende Bedingungen erfüllt sind:
1. Materialentnahme aus „tiefem" morgendlichem Sputum (nach vorheriger Mundspülung ohne Desinfizientien!) oder mittels transtrachealer Aspiration, Bronchoskopie bzw. mittels Katheterisierung (bei intubierten und tracheotomierten Patienten).
2. Das Sputum sollte binnen 3–4 Std zur Untersuchung gelangen. Ist das nicht möglich, sollte das Material sofort auf + 4 Grad gekühlt werden und in Kühlgefäßen zum Versand kommen.
3. Der untersuchende Bakteriologe sollte makroskopisch geeignete Sputumflocken auswählen, das Sputum nach Mulder [9] waschen und in Ergänzung zur Kultur ein mikroskopisches Präparat zur bakteriologischen und zytologischen Beurteilung anfertigen.

Anderenfalls hat das Ergebnis wenig Aussagekraft, da Keime der Mundhöhle (bei Materialgewinnung aus dem Auswurf) die bronchitisverursachenden Keime überwuchern können. So erklärt sich z. B. der häufige und meist nicht relevante Nachweis von Pilzen im Sputum.

Ist das Krankheitsbild schwer und ist auch das Lungenparenchym beteiligt (z. B. im Rahmen nosokomialer Pneumonien), sollte in der Zeit bis zum Vorliegen des bakteriologischen Befundes bereits antibiotisch therapiert werden, z. B. mit modernen Cephalosporinen in Kombination mit Azlocillin oder Aminoglykosiden (Tabelle 4).

Es ist noch zu wenig bekannt, daß fast alle chronischen Bronchitiker im Verlauf ihrer Erkrankung eine oft ausgeprägte spastische, d. h. medikamentös beeinflußbare

**Tabelle 3.** Von der Deutschen Liga zur Bekämpfung der Atemwegserkrankungen empfohlene Antibiotika und Chemotherapeutika

| Gruppenbezeichnung | Freiname | Handelsnamen (Auswahl) | Dosierung Erwachsene | Dosierung Kinder | Kontraindikationen |
|---|---|---|---|---|---|
| Aminopenicilline Ampicillin-Ester (Proampicilline) | Bacampicillin | Penglobe | 3 × 800 mg | 3 × 20 mg/kg | Penicillin-Allergie |
| | Pivampicillin | Berocillin Maxifen | 3 × 700 mg | 3 × 20 mg/kg | |
| Hydroxyampicilline | Amoxycillin | Clamoxyl Amoxypen | 3 × 750 mg bzw. 3 × 1000 mg | 3 × 20 mg/kg | |
| | Azidocillin | Syncillin Nalpen | 3 × 750 mg bzw. 3 × 1000 mg | 3 × 20 mg/kg | |
| Tetracycline | Doxycyclin | Vibramycin Doxitard | 1 × 200 mg oder 2 × 100 mg | 1 × 4 mg/kg | Schwangerschaft Lebensalter < 7 Jahre |
| | Minocyclin | Klinomycin | 1 × 200 mg oder 2 × 100 mg | 1 × 4 mg/kg | |
| | Tetracyclin | Achromycin Hostacyclin und andere | 3 × 500 mg | 3 × 20 mg/kg | |
| | Oxytetracyclin | Macocyn Terramycin | 3 × 500 mg | 3 × 20 mg/kg | |
| Trimethoprim-Sulfonamid-Kombinationen | Co-Trimoxazol | Bactrim Eusaprim und andere | 2 × täglich 2 Tabletten (s. Beipackzettel) | | Schwangerschaft |
| | Co-Trifamol Co-Trimazin | Supristol Triglobe | | | |
| Cephalosporine | Cefaclor | Panoral | 3 × 1000 mg | 3 × 30 mg/kg | Cephalosporin-Allergie |
| | Cefadroxil[a] | Bidocef | 2 × 2000 mg | 2 × 40 mg/kg | |
| | Cefalexin[a] | Oracef Ceporexin | 3 × 1000 mg | 3 × 30 mg/kg | |
| | Cefradin[a] | Sefril Eskacef | 3 × 1000 mg | 3 × 30 mg/kg | |
| Erythromycine | Erythromycin | Erythrocin (Äthylsuccinat) oder Paediathrocin | 3 × 500 mg 2 × 1000 mg | 3 × 20 mg/kg | |

[a] Diese Präparate sind für die *ungezielte* Behandlung der Bronchitis wenig geeignet, da Haemophilus influenzae schlecht gehemmt wird

**Tabelle 4.** Antibiotische Therapie bei Problemkeimen

| | |
|---|---|
| Staphylococcus aureus | Neue Cephalosporine |
| Enterobacteriaceae | z. B. Cefaclor |
| Proteus- | evtl. in Kombination mit Aminoglycosiden oder Azlocillin |
| Klebsiella-Keime | |
| Pseudomonas- | |

Therapie gezielt

Komponente der bronchialen Obstruktion entwickeln. Ausmaß und Reversibilität dieser bronchospastischen Ventilationsstörung sollten vor Therapiebeginn durch einfache Lungenfunktionsprüfungen gemessen werden. Der Einsatz von Bronchospasmolytika ($\beta_2$-Adrenergika, Anticholinergika und Theophyllinpräparate) ist beim Nachweis eines Bronchospasmus absolut indiziert, wobei den $\beta_2$-Adrenergika eine zusätzliche Verbesserung der mucociliaren Clearance zugeschrieben wird (Übersicht der wichtigsten Bronchospasmolytika Monopräparate s. Tabelle 5).

Zu erwähnen ist, daß sowohl im schweren Asthmaanfall als auch bei der akuten Exazerbation einer Bronchitis eine so ausgeprägte Hyperreaktivität des Bronchialsystems vorliegen kann, daß die Inhalation von Medikamenten (Sekretolytika, gelegentlich auch Bronchospasmolytika) eine starke Irritation der Bronchialschleimhaut mit Reizhusten hervorrufen kann, die letztlich die Obstruktion verschlimmert. In diesem Fall ist auf eine perorale oder parenterale Applikationsform der Medikamente auszuweichen.

Wenn keine ausreichende Bronchospasmolyse erzielt werden kann, ist der Einsatz von Steroiden zu erwägen, der zur Folge hat, daß $\beta_2$-Adrenergika wieder besser wirken und die selbst durch Bronchospasmolyse, Veränderungen der Bronchialschleimsekretion und Minderung des Schleimhautödems antiobstruktiv wirken. Unter Antibiotikaschutz ist bei Dosen bis 20 mg Prednison insbesondere bei nur kurzer Behandlungsdauer keine Verschlimmerung der bakteriellen Infektion zu befürchten.

Der Einsatz und die Auswahl geeigneter Sekretolytika und Mukolytika ist auch heute noch umstritten. So überzeugend das Therapiekonzept einer Reinigung des Bronchialsystems von überflüssigen Schleimsubstanzen durch Veränderung der Schleimqualität und durch Verbesserung der Tätigkeit des Flimmerepithels ist, so schwierig ist die Wertbestimmung einer solchen Therapie bei der chronischen Bronchitis [7]. Von der Mehrzahl der über 300 in der Roten Liste aufgeführten Sekretolytika und Expektorantien ist eine deutliche Wirkung nicht objektiviert oder sogar widerlegt.

Kontrollierte und wissenschaftlich fundierte Studien liegen nur über einige neuere Sekretolytika (Bromhexin, N-Acethylcystein und S-Carboxymethyl-cystein) vor, als deren Wirkprinzip die zelluläre Schleimauflockerung, die Unterbrechung der Faserstrukturen und Veränderungen der Mucopolysaccharidstruktur des Bronchialschleims als erwiesen gelten.

Vielleicht wichtiger als jeder medikamentöse Versuch einer Sekretolyse sind eine ausreichende Anfeuchtung der Atemluft, eine intakte Nasenatmung und eine ausreichende Flüssigkeitszufuhr als Voraussetzung für ein dünnflüssiges Bronchialsekret und eine ungestörte Tätigkeit des Flimmerepithels, sowohl bei akuten Phasen als auch in der Langzeittherapie, sowohl beim Asthmapatienten als auch beim chronischen Bronchitiker.

Kommt es trotz der aufgeführten Therapiemaßnahmen zu einer schweren Hypoxämie und Hyperkapnie, erkennbar an zunehmender körperlicher Erschöpfung, Desorientiertheit und Somnolenz bei eher schwindendem Dyspnoegefühl, sprechen wir von einer globalen *Ateminsuffizienz*. Es sind in der Regel Infekte der Atemwege und der Lunge, die eine lebensbedrohende Verschlechterung des Gasaustausches nach sich ziehen und

**Tabelle 5.** Moderne Bronchospasmolytika (Monopräparate)

| Präparate | | Einzeldosen | | |
|---|---|---|---|---|
| Inhalt | Handelsname | Dosier-Aerosol-Hub | Tabletten | Ampullen |
| $\beta_2$-*Adrenergika* | | | | |
| Salbutamol | Sultanol (retard) (Glaxo) | 0,10 mg | 2,00 mg (8,00 mg) | – |
| Terbutalin | Bricanyl (Duriles) (Astra Chemicals) | 0,25 mg | 2,50 mg (7,50 mg) | 0,25 mg = ½ Amp. s.c. |
| Fenoterol | Berotec (Boehringer-Ingelheim) | 0,20 mg | 2,50 mg | – |
| Hexoprenalin | Etoscol (Byk Gulden) | 0,20 mg | 2,50 mg | – |
| Reproterol | Bronchospasmin (Homburg) | 0,50 mg | 20,00 mg | 0,09 mg = 1 Amp. i.v. |
| Clenbuterol | Spiropent (Thomae) | – | 0,02 mg | – |
| *Anticholinergika* | | | | |
| Ipratrepiumbromid | Atrovent (Boehringer-Ingelheim) | 0,02 mg | – | – |
| *Phosphodiesterasehemmer* | | | | |
| Theophyllin-Äthylendiamin | Euphyllin (retard) (Byk Gulden) | – | 350 mg | 240 mg = 1 Amp. i.v. |
| | Aminophyllin (retard) (Promonta) | – | 350 mg | 240 mg = 1 Amp. i.v. |
| | Phyllotemp (retard) (Mundipharma) | – | 225 mg | – |
| Proxyphyllin | Spantin (retard) (Pharmacia) | – | 300 mg | 400 mg = 4 ml i.v./i.m. |
| Cholintheophyllinat | Euspirax (Asche) | – | 200 mg | – |

**Tabelle 6.** Indikationen für maschinelle Beatmung bei potentiell reversibler Ateminsuffizienz

| | |
|---|---|
| *Ventilation:* | Atemfrequenz über 35–40/min |
| | Vitalkapazität unter 15 ml/kg Gewicht |
| | Einsekundenwert unter 500 ml |
| *Arterielle Blutgase:* | $O_2$-Druck unter 60 Torr |
| | $CO_2$-Druck über 50 Torr |
| *Allgemeinsymptome:* | Zunehmende Bewußtseinsstörung, |
| | paradoxe Abnahme der Dyspnoe, |
| | zunehmende Erschöpfung |

intensivmedizinische Maßnahmen erfordern. Medikamentöse Stimulationsversuche mit sogenannten Atemanaleptika scheitern gewöhnlich in dieser Krankheitsphase, insbesondere dann, wenn die extrem erhöhte Atemarbeit gegen intrabronchiale Strömungswiderstände bei zunehmend erschöpfter Atemmuskulatur der ventilationslimitierende Faktor ist. Da aber die schwere Hypoxaemie einerseits eine Erhöhung der inspiratorischen Sauerstoffkonzentration (Sauerstoffzufuhr per Nasensonde) gebietet, andererseits unter Sauerstoffgabe eine weitere Verflachung der Atmung mit $CO_2$-Narkose auftreten kann, ist ein Versuch gerechtfertigt, durch Pharmaka wie Micoren, Daptazile, Dopram oder auch Diamox die sauerstoffbedingte Depression der Ventilation zu verhindern [4].

Wenn diese Maßnahmen – leider allzu häufig – nicht greifen, muß die Indikation zur kontrollierten Beatmung und zur Tracheotomie, eine der schwierigsten intensivmedizinischen Entscheidungen, diskutiert werden. Die Tabelle 6, in Anlehnung an Vorschläge von Herzog et al. [6] zeigt die wichtigsten klinischen, blutgasanalytischen und ventilatorischen Daten, aus denen sich eine Entscheidung zur maschinellen Beatmung ergibt. Wichtiger als diese Kenngrößen sind aber anamnestische Angaben, z. B. das Ausmaß der vor der akuten Verschlechterung noch möglichen körperlichen Aktivität. So wird man sich leichter zu einer intensivmedizinischen Behandlung einschließlich Beatmung entschließen, wenn der Patient vor der akuten Verschlechterung noch ein Minimum an körperlicher Belastungsfähigkeit (Spaziergehen in der Ebene, Treppensteigen mit Unterbrechungen) aufwies. Andererseits wird man sich bei schon vorher Bettlägerigen, deren Krankheit sich über Monate und Jahre kontinuierlich verschlechtert hat, wegen der nahezu infausten Prognose kaum zu einer Respiratorbehandlung entschließen. Es sollte immer erkennbar sein, daß es sich um eine potentiell reversible Ateminsuffizienz handelt, so schwierig die Entscheidung im einzelnen Fall auch sein mag.

Die Technik der Beatmung, auf deren Details ich hier nicht eingehen kann, weist insofern Besonderheiten gegenüber der Beatmung Lungengesunder auf, als mit sehr niedrigem Flow eine weitgehend homogene Verteilung des inspirierten Volumens erreicht werden kann, während bei hohem Flow die ohnehin weniger obstruierten Areale sehr gut, die infolge stärkerer Bronchialobstruktion gering ventilierten Areale noch schlechter belüftet werden und dadurch ein weiterer Abfall des arteriellen Sauerstoffdrucks droht. Die Intubation mit maschineller Beatmung erlaubt zusätzlich eine optimale Bronchialtoilette sowie die wirksamere Verneblung verschiedener Medikamente (Bronchospasmolytika, Sekretolytika).

Vor der Entscheidung zur Intubation und Beatmung ist immer zu prüfen, ob nicht allein eine Tracheotomie den Tod in der Ateminsuffizienz verhindern kann. Die Verminderung des Totraums durch Ausschaltung des Nasenrachenraums bewirkt häufig bereits eine deutliche Verbesserung der arteriellen Blutgase, insbesondere dann, wenn der Patient eine flache, hochfrequente Atmung hat. Eine Indikation zur Tracheotomie kann sich auch daraus ergeben, daß nicht mehr abhustbare Schleimmassen die großen Atemwege immer wieder verstopfen und ständiges tracheales Absaugen notwendig wird, was optimal nur über ein Tracheostoma (oder einen liegenden Trachealtubus) möglich ist.

Bei schwerer Atemwegsobstruktion mit exspiratorischen Sekundenkapazitäten unter 800 ml und bei Erhöhungen des arteriellen Kohlensäuredruckes muß mit dem Vorliegen einer *pulmonalen Hypertonie* gerechnet werden. Für diese Widerstandserhöhung im kleinen Kreislauf können vasokonstriktorische Veränderungen als Antwort auf die alveoläre Hypoxie sowie anatomische Veränderungen des Lungenemphysems verantwortlich gemacht werden. Bei eindeutigen Zeichen einer Rechtsherzbelastung, spätestens bei den Zeichen einer Rechtsherzinsuffizienz muß eine Digitalistherapie eingeleitet werden. Man trifft häufig in alten Lehrbüchern auf die Feststellung, daß Erkrankungen des rechten Herzens weniger Digitalis benötigten bzw. das rechte Herz digitalisempfindlicher sei. Diese These ist in dieser Form falsch. Dennoch gestaltet sich die Digitalistherapie des dekompensierten Cor pulmonale wesentlich schwieriger als die Behandlung einer Linksherzinsuffizienz.

1. In Anwesenheit einer arteriellen Hypoxaemie persistiert auch unter suffizienter Digitalistherapie eine Tachykardie. Eine Digitalisierung, die sich an der Pulsfrequenz orientiert, ist deshalb beim Cor pulmonale nicht möglich.
2. Hypoxaemie und Hyperkapnie begünstigen nicht nur die Tachykardie, sondern auch atriale und ventrikuläre Extrasystolen und verstärken digitalisbedingte Herzrhythmusstörungen.
3. Die oft notwendige Gabe von Diuretika mit konsekutiven Elektrolytstörungen, von denen die Hypokaliämie am bedeutungsvollsten ist, kann im Zusammenhang mit Hypoxämie, Hyperkapnie und Digitalisierung die verschiedensten bedrohlichen Herzrhythmusstörungen provozieren.

Man wird also bei der Behandlung des dekompensierten Cor pulmonale zunächst sehr vorsichtig digitalisieren müssen, den Elektrolythaushalt ausgeglichen gestalten und engmaschig Ekg-Kontrollen durchführen. Diuretisch sind Kombinationen mit Aldosteron-Antagonisten und Triampterenen zu bevorzugen, um Hypokaliämien zu vermeiden [3].

Da wir fast jede Hypertonie des großen Kreislaufs mit Antihypertensiva befriedigend senken können, sind diese Pharmaka auch immer wieder zur Behandlung des chronischen Cor pulmonale versucht worden, leider ohne jeglichen Erfolg in der Langzeittherapie. Lediglich bei primärvaskulären Erhöhungen des Lungengefäßwiderstandes wird eine gewisse Beeinflußbarkeit der pulmonalen Hypertonie durch einige Antihypertensive (Hydralazin und Diazoxid) diskutiert. Beim chronischen Cor pulmonale der obstruktiven Atemwegserkrankung ist keine dauerhafte Drucksenkung nachgewiesen worden, es sei denn, die eingesetzten Pharmaka (z. B. Betaadrenergika und Theophyllinpräparate) hatten auch einen deutlichen Einfluß auf die bronchiale Obstruktion oder die alveoläre Hypoventilation und wirkten somit indirekt auf die Vasokonstriktion der kleinen Lungenarterien. Wichtig ist der Hinweis, daß Betarezeptorenblocker zur Behandlung von Herzrhythmusstörungen bzw. zur Senkung des pulmonalarteriellen Gefäßwiderstandes bei obstruktiven Atemwegserkrankungen kontraindiziert sind, da sie die bronchiale Obstruktion und damit auch die Rechtsherzinsuffizienz verstärken können. Unter intensivmedizinischen Bedingungen kann auch beim Vorliegen einer Ateminsuffizienz in Verbindung mit einem Cor pulmonale der Versuch gemacht werden, über eine Erhöhung des alveolären Sauerstoffdrucks durch inspiratorische Sauerstoffzumischung, den pulmonalarteriellen Druck zu senken. Dabei ist immer auf einen bedrohlichen Anstieg des arteriellen Kohlensäuredrucks zu achten. Die Ergebnisse des chronischen Cor pulmonale werden in dem nachfolgenden Referat diskutiert.

Eine Therapie mit Antikoagulantien ist immer dann indiziert, wenn bei bettlägerigen Patienten die Kombination von vermindertem Herzzeitvolumen und Polyglobulie die

Gefahr von thromboembolischen Komplikationen heraufbeschwört. Dabei hat sich die sogenannte „low dosage"-Heparingabe (z. B. 3 × 5 000 Einh. Heparin streng subcutan) zur Prophylaxe von Phlebothrombosen und Lungenembolien durchgesetzt.

Die Wirksamkeit von Aderlässen ist beim chronischen Cor pulmonale umstritten. Bei mäßig ausgeprägter Polyglobulie konnten keine wesentlichen Verbesserungen der Hämodynamik durch Aderlässe nachgewiesen werden [12]. Man wird allerdings bei ausgeprägter Polyglobulie mit Hämatokritwerten über 55–60% eine Aderlaßtherapie empfehlen, um die Fließeigenschaften des Blutes zu verbessern und damit auch eine Abnahme des Lungengefäßwiderstandes zu erreichen bzw. um durch eine solche Therapie auch das Thromboserisiko zu mindern.

Abschließend sei noch einmal dargestellt, daß insbesondere die Langzeitstudien von Fletcher [5], Burrows [1] sowie Ourednik und Susa [10] folgende deprimierenden Ergebnisse bezüglich der Prognose von Ateminsuffizienz und chronischem Cor pulmonale ergeben haben.

Patienten mit obstruktiver Bronchitis müssen jährlich mit einem weiteren Abfall des Einsekundenwertes um 75 ml rechnen. Ist ihr Einsekundenwert bereits auf 800 ml abgefallen, haben sie kaum eine Chance, weitere 5 Jahre zu überleben. Gleichermaßen ungünstig sind folgende Befunde:
1. Ausgeprägte pulmonale Hypertonie, kombiniert mit schwerer Hypoxämie,
2. niedriges Herzzeitvolumen bei mäßiger pulmonaler Hypertonie,
3. Ruhetachykardie über 100/min bei hochgradig eingeschränktem Einsekundenwert,
4. arterieller Kohlensäuredruck über 50 Torr. Bei den genannten Befunden findet sich nicht nur Ateminsuffizienz und Rechtsherzdekompensation als Todesursache, sondern in 10–20% der Fälle auch ein akutes Linksherzversagen, bedingt durch die Kombination von Hypoxämie, niedrigem Herzzeitvolumen und vorbestehender koronarer Herzerkrankung [3].

*Literatur*

1. Burrows B (1975) Chronisch obstruktive Lungenerkrankungen und Cor pulmonale. Schattauer, Stuttgart, New York, S 3 – 2. Deutsche Liga zur Bekämpfung der Atemwegserkrankungen e. V. (1980) Dtsch Med Wochenschr 105:1581 – 3. Fabel H (1979) Obstruktive Atemwegserkrankungen. Witzstrock, Baden-Baden Köln New York, S 195 – 4. Fabel H (1981) Ateminsuffizienz und Cor pulmonale. Thiemig – 5. Fletcher CM (1975) Chronisch obstruktive Lungenerkrankungen und Cor pulmonale. Schattauer, Stuttgart New York, S 3 – 6. Herzog H et al. (1979) Akute Notfälle in der Pneumologie. Dustri-Verlag, München-Deisenhofen, S 117 – 7. Lanser K, Wichert P von (1979) Obstruktive Atemwegserkrankungen. Witzstrock, Baden-Baden Köln New York, S 173 – 8. Lode H (1979) Obstruktive Atemwegserkrankungen. Witzstrock, Baden-Baden Köln New York, S 195 – 9. Mulder J et al. (1952) Acta med Scand 143: 32 – 10. Ourednik A, Susa Z (1975) Chronisch obstruktive Lungenerkrankungen und Cor pulmonale. Schattauer, Stuttgart New York, S 175 – 11. Stott NCH, West RP (1976) Br Med J 2:556 – 12. Thimme W et al. (1975) Chronisch obstruktive Lungenerkrankungen und Cor pulmonale. Schattauer, Stuttgart New York, S 231

# Prävention, Langzeittherapie und Rehabilitation

Wettengel, R. (Karl-Hansen-Klinik Bad Lippspringe)

**Referat**

*Prävention*

*Primäre Prävention* soll verhindern, daß Gesunde krank werden. Die größte Gefährdung, an Bronchitis zu erkranken, geht nicht von der Umweltverschmutzung und von der Schadstoffinhalation am Arbeitsplatz aus, sondern vom Zigarettenrauchen. Deshalb könnte man das wichtigste Ziel einer primären Prävention wie folgt formulieren: Vermeidung von Risikofaktoren der Bronchitis durch Erziehung *von* Nichtrauchern und durch Erziehung *zu* Nichtrauchern.

Die *sekundäre Prävention* bei Bronchitis hat die Aufgabe, gefährdete Personen bereits bei Krankheitsbeginn zu identifizieren und für die Elimination schädlicher Faktoren zu sorgen.

Der kausale Zusammenhang zwischen Zigarettenrauchen und dem Auftreten von Bronchitissymptomen ist durch zahlreiche epidemiologische Untersuchungen belegt. Besonders wichtig ist die Erkenntis, daß damit auch eine klinisch relevante Beeinträchtigung der Atemfunktion einhergeht, die sich bereits im jüngeren Lebensalter zeigt und in enger Korrelation mit der Dauer des Rauchens und dem Zigarettenkonsum zunimmt (s. Abb. 1a und 1b). Wesentliche Ursachen dieser Funktionseinbuße sind erhöhte Atemwiderstände, eine Verminderung des Lungenparenchyms und ein Verlust an elastischen Rückstellkräften [6], Übersicht bei [3].

Der wissenschaftliche Beweis, daß Zigarettenrauchen *auch* bezüglich der Bronchitisentstehung als schwerwiegender Zivilisationsschaden anzusehen ist, hat bisher keineswegs zu einer Lösung des Problems geführt, wie Kinder und Jugendliche vom Rauchen fernzuhalten und Erwachsene davon abzubringen sind. Appelle an die

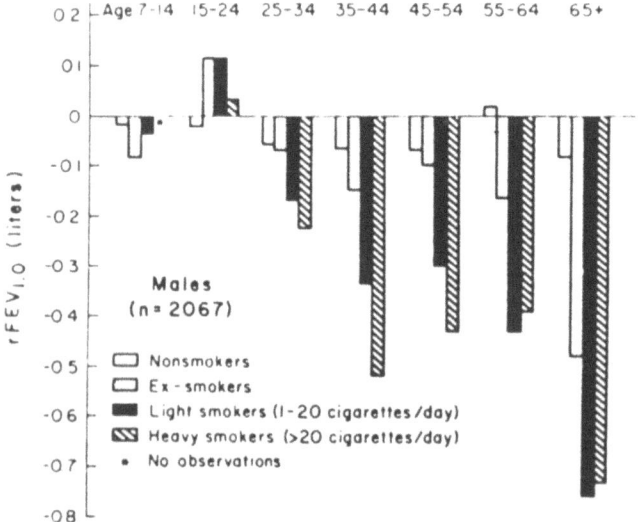

**Abb. 1a.** Mittlere Abnahme des gemessenen forcierten Einsekundenvolumens ($FEV_1$) gegenüber dem Sollwert in Abhängigkeit von Raucherstatus und Alter. Eine signifikante Differenz zeigt sich bereits im Alter von 35–44 Jahren

Vernunft sind in manchen Fällen erfolgreich, helfen aber dem Suchtraucher kaum. Die Ergebnisse verhaltenstherapeutischer Bemühungen erscheinen ermutigend, wenngleich nur eine Minderheit motivierter, zu aktiver Mitarbeit und Selbstdisziplin bereiter Personen geeignet ist. Nur durch gemeinsame Anstrengungen von Pädagogen, Psychologen, Politikern und Ärzten sind in dieser Richtung Fortschritte zu erwarten.

Neben der bedeutenden Schädigung, die der Mensch sich selbst durch das Zigarettenrauchen zufügt, sind obstruktive Atemwegserkrankungen durch berufliche Allergene und inhalative Noxen am Arbeitsplatz beachten. Bei Klagen über Husten, Auswurf und Atemnot ist die Berufsanamnese obligatorisch. Sie ist der Ausgangspunkt für alle weiteren Untersuchungen und kann entscheidende Hinweise auf pflanzliche Allergene (z. B. Mehle, Kleie, Holzstäube, Futtermittelstäube) und auf eine Reihe weiterer Inhalationsallergene (z. B. Tierepithelien, Rohseide, Antibiotika, Proteasen) gegeben. Der Zusammenhang zwischen beruflicher Tätigkeit und dem Auftreten von Atembeschwerden pflegt bei allergischen Sofort-Reaktionen evident zu sein, kann aber bei verzögerten bronchialen Reaktionen und bei häufiger Aufnahme geringer Allergenmengen durch eine Dauerobstruktion verdeckt werden (Abb. 2). Eine sorgfältige Befragung, allergologische Untersuchungen, evtl. unter Einbeziehung arbeitsplatzbezogener Expositionstests, sind erforderlich.

Obstruktive Atemwegserkrankungen durch chemisch-irritativ oder toxisch wirkende Substanzen werden durch organische Arbeitsstoffe (z. B. Akrolein, Formaldehyd, Härter für Epoxidharze, Diisocyanate), ferner durch eine Vielzahl anorganischer Arbeitsstoffe (z. B. Lackdämpfe, Nitrosegase, Schwefeldioxyd, Zinkchlorid, Platinchlorid) hervorgerufen. Diisocyanate werden für die Herstellung von Polyurethan-Kunststoffen, die zur Isolation, als Bestandteile von Lacken, Beschichtungsmaterialien und Klebestoffen breite Verwendung finden, in einer Gesamtmenge von ca. 600 000 t pro Jahr produziert [4]. Die Inhalation kann in äußerst geringen Konzentrationen zu Sensibilisierungen der Atemwege mit Bildung von IgE-Antikörpern, in Konzentrationen über 0,02 ppm zu toxischen Reaktionen führen. Bei jeder länger dauernden Exposition gegen Allergene oder chemische Reize droht die Entwicklung einer irreversiblen Atemwegsobstruktion (Tabelle 1). Es ist deshalb notwendig und

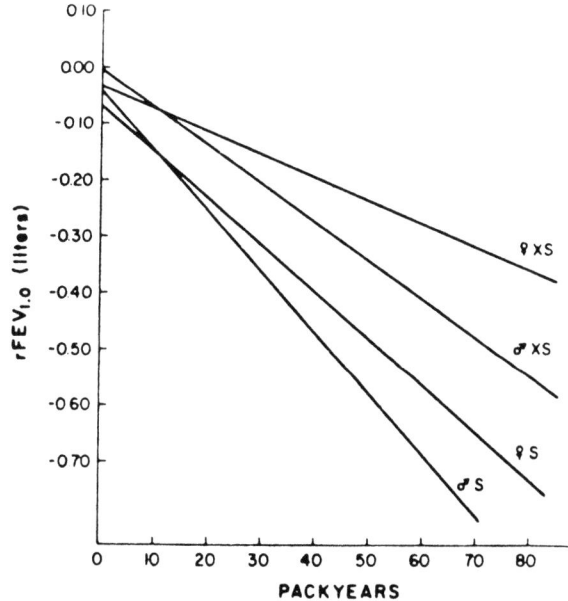

**Abb. 1b.** Einschränkung des $FEV_1$ als Funktion des Zigarettenkonsums für Raucher (S) und Ex-Raucher (XS). Ein Packyear = 20 Zigaretten pro Tag über 1 Jahr [2]

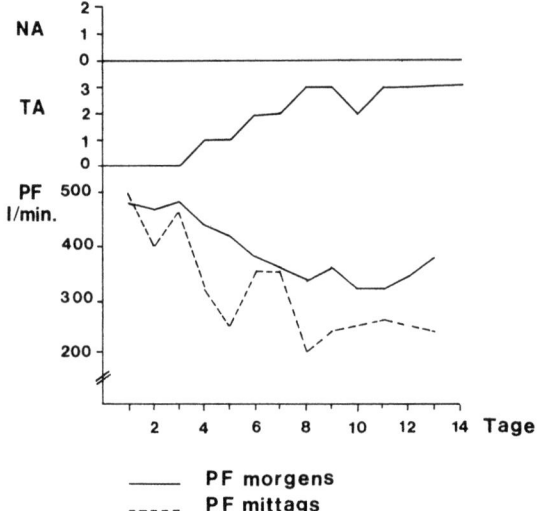

**Abb. 2.** Schweregrad der Atembeschwerden und der Atemwegsobstruktion bei einem mehlstauballergischen Bäcker nach Rückkehr in den Betrieb. NA: Nachtasthma; TA: Tagesasthma, bewertet nach einem Score von 0–3; PF: maximaler exspiratorischer Atemstrom (peak flow)

gesetzlich vorgeschrieben, bereits im Verdachtsfalle eine Meldung an die zuständige Berufsgenossenschaft zu erstatten. Die Anzeige hat eine Überprüfung der Arbeitsplatzsituation, evtl. eine Begutachtung, die Einleitung berufsfördernder Maßnahmen und eine Entschädigung gemäß Ziff. 4301 bzw. 4302 der Berufskrankheitenverordnung zur Folge [15].

*Langzeittherapie*

Eine langfristige Therapie der chronischen Bronchitis ist erforderlich, wenn eine Atemwegsobstruktion besteht. Der Behandlungsplan umfaßt neben der Pharmakotherapie verschiedene physiotherapeutische Maßnahmen, die etabliert, allerdings bezüglich pathophysiologischer Grundlagen und Wirksamkeit noch nicht genügend geklärt sind.

Einigen Patienten wird die häusliche Sauerstoffanwendung mit der Anweisung empfohlen, zwei- bis dreimal täglich für höchstens 30 min Sauerstoff zu inhalieren. Hinter dieser halbherzigen Verordnung stehen einerseits die Sorge vor möglichen Komplikationen, insbesondere einer Atemdepression und andererseits die notwendige Ökonomie im Umgang mit einem begrenzten Sauerstoffvorrat in Flaschengeräten. Ob diese Art der Sauerstoffanwendung einen Nutzen hat, der über psychologische Wirkungen hinausgeht, ist nicht bekannt und muß bezweifelt werden.

**Tabelle 1.** Verhalten des forcierten Einsekundenvolumens ($FEV_1$) und der arteriellen Sauerstoffspannung bei berufsbedingter obstruktiver Atemwegserkrankung (Diisocyanate). Weiterbestehen der Atemwegsobstruktion und Gasaustauschstörung trotz Karenz seit April 1978

|  | Soll | 4,78 | 5,78 | 11,78 | 8,79 | 11,80 | 3,81 |
|---|---|---|---|---|---|---|---|
| $FEV_1$ (l) | 4,43 | 1,9 | 2,85 | 2,65 | 4,35 | 1,15 | 1,47 |
| $PaO_2$ (Torr) | >75 | 51 | 79 | 55 | – | 60 | 56 |

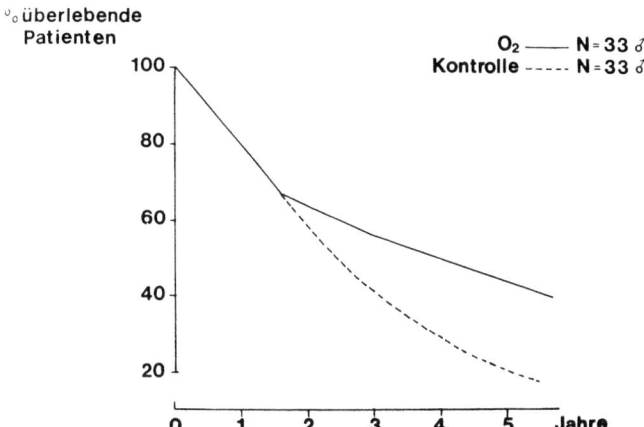

**Abb. 3.** Prozentuale Überlebensrate bei Sauerstoffapplikation über 12 Std täglich und in der Kontrollgruppe

Dagegen wurde neuerdings nachgewiesen, daß die regelmäßige mehrstündige Sauerstoffinsufflation die in fortgeschrittenen Krankheitsstadien ungünstige Prognose eindeutig verbessert. Der vorstehende Beitrag befaßt sich lediglich mit diesem aktuellen Aspekt einer Langzeittherapie bei Bronchitis.

Im Zeitraum von 1970–1976 erschienen vier Publikationen, die für eine höhere Lebenserwartung bei langfristiger kontinuierlicher Sauerstofftherapie sprachen [1, 7, 10, 14]. Die Aussagefähigkeit dieser Befunde war jedoch begrenzt, weil Vergleichsgruppen fehlten. Neuerdings liegen zwei sorgfältige kontrollierte Untersuchungen vor, die alle Anforderungen an eine Therapiestudie erfüllen:

Die Studiengruppe des British Medical Research Council (BMRC) berichtet über 87 Patienten, die nach zufälliger Verteilung täglich über 15 Std 2–3 l Sauerstoff bzw. eine entsprechende medikamentöse Therapie ohne Sauerstoff erhielten. Auswahlkriterien waren arterielle Sauerstoffdrücke unter 60 mm Hg (8 KPa), normale oder leicht erhöhte $CO_2$-Drücke und ein Einsekundenwert unter 1,5 l in einer stabilen Krankheitsphase. Von den Männern hatten nach 2 Jahren in der Therapiegruppe 65%, in der Kontrollgruppe 60% überlebt. Nach 3 Jahren zeigten sich signifikante Unterschiede, die im weiteren Verlauf der Studie deutlicher wurden. Die Überlebensrate betrug nach 5 Jahren in der Therapiegruppe etwa 55%, in der Kontrollgruppe dagegen nur 20% (siehe Abb. 3). Bei den Frauen zeigten sich schon nach 1 Jahr deutliche Unterschiede in der Lebenserwartung zugunsten der Therapiegruppe, die sich ebenfalls mit dem Fortschreiten der Beobachtungszeit stärker ausprägten. Allerdings ist die Aussagefähigkeit dieser Befunde durch die begrenzte Fallzahl (neun Behandlungsfälle, zwölf Kontrollen) eingeschränkt [9].

In einer amerikanischen Multicenter-Studie wurde die kontinuierliche Sauerstoffzufuhr über 24 Std mit einer 12stündigen Anwendung verglichen [11]. Die Auswahl von 203 Patienten erfolgte nach ähnlichen Kriterien wie bei der BMRC-Studie. Auf Konstanz der Ausgangswerte über 3 Wochen wurde besonderer Wert gelegt. Mit *kontinuierlicher* Sauerstoffzufuhr behandelte Patienten hatten eine günstigere Prognose: die Überlebensrate betrug nach 1 Jahr etwa 90%, nach 2 Jahren etwa 80% gegenüber 80% bzw. 50% in der Patientengruppe mit *12stündiger* Sauerstoffapplikation. In dem Beobachtungszeitraum von durchschnittlich 19 Monaten starben 64 Patienten, davon nur 23 Patienten in der Gruppe mit *kontinuierlicher* Sauerstofftherapie.

Die wesentlichen technischen Befunde *aller* Patienten zeigten nur geringe Unterschiede (Abfall des Hämatokrit von 47,5 auf 44,3%, des Lungengefäßwiderstands von

322 auf 281 dyn/s · cm nach 6 Monaten) oder blieben konstant (arterielle Blutgase, Lungenvolumina, Einsekundenwert und Herzindex). Es ist deshalb unklar, worauf die bessere Prognose unter einer Sauerstofftherapie zurückzuführen ist. Ebenfalls unbeantwortet bleibt die Frage nach dem Einfluß des Sauerstoffs auf die körperliche Belastbarkeit und auf die Lebensqualität.

Nach den vorliegenden Studien ist die regelmäßige mehrstündige oder kontinuierliche Sauerstoffapplikation als wertvolle Ergänzung der Therapie bei ausgewählten Bronchitiskranken zu betrachten. Sie ist zugleich die einzige seriöse und nachweislich effektive Form der Sauerstoffanwendung. Die Bereitstellung ausreichend großer Sauerstoffmengen bei vertretbaren Kosten ist mit Hilfe von Sauerstoffkonzentratoren[1] möglich. Diese Geräte filtern Sauerstoff aus der Luft und erzeugen bei dem benötigten Fluß von 2−3 l/min eine Sauerstoffkonzentration von 95%. Lungenschäden sind bei einem Sauerstoffanteil von etwa 30% in der Einatmungsluft, der meist zu den gewünschten arteriellen Sauerstoffpartialdrücken von 60−70 Torr führt, nicht zu befürchten. Auch mit einer Atemdepression ist bei diesen Werten kaum zu rechnen. Allerdings muß diese Frage bei der Indikationsstellung in jedem Einzelfall geprüft werden. Gleichzeitig ist zu klären, ob psychologische Voraussetzungen wie Akzeptanz des Geräts und Zuverlässigkeit erfüllt sind.

*Rehabilitation*

Die Ziele einer umfassenden Rehabilitation bei chronischer Bronchitis sind von einer amerikanischen Arbeitsgruppe folgendermaßen definiert worden [12]:
1. Maximale Besserung der Atemfunktion.
2. Maximale Selbständigkeit und nützliche Aktivität.
3. Wiederaufnahme der früheren beruflichen Tätigkeit oder Ausbildung für besser geeignete Arbeit.
4. Minimale Folgen der Krankheit für Familie und Gesellschaft.

Es fällt auf, daß die Autoren nicht ein Maximum an Wohlbefinden für den Einzelnen im Sinne der utopischen WHO-Definition von Gesundheit ins Auge fassen, sondern die Wiedererlangung der Selbständigkeit und die Entlastung von Familie und Gesellschaft. Dieser Anspruch an die Mitarbeit des Einzelnen erscheint besonders nachdenkenswert, denn er entspricht nicht der überwiegenden Mentalität, die eher auf Bequemlichkeit, persönliche Sicherheit und Unterstützung von außen abstellt.

Die populärste Maßnahme, mit der eine Rehabilitation erreicht werden soll, ist das Heilverfahren, die „Kur". Die Frage nach ihrer Effektivität ist viel diskutiert und schwer zu entscheiden. Gewährleistet ist in der Regel eine adäquate medizinische Versorgung in spezialisierten Fachkliniken, eine Beurteilung der Leistungsfähigkeit nach objektiven Kriterien und damit eine begründete Stellungnahme zur Arbeitsfähigkeit und zu den Chancen berufsfördernder Maßnahmen. Das hohe Niveau im medizinisch-diagnostischen Bereich darf jedoch nicht zur Selbstzufriedenheit führen und übersehen lassen, daß spezifische Möglichkeiten eines Heilverfahrens ungenutzt oder unterrepräsentiert bleiben. Gesundheitserziehung, Verhaltenstherapie und aktive Freizeitgestaltung sind Begriffe, die gerade erst in das ärztliche Denken Eingang finden. Notwendige personelle und räumliche Einrichtungen sind vorläufig nur in Ansätzen vorhanden. Weitere Probleme sehen wir in der ungenügenden Selektion − häufig werden nicht mehr rehabilitationsfähige Kranke zur gesetzlich vorgeschriebenen „Kur vor Rente" geschickt − und in der Tatsache, daß mit der Kur die Anstrengung zur Rehabilitation in der Regel beendet ist und eingeleitete Therapieformen, insbesondere auch erlernte Verhaltensweisen zur Korrektur falscher Lebensgewohnheiten wieder verlorengehen. Die

---

1 Vertrieb: DeVilbiss und Medicommerz

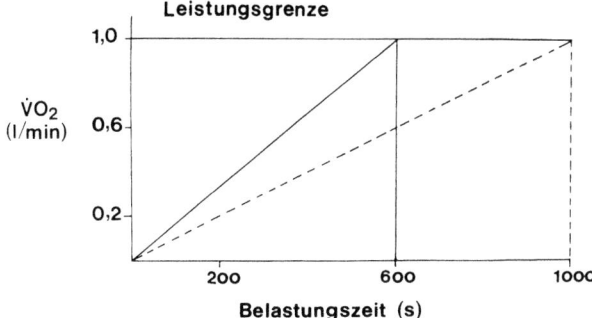

**Abb. 4.** Erklärung s. Text [5]

Schaffung von Anlaufpunkten für therapeutische, psychologische und sozialmedizinische Probleme dieser Kranken ist erforderlich.

Aktivität als wichtiges Ziel der Rehabilitation schließt die *Mobilität* ein. Inwieweit ist es möglich, die körperliche Leistungsfähigkeit von Kranken mit Belastungsdyspnoe zu verbessern? Es hat sich gezeigt, daß körperliches Training die Lungenfunktion nicht beeinflußt. Dennoch scheint eine Steigerung der Belastbarkeit in der Größenordnung von 10-20% möglich zu sein [8, 13].

Eine Erklärung für diese Beobachtungen könnte sein, daß bei unverändert eingeschränkter Sauerstoffaufnahme durch die Ökonomisierung von Bewegungsabläufen eine effizientere körperliche Arbeit und damit eine längere Belastungszeit erreicht wird (siehe Abb. 4).

Ein weiterer Gesichtspunkt ist die günstigere Selbsteinschätzung von Patienten, die an Übungsprogrammen teilgenommen haben. Sie berichten über verminderte Atemnot, besseres subjektives Befinden und größeres Vertrauen in die eigene Leistungsfähigkeit. Entsprechende Angaben finden sich allerdings auch nach einer Scheinbehandlung ohne Trainingseffekt, so daß günstige subjektive Bewertungen mit Kritik betrachtet werden müssen [5].

Die Beobachtung, daß dosiertes körperliches Training die Belastbarkeit verbessern und das beeinträchtigte Selbstwertgefühl dieser Kranken günstig beeinflussen kann, verdient Beachtung als ein möglicher postiver Beitrag zur Rehabilitation. Inwieweit Trainingseffekte allerdings später aufrechterhalten werden können und die Berufschancen tatsächlich verbessern, muß durch prospektive Untersuchungen noch geklärt werden.

*Literatur*

1. Anderson PB, Cayton RM, Holt PJ, Howard P (1973) Long term oxygen therapy in cor pulmonale. Q J Med 42: 563-573 - 2. Beck JG, Doyle CA, Schachter EN (1981) Smoking and lung function. Am Rev Respir Dis 123: 149-155 - 3. Chrétien J (1981) La Fumée de Tabac. Principaux Mécanismes de Toxicité. Bull Europ Physiopath Resp 17: 135-144 - 4. Ehrlicher H (1974) Klinik und Pathologie der Diisocyanatvergiftungen. Pneumonologie 150: 155-160 - 5. Hale T, Cumming G, Spriggs J (1978) The effects of physical training in chronic obstructive pulmonary disease. Bull Europ Physiopath Resp 14: 593-608 - 6. Huber GL, Davies P, Zwilling GR, Pochay VE, Hinds WC, Nicholas HA, Mahajan VK, Hayashi M, First MW (1981) A morphologic and physiologic bioassay for quantifying alterations in the lung following experimental chronic inhalation of tobacco smoke. Bull Europ Physiopath Resp 17: 269-327 - 7. Leggett RJE, Kirby BJ, Crookes NJ, Flenley DC (1976) Long termin domiciliary oxygen therapy in cor pulmonale. Thorax 31: 414-418 - 8. McGavin CR, Gupta SP, Lloyd EL, McHardy GJR (1977) Physical rehabilitation for the chronic bronchitic: results of a controlled trial of exercises in the home. Thorax 32: 307-311 - 9. Medical Research Council Domiciliary Oxygen Trial (1981) Lancet (in press) - 10. Neff TA, Petty TC (1970) Long term continuous oxygen therapy in

chronic airways obstruction. Ann Intern Med 72: 621–626 – 11. Nocturnal Oxygen Therapy Trial Group (NOTT trail) (1980) Continuous or nocturnal oxygen therapy in hypoxaemic chronic obstructive lung disease. Ann Intern Med 93: 394–399 – 12. Petty TL, Branscomb BV, Farrington JF, Kettel LJ, Lindesmith LA (1974) Community resources for rehabilitation of patients with chronic obstructive pulmonary diseases and cor pulmonale. Circulation 49: 1–20 – 13. Sinclair DJM, Ingram CG (1980) Controlled trial of supervised exercise training in chronic bronchitis. Br Med J 519–521 – 14. Stewart BN, Hood CI, Block AJ (1975) Long term results of continuous oxygen therapy at sea level. Chest 68: 486–492 – 15. Wagner R, Zerlett G (1979) Berufskrankheiten der BeKV. Kohlhammer, Köln

# Pathogenese, Prävention und Therapie der Arteriosklerose

## Morphologie der Arteriosklerose

Hort, W. (Patholog. Inst. der Univ. Düsseldorf)

**Referat**

Die Folgen einer Arteriosklerose führen bei Tieren in freier Wildbahn kaum einmal zum Tode, während sie beim Menschen heute in vielen Ländern die häufigste Todesursache darstellen. Wir wissen nicht, wie das Gefäßsystem unserer Neandertaler Vorfahren ausgesehen hat, aber wir wissen, daß die Arteriosklerose keine erst in jüngster Zeit entstandene Zivilisationskrankheit ist. So sind z. B. deutliche arteriosklerotische Gefäßveränderungen bei ägyptischen Mumien nachgewiesen worden. Es ist möglich, daß der Mensch nicht für die Nahrung geschaffen ist, die er heutzutage zu sich nimmt, und auch nicht für die soziologischen Strukturen, unter denen er lebt (Haust).

Das morphologische Spektrum der Arteriosklerose ist begrenzt, aber es ist sehr schwer, die Arteriosklerose in einem Satz zu definieren. Lobstein führte den Begriff Arteriosklerose im Jahre 1833 ein und wollte damit die Verhärtung der Gefäßwand zum Ausdruck bringen. Die derzeitige WHO-Definition lautet: „Atherosklerose ist eine variable Kombination von Veränderungen der Intima, bestehend aus herdförmiger Ansammlung von Fettsubstanzen, komplexen Kohlenhydraten, Blut und Blutbestandteilen, Bindegewebe und Kalziumablagerungen, verbunden mit Veränderungen der Arterienmedia." Auch diese Definition ist nicht umfassend genug.

*1. Morphologie arteriosklerotischer Herde beim Menschen*

Unsere Kenntnisse der Arteriosklerose beim Menschen stammen fast ausschließlich aus Sektionsbeobachtungen. Deshalb wissen wir über die frühesten, im submikroskopischen Bereich ablaufenden Intimaveränderungen fast nichts, denn sie lassen sich wegen der raschen Autolyse des Endothels bei den Obduktionen nicht mehr nachweisen.

Unter den relativ frühen Veränderungen haben die Fettstreifen (Lipidflecken; „fatty streaks") die meiste Beachtung gefunden. Sie kommen schon in den ersten beiden Lebensdekaden vor. Bei Säuglingen werden sie gehäuft am Aortenklappenring und an der Narbe des Ductus arteriosus gefunden, später in anderen Teilen der Aorta und in der Pubertät in den proximalen Koronararterienabschnitten. Histologisch zeichnen sie sich durch zahlreiche Schaumzellen aus, die Lipide gespeichert haben (Abb. 1). Diese Zellen wurden als Makrophagen histiozytären Ursprungs angesehen. Heute wissen wir jedoch aus Beobachtungen im Tierexperiment und beim Menschen, daß sie zum größten Teil von glatten Muskelzellen abstammen, die aus der Media in die Intima eingewandert sind.

Die Modulationsfähigkeit der glatten Muskelzellen gehört zu den interessantesten morphologischen Entdeckungen der letzten Jahrzehnte. Sie hängt vom Standort ab und befähigt z. B. die Muskelzellen der Vasa afferentia zur Reninbildung. In der Magenschleimhaut können sich Muskelzellen in den Lipidflecken, die endoskopisch ein

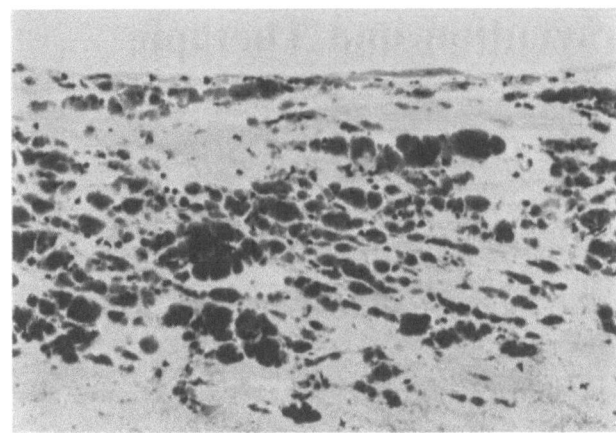

Abb. 1. Intrazelluläre Lipidablagerungen in einem Polster einer menschlichen Kranzarterie. Sudan-3-Färbung, 200× vergrößert

Frühkarzinom vortäuschen können, in myogene Schaumzellen umwandeln (Böger und Hort).

Von den glatten Muskelzellen hängt der gesamte Stoffwechsel der Strukturmakromoleküle der Gefäßwand ab. Die glatten Muskelzellen synthetisieren z. B. Kollagen, Tropo-Elastin und Proteoglykane (s. Kramsch). Die glatten Muskelzellen kommen in der Gefäßwand in zwei Varianten vor (s. Sinzinger et al). Als kontraktile glatte Muskelzelle (die z. B. auch als normale, typische oder ruhende Muskelzelle bezeichnet wird), weist sie ultrastrukturell viele Mikropinozytosevesikel, einen reich entfalteten kontraktilen Apparat, und viele dense bodies sowie eine gut ausgebildete Basalmembran auf. Im Gegensatz dazu haben die modifizierten glatten Muskelzellen, die z. B. auch als stoffwechselaktive oder intermediäre glatte Muskelzellen bezeichnet werden, einen reduzierten kontraktilen Apparat, dafür aber ein ausgeprägtes Endoplasmatisches Reticulum, mehr Mitochondrien und Ribosomen sowie einen vergrößerten Golgi-Apparat. Sie haben die Fähigkeit zur Lipidspeicherung und können die Charakteristica glatter Muskelzellen schließlich so weitgehend verlieren, daß sie sich auch elektronenmikroskopisch nicht mehr sicher von histiozytären Makrophagen unterscheiden lassen. Wahrscheinlich müssen nicht alle Schaumzellen der Intima aus glatten Muskelzellen hervorgehen, sie können auch aus Histiozyten entstehen (vgl. Schaffner et al.), die wohl dann in Aktion treten, wenn die lipidbeladenen glatten Muskelzellen zugrunde gehen und die in das Interstitium abgegebenen Fetttropfen wieder phagozytiert werden (s. Haust).

Interessante Beobachtungen über das Enzymmuster von glatten Muskelzellen machte Earl Benditt (s. auch Benditt et al.). Er schloß aus dem Vorkommen nur eines Phaenotyps der Glukose-6-Phosphat-Dehydrogenase in vielen arteriosklerotischen Polstern, daß deren glatte Muskelzellen monoklonalen Ursprungs seien und verglich etwas unglücklich die sklerotischen Polster mit gutartigen Tumoren. Inzwischen hat es sich aber gezeigt, daß die glatten Muskelzellen in arteriosklerotischen Polstern recht häufig polyklonalen Ursprungs sind (vgl. Thomas et al.).

Seltener als die Fettstreifen findet sich eine andere Frühveränderung in der Arterienintima in Form eines gelatinösen Ödems. Mit bloßem Auge erscheint es als glasige, flache Intimavorwölbung, die bevorzugt in der Aorta und nur sehr selten in anderen Arterien z. B. in der A. femoralis auftritt. Mikroskopisch sind dabei die Fasern der inneren Wandschichten durch ein Ödem auseinandergedrängt („freies Ödem" nach Sinapius). Als eine weitere Frühveränderung sieht Daria Haust flache parietale Thromben an, die auf einer unveränderten Intima abgelagert werden können. Welche Bedeutung derartigen Thromben, die z. B. infolge eines Schocks entstehen können, im

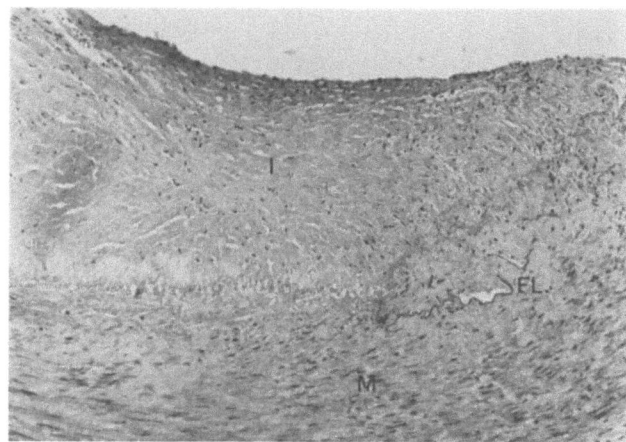

**Abb. 2.** Fibröses Intimapolster (I.) in einer Koronararterie EL = aufgesplitterte Elastica interna. M = Media; HE-Färbung 120× vergrößert

Werdegang früher arteriosklerotischer Prozesse zukommt, ist noch unklar, während eine Thrombeninkorporation für die Progression arteriosklerotischer Polster außer Frage steht (s. Abb. 2).

Es ist bis heute nicht eindeutig geklärt, wie häufig die Fettstreifen in fortgeschrittene arteriosklerotische Polster übergehen. An der Möglichkeit besteht kein Zweifel, aber nicht jeder Fettstreifen trägt den Keim zu einem fortschreitenden arteriosklerotischen Polster in sich. Die Lokalisation der Lipidflecken in jugendlichen Gefäßen stimmt z. B. in Kranzarterien und Cerebralarterien mit der Lokalisation fibröser Polster recht gut überein, aber in der Aorta ergeben sich Differenzen (McGill). Pearson et al. haben aus Untersuchungen der Glukose-6-Phosphat-Dehydrogenase geschlossen, daß eine Minderheit der Fettstreifen intermediäre Charakteristika zwischen einer normalen Gefäßwand und einem fibrösen Polster aufweist und daß es vermutlich diese Beete sind, die sich später zu fibrösen Polstern entwickeln.

Die ersten fibrösen Intimapolster (Abb. 2) treten gewöhnlich zu Beginn der dritten Lebensdekade auf, also später als die Fettstreifen. Sie enthalten reichlich kollagene Fasern, die offenbar aus den aus der Media eingewanderten glatten Muskelzellen gebildet worden sind. Die Polster springen mit zunehmender Dicke mehr und mehr in die Lichtung vor („erhabene Läsionen"), und ihre Versorgung wird dann problematisch. Die großen Arterien werden nur in äußeren Mediaanteilen von Vasa vasorum ernährt. In den inneren Wandschichten können Kapilaren wegen des hohen intramuralen Druckes nicht offen bleiben, und ihre Ernährung erfolgt durch Perfusion von der Lichtung her durch einen Saftstrom, der sich von zentral nach peripher bewegt (Linzbach). Mit zunehmender Dicke entstehen in basalen Polsteranteilen Nekrosen mit Aufquellungen des Gewebes, oft mit Cholesterinkristallablagerungen und umgebenden Schaumzellen. Diese Veränderungen werden als atheromatöse Herde bezeichnet (Abb. 3). Sie können verkalken und sogar verknöchern. Unverkalkte Nekroseherde dürften sich in ihrer weichen Konsistenz von der festen Beschaffenheit der darüberliegenden Deckplatte unterscheiden, die als eine bindegewebige Kappe das arteriosklerotische Polster gegen die Lichtung hin abgrenzt. Dieser Konsistenzunterschied begünstigt wahrscheinlich das Auftreten eines Polsterrisses. Dabei entleeren sich Detritusmassen aus den nekrotischen Partien in die Lichtung hinein, und es kann zu Cholesterinkristallembolien kommen, die gelegentlich in der Niere zu Funktionsstörungen führen. Der Polsterriß wird von einem Thrombus bedeckt, der in Organarterien die Lichtung verlegen kann. Ein obturierender Koronarthrombus entwickelt sich fast immer auf einem derartigen Deckplatteneinriß (Chapman, Constantinides, Friedman und Sinapius).

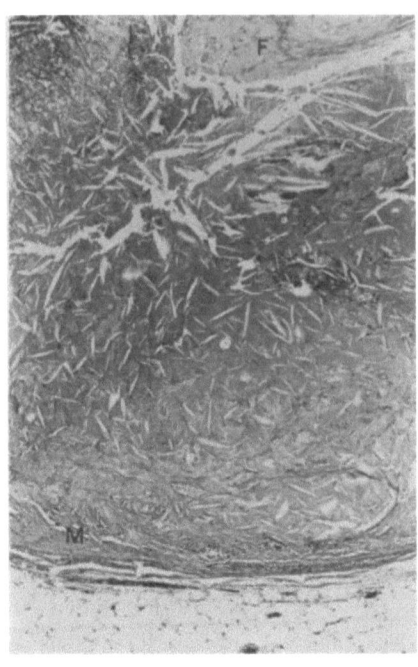

**Abb. 3.** Atheromatöses Koronararterienpolster mit zahllosen Cholesterinkristallücken. M = schmaler erhaltener Mediaabschnitt. F = fibröse Deckplatte 30× vergrößert

Gleichartige Polsterrisse finden sich aber auch in anderen Gefäßprovinzen, z. B. in Arterien von Beinen, die wegen Durchblutungsstörungen amputiert werden mußten (Hort und Hemieda) und wir kennen sie auch von Desobliteraten. Größere Defekte der Polsteroberfläche führen schließlich zu Geschwürsbildungen, die bei extremer Ausprägung z. B. große Teile der inneren Aortenoberfläche einnehmen können.

Thromben in größeren Arterien entstehen fast nur auf dem Boden arteriosklerotischer Polster (Abb. 4). Sie werden organisiert, aber dieser Prozeß dauert auf dem krankhaft veränderten Boden viel länger als z. B. in einer gesunden Arterie mit einem verschließenden Embolus. Die verzögerte Organisationsgeschwindigkeit erhöht die Chancen einer thrombolytischen Therapie.

Inkorporierte Thromben bilden eine neue Schicht des arteriosklerotischen Polsters. An diesem Mechanismus, der vor allem von Duguid gründlich studiert worden ist, besteht kein Zweifel, unklar ist jedoch, wie oft ein neuer arteriosklerotischer Schub durch einen inkorporierten Thrombus und wie oft er lediglich durch ein wachsendes arteriosklerotisches Polster (ohne Thrombose) bedingt ist.

*2. Arteriosklerotische Veränderungen im Tierexperiment*

Das Endothel gilt mit Recht als der Wächter der Intima und als eine thromboseresistente Barriere. In den letzten Jahren ist es mit Hilfe der Transmissions- und Rasterelektronenmikroskopie unter verschiedenen experimentellen Bedingungen gelungen, winzige Endotheldefekte sichtbar zu machen, z. B. bei der experimentellen Hypertonie. So hat in unserem Düsseldorfer Pathologischen Institut Wolfgang Lenz eingehend die Veränderungen an den Kranzarterien der Ratte beim experimentellen Goldblatthypertonus studiert und dabei eine herdförmige Schwellung von Endothelien (Abb. 5) mit z. T. tiefen Einbuchtungen der Zelleiber und Ausbildung winziger Endotheldehiszenzen sowie kleiner Endotheldefekte aufzeigen können, die offenbar durch Desquamation nekrotischer Endothelzellen entstanden sind (vgl. auch Gabbiani et al. sowie Hüttner et

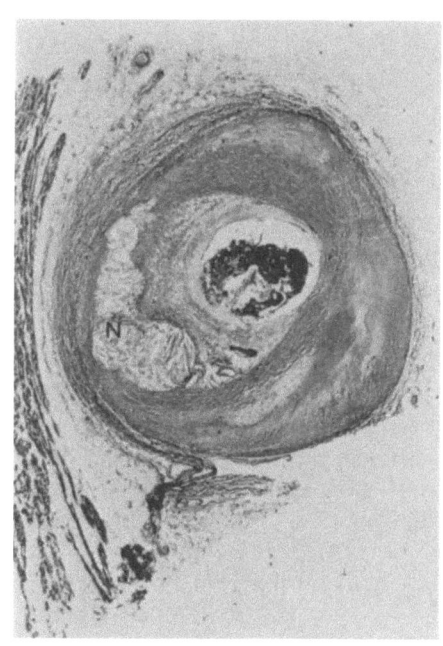

**Abb. 4.** Querschnitt einer menschlichen Koronararterie mit schichtweisem Aufbau des hochgradig stenosierenden Intimapolsters, einem atheromatösen basalen Nekroseherd (N) und einem zentralen fast obturierenden Thrombus. 15× vergrößert

al.). Es wird lebhaft diskutiert, ob winzige Lecks im Endothelverband auch durch Kontraktion von Endothelien entstehen können. Wir wissen heute, daß es kaum eine Zelle im vielzelligen Organismus ohne einen intrazellulären kontraktilen Apparat gibt. Seine Ausprägung variiert allerdings extrem stark vom spärlichen, lockeren, wenig geordneten kontraktilen Faserwerk in amöboiden Zellen bis hin zum straff orientierten, höchst differenzierten in der Skelettmuskulatur (Hort und Hort). In Endothelien sind mit immunologischen Methoden und elektronenmikroskopisch ebenfalls kontraktile Proteine nachgewiesen worden (Gröschel-Stewart), sehr selten sogar in einer myofibrillenähnlichen Bündelung. Ob ihnen aber wirklich eine Bedeutung für die Entstehung von Dehiszenzen im Endothelverband in Frühstadien der Arteriosklerose zukommt, ist bis heute nicht sicher nachgewiesen. Auch gehen die Angaben über eine Zunahme des intraendothelialen kontraktilen Apparates bei der Hypertonie auseinander.

Im Hinblick auf die Mobilität der Endothelzellen ist eine Beobachtung von *Kadish* in Gewebekulturen interessant. Hier bilden die Endothelien gewöhnlich eine einzellige kontinuierliche Lage, ähnlich wie in situ. Die Zellen trennen sich jedoch voneinander, wenn sie mit einem Fibringerinnsel überdeckt werden. Ob ähnliches auch in situ bei reduzierter fibrinolytischer Aktivität auftreten kann, ist bisher unbekannt.

Bei der experimentellen Hypertonie nimmt die Permeabilität des Endothels zu, und elektronenmikroskopisch läßt sich zeigen, daß feinstgranuläres Material – offenbar aus dem Blutplasma – durch die winzigen Lecks direkt und ungefiltert in die Intima einströmt. Durch den Endotheldefekt werden kollagene Fasern der Intima freigelegt, denen sich Blutplättchen anlegen können. Sie geben bei ihrer Degranulierung ein relativ niedermolekulares Protein ab, das glatte Muskelzellen zur Proliferation anregt (Ross et al.), das aber offenbar die Proliferation nicht aufrechterhalten kann (Burns et al.).

Noch in den Gewebekulturen lassen glatte Muskelzellen aus arteriosklerotischen Polstern höhere Wachstumsraten als von Kontrollbezirken herstammende erkennen (Pietilä und Nikkari).

Die geschilderten Befunde bilden ein Kernstück der heutigen Auffassung über die Entstehung früher Intimaveränderungen bei der Arteriosklerose. Die Läsionen am Endothel und die Proliferationen der glatten Muskelfasern stehen im Mittelpunkt des

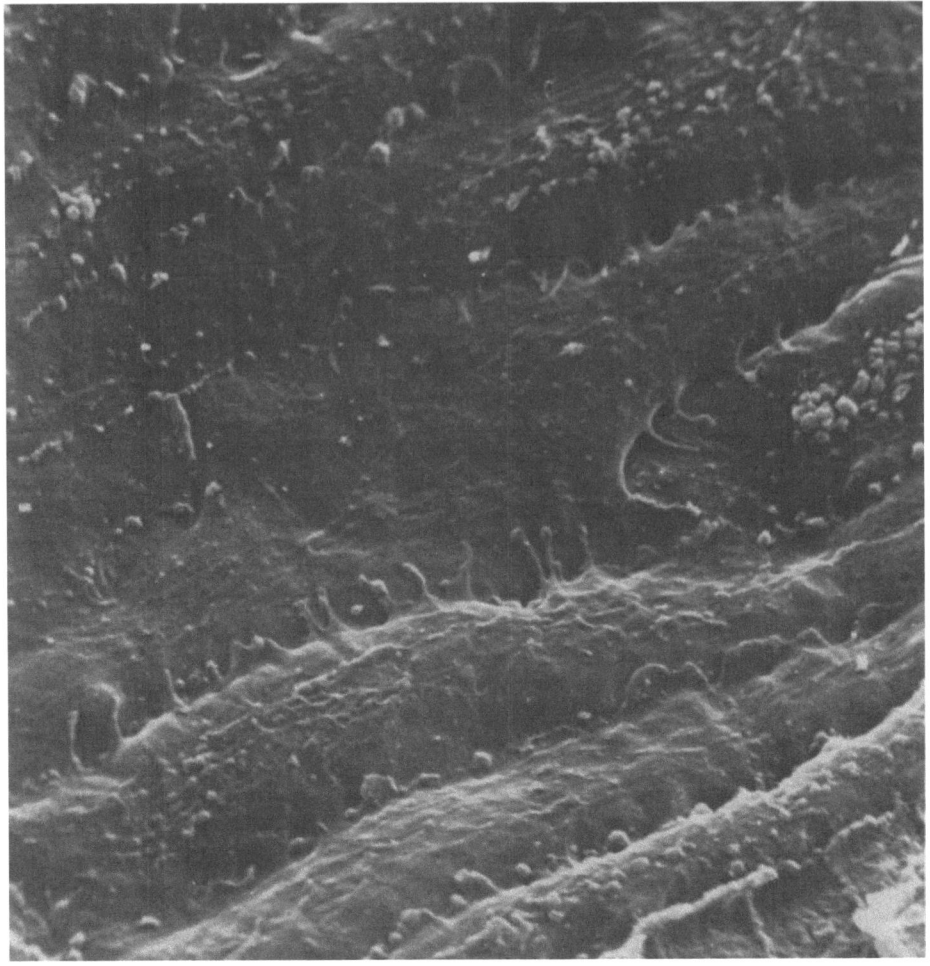

**Abb. 5.** Endothelzellschwellung in der Herzkranzarterie einer Ratte nach zweimonatiger experimenteller renaler Hypertonie. Rasterelektronenmikroskopisches Bild. (Die Aufnahmen 5–8 stammen von Dr. W. Lenz aus dem Pathologischen Institut der Universität Düsseldorf)

Interesses (Abb. 6) und sie werden als Antwort auf eine Intimaschädigung angesehen.

Man wird jedoch nicht befürchten müssen, daß jeder winzige Endotheldefekt zwangsläufig ein arteriosklerotisches Polster nach sich zieht. Endothellücken können wieder verschlossen werden, entweder durch Teilung benachbarter Endothelien oder durch Abdeckung mit Monozyten aus dem Blute. Wenn jedoch die Schädigung fortwirkt, etwa durch wiederholte mechanische Schädigung oder Kombination mit Hypercholesterinämie, entwickeln sich Intimapolster (vgl. Moore).

Ähnliche Veränderungen am Endothel und in der Intima wie bei der Hypertonie entstehen im Tierexperiment z. B. bei der Hypercholesterinämie (vgl. Asano et al.). Diese Veränderungen erhalten aber ihre besondere Note durch eine massive Speicherung von Lipiden im Endothel und in glatten Muskelzellen. Besonders schwer sind die morphologischen Veränderungen bei einer Kombination von Hypercholesterinämie und Hypertonie (Abb. 7 und 8). Auch Lückenbildungen im Endothelverband treten dann gehäuft auf.

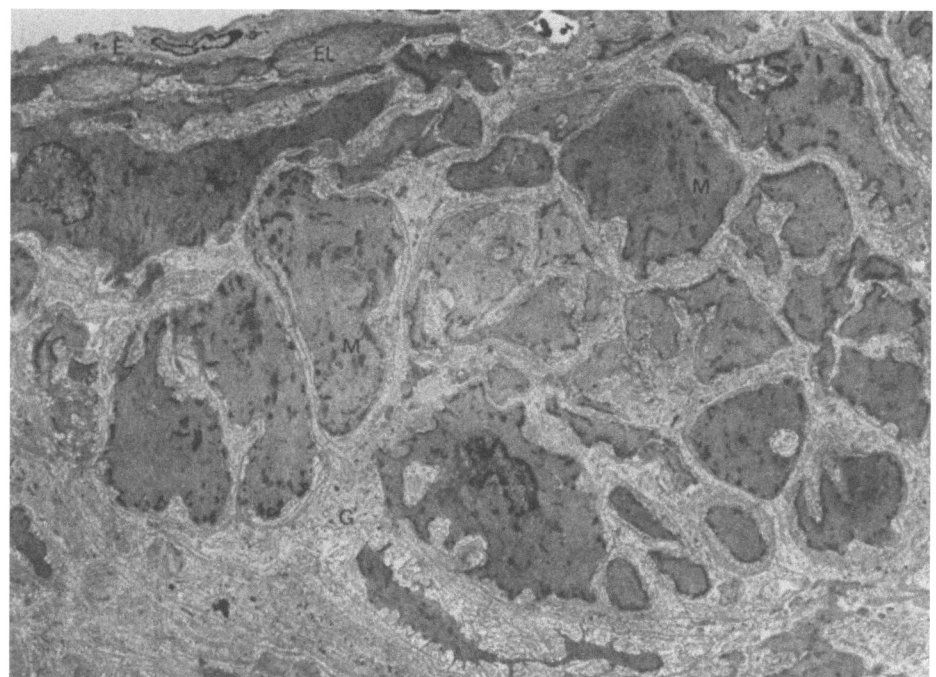

**Abb. 6.** Ausschnitt aus der Koronararterie einer Wistar-Ratte nach 16monatiger experimenteller renaler Hypertonie. Mediaverbreiterung infolge umfangreicher Grundsubstanz- und Basalmembranvermehrung. Deutliche Erweiterung des Interzellularraumes zwischen den glatten Muskelzellen. Endothel (*E*), Lamina elastica (*EL*), glatte Muskelzellen (*M*), Grundsubstanz (*G*)

Es fragt sich, ob eine Dehiszenz im Endothelverband eine notwendige Voraussetzung für die Ausbildung von Intimapolstern darstellt. Dies scheint nicht unbedingt der Fall zu sein. Im Arbeitskreis von Betz und Schlote (Eitel et al.) wurde ein elegantes experimentelles Modell mit elektrischer Reizung der uneröffneten Kaninchenkarotis entwickelt, das zu einer Intimapolsterbildung mit Proliferation glatter Muskulatur wie bei experimenteller Arteriosklerose führt. Diese Proliferation kann ohne Endotheldefekt auftreten, und die Autoren glauben deshalb, daß eine funktionell bedingte vermehrte Endothelpermiabilität unter diesen Versuchsbedingungen die Ursache der initial beobachteten Verbreiterung des subendothelialen Raumes sein dürfte.

Ähnliche Intimaproliferationen wie in den geschilderten Experimenten lassen sich auch unter ganz anderen Versuchsbedingungen erzeugen, z. B. nach wiederholter Injektion von Fremdeiweiß, auch in Kombination mit Hypercholesterinämie (Schaffner et al.) oder nach experimenteller Entfernung der Aortenadventitia (Schilling, Meessen et al.), wobei ein gestörter Lymphabfluß eine Schlüsselstellung einnehmen dürfte. Diese experimentellen Befunde zeigen, daß ganz verschiedene Bedingungen zu ähnlichen Intimaveränderungen führen können, und sie unterstreichen die begrenzte, fast uniforme Reaktionsmöglichkeit der Arterienwand.

Die geschilderten Befunde haben Einblicke in die frühesten ultrastrukturellen Veränderungen der Intima gewährt, aber sie lassen die Frage offen, welche molekularbiologischen Prozesse sich z. B. bei der experimentellen Hypertonie oder Hypercholesterinämie abspielen. Hier haben sich in den letzten Jahren wesentliche Fortschritte bei einer Sonderform der Lipoidstoffwechselstörung, der familiären Hypercholesterinämie, ergeben. Hier liegt offenbar ein Fehlen oder eine starke Verminderung der LDL-Rezeptoren an Zelloberflächen vor, und dieser Defekt hat eine

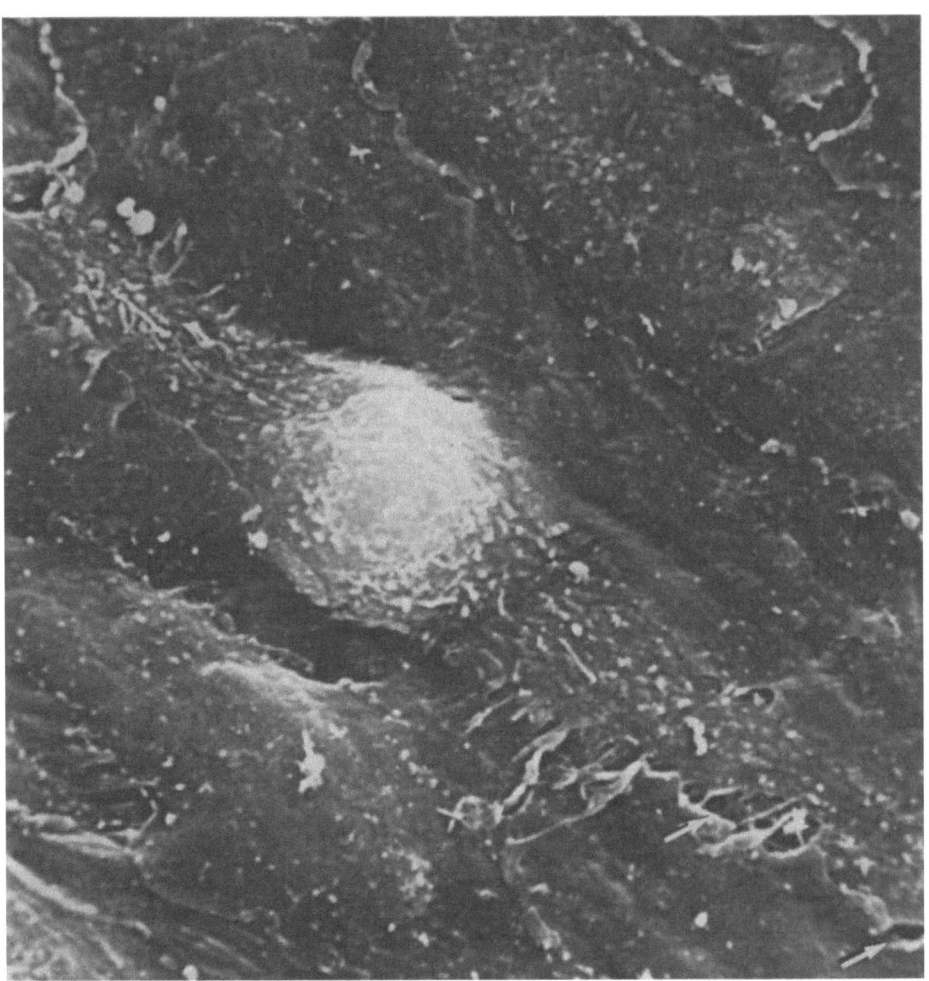

**Abb. 7.** Rasterelektronenmikroskopisches Bild einer Koronararterie der Ratte nach 12monatiger renaler Hypertonie und fetthaltiger Diät. Eine Endothelzelle ist vorgewölbt, wahrscheinlich infolge intraendothelialer Lipideinschlüsse. Interendotheliale Lücken = ↑

erhöhte Cholesterinsynthese zur Folge. Bei diesem Krankheitsbild sind Lipidablagerungen sogar schon in fetalen Stromazellen beobachtet worden (Buja et al.). Dieses spezielle Beispiel wird man jedoch nicht verallgemeinern dürfen, denn bei der Arteriosklerose handelt es sich um einen polyätiologischen Prozeß.

Auch wird man bei der Übertragung tierexperimenteller Befunde auf den Menschen kritisch und zurückhaltend sein müssen. Die gerne verwendeten kleinen Versuchstiere haben dünnwandige Arterien, die unter anderen Ernährungsbedingungen als die entsprechenden Gefäße beim Menschen stehen, und ferner weisen z. B. auch die Aktivitäten lysosomaler Enzyme deutliche Differenzen auf (vgl. Kief und Kobayashi). Auch darf man die verschiedenen Gefäßkaliber nicht außer acht lassen. Sie dürften dafür verantwortlich sein, daß die Veränderungen an den Koronararterien der Ratte bei experimenteller Hypertonie den Gefäßveränderungen entsprechend kleiner Nierenarterien des Menschen mit maligner Hypertonie viel ähnlicher sind als der Koronarsklerose des Menschen (Lenz).

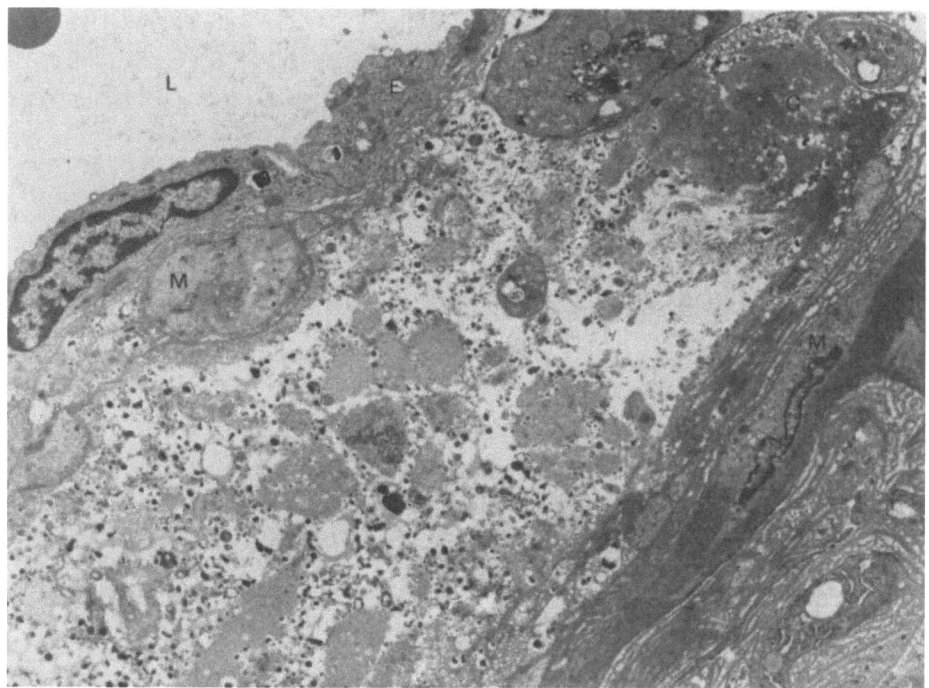

Abb. 8. Koronararterie der Ratte nach 6monatiger renaler Hypertonie und fetthaltiger Diät. Gering lumeneinengendes Intimapolster mit erhaltenen glatten Muskelzellen, Lipidtropfen und Detritus. Lumen (*L*), Endothel (*E*), glatte Muskelzellen (*M*), Grundsubstanz (*G*)

## 3. Risikofaktoren und Arteriosklerose

Die Bedeutung bestimmter Risikofaktoren – bes. der Hypercholesterinämie, des Hypertonus, des Zigarettenrauchens und des Diabetes mellitus – ist für die Arteriosklerose heute durch eine Fülle epidemiologischer Studien gut belegt (vgl. Feinleib et al., Hort und Nauth). Die Kenntnis der Risikofaktoren erlaubt es, bei einer bestimmten Population recht genau vorherzusagen, wieviel Prozent der Probanden z. B. eine koronare Herzerkrankung bekommen werden, aber für den Einzelnen ist keine sichere Vorhersage möglich. In jeder größeren Beobachtungsreihe, so auch bei unseren postmortalen Untersuchungen (vgl. Hort und Nauth) finden sich Patienten z. B. mit einer schweren Koronarsklerose ohne bekannte Risikofaktoren oder mit relativ zarten Kranzarterien bei gehäuften Risikofaktoren. Hier dürften auch protektive Faktoren mit im Spiele sein, die durch die interessanten Befunde über die HDL jetzt in den Blickpunkt rücken.

In Tierexperimenten sind die morphologischen Frühveränderungen in Abhängigkeit von verschiedenen Risikofaktoren etwas variabel. Beim Menschen sehen wir fast nur spätere Stadien arteriosklerotischer Polster, und bei ihnen fehlen in der Regel spezifische Veränderungen, die uns auf bestimmte Risikofaktoren hinweisen.

Auch die Risikofaktoren machen deutlich, daß wir nicht von der Arteriosklerose schlechthin sprechen können, sondern daß wir die einzelnen Gefäßprovinzen für sich betrachten müssen. So kann z. B. bei schwerer Koronarsklerose eine nur mäßig stark ausgeprägte Arteriosklerose der Aorta oder eine nur geringe Sklerose der Hirnbasisarterien vorliegen. Es ist bekannt, daß bestimmte Gefäßprovinzen gegen bestimmte Risikofaktoren besonders anfällig sind, z. B. die Koronararterien gegen Hyperlipoproteinämie, Zigarettenrauchen und Hypertonie, die Extremitätenarterien aber gegenüber Zigarettenrauchen, Hyperlipoproteinämie und Diabetes mellitus (vgl. Schettler).

Zudem ist die Arteriosklerose ein herdförmiger Prozeß, der in jeder Gefäßprovinz bestimmte Prädilektionsstellen aufweist, z. B. in der Bauchaorta oder im Anfangsteil der Koronararterien. Das Rätsel der Herdförmigkeit der Arteriosklerose ist bisher nicht genügend gelöst. Es spricht vieles dafür, daß hämodynamische Faktoren für die Lokalisation sklerotischer Plaques eine wesentliche Rolle spielen, z. B. im Bereich von Gefäßverzweigungen oder in Gebieten mit turbulenter Strömung (vgl. Stein et al., Nauth et al.). Dadurch könnten Endothelveränderungen initiiert und der Schaden durch einwirkende Risikofaktoren verschlimmert werden. Hier sind jedoch noch viele Fragen offen (vgl. Nerem und Cornhill).

Interessante Beiträge zur Frage der Herdförmigkeit liefern neue Untersuchungen am Endothel, die Unterschiede in der Morphologie, der Umsatzrate und in der Permeabilität aufgedeckt haben. So gibt es Areale mit einem hohen Stoffwechsel, sozusagen „hot-spots". Unterschiede in der Permeabilität lassen sich nach Evans-blue-Injektion sichtbar machen. In Arealen mit erhöhter Permeabilität wird auch Cholesterin rascher angehäuft, und offenbar entwickeln sich in diesen Bezirken arteriosklerotische Polster. Auch sind in den „blauen Arealen" morphologische Veränderungen an Endothelzellen beschrieben worden, die anstelle ihrer sonst langgestreckten Form hier eher kubisch sind und unregelmäßige Umrisse aufweisen. Auch ist der subendotheliale Raum hier verbreitert und ödematös durchtränkt (Schwartz et al.). Robertson wies in der Gewebekultur nach, daß Endothelzellen aus dem Verzweigungsgebiet der Aorta eine kürzere Generationszeit und eine vermehrte Aufnahme von LDL aufweisen. In diesen Arealen stellen sich ebenfalls arteriosklerotische Polster zuerst ein.

*4. Rückbildung arteriosklerotischer Polster*

Anitschkow hat schon 1928 gezeigt, daß bei Kaninchen nach Beendigung der Cholesterinfütterung die lipidreichen Herde kleiner werden, weniger Fett enthalten und in fibröse Polster umgewandelt werden. In den letzten Jahren haben eine ganze Reihe von Tierexperimenten gezeigt, daß Rückbildungen arteriosklerotischer Herde auch bei nichthumanen Primaten und z. B. auch beim Schwein, möglich sind. Dies gilt in erster Linie für die Frühveränderungen. Fettstreifen sind sehr weitgehend rückbildungsfähig. Intra- und extrazellulär abgelagerte Lipide sowie die Zellzahl nehmen in diesen Polstern ab und es bleiben flache fibröse Erhebungen zurück (Daoud et al., Malinow).

In Grenzen scheint auch noch ein Abbau kollagener Fasern und elastischer Fasern möglich (Wissler). In der Regressionsphase konnte Frau Jurukowa sogar zeigen, daß gelegentlich Bruchstücke von kollagenen Fasern in glatten Muskelzellen liegen. Diese Zellen haben also nicht mehr die Fähigkeit zur Synthese sondern offenbar auch zum Abbau von glatten Muskelfasern. Auch Beobachtungen in anderen Organen z. B. in Leber und Herzmuskel sprechen dafür, daß sehr kleine Bindegewebsansammlungen wieder verschwinden können. Wieweit Nekrosen und Kalkablagerungen bei Rückbildungsprozessen noch beseitigt werden können, wie Daoud et al. sowie Malinow beschrieben haben, bedarf noch weiterer Abklärung.

Beim Menschen gibt es eine Reihe von Hinweisen auf die Möglichkeit von Rückbildungsprozessen arteriosklerotischer Polster. So hat schon Aschoff darauf hingewiesen, daß nach dem 1. Weltkrieg bei abgemagerten Patienten die Häufigkeit sklerotischer Veränderungen offenbar abnahm. Kürzlich haben Strong und Guzman mit Hilfe exakter Messungen gezeigt, daß in New Orleans – entsprechend dem leichten Abfall koronarer Herzkrankheiten in den Vereinigten Staaten – bei weißen Männern das Ausmaß erhabener Beete in den Kranzarterien im Obduktionsgut der Jahre 1968–1972 signifikant geringer war als 1960–1964.

Neue Möglichkeiten eröffnete die wiederholte Angiographie bei Patienten mit Gefäßstenosen unter dem Einfluß therapeutischer Interventionen. So beobachtete Blankenhorn bei Patienten nach Infarkt mit erniedrigtem Serum-Cholesterinspiegel, Gewichtsreduktion und Training, daß bei etwa ein Drittel Anzeichen einer Regression auftraten.

Derartige Beobachtungen sind nicht ganz frei von Fehlerquellen. So kann z. B. die Organisation eines embolischen Arterienverschlusses die Rückbildung eines sklerotischen Polsters vortäuschen. Die Angiographie kann nur die Gefäßwandprofile und Stenosen diagnostizieren, aber keine eindeutigen Aussagen über deren Ursachen machen.

Die bisherigen Beobachtungen sprechen dafür, daß arteriosklerotische Frühveränderungen fast vollständig, und etwas spätere Veränderungen in Grenzen, fortgeschrittene arteriosklerotische Polster jedoch praktisch nicht mehr rückbildungsfähig sind. Interventionsbemühungen werden also umso erfolgreicher sein, je weniger fortgeschritten die sklerotischen Veränderungen sind. Velican und Velican sehen nach ihren systematischen Untersuchungen an Koronararterien von 111 jüngeren an Unfallfolgen verstorbenen Männern und Frauen aus Bukarest die Zeit zwischen dem 26.–35. Lebensjahr als kritisch für eine Nekroseentwicklung in der verdickten Intima an. Bis zum 25. Lebensjahr beherrschen lipoidreiche und mukoide Polster das Bild. Atherome beobachteten sie bei den 26- bis 30jährigen bereits in 40%, bei den 31- bis 35jährigen in 66%. In diesen Polstern wäre eine komplette oder weitgehende Rückbildung nach unseren heutigen Kenntnissen kaum mehr möglich gewesen.

Spontane Stillstände arteriosklerotischer Polster und Rückbildungen kommen vor. Die Progredienz ist jedoch leider die Regel. Sie schwankt, wie De Bakey an Beobachtungen über 15 000 Patienten beschrieb, stark. Aus dem angiologischen Bild lassen sich bisher jedoch für den einzelnen Patienten keine zuverlässigen prognostischen Aussagen über seine „Gangart der Arteriosklerose" (Doerr) machen.

Aus dem morphologischen Befunden und dem in der Regel progredienten Verlauf der sklerotischen Veränderungen mit zunehmendem Alter läßt sich ableiten, daß die Bekämpfung der Arteriosklerose gar nicht früh genug einsetzen kann. Epstein et al. schätzen, daß durch die Verringerung der Hauptrisikofaktoren – Hypercholesterinämie, Hypertonie und Rauchen – zwischen 30–50% der Herzinfarkte und Herztodesfälle vermeidbar wären. Die besten Aussichten verspricht ein Ausscheiden oder die Behandlung von Risikofaktoren so früh wie möglich, sozusagen schon in der Pädiatrie.

*Literatur*

Anitschkow N (1928) Über die Rückbildungsvorgänge bei der experimentellen Atherosklerose. Verh Dtsch Ges Pathol 23: 473–478 – Asano G, Ohkubo K, Hoshino M, Yamada N, Aihara K (1979) Early changes in the arterial endothelium under various pathological conditions. Acta Pathol Jpn 29: 21–34 – Aschoff L (1924) Lectures in pathology. Hoeber, New York, NY – De Bakey M (1979) Research related to surgical treatment of aortic and peripheral vascular disease. Circulation 60: 1619–1635 – Benditt E (1978) The monoclonal theory of atherogenesis. In: Paoletti R, Gotto AM Jr (eds) Atherosclerosis reviews, vol 3. Raven Press, New York, pp 77–85 – Benditt EP, Gown AM (1980) Atheroma: the artery wall and the environment. Int Rev Exp Pathol 21: 55–118 – Blankenhorn D (1975) Evidence for regression/progression of atherosclerosis in man. Int. Workshop on Atherosclerosis. London, Ontario – Böger A, Hort W (1977) The importance of smooth muscle cells in the development of foam cells in the gastric mucosa. An electron microscopic study. Virchows Arch [Pathol Anat] 372: 287–297 – Buja LM, Kovanen PT, Bilheimer DW (1979) Cellular pathology of homozygous familial hypercholesterolemia. Am J Pathol 97: 327–358 – Burns ER, Friedman RJ, Tiell ML, Spät TH, Stemerman MB (1976) Platelet activity in pathogenesis of atherosclerosis. N Engl J Med 295: 1199 – Chapman I (1965) Morphogenesis of occluding coronary artery thrombosis. Arch Pathol Lab Med 80: 256 – Constantinides P (1966) Plaques fissures in human coronary thrombosis. Atherosclerosis 6: 1 – Daoud AS, Fritz KE, Augustyn JM, Jarmolych J (1978) Regression of advanced atherosclerosis in swine. In: Hauss WH, Wissler RW, Lehmann R (eds) Int. Sympos.: State of prevention and therapy in human arteriosclerosis and in animal models, Bd 63. Abh. Rhein.- Westf. Akad. Wiss., pp 173–181 – Doerr W (1964) Gangarten der Arteriosklerose. Sitzungsber. Heidelberger Akad. Wiss., math., nat. Kl. 1962/64, Abh. 4. Springer, Berlin – Duguid JB (1946) Thrombosis as a factor in the pathogenesis of coronary atherosclerosis. J Pathol 58: 207 – Eitel W, Schmid G, Schlote W, Betz E (1980) Early arteriosclerotic changes of the carotid artery wall induced by electrostimulation. Path Res Pract 170: 211–229 – Epstein FH, Gutzwiller F, Howald H, Junod B, Schweizer W (1979) Prävention der Atherosklerose: Grundlagen heute. Schweiz Med Wochenschr 109: 1171–1180 – Feinleib M, Kannel WB, Tedeschi CG, Landau TK, Garrison RJ (1979) The relation of antemortem characteristics to cardiovascular findings at necropsy. – The Framingham Study. Atherosclerosis 34: 145–157 – Friedman M, Van den Bovenkamp GJ (1966) The pathogenesis of a coronary thrombus. Am J Pathol 48: 19 – Gabbiani G, Elemer G, Guelpa Ch, Vallotton MB, Badonnel M-C, Hüttner I (1979) Morphologic and functional changes of the aortic intima during experimental hypertension. Am J Pathol 96: 399–422 – Gröschel-Stewart U (1980) Immunochemistry of cytoplasmic contractile proteins. Int Rev Cytol 65: 194–254 – Haust MO (1978) Atherosclerosis in childhood. Perspect Pediatr Pathol 4: 155–216 – Hort W, Hemieda B (1976) Morphologische Aspekte der chronischen arteriellen Verschlußkrankheit an den unteren Extremitäten. Therapiewoche 26: 5018–5021 – Hort W, Hort I (im Druck) Von der Amöbe zum schlagenden Herzen: Evolution und Feinstruktur des intrazellulären Bewegungsapparates. Klin Wochenschr – Hort W, Nauth HF (1975) Die Risikofaktoren der koronaren Herzkrankheit aus pathologisch-anatomischer Sicht. In: Holtmeier HJ, Siegenthaler W (Hrsg) 12. Symposion d. Dtsch. Ges. f. Fortschr. d. Inn. Med. 1974. Thieme, Stuttgart, S 5–16 – Hüttner I, Badonnel M-C, Elemer G, Gabbiani G (1979) Aortic intima of the rat in various phases of hypertension. Exp Mol Pathol 31: 191–200 – Hurukowa Z (im Druck) Kollagenabbau durch Phagozytose in glatten Muskelzellen bei der Rückbildung experimenteller Atherosklerose. Der Pathologe – Kadish JL (1979) Fibrin and atherogenesis – a hypothesis. Atherosclerosis 33: 409–413 – Kief H, Kobayashi T (1978) Stand der experimentellen Atherogeneseforschung. Med Welt 29: 1135–1136 – Kramsch DM (1978) The role of connective tissue in atherosclerosis. Adv Exp Med Biol 109: 155–194 – Lenz W (1981) Die hypertonische Koronararterienerkrankung im Tierexperiment. – Elektronenmikroskopische und lichtmikroskopische Befunde beim Goldblatt-Hochdruck der Ratte –. Habilitationsschrift, Düsseldorf – Linzbach AJ (1957/58) Die Bedeutung der Gefäßwandfaktoren für die Entstehung der Arteriosklerose. Verh Dtsch Ges Pathol 41: 24–41 – McGill HC Jr. Atherosclerosis: Problems in pathogenesis. In: Paoletti R, Gotto AM Jr (eds) Atherosclerosis reviews, vol 2. Raven Press New York, pp 27–65 – Malinow MR (1980) Atherosclerosis. Regression in nonhuman primates. Circ Res 46: 311–320 – Meessen H, Kojimahara M, Franken T, Rhedin P, Huth F (1975) Alterations of the rabbit aorta following feeding of cholesterol diet in combination with sheating of aortic segments by polyethylene tubos. Beitr Pathol 154: 218 – Moore S (1979) Endothelial injury and atherosclerosis. Exp Mol Pathol 31: 182–190 – Nauth HF, Hort W, Hubinger R (1979) Untersuchungen über die Lokalisation sklerotischer Veränderungen in den Koronararterien und ihren großen epikardialen Ästen. Z Kardiol 68: 832–838 – Nerem RM, Cornhill FR (1980) Hemodynamics and atherogenesis. Atherosclerosis 36: 151–157 – Pearson TA, Dillman JM, Solez K, Heptinstall RH (1980) Evidence for two populations of fatty streaks with different roles in the atherogenic process. Lancet 2: 496–498 – Pietilä K, Nikkari T (1980) Enhanced growth of smooth muscle cells from atherosclerotic rabbit aortas in culture. Atherosclerosis 36: 241–248 – Robertson AL Jr (1978) The spectrum of arterial disease. Atherosclerosis Reviews 3: 57–68 – Ross R, Glomset J, Harker L (1978) The response to injury and atherogenesis: The role of endothelium and smooth muscle. In: Paoletti R, Gotto AM Jr (eds) Atherosclerosis reviews, vol 3. Raven Press, New York – Schaffner Th, Zimmermann A, Keller HU, Locher GW, Cottier H (1978) Der Einfluß immunologischer Mechanismen auf die Atherogenese. Med Welt 29: 1118–1122 – Schaffner Th, Taylor K, Bartucci EJ, Fischer-Dzoga K, Beeson JH, Glagov S, Wissler RW (1980) Am J Pathol 100: 57–80 – Schettler G (1980) Pathophysiologie, Klinik und prognostische Bedeutung der Hyperlipoproteinämien. Dtsch Ärzteblatt 11: 661–668 – Schilling (1925) Experimentelle Erzeugung von Intimahyperplasien. Verh Dtsch Ges Pathol 20: 154–158 – Schwartz CJ, Gerrity RG, Lewis LJ (1978) Arterial endothelial structure and function with particular reference to permeability. Atherosclerosis Reviews 3: 109–124 – Sinapius D (1965) Über Wandveränderungen bei Koronarthrombose. Klin Wochenschr 43: 875–880 – Sinapius D (1978) Häufigkeit und Morphologie atherosklerotischer Frühveränderungen in verschiedenen Gefäßabschnitten. Med Welt 29: 1128–1131 – Sinzinger H, Feigl W, Oppolzer R, Leithner Ch (1978) Aktivierte modifizierte glatte Muskelzelle: Morphologie, Metabolismus, Verteilung und Übergangsformen. Z Gesamte Inn Med 33: 589–592 – Stein PD, Sabbah HN, Anbe DT, Walburn FJ (1979) Blood velocity in the abdominal aorta and common iliac artery of man. Biorheology 16: 249–255 – Strong JS, Gutzman MA (1980) Decrease in coronary atherosclerosis in New Orleans. Lab Invest 43: 297–301 – Thomas WA, Janakidevi K, Reiner

JM, Florentin RA (1978) Some aspects of populations dynamics of arterial smooth muscle cells in atherogenesis. In: Paoletti R, Gotto AM Jr (eds) Atherosclerosis reviews, vol 3. Raven Press, New York, pp 87–95 – Velican C, Velican D (1980) Incidence, topography and light-microscopic feature of coronary atherosclerotic plaques in adults 26–35 years old. Atherosclerosis 35: 111–122 – Wissler RW (1978) Progression and regression of atherosclerotic lesions. In: Chandler AB et al. (eds) The thrombotic process in atherogenesis. Plenum Press, New York London, pp 77–110

**Aussprache**

Herr *Meyer zu Schwabedissen, H.* (Achern) zu Herrn *Hort:*

Mich würde interessieren, woher die Schübe bei der Arteriosklerosekrankheit kommen. Kann dies mit Afebril ablaufenden Virusinfekten zusammenhängen?

Ich habe eine Statistik von 1 500 neu untersuchten Patienten, bei denen zwei Drittel aller Patienten eine negative Infektionsanamnese hatten, d. h., daß diese Patienten banale Virusinfekte asymptomatisch bekommen.

## Die Pathogenese der Arteriosklerose

Greten, H. (Med. Kernklinik und Poliklinik im Univ.-Krankenhaus Hamburg-Eppendorf)

### Referat

Die Arteriosklerose und deren Folgezustände nämlich arteriosklerotisch bedingte Gefäßerkrankungen bilden die Haupttodesursache der gesamten westlichen Welt. Obwohl der Beitrag der Arteriosklerose für den Herzinfarkt wie auch den Hirninfarkt seit Jahrzehnten unbestritten ist, sind Ursache und Pathogenese der Arteriosklerose bis auf den heutigen Tag ungeklärt. Dies liegt nicht zuletzt daran, daß die Krankheit lange Zeit stumm verläuft, so daß es schwierig ist, die Ursache für die allererste morphologisch nachweisbare Läsion kausal mit bestimmten Faktoren zu korrelieren. Aus dem gleichen Grund hat man bisher immer sogenannte Risikofaktoren eher zu bestimmten *Krankheitssymptomen* als zu dem Ausmaß und Schweregrad der Primärläsion zu korrelieren versucht. Es überrascht deshalb nicht, wenn sich große Zweige der Forschung mit den sogenannten Risikofaktoren z. B. Hyperlipidämie und Hochdruck auseinandergesetzt haben, während sich ein anderer Teil mit der chemischen und morphologischen Charakterisierung der arteriosklerotischen Läsion nach Autopsie oder letztlich mit tierexperimentellen Studien beschäftigt hat. Erst in den letzten Jahren steht die eigentliche *Pathobiologie* der Arterienwand im Mittelpunkt der Grundlagenforschung, und in jüngster Zeit kristallisiert sich immer mehr heraus, von welch entscheidender Bedeutung die Zellproliferation der glatten Muskelzelle für die Entstehung der Arteriosklerose ist. Die Übertragung von Untersuchungstechniken aus der Molekularbiologie auf die Zellbiologie der Arterienwand hat dazu geführt, daß wir die normale Arterienmorphologie und ihre Funktion besser verstehen. Die Entwicklung der Zellkulturtechnik, die Isolierung und Charakterisierung bestimmter Plasmaproteinfraktionen, der Nachweis und die Regulation von spezifischen Zellrezeptoren an Fibroblasten und glatten Muskelzellen hat ganz ohne Zweifel zu einem entscheidenden Durchbruch geführt und das Verständnis von der Pathogenese der Arteriosklerose wesentlich verbessert. Dieses Verständnis ist die Voraussetzung für unser tägliches klinisches Handeln. Es bestimmt so wichtige Fragen wie primäre und sekundäre Prävention, diätetische Beeinflussung, medikamentöse Prophylaxe und Therapie und operative Korrektur bestimmter Gefäßabschnitte und dergleichen mehr.

Es kann nicht Ziel eines solchen Vortrags sein, eine umfassende Erörterung aller bisher vorliegenden Untersuchungsergebnisse zur Entstehung der Arteriosklerose zu geben. Vielmehr möchte ich einige Aspekte der Grundlagenforschung in den Mittelpunkt stellen, die mir zum einen persönlich besonders wichtig und gut fundiert erscheinen und aus denen sich zum anderen direkte Anknüpfungspunkte für die Klinik ergeben. Es sind dies erstens Forschungsergebnisse, die die Rolle der Thrombozytenfunktion und des Prostaglandinstoffwechsels berühren und zweitens neue wichtige Daten zur Interaktion zwischen bestimmten Plasmalipoproteinen und Zellbestandteilen der Arterienwand. Jede Theorie zur Ursache und Pathogenese der Arteriosklerose muß erstens die fokalen Manifestationen der Arteriosklerose erklären können − nämlich Proliferation der glatten Muskelzelle, Ablagerung von intra- und extrazellulären Lipiden und Lipoproteinen sowie Akkumulation extrazellulärer Matrixkomponenten wie Kollagen, elastische Fasern und Proteoglykanen. Darüber hinaus muß jede Hypothese zur Pathogenese der Arteriosklerose den Effekt der Risikofaktoren auf die Inzidenz und den klinischen Verlauf der Erkrankung erklären können.

Die sogenannte Verletzungstheorie, die letzlich auf die grundliegenden Arbeiten von Virchow zurückgeht, wurde kürzlich von Ross et al. modifiziert und im Lichte neuerer Ergebnisse des Prostaglandin- und Plättchenstoffwechsels neu überdacht. Die Basis dieser Überlegung ist die Ähnlichkeit zwischen der Arteriosklerose und den morphologischen Veränderungen nach experimenteller Endothelverletzung. Verschiedene Arbeitsgruppen haben inzwischen nachgewiesen, daß Faktoren wie Hyperlipidämie, hormonelle Dysfunktion, Scherenkräfte wie beim Hochdruck etc. das Endothel per se verletzen können.

Die ersten morphologischen Geschehnisse nach Zerstörung der endothelen Barriere ermöglichen es, die Antwort der glatten Muskelzellen mit dem Resultat der Intimaproliferation näher zu untersuchen. Die Plättchen verändern sich sowohl morphologisch als auch biochemisch. Man kann diesen Prozeß in zwei Phasen unterteilen: nämlich die Plättchenadhäsion und die Plättchenaggregation. Die *Plättchenadhäsion* an das zerstörte Endothel hat Veränderungen der Plättchenmembran zur Folge und ist unabhängig von bivalenten Kationen während *Plättchenaggregation* oft abhängt von der Anwesenheit bivalenter Kationen. Nach erfolgter Adhäsion verändern Plättchen sehr schnell ihre normale Form, sie werden dünn, nehmen Scheibchenform an und breiten sich über die gesamte zerstörte Endotheloberfläche aus. Der genaue Mechanismus und die exakte Folge der biochemischen Abläufe, die diese Veränderungen bewirken, ist eng mit der Prostglandinsynthese verbunden. Die Produktion der Plättchenprostaglandine wird durch Kollagen, Thrombin und Epinephrin verursacht. Durch Aktivierung des Enzyms Phospholipase $A_2$ wird Arachidonsäure aus den Phospholipiden der Thrombozytenmembran freigesetzt. Das Thrombozytenenzym Cyclooxygenase katalysiert dann Arachidonsäure zu $PGG_2$ und $PGH_2$. Diese Prostaglandine werden zu Thromboxan $A_2$ umgewandelt. Alle drei besitzen eine potente aggregierende Wirkung. Entzündungshemmende Substanzen wie Aspirin und Indomethacin hemmen die Cyclooxygenase und interferieren dadurch mit der Prostaglandinsynthese. Darüber hinaus weiß man, daß die Konzentration an zyklischem AMP in den Thrombozyten parallel mit der Plättchenfreisetzung verläuft. Die Konzentration an zyklischem AMP hängt ab von dem Gleichgewicht zwischen Adenylzyklase, die zyklisches AMP erhöht und Phosphodiesterase, die es erniedrigt. Dabei wird die Adenylzyklase durch Prostaglandin $E_1$ und $D_2$ aktiviert.

Untersuchungen von Mancada und Vane der letzten Jahre haben nun ergeben, daß *der* endogene Inhibitor der Plättchenaggregation das sog. $PGI_2$ oder Prostazyklin ist. Prostazyklin wird von allen vaskulären Geweben aller Spezies gebildet und inhibiert die Plättchenaggregation durch Stimulation der Adenylzyklase über spezifische Rezeptoren an der Thrombozytenmembran. Die Prostazyklinsynthetase, das für die Bildung von Prostazyklin notwendige Enzym, kommt nun interessanterweise in höchster Konzentration an der Intimaoberfläche vor und nimmt zur Adventitia hin ab. Damit wird in gewisser Weise die Gefäßwand vor der Ablagerung von Plättchenaggregaten geschützt. Das Gleichgewicht zwischen den beiden Substanzen Prostazyklin und Thromboxan $A_2$ ist zweifellos von ganz entscheidender Bedeutung für unser heutiges Verständnis von Thrombozytenaggregation am verletzten Gefäßendothel. Die Medikamente, die diese Balance beeinflussen, werden tagtäglich in der Klinik eingesetzt und werden im Laufe dieses Tages sehr ausführlich diskutiert werden. Die neue Erkenntnis aus der Arbeitsgruppe Ross, daß Plättchen auch die Proliferation der glatten Muskelzelle erheblich beeinflussen, unterstreicht weiterhin die Bedeutung der Thrombozyten für die Arteriosklerose. Plättchen besitzen nämlich einen sog. „Wachstumsfaktor" (platelet derived growth factor = PDGF) mit mitogener Aktivität, der für die Proliferation der glatten Muskelzelle von entscheidender Bedeutung ist. Ob dieses Protein mit einem Molekulargewicht von ungefähr 30 000 der einzige und vielleicht wichtigste Faktor für die Stimulation der glatten Muskelzelle ist und damit die Pathogenese der Arteriosklerose entscheidend mitbeeinflußt ist noch Spekulation. Meines Erachtens ist jedoch diese Forschung zur Zeit ganz besonders interessant und vielversprechend.

Die Proliferation der glatten Muskelzelle ist begleitet und gefolgt von der Ablagerung von Lipiden. Schließlich degenerieren fokal gewucherte lipidenthaltende glatte Muskelzellen, die Läsion wird bindegewebig zu sog. fibrösen Plaques umgebaut. Risikofaktoren wie Erhöhung der LDL-Cholesterinkonzentration können dieses Gleichgewicht von Verletzung, Zellproliferation usw. und Wiederherstellung der Arterienwand zweifellos beeinflussen und möglicherweise sogar auslösen. Diese Theorie richtet die Antwort auf eine Intimaläsion in den Vordergrund der Atherogenese und setzt geeignete Noxen voraus. Tatsächlich bestehen Zusammenhänge zwischen Endotheldefekten und Thrombozyten wie sich aus dem Studium der Homozystinämie ergibt. Bei dieser Krankheit führen oft thrombotische Gefäßverschlüsse zum Tode. Weniger gute Beweise liegen für andere mögliche Noxen insbesondere für die klassischen Risikofaktoren vor. Ross selbst hat einen direkt schädigenden Einfluß des zirkulierenden Cholesterins auf die Endothelzelle nachgewiesen.

Nachdem die zahlreichen epidemiologischen Studien eindeutig die Bedeutung bestimmter Risikofaktoren für arteriosklerotische Gefäßkrankheiten aufgezeigt haben, ist jetzt die Zeit gekommen wo man sich in der klinischen Grundlagenforschung mit dem molekularen Mechanismus auseinandersetzen muß, den diese Faktoren auf das Gefäßsystem ausüben. Das gilt sowohl für den Hochdruck – und hier leistet die rheologische Forschung zur Zeit einen wichtigen Beitrag, wie für das Zigarettenrauchen – auch hier gibt es aus neuester Zeit interessante Ansätze als auch ganz besonders für den sicherlich penetrantesten Risikofaktoren, nämlich die Erhöhung des Cholesterins. Die Ergebnisse moderner Plasmalipoproteinforschung haben in den vergangenen Jahren ganz entscheidend zum Verständnis der Entstehung der Arteriosklerose beigetragen. Struktur und Stoffwechsel aller wichtigen vier Hauptklassen der Plasmalipoproteine sind heute bekannt. Protein- und Lipidzusammensetzung dieser wichtigen Makromoleküle sind genau untersucht und die Bedeutung der Apoproteine sowohl für die Bindung der Lipide gleich auch für die biologische Aktivierung zahlreicher den Lipidstoffwechsel beeinflussender Enzyme genau untersucht. Die wichtigsten Ergebnisse, die den Plasmalipoproteinstoffwechsel betreffen, sind dabei die folgenden: Chylomikronen und Very low density Lipoproteine (VLDL) werden durch eine Kaskade von am Endothel haftenden lipolytischen Enzymen hydrolysiert. Dieser Vorgang geschieht kontinuierlich während des ganzen Tages. Dabei entstehen aus den großen vorwiegend triglyceridreichen Chylomikronen und VLDL zunächst Zwischenprodukte, sog. Intermediate Lipoproteine oder Remnants, denen aus heutiger Sicht für die Entstehung der Arteriosklerose eine ganz besondere Bedeutung zukommt. Aus dem Remnants entstehen durch weiteren enzymatischen Abbau die für den Cholesterintransport wichtigen Low density Lipoproteine oder LDL. Diese für die Arteriosklerose so bedeutsamen Partikel werden nun zu 80% über spezifische Rezeptoren in die periphere Zelle eingeschleust und steuern intrazellulär selbst die Cholesterinbiosynthese. Etwa 20% der LDL werden über andere Zellen phagozytär weiter verstoffwechselt. Da die periphere Zelle nicht in der Lage ist, das Cholesterin abzubauen, muß ein Rücktransport aus der Peripherie in die Leber erfolgen. Man nimmt heute an, daß hierfür die kleineren High density Lipoproteine oder HDL von entscheidender Bedeutung sind. Die Regulation der Interkonversion von Chylomikronen und VLDL über Remnants zu LDL, die zelluläre Aufnahme in die periphere Zelle und der Rücktransport zur Leber über HDL stehen in einem gewissen Gleichgewicht, das jedoch durch zahlreiche Faktoren gestört werden kann. Faktoren, die die Konzentration der LDL erhöhen, wirken sich im Hinblick auf die Entstehung der Arteriosklerose zweifellos nachteilig aus, während Faktoren, die die Konzentration der HDL erhöhen, eher eine günstige Wirkung ausüben. Insofern ist für die Klinik heutzutage die genaue Analyse der Lipoproteinkonzentration des individuellen Patienten von entscheidener Bedeutung und Maßnahmen, die geeignet sind, die LDL-Konzentration zu senken und gleichzeitig die HDL-Konzentration zu erhöhen, sind von besonderer klinischer Bedeutung.

## Die Klinik der Arteriosklerose

Schettler, G. (Med. Klinik im Klinikum der Univ. Heidelberg)

**Referat**

In 20 min eine Krankheit abzuhandeln, deren Folgen alle Organe betreffen, ist natürlich unmöglich. Ich beschränke mich daher auf die organbezogenen Ausfälle, welche durch neuere Verfahren der konservativen und operativen Therapie angegangen werden können. Moderne diagnostische Verfahren erlauben heute die Früherkennung arteriosklerotischer Störungen. Schließlich sollen die Möglichkeiten der primären und sekundären Prävention gestreift werden.
    Die Arteriosklerose ist eine lebenslange Krankheit. Ihre morphologischen Elemente sind beim Kind vorhanden wie beim Greis, nur der Schweregrad der Veränderungen ist verschieden. Krankheitszeichen und Ausfälle kommen in allen Lebensaltern vor. Die Masse arteriosklerotischer Läsionen bleibt ohne organische Folgen. Es gibt schwerste generalisierte Arteriosklerosen mit multiplen Arterienverschlüssen ohne spürbare und meßbaren Folgen. Andererseits kann ein einziger ungünstig sitzender Plaque zum tödlichen Koronarverschluß oder zum plötzlichen unerwarteten Herztod führen. Wenn die Arteriosklerose Krankheitszeichen setzt, ist also, wenn wir vom Verlust der Windkesselfunktion bei Aortensklerose absehen, weitgehend topograpisch bestimmt. Die Hälfte der zur Autopsie kommenden Soldaten zwischen dem 18. und 25. Lebensjahr hatten nach den Berichten aus dem Ersten und Zweiten Weltkrieg Zeichen einer fortgeschrittenen, teilweise okklusiven Arteriosklerose mit massiven Atheromen, Fettstreifen und Thrombosen. Bevorzugt befallen ist die linke Koronararterie, insbesondere in ihren proximalen Anteilen. Es ist daher schwierig, einem Untersuchten in der Sprechstunde zu testieren, er habe keine Koronarsklerose. Auch nach subtiler Diagnostik, z. B. mittels Koronarangiographie, ist die funktionelle Beurteilung oft schwierig. Denn selbst mehrfache Verschlüsse können symptomlos bleiben. Die Thalliumszintigraphie erlaubt bessere Einblicke in die Myokardfunktion. Sie ist Spezialabteilungen vorbehalten. Die *Anamnese* kann weiterführen. Es gibt seltene

familiäre Formen der arteriosklerotischen Verschlußkrankheiten. Die schweren Hyperlipoproteinämien und Hypertonien stellen den größten Teil dieser genetisch bestimmten Arteriosklerosen. Herr Greten ist darauf bereits eingegangen. Tödliche Infarkte vor dem 20. Lebensjahr beruhen, wenn kongenitale Anomalien, entzündliche und traumatische Ursachen auszuschließen sind, nahezu immer auf Hyperlipoproteinämien vom homozygoten Typ II. Heterozygote Formen entwickeln ihren Infarkt später, meist aber vor dem 50. Lebensjahr. Auch schwere diabetische Angiopathien können genetisch mitbestimmt sein. Äußere Hinweise auf fortgeschrittene *Atherosklerose* können Haut- und Sehnenxanthome und Xanthelasmen geben, sie müssen es aber nicht. Eruptive Xanthome bei Diabetes z. B. können harmlos sein. Hier sind sorgfältige Lipidanalysen angezeigt. Bei Frauen in der Menopause besagen Xanthelasmen im allgemeinen ebensowenig wie der Arcus corneae lipoides. Sind beide beim Jugendlichen und insbesondere bei jungen Männern vorhanden, so ist dies meist ein Hinweis auf prämature Atherosklerose im Koronar- und thorakalen Aortenbereich. Entsprechend ophthalmologische Befunde am Fundus sind häufig.

Die Betrachtung mit Hilfe des Stereomikroskops kann wichtige Hinweise geben, da die Veränderungen der Konjunktivalgefäße mit jenen der großen Arterien vergleichbar sind. Auch die Konjunktivalbiopsie ergibt derartige Koinzidenzen (Mörl und Ziegan).

Solche Konstellationen legen Familienuntersuchungen nahe.

*Der natürliche Verlauf und die Spielarten der Arteriosklerose*

Bis zum 40. Lebensjahr macht die Arteriosklerose mit Ausnahme der Herzinfarkte und peripherer Arterienverschlüsse im allgemeinen keine Symptome. Frauen mit normalem Zyklus sind immun gegen alle Manifestationen, es sei denn, sie sind starke Zigarettenraucherinnen und nehmen Antikonzeptiva. Dann wächst ihre koronare und zerebrale Gefährdung sprunghaft. Sie wird noch gesteigert durch Hyperlipoproteinämien (Rose, Runnebaum). Bei Männern nach dem 40. und Frauen nach dem 50. Lebensjahr nehmen arteriosklerotische Krankheitszeichen zu. Sonderformen sind Nierenarteriosklerosen mit Stenosen und Verschlüssen, deren Symptome als bekannt vorausgesetzt werden dürfen. Persistierende Risiken beschleunigen den Arterioskleroseprozeß, wie dies für Koronarsklerose bzw. koronare Herzkrankheiten, zerebrale Arteriosklerosen mit Stenosen und Hirninfarkten, Verschlußkrankheiten der Extremitäten und die Sklerose der Bauchaorta mit ihren Ästen gesichert ist. Aber auch unabhängig von diesen Risikokonstellationen verläuft die Arteriosklerose schubförmig und oft nicht voraussehbar.

Insbesondere nach Auftreten der ersten Verschlußsymptomatik kann der Arterioskleroseprozeß autonom weitergehen. Bei seinen operierten Patienten mit Verschlüssen aller Gefäßbereiche beschrieb DeBakey drei Kategorien: Innerhalb von 1–3 Jahren kann die Verschlußkrankheit rasant zunehmen. Andere Patienten lassen eine Zunahme der Symptome innerhalb von 5–8 Jahren erkennen, und in einer dritten Gruppe entwickelt sich die Arteriosklerose über 10–20 Jahre sehr langsam weiter. Nach Bypass-Operationen beobachtete er eine Retardierung des Gefäßprozesses, die nicht medikamentös bedingt ist. DeBakey verwendet bei den gefäßrekonstruierten Patienten weder Antikoagulantien noch Plättchenadhäsionshemmer. Es ist denkbar, daß die Verbesserung der Fließeigenschaften des Blutes mit ihren Wirkungen auf den Plättchenstoffwechsel und die Blutgerinnung post operationem für dieses Phänomen verantwortlich ist. Die Arteriosklerose als Systemkrankheit läßt derartige Ausdeutungen zu. Daß Peripherie und Koronarien enge klinische Beziehungen haben, geht aus der Basel-Studie von Widmer et al. hervor (Tabelle 1). Unter 6 400 berufstätigen Männern der chemischen Industrie fand man bei den 40–50jährigen in 1%, bei den 65–75jährigen in 7% Stenosen oder Verschlüsse der Gliedmaßenarterien. Innerhalb von 5 Jahren

**Tabelle 1.** Basler Studie (2630 gesunde Männer)

1. AVK Fünfjahresinzidenz 80/1000 = identisch mit k.H.K.
2. 20/1000 symptomatisch
3. 60/1000 asymptomatisch
4. 30% der Neuerkrankungen bei Männern unter 54 Jahren
5. Jeder fünfte Verschlußkranke stirbt innerhalb von 5 Jahren
(10 Jahre unter der allgemeinen Lebenserwartung)
6. Bei 76% nach 2,5 Jahren deutliche Progredienz (am raschesten an der A. fem. superficialis)
7. Männer 5mal häufiger als Frauen

entwickelten sich in 8% der Fälle periphere Verschlüsse, darunter *drei* Viertel ohne Symptome, ein Viertel mit Symptomen. Die Inzidenz entspricht jener von Herzinfarkten. 30% der Neuerkrankungen ereignen sich vor dem 54. Lebensjahr. Männer, die zu Beginn der Studie drei oder mehr Risikofaktoren aufweisen, hatten sechsmal häufiger arterielle Verschlußkrankheiten als die risikofreien. Jeder 5. Verschlußkranke starb innerhalb von 5 Jahren (10 Jahre unter der allgemeinen Lebenserwartung), meist an koronarer Herzkrankheit. Diese bestimmt das Schicksal aller Arterienverschlüsse überhaupt. Auch bei zerebralen Gefäßstenosen und nicht tödlichen Hirninfarkten ist der Herzinfarkt die häufigste Todesursache. Umgekehrt können nichttödliche Herzinfarkte schwere zerebrale Mangeldurchblutungen und ischämische Hirninfarkte provozieren. Auf die besondere Gefährdung durch Rhythmusstörungen muß in diesem Zusammenhang verwiesen werden. Schließlich sei die wechselseitige Beeinflussung von Lungeninfarkt und Herzinfarkt oder Hirninfarkt betont.

Akuter oder protrahierter Kollaps kann zu schwerer Durchblutungsnot in bereits durchblutungsgestörten Organen führen. Es ist gelegentlich schwierig, den Ort der primären Läsion zu lokalisieren. In diesem Zusammenhang ist festzustellen, daß Hirninfarkte häufiger nach primären Herz- oder auch Lungeninfarkten vorkommen als umgekehrt Herz- und Lungeninfarkte nach primären Hirninfarkten. Bei protrahiertem Kollaps können auch periphere Extremitätenverschlüsse oder Infarkte der Eingeweidearterien entstehen. Sie sind die Folge autochthoner arterieller Thrombosen. Es gibt ja bekanntlich häufig Thrombosen in den Koronararterien. Sorgfältige morphologische Untersuchungen von Roberts haben ergeben, daß thrombotische Koronarverschlüsse umso häufiger sind, je länger ein protrahierter Kollaps vor dem definitiven Tod des Patienten andauerte. Das ändert nichts an den Feststellungen Büchners, Horts u. a., daß der koronare Herztod überwiegend durch primäre Koronarthrombosen verursacht wird. Die Erfolge der Lyse-Therapie, der Koronar-Chirurgie und der mechanischen Dilatationsverfahren, über die später berichtet wird, stützen diese Befunde. Auch beim plötzlichen unerwarteten Herztod findet man häufig obturierende Koronarthrombosen oder parietale Abscheidungsthromben, wie Krauland an forensischen Fällen mit subtilen histologischen Verfahren schon seit den 50er Jahren feststellte. Dies ist dann der Endpunkt rheologischer Ereignisse, die heute wieder im Mittelpunkt der Infarktgenese stehen. Daß Koronarspasmen vorzüglich im Bereich arteriosklerotischer Läsionen vorkommen, wird heute überwiegend anerkannt. Die damit verbundenen örtlichen Zirkulationsstörungen können ihrerseits via Plättchenaggregation und Abscheidungsthromben einen Circulus vitiosus in Gang setzen, der die Angina pectoris in ihren verschiedenen Spielarten (Ruhe- und Arbeitsanginen, Kälteangina, postprandiale Stenokardien) induziert. Die Abnahme der Fließeigenschaften des Blutes, z. B. bei Polyzythämie, Polyglobulie, Paraproteinämie, bestimmten Hyperlipoproteinämien oder Hypovolämie nach Blutverlusten, Verbrennungen usw., aber auch nach örtlichen Traumen im Thorax- bzw. Herzbereich können ein auslösendes Element für Angina,

Herzinfarkt, Herzrhythmusstörungen und plötzlichen Herztod sein. Hier muß auf die grundlegenden Untersuchungen von Büchner und seiner Schule verwiesen werden (Literatur zur Pathogenese derartiger klinischer Ereignisse s. Maseri et al. 1980). Die bei tödlichen Herzinfarkten junger Menschen erhobenen Befunde werden somit wieder aktuell. Man muß aber wissen, daß der plötzliche Herztod viele Ursachen haben kann und beileibe nicht immer auf einer Arteriosklerose beruht! Dies führt uns zum Aspekt der *stummen Arterienstenosen* und *-verschlüsse* zurück. Stumme Herzinfarkte können per definitionem auf pathologisch-anatomischen Befunden bei völlig fehlender klinischer Symptomatik oder auf elektrokardiographisch, eventuell enzymatisch nachweisbaren Infarkten ohne subjektive Erscheinungen beruhen. Auf die Problematik der morphologischen Diagnostik muß nochmals verwiesen werden. Mein Mitarbeiter Mörl hat sich diesen Fragen gewidmet. Unter 1157 autoptisch gesicherten Herzinfarkten war rund ein Viertel (23%) klinisch stumm, d. h. sie waren klinisch unerkannt geblieben.

Auch dies ist ein Hinweis darauf, daß die sog. Befindlichkeit eines Patienten für die Diagnose koronarer Durchblutungsstörungen sehr oft nutzlos ist. Aus subjektiven Mißempfindungen im Bereich der linken Thoraxwand eine koronare Herzkrankheit zu schließen und dies für die Relevanz koronarer Durchblutungsstörungen in Bevölkerungsgruppen heranzuziehen, ist wissenschaftlich nicht haltbar. Auch Nüssel kommt auf Grund seiner epidemiologischen Untersuchungen im Bereich des Heidelberger-Herzinfarkt-Registers der WHO zum Schluß, daß die schmerzbezogene Infarktsymptomatik trügerisch und unhaltbar ist. Mit Fragebogenaktionen ist keine Infarktstatistik zu erstellen.

Mörl fand z. B. heraus, daß unter 305 elektrokardiographisch gesicherten Myokardinfarkten bei 74, also wieder etwa ein Viertel, die Anamnese völlig stumm war. Noch höher ist der Anteil der stummen Infarkte bei Patienten mit peripheren arteriellen Verschlußkrankheiten, nämlich 77 von 193 sicheren Infarkten = rund 40%, sowie bei Diabetikern und überhaupt im höheren Lebensalter. Nach den prospektiven Erhebungen von Kannel et al. in der Framingham-Studie verläuft von vier Infarkten einer atypisch bzw. stumm. Je ausgeprägter systemische Arteriosklerosezeichen sind, um so häufiger kommen stumme Herzinfarkte vor.

*Klinische Zeichen unter besonderer Berücksichtigung von Frühveränderungen bei Arteriosklerose*

Auf die Bedeutung von Haut- und Sehnenveränderungen wurde bereits hingewiesen.

Die bekannte Schlängelung der Temporalarterien ist wie der Arcus corneae als allgemeines Arteriosklerosezeichen verwertbar, je früher sie erscheinen.

*Zerebrale* Arteriosklerose kann sich durch psychopathologische Ausfälle bemerkbar machen, die landläufig als Verkalkung gelten. Arterienverkalkungen sind mit Vorsicht zu interpretieren. Die diffuse Arterienverkalkung Mönckenbergs ist klinisch meist stumm. Frühsymptome der extra- und intrakraniellen Hirndurchblutungsstörungen sind in der folgenden Aufstellung dargelegt:
– transitorische kortikale Halbseitenausfälle,
– Amaurosis fugax,
– pseudobulbärparalytische Zeichen,
– Sehstörungen,
– Migräneanfälle,
– Kopfschmerzen,
– Schwindel,
– epileptische Äquivalente,
– Synkopen.

Sie können Ausdruck nicht nur einer arteriosklerotischen Stenose, sondern auch arteriosklerotischer Mikroembolien, Knick-, Schleifen- und Schlingenbildung, Aneurysmen oder Stealmechanismen sein.

Spezielle Verfahren zur Lokalisation von schweren Stenosen bzw. Verschlüssen wie EEG, Hirnszintigraphie, Ophthalmodynamogramm, Doppler-Sonographie, Fluoreszenzangiographie, zerebrale Computer-Tomographie und Angiographie sind dem Spezialisten vorbehalten.

Die Tabellen 2, 3 und 4 zeigen die nichtinvasiven Methoden zur Erfassung der Arteriosklerose im Kopf-, Thorax- und Extremitätenbereich auf.

Die in der Diagnostik der abdominellen und großen peripheren Arterien eingesetzte Ultraschallsonographie wurde durch Einführung spezieller Schallköpfe mit höheren Schallfrequenzen (4–12 Megahertz) modifiziert. Dadurch kann man oberflächliche, dünnkalibrige Arterien darstellen. Die folgenden Abbildungen verdanke ich den Herren

**Tabelle 2.** Nichtinvasive direkte und indirekte Methoden zur Erkennung der Arteriosklerose

*Kopf – Hals*

Verstärkte Prominenz, Schlängelung und Konsistenz der Arteria temporalis
Xanthelasmen
Arcus senilis corneae
Augenhintergrundbefund
Zeichen der Zerebralsklerose; Sklerose-,
Stenosegeräusche
Ultraschall-Dopplersonde

**Tabelle 3.** Nichtinvasive direkte und indirekte Methoden zur Erkennung der Arteriosklerose

*Thorax*

Sklerosegeräusch am Herzen
Belastungs-EKG
Konvent. Röntgen – Kalkdichte Schatten im Bereich des Arcus aortae
Thalliumszintigraphie evtl. Echokardiographie
Computertomographie (bei EKG-Triggerung, kurze Aufnahmezeiten)

**Tabelle 4.** Nichtinvasive direkte und indirekte Methoden zur Erkennung der Arteriosklerose

*Extremitäten*

Sklerose- oder Stenosegeräusche
Konvent. Röntgen: Kalkdichte Schatten an dist. Bauchaorta, Becken-Beingefäße
Laufbandergometrie bzw. Kontroll-Gehstrecke
Oszillographie (Belastung)
Ultraschalldopplersonde (speziell instante gepulste Dopplerschallgeräte mit Nachweis von Wandveränderungen)
Rheographie mit Pulskurvenformanalyse
Venenverschlußplethysmographie
Muskelgewebsclearance mit Xenon[133]

Prof. P. Gerhardt und Dr. B. Terwey (Zentrum für Chirurgie Heidelberg, Abt. für Rö.-Diagnostik). Man kann damit die Lage der Arteria carotis communis und ihrer extrakraniellen Äste, Lumenweite, Wanddicke, Wandunregelmäßigkeiten, Wandauflagerungen und Wandbewegungen bestimmen. In Längsschnittbildern kann man die Ausdehnung pathologischer Veränderungen darstellen.

Die Abb. 1 zeigt rechts die Vena jugularis, links die Arteria carotis communis an ihrer Aufteilungsstelle, links in Arteria carotis interna und rechts in die Arteria carotis externa bei normaler Gefäßwand. Die Abb. 2 zeigt im Längsschnitt durch die Carotisgabel rechts unten schematisiert und durch Pfeile gekennzeichnet „harte" Plaques mit Schallschatten als Hinweis auf eine Stenose.

Damit hat man eine nichtinvasive Untersuchungsmöglichkeit zur Erfassung von stenosierenden atheromatösen Plaques, Streifen und Thromben sowie intramuralen Veränderungen. Die Bilder werden auf Magnetband gespeichert und dienen der Beurteilung von Verläufen. Zusammen mit der Doppler-Sonographie haben wir die Möglichkeit, progressive Veränderungen morphologisch und haemodynamisch zu beurteilen. Wir versuchen mit diesem Verfahren, das auch im Bereich der Arteria femoralis unterhalb des Leistenbandes anwendbar ist, regressive Prozesse zu erfassen. Blankenhorn et al. konnten mittels computergesteuerter Auswertung von Serienangiogrammen Regressionen atherosklerotischer Veränderungen durch präventive Maßnahmen (Senkung von pathologischen Lipoproteinwerten) nachweisen. Das gelang wiederholt auch in Koronararterien hypercholesterinämischer Patienten (Lewis). Damit hoffen wir die dringend benötigten Nachweise für die Beurteilung präventiver und therapeutischer Maßnahmen bei Risikopatienten erbringen zu können, die nach Tierversuchen und den Ergebnissen epidemiologischer Studien zu erwarten sind. Daß nahezu komplette Regressionen der Arteriosklerose innerhalb von 4–5 Jahren auch beim Menschen möglich sind, haben die klinischen und pathologisch-anatomischen Befunde der ersten Nachkriegsjahre gezeigt.

Wir haben also keinen Grund, in der Prävention und konservativen Therapie der Arteriosklerose zu resignieren. Es gibt heute schon genügend Erfahrungen und Berichte, um die Methoden der primären und sekundären Prävention bei Arteriosklerose in der Praxis anzuwenden, wie sie von der Internationalen Gesellschaft und Föderation für Cardiologie kürzlich empfohlen wurden (König, Rose und Schettler, 1980).

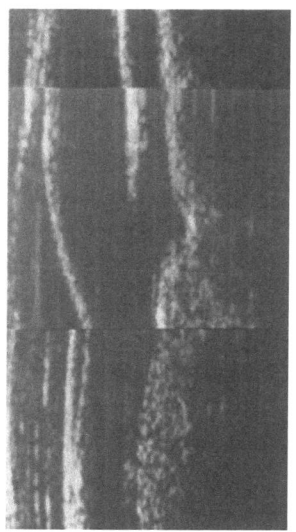

**Abb. 1.** Realtime-Sonographie der Carotisgabel, Aufzweigung der A. carotis comm. in A. carotis int. (linkes weitlumiges Gefäß) und A. carotis ext.

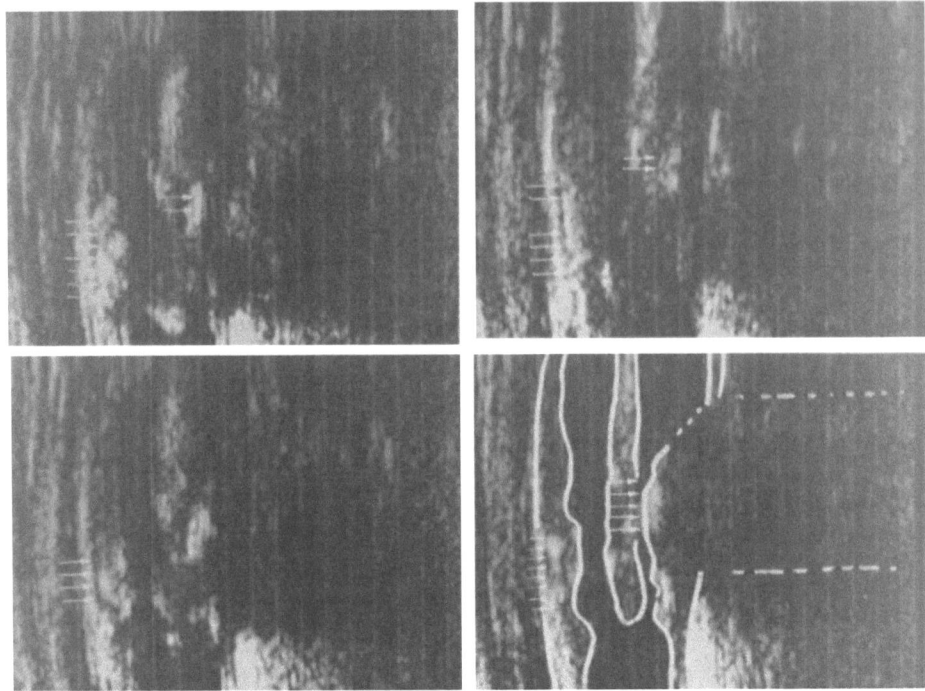

**Abb. 2.** Längsschnitt durch die Carotisgabel. Abgangsstenose sowohl der A. carotis int. als auch der A. carotis externa. Darstellung harter Plaques mit Schallschatten

*Literatur*

Blankenhorn DH, Sanmarco ME (1979) Angiographie for study of lipid-lowering therapy. Circulation 59: 212–214 – Büchner F, Grundmann E (1979) Lehrbuch der speziellen Pathologie, 6. Auflage. Urban & Schwarzenberg, München – Crawford DW, Sanmarco ME, Blankenhorn DH (1979) Spatial reconstruction of human femoral atheromas showing regression. Am J Med 66: 784–789 – Hort W (1981) Morphologie der Arteriosklerose (siehe dieser Verhandlungsband) – König K, Rose G, Schettler G (1980) Risikofaktoren und Prävention nach Herzinfarkt. Deutsches Ärzteblatt 77: 2673 – Krauland W. Persl. Mitt. – Lewis B (1979) Conference on the health effects of blood lipids: optimal distributions for populations. Preventive Medicine 8: 679 – Maseri A, Chierchia S, L'Abbate A (1980) Pathogenic mechanisms underlying the clinical events associated with atherosclerotic heart disease. Circulation 62: 6 – Mörl H, Ziegan J (1974) Die Konjunktivalbiopsie – ein zuverlässiger Gradmesser der allgemeinen Atherosklerose. Z Kardiol 63: 385 – Mörl H (1975) Der „stumme" Myokardinfarkt. Springer, Berlin Heidelberg New York – Roberts WC (1974) Coronary artery pathol. in fatal ischemic heart disease. In: The myocardium. H. P. Publishers Co. Inc., New York, p 192 – da Silva A, Widmer LK (1979) Peripher arterielle Verschlußkrankheit. Basler Studie I–III. Huber, Bern Stuttgart Wien

# Medikamentöse Rezidivprophylaxe bei der extrakraniellen und peripheren Arteriosklerose

Bollinger, A. (Angiologische Abt., Dept. für Innere Medizin, Poliklinik der Univ. Zürich)

## Referat

Durch sekundäre Prophylaxe wird versucht, das spontane Fortschreiten der Arteriosklerose zu dämpfen und Rezidivverschlüsse nach lumeneröffnenden Behandlungsverfahren zu vermeiden. In Ergänzung zur Elimination bzw. Behandlung der bekannten Risikofaktoren und zu einem dosierten körperlichen Training werden Medikamente zur sekundären Vorbeugung eingesetzt. Dabei handelt es sich um die herkömmlichen Kumarinderivate und um Substanzen, welche die Thrombozytenfunktion beeinflussen (vor allem Acetylsalizylsäure = ASS, Dipyridamol = D und Sulfinpyrazon = SP).

*1. Transiente ischämische Attacken (TIA)*

Bei Patienten mit TIA ist im ersten Jahr nach Auftreten der Symptome in etwa 15%, in den folgenden Jahren mit etwa 5% Insulten pro Jahr zu rechnen. Drei prospektive Studien [3, 6, 9] stimmen darin überein, daß ASS die Inzidenz erneuter TIA, des Auftretens eines Schlaganfalles, bzw. des Todes signifikant senkt. In der größten Untersuchung an 585 Patienten, der sogenannten Canadian Cooperative Study [3] verminderte sich die Anzahl der Patienten, die weiterhin TIA erlitten, im Vergleich zu Placebo um 19%. Die Wahrscheinlichkeit, einen Insult zu erleiden oder zu sterben, sank unter ASS sogar um 31%, bei Männern allein um 48%. Die Behandlung dauerte im Mittel 26 Monate. Kein signifikanter Effekt wurde bei Frauen beobachtet, was neuerdings durch die fast doppelt so gute Spontanprognose der Frauen erklärt wird [4]. Bei der niedrigen Frequenz der zerebrovaskulären Ereignisse bei Frauen ist eine Wirkung wesentlich schwieriger zu erfassen.

In allen drei Langzeitstudien betrug die ASS-Dosierung 1,3–1,5 g/die. Erfahrungen mit niedrigen Dosierungen liegen noch nicht vor. SP erwies sich in der kanadischen Prüfung als unwirksam [3].

In einer schwedischen Studie [8] wurde die protektive Wirkung von Antikoagulantien und der Kombination ASS-D verglichen. Innerhalb eines Jahres entwickelten sich in beiden Gruppen ähnlich viele zerebrovaskuläre Ereignisse. Sie liegen mit 3,2% deutlich unter den Zahlen, die während des natürlichen Verlaufs der Erkrankung zu erwarten wären. Da unter Thrombozytenfunktionshemmern hämorrhagische Komplikationen nur selten auftreten, relativ häufig aber unter Antikoagulantien, spricht diese Studie ebenfalls dafür, im zerebrovaskulären Bereich die Hemmer zu bevorzugen. Ob asymptomatische, extrakranielle Stenosen ebenfalls eine Indikation zur medikamentösen Behandlung darstellen, ist noch nicht abgeklärt.

*2. Periphere Arterien*

Die periphere Arteriosklerose verläuft unter Dauerantikoagulation mit Kumarinen günstiger als ohne Medikation [2]. Aus einem Kollektiv mehrfach angiographierter Patienten geht hervor, daß vor allem die Progression von Stenosen zum Verschluß und die Verlängerung bestehender Verschlüsse gehemmt wird, nicht aber das Entstehen neuer Plaques. Die gegenwärtig laufenden Studien mit thrombozytenfunktionshemmenden Medikamenten sind noch nicht abgeschlossen, so daß ihre Wirksamkeit als *Progressionsprophylaktikum* noch nicht gesichert ist. Erste Hinweise aus offenen Untersuchungen lassen einen positiven Effekt vermuten [10].

Was die Prophylaxe von Rezidivverschlüssen *nach transluminaler Dilatation bzw. Rekanalisation* von Becken- und Beinarterienverschlüssen anbetrifft, so gibt es nur für die Frühphase Daten. ASS schützt vor Frührezidiven ebenso gut wie Heparin [11]. Da gleichzeitig die Blutungskomplikationen unter ASS niedriger liegen, wird dieses Medikament vor und unmittelbar nach Katheterbehandlung eingesetzt. Die Kombination von ASS-D erwies sich als noch wirkungsvoller als ASS allein [7].

ASS senkt die Rezidivhäufigkeit nach Thrombenarteriektomie der Beinarterien [5]. In einer eigenen Studie an 120 Patienten erreichte die kumulative Durchgängigkeit im femoropoplitealen Bereich nach 2 Jahren unter ASS bzw. unter ASS-D 80%, unter Dauerantikoagulation aber nur 58% [1]. Ein gegenläufiger Trend, diesmal zugunsten der Antikoagulantien, fand sich nach Implantation eines Venenbypasses im Oberschenkelgebiet [1].

Die Verabreichung von ASS führt in der gebräuchlichen Dosierung von 1–1,5 g/die zwar kaum zu Blutungskomplikationen, recht häufig aber zu gastrointestinaler Unverträglichkeit (12,1%, bzw. 5% endoskopisch gesicherte Ulzera [1]). Die Entwicklung neuer galenischer Formen der ASS ist deshalb von Bedeutung. Aufgrund von Untersuchungen des Prostazyklin-Thromboxansystems wurde die Hypothese aufgestellt, daß kleinere Dosen von ASS noch günstiger wirken als die herkömmlichen. Ein Beweis dafür anhand klinischer Studien, wurde bisher nicht erbracht, so daß die meisten Autoren weiterhin 1 g/die verabreichen.

Für D und SP allein genügen die heutigen Daten nicht, um sie zur sekundären Prophylaxe der extrakraniellen und peripheren Arteriosklerose zu empfehlen. Auch ist noch wenig gesichert, daß die Kombination ASS-D wirksamer ist als ASS allein.

Abschließend sei betont, daß Thrombozytenfunktionshemmer keineswegs generell die Antikoagulantien ersetzen können. Letztere bleiben beim Morbus embolicus und bei der Venenthrombose Medikamente der ersten Wahl, auch in einer Reihe anderer spezieller Indikationen wie nach Thrombolyse oder nach Bypassoperationen. Es schält sich ein differenziertes Indikationsspektrum für die beiden Stoffklassen heraus.

*Literatur*

1. Bollinger A, Schneider E, Pouliadis G, Brunner U (1980) Thrombozytenfunktionshemmer und Antikoagulantien nach gefäßrekonstruktiven Eingriffen im femoro-poplitealen Bereich: Resultate einer prospektiven Studie, V. Colfarit-Symposium, Mainz – 2. Burkhalter A, Widmer LK, Glaus L (1974) Chronischer Gliedmassenarterienverschluß und Langzeitantikoagulation. Vasa 3: 185–189 – 3. Canadian Cooperative Stroke Study Group (1980) Randomized trial of therapy with platelet antiaggregants for threatened stroke. CMA J 122: 293–296 – 4. Dyken ML (1980) Antiplatelet agents in transient ischemic attacks and the relationship of risk factors, V. Colfarit-Symposium, Mainz – 5. Ehresmann U, Alemany J, Loew D (1977) Prophylaxe von Rezidivverschlüssen nach Revaskularisationseingriffen mit Acetylsalicylsäure. Med. Welt 28: 1157–1162 – 6. Fields WS, Lemak NA, Frankowski RF, Hardy RJ (1977) Controlled trial of aspirin in cerebral ischemia. Stroke 8: 301–315 – 7. Hess H, Müller-Fassbender H, Ingrisch H, Mietasck A (1978) Verhütung von Wiederverschlüssen nach Rekanalisation obliterierter Arterien mit der Kathetermethode. Dtsch Med Wochenschr 103: 1994: 1997 – 8. Olsson JE, Brechter C, Bäcklund H, Krook H, Müller R, Nitelius E, Olsson O, Tornberg A (1980) Anticoagulant vs antiplatelet therapy as prophylactic against cerebral infarction in transient ischemic attacks. Stroke 11: 4–9 – 9. Reuther R, Dorndorf W, Loew D (1980) Behandlung transitorisch-ischämischer Attacken mit Acetylsalicylsäure. Münch Med Wochenschr 122: 795–798 – 10. Schoop W (1979) Progression der arteriellen Verschlußkrankheit unter Aggregationshemmern. In: Ehringer H, Betz E, Bollinger A, Deutsch E (Hrsg) Gefäßwand, Rezidivprophylaxe, Raynaud-Syndrom. Witzstrock, Baden-Baden, S 262–267 – 11. Zeitler E, Reichold J, Schoop W, Loew D (1973) Einfluß von Acetylsalicylsäure auf das Frühergebnis nach perkutaner Rekanalisation arterieller Obliterationen nach Dotter. Dtsch Med Wochenschr 98: 1285–1288

# Zur medikamentösen Verhütung des Herzinfarktrezidivs

Breddin, H. K. (Abt. für Angiologie im Zentrum der Univ. Frankfurt)

**Referat**

Ausgangspunkt für einen Herzinfarkt und für sein Rezidiv ist meistens eine Arteriosklerose der Koronararterien. Auf dem Boden dieser Koronargefäßveränderungen können plötzliche Risse, Fissuren oder Endothelablösungen zu subintimalen Blutungen aber auch zur Bildung von Plättchenaggregaten führen, die zum Kern eines schnell weiter wachsenden arteriellen Thrombus werden. Dieser Thrombus kann ein schon eingeengtes Koronargefäß verschließen und einen mehr oder weniger ausgedehnten Herzinfarkt verursachen. Nach wie vor ist die Häufigkeit von Koronarthromben als Ursache eines Infarktes nicht genau bekannt. Die Mehrzahl jüngerer Schätzungen bewegt sich zwischen 50 und 80% [6, 19, 45] und auch die koronarographischen Befunde bei Patienten mit frischem Herzinfarkt liegen in diesem Bereich. Dabei ist noch umstritten, wie häufig Thromben nach einem Infarkt gebildet werden oder weiter wachsen. Die mögliche Rolle von Plättchenaggregaten, die als Mikroemboli Myokardischämien verursachen und die zu plötzlichen Todesfällen führen können, wurde besonders durch Untersuchungen von Haerem [22, 23] belegt.

*Beurteilung von Medikamentenwirkungen in verschiedenen Phasen der Nacherholung nach einem Herzinfarkt*

Die Erholungsperiode nach einem Herzinfarkt beginnt mit dem Infarkteintritt. Sie endet nach 30 Tagen und umfaßt in der Regel die Zeit des Krankenhausaufenthalts. In dieser Phase liegt die Mortalität zwischen 12% und 20% [7, 31]. Haupttodesursache sind der kardiogene Schock und die globale Herzinsuffizienz. Die Größe des Infarkts und die Vorschädigungen des Herzens sind die wichtigsten Faktoren, die die Prognose in dieser ersten Periode nach dem Infarkteintritt bestimmen. Der plötzliche Herztod aufgrund der elektrischen Instabilität nach der Myokardverletzung ist durch die Überwachung auf Intensivstationen und eine agressive Therapie mit Antiarrhythmika weitgehend reduziert worden.

An die Erholungsperiode schließt sich die frühe Nacherholungsperiode an, die weitere 6 Monate dauert. In dieser Zeit sterben weitere 6–12% der Patienten [7, 8, 28, 31]. Während dieser Phase nehmen die Todesfälle kontinuierlich ab. Haupttodesursache ist der plötzliche Herztod. Im Einzelfall ist in der Regel nicht zu entscheiden, ob ein Reinfarkt oder Rhythmusstörungen Ursache des plötzlichen Herztodes waren.

Die späte Nacherholungsperiode beginnt 7 Monate nach dem Infarkt und das erhöhte Mortalitätsrisiko beträgt relativ kontinuierlich etwa 3–4% pro Jahr [8, 31, 49]. Das Ausmaß der koronaren Herzerkrankung, etwa beurteilt durch die Koronarangiographie ist ein wichtiger prognostischer Indikator für die künftige Überlebenschance. Die meisten Todesfälle sind in dieser Phase auf einen neuen Herzinfarkt, auf plötzlichen Herztod aber auch auf eine zunehmende Herzinsuffizienz zurückzuführen.

Medikamente, die die Todesfälle in der frühen und späten Nacherholungsphase reduzieren sollen, müßten daher entweder die Rhythmusstörungen mindern oder neue Herzinfarkte verhindern. Im Idealfall sollten beide Wirkungen miteinander kombiniert werden. Ein Medikament, welches das Fortschreiten des atherosklerotischen Wandprozesses selbst bremst, kennen wir bisher nicht.

Klinische Studien über die Verminderung der Reinfarkthäufigkeit beziehen sich entweder nur auf die späte oder auf frühe und späte Nacherholungsphase. Unterschiedliche Ergebnisse verschiedener Studien können zum Teil allein darauf beruhen, daß Patienten zu unterschiedlichen Zeiten nach überstandenem Herzinfarkt in die Studien aufgenommen wurden.

### Antikoagulantien in der Reinfarktprophylaxe

Die Langzeitantikoagulation mit Kumarinderivaten zur Reinfarktprophylaxe ist trotz der zahlreichen Studien, die von 1955 bis 1979 vorgenommen wurden, nach wie vor umstritten. Sehr positiven Studien [30, 34, 46] stehen negative Untersuchungen gegenüber [26]. Der holländische Thrombosedienst konnte in mehreren Studien [30, 34, 46] belegen, daß bei optimaler Kontrolle der Antikoagulantienbehandlung und Einstellung auf Thrombotestwerte zwischen 5 und 10% der Norm eine signifikante Senkung der Reinfarkthäufigkeit und der Mortalität auftrat. Zahlreiche bis 1975 veröffentlichte Studien ergaben einen Trend oder auch einen signifikanten Unterschied zugunsten der Antikoagulantienbehandlung soweit es die Senkung der nicht tödlichen Reinfarkte betraf. In der Regel ließ sich in der Mehrzahl dieser Studien eine geringere und oft nicht signifikante Senkung der Gesamtletalität oder der koronaren Todesfälle belegen [3, 16, 29, 33, 40, 42, 53].

Die Behandlung mit Antikoagulantien nach überstandenem Herzinfarkt hängt in ihrer Wirksamkeit vermutlich von der möglichst strengen Überwachung und Kontrolle der Medikamentenwirkung ab.

Antikoagulantien stellen auch heute noch eine Möglichkeit der Reinfarktprophylaxe dar. Aufgrund unserer eigenen Studie halten wir jedoch die Antikoagulation der Dauerbehandlung mit Thrombozytenfunktionshemmern für unterlegen, insbesondere wenn man berücksichtigt, daß in breiter Praxis die geforderte ideale Einstellung tatsächlich nur selten verwirklicht werden kann. Vorteile der Antikoagulantienbehandlung sind aber die engmaschige Überwachung, die eine regelmäßige Medikamenteneinnahme weitgehend erzwingt. Nachteile sind die häufigen Kontrolluntersuchungen und das Blutungsrisiko, insbesondere das – wenn auch geringe – Risiko lebensbedrohender zerebraler Blutungen.

### Thrombozytenfunktionshemmer und Reinfarktprophylaxe

1. Wirkungsmechanismen

Als 1976 die aggregationshemmende Wirkung der Azetylsalizylsäure bekannt wurde, schien es naheliegend, ASS als Thrombosehemmer insbesondere bei arteriellen Thrombosen zu verwenden. Dabei ging man davon aus, daß Aggregationshemmung wahrscheinlich auch Thrombosehemmung bedeuten würde. Die in den ersten klinischen Versuchen, aber auch in den späteren klinischen Studien angewendete ASS-Dosis wurde empirisch festgelegt und entsprach von Anfang an nicht der weit geringeren Dosis, die zur Aggregationshemmung notwendig wäre. Pietsch [39], aus unserer Arbeitsgruppe beschrieb eine nur wenige Stunden lang anhaltende Hemmwirkung einer Einzeldosis von ASS auf den Plättchenformwandel. Wir verstehen heute unter Plättchenformwandel die Umwandlung von Thrombozyten von ihrer nativen Scheibenform in Kugelformen mit Fortsätzen, die auf verschiedene Reize hin erfolgt. Diese Umwandlung geht mit einer deutlichen Zunahme der Plättchenhaftneigung und der Plättchenaggregierbarkeit einher. Die Wirkung von Medikamenten auf den Plättchenformwandel läßt sich gut nachweisen, wenn unmittelbar bei der Blutentnahme die Thrombozyten durch Zugabe von Gewebsextrakten maximal stimuliert und aktiviert werden [10].

Die so stimulierten Plättchen neigen verstärkt zur Aggregation und zur vermehrten Haftung. Bei Patienten und Versuchspersonen ließ sich der Einfluß von Medikamenten auf die Plättchenstimulation an diesen maximal stimulierten Plättchen gut beurteilen.

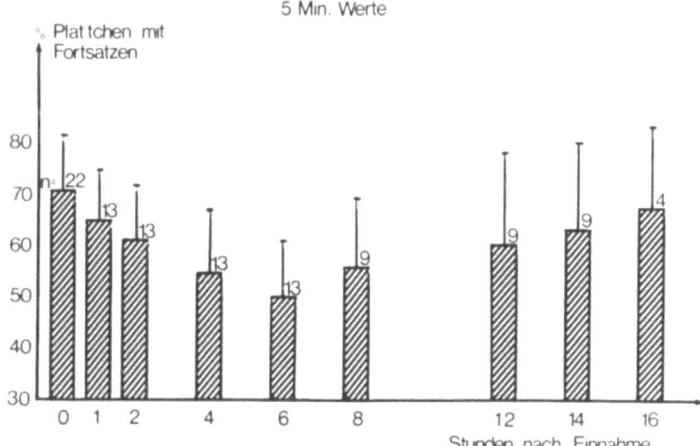

**Abb. 1.** Hemmung des gewebeextraktstimulierten Formwandels der Thrombozyten nach Einnahme von 500 mg Azetylsalicylsäure. Mittelwerte und Standardabweichungen, $n = 14$. Das Maximum der Hemmwirkung fand sich 6 Std nach der Einnahme, 12 Std nach der Einnahme war die Hemmwirkung nur noch sehr gering

Nach einer Einzeldosis von 250 mg ASS war der gewebeextraktinduzierte Formwandel etwa 6 Std lang gehemmt, wobei die maximale Hemmwirkung zwischen der 2. und 4. Std nach der Einnahme beobachtet wurde. Nach einer Einzeldosis von 500 mg wurde die maximale Hemmwirkung nach 6 Std erreicht (Abb. 1). Der Formwandel ist zwischen 2 und 8 Std nach der Medikamenteneinnahme mäßig gehemmt. Nach einer Einzeldosis von 1000 mg ASS fanden sich im Prinzip gleiche Verhältnisse [10]. In ähnlicher Weise hemmt ASS kurzfristig die Plättchenadhäsion. Die Hemmung hält annähernd gleich lange an, wie die Hemmung des Formwandels.

Demgegenüber hält die Wirkung einer Einzeldosis von 250 mg ASS auf die Plättchenaggregation mehrere Tage lang an. Verantwortlich für die aggregationshemmende Wirkung der ASS ist die irreversible Hemmung der Thromboxansynthese in den Thrombozyten [24]. Die zirkulierenden Plättchen sind wegen des fehlenden Kernstoffwechsels zur Resynthese des gehemmten Ferments Zyklooxygenase nicht in der Lage. Die Aggregationshemmung wird daher erst durch Neubildung und Sequestierung neuer Plättchen in die Blutbahn, die diesen Defekt nicht mehr aufweisen, langsam aufgehoben. ASS hemmt auch die Prostacyclinsynthese in der Gefäßwand. In den Gefäßwandzellen kann Zyklooxygenase wieder gebildet werden. Daher wird die Prostacyclinsynthese nur kurzfristig gehemmt (Abb. 2.).

Die pharmakologischen Untersuchungen zum Wirkungsmechanismus der ASS haben zu zahlreichen Spekulationen über die bestgeeignete Dosis geführt, wobei besonders von

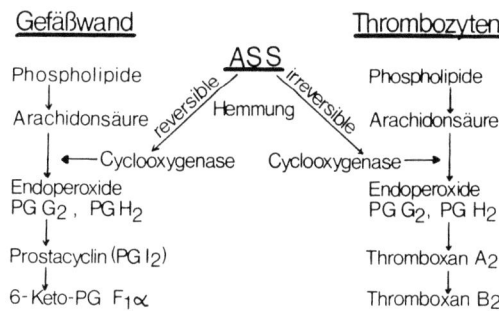

**Abb. 2.** Schema der ASS-Wirkung in den Thrombozyten und in der Gefäßwand

Moncada und Vane [35] extrem niedrige Dosen in der Größenordnung von 100−200 mg/Tag vorgeschlagen wurden unter der Vorstellung, daß mit diesen Dosen zwar die Thromboxansynthese in den Plättchen aber nicht die Prostacyclinsynthese in der Gefäßwand gehemmt würde. Ihr Vorschlag basierte auf der Hypothese, daß die Hemmung der Prostacyclinsynthese in der Gefäßwand die thrombosehemmende Wirkung der ASS auf die Thrombozyten vorübergehend ganz oder teilweise wieder aufheben könnte.

Bei der Planung der bisher publizierten klinischen Studien mit Thrombozytenfunktionshemmern waren diese pharmakologischen Überlegungen unbekannt. Man kannte die aggregationshemmende Wirkung und auch zum Teil die Thrombosehemmung im Tiermodell. Kleine klinische Studien hatten eine thrombosehemmende Wirkung, insbesondere im arteriellen Bereich, wahrscheinlich gemacht und besonders bei der ASS wurde die verwendete Dosis meist danach gewählt, wieviel ASS von der Mehrzahl der Patienten vertragen wurde.

*Dipyridamol* wirkt in den klinisch verwendeten Dosen − in der Regel 3 × 75 mg − nur gering oder gar nicht aggregationshemmend. Dieses Medikament hat aber ebenfalls eine deutliche Hemmwirkung auf die Plättchenstimulation und auf die Plättchenhaftneigung (Abb. 3), die ebenfalls nur kurze Zeit anhält. Inwieweit diese Effekte auf der Hemmung der Phosphodiesterase in den Plättchen und einem hierdurch bedingten Anstieg des zyklischen AMP beruhen ist noch nicht hinreichend bekannt. Die gleichzeitige Gabe von 500 mg ASS mit 75 mg oder 150 mg Dipyridamol führt nicht zu einer Verlängerung der stimulationshemmenden oder haftneigungshemmenden Wirkung der Einzelmedikamente. Derzeit wird geprüft, inwieweit die Kombination zu einer stärkeren Hemmung der Plättchenstimulation oder Haftneigung als die Einzelmedikamente führt.

Wir vermögen derzeit nicht zu entscheiden, in welchem Umfang die thrombosehemmende Wirkung der ASS auf der Aggregationshemmung und auf der deutlich weniger lang anhaltenden Hemmung der Plättchenstimulation und Haftneigung beruht. Wir halten es aber für wahrscheinlich, daß der Hemmung der Plättchenstimulation und der Haftneigung für die thrombosehemmende Wirkung von ASS und Dipyridamol eine wesentliche, wenn nicht entscheidende Rolle zukommt.

*Sulfinpyrazon* ist ein relativ schwacher Aggregationshemmer, dessen Effekt in den ersten Tagen nach der Einnahme kontinuierlich zunimmt. Sulfinpyrazon hat keine Hemmwirkung auf die Plättchenstimulation.

Sulfinpyrazon wurde für klinische Studien herangezogen, nachdem Mustard et al. [36] und Steele et al. [47, 48] fanden, daß dieses Medikament die verkürzte Thrombozytenüberlebenszeit im Tierexperiment und auch bei Patienten mit verkürzter Plättchenlebenszeit normalisierte.

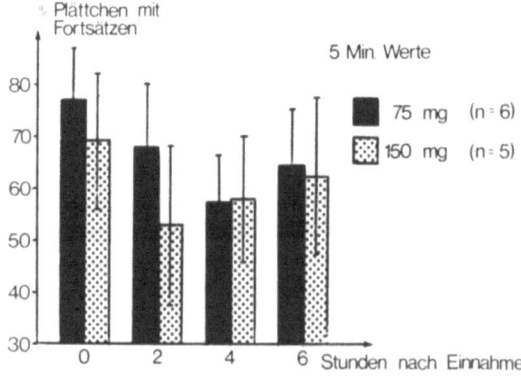

**Abb. 3.** Hemmung des gewebeextraktstimulierten Formwandels der Thrombozyten nach der Einnahme von 75 oder 150 mg Dipyridamol. 2 Std nach der Einnahme ist der Formwandel deutlich, nach 6 Std nur noch gering gehemmt

## 2. Klinische Studien

Epidemiologische Untersuchungen der Bostoner Drug Project Research Gruppe [9] sprachen dafür, daß Patienten, die regelmäßig Aspirin eingenommen hatten, weniger häufig einen Herzinfarkt bekamen als Nicht-Aspirinesser. Hammond und Garfinkel [25] und Hennekens et al. [27] konnten in späteren Studien, die allerdings anders angelegt waren, diese Untersuchungen nicht bestätigen.

Heute liegen sechs große randomisierte prospektive klinische Studien vor, die sich zum Ziel gesetzt hatten zu prüfen, ob die regelmäßige Behandlung mit Azetylsalizylsäure bei Patienten, die einen Herzinfarkt durchgemacht haben, die Gesamttodesfälle, neue Infarkte oder plötzliche Todesfälle verhindern kann [4, 11, 15, 17, 18, 38]. In einer weiteren Studie wurde geprüft, ob Sulfinpyrazon in ähnlicher Weise wirksam ist [2]. Keine der ASS-Studien konnte im Sinne einer statistischen Signifikanz die Wirkung der Azetylsalizylsäure belegen, aber in fünf von sechs dieser Studien fand sich ein deutlicher, zum Teil knapp an der Grenze der konventionellen statistischen Signifikanz liegender Trend zugunsten der ASS. Diese Ergebnisse werden weiter gestützt durch die vorläufigen Ergebnisse einer Studie in der DDR an weiteren 1 340 Patienten [50].

Dagegen zeigte sich in der größten dieser Studien, der Aspirin Myocardial Infarction Study (AMIS, 4), kein Unterschied in der Letalität zwischen den mit ASS oder mit Placebo behandelten Patienten.

Die erste Reinfarktstudie von Elwood [17], bei der eine tägliche ASS-Dosis von 300 mg verabreicht wurde, zeigte einen positiven Trend, der allerdings nur in einem der beteiligten Zentren belegt werden konnte.

Die Coronary Drug Project Studie [15], in die Patienten aufgenommen wurden, bei denen der Infarkt schon lange zurücklag und die vorher aus anderen Behandlungsgruppen ausgeschieden waren, ergab einen deutlichen Trend zugunsten der ASS. Auch die zweite Studie von Elwood [18], in der die Patienten in der Behandlungsgruppe 900 mg ASS/Tag erhielten, ergab eine Senkung der Gesamtmortalität von 17% in der aspirinbehandelten Gruppe, im Vergleich mit der Plazebogruppe, und eine Senkung der koronaren Todesfälle um 22%. Diese Unterschiede waren nicht signifikant.

Auf drei Studien möchte ich etwas ausführlicher eingehen: Die deutsch-österreichische Herzinfarktstudie [9] und die amerikanischen AMIS- und PARIS-Studien.

In der AMIS-Studie erhielten die Patienten entweder Plazebo oder 1 g Aspirin verteilt auf zwei Dosen à 500 mg. In der PARIS-Studie wurden die Patienten mit 3 × 324 mg/Tag behandelt und in der deutsch-österreichischen Herzinfarktstudie erhielten die Kranken in der ASS-Gruppe 3 × 500 mg mikroverkapselte ASS/Tag. Auf die Bedeutung dieser unterschiedlichen Dosierung wird noch zurückzukommen sein.

Ein wichtiger Unterschied zwischen den verschiedenen Studien war die Frist zwischen dem Infarktereignis und der Aufnahme in die Studie. Sie betrug in der AMIS-Studie im Mittel 25 Monate und war in der PARIS-Studie ähnlich groß. Dagegen war dieser Abstand in der Deutsch-Österreichischen Studie mit dem Mittel 40 Tage sehr kurz. In der AMIS-Studie fand sich kein Unterschied in der Gesamtmortalität bezüglich der tödlichen Reinfarkte oder der plötzlichen Todesfälle zwischen der ASS- und der Plazebo-Gruppe. Diese Ereignisse waren in der ASS-Gruppe sogar leicht erhöht. Zwar ergab die retrospektive Analyse, daß die Risikoverteilung zwischen beiden Behandlungsgruppen nicht gleichmäßig war und bei Berücksichtigung dieser ungleichmäßigen Risikoverteilung ergab sich ein minimaler Vorteil zugunsten der ASS-Gruppe.

Dagegen fand sich in der Persantin-Aspirin-Studie, die praktisch in der gleichen Weise angelegt war wie die AMIS-Studie und an deren Durchführung zum Teil die gleichen Personen wie in der AMIS-Studie beteiligt waren, ein deutlicher Unterschied zugunsten der ASS-Gruppe, der aber die Grenzen der konventionellen statistischen Signifikanz knapp verfehlte. Betrachtet man in der PARIS-Studie Patienten, die innerhalb der ersten 6 Monate nach dem Infarkt in die Studie aufgenommen wurden, und hier würden die Bedingungen eher denen in der Deutsch-Österreichischen Studie entsprechen, so betrug

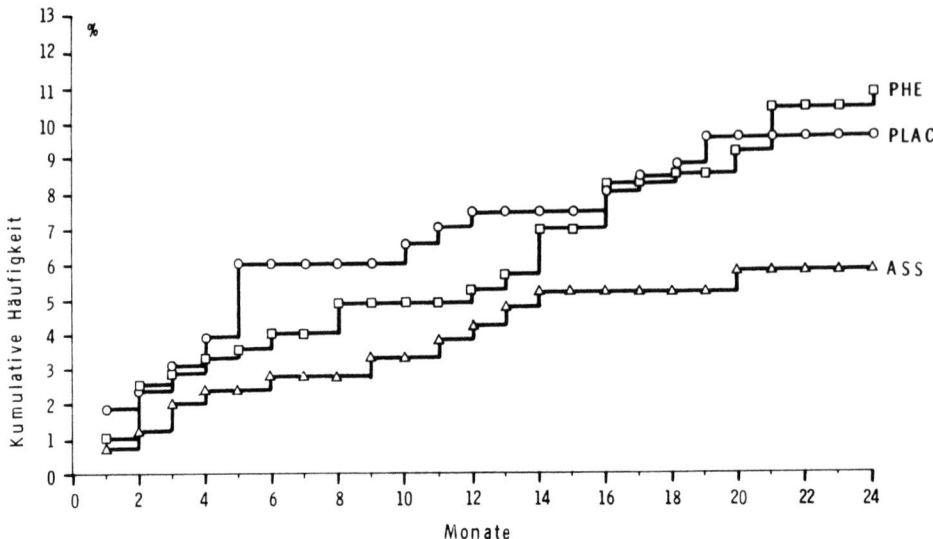

Abb. 4. Kumulative Häufigkeit der koronaren Todesfälle in der Deutsch-Österreichischen Herzinfarktstudie. Zwischen den mit Phenprocoumon oder mit Plazebo behandelten Patienten ergab sich kein wesentlicher Unterschied. In der ASS-Gruppe war die Zahl der koronaren Todesfälle um 42% reduziert

die Gesamtmortalität in der ASS-Gruppe 9,2% und 10,6% in der mit ASS + Persantin behandelten Gruppe gegenüber 18,9% in der Plazebo-Gruppe. Ähnlich groß sind die Unterschiede der koronaren Todesfälle, wobei der Unterschied zwischen der ASS-Gruppe und der Kombinationsgruppe ASS + Persantin nur gering ist aber doch auf einen möglichen Zugewinn durch die Kombinationsbehandlung hinweist.

Betrachtet man die Häufigkeit der überlebten Reinfarkte in den drei Studien, so war in der Deutsch-Österreichischen Studie in der Phenprocoumongruppe die Reinfarkthäufigkeit am niedrigsten.

Die Deutsch-Österreichische Studie war die einzige, in der ASS mit Phenprocoumon verglichen wurde. Hier fand sich zwar die bekannte positive Wirkung der Phenprocoumonbehandlung auf die Reinfarkthäufigkeit aber die Zahl der Gesamttodesfälle wurde durch die Marcumar-Behandlung nicht vermindert. Demgegenüber fand sich in der ASS-Gruppe eine deutliche Senkung der koronaren Todesfälle (Abb. 4). In dieser Beziehung sind die Ergebnisse dieser Studie mit den Ergebnissen der PARIS-Studie weitgehend vergleichbar, besonders wenn nur die Patienten berücksichtigt werden, die in den ersten 6 Monaten nach dem Infarkt in die PARIS-Studie aufgenommen wurden.

In mehreren Studien ergab die Untergruppenanalyse, daß die positive ASS-Wirkung bei Männern deutlicher als bei Frauen war. Auch in der Deutsch-Österreichischen Studie ist die Senkung der koronaren Sterblichkeit bei Männern größer als beim Gesamtkollektiv (Abb. 5). Dieser Unterschied wäre statistisch signifikant. Nicht in allen Studien wurden jedoch die „geringen" ASS-Wirkungen bei Frauen festgestellt, so fehlt sie z. B. in der PARIS-Studie.

Wie kommen die auffälligen Unterschiede zwischen den verschiedenen ASS-Studien zustande und wie läßt sich der große Unterschied zwischen den Ergebnissen der AMIS- und PARIS-Studie erklären? Eine zweite PARIS-Studie, in der allerdings nur die Kombination Persantin-Aspirin gegen Placebo geprüft wird, und in die Patienten mit kurz zurückliegendem Herzinfarkt aufgenommen werden, ist in den USA inzwischen angelaufen.

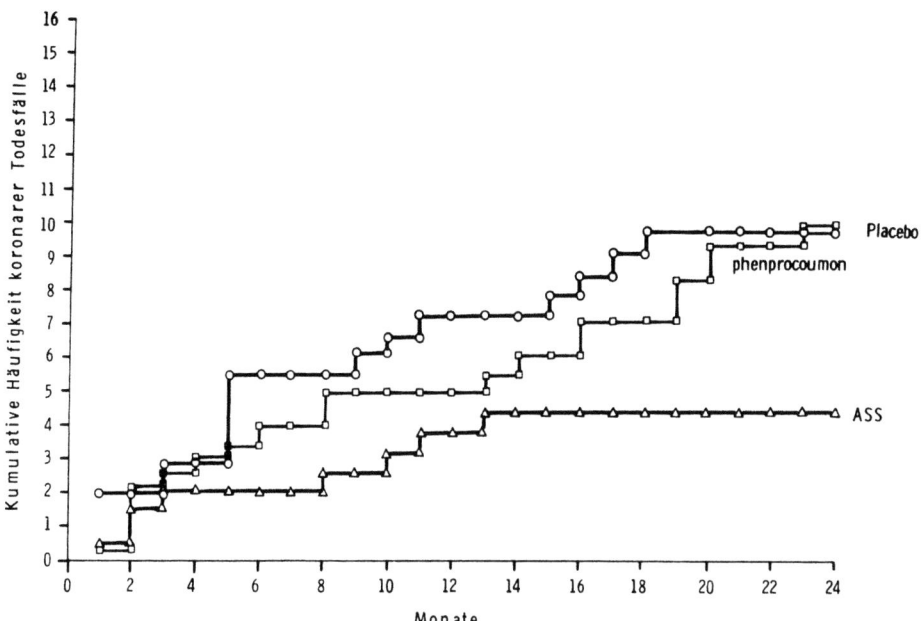

**Abb. 5.** Kumulative Häufigkeit der koronaren Todesfälle in der Deutsch-Österreichischen Herzinfarktstudie bei Männern. Die Reduktion der koronaren Todesfälle betrug hier 56%

*Mögliche Erklärungen für die unterschiedlichen Ergebnisse der ASS-Herzinfarktstudien*

Zur Deutung der Unterschiede zwischen PARIS, AMIS und der Deutsch-Österreichischen Studie bieten neue experimentelle Befunde eine mögliche Erklärung:

ASS wirkt nicht nur durch die Hemmung der Plättchenaggregation thrombosehemmend. Hierfür sprechen folgende Argumente:

1. Im Tierversuch fanden zahlreiche Untersucher eine dosisabhängig zunehmende thrombosehemmende Wirkung der ASS in einem Dosisbereich zwischen 5 und 50 mg/kg, obwohl bereits die niedrigste Dosis die Thromboxansynthese in den Plättchen vollständig hemmt [21, 43, 54]. Für die zunehmende thrombosehemmende Wirkung höherer ASS-Dosen in diesen Modellen müssen somit andere Mechanismen verantwortlich sein.
2. ASS verlängert die Blutungszeit für 1–2 Tage. 250 mg sind weniger wirksam als 500 mg, obwohl 250 mg zur vollständigen Hemmung der Zyklooxygenase in den Plättchen ausreichen.
3. ASS hemmt dosisabhängig die Plättchenstimulation und die Plättchenhaftneigung nur für wenige Stunden im Gegensatz zur langanhaltenden Hemmung der Plättchenaggregation.
4. Ein totaler Zyklooxygenasemangel, der sowohl eine vollständige Hemmung der Thromboxansynthese in den Plättchen, wie der Prostacyclinsynthese in der Gefäßwand zur Folge hat, wurde von Pareti et al. [37] als familiäre, genetische Störung beschrieben. Dieser Defekt geht mit einer milden Blutungsneigung einher und entspricht wohl der sogenannten „aspirin like disease". Dieser Defekt zeigt, daß beim völligen Fehlen des Thromboxan-Prostacyclin Antagonismus keine Thromboseneigung besteht.

Wenn wir nun auf die Frage zurückkommen, ob sich der Unterschied zwischen den Ergebnissen der AMIS-Studie und den übrigen ASS-Studien, insbesondere der PARIS-

oder der deutsch-österreichischen Herzinfarktstudie erklären läßt, so ergibt sich folgende Hypothese:

Mit 2 × 500 mg ASS insbesondere wenn es sich um eine schnell resorbierbare Form handelt, sind bei kontinuierlicher Aggregationshemmung Stimulation und Haftneigung nur für etwa 12–16 Std am Tag gehemmt. Bei Gabe von 3 × 330 mg ASS erhöt sich diese Zeit auf etwa 16–18 Std. 3 × 500 mg sind diesbezüglich wahrscheinlich noch etwas länger und auch etwas intensiver wirksam. Wenn die kurzdauernde, stimulationshemmende und haftneigungshemmende Wirkung der ASS für die Thrombosehemmung wesentlich ist, könnten die Unterschiede in den großen Studien durchaus durch die unterschiedlichen Dosen und Dosisintervalle mit entsprechenden Unterschieden bezüglich der Kurzzeiteffekte erklärt werden.

Für die Zukunft ergibt sich daraus, daß es sinnvoll wäre, ASS in einer Depotform zu verabreichen und auch für Kombinationspräparate etwa mit Dipyridamol eine Depotform zu entwickeln, die eine kontinuierliche Haftneigungs- und Stimulationshemmung während der Intervalle zwischen den einzelnen Medikamentengaben bewirkt.

*Sulfinpyrazon* (Anturan)R ist ein deutlich weniger stark wirkender Aggregationshemmer als ASS. In der Kanadischen Studie an Patienten mit vorübergehenden ischämischen Attacken [11] zeigte Sulfinpyrazon im Gegensatz zu ASS keine schlaganfallverhütende oder die Häufigkeit vorübergehender ischämischer Attacken mindernde Wirkung. Dagegen sprachen die Ergebnisse der Anturan Reinfarktstudie [1] für eine Wirkung bei täglicher Gabe von 800 mg besonders in den ersten 6 Monaten nach überstandenem Herzinfarkt.

In der Anturangruppe waren besonders die plötzlichen Todesfälle vermindert. Einzelheiten dieser Studie sind in den letzten Monaten lebhaft kritisiert worden und aufgrund dieser Kritik ist das Medikament in den USA für die Indikation Herzinfarkt bisher nicht zugelassen worden. Trotzdem ist es wahrscheinlich, daß Anturan in der frühen Nacherholungsphase nach einem Herzinfarkt einen positiven Effekt hat, der aber wohl nicht auf einer antithrombotischen Wirkung beruht. Hier werden mit Interesse die Ergebnisse neuer, noch ausstehender klinischer Sulfinpyrazonstudien erwartet.

Die Senkung der plötzlichen Todesfälle in der Anturan-Studie könnte durch eine bisher nicht hinreichend belegte antiarrhythmische Wirkung des Medikaments, auf eine endothelprotektive Wirkung oder auf andere bisher noch nicht genügend bekannte Mechanismen zurückgeführt werden.

*Beta-Blocker in der Reinfarktprophylaxe*

Die bisher vorliegenden Studien mit β-Blockern ergaben z. T. signifikante Senkungen der Infarktmortalität, zum Teil durch Verminderung plötzlicher Todesfälle [1, 20, 52]. Negative Ergebnisse wurden von Clausen et al. [14] und von Barber et al. [5] sowie von Velin et al. [49] veröffentlicht. Der in der Practolol-Studie [20] verwendete β-Blocker steht heute wegen seiner okulo-kutanen und peritonealen Nebenwirkungen nicht mehr zur Diskussion. Die Ergebnisse der bisherigen β-Blockerstudie divergieren stark und erlauben noch kein abschließendes Urteil über diese Form einer medikamentösen Langzeitprophylaxe. Propranolol und Slow oxprenolol werden derzeit in zwei großen multizentrischen Kliniken in den USA und in Europa geprüft. Sollten diese Studien eine signifikante Reinfarkt- oder plötzliche Todesfälle-verhütende Wirkung belegen, wird die Frage auftauchen, ob eine Kombination von β-Blockern mit Thrombozytenfunktionshemmern das Risiko nach einem Herzinfarkt weiter senken kann. In der Mehrzahl aller bisher verpublizierten ASS-Studien und auch aufgrund unserer neuen experimentellen Befunde, behandeln wir Patienten mit Zustand nach frischem Herzinfarkt nach der Hospitalphase mit ASS wenn sie dieses Medikament vertragen. Wir verabreichen es in einer Dosis von 3 × 500 mg oder 2 × 750 mg (Monobeltin). Patienten, die ASS nicht vertragen und das sind zwischen 5 und 8% oder bei denen wir eine besondere Indikation für eine Antikoagulantienbehandlung sehen, etwa bei gleichzeitig bestehendem Herzklappenfehler, bei absoluter Arrhythmie oder bei einem Zustand nach venöser Thrombose behandeln wir mindestens während des ersten Jahres nach dem Infarkt mit Marcumar.

*Literatur*

1. Andersen MP, Frederiksen J, Jürgensen HJ, Pedersen F, Bechsgaard P, Hansen DA, Nielsen B, Pedersen-Bgergaard O, Rasmussen SL (1979) Effect of alprenolol on mortality amony patients with definite or suspected acute myocardial infarction. Preliminary results. Lancet 2: 865–868 – 2. Anturan Reinfarction Trial Research Group (1980) Sulfinpyrazon in the prevention of sudden death after myocardial infarction. New Engl J Med 302: 250–256 – 3. Aspenström G, Korsan-Bengtsen K (1964) A double-blind study of dicumarol prophylaxis in coronary heart disease. Acta Med Scand 176: 563–575 – 4. Aspirin Myocardial Infarction Study Research Group (1980) A randomized controlled trial of aspirin in persons recovered from myocardial infarction. J Am Med Ass 243: 661–669 – 5. Baber NS, Wainswright Evans O, Howitt G, Thomas M, Wilson C, Lewis JA, Dawes PM, Handler K, Tuson R (1980) Multicentre post infarction trial of propranolol in 49 hospitals in the United Kingdom, Italy, and Yugoslavia. Br Heart J 44: 96 – 6. Baroldi G (1976) Coronary thrombosis: facts and beliefs. Am Heart J 91: 683–688 – 7. Bigger JT, Heller CA, Wenger TL, Weld FM (1978) Risk stratification after acute myocardial infarction. Am J Cardiol 42: 202–210 – 8. Bolte HD (1980) Die Prognose des Myokardinfarktes. Internist 21: 685–690 – 9. Boston Collaborative Drug Surveillance Group (1974) Regular aspirin intake and acute myocardial infarction. Br Med J 1: 440–443 – 10. Breddin K (1980) Zum Wirkungsmechanismus und zur Dosierung thrombozytenfunktionshemmender Medikamente. In: Loew D (Hrsg) V. Colfarit Symposium, Schattauer, Stuttgart New York (im Druck) – 11. Breddin K, Loew D, Lechner K, Überla K, Walter E (1980) Secondary prevention of myocardial infarction. A comparison of acetylsalicylic acid, placebo and phenoprocoumon. Haemostasis 9: 325–344 – 12. Busse WD, Seuter F (1981) Erfahrungen mit Acetylsalicylsäure, Dipyridamol and Sulfinpyrazon in verschiedenen Tiermodellen. In: Breddin K, Gross D (Hrsg) Thrombosemodelle am Tier. Die Rolle der Prostaglandine für Thrombogenese und Schmerzpathogenese. Schattauer, Stuttgart New York (im Druck) – 13. Canadian Cooperative Study Group (1978) A randomized trial of aspirin and sulfinpyrazone in threatened stroke. N Engl J Med 299: 53–59 – 14. Clausen J, Felsby M, Jørgrensen FS, Nielsen BL, Roin J, Strange B (1966) Absence of prophylactic effect of propranolol in myocardial infarction. Lancet 2: 920–924 – 15. Coronary Drug Project Research Group (1976) Aspirin in coronary heart disease. J Clin Dis 29: 625–642 – 16. Ebert RV (1969) Longterm anticoagulant therapy after myocardial infarction. Final report of the veterans administration cooperative study. JAMA 207: 2263 – 17. Elwood PC, Cochrane AL, Burr ML, Sweetnam PM, Williams G, Welsby E, Hughes SJ, Renton R (1974) A randomized controlled trial of acetylsalicylic acid in the secondary prevention of mortality from myocardial infarction. Br Med J 2: 436–443 – 18. Elwood PC, Sweetnam PM (1979) Aspirin and secondary mortality after myocardial infarction. Lancet 2: 1313–1315 – 19. Erhardt LR, Unge G, Boman G (1976) Formation of coronary arterial thrombi in relation to onset of necrosis in acute myocardial infarction in man. Am Heart J 91: 592–598 – 20. Green KG et al. (1975) Improvement in prognosis of myocardial infarction by long term $\beta$-adreno-receptor blockade using practolol. Br Med J 3: 735–740 – 21. Haarmann W (1981) Erfahrungen mit Azetylsalizylsäure, Dipyridamol und Sulfinpyrazon in verschiedenen Tiermodellen. In: Breddin K, Gross D (Hrsg) Thrombosemodelle am Tier. Die Rolle der Prostaglandine für Thrombogenese und Schmerzpathogenese. Schattauer, Stuttgart New York (im Druck) – 22. Haerem JW (1974) Mural platelet microthrombi and major acute lesions of main epicardial arteries in sudden coronary death. Atherosclerosis 19: 529–541 – 23. Haerem JW (1971) Sudden coronary death: the occurence of platelet aggregates in the epicardial arteries of man. Atherosclerosis 14: 417–432 – 24. Hamberg MJ, Svensson B, Samuelson B (1974) Mechanism of the antiaggregating effect of aspirin in human platelets. Lancet 2: 223–224 – 25. Hammond EC, Garfinkel L (1975) Aspirin and coronary heart disease. Findings of a prospective study. Br Med J 2: 269–271 – 26. Harvald B, Hilden T, Lund E (1962) Long-term anticoagulant therapy after myocardial infarction. Lancet 2: 626–630 – 27. Hennekens CH, Karlson CK, Rosner B (1978) A case-control study of regular aspirin use and coronary deaths. Circulation 58: 35–38 – 28. Hoppe R (1980) Die Lebenserwartung nach Herzinfarkt aus der Sicht der Rentenversicherung. Z Kardiol 69: 494–498 – 29. International Anticoagulant Review Group (1970) Collaborative analysis of long term anticoagulant administration after acute myocardial infarction. Lancet 1: 203–209 – 30. Loeliger EA, Hensen A, Kroes F, van Dijk

LM, Fekkes N, de Jonge H, Hemker HC (1967) A double-blind trial of longterm anticoagulant treatment after myocardial infarction. Acta Med Scand 182: 549–566 – 31. Luria MH, Knoke JD, Wachs JS, Luria MA (1978) Survival recovery from acute myocardial infarction. Am J Med 67: 7–14 – 32. MacMillan RL, Brown KWH, Watt DL (1960) Long-term anticoagulant therapy after myocardial infarction. Can Med Assoc J 83: 567–570 – 33. Manchester B (1964) Continuous anticoagulant therapy following myocardial infarction. Angiology 15: 19–26 – 34. Meuwissen OJAT, Vervoorn AC, Cohen O, Jordan FLJ, Nelemans FA (1969) Double blind trial of long-term anticoagulant treatment after myocardial infarction. Acta Med Scand 186: 361–368 – 35. Moncada S, Vane JR (1979) Arachidonic acid metabolites and the interactions between platelets and blood vessel walls. N Engl J Med 300: 1142–1147 – 36. Mustard JF, Rowsell HC, Murphy EA (1966) Platelet economy (platelet survival and turnover). Br J Haematol 12: 1–24 – 37. Pareti FS, Smith JB, Angelo AD, Mari D, Capitanio A, Manucci PM (1980) Congenital defiency of platelet-thromboxane and vascular wall prostacyclins in a patient with aspirin-like syndrome. In: Deutsch E, Lechner K (eds) Fibrinolyse, Thrombose, Haemostase. Schattauer, Stuttgart New York, pp 619–622 – 38. Persantin-Aspirin Study Research Group (1980) Persantin and aspirin in coronary heart diesease. Circulation 62: 449–461 – 39. Pietsch U, Lippmann M, Scharrer I, Breddin K (1977) Neue Befunde zur Wirkung von Azetylsalizylsäure. Die Hemmwirkung auf den Formwandel der Thrombozyten und ihre Bedeutung für die Dosierung als Antithrombotikum. In: Alexander K, Cachovan M (Hrsg) Diabetische Angiopathien. Witzstrock, Baden-Baden Köln New York, S 348–351 – 40. Ritland S, Lyngren T (1969) Comparison of efficiency of 3 and 12 months' anticoagulant therapy after myocardial infarction. A controlled clinical trial. Lancet 1: 122–124 – 41. Roberts WC, Buja LM (1972) The frequency and significance of coronary arterial thrombi and other observations in fatal acute myocardial infarction. Am J Med 52: 425–443 – 42. Seaman AJ, Griswold HF, Reaume RB, Ritzmann L (1969) Longterm anticoagulant prophylaxis after myocardial infarction. Final report. N Engl J Med 281: 115–119 – 43. Seuter F (1976) Inhibition of platelet aggregation by acetylsalicylic acid and other inhibitors. Haemostasis 5: 85–95 – 44. Silver MD, Baroldi G, Mariani F (1980) The relationship between acute occlusive coronary thrombi and myocardial infarction studied in 100 consecutive patients. Circulation 61: 219–227 – 45. Sinapius D (1972) Zur Morphologie verschiedener Koronarthromben. Dtsch Med Wochenschr 97: 544–551 – 46. Sixty Plus Reinfarction Study Research Group (1980) A doubleblind trial to assess long-term oral anticoagulant therapy in elderly patients after myocardial infarction. Lancet 2: 989–993 – 47. Steele PP, Carroll J, Overfield D et al. (1977) Effect of sulfinpyrazone on platelet survival time in patients with transient cerebral ischemic attacks. Stroke 8: 396–398 – 48. Steele PP, Weily H, Davies H (1975) Platelet survival time following aortic valve replacement. Circulation 51: 358–362 – 49. Vedin A, Wilhelmsson C, Elmfeld D, Säve-Söderbergh J, Tibblin G, Wilhelmsen L (1975) Deaths and nonfatal reinfarctions during two years' follow up after myocardial infarction. Acta Med Scand 198: 353–364 – 50. Vogel G, Fischer C, Huyke R (1981) Reinfarktprophylaxe mit Azetylsalizylsäure. In: Loew D (Hrsg) V. Colfarit Symposium. Schattauer, Stuttgart New York (im Druck) – 51. Weichert W, Wiedemann R, Breddin HK (1981) Versuche zur Standardisierung eines Tiermodells. Erzeugung laserinduzierter Thromben im Rattenmesenterium. 15. Angiologisches Symposium in Kitzbühel. Schattauer, Stuttgart New York (im Druck) – 52. Wilhelmsson C, Vedin JA, Wilhelmsen L, Tibblin G, Werkö L (1974) Reduction of sudden deaths after myocardial infarction by treatment with Alprenolol. Lancet 2: 1157–1159 – 53. Working Party on anticoagulant therapy in coronary thrombosis (1964) An assessment of long-term anticoagulant administration after cardiac infarction. Br Med J 2: 837–843 – 54. Zimmermann R (1981) Wirksamkeit anithrombotischer Substanzen an Modellen arterieller und venöser Thrombosen am Kaninchen. In: Breddin K, Gross D (Hrsg) Thrombosemodelle am Tier. Die Rolle der Prostaglandine für Thrombogenese und Schmerzpathogenese. Schattauer, Stuttgart New York (im Druck)

# Therapeutische Fibrinolyse und arterielle Verschlußkrankheit

Lasch, H. G., Schöndorf, T. H. (Zentrum für Innere Medizin der Univ. Gießen)

## Referat

Anwendung und erhoffter Erfolg einer fibrinolytischen Therapie setzen voraus, daß als Ziel des therapeutischen Ansatzes Fibrin nicht nur dem freigesetzten Plasmin zugänglich wird, sondern auch in Pathogenese und Verlauf der zu behandelnden Krankheit eine bedeutende Rolle spielt. Bezogen auf die arterielle Verschlußkrankheit wäre damit sowohl das möglicherweise an der Gefäßwand abgelagerte, als auch das im Rahmen einer obliterierenden Thrombose inkorporierte Fibrin angesprochen. Mit anderen Worten ist zu fragen, ob eine in der Blutbahn aktivierte Fibrinolyse einen direkten therapeutischen Einfluß auf die degenerative Wandveränderung hat oder vorwiegend nur sekundäre Obliterationsmechanismen beseitigt werden können oder nicht.

Die erste Frage ist nicht zu beantworten, da die Rolle der plasmatischen Faktoren des Hämostasesystems im Pathomechanismus der arteriellen Verschlußkrankheit weiterhin unklar ist. Zwar hat Rokitansky vor über 100 Jahren in der Initialphase der Arteriosklerose den von der Blutbahn aus entstehenden und inkrustierten Thrombus als einen Startmechanismus vermutet, und Diguid hat über sein „fibrin-lining" auf einen möglichen sehr frühen Schritt zur Entwicklung der Arteriosklerose der Gefäßwand hingewiesen. Es ist aber bis heute unklar, ob hier nur Epiphänomene angesprochen und zum Mittelpunkt einer Theorie gemacht werden. Astrup hat einem Balancesystem von „latenter Fibrinierung" und „latenter Fibrinolyse" eine physiologische Funktion bei der Steuerung der Endothelfunktion zugeschrieben, das bei Verschiebung zu einer vermehrten Fibrinierung – hervorgerufen durch zahlreiche mögliche Ursachen – nachfolgend zu lokalen Ernährungsstörungen der Intima führen könnte; ein solcher Mechanismus wurde letztlich nie bewiesen.

Copley [2] hat seine Vorstellungen über die frühe Entstehung der Atherombildung in einer neuen Theorie zusammengefaßt (Abb. 1). Der zufolge sollen zwei Wege der Inkorporation von „low-density-lipoproteinen" (LDL) für einen transendothelialen Transport zur Verfügung stehen: einmal über eine Absorption an endothelialen Ablagerungen einer Fibrinschicht, zum anderen über Mikrogerinnsel, die reich an geliertem Fibrinogen mit und ohne Beteiligung der Plättchen sind. Die Theorie von Oka [20] besagt, daß die Voraussetzungen für den transendothelialen Transport von Cholesterin und akkumuliertem Material eine Beeinträchtigung der endothelialen Schrankenfunktion sei, und daß das Fibrinogen-Fibrinwechselspiel über Änderungen der molekularen Scherkräfte zum hämo-rheologisch induzierten Starter der Gefäßwandänderung wird. Diese Überlegungen können als weiterer Angelpunkt in die Vorstellungen Copleys eingefügt werden. Träfen diese Vorstellungen über die Pathogenese der degenerativen arteriellen Gefäßwandveränderungen zu, könnte eine

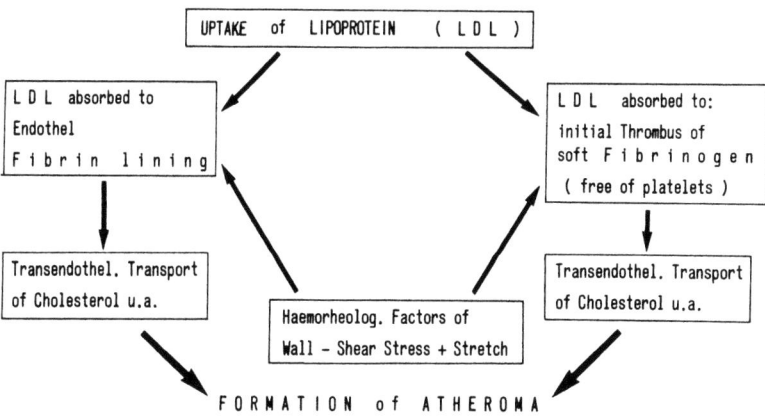

(Theory of Artherogenesis  Copley, A.: Thromb. Res. 14, 1979) Abb. 1

Aktivierung der Fibrinolyse einen direkten Einfluß auf den degenerativen Prozeß der Gefäßwand nehmen, aber sicher nicht durch eine nur für Stunden oder allenfalls Tage durch Urokinase oder Streptokinase induzierte Hyperplasminämie, wie sie bei der systemischen Fibrinolysetherapie im Blut gemessen werden kann. Vor diesem Hintergrund wäre vielmehr nach Wegen zu suchen, das fibrinolytische Potential im Blut kontinuierlich und über lange Zeiträume zu erhöhen, ggf. durch eine Hemmung seiner Inhibitoren. Aus diesen Überlegungen heraus ergibt sich noch ein weites Feld für die zukünftige Forschung zur Abklärung der Ätiologie und Therapie degenerativer Gefäßerkrankungen.

Bei der Beurteilung der heute zur Verfügung stehenden Möglichkeiten einer fibrinolytischen Therapie arterieller Verschlußkrankheiten wird man sein Augenmerk ganz auf ihre Sekundärkomplikationen richten müssen: thrombotisch bedingte Stenose und/oder lokaler Verschluß. Über die Behandlung dieser Sekundärkomplikationen liegen Ergebnisse und Erfahrungen vor, mit denen man aus dem Gebiet der Spekulation in den Bereich einer Ordnung nach Erfolg oder Mißerfolg kommt.

An einem einfachen Schema sei zunächst an aktivierende und hemmende Reaktionen bei der Freisetzung des letztlich fibrinolytisch wirksamen Plasmins erinnert (Abb. 2). Ortsständige Aktivatoren in Geweben wie Uterus, Lunge, Protasta, Herzmuskel und Endothel sowie auch die Urokinase aus den ableitenden Harnwegen können direkt das fibrinolytisch wirksame Plasmin freisetzen. Im Blut zirkulierende Proaktivatoren können erst durch eine Umwandlung zu einem Plasminaktivator die Plasminogen-Plasmin-Umwandlung bewirken. Die Streptokinase bewirkt eine Plasminogen-Plasmin-Umwandlung nur über diese 2-Phasen-Aktivierung (Abb. 2).

Die Plasminaktivität wird wiederum durch ein System humoraler Antiplasmine, welche systemisch im Blut (Alpha-2-Antiplasmin, Alpha-2-Makroglobulin) vorkommen und auch lokal im Gewebe, gegenreguliert und kontrolliert. Mit dem Einsatz von Streptokinase oder Urokinase in genügend hoher Dosierung sind diese Hemmechanismen zumindest über einen gewissen Zeitraum zu überspielen und Plasmin lokal und/oder systemisch in Wirkung zu bringen. Daß das Plasmin im Kininogen-Kinin-System ein weiteres Substrat im Blut findet mit unterschiedlicher Kreislaufwirkung, sei nur angedeutet (Abb. 2).

Überblickt man die bisherigen klinischen Ergebnisse der fibrinolytischen Behandlung der arteriellen Verschlußkrankheit, kann man – von Einzelbeobachtungen und Berichten mit kleiner Fallzahl abgesehen – die Veröffentlichungen der Arbeitsgruppe von Alexander [1], Ehringer [3], Heinrich [8], Hess [10], Poliwoda [21] und Schoop [25–27] der Diskussion zugrunde legen. Hess et al. [10] haben schon 1967 beschrieben,

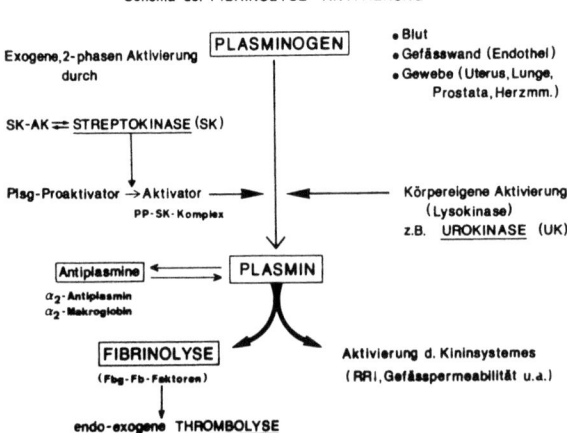

Abb. 2

daß bei Kranken mit einer *akuten arteriellen* Thrombose – 206 Patienten wurden mit Streptokinase behandelt – in 34% mit einer kompletten Thrombolyse und in 19% mit einer partiellen Wiederauflösung zu rechnen ist. Dennoch sind die Therapieerfolge durch gefäßchirurgische Eingriffe eindeutig besser. Der erste therapeutische Zugriff bei der *akuten* arteriellen Thrombose im operativ zugänglichen Bereich sollte daher dem Gefäßchirurgen überlassen bleiben und nur bei Kontraindikation für den operativen Eingriff sollte eine thrombolytische Behandlung in Betracht gezogen werden.

Gegenüber dem akuten thrombotischen Arterienverschluß liegen über den Wert der fibrinolytischen Therapie bei *chronischer* Verschlußkrankheit der arteriellen Strombahn wesentlich mehr Zahlen und eindeutigere Ergebnisse vor. Heinrich [9] kommt in einer retrospektiven Zusammenstellung der Ergebnisse mehrerer Arbeitsgruppen zu folgender Auswertung: 707 Patienten mit chronisch arterieller Verschlußkrankheit wurden 1041mal mit einer streptokinaseinduzierten Fibrinolyse behandelt. Angiographisch wurde 613mal ein Verschluß diagnostiziert und 428mal eine Stenose. Durch die Fibrinolysetherapie konnte in 26,1% der Fälle der Verschluß beseitigt werden, in 50,5% der Fälle wurde die Stenose erweitert. Dieser zunächst überraschende Effekt, daß auch älteres thrombotisches Material im Gefäß durchaus einer Auflösung zugänglich ist, korrespondiert mit den experimentellen Ergebnissen von Gottlob [7], wonach ältere Thromben einer in vitro induzierten Fibrinolyse besser zugänglich sind als frisch formierte Thromben.

Die retrospektive Sammelstatistik von Heinrich [9], der grundsätzlich angiographische Befundkontrollen zugrunde liegen, verpflichtet zu folgenden Fragen, insbesondere als Basis zum Vergleich mit den Ergebnissen der Gefäßchirurgen:
1. Welche Zusammenhänge ergeben sich zwischen Lyseerfolg, Alter und Lokalisation des arteriellen Verschlusses?
2. Eröffnen sich durch Verbesserung der heute zur Verfügung stehenden Fibrinolytica neue therapeutische Möglichkeiten und/oder ist der Therapieeffekt durch Änderung der anzuwendenden Verfahren bezüglich der Installation der Fibrinolytica zu verstärken?
3. Sind außer dem Nachweis im Angiogramm auch die funktionellen Verbesserungen (z. B. Verlängerung der Gehstrecke) überzeugend und von dauerhaftem Erfolg?

Zur Beantwortung der Frage nach den zeitlichen Grenzen eines möglichen Erfolges einer Fibrinolyse bei chronisch thrombotischem arteriellen Gefäßverschluß sind die Ergebnisse von Ehringer et al. [4] hilfreich (Abb. 3). An einer allerdings kleinen Zahl wird deutlich, daß bei einem Verschlußalter von 1–6 Wochen 28 von 36 (78%) Obliterationen wieder eröffnet werden konnten. Lag das Ergebnis 6 Wochen bis 6 Monate zurück, waren nunmehr 30% der therapeutischen Thrombolysen erfolgreich. War das Verschlußalter von 6 Monaten überschritten, konnte kein Therapieerfolg erzielt werden (Abb. 3).

| AVK - OKKLUSIONSALTER - LYSEERFOLG | | |
|---|---|---|
| vorwieg. Verschlüsse - Art. femoralis ; Aorta - Beckenart. | | |
| 6 Tage - 6 Wochen | 28/36 | ( 78 % ) |
| 6 Wochen - 6 Monate | 6/20 | ( 30 % ) |
| > 6 Monate | 0/19 | ( 0 ) |

( Ehringer, H. et al. 1974 )

Hinsichtlich des Lokalisationsoptimums für eine Fibrinolyse liefern die Befunde von Schoop et al. [27] richtungsgebende Hinweise (Abb. 4). Bei Verschlüssen, z. T. langstreckige im Stromgebiet der Aorta und Arteria iliaca communis wurde in 19% ein Lyseerfolg erzielt, im Bereich der Beckenarterie (Arteria iliaca communis und/oder Arteria iliaca externa) war in 32% eine erfolgreiche Lysebehandlung durchgeführt worden (Abb. 4).

Bei einem Mehrgefäßverschluß von sowohl Arteria iliaca communis und Arteria iliaca externa fanden die Autoren nur noch in 8% der Fälle einen Lyseerfolg. Bei weiter distal liegenden Arterienverschlüssen (Arteria femoralis und/oder Arteria poplitea) sank der Therapieerfolg auf 4,4% ab (Abb. 4). Eine ähnliche Beziehung zwischen Fibrinolyseerfolg und Lokalisation des Arterienverschlusses fanden andere Arbeitsgruppen [4, 9, 14].

Die Behandlungserfolge korrespondieren gut mit den Befunden des Pathologen Sinapius, daß Vollständigkeit und Geschwindigkeit der bindegewebigen Gefäßorganisation von distal nach proximal zunehmen, darüber hinaus korreliert offenbar der Radius des thrombotischen Gefäßverschlusses umgekehrt proportional zu dem Organisationsvorgang.

Im Vergleich zu den kompletten langstreckigen Gefäßverschlüssen ist der Behandlungserfolg bei partiell obliterierten oder segmentalen Stenosen besser (Abb. 5 und 6). Ohne auf genaue Angaben über die Stenosedauer einzugehen, erweitern sich nach lytischer Therapie im aortalen Bereich (50%), im Bereich der Arteria iliaca communis 58%, im Stromgebiet der Arteria iliaca externa 50% und selbst stromabwärts in der Femoralarterie gelingt es noch in 20% angiographisch kontrollierte Gefäßstenosen zu erweitern [27]. Aus einer weiteren Gegenüberstellung von Erfolgen bei Stenose und Verschluß (Abb. 6) wird deutlich, daß sowohl für Verschluß als auch für die Stenose die Beckenarterien die besten Chancen für eine erfolgreiche Fibrinolysetherapie bieten [8, 9, 14, 25–27].

Eine allgemeine Therapieempfehlung für eine Fibrinolyse bei einer chronischen arteriellen Verschlußkrankheit kann nur dann gegeben werden, wenn die vorliegenden Resultate mit vergleichbaren Zahlen der Gefäßchirurgen Schritt halten oder sie übertreffen. Bei dem Vergleich zwischen konservativer Therapie und operativer Therapie ist in der Beurteilung über den angiographischen Beweis hinaus die funktionelle Besserung und vor allem auch die Dauer des Erfolges, einschließlich des Zeitraums nach dem stationären Aufenthalt, miteinzubeziehen.

Chron. AVK - VERSCHLUSSLOKALISATION - LYSEERFOLG

|  | n. Pat. | Lyse + / Verschluss |
|---|---|---|
| Aorta und iliaca comm. | 21 | 4/21 (19%) |
| iliaca comm./od. iliaca externa | 64 | 21/66 (32%) |
| iliaca comm. und iliaca externa | 13 | 1/13 (8%) |
| Art.femoralis u./od. Art.poplitea | 96 | 6/137 (4,4%) |

Abb. 4

( Schoop et al. 1970 )

| Chron. AVK - STENOSE-LOKALISATION - LYSEERFOLG |

|  | n. Pat. | Lyse / Stenose |
|---|---|---|
| Aorta | 6 | 3/6 ( 50 % ) |
| iliaca comm. | 68 | 44/76 ( 58 % ) |
| iliaca externa | 26 | 15/30 ( 50 % ) |
| Art. femoralis | 24 | 5/25 ( 20 % ) |

Abb. 5

( Schoop et al. 1970 )

Martin hat anhand angiographischer Analysen nach lytischer Therapie belegt, daß bei 15% der Fälle noch während des stationären Aufenthaltes in der Klinik ein Rezidivverschluß erfolgte. In den folgenden Jahren war die Rethrombosierung mit 21% verhältnismäßig hoch. Rezidivverschlüsse traten in der Arteria femoralis wesentlich häufiger als im Bereich der Beckenarterien auf. Der Einsatz einer optimal gesteuerten oralen Antikoagulation oder im Bereich der Beckenarterien von Aggregationshemmern ist eine nicht auszulassende Bedingung, um die Rezidivrate möglichst niedrig zu halten.

Sicher ist, daß bei dem augenblicklichen Stand unseres Wissens die fibrinolytische Therapie dann indiziert ist, wenn eine gefäßchirurgische Intervention nicht möglich ist. Zu bedenken bleibt aber, daß Kontraindikationen wie Hypertonie mit konstanten und erheblichen Blutdrucksteigerungen, Ulcerationen im Verdauungskanal nach wie vor einer systemischen Aktivierung der Fibrinolyse mit Streptokinase oder Urokinase entgegenstehen.

Auch bei Beachtung dieser Regeln und der Kontraindikationen wird die systemisch induzierte Fibrinolyse, wenn auch in einem vertretbaren Umfang, Komplikationen mit sich bringen [24]: Es zählen hierzu insbesondere die verschiedenen Blutungskomplikationen, die tödlichen zerebralen Blutungen und die arterielle Embolisierung (Lyse

| Chron. AVK - OKKLUSIONSART - LYSEERFOLG |

|  | VERSCHLUSS | STENOSE |
|---|---|---|
|  | 172 / 619  ( 27,8% ) | 207 / 414  ( 50% ) |
| Aorta iliaca femoralis | 19 - 43 % | 50 - 65 % |
| poplitea US - Art. | 4 - 20 % | 14 - 20 % |

Abb. 6

Multizentr. Studie - SK - Therapie bei chron. AVK
( Retrospektive Auswertung : F. Heinrich 1975 )

fortsetzen!); weit weniger bedrohlich sind Temperaturanstieg, allergische Reaktionen, Transaminaseerhöhung und Erbrechen unter einer Streptokinasetherapie.

Das Ziel, eine Verbesserung der Fibrinolysetherapie zu erreichen, kann auf zwei Wegen angegangen werden: Einmal sind komplikationsärmere, nach Möglichkeit trotzdem wirksamere Fibrinolytica zu finden, zum anderen sind Verbesserungen in den Verfahren der Applikation zu suchen.

Es besteht kein Zweifel, daß die Urokinase keine allergischen Reaktionen wie die Streptokinase auslöst, daß weniger Blutungen auftreten, die Verabreichung über einen längeren Zeitraum und auch zum wiederholten Male geplant werden kann. Bisher sind aber im Rahmen der Behandlung der arteriellen Verschlußkrankheit mit Urokinase nur kleine Fallzahlen anzuführen, die darüber hinaus mit sehr unterschiedlichen Urokinasedosierungen durchgeführt wurden [5, 19]. Überzeugende Vergleichsstudien von Urokinase und Streptokinase zur Lysetherapie bei chronisch arteriellen Verschlußkrankheiten fehlen.

Über die Erfolge eines in vitro hergestellten „Aktivators" (PP-SK-Komplex), der sich bei Umsetzung von äquimolaren Mengen von Plasminogen und Streptokinase bildet und der zur Thrombolyse bei arteriellen Verschlußkrankheiten eingesetzt wurde, liegen noch keine ausreichend großen Vergleichszahlen vor [15]. Ein erfolgversprechender Trend mit dem Aktivatorkomplex ergibt sich aus den Untersuchungen von Martin et al. [16]. Durchschnittlich 4,3 Monate bestehende Verschlußthrombosen im aorto-iliakalen Bereich wurden erfolgreich geweitet (Abb. 7). Bei dem retrospektiven Vergleich sind die Lyseerfolge mit dem Aktivator, insbesondere bei den weiter distal liegenden Femoralarterienstenosen und -verschlüssen, sichtbar (Abb. 7). Im Gegensatz zur systemisch induzierten Therapie mit Streptokinase kann man mit dem Aktivatorkomplex eine hohe Plasminaktivität über mehrere Tage erhalten. Die nach systemischer Streptokinaseapplikation oft zu beobachtende konsekutive Hyperkoagulabilität mit der Möglichkeit einer folgenschweren Reobliteration bleibt bei der Aktivatortherapie aus; ebenso sind übrige Nebenwirkungen einer alleinigen Streptokinasetherapie geringer. Darüber hinaus spielen Antistreptokinasen im Blut (Abb. 1) als vorgegebene und je nach Anamnese und Vorerkrankung, manchmal sogar schwer zu überspielende Inhibitoren, eine weniger bedeutsame Rolle. Für die Bestätigung eines verbesserten Lyseeffektes durch den Aktivatorkomplex sind jedoch weitere Studienergebnisse abzuwarten.

Eine andere Möglichkeit zur Verminderung von Blutungskomplikationen unter einer Lysetherapie ist die deutliche Reduzierung der Streptokinasedosis, indem sie mittels eines Katheters lokal in den verschließenden Thrombus appliziert wird. Auch mit dieser modifizierten Verabreichungsart bei gleichzeitigem Einsparen von Streptokinase, liegen ebenfalls nur relativ kleine Fallzahlen vor und keine vergleichenden Studien. Die

| Chron. AVK (Lokalisation) | | Lyseerfolg mit SK | Lyseerfolg mit Aktivator (PP - SK - Komplex) |
|---|---|---|---|
| Aorta - Art. iliaca (Verschluss + Stenose) | | 88/212 ( 55 % ) | 16/28 ( 57 % ) |
| Art. femoralis | Stenose | 5/25 ( 20 % ) | 2/4 ( 50 % ) |
| | Verschluss | 6/137 ( 4,4 % ) | 7/9 ( 37 % ) |
| | | 11/ 162 ( 7 % ) | 9/23 ( 39 % ) |
| | | ( Schoop, Martin, Heinrich ) | ( Martin et al. 1979 ) |

Abb. 7

Befunde von Hess et al. [11, 12, 17] stimulieren jedoch zu größer angelegten Prüfungen. Die Autoren haben bei 50 Kranken mit langstreckigem arteriellen Verschluß nur 4 000–180 000 Einheiten Streptokinase mit Hilfe eines arteriellen Grüntzig-Katheters direkt in den Obliterationsort injiziert und bei 36 Patienten mit einem Verschluß im Bereich der Arteria femoralis und/oder Arteria poplitea die Strombahn wieder hergestellt. Dilatation und Injektion dauerten nur zwischen 30–60 min, und die erfolgreiche Lyse wurde schnell angiographisch sichtbar. Bei 28 der 50 Patienten war der Therapieerfolg nach 2 Wochen noch nachweisbar. Die Effekte der Streptokinase auf die systemische Hämostase blieben gering; es fand sich nur eine vorübergehende geringgradige Hypofibrinogenämie sowie eine Verlängerung der Thrombinzeit. Mit dieser kombinierten Anwendung des „Dotter-Verfahrens" und „lokaler, risikoarmer Fibrinolyse" scheint der Therapie der arteriellen Verschlußkrankheit ein Weg vorgezeichnet, der insbesondere in seiner Wirksamkeit bei distalen Verschlüssen und damit im Vergleich zu den in diesen Gefäßprovinzen wenig erfolgversprechenden Operationen weiter geprüft werden und bei Bestätigung breitere Anwendung finden sollte.

Das Angiogramm vor und nach einer fibrinolytischen Therapie mag für die Revaskularisation Indikator und vergleichbarer Beweis sein, die Wiederherstellung verlorengegangener Funktion macht aber erst den klinischen Erfolg aus. Verlängerung der Gehstrecke, Reduktion der Amputationsrate und bei konsequenter Antikoagulation oder Aggregationshemmung über Jahre erhaltene Revaskularisation liefern Daten, die den Wert der Therapie belegen könnten und als Endpunktkriterien bei systematischen Prüfungen mit einbezogen werden sollten.

Wenn bei der arteriellen Verschlußkrankheit im Bereich von Becken und unteren Extremitäten die Langzeiteffekte einer Therapie das Schicksal bestimmen, gewinnt die Frage nach einer akuten Verbesserung der „Functio laesa" im Bereich der thrombotischen Obliteration im Stromgebiet der *Koronargefäße* vitale Aktualität. Ohne auf die pathogenetische Bedeutung der arteriellen Thrombose im Geschehen des Myokardinfarktes oder die Frage nach primärer oder sekundärer Thrombose einzugehen, sei die systemische Fibrinolysetherapie beim akuten Myokardinfarkt kurz angesprochen.

Bisher wurden 20, z. T. kontrollierte klinische Studien über die Behandlungsergebnisse von Streptokinase (17 Studien) oder Urokinase (drei Studien) bei Patienten mit frischem Herzinfarkt veröffentlicht. Nach anfänglich optimistischen Mitteilungen schien bei kritischer Bewertung der Studien eher eine Resignation und Konfusion über die Therapieerfolge aufzukommen. Das Verdienst von Verstraete und van de Loo war es, eine prospektive multizentrische Studie [6] durchzuführen. Aufgrund der kontrollierten prospektiven Untersuchungen haben Patienten, die der mittleren Risikogruppe angehörten und einen akuten Myokardinfarkt erlitten, durch eine systemische Streptokinase-Fibrinolysetherapie innerhalb der ersten 12 Std nach Infarktereignis bezüglich der Gesamtmortalität einen signifikanten Vorteil gegenüber der nach gleichen Kriterien ausgewählten, nicht fibrinolytisch behandelten Kontrollgruppe. Auch die Reinfarkthäufigkeit innerhalb 6 Monaten nach dem akuten Infarkt war in der streptokinasebehandelten Gruppe mit 13,1% im Vergleich zu 20,5% deutlich geringer [6, 13].

Der Wirkungsmechanismus der fibrinolytischen Therapie kann im Rahmen dieser Studie vielschichtig diskutiert werden. Angiographische Kontrollen, die etwa die Revaskularisation nach der systemisch induzierten Lyse aufweisen, fehlen. Hinsichtlich der Verbesserung der „Functio laesa" konnte in einer früheren Studie [18] gezeigt werden, daß unter einer systemischen fibrinolytischen Therapie das Herzzeitvolumen zunimmt bei gleichzeitiger Abnahme des Gesamtwiderstandes in der Zirkulation. Die Ergebnisse wurden bei der multizentrischen europäischen Studie [6] bestätigt.

Der Einsatz der Lysetherapie in den ersten 12 Std nach Infarktereignis scheint Voraussetzung für die günstigen Ergebnisse zu sein. Eng gekoppelt mit der Frage nach der Rekanalisation des Koronargefäßes ist die nach der unmittelbaren Korrelation zur

Größe der myokardialen Nekrose. Gent hat im Tierexperiment nach mechanischer Koronarokklusion ebenfalls einen Anstieg des Herzzeitvolumens nach Fibrinolyse beobachtet, eine Verkleinerung der myokardialen Nekrose konnte nicht erfaßt werden.

Trotz dieser eindrucksvollen Ergebnisse besteht gegenüber der allgemeinen Anwendung einer systemisch induzierten Fibrinolyse mit Streptokinase nach wie vor eine erhebliche Zurückhaltung, insbesondere bei den Kardiologen. Die Gefahr der Blutungskomplikationen bei gleichzeitig notweniger invasiver Diagnostik und Therapie mag hierfür eine Hauptursache sein. Diese Situation änderte sich, als Rentrop et al. ihre ersten Ergebnisse [22, 23] veröffentlichten, bei der zur Behandlung des akuten Infarktes ebenfalls eine lokale Fibrinolyse eingeleitet wurde und bei der mittels eines Koronarkatheters nur geringe Streptokinasemengen unmittelbar in das betroffene Gefäß infundiert wurden. Die Autoren zeigten, daß von 28 angiographisch kontrollierten koronaren Totalverschlüssen am 1. Tag eines Infarktes 23mal eine volle Eröffnung der Strombahn gelang, und daß bei 5 von 13 partiellen Gefäßverschlüssen die Revaskularisation angiographisch faßbar wurde. Seitdem wird in mehreren kardiologischen Zentren die lokale Streptokinase-Fibrinolyse bei akutem Myokardinfarkt geprüft. Noch liegen keine vergleichbaren größeren randomisierten Studien vor. Es scheint sich aber trendmäßig eine Abnahme der Letalität abzuzeichnen. Nach der lokalen fibrinolytischen Behandlung ist mit einer rascher einzusetzenden Reperfusion des hypoxischen Muskelgewebes zu rechnen. Es gibt Hinweise, daß gerade Kranke mit hohem Risiko (Herzinsuffizienz, niedriges Herzzeitminutenvolumen, Hypertonie, Tachykardie, Tachypnoe, erhöhter zentraler Venendruck) von der fibrinolytischen Therapie in besonderem Ausmaß profitieren. Die Zahlen über die Spätletalität, Rethrombosierung und das Verhalten der wichtigsten kardiopulmonalen Parameter zur Beurteilung und zum Vergleich der Herzleistung bei Patienten mit und ohne lokale Fibrinolyse sind zu gering, um endgültige Empfehlungen zu geben und die absoluten und relativen Indikationen klar aufzuzeichnen. Blutungskomplikationen wurden bei der lokal induzierten Lyse – trotz der invasiven Methodik – kaum beobachtet, da aufgrund der niedrigen Dosierung der Streptokinaseeffekt im systemischen Blut nur angedeutet zum Ausdruck kommt.

*Zusammenfassung*

Die Diskussion um den Wert der fibrinolytischen Therapie bei Ursache und Folgen der degenerativen Gefäßerkrankungen ist noch nicht abgeschlossen, sondern wird weitergehen. Bei chronisch thrombotischen Verschlußprozessen in der arteriellen Strombahn ist die Wirksamkeit der mit Streptokinase oder Streptokinasekomplex induzierten Fibrinolyse bei systemischer und insbesondere bei lokaler Applikation belegt. Die Untersuchungen mit einer Urokinasetherapie im arteriellen Gefäß sind wesentlich geringer als mit Streptokinase; das untersuchte Patientengut ist heterogener und die Dosierungsfragen noch offen. Weitere experimentelle Untersuchungen und vergleichende klinische Studien werden die Indikationen für eine fibrinolytische Therapie bei chronischen arteriellen Verschlußerkrankungen weiter abgrenzen müssen. Die erfolgversprechenden lokalen fibrinolytischen Maßnahmen könnten eine Alternative zu revaskulierenden Maßnahmen der Gefäßchirurgie bilden. Darüber hinaus muß es ein Ziel der Forschung bleiben, die Rolle des lokalen Fibrinogen-Fibrinumsatzes im Wechselspiel von Gefäßwand und Gefäßinhalt weiter abzuklären und gleichzeitig nach therapeutischen Ansätzen zu suchen, die einen wesentlich früheren Zugang zur Pathogenese der chronischen arteriellen Gefäßläsion erlauben.

*Literatur*

1. Alexander K, Buhl V, Holsten D, Poliwoda H, Wagner HH (1968) Fibrinolytische Therapie des chronischen Arterienverschlusses. Med Klin 63: 2067 – 2. Copley AL (1979) Fibrin(ogen), Platelets and

a new theory of Atherogenesis. Thromb Res 14: 249 — 3. Ehringer H, Fischer M, Lechner K, Mayrhofer E (1970) Thrombolytische Therapie nicht akuter arterieller Verschlüsse. Dtsch Med Wochenschr 95: 610 — 4. Ehringer H, Dudczak R, Lechner K, Widhalm F (1974) Streptokinasetherapie bei Gliedmaßenarterienverschlüssen. In: Schneider KW (Hrsg) Fibrinolytische Therapie. Med. Verlagsgesellschaft, Marburg, S 49 — 5. Ehringer H, Deutsch E, Hirsch M, Ingerle H, Konecny U, Minar E (1980) Urokinase (UK) in peripheral arterial occlusive disease (PAOD). In: Europ. UK Symposium (UK-Therapy) Mainz 1980. Abstract 28 — 6. European Cooperation Study Group (1979) Streptokinase in acute myocardial infarction. N Engl J Med 103: 797 — 7. Gottlob R. Die Grundlage für die Lyse alter Thromben. In: Pezold FA (Hrsg) Fibrinolyse-Therapie heute. Schattauer, Stuttgart New York S 43 — 8. Heinrich F, Schmutzler R, Braun H (1971) Die medikamentöse Eröffnung chronischer Gliedmaßenarterienverschlüsse. Therapiewoche 21: 1317 — 9. Heinrich F (1975) Streptokinase-Therapie chronisch arterieller Verschlußkrankheiten. Gelbe Hefte 15: 8 — 10. Hess H (1967) Thrombolytische Therapie. Schattauer, Stuttgart New York — 11. Hess H, Mietaschk A, Ingrisch H (1980) Niedrig dosierte thrombolytische Therapie in Verbindung mit Katheterdilatation zur Wiederherstellung der Strombahn bei arteriellen Verschlüssen. Dtsch Ges f Angiologie, Abstract 34: 33 — 12. Hess H, Mietaschk A, Ingrisch H (1980) Niedrig dosierte thrombolytische Therapie zur Wiederherstellung der Strombahn bei arteriellen Verschlüssen. Dtsch Med Wochenschr 105: 787 — 13. Kirchhof B, van de Loo J (1980) Fibrinolytische Behandlung bei akutem Herzinfarkt. Hämostaseologie 1: 20 — 14. Martin M (1978) Application of streptokinase treatment in arterial occlusions. In: Martin M, Schoop W, Hirsh J (eds) New concepts in streptokinase dosimetry. Huber, Bern Stuttgart Vienna, p 180 — 15. Martin M, Heimburger N (1978) Clinical and laboratory findings in the course of activator (equimolar SK-plg complex) infusion. In: Martin M, Schoop W, Hirsh J (eds) New concepts in streptokinase dosimetry. Huber, Bern Stuttgart Vienna, p 169 — 16. Martin M, Roth F-J, Fiebach BJO, Auel H (1978) Fibrinolytische Therapie mit Aktivator. Dtsch Med Wochenschr 103: 1953 — 17. Müller-Fassbinder, Hess H (1975) Spätlysebehandlung chronischer arterieller Verschlüsse. Münch Med Wochenschr 117: 1461 — 18. Neuhof H, Hey D, Glaser E, Wolf H, Lasch HG (1975) Hemodynamic reactions induced by streptokinase therapy in patients with acute myocardial infarction. Eur J Intensive Care Med 1: 27 — 19. Niessner H (1980) Urokinase-Therapie. In: Deutsch E, Lechner K (Hrsg) Fibrinolyse, Thrombose, Hämostase. Schattauer, Stuttgart New York, S 89 — 20. Oka SA (1976) Theoretical approach to the effect of shear stress on the development of atheroma. In: Copley AL, Okamoto S (eds) Hemorheology and Thrombosis. Pergamon Press, New York Oxford, p 305 — 21. Poliwoda H, Alexander K, Buhl V, Holsten D, Wagner HH (1969) Treatment of chronic arterial occlusions with streptokinase. N Engl J Med 280: 689 — 22. Rentrop P, Blanke H, Köstering H, Krasch KR (1980) Intrakoronare Streptokinase-Applikation bei akutem Infarkt und instabiler Angina pectoris. Dtsch Med Wochenschr 105: 221 — 23. Rentrop P, Blanke H, Karsch KR, Kaiser H, Köstering H, Leitz K (1981) Selective intracoronary thrombolysis in acute myocardial infarction and unstable angina pectoris. Circulation 63: 307 — 24. Schmutzler R (1969) Klinik der thrombolytischen Behandlung. Internist 10: 21 — 25. Schoop W, Martin M, Zeitler E (1968) Beseitigung von Stenosen in Extremitätenarterien durch intravenöse Streptokinase-Therapie. Dtsch Med Wochenschr 35 — 26. Schoop W, Martin M, Zeitler E (1968) Beseitigung alter Arterienverschlüsse durch intravenöse Streptokinase-Infusion. Dtsch Med Wochenschr 48: 2321 — 27. Schoop W (1970) Thrombolyse chronischer arterieller Stenosen und Verschlüsse. In: Pezold FA (Hrsg) Fibrinolyse-Therapie heute. Schattauer, Stuttgart New York, S 43

# Transluminale Dilatation koronarer, renaler und peripherer Arterienstenosen

Grüntzig, A. (Emory University Hospital Atlanta, USA)

**Referat**

Siehe Anhang.

## Primäre und sekundäre Prävention bei der Arteriosklerose

Brüschke, R. (Med. Poliklinik der Charité, Berlin)

**Referat**

*Manuskript nicht eingegangen*


## Chirurgische Aspekte der koronaren Herzkrankheit

Rodewald, G., Rödiger, W., Kalmar, P. (Abt. für Herz- und Gefäßchirurgie und experimentelle Kardiologie des Univ.-Krankenhauses Hamburg-Eppendorf), Mathey, D. (Kardiolog. Abt. der Med. Klinik des Univ.-Krankenhauses Hamburg-Eppendorf), Voss, H. (Allg. Krankenhaus St. Georg, Hamburg)

**Referat**

*Einleitung*

Der Herzmuskel muß, um Arbeit zu leisten, chemische in mechanische Energie umsetzen. Dazu ist die Spaltung der energiereichen Phosphate und ihre aerobe Resynthese notwendig. Während freie Fettsäuren, Glukose und Milchsäure sich als Stoffwechselsubstrate vertreten können, ist die Sauerstoffversorgung des Myokards das Nadelöhr für die aerobe Energiegewinnung. Die Sauerstoffausschöpfung ist im normalen Herzen mit 60–75% fast maximal. Ein vermehrter Sauerstoffbedarf des Herzens muß also überwiegend durch Steigerung der Koronardurchblutung gedeckt werden. Die Koronardurchblutung hängt vom Druckgradienten zwischen der Aorta und dem Koronarvenensinus und vom koronaren Widerstand ab, der aus einem vasalen und einem extravasalen Anteil besteht. Ungenügende Durchblutung muß zu einer Hypoxie des Herzmuskels führen.

*Therapiemöglichkeiten der koronaren Herzkrankheit*

Das Koronararteriensystem (Abb. 1) wird für klinische Zwecke in drei Äste eingeteilt: den rechten, bestehend aus der rechten Kranzarterie sowie den vorderen intraventrikulären und den Ramus circumflexus der linken Kranzarterie. Je nach Zahl der von einer Koronarsklerose betroffenen Gefäße unterscheidet man deshalb zwischen Ein-, Zwei- und Mehrgefäßerkrankungen. Zu Behandlung der Folgen der koronaren Herzkrankheit gibt es zwei Möglichkeiten:
1. Die medikamentös-konservative Therapie, die im Prinzip darauf beruht, das Perfusionsdefizit des Myokards durch Verringerung des $O_2$-Bedarfs mit Hilfe von Nitrokörpern, Beta-Blockern und Kalziumantagonisten zu kompensieren. Obwohl bei vielen Kranken hilfreich, wird gerade bei schweren Formen koronarer Herzkrankheit diese Senkung des Sauerstoffbedarfs mit einer Verminderung der körperlichen Leistungsfähigkeit erkauft.

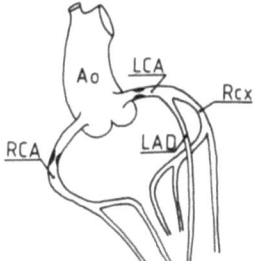

**Abb. 1.** Schematische Darstellung des Koronararteriensystems. *Ao* = Aorta ascendens, *LCA* = linke Coronararterie, *Rcx* = Ramus circumflexus, *LAD* = Ramus interventricularis anterior, *RCA* = rechte Coronararterie

2. Die chirurgische Therapie beruht darauf, hämodynamisch wirksame Stenosen mit dem Venen-Bypass-Verfahren zu umgehen.

Zwischen der konservativen und der operativen Behandlung der koronaren Herzkrankheit bestehen also prinzipielle Unterschiede. Während die konservative

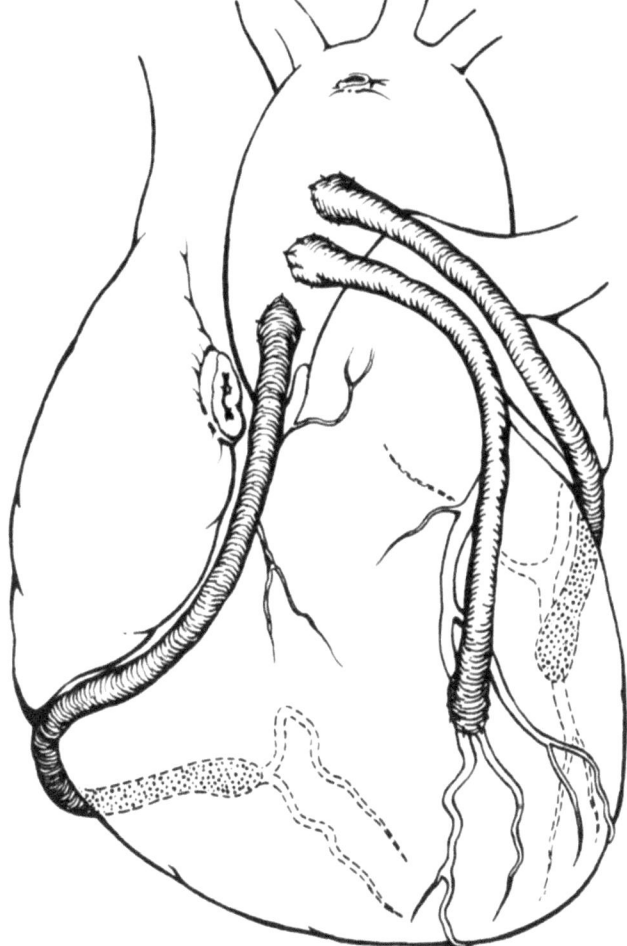

**Abb. 2.** Halbschematische Darstellung der aortocoronaren Interposition dreier Venen. Periphere Anastomosen von links nach rechts: Coronaria dextra, Ramus interventricularis anterior und Ramus circumflexus. [Aus Stiles et al. (1976) Myocardial revascularisation. A surgical atlas. Little Brown & Company, Boston]

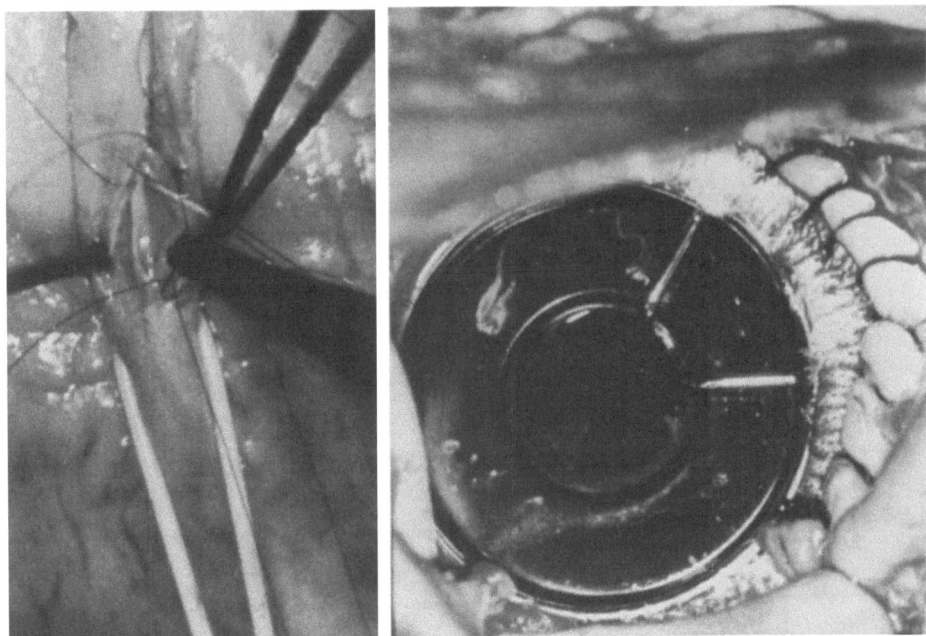

**Abb. 3.** Vergleich der Größenverhältnisse bei gleichem Abbildungsmaßstab: Halbfertiggestellte Anastomose zwischen Bypassvene und Kranzarterie (*linke* Bildhälfte). Implantierte Aortenkunstklappe (*rechte* Bildhälfte). Die gesamte Anastomosenlänge entspricht drei Stichen der Klappennaht. Beachte auch die Dicke des Nahtmaterials

Therapie extravasal angreifend, den momentanen $O_2$-Bedarf des Myokards vermindern soll, umgeht die chirurgische Therapie den erhöhten vasalen Widerstand durch den Bypass und verbessert damit das $O_2$-Angebot.

*Präoperative Diagnostik*

Neben den üblichen klinischen, elektrokardiographischen, nativröntgenologischen und laborchemischen Untersuchungen sind für die Bypasschirurgie spezielle diagnostische Methoden erforderlich. Mit der Koronarangiographie werden Lokalisation und Grad der Stenosen sowie der Gefäßzustand jenseits davon dargestellt. Eine wichtige präoperative Fragestellung ist ferner, inwieweit die Myokardfunktion durch irreparable Narbenbildung oder durch reversible Ischämie eingeschränkt ist. Natürlich wäre die Revaskularisierung einer Narbe sinnlos. Das Problem im Herzmuskel ist jedoch, daß in demselben Myokardareal fleckförmige Narben und lebensfähiges Gewebe nebeneinander vorliegen können. Zur Operationsindikationsstellung sind deshalb spezielle Untersuchungen der regionalen Wandbeweglichkeit und der Durchblutung unter verschiedenen Bedingungen notwendig.

*Operationsverfahren*

Die heute übliche aorto-koronare Bypasstechnik wurde 1968/69 in die Klinik eingeführt. Für den Bypass wird ganz überwiegend Vena saphena magna des Unterschenkels verwendet (Abb. 2). Der Eingriff wird mit Hilfe der Herz-Lungen-Maschine ausgeführt. Durch Myokardprotektion, z. B. mit Hypothermie und Kardioplegie, kann die

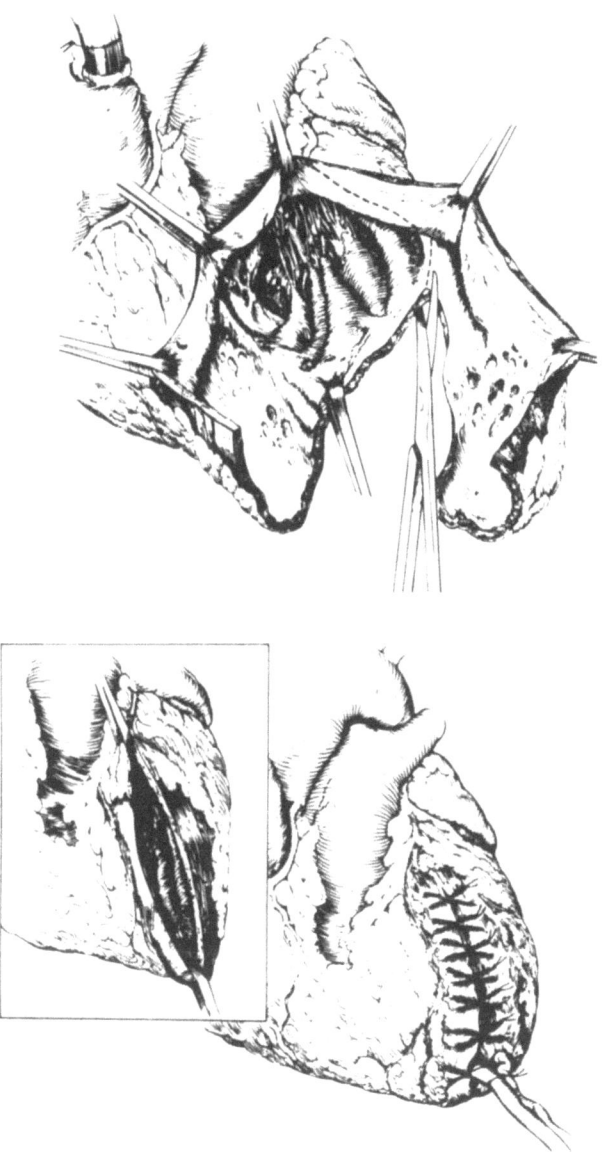

**Abb. 4.** Aneurysmaresektion. *Oben*: Resektion des „Aneurysmasackes". *Unten*: Situation vor (*links*) und nach (*rechts*) Verschluß der Aneurysmektomiewunde. [Aus Stiles et al. (1976) Myocardial revascularisation. A surgical atlas. Little Brown & Company, Boston]

Ischämietoleranz des Myokards, die bei 37° C nur 10 min beträgt, auf 120 min und mehr verlängert werden, so daß die sehr kleinen peripheren Anastomosen zwischen Venentransplantat und Koronararterien in aller Ruhe hergestellt werden können (Abb. 3). Die aortalen Anastomosen können entweder im Herzstillstand oder am schlagenden Herzen angelegt werden. Anstelle des Venenbypasses kann auch eine End-zu-Seit Anastomose zwischen der von der inneren Brustwand mobilisierten A. mammaria interna und Ästen der linken Kranzarterie hergestellt werden.

Zur Koronarchirurgie gehört ferner die Resektion von postinfarziellen Aneurysmen der linken Kammer. Das Prinzip (Abb. 4) besteht darin, den eröffneten Aneurysmasack

**Tabelle 1.** Koronarchirurgische Eingriffe und Hospitalmortalität in der Chirurgischen Universitäts-Klinik Hamburg in den Zeiträumen 1970 bis 1975 und 1975 bis 1981

| Jahre | Operation | n | Hospitalmortalität | |
|---|---|---|---|---|
| | | | n | % |
| 70–VII/75 | Normal geplant | 177 | 24 | 13,6 |
| | Notfall | 28 | 8 | ~29 |
| VIII/75–III/81 | Normal geplant | 737 | 17 | 2,3 |
| | Notfall | 58 | 11 | ~19 |
| | Gesamt | 1000 | 60 | 6 |

zu resezieren und den entstandenen Defekt durch Naht zu verschließen. Ein technisch einleuchtendes, im Gegensatz zur Bypasschirurgie ziemlich grobes Verfahren.

*Operationsergebnisse*

Seit 1970 wurden in Hamburg an 1 000 Patienten koronarchirurgische Eingriffe vorgenommen (Tabelle 1). Die kleinere Zahl der von 1970 bis 1975 operierten 250 Patienten reflektiert weniger unsere Zurückhaltung gegenüber dem neuen Verfahren, als vielmehr die Notwendigkeit der Einarbeitung in dieses Gebiet. In den Jahren seit 1975 sind fast 800 Patienten operiert worden. Das Operationsrisiko ist von 14% auf 2,3% gesunken. Dies ist nicht etwa das Ergebnis einer Beschränkung auf risikoärmere Patienten gewesen, sondern beruht auf der Weiterentwicklung der Anästhesieverfahren, der Myokardprotektion, sicherer Anwendung der Herz-Lungen-Maschine, Fortentwicklung der Intensivmedizin, insbesondere der fortlaufenden Erfassung hämodynamischer Parameter für eine sinnvolle Therapie postoperativer Herzinsuffizienzzustände sowie auf der Infektionsprophylaxe.

Auch bei den Notfällen sank die Operationssterblichkeit von 29% auf 19%. Als Notfälle werden nicht die vielen dringlichen sondern nur solche Patienten definiert, die sich in akut lebensbedrohlicher Situation befinden und nach unseren Erfahrungen unter konservativer Behandlung nur geringe Überlebenschancen haben. Die weitere Darstellung beschränkt sich auf die seit 1975 operierten 795 Kranken, weil die Bedingungen seitdem weitgehend standardisiert geblieben sind. 93% dieser Patienten gehören der 5.–7. Lebensdekade an (Tabelle 2).

585 Kranke erhielten ausschließlich Bypassvenen (Tabelle 3), bei 115 wurde mit oder ohne Venenbypass eine Aneurysmaresektion vorgenommen und bei 79 Kranken wurde das Bypassverfahren mit Klappenersatz kombiniert.

**Tabelle 2.** Altersverteilung der seit 1975 operierten 795 Patienten (125 Frauen, 670 Männer)

| | Dekade | | | | | |
|---|---|---|---|---|---|---|
| | 1.–3. | 4. | 5. | 6. | 7. | 8. |
| n | 5 | 36 | 146 | 373 | 221 | 14 |
| % | 0,6 | 4,5 | 18,4 | 46,9 | 27,8 | 1,8 |
| | | | | 93,1% | | |

| OP. Verfahren | n |
|---|---|
| AKVB[a] | 585 |
| LV[b]-Aneurysmaresektion | |
| mit AKVB | 82 |
| ohne AKVB | 33 |
| AKVB und Klappenersatz | 79 |
| Sonstige | 16 |
| Gesamt | 795 |

**Tabelle 3.** Operationsverfahren bei 795 seit 1975 operierten Patienten

[a] AKVB = Aorto-koronarer Venenbypass
[b] LV = Linker Ventrikel

**Tabelle 4.** Hospitalmortalität bei 585 Patienten nach isoliertem aorto-koronaren Venenbypass (AKVB)

| AKVB | Normalfälle | | Notfälle | | Gesamt | |
|---|---|---|---|---|---|---|
| | n | † = % | n | † = % | n | † = % |
| | 548 | 12 = 2,2[a] | 37 | 4 = „10,8" | 585 | 16 = 2,7 |

[a] 95% Vertrauensbereich: 1,3–3,8%

| | Anzahl interponierter Venen | | | |
|---|---|---|---|---|
| | 1 | 2 | 3 | 4 und mehr |
| n | 70 | 170 | 220 | 125 |
| % von 585 | 12 | 29 | 38 | 21 |

**Tabelle 5.** Anzahl der Bypassvenen bei 585 Patienten mit isoliertem aortokoronaren Venenbypass

**Tabelle 6.** Hospitalmortalität bei 115 Patienten nach linksventrikulärer Aneurysmaresektion

| Resektion | Normalfälle | | | Notfälle | | | Gesamt | | |
|---|---|---|---|---|---|---|---|---|---|
| | n | † = % | | n | † = % | | n | † = % | |
| Mit AKVB[b] | 78 | 1 | 1,3 | 4 | 4 | „100" | 82 | 5 | 6,1 |
| Ohne AKVB | 26 | – | – | 7 | 2 | „29" | 33 | 2 | 6,1 |
| Gesamt | 104 | 1 | 1,0[a] | 11 | 6 | „55" | 115 | 7 | 6,1 |

[a] 95% Vertrauensbereich: 0,2–5,3%
[b] Aorto-koronarer Venenbypass

Tabelle 7. Hospitalmortalität bei 79 Patienten nach Klappenersatz und Venenbypass

| Normalfälle | | Notfälle | | Gesamt | |
|---|---|---|---|---|---|
| n | † = % | n | † = % | n | † = % |
| 69 | 3  4,3 | 10 | 1  „10" | 79 | 4  5,1 |

[a] 95% Vertrauensbereich: 2,0–12,4%; zum Vergleich: 803 isolierte Klappenoperationen von 1975–1981 20 Todesfälle = 2,5% (95% Vertr. Bereich: 1,6–3,8%)

Bei 548 elektiv mit dem Bypassverfahren operierten Patienten beträgt die Hospitalmortalität 2,2% (Tabelle 4). Dagegen starben 4 von 37 Notfallpatienten.

345 von 585 Patienten, also fast 60%, erhielten drei und mehr Bypassvenen (Tabelle 5), während in den Jahren 1970 bis 1975 die mittlere Zahl der Bypassvenen pro Patient nur 1,6 betrug. Diese Entwicklung reflektiert die größere Sicherheit des Verfahrens und das Prinzip möglichst vollständiger Revaskularisierung. Zwischen Bypasszahl, Operationsdauer und Operationsrisiko besteht keine wesentliche Beziehung.

Von 115 Patienten mit linksventrikulären Aneurysmen wurden 104 als Normalfälle und elf als Notfälle operiert (Tabelle 6). Der Unterschied in der Operationssterblichkeit ist deutlich. Das höchste Risiko unter den Notfällen laufen solche Patienten, die wegen intraktabler Rhythmusstörungen und Herzinsuffizienz operiert werden müssen. Bei den Normalfällen überwiegen im Laufe der Jahre jene mehr und mehr, die gleichzeitig mit

Tabelle 8. Todesursache von 28 Verstorbenen aus 795 koronarchirurgischen Eingriffen

| Todesursachen | Normalfälle<br>n = 17   von 737 | Notfälle<br>n = 11   von 58 | Gesamt<br>28 |
|---|---|---|---|
| *Kardial* | 8 | 7 | 15 |
| Davon: Herzinfarkt | 7 | 1 | |
| Herzinsuffizienz | 1 | 3 | |
| Arrhythmie | – | 3 | |
| Op. techn. Fehler | 2 | 1 | 3 |
| Akute Aort-Dissektion | 1 | 1 | 2 |
| Sonstige[a] | 6 | 2 | 8 |

[a] Pneumonie (1), Lungenembolie (1), Magenblutung (1), Mesent. Infarkt (1), Postperfusionssyndrom (2), Ungeklärt (2)

Tabelle 9. Indikationen zur Koronarchirurgie

| | |
|---|---|
| Therapierefraktäre Angina pectoris (chronische Angina pectoris instabile Angina pectoris) | Unabhängig von der Zahl befallener Gefäße |
| 3-Gefäßerkrankung mit ≥ 70% Stenosen Stammstenose der li. Kranzarterie | Unabhängig vom Erfolg konservativer Therapie |
| LV-Aneurysma | Bei Herzinsuffizienz und/oder Thromboembolie bei Arrhythmie |
| Beim akuten Infarkt | 3–4 Std nach Symptombeginn und nach erfolgreicher intrakoronarer Lyse |

dem Bypassverfahren versorgt werden. Die Operationssterblichkeit ist mit 1% niedrig, doch beträgt aufgrund der kleinen Zahl das maximale Risiko auf dem 95%-Niveau noch 5,3%.

79 Patienten wurden gleichzeitig mit Klappenersatz und Bypasschirurgie behandelt (Tabelle 7). Das ind 9% aller in diesem Zeitraum mit Klappenersatz operierten Patienten. Die Operationssterblichkeit ist bei diesem kleinen Kollektiv mit 5% höher als mit 2,5% unter 800 mit isoliertem Klappenersatz operierten Patienten, doch zeigt die Berechnung für die 95%-Vertrauensgrenze eine Überschneidung im unteren Bereich. In diesem Zusammenhang interessiert, ob bei jedem Patienten vor einem Klappenersatz eine Darstellung der Herzkranzgefäße erfolgen sollte. Wir fanden, daß männliche Patienten unter 45 Jahren und weibliche unter 50 Jahren dann keine Koronarographie benötigen, wenn keine Anzeichen koronarer Herzkrankheit bestehen.

Die Analyse der Todesursachen der 28 Verstorbenen (Tabelle 8) ergibt, daß sie in 15 Fällen kardial waren. Bei drei Kranken lagen operationstechnische Fehler vor und zweimal trat eine akute, nicht beherrschbare Dissektion des Aortenbogens auf.

Unter dem perioperativen Myokardinfarkt versteht man einen Infarkt, der im unmittelbaren Zusammenhang mit der Operation auftritt. Daran starben fünf Kranke, 13 weitere überlebten ein solches Ereignis, so daß die Gesamtrate perioperativer Myokardinfarkte 2,3% betrug.

*Ziel der Koronarchirurgie*

Mit der Koronarchirurgie will man drei Ziele erreichen:
1. Beseitigung oder Verminderung der Angina pectoris,
2. Verbesserung der körperlichen Leistungsfähigkeit,
3. Verbesserung der Prognose der koronaren Herzkrankheit.

Die Ergebnisse vieler Autoren zeigen, daß 50−80% der Patienten 2 Jahre nach der Operation entweder ganz beschwerdefrei sind oder nur bei stärkeren Belastungen Medikamente benötigen. Danach nimmt der Anteil beschwerdefreier Patienten allmählich ab.

Die körperliche Leistungsfähigkeit verbessert sich. So können z. B. 40% unserer Kranken 2−6 Jahre postoperativ, im Gegensatz zu vorher, 80 Watt und mehr am Fahrrad-Ergometer leisten. 35% bewältigen immerhin noch 50−80 Watt. Diese Verbesserung der Leistungsfähigkeit steht jedoch leider in keinem Verhältnis zur Arbeits- bzw. Berufsfähigkeit der Patienten. Dies Problem ist außerordentlich vielschichtig, denn hier gehen neben den somatischen soziale, ökonomische und individuelle Faktoren ein.

Über die Frage, ob die Koronarchirurgie die Lebenserwartung der Betroffenen verlängern kann, bestehen erhebliche Kontroversen. Erlauben Sie mir kurz auf einige prinzipielle Probleme einzugehen. Die Lebenserwartung eines Koronarkranken während konservativer oder nach operativer Therapie wird vom Risiko des Myokardinfarkts, von bedrohlichen Rhythmusstörungen oder terminaler Herzinsuffizienz bestimmt. Diese Risiken sind um so größer, je ausgedehnter der Befall der Kranzarterien und je schlechter die Funktion des linken Ventrikels ist.

*Prognose nach koronarchirurgischen Eingriffen*

Randomisierte prospektive Studien gelten heute als einzig zuverlässige Methode, Therapiewirkungen miteinander zu vergleichen. Bei der Bildung von Gruppen zum Vergleich der konservativen und operativen Behandlung Coronarkranker ergeben sich von Anfang an Probleme insofern, als z. B. einerseits für Patienten mit therapiefraktärer Angina pectoris oder mit Stammstenosen der linken Kranzarterie eine absolute

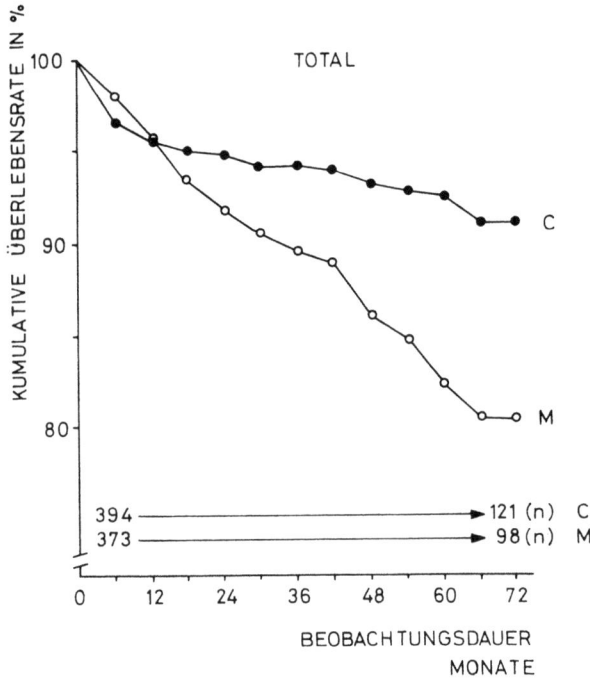

**Abb. 5.** Kumulative Überlebensrate randomisierter konservativ und chirurgisch behandelter Koronarpatienten (Zahlen der Nordamerikanischen Coronary Artery Surgery Study)

Operationsindikation besteht, während andererseits Kranke mit erheblicher, durch Vernarbung bedingter Funktionsstörung des linken Ventrikels nicht mehr operiert werden sollten. Die Randomisierung kann also nur Patienten erfassen, für die eine konservative oder operative Therapie mit gutem Gewissen vertreten werden kann. Bei Zugrundelegung strenger Kriterien für die Randomisierung wird aus einem großen Ausgangskollektiv nur eine kleine Gruppe verbleiben, wie das Beispiel der Nordamerikanischen Coronary Artery Surgery Study eindrucksvoll zeigt. Von 16 626 in elf nordamerikanischen Zentren koronarangiographisch untersuchten und registrierten Patienten kamen für eine Randomisierung zum Vergleich konservativer und operativer Behandlung nur 2 162 Kranke in Frage. Von diesen gingen tatsächlich in den randomisierten Teil dieser Studie nur 780, also 5% des Ausgangskollektivs ein.

Die kumulative Überlebensrate dieser Patienten zeigt, daß nach 6 Jahren über 90% der operierten und etwa 80% der nicht operierten Kranken noch am Leben waren (Abb. 5). Eine solche Untersuchung könnte also den Eindruck vermitteln, daß die Resultate konservativer Behandlung nur wenig ungünstiger sind. Dies gilt aber dann nicht mehr, wenn man den Verlauf von Patienten miteinander vergleicht, für die in jedem Fall eine absolute Operationsindikation bestand, von denen jedoch ein Teil, aus welchen Gründen immer, konservativ behandelt wurde. Eine frühere Zusammenstellung von Lichtlen zeigt, daß von Patienten mit Dreigefäßerkrankungen 5 Jahre nach operativer Therapie noch 80%, nach konservativer Therapie jedoch nur noch 55% am Leben sind (Abb. 6).

Bei den Spätergebnissen nach chirurgischer Behandlung sind noch zwei Probleme zu diskutieren:
1. Die Verschlußrate interponierter Vene beträgt nach übereinstimmenden Angaben zahlreicher Autoren 1–2 Jahre postoperativ 10–20%, danach nimmt sie deutlich ab. Diese sogenannten Frühverschlüsse können operationstechnische aber auch biologische

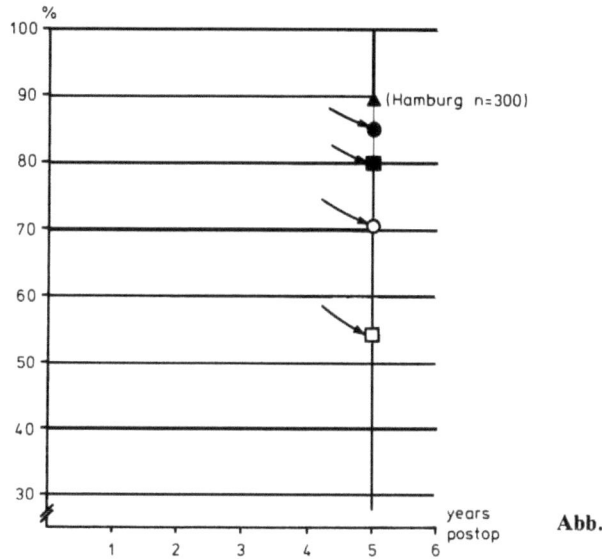

Abb. 6

Überlebensrate von Patienten nach Coronarangiographie mit 1-, 2- oder 3-Gefäßerkrankung ( o ) und nur 3-Gefäßerkrankung (□), die eine Operation ablehnten, verglichen mit der einer Gruppe von Patienten mit 1-, 2- oder 3-Gefäßerkrankung ( ● ) und nur 3-Gefäßerkrankung (■)* nach Operation

\* Mittelwert mehrerer Patientengruppen verschiedener Autoren, zusammengefaßt durch LICHTLEN, P.: Langenbecks Arch. Chir. 339 (1975) 539

▲ = Überlebensrate der in Hamburg mit 1-, 2- oder 3-Gefäßerkrankung operierten Patienten ( n = 300 )

Gründe haben. Aus der erwähnten Coronary Artery Surgery Study geht hervor, daß bei 417 Patienten 83 % der interponierten Venen durchgängig waren. Bei 72 % waren alle und bei 94 % wenigstens eine Vene offen. Reoperationen sind in bestimmten Fällen möglich. Inzwischen liegen Mitteilungen vor, daß nach Jahren auch in Bypassvenen typische arteriosklerotische Veränderungen auftreten können.

2. Das andere Problem ist die Frage nach der postoperativen Progression der koronaren Herzkrankheit. Diese weist einerseits eine enge Beziehung zur Hypercholesterinämie und andererseits erhebliche individuelle Unterschiede auf. Für die Koronarchirurgie ist weniger wichtig, ob durch einen Bypass umgangene Stenosen weiter zunehmen, als vielmehr, ob geringgradige, nichtumgangene Stenosen enger werden können und schließlich, ob neue Stenosen entstehen. Daraus ergibt sich die Frage, ob simultan mit einer absolut indizierten Veneninterposition auch geringgradigere Stenosen gewissermaßen prophylaktisch umgangen werden sollen. Aus rein praktischer Erfahrung neigen wir derzeit mehr zu diesem Vorgehen.

*Indikationen zur Koronarchirurgie*

Es muß voraus geschickt werden, daß Kardiologen und Herzchirurgen zum Überdruß und zum Unwillen der Verantwortlichen bis zur eigenen Resignation immer wieder darauf hingewiesen haben, daß dem größeren Teil operabler Herzkranker, insbesondere Koronarkranker, aus Kapazitätsmangel in der Bundesrepublik nicht geholfen werden kann. Vom Standpunkt der Krankenversorgung aus hat die Indikationsliste (Tabelle 9) also rein akademischen Charakter.

Die Bypasschirurgie ist angezeigt, wenn eine therapierefraktäre Angina pectoris, sei sie chronisch oder instabil, besteht und zwar unabhängig von der Zahl erkrankter Gefäße. Sie ist ebenfalls indiziert bei Dreigefäßerkrankungen mit höhergradigen Stenosen und bei der Hauptstammstenose der linken Kranzarterie wegen des hohen Infarktrisikos unabhängig von der Wirksamkeit konservativer Therapie. Die Aneurysmaresektion ist angezeigt, bei Herzinsuffizienz und Thrombembolie. Andere Indikationen zur Bypasschirurgie ergeben sich z. B. im Zusammenhang mit Operationen an den Herzklappen und bei kongenitalen Vitien.

Man hat immer wieder versucht, die Aussichten von Risikopatienten mit akutem Myokardinfarkt durch eine frühe Operation zu verbessern. Die Infarktektomie wurde wegen ihrer Erfolglosigkeit wieder aufgegeben. In neuerer Zeit gewinnen aber Verfahren der möglichst raschen Wiederherstellung der orthograden Koronarperfusion an Bedeutung, weil durch frühzeitige Aufhebung der Ischämie der Verlust an kontraktilem Myokard zumindest erheblich eingeschränkt werden kann.

Dabei ist die Erkenntnis von Bedeutung, daß lokale Thrombosen an vorgegebenen Stenosen für den Verschluß eine wesentliche Rolle spielen. Hier eröffnet sich ein neues Feld für die Kombination konservativ-invasiver und chirurgischer Behandlung. Wenn ein Patient innerhalb von 3–4 Std nach Einsetzen der Symptome eines Myokardinfarkts in die Klinik kommt, wird durch die Koronarographie das verschlossene Gefäß lokalisiert. Unter lokaler Fibrinolyse mit 2 000 E. Streptokinase/min bis zu einer Gesamtdauer von 90 min wird angiographisch in Abständen von 10–15 min kontrolliert, ob sich der Thrombus auflöst. Bei Wiederherstellung der Durchblutung verbleibt im allgemeinen eine mehr oder weniger hochgradige arteriosklerotische Stenose. Wenn der Patient nach der Lyse beschwerdefrei wird, sollte bei erheblicher Reststenose frühestens nach 3–4 Tagen eine Bypassoperation vorgenommen werden. Bleibt der Patient im Zustand instabiler Angina, wird er so bald wie möglich, d. h. innerhalb von Stunden, operiert.

Neue chirurgische Methoden rufen Kritik hervor, so auch die Koronarchirurgie. Chirurgen werden dabei leicht in der Kategorie des Homo ludens untergebracht, d. h. nach Huizinga als Menschen definiert, die nichts ernst nehmen und bedenkenlos mitmachen, was in ihrer Umgebung gespielt wird. Indessen sollten aber gerade Chirurgen sich im Laufe des Lebens der Grenzen ihres Faches bewußt werden. Niemand wird sich einbilden, die Arteriosklerose mit dem Messer kurieren zu können. So lange aber die Koronarsklerose nicht im Prinzip verhindert werden kann, wird man auch auf die Koronarchirurgie nicht verzichten können.

## Chirurgische Aspekte: Periphere Arterien

Vollmar, J. F. (Abt. für Thorax- und Gefäßchirurgie, Dept. für Chirurgie der Univ. Ulm)

### Referat

Die chirurgisch relevanten Gefäßzonen der Peripherie umfassen
1. die *supraaortischen Äste,* mit den vier Zubringerartieren zum Gehirn,
2. die von der Bauchaorta abgehenden großen *Viszeralarterien* unter Einschluß der Nierenarterien und schließlich
3. die *Becken-* und *Beinarterien.*

IN DER BRD STARBEN 1969:

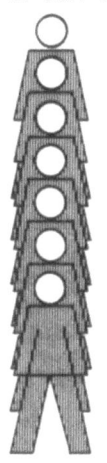

70 000 ✝
AN ISCHAMISCHEM CEREBR.
INFARKT

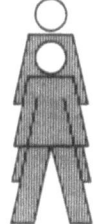

~ 20 000
HATTEN EINEN
EXTRACRAN.
GEFASSVERSCHLUSS

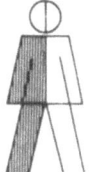

~15 000
DIESER VERSCHLUSSE
WAREN GEFASSCHIRURG.
KORRIGIERBAR

**Abb. 1**

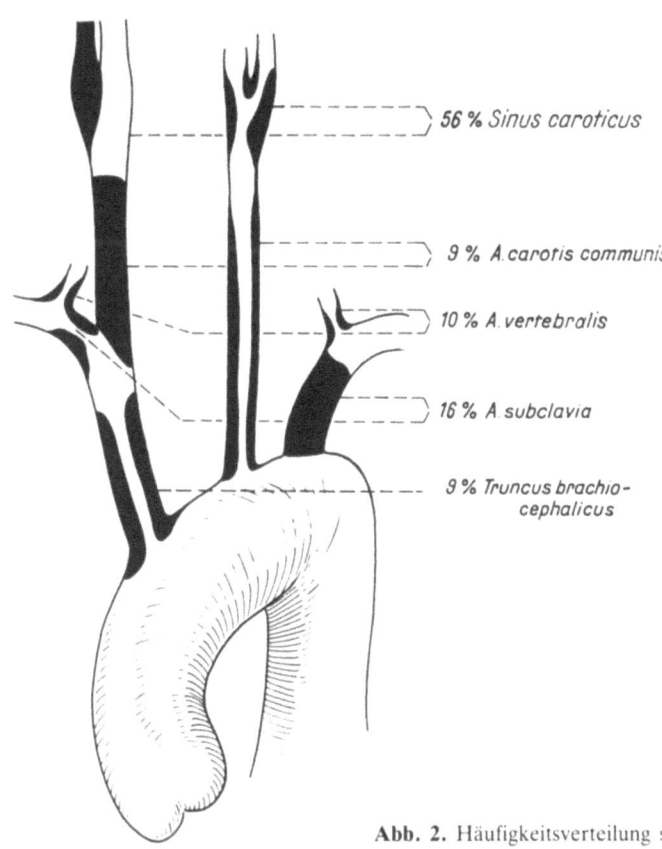

56 % Sinus caroticus

9 % A. carotis communis

10 % A. vertebralis

16 % A. subclavia

9 % Truncus brachio-
cephalicus

**Abb. 2.** Häufigkeitsverteilung supraaortischer Astverschlüsse

| SCHWEREGRAD | KLINISCHE KENNZEICHEN | | OP - INDIKATION |
|---|---|---|---|
| **Stadium I** | | asymptomatische Stenose bzw. Verschluß | ++ |
| **Stadium II** (transient ischaemic attack=TIA; intermittierende zerebrovaskuläre Insuffizienz; impending stroke; little stroke; Schlägelchen; früher: angiospastischer Insult TRINS=total reversible ischämische neurologische Symptome (stroke with full recovery)) | 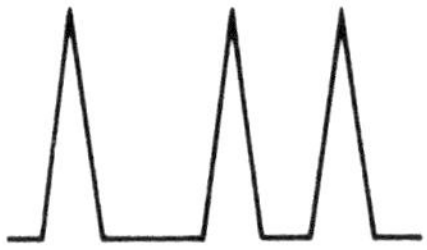 | ischämische, häufig rezidivierende Attacken; Zeitdauer der neurologischen Symptome: Minuten bis (24) Std. mit vollständiger Restitution | +++ |
| **Stadium III** (frischer Schlaganfall, zerebraler Infarkt, frank stroke, progressive stroke), PRIND = prolonged ischaemic neurological deficit; TRINS = total reversible ischämische neurologische Symptome | a) 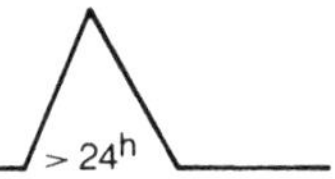 >24ʰ | ischämischer Insult, Zeitdauer mehr als 24 Std. aber mit klinischer Restitution | (+) bis zur 6.-8.Std. bei fehlendem Bewußtseinsverlust |
| PRINS=partiell reversible ischämische neurologische Symptome | b) 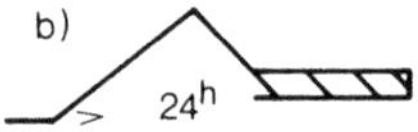 >24ʰ | ischämischer Insult | (+) (w.o.), ev. extraintrakranieller Bypass |
| **Stadium IV** (postapoplektischer Endzustand; „completed stroke") IRINS= irreversible ischämische neurologische Symptome | 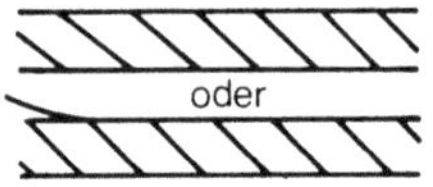 oder | keine Rückbildung, permanente neurologische Symptome über die 4. Woche hinaus („Defektheilung") | (+) Korrektur kontralateraler Stenosen |

**Abb. 3.** Schweregrad der zerebralen Durchblutungsstörung und ihre Beziehung zur Operationsindikation [aus Vollmar J (1980) Reconstructive surgery of the arteries. Thieme-Stratton Inc., Stuttgart New York]

Immer mehr sind in den letzten Jahren chronische Verschlußprozesse in den genannten Arteriengebieten zum Gegenstand rekonstruktiver Gefäßeingriffe geworden. Bei kritischer Auswahl der Patienten übertreffen diese hinsichtlich ihrer Effektivität die meisten anderen Behandlungsverfahren.

Von eminenter klinischer Bedeutung ist die Tatsache, daß jeder dritte *Schlaganfall* durch einen *extrakraniellen Gefäßprozeß* hervorgerufen wird. Jahr für Jahr sterben rund 75 000 Menschen in der Bundesrepublik an einem ischämischen Hirninsult (Abb. 1).

Wenigstens 15 000 hätten durch eine frühzeitige Diagnose und Operation gerettet werden können. Das Operationssoll wird in unserem Lande bislang noch nicht einmal zu einem Drittel erfüllt.

Bevorzugte *Lokalisation* der Verschlußprozesse ist die Karotisbifurkation (Abb. 2). Es sollte heute zur Routine gehören, bei jedem Patienten jenseits des 50. Lebensjahres neben der beidarmigen Blutdruckmessung die Karotiden zu palpieren und auskultieren. Rund 80% aller hämodynamisch relevanten Stenosen sind durch das Stethoskop erfaßbar. Zusätzliche nichtinvasive Untersuchungsverfahren, wie die indirekte und direkte Doppler-Sonographie erlauben heute auch ohne Arteriogramm, die Diagnose mit einer Treffsicherheit von ca. 90% zu stellen.

Die *Operationsindikation* hängt in erster Linie von zwei Kriterien ab:
1. der Lokalisation und Ausdehnung des Verschlußprozesses,
2. dem Grad der bereits eingetretenen Hirnschädigung.

Hierbei hat sich folgende *Stadieneinteilung* bewährt (Abb. 3):

Vorrang kommt den Eingriffen im *Stadium II*, dem der transitorischen ischämischen Attacken (TIA) zu. Diese Patienten sind in besonderem Maße von einem ischämischen Hirninfarkt bedroht. Entscheidend hierbei ist nicht allein der *Stenosegrad*, sondern ebenso die Wandbeschaffenheit — nämlich die Aufdeckung *potentieller Emboliequellen*

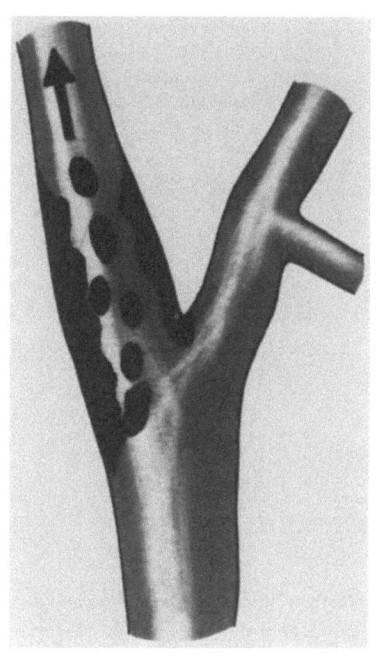

**Abb. 4.** Der exulzerierte atheromatöse Plaque im Bereich der Karotisbifurkation stellt das häufigste gefäßmorphologische Substrat für transitorische ischämische Attacken dar (Stadium II: Rezidivierende Mikroembolien)

in Form ulzerierter Plaques (Abb. 4). Auch das *Stadium I,* das der *asymptomatischen Stenosen,* ist in den letzten Jahren immer mehr in den chirurgischen Indikationsbereich einbezogen worden, vor allem dann, wenn hochgradige ein- oder beiderseitige Stenosen vorliegen.

Recht divergierend ist bislang die Meinung im *Stadium III,* dem des *frischen Schlaganfalles,* zu operieren, d. h. für den extrakraniellen Gefäßabschnitt eine *akute*

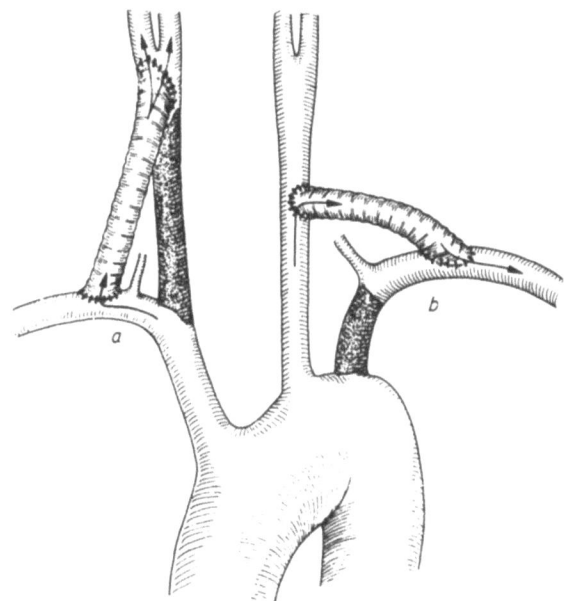

**Abb. 5.** Extrathorakaler Bypass: *a*) Subclavia-Carotis zur Umgehung eines A. carotis communis Verschlusses; *b*) Carotis-Subclavia zur Umgehung eines proximalen Subklaviaverschlusses [aus Vollmar J (1980) Reconstructive surgery of the arteries. Thieme-Stratton Inc., Stuttgart New York]

| | | | |
|---|---|---|---|
| I. *Klinische Indikation* = Soll operiert werden? | | | |
| Schweregrad | | | |
| I | (asymptomatisch) | keine | |
| II | (Claudicatio intermittens, Gehstrecke < 500 m) | relativ | |
| III | (Ruheschmerz) | absolut | |
| IV | (distale Nekrosen) | absolut | |

**Tabelle 1.** 3-Punkte-Indikation für rekonstruktive Eingriffe im Gliedmaßenbereich. [Aus Vollmar J (1980) Reconstructive surgery of the arteries. Thieme-Stratton Inc., Stuttgart New York]

II. *Angiographische Indikation* = Kann operiert werden? (= lokale Operabilität)
Zu berücksichtigen sind:
Lokalisation und Ausdehnung des Verschlusses
Freie Ein- und Ausflußbahn („run-in" „run-off")
Gefäßkaliber
Wandverkalkungen

III. *Allgemeine Operabilität* = Darf operiert werden?
Fehlen von erheblichen koronaren, zerebralen oder renalen Durchblutungsstörungen bzw. anderen konsumierenden Erkrankungen (Karzinom, schwerer Diabetes u.a.)

arterielle Thrombose der *Carotis interna* operativ anzugehen. Nach unseren Erfahrungen sollten solche Eingriffe von drei *Voraussetzungen* abhängig gemacht werden: 1. Es darf keine Bewußtlosigkeit vorliegen, 2. der Kranke sollte innerhalb der ersten 6–8 Std operiert werden können, 3. das CT – wenn verfügbar – sollte keinen Erweichungsherd erkennen lassen.

Im *Stadium IV,* d. h. dem des abgelaufenen ischämischen Insults mit einem persistierenden neurologischen Defizit über die 4. Woche hinaus, gilt es in erster Linie *kontralaterale Stenosen* zu beseitigen, um einen zweiten, dann meist tödlichen Insult abzuwenden.

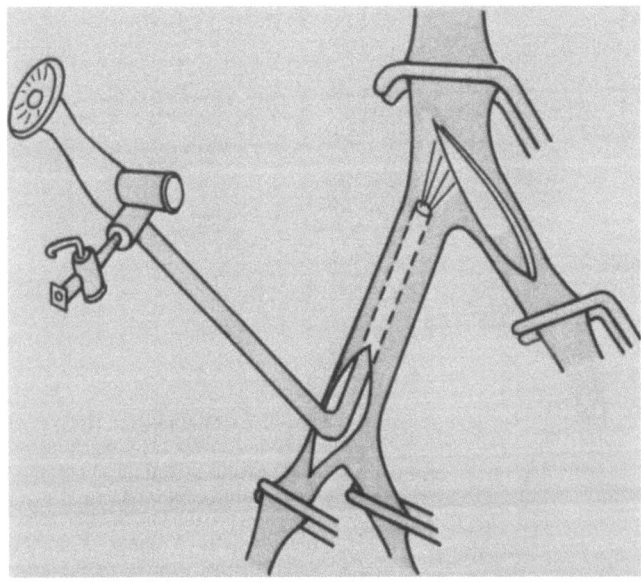

**Abb. 6.** Korrektur eines segmentären aorto-iliakalen Verschlußprozesses durch halbgeschlossene Ausschälung. Lumenkontrolle durch intraoperative Gefäßendoskopie. Verschluß der Gefäßöffnungen durch fortlaufende Gefäßnaht oder Einnähen von Streifentransplantaten (bei englumigen Arterien)

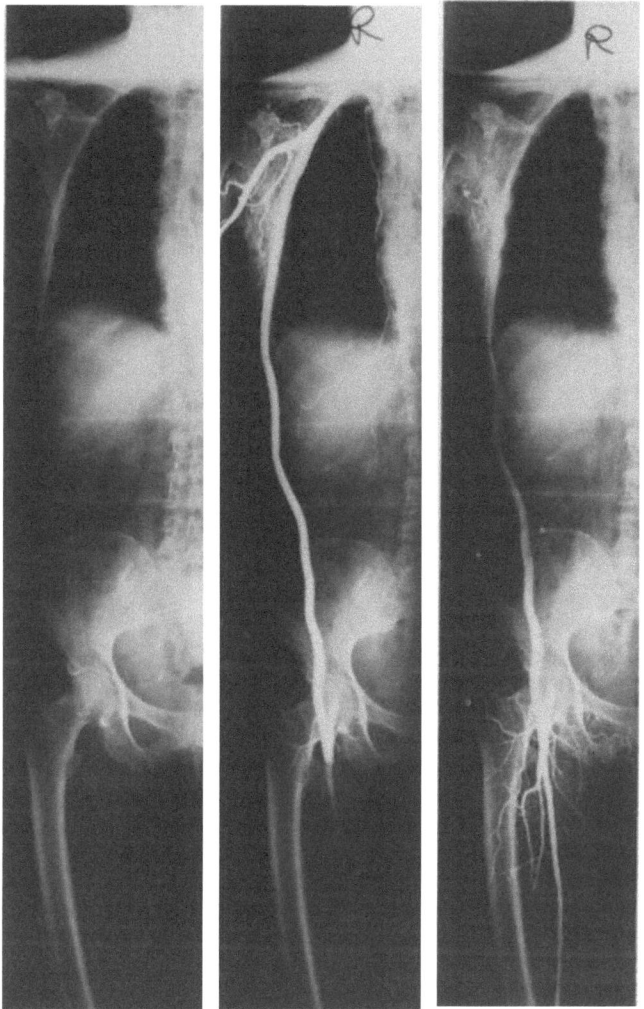

**Abb. 7.** Axillo-femoraler Bypass bei 60jähriger Patientin mit erheblichem Strahlenschaden der Bauchhaut und des Retroperitoneums nach Uteruskarzinom – Operation und Nachbestrahlung. Um Kompressionseffekte auf den subkutanen Blutleiter zu verhindern, ist dieser durch eine Außenspirale verstärkt (EXS-USCI-Prothese). Volle Revaskularisation des rechten Beins bei A. iliaca communis et Externaverschluß rechts. Nachbeobachtungszeit 3 Jahre

Für die Karotisstenose stellt die offene Ausschälung des stenosierenden oder embolisierenden Plaques die *Methode der Wahl* dar. Um die Blutstromunterbrechung möglichst kurz zu halten, hat sich die Benutzung eines *intraluminalen Shunts* als protektive Maßnahme am besten bewährt.

Für die Wiederherstellung der Strombahn bei *Blockaden der supraaortischen Stammarterien* ist die *Umgehungs-* oder *Bypassoperation* das dominierende Behandlungsprinzip: Anschluß einer einfachen oder gegabelten Gefäßprothese an die Aorta ascendens und die betreffenden Hauptäste. Immer mehr setzen sich bei diesen zentralen Verschlußprozessen *extrathorakale Bypassverfahren* durch, z. B. die Umgehung eines proximalen A. subclavia-Verschlusses durch ein Transplantat zwischen A. carotis communis und A. subclavia (Abb. 5).

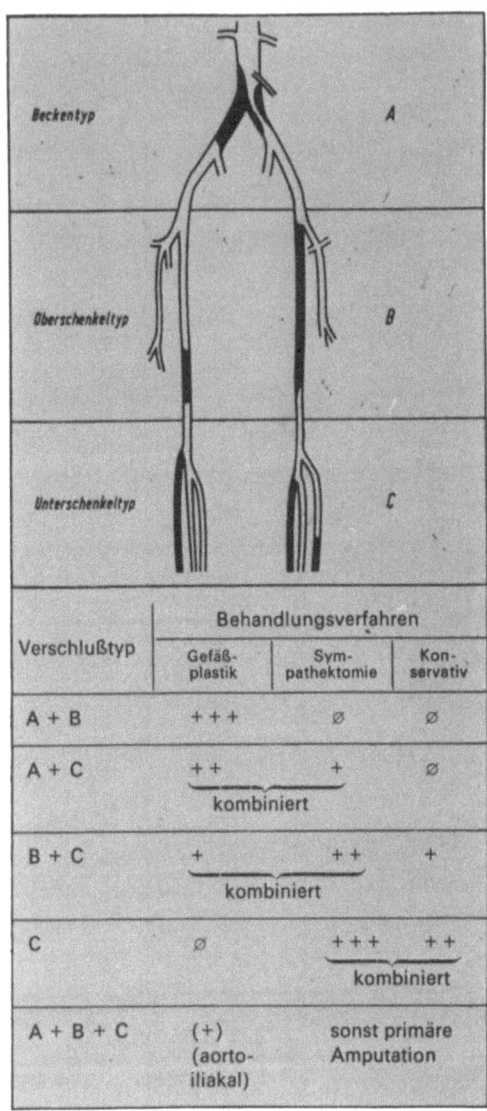

Abb. 8. Periphere Kombinationsverschlüsse und ihre Beziehung zur Wahl des Operationsverfahrens [aus Vollmar, J (1966) Münch Med Wochenschr 108: 894]

Wie sieht es mit den *Behandlungsergebnissen* aus?

Prophylaktische Eingriffe im *Stadium I* sind nur mit einer minimalen Operationsmorbidität und Letalität, nämlich 1–2%, belastet. Unter unseren letzten 100 Fällen kein Todesfall, aber zweimal ein neurologisches Defizit bei kontralateralem Totalverschluß.

Nach Eingriffen im *Stadium II* kommen die ischämischen Attacken in über 90% der Fälle definitiv zum Verschwinden. Bei reiner Antikoagulantientherapie ist dies nur bei ca. 40–50% zu erreichen. Die Operationsmorbidität und -letalität betrugen im eigenen Krankengut 2,8%.

Eingriffe im *Stadium des frischen Schlaganfalles*, durchgeführt nach den obengenannten Kriterien, erlauben in rund 65% eine Restitutio ad integrum innerhalb weniger Stunden; 30% zeigen eine Besserung; 5% eine Verschlechterung. Operationsletalität

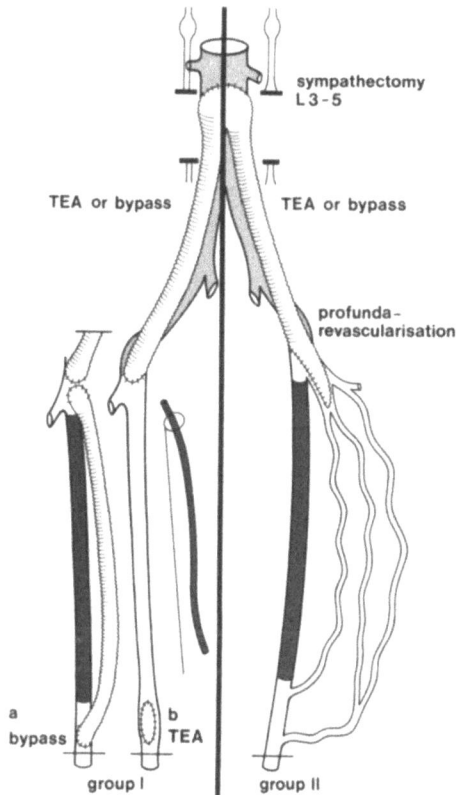

Abb. 9. Zwei-Etagenverschlüsse (A und B) und ihre chirurgischen Behandlungsmöglichkeiten; *rechts:* Ein-Etagen-Korrektur mit Profundaplastik und lumbaler Sympathektomie (Triadenoperation): bei präformiertem Profundakreislauf mit offenem Empfängersegment; *links:* Totalkorrektur beider Gefäßetagen (in einer oder zwei Sitzungen; bei hoffnungsloser Miterkrankung oder Verschluß der A. femoralis profunda bzw. Blockade des Empfängersegments der A. poplitea). Der femoro-popliteale bzw. krurale Abschnitt wird durch ein Umgehungstransplantat oder eine Ausschälplastik rekonstruiert

10,3%. Diese liegt damit nicht höher als beim nicht operierten akuten Karotisverschluß.

Eingriffe im stabilisierten *Endstadium IV* lassen immerhin noch eine Besserungsrate von 45% erkennen; Operationsletalität: 7,8%.

Auffallend häufig ist die Kombination *Karotisstenose und koronare Herzerkrankung.* Einem aorto-koronaren Bypass sollte die Beseitigung der Karotisstenose entweder vorausgehen, oder sie sollte in derselben Sitzung durchgeführt werden.

Die chirurgische *Strombahnwiederherstellung an den Becken-* und *Beinarterien* hat in den letzten 10 Jahren eine beachtliche Ausweitung und Differenzierung erfahren.

Die Auswahl der Patienten zu einem rekonstruktiven Eingriff orientiert sich an der *3-Punkte-Indikation* (Tabelle 1).

*Klinische Indikation* heißt, daß die objektiven Zeichen und Beschwerden einer arteriellen Durchblutungsinsuffizienz vorliegen müssen. Im Gegensatz zur zerebralen Strombahn scheiden *prophylaktische Operationen* im Stadium I aus. Das Stadium der *Claudicatio intermittens* (Stadium II) gibt eine *relative* Operationsanzeige, nämlich immer dann, wenn der Patient in seiner beruflichen oder persönlichen Aktivität wesentlich beeinträchtigt ist.

*Ischämischer Ruheschmerz* (Stadium III) und *distale Nekrosen* (Stadium IV) stellen absolute Operationsanzeigen dar, da hier die Gliedmaße unmittelbar amputationsbedroht ist.

Die *angiographische Indikation* umschließt die Beurteilung der *lokalen Operabilität,* d. h. die arterielle Strombahn proximal und distal des Gefäßverschlusses muß ihre Durchgängigkeit behalten haben. Wie bei jedem anderen chirurgischen Eingriff kommt als drittes Kriterium das der *allgemeinen Operabilität* hinzu, d. h. die Antwort auf die Frage, darf überhaupt operiert werden?

Die *Operationsverfahren* haben in den letzten Jahren eine gewisse Standardisierung erreicht: *Ausschälplastik* (TEA = Thrombendarteriektomie) und *Umgehungs-* oder *Bypassoperation* beherrschen als die beiden wichtigsten Wiederherstellungsverfahren das Feld von den Koronararterien bis herab zu den Unterschenkelarterien.

Den *aorto-iliakalen Verschlußprozessen* kommt heute eine klare chirurgische Vorrangstellung zu. Der isolierte Befall der Beckenetage stellt mit 15% eine relative Seltenheit dar. Konkomitierende Verschlußprozesse in der Ausflußbahn beherrschen das Feld. Großes Gefäßkaliber und hohe Stromzeitvolumina sichern den wiederherstellenden Eingriffen in der Beckenetage besonders günstige Langzeitergebnisse. Die Domäne der *Ausschälplastik* (TEA) sind lokalisierte Verschlußprozesse, wie hier im Bereich der Aortenbifurkation, aber auch einseitige Blockaden der Beckenstrombahn vor allem beim jüngeren Patienten (Abb. 6). Entscheidend für die Sicherung des Operationserfolges ist die intraoperative Lumenüberprüfung durch Angiographie oder Gefäßendoskopie.

Der aorto-femorale *Kunststoffbypass* avancierte in den letzten Jahren zum wichtigsten Wiederherstellungsprinzip für dieses Gefäßsegment. Seine *Vorteile* sind in erster Linie operationstechnischer Art: leichte technische Durchführbarkeit, kurze Operationszeit und nahezu gleichgünstige 10-Jahres-Ergebnisse wie bei der biologisch überlegenen Ausschälplastik. Nach beiden Verfahren sind nach 10 Jahren noch rund 75% der Gefäße durchgängig. Die *Operationsletalität* konnte in den letzten Jahren merklich reduziert werden auf 2—4%.

Bei Kranken mit hohem Operationsrisiko kann heute von *einem extra-anatomischen Bypass* Gebrauch gemacht werden, z. B. von einer Blutumleitung von der A. axillaris zu einer oder beiden Oberschenkelarterien (Abb. 7). Derartige Eingriffe sind aber hinsichtlich ihrer Langzeiterfolge problematisch: Weit häufiger als bei der in-situ-Korrektur kommt es hier zu Rezidivverschlüssen, nämlich in 20—30% innerhalb der ersten 3 Jahre.

Bei den isolierten kurz- oder langstreckigen Verschlüssen der *Oberschenkelarterien* (Etage B), die eine Claudicatio intermittens unterhalten, vollzog sich in den letzten Jahren eine gründliche Kurskorrektur: Gemessen am Spontanverlauf erwiesen sich mittlerweile die meisten Eingriffe — vorausgesetzt daß eine offene Femoralis profunda und freie Gefäßperipherie vorliegt — nicht nur als unnötig, sondern auch als nachteilig. Systematisches Gehtraining evtl. unterstützt durch eine Profundaplastik zeitigen hier weit bessere Langzeitergebnisse als Ausschälplastik und Venenbypass zusammen.

Einige Bemerkungen zu den sogenannten *Kombinationsverschlüssen:*
Bezeichnen wir die drei kaudalen Gefäßetagen mit A, B und C, so sind verschiedene Verschlußkombinationen möglich (Abb. 8). Bei dem häufigsten Kombinationsverschluß Becken plus Oberschenkel war es bis vor kurzem üblich, in einer oder in zwei Sitzungen sowohl die Becken- als auch die Oberschenkeletage wieder durchgängig zu bekommen. Eine derartige *Totalkorrektur* — zentral Kunststoffbypass, peripher Ausschälung oder Venenbypass — brachte zwar bei erheblichem Operationsaufwand günstige Frühergebnisse, doch ließen die Langzeitergebnisse durch häufige Rezidivverschlüsse in der Ausflußbahn viel zu wünschen übrig.

Mittlerweile hat sich gezeigt, daß auf die Mitkorrektur der Oberschenkeletage in über 80% der Fälle verzichtet werden kann, nämlich dann, wenn eine weitgestellte A. femoralis profunda als Ausflußbahn zur Verfügung steht und die Profundakollateralen Anschluß an ein offenes Empfängersegment der A. poplitea haben. Eine zweite Erkenntnis hat in den letzten 6 Jahren Platz gegriffen. Kombiniert man die aorto-iliakale Wiederherstellung plus Profundaplastik, d. h. konische Erweiterung der Anfangsstrecke der Profunda mit einer lumbalen Sympathektomie, kommt es zu einem zusätzlichen Perfusionszuwachs um rund 60%. Eine derartige *Triadenoperation* (Abb. 9) bewährt sich auch im amputationsgefährdenden Stadium III und IV, d. h. weit höhere Offenheitsrate nach 5 Jahren; postoperative Rückkehr in ein Stadium I bei 38%, in ein Stadium II bei 53% der Operierten; weniger Re-Verschlüsse und Re-Interventionen gegenüber der Totalkorrektur; drastische Senkung der Amputationsquote von 36 auf 8%.

Heute kann die zeitaufwendige und belastende *Zweietagenkorrektur* auf wenige Ausnahmesituationen beschränkt werden – nämlich auf Patienten mit hochgradiger Miterkrankung der A. femoralis profunda oder mit einer Blockade des Empfängersegments (s. Abb. 9).

Für die Erhaltung unmittelbar *amputationsbedrohter Gliedmaßen* (Stadium III und IV) setzten sich einige neue *Behandlungskonzeptionen* durch:
1. die wiederherstellenden Eingriffe können in ausgewählten Fällen – wie hier bei einem Kombinationsverschluß im Ober- und Unterschenkelbereich – weit über das Kniegelenk peripher hinausgeführt werden, unter Einsatz mikrochirurgischer Technik.
2. Bei Vorliegen distaler Nekrosen gilt es nach dem hier skizzierten I-R-A-Prinzip zunächst die *Infektkontrolle* herzustellen, dann zu *revaskularisieren*. Die Amputation folgt als letzter Akt *so peripher wie möglich*. Nach vorausgegangener Revaskularisation kann von einer sogenannten *Grenzzonenamputation* Gebrauch gemacht werden, d. h. Absetzung genau in der nekrobiotischen Grenzzone. Die in vielen chirurgischen Lehrbüchern empfohlenen optimalen Amputationsebenen haben heute keine Gültigkeit mehr.
3. Die *prothetische Sofort-* oder *Frühversorgung* nach myoplastischer Stumpfbildung machen es möglich, auch alte Menschen wenige Tage nach der Amputation wieder auf die Beine zu bringen. Nach Interimsprothese kann die definitive Prothesenversorgung meist schon innerhalb von 2–3 Monaten erfolgen. Diese Fortschritte der modernen Amputationschirurgie tragen heute wesentlich dazu bei, dem Patienten den Schrecken vor dem Gliedmaßenverlust zu nehmen. In der Bundesrepublik Deutschland werden immer noch Jahr für Jahr rund 20 000 Beine wegen arterieller Durchblutungsstörungen amputiert. Mutmaßlich die Hälfte dieser Gliedmaßen hätte durch den Einsatz gefäßchirurgischer und intern-angiologischer Maßnahmen gerettet werden können. Hierzu zählt heute auch die Katheteraufdehnung segmentärer Blockaden bei Patienten, die nicht fit sind, einen gefäßchirurgischen Eingriff zu überstehen.

Last not least fällt der rekonstruktiven peripheren Gefäßchirurgie heute die Aufgabe zu, die *Revaskularisation* lebenswichtiger Organarterien, nämlich der Nierenarterien und der Viszeralarterien, vorzunehmen.

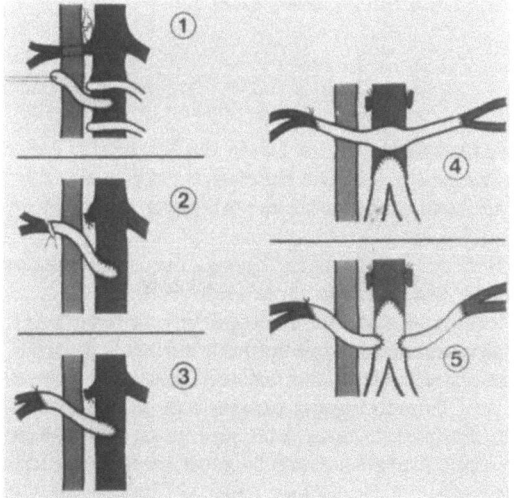

**Abb. 10.** Prinzipien der Rekonstruktion ein- oder beidseitiger Verschlußprozesse der Nierenarterie. *1–3:* Anlage eines rechtsseitigen aorto-renalen Venenbypass. Beginn mit der zentralen Anschlußstelle an der infrarenalen Aorta. Das Transplantat wird in antekavale Position gebracht; peripherer Anschluß angeschrägt End-zu-End an die vorher aufgedehnte Nierenarterie im Bereich des Hilus; *4:* Brückentransplantat zu beiden Nierenarterien mit Seit-zu-Seit-Anschluß des Venentransplantats an die Aortenvorderwand. *5:* Kombinierte Rekonstruktion; aorto-femoraler Bifurkationsbypass mit Abzweigungsschenkel zu beiden Nierenarterien

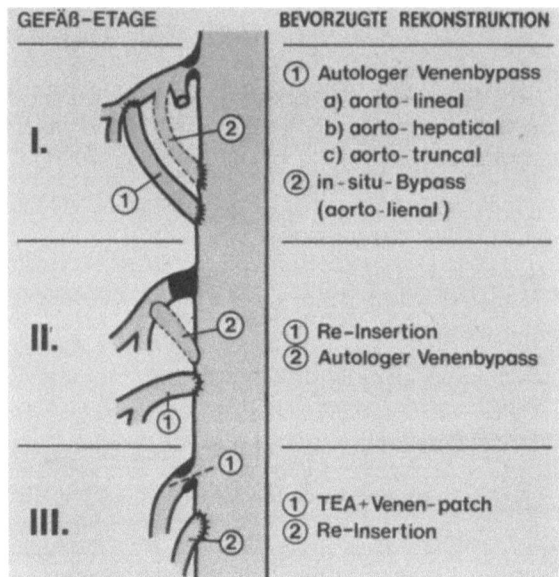

Abb. 11. Chirurgische Behandlungsmöglichkeiten beim chronischen Verschlußsyndrom der unpaaren Viszeralarterien

Die Revaskularisation *bilateraler Nierenarterienstenosen* oder die Kombination Totalverschluß auf der einen Seite, Stenose der Nierenarterie auf der anderen Seite, eröffnen für diese Patienten eine echte Alternative zur chronischen Hämodialyse oder der Nierentransplantation (Abb. 10).

Im Spektrum der abdominellen Schmerzsyndrome spielt vor allem die *chronische intestinale Durchblutungsinsuffizienz* eine zwar seltene aber klinisch doch wichtige Rolle.

Bei 1–2% unklarer abdomineller Beschwerden liegt eine vaskuläre Ursache zugrunde. Bei 2- oder 3-Etagenverschlüssen bietet die Strombahnwiederherstellung, vor allen Dingen der A. mesenterica superior, die Chance definitiver Schmerzfreiheit und Schutz vor einem irreversiblen Darminfarkt (Abb. 11). Von differentialdiagnostischer Bedeutung sind ischämische *Innenschichtnekrosen,* bevorzugt an der großen Kurvatur des Magens, dem terminalen Ileum oder dem Sigma – nicht selten fehlinterpretiert als chronisches Ulcus ventriculi, als Morbus Crohn oder Colitis ulcerosa.

*Zusammenfassung*

1. Die Behandlung arterieller Verschlußkrankheiten ist im Laufe der letzten 20 Jahre immer mehr zu einer chirurgischen Aufgabe geworden. Die Beseitigung obliterierender Gefäßprozesse in der Einflußbahn des Gehirns stellt heute die wirksamste *Schlaganfallprophylaxe* dar.

2. Im *Gliedmaßenbereich* vermag besonders der kombinierte Einsatz der chirurgischen Revaskularisation mit internangiologischen Maßnahmen einschließlich der transluminalen Katheterdilatation die große Gliedmaßenamputation um rund 50% zu reduzieren. Die Fortschritte auf dem Gebiete der Amputationschirurgie tragen wesentlich dazu bei, auch bei betagten Patienten die Funktionseinbuße durch den breiten Einsatz peripherer Teilamputationen und durch prothetische Frühversorgung drastisch zu reduzieren.

3. Eine weitere Verbesserung der Behandlungsergebnisse setzt eine enge Zusammenarbeit zwischen Innerer Medizin und Gefäßchirurgie voraus. Not tut hierfür in erster Linie die Schaffung weiterer internistisch-angiologischer und gefäßchirurgischer

Arbeitsgruppen nicht nur an unseren Universitätskliniken, sondern auch an kommunalen Krankenhäusern.

*Literatur*

Cranley JJ (1972) Vascular Surgery. Harper and Row, New York, Evanston, San Francisco, London – Heberer G, Rau G, Schoop W (1974) Angiologie, 2. Aufl. Thieme, Stuttgart – Heyden B, Vollmar J (1979) Chirurgie kombinierter aortoiliakaler und femoro-popliteraler chronischer Arterienverschlüsse. Angio 1: 17–24 – Vollmar J (1980) Reconstructive surgery of the arteries. Thieme-Stratton Inc., Stuttgart New York

# Angiologie

Bode, G. (Zentrum Innere Medizin II, Ulm), Klör, H. U. (Oklahoma Medical Research Foundation, Oklahoma, USA), Stange, E., Ditschuneit, H. (Zentrum Innere Medizin II, Ulm)

**Cholesterinkristalle bewirken atherosklerotische Veränderungen am Gefäßendothel**

*Einleitung*

Atherosklerotische Veränderungen an Blutgefäßen sind charakterisiert durch Intimaproliferation von glatten Muskelzellen, Akkumulation von Bindegewebe, Elastin und Proteoglykanen, sowie durch Ablagerung von intrazellulärem und extrazellulärem Lipid [9].

Erhöhte Plasmacholesterinspiegel bedeuten ein erhöhtes Risiko für kardiovaskuläre und arterielle Erkrankungen. Der Nachweis von Cholesterinkristallen im Plasma und isolierten Lipoproteinfraktionen von Patienten mit primären und sekundären Hyperlipoproteinämien und hypercholesterinämischen Kaninchen [1–3], veranlaßte uns, Aorten und Koronarien auf mögliche Reaktionen von Kristallen mit Endothelzellen elektronenoptisch zu untersuchen.

*Methodik*

Männliche Kaninchen wurden mit einem mit Cholesterin angereicherten Futter (1%) gefüttert. Die Tiere wurden nach 4, 9 und 12 Wochen mit Pentobarbital narkotisiert. Anschließende Perfusionsfixierung mit Glutaraldehyd (3,5%, 37° C) in Phosphatpuffer (pH 7,4) [7]. Entnahme der Gefäße und anschließende Fixierung in 2% Glutaraldehyd über Nacht. Fixierung der Lipide durch Trikomplexflockung und Postfixierung mit 2% $OsO_4$. Entwässerung bis zum absoluten Alkohol. Überführen der Proben in DMP (Dimethoxypropan) und Trocknung der Proben beim kritischen Punkt (Balzers) über $CO_2$. Überziehung der Proben mit einer leitenden Schicht aus Gold/Palladium (150 Å).

Untersucht wurden die Proben mit einem Philips 500 Rasterelektronenmikroskop und einem Philips 400 HRG mit Rasterzusatz.

*Ergebnisse*

Cholesterinkristalle finden sich in Aorten und Koronarien von hypercholesterinämischen Kaninchen.

Bereits nach 4 Wochen findet man sowohl einzelne Kristalle (Abb. 1a, c), als auch flächige Kristallablagerungen (Abb. 1b, d) auf dem Endothel von Aorten. Einzelne Kristalle bohren sich in die Intima und durchstoßen somit die Endothelschicht, die, wie Abb. 1a zeigt, durch die Ausbildung fingerförmiger Fortsätze der Zellmembran noch keine weitere Schädigung aufweist. Im Gegensatz dazu zeigt sich bei weiterer Fütterung ein zunehmendes Verschwinden dieser Fortsätze, was auf eine Anreicherung von Cholesterin in der Zellmembran zurückzuführen ist.

Bei der flächenhaften Ablagerung von Cholesterinkristallen verschwinden diese Fortsätze ebenfalls in unmittelbarer Nachbarschaft und unterhalb dieser Kristalle (Abb. 1b).

Einzelne Kristalle findet man öfters eingebettet in Thrombozytenaggregaten (Abb. 1c, links) und in unmittelbarer Nachbarschaft von mononukleären Zellen (Abb. 1c).

Abb. 1d zeigt eine weiter fortgeschrittene Veränderung. Cholesterinkristalle haben sich um einen Einzelkristall angesammelt. Endothelzellen sind teilweise zerstört. Dadurch findet subendotheliales Kollagen Zutritt zum Gefäßlumen.

Nach längerer Fütterung verstärken sich die Ablagerungen von Lipiden und Cholesterinkristallen und es treten die bereits bekannten Veränderungen wie z. B. Intimaverdickungen auf. In unmittelbarer Nähe der Lamina interna elastica (Abb. 2a) findet man in der verdickten Intima Cholesterinkristalle, die in zahlreiche Kollagenfasern eingebettet sind (Abb. 2b).

Nach Absetzen der cholesterinreichen Diät zeigen sich weiterhin Kristallablagerungen. Teilweise findet man Cholesterinkristalle, die von neuen Endothelzellen überwachsen werden (Abb. 2c, d).

Abb. 2d (Pfeile) zeigen einen Kristall in seiner typischen Form. Ein flacher Ausläufer einer Endothelzelle hat ihn teilweise überwachsen und in die Intima inkorporiert.

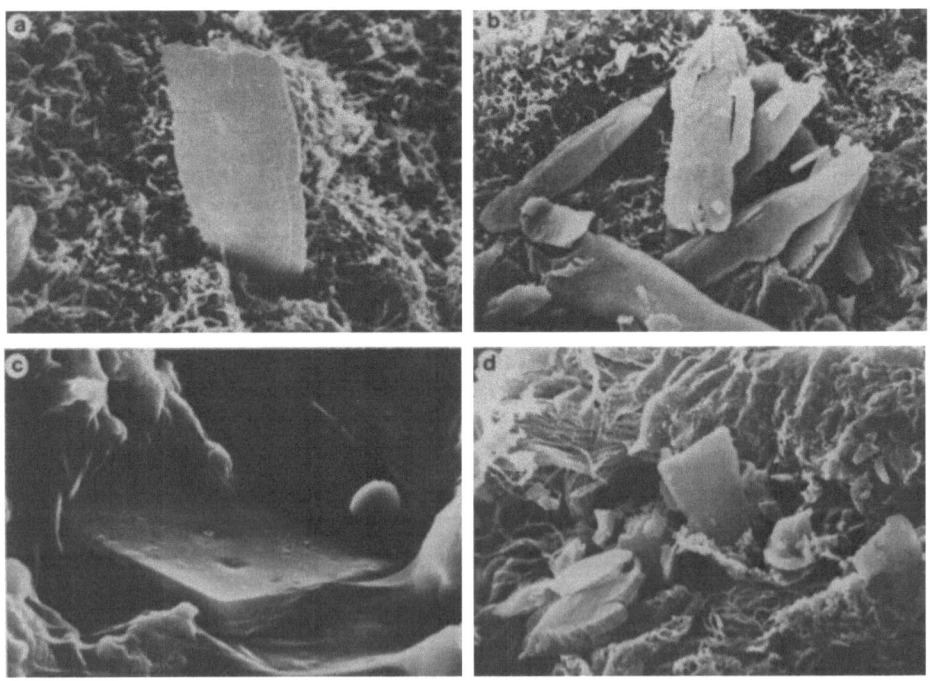

**Abb. 1**

*Schlußfolgerung*

Schon nach wenigen Tagen nach Cholesterinfütterung sind Veränderungen in der Zusammensetzung und im physikalischen Verhalten der Lipoproteine des Kaninchens zu beobachten [5, 10].

Cholesterinkristalle entstehen aus Oberflächenlipid von Triglyzerid-reichen Lipoproteinen (Chylomikronen, VLDL) während der intraplasmatischen Zirkulation und/oder über Rezeptoren an der Oberfläche der Endothelien [1–3]. Eine Erhöhung des Plasmacholesterinspiegels bedingt eine Erhöhung der Lipoprotein Lipase in der Aorta des atherosklerotischen Kaninchens [5]. Die erhöhte lipolytische Aktivität führt zu einer Akkumulation von Remnants. Diese Remnants spielen nach der Hypothese von Zilversmit [11] eine Rolle in der Atherogenese des Kaninchens.

Nach unseren Ergebnissen könnten aus diesen Remnants Cholesterinkristalle entstehen. Das Eindringen solcher Kristalle in das Endothel bewirkt subendotheliale Veränderungen, z. B. Synthese von Kollagen und die Auswanderung von glatten Muskelzellen in die Intima. Durch mitogene Faktoren (Thrombozytenfaktor, LDL) können diese glatte Muskelzellen proliferieren [6, 8, 9].

Die Cholesterinkristalle können somit eine initiale Schädigung des Endothels bewirken.

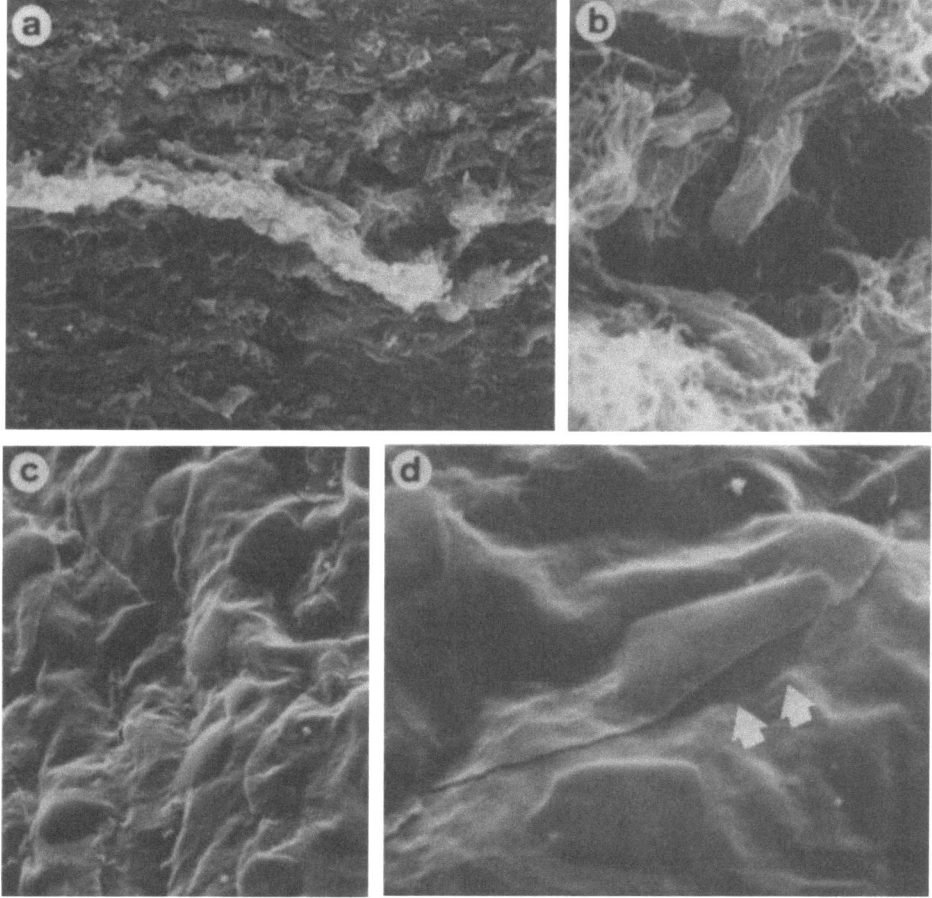

**Abb. 2**

*Literatur*

1. Bode G, Klör H-U, Ditschuneit H (1978) Scand J Clin Lab Invest [Suppl 150] 38: 199–207 – 2. Bode G, Klör H-U, Ditschuneit H (1980) Verh Dtsch Ges Inn Med 86: 899–902 – 3. Bode G, Klör H-U, Stange E, Ditschuneit H (1981) In: Palkovic M (ed) Hormones, lipoproteins, and atherosclerosis, vol 35. Adv Physiol Sci, pp 305–314 – 4. Camejo G, Bosch V, Arreaza C, Mendez HC (1973) J Lipid Res 14: 61–68 – 5. Corey JE, Zilversmit DB (1977) Atherosclerosis 27: 201–212 – 6. Hollander W (1976) Exp Mol Pathol 25: 106–120 – 7. Hollweg HG, Buss H (1980) Scanning 3: 3–14 – 8. Papahadjopoulos D (1976) Lipids 1: 187–196 – 9. Ross R, Harker L (1976) Science 193: 1094–1100 – 10. Stange E, Agostini B, Papenberg J (1975) Atherosclerosis 22: 125–148 – 11. Zilversmit DB (1976) Ann NY Acad Sci 275: 138–144

Hartmann, F. (Abt. für Krankheiten der Bewegungsorgane und des Stoffwechsels), Van den Berg, E. (Abt. für Angiologie), Haedicke, C., Sgries, B., Stangel, W. (Abt. für Klinische Immunologie und Transfusionsmedizin, Zentrum für Innere Medizin und Dermatologie der Med. Hochschule Hannover)

**Blutviskosität und periphere Durchblutung vor und nach Erythrozyto- und Plasmapherese**

*Hyperviskositäts-Syndrome* sind Muster klinischer Zeichen als Folge mangelnder Sauerstoffversorgung von Geweben und Organen bei verminderten Fließeigenschaften des Blutes im nutritiven Kapillarkreislauf. Sie kommen korpuskulärzellbedingt vor bei Polyzythämie und Polyglobulien, korpuskulär bei Chylomikronämien, plasmabedingt bei Paraproteinämien, Kryoglobulinämien, Hypergamma- und Hyperfibrinogenämien, bei im Blut kreisenden Immunkomplexen und bei Kälteagglutininkrankheiten.

Bei Leukämien mit Leukozytenwerten von mehreren Hunderttausend wird die zu erwartende Erhöhung der Gesamtblutviskosität in der Regel durch die gleichzeitige Anämie ausgeglichen; ähnliches gilt für die Plasmozytome. Im letzteren Falle tritt aber zum Viskositätsproblem das der Entmischung (skimming) von Plasma und Erythrozyten mit *Abriß des Erythrozytenfadens (sludge)* hinzu.

Symptome des Hyperviskositätssyndroms sind vonseiten des Gehirns: Benommenheit, Schwindel, Ohrensausen bis zu Synkopen, Krämpfen, ischämischen Insulten und Sehstörungen. *Müdigkeit und Paraesthesien verweisen auf Beeinträchtigung von Muskeln und Nerven.* Dieses Syndrom kann sich steigern bis zur Claudicatio intermittens, zu thrombo-embolischen Ereignissen wie Myocardinfarkt und zu *Blutungsneigungen.* Am gefährlichsten sind thrombo-embolische Komplikationen. Wir fanden sie in acht unserer 14 Fälle von Polyzythämia vera. Nach Pearson und Wetherley-Mein sterben daran innerhalb 18 Monaten nach Diagnosestellung 50% dieser Kranken.

Folgende *Ausgleichsvorgänge* setzt der Körper gegen die nachteilige Hyperviskosität des Blutes ein: Bei Polyzythaemie steigt das Gesamtblutvolumen vielleicht durch Verdünnungsvorgänge, die dann allerdings durch weitere Erythrozytenvermehrung wieder überboten werden; *die Hypertrophie des linken Herzens ist dadurch bedingt.* Sie ist aber auch Anpassung der Herzleistung an die erhöhte Viskosität und den gesteigerten peripheren Widerstand, bei Polyzythämie oft am gesteigerten Blutdruck ablesbar. Die Kapillaren werden maximal weitgestellt, wie man an den Konjunktivalgefäßen und an den hochroten Schleimhäuten, aber auch an der Haut sieht (Abb. 1).

Für die Plasmaviskosität scheint es auch keinen Regelmechanismus zu geben. Die Senkung der Albumine bei Anstieg von Globulinen, vor allem $\gamma$-Globulinen, dient möglicherweise der Stabilität des onkotischen Drucks. *Das gleiche könnte dem Anstieg des Gesamteiweißes bei Paraproteinämien zugrunde liegen.* Die Zunahme des Plasmavolumens bei Plasmozytom – mit der Folge einer Hämodilutionsanämie – steht im Dienst der Onko-, weniger der Viskoregulation.

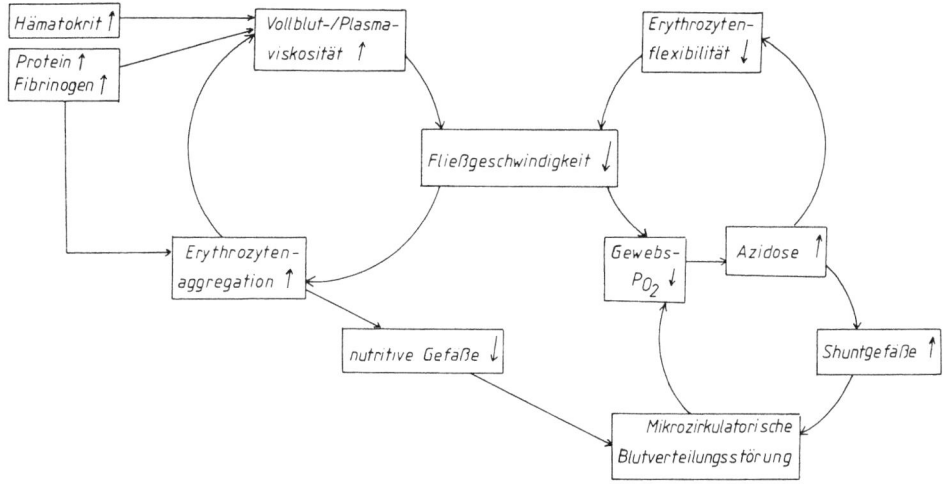

**Abb. 1.** Hämorheologie des Hyperviskositätssyndroms

Die Blutviskosität ist als Strukturviskosität eines Netzwerkes eine variable Größe: sie sinkt, d. h. das Fließvermögen steigt, mit der Schergeschwindigkeit, dem Fließverhalten (Fluidität) der Erythrozyten, der Verminderung von Erythrozyten, von linearen Proteinen und von Netzwerken (Aggregaten), die die strukturbildenden Elemente miteinander eingehen. Grundsätzlich haben solche strukturviskösen Netzwerke bei bestimmten Schergeschwindigkeiten auch elastische Eigenschaften. Diese könnten mit der Elastizität der Gefäßwand zusammenwirken. Beim Übergang hydrodynamischer Schmierung starrer Gleitflächen in eine elasto-hydrodynamische Schmierung an elastischen Gleitflächen sinkt der Gleitwiderstand erheblich.

Hyperviskositätssyndrome lassen sich definieren als *Dekompensation von Kompensationsmechanismen viskositätssteigernder Vorgänge*. Die Viskosität des Gesamtblutes scheint eine schlecht geregelte vitale Größe zu sein, und wenn sie geregelt ist, dann nicht zentral, sondern lokal und anderen Regelvorgängen nachgeordnet (Abb. 1). Das fällt besonders bei den Polyglobulien ins Auge; der Anstieg des Erythrozytenanteils am Blutvolumen wird als Anpassung an chronischen $O_2$-Mangel bei Rechts-Links-Shunts und bei Störungen der Sauerstoffaufladung in der Lunge gedeutet. Klinisch führt dieser Vorgang aber häufig zu einer mangelhaften $O_2$-Versorgung der Peripherie als Folge einer zu hohen Zähflüssigkeit des Blutes. Daran sind beteiligt: Verlangsamung des kapillaren Blutstroms mit Steigerung der Gesamtblutviskosität gerade dort, wo sie physiologisch am niedrigsten ist und sich der Plasmaviskosität nähert; gegenseitige Behinderung der Fluidität, d. h. der plastischen „Verformbarkeit" der Erythrozyten durch dichte Packung und Aggregation; Begünstigung der Aggregation von Erythrozyten zu sperrigen Netzwerken; Versteifung der Erythrozytenmembranen durch Absinken des lokalen Gewebs-pH im $O_2$-Mangel; Cyanose durch vermehrte $O_2$-Ausschöpfung aus dem langsam strömenden Blut; Fehlverteilung des Blutes in der Mikrozirkulation zuungunsten der nutritiven Kapillaren und zugunsten von Kurzschlußgefäßen. (Ehrly; Gaethgens).

Die Erhöhung der *Plasmaviskosität* hat ihren Grund in der Regel in einer absoluten Vermehrung sperriger linearer Proteine wie Fibrinogen, Immunglobulinen, besonders vom Paraproteintyp mit Kryoglobulineigenschaften oder im Auftreten von Immunkomplexen bei Immunkomplexkrankheiten wie Lupus erythematodes oder auch bei hohen Titern von Rheumafaktoren. Diese fördern die Aggregationsneigung der Erythrozyten mit der Folge einer zusätzlichen Erhöhung der Gesamtblutviskosität.

Extrem werden die Verhältnisse lokal bei Kälteagglutininen und Kryoglobulinämien, ablesbar an Raynaud-Syndromen.

Unser *therapeutischer Ansatz* beruht auf der Einsicht, daß Hyperviskositätssyndrome einer von zytostatischen oder immunsuppressiven Behandlung unabhängigen symptomatischen Behandlung, nämlich der Hämodilution bedürfen. Das ist eine Nachahmung der physiologischen Ausgleichsvorgänge. Sie geschieht durch Erythrozytopherese bei Polyzythämia vera und Polyglobulien, bzw. Plasmapherese bei plasmatisch bedingten Hyperviskositäten. Unseren – noch laufenden – Untersuchungen liegen folgende Fragestellungen zugrunde:

1. Wie intensiv muß eine Hämodilution sein, um wirksam zu sein; d. h. wie tief sollte der Hämatokrit bzw. die Viskosität gesenkt werden?
2. Wie lange hält die Wirksamkeit an? D. h. in welchen Abständen muß die Hämodilution wiederholt werden?
3. Verbessert sich durch Senkung der Vollblutviskosität die periphere Durchblutung?

Die *Behandlungsmethoden* bestanden in ein- oder mehrmaligen Entnahmen von 440 ml Blut. Die Erythrozyten wurden durch 150 ml physiologische Kochsalzlösung ersetzt; das Plasma wurde nach Trennung von den Erythrozyten reinfundiert. Auch zur Plasmapherese bei plasmatischer Hyperviskosität wurden 440 ml Blut entnommen. Die Erythrozyten wurden mit 150 ml physiologischer Kochsalzlösung oder/und 250 ml PPL reinfundiert. In einem Fall wurden mehrere Liter paraproteinämischen Plasmas gegen PPL ausgetauscht.

An *Meßmethoden* wurden der Hämatokrit nach Wintrobe, die Viskosität des Gesamtblutes mit einem low-shear-Viskosimeter mit zwei „physiologischen" Schergeschwindigkeiten $D = 0,288$ $s^{-1}$ und $D = 0,452$ $s^{-1}$ verwendet. Das Plasma zeigte übereinstimmende Viskositäten bei den Schergeschwindigkeiten $D = 4,58; 2,48; 1,35; 0,727$ $s^{-1}$. Die periphere Durchblutung wurde venenverschlußplethysmographisch nach Whitney als Ruhedurchblutung und als reaktive Durchblutung gemessen an Unterarm, Finger, Wade, Vorfuß. Die Messungen erfolgten $1^1/_2$ Std vor und $1^1/_2$ Std nach der Erythrozyto- bzw. Plasmapherese. Leider erlaubt die venenplethysmographische Methode nicht die wichtige Unterscheidung von nutritivem und Kurzschlußanteil in der Mikrozirkulation.

*Ergebnisse*

Der *Hämatokrit* nach Wintrobe steht in guter Übereinstimmung mit dem Logarithmus der scheinbaren Viskosität $\eta'$ des Gesamtblutes. Er kann also als Kontrollmeßgröße für Ausmaß und Dauer der Hämodilution nach Erythrozytopherese dienen. Für plasmatisch bedingte Hyperviskositäten eignet sich dagegen nur die Viskositätsbestimmung.

Bei 14 Kranken mit Polyzythämie wurden 17 Einzel- und drei Doppelerythrozytopheresen durchgeführt. Zwölf Kranke gaben nach 1–2 Tagen Verschwinden oder „Erleichterung" ihrer Beschwerden an.

Bereits eine Erythrozytopherese aus 440 ml Blut senkt Hämatokrit und Viskosität signifikant um etwa 7%; Ruhedurchblutung und reaktive Hyperämie steigen wesentlich stärker an. An den Fingern ist das am deutlichsten an der Ruhedurchblutung zu erkennen und am Vorfuß für die Spitzendurchblutung nach 3-min Blutsperre, also nach reaktiver Hyperämie (Tabelle 1).

Bei drei Kranken haben wir eine Doppelerythrozytopherese gemacht. Sie wurde weniger gut vertragen. Die Ruhe- und Spitzendurchblutungen sanken eher ab, weil der mittlere Blutdruck trotz Volumenersatz abfiel. Diese Therapieform ist also nicht zu empfehlen.

Als geeignete Therapieform bei Kranken mit Polyzythämie und Polyglobulien sehen wir drei Erythrozytopheresen in 8 Tagen an. Die Indikation ist ein Ansteigen des

**Tabelle 1.** Änderungen von Viskosität und Durchblutung bei 14 Kranken mit Polyzythämia vera nach einfacher Erythrozytopherese. (RF = Ruhedurchblutung; RH = reaktive Hyperämie)

| | | Mittelwert Standardabweichung | Differenz der Mittelwerte | $p$ ($t$-Test) |
|---|---|---|---|---|
| RF Unterarm | vor | 2,8 ± 1,0 | + 0,9 (+ 32%) | < 0,025 |
| | nach | 3,7 ± 1,1 | | |
| RH Unterarm | vor | 16,5 ± 4,6 | + 3,0 (+ 18%) | < 0,05 |
| | nach | 19,5 ± 5,7 | | |
| RF Finger | vor | 3,2 ± 1,3 | + 2,1 (+ 65%) | < 0,005 |
| | nach | 5,3 ± 2,7 | | |
| RH Finger | vor | 15,6 ± 8,3 | + 3,2 (+ 20%) | n.s. |
| | nach | 18,8 ± 8,6 | | |
| RF Wade | vor | 1,4 ± 0,9 | + 0,4 (+ 29%) | < 0,025 |
| | nach | 1,9 ± 1,0 | | |
| RH Wade | vor | 15,8 ± 6,4 | + 4,3 (+ 27%) | < 0,05 |
| | nach | 20,1 ± 10,3 | | |
| RF Vorfuß | vor | 0,3 ± 0,2 | + 0,9 (+ 336%) | < 0,025 |
| | nach | 1,2 ± 1,1 | | |
| RH Vorfuß | vor | 3,3 ± 1,3 | + 3,9 (+ 118%) | < 0,025 |
| | nach | 7,1 ± 3,8 | | |
| Arterieller Mitteldruck (mm Hg) | vor | 126,4 ± 16,4 | − 5,4 (− 4%) | |
| | nach | 121,1 ± 15,3 | | |
| Puls (f/min) | vor | 74,3 ± 11,5 | − 0,9 (− 1%) | |
| | nach | 73,4 ± 9,0 | | |
| Hämatokrit % | vor | 58,6 ± 6,1 | | < 0,0005 |
| | nach | 54,1 ± 6,6 | | |
| Viskosität (cp) $D = 0,288$ s$^{-1}$ | vor | 126,8 ± 38,7 | | < 0,0005 |
| | nach | 96,5 ± 38,4 | | |
| Viskosität (cp) $D = 0,0452$ s$^{-1}$ | vor | 362,4 ± 105,0 | | < 0,0005 |
| | nach | 273,7 ± 108,8 | | |

Hämatokrit über 50 und der Vollblutviskosität über 47 cp bei $D = 0,288$ s$^{-1}$ bzw. über 128 cp bei $D = 0,0452$ s$^{-1}$. Das Ziel ist, damit den Hämatokrit unter 40 zu senken.

Die *Dauer der Wirkung* dieser Erythrozytopheresen hat uns überrascht, weil wir mit einer schnelleren Wiederherstellung der pathologischen Fließverhältnisse gerechnet hatten. Im Durchschnitt der fünf Kranken mit drei Erythrozytopheresen in 8 Tagen betrug die Wirkungsdauer 44 Tage. Sie muß aber nach unseren Erfahrungen individuell ermittelt und am besten in 4–6 wöchigen Abständen kontrolliert werden. Die längst von uns verfolgte Wirkungsdauer betrug 63 Tage. Man sollte den Hämatokritwert auch bei langdauernden Behandlungen nicht über 50, die Viskosität nicht über 47 bzw. 128 cp ansteigen lassen. Das ist die zweifache Standardabweichung des Mittelwertes der Viskositäten des Normalkollektivs. Den bei wiederholten Erythrozytopheresen eintretenden Eisenmangel gleichen wir nicht aus, weil hypochrome Mirkoerythrozyten die Fließeigenschaft des Blutes ebenfalls verbessern sollten.

Geringer sind unsere Erfahrungen mit Plasmapheresen bei plasmatisch bedingten Hyperviskositäten. Eine Senkung der Plasmaviskosität war in allen acht untersuchten Fällen möglich. Die Änderungen der Durchblutung sind nicht einheitlich. Sie hängen offenbar von der Wahl der Plasmaersatzflüssigkeit ab und davon, ob der arterielle Mitteldruck gehalten werden kann. An Finger und Vorfuß stieg die Ruhedurchblutung aber in allen drei gemessenen Fällen an, auch wenn sie an Wade und Unterarm abfiel. Das empfiehlt die Methode der Plasmapherese bei Raynaud-Syndromen infolge Hyperviskosität durch Paraproteine oder Immunkomplexe. Die Plasmapherese ist in diesen Fällen eine *Notfallsmaßnahme*. Dauerhafte Erfolge können nur mit einer Zytostatica-Behandlung erreicht werden.

*Literatur*

Ehrly AM, Schroeder W (1979) Zur Pathophysiologie der chronisch-arteriellen Verschlußerkrankung. I. Mikrozirkulatorische Blutverteilungsstörungen in der Skelettmuskulatur. Herz-Kreislauf 11: 275 – Gaethgens, PAL (1980) Erythrocyten- und Plasmaströmung in der Mikrozirkulation. In: Müller-Wiefel H (Hrsg) Mikrozirkulation und Blutrheologie. Baden-Baden Köln New York – Schmid-Schönbein H (1980) Ursachen und Störfaktoren für die Fluidität des Bluts im Kreislauf. In: Müller-Wiefel H (Hrsg) Mikrozirkulation und Blutrheologie. Baden-Baden Köln New York

Hossmann, V., Heiss, W.-D., Bewermeyer, H. (Lehrstuhl für Innere Medizin II der Univ. und Max-Planck-Inst. für Hirnforschung, Forschungsstelle für Hirn-Kreislaufforschung, Köln):
**Therapie des akuten Hirninfarktes mit Arwin**

*Einleitung*

Arwin hat sich in der Therapie der arteriellen Verschlußkrankheit, besonders in den fortgeschrittenen Stadien III–IV nach Fontaine bewährt (Ehringer 1972, Ehrly 1973, 1977; Lowe et al. 1979). Therapieprinzip ist die Verbesserung der Fließeigenschaften des Blutes durch kontrollierte Fibrinogensenkung.

Bei der Behandlung des akuten Hirninfarktes hat sich hämorheologische Therapie mit niedermolekularem Dextran durchgesetzt (Gottstein et al. 1976; Gottstein 1981). Senkung der scheinbaren Viskosität des Blutes wird durch Hämodilution erreicht, die zu einer signifikanten Zunahme der Hirndurchblutung führt (Thomas et al. 1977). Bei der bisher allgemein durchgeführten hypervolämischen Hämodilutionsform ist der Therapieeffekt nur vorübergehend und die klinischen Ergebnisse sind widersprüchlich (Gilroy et al. 1969, Spudis et al. 1973, Gottstein et al. 1976, Matthews et al. 1976). Wir sind in dieser kontrollierten Studie der Frage nachgegangen, ob eine hämorheologische Therapie mit Arwin die neurologische Erholung nach akutem Hirninfarkt entscheidend verbessert.

*Patientengut und Methodik*

30 Patienten mit akutem Hirninfarkt, der nicht länger als 48 Std zurücklag, wurden in die Studie eingeschlossen, nachdem durch Computertomografie zuvor ein hämorrhagischer Infarkt oder eine Hirnmassenblutung ausgeschlossen worden war. Die Patienten wurden in randomisierter Reihenfolge und einfachblind der Gruppe A (Lebensalter 63,3 ± 11,8 Jahre) oder der Gruppe B (Lebensalter 67,9 ± 7,6 Jahre) zugeordnet. Die Patienten der Gruppe A erhielten täglich über 10 Tage 500 ml 10%ige Rheomakrodexlösung intravenös sowie 250 ml 20%ige Mannitlösung in den ersten 5 Tagen. Den Patienten der Gruppe B wurde zusätzlich zu der gleichen Basistherapie Arwin in einer Dosierung von zunächst 1 Einheit pro kg Körpergewicht verabfolgt, bis eine Senkung des Fibrinogenspiegels auf Werte zwischen 100–130 mg% erreicht war, danach erfolgte die weitere Dosierung individuell entsprechend den täglich durchgeführten Fibrinogenkontrollen. Als Ausschlußkriterien galten Lebensalter über 78 Jahre, akuter Myokardinfarkt, Niereninsuffizienz, maligne Hypertonie, schwere Leberschädigung.

Am 1., 2., 3., 8. und 15. Tag der Behandlung wurden folgende Untersuchungen durchgeführt:
1. Klinisch-neurologische Untersuchung, die durch einen neurologischen Score quantifiziert wurde.
2. Laboruntersuchungen: Blutgerinnung, Blutviskosität, Plättchenaggregationsteste.

*Ergebnisse*

Die wichtigsten Laborbefunde sind aus Tabelle 1 ersichtlich. So zeigten die globalen Gerinnungsteste in beiden Gruppen keine signifikanten Änderungen. Die Senkung des

**Tabelle 1.** Blutgerinnungs- und hämorheologische Befunde

| | Gruppe A | | | | |
|---|---|---|---|---|---|
| Behandlungstag | 1. | 2. | 3. | 8. | 15. |
| PTT (s) | 30,6± 1,0 | 32,7± 0,9 | 34,4± 1,6 | 36,6± 0,9 | 33,9± 1,4 |
| PTZ (s) | 19,3± 0,6 | 19,1± 0,9 | 19,9± 1,1 | 18,1± 0,8 | 18,5± 0,8 |
| Faktor XII (%) | 93 ±13 | 69 ± 8 | 77 ±15 | 52 ± 9 | 53 ± 7 |
| Fibrinogen (mg%) | 269 ±15 | 250 ±12 | 249 ±12 | 244 ±10 | 278 ±40 |
| FDP (µg/ml) | 3,6± 0,6 | 6,9± 2,9 | 7,0± 2,9 | 3,2± 0,8 | 3,6± 1,1 |
| LFMK (mg/dl) | 5,3± 0,9 | | 4,8± 0,5 | | 4,5± 1,0 |
| Plasminogen (%) | 94 ± 2 | 92 ± 2 | 90 ± 2 | 94 ± 3 | 98 ± 2 |
| HKT (%) | 44 ± 1,4 | 42 ± 1,6 | 42 ± 1,5 | 40 ± 1,6 | 39 ± 1,8 |
| Vollblutviskosität Shear Rate 0,03 $s^{-1}$ | 140 ±11 | 123 ±15 | 130 ±13 | 130 ±12 | 133 ±15 |
| 0,19 $s^{-1}$ | 63 ± 5 | 56 ± 6 | 59 ± 5 | 61 ± 7 | 54 ± 7 |
| 1,8 $s^{-1}$ | 15 ±0,8 | 14 ± 0,8 | 14 ± 1,0 | 15 ± 1,5 | 14 ± 1,2 |
| 49,4 $s^{-1}$ | 5,6± 0,2 | 5,2± 0,3 | 5,4± 0,3 | 5,3± 0,3 | 4,9± 0,4 |

n = 15
m ± SEM

| | Gruppe B | | | | |
|---|---|---|---|---|---|
| Behandlungstag | 1. | 2. | 3. | 8. | 15. |
| PTT (s) | 32,5± 0,6 | 32,5± 0,8 | 32,0± 0,9 | 33,9± 1,3 | 33,8± 1,6 |
| PTZ (s) | 20,6± 0,4 | 19,9± 0,5 | 21,5± 0,8 | 17,7± 0,7 | 17,0± 0,5 |
| Faktor XII (%) | 104 ±10 | 77 ± 8 | 85 ±10 | 60 ± 9 | 78 ±12 |
| Fibrinogen (mg%) | 267 ±20 | 214 ±17 | 177 ±16 | 140 ±11 | 150 ± 9 |
| FDP (µg/ml) | 3,1± 0,4 | 90 ±27 | 154 ±32 | 74 ±18 | 20 ± 6 |
| LFMK (mg/dl) | 5,6± 1,0 | | 3,7± 0,5 | | 1,8± 0,4 |
| Plasminogen (%) | 89 ± 3 | 79 ± 3 | 79 ± 3 | 79 ± 2 | 89 ± 2 |
| HKT (%) | 43 ± 0,9 | 41 ± 0,9 | 40 ± 0,9 | 37 ± 1,2 | 37 ± 1,3 |
| Vollblutviskosität Shear Rate 0,03 $s^{-1}$ | 140 ±11 | 118 ±11 | 115 ± 6 | 93 ± 8 | 85 ± 8 |
| 0,19 $s^{-1}$ | 57 ± 4 | 49 ± 4 | 50 ± 3 | 41 ± 4 | 37 ± 3 |
| 1,8 $s^{-1}$ | 15 ±0,7 | 14 ± 0,7 | 13 ± 0,7 | 11 ± 0,7 | 11 ± 0,8 |
| 49,4 $s^{-1}$ | 5,2± 0,2 | 4,8± 0,2 | 4,8± 0,2 | 4,2± 0,2 | 4,1± 0,2 |

n = 15
m ± SEM

**Tabelle 2.** Neurologischer Score

| Tag | Gruppe A | Gruppe B |
|-----|----------|----------|
| 1.  | 13,1 ± 2,3 Punkte | 12,0 ± 3,3 Punkte |
| 2.  | 12,4 ± 3,1 Punkte | 11,6 ± 4,3 Punkte |
| 3.  | 13,1 ± 3,7 Punkte | 10,8 ± 4,3 Punkte |
| 8.  | 13,1 ± 1,8 Punkte | 10,9 ± 5,2 Punkte |
| 15. | 12,0 ± 1,9 Punkte |  9,4 ± 5,1 Punkte |
|     |           | m ± SD |

Fibrinogenspiegels auf Werte unter im Mittel 140 mg% in Gruppe B durch Arwin war mit einem massiven Anstieg von Fibrinspaltprodukten (FSP), die ihr Maximum am 3. Tag erreichten, verbunden. Die Konzentration der löslichen Fibrinmonomerkomplexe (LFMK) ließ sich durch Arwin ebenfalls deutlich senken. Die Fibrinogensenkung in Gruppe B durch Arwin führte zu einer erheblichen und hochsignifikanten Senkung der scheinbaren Viskosität des Vollblutes von über 30% im Bereich niedriger Schergeschwindigkeiten, während die hämodilutionsbedingte Senkung der scheinbaren Viskosität des Vollblutes nicht signifikant bei ca. 10% lag. Signifikante Änderungen der spontanen und induzierten Plättchenaggregation durch ADP, Collagen und Adrenalin waren weder im Verlauf noch im Vergleich zwischen den Gruppen bei großer inter- und intraindividueller Schwankungsbreite nachweisbar.

Die neurologische Erholung betrug im Mittel in Gruppe A 1,1 Punkte, in Gruppe B 2,6 Punkte, wobei auffällt, daß besonders in den ersten 3 Tagen unter der Arwin-Therapie eine Besserung der neurologischen Symptomatik von 1,2 Punkten beobachtet werden konnte. Die Erholung in der zweiten Woche ist in beiden Gruppen ähnlich. Fünf Patienten der Gruppe A verstarben im Beobachtungszeitraum von 2 Wochen nach dem Infarkt, hingegen nur zwei Patienten in Gruppe B, ohne daß dieser Unterschied statistische Signifikanz erreichte.

*Diskussion*

Die Ergebnisse dieser kontrollierten Studie weisen darauf hin, daß durch subkutane Gabe von Arwin in Kombination mit einer hypervolämischen Hämodilution mit niedermolekularem Dextran keine entscheidend bessere Erholung der neurologischen Symptomatik erzielt werden kann. Allerdings fällt auf, daß sich bei durchaus vergleichbarem mittleren Schweregrad der Erkrankung in beiden Gruppen, die Patienten, die mit Arwin behandelt wurden, in den ersten Tagen schneller erholten, während in der Dextrangruppe im gleichen Zeitraum keine neurologische Erholung zu erzielen war. In den ersten 3 Tagen war der hämorheologische Effekt von Arwin wenig ausgeprägt, hingegen kam es während dieser Zeit zur maximalen antikoagulatorischen und fibrinolytischen Wirkung von Arwin. Die Viskositätssenkung des Blutes durch hypervolämische Hämodilution mit niedermolekularem Dextran, wie sie üblicherweise durchgeführt wird (Infusion von 500 ml 10%iger niedermolekularer Dextranlösung über 2 Std), hat nur eine vorübergehende Wirkung von einigen Stunden. Da bei einer akuten Senkung des Fibrinogenspiegels durch Arwin innerhalb von 24 Std die Gefahr einer Mikroembolisation sehr groß ist, könnte aus theoretischen Überlegungen eine Kombinationstherapie aus isovolämischer Hämodilution mit akuter Hämatokritsenkung durch Aderlaß und Reperfusion des Plasmas mit niedermolekularem Dextran und gleichzeitiger Einleitung einer Therapie mit Arwin die Therapie des Hirninfarktes verbessern. Voraussetzung einer solchen Behandlung mit Arwin ist allerdings ein sicherer Ausschluß einer hämorrhagischen Infarzierung oder einer Massenblutung vor Beginn der Therapie durch Computertomografie.

*Literatur*

1. Ehringer H, Dudczak R, Lechner K (1973) Therapeutische Defibrinierung mit Ancrod (1973) Dtsch Med Wochenschr 98: 2298 – 2. Ehrly AM (1973) Verbesserung der Fließeigenschaften des Blutes: Ein neues Prinzip zur medikamentösen Therapie chronischer peripherer arterieller Durchblutungsstörungen. Vasa [Suppl 1] 2: 1 – 3. Ehrly AM, Saeger-Lorenz K (1977) Kombinierte hämodilutierende und defibrinogenierende Therapie chronischer arterieller Verschlußerkrankungen. Verh Dtsch Ges Kreislaufforsch 43: 332 – 4. Gilroy J, Barnhart MI, Meyer JS (1969) Treatment of acute stroke with dextran 40. JAMA 210: 293 – 5. Gottstein U, Sedlmeyer I, Heuß A (1976) Behandlung der akuten zerebralen Mangeldurchblutung mit niedermolekularem Dextran. Dtsch Med Wochenschr 101: 223 – 6. Gottstein U (1981) Einfluß der induzierten Blutverdünnung auf den Hirnkreislauf. Verh Dtsch Ges Inn Med 87 – 7. Lowe GDO, Morrice JJ, Forbes CD, Prentice CRM, Fulton AJ, Barbenel JC (1979) Subcutaneous ancrod therapy in peripheral arterial disease: Improvement in blood viscosity and nutritional blood flow. Angiology 30: 594 – 8. Matthews WB, Oxbury JM, Grainger KMR, Greenhall RCD (1976) A blind controlled trial of dextran 40 in the treatment of ischemic stroke. Brain 99: 193 – 9. Spudis EV, Torre de la E, Pikula L (1973) Management of completed strokes with dextran 40. A community hospital failure. Stroke 4: 895 – 10. Thomas DJ, DuBoulay GH, Marshall J, Pearson TC, Ross Russell RW, Symon L, Wetherley-Mein G, Zilkha E (1977) Effect of hematocrit on cerebral blood-flow in man. Lancet 941

Zimmermann, R., Harenberg, J., Mörl, H., Rieben, F. W., Götz, R., Wahl, P.
(Med. Univ.-Klinik, Heidelberg)
**Urokinase-Behandlung venöser Thrombosen der unteren Extremität**

Zur Dosierung und Wirksamkeit der Fibrinolysebehandlung venöser Thrombosen mit Urokinase bleiben noch viele Fragen ungeklärt. Insbesondere zur alleinigen Therapie mit der Substanz Urokinase – ohne vorangehende Behandlung mit Streptokinase – liegen nur geringe Erfahrungen vor. Juhan [2] berichtete 1979 über die Urokinasetherapie von 29 Patienten mit frischen venösen Thrombosen der unteren Extremität. Unter der Gabe von 2 000 IE Urokinase/kg/Std über einen Zeitraum von 48 Std ohne Initialdosis verabreicht, konnte nur in 26% der Fälle eine Befundbesserung beobachtet werden. Trübestein teilte 1980 eine Wiedereröffnungsrate von 46% bei 15 Patienten mit frischen venösen Thrombosen der unteren Extremität mit [5].

Unter der Behandlung mit Streptokinase dagegen sind auf Grund der Arbeiten von Schmutzler [4], Hess [1], Kakkar [3] und vieler anderer Autoren komplette und partielle Rekanalisationsraten in einer Höhe von 60–80% bekannt. Wir sind der Meinung, daß Urokinase in den bisherigen Studien entweder zu niedrig dosiert oder zu kurzfristig verabreicht worden ist. In eigenen Untersuchungen konnte unter Anwendung einer höheren Dosierung von Urokinase bei Patienten mit venösen Thrombosen der oberen Extremität eine 80–90%ige Rekanalisierungsrate und auch ein eindeutiger klinischer Erfolg bei der schwersten Form der venösen Thrombose, der Phlegmasia coerulea dolens, beobachtet werden [6].

An der Med. Univ.-Klinik Heidelberg konnten insgesamt 81 Patienten mit venösen Thrombosen der unteren Extremität mit Urokinase in Kombination mit Heparin behandelt werden. Zur klinischen Anwendung kam ausschließlich urinextrahierte Urokinase mit einem überwiegenden Molekulargewicht von 54 000 der Firma Medac, Hamburg. Bereits früher wurde Urokinase in einer Initialdosis von überwiegend 150 000 IE und in einer Erhaltungsdosis von 1,5–2 Mio. IE/Tag in Kombination mit Heparin verabreicht. Die unter dieser bereits höheren Dosierung beobachteten Erfolgsraten hielten wir nicht für ausreichend. Seit Anfang 1979 wurde daher Patienten mit venösen Thrombosen eine noch höhere Dosis von initial 250 000 IE und in der Folge 2 000 IE Urokinase/kg/Std appliziert. Blutgerinnungsanalytische Untersuchungen wurden 1–2mal täglich durchgeführt. Dabei wurde eine Verlängerung der Thrombinzeit auf das

**Tabelle 1.** Rekanalisierungsrate frischer venöser Thrombosen unter Behandlung mit Urokinase

| | n | Erfolg | | | Befundbesserung |
|---|---|---|---|---|---|
| | | Kompletter Erfolg | Teilerfolg | Kein Erfolg | |
| V. iliaca | 16 | 8 | 1 | 7 | 9 (56%) |
| V. fem. | 18 | 3 | 9 | 6 | 12 (67%) |
| V. popl. | 19 | 10 | 5 | 4 | 15 (79%) |
| Wad. V. | 25 | 10 | 7 | 8 | 17 (68%) |
| Summe | 78 | 31 (40%) | 22 (28%) | 25 (32%) | 53 (68%) |

2−4fache und der aPTT auf das 1,5−2fache der Norm angestrebt. Unter der Behandlung mit Urokinase in der höheren Dosierung von 2 000 IE/kg/Std resultierte ein progredienter Fibrinogenabfall auf Werte von 50−100 mg% in den ersten 12−36 Std. Eine derartige Fibrinogenkonzentration wurde unter Gabe der niedrigeren Urokinasedosis von 1,5−2 Mio. IE/24 Std erst nach etwa 5−6 Tagen erzielt.

Die Zusammenstellung unserer Behandlungsergebnisse wird in der Tabelle 1 wiedergegeben. Insgesamt konnte eine Rekanalisierungsrate von 68% beobachtet werden. Dabei konnten unter der höheren Dosierung im Vergleich zur niedrigeren Urokinase-Verabreichung höhere Rekanalisierungsquoten registriert werden. Im Beckenvenenbereich konnte unter der höheren Dosierung in 67%, unter der geringeren Urokinasedosis nur in 43% eine Rekanalisierung gesehen werden. Im Bereich der V. femoralis beobachteten wir unter der niedrigeren Dosierung in 63% und unter der höheren Dosis in 80% eine Rekanalisation. Im Bereich der V. poplitea entsprachen sich die Behandlungserfolge nahezu und im Bereich der Unterschenkelvenen konnte unter der geringeren Dosis in 62% und unter der höheren Dosis in 75% eine Wiederherstellung der Strombahn festgestellt werden. An Nebenwirkungen beobachteten wir in 6% der Fälle pyrogene Reaktionen. Bei 8,6% wurde eine Makrohämaturie registriert. Bei fünf Patienten war ein Hämoglobinabfall von mehr als 2 g% zu beobachten und bei einem Patienten war die Gabe von Bluttransfusionen notwendig. Bei zwei Patienten hielten wir einen Abbruch der Therapie für indiziert. Zerebrale Ereignisse und letale Komplikationen kamen in keinem Fall zur Beobachtung.

Auf Grund der hier vorgestellten Ergebnisse dürfte die von uns angewendete höhere Dosierung von Urokinase ein thrombolytisch effektives Dosierungsschema darstellen. Die dabei resultierenden Behandlungsergebnisse waren höher als im Vergleich zu einer niedrigeren Dosierung. Wenn es sich hierbei auch nicht um die Ergebnisse einer kontrolliert angelegten Studie handelt, so würden wir dennoch den Schluß ziehen, daß ein höher dosiertes Behandlungsschema insbesondere bei den großkalibrigen und meist ausgedehnten Thrombosen im V. femoralis- und Beckenvenenbereich angewendet werden sollte. Die erzielte Rekanalisierungsrate war der Behandlung mit Streptokinase nahezu vergleichbar. Die Quote der dabei zu beobachtenden Nebenreaktionen war gering und erscheint uns in Anbetracht der Ernsthaftigkeit der Erkrankung akzeptabel. Schwere Blutungskomplikationen wurden nicht beobachtet. Die Ergebnisse dieser Studie sind insofern von Bedeutung, da zum erstenmal der thrombolytische Effekt zweier unterschiedlicher Urokinasedosierungsschemata miteinander verglichen wurde.

Nach den bisherigen Erfahrungen würden wir die Verabreichung von Urokinase in noch weiter vereinfachter Weise wie folgt vorschlagen:
Initialdosis: Urokinase 250 000 IE i.v. (in 3−5 min), Heparin 1 000 E i.v.
in den folgenden 8 Std: Urokinase 2 000 IE/kg KG/Std, Heparin 17 E/kg KG/Std.
Bereits nach 8 Std kann eine Dosisreduktion vorgenommen werden: Urokinase 1 000 IE/kg KG/Std, Heparin 17 E/kg KG/Std.

Die weitere Dosierung von Urokinase und Heparin richtet sich dann nach den ein- bis zweimal täglich zu bestimmenden hämostaseologischen Parametern. Aus Sicherheitsgründen empfehlen wir die Verabreichung über eine Perfusorpumpe.

*Literatur*

1. Hess H (1967) Thrombolytische Therapie. Schattauer, Stuttgart − 2. Juhan I, Calas MF, Buonocore M, Mathieu P, Isnard G, Cazenave B, Serradimigni A (1979) Modifications in coagulation parameters induced by treatment associating urokinase (2,000 u CTA/kg/h) with Heparin. Thromb Haemostas 41: 945 − 3. Kakkar VV, Flanc C, Howe CT, O'Shea M, Flute PT (1969) Treatment of deep vein thrombosis. A trial of heparin, streptokinase and arvin. Br Med J 1: 806 − 4. Schmutzler R (1969) Klinik der thrombolytischen Behandlung. Internist 10: 1 − 5. Trübestein G, Brecht Th, Etzel F (1980) Experience with urokinase therapy in acute and older deep vein thrombosis. European Urokinase Symposium. Mainz, Abstract, p 9 − 6. Zimmermann R, Mörl H (1980) Dosierung und Überwachung der Thrombolysetherapie mit Urokinase. Dtsch Med Wochenschr 105: 419

Hess, H., Mietaschk, A., Ingrisch, H. (Med. Poliklinik, München)
**Niedrig dosierte thrombolytische Therapie und Katheterdilatation**

Lokale niedrig dosierte thrombolytische Therapie ist ein neues Verfahren zur Wiederherstellung der arteriellen Strombahn. Über unsere Erfahrungen bei den ersten 100 damit behandelten Patienten soll hier berichtet werden.

Grundlagen des Verfahrens sind folgende Beobachtungen: Gerinnsel in der Blutstrombahn sind innerhalb einer begrenzten Zeit nach ihrer Entstehung durch systemische Applikation von Streptokinase oder Urokinase auflösbar. Die Thrombolyse kommt auf zwei Wegen zustande:
1. Durch Aktivierung des zirkulierenden Plasminogens, das dann den Thrombus von außen her auflöst (exogene Lyse), gleichzeitig aber auch eine Reihe von Gerinnungsfaktoren proteolytisch angreift, und
2. durch Eindringen von vergleichsweise minimalen Mengen des Thrombolytikums in den Thrombus, Aktivierung des darin enthaltenen Plasminogens, das dann als Plasmin das Gerinnsel von innen her auflöst. Diese endogene Lyse ist anscheinend der entscheidende Vorgang für die Auflösung des Thrombus.

Nach erfolgreicher Lyse verbleiben oft nicht auflösbare Stenosen, die die Basis für die endgültige Obliteration waren und für eine Reobliteration sein können.

Aufgrund dieser Beobachtungen und Erfahrungen konnte angenommen werden, daß ein lysierfähiges Gerinnsel durch gezielte endogene Lyse mit minimalen Mengen Streptokinase oder Urokinase zur Auflösung zu bringen und verbleibende Stenosen mit dem Katheter zu beheben sein müßten.

*Methode*

Das neue Verfahren ermöglicht eine gezielte endogene Lyse durch Infiltration des Thrombus mit Streptokinase oder Urokinase über einen Katheter. Wie zur Katheterrekanalisierung nach Dotter wird ein Grüntzig-Katheter eingeführt und unter Monitorkontrolle zunächst eine kurze Strecke in den Thrombus hinein vorgeschoben. Dann werden 1 000−2 000 E Thrombolytikum infiltriert und anschließend in Intervallen von 10 min der Katheter zentimeterweise weiter in den Thrombus vorgetrieben und gleichzeitig jeweils die gleiche Menge Thrombolytikum infiltriert. Je nach Länge des verschließenden Thrombus beträgt die Dauer bis zur vollständigen Lyse 1−4 Std. Als optimale Gesamtdosis ergaben sich 70 000−120 000 E Streptokinase oder Urokinase.

Verbleibende Stenosen werden mit dem Ballonkatheter in gleicher Sitzung dilatiert.

Zur Prophylaxe der Rethrombosierung wird am Tag vor dem Eingriff und als Langzeittherapie danach ausschließlich ein Thrombozytenaggregationshemmer gegeben. Zu beachten ist allerdings, daß in den ersten beiden Tagen nach der lokalen Lyse Dipyridamol nicht verwendet wird, weil damit die vasodilatierende Wirkung der thrombolytischen Therapie potenziert und dadurch bedrohlicher Blutdruckabfall provoziert werden kann. Heparin wird wegen des erhöhten Blutungsrisikos zu keiner Zeit gegeben. Nur bei Patienten mit embolisierenden Herzschäden wird Antikoagulantienlangzeitprophylaxe mit Cumarin dem Thrombozytenaggregationshemmer vorgezogen.

*Ergebnisse*

Von den 100 mit diesem Verfahren bisher behandelten Patienten waren 59 männlich und 41 weiblich, ihr Alter 14–89 Jahre. Die meisten der Patienten waren älter als 70 Jahre. Bei 92 Patienten war der Verschluß thrombotisch, bei acht embolisch. Bei letzteren war Embolektomie wegen der Dauer des Bestehens der Verschlüsse nicht mehr möglich.

Tabelle 1a faßt die Lokalisation der Verschlüsse, die Sofortergebnisse und die Ergebnisse 2 Wochen nach dem Eingriff zusammen.

Bei allen Patienten, bei denen die Rekanalisation anhaltend blieb, war die klinische Besserung entsprechend. Besonders eindrucksvoll war das klinische Ergebnis bei den Patienten mit Femoro-poplitea-Verschluß einschließlich der Trifurkation. In vier Fällen bereits geplanter Amputation konnte diese verhindert werden.

Abb. 1 zeigt die kumulative Durchgängigkeitsrate von 67 rekanalisierten Verschlüssen von Beinarterien in einer Nachbeobachtungsperiode bis zu 8 Monaten.

*Versager, Komplikationen und Nebenwirkungen*

In neun Fällen war es nicht möglich, den Katheter in das verschlossene Lumen einzuführen, weil das Verschlußmaterial endgültig organisiert war.

In 21 Fällen geriet der Katheter auf seinem blinden Weg durch das verschlossene Segment intramural. Eine Wiederherstellung der Strombahn war dann zwar nicht mehr möglich, aber eine Verschlechterung der Durchblutung entstand daraus nie.

Bei einem Patienten mit Femoro-poplitea-Verschluß einschließlich der Trifurkation, der primär rekanalisiert werden konnte, kam es nach Wohlbefinden während der ersten 4 Std nach dem Eingriff plötzlich zu Schock, schwerer Ischämie beider Beine, Verschluß der Beckenarterie der behandelten Seite, paralytischem Ileus, Anurie und schließlich zum Exitus letalis. Die klinische Diagnose einer Dissektion der Becken- und

**Tabelle 1a.** Lokale niedrig dosierte thrombolytische Therapie; Ergebnisse (Stand vom 20. 2. 1981)

| Lokalisation | n | Rekanalisation | Frühverschluß | 2 Wochen offen | Spätverschluß |
|---|---|---|---|---|---|
| A. femoralis/poplitea, Trifurkation offen | 64 | 52 | 14 | 38 | 6 |
| A. femoralis/poplitea einschließlich Trifurkation | 29 | 15 | 4 | 11 | 1 |
| Aorto-iliaca-Bereich | 5 | 2 | | 2 | |
| A. renalis | 2 | 1 | | 1 | |
| Insgesamt | 100 | 70 | 18 | 52 | 7 |

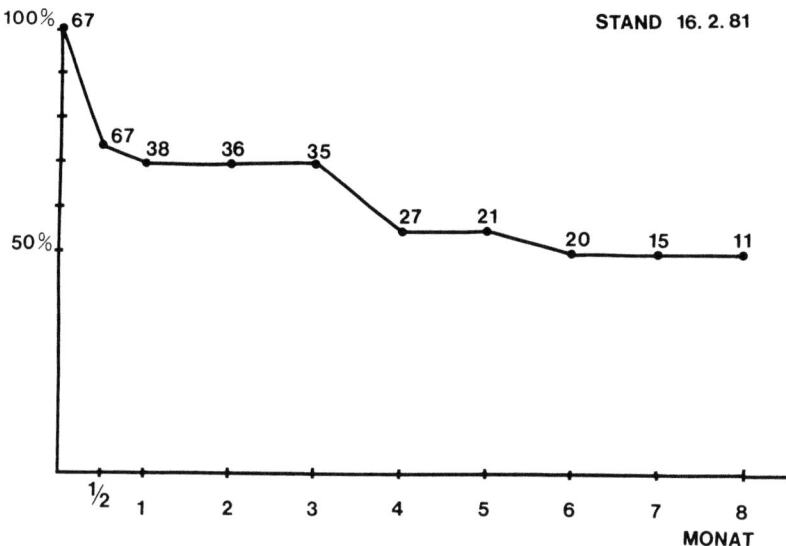

**Abb. 1.** Kumulative Durchgängigkeitsrate bei 67 primär rekanalisierten Verschlüssen peripherer Arterien in einer Nachbeobachtungszeit bis zu 8 Monaten

Bauchschlagader konnte wegen Verweigerung der Autopsie durch die Angehörigen leider nicht gesichert werden.

Eine andere, unter Umständen schwere Komplikation ist die embolische Verschleppung nicht vollständig gelösten Thrombenmaterials. Zu Mikroembolien in sehr kleinen Arterien, die sich klinisch in Schmerzen und teilweise auch sichtbarer Ischämie kundtun, ist es in 16 Fällen gekommen. Diese Mikroembolien kamen ausnahmslos mehr oder weniger rasch zur Auflösung.

Ernste Komplikationen waren dagegen Embolien, die eine oder mehrere größere periphere Arterien verschlossen. Zu solchen kam es in sieben Fällen. Durch lokale Infiltration mit Streptokinase konnten drei sofort wieder gelöst werden, eine löste sich 6 Std nach dem Eingriff. In drei Fällen kam es nicht zur Auflösung der Embolie und entsprechend zur Verschlechterung der Durchblutung, die in zwei Fällen gering, in einem aber erheblich war und zu Ruheschmerzen führte, die einige Wochen anhielten.

Ein ausgedehntes Hämatom aus dem Stichkanal trat bei drei von den ersten 50 Patienten auf. Chirurgische Intervention war in keinem Fall nötig. Bei den weiteren 50

**Tabelle 1b.** Fibrinolyse- und Gerinnungsparameter bei niedrig dosierter thrombolytischer Therapie (4 000–180 000 E Streptokinase); Durchschnittswerte von 50 Patienten

|  | Maß-einheit | vor | sofort nach | 20 Std nach | 44 Std nach |
|---|---|---|---|---|---|
| Fibrinolyse | % | 15,4 | 30,4 | 17,7 | – |
| Plasminogen | mg% | 8,5 | 3,0 | 5,0 | – |
| Fibrinogen | mg% | 434 | 263 | 309 | 378 |
| Thrombinzeit | s | 19,8 | 42,5 | 26,0 | 19,2 |
| Quick | % | 88 | 48 | 61 | 72 |
| PTT | s | 33 | 50 | 36 | 33 |

Patienten kam es zu keinen größeren Hämatomen. Gute manuelle Kompression bis zum völligen Stillstand der Blutung, dann Kompressionsverband und Bettruhe bis zu 12 Std nach dem Eingriff haben sich zur Verhütung von lokalen Hämatomen als wirkungsvoll erwiesen. Geringe Blutung aus Venenpunktionsstellen wurde nur bei einem Patienten beobachtet, andere Blutungen im System nie.

Bei allen mit Streptokinase behandelten Patienten war eine kurzzeitige Aktivierung des thrombolytischen Systems nachweisbar und eine mäßige Alteration des Gerinnungssystems. Die entsprechenden Meßwerte sind in Tabelle 1b zusammengestellt. Niedrig dosierte Urokinase dagegen führte zu keinen meßbaren Veränderungen im System.

Andere Nebenwirkungen wie Fieber oder allgemeines Krankheitsgefühl wurden bei keinem Patienten beobachtet.

Bei allen Patienten war nach erfolgreicher lokaler Thrombolyse mit Streptokinase eine lokale Hyperämie, die 1–2 Tage anhielt, auffallend und mit Venenverschlußplethysmographie objektivierbar.

*Kontraindikationen*

Im Vergleich zur langen Liste der Kontraindikationen der systemischen thrombolytischen Therapie sind für die lokale niedrig dosierte Thrombolyse Kontraindikationen nur noch Blutungsübel, frische cerebrale Insulte, floride Ulcera des Magen-Darm-Trakts und die dilatierende Arteriosklerose. Vor allem Alter und Hypertonie sind keine Kontraindikation mehr.

*Zusammenfassung*

Niedrig dosierte lokale thrombolytische Therapie, im Bedarfsfall in Kombination mit Katheterdilatation, ist ein neues effektives Verfahren zur Rekanalisierung peripherer arterieller Verschlüsse, solange deren Material noch lysierfähig ist. Das Verfahren wurde in unserer Klinik im Laufe des letzten Jahres bei 100 Patienten angewandt. Primäre Rekanalisation konnte bei 70 Patienten erreicht werden, bei 52 war diese nach 2 Wochen noch anhaltend.

Die kumulative Durchgängigkeitsrate nach primär geglückter Rekanalisation betrug nach 3 Monaten 70%, nach 6 und 8 Monaten 50%.

Lokale niedrig dosierte thrombolytische Therapie ist Therapie der Wahl bei Fällen mit Femoro-poplitea-Verschluß einschließlich der Trifurkation.

Die Aktivierung des thrombolytischen Systems und die Alteration des Gerinnungssystems ist mäßig und flüchtig bei Verwendung von Dosen bis zu 120 000 E Streptokinase. Entsprechend ist das Risiko einer Blutung im System minimal.

Verschlechterungen der Durchblutung durch Embolisierung oder Rethrombosierung sind möglich. Da die von uns beobachtete möglicherweise ascendierende Dissektion der Bauchschlagader ebenfalls als schwere Komplikation vorkommen kann, muß die Indikation zur lokalen thrombolytischen Therapie so sorgfältig gestellt werden wie die Entscheidung zu jedem gefäßchirurgischen Eingriff.

Bussmann, W.-D., Faßbinder, W., Dowinsky, S., Rummel, D., Grützmacher, P., Kaltenbach, M., Schoeppe, W. (Abt. für Kardiologie und Nephrologie, Zentrum der Inneren Medizin, Klinikum der Univ. Frankfurt)

# Transluminale Dilatation von Nierenarterienstenosen zur Behandlung der renovaskulären Hypertonie

Seit der ersten, von Grüntzig im Jahre 1978 durchgeführten transluminären Angioplastie bei Nierenarterienstenosen hatte die Methode inzwischen erhebliche Verbreitung gefunden.

Wir haben in einer systematischen Untersuchung bei insgesamt 14 Patienten 16mal eine Katheterdilatation vorgenommen. In zwei Fällen mit doppelseitigem Befall wurde in der Regel zunächst eine Stenose erweitert, die zweite nach 3 Monaten im Rahmen der Nachuntersuchung. Zwei Patienten hatten rezidivierende Verengungen in der transplantierten Nierenarterie. Zwölf Frauen und zwei Männer im Alter zwischen 20 und 55 Jahren wurden behandelt. Bei den zwei jugendlichen Patienten wurde eine fibromuskuläre Stenose angenommen, bei den anderen Fällen eine arteriosklerotisch bedingte Stenose. Bei den transplantierten Nierenarterien blieb die Genese unklar. Bei den jüngeren Patienten war die Hypertonieanamnese kurz, bei den älteren Patienten bis zu 20 Jahren.

Vor der Katheterdilatation wurde in der Regel folgendermaßen verfahren: Nach Bestimmung der Serum-Reninaktivität und einer Übersichtsangiographie folgte die seitengetrennte Reninbestimmung vor und nach Blutdrucksenkung mit Natrium-Nitroprussid.

Eine wirksame Stenose lag dann vor, wenn nach Drucksenkung der Quotient zwischen der stenosierten und nichtstenosierten Seite größer als 1,5 war.

Die Technik der Dilatation entspricht dem Verfahren von Grüntzig. Als Führungskatheter wurden allerdings selbstgeformte 8F-Teflon-Katheter verwendet.

Die Wirksamkeit der transluminalen Dilatation von Nierenarterienstenosen läßt sich an dem angiographischen Befund, der angiotensionogenen Komponente der Hypertonie und der renalen Funktion aufzeigen. Eindrucksvoll sind die anatomische Erweiterung der Stenose und die Reduktion des Druckgradienten.

Im Mittel ergab sich eine Reduktion der Stenosierung von 80 auf 30%, was einer Erweiterung von nahezu 50% entspricht (Abb. 1). In zwei Fällen wurde nach 3 Monaten eine Redilatation vorgenommen. Dem subjektiven, qualitativen Ergebnis ist eine quantitative Berechnung gegenübergestellt. Der betroffene Gefäßabschnitt wurde vom Projektionsschirm abgezeichnet und jeweils an der engsten Stelle der Arterie vor und nach Dilatation vermessen. So ergab sich eine durchschnittliche Lumenerweiterung um den Faktor 3,5.

Im Mittel ergab sich eine Reduktion des Druckgradienten von 123 auf 22 mm Hg. Ähnlich wie bei den Koronararterien war eine diskrete zusätzliche Erweiterung oder Glättung des Gefäßes nach 3 Monaten erkennbar.

Die erfolgreiche Dilatation eliminiert die biochemische Komponente der Hypertonie, erkennbar an der verminderten Serum-Reninaktivität (Abb. 2). Im Mittel fiel der Reninwert von 35 auf 13 µg Angiotensin I/ml/Std, zum größten Teil mit weiterem Rückgang nach 3 Monaten. Bei zwei Fällen Wiederanstieg wegen Restenosierung. Bei der selektiven Bestimmung der Reninaktivität aus der Nierenvene der stenosierten Seite ergab sich vor Dilatation immer ein deutlicher Anstieg unter Natrium Nitroprussid. Dieser Anstieg war nach erfolgreicher Dilatation nicht mehr nachweisbar.

Es kommt immer zur Blutdruckreduktion unmittelbar nach Dilatation. Nach drei Monaten wird in der Regel das Blutdruckniveau gehalten. Der Blutdruck fiel im Mittel von 162/95 mm Hg auf 141/85 mm Hg und blieb in diesem Bereich, wenn man die Restenosierungen nicht berücksichtigte.

Patienten, die vorher mit 3–5 antihypertensiven Medikamenten in zum Teil hoher Dosierung eingestellt waren, erhielten nach Dilatation nur noch ein bis zwei, selten drei

Substanzen, meist in stark reduzierter Dosis. Es ergab sich ein deutlicher Rückgang der Diuretika, Antisympathicotonika und Vasodilatantien, sowie auch der beta-Rezeptorenblocker.

Ein zusätzlicher Aspekt ist die Besserung der *Nierenfunktion,* besonders bei den Patienten, die vorher eine Funktionsstörung aufwiesen. Betrachtet man nur den pathologischen Bereich, so fiel das Kreatininserum von 2,0 auf 1,4 und nach 3 Monaten auf 1,3 mg% ab.

Ähnlich verhielt sich die Kreatinin-Clearance, die zum Teil deutliche Sprünge auch noch nach 3 Monaten zeigte. Im Mittel aller Patienten nahm sie von etwa 60 auf 83 ml/min zu. Die Jod-Hippuran-Gesamt-Clearance verhielt sich allerdings uneinheitlich. Im Mittel ergab sich eine Zunahme von 287 auf 356 ml/min.

Im Radio-Isotopen-Nephrogramm verkürzte sich die Zeit bis zum Sekretionsmaximum von 10 auf etwa 6 und nach 3 Monaten auf 3,3 min. In zwei Fällen trat überhaupt erst nach Dilatation ein meßbares Sekretionsmaximum auf.

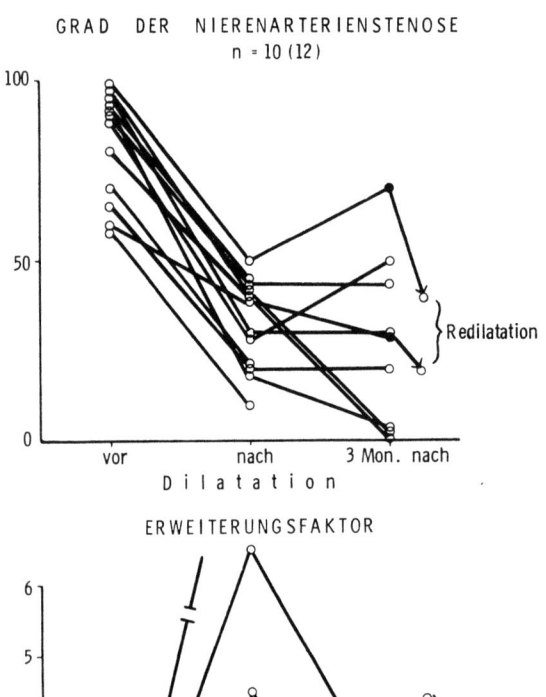

Abb. 1

Die Rezidivneigung war relativ gering. Nur bei einem von zwölf Fällen kam es zu einer signifikanten Restenosierung, die eine Redilatation erforderlich machte. Bei zwei Fällen nahm die Stenosierung wieder zu, die Verengung erreichte jedoch nicht 50% des Gefäßdurchmessers und war damit von hämodynamisch untergeordneter Bedeutung.

Ausgesprochen stark war die Rezidivneigung bei den beiden Fällen mit Transplantatniere.

Bei einer 44jährigen Patientin kam es innerhalb von Wochen und Monaten immer wieder zum Rezidiv (4mal) an der gleichen Stelle. Jedesmal nach Dilatation besserte sich die Nierenfunktion deutlich und nahm die Kreatinin-Clearance zu. Warum die Rezidivneigung bei diesen Fällen so hoch ist, blieb unklar.

Insgesamt ist die perkutane Dilatation von Nierenarterienstenosen eine effektive Methode sowohl bei ein- als auch zweiseitigen Stenosierungen. Schwere Komplikationen während der Prozedur traten nicht auf. Einmal kam es im Bereich der Stenosierung im geschlängelten Verlauf der Nierenarterie durch eine Intimaläsion zu einem vorübergehenden Verschluß, der jedoch rasch reversibel war, sodaß die Dilatationsprozedur nicht abgebrochen werden mußte. Einmal konnte eine Stenose nicht passiert werden. Wie auch von anderen Untersuchern gezeigt, kommt es in einem gewissen Prozentsatz zu Restenosierungen, wobei die Möglichkeit besteht eine erneute Dilatation vorzunehmen.

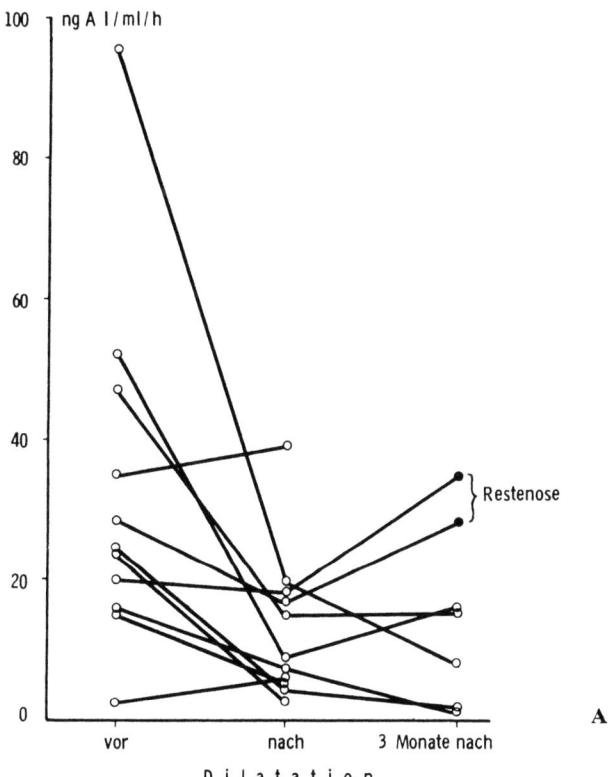

Abb. 2

Ingrisch, H., Hegele, T., Frey, K. W. (Zentrale Röntgenabt., Klinik und Poliklinik für Radiologie), Holzgreve, A., Middeke, M. (Med. Poliklinik der Univ. München)
## Ergebnisse der perkutanen Katheterbehandlung von Nierenarterienstenosen bei Patienten jenseits des 50. Lebensjahres

Neben der medikamentösen Therapie und der chirurgischen Revaskularisation oder Nephrektomie kommt seit drei Jahren zunehmend die perkutane transluminale Angioplastik (PTA) zur Behandlung eines Patienten mit Nierenarterienstenose (NAST) zur Anwendung [1, 2]. Da bei Patienten über dem 50. Lebensjahr die Operationsindikation nur mit großer Zurückhaltung gestellt wird, möchten wir die Ergebnisse der Patienten darlegen, welche zum Zeitpunkt der PTA 51 Jahre und älter waren.

*Methodik und Patienten*

Bei allen Patienten wurde der Dilatationskatheter nach Grüntzig [3] verwendet. Von den 50 Patienten, welche im Zeitraum Juni 1978 bis Januar 1981 der PTA einer NAST zugeführt worden sind, waren 22 Patienten 51 Jahre und älter; das Durchschnittsalter betrug 59,5 Jahre. Mit Ausnahme einer Patientin mit fibromuskulärer Dysplasie hatten alle anderen Patienten arteriosklerotische Stenosen. 13 Patienten wiesen eine periphere arterielle Verschlußkrankheit, zwei Patienten einen Zustand nach Herzinfarkt und drei Patienten einen Zustand nach Apoplexie auf. Sechs der 22 Patienten hatten beidseitige NAST, welche in einer Sitzung behandelt worden sind. Bei vier Patienten war die kontralaterale Nierenarterie verschlossen. Das S.-Kreatinin lag bei zehn Patienten bei 1,5 mg% und mehr. Dementsprechend waren die Indikationen für die PTA zwölfmal Hypertonie ohne Niereninsuffizienz, sechsmal Hypertonie mit Niereninsuffizienz. Bei weiteren vier Patienten mit einseitiger NAST und kontralateralem Nierenarterienverschluß mit Schrumpfniere war nicht so sehr die Hypertonie, sondern die Niereninsuffizienz die Hauptindikation, da der Reninquotient stets positiv zur Schrumpfniere zeigte.

*Ergebnisse*

Bei zwei (63 und 69 Jahre alt) von 22 Patienten mußte der Eingriff erfolglos abgebrochen werden, da die Stenose nicht sondierbar war. Während des Eingriffes ereignete sich nur einmal eine Komplikation, ein Intimaeinriß, ohne Spätfolgen für den Patienten. Vier Tage nach erfolgreicher PTA ist eine 71jährige Patientin mit einem reninabhängigen, mit vier verschiedenen Antihypertensiva kaum beeinflußbaren Hypertonus, an einem Herzinfarkt gestorben. Es stehen also 19 Patienten zur Auswertung zur Verfügung.

Verhalten der Blutdruckwerte

Die mittlere Beobachtungsdauer beträgt 12,1 Monate. Der Blutdruck ist bei fünf Patienten (26%) normalisiert und bei neun Patienten (47%) gebessert. Bei fünf Patienten (26%) mit unverändertem Blutdruckverhalten liegen folgende Gegebenheiten vor: einmal chronisch interstitielle Nephritis bei Phenazitin-Abusus, dreimal ein kontralateraler Nierenarterienverschluß mit Schrumpfniere. Die angiographische Kontrolle nach 6 Monaten ergab bei diesen Patienten kein Rezidiv. Der fünfte Fall ist angiographisch nicht nachuntersucht.

Verhalten des S.-Kreatinins

Bei zehn Patienten lag das S.-Kreatinin vor PTA über 1,5 mg%. Durch Beseitigung von bilateralen Stenosen oder der ipsilateralen Stenose bei kontralateralem Nierenarterienverschluß konnte das S.-Kreatinin bei fast allen Patienten günstig beeinflußt, bei sechs Patienten unter 1,5 mg% gebracht werden. Bei zwei Patienten ohne Besserung lagen einmal eine diabetische Nephropathie und einmal Phenazitinnieren vor.

$^{131}$J-Hipp-Clearance

Hier sind nur Patienten mit vorliegender Kontrolluntersuchung nach 6 Monaten berücksichtigt. Die Globalclearance (ml/ml/173 KOF) stieg bei 13 Patienten 6 Monate nach PTA von 241 ± 91 auf 287 ± 88; dies vor allem durch Zunahme der Clearance der behandelten Niere (133 ± 60 vorher, 171 ± 62 6 Monate nach PTA). Auf der kontralateralen Seite war im Mittel keine Zunahme der Clearance zu verzeichnen.

Kontrollangiographie nach 6 Monaten

Zwölf Patienten mit 15 Nierenarterienstenosen wurden 6 Monate nach PTA nachangiographiert. Bei elf Nierenarterien war keine Stenose mehr nachweisbar; eine Nierenarterie wies noch eine Reststenose, jedoch ohne Druckdifferenz über die Stenose, auf. Drei Nierenarterien zeigten eine Rezidivstenose mit deutlicher Druckdifferenz; bei zwei Patienten wurde erfolgreich die PTA wiederholt; bei einem Patienten mit kontralateraler Nephrektomie, gut einstellbarem Hypertonus und fehlender Niereninsuffizienz wurde die nochmalige PTA wegen des Risikos nicht durchgeführt.

*Diskussion*

Da bei Patienten mit generalisierter Arteriosklerose, mit beidseitigen NAST, mit Niereninsuffizienz, mit Zustand nach Herzinfarkt oder Apoplexie, die Operationsletalität bei der chirurgischen Revaskularisation erheblich ansteigt, ferner bei den älteren Patienten die Ergebnisse bezüglich der Blutdruckbesserung nach geglückter Operation – vor allem durch strukturelle Veränderungen der Nierengefäße nach länger bestehender Hypertonie bedingt – nicht mehr so gut sein können, ist es gerechtfertigt, die PTA alleine oder vor der evtl. durchzuführenden Operation zu versuchen. Die Vorteile, wie niedrige Komplikationsrate, kein operativer Eingriff, keine Vollnarkose, volle Mobilisierung des Patienten am Tag nach dem Eingriff, Wiederholbarkeit des Eingriffes sind gerade für den älteren Menschen ausschlaggebend. Ein Vergleich der Ergebnisse der PTA und der chirurgischen Revaskularisation ist nur schwer zu ziehen, da die Chirurgen strengere Auswahlkriterien haben. Wir haben bislang keine Altersgrenze bei der PTA von NAST berücksichtigt, so daß Patienten zur Behandlung kamen, die vermehrt mit Risikofaktoren behaftet waren. Bei Patienten, die für einen operativen Eingriff nicht in Frage kommen und bei welchen trotz negativer Auswahlkriterien (z. B. fehlender Reninquotient, bekannte Arteriolosklerose) als Ultima ratio ein PTA-Versuch durchgeführt wird, hat die PTA den Charakter eines Palliativeingriffes. Bei günstigen Auswahlkriterien (kurze Hypertonieanamnese, fehlende Arteriolosklerose, positiver Reninquotient) ist auch bei älteren Leuten eine vollkommene Normalisierung des Blutdruckes möglich, wie unsere Ergebnisse gezeigt haben. Vor dem Eingriff sind eine sorgfältige Abklärung der cardialen Situation und gegebenenfalls eine probeweise aggressive medikamentöse Senkung des Blutdruckes über mehrere Tage empfehlenswert. In den Stunden und Tagen nach dem Eingriff ist eine intensive Blutdrucküberwachung notwendig.

*Literatur*

1. Dotter CT, Judkins MP (1964) Transluminal treatment of arteriosclerotic obstruction. Description of a technique and a preliminary report of its application. Circulation 30: 654–670 – 2. Grüntzig A, Kuhlmann U, Vetter W, Lütolf U, Meier B, Siegenthaler W (1978) Treatment of renovascular hypertension with percutaneous transluminal dilatation of a renal-artery stenosis. Lancet 1: 801–802 – 3. Grüntzig A , Hopff M (1974) Perkutane Rekanalisation chronischer arterieller Verschlüsse mit einem neuen Dilatationskatheter. Dtsch Med Wochenschr 99: 2502–2505

# Aktuelle Probleme
# bei Erkrankungen der Schilddrüse

## Einleitung

Scriba, P. C. (Klinik für Innere Medizin der Med. Hochschule Lübeck)

**Referat**

*Manuskript nicht eingegangen*


## „Rationelle Diagnostik"
## – Sinn und Unsinn strategischer Programme

Krüskemper, H.-L. (Med. Univ.-Klinik Düsseldorf)

**Referat**

*Manuskript nicht eingegangen*


## Heutiger Umfang und Stellenwert der In-vivo-Diagnostik der Schilddrüse mit Radionukliden

Börner, W. (Abt. für Nuklearmedizin der Univ. Würzburg)

**Referat**

*Geschichtliches*

Die erste Anwendung radioaktiver Substanzen in der Diagnostik von Schilddrüsenkrankheiten geht auf das Ende der 30er Jahre zurück [16, 17]. Anfang der 50er Jahre gelang es mit Hilfe des J-131-Zweiphasentests [19] und der simultan durchgeführten Szintigraphie [14] detaillierte Kenntnisse über Krankheiten der Schilddrüse zu gewinnen.

Lange Zeit war diese Testform in der Schilddrüsendiagnostik das Routineverfahren schlechthin.

In den 60er Jahren meldeten sich jedoch bereits die ersten Kritiker zu Wort, die an diesem diagnostischen Routineverfahren eine zu hohe Strahlenbelastung der Schilddrüse bemängelten [1, 2, 9, 10]. Außerdem ergab es sich, daß der Test mit zahlreichen gravierenden Störmöglichkeiten behaftet ist [3–6, 8].

Fortschritte auf dem Gebiet der In-vitro-Diagnostik, die bis zur Gegenwart reichen und deren Entwicklung durchaus noch nicht abgeschlossen ist, erlauben es heute − mit wenigen Ausnahmen − die Funktion der Schilddrüse ohne Strahlenbelastung des Patienten zu beurteilen [7]. In der Lokalisationsdiagnostik der Schilddrüse sind wir dagegen noch immer auf eine In-vivo-Diagnostik mit Radionukliden angewiesen. In jüngster Zeit wächst erneut das Interesse an der Diagnostik von Krankheitszuständen, die sich nur mit Hilfe von In-vivo-Verfahren erfassen lassen [32]. Hierzu gehören neben der Abklärung der blanden Struma die „latente" bzw. „fakultative" Hyperthyreose [26, 35] und die verschiedenen Stadien der „umschriebenen thyreoidalen Autonomie" [22].

*Radionuklide für die In-vivo-Diagnostik der Schilddrüse*

Dem wachsenden Interesse für die In-vivo-Diagnostik der Schilddrüse kommt die Verfügbarkeit kurzlebiger Radionuklide sehr entgegen [12]. Trotz höherer Testdosis und dadurch verbesserter diagnostischer Treffsicherheit liegt die Strahlenbelastung des kritischen Organs entscheidend niedriger [11, 24]. In Tabelle 1 sind die physikalischen Eigenschaften und die Strahlenbelastung der für die In-vivo-Diagnostik der Schilddrüse in Frage kommenden Radionuklide aufgeführt.

J-131 sollte heute nur noch zur Diagnostik des Schilddrüsenmalignoms sowie für den Radiojodtest zur Berechnung der Therapiedosis von J-131 verwendet werden. Auch für die Szintigraphie im Nachsorgeprogramm des differenzierten Schilddrüsenkarzinoms ist nach wie vor J-131 das Nuklid der Wahl. Da speicherndes Schilddrüsengewebe nicht selten erst auf Spätszintigrammen nach mehr als 72 Std und bei entsprechend hoher

**Tabelle 1.** Physikalische Eigenschaften und Strahlenbelastung von Radionukliden für die In-vivo-Diagnostik der Schilddrüse

| Nuklid (phys. HWZ) | $\gamma$-Energie HWS in $H_2O$ | Übliche Testdosis | Energiedosis (mrad) | |
|---|---|---|---|---|
| | | | Schilddrüse (euthyreot) | Keimdrüsen |
| $^{131}$J (8,04 Tage) | 364 KeV<br>6,3 cm | 50 µCi | 110 000 | 9 |
| $^{125}$J (60 Tage) | 27 KeV u. a.<br>1,7 cm | 50 µCi | 100 000 | 7 |
| $^{132}$J (2,4 Std) | 660 u. 780 KeV<br>~ 8,4 cm | 50 µCi | 1 250 | 5 |
| $^{123}$J (13,2 Std) | 28 u. 159 KeV<br>1,7 u. 4,7 cm | 100 µCi | 3 300 | 2 |
| $^{99m}$Tc (6 Std) | 140 KeV<br>4,4 cm | 500 µCi | 170 | 8 |

Dosierung [13, 33] in Form des Posttherapiescans mit dann minimaler Untergrundaktivität zu erkennen sind, ist in diesem Falle weder J-123 – trotz ansonsten idealer physikalischer Eigenschaften [11] noch Tc-99m geeignet (Abb. 1).

Für einen routinemäßig durchgeführten Radiojodtest selbst mit der Minimaldosis von 25 µCi J-131 ist die Strahlenbelastung der Schilddrüse zu hoch und heute nicht mehr vertretbar. J-131 ist mit der Schilddrüsendiagnostik voll durch Tc-99m in Verbindung mit In-vitro-Tests oder noch besser durch J-123 ersetzbar.

Wegen seiner ungünstigen physikalischen Eigenschatften kann man J-125 für die In-vivo-Diagnostik vergessen [12]. Die Strahlenbelastung der Schilddrüse ist durch die lange Halbwertszeit fast so hoch wie bei J-131. Darüber hinaus birgt die niedrige Energie und die hieraus resultierende geringe Halbwertsschichttiefe im Gewebe [29] noch die Gefahr eines entscheidenden Informationsverlustes bei größeren Strumen in sich. Wegen seiner niedrigen Photonenenergie kann J-125 bei Verwendung einer Szintillationskamera nicht zum Einsatz kommen.

J-132, welches zwar aus einem Melksystem einfach zu gewinnen ist, ist wegen seiner harten γ-Strahlung nur für die Funktionsdiagnostik der Schilddrüse verwendbar [2]. Heute ist J-132 durch J-123 abgelöst, da durch die sehr günstigen Eigenschaften dieses Radionuklids sowohl Funktions- als auch Lokalisationsdiagnostik möglich ist. J-123 ist heute für die Schilddrüsendiagnostik als das Nuklid der Wahl anzusehen. Neben der Möglichkeit der Funktionsdiagnostik können mit J-123 dank seiner günstigen physikalischen Eigenschaften Szintigramme bester Qualität geschrieben werden. Im Vergleich zu Tc-99m liegt der Gewebsuntergrund bei Verwendung von J-123 sehr viel niedriger (Abb. 2) [15, 32]. Dieser Vorteil von J-123 kommt vor allem im Nicht-Endemiegebiet oder dann zum Tragen, wenn die Speicherung durch Teilblockade der Schilddrüse niedrig liegt; in solchen Fällen wird im Tc-99m-Szintigramm die Abgrenzung des Schilddrüsengewebes von der Anreicherung des Radionuklids in den Kopfspeicheldrüsen problematisch (Abb. 3).

Zwei Gründe sind dafür verantwortlich, daß sich J-123 noch nicht stärker in der Routinediagnostik durchgesetzt hat: die als Zyklotronprodukt bestehende eingeschränk-

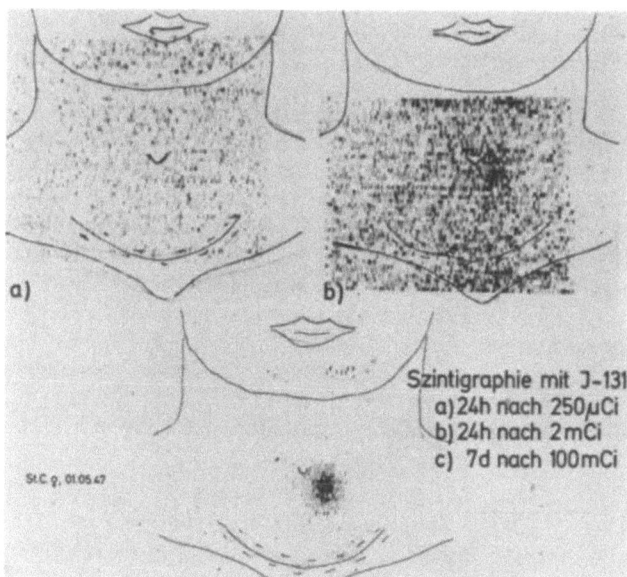

**Abb. 1.** Nachweis von radiojodspeicherndem Schilddrüsengewebe mit Jod-131 unter Verwendung unterschiedlich hoher Dosen und Zeit nach Verabreichung der Aktivität

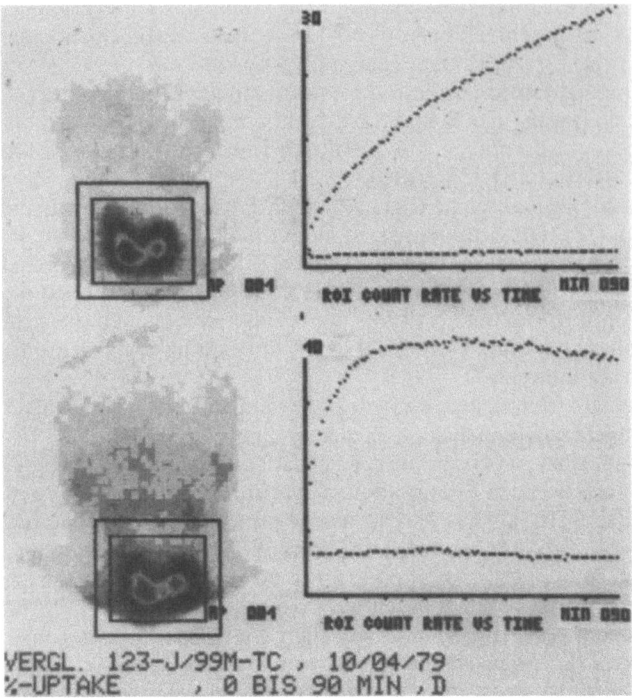

**Abb. 2.** Zeitaktivitätskurve über 90 min von Jod-123 und Tc-99m über der Schilddrüse und dem perithyreoidalen Gewebe

te Verfügbarkeit und die selbst beim günstigsten Herstellungsverfahren noch vorhandene, wenn auch geringgradige Verunreinigung vor allem an J-125 [23]. Trotzdem schneidet J-123 bereits heute hinsichtlich der Ganzkörper- und Gonadenbelastung besser ab als Tc-99m [11, 23, 24, 30, 34 u. a.]. Mit zunehmender Verwendung von J-123 dürften sich auch die heute vergleichsweise höheren Kosten für das Radionuklid vermindern.

Aus den genannten Gründen und trotz mancher Nachteile gegenüber J-123 – vor allem wegen des höheren Untergrunds, wie er beim Vergleich beider Nuklide in Abb. 3 augenfällig ist – wird Tc-99m für die Lokalisationsdiagnostik nach wie vor Anwendung finden, da für den Großteil unserer Schilddrüsen-Patienten eine funktionelle Abklärung heute mit der In-vitro-Diagnostik ausreichend möglich ist. Nicht zu unterschätzen ist auch der Vorteil, daß mit Tc-99m bereits nach 15–30 min das Szintigramm geschrieben werden kann, während dies mit J-123 frühestens 2 Std nach Applikation der Testdosis angefertigt werden sollte, da die Speicherung der Schilddrüse – im Gegensatz zu Tc-99m – zu diesem Zeitpunkt bekanntlich noch weiter ansteigt.

Über einen heute nicht zu unterschätzenden Vorteil verfügen beide kurzlebigen Radionuklide: Das Risiko bei Kontaminationen, sowohl von Laboratorien als auch der Umwelt, ist geringer [34]. Die Entsorgungsprobleme gestalten sich sehr viel einfacher.

*In-vivo-Funktionsdiagnostik mit Radionukliden*

Unabhängig von der Art des verwendeten Radionuklids sind bei der Indikationsstellung zur In-vivo-Funktionsuntersuchung der Schilddrüse vielfältige Stör- und Fehlermög-

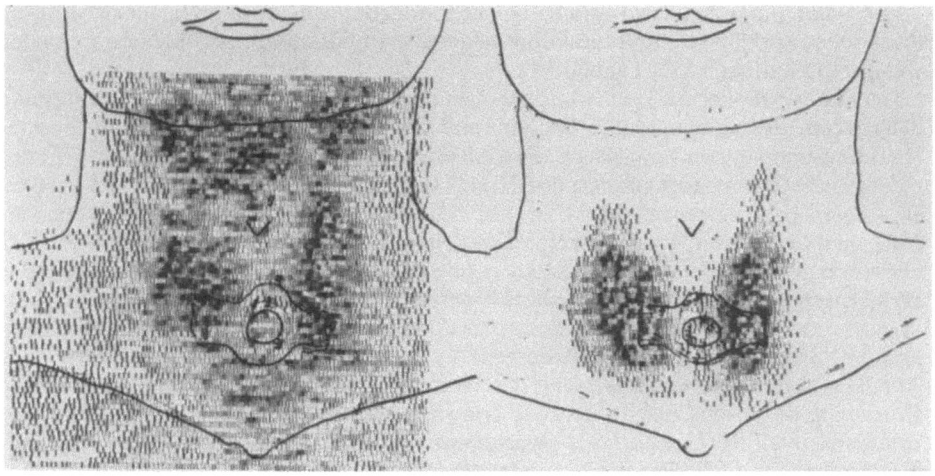

**Abb. 3.** Vergleich des Tc-99m- und J-123-Szintigramms bei ein und demselben Patienten mit teilblockierter Schilddrüse

lichkeiten zu berücksichtigen, welche die diagnostische Aussage erheblich einschränken können [8, 11].

Die Bewertung und Vergleichbarkeit von Radiojodtestergebnissen ist durch unterschiedliche Meßgeometrie, geographisch bedingte unterschiedliche Normbereiche und durch Jodprämedikation, die den Uptake unterschiedlich lang beeinflußt, erheblich gestört (Tabelle 2).

Die Aussagefähigkeit des Radiojodtests ist nach Operation und Radiojodtherapie eingeschränkt; er ist zur Therapiekontrolle ungeeignet – mit Ausnahme des Suppressionstests –, und für die Hypothyreosediagnostik zu unempfindlich (Tabelle 3).

**Tabelle 2.** Einschränkungen in der Bewertung des Radiojodtests

| | |
|---|---|
| Unterschiedliche Meßgeometrie | Meßwerte verschiedener Untersucher nicht vergleichbar |
| Geographische Unterschiede | Unterschiedliche Normbereiche der Speicher- und Serumwerte |
| Nach bzw. unter Jod, jodhaltigen Pharmaka, Schilddrüsenhormonen | Test unkontrollierbar lang und intensiv gestört |

**Tabelle 3.** Kontraindikationen für den Radiojodtest

| Radiojodtest nicht sinnvoll | |
|---|---|
| Nach Operation, Radiojodtherapie | Beschleun. Hormonumsatz bei normaler Konzentration |
| Hypothyreosediagnostik | zu unempfindlich |
| Kontrollen unter Schildrüsenhormonen oder Thyreostatika (Ausnahme: Suppressionstest z. Therapiekontrolle) | Strahlenbelastung, keine verwertbare Aussage |

Betrachtet man heute im Rahmen einer rationellen Schilddrüsendiagnostik kritisch den Stellenwert der In-vivo-Funktionsdiagnostik mit Radiojod, so bleiben nur noch wenige Indikationen [32] (Tabelle 4):

Der konventionelle J-131-Zweiphasentest über 48 Std wird nur noch zur Ermittlung der Therapiedosis für eine J-131-Therapie und zur Diagnostik und Therapiekontrolle des Schilddrüsenmalignoms eingesetzt. Für alle übrigen Indikationen hat sich ein von uns eingeführter Zweiphasenkurztest über 2 Std [1, 8–10] bewährt. Dieser Test ist wertvoll als zusätzlicher Testparameter für die Diagnose einer Hyperthyreose und als Ausgangsspeicherwert für die Therapiekontrolle einer Hyperthyreose zur Prüfung der Suppressionsfähigkeit der Schilddrüse unter der thyreostatischen Behandlung der Hyperthyreose und auch als $T_3$-Suppressionstest zur Differentialdiagnose von Hyperthyreose und endokriner Ophthalmopathie. Der Vollständigkeit halber sei noch erwähnt, daß mit J-123 erforderlichenfalls der Radiojodtest bei entsprechender Abfallkorrektur über 48 Std weitergeführt werden kann, während als Parameter für die Hormonphase bereits nach 2 Std das Umwandlungsverhältnis durch Ermittlung des Quotienten von $PB^{123}J$ und J-123-Gesamtaktivität im Serum berechnet wird. Aufnahmemessungen mit Tc-99m-Pertechnetat konnten sich wegen der für dieses Nuklid charakteristischen niedrigen Speicherwerte und hohen Untergrundaktivität bisher – trotz Beachtung einer exakten Meßgeometrie [22] – nicht durchsetzen. Eine konsequente Jodprophylaxe dürfte die Aussagefähigkeit einer solchen Messung noch weiter einschränken [32].

*In-vivo-Lokalisationsdiagnostik mit Radionukliden*

Für die klinische Routinediagnostik der Schilddrüse und insbesondere der blanden Struma ist die Szintigraphie ein unentbehrliches Verfahren. Bei mehr als 90% der Schilddrüsen-Patienten reichen zur Diagnosesicherung die In-vitro-Tests, zusammen mit dem J-123- bzw. Tc-99m-Szintigramm und gegebenenfalls der Feinnadelpunktion des Knotens aus.

Durch die Verwendung von Gammastrahlern niedriger Energie (J-123 und Tc-99m) kommen die Vorteile der Gammakamera, wie kürzere Untersuchungszeit und besseres Auflösungsvermögen, auch für die Schilddrüsen-Szintigraphie eher zum Tragen als bei J-131. Deshalb dürfte sich auch für die Szintigraphie der Schilddrüse die Gammakamera gegenüber Geräten mit bewegtem Detektor mehr und mehr durchsetzen [12].

Eine Übersicht über die Brauchbarkeit der verschiedenen szintigraphischen Untersuchungsverfahren der Schilddrüse ist in Tabelle 5 zusammengestellt.

Der Scanner bietet den Vorzug einer optimalen Markierungsmöglichkeit für anatomische Bezugspunkte und tastbare Veränderungen; diese ist bei der Gammakamera heute technisch noch nicht zufriedenstellend gelöst, insbesondere nicht bei Verwendung des Pinhole-Kollimators. Dies ist bedauerlich, weil das vergrößerte Bild,

Tabelle 4. Indikationen für den Radiojodtest

| Indikationen für die In-vivo-Funktionsdiagnostik |
|---|
| Zur Diagnose-Sicherung der Hyperthyreose (zusätzlicher Testparameter und Ausgangswert für die Therapiekontrolle) |
| Während der thyreostatischen Therapie zur Prüfung der Suppressionsfähigkeit (Kriterium für das Behandlungsende) |
| Als $T_3$-Suppressions- und TSH-Stimulationstest zur Differentialdiagnose von Hyperthyreose, endokriner Ophthalmopathie, sekundärer Hypothyreose |
| Zur Berechnung der Radiojodtherapiedosis |
| Zur Diagnostik und Therapiekontrolle des Schilddrüsenmalignoms |

**Tabelle 5.** Übersicht der Brauchbarkeit der verschiedenen szintigraphischen Untersuchungsverfahren

| Verfahren | Untersuchungszeit kurz | Bildqualität | Markierungsmöglichkeit | Aussage bei Jodblockierung | Funktionsdiagnostik simultan |
|---|---|---|---|---|---|
| Scanner | + + | + + (+) | + + + | + (+) | (+) |
| Kamera Pinholekollimator | + (+) | + + + | (+) | + (+) | (+) |
| Spezialkollimator | + + + | + + + | (+) | + + | + + |
| Fluoreszenzszintigraphie | + (+) | + (+) | + + + | + + + | + (+) |

welches dieser Kollimator auf dem Kamera-Kristall projiziert, für die Schilddrüsenszintigraphie einen entscheidenden Vorteil brächte [25]. Die zur Abklärung der Speicherfähigkeit von vorgelagerten Knoten notwendig werdende seitliche Aufnahme ist durch die anatomischen Gegebenheiten − besonders beim Scanner, weniger bei der Kamera − schwierig hinsichtlich der Positionierung des Detektors. In jüngster Zeit versucht man, mit Hilfe eines Spezial-Parallelloch-Kollimators für die Kamera und mit verkleinertem Gesichtsfeld und längeren Septen diese Schwierigkeit zu überwinden (Abb. 4) [12, 31]. Zusätzliche Aussagemöglichkeiten bietet die von Hoffer et al. [18] 1968 inaugurierte Methode der Fluoreszenzszintigraphie, die auf folgendem Prinzip beruht (Abb. 5):

Die 60-keV Gammastrahlung einer ringförmig angeordneten Americium-214-Strahlenquelle (physikalische HWZ 458 Jahre) reagiert mit einem K-Schalenelektron des stabilen Jodatoms (127 J) in der Schilddrüse in der Form, daß ein Photoelektron entsteht. Durch das Auffüllen der Lücke in der K-Schale durch Elektronen der äußeren Schalen entsteht eine monochromatische 28,5-keV-Röntgenstrahlung. Die Quantität der entstehenden Röntgenstrahlen ist der Zahl der vorhandenen, stabilen Jodatome

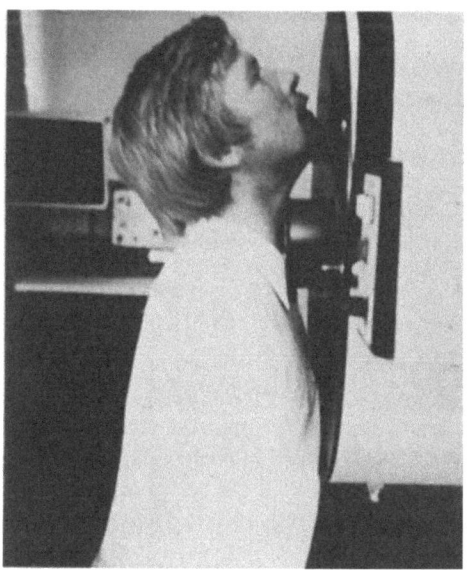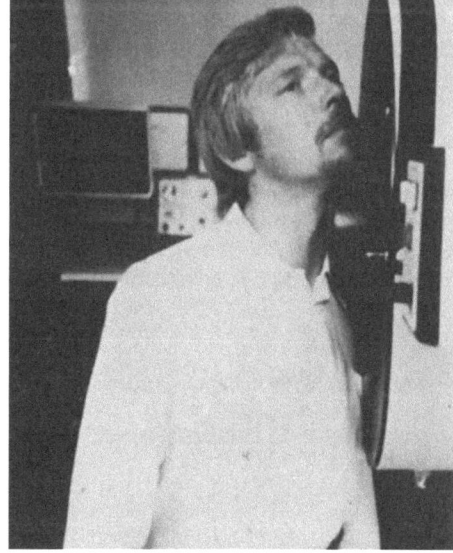

**Abb. 4.** Schilddrüsenspezialkollimator für die Kamera (Position a.p. und seitlich)

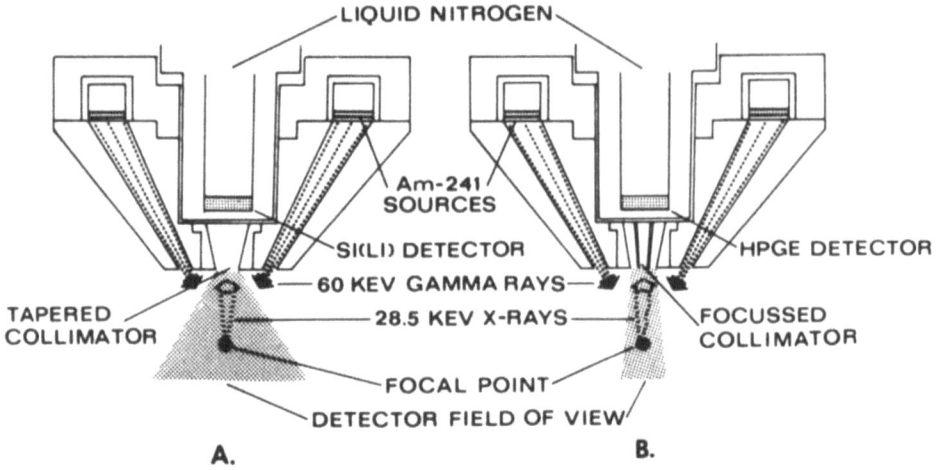

**Abb. 5.** Prinzip der Fluoreszenzszintigraphie [nach Patton JA, Brill AB. J Nucl Med 19: 464–469]

proportional. Gemessen wird die K-Strahlung des Jods mit einem durch flüssigen Stickstoff gekühlten Silicium(Lithium)-Halbleiterdetektor; ein grobfokussierender Einlochkollimator ist vorgeschaltet.

Unabhängig vom Stoffwechselverhalten der einzelnen Gewebsbezirke kann szintigraphisch der Jodgehalt der Schilddrüse gemessen und aufgezeichnet werden. Die Strahlenbelastung im Halsbereich ist dabei kleiner als 50 mrad. Da kein Radionuklid inkorporiert wird, entfällt die Ganzkörperbelastung; das Verfahren eignet sich für Untersuchungen an Kindern und Schwangeren. Die Methode erlaubt, den Jodgehalt der Schilddrüse in vivo zu messen und die regionale Verteilung im Organ aufzuzeichnen. In der Klinik hat das Verfahren seinen Wert bei Patienten mit niedriger oder fehlender Speicherung des radioaktiven Tracers in der Schilddrüse, vor allem bei Jodkontamination.

Mit Hilfe der sonographischen Dickenbestimmung kann dann noch der Jodgehalt der Schilddrüse bei den einzelnen Schilddrüsenkrankheiten ermittelt und das Verhalten bei Jodzufuhr untersucht werden [27].

Die Sonographie als ergänzende Maßnahme zur Szintigraphie oder auch als alleiniges Verfahren erlaubt einige wertvolle diagnostische Aussagen für die Schilddrüse (Tabelle 6).

Bei der Diagnostik des autonomen Adenoms ist es nicht selten schwierig zwischen vorgetäuschter Mehranreicherung durch dickeres Schilddrüsengewebe und echter Mehrspeicherung zu unterscheiden. Durch das Sonogramm können die entsprechenden Gewebsdicken bestimmt werden; mit dem Scanner oder der Kamera werden Speichermessungen an den selben Stellen durchgeführt. Aus beiden Größen wird der Impulsdickenquotient gebildet, der ein Maß für die Speicherung pro Volumeneinheit

**Tabelle 6.** Indikation zur Ultraschalluntersuchung der Schilddrüse

| | |
|---|---|
| Volumenbestimmung (Strumatherapie, J-131-Therapie) | Knotendiagnostik, (Gravidität, blockierte SD) |
| Impulsdickenquotient (Autonomes Adenom) | Differenz. d. kalten Knotens (zystisch, solide, inhomogen) |
| Gezielte Feinnadelpunktion | |

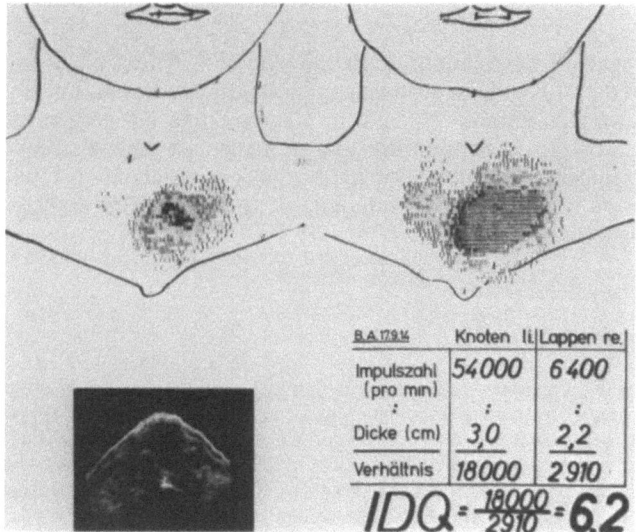

**Abb. 6.** Diagnostik eines autonomen Adenoms der Schilddrüse mit übersteuertem Szintigramm und Ermittlung des Impulsdickenquotienten mit Hilfe des Sonogramms

Schilddrüsengewebe darstellt [20] (Abb. 6). Das Verfahren ist selbst bei der Diagnostik kleinerer autonomer Bezirke mit fehlendem Tastbefund anwendbar (Abb. 7).

Die Volumenbestimmung der Schilddrüse zur Dosisberechnung für die J-131-Therapie nach der konventionellen Methode über die Flächenprojektion der Schilddrüse im Szintigramm ist mit großen Fehlern behaftet. Sie gelingt mit Hilfe der Sonographie mittels eines Rechenprogramms rasch und mit einer Genauigkeit von $\pm$ 10% [21]. Das Verfahren erlaubt eine objektive Prüfung der Wirksamkeit der Strumatherapie auch während der Einnahme von Schilddrüsenhormonen.

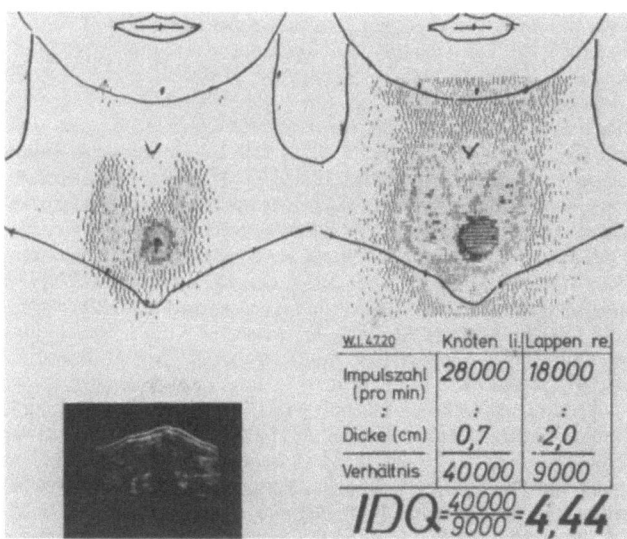

**Abb. 7.** Diagnostik eines autonomen Bezirks der Schilddrüse bei nicht tastbarem Knoten mit Hilfe des Impulsdickenquotienten

*Zusammenfassung*

Ein Großteil der In-vivo-Diagnostik der Schilddrüse ist heute durch In-vitro-Diagnostik zu ersetzen. Trotzdem bleibt die In-vivo-Diagnostik ein unentbehrlicher Bestandteil der Schilddrüsendiagnostik. Durch den Einsatz kurzlebiger Radionuklide bei vergleichsweise niedriger Strahlenbelastung von Schilddrüse und Gonaden ist eine wertvolle diagnostische Aussage zu erreichen. In Kombination mit ergänzenden Maßnahmen, wie Feinnadelpunktion, Ultraschall und Fluoreszensszintigraphie ist eine weitere Verbesserung der Schilddrüsendiagnostik möglich.

*Literatur*

1. Börner W (1961) Ein neuer Radiojodkurztest zur Schilddrüsenfunktonsprüfung mit gleichzeitiger Beurteilung der peripheren Hormonjodversorgung. Klin Wochenschr 39: 990 — 2. Börner W (1971) Möglichkeiten zur Verkürzung der Testdauer und Verminderung der Strahlenbelastung beim Radiojodstudium. 7. Jahrestagg. Ges. Nuclearmed., Zürich, Sept. 1969. In: Horst, W, Pabst HW (Hrsg) Ergebnisse der klinischen Nuklearmedizin. Schattauer, Stuttgart New York, S 681 — 3. Börner W (1972) Nuklearmedizinische Schilddrüsendiagnostik. Möglichkeiten und Grenzen. Fortschr Med 90: 455 und 547 — 4. Börner W (1975) Neue Trends in der nuklearmedizinischen Schilddrüsendiagnostik. Med Welt 26: 980 — 5. Börner W (1977) Heutige Wertigkeit der nuklearmedizinischen In-vivo-Diagnostik von Schilddrüsenerkrankungen. In: Herrmann J, Krüskemper HL, Weinheimer B (Hrsg) „Schilddrüse 75". Thieme, Stuttgart, S 91 — 6. Börner W (1978) Rationelle Diagnostik von Schilddrüsenkrankheiten. Med Welt 29: 1063 — 7. Börner W (Im Druck) Aktuelle Diagnostik von Schilddrüsenkrankheiten: Indikation und Treffsicherheit der verschiedenen Testverfahren. 31. Fortbildungskongreß d. Bayer. Landesärztekammer vom 5.–7. 12. 80 in Nürnberg — 8. Börner W, Grehn ST, Moll E, Pohner A, Rauh E, Ruppert G (1972) Aktuelle Probleme bei der Durchführung und Interpretation nuklearmedizinischer Schilddrüsentests. Schriftenreihe d. Bayr. Landesärztekammer 31: 96 — 9. Börner W, Moll E (1965) Die frühe Erfassung der Hormonphase bei der Schilddrüsenfunktionsprüfung mit Radiojod durch die 2-Stunden-Umwandlungsrate. Klin Wochenschr 43: 78 — 10. Börner W, Moll E, Naumann P, Rauh E, Sinagowitz E (1970) Die Früherfassung der Hormonphase beim Radiojodtest. Klin Wochenschr 48: 357 — 11. Börner W, Reiners CHR (1979) Umfang und Stellenwert der nuklearmedizinischen Funktionsdiagnostik mit radioaktiven Jodisotopen ($^{131}J$, $^{132}J$, $^{123}J$). Nuklearmediziner 2: 68 — 12. Börner W, Reiners CHR (1981) Nuklearmedizinische Lokalisationsdiagnostik der euthyreoten (blanden) Struma. Therapiewoche 31: 1575 — 13. Börner W, Reiners CHR (im Druck) Die Nachsorge des Schilddrüsenmalignoms. Symposium der Rhein.-Westf. Ges. f. Nuklearmedizin „Neue Aspekte in Diagnostik und Therapie des Schilddrüsenkarzinoms" am 3./4. 4. 1981 in Bonn — 14. Cassen B, Curtis L (1951) The in vivo delineation of thyroid glands with an automatically scanning recorder. Atomic Energy Project UCLA-130, I (Zit. nach [28]) — 15. Emrick FG, Flowers WM (1980) Radiologic Seminar CXCIX: Improved thyroid uptake and scans with iodine-123. J Miss State Med Assoc 21: 27 — 16. Hamilton JG, Soley MH (1939) Studies in iodine metabolism by the use of a new radioactive iodine. Am J Physiol 127: 557 — 17. Hertz A, Roberts A, Evans RD (1938) Radioactive iodine as an indicator in the study of thyroid physiology. Proc Soc Exp NY 38: 510 — 18. Hoffer PB (1969) Fluorescent thyroid scanning. Am J Roentgenol 105: 721 — 19. Horst W (1952) Methoden und Ergebnisse des Radiojodstoffwechselstudiums zur Diagnostik thyreoidaler und extrathyreoidaler Erkrankungen. Klin Wochenschr 30: 439 — 20. Igl W, Fink W, Leisener B (1979) Die Kombination von Szintigramm und Sonogramm in der Diagnostik des autonomen Schilddrüsenadenoms. Nuc Compact 10: 184 — 21. Igl W, Seiderer M, Fink W, Lissner J (1980) Quantitative Volumenbestimmung der Schilddrüse mit Hilfe der Sonographie. Nuc Compact 11: 11 — 22. Joseph K, Mahlstadt J, Pries HH, Schmidt K, Welke K (1979) Früherkennung und Abschätzung des Hyperthyreoserisikos autonomen Schilddrüsengewebes im Endemiegebiet. In: Weinheimer B, Jung I, Glöbel B (Hrsg) Schilddrüse 77. Thieme, Stuttgart, S 62 — 23. Kaul A, Herzberg B (1977) Grenzen der Dosisreduktion bei der Schilddrüsendiagnostik mit $^{123}J$-Jodid. In: Messerschmidt O, Möhrle G, Zimmer R (Hrsg) Stahlenschutz in Forschung und Praxis, Bd. 18. Thieme, Stuttgart, S 123 — 24. Kaul A, Roedler HO (1978) Strahlenexposition von Patienten durch Radiopharmaka. Nuc Compact 9: 22 — 25. Keyes JW Jr, Thrall JH, Carey JE (1978) Technical considerations in In-vivo-thyroid studies. Sem Nucl Med 8: 43 — 26. Kutzim H, Mödder G (1979) Entstehung von Hyperthyreosen durch exogene Jodzufuhr. Dtsch Ärztebl 39: 2485 — 27. Leisner B, Kantlehner R, Igl W, Heinze HG, Lissner J (1980)

Die quantitative Fluoreszenzszintigraphie in der Schilddrüsendiagnostik. Nuklearmediziner 3: 249 – 28. Means HL, Degroot LJ, Stanbury JB (1963) The thyroid and its diseases. 3. Aufl. Mc Grau-Hill Book Comp, New York Toronto London, p 526 – 29. Moll E, Sinagowitz E, Börner W, Rauh E (1969) Die Eignung niederenergetischer Gammastrahlen für die Szintigraphie. Phantomuntersuchungen mit $^{125}$J, $^{197}$Hg, $^{99m}$Tc und $^{131}$J. Nuklearmedizin 6: 8 – 30. Oberhausen E (1978) Der heutige Stellenwert der In-vivo-Untersuchungen in der Schilddrüsendiagnostik. Therapiewoche 28: 5065 – 31. Picker Röntgen GmbH, Espelkamp: Persönliche Mitteilung – 32. Reiners CHR, Börner W (1980) Indikation und Aussage nuklearmedizinischer In-vivo-Verfahren in der Diagnostik von Schilddrüsenerkrankungen. Therapiewoche 30: 6300 – 33. Reiners CHR, Herrmann R, Schäffer R, Börner W (im Druck) Zur Prognose des Schilddrüsenkarzinoms bei Anwendung eines standardisierten Therapie- und Nachsorgeprogramms. Symposium d. Rhein.-Westf. Ges. f. Nuklearmedizin „Neue Aspekte in Diagnostik und Therapie des Schilddrüsenkarzinoms" am 3./4. 4. 1981 in Bonn – 34. Strahlenhygiene 20/77 (1977) Gutachtliche Stellung. Betr.: Ersatz von Jod-131 in der nuklearmedizinischen Diagnostik durch kurzlebige Radionuklide, insbesondere durch Jod-123. Berlin Neuherberg, Oktober 1977 – 35. Studer H, Bürgi H, König MP (1978) Die klinische Bedeutung der sub- oder präklinischen Hyperthyreose. Schweiz Med Wochenschr 108: 2029

## Schilddrüsenszintigraphie und Jodbestimmung mit Fluoreszenztechnik*

B. Leisner (Klinik und Poliklinik für Radiologie der Univ. München)

### Referat

Die herkömmliche Schilddrüsendarstellung benützt die Anreicherung von oral oder i.v. verabreichten radioaktiven Substanzen – Jodistope, Technetium 99m – in diesem Organ. Das neue Verfahren der quantitativen Fluoreszenzszintigraphie [1] beruht dagegen auf der Anregung der schilddrüseneigenen, stabilen Jodatome durch die Gammastrahlung des langlebigen Nuklids Americium-241. Die dabei entstehende niederenergetische Fluoreszenzstrahlung wird mit einem Halbleiterdetektor registriert (Abb. 1). Die weitere Verarbeitung der Meßsignale erfolgt analog zur bekannten Szintigraphietechnik mit einem Scanner. Darüber hinaus können an beliebigen Stellen Punktmessungen durchgeführt werden, die es nach sonographischer Bestimmung der Schilddrüsendicke erlauben, die Jodkonzentration des Gewebes anzugeben. Die auf die Halsregion beschränkte Strahlenbelastung beträgt ca. ein Dreißigstel der Dosis eines Technetiumszintigramms. Eine Ganzkörperbelastung entfällt vollständig [2–5].

Die fluoreszenzszintigraphische Funktionstopographie unterscheidet sich wesentlich von der Radionuklidtechnik: Bei letzterer werden nur Gewebsbezirke abgebildet, in denen die *Raffung* bzw. *Organifizierung* abläuft. Die Fluoreszenzszintigraphie stellt dagegen *jodhaltiges* Gewebe dar.

Normale, aber nicht durch TSH stimulierte Schilddrüsenanteile wie das paranoduläre Gewebe bei dekompensierten autonomen Adenomen nehmen kein Radionuklid auf. Sie können jedoch stabiles Jod enthalten, das fluoreszenzszintigraphisch nachweisbar ist [6] (Abb. 2). Bei der subakuten Thyreoiditis de Quervain sind meist nur Teile der Drüse befallen. Trotzdem fehlt häufig wegen der meistens transitorischen hyperthyreoten Phase die Radionuklidaufnahme völlig. Der intakte Jodgehalt läßt dann die gesunden Schilddrüsenbezirke fluoreszenzszintigraphisch darstellen, was von differentialdiagnostischer und prognostischer Bedeutung sein kann.

---

* Mit Unterstützung der DFG

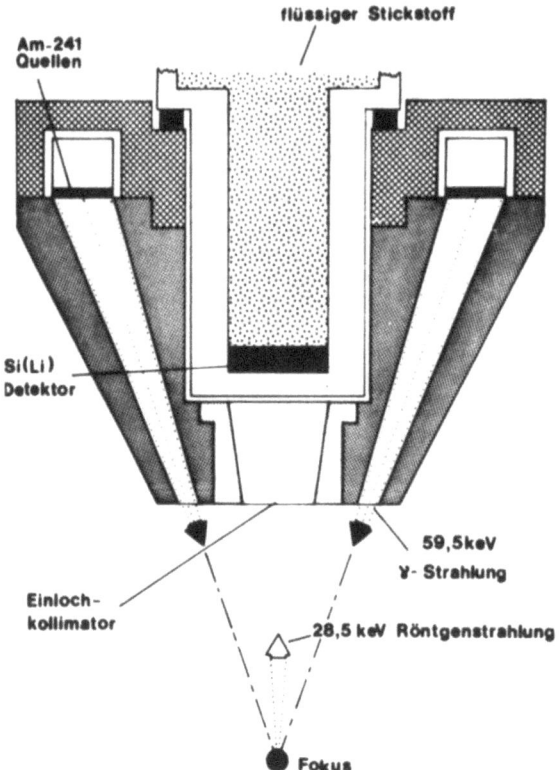

**Abb. 1.** Schemazeichnung des Fluoreszenzdetektors

Im süddeutschen Jodmangelendemiegebiet ist die durchschnittliche Jodkonzentration auch normal großer Schilddrüsen gegenüber Ländern mit adäquater Jodversorgung signifikant herabgesetzt (380 ± 70 µg/g). Hoher intrathyreoidaler Jodumsatz bei niedrigem Jodangebot läßt die Jodkonzentration des Schilddrüsengewebes weiter absinken — so bei der euthyreoten endemischen Struma (285 ± 119 µg/g) und, noch ausgeprägter, bei der immunogen vermittelten oder auf Autonomie beruhenden

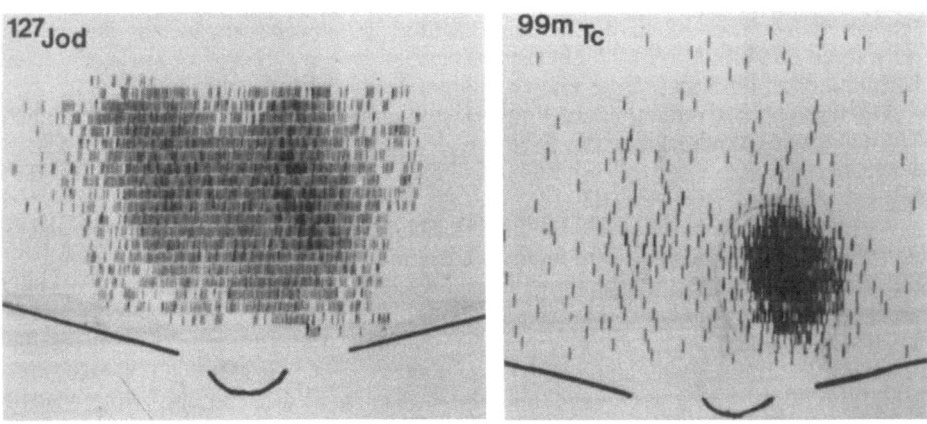

**Abb. 2.** Fluoreszenzszintigramm (*li*) und $^{99m}$Tc-Szintigramm (*re*) bei dekompensiertem autonomem Adenom

Hyperthyreose (150 ± 80 µg/g). In ausgeprägten Fällen ist die Fluoreszenzszintigraphie wegen der zu geringen Jodkonzentration nicht mehr durchführbar.

Eine Ausnahme bilden allerdings jene Hyperthyreosen, die nach Jodexposition exazerbieren. Hier finden wir hohen intrathyreoidalen Jodgehalt über ca. 4 Wochen nach der exogenen Jodbelastung (420 ± 120 µg/g). Der Anstieg des Jodgehaltes tritt innerhalb von 24 Std nach – meist – Kontrastmittelgabe auf.

Bei Erwachsenen mit normaler Schilddrüse oder blander Struma ohne autonome Gewebsanteile verhindert dagegen die Autoregulation einen solchen Anstieg der thyreoidalen Jodkonzentration. Aus diesem Verhalten deutet sich die Möglichkeit an, mit der quantitativen Fluoreszenzszintigraphie frühzeitig Aussagen über das Hyperthyreoserisiko der Struma nach Jodkontamination zu machen.

Ein länger anhaltendes Jodangebot wie z. B. über Jodophore oder Cholegraphika hat zur Folge, daß sich die herabgesetzte Jodkonzentration im allgemeinen dem Normalwert (500–600 µg/g) angleicht. Bei Kindern und Jugendlichen ist dieser Effekt auch mit Jodidgaben in verhältnismäßig niedriger Dosierung zu erreichen.

In diesen Fällen kommt die Anreicherung von Radionukliden in der Schilddrüse weitgehend zum Erliegen. Die Fluoreszenztechnik liefert jedoch Abbildungen der Schilddrüse von hervorragender Qualität.

Abgesehen von speziellen pathophysiologischen Fragestellungen ist die Fluoreszenzszintigraphie als Alternativverfahren zur konventionellen Szintigraphie zu betrachten bei:
1. Der Untersuchung von Kindern, Jugendlichen und Schwangeren wegen der minimalen Strahlenbelastung;
2. hoher iatrogener oder alimentärer Jodbelastung, was insbesondere dann zum Tragen kommt, wenn endlich eine adäquate generelle Jodsubstitution im Strumaendemiegebiet erfolgen wird.

*Literatur*

1. Hoffer PB, Jones WB, Crawford RB, Beck R, Gottschalk A (1968) Radiology 90: 342 – 2. Kantlehner R, Leisner B, Heinze HG, Lissner J (1979) Fortschr Röntgenstr 130: 597 – 3. Leisner B, Kantlehner R, Heinze HG, Lissner J (1979) Fortschr Röntgenstr 130: 694 – 4. Leisner B, Kantlehner R, Igl W, Heinze HG, Lissner J (1980) Nuklearmediziner 3: 249 – 5. Leisner B, Kantlehner R, Igl W, Fink U, Scriba PC, Lissner J (1981) Therapiewoche 31: 1620 – 6. Leisner B, Igl W, Scriba PC (1980) Akt Endokrin 1: 91

# Volumenbestimmung der Schilddrüse mit Hilfe der Sonographie und Vergleich mit anderen Methoden

Igl, W. (Klinik und Poliklinik für Radiologie der Univ. München)

**Referat**

Die blande Struma ist eine häufige Erkrankung. Im WHO-Bericht von 1960 [1] wird eine Zahl von 200 Mio. Strumaträgern in der Weltbevölkerung genannt. Um einen Erfolg der Verkleinerungstherapie einer blanden Struma beurteilen zu können, ist die Kenntnis des genauen Schilddrüsenvolumens oder -gewichts notwendig. Eine möglichst genaue Gewichtsbestimmung der SD ist auch zur Radiojodbehandlung einer Hyperthyreose anzustreben, da das Gewicht der SD linear in die Formel zur Aktivitätsberechnung eingeht [2].

$$\text{Aktivität (mCi)} = \frac{\text{Dosis (rd)} \times \text{Gewicht (g)}}{165 \times \text{HWZ effektiv (d)} \times U_{max} (\%)}.$$

Schilddrüsenvolumina wurden bereits 1974 von Rasmussen und Hjorth [3] sonographisch bestimmt und auch Meissner und Weiss beschrieben eine sonographisch-planimetrische Methode [4] zur Volumenbestimmung. Eine vereinfachte von Igl et al. [5] beschriebene Methode verwendet zur sonographischen Darstellung der SD ein Compound-Ultraschallgerät mit einem hochauflösenden 5 MHz Schallkopf. Es werden in Rückenlage des Patienten Querschnittbilder der Halsweichteile in 1 cm Abstand von cranial nach caudal angefertigt. Die SD ist auf den auf Röntgenfilm dokumentierten Bildern gut gegen andere Strukturen abzugrenzen. Mit einem Graphik XY Konverter werden die Umrisse der SD durch Umfahren mit einem Kontaktstift digitalisiert und in den Kernspeicher eines Kleinrechners übertragen, der unter Berücksichtigung des Abbildungsmaßstabes die umfahrene Fläche planimetriert. Da der äquidistante Schnittebenenabstand bekannt ist, kann der Rechner nach folgendem Schema das Volumen berechnen (Abb. 1).

In Abb. 2 sind die im Rechner gespeicherten Umrisse einer SD nach einem Orginalbefund aufgezeichnet.

Der Zeitbedarf für eine Volumenbestimmung einschließlich Patientenuntersuchung beträgt in der Regel nicht mehr als 10 min. Durch Phantomuntersuchungen an Schweinenieren, deren Volumen durch Wasserverdrängung bestimmt wurden, konnte gezeigt werden, daß die Volumenberechnung mit Hilfe von Ultraschallschnittbildern bei 1 cm Schnittebenenabstand eine maximale Abweichung vom echten Volumen von 11,8%

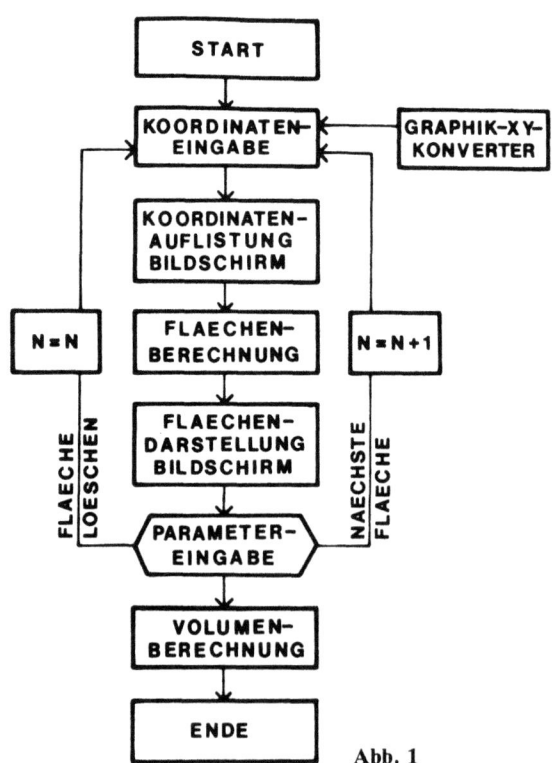

Abb. 1

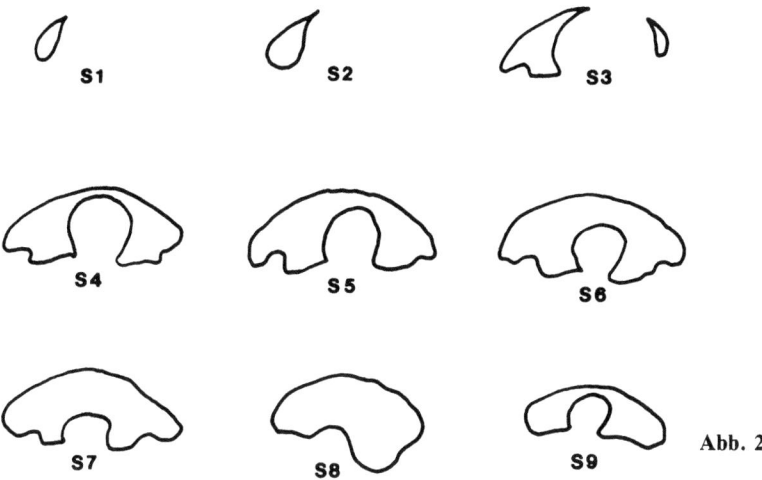

Abb. 2

hatte. Bei in vivo Messungen von 3 SD-Cysten, die durch Punktion entleert wurden, ergab sich ein maximaler Fehler von 4,6%.

Die oben beschriebene Methode wurde mit anderen Volumenbestimmungen an 101 Patienten verglichen. In Tabelle 1 sind die Ergebnisse abgebildet [6].

Die Verfahren I, II, III zeigen den größten maximalen Fehler. Die Volumenschätzung auf Grund von Palpation und Szintigramm war mit absoluten Fehlern bis zu 154% die ungenaueste Methode. Verfahren II und III, die sich nur auf die Auswertung des Szintigramms bezogen, waren für genauere Studien ebenfalls unbrauchbar. Erst bei Methode IV und V, bei der die Dicke der SD mit Hilfe des Ultraschalls als zusätzlicher

**Tabelle 1.** Vergleich verschiedener Methoden zur Volumenbestimmung der SD mit der Referenzmethode. $V_{SD}$ = Volumen der SD, $V_L$ = Lappenvolumen, $A_G$ = Gesamtfläche der SD im Szintigramm, $a$ = cranio-caudale SD-Länge, $b$ = Breite der SD, $c$ = sonographisch bestimmte maximale Dicke eines Lappens, $F_1 = 0,53$, $F_2 = 0,66$, $k$ = Korrekturfaktor für das bildgebende Verfahren, $S$ = Schnittebenenabstand, $F_i$ = Einzelfläche eines US-Schnitts der SD, $r$ = Korrelationskoeffizient. Die sonographische Volumenbestimmung der Schilddrüse ist ein genaues Verfahren und sollte bei vergleichenden Studien über den Therapieerfolg der Größenreduktionstherapie bei blander Struma eingesetzt werden

| | Formel und Verfahren | Korrelation mit dem sonographischen Verfahren | Maximaler Fehler (95% der Fälle) |
|---|---|---|---|
| I. | Volumenschätzung durch Palpation und Szintigramm $n = 142$ | $r = 0,78$ $n = 142$ | ± 82% |
| II. | $V_{SD} = 1/3 \times A_G^{3/2}$ | $r = 0,91$ $n = 101$ | ± 88% |
| III. | $V_L = \frac{7}{6} \times a \times b^2$ Rotationsellipsoid | $r = 0,90$ $n = 101$ | ± 90% |
| IV. | $V_L = F_1 \times a \times b \times c$ | $r = 0,95$ $n = 101$ | ± 37% |
| V. | $V_L = F_2 \times A_G \times c$ | $r = 0,96$ $n = 101$ | ± 35% |
| VI. | $V_{SD} = k \times S \times \sum_{i=1}^{n} F_i$ (2) | – | ± 11,8% |

Parameter mitberechnet wurde, konnte der Fehler deutlich verkleinert werden. Methode VI ist die oben beschriebene sonographische Referenzmethode.

*Literatur*

1. Kelley FC, Snedden WW (1960) Prevalence and geographical distribution of endemic goitre. In: Endemic goitre WHO Geneva, p 27 – 2. Schmitz W (1963) Radiojodtherapie der Hyperthyreose unter besonderer Berücksichtigung der Dosisberechnung. Ärztl Forsch 17: 237 – 3. Rasmussen SN, Hjorth L (1974) Determination of thyroid volume by ultrasonic scanning. Journal of Clinical Ultrasound 2: 143 – 4. Meissner J, Weiss H (1977) Ergebnisse sonographisch-planimetrischer Messungen zur Volumenbestimmung der Schilddrüse. Vortrag: Deutschsprachige Gesellschaft für Ultraschall, Wien, Kongreßband S 270 – 5. Igl W, Seiderer M, Fink U, Lissner J (1980) Quantitative Volumenbestimmung der Schilddrüse mit Hilfe der Sonographie. NUC-COMPACT 11: 11 – 6. Igl W, Lukas P, Leisner B, Fink U, Seiderer M, Pickardt CR, Lissner J (im Druck) Sonographische Volumenbestimmung der Schilddrüse, Vergleich mit anderen Methoden. Nuclearmedizin

# Labormethoden in der Diagnostik von Schilddrüsenerkrankungen: Qualitätskontrolle, Ermittlung von Störfaktoren und Einflußgrößen

Horn, K., Gärtner, R. (Med. Klinik Innenstadt der Univ. München)

**Referat**

Bei der Abklärung von Schilddrüsenfunktionsstörungen hat die Labordiagnostik einen anerkannt hohen Stellenwert. Die Labormethoden sind ausreichend spezifisch, technisch relativ einfach durchführbar und stehen heute allgemein zur Verfügung. Darüber hinaus sind die Laborbefunde in der Regel klar interpretierbar, da die pathophysiologischen Zusammenhänge in den letzten Jahren subtil abgeklärt werden konnten.

Die Labordiagnostik beruht auf der Tatsache, daß bei den verschiedenen Schilddrüsenerkrankungen die ausgewogene Bilanz zwischen den zirkulierenden Schilddrüsenhormonen und der thyreotropen Stimulation durch den Hypophysenvorderlappen gestört ist. So führt eine autonome Hyperaktivität der Schilddrüse (z. B. dekompensiertes autonomes Adenom) oder – wie beim Morbus Basedow – eine vermehrte immunologische Stimulierung der Schilddrüse durch die thyreoideastimulierenden Immunglobuline (TSI) zu einer überhöhten Sekretion von Schilddrüsenhormonen. Durch den negativen Rückkoppelungsmechanismus ist die TSH-Sekretion supprimiert. Die Labordiagnostik stützt sich im wesentlichen auf zwei Säulen:
1. Die Bestimmung der endogenen TSH-Spiegel und deren Stimulierbarkeit beim TRH-Test und
2. die Abschätzung der biologisch relevanten Konzentrationen des freien $T_4$ und freien $T_3$, die im Gleichgewicht zum Gesamt-$T_4$ bzw. -$T_3$ und den spezifischen Transportproteinen vor allem dem thyroxinbindenden Globulin (TBG) stehen.

Ein interessantes neues Prinzip ist die Bestimmung der Thyreoglobulinspiegel (Tg) im Serum. Thyreoglobulin ist ein Makromolekül mit einem Molekulargewicht von etwa 600 000, an dem bekanntlich die Synthese der Schilddrüsenhormone in der Schilddrüse erfolgt. Früher wurde angenommen, daß Thyreoglobulin normalerweise nur intrathyreoidal vorkommt. In letzter Zeit konnte aber eindeutig belegt werden, daß Thyreoglobulin ein normales Sekretionsprodukt der Schilddrüse ist [9, 10].

*Qualitätskontrolle*

Die Aussagekraft der Hormonanalysen hängt wesentlich von der Qualität der Laboranalytik ab. Generell kann bemerkt werden, daß nach Einführung einer allgemeinen und kontinuierlichen Qualitätskontrolle eine deutliche Verbesserung der Hormonanalytik erreicht werden konnte. Diese erfolgt *laborintern* durch das Mitführen von Kontrollseren in jeder Bestimmungsserie, deren Ergebnis auf Kontrollkarten festgehalten wird. Mit diesem Verfahren wird im wesentlichen die Präzision der Methode, d. h. die Reproduzierbarkeit von Tag zu Tag überwacht. Für eine Kontrolle der Richtigkeit stehen derzeit noch keine geeigneten Kontrollseren zur Verfügung.

Eine besondere Bedeutung kommt der *externen Qualitätskontrolle,* den Ringversuchen zu. Diese erlauben zwar keine Überprüfung der absoluten Richtigkeit, da derzeit noch keine Referenzmethoden für die Schilddrüsenlabordiagnostik vorliegen. Sie helfen aber, wie bei den allerdings sehr aufwendigen Ringversuchen vom Münchner Modell [13, 19, 29], bei der Aufdeckung von systematischen Fehlern, z. B. einer deutlichen Störung dieser Verfahren durch unterschiedliche endogene TBG-Konzentrationen [13]. Dagegen erlauben die regelmäßig durchgeführten üblichen Ringversuche lediglich eine aktuelle Standortbestimmung über die Präzision, also die Streuung der Resultate von Labor zu Labor. Rückschlüsse auf die Richtigkeit der Methoden sind nicht möglich, da nicht davon ausgegangen werden darf, daß die Mehrzahl der Teilnehmer recht hat, d. h. der Mittelwert sämtlicher Resultate repräsentiert sicher nicht den „wahren" Wert.

Es ist aber wenig hilfreich, nur die Fehler aufzuzeigen, ein konstruktives Beispiel zur Verbesserung der Laboranalytik ist z. B. die Entwicklung einer $T_3$- und $T_4$-Bestimmungsmethode, die bei extremen pH-Werten von 3,8 bzw. 9,2 arbeitet und dadurch eine Störung durch veränderte TBG-Spiegel ausschaltet [4].

*Störfaktoren*

Für die richtige Interpretation der Laborbefunde ist es von entscheidender Bedeutung, die Faktoren zu kennen, die die Hormonanalysen unabhängig von der aktuellen Schilddrüsenfunktion verändern können. Nach allgemein klinisch-chemischer Definition unterscheiden wir in Einflußgrößen und Störfaktoren [7]. Störfaktoren verändern die Meßergebnisse in vitro, also nach der Blutabnahme, z. B. durch unsachgemäßen Probentransport oder Lagerung. TBG als Störfaktor bei der $T_3$- und $T_4$-Bestimmung wurde bereits angesprochen. Ein weiteres Beispiel ist die Kreuzreaktion von humanem Choriongonadotropin (HCG) im TSH-Radioimmunoassay: Tabelle 1 zeigt, daß HCG-Standards unabhängig von der eingesetzten Konzentration (5 000 oder 10 000 IE/ml), fälschlicherweise als TSH erfaßt werden, bei den drei getesteten TSH-Ansätzen allerdings in unterschiedlichem Ausmaß. Diese Kreuzreaktion von HCG im TSH-Assay läßt sich durch exogene Zugabe eines Überschusses von HCG nahezu vollständig beseitigen. Die klinische Bedeutung dieses Befundes wird bei den beiden schwangeren Patientinnen offenkundig: Ohne Eliminierung der HCG-Kreuzreaktion werden in beiden Fällen falsch erhöhte TSH-Spiegel gemessen. Störfaktoren lassen sich somit in der Regel durch standardisierte Handhabung der Blutproben und eine verbesserte Laboranalytik beheben [7].

**Tabelle 1.** Ausschaltung einer Kreuzreaktion von HCG im TSH-Radioimmunoassay durch vorherige Absättigung der TSH-Antikörper mit HCG

|  | Ergebnisse der TSH-Bestimmung (µE/ml) bei verschiedenen TSH-Antiseren | | | | | |
|---|---|---|---|---|---|---|
|  | ohne HCG-Absättigung | | | mit HCG-Absättigung | | |
|  | $K_1$ | $K_2$ | $K_3$ | $K_1$ | $K_2$ | $K_3$ |
| HCG-Standards | | | | | | |
| 5 000 IE/ml | 1,5 | 3,6 | 12,3 | 1,9 | 1,1 | 1,6 |
| 10 000 IE/ml | 1,3 | 2,6 | 12,6 | 1,0 | 1,0 | 1,5 |
| Schwangere | | | | | | |
| K. L. | 2,8 | 3,8 | 9,5 | 2,1 | 1,8 | 2,2 |
| B. A. | 2,1 | 4,4 | 7,6 | 2,1 | 2,0 | 1,7 |

*Einflußgrößen*

Einflußgrößen führen in vivo, also unabhängig von der Spezifität der analytischen Methode zu Veränderungen der Laborparameter, sie sind also immer patientenbezogen. Wesentliche Einflußgrößen bei der Schilddrüsenlabordiagnostik sind vor allem Allgemeinerkrankungen, Alter und Ernährung: Mit steigendem *Fieber* wird ein signifikanter *Abfall der $T_3$-Spiegel* auf z. T. nicht mehr meßbare Werte beobachtet, ohne daß aus diesem Befund eine Hypothyreose abgeleitet werden könnte. Mit Abfall des Fiebers steigen die $T_3$-Spiegel dann wieder auf Normalwerte an. Die $T_4$-Spiegel sind im Gegensatz zu $T_3$ nicht wesentlich verändert [17].

Bei klassischen Hyperthyreosen mit begleitenden Allgemeinerkrankungen liegen die $T_3$-Spiegel inadaequat niedrig und können somit eine Hyperthyreose maskieren. Die $T_3$-Spiegel steigen erst mit Besserung der allgemeinen Symptomatik auf die für Hyperthyreose repräsentativen Werte an, während die $T_4$-Werte relativ unbeeinflußt bleiben [28].

Ein weiteres Beispiel für eine schlechte diagnostische Aussagekraft des $T_3$-RIA sind die blanden Strumen. Als Zeichen einer kompensatorischen $T_3$-Mehrsekretion bei Jodmangel sind die $T_3$-Spiegel im Mittel signifikant erhöht und überlappen deutlich mit den $T_3$-Spiegeln bei Hyperthyreose [12]. Eine Verbesserung der Spezifität des $T_3$-RIA durch eine Erweiterung des Normalbereiches läßt sich nur auf Kosten der Sensitivität erreichen, d. h. ein Großteil der Patienten mit Hyperthyreose würde nicht mehr erfaßt (Abb. 1).

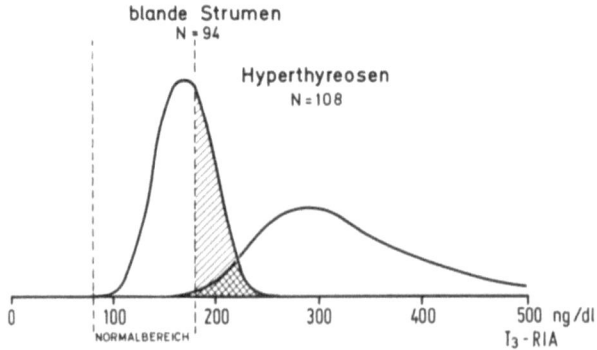

**Abb. 1.** Verteilung der $T_3$-Spiegel bei Patienten mit blanden Strumen ($n = 94$) und Hyperthyreosen ($n = 108$). Der Normalbereich für den $T_3$-RIA von 80–180 ng/dl ist durch die senkrechten unterbrochenen Linien gekennzeichnet

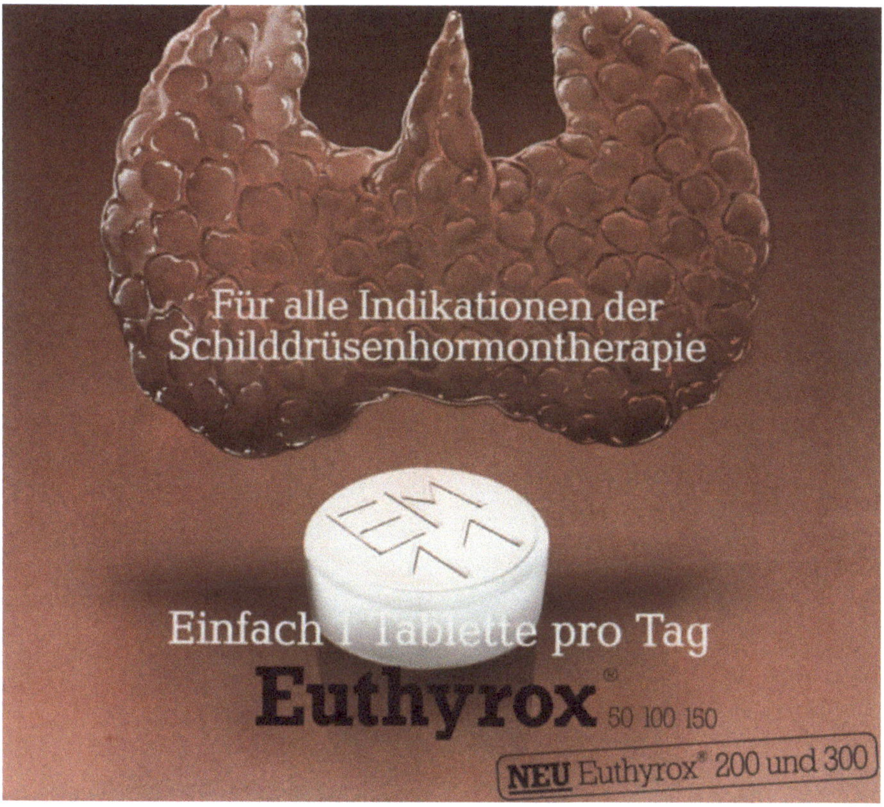

## Reines Levothyroxin ■ Euthyrox® 50, 100, 150, 200, 300

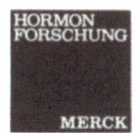

**Zusammensetzung:** Euthyrox enthält das Schilddrusenhormon Levothyroxin als Natriumsalz. Es steht in 5 Tablettenstärken zur Verfügung: Euthyrox 50: Tabletten zu 50 μg Levothyroxin-Natrium; Euthyrox 100: Tabletten zu 100 μg Levothyroxin-Natrium; Euthyrox 150: Tabletten zu 150 μg Levothyroxin-Natrium; Euthyrox 200: Tabletten zu 200 μg Levothyroxin-Natrium; Euthyrox 300: Tabletten zu 300 μg Levothyroxin-Natrium. **Anwendungsgebiete:** Alle Indikationen der Schilddrusenhormon-Therapie: Blande (euthyreote) Struma, zur Rezidivprophylaxe nach Strumaresektion, Hypothyreose, zur Begleittherapie bei thyreostatischer Behandlung der Hyperthyreose, chronische Thyreoiditis, Schilddrusenmalignom (postoperativ). **Gegenanzeigen:** Myokardinfarkt, Angina pectoris, Myokarditis bzw. Pankarditis, tachykarde Herzinsuffizienz und Herzrhythmusstörungen. **Nebenwirkungen:** Als Folge der stoffwechselsteigernden Wirkung von Levothyroxin können gelegentlich, vor allem zu Beginn der Behandlung, Tachykardie, Herzrhythmusstörungen, Tremor, Unruhe, Schlaflosigkeit, Hyperhidrosis oder Durchfall auftreten. Die Tagesdosis sollte in diesem Falle reduziert oder die Medikation für mehrere Tage unterbrochen werden. Sobald die Nebenwirkung verschwunden ist, kann die Behandlung unter vorsichtiger Dosierung wieder aufgenommen werden. ■ **Wechselwirkungen:** Colestyramin: Resorption von Levothyroxin vermindert. Antidiabetika: Blutzuckersenkung vermindert. Cumarinderivate: Verlängerung der Prothrombinzeit. **Vorsichtsmaßnahmen:** Eine nicht kompensierte Nebennierenrindeninsuffizienz in Verbindung mit einer Schilddrusenunterfunktion ist vor Beginn der Euthyrox-Therapie zu behandeln. Bei koronarer Herzerkrankung sollte die Therapie mit niedriger Euthyrox-Dosis eingeleitet und in größeren Zeitabständen langsam gesteigert werden. Bei gleichzeitiger Behandlung mit Colestyramin sollte Euthyrox 4-5 Stunden vor der Colestyramin-Dosis eingenommen werden. Der Blutzuckerspiegel ist bei Diabetes mellitus in der Initialphase der Behandlung mit Euthyrox regelmäßig zu kontrollieren, und bei Veränderungen ist die Dosierung des blutzuckersenkenden Medikaments entsprechend anzupassen. Bei Einnahme von Antikoagulanzien sind regelmäßig Kontrollen der Blutgerinnung zu Beginn der Euthyrox-Medikation erforderlich, ggf. ist eine Dosisreduktion des gerinnungshemmenden Medikaments angezeigt. Während der Euthyrox-Therapie sollte Phenytoin nicht intravenös gegeben werden. **Handelsformen: Euthyrox**ˣ **50:** 50 Tabletten mit Kreuzrille DM 6.15; 90 Tabletten mit Kreuzrille (Durchdruckpackung) DM 9.85; 360 Tabletten (4 × 90) (A.P.) DM 32.15; 500 Tabletten (10 × 50) (A.P.) DM 40.25. **Euthyrox**ˣ **100:** 50 Tabletten mit Kreuzrille DM 10.75; 90 Tabletten mit Kreuzrille (Durchdruckpackung) DM 16.55; 360 Tabletten (4 × 90) (A.P.) DM 53.25; 500 Tabletten (10 × 50) (A.P.) DM 66.35. **Euthyrox**ˣ **150:** 50 Tabletten mit Kreuzrille DM 12.60; 90 Tabletten mit Kreuzrille (Durchdruckpackung) DM 19.30; 360 Tabletten (4 × 90) (A.P.) DM 59.00; 500 Tabletten (10 × 50) (A.P.) DM 72.64. **Euthyrox**ˣ **200:** 50 Tabletten mit Kreuzrille DM 14.15; 90 Tabletten mit Kreuzrille (Durchdruckpackung) DM 22.–; 360 Tabletten (4 × 90) (A.P.) DM 65.60; 500 Tabletten (10 × 50) (A.P.) DM 83.15. **Euthyrox**ˣ **300:** 50 Tabletten mit Kreuzrille DM 17.05; 90 Tabletten mit Kreuzrille (Durchdruckpackung) DM 26.40; 360 Tabletten (4 × 90) (A.P.) DM 79.50; 500 Tabletten (10 × 50) (A.P.) DM 98.75. Apoth.-Abg'preise. Stand 1.9.1981.

E. Merck, Postfach 41 19, 6100 Darmstadt 1

# MERCK: Kompetent für die Schilddrüse

# Ergebnisse der Inneren Medizin und Kinderheilkunde
# Advances in Internal Medicine and Pediatrics
Neue Folge

Herausgeber: P. Frick, G.-A. v. Harnack, K. Kochsiek, G. A. Martini, A. Prader

In dieser Reihe werden abgeschlossene Teilgebiete der klinischen Forschung und experimentellen Medizin von Spezialisten umfassend dargestellt. Dabei werden biochemische, physiologische und pathologisch-anatomische Grundlagen, wenn erforderlich auch genetische und epidemiologische Daten, berücksichtigt und bisherige Erkenntnisse mit neuesten Forschungsergebnissen in Zusammenhang gebracht.
In this series various aspects of clinical research and experimental medicine are presented in detail by experts in each particular field. The biochemical, physiological, and pathological-anatomical aspects are presented and, where appropriate, genetic and epidemiological data are given. The existing body of knowledge is related to the most recent findings.

## Band 42
1979. 64 Abbildungen, 31 Tabellen. III, 222 Seiten
(106 Seiten in Englisch)
Gebunden DM 92,-; approx. US $ 41.90
ISBN 3-540-09273-0

Die chronisch entzündlichen Darmkrankheiten. – Magnesium Malabsorption. – Twenty Years of Research on Urinary Tract Infections in Children: Progress and Problems. – Pseudohypoparathyroidism.

## Band 43
1979. 47 Abbildungen, 30 Tabellen. III, 185 Seiten
(70 Seiten in Deutsch)
Gebunden DM 82,-; approx. US $ 37.30
ISBN 3-540-09493-8

Die Alkoholembryopathie: Fakten und Hypothesen. – Pulmonary Sequestration. – Antiepileptica-Embryopathien. – Blood Pressure and Hypertension in Childhood and Adolescence.

## Band 44
1980. 21 Abbildungen, 15 Tabellen. III, 175 Seiten
(36 Seiten in Deutsch)
Gebunden DM 88,-; approx. US $ 40.00
ISBN 3-540-09869-0

The Clinical Significance of Trace Elements in Childhood. – Die Progressive Septische Granulomatose. – Cystic Fibrosis.

## Band 45
1980. 34 Abbildungen, 33 Tabellen. III, 215 Seiten
(77 Seiten in Englisch)
Gebunden DM 86,-; approx. US $ 39.10
ISBN 3-540-10051-2

Alcohol and the Gastrointestinal Tract. – Haarzell-Leukämie. – Die Mykoplasma-Pneumonie. – Die Aplastische Anämie (Panzytopenie).

## Band 46
1981. 20 Abbildungen, 30 Tabellen. III, 222 Seiten
(126 Seiten in Englisch)
Gebunden DM 98,-; approx. US $ 44.60
ISBN 3-540-10583-2

Das Caroli Syndrom: Die fokale Dilatation intrahepatischer Gallenwege. – Hepatopathie im Kindes- und Erwachsenenalter bei Alpha-1-Antitrypsin-Mangel. – Multiple Endocrine Neoplasia, Type I (MEN I). – Multiple Endocrine Neoplasia, Type II (MEN II).

## Band 47
1981. 24 Abbildungen, 23 Tabellen. XIII, 152 Seiten
(42 Seiten in Deutsch)
Gebunden DM 88,-; approx. US $ 40.00
ISBN 3-540-10789-4

Vinyl Chloride-Associated Disease. – Die Ösophagusmanometrie.

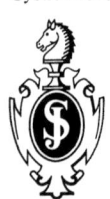

Springer-Verlag Berlin Heidelberg New York

TBG wurde als Störfaktor bereits angesprochen. TBG ist aber auch eine wichtige Einflußgröße: Unter Östrogenwirkung kommt es bekanntlich zu einem signifikanten Anstieg der TBG-Spiegel im Mittel außerhalb des Normalbereiches. Diesem TBG-Anstieg folgen parallel die $T_4$- und $T_3$-Spiegel. Die Schilddrüsenfunktion bleibt davon aber unbeeinflußt, abzulesen an den unverändert normalen $T_4$/TBG- und $T_3$/TBG-Quotienten, vor allem auch an dem unverändert normal gebliebenen Anstieg der TSH-Spiegel beim TRH-Test [14, 22].

Die *Bedeutung des $T_4$/TBG-Quotienten* ist schematisch in Abb. 2 zusammengefaßt: In der oberen Reihe der Abbildung sind die Häufigkeitsverteilungen der $T_4$-Spiegel bei schilddrüsengesunden Kontrollpersonen (mittlere Kurve), bei schilddrüsengesunden Patienten mit erniedrigtem TBG (linke Kurve) und bei Patienten mit erhöhten TBG-Spiegeln (rechte Kurve) aufgezeichnet. Die unzureichende Abgrenzung von den Fällen mit Hypothyreose und Hyperthyreose (zweite Reihe der Abb. 2) ist klar zu erkennen. Eine hervorragende Information liefert dagegen der $T_4$/TBG-Quotient – erniedrigte $T_4$/TBG-Quotienten finden sich nur bei Hypothyreose, erhöhte $T_4$/TBG-Quotienten nur bei Hyperthyreosen (untere Hälfte der Abb. 2). Der $T_4$/TBG-Quotient muß natürlich schon definitionsgemäß bei den Fällen von $T_3$-Hyperthyreose versagen, also den Hyperthyreosen mit isolierter Erhöhung der $T_3$-Spiegel, aber normalem $T_4$. Die Abgrenzung dieser Fälle von $T_3$-Hyperthyreose von der kompensatorischen $T_3$-Mehrsekretion bei blander Strauma gelingt anhand der definitionsgemäß supprimierten TSH-Spiegel bei Hyperthyreose [12, 21, 24].

Die Bedeutung der TSH-Bestimmung ist hinlänglich bekannt [21, 23]. Ein supprimierter TRH-Test hat bei Hyperthyreosen eine Sensitivität von 100%, d. h. alle Hyperthyreosen werden erfaßt, ausgenommen die extrem seltenen Fälle von TSH-produzierenden Tumoren. Die Spezifität des TRH-Tests ist allerdings deutlich geringer, d. h. ein supprimierter TRH-Test bedeutet keinesfalls eine Hyperthyreose. Supprimierte

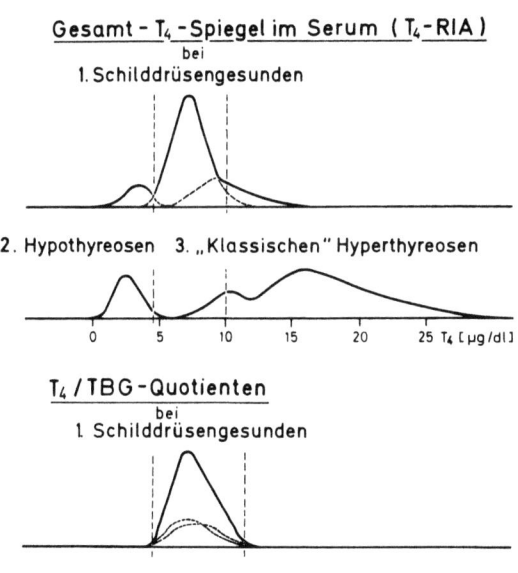

**Abb. 2.** Schematische Darstellung der diagnostischen Bedeutung des $T_4$/TBG-Quotienten. Erklärung s. Text

TSH-Spiegel ohne Hyperthyreose fanden wir in 7,5% unserer Patienten mit blander Struma [15], die Zahlen in der Literatur gehen bis etwa 20% [24]. Die aktuelle Schilddrüsenfunktion wird in diesen Fällen also nicht richtig eingeschätzt, der negative TRH-Test liefert aber möglicherweise eine andere wichtige Information, nämlich den Hinweis auf eine mögliche organisch-morphologische Erkrankung der Schilddrüse, z. B. auf eine disseminierte Autonomie, die mit den bisher zur Verfügung stehenden Verfahren allerdings nur schwer nachweisbar ist. Mit dem neuerdings mancherorts propagierten oralen TRH-Test soll die Zahl dieser supprimierten TRH-Tests bei blander Struma deutlich niedriger liegen [24, 27]. Daran kann allerdings kein Vorteil erkannt werden, solange nicht ausgeschlossen ist, daß durch die protrahierte supramaximale TRH-Stimulation beim oralen TRH-Test ein falschpositiver TSH-Anstieg resultieren kann, d. h. daß Patienten mit potentiellem Hyperthyreoserisiko, z. B. bei disseminierter Autonomie der Schilddrüse möglicherweise nicht erkannt würden [15].

Supprimierte TRH-Tests ohne Schilddrüsenüberfunktion werden auch nach ausreichender Behandlung einer Hyperthyreose beobachtet (persistierende TSH-Suppression [23]). Weitere Einflußgrößen auf die TSH-Spiegel sind hochdosierte Glukokortikoidbehandlung [18] und das Lebensalter der Patienten [11, 24]. In beiden Fällen liegen die TSH-Spiegel und die TSH-Anstiege beim TRH-Test deutlich erniedrigt, sie sind aber nicht vollständig supprimiert.

Eine wesentliche Voraussetzung für die diagnostische Information der TSH-Spiegel ist eine ausreichend empfindliche Nachweismethode, wobei eine untere Nachweisgrenze von mindestens unter 1 µE/ml zu fordern ist [1, 2, 24]. Eine unzureichende untere Nachweisgrenze ist zumeist durch eine fehlende kalte Vorinkubation bedingt [1, 2, 19]. Dieser Qualitätsverlust zugunsten der Schnelligkeit und Bequemlichkeit der Analytik darf aber keinesfalls toleriert werden.

*Thyreoglobulinbestimmung*

Die neuerdings verfügbare Thyreoglobulinbestimmung im Serum bietet einige interessante Aspekte. Bei Patienten mit Hyperthyreose sind die Thyreoglobulinspiegel im Serum erhöht, sowohl bei autonomen Adenomen als auch beim Morbus Basedow. Unter medikamentöser Therapie bleiben die Thyreoglobulinspiegel bei den autonomen Adenomen unverändert hoch, während sie bei einem Teil der Fälle mit Morbus Basedow zur Norm abfallen [3, 5, 6, 20]. Diesem Befund wird eine prognostische Bedeutung beigeschrieben, normalisierte Thyreoglobulinspiegel sollen eine ausreichende Behandlung der Hyperthyreose anzeigen, während persistierend erhöhte Thyreoglobulinspiegel als Hyperaktivität der Schilddrüse aufgefaßt werden müssen und damit auf ein hohes Hyperthyreoserezidivrisiko hinweisen [3, 6].

Der diagnostische Wert der Thyreoglobulinbestimmung wird aber durch methodische Probleme erheblich eingeschränkt, die wesentliche Ursache sind Thyreoglobulinautoantikörper [5, 26], die in einem normalen Patientenkollektiv mit empfindlichen Verfahren in etwa 10% gefunden werden [25], bei Patienten mit Morbus Basedow in etwa 80%. In diesen Fällen sind die gemessenen Thyreoglobulinspiegel nicht verwertbar. Die Validität der Bestimmung läßt sich dadurch testen, daß bei jeder Probe zusätzlich die Wiederfindung eines zugegebenen Thyreoglobulinstandards geprüft wird, nicht verwertbare Ergebnisse werden anhand einer unzureichenden Wiederfindung erkannt [5].

Eine wichtige Indikation zur Thyreoglobulinbestimmung ist die Verlaufskontrolle bei differenzierten Schilddrüsenkarzinomen nach ausreichender Vorbehandlung, d. h. kompletter Ausschaltung der Schilddrüse. In diesen Fällen weisen niedrige Thyreoglobulinspiegel auf Rezidivfreiheit hin, bzw. erhöhte Spiegel auf ein Tumorrezidiv oder Metastasierung. Ein völliger Verzicht auf die konventionelle nuklearmedizinische Diagnostik ist derzeit allerdings noch nicht erlaubt, denn erstens wurden erhöhte

Thyreoglobulinspiegel auch ohne nachweisbare Metastasierung gefunden, zum anderen auch normale Thyreoglobulinspiegel trotz nachgewiesenem Tumorrezidiv [8, 10, 16], die Ursache liegt möglicherweise in einer Störung der Bestimmungsmethode durch endogene Thyreoglobulinantikörper.

*Zusammenfassung*

Die Aussagekraft der Schilddrüsenlaborbefunde hängt zwar wesentlich von der technich-analytischen Qualität des Laboratoriums ab, die heute meist als ausreichend angesehen werden kann. Von ganz entscheidender Bedeutung für die richtige Interpretation der Laborbefunde ist aber die Kenntnis um mögliche Störfaktoren und Einflußgrößen, die die Laborbefunde, unabhängig von der aktuellen Schilddrüsenfunktion ganz entscheidend verändern können (Tabelle 2). Die wesentliche Einflußgröße auf die $T_4$- und $T_3$-Spiegel ist der TBG-Spiegel im Serum, der unter verschiedenen Einflüssen erheblich variieren kann, die entscheidende Information liefert der $T_4$/TBG-Quotient, ausgenommen die Fälle mit $T_3$-Hyperthyreose. Wesentliche zusätzliche Einflußgrößen beim $T_3$-RIA sind die kompensatorische $T_3$-Mehrsekretion der blanden Struma bei Jodmangel und nicht thyreoidale Allgemeinerkrankungen. Die Bildung eines $T_3$/TBG-Quotienten ist daher nicht sinnvoll.

Als wesentliche Einflußgröße für einen supprimierten TRH-Test müssen vor allem organisch-morphologische Schilddrüsenerkrankungen angenommen werden, z. B. die nur sehr schwer diagnostizierbare disseminierte Autonomie.

Die Thyreoglobulinbestimmung bietet sehr interessante Aspekte in der Verlaufskontrolle des Morbus Basedow, die aufgrund der häufigen Störung dieser Bestimmung durch endogene Thyreoglobulinantikörper in über 80% der Fälle derzeit noch nicht zum Tragen kommen. Der Einsatz der Thyreoglobulinbestimmung beschränkt sich derzeit daher im wesentlichen auf die Verlaufskontrolle der Patienten mit differenzierten Schilddrüsenkarzinomen nach ausreichender Vorbehandlung.

**Tabelle 2.** Störfaktoren und Einflußgrößen für die Schilddrüsenlaboranalytik

| Labormethoden | Einflußgrößen | Störfaktoren |
| --- | --- | --- |
| Gesamt-$T_4$ und -$T_3$ | TBG<br>endogene Antikörper gegen $T_4$/$T_3$<br>Medikamente (z. B. DPH, Salizylate)<br>Unterempfindlichkeit gegen Schilddrüsenhormone | |
| Gesamt-$T_3$ | Jodmangel („kompens. $T_3$-Mehrsekretion")<br>Allgemeinerkrankungen („low $T_3$ syndrome") | |
| TBG | Alter<br>Allgemeinerkrankungen<br>Gravidität<br>Medikamente (z. B. Oestrogen) | |
| $T_4$/TBG-Quotient | $T_3$-Hyperthyreose | |
| TSH | „euthyreote Autonomie"<br>persist. TSH-Suppression<br>Alter<br>Glukokortikoide | Kreuzreaktionen, z. B. HCG |
| TG | ? | Endogene Thyreoglobulinantikörper |

*Literatur*

1. Erhardt FW, Scriba PC (1974) Probleme der radioimmunologischen hTSH-Bestimmung. Ärztl Lab 20: 191 – 2. Erhardt F (1979) Was ist bei der TSH-Bestimmung zu beachten? Nuklearmediziner 2: 24 – 3. Gardener DF, Rothman J, Utiger RD (1979) Serum thyroglobulin in normal subjects and patients with hyperthyroidism due to grave's disease: Effects of T3, iodide, 131-I and antithyroid drugs. Clin Endocrinol 11: 585 – 4. Gärtner R, Kewenig M, Horn K, Scriba PC (1980) A new principle of thyroxine ($T_4$) and triiodothyronine ($T_3$) radioimmunoassay in unextracted serum using antisera with binding optima at extreme pH ranges. J Clin Chem Clin Biochem 18: 571 – 5. Gärtner R, Horn K, Pickardt CR (1980) Improvement of the diagnostic validity of the thyroglobulin radioimmunoassay. Acta Endocrinol [Suppl] 234: 30 – 6. Gärtner R, Kubiczek Th, Horn K, Pickardt CR (eingereicht) „Autonomous" thyroglobulin release in patients with "cold" nodules and toxic adenoma. Acta Endocrinol [Suppl] (Kbh) – 7. Guder WG (1980) Einflußgrößen und Störfaktoren bei klinisch-chemischen Untersuchungen. Internist 21: 533 – 8. Van Herle AJ, Uller RP (1975) Elevated serum thyroglobulin. A marker of metastases in differentiated thyroid carcinomas. J Clin Invest 56: 272 – 9. Van Herle AJ, Vassart G, Dumont JE (1979) Control of thyroglobulin synthesis and secretion. N Engl J Med 301: 239 – 10. Van Herle AJ, Vassart G, Dumont JE (1979) Control of thyroglobulin synthesis and secretion. N Engl J Med 301: 307 – 11. Herrmann J, Heinen E, Kröll HJ, Rudorff KH, Krüskemper HL (1981) Thyroid function and thyroid hormone metabolism in elderly people. Low $T_3$-syndrome in old age? Klin Wochenschr 59: 315 – 12. Horn K (1976) Trijodthyronin ($T_3$). Zur Bestimmung und pathophysiologischen Bedeutung. Urban & Schwarzenberg, München Berlin Wien – 13. Horn K, Marschner I, Scriba PC (1976) Erster Ringversuch zur Bestimmung der Konzentrationen von L-Trijodthyronin ($T_3$) und L-Thyroxin ($T_4$) im Serum. Bedeutung für die Erkennung methodischer Fehlerquellen. J Clin Chem Clin Biochem 14: 353 – 14. Horn K, Kubiczek Th, Pickardt CR, Scriba PC (1977) Thyroxin-bindendes Globulin (TBG): Präparation, radioimmunologische Bestimmung und klinisch-diagnostische Bedeutung. Klin. Wochenschr 55: 881 – 15. Horn K (1981) In-vitro-Diagnostik bei blander Struma. Therapiewoche 31: 1560 – 16. Hüfner M, Pollmann H, Grussendorf M, Schenk P (1980) Die Bedeutung der Thyreoglobulinbestimmung im Serum bei der Nachsorge von Patienten mit differenziertem Schilddrüsenkarzinom. Schweiz Med Wochenschr 110: 159 – 17. Ljunggren J-G, Kallner G, Tryselius M (1977) The effect of body temperature on thyroid hormone levels in patients with non-thyroidal illness. Acta Med Scand 202: 459 – 18. Kuku SF, Child DF, Nader S, Fraser TR (1975) Thyrotropin and prolactin responsiveness to thyrotropin releasing hormone in Cushing's disease. Clin Endocrinol 4: 437 – 19. Marschner I, Erhardt FW, Scriba PC (1976) Ringversuch zur radioimmunologischen Thyreotropinbestimmung (hTSH) im Serum. Z Klin Chem 14: 345 (1976) – 20. Pacini F, Pinchera A, Giani C, Grasso L, Doveri F, Baschieri L (1980) Serum thyroglobulin in thyroid carcinoma and other thyroid disorders. J Endocrinol Invest 3: 283 – 21. Pickardt CR, Horn K, Scriba PC (1972) Moderne Aspekte der Schilddrüsenfunktionsdiagnostik. Serum-$T_3$-Spiegel und TRH-Stimulationstest mit radioimmunologischer TSH-Bestimmung. Internist 13: 133 – 22. Pickardt CR, Bauer M, Horn K, Kubiczek Th, Scriba PC (1977) Vorteile der direkten Bestimmung des Thyroxin-bindenden Globulins (TBG) in der Schilddrüsenfunktionsdiagnostik. Internist 18: 538 – 23. Pickardt CR, Horn K, Scriba PC (1978) Stimulation der TSH-Sekretion durch TRH als Schilddrüsenfunktionstest. Int Welt 7: 220 – 24. Rudorff K-H (1980) Kritische Bewertung der für die Praxis geeigneten In-vitro-Methoden der Schilddrüsendiagnostik. Therapiewoche 30: 7 – 25. Schatz H (1979) Methodik und Wertigkeit der Bestimmung von Schilddrüsenantikörpern. Nuklearmediziner 2: 40 – 26. Schneider AG, Pervos R (1978) Radioimmunoassay of human thyroglobulin: Effect of antithyroglobulin autoantibodies. J Clin Endocrinol Metab 47: 126 – 27. Staub JJ (1979) Vorteile des oralen TRH-Tests für die Schilddrüsendiagnostik. Dtsch Med Wochenschr 104: 1019 – 28. De Visscher M, Burger A (1980) Evaluation of thyroid function; diagnostic procedures in thyroid diseases. In: De Visscher M (ed) The thyroid gland. Raven Press, New York, p 169 – 29. Wood WG, Bauer M, Horn K, Marschner I, van Thiel D, Wachter Ch, Scriba PC (1980) A second external quality control survey (EQCS) for serum triiodothyronine ($T_3$) and thyroxine ($T_4$) assays using the "Munich Model". J Clin Chem Biochem 18: 511

# HLA-Typisierungen und Bestimmung schilddrüsenstimulierender Antikörper bei hyperthyreoten Patienten*

Schleusener, H., Schernthaner, G., Mayr, W. R., Kotulla, P., Bogner, U., Habermann, H., Finke, R., Meinhold, H., Koppenhagen, K., Emrich, D., Wenzel, K. W., Joseph, K. (Arbeitsgruppe Schilddrüse der Endokrinolog. Abt., Med. Klinik und Nuklearmed. Abt., Radiolog. Klinik des Klinikums Steglitz der FU Berlin, II. Med Klinik, Inst. für Klin. Endokrinologie und Inst. für Blutgruppenserologie der Univ. Wien, Nuklearmed. Abt. der Med. Univ. Klinik Göttingen, Nuklearmed. Abt. der Radiolog. Univ. Klinik Marburg)

**Referat**

*Einleitung*

Eine Hyperthyreose kann bei Patienten mit szintigraphisch diffuser Speicherung in der Struma durch zwei pathogenetisch verschiedene Erkrankungen der Schilddrüse bedingt sein:
1. Die Hyperthyreose vom Typ Basedow: Diese Erkrankung gehört zum Formenkreis der genetisch determinierten autoimmunologisch ausgelösten Erkrankungen. Die Thyreozyten werden durch Autoantikörper gegen ein Antigen (den TSH-Rezeptor?) in der Zellmembran stimuliert: Die Ursache für die Entstehung der Autoantikörper beruht nach dem heutigen Erkenntnisstand auf einem Defekt im Kontrollmechanismus des Immunsystems. Entsprechend der Immunpathogenese ist die Hyperthyreose vom Typ Basedow häufig mit anderen Immunerkrankungen, z. B. der „endokrinen" Orbitopathie assoziiert und hat einen chronisch rezidivierenden Verlauf [45].
2. Die autonome Struma: Im Gegensatz zu der Pathogenese der Hyperthyreose vom Typ Basedow liegt eine primäre Erkrankung der Schilddrüse mit autonomer Funktion von Thyreozyten vor. Das seit langem bekannte mono- oder multinoduläre autonome Adenom der Schilddrüse stellt eine morphologische Variante dieser Erkrankung dar. Sehr häufig kommen auch die disseminierten Formen der autonomen Struma vor: Die autonomen Zellen sind über das gesamte Organ verteilt, so daß szintigraphisch die Unterscheidung zu einer Basedow-Struma unmöglich sein kann. – Die autonomen Bezirke entstehen in ursprünglich euthyreoten Strumen; alimentärer Jodmangel scheint einen Risikofaktor darzustellen [9, 12, 22, 28, 40].
   In dieser Arbeit sollen drei Fragen besprochen werden.
– Eignet sich die Bestimmung von schilddrüsenstimulierenden Antikörpern und die HLA-Typisierung zur Differenzierung der verschiedenen Formen der Schilddrüsenüberfunktion?
– Eignet sich die Bestimmung von schilddrüsenstimulierenden Antikörpern bei Patienten mit Basedow-Hyperthyreose zur Erkennung einer Remission unter der Therapie?
– Ist die HLA-Typisierung bei hyperthyreoten Patienten geeignet, den Langzeitverlauf der Erkrankung bei einem Individuum mit hinreichender Sicherheit vorauszusehen?

*Patienten und Methoden*

A. Patienten
Insgesamt wurden Untersuchungen bei 339 Patienten durchgeführt.
1. Aus Berlin kamen 150 hyperthyreote Patienten, die im Schilddrüsenszintigramm eine

---
* Die Untersuchungen wurden von der Deutschen Forschungsgemeinschaft und dem Bundesministerium für Forschung und Technologie untersützt

bilaterale Speicherung zeigten und somit zunächst nach früheren Kriterien sämtlich als Basedow-Patienten bezeichnet worden wären. Bei diesen Patienten wurden HLA-Typisierungen (A, B, C, DR) und Bestimmungen der schilddrüsenstimulierenden Antikörper durchgeführt.

1.1. 66 der 150 Patienten hatten die klinischen Zeichen einer „endokrinen" Orbitopathie und konnten somit von Anfang an zu der Gruppe der Basedow-Patienten zugeordnet werden.

1.2. 84 der 150 Patienten hatten zu keinem Zeitpunkt eine Augensymptomatik und konnten daher nicht von vornherein einer der beiden Hyperthyreoseformen zugeordnet werden.

1.3. Bei 125 der 150 Berliner Patienten konnten Verlaufsbeobachtungen zwischen 2−11 Jahren durchgeführt werden:

81 der 125 Patienten erlitten wenigstens ein Rezidiv während der Kontrollzeit, 44 der Patienten blieben nach einmaliger thyreostatischer Behandlung rezidivfrei. Bei 22 der 44 rezidivfreien Patienten konnte die Remission durch den normalen Ausfall eines Suppressionstestes bewiesen werden, wo hingegen bei den restlichen 22 Patienten die Remission aufgrund von mehrfach normal ausgefallenen TRH-Testen angenommen wurde.

2. Bei weiteren 47 Berliner Patienten mit mononodulärem autonomen Adenom der Schilddrüse wurde nur die HLA-Typsierung durchgeführt.

3. 107 Patienten mit negativem Suppressionstest und ohne Zeichen einer Orbitopathie kamen aus dem Einzugsgebiet der Universitätsklinik Marburg, einem Jodmangelgebiet. Bei 19 dieser Patienten konnte bei noch normalen Serum-T4- und T3-Spiegeln autoradiographisch und/oder histologisch das Vorliegen einer disseminierten Autonomie bewiesen werden, bei ebenfalls 31 euthyreoten Patienten wurde das Vorliegen einer disseminierten Autonomie aufgrund eines negativen Suppressionstestes nach Joseph [38] angenommen. 37 Patienten waren hyperthyreot und hatten szintigraphisch eine gleichmäßige Speicherung des Isotops, weitere 20 Patienten erfüllten die Kriterien eines klassischen autonomen Schilddrüsenadenoms. Bei den Marburger Patienten wurde die Bestimmung der schilddrüsenstimulierenden Antikörper, jedoch nicht die HLA-Typisierung durchgeführt.

4. 35 Patienten stammten aus Göttingen, das ebenfalls ein Jodmangelgebiet darstellt. Alle Patienten aus dieser Gruppe hatten eine langjährige Struma-Anamnese, jedoch nie Zeichen einer Orbitopathie; 28 von ihnen hatten bei normalen $T_4$- und $T_3$-Serumwerten einen negativen TRH-Test, sieben Patienten waren hyperthyreot. − Auch bei den Patienten aus Göttingen wurden lediglich die Antikörperbestimmungen durchgeführt.

Tabelle 1. Häufigkeit von schilddrüsenstimulierenden Antikörpern (TDA) bei Patienten mit negativem TRH-Test oder negativem Suppressionstest

|  | n | TDA (%) |
|---|---|---|
| A. Patienten mit szintigraphisch diffuser Struma | | |
| Hyperthyreot, mit Orbitopathie (Berlin) | 66 | 71 |
| Hyperthyreot, ohne Orbitopathie (Berlin) | 84 | 42 |
| Hyperthyreot, ohne Orbitopathie (Marburg) | 37 | 8 |
| Euthyreot, ohne Orbitopathie (Marburg) | 50 | 4 |
| Hyperthyreot, ohne Orbitopathie (Göttingen) | 7 | 14 = 1/7 |
| Euthyreot, ohne Orbitopathie (Göttingen) | 28 | 0 |
| B. Patienten mit autonomem Schilddrüsenadenom (Marburg) | 20 | 0 |

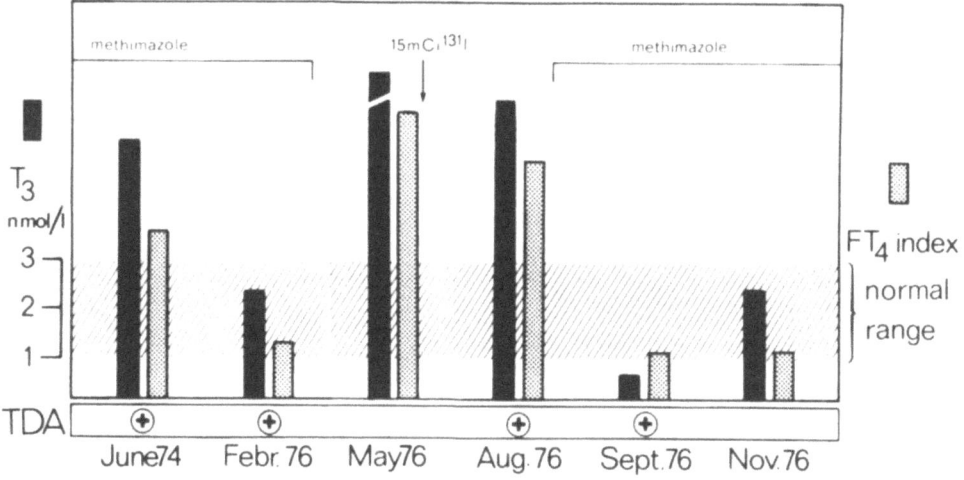

patient E.B. ♀79y

**Abb. 1.** TDA-Aktivität und klinischer Verlauf bei einem Patienten mit Hyperthyreose vom Typ Basedow: Der Patient wurde zunächst vom Juni 1974 bis Februar 1976 mit Favistan (Methimazol) behandelt. Bei fortdauerndem Nachweis von TSH-Rezeptorantikörperaktivität im Serum kam es nach Absetzen der Therapie zu einem Rezidiv der hyperthyreoten Stoffwechsellage mit Wiederanstieg von Thyroxin und Trijodthyronin im Serum. Da die Behandlung mit 15 mCi $^{131}$J keinen Erfolg zeigte, wurde im August 1976 erneut eine thyreostatische Behandlung eingeleitet. Bei weiterbestehender Antikörperaktivität normalisierten sich unter der Behandlung die Schilddrüsenhormonwerte im Serum. Erneute Auslaßversuche ergaben – wiederum bei persistierender Antikörperaktivität – erneut Anstiege der T4- und T3- Spiegel im Serum [35]

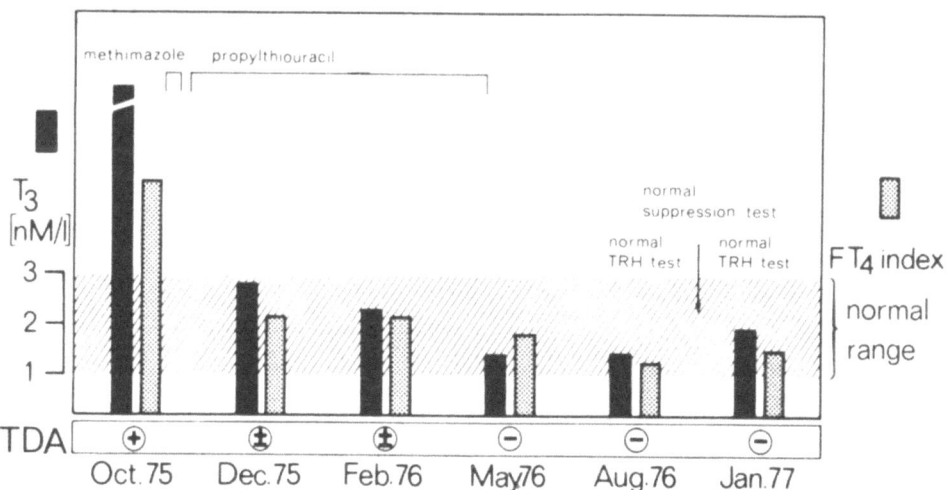

patient A.H.

**Abb. 2.** TDA-Aktivität und klinischer Verlauf bei einer Patientin mit Basedow-Hyperthyreose. Die anfangs durchgeführte Behandlung mit Favistan (Methimazol) mußte wegen allergischer Hautreaktionen auf Prophythiourazil umgestellt werden. Die vor und im Anfang unter der Behandlung nachweisbare TSH-Rezeptorantikörperaktivität war bei Beendigung der Therapie nicht mehr nachweisbar, die Schilddrüsenfunktionsuntersuchungen fielen einschließlich des Suppressionstestes normal aus. Im weiteren Verlauf (hier nicht dokumentiert) entwickelte die Patientin unter Wiederauftreten der TSH-Rezeptorantikörperaktivität wiederum eine Hyperthyreose und wurde deswegen strumareseziert [35]

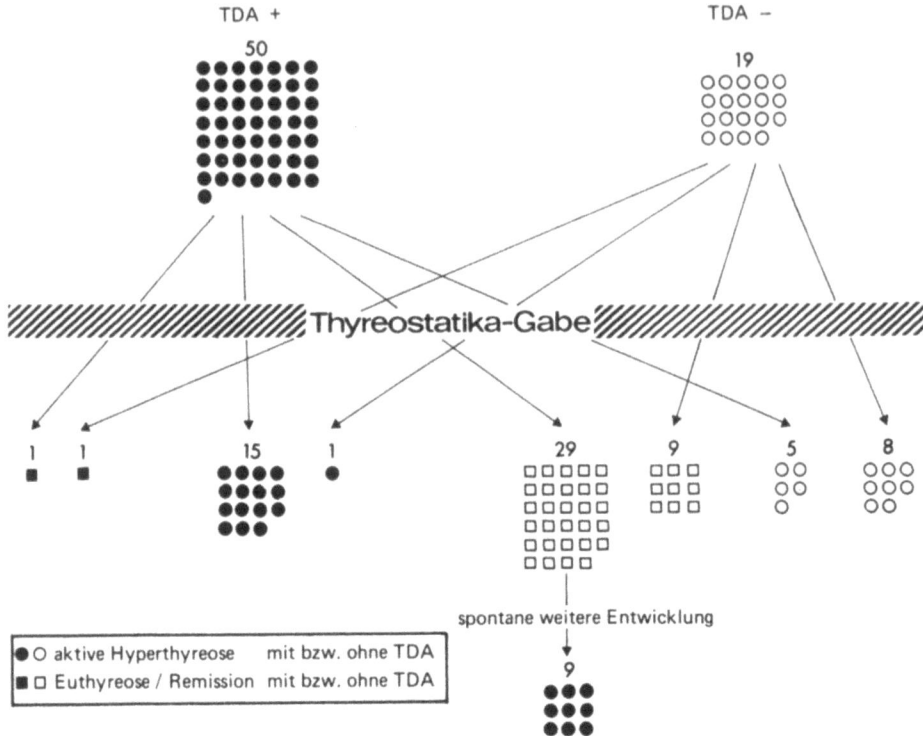

**Abb. 3.** TDA-Nachweis und klinischer Status unmittelbar vor Beginn und 4–8 Wochen nach Beendigung der thyreostatischen Therapie. Die Pfeile weisen auf die Entwicklung von Klinik und TDA-Nachweis während der medikamentösen Behandlung hin [20]

B. Labormethoden:

1. Die Bestimmung der schilddrüsenstimulierenden Antikörper wurde mit einem Radioligandenrezeptorversuch durchgeführt. Dieser Versuch beruht auf der Inhibierung der Bindung von $^{125}$J-TSH an seinen Rezeptor durch die Antikörper. Entsprechend der Versuchsmethodik werden die Antikörper als „TSH-displacing antibodies" (TDA) bezeichnet [34].

**Tabelle 2.** Häufigkeit von HLA B8, HLA DR3 und HLA DR5 bei Hyperthyreosepatienten mit Orbitopathie und/oder TDA-Aktivität (bezeichnet als Basedow) und ohne Orbitopathie und ohne TDA-Aktivität (bezeichnet als Nicht-Basedow) – alle Patienten hatten eine szintigraphisch diffuse Struma

| Patienten | Zahl der Untersuchungen A, B, C (DR) | Häufigkeit der HLA-Antigene % | | | | | |
|---|---|---|---|---|---|---|---|
| | | B8 | | DR3 | | DR5 | |
| | | (%) | RR | (%) | RR | (%) | RR |
| Kontrollen | 3 000 (160) | 18 | | 20 | | 23 | |
| Basedow | 101 (96) | 35$^a$ | 2,4 | 42$^b$ | 2,9 | 28 | 1,3 |
| Nicht-Basedow | 49 (44) | 14 | 0,8 | 14 | 0,6 | 43$^c$ | 2,5 |

Signifikanzberechnung: $^a$ $p = 2{,}6 \times 10^{-5}$; $^b$ $p = 1{,}9 \times 10^{-4}$; $^c$ $p = 0{,}01$

**Tabelle 3.** Häufigkeit von HLA B8, HLA DR3 und HLA DR5 bei Basedow und Nicht-Basedow Patienten (s. Tabelle 2) entsprechend dem klinischen Langzeitverlauf nach thyreostatischer Therapie

|  | Zahl der Untersuchungen | | Häufigkeit von HLA-Antigenen % | | |
| --- | --- | --- | --- | --- | --- |
|  | A, B, C | (DR) | B8 | DR3 | DR5 |
| Basedow | 87 | (83) | | | |
| Remissionsgruppe | 24 | (23) | 13[a] | 22[d] | 39 |
| Rezidivgruppe | 63 | (60) | 40[b] | 45[e] | 23 |
| Nicht-Basedow | 38 | (34) | | | |
| Remissionsgruppe | 20 | (19) | 25 | 21 | 26[g] |
| Rezidivgruppe | 18 | (15) | 11 | 13 | 53[h] |
| Kontrollen | 3 000 | (160) | 18[c] | 20[f] | 23[i] |

Signifikanzberechnung: [a] vs [b] $p = 0,03$; [d] vs [e] $p = 0,05$; [g] vs [h] $p = 0,11$; [h] vs [c] $p = 1,3 \times 10^{-5}$; [e] vs [f] $p = 1,9 \times 10^{-4}$; [h] vs [i] $p = 0,01$

2. HLA-Typisierung: Die HLA-Antigene des A, B, C und DR-Locus wurden durch den Standard NIH-Mikrolymphozytotoxizitätstest (A, B, C) und die Two-Color-Fluoreszenz-Technik (DR) bestimmt [30]. Die statistische Berechnung der HLA-Daten erfolgte mit dem Chi-Squaretest. Das relative Risiko (RR) wurde nach der Methode von Woolf errechnet [48].

*Ergebnisse*

Die Tabelle 1 zeigt die Häufigkeit schilddrüsenstimulierender Antikörper bei den verschiedenen Patientengruppen: Patienten mit Orbitopathie wiesen mit ca. 70% die größte Häufigkeit auf. Bei den Patienten aus Marburg und Göttingen mit vermuteter oder nachgewiesener disseminierter Autonomie der Schilddrüse ließen sich in maximal 8%, bei Patienten mit einem mononodulären Schilddrüsenadenom in keinem Falle die Antikörper nachweisen. Auffällig war, daß Patienten mit Rezidiven nach thyreostatischer Therapie schon vor der Behandlung signifikant häufiger die Antkörperaktivität aufwiesen als Patienten mit Remissionen (71% vs 42%, $p = 3,1 \times 10^{-4}$). – Die Abb. 1–3 zeigen, daß bei vor Behandlung TDA-positiven Patienten der weitere Verlauf der Antikörper-Aktivität gut mit dem klinischen Verlauf korrelierte: Patienten mit persistierender Aktivität erlitten fast immer nach Beendigung der Therapie ein Rezidiv. Bei Patienten mit Verschwinden der Aktivität während der Behandlung war in den meisten Fällen nach Behandlungsende eine Remission festzustellen.

**Tabelle 4.** Rezidivquoten bei hyperthyreoten Patienten mit szintigraphisch diffuser Struma nach einmaliger (meist einjähriger) thyreostatischer Behandlung

|  | n | | Rezidivquote |
| --- | --- | --- | --- |
| Basedow Patienten | 28 | B8-positiv | 89% |
|  | 59 | B8-negativ | 64% |
|  | 32 | DR3-positiv | 84% |
|  | 51 | DR3-negativ | 65% |
| Nicht-Basedow Patienten | 13 | DR5-positiv | 67% |
|  | 21 | DR5-negativ | 33% |

Tabelle 2 zeigt das Ergebnis der HLA-Typisierungen bei Patienten mit Oribitopathie und/oder TDA-Aktivität und bei einer zweiten Patientengruppe mit „diffuser" Hyperthyreose, die jedoch nicht die klinischen Merkmale Orbitopathie und TDA-Aktivität aufwiesen: In der ersteren Gruppe fand sich eine signifikante Erhöhung von HLA-B8 und HLA-DR3, in der letzteren Gruppe war nur HLA-DR5 signifikant häufiger nachzuweisen. Patienten mit einem mononodulären autonomen Schilddrüsenadenom (nicht gezeigt in dieser Tabelle) wiesen keine Abweichungen des HLA-Musters gegenüber den Kontrollgruppen auf. – Wurden die Patienten weiter unterteilt in Gruppen mit Rezidiven und langdauernden Remissionen nach Therapie, zeigten nur die Rezidivpatienten eine signifikant erhöhte Häufigkeit von HLA-B8-DR3 (bei Patienten mit Orbitopathie/TDA) oder HLA-DR5 (bei Patienten ohne Orbitopathie/ohne TDA) (Tab. 3).

Die höchsten Rezidivraten nach Therapie fanden sich bei den HLA-B8 und HLA-DR3 positiven Patienten mit Orbitopathie/TDA (89% und 84%), die geringste Rezidivquote bei den DR5 negativen Patienten ohne Orbitopathie/ohne TDA (33%) (Tab. 4).

*Diskussion*

Forschungsergebnisse der letzten Jahre zeigten, daß eine Schilddrüsenüberfunktion bei szintigraphisch diffuser thyreoidaler Speicherung durch zwei pathogenetisch verschiedenartige Erkrankungen bedingt sein können: Die Hyperthyreose vom Typ Basedow und die disseminierte Schilddrüsenautonomie.

Die immunologische Genese der Basedow-Hyperthyreose kann heute – trotz vieler noch offener Einzelfragen – als gesichert gelten [45]. Die Existenz einer disseminierten Schilddrüsenautonomie ist schon seit ca. 1970 von einzelnen Autoren, insbesondere von J. Miller diskutiert worden [28]. Eine von Studer et al. [40] publizierte Studie sowie Arbeiten von Gemsenjäger et al. [22], Dige-Petersen et al. [9], Emrich et al. [12] und Elte et al. [11] lassen folgende Schlüsse zu: In über längere Zeit existierenden euthyreoten Strumen treten zunächst vereinzelt autonome Zellen und Follikel auf; in späteren Stadien können die autonomen Bezirke in disseminierter Anordnung das gesamte Organ durchziehen, daneben existieren auch „normale", jetzt jedoch supprimierte Follikel; entsprechend der nicht immunologischen Genese fehlen hier lymphozytäre und plasmazelluläre Infiltrate in dem Organ [40]. Ist eine kritische Masse des autonomen Gewebes überschritten, kommt es – insbesondere nach Jodexposition – zur Hyperthyreose. Entsprechend der nichtimmunogenen Genese ihrer Erkrankung zeigen die Patienten mit autonomer Struma nie die Zeichen einer „endokrinen" Orbitopathie.

Im Einzelfall kann die klinische Zuordnung eines Patienten zu einer der beiden Krankheitsgruppen schwierig oder unmöglich sein. Das Vorliegen einer Immunhyperthyreose kann nur bei Patienten mit den Zeichen einer sog. „endokrinen" Orbitopathie als gesichert gelten; der Nachweis von schilddrüsenstimulierenden Antikörpern (TDA) erlaubt diese Zuordnung mit an Sicherheit grenzender Wahrscheinlichkeit. Umgekehrt schließt jedoch das Fehlen dieser beiden Kriterien das Vorliegen einer Basedow-Hyperthyreose nicht mit absoluter Sicherheit aus: Immerhin hatten noch ca. 30% der Berliner Patienten ohne Augensymptome eine TDA-Aktivität i. S., während bei den Patienten mit begleitender Orbitopathie diese Antikörper nur in ca. 70% der Fälle nachweisbar waren.

Die Einleitung nach den Kriterien „Orbitopathie" und „TDA-Nachweis" ist jedoch geeignet, die Existenz von zwei immungenetisch differenten Patientengruppen zu demonstrieren: Die HLA-Typisierungen zeigen in der Gruppe der Berliner Patienten mit Orbitopathie und/oder TDA-Aktivität das erwartete signifikant häufigere Vorkommen von HLA-B8-DR3 [1–3, 15–17, 23–26, 31, 32, 36, 41, 44]. In der Gruppe der Berliner

Patienten ohne Orbithopathie und ohne TDA-Aktivität war dagegen überraschenderweise nur die Häufigkeit von HLA-DR5 signifikant höher als bei der Kontrollgruppe und auch als bei den Basedow-Patienten. Diese immun-genetische Heterogenität bei hyperthyreoten Patienten mit szintigraphisch diffuser Struma mag ein Grund sein für die nicht immer bestätigte Häufung von HLA-B8 bei „Basedow" Patienten [6] und die sehr verschiedenen Angaben über die Häufigkeit von schilddrüsenstimulierenden Antikörpern bei hyperthyreoten Patienten [14]. Die Annahme liegt nahe, daß bei einem großen Teil der Berliner Patienten ohne Zeichen der Orbitopathie und TDA-Nachweis die Hyperthyreose auf dem Boden einer disseminierten Autonomie entstand. Auch die schon früher beschriebene normale Häufigkeit des HLA B8-Antigens bei hyperthyreoten Patienten mit diffuser Struma, aber ohne Orbitopathie und bei Patienten mit autonomen Schilddrüsenadenomen [32, 47], sowie der seltene bzw. fehlende Nachweis von TDA-Aktivität bei den Patienten mit nachgewiesener disseminierter Autonomie und autonomem Schilddrüsenadenom würde dafür sprechen. − Jedoch läßt der unerwartete Befund einer erhöhten Häufigkeit von HLA-DR5 bei den Berliner Patienten ohne Orbitopathie und ohne TDA-Aktivität auch daran denken, daß ein nicht TDA-abhängiger, jedoch auch immunologischer Hyperthyreosetyp vorliegen könnte: Einige Autoimmunerkrankungen wie die perniziöse Anämie, die juvenile rheumatische Arthritis und die hypertrophe Form der Immunthyreoiditis zeigen ebenfalls ein gehäuftes Vorkommen von HLA-DR5 [18, 21, 27, 41, 43, 46].

Die Messungen der schilddrüsenstimulierenden Antikörper mit dem Radioliganden-Rezeptorversuch ist [8, 10, 13, 19, 34] nach unseren bisherigen Erfahrungen und nach den Berichten anderer Arbeitsgruppen eine hinreichend zuverlässige Methode, um während der thyreostatischen Behandlung das Persistieren der Erkrankung oder den Eintritt einer Remission zu erkennen [8, 19, 20, 35]: Fast alle Patienten mit persistierender Antikörperaktivität erleiden nach unserer Erfahrung nach Absetzen der Therapie ein klinisch und laborchemisch erfaßbares Rezidiv; 75% der Patienten, die während der Behandlung Antikörper-negativ wurden, blieben auch nach Beendigung der Therapie euthyreot. Einige Autoren stellen die Identität der TDA-Aktivität und des schilddrüsenstimulierenden Antikörpers in Frage und grenzen daher den TSH displacing antibody (TDA) von einem thyroid stimulating antibody (TsAB) ab [42, 49]. Die Bestimmung von TsAB, die auf der Stimulierung der Adenylzyklase in Schilddrüsenschnitten oder Schilddrüsenhomogenaten beruht [4, 14, 39, 49], zeigte ebenfalls eine gute Übereinstimmung des klinischen Bildes mit der Messung der Antikörperaktivität. TsAB-Messungen sind jedoch methodisch so aufwendig, daß sie für die klinische Routine nicht in Frage kommen [39, 49].

Verschiedene Arbeitsgruppen haben die Bedeutung von HLA-Bestimmungen zur Beurteilung der Langzeitprognose diskutiert: McGregor et al. [24], und Irvine et al. [25] berichten, daß HLA-B8 und HLA-DR3 positive Patienten häufiger Rezidive erlitten als HLA-B8 und HLA-DR3 negative Patienten. Diese Autoren schlagen vor, eine thyreostatische Therapie nur bei HLA-B8 und HLA-DR3 negativen Personen durchzuführen und bei Probanden, die diese Merkmale aufweisen, primär eine chirurgische Behandlung oder eine $^{131}$J-Therapie ins Auge fassen. Farid et al. fanden darüber hinaus, daß HLA-DR3 positive Patienten schlecht auf eine Radiojodtherapie ansprachen [17]. Eigene Untersuchungen zu dieser Frage ergaben zunächst keine statistisch signifikanten Differenzen zwischen der Häufigkeit der HLA-Merkmale bei Remissions- und Rezidiv-Patienten [33, 36]. Über ähnlich „negative" Erfahrung berichteten in jüngster Zeit auch Dahlberg et al. [7]. Bei Unterteilung der Gesamtgruppe mit szintigraphisch diffuser hyperthyreoter Struma in Patienten mit Orbitopathie und/oder TDA-Aktivität und Patienten ohne diese beiden Merkmale zeigte sich, daß Rezidiv-Patienten der ersteren Gruppe signifikant häufiger die Merkmale HLA-B8 und HLA-DR3, die der letzteren Gruppe das Merkmal HLA-DR5 aufwiesen. Patienten beider Gruppen mit langdauernden Remissionen wiesen eine normale Häufigkeit aller HLA-Antigene auf. Die in diesem Teil der Studie eingegangenen Patientenzahlen sind allerdings noch zu klein, um aus den in Tabelle 3 und 4 gezeigten Daten therapeutische Empfehlungen ableiten zu können. Entsprechende Fallzahlen sind sicher nur in einer multizentrischen Studie zu gewinnen.

*Zusammenfassung*

Die Schilddrüsenüberfunktion bei Patienten mit szintigraphisch diffuser Struma kann mindestens durch 2 pathogenetisch verschiedene Erkrankungen der Schilddrüse bedingt sein: a) die Basedow Hyperthyreose gehörte zu dem Formenkreis der autoimmunologischen Erkrankungen; Antikörper gegen ein Antigen in der Schilddrüsenzellmembran (TSH-receptor?) stimulieren unkontrolliert von einem Regelmechanismus die Hormonsynthese und Hormonsekretion. b) Die disseminierte Schilddrüsenautonomie entsteht in primär euthyreoten Strumen und ist durch das über das ganze Organ verteilte Vorkommen von autonomen und supprimierten Follikeln charakterisiert. Beide Formen der Schildrüsenüberfunktion sind bei Fehlen einer begleitenden „endokrinen" Orbitopathie durch Routinemethoden nicht zu unterscheiden. Es wurde der Versuch unternommen:
1. durch HLA-Typisierung und Bestimmung der schilddrüsenstimulierenden Antikörper eine solche Unterteilung durchzuführen und
2. zu überprüfen, ob beide Formen der Hyperthyreose nach einer thyreostatischen Therapie eine unterschiedliche Langzeitprognose aufweisen:
Patienten mit „endokriner" Orbitopathie und/oder mit im Serum nachweisbaren schilddrüsenstimulierenden Antikörpern zeigten eine signifikant erhöhte Häufigkeit der HLA-Antigene B8 und DR3, Patienten ohne Orbitopathie und ohne Antikörperaktivität wiesen eine selektiv erhöhte Häufigkeit von HLA-DR5 auf. – Die bisherigen Ergebnisse lassen ferner vermuten, daß HLA-DR3 und HLA-B8 positive Basedow-Patienten die höchste Rezidivquote (ca. 90%) nach thyreostatischer Therapie haben. Die geringste Rezidivquote (ca. 30%) zeigten die HLA-DR5 negativen Patienten ohne Orbitopathie und ohne schilddrüsenstimulierende Antikörper.

*Literatur*

1. Allannic H, Fauchet R, Lorcy Y, Heim J, Gueguen M, Leguerrier A-M, Genetet B (1980) HLA and Graves' disease: An association with HLA-DRw3. J Clin Endocrinol Metab 51: 863 – 2. Balàzs CS, Stenszky V, Kozma L, Leôvey A (1978) The possible influence of HLA-A1, B8 antigens on the course of Graves' disease. Biomedicine 29: 263 – 3. Bech K, Lumholtz B, Nerup J, Thomsen M, Platz P, Ryder LP, Svejgaard A, Siersbaek-Nielsen K, Hansen IM, Larsen JM (1977) HLA antigens in Graves' disease. Acta Endocrinol (Kbh). 86: 510 – 4. Bech K, Madsen SN (1979) Thyroid adenylate cyclase stimulating immunoglobulins in thyroid diseases. Clin Endocrinol 11: 47 – 5. Bech K, Madsen SN, Thomsen M, Svejgaard A (1979) The influence of treatment on thyroid stimulating antibodies in Graves' disease. Ann Endocrinol [Suppl] 40: 53 – 6. Brown J, Solomon DH, Beall GN, Terasaki PI, Chopra IJ, van Herle AG, Wu S-Y (1978) Autoimmune thyroid diseases – Graves' and Hashimoto's. Ann Intern Med 88: 379 – 7. Dahlberg PA, Holmlund G, Karlsson FA, Säfwenberg J (1980) Prediction of relapse in Graves' disease. Lancet 2: 1144 – 8. Davies TF, Yeo PPB, Evered DC, Clark F, Smith BR, Hall R (1977) Value of thyroid-stimulating-antibody determinations in predicting short-term thyrotoxic relapse in Graves' disease. Lancet 1: 1181 – 9. Dige-Petersen H, Hummer L (1977) Serum thyrotropin concentrations under basal conditions and after stimulation with thyrotropin-releasing hormone in idiopathic nontoxic goiter. J Clin Endocrinol Metab 44: 1115 – 10. O'Donnell J, Trokoudes K, Silverberg J, Row V, Volpé R (1978) Thyrotropin displacement activity of serum immunoglobulins from patients with Graves' disease. J Clin Endocrinol Metab 46: 770 – 11. Elte JWF, Wiarda KS, Bussemaker JK, Frölich M, Boek JM, v d Heide D, Haak A (1980) Autonomously functioning euthyroid multinodular goitre. J Mol Med 4: 39 – 12. Emrich D, Bähre M (1978) Autonomy in euthyroid goitre: Maladaptation to iodine deficiency. Clin Endocrinol 8: 257 – 13. Endo K, Kasagi K, Konishi J, Ikekubo K, Okuno T, Takeda Y, Mori T, Torizuka K (1978) Detection and properties of TSH-binding inhibitor immunoglobulins in

patients with Graves' disease and Hashimoto's thyroiditis. J Clin Endocrinol Metab 46: 734 – 14. Etienne-Decerf J, Winand RJ (1981) A sensitive technique for determination of thyroid-stimulating immunoglobulin (TSI) in unfractionated serum. Clin Endocrinol 14: 83 – 15. Farid NR, Barnard JM, Marshall WH (1976) The association of HLA with autoimmune thyroid disease in Newfoundland. The influence of HLA homozygosity in Graves' disease. Tissue Antigens 8: 181 – 16. Farid NR, Sampson L, Noel EP, Barnard M, Mandeville R, Larsen B, Marshall WM, Carter ND (1979) A study of human leukocyte D locus related antigens in Graves' disease. J Clin Invest 63: 108 – 17. Farid NR, Stone E, Johnson G (1980) Graves' disease and HLA: Clinical and epidemiologic associations. Clin Endocrinol 13: 535 – 18. Farid NR, Sampson L, Moens H, Barnard JM (1981) The association of goitrous autoimmune thyroiditis with HLA-DR5. Tissue Antigens (im Druck) – 19. Fenzi G, Hashizume K, Roudebush CP, DeGroot LJ (1979) Changes in thyroid-stimulating immunoglobulins during antithyroid therapy. J Clin Endocrinol Metab 48: 572 – 20. Finke R, Kotulla P, Wenzel B, Bogner U, Meinhold M, Schleusener H (1981) Klinische Bedeutung der Bestimmung von schilddrüsenstimulierenden Antikörpern. Dtsch Med Wochenschr 106: 38 – 21. Glass D, Litvin D, Wallace K, Chylack L, Garovoy M, Carpenter CB, Schur PH (1980) Early-onset pauciarticular juvenile rheumatoid arthritis associated with human leukocyte antigen-DRw5, iritis, and antinuclear antibody. J Clin Invest 66: 426 – 22. Gemsenjäger E, Staub JJ, Girard J, Heitz P (1976) Preclinical hyperthyroidism in multinodular goiter. J Clin Endocrinol Metab 43: 810 – 23. Grumet FC, Payne RO, Konishi J, Kriss JP (1974) HL-A antigens as markers for disease susceptibility and autoimmunity in Graves' disease. J Clin Endocrinol Metab 39: 1115 – 24. McGregor AM, Smith BR, Hall R, Petersen MM, Miller M, Dewar PJ (1980) Prediction of relapse in hyperthyroid Graves' disease. Lancet 1: 1101 – 25. Irvine WJ, Gray RS, Morris PJ, Ting A (1977) Correlation of HLA and thyroid antibodies with clinical course of thyrotoxicosis treated with antithyroid drugs. Lancet 2: 898 – 26. Jaffiol C, Seignalet J, Baldet L, Robin M, Lapinski H, Mirouze J (1976) Système HLA et maladie de Basedow. Ann Endocrinol 37: 219 – 27. Mayr WR, Schernthaner G (1981) HLA-DR in autoimmune endocrine diseases. In: Steffen C, Ludwig H (eds) Elsevier/North Holland, Biomedical Press, Amsterdam New York Oxford, p 145 – 28. Miller JM, Block MA (1970) Functional autonomy in multinodular goiter. JAMA 214: 535 – 29. Orgiazzi J, Williams DE, Chopra IJ, Solomon DH (1976) Human thyroid adenyl cyclase-stimulating activity in immunoglobulin G of patients with Graves' disease. J Clin Endocrinol Metab 42: 341 – 30. van Rood JJ, van Leeuwen A, Ploem JS (1976) Simultaneous detection of two cell populations by two-colour fluorescence and application to the recognition of B-cell determinants. Nature 262: 795 – 31. Schernthaner G, Ludwig H, Mayr WR, Hoefer R (1977) Genetic heterogeneity in thyrotoxicosis patients with and without endocrine ophthalmopathy. Diabete et Metabolism 3: 189 – 32. Schernthaner G, Schleusener H, Finke R, Kotulla P, Ludwig H, Mayr WR (1978) Thyroid stimulating immunoglobulins in HLA-typed patients with ophthalmic Graves' disease, thyrotoxicosis and Hashimoto's thyroiditis. Acta Endocrinol [Suppl 87] (Kbh) 215: 79 – 33. Schernthaner G, Schleusener H, Kotulla P, Finke R, Wenzel B, Mayr WR (1980) Prediction of relapse or long-term remission in hyperthyroid Graves' disease. Lancet 2: 373 – 34. Schleusener H, Kotulla P, Finke R, Sörje H, Meinhold H, Adlkofer F, Wenzel KW (1978) Relationship between thyroid status and Graves' disease-specific immunoglobulins. J Clin Endocrinol Metab 47: 379 – 35. Schleusener H, Finke R, Kotulla P, Wenzel KW, Meinhold H, Roedler HD (1978) Determination of thyroid stimulating immunoglobulins (TSI) during the course of Graves' disease. A reliable indicator for remission and persistence of this disease? J Endocrinol Invest 1: 155 – 36. Schleusener H, Schernthaner G, Mayr WR, Kotulla P, Bogner U, Wenzel B, Koppenhagen K (1980) Evaluation of HLA typing (A, B, C, DR) and immunological assessment in predicting the long-term course of Graves' disease. In: Stockigt J, Nagataki S (eds) Thyroid research VIII. Canberra: The Australian Academy of Science, p 617 – 37. Schleusener H, Joseph K, Mahlstedt J, Kotulla P, Bogner U, Wenzel B, Meinhold H (1980) Evaluation of thyroid autoantibodies in distinguishing between Graves' disease and disseminated thyroid autonomy. Acta Endocrinol [Suppl 94] (Kbh) 234: 22 – 38. Schleusener H, Jospeh K, Mahlstedt J, Kotulla P, Bogner U, Wenzel B, Meinhold H (1980) Differences between immunogenic toxic diffuse goiter (Graves' disease) and goiter with disseminated autonomy: Preliminary results. J Mol Med 4: 129 – 39. Stöckle G, Seif FJ (1981) Thyroid-stimulating immunoglobulins in Graves'-Basedow disease before and after treatment with carbimazole. Acta Endocrinol [Suppl 96] (Kbh) 240: 13 – 40. Studer H, Hunziker HR, Ruchti C (1978) Morphologic and functional substrate of thyrotoxicosis caused by nodular goiters. Am J Med 65: 227 – 41. Svejgaard A, Morling N, Platz P, Ryder LP, Thomsen M (1981) HLA and disease associations with special reference to mechanisms. Transplant Proc (in press) – 42. Sugenoya A, Kidd A, Row VV, Volpé R (1979) Correlation between thyrotropin-displacing activity and human thyroid-stimulating activity by immunoglobulins from patients with Graves' disease and other thyroid disorders. J Clin Endocrinol Metab 48: 398 – 43. Thomsen M, Jørgensen F, Brandsborg M, Gimsing P, Langn Nielsen J, Ryder LP, Svejgaard A (1981) Association of pernicious anaemia and intrinsic factor antibody with HLA-D. Tissue Antigens 17: 97 – 44. Thorsby E, Segaard E, Solem JH,

Kornstad L (1975) The frequency of major histocompatibility antigens (SD & LD) in thyrotoxicosis. Tissue Antigens 6: 54 – 45. Volpé R (1977) The role of autoimmunity in hypoendocrine and hyperendocrine function. With special emphasis on autoimmune thyroid disease. Ann Intern Med 87: 86 – 46. Weissel M, Höfer R, Zasmeta H, Mayr WR (1980) HLA-DR and Hashimoto's thyroiditis. Tissue Antigens 16: 256 – 47. Wenzel KW, Weise W, Kotulla P, Schleusener H, Adlkofer F (1976) Different association of histocompatibility antigens (HA) in patients with Graves' disease (GD) or autonomous adenoma (AA) and its corelation to human thyroid stimulating globulins (HTSI). Acta Endocrinol [Suppl 82] (Kbh) 204: 16 – 48. Woolf B (1955) On estimating the relation between blood group and disease. Ann Human Genet 19: 251 – 49. Zakarija M, McKenzie JM, Banovac K (1980) Clinical significance of assay of thyroid-stimulating antibody in Graves' disease. Ann Intern Med 93: 28

## Die Thyreoiditiden. Diagnose und Therapie

Schatz, H. (III. Med. Klinik und Poliklinik des Zentrums für Innere Medizin der Univ. Gießen)

### Referat

Den Thyreoiditiden, insbesondere deren autoimmunologisch bedingten Formen, wird in den letzten Jahren zunehmendes Interesse entgegengebracht [1], während noch in der Mitte dieses Jahrhunderts die Schilddrüsenentzündungen nur wenig Beachtung gefunden hatten. Im vorigen Jahrhundert hingegen waren Thyreoiditis bzw. Strumitis jedem Arzt geläufige und gefürchtete Erkrankungen: In der Monographie des Straßburger Professors für Chirurgie A. Lücke aus dem Jahre 1875 [14] ist zu lesen: „Die Ausgänge der Strumitis sind Zertheilung, Eiterung, Brand, Tod". Zweifellos bezog sich diese Äußerung auf die damals häufigen bakteriellen Schilddrüsenentzündungen.

Heute kennt man eine Vielzahl von Thyreoiditiden, die sowohl ätiologisch-pathogenetisch als auch in ihrer klinischen Symptomatik eine sehr heterogene Krankheitsgruppe darstellen, der nur das histologische Substrat der Infiltration gemeinsam ist. Die Klassifikationsvorschläge der Amerikanischen Schilddrüsengesellschaft [27] und der Sektion Schilddrüse der Deutschen Gesellschaft für Endokrinologie [13] orientieren sich vorwiegend am klinischen Verlauf und unterscheiden akute und chronische bzw. akute, subakute und chronische Formen. Tabelle 1 zeigt eine etwas vereinfachte Einteilung, der im Verlauf dieses Referats gefolgt werden soll.

**Tabelle 1.** Einteilung der Thyreoiditiden (vereinfacht)

*Akute Thyreoiditis* (Bakterien, Strahlen, Traumen)

*Subakute Thyreoiditis de Quervain* (Viren?)

*Chronische Thyreoiditis*
   Lymphozytär (Autoimmunthyreoiditis)
      Hypertrophisch (Struma lymphomatosa Hashimoto)
      Atrophisch (ohne Struma)
      Fokal (bei Morbus Basedow u. a.)

   Fibrös-invasiv (Riedel)

   Spezifisch (Tuberkulose, Syphilis)

## Akute Thyreoiditiden

Die *bakterielle*, eitrige, zur Abszedierung neigende Schilddrüsenentzündung stellt heute, im Zeitalter der Antibiotika, eine Rarität dar. Vom Autor wurden nur wenige Fälle beobachtet, einmal erst vor kurzem bei einer jungen Diabetikerin. Typischerweise finden sich klinisch die vier klassischen Entzündungszeichen, Rubor, Calor, Dolor und Tumor, labormäßig besteht eine Blutsenkungsbeschleunigung sowie eine ausgeprägte Leukozytose mit Linksverschiebung und toxischer Granulierung, welche die diff.-diagnostische Abgrenzung von einer akuten Verlaufsform der Thyreoiditis de Quervain gestattet (siehe unten). Die Schilddrüsenfunktionslage ist euthyreot, Schilddrüsenantikörper lassen sich nicht nachweisen. Szintigraphisch zeigt sich die Radioaktivitätsspeicherung über dem befallenen Bezirk vermindert. Die bakterielle Thyreoiditis wird mit Antibiotika und konventionellen Antiphlogistika behandelt, bei Abszedierung ist eine chirurgische Intervention erforderlich.

Häufiger als die akute, bakterielle Thyreoiditis, wenngleich auch nur vereinzelt, tritt eine akute Schilddrüsenentzündung als *Bestrahlungsthyreoiditis* nach Radiojodtherapie einer Hyperthyreose klinisch in Erscheinung. Die Inzidenz liegt unter 1%, eine Behandlung mit Antiphlogistika bzw. Kortikoiden wird nur selten erforderlich [12]. Auch nach Radiojodtherapie eines Schilddrüsenkarzinoms kommt es nur relativ selten zu einer Schilddrüsenentzündung. Trotz der Gewebszerstörung mit Thyreoglobulinausschwemmung konnten wir bei 40 Patienten im Verlaufe von bis zu sechs Radiojodtherapien während zwei Jahren (Abb. 1) in keinem Fall ein Neuauftreten bzw. einen Anstieg von Thyreoglobulinantikörpern beobachten [23a]. Offenbar kann durch die alleinige Gewebsläsion bei Fehlen einer entsprechenden immunologischen Ausgangslage eine stärkere, anhaltende Antikörperbildung bzw. eine Autoimmunthyreoiditis nicht induziert werden.

Schließlich können milde Zeichen einer akuten Entzündung auch nach Blutungen in das Schilddrüsengewebe auftreten, wie sie vom Autor in 6% der untersuchten nodulären

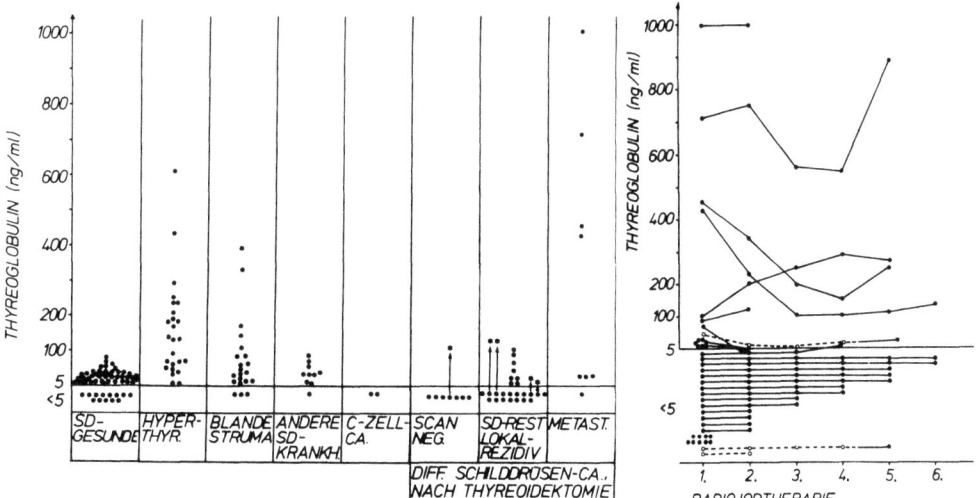

**Abb. 1.** Thyreoglobulinspiegel bei Schilddrüsenerkrankungen. Querschnittsuntersuchung (linker Bildteil) und Längsschnittuntersuchung über 2 Jahre (rechter Bildteil). Im rechten Bildteil sind die Meßwerte in Patientenseren mit endogenen Thyreoglobulinantikörpern als offene Kreise dargestellt und mit strichlierter Linie verbunden. Man erkennt, daß bei keinem Patienten im Verlaufe von 2 Jahren unter bis zu sechs Radiojodtherapien ein Neuauftreten von Thyreoglobulinantikörpern beobachtet werden konnte

Strumen gesehen wurden [12]. Diese als *traumatisch* aufzufassenden, *akuten Thyreoiditiden* bedürfen in der Regel keiner Therapie.

*Subakute Thyreoiditis de Quervain*

Es hat sich in Deutschland eingebürgert, diese histologisch durch Riesenzellen charakterisierte, wahrscheinlich durch Viren bedingte Form der Schilddrüsenentzündung als „subakute" Thyreoiditis zu bezeichnen und mit dem Namen des Schweizer Chirurgen Fritz de Quervain [19] zu verbinden. Wenn auch der größere Teil dieser Schilddrüsenentzündung tatsächlich „subakut" verläuft, so gibt es dennoch zahlreiche klinisch als „akute" Thyreoiditis imponierende Fälle, die dann des öfteren auch prompt als bakterielle Thyreoiditis verkannt werden. Unter 31 eigenen, publizierten Fällen wurde ein klinisch akuter Verlauf 7mal beobachtet ([20], Tabelle 2). Die Amerikanische Schilddrüsengesellschaft ordnet die Riesenzellthyreoiditis dementsprechend auch unter die akuten Thyreoiditiden. Gerechterweise sollte noch erwähnt werden, daß die ersten 18 Fälle dieses Krankheitsbildes von H. Mygind bereits im Jahre 1895 beschrieben worden waren [16].

Ätiologie

Träger der Histokompatibilitätsantigens HLA-Bw 35 erscheinen prädisponiert zu sein [17], wobei überwiegend Frauen erkranken. Als krankheitsauslösend werden Virusinfekte angesehen. Typischerweise folgen die Krankheitssymptome etwa 2–12 Wochen nach einem Infekt des Respirationstraktes bzw. nach einer Grippe oder einer Infektion mit Coxsackie- oder Mumpsviren, wie bei 15 der mitgeteilten 31 eigenen Fälle ([20], Tabelle 2). Der beobachtete Abfall von Virusantikörpertitern im Anschluß an den Schilddrüsenbefall [26] spricht ebenfalls für eine virale Genese.

Klinik und Laborbefunde

Klinisches Leitsymptom sind Schmerzen im Bereich des Halses, die anfangs oft noch nicht in die Schilddrüse lokalisiert werden, sondern den Patienten wegen Schluckbeschwerden oder ziehender Schmerzen hinter den Ohren den Hals-Nasen-Ohren-Arzt aufsuchen lassen. Erst später macht sich dem Patienten die oft extrem druckschmerzhafte, meist knotig oder einseitig, manchmal aber auch diffus (Tabelle 2) befallene Schilddrüse bemerkbar. Charakteristisch ist die Befundkonstellation einer extrem beschleunigten Blutsenkung, z. B. 100/140 mm n. W., bei normaler Gesamtleukozytenzahl. Die Alpha-2-Globuline sind erhöht. Im Schilddrüsenszintigramm zeigen sich Speicherungsausfälle, die Schilddrüsenfunktionsparameter liegen im euthyreoten Bereich, zu Beginn können sich auch leicht hyperthyreote, später grenzwertig bis leicht hypothyreote Werte ergeben. Schilddrüsenantikörper finden sich zu Beginn nur in etwa einem Viertel, im Verlauf bei einem Drittel bis zur Hälfte der Fälle, wobei höchstens mittlere Titer erreicht werden. Die Antikörper verschwinden in der Regel wieder mit Abklingen der Erkrankung. Ein gehäuftes Auftreten von Antikörpern gegen das sogenannte „zweite Antigen des Kolloids" (siehe Tabelle 4) konnten wir im Gegensatz zu anderen Autoren [4] nicht beobachten ([20], Tabelle 2). Der histologische oder cytologische Befund von Riesenzellen im Biopsiepräparat bestätigt die Diagnose. In eindeutigen Fällen erscheint uns jedoch eine Biopsie nicht erforderlich.

Differentialdiagnose

Differentialdiagnostisch läßt sich eine (insbesondere akut verlaufende) Thyreoiditis de Quervain von einer bakteriellen Thyreoiditis durch die fehlende oder wenig ausgeprägte Leukozytose abgrenzen, gegen eine Autoimmunthyreoiditis sprechen die fehlenden oder

**Tabelle 2.** Klinische Daten und (initiale) Laboratoriumsbefunde bei 31 Patienten mit Thyreoiditis de Quervain (mittleres Alter 49 Jahre, Bereich 30−69)

| | |
|---|---|
| Zahl der Patienten | 31 |
| davon bioptisch gesichert | 15 |
| Männer | 5 |
| Frauen | 26 |
| Beginn: »akut« | 7 |
| »Subakut«, kein Infekt erkennbar | 9 |
| Infekt vor 2−12 Wochen pharyngeal, »Grippe« | 10 |
| Coxsackie? | 2 |
| Mumps | 3 |
| Schmerzhafte Schilddrüsenvergrößerung, diffus | 5 |
| knotig oder einseitig | 26 |
| Blutsenkungsgeschwindigkeit nach Westergren | |
| mm in der 1. Stunde, unter 50 | 3 |
| 50−100 | 10 |
| über 100 | 18 |
| Leukozytenzahl/µl Blut unter 9 000 | 27 |
| 9 000−12 000 | 4 |
| $\alpha_2$-Globulinerhöhung (Elektrophorese) | 20 |
| Proteingebundenes Jod im Serum (PBI) (über 90 µg/l) | 21 |
| Periphere Schilddrüsenfunktionsparameter Hamolsky-Test, $T_3$-Test, TBI-Test, bestimmt bei 24 Patienten, davon im hyperthyreoten Bereich | 4 |
| Gesamtthyroxin (nach Murphy), bestimmt bei 9 Patienten, davon erhöht (über 90 µg/l) | 3 |
| Schilddrüsenantikörper: Thyreoglobulinantikörper (Immunfluoreszenz und/oder Boyden-Test) positiv | |
| zu Beginn | 7 |
| im Verlauf | 14 |
| nach 1 bis 3 Jahren | 2 |
| (Titer im Boyden-Test nie über 1 : 250) | |
| Mikrosomale Antikörper (Immunfluoreszenz und Komplementbindungsreaktion, bestimmt bei 10 Patienten) positiv | |
| zu Beginn | 0 |
| im Verlauf | 1 |
| nach 1 Jahr | 0 |
| Antikörper gegen das 2. Antigen des Kolloids (Immunfluoreszenz, bestimmt bei 10 Patienten) stets negativ | |
| Schilddrüsenszintigramm | |
| stets Verminderung oder Ausfall der Speicherung über befallenen Schilddrüsenbezirken | |
| Therapie: Antiphlogistika und Schilddrüsenhormon | 24 |
| Corticoide | 5 |
| Schilddrüsenhormon allein | 2 |

niedrigtitrigen, meist nur passager auftretenden Schilddrüsenantikörper. Besteht Verdacht auf ein Schilddrüsenkarzinom, so ist auf jeden Fall eine histologische Klärung notwendig.

Verlauf und Therapie

Die Thyreoiditis de Quervain heilt in der Regel innerhalb von Wochen bis Monaten spontan aus. Vorübergehend kann eine leicht hypothyreote Phase auftreten, jedoch kommt es kaum je zu einer permanenten Hypothyreose.

Therapeutisch bevorzugen wir konventionelle Antiphlogistika wie z. B. Salizylate. Kortikoide geben wir nur selten bei schweren, sehr schmerzhaften Verlaufsformen, stoßweise mit 40–60 mg Prednisolon pro Tag beginnend. Der schlagartige Rückgang der Schmerzen unter Kortikoidtherapie bestätigt ex juvantibus die Diagnose, scheint aber die Ausheilung etwas zu verzögern. Schilddrüsenhormon (50–100 µg Thyroxin pro Tag) kann unter der Vorstellung einer Ruhigstellung der Drüse gegeben werden, weiters wird dadurch ein im späteren Verlauf auftretendes, passageres, leicht hypothyreotes Stadium überbrückt.

Im Unterschied zu der eben geschilderten, *„klassischen"* Form der Thyreoiditis de Quervain wird in den letzten Jahren eine schmerzlos verlaufende und mit ausgeprägter hyperthyreoter Initialphase einhergehende Form beobachtet, die im Englischen als *„painless"* oder *„silent thyroiditis"* bezeichnet wird [28]. Die Befunde entsprechen einer – symptomlosen – Thyreoiditis de Quervain, man findet aber häufig eine Persistenz der Schilddrüsenantikörper und histologisch das Bild einer chronischen lymphozytären Thyreoiditis; die Entwicklung einer permanenten Hypothyreose wurde öfter beobachtet. Möglicherweise handelt es sich hier um eine Übergangsform zwischen den beiden sonst in jeder Hinsicht scharf zu trennenden Thyreoiditisarten.

*Chronische lymphozytäre Thyreoiditis (Hashimoto)*

Diese klassische Autoimmunerkrankung des Endokriniums [5, 8] hat nach den epidemiologischen Untersuchungen der Mayo-Klinik seit 1935 etwa um das zehnfache zugenommen [7] und wird auch bei uns immer häufiger diagnostiziert [21]. Bevorzugt werden Frauen im mittleren Lebensalter befallen, familiäres Vorkommen weist auf eine Erbkomponente hin. Ein eindeutiger Bezug zu bestimmten HLA-Antigenen ließ sich für die chronische lymphozytäre Thyreoiditis im Unterschied zum Morbus Basedow früher nicht sichern, in letzterer Zeit wurde eine erhöhte Inzidenz von HLA DR3 bzw. DR5 beschrieben [vgl. 22].

Ätiologie und Pathogenese

Die primäre, genetisch verankerte Störung liegt nach der Hypothese von Volpé [25] in der Immunüberwachung (Abb. 2). Zufolge eines Defektes der Suppressor-T-Lymphozyten können durch zufällige Mutation entstehende (evtl. auch durch Viren induzierte) Klone von autoaggressiven Helfer-T-Lymphozyten nicht eliminiert werden. Durch diese überlebenden, gegen Schilddrüsengewebe gerichteten Lymphozyten werden sowohl humorale als auch zelluläre [10] Immunprozesse in Gang gesetzt. Beim Morbus Basedow

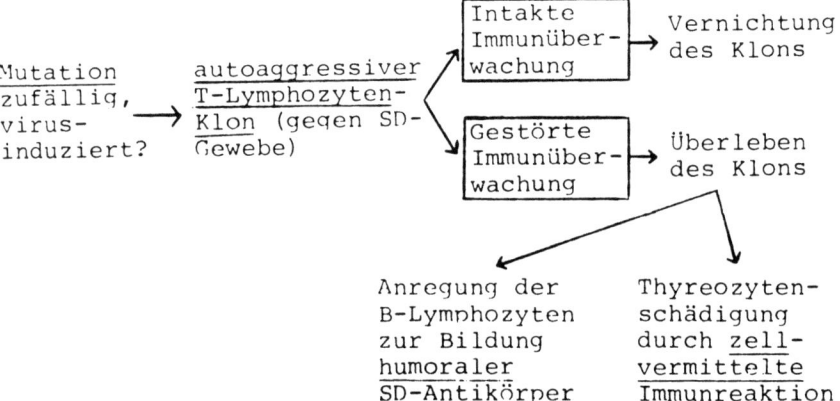

**Abb. 2.** Schematische Darstellung der Pathogenese der Autoimmunthyreoiditis (nach Volpé, 1975)

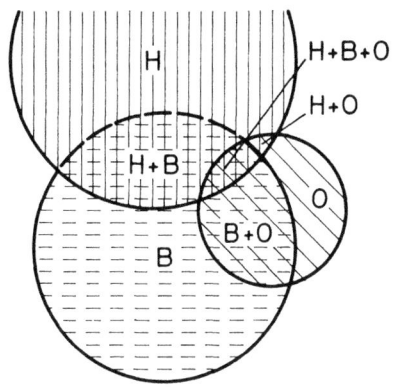

H = Chronische lymphozytäre Thyreoiditis (Hashimoto)
B = Morbus Basedow
O = Endokrine Ophthalmopathie

**Abb. 3.** Beziehungen zwischen chronischer Thyreoiditis Hashimoto (H), Morbus Basedow (B) und endokriner Orbitopathie (O). Der offene, mit „H" bezeichnete Kreisteil soll darauf hinweisen, daß die Inzidenz der Hashimoto-Thyreoiditis – im Unterschied zu „B" und „O" – nicht genau bekannt ist. Die nur strichliert gezeichnete Grenze zwischen „H + B" und „H" deutet an, daß hier im histologischen Bild die Übergänge fließend sind, während sich „H + B" von „B" morphologisch klar unterscheidet (Schatz, 1980)

besteht nach der Volpéschen Vorstellung übrigens ein gleichartiger Immundefekt, nur daß hier in erster Linie Antikörper gegen den Thyreotropin(TSH)-Rezeptor der Thyreozytenmembran gebildet werden. Diese „Thyreoidea-stimulierenden Immunglobuline" (TSI) bewirken die Hyperthyreose [2, 24]. Die chronische lymphozytäre Thyreoiditis und auch der Morbus Basedow können nach der Volpéschen Hypothese somit als „primäre Lymphozytenerkrankung" aufgefaßt werden, wobei die Schilddrüse „nur" das Erfolgsorgan darstellt. Diese engen, pathogenetischen Beziehungen lassen sich auch aus Abb. 3 erkennen: Thyreoiditis Hashimoto, Morbus Basedow und die als eigenständige Autoimmunerkrankung anzusehende endokrine Orbitopathie zeigen zahlreiche Überschneidungen. Besonders häufig und allgemein von der „Merseburger Trias" her geläufig ist das gleichzeitige Auftreten der Hyperthyreose vom Typ des Morbus Basedow mit der endokrinen Orbitopathie.

Einteilung und Histologie

Die Autoimmunthyreoiditis tritt in verschiedenen Formen mit [8] oder ohne Kropfbildung auf (Tabelle 3). Histologisch ist allen Formen die lympho-plasmazelluläre

**Tabelle 3.** Einteilung der Autoimmunthyreoiditis (Schatz 1980)

1. *Hypertrophische Form* der Autoimmunthyreoiditis (Struma lymphomatosa Hashimoto):
   Fibröse Variante
   Hyperzelluläre oder oxyphile Variante
   Juvenile lymphozytäre Thyreoiditis (mild, nicht oxyphil)

2. *Atrophische Form* der Autoimmunthyreoiditis (ohne Kropf):
   Schwere Verlaufsform (»idiopathisches Myxödem«)
   Mild-atrophische Verlaufsform (»low reserve thyroid«)

3. *Multifokale Thyreoiditis* (bei Morbus Basedow, euthyreoter Struma und Karzinom)

?. »Silent« oder »painless thyroiditis«:
   Ein Teil dieser Fälle möglicherweise Übergangsform der Thyreoiditis de Quervain zu einer Autoimmunthyreoiditis

Infiltration gemeinsam, die bei der hypertrophischen, oxyphilen Form besonders ausgeprägt ist. Bei den schweratrophischen Formen findet man oft nur mehr spärliche lymphatische Infiltrate in der atrophischen, fibrös-bindegewebig umgewandelten Drüse.

Klinik

Erstes Symptom der *hypertrophischen* Verlaufsformen ist eine – manchmal rasch wachsende – Struma. Diese behält die normale Lappenstruktur bei, fühlt sich gummiartig bis fest an und kann mäßig schmerzhaft sein. Die Patienten wirken klinisch zumeist euthyreot, in einem Teil der Fälle sind sie bereits hypothyreot, hin und wieder noch in einem intial hyperthyreoten Stadium. Bei den *atrophischen* Verlaufsformen fehlt eine Struma und die Patienten sind so lange völlig beschwerdefrei bis sich die Symptome der Hypothyreose zeigen. Hier sprach man früher vom „idiopathischen" Myxödem.

Laborbefunde

Typischerweise ist die Blutsenkung nur gering bis mäßig beschleunigt, die Leukozyten sind normal, hingegen besteht eine stärkere Erhöhung der Gammaglobuline. Die Schilddrüsenfunktionsparameter können im eu-, hypo- oder auch hyperthyreoten Bereich liegen. Wenn sie nicht dem klinischen Bild entsprechen, ist an das Vorliegen von endogenen Antikörpern gegen die Schilddrüsenhormone T3 und T4 im Patientenserum zu denken, die die Meßwerte verfälschen können [9, 11]. Der TRH-Test gibt dann genauere Auskunft über die tatsächliche Stoffwechselsituation. Im Schilddrüsenszintigramm sieht man eine unregelmäßige Aktivitätsverteilung bzw. kleine, fleckförmige Speicherausfälle, die lymphozytär infiltrierten Bezirken entsprechen.

Eine Säule der Diagnostik stellt die Bestimmung der Schilddrüsenantikörper dar [23]. In Tabelle 4 sind die sechs heute bekannten humoralen Antikörperarten der Schilddrüse aufgelistet. Für die Diagnostik der Autoimmunthyreoiditis sind die Antikörper gegen Thyreoglobulin und Schilddrüsenmikrosomen von Wichtigkeit. Man kann sie im Patientenserum mit der indirekten Immunfluoreszenzmethode an Schilddrüsenschnitten erfassen. Für die klinische Routine ist jedoch die passive Hämagglutinationsmethode, der Boyden-Test, zweckmäßiger, zumal heute für beide Antikörperarten käufliche Testkits zur Verfügung stehen. Für die Thyreoglobulinantikörperbestimmung sind auch zwei Radioimmunoassays auf dem Markt. Die in den letzten 2 Jahren verfügbaren Kits nach der Boyden-Technik weisen eine gegenüber früher [6a] veränderte Empfindlichkeit auf: Thyreoglobulinantikörper werden jetzt seltener und mit niedrigerem Titer gefunden, hingegen fällt der Boyden-Test auf mikrosomale Antikörper häufiger positiv aus als die früher verwendete Komplementbindungsreaktion. Die Radioimmunoassays für Thyreoglobulinantikörper sind empfindlicher als die neuen Kits nach der Boyden-Technik. Bei Testvergleichen ergeben sich insgesamt erhebliche Differenzen, so daß sich neben der Frage der Sensibilität auch die der Spezifität stellt, wie aus Abb. 4 ersichtlich ist.

**Tabelle 4.** Humorale Schilddrüsenantikörper (AK)

Thyreoglobulin-AK
Mikrosomale AK
AK gegen das 2. Antigen des Kolloids
AK gegen das Zelloberflächenantigen
AK gegen den TSH-Rezeptor:
    Funktionsstimulierende AK
    Wachstumsstimulierende AK
AK gegen die Schilddrüsenhormone T3 und T4

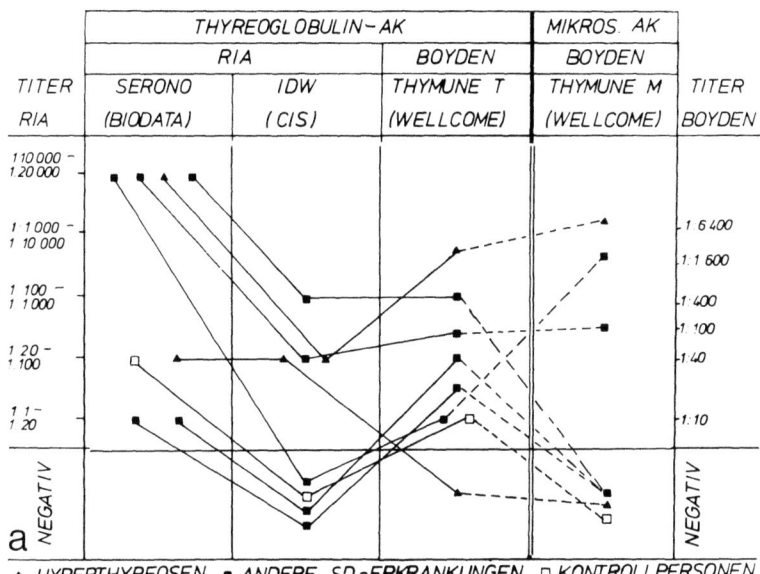

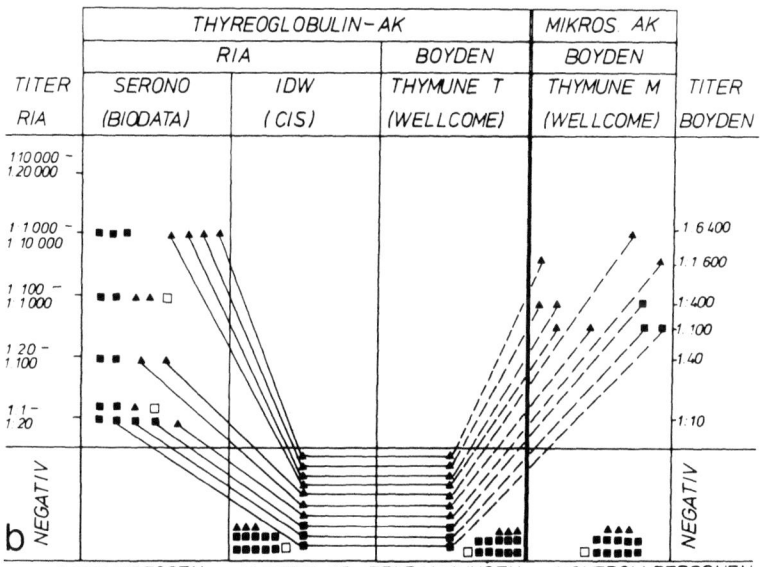

**Abb. 4.** Testvergleich zwischen zwei Radioimmunoassays für Thyreoglobulinantikörper, dem Boyden-Test für Thyreoglobulinantikörper (Thymune T, Wellcome) und dem Boyden-Test für mikrosomale Antikörper (Thymune M, Wellcome). In Teil **a** sind die Meßwerte in Seren dargestellt, bei denen außer mit dem Radioimmunoassay von Serono Thyreoglobulinantikörper noch mit einem anderen Testansatz nachweisbar waren. Teil **b** zeigt die Resultate in Seren, bei denen Thyreoglobulinantikörper nur mit dem Radioimmunoassay von Serono gefunden wurden. Hier war der Boyden-Test auf mikrosomale Antikörper in einem hohen Prozentsatz positiv (die Meßwerte jeweils eines Serums sind miteinander verbunden). Ein weiterer Teil von Seren zeigte nur im Radioimmunoassay von Serono auf Thyreoglobulinantikörper ein positives Resultat, während alle anderen Teste negativ waren. Diese Meßpunkte sind nicht miteinander verbunden. Unter 79 im Radioimmunoassay von Serono thyreoglobulinantikörpernegativen Seren zeigte nur ein einziges in einem anderen Antikörpertest ein positives Resultat

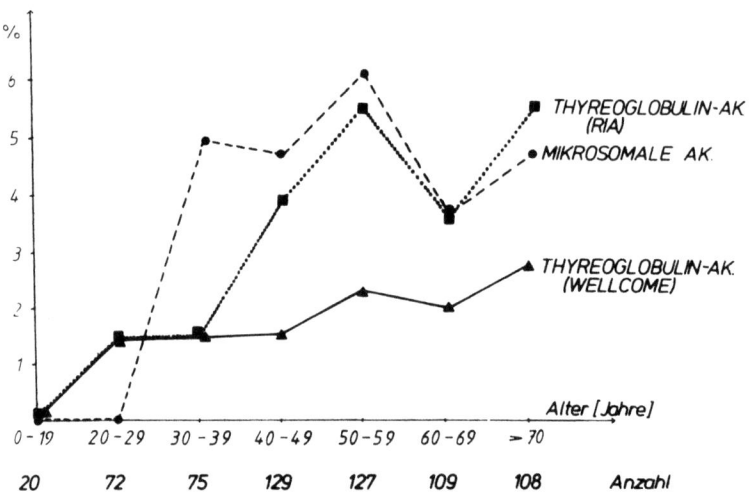

**Abb. 5.** Inzidenz von Schilddrüsenantikörpern bei Schilddrüsen-„Gesunden" in verschiedenen Altersgruppen (Kühn, Zimmermann und Schatz, in Vorbereitung)

Unter 640 Schilddrüsen-„Gesunden" fanden wir mit den neuen Test-Kits einschließlich einer radioimmunologischen Methode in insgesamt 6,7% Schilddrüsenantikörper, wobei die Frauen überwogen und die Inzidenz mit dem Lebensalter zunahm (Abb. 5). Stellt man die 33 in den Boyden-Tests antikörperpositiven Personen 33 hinsichtlich Alter und Geschlecht gepaarten Personen ohne Schilddrüsenantikörper gegenüber, so ergeben sich im Mittel bei antikörperpositiven Personen höhere TSH- und niedrigere T4-Werte, während T3 und Cholesterin keine Unterschiede zeigen (Abb. 6). Insgesamt deuten diese Befunde auf das Vorliegen einer (offenbar weitgehend) asymptomatischen Autoimmunthyreoiditis zumindest bei einem Teil der Antikörperpositiven, scheinbar Schilddrüsengesunden hin, in einigen Fällen wurde aber durch dieses Screening eine bisher nicht- bzw. fehldiagnostizierte manifeste Hypothyreose aufgedeckt.

Gehäuft treten Schilddrüsenantikörper bei Patienten mit verschiedenen Schilddrüsenerkrankungen auf, wie aus Abb. 7 ersichtlich ist. Das gleichzeitige Vorkommen

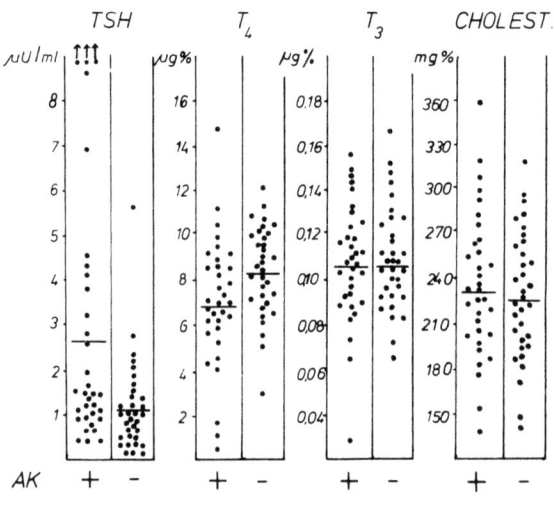

**Abb. 6.** Einzelwerte und Mittelwerte der Serumspiegel von TSH, T4, T3 und Cholesterin bei Antikörper-positiven und antikörpernegativen Schilddrüsen-„Gesunden" Personen. Es wurden 640 Personen getestet, davon wiesen 33 mit der Boyden-Technik Schilddrüsenantikörper auf. Zum Vergleich dienten 33 hinsichtlich Alter und Geschlecht gepaarte Personen ohne Schilddrüsenantikörper (Kühn, Zimmermann und Schatz, in Vorbereitung)

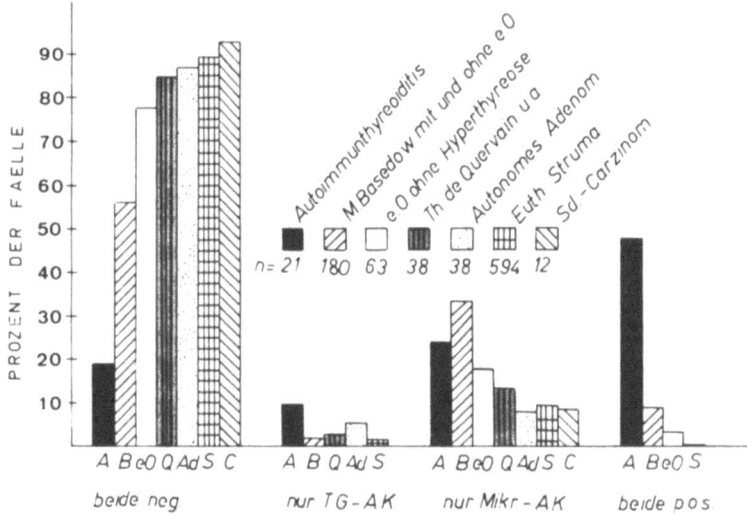

**Abb. 7.** Schilddrüsenantikörper, bestimmt mit der Boyden-Technik (neue Test-Kits) bei Schilddrüsenerkrankungen. Man erkennt, daß ein gemeinsames Auftreten von Antikörpern gegen Thyreoglobulin und Schilddrüsenmikrosomen ganz überwiegend bei Autoimmunthyreoiditis gefunden wird, in einem kleinen Prozentsatz noch bei Morbus Basedow sowie auch bei endokriner Orbitopathie. Bei Morbus Basedow überwiegt das alleinige Vorkommen von mikrosomalen Antikörpern (Schatz, 1981)

beider Antikörperarten mit hohen Titern ist allerdings als diagnostisch für die Autoimmunthyreoiditis anzusehen. Niedrigtitrige oder sogar fehlende Schilddrüsenantikörper schließen umgekehrt aber eine Autoimmunthyreoiditis nicht aus. Dies tritt insbesondere für „ausgebrannte", atrophische Formen zu, aber auch für die juvenile lymphozytäre Thyreoiditis, bei der die Diagnose dann nur durch die (Nadel-) Biopsie gestellt werden kann [6].

Tabelle 5 zeigt zusammenfassend das diagnostische Programm bei Verdacht auf Autoimmunthyreoiditis.

### Differentialdiagnose

Die Differentialdiagnose gegenüber der Thyreoiditis de Quervain bereitet in der Regel keine Schwierigkeiten, die Ausnahme von dieser Regel stellt die „painless thyroiditis" (siehe oben) dar. Bei Verdacht auf ein Schilddrüsenkarzinom wird man immer auf der Operation mit histologischer Klärung bestehen. Wenn auch die Möglichkeit der Entwicklung eines Schilddrüsenkarzinoms auf dem Boden einer Hashimoto-Thyreoiditis meist zurückhaltend beurteilt wird, so wurde dennoch das Vorliegen von bösartigen Schilddrüsentumoren, insbesondere malignen Lymphomen, bei Struma lymphomatosa Hashimoto mehrfach beschrieben.

**Tabelle 5.** Untersuchungsprogramm zur Diagnostik der Autoimmunthyreoiditis

1. Schilddrüsenfunktionslage (Thyroxinbestimmung, T3-Bindungstest)
2. TRH-Test
3. Schilddrüsenszintigramm
4. Thyreoglobulin- und mikrosomale Antikörper (Hämagglutinationsmethode)
5. Eventuell (Nadel-)Biopsie

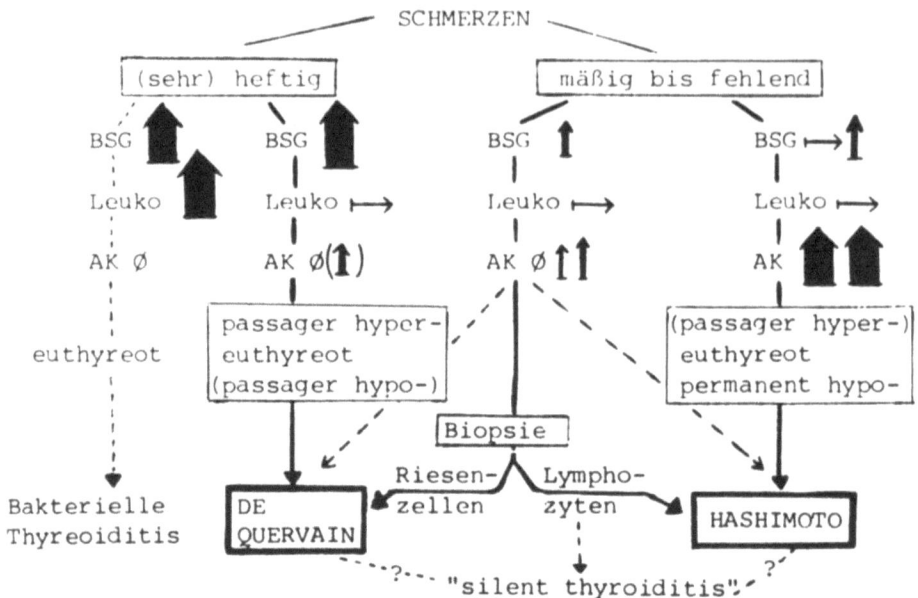

**Abb. 8.** Schematische Darstellung der Differentialdiagnose bei Verdacht auf Thyreoiditis. Die fibrös-invasive Thyreoiditis (Riedel) wurde weggelassen, da sie nicht nur extrem selten vorkommt, sondern auch zumeist erst nach einer unter dem Verdacht auf eine Struma maligna durchgeführten Operation diagnostiziert wird. Aus Gründen der Übersichtlichkeit wurden die szintigraphischen Befunde (s. Text) weggelassen

Therapie

Als Therapie der Wahl wird heute die Langzeitgabe von Schilddrüsenhormon angesehen. Bei hypertrophischen Formen führen 100–200 μg Thyroxin pro Tag zu einem raschen Rückgang der Struma. Langzeitstudien [18] zeigten, daß Thyroxingabe den zugrundeliegenden Autoimmunprozeß jedoch nicht beeinflußt. Bei späteren Therapieauslaßversuchen tritt rasch eine Hypothyreose auf. Die Thyroxingabe stellt also sowohl eine Suppressions- als auch eine Substitutionstherapie dar. Auch die atrophischen Formen werden mit Thyroxin behandelt, hier muß man aber, zumal wenn schon ein ausgeprägtes Myxoedem länger bestanden hat, mit einer kleinen Dosis, z. B. 25 μg pro Tag beginnen und langsam, höchstens wochenweise, vorsichtig bis zur vollen Substitutionsdosis steigern.

Kortikoide bringen gegenüber der alleinigen Thyroxingabe meist keinerlei Vorteil und sind überdies mit Nebenwirkungen behaftet, so daß man sie heute bei der chronischen lymphozytären Thyreoiditis nicht einsetzt. Gleiches gilt für andere Immunsuppressiva, wenn auch damit, wie wir selbst gezeigt haben, ein Abfall von Schilddrüsenantikörpern erreicht werden kann [3]. Am Rande sei erwähnt, daß bei Patienten mit Hashimoto-Thyreoiditis ein passagerer Abfall der mikrosomalen Antikörper auch unter einer experimentellen Carbimazoltherapie beobachtet wurde [15].

Die Operation schließlich gehört heute wieder zum therapeutischen Repertoire, nachdem in den sechziger und frühen siebziger Jahren die Diagnose einer Struma lymphomatosa zumeist als (relative) Kontraindikation für die Strumaresektion angesehen wurde. Die Indikationen zur Operation sind hier die gleichen wie bei jeder anderen Struma: Mechanische Beeinträchtigung der Trachea und anderer Halsorgane bzw. ungenügender Erfolg der konservativen Therapie sowie Malignitätsverdacht.

Tabelle 6. Therapie der Thyreoiditiden

| Bakterielle Thyreoiditis | de Quervain | Hashimoto |
|---|---|---|
| *Antibiotica* konventionelle Antiphlogistica | konventionelle *Antiphlogistica* (Corticoide bei schweren Formen) Thyroxin | *Thyroxin* |
| ggf. chirurgisch | ggf. chirurgisch | |

*Fibrös-invasive Thyreoiditis Riedel*

Diese extrem seltene Thyreoiditisform [1], die vom Autor in über 15 Jahren nur dreimal gesehen wurde, kann gemeinsam mit einer Retroperitonealfibrose (Morbus Ormond) oder auch einer Takayasu-Arteriitis [7a] auftreten. Die einprägsam als „eisenhart" bezeichnete Struma verwächst dabei mit den umgebenden anatomischen Strukturen. Serologische Entzündungszeichen sind wenig ausgeprägt, Schilddrüsenantikörper wurden gelegentlich gefunden. Die Behandlung einer Riedel-Struma besteht stets, allein schon wegen des Malignitätsverdachtes, in der Operation.

*Spezifische Thyreoiditiden*

Schilddrüsenentzündungen zufolge einer Infektion mit Tuberkulose oder Syphiliserregern, der Vollständigkeit halber erwähnt, werden heute so gut wie nie mehr beobachtet.
 Abschließend seien in Abb. 8 und Tabelle 6 nochmals die praktisch-klinisch wichtigsten Charakteristika bzw. die therapeutischen Maßnahmen bei Thyreoiditiden zusammengefaßt.

*Literatur*

1. Bastenie PA, Ermans AM (1972) Thyroiditis and thyroid function. Clinical, morphological, and physiopathological studies. Pergamon Press, Oxford − 2. Depisch D, Höfer R, Schatz H (1968) Die Bestimmung des Long-Acting Thyroid Stimulator (LATS) bei Schilddrüsenerkrankungen. Wien Z Inn Med 49: 121 − 3. Depisch D, Höfer R, Schatz H (1969) Der Einfluß von immunsuppressiver Therapie auf den Long-Acting Thyroid Stimulator und das klinische Bild bei Patienten mit lokalisiertem Myxödem und Exophthalmus. Wien Klin Wochenschr 81: 8 − 4. Doniach D (1963) In: Gell B, Coombs R (eds) Clincical aspects of immunology. Blackwell, Oxford, p 611 − 5. Doniach D, Hudson RV, Roitt IM (1960) Human auto-immune thyroiditis: Clinical studies. Br Med J 1: 365 − 6. Droese M, Bähre M, Emrich D, Stubbe P, Jentsch E, Breuel HP, Hofmann S (1979) Zytologische Diagnose der Schilddrüsenentzündungen. Dtsch Med Wochenschr 104: 875 − 6a. Fellinger K, Höfer R, Schatz H (1965) Die klinische Bedeutung von Schilddrüsenautoantikörpern. Wien Z Inn Med 46: 345 − 7. Furszyfer J, Kurland LT, McConahey WM, Woolner LD, Elveback LR (1972) Epidemiologic aspects of Hashimoto's thyroiditis and Graves' disease in Rochester, Minnesota (1935−1967) with special reference to temporal trends. Metabolism 21: 197 − 14. Lücke A (1875) Die Krankheiten der Schilddrüse. Enke-Verlag, Stuttgart, S 88 − 15. McGregor AM, Ibbertson HK, Rees Smith B, Hall R (1980) Carbimazole and autoantibody synthesis in Hashimoto's thyroiditis. Br Med J 281: 968 − 16. Mygind H (1895) Thyreoiditis acuta simplex. J Laryngol 9: 181 − 17. Nyulassy S, Hnilica P, Buch M, Guman M, Hirschova V, Stefanovic J (1977) Subacute (de Quervain's) thyroiditis: Association with HLA-Bw 35 antigen and abnormalities of the complement system, immunoglobulins and other serum

proteins. J Clin Endocrinol Metab 45: 270 – 18. Papapetrou PD, MacSween RNM, Lazarus JH, Harden R McG (1972) Long-term treatment of Hashimoto's thyroiditis with thyroxine. Lancet 2: 1045 – 19. De Quervain F (1904) Die akute, nicht eiterige Thyreoiditis. Mitt Grenzgeb Med Chir [Suppl 2] 13: 1 – 20. Schatz H (1975) Zur Thyreoiditis de Quervain. Dtsch Med Wochenschr 100: 2377 – 21. Schatz H (1980) Die chronische lymphozytäre Thyreoiditis (Hashimoto) Internistische Welt 3: 348 – 22. Schatz H (1981) Die Bedeutung der Bestimmung von Schilddrüsenantikörpern und der HLA-Typisierung für die Prognose der Hyperthyreose. Med Welt 32 (im Druck) – 23. Schatz H, Federlin K (1979) Diagnostik von Immunvorgängen bei Schilddrüsenerkrankungen und deren klinische Bedeutung (Teil I und II) Med Welt 30: 614, 654 – 23a. Schatz H, Mäser E, Teuber J, Schröder O, Grebe S, Federlin K (1981) Die Bedeutung der Thyreoglobulinmessung im Serum für die Verlaufskontrolle bei Patienten nach Thyreoidektomie wegen differenzierten Schilddrüsenkarzinoms. Verh Dtsch Ges Inn Med 87 (im Druck) – 24. Schleusener H (1978) Pathogenese des Morbus Basedow. Intern Welt 1: 173 – 25. Volpé R (1975) Thyroiditis. Current views of pathogenesis. Med Clin North Am 59: 1163 – 26. Volpé R, Row VV, Ezrin C (1967) Circulating viral and thyroid antibodies in subacute thyroiditis. J Clin Endocrinol Metab 27: 1275 – 27. Werner SC (1969) Classification of thyroid disease and eye changes of Graves' diesease. J Clin Endocrinol Metab 29: 860 – 28. Woolf PD (1978) Painless thyroiditis as a cause of hyperthyroidism. Subacute or chronic lymphocytic? (Editorial). Arch Intern Med 138: 26

# Therapie der blanden Struma, Aussichten und differenzierte Indikation*

Pickardt, C. R. (Med. Klinik Innenstadt der Univ.), Leisner, B., Igl, W. (Klinik und Poliklinik für Radiologie der Univ. München), Scriba, P. C. (Klinik für Innere Medizin, Med. Hochschule, Lübeck)

## Referat

Die blande Struma, die häufigste Schilddrüsenveränderung im internistisch-endokrinologischen Krankengut, ist nach ihrer Definition [19] eine Schilddrüsenvergrößerung, die nicht entzündlich und nicht tumorös bedingt ist und deren Funktion im allgemeinen euthyreot ist. Die Häufigkeit in der Bundesrepublik Deutschland haben 1975 Horster et al. [14] aus den Musterungsuntersuchungen von 4,5 Millionen Rekruten ermittelt. Sie beträgt in Schleswig-Holstein und Hamburg 4%, in Niedersachsen und Bremen 8% und nimmt weiter nach Süden mit einer Inzidenz von 32% in Bayern zu. Im bundesdeutschen Mittel betrug die Strumahäufigkeit dieser jungen Männer 15,2%. Stellt man in Rechnung, daß erwachsene Frauen 2–3mal häufiger eine blande Struma bekommen, so scheint die Zahl von 55% Strumahäufigkeit im Krankengut der Münchner Poliklinik [5] nicht mehr unrealistisch.

Als Haupt*ursache* der blanden Struma gilt der endemische Jodmangel, dessen Ausmaß für die Bundesrepublik Deutschland mit einer mittleren Jodaufnahme von 30–70 μg pro Tag [8] ermittelt wurde. Dieser Wert liegt weit unterhalb des von der Weltgesundheitsorganisation empfohlenen Optimums von 150–300 μg täglich [4]. Trotz der in anderen Ländern guten Erfahrungen mit einer wirksamen Jodierung des Kochsalzes [21, 35, 41] war wegen des schleppenden Fortgangs der notwendigen Änderung der Verordnung über diätetische Lebensmittel in der Bundesrepublik noch nicht für einen optimalen Ausgleich dieses nachgewiesenen Joddefizits in unserer Nahrung zu sorgen [7, 36–39]. Daher ist es an dieser Stelle meine Aufgabe, über die Therapie der Folgezustände dieses Jodmangels zu sprechen.

---

* Mit Unterstützung des SFB 51

Für die *Entstehung* der Schilddrüsenvergrößerung unter den Bedingungen des Jodmangels ist das thyreotrope Hormon (TSH) des Hypophysenvorderlappens erforderlich. Zwar können autoregulatorische Adaptationsvorgänge der Schilddrüse bei mildem Jodmangel über die sogenannte kompensatorische Mehrsekretion von $T_3$ [9, 11, 18] die Entstehung einer Hypothyreose verhindern. So fanden wir im bayerischen Endemiegebiet nur bei etwa 20% der Strumapatienten erhöhte basale TSH-Spiegel und/oder eine erhöhte TSH-Antwort auf die TRH-Stimulation [31]. Diese Befunde stehen im Einklang mit Berichten aus anderen milden Endemiegebieten [20]. Wir fanden dagegen bei 80% aller untersuchten Patienten keine wesentliche TSH-Mehrsekretion, bei diesen besteht zum Zeitpunkt der Untersuchung wohl keine Wachstumstendenz der Schilddrüse. Das Struma*wachstum* verläuft jedoch bekanntlich in Schüben mit besonderer Preferenz der Phasen endokriner Umstellungen, wie Pubertät, Gravidität, Puerperium und Klimakterium [20].

TSH stimuliert die Schilddrüsenhormonsynthese und -sekretion, aber auch die *Proliferation* des Schilddrüsengewebes. Das phasenhafte Strumawachstum dürfte z. T. auf einer phasenhaft vermehrten TSH-Stimulation in Perioden eines klinisch latenten Schilddrüsenhormonmangels beruhen. Die TSH-induzierte Stimulation der Schilddrüse führt zur Hypertrophie und Hyperplasie, aber auch zu einem Anstieg der freien Schilddrüsenhormone, so daß sich um den Preis einer vergrößerten Schilddrüse hier wieder eine normale Funktion einstellt [20].

Tierexperimentelle Befunde zeigen darüber hinaus, daß jodarme Schilddrüsen empfindlicher auf den proliferativen Reiz des thyreotropen Hormons reagieren als jodreiche [3] und daß in vivo und in vitro der durch das thyreotrope Hormon induzierbare Anstieg der Adenylatzyklase der Schilddrüse abhängig vom Jodangebot ist [34].

Die erhöhte Empfindlichkeit der jodarmen Schilddrüse auf thyreotrope Wirkung konnte beim Menschen bisher nicht gezeigt werden, wohl jedoch der geringe Jodgehalt der blanden Strumen u. a. im süddeutschen Endemiegebiet [1, 23, 24], (Abb. 1).

Sicher ist auch für den Menschen, daß ein Wachstum der Schilddrüse ohne thyreotropes Hormon nur bei Entzündungen, Tumoren und Überfunktionszuständen, also den Erkrankungen, die bei der blanden Struma ausgeschlossen werden müssen, möglich ist [28].

TSH spielt also für die Entstehung einer blanden Struma eine wesentliche pathophysiologische Rolle. Es ist daher logisch und historisch auch lange bevor die pathophysiologischen Zusammenhänge klar waren, geübt [20, 26] durch Schilddrüsenhormonbehandlung das TSH zu supprimieren, um den endogenen Proliferationsreiz auf das Organ völlig auszuschalten [22, 27, 29, 32, 33, 40]. Die Schilddrüse kann wieder atrophieren, zumindest solange noch keine wesentlichen Sekundärveränderungen in der anatomischen Struktur ausgebildet sind. Dazu muß praktisch der gesamte Bedarf des Körpers durch synthetische Schilddrüsenhormone gedeckt werden, um die endogene TSH-Sekretion gerade vollständig zu supprimieren, d. h., daß mit der radioimmunologischen TSH-Bestimmung kein TSH im Serum mehr nachweisbar sein darf und auch nach Stimulation durch Thyreotropin releasing hormon (TRH) kein TSH-Anstieg im Serum mehr nachweisbar sein soll [29, 32, 33]. Nur so kann ausgeschlossen werden, daß bei z. B. transitorischen Verminderungen der alimentären Jodversorgung oder eines steigenden Jodbedarfs mit einem Absinken der freien Schilddrüsenhormone im Blut eine noch so geringe TSH-Wirkung auf die Schilddrüse statthaben kann.

*Ziele* dieser Therapie sind also: Bei blander Struma und blander Rezidivstruma die TSH-Sekretion gerade vollständig zu supprimieren; bei Zuständen nach operativer oder nuklearmedizinischer Resektion einer blanden Struma dagegen soll die TSH-Sekretion zur Rezidivprophylaxe soweit supprimiert werden, daß der basale TSH-Spiegel unter der Nachweisgrenze der Methode liegt und der Anstieg nach TRH-Stimulation innerhalb des unteren Normalbereichs bleibt. Eine Thyreotoxikosis factitia muß natürlich vermieden werden.

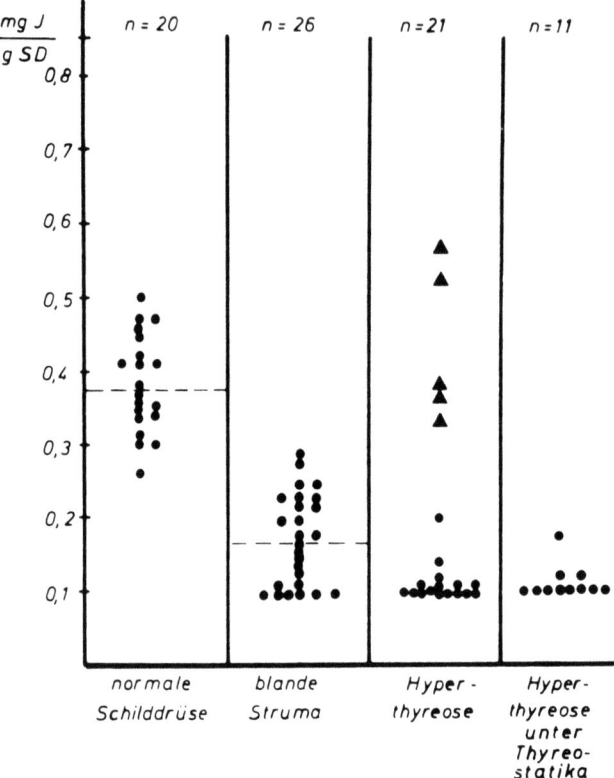

**Abb. 1.** Verteilung der $^{127}$Jodkonzentration bei Normalpersonen, Patienten mit blander Struma, mit unbehandelter Hyperthyreose (▲ = Fälle mit gesicherter jodinduzierter Hyperthyreose und mit Hyperthyreose im sekundär euthyreoten Funktionszustand unter Thyreostatikatherapie [aus 24])

*Praktisches Vorgehen*

Unabhängig von der Wahl des Medikamentes sollte die vermutlich erforderliche Dosis einschleichend verordnet werden, um in der Initialphase der Therapie eine Superposition des exogenen Schilddrüsenhormons auf das endogene Schilddrüsenhormon zu vermeiden, bis die endogene Produktion abnimmt. Etwa 4–6 Wochen nach Einleitung der Behandlung soll sichergestellt werden, daß die TSH-Sekretion in gewünschter Weise supprimiert ist. Die peripheren Schilddrüsenhormonspiegel müssen unter Berücksichtigung der Eiweißbindung [11, 30] innerhalb des Normalbereichs liegen. Dabei ist zu berücksichtigen, daß Trijodthyronin, weniger ausgeprägt auch Thyroxin in den ersten Stunden nach der Einnahme dosisabhängige Resorptionsgipfel zeigen, die nach der Kombination von 100 µg $T_4$ + 20 µg $T_3$ den oberen Normalbereich für $T_3$ überschreiten, ihn nach 100 µg $T_4$ + 10 µg $T_3$ im Mittel erreichen (Abb. 2).

Zur besseren Standardisierung der Kontrolluntersuchungen empfiehlt es sich, die Blutentnahmen bei den Kontrollen 12–24 Std nach der letzten Hormoneinnahme vorzunehmen, um nicht im Resorptionsgipfel der Schilddrüsenhormone zu messen. Zu diesem Zeitpunkt lassen sich repräsentative Thyroxin- und TSH-Werte erwarten, da erst 4 Wochen nach Absetzen einer suppressiven Schilddrüsenhormonbehandlung mit einer Normalisierung der TSH-Sekretion [15, 42] zu rechnen ist. Die Schilddrüsengröße wird palpatorisch, durch Bestimmung des Halsumfanges in cm. Die sonographische Volumenbestimmung eignet sich für wissenschaftliche Untersuchungen.

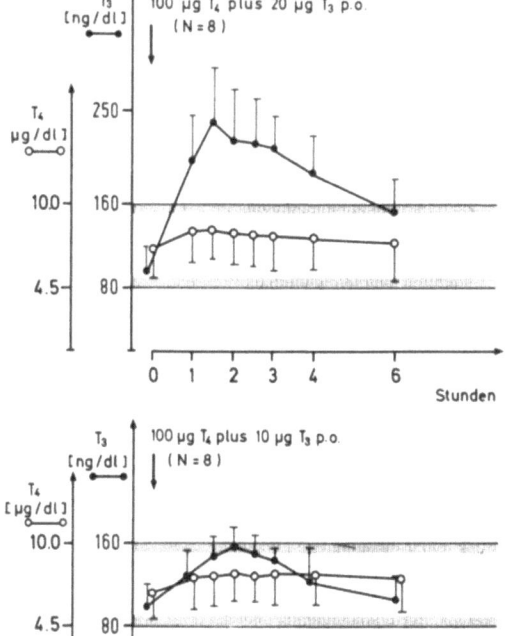

**Abb. 2.** Änderungen von Gesamt-$T_4$ und Gesamt-$T_3$-Spiegeln nach oraler Einnahme von 100 µg Thyroxin plus 10 µg Trijodthyronin (oben) und 100 µg Thyroxin plus 20 µg Trijodthyronin am folgenden Tag (unten) bei acht Gesunden ($n = 8$; nach [33])

Ein therapeutischer Erfolg kann frühestens nach einem halben Jahr erwartet werden, eine zwischenzeitliche Kontrolle nach 3 Monaten empiehlt sich jedoch, um die Konsequenz des Patienten zu unterstützen.

Man kann nur Richtdosen für die Behandlung der blanden Struma mit Schilddrüsenhormonen angeben [33].

Bei Verwendung von Kombinationspräparaten aus 100 µg Thyroxin und 20 µg Trijodthyronin wird bei etwa 60% aller Patienten mit blander Struma eine Dosis von einer $^3/_4$ Tablette täglich genügen und nur 40% der Patienten benötigen eine höhere Dosis [32]. Bei $T_4$-Monopräparaten liegt die mittlere Dosis etwa bei 150 µg pro Tag.

Die Diskussion über die Verwendung von $T_4$-Monopräparaten oder $T_3/T_4$-Kombinationspräparaten ist bei der Behandlung der blanden Struma akademisch [20]. Die $T_4$-Monopräparate haben den bei der Behandlung des Kropfes möglicherweise fragwürdigen Vorteil, daß sie von den schilddrüsenhormonabhängigen Organen innerhalb gewisser Grenzen bedarfsabhängig zu $T_3$ dejodiert werden. Die Kombinationspräparate tragen dagegen der physiologischen thyreoidalen $T_3$-Sekretion Rechnung und die Resorptionsgipfel spielen im Hinblick auf die trägen biochemischen Wirkungsmechanismen der Schilddrüsenhormone keine wesentliche Rolle und dürften nicht als ein Maß für eine $T_3$-Hyperthyreose gewertet werden.

Das therapeutische Ziel ist die Verkleinerung der Struma. Die bisher üblichen Verfahren der Erfolgsbeurteilung, Palpation der Schilddrüse, Messung des Halsumfanges in cm, die Planimetrie der szintigraphischen Fläche, sind ungenau [17]. Die genauere Volumenbestimmung mit Hilfe der sonographischen Darstellung der Schilddrüse [16, 17, 27] mit verschiedenen rechnerischen Auswertungsverfahren erreicht eine größere Objektivität.

Diese Techniken könnten in Zukunft dazu beitragen, unter strafferer Führung der Patienten die Behandlungsergebnisse zu verbessern.

## Differenzierte Indikation zu verschiedenen Behandlungsverfahren der blanden Struma

Die Indikation zur Operation ist zweifelsfrei gegeben bei diagnostischer Unsicherheit hinsichtlich der Dignität einer Struma nodosa, vornehmlich bei kalten Knoten, die eine histologische Beurteilung erforderlich macht [20],
bei ausgeprägten lokal-mechanischen Symptomen,
bei fehlendem Ansprechen auf die konservative Therapie.

Bei älteren Patienten mit großen blanden Strumen und erhöhtem Operationsrisiko kann eine Verkleinerung der Schilddrüse durch Behandlung mit Radiojod erfolgreich sein, wie Frey et al. [6] zuletzt 1974 zeigten. Sie fanden einen Rückgang des Halsumfanges von 1,6−1,8 cm, eine Verkleinerung der szintigraphischen Schilddrüsenfläche um bis 20% und eine subjektive Besserung der Beschwerden der Patienten in 70−80%.

Prinzipiell ist die blande Struma jedoch eine Domäne der *konservativen* Therapie mit Schilddrüsenhormonen [12, 13, 20, 22, 27, 29, 32, 33]. Die Indikation sollte möglichst frühzeitig bei jeder blanden Struma diffusa gestellt werden, da im weiteren Verlauf und späteren Lebensalter die nodös umgewandelten Kröpfe häufiger werden und morphologische sowie funktionelle Änderungen zur Entstehung von autonomen Adenomen und multifokalen Autonomien mit Hyperthyreoserisiko führen können. Bei Patienten mit einer Struma nodosa ist die Dignität eines oder mehrerer Knoten mit Hilfe der zytologischen Untersuchung abzuklären. Knoten in der Schilddrüse, die rasch wachsen, von derber Konsistenz sind oder unter einer bereits stattfindenden Schilddrüsenhormonbehandlung wachsen, sollten ohne Rücksicht auf ihre Fähigkeit zur Radionuklidspeicherung der operativen Klärung zugeführt werden [10].

Ist ein Knoten jedoch klinisch, palpatorisch und zytologisch unauffällig und der Patient nicht jünger als 20 (Dignität?) und nicht älter als 50 Jahre [2], so sollte auch hier die Schilddrüsenhormon-Therapie einsetzen.

In der Schwangerschaft muß die Behandlung einer blanden Struma mit Schilddrüsenhormonen fortgesetzt werden. Die Schwangerschaft bedeutet eine Belastung des Jodhaushalts der Mutter und führt im endemischen Jodmangelgebiet nicht selten zu einer Zunahme des Halsumfanges. Da die Schilddrüsenhormone synthetische Reinsubstanzen sind, die die Plazenta praktisch nicht passieren, gibt es keine Argumente für ein Absetzen dieser Therapie während der Schwangerschaft, sondern im Gegenteil nur Argumente für die konsequente Fortsetzung der Schilddrüsenhormontherapie.

Die Schilddrüsenhormonbehandlung ist auch bei Patienten mit blander Rezidivstruma die Therapie der ersten Wahl. Hier werden im Mittel etwas höhere Schilddrüsenhormondosen gebraucht [20, 32], um die TSH-Sekretion vollständig zu supprimieren.

Besonders wichtig ist das Thema der Rezidivprophylaxe mit Schilddrüsenhormonen nach operativer oder nuklearmedizinischer Verkleinerung des Organs. Hier ist die Schilddrüsenhormonbehandlung so einzustellen, daß die TSH-Sekretion nicht vollständig supprimiert ist. Das Rezidivrisiko von 20−30% kann auf diese Weise wesentlich vermindert werden [20]. Voraussetzung ist jedoch eine lebenslange und konsequente Schilddrüsenhormonbehandlung.

Die Indikation zur Schilddrüsenhormonbehandlung bei alten Menschen ist dagegen mit Vorsicht zu stellen. Bei langjährig unveränderter Struma, die als Zufallsbefund auffällt, bei der keine Wachstumstendenz besteht und keine Hinweise auf eine Struma maligna, sollte man auf den Versuch der Strumaverkleinerung verzichten, da bei vollständiger Suppression der TSH-Sekretion Komplikationen dieser Behandlung, z. B. Manifestationen arterieller Gefäßerkrankungen möglich sind.

Auch die Gruppe von Patienten mit Schilddrüsenvergrößerungen, bei denen normale periphere Schilddrüsenhormonspiegel, aber spontan bereits ein fehlender TSH-Anstieg im TRH-Test vorhanden ist, gehört definitionsgemäß nicht zur Gruppe der Patienten mit blander Struma [20]. Zukünftige Untersuchungen müssen zeigen, ob und wie häufig bei diesen autonomes Gewebe mit einem noch nicht abzuschätzenden Hyperthyreosrisiko vorhanden ist. Eine Schilddrüsenhormonbehandlung mit dem Ziel der Strumaverkleinerung ist hier jedoch ebenfalls nicht sinnvoll.

*Was ist von der konservativen Behandlung der Struma zu erwarten?*

Voraussetzungen für die erfolgreiche Behandlung sind richtige Dosierungsvorschrift durch den Arzt, konsequente Befolgung der ärztlichen Empfehlungen durch den Patienten.

Bei einer Nachuntersuchung von Patienten unter Schilddrüsenhormontherapie zeigte sich (Tabelle 1), daß nach dem Tastbefund zu urteilen, nur bei der Hälfte dieser insgesamt 129 Patienten eine Abnahme der Schilddrüsengröße stattgefunden hatte. Von diesen 65 Patienten hatten 46 ein vollständig supprimiertes TSH und 18 eine unvollständige Suppression der TSH-Sekretion erreicht. In der letzten Gruppe wäre vermutlich eine weitere Abnahme der Schilddrüsengröße erreichbar.

64 Patienten zeigten dagegen einen unveränderten Palpationsbefund oder eine weitere Zunahme des Kropfes. Erstaunlicherweise hatten dabei nur 17 Patienten die Medikamente inkonsequent eingenommen, die TSH-Sekretion war nicht supprimiert. Ebenso erstaunlich, daß immerhin bei 19 Patienten die Therapie von Seiten des Arztes unterdosiert worden war. Neun Patientinnen waren in der Zwischenzeit schwanger geworden und hatten möglicherweise zu wenig Schilddrüsenhormon erhalten. Nur bei 20, das entspricht einem Anteil von etwa 15% war die TSH-Sekretion über längere Zeit, im Mittel 2 Jahre vollständig supprimiert. Nur diese Gruppe darf als eine Gruppe echter Therapieversager eingestuft werden. Möglicherweise waren morphologische Veränderungen der Schilddrüse für die Persistenz des Kropfes verantwortlich.

In der Zwischenzeit haben wir begonnen, die sonographische Volumenbestimmung [16, 17] als ein objektiveres Kriterium für die Änderung der Schilddrüsengröße heranzuziehen. Die Änderung des Schilddrüsenvolumens wurde in Beziehung zur erreichten Suppression der TSH-Sekretion gesetzt. In diese Studie gingen bisher 22 Patienten ein, nicht alle konnten ausreichend lange beobachtet werden. Das Aus-

**Tabelle 1.** Ergebnisse einer Nachuntersuchung von 129 Patienten unter Schilddrüsenhormonbehandlung wegen blander Struma

| Therapieerfolge bei blander Struma | |
|---|---|
| Nachuntersuchte Stichprobe | $n = 129$ |
| Unverändert bzw. verschlechtert: | $n = 64$ |
| – echte Therapieversager | $n = 20$ (15,5%) |
| – erklärbare Mißerfolge | $n = 44$ (34%) |
| Gebesserte Befunde: | $n = 65$ |
| – supprimiertes TSH | $n = 46$ (36%) |
| – nicht supprimiertes TSH | $n = 18$ (14%) |
| Erklärung der Mißerfolge | ($n = 64$) |
| Inkonsequente Medikamenteneinnahme | 17 (26,5%) |
| Unzureichende Dosierung (!) | 19 (29,7%) |
| Echte Therapieversager | 20 (31%) |
| Gravidität | 7 (11%) |

gangsvolumen lag im Mittel bei 40 ± 19 ml mit den Extremwerten von 93 bzw. 17 ml. Der basale TSH-Spiegel betrug im Mittel 1,5 ± 1,0 µE/ml, nur zweimal waren die Basalspiegel mit 3,0 und 4,9 µE/ml erhöht. Der mittlere TSH-Anstieg 30 min nach 200 µg TRH i.v. betrug 10,6 ± 7,8 µE/ml und war in keinem Falle erhöht. Das bedeutet, daß bei weniger als 20% eine diskrete TSH-Mehrsekretion vorlag.

Sechs Patienten erreichten in den ersten beiden Monaten eine vollständige Suppression der TSH-Sekretion, die Volumenabnahme betrug 20%. Ein eindeutiger Rückgang von mehr als 20% wurde in jedem Falle nur dann erreicht, wenn die TSH-Suppression komplett war und die Behandlung länger als 6 Monate durchgeführt worden war. Drei bisher über 9 Monate verfolgte Patienten erreichten eine mittlere Volumenabnahme von 46%. Sie sehen hier (Abb. 3) beispielhaft die Kurve eines Patienten. Die Befunde objektivieren die Beobachtung, daß der Erfolg der TSH-suppressiven Therapie naturgemäß zeitabhängig ist. Heute ist noch nicht eindeutig abzusehen, ob nach Beendigung einer 9monatigen Schilddrüsenhormonbehandlung eine ausreichende Jodidsubstitution in der Lage ist, die durch Schilddrüsenhormone erreichte Verkleinerung des Kropfes zu erhalten.

Die Behandlung mit Jodid in Dosen von 100—150 µg pro Tag ist zur Strumaprophylaxe geeignet [20, 21, 36—40]. Bei der Kropfbehandlung haben frühere Untersuchungen [40] dagegen nur unbefriedigende Ergebnisse gezeigt. Neuere Berichte über eine Abnahme der Schilddrüsengröße bei höherer Joddosierung deuten darauf hin, daß bei Jugendlichen eine Abnahme der Schilddrüsengröße möglich ist. In Gang befindliche Untersuchungen [25] weisen darauf hin, daß unter fluoreszenzszintigraphischer Kontrolle mit 200 und 500 µg Kaliumjodid ein Anstieg des Jodgehalts der Schilddrüse bei Jugendlichen und jüngeren Erwachsenen und ein Abfall der TSH-Spiegel nachweisbar sind. Es ist heute möglich, sowohl die Jodaufnahme in die Schilddrüse als auch die resultierenden funktionellen Veränderungen besser zu sichern und die erzielte Verkleinerung des Kropfes zu messen. Eine abschließende Beurteilung der Erfolgsaussichten der Jodidtherapie ist jedoch noch nicht möglich.

*Zusammenfassung*

Die konservative Therapie der blanden endemischen Struma sollte frühzeitig einsetzen, um operationsbedürftigen Sekundärveränderungen vorzubeugen.

Schilddrüsenhormone dienen der vollständigen Suppression der endogenen TSH-Sekretion.

Zur Therapiekontrolle gehört der Nachweis der TRH-refraktären TSH-Suppression und der Ausschluß einer Thyreotoxikosis factitia. Blutentnahmen zu Kontrolluntersu-

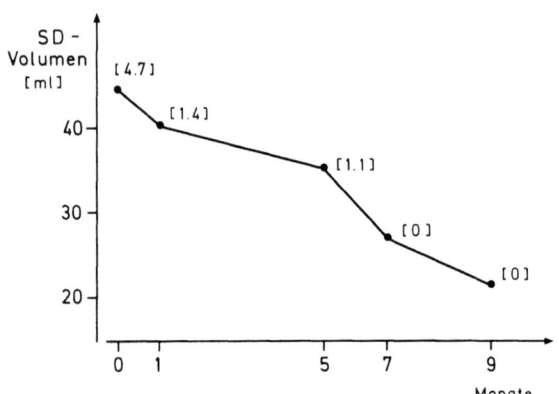

Abb. 3. Abnahme des Schilddrüsenvolumens einer blanden Struma diffusa eines 18ährigen Mannes unter Schilddrüsenhormontherapie (TSH-Anstieg nach 200 µg TRH i.v.)

chungen sollten 12−24 Std nach der vorausgegangenen Schilddrüsenhormondosis erfolgen.

Diese Therapie ist indiziert bei gesicherter blander Struma, blander Rezidivstruma und zur Rezidivprophylaxe, auch in der Schwangerschaft.

Vorsicht ist geboten bei alten Menschen. Die Therapie ist nicht sinnvoll bei Zuständen mit spontaner Suppression der TSH-Sekretion. Die Volumenabnahme der Schilddrüse kann heute besser objektiviert werden, der Therapieerfolg ist abhängig von der richtigen Indikation, der richtigen Dosis und Dauer der Therapie.

Die minimale Behandlungsdauer beträgt ca. 6−9 Monate, vermutlich ist der Behandlungserfolg durch eine nachfolgende Jodidsubstitution zu sichern.

*Literatur*

1. Agerbaek H (1974) Weight and iodine content of the thyroid gland in Jutland, Denmark. Acta Med Scand 196: 505 − 2. Berkhoff M, Ungeheuer E (1979) Muß der kalte Knoten als absolute Operationsindikation gelten? Chirurg 50: 222 − 3. Bray GA (1968) Increased sensitivity of thyroid in iodine-depleted rats to goitrogenic effects of thyrotropin. J Clin Invest 47: 1640 − 4. Dunn JT, Medeiros-Neto GA (1974) Endemic goiter and cretinism: Continuing threats to the world health. Pan American Health Organization, WHO, Scientific Publication No. 292 − 5. Frey KW, Engelstädter M (1976) Kropfhäufigkeit und Tracheal-Einengung im poliklinischen Krankengut Münchens. Münch Med Wochenschr 118: 1555 − 6. Frey KW, Büll U, Heinze HG, Zill H (1974) Ergebnisse der 131-Jod-Verkleinerungstherapie der blanden Struma im Kropfendemiegebiet Südbayerns. Münch Med Wochenschr 116: 1037 − 7. Habermann J, Jungermann A, Scriba PC (1977) Qualität und Stabilität von jodierten Speisesalzen. Ernährungs-Umschau 25: 45 (1978) Nutr Metab [Suppl] 21: 45 − 8. Habermann J, Heinze HG, Horn K, Kantlehner R, Marschner I, Neumann J, Scriba PC (1975) Alimentärer Jodmangel in der Bundesrepublik Deutschland. Dtsch Med Wochenschr 100: 1937 − 9. Horn K (1976) Trijodthyronin ($T_3$): Zur Bestimmung und pathophysiologischen Bedeutung. Urban & Schwarzenberg, München − 10. Horn K (1977) Der solitäre Schilddrüsenknoten. Z Allgemeinmed 53: 1451 − 11. Horn K, Koeppen D, Pickardt CR, Scriba PC (1975) Normalisierung des $T_3/T_4$-Quotienten im Serum bei Struma-Patienten unter Kaliumjodid: Ein Beispiel der Autoregulation der Schilddrüse. Klin Wochenschr 53: 94 − 12. Horster FA, Reinwein D (1968) Zur Strumabehandlung mit Schilddrüsenhormonen. Münch Med Wochenschr 110: 2822 − 13. Horster FA, Wildmeister W (1973) Zur Therapie der blanden Struma mit synthetischen Schilddrüsenhormonen. Dtsch Med Wochenschr 98: 525 − 14. Horster FA, Klusmann G, Wildmeister W (1975) Der Kropf: eine endemische Krankheit in der Bundesrepublik? Dtsch Med Wochenschr 100: 8 − 15. Hüfner M, Grussendorf M, Wahl R, Röher HD (1976) Das Verhalten der thyreotropen Hypophysenfunktion bei Strumapatienten nach Absetzen einer Langzeitsuppression mit Schilddrüsenhormonen. Klin Wochenschr 54: 535 − 16. Igl W, Seiderer M, Fink U, Lissner J (1980) Quantitative Volumenbestimmung der Schilddrüse mit Hilfe der Sonographie. Nuc Compact 1: 11 − 17. Igl W, Lukas P, Leisner B, Fink U, Seiderer M, Pickardt CR, Lissner J (im Druck) Sonographische Volumenbestimmung der Schilddrüse, Vergleich mit anderen Methoden. Nuklearmedizin − 18. Ingbar SH (1972) Autoregulation of the thyroid. Response to iodide excess and depletion. Mayo Clin Proc 47: 814 − 19. Klein E, Kracht J, Krüskemper HL, Reinwein D, Scriba PC (1974) Klassifikation der Schilddrüsenkrankheiten. Dtsch Med Wochenschr 98: 2249 (1973), Internist (Berlin) 15: 181 − 20. Klein E, Scriba PC, Pickardt CR (1980) Die blande Struma. In: Oberdisse K, Klein E, Reinwein D (Hrsg) Die Krankheiten der Schilddrüse, 2. Aufl. Thieme, Stuttgart New York, S 493ff − 21. König MP, Studer H, Riek M (1974) Prophylaxe der endemischen Strumaerfahrungen in der Schweiz. Therapiewoche 24: 2445 − 22. Koutras DA, Piperingos GD, Nanas J, Sfontouris J, Souvatzoglou A (1978) Different sensitivity of $^{131}I$ uptake and TRH test during thyroxine treatment of nontoxic goiter. J Clin Endocrinol Metab 47: 97 − 23. Leisner B, Kantlehner R, Igl W, Heinze HG, Lissner J (1980) Die quantitative Fluoreszenzszintigraphie in der Schilddrüsendiagnostik. Nuklearmediziner 3: 249 − 24. Leisner B, Kantlehner R, Heinze HG, Lissner J (1979) Klinische Ergebnisse der Schilddrüsenszintigraphie und Jodbestimmung mit Fluoreszenztechnik. Fortschr Röntgenstr 130: 694 − 25. Leisner B, Mayer R, Schälzky H, Henrich B, Igl W, Pickardt CR, Knorr D (im Druck) Ergebnisse der quantitativen Fluoreszenzszintigraphie bei jugendlichen Strumaträgern. In: Schmidt HAE, Wolf F (Hrsg) Nuklearmedizin. Schattauer − 26. Merke F (1971) Geschichte und Ikonographie des endemischen Kropfes und Kretinismus. Huber, Bern − 27. Møholm Hansen J, Kampmann J, Nistrup Madsen S, Skovsted L, Solgaard S, Grytter C, Grøntvedt T, Nørby Rasmussen S (1979) L-thyroxine

treatment of diffuse non-toxic goitre evaluated by ultrasonic determination of thyroid volume. Clin Endocrinol 10: 1 – 28. Pickardt CR, Scriba PC (1970) Schilddrüsenwachstum und Schilddrüsenüberfunktion bei Hypophysenvorderlappeninsuffizienz. Dtsch Med Wochenschr 95: 2166 – 29. Pickardt CR, Erhardt F, Horn K, Scriba PC (1972) Kontrolle der Schilddrüsenhormon-Behandlung der blanden Struma durch Bestimmung der Serum-TSH-Spiegel nach TRH-Belastung. Klin Woschenschr 50: 1138 – 30. Pickardt CR, Bauer M, Horn K, Kubiczek Th, Scriba PC (1977) Vorteile der direkten Bestimmung des Thyroxin-bindenden Globulins (TBG) in der Schilddrüsenfunktionsdiagnostik. Internist (Berlin) 18: 538 – 31. Pickardt CR, Erhardt F, Grüner J, Horn K, Scriba PC (1972) Stimulation der TSH-Sekretion durch TRH bei blander Struma: Diagnostische Bedeutung und pathophysiologische Folgerungen. Klin Wochenschr 50: 1134 – 32. Pickardt CR, Erhardt F, Horn K, Lehnert P, Scriba PC (1974) Therapeutische Suppression der TSH-Sekretion bei blander Struma, Rezidivstruma und zur Rezidivprophylaxe nach Strumaresektion. Verh Dtsch Ges Inn Med 80: 1352 – 33. Pickardt CR, Gärtner R, Habermann J, Horn K, Scriba PC, Horster FA, Wagner H, Hengst K (1981) Therapie der blanden Struma. Erfahrungen mit einer Kombination von 100 μg L-Thyroxin und 10 μg L-Trijodthyronin. Dtsch Med Wochenschr 106: 579 – 34. Rapoport B, West M, Ingbar SH (1976) On the mechanism of inhibition by iodine of the thyroid adenylate cyclase response to thyrotropic hormone. Endocrinology 99: 11 – 35. Schmid M, Schulthess C, Bürgi H, Studer H (1980) Jodmangel ist in der Schweiz noch immer endemisch. Schweiz Med Wochenschr 110: 1290 – 36. Scriba PC (1973) Struma-Prophylaxe. Internist (Berlin) 14: 330 – 37. Scriba PC (1977) Jodsalzprophylaxe. Therapiewoche 27: 4687 – 38. Scriba PC, Kracht J, Klein E (1975) Endemische Struma – Jodsalzprophylaxe (Verhandlungsbericht). Dtsch Med Wochenschr 100: 1350 – 39. Scriba PC, Pickardt CR (1980) Strumaprophylaxe. Internist Welt 11: 409 – 40. Steiner H (1977) Rezidivprophylaxe nach Schilddrüsenoperationen. Wien Med Wochenschr 127: 161 – 41. Steiner H, Zimmermann G (1978) Epidemiologie der endemischen Struma unter Jodsalzprophylaxe. Wien Med Wochenschr 128: 476 – 42. Vagenakis AG, Bravermann LE, Azizi F, Portnay GI, Ingbar SH (1975) Recovery of pituitary thyrotropic function after withdrawal of prolonged thyroid-suppression therapy. N Engl J Med 293: 681

## Jodexzeß: Gefahren, ihre Prophylaxe und Therapie im endemischen Jodmangelgebiet der Bundesrepublik

Herrmann, J. (Med. Klinik C der Univ. Düsseldorf)

**Referat**

*1. Einleitung*

Daß das Element Jod als charakteristischer Bestandteil der Schilddrüsenhormone eine überragende physiologische Rolle in Thermogenese, Proteinsynthese, Wachstum und Reifung von Gehirn und Skelett hat, ist allgemein bekannt. Weniger bekannt und weniger verstanden ist dagegen der eigenartige physiologische Dualismus des Jods, das je nach Höhe seines Angebotes und der präexistenten Störung der Schilddrüsenfunktion einmal als Thyreostatikum wirken und eine Hypothyreose auslösen kann, andererseits als Hormonvorstufe fungiert und schwere Hyperthyreosen induziert. Jodbedingte Hypothyreosen sind selten; jodinduzierte Hyperthyreosen stellen dagegen ein in seiner Frequenz, in der klinischen und auch forensischen Relevanz zunehmendes Problem dar, da einerseits die Ärzteschaft offenbar über die Zusammenhänge zwischen Jodapplikation und Hyperthyreoseauslösung nur unzureichend informiert ist, andererseits das Jod infolge seiner besonderen physikalischen und chemischen Eigenschaften in so unterschiedlicher Form und mit den verschiedensten Indikationen appliziert wird, daß die potentiellen Gefahren vonseiten der Schilddrüse kaum realisiert werden. Auf dem deutschen Pharmamarkt stehen mindestens 160 Medikamente, neun Desinfektions- und 27 Röntgenkontrastmittel mit Jodgehalten zwischen wenigen Mikrogramm und etlichen Gramm zur Verfügung [1], so daß es nicht verwunderlich ist, daß bei jedem zehnten Patienten eines normalen internen Krankengutes eine Kontamination mit exogenem Jod festgestellt wurde [2]. Beängstigend wird die Frequenz des Kontaktes mit Jod allerdings, wenn gefunden wurde, daß in 60–80% der Fälle mit manifester Hyperthyreose ein Zusammenhang zwischen Jodkontamination und Entwicklung des Krankheitsbildes hergestellt werden konnte, d. h., daß diese Hyperthyreosen durch den Kontakt mit Jod induziert worden waren [2, 3].

## 2. Ätiopathogenese der potentiellen Hyperthyreose

Das Phänomen der jodinduzierten Hyperthyreose ist nicht neu, sondern wurde bereits um die Jahrhundertwende von Breuer [4] und Kocher beschrieben und als Jod-Basedow bezeichnet [5]. Neu und daher zu wenig bekannt und beachtet, sind dagegen die Häufigkeit der iatrogenen Jodapplikation in der Genese des Geschehens, die gravierenden therapeutischen Probleme, die aus einer jodinduzierten Hyperthyreose resultieren können, sowie vielleicht die Tatsache, daß sich hinter dem Syndrom Hyperthyreose ätiopathogenisch außer den beiden klassischen Formen der Immunhyperthyreose vom Typ des Morbus Basedow und des autonomen Schilddrüsenadenoms noch eine dritte Möglichkeit, die sog. disseminierte Autonomie verbergen kann. Die Abgrenzung dieser drei Formen voneinander ist ein eher theoretisches, endokrinologisch-nuklearmedizinisches Problem. Von entscheidend klinisch-praktischer Bedeutung ist dagegen, sich zu vergegenwärtigen, daß bei allen drei Formen autonomes, d. h. den normalen Steuerungsmechanismen der Hormonsynthese entzogenes Gewebe in solchen Schilddrüsen vorliegt, wobei die Frage, ob dieses autonome Gewebe zum klinischen Bild der Hyperthyreose führt, abhängt von
1. der Menge des verfügbaren Jodids,
2. dem Volumen bzw. der Masse an autonomem Gewebe sowie
3. dem Grad der Aktivität dieses Gewebes.

## 2.1. Rolle des alimentären Jodmangels

Für die Entwicklung autonomen Schilddrüsengewebes stellt der erste Punkt, das Angebot an alimentärem Jodid, sicherlich den entscheidenden Faktor dar:
  Eine eingehende Untersuchung der alimentären Jodzufuhr und der Kropfhäufigkeit hat vor einigen Jahren gezeigt, daß mit Ausnahme der Küstenländer die gesamte Bundesrepublik mit in Nord-Süd-Richtung zunehmender Ausprägung ein Jodmangel- und Strumaendemiegebiet darstellt [6], d. h., daß im Durchschnitt jeder sechste Bundesbürger eine Schilddrüsenvergrößerung aufweist.

### 2.1.1. Generelle Gefahren

Aus Untersuchungen aus anderen Endemiegebieten und tierexperimentellen Befunden ist bekannt, daß sich in Jodmangelstrumen regelmäßig autonome Gewebsbezirke in Form von umschriebenen autonomen Adenomen oder disseminierten Mikroadenomen ausbilden, die nur deshalb nicht zu einer manifesten Hyperthyreose führen, weil ihnen, dem alimentären Mangel entsprechend, das Jodid zur überschießenden Hormonsynthese fehlt.
  Wird solchen Patienten Jod in ausreichender Menge zugeführt, so exazerbieren diese bisher latenten Hyperthyreosen und die Patienten geraten im schlimmsten Fall in eine thyreotoxische Krise, deren Letalität auch heute noch weit über 50% beträgt und die besonders für alte Patienten eine fast absolut tödliche Bedrohung darstellt.

Elf der von uns in den letzten Jahren behandelten 24 Krisen, also fast die Hälfte, waren durch das Nichtbeachten des absoluten Verbotes einer Jodapplikation bei nicht geklärter Schilddrüsenfunktion ausgelöst. Immerhin sieben dieser Patienten konnten nicht gerettet werden.

### 2.1.2. Besondere Gefährdung der Älteren

Von dieser fatalen Entwicklung sind speziell ältere Mitbürger bedroht, da bei persistierendem Jodmangel die Strumen der Patienten mit zunehmendem Alter größer und knotiger werden, wobei auch der Anteil an autonomem Gewebe in diesen Kröpfen mit der Zeit zunimmt.

Besonders gefährdet sind alte Patienten aber auch dadurch, daß eine manifeste Hyperthyreose im Alter in ihrer Symptomatologie nicht den klassischen Lehrbuchbeschreibungen folgt mit der Konsequenz, daß eine Altershyperthyreose übersehen und viel zu selten in die differentialdiagnostischen Überlegungen miteinbezogen wird.

Wenn man bedenkt, daß bei einem Großteil der alten Patienten die vertrauten Leitbefunde der Hyperthyreose wie Struma, Augenveränderungen und Hyperkinesie fehlen, daß Hauptsymptome im Alter der ungeklärte Gewichtsverlust, die Belastungsdyspnoe und schnelle Erschöpfbarkeit sind, ist es nicht verwunderlich, daß primär an maligne Prozesse und Herzinsuffizienz gedacht wird; nicht aber an die Hyperthyreose. Und in dieser Verkennung der Schilddrüsenüberfunktion liegt die lebensbedrohliche Gefahr für den Patienten. Denn auf der Suche nach dem vermuteten bösartigen Prozeß wird der Patient bei der Röntgenuntersuchung von Galle und Niere oder der Computertomographie mit exzessiven Dosen an Jod kontaminiert und gerät dadurch in die im Alter fast absolut tödliche thyreotoxische Krise.

### 3. Diagnostische Probleme der Hyperthyreose

Daß Störungen der Schilddrüsenfunktion generell zu wenig beachtet werden, mögen folgende Zahlen verdeutlichen: Von den von uns wegen der Schwere des Krankheitsbildes stationär behandelten 21 Patienten mit jodinduzierten oder exazerbierten Hyperthyreosen [1] wiesen 18, also fast alle, eine Struma auf. Trotz dieses eindeutigen Hinweises auf eine Schilddrüsenkrankheit war in allen Fällen die Jodkontamination ohne vorherige Schilddrüsendiagnostik erfolgt. In zwei Drittel der Fälle erfolgte die Jodkontamination durch Röntgenkontrastmittel. Die Tatsache, daß in über der Hälfte der Fälle von Gallendarstellung retrospektiv diese Untersuchung als nicht gerechtfertigt angesehen werden mußte, läßt erkennen, daß eine Schilddrüsenüberfunktion zu selten in die Differentialdiagnose einbezogen wird. Es muß daran erinnert werden, daß Erbrechen, Durchfälle und Gewichtsabnahme, derentwegen die Gallendarstellung vorgenommen wurde, ebenso zu den klassischen Symptomen einer Hyperthyreose wie einer primären Abdominalerkrankung gehören. Gerade bei Patienten mit Struma sollte generell überlegt werden, ob Kontrastmitteldarstellung unabdingbar ist, oder ob die erwünschte Information nicht ebenso gut ohne Jodapplikation, B. durch Sonographie zu erhalten ist.

Die Tatsache, daß die Hyperthyreose nicht unmittelbar nach der Jodexposition sondern gewöhnlich erst Wochen und Monate später, wenn niemand mehr an einen möglichen Zuammenhang denkt, klinisch manifest wird, ist eine der Ursachen für die mangelhafte Information über die potentiellen Gefahren des Jods bei nicht geklärter Schilddrüsenfunktion. Hier muß aber auch auf Versäumnisse der pharmazeutischen Industrie hingewiesen werden, die teilweise entweder gar nicht oder nur unzureichend auf den Jodgehalt ihrer Präparate und die damit verbundenen Gefahren hinweist.

Besonders bedenklich erscheint in diesem Zusammenhang das Verhalten eines Herstellers von PVP-Jod, das als bakterizides Chemotherapeutikum fast ubiquitär zur externen und internen Desinfektion angewandt wird. Trotz eindeutiger Hinweise auch von anderer Seite, daß aus dem PVP-Jodkomplex bei Anwendung auf Wunden und Schleimhäuten effektive Jodidmengen freigesetzt werden, wird die Möglichkeit der Induktion von schweren Hyperthyreosen bei entsprechend disponierten Patienten nach wie vor mit keinem Wort in den Beipackzetteln dieser PVP-Jod-Präparationen erwähnt.

*4. Therapeutische Probleme der jodinduzierten Hyperthyreose*

Vor der Möglichkeit der Jodinduktion einer Hyperthyreose brauchte nicht so eindringlich gewarnt zu werden, wenn die dabei auftretenden therapeutischen Probleme nicht so gravierend wären. Aber gerade auf die Unwirksamkeit aller bisher bekannter Maßnahmen, mit der man im Falle einer Jodkontamination stets rechnen muß, sei mit allem Nachdruck hingewiesen.

4.1. Resistenz gegen Thionamid-Thyreostatika

Selbst wenn sich die gefürchtetste Folge, die thyreotoxische Krise nicht entwickelte, wiesen fast alle jodinduzierten Hyperthyreosen bei uns ausgemacht schwere Krankheitsbilder mit erheblich protrahiertem und nicht berechenbarem Verlauf auf: Im Vergleich mit nichtjodinduzierten Hyperthyreosen verzögerte sich die Normalisierung der Serum-T3-Werte und der Stoffwechsellage unter der thyreostatischen Behandlung bei Jodkontamination um 1–3 Wochen [1]. In einigen Fällen war die schwere Hyperthyreose trotz aller Versuche wochenlang nicht zu beeinflussen und erst der Einsatz von Lithium führte dann zu einem schnellen Abfall der Schilddrüsenhormonwerte mit entsprechender Besserung des Krankheitsbildes. Die Gefahren, die vor allem alten Patienten durch einen wochenlang nicht zu beherrschenden Hypermetabolismus drohen, lassen sich sicherlich vorstellen. Obwohl nicht alle jodinduzierten Hyperthyreosen diese Therapieresistenz aufweisen, sondern einige sehr wohl adäquat auf die Thyreostatika ansprechen, sollte klar sein, daß bisher noch keine Möglichkeit besteht, die Effektivität der Therapie vorauszusagen, so daß für jeden Fall von jodinduzierter Hyperthyreose befürchtet werden muß, daß die therapeutischen Maßnahmen unwirksam sind. Das Versagen der üblichen Thyreostatika ist in solchen Fällen verständlich, da Carbimazol oder Prophylthiouracil lediglich die Hormonsynthese, nicht aber die Hormonausschüttung aus der Schilddrüse hemmen. Eine autonom funktionierende Drüse hat aber nach Erhöhung der Jodidzufuhr ausreichend Gelegenheit, große Mengen an fertigen Schilddrüsenhormonen zu speichern und zu sezernieren, so daß Syntheseblocker zu spät kommen und nicht mehr wirken können.

4.2. Resistenz gegen Jodidapplikation

Eine Hemmung der übermäßigen Hormonsekretion kann also nur durch Blockade der Ausschüttung praeformierter Hormone erwartet werden. Im Normalfall ist das Jodid selbst ein sehr effektiver Ausschüttungsblocker. Es ist jedoch zu befürchten, daß nach Jodkontamination sich durch erneute Jodidgabe die überschießende Inkretion von Hormonen nicht mehr hemmen läßt. Lithium behält dagegen auch nach Jodkontamination seine Wirksamkeit, so daß im Lithium möglicherweise das einzig wirksame Therapeutikum bei diesen sonst hoffnungslos therapieresistenten Fällen zu sehen ist.

*5. Prävention der jodinduzierten Hyperthyreose*

Mit der Gefahr der Hyperthyreoseauslösung durch Jod ist durchaus nicht bei allen Patienten mit Schilddrüsenvergrößerung zu rechnen, selbst dann nicht, wenn in ihren

Strumen autonomes Gewebe nachgewiesen wurde. So konnte z. B. für die ausgeprägten Endemiegebiete um Marburg [7] bzw. Göttingen [8] gezeigt werden, daß nach Jodkontamination nur 27% der Patienten mit isolierten autonomen Adenomen und 52% der Patienten mit disseminierter Autonomie anschließend eindeutig hyperthyreot wurden.

5.1. Risikobewertung einer Jodkontamination

Es hat auch nicht an Versuchen gefehlt, durch nuklearmedizinische Untersuchungen das aus einer Jodkontamination resultierende Risiko einer Stoffwechseldekompensation abschätzen zu können [9]. Von den drei Variablen, die dieses Risiko bedingen, läßt sich szintigraphisch mit aufwendiger Methodik lediglich das Volumen des autonomen Schilddrüsenbezirkes hinreichend exakt erfassen. Die in Frage kommenden Jodidmengen schwanken je nach Jodquelle, zwischen wenigen Mikrogramm und mehreren Gramm. Die spezifische Aktivität des autonomen Gewebsbezirkes läßt sich bisher noch durch kein Verfahren schätzen.

Solange nicht geklärt ist, welches Gewicht diesen sich gegenseitig beeinflussenden Variablen hinsichtlich des Risikos einer Hyperthyreoseauslösung zuzumessen ist, erscheint es verfrüht und gefährlich, sogenannte kritische Grenzen für das Volumen des autonomen Gewebes und die Jodidzufuhr angeben zu wollen [10], da die sich daraus ergebende Folgerung, daß bei Einhalten dieser Grenzen keine Hyperthyreose entsteht, in keiner Weise für alle Fälle gesichert ist. Solange also diese prognostischen Unsicherheiten weiterbestehen, sollte nicht zuletzt im Hinblick auf evtl. juristische Konsequenzen an den in Tabelle 1 aufgeführten rigorosen Kriterien für eine Prävention und Prophylaxe der jodinduzierten Hyperthyreose und thyreotoxischen Krise festgehalten werden [1]:

5.2. Katalog der prophylaktischen Maßnahmen

Die an sich berechtigte Forderung, vor Jodapplikation bei jedem Patienten eine Hyperthyreose auszuschließen, läßt sich in praxi nicht verwirklichen. Trotzdem sollte sich bei jeder Indikationsstellung zu einer Untersuchung mit jodhaltigen Röntgenkontrastmitteln bei jedem Arzt die Frage nach der Funktion der Schilddrüse einstellen, in Analogie zur Frage nach einer Gravidität.

**Tabelle 1.** Prophylaxe der jodinduzierten schweren Hyperthyreose und thyreotoxischen Krise

1. Keine Jodapplikation vor Hyperthyreose-Ausschluß bei
   a) Strumapatienten (besonders Knotenstruma)
   b) Patienten mit Schilddrüsenanamnese generell

2. Nach Jodapplikation:
   a) Denken an mögliche Hyperthyreoseentwicklung
   b) Kontrolle von Symptomatik, $T_3$ und $T_4$

3. Keine Jodapplikation während der Therapie der Hyperthyreose

4. Wenn Jodapplikation unumgänglich vor exakter Schilddrüsendiagnostik:
   prophylaktische Kombinationsbehandlung mit Perchlorat und Carbimazol bzw. Thiamazol

5. Bei jodinduzierter Hyperthyreose und Therapieresistenz:
   a) Carbimazol oder Thiamazol in hohen Dosen
   b) Lithiumazetat per os
   c) kein Therapieversuch mit zusätzlichem Jodid

6. Hinweis auf Jodgehalt pharmazeutischer Präparate und eventueller Gefahren an exponierter Stelle

Das gilt besonders bei Patienten mit Strumen. Hier muß die Hyperthyreose mit allen Mitteln und unter großzügiger Verwendung des TRH-Testes ausgeschlossen sein. An latente oder oligosymptomatische Hyperthyreosen muß, wie erwähnt, besonders bei alten Patienten mit knotigen Strumen gedacht werden. Das Denken an die Möglichkeit der Hyperthyreoseinduktion sollte für den Arzt nach Jodexposition seines Patienten selbstverständlich sein, oder werden.

Ebenso selbstverständlich sollte sein, daß jede Jodkontamination während der laufenden thyreostatischen Therapie einer Hyperthyreose oder vor deren definitiven Therapie durch Radiojod oder Operation absolut verboten und als Kunstfehler anzusehen ist.

Punkt 4 der Tabelle sollte nicht zu Fehlinterpretationen Anlaß geben: Der Versuch, die Jodidaufnahme durch Perchlorat zu blockieren, muß die absolute Ausnahme darstellen und darf nur erwogen werden, wenn eine Jodkontamination vor exakter Schilddrüsendiagnostik unumgänglich ist, denn die Effektivität dieser Perchloratblokkade ist in keiner Weise hinreichend gesichert.

Erweist sich eine jodinduzierte Hyperthyreose als resistent gegen die übliche thyreostatische Therapie, sollte nicht gezögert werden, Lithium einzusetzen. Die Schwere des Krankheitsbildes, die Unmöglichkeit, die Entwicklung abzusehen, die Notwendigkeit, Lithium einzusetzen und den Serum-Lithiumspiegel exakt zwischen 0,8 und 1,4 mval/l einzustellen, lassen eine rechtzeitige stationäre Einweisung solcher Patienten angeraten sein.

Schließlich erscheint dringend erforderlich, von der pharmazeutischen Industrie zu fordern, auf den Jodgehalt ihrer Präparate und die damit verbundenen Gefahren vonseiten der Schilddrüse an exponierter Stelle auf Packungen und Beipackzetteln hinzuweisen.

## 6. Probleme einer Jodsalzprophylaxe der blanden Struma

Abschließend muß angesichts der hier geschilderten Gefahren des Jods bei Hyperthyreosen zu der Empfehlung der Sektion Schilddrüse der Deutschen Gesellschaft für Endokrinologie, auch in der Bundesrepublik eine Jodsalzprophylaxe der blanden Struma einzuführen, Stellung genommen werden. Es ist damit zu rechnen, daß, wie in anderen Strumaendemiegebieten, auch bei uns, die Zahl manifester Hyperthyreosen nach Erhöhung der täglichen Jodidzufuhr ansteigen wird. Die Inzidenz der Hyperthyreose vom Typ Basedow wird durch Jodierungskampagnen kaum betroffen. Ansteigen wird dagegen die Häufigkeit der durch aktivierte autonome Gewebsbezirke ausgelösten Überfunktionen, wobei in ausgeprägten Endemiegebieten dieser Weg in 80% aller Fälle die Ursache für die dort vorkommenden Hyperthyreosen darstellte.

Da entsprechend unseren derzeitigen pathogenetischen Vorstellungen die lokalisierte oder disseminierte Autonomie sich überwiegend in der blanden endemischen Jodmangelstruma entwickelt, ist damit zu rechnen, daß nach effektiver Reduktion der Häufigkeit der blanden Struma auch das Auftreten autonomer Adenome und damit die in epidemiologischer Hinsicht wesentlichste Ursache der Hyperthyreose vermindert wird. Die Ergebnisse einer Jodierungskampagne in Neuseeland, wo nach einigen Jahrzehnten erhöhter Jodzufuhr autonome Schilddrüsenadenome nur noch selten angetroffen werden, sprechen eindeutig für die Jodsalzprophylaxe auch bei uns. Ein vorübergehendes Ansteigen der Inzidenz der Hyperthyreose stellt den Preis für die Verminderung der Kropfhäufigkeit und damit der Frequenz der Hyperthyreosen in späteren Generationen dar. Wir sollten bereit sein, diesen Preis zu zahlen, wenn mit der Propagierung einer erhöhten alimentären Jodzufuhr auch das ärztliche Bewußtsein des potentiellen Risikos geweckt wird mit dem Ziel, durch eine eingehendere Schilddrüsendiagnostik und rechtzeitige Therapie die Gefahren einer erhöhten Jodzufuhr vor allem für Risikogruppen wie alte Mitbürger und Strumaträger so gering wie möglich zu halten.

*Literatur*

1. Herrmann J, Krüskemper HL (1978) Gefährdung von Patienten mit latenter und manifester Hyperthyreose durch jodhaltige Röntgenkontrastmittel und Medikamente. Dtsch Med Wochenschr 103: 1434 – 2. Schicha H, Facorro U, Schürnbrand P, Schreivogel I, Emrich D (1980) Frequency of iodine contamination in a thyroid clinic. J Mol Med 4: 177 – 3. Joseph K, Mahlstedt J, Pries HH, Schmidt Z (1976) Untersuchungen über die Regulation der thyreoidalen Jodidclearance in Abhängigkeit von der Konzentration des freien Thyroxins. Nuc Compact 7: 71 – 4. Breuer R (1900) Beitrag zur Ätiologie der Basedowschen Krankheit und des Thyreoidismus. Wien Klin Wochenschr 13: 641 – 5. Kocher T (1910) Über Jodbasedow. Arch Klin Chir 92: 1166 – 6. Horster A, Klusmann G, Wildmeister W (1975) Der Kropf: eine endemische Krankheit in der Bundesrepublik. Dtsch Med Wochenschr 100: 8 – 7. Joseph K, Mahlstedt J, Gronnermann R, Herbert K, Welcke U (1979) Verlaufsuntersuchungen bei Patienten mit autonomem Schilddrüsengewebe (AFTT). Nuc Compact 10: 206 – 8. Emmrich D (1980) Der Einfluß von Jod bei latenten und manifesten hyperthyreoten Zuständen. Programm der Jahrestagung der Sektion Schilddrüse der Deutschen Gesellschaft für Endokrinologie, Berlin, S 41 – 9. Joseph K, Mahlstedt J, Pries HH, Schmidt U, Welcke U (1977) Früherkennung und Abschätzung des Hyperthyreoserisikos autonomen Schilddrüsengewebes. Nuc Compact 8: 134 – 10. Joseph K, Mahlstedt J, Welcke U (1980) Autonomously functioning thyroid tissue (AFTT) during iodide prophylaxe. J Mol Med 4: 87

**Aussprache**
Herr *Glöbel, B.* (Homburg) zu Herrn *Herrmann*:

Es ist richtig, daß erhöhte Jodzufuhr ein auslösender Faktor für die Entstehung von Hyperthyreosen oder thyreotoxischen Krisen sein kann. Dieses Risiko sollte jedoch quantifiziert werden. Wir haben für das Jodmangelgebiet Deutschland Häufigkeiten ermittelt. Auf 100 000 Fälle erhöhter Jodexposition kommen 0,1 Hyperthyreosen und zwei thyreotoxische Krisen. Für die Bevölkerung der USA, die als ausreichend mit Jod versorgt gilt, beträgt vergleichsweise das Risiko der thyreotoxischen Krise nur 1 zu $10^6$. Insgesamt ist das Risiko der Anwendung von Jod also vergleichsweise gering und eine ausreichend mit Jod versorgte Bevölkerung ist weniger gefährdet. Dies ist ein weiteres Argument für die Einführung der Jodprophylaxe in Deutschland.

# Kardiologie

Abendroth, R.-R., Breithardt, G., Meyer, T., Seipel, L. (Klinik B, Schwerpunkt Kardiologie der Med. Klinik und Poliklinik der Univ. Düsseldorf)
**Prognostische Bedeutung ventrikulärer Echoschläge bei programmierter Stimulation**

Die Prüfung der ventrikulären Vulnerabilität hat in den letzten Jahren zunehmendes Interesse als diagnostisches Mittel gefunden [1–5, 7–9]. Die prognostische Bedeutung hierdurch ausgelöster ventrikulärer Echoschläge bleibt jedoch bisher noch umstritten. In der vorliegenden Untersuchung wurde daher die Häufigkeit und prognostische Bedeutung ventrikulärer Echoschläge, die im Rahmen einer programmierten rechtsventrikulären Stimulation ausgelöst wurden, bei 123 Patienten retrospektiv analysiert.

Untersucht wurden 75 Männer und 48 Frauen mit einem mittleren Alter von 49 Jahren. 55 Patienten litten an einer koronaren Herzkrankheit (Angina pectoris, früher Myokardinfarkt und/oder positives Koronarangiogramm). Sechs Patienten hatten einen

If you have any concerns about our products,
you can contact us on
**ProductSafety@springernature.com**

In case Publisher is established outside the EU,
the EU authorized representative is:
**Springer Nature Customer Service Center GmbH
Europaplatz 3, 69115 Heidelberg, Germany**

Printed by Libri Plureos GmbH
in Hamburg, Germany

Leitsymptom Ödem

# Dytide® H

## unübertroffen in seiner kaliumneutralen Diurese

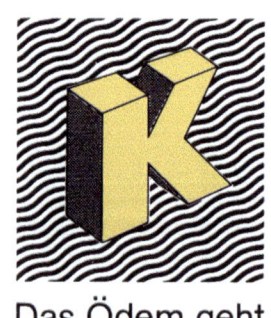

Das Ödem geht
Kalium bleibt

**Zusammensetzung:** 1 Tablette enthält: 50 mg Triamteren, 25 mg Hydrochlorothiazid. **Indikationen:** Sämtliche Ödemformen, insbesondere kardiales, hepatisches und nephrotisches Ödem; Hypertonie; Ödeme bei digitalisierten Patienten zur gleichzeitigen Verbesserung der Glykosidverträglichkeit. **Kontraindikationen:** Fortgeschrittene Niereninsuffizienz, Sulfonamidüberempfindlichkeit, Coma hepaticum, Hyperkaliämie. **Nebenwirkungen:** Beim Einnehmen auf nüchternen Magen können Übelkeit und Erbrechen auftreten, daher Gabe nach den Mahlzeiten. In seltenen Fällen: Muskelverspannungen, Schwächegefühl, Kopfschmerzen oder Hautausschläge.

**Hinweis:** Auch ohne Verdacht auf eingeschränkte Nierenfunktion sollten, wie bei jeder Diuretischen Behandlung, Serum-Kalium und Serum-Kreatinin von Zeit zu Zeit überprüft werden.
**Handelsformen und Preise:** O.P. 30 Tabletten DM 26,32; O.P. 60 Tabletten DM 46,00; Klinikpackungen.

**Röhm Pharma** GMBH  WEITERSTADT

# Verhandlungen der
# Deutschen Gesellschaft für innere Medizin

87. Kongreß, 26.–30. April 1981, Wiesbaden

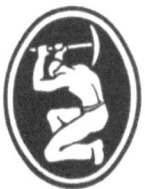

# Verhandlungen der Deutschen Gesellschaft für innere Medizin

Herausgegeben von dem ständigen Schriftführer B. Schlegel

Mit 739 Abbildungen und 371 Tabellen

Referate zu folgenden Hauptthemen: Pathogenese, Verlauf und Therapie des Diabetes mellitus; Neue Entwicklungen in der Behandlung von Infektionskrankheiten; Chronische Bronchitis; Pathogenese, Prävention und Therapie der Arteriosklerose; Aktuelle Probleme bei Erkrankungen der Schilddrüse

Symposien zu folgenden Themen: Hämorheologie und Innere Medizin; Künstliche Organe in der Inneren Medizin mit Rundtischgespräch: Möglichkeiten und Grenzen der Entwicklung künstlicher Organe; Substratumsatz menschlicher Gewebe bei normalem und gestörtem Stoffwechsel

Podiumsgespräche zu folgenden Themen: Alkoholschäden: Verbreitung und Prognose; Nichtinvasive Oberbauchdiagnostik

Freie Vorträge zu folgenden Themen: Diabetologie, Infektionskrankheiten, Angiologie, Kardiologie, Hypertonie, Endokrinologie, Nephrologie, Hämatologie, Hämostaseologie, Gastroenterologie, Hepatologie, Stoffwechsel, Pankreas, Pneumologie, Onkologie, Klinische Immunologie, Rheumatologie, Klinische Pharmakologie, Intensivmedizin, Psychosomatik

Springer-Verlag Berlin Heidelberg GmbH

Professor Dr. Bernhard Schlegel,
Kliniken der Landeshauptstadt Wiesbaden,
D-6200 Wiesbaden

ISBN 978-3-8070-0327-6   ISBN 978-3-642-47092-9 (eBook)
DOI 10.1007/978-3-642-47092-9

Library of Congress Catalog Card Number 73-19036.

Das Werk ist urheberrechtlich geschützt. Die dadurch begründeten Rechte, insbesondere die der Übersetzung, des Nachdruckes, die Entnahme von Abbildungen, der Funksendung, der Wiedergabe auf photomechanischem oder ähnlichem Wege und der Speicherung in Datenverarbeitungsanlagen bleiben, auch bei nur auszugsweiser Verwertung, vorbehalten.
Die Vergütungsansprüche des § 54, Abs. 2 UrhG werden durch die „Verwertungsgesellschaft Wort", München, wahrgenommen.
© Springer-Verlag Berlin Heidelberg 1981
Ursprünglich erschienen bei J.F. Bergmann Verlag, München 1981

Die Wiedergabe von Gebrauchsnamen, Handelsnamen, Warenbezeichnungen usw. in diesem Werk berechtigt auch ohne besondere Kennzeichnung nicht zu der Annahme, daß solche Namen im Sinne der Warenzeichen- und Markenschutz-Gesetzgebung als frei zu betrachten wären und daher von jedermann benutzt werden dürften.

Verantwortlich für den Anzeigenteil:
E. Lückermann, H. Hüttig, Kurfürstendamm 237, D-1000 Berlin 15
2119/3321-543210

# Inhaltsverzeichnis

Vorsitzender 1981—1982 ..... XXV
Vorstand 1981—1982 ..... XXV
Vorstand 1980—1981 ..... XXV
Ehrenmitglieder ..... XXV
Verzeichnis der Vorsitzenden seit 1882 ..... XXIX
Korrespondierende Mitglieder ..... XXXI
Diplommitglieder ..... XXXI
Ständige Schriftführer ..... XXXI
Kassenführer ..... XXXI
Mitglieder des Ausschusses 1981—1982 ..... XXXII
Begrüßungsworte des Vorsitzenden. *Mehnert, H.* (München) ..... XXXIII
Theodor-Frerichs-Preis 1981 ..... XLI
Vom Leben und Leiden unserer Patienten. *Mehnert, H.* (München) ..... XLV

## Pathogenese, Verlauf und Therapie des Diabetes mellitus

Zur Rolle der Hyperglykämie in der Pathobiochemie des Diabetes mellitus. *Wieland, O. H.* (München) Referat ..... 1
Neue Aspekte der Pathogenese des Diabetes mellitus. *Schöffling, K.* (Frankfurt) Referat ..... 12
Fettstoffwechselstörungen bei Diabetes mellitus. *Gries, F.-A.* (Düsseldorf) Referat ..... 24
Behandlung des juvenilen Diabetes mellitus (sog. Typ I). *Sauer, H.* (Bad Oeynhausen) Referat ..... 24
Behandlung des Erwachsenendiabetes (Typ II). *Jahnke, K.* (Wuppertal) Referat ..... 25
Therapie des Coma diabeticum. *Froesch, E. R.* (Zürich – Schweiz) Referat ..... 34
Zukunftsaussichten der Diabetestherapie. *Federlin, K.* (Gießen) Referat ..... 34
Diabetische Mikroangiopathie. *Standl, E.* (München) Referat ..... 48
Makroangiopathie bei Diabetes mellitus. *Bibergeil, H.* (Karlsburg – DDR) Referat ..... 56
Diabetische Polyneuropathie. *Bischoff, A.* (Bern – Schweiz) Referat ..... 64
Patientenschulung und Selbstkontrolle bei Diabetes mellitus. *Willms, B.* (Bad Lauterberg) Referat ..... 64
Sozialmedizinische Probleme bei Diabetikern. *Petzoldt, R.* (Bad Oeynhausen) Referat ..... 71

## Diabetologie

Einfluß von Insulin auf die Somatostatinfreisetzung am isoliert perfundierten Pankreas der Ratte. *Schauder, P., Arends, J., Siegel, E. G., Koop, H., Creutzfeldt, W.* (Göttingen) ..... 78
Die Bedeutung von Glukagon, Somatotropin, Cortisol und Adrenalin als Insulinantagonisten bei Diabetes mellitus. *Bratusch-Marrain, P., Waldhäusl, W., Grubeck-Loebenstein, B., Korn, A., Vierhapper, H.* (Wien – Österreich) ..... 83
Blutzuckerselbstkontrolle: Vergleich der Messung mit Hämoglukotest 20—800, Reflomat, Dextrometer und Glukosemeter. *Willms, B., Unger, H.* (Bad Lauterberg) ..... 86
Rasche Änderungen des „Langzeitparameters" Hämoglobin A$_1$: Abhängig von der Wahl der Bestimmungsmethode. *Sonnenberg, G. E., Eichholz, U., Chantelau, E., Berger, M.* (Düsseldorf) ..... 88
Erfolgsanalyse stationärer Diabetikerschulung: Inwieweit behalten stationär geschulte Diabetiker die Harnzuckerselbstkontrolle bei? *Willms, B., Schönborn, I.* (Bad Lauterberg) ..... 91
Therapie am Insulinrezeptor mit Metformin. *Rüdiger, H. W., Dreyer, M., Maack, P., Holle, A., Mangels, W., Kühnau, J.* (Hamburg) ..... 95

Effekt einer längerfristigen Acarbosetherapie auf die Stoffwechsellage sulfonylharnstoffbehandelter Diabetiker. *Sachse, G., Mäser, E., Laube, H., Federlin, K.* (Gießen) ........... 98

Der Einfluß der Osmolalität auf die Kontrolle des Kohlenhydratstoffwechsels in vivo und in vitro. Ein Beitrag zum Verständnis des Coma diabeticum. *Waldhäusl, W., Kleinberger, G., Kastner, G., Komjati, M., Bratusch-Marrain, P.* (Wien – Österreich) ..................... 100

Hemmung der gesteigerten Basalmembransynthese diabetischer Ratten durch Kalziumdobesilat und Azetylsalizylsäure. *Hasslacher, C., Kopischke, H. G., Bürklin, E.* (Heidelberg) ..... 104

Diabetische Retinopathie: Analyse von Betazellresidualfunktion, HLA-DR-Antigenen und zirkulierenden Immunkomplexen. *Schernthaner, G., Freyler, H., Heding, L. G., Mayr, W. R., Tappeiner, G.* (Wien – Österreich/Kopenhagen – Dänemark) ..................... 106

Untersuchung der Basalmembrandicke bei Patienten mit Typ I-Diabetes unter Berücksichtigung der diabetischen Retinopathie, des Zigarettenkonsums und der HLA-Antigene. *Lander, T., Standl, E., Dexel, T., Siess, E. A., Naethke, H. E., Albert, E. D., Scholz, S.* (München) . 110

Diabetes mellitus und diabetische Spätfolgen nach Pankreasresektion und Pankreatektomie (Langzeitergebnisse). *Goebel, F.-D., Böttinger, H., Duschl, H., Schwendemann, P. A.* (München) ........................................................................... 114

Zeitablauf der Angiopathieentwicklung beim streptozotozindiabetischen Miniaturschwein. *Oberhofer, H., Marshall, M.* (München) ........................................... 117

Erythrozytendeformabilität bei Koronarkranken mit und ohne Diabetes mellitus. *Diamantopoulos, E. J., Raptis, S., Karaiskos, K., Mandel, R., Moulopoulos, S.* (Athen – Griechenland) .................................................................................. 120

4-Jahresmortalität von ambulanten Diabetikern und kardiovaskulären Risikofaktoren. *Janka, H. U., Standl, E., Mehnert, H.* (München) ...................................... 123

Die postprandiale Insulininfusionskinetik beim intravenös mit Insulin behandelten Diabetiker. *Kerner, W., Moll, H., Beischer, W., Pfeiffer, E. F.* (Ulm) ..................... 126

Behandlung von Typ I-Diabetikern mit tragbaren, nicht rückgekoppelten Insulindosiergeräten: Probleme der Stoffwechselführung. *Walter, H., Kemmler, W., Kestle, C., Gerbitz, K.-D., Mehnert, H.* (München) ............................................................... 127

Berechnung des Insulinbedarfs für nichtglucosegesteuerte Insulininfusionspumpen an Hand der endogenen Insulinproduktionsrate gesunder Personen. *Waldhäusl, W., Bratusch-Marrain, P., Kiss, A., Nowotny, P.* (Wien – Österreich) .............................. 130

Muskelarbeit bei Typ I-Diabetes während einer halbautomatisch geregelten Insulininfusion. *Renner, R., Piwernetz, K., Hepp, K. D.* (München) ................................ 133

Die Bedeutung der frühen, präabsorptiven Insulinsekretion für die orale Glukosetoleranz: Untersuchungen an inseltransplantierten Ratten. *Siegel, E. G., Trimble, E. R., Berthoud, H.-R., Renold, A. E.* (Göttingen) .................................................... 138

Transplantation allogener isolierter Langerhansscher Inseln mit Hilfe von Diffusionskammern in diabetischen Ratten. *Freitag, F., Schneider, R., Helmke, K., Laube, H., Federlin, K.* (Gießen) ................................................................................ 141

Wirkungscharakteristik von biosynthetischem humanen Insulin. *Bottermann, P., Gyaram, H., Wahl, K., Ermler, R., Lebender, A.* (München) ............................................ 146

Die biologische Aktivität des biosynthetischen (rekombinierten) humanen Insulins beim Menschen. *Raptis, S., Karaiskos, K., Enzmann, F., Hatzidakis, D., Zoupas, C., Moulopoulos, S.* (Athen – Griechenland) ...................................................... 148

Biosynthetisches Humaninsulin – seine Wirkung auf Blutzucker, C-Peptid und Plasmacortisol beim Menschen. *Laube, H., Svedberg, J., Velcovsky, H. G., Federlin, K.* (Gießen) ..... 148

Vergleich zwischen biosynthetischem Humaninsulin und Schweineinsulin hinsichtlich biologischer Wirksamkeit bei Diabetikern mit und ohne körperliche Belastung. *Weber, T., Beyer, J., Schulz, J., Westerburg, A., Hassinger, W., Krause, U., Cordes, U.* (Mainz) ............ 150

Biosynthetisches Insulin: Immunologische in vitro- und in vivo-Untersuchungen – Insulinantikörperbindung, Hauttestungen, Leukozytenmigrationsteste bei Normalpersonen. *Velćovsky, H.-G., Laube, H., Weil, I., Federlin, K.* (Gießen) ................................ 154

Effekte homologen Insulins beim Insulintoleranztest. *Schlüter, K., Petersen, K.-G., Kerp, L.* (Freiburg) ......................................................................... 159

# Neue Entwicklungen in der Behandlung von Infektionskrankheiten

## I. Antibiotische Entwicklungen

Untersuchungen zum Einsatz von Antibiotika in Praxis und Klinik. *Lüthy, R.* (Zürich – Schweiz) Referat ........................................................................ 161
Auswahl von Antibiotika in Praxis und Klinik. *Siegenthaler, W., Fuchs, P., Siegenthaler, G., Lüthy, R.* (Zürich – Schweiz) Referat ................................................... 162

## II. Immunologische Entwicklungen

Neue Entwicklungen auf dem Gebiete der Impfung gegen bakterielle Erreger. *Glauser, M. P.* (Lausanne – Schweiz) Referat ............................................................ 168
Impfungen gegen Viruserkrankungen. *Deinhardt, F.* (München) Referat .............. 173
Immunstimulation durch Pharmaka: Ein neuer Weg in der Therapie mikrobieller Infektionen? *Drews, J., Mayer, P.* (Wien – Österreich) Referat ............................. 188

## III. Neue diagnostische und therapeutische Erkenntnisse bei Infektionskrankheiten

Neue Pneumonien. *Lode, H., Schäfer, H., Ruckdeschel, R.* (Berlin/München) Referat ..... 196
Zur Therapie von Harnwegsinfektionen. *Höffler, D.* (Darmstadt) Referat ............. 202

## Infektionskrankheiten

Chronische Lebererkrankungen 1–5 Jahre nach akuter Non-A-Non-B-Hepatitis. *Ehrlich-Treuenstätt, B. von, Gmelin, K., Kommerell, B., Roth, K., Doerr, H.* (Heidelberg) ......... 211
Die Virusheptitis A und ihre möglichen Verlaufsformen. *Maier, E.* (Erlangen) ........ 213
Neurologische Komplikationen bei septischen Erkrankungen: Therapie und Verlauf. *Rohkamm, R., Przuntek, H.* (Würzburg) ........................................................... 215
Verbesserte Grundlage für die Mebendazol-Therapie der alveolaren Echinokokkose. *Witassek, F., Bircher, J.* (Bern – Schweiz) ......................................................... 217
Behandlung der eitrigen Meningitis mit Cefotaxim. *Brückner, O., Martens, F., Hoffmann, H., Collmann, H.* (Berlin) ................................................................. 220
Beziehung zwischen INH-Metabolismus und INH-Hepatotoxizität unter tuberkulostatischer Kombinationsbehandlung. *Musch, E., Eichelbaum, M., Sassen, W. von, Castro-Parra, M., Wang, J. K., Brestowski, U., Baur, M. P., Dengler, H. J.* (Bonn) ................. 224

## Chronische Bronchitis

Pathophysiologie der Bronchialobstruktion. *Ulmer, W. T., Zimmermann, J., Islam, M. S.* (Bochum) Referat .................................................................................. 229
Klinik der chronischen Bronchitis. *Herzog, H.* (Basel – Schweiz) Referat .............. 240
Beurteilung der Lungenfunktion in der Praxis. *Nolte, D.* (Bad Reichenhall) Referat ..... 259
Chronische Bronchitis. Therapie von akuten Exazerbationen und Komplikationen. *Fabel, H.* (Hannover) Referat ....................................................................... 265
Prävention, Langzeittherapie und Rehabilitation. *Wettengel, R.* (Bad Lippspringe) Referat .. 274

# Pathogenese, Prävention und Therapie der Arteriosklerose

Morphologie der Arteriosklerose. *Hort, W.* (Düsseldorf) Referat .................... 281
Die Pathogenese der Arteriosklerose. *Greten, H.* (Hamburg) Referat ................ 293
Die Klinik der Arteriosklerose. *Schettler, G.* (Heidelberg) Referat .................. 296
Medikamentöse Rezidivprophylaxe bei der extrakraniellen und peripheren Arteriosklerose.
 *Bollinger, A.* (Zürich – Schweiz) Referat ...................................... 303
Zur medikamentösen Verhütung des Herzinfarktrezidivs. *Breddin, H. K.* (Frankfurt) Referat 305
Therapeutische Fibrinolyse und arterielle Verschlußkrankheit. *Lasch, H. G., Schöndorf, T. H.*
 (Gießen) Referat ............................................................ 314
Transluminale Dilatation koronarer, renaler und peripherer Arterienstenosen. *Grüntzig, A.*
 (Atlanta – USA) Referat .................................................... 323
Primäre und sekundäre Prävention bei der Arteriosklerose. *Brüschke, R.* (Berlin – DDR)
 Referat .................................................................... 324
Chirurgische Aspekte der koronaren Herzkrankheit. *Rodewald, G., Rödiger, W., Kalmar, P.,*
 *Mathey, D., Voss, H.* (Hamburg) Referat ....................................... 324
Chirurgische Aspekte: Periphere Arterien. *Vollmar, J. F.* (Ulm) Referat ............... 334

# Angiologie

Cholesterinkristalle bewirken atherosklerotische Veränderungen am Gefäßendothel. *Bode, G.,*
 *Klör, H. U., Stange, E., Ditschuneit, H.* (Ulm) .................................. 345
Blutviskosität und periphere Durchblutung vor und nach Erythrozyto- und Plasmapherese.
 *Hartmann, F., van den Berg, E., Haedicke, C., Sgries, B., Stangl, W.* (Hannover) ...... 348
Therapie des akuten Hirninfarktes mit Arwin. *Hossmann, V., Heiss, W.-D., Bewermeyer, H.*
 (Köln) ..................................................................... 352
Uronikase-Behandlung venöser Thrombosen der unteren Extremität. *Zimmermann R., Haren-*
 *berg, J., Mörl, H., Rieben, F. W., Götz, R., Wahl, P.* (Heidelberg) ................. 355
Niedrig dosierte thrombolytische Therapie und Katheterdilatation. *Hess, H., Mietaschk, A.,*
 *Ingrisch, H.* (München) ..................................................... 357
Transluminare Dilatation von Nierenarterienstenosen zur Behandlung der renovaskulären
 Hypertonie. *Bussmann, W.-D., Faßbinder, W., Dowinsky, S., Rummel, D., Grützmacher, P.,*
 *Kaltenbach, M., Schoeppe, W.* (Frankfurt) .................................... 361
Ergebnisse der perkutanen Katheterbehandlung von Nierenarterienstenosen bei Patienten
 jenseits des 50. Lebensjahres. *Ingrisch, H., Hegele, T., Frey, K. W., Holzgreve, H., Middeke,*
 *M.* (München) .............................................................. 364

# Aktuelle Probleme bei Erkrankungen der Schilddrüse

Einleitung. *Scriba, P. C.* (Lübeck) Referat ........................................ 367
„Rationelle Diagnostik" – Sinn und Unsinn strategischer Programme. *Krüskemper, H.-L.*
 (Düsseldorf) Referat ........................................................ 367
Heutiger Umfang und Stellenwert der In vivo-Diagnostik der Schilddrüse mit Radionukliden.
 *Börner, W.* (Würzburg) Referat .............................................. 367
Schilddrüsenszintigraphie und Jodbestimmung mit Fluoreszenztechnik. *Leisner, B.* (München)
 Referat .................................................................... 377
Volumenbestimmung der Schilddrüse mit Hilfe der Sonographie und Vergleich mit anderen
 Methoden. *Igl, W.* (München) Referat ........................................ 379
Labormethoden in der Diagnostik von Schilddrüsenerkrankungen: Qualitätskontrolle, Ermitt-
 lung von Störfaktoren und Einflußgrößen. *Horn, K., Gärtner, R.* (München) Referat .... 382
HLA-Typisierung und Bestimmung schilddrüsenstimulierender Antikörper bei hyperthyreoten
 Patienten. *Schleusener, H., Schernthaner, G., Mayr, W. R., Kotulla, P., Bogner, U.,*
 *Habermann, H., Finke, R., Meinhold, H., Koppenhagen, K., Emrich, D., Wenzel, K. W.,*
 *Joseph, K.* (Berlin) Referat .................................................. 389

Die Thyreoiditiden. Diagnose und Therapie. *Schatz, H.* (Gießen) Referat . . . . . . . . . . . . . . 398
**Therapie der blanden Struma, Aussichten und differenzierte Indikation.** *Pickardt, C. R., Leisner, B., Igl, W., Scriba, P. C.* (München/Lübeck) Referat . . . . . . . . . . . . . . . . . . . . . . . . . . 415
**Jodexzeß: Gefahren, ihre Prophylaxe und Therapie im endemischen Jodmangelgebiet der Bundesrepublik.** *Herrmann, J.* (Düsseldorf) Referat . . . . . . . . . . . . . . . . . . . . . . . . . . . . . 418

# Kardiologie

Prognostische Bedeutung ventrikulärer Echoschläge bei programmierter Stimulation. *Abendroth, R.-R., Breithardt, G., Meyer, T., Seipel, L.* (Düsseldorf) . . . . . . . . . . . . . . . . . . . 424
Verbesserte Lidocaindosierung durch Serumkonzentrationsbestimmungen bei Patienten mit Myokardinfarkt. *Follath, F., Ritz, R., Vozeh, S., Wenk, M.* (Basel – Schweiz) . . . . . . . . . 427
Mexiletinspiegel bei Patienten mit ventrikulären Arrhythmien und Nieren-, Leber- oder Herzinsuffizienz. *Nitsch, J., Doliwa, R., Steinbeck, G., Lüderitz, B.* (München) . . . . . . . . 429
His-Bündel-Elektrogramme von der Körperoberfläche. Zuverlässigkeit der Registriertechnik und praktische Bedeutung. *Hombach, V., Höpp, H.-W., Braun, V., Behrenbeck, D. W., Tauchert, M., Hilger, H. H.* (Köln) . . . . . . . . . . . . . . . . . . . . . . . . . . . . . . . . . . . . . . 433
Nichtinvasive Bestimmung der Sinusknotenerholungszeit. *Strödter, D.* (Gießen) . . . . . . . . . . 437
Sinusstillstand. *Pop, T., Treese, N., Meinertz, T., Kasper, W.* (Mainz) . . . . . . . . . . . . . . . . 440
Lidocainrefraktäre ventrikuläre Arrhythmien bei akutem Vorderwandinfarkt. *Gülker, H., Bender, F., Thale, J., Heuer, H., Kristek, J., Hübner, G., Schmidt, J.* (Münster) . . . . . . 440
Beziehung zwischen Laktat- und Katecholaminkonzentrationen im Plasma unter Belastung bei unterschiedlicher sympatischer Aktivierung. *Krämer, B., Hausen, M., Henrichs, K., Schwarz, F., Mäurer, W., Kübler, W.* (Heidelberg) . . . . . . . . . . . . . . . . . . . . . . . . . . . . . . . . . . 443
Aktivitätsprofil von AR-L 115 BS bei therapierefraktärer kongestiver Kardiomyopathie (CC) und Herzgesunden (HG): Wirkungsverlust durch $Ca^{2+}$-Antagonisten. *Kramer, W., Thormann, J., Schlepper, M., Bittner, C., Zrenner, E.* (Bad Nauheim) . . . . . . . . . . . . . . . . . 446
Art und Häufigkeit von Herzrhythmusstörungen bei kongestiver Kardiomyopathie. *Meinertz, T., Kasper, W., Hofmann, T., Treese, N., Kujat, C., Pop, T.* (Mainz) . . . . . . . . . . . . . . . . 450
Koronarreserve bei kongestiver Kardiomyopathie. *Opherk, D., Mäurer, W., Schwarz, F., Manthey, J., Gravert, B.* (Heidelberg) . . . . . . . . . . . . . . . . . . . . . . . . . . . . . . . . . . . 453
Langzeitwirkung der neuen β-Agonisten Prenalterol bei Patienten mit schwerer Herzinsuffizienz – Grad III–IV. *Lambertz, H., Meyer, J., Erbel, R., Düchting, A., Effert, S.* (Aachen) . . 456
Bedeutung der Myokardbiopsie bei klinisch vermuteten Frühstadien von Kardiomyopathien. *Kunkel, B., Schneider, M., Kober, G., Hopf, R., Hübner, K., Kaltenbach, M.* (Frankfurt) 459
Welcher Beitrag zur Diagnostik von Myokarderkrankungen kann mit der Myokardbiopsie geleistet werden? *Deeg, P., Becker, W., Romen, W., Haubitz, I.* (Würzburg) . . . . . . . . . 462
Die Bedeutung von Vasopressorhormonen für den Verlauf der schweren Herzinsuffizienz. *Liebau, G., Riegger, A. J. G., Steilner, H.* (Würzburg) . . . . . . . . . . . . . . . . . . . . . . . . . 464
Radioimmunologische Messung zirkulierender Myosinleichtketten zum Nachweis frischer Myokardnekrosen. *Katus, H. A., Khaw, B. A., Bahar, I., Gold, H., Haber, E.* (Heidelberg/Boston – USA) . . . . . . . . . . . . . . . . . . . . . . . . . . . . . . . . . . . . . . . . . . . . . . . . . 465
Hämodynamik beim akuten Myokardinfarkt nach erhöhter inspiratorischer Sauerstoffkonzentration. *Löllgen, H., Fliedner, R., Wollschläger, H., Bonzel, T. Just, H.* (Freiburg) . . . . . 467
Bilanzstudien zum Wasser- und Elektrolythaushalt bei akutem Myokardinfarkt. *Dageförde, J., Djonlagic, H., Diederich, K.-W.* (Lübeck) . . . . . . . . . . . . . . . . . . . . . . . . . . . . . . . . . . 470
Der Einfluß der Fibrinolyse auf die regionale Perfusion des ischämischen und nicht ischämischen Myokards. *Genth, K., Hofmann, M., Schaper, W.* (Bad Nauheim) . . . . . . . . . . . . . . . . 473
Weitenänderungen von Kranzgefäßen und Koronarstenosen nach intrakoronarer und intravenöser Gabe von Nifedipin – ein antianginöser Wirkaspekt? *Schulz, W., Krauss, G., Kober, G., Kaltenbach, M.* (Frankfurt) . . . . . . . . . . . . . . . . . . . . . . . . . . . . . . . . . . . . . . . . . . . . 476
Vergleich der antianginösen Wirksamkeit von oral verabreichtem Isosorbiddinitrat mit Isosorbid-2-Mononitrat und Isosobid-5-Mononitrat. *Reifart, N., Reifart, F., Kaltenbach, M., Bussmann, W.-D.* (Frankfurt) . . . . . . . . . . . . . . . . . . . . . . . . . . . . . . . . . . . . . . . . . . . . 476
Quantitative Erfassung der myokardialen Thallium-201-Aufnahme und -Redistribution zur Beurteilung des Erfolgs einer aortokoronaren Bypaß-Operation. *Tillmanns, H., Knapp, W. H., Zimmermann, R., Schuler, G., Kübler, W.* (Heidelberg) . . . . . . . . . . . . . . . . . . . . 479

Koronar- und Ventrikelangiographie bei stabiler und instabiler Angina pectoris; Befunde vor und nach Byopass-Operation. *Weber, M., Zitzmann, A., Theisen, K., Halbritter, R., Angermann, C., Jahrmärker, H.* (München) ............................................. 483

3 Jahre Erfahrung mit der transluminalen Angioplastik von Kranzgefäßstenosen. *Kaltenbach, M., Kober, G., Scherer, D., Satter, P., Hör, G.* (Frankfurt) ..................... 486

Experimentelle Untersuchung zur hämodynamischen Wirkung signifikanter Koronarstenosen. *Wüsten, B., Neumann, F., Kirkeeide, R., Farohs, B., Gottwik, M. G.* (Gießen/Bad Nauheim) ............................................................. 487

Therapie und Langzeitverlauf bei Patienten mit spontaner Angina pectoris. *Bierner, M., Fleck, E., Dirschinger, J., Froer, K. L., Rudolph, W.* (München) ..................... 489

Vergleichsstudie: Lipide und Lipoproteine bei alten Joggern und bei Herzinfarktpatienten. *Schwartzkopff, W., Peslin, K., Nüssel, F., Luley, C., Doehrn, W., Dransfeld, B.* (Berlin – DDR/Düsseldorf/Berlin) ............................................. 492

Echokardiographische Verlaufsbeobachtungen bei Patienten mit operierten valvulären Aortenvitien. *Köhler, E., Haerten, K., Horstkotte, D., Völz, G., Herzer, J., Loogen, F.* (Düsseldorf) ............................................................. 496

Ventilatorische Lungenfunktion und pulmonaler Gasaustausch nach prothetischem Mitralklappenersatz. *Goeckenjan, G., Oebbecke, B., Worth, H., Horstkotte, D., Loogen, F.* (Düsseldorf) ............................................................. 501

Myokardinsuffizienz nach Operationen mit extrakorporaler Zirkulation: Biochemische Befunde. *Brisse, B., Klinke, F., Lunkenheimer, P. P., Kreuzer, A., Dittrich, H., Bender, F.* (Münster) ............................................................. 504

Diagnostik der Erkrankung des rechten Herzens mit Hilfe der 1-D-Kontrastmittelkardiographie. *Bonzel, T., Faßbender, D., Trieb, G., Gleichmann, U.* (Bad Oeynhausen/Freiburg) ..... 507

Bestimmung der Ejektionsfraktion mittels zweidimensionaler Echokardiographie: Korrelation zur biplanen Angiokardiographie. *Sold, G., Dittmann, H., Rahlf, G., Neuhaus, K.-L., Kreuzer, H.* (Göttingen) ............................................. 513

Computergestützte Archivierung und Auswertung von ventrikulographischen und koronarangiographischen Befunden. *Gottwik, M., Wüsten, B., Kirkeeide, R., Stämmler, G., Schlepper, M.* (Bad Nauheim/Gießen) ..................................... 515

# Hypertonie

Die Beeinflussung des Belastungsblutdruckes 2, 8 und 24 Stunden nach Gabe pharmakologisch unterschiedlicher $\beta$-Rezeptorenblocker bei chronischer antihypertensiver Behandlung. *Franz, I.-W., Lohmann, F. W., Agrawal, B.* (Berlin) ............................. 518

Unterschiedliche Auswirkungen einer akuten $\beta$-Blockade auf Herzfrequenz und Blutdruck bei ergometrischer Belastung. *Krämer, B., Olshausen, K. von, Hausen, M., Schwarz, F., Henrichs, K., Mäurer, W., Kübler, W.* (Heidelberg) ..................... 522

Auswirkung einer kombinierten Beta- und Alpha-Rezeptorenblockade auf die periphere Durchblutung bei arterieller Hypertonie. *Heck, I., Trübestein, G., Stumpe, K. O., Krück, F.* (Bonn) ............................................................. 526

Untersuchungen zum Mechanismus der antihypertensiven Wirkung des $\alpha$-$\beta$-Rezeptorenantagonisten Labetalol bei Patienten mit essentieller Hypertonie. *Zschiedrich, H., Neurohr, W., Lüth, J. B., Philipp, T., Distler, A.* (Mainz) ..................... 529

Hämodynamik und Plasmakatecholamine während statischer Muskelarbeit bei essentieller Hypertonie: Einfluß kombinierter Alpha- und Beta-Rezeptorenblockade. *Kolloch, R., Myers, M., Bornheimer, J., De Quattro, V.* (Bonn/Los Angeles – USA) ............. 533

Plasmakatecholamine und Hämodynamik in Ruhe und während Belastung beim primären Hochdruck. *Lehmann, M., Keul, J.* (Freiburg) ............................. 536

Die Plasmakatecholaminbestimmung zur Differenzierung zwischen Phäochromozytom und Hypertonien anderer Genese. *Cordes, U., Beyer, J.* (Mainz) ..................... 539

Ursache des gestörten Elektrolyttransports an Erythrozyten von Patienten mit essentieller Hypertonie. *Walter, U., Distler, A.* (Mainz) ............................. 543

Untersuchungen über das autonome Nervensystem bei Grenzwerthypertonie. *Henquet, J. W., Schols, M., Rahn, K. H.* (Maastricht – Niederlande) ..................... 547

Verkehrslärm als Risikofaktor für die Hypertonie. *Eiff, A. W. von, Neus, H., Münch, K., Schulte, W.* (Bonn) ............................................................. 549

Der emotionale Belastungstest in der klinisch-therapeutischen Prüfung von Antihypertensiva. *Friedrich, G., Langewitz, W., Neus, H., Schirmer, G., Thönes, M.* (Bonn) . . . . . . . . . . . . 551
Anstieg von 18-OH-Corticosteron nach Furosemid trotz nicht stimulierbarer Plasmarenin-aktivität bei der Low Renin-Hypertonie. *Witzgall, H., Weber, P. C.* (München) . . . . . . . . 554
Langzeitbehandlung essentieller Hypertoniker mit Captopril unter besonderer Berücksichtigung des Verhaltens von Plasmareninkonzentration (PRC), Angiotensin I und II (AI, AII). *Riegger, A. J. G., Steilner, H., Hayduk, K., Liebau, G.* (Würzburg/Düsseldorf) . . . . . . . . . . . . . . . 557
Antihypertensiver Effekt von oral appliziertem glandulären Kallikrein bei essentieller Hypertension – Ergebnisse einer Doppelblindstudie. *Müller, H. M., Overlack, A., Kolloch, R., Ressel, C., Krück, F., Stumpe, K. O.* (Bonn) . . . . . . . . . . . . . . . . . . . . . . . . . . . . . . . . . 559

# Endokrinologie

Intestinale Absorption von Kalzium beim endogenen Cushing-Syndrom. *Peerenboom, H., Keck, E., Kley, H. K., Krüskemper, H. L., Strohmeyer, G.* (Düsseldorf) . . . . . . . . . . . . . . . . . 563
Cushing-Syndrom als Folge einer hypothalamischen Fehlsteuerung? *Happ, J., Philipp, M., Cordes, U., Schäfer, M., Störkel, S., Hahn, K., Beyer, J.* (Mainz/Köln) . . . . . . . . . . . . 565
Über die Behandlung des Morbus Cushing mit Trilostan. *Jungmann, E., Althoff, P.-H., Magnet, W., Schulz, F., Usadel, K. H., Schöffling, K.* (Frankfurt) . . . . . . . . . . . . . . . . . . . . . . . 568
Das Nebennierenrindenkarzinom: Diagnostik und Therapie mit o,p'-DDD. *Fehm, H. L., Pal, S. H., Homoki, J., Maier, W., Herfarth, C., Pfeiffer, E. F.* (Ulm) . . . . . . . . . . . . . . . . . . . 572
Der Einfluß eines portokavalen Shunts auf die Schilddrüsenhormone der Ratte. *Grün, R., Scheuer, A., Ehlenz, K., Heine, W. D., Grün, M.* (Marburg/Bonn/Würzburg/Schweinfurt) 574
Freies Trijodthyronin und Hypothyreose. Ein Beitrag zur Pathophysiologie des thyreotropen Regelkreises. *Schulz, F., Schifferdecker, E., Schöffling, K.* (Frankfurt) . . . . . . . . . . . . . 578
Ergebnisse einer postoperativen Kontrolle nach Strumaoperation bei 542 Patienten. *Horster, F. A., Keltz, D.* (Düsseldorf) . . . . . . . . . . . . . . . . . . . . . . . . . . . . . . . . . . . . . . . . . . . 580
Prognose der subklinischen Hypothyreose. *Raschke, W., Hoff, H.-G., Windeck, R., Reinwein, D.* (Essen) . . . . . . . . . . . . . . . . . . . . . . . . . . . . . . . . . . . . . . . . . . . . . . . . . . . . . . . . . . . 582
Beeinflussung von Schilddrüsenhormonen durch körperliches Training. *Wirth, A., Björntorp, P.* (Heidelberg/Göteborg – Schweden) . . . . . . . . . . . . . . . . . . . . . . . . . . . . . . . . . . . . . 585
Die Bedeutung der Thyreoglobulinmessung im Serum für die Verlaufskontrolle bei Patienten nach Thyreoidektomie wegen differenzierten Schilddrüsenkarzinoms. *Schatz, H., Mäser, E., Teuber, J., Schröder, O., Grebe, S., Federlin, K.* (Gießen) . . . . . . . . . . . . . . . . . . . . . . 587
Hyperthyreose mit Struma maligna. *Müller, O. A., Leisner, B., Löhrs, U., Pickardt, C. R., Scriba, P. C.* (München/Lübeck) . . . . . . . . . . . . . . . . . . . . . . . . . . . . . . . . . . . . . . . . . 590
Veränderungen der Immunantwort bei der Autoimmunhyperthyreose unter thyreostatischer Behandlung. *Teuber, J., Mäser, E., Helmke, K., Schatz, H., Federlin, K.* (Gießen) . . . . . 593
Beta-Blocker in der Therapie der Hyperthyreose – Nachweis der thyreostatischen Wirkung. *Loos, U., Grau, R., Keck, F. S., Duntas, L., Pfeiffer, E. F.* (Ulm) . . . . . . . . . . . . . . . . . 598
Spezifische Probleme der Hyperthyreose im höheren Lebensalter. *Dirks, H., Hintze, G., Schicha, H., Emrich, D., Mayer, G., Blossey, H. C., Köbberling, J.* (Göttingen) . . . . . . 601
Das Verhalten des freien Thyroxins bei der Therapie von Schilddrüsenfunktionsstörungen. *Schifferdecker, E., Bressel, R., Schulz, F., Schöffling, K.* (Frankfurt) . . . . . . . . . . . . . . 605
Gefahren der iatrogenen Hypoglykämie. *Rosak, C., Althoff, P.-H., Brecht, H. M., Schöffling, K.* (Frankfurt) . . . . . . . . . . . . . . . . . . . . . . . . . . . . . . . . . . . . . . . . . . . . . . . . . . . . . . 608
Insulinspiegel und Glukosetoleranz unter medikamentöser Akromegalietherapie. *Benker, G., Zäh, W. D., Tharandt, L., Windeck, R., Reinwein, D.* (Essen) . . . . . . . . . . . . . . . . . . . 611
Einfluß von Bradykinin auf den Eiweißstoffwechsel des Menschen. *Wicklmayr, M., Dietze, G., Günther, B., Geiger, R., Brunnbauer, H., Heberer, G., Mehnert, H.* (München) . . . . . . 614
Klinische und endokrine Nebenwirkungen bei hochdosierter Medroxyprogesteronazetattherapie des metastasierenden Mammakarzinoms. *Blossey, H. C., Bartsch, H. H., Köbberling, J.* (Göttingen) . . . . . . . . . . . . . . . . . . . . . . . . . . . . . . . . . . . . . . . . . . . . . . . . . . . . . . . . . . 616
Untersuchung zur pulsatilen Gn-RH Stimulation beim hypogonadotropen Mann. *Hetzel, W. D., Unckel, C., Pfeiffer, E. F.* (Ulm) . . . . . . . . . . . . . . . . . . . . . . . . . . . . . . . . . . . . . . . . . 618
Molekulare Heterogenität von hCG und hCG-Untereinheiten bei malignen Hodentumoren. *Mann, K., Gilch, R., Haidl, P., Hellmann, T., Karl, H. J.* (München) . . . . . . . . . . . . . 620

Vergleichende Untersuchungen zur Wirkung von synthetischem Sekretin uind Somatostatin beim Menschen. *Londong, W., Londong, V., Mühlbauer, R., König, A.* (München) ......... 623
Wirksamkeit von Somatostatin nach intranasaler Applikation. *Etzrodt, H., Beischer, W., Maier, W., Rosenthal, J., Pfeiffer, E. F.* (Ulm) ...................................... 626
Stimulation der Plasmareninaktivität durch Parathormon beim Menschen. *Scholz, H.-C., Liebau, H., Hesch, R.-D.* (Hannover) ...................................... 629
Ein Beitrag zur Parathormonausscheidung über die Leber und Niere. *Schweigart, U., Bottermann, P., Ermler, R.* (München) ...................................... 632
Das Endokrinium bei Ganzkörperhyperthermie. *Burmeister, P., Neumann, H., Fabricius, H., Engelhardt, R.* (Freiburg) ................................................ 633
Paraneoplastische ACTH-Sekretion bei Patienten mit Bronchialkarzinomen im Dexamethasontest. *Allolio, B., Winkelmann, W., Brosch, H., Hipp, F. X., Schröder, B.* (Köln) ....... 637

# Nephrologie

Wirkung einiger Sulfamoyldiuretika auf den tubuloglomerulären Rückkopplungsmechanismus. *Gutsche, H.-U., Brunkhorst, R., Müller-Ott, K., Niedermayer, W.* (Kiel) ............. 640
Furosemid und Indometacin – Effekte auf die renale Prostaglandin-$E_2$-Biosynthese und die Salz-Wasserausscheidung. *Attallah, A., Stahl, R.* (Freiburg) ...................... 644
Klinik und Morphologie des hämolytisch-urämischen Syndroms nach Mitomycin. *Rumpf, K. W., Bartsch, H. H., Preitner, J., Rieger, J., Lankisch, P. G., Heyden, H. W. von, Nagel, G. A., Scheler, F., Helmchen, U.* (Göttingen) ..................................... 645
Tierexperimentelle Untersuchungen zur Minderung der Tubulotoxizität von Aminoglykosiden durch D-Glucaro-1,5-Lactam. *Sack, K., Marre, R., Schulz, E.* (Lübeck) .............. 647
Prüfung zur Nephrotoxizität von S-Adenosylmethionin (SAME) bei der fünfsechstelnephrektomierten Ratte. *Fuchshofen-Röckel, M., Romen, W., Röckel, A., Richter, E.* (Würzburg) .. 650
Plasmaspiegel eines Prostacyclinmetaboliten bei Nierentransplantierten. *Leithner, C., Sinzinger, H., Peskar, B. A.* (Wien – Österreich/Freiburg) ............................ 652
Hemmung des Wachstums von HeLa-Zellen durch höhermolekulare Dialysat- und Hämofiltratfraktionen. *Brunner, H., Essers, U., Mann, H.* (Aachen) ......................... 655
Untersuchungen zur Elimination von Beta-Methyldigoxin durch verschiedene Dialyseverfahren. *Roth, W. M., Riegger, G., Haasis, R.* (Tübingen) ............................. 659
Häufigkeit und Lokalisation von Gefäßverkalkungen bei Dialysepatienten und nierentransplantierten Patienten. *Marosi, L., Salomonowitz, E., Zazgornik, J., Schmidt, P., Czembirek, H., Kopsa, H., Balcke, P., Minar, E., Dudczak, R.* (Wien – Österreich) ............... 664
Untersuchungen zur Anwendung von Zuckeraustauschstoffen bei niereninsuffizienten Diabetikern unter kontinuierlicher ambulanter Peritonealdialyse (CAPD). *Thomae, U., Lotz, N., Boos, W., Herrmann, M., Bachmann, W., Haslbeck, M.* (München) .................. 667
Verlauf der urämischen Neuropathie und Enzephalopathie vor und nach der Nierentransplantation. *Winterberg, B., Knoll, O., Lison, A., Gottschalk, I.* (Münster) ............. 671
Reversible Nierentransplantatfunktionsstörung durch hormonelle Kontrazeptiva. *Samtleben, W., Baltzer, J., Gurland, H. J.* (München) ..................................... 675
Der Einfluß einer einseitigen Ureterokklusion auf die Mikrogerinnselbildung in der Niere. *Müller-Berghaus, G., Niepert, W.* (Gießen) ..................................... 678
Untersuchungen zum Stoffwechsel von Steroidhormonen in Hämofiltraten und Urinen chronisch niereninsuffizienter Patienten mittels Glaskapillar-Gaschromatographie-Massenspektrometrie (GC-MS). *Ludwig-Köhn, H., Henning, H. V., Matthaei, D., Sziedat, A., Scheler, F.* (Göttingen) ..................................................... 680
Proinsulin, Insulinimmunoreaktivität (IRI) und C-Peptidimmunoreaktivität (CPIR)-Spiegel bei Patienten mit terminaler Niereninsuffizienz. *Zilker, T., Bottermann, P., Hales, C. N., Ley, H.* (München/Cambridge – England) ........................................ 684
Lipoproteine und Apoproteine bei Patienten mit chronischen Nierenerkrankungen. *Oster, P., Mordasini, R., Riesen, W., Glück, Z., Weidmann, P.* (Bern – Schweiz) ............. 686
Partielle Isolierung und Charakterisierung von Urinproteasen bei Patienten mit nephrotischem Syndrom und posttraumatischem akutem Nierenversagen. *Scheidhauer, K., Wanner, C., Hörl, W. H., Stepinski, J., Heidland, A.* (Würzburg) ............................. 688
Plasmaaustausch zur Behandlung der fulminant verlaufenden Glomerulonephritis. *Glöckner, W. M., Sieberth, H. G.* (Köln) ...................................... 691

Akute nichtbakterielle interstitielle Nephritis (AIN) als Ursache schwerer Nierenfunktionsstörungen. *Molzahn, M., Pommer, W., Krause, P. H.* (Berlin) .................... 693
Die Verteilung von HLA-DR-Antigenen auf glomerulären Epithelzellen und peritubulären Kapillarendothelien der menschlichen Niere. *Müller, G. A., Wernet, P., Baldwin, W., van Es, L. A.* (Tübingen/Leiden – Niederlande) .................................. 697
Einfluß von Prostaglandinen auf renale Filtration, Hämodynamik und Exkretion – Langzeituntersuchungen an chronisch instrumentierten wachen Hunden bei salzreicher und salzarmer Ernährung. *Wagner, K., Neumayer, H.-H., Schultze, G., Schwietzer, G., Schudrowitsch, L., Ruf, W., Molzahn, M.* (Berlin) .......................................... 699
Gestörte Thrombozytenfunktion beim nephrotischen Syndrom. *Kreusser, W., Andrassy, K., Wietasch, A., Koderisch, J., Ritz, E.* (Heidelberg) ........................... 704
Demonstration der sonographischen Restharnbestimmung. *Brunn, J., Ruf, G.* (Lübeck) .... 707
Zur klinischen Wertigkeit des Nachweises antikörperbesetzter Bakterien im Urin. *Zimmermann, S., Schirmer, K., Gläser, M.* (Karl-Marx-Stadt – DDR) ..................... 709
Epidemiologie von Kalziumausscheidung und Nephrolithiasis bei Diabetes mellitus. *Tschöpe, W., Deppermann, D., Haslbeck, M., Mehnert, H., Ritz, E.* (Heidelberg/München) ...... 713
Oxalsäurestoffwechsel bei chronischer Urämie: Untersuchungen über das Verhalten der Oxalsäure im Plasma von Dialysepatienten. *Leber, H. W., Münzel, U., Rawer, P., Schütterle, G.* (Gießen) .................................................. 717

# Hämatologie

Der Einfluß einer chronischen β-Rezeptorenblockade auf das weiße Blutbild in Ruhe sowie unter gesteigerter sympathischer Aktivität. *Röcker, L., Franz, I.-W., Lohmann, F. W., Gregor, B.* (Berlin) .................................................. 723
Autologe Antikörper gegen Leukämiezellen. *Pfreundschuh, M., Dörken, B., Ho, A. D., Körbling, M., Hunstein, W.* (Heidelberg) .................................... 727
Zur Gewebsmastzellenleukämie. *König, E., Meusers, P., Lang, E., Brittinger, G., Friedrich, G., Leder, L.-D.* (Essen) .................................................. 729
Myeloische Leukämien als Zweitmalignome. *Graubner, M., Löffler, H., Pralle, H.* (Gießen) 732
Leukämie und Pyoderma gangraenosum. *Hans, C., Maas, D., Schöpf, E.* (Freiburg) ...... 735
Erfolgreiche hämatopoetische Regeneration nach autologer Blutstammzelltransplantation bei chronisch myeloischer Leukämie (CML). *Körbling, M., Burke, P. J., Elfenbein, G. J., Braine, H. G., Santos, G. W.* (Heidelberg/Baltimore – USA) ........................... 739
Verlauf der hämatopoetischen und immunologischen Rekonstitution nach allogener Knochenmarktransplantation. *Wernet, P., Wilms, K., Ziegler, A., Link, H., Meyer, P.* (Tübingen) . 742
Untersuchungen zur Funktion und biologischen Regulation eines Glykoproteins aus Humanserum bei der T-Lymphocytenblastogenese. *Köttgen, E., Fabricius, H. Å., Stahn, R., Gerok, W.* (Freiburg) .................................................. 745
Monoklonale Antikörper gegen B-Zelldifferenzierungsantigene charakterisieren unterschiedliche Formen der chronischen lymphatischen Leukämie. *Müller, C., Wernet, P., Ziegler, A., Heinrichs, H., Steinke, B., Waller, H. D.* (Tübingen) ........................... 748
Zur Enzymopenie der T-Lymphocyten bei Patienten mit chronischer lymphatischer Leukämie vom B-Zellentyp. *Meusers, P., König, E., Brittinger, G.* (Essen) .................... 755
Verbesserung der mittleren Überlebenszeit durch Splenektomie bei Patienten mit chronischer lymphatischer Leukämie im Stadium IV. *Gamm, H., Preiß, J., Fischer, J., Schniepp, I., Zeile, G.* (Mainz) .................................................. 754
Die Wirkung von Lysolecithinanaloga (LLA) auf den Arachidonsäuremetabolismus von Makrophagen und die Mitogenantwort von Lymphozyten. *Leser, H.-G., Bärlin, E., Weltzien, H. U., Gemsa, D.* (Heidelberg/Freiburg) ..................................... 757
Interferonproduktion in Leukozyten von Patienten mit akuten und chronischen Leukosen: Modulation durch Dexamethason, Buttersäure und den Tumorpromotor TPA. *Ludwig, H., Adolf, G. R., Swetly, P.* (Wien – Österreich) .................................... 760
Einfluß parenteral zugeführter Phosphatide auf die Erythrozytenmembran. *Schubotz, R., Wacker, H. J., Kaffarnik, H.* (Marburg) .......................................... 763
Alkoholtoxische Veränderungen der Hämatopoese. *Heidemann, E., Nerke, O., Waller, H. D.* (Tübingen) .................................................. 766

Autoimmunhämolytische Anämie und perniziöse Anämie bei einem Patienten mit variablem Immundefektsyndrom. *Maas, D., Weber, S., Raif, W., Bross, K.* (Freiburg) . . . . . . . . . . 768
Hinweise auf einen hämatopoetisch wirksamen Faktor im Serum von Patienten mit Polycythämia vera. *Heilmann, E., Holzknecht, A., Fahrenkrug, H.* (Münster) . . . . . . . . . . . . . . . . . . . 772
Toxische Knochenmark- und Schleimhautschädigung nach intrathekaler Methotrexattherapie. *Schalhorn, A., Wagner, H., Wilmanns, W., Stupp-Poutot, G.* (München) . . . . . . . . . . . . . 775
Effektivitätsvergleichung von drei gegenüber sechs Kursen MOPP-Polychemotherapie beim Morbus Hodgkin, klinischem Ausbreitungsstadium II nA, II B, III A und B. *Delbrück, H., Teillet, F., Bayle-Weissgerber, C., Andrieu, J. M., Clot, P. H., Bernard, J.* (Homburg/Colombes/Villejuif/Paris – Frankreich) . . . . . . . . . . . . . . . . . . . . . . . . . . . . . . . . . . . 778

## Hämostaseologie

Gerinnungsfaktoren (Thrombin, Faktor XIII, Kallikrein und Fibronectin) als Regulatoren der Proliferation von Fibroblasten, glatten Muskelzellen und Endothelzellen. *Bernsmeier, R., Bruhn, H. D., Pohl, J.* (Kiel) . . . . . . . . . . . . . . . . . . . . . . . . . . . . . . . . . . . . . . . . . . . . . 782
Gelchromatographie von gereinigtem des-A-Fibrin in Humanplasma bei 20° C und 37° C. *Bernhard, J.-C., Mahn, I., Müller-Berghaus, G.* (Gießen) . . . . . . . . . . . . . . . . . . . . . . . 785
Pharmakodynamische Wirkungen auf das Gerinnungssystem nach subkutaner Applikation von low dose-Heparin mit einer Spritzpistole. *Harenberg, F., Zimmermann, R., Arleth, D., Weber, E.* (Heidelberg) . . . . . . . . . . . . . . . . . . . . . . . . . . . . . . . . . . . . . . . . . . . . . . . . . . . . . . . 787
Substitution von Antithrombin III zur Behandlung thrombophiler Diathesen. *Schramm, W., Marx, R.* (München) . . . . . . . . . . . . . . . . . . . . . . . . . . . . . . . . . . . . . . . . . . . . . . . . . . . . 789
Morphometrische Untersuchungen normaler und pathologischer Plättchen. *Linker, H., Steigleder, S., Königstein, B., Anschütz, K., Reuter, H. D.* (Köln) . . . . . . . . . . . . . . . . . . . . . . . . 792
Thrombopoese, Thrombozytenzahl und Thrombozytenfunktion vor und nach Zellseparation. *Linker, H., Schäfer, H. E., Ruping, B., Waidhas, W., Glöckner, W., Borberg, H., Wichmann, H. E., Reuter, H. D.* (Köln) . . . . . . . . . . . . . . . . . . . . . . . . . . . . . . . . . . . . . . . . . . . . 798

## Gastroenterologie

Benigne Ösophagusstenosen und ihre Therapie. *Berges, W., Stolze, T., Wienbeck, M.* (Düsseldorf) . . . . . . . . . . . . . . . . . . . . . . . . . . . . . . . . . . . . . . . . . . . . . . . . . . . . . . . . . . . 802
Refluxkrankheit der Speiseröhre – funktionelle Untersuchungen im Rahmen einer Therapiestudie. *Lux, G., Femppel, J., Lederer, P. C., Domschke, W., Rösch, W.* (Erlangen-Nürnberg) . . . . . . . . . . . . . . . . . . . . . . . . . . . . . . . . . . . . . . . . . . . . . . . . . . . . . . . . . . . . . . . . 804
Der Einfluß von Ballaststoffen auf die Magenentleerung. *Kasper, H., Reiners, C., Eilles, C., Börner, W.* (Würzburg) . . . . . . . . . . . . . . . . . . . . . . . . . . . . . . . . . . . . . . . . . . . . . . . . . 806
Alkoholinduzierte Veränderungen der DNS-Synthese in Magen und Dünndarm bei der Ratte. *Seitz, H. K., Czygan, P., Kienapfel, H., Kommerell, B.* (Heidelberg) . . . . . . . . . . . . . . . . 808
Nächtliche, gastrale Säuresekretion und gastroduodenale Motilität unter dem Einfluß von Pirenzepin und Cimetidin. *Lederer, P. C., Lux, G., Femppel, J., Domschke, W., Rösch, W.* (Erlangen-Nürnberg) . . . . . . . . . . . . . . . . . . . . . . . . . . . . . . . . . . . . . . . . . . . . . . . . . . . . 810
Säuresekretion und Mukosadurchblutung des Magens bei Patienten mit Ulcus duodeni und gesunden Kontrollen. *Sonnenberg, A., Stucke, D., Hüsmert, N., Müller-Lissner, S. A., Blum, A. L.* (Düsseldorf/Zürich – Schweiz) . . . . . . . . . . . . . . . . . . . . . . . . . . . . . . . . . . . . . . . 813
Antrale Gastrin(G)-Zellhyperplasie, eine Sonderform des Ulcus duodeni: Ergebnisse einer Langzeitbeobachtung. *Holtermüller, K.-H., Herzog, P., Arnold, R.* (Göttingen) . . . . . . . . 818
Ranitidin hemmt die peptonestimulierte Magensäuresekretion ohne Beeinflussung der Magenentleerung. *Ruppin, H., Lux, G., Hartog, C., Domschke, S., Domschke, W.* (Erlangen) . . 823
Der Histaminstoffwechsel des Magens bei Patienten mit Nahrungsmittelallergie. *Reimann, H. J., Ring, J., Wendt, P., Lorenz, R., Ultsch, B., Swoboda, K., Blümel, G.* (München) . . . . . . 823
Die Adenylatzyklase (AC) in der Korpusschleimhaut des Menschen bei Achlorhydrie: Beeinflussung durch Histamin, Adrenalin, Pentagastrin, Prostaglandine $E_2$ und VIP. *Miederer, S. E., Becker, M.* (Bonn) . . . . . . . . . . . . . . . . . . . . . . . . . . . . . . . . . . . . . . . . . 826
16,16-Dimethylprostaglandine $E_2$: Schleimhautschutzwirkung gegenüber Aspirin und Gallensäuren. *Müller, P., Fischer, N., Kather, H., Simon, B.* (Heidelberg) . . . . . . . . . . . . . . . . . . 831

Effekt nichtsteroidartiger Antiphlogistika auf Plasma- und Magenmukosakonzentrationen von Prostaglandinen. *Peskar, B. M., Rainsford, K., Brune, K., Gorek, W.* (Freiburg/Basel – Schweiz) ........................................................................ 833

T-Zellsubpopulationen von Patienten mit Morbus Crohn. *Springer, A., Pfreundschuh, M., Feurle, G. E., Beck, J. D.* (Mannheim/Heidelberg/Erlangen) .................. 838

Alpha$_1$-Antitrypsin, ein brauchbarer Marker zum Nachweis intestinaler Eiweißverluste. Untersuchungen bei Morbus Crohn. *Karbach, U., Ewe, K., Bodenstein, H.* (Mainz) ......... 840

Metronidazol in der Therapie des Morbus Crohn. *Schneider, M. U., Riemann, J. F., Strobel, S., Demling, L.* (Erlangen-Nürnberg) ................................................ 842

Transport und Metabolismus von Propionat in der kurzgeschlossenen Kolonmukosa der Ratte und der Effekt auf den Wasser- und Elektrolyttransport. *Goerg, K. J., Soergel, K. H., Wanitschke, R., Wood, C. M.* (Mainz/Milwaukee – USA) ....................... 846

Untersuchungen zum Verteilungsmuster von Disaccharidasen und Dipeptidylpeptidase IV (DPPIV) entlang morphologisch normaler Jejunalzotten nach Elementardiät bei Patienten mit M. Crohn und Colitis ulcerosa. *Gutschmidt, S., Ribbe, R., Emde, C., Riecken, E. O.* (Berlin) .......................................................................... 846

Einheimische Sprue: Assoziation mit HLA-Blutgruppenantigenen. *Kluge, F., Gross-Wilde, H., Krumbacher, K., Gerok, W.* (Freiburg/Essen) .................................... 849

Neue Aspekte zur Amyloidose des Gastrointestinaltraktes. *Schmidt, H., Riemann, J. F.* (Erlangen-Nürnberg) ............................................................. 852

Der Einfluß der Testdauer auf das Ergebnis der Untersuchungen auf okkultes Blut im Stuhl bei Patienten mit kolorektalen Polypen. *Herzog, P., Holtermüller, K. H.* (Mainz) ......... 855

Zur Wirksamkeit konfektionierter Salicylazosulfapyridinklysmen bei Proctitis, Proctosigmoiditis und Linksseitencolitis. *Frühmorgen, P., Demling, L.* (Erlangen) .................. 858

Lokalisation und Identifizierung von Proteinen des Transports und des Stoffwechsels von Gallensäuren. *Buscher, H.-P., Abberger, H., Fuchte, K., Kurz, G., Gerok, W.* (Freiburg) 863

Lokale Lithogenität bei akuter Cholezystitis. *Bandomer, G., Begemann, F., Krüger, W., Schumpelick, V.* (Hamburg) ................................................... 867

Auflösungsraten von Cholesteringallensteinen durch Cholsäure, Cheno, Urso und Cheno-Urso in vitro. *Raedsch, R., Stiehl, A., Götz, R., Walker, S., Czygan, P., Kommerell, B.* (Heidelberg) .......................................................................... 870

Intestinale Resorption von konjugierter und nicht konjugierter Urso- und Chenodesoxycholsäure. *Walker, S., Raedsch, R., Götz, R., Stiehl, A., Czygan, P., Kommerell, B.* (Heidelberg) 872

Einfluß von Chenodesoxycholsäure und Ursodesoxycholsäure auf den $^3$H-Thymidineinbau in die DNS der Kolonmukosa bei der Ratte. *Czygan, P., Seitz, H., Weber, E., Stiehl, A., Kommerell, B.* (Heidelberg) .................................................. 873

Untersuchungen zum Mechanismus der Kaliumsekretion am Rattenkolon unter dem Einfluß von Natriumdesoxycholat. *Farack, U. M., Nell, G., Lueg, O.* (Homburg) ............... 875

# Hepatologie

Untersuchungen zu de novo-Pyrimidinbiosynthese in isolierten Mäuseleberzellen. *Rasenack, J., Pausch, J., Gerok, W.* (Freiburg) ............................................ 877

Hormonelle Beeinflußbarkeit der Glukoneogenese in isolierten Hepatozyten bei experimenteller akuter Urämie. *Riegel, W., Stepinski, J., Hörl, W. H., Heidland, A.* (Würzburg) ....... 880

Das Delta-Antigen und sein Antikörper bei Patienten mit Lebererkrankungen. *Müller, R., Rizzetto, M., Feuerhake, A., Klein, H.* (Hannover/Turin – Italien) ................. 883

Radioimmunologischer Nachweis von antimitochondrialen Autoantikörpern bei Lebererkrankungen. *Manns, M., Meyer zum Büschenfelde, K.-H.* (Berlin) ..................... 885

Der Nachweis einer intrazellulären Vorstufe von $\alpha_1$-Antitrypsin in menschlicher Leber. *Weigand, K., Dryburgh, H., Schreiber, G.* (Bern – Schweiz/Würzburg/Melbourne – Australien) ... 888

Hinweise auf unabhängige Mechanismen für die Aufnahme von Bilirubin und Bromsulphthalein in die Leber. *Gärtner, U., Levine, W. G., Wolkoff, A. W.* (Heidelberg/New York – USA) ........................................................................... 891

Einfluß von Apoprotein E und C-Apoproteinen auf die Aufnahme triglyzeridreicher Lipoproteine und deren Remnants durch die Rattenleber. *Windler, E., Havel, R. J.* (Hamburg/San Francisco – USA) .................................................. 893

In vivo-Messung der Aktivität des Zytochrom P-448-Leberenzymsystems mittels Coffeinatemtest. *Wietholtz, H., Voegelin, M., Arnaud, M. J., Bircher, J., Preisig, R.* (Bern/La Tour-de-Peilz – Schweiz) .................................................. 895
Der Tryptophanbelastungstest – Wertigkeit für die Diagnostik der hepatischen Enzephalopathie. *Rössle, M., Herz, R., Hiss, W., Gerok, W.* (Freiburg) ...................... 900
Oraler Ammoniumbelastungstest und Durchgängigkeit mesokavaler Shunts. *Herz, R., Halbfaß, H. J., Rössle, M., Mathias, K., Maier, K. P., Gerok, W.* (Freiburg/Eßlingen) .......... 903
Einfluß von venösem Pankreasblut auf die Leberfunktion nach portokavalen Anastomosen. *Grün, M., Heusler, H., Joeres, R., Richter, E.* (Schweinfurt/Würzburg) .............. 906
Einfluß von Mono- und Dihydroxygallensäuren auf isolierte Leberzellen. *Schölmerich, J., Rodloff, C., Rogg, T., Kremer, B., Schmidt, K., Gerok, W.* (Freiburg/Tübingen) ....... 909
Glukuronidierung von Gallensäuren in der menschlichen Leber. *Matern, S., Matern, H., Gerok, W.* (Freiburg) .................................................... 913
Einfluß von Cheno- und Ursodesoxycholsäure auf biliäre Lipidsekretion und Serumlipoproteinkonzentration. *Leiß, O., Bergmann, K. von* (Bonn) ............................ 915
Bindung von Gallensäuren an HDL: Korrelation zu cholestatischen Lebererkrankungen. *Middelhoff, G., Löser, B., Stiehl, A., Greten, H.* (Heidelberg/Hamburg) ............. 917
Intranukleäre Partikel bei Non-A/Non-B-Hepatitis. *Gmelin, K., Waldherr, R., Ehrlich, B. von, Kommerell, B.* (Heidelberg) ................................................. 920
Hypergammaglobulinämische chronisch aktive Hepatitis mit Nachweis von Leber-Pankreas-spezifischen komplimentbindenden Autoantikörpern. *Berg, P. A., Stechemesser, E., Strienz, J.* (Tübingen) ........................................................................ 921
Spurenelementbestimmung in Leberbiopsien von Patienten mit verschiedenen Formen alkoholbedingter Lebererkrankungen sowie chronisch persistierender und chronisch aktiver Hepatitis. *Bode, J. C., Hanisch, P., Gloystein, F., Richter, W., Henning, H., Bode, C.* (Marburg/Mölln) ................................................................... 927
Arzneimittelmetabolismus der Leber bei Patienten mit verschiedenen Stadien des alkoholischen Leberschadens. *Hoensch, H., Dölle, W.* (Tübingen) ............................ 930
Endotoxinnachweis im peripher-venösen Blut von Patienten mit alkoholbedingten Lebererkrankungen und Patienten mit nicht alkoholischer Zirrhose. *Kugler, V., Bode, C., Dürr, H. K., Bode, J. C.* (Marburg) ................................................. 933
C-Peptid und Insulin im Serum bei verschiedenen chronischen Leberkrankheiten. *Oehler, G., Knecht, M., Bleyl, H., Matthes, K.* (Gießen) .................................. 936
Renale Prostaglandin ($E_2$, $F_{2\alpha}$)- und Natriumexkretion bei Leberzirrhosen unter Basal- und Stimulationsbedingungen. *Müller, G., Wernze, H., Katzfuß, R., Goering, M.* (Würzburg) . 941
Eignet sich die Sonographie zur Diagnostik der Leberzirrhose und Metastasenleber? – Ergebnisse einer prospektiven Studie. *Waltenberg, M., Erckenbrecht, J., Sonnenberg, A., Peter, P., Wienbeck, M., Eickenbusch, W. E.* (Düsseldorf/Hagen) ..................... 944
Zur Pathophysiologie von Antithrombin III und alpha$_2$-Makroglobulin bei Leberzirrhose. *Liehr, H., Doht, F., Brugger, G., Feldmann, K., Brunswig, D.* (Würzburg) ............ 946
Die Therapie mit Antithrombin III (AT III) beim akuten Leberversagen (ALV). *Vogel, G. E., Bottermann, P., Clarmann, M. von, Komm, C., Kuhlencordt, M., Oberdorfer, A.* (München) ........................................................................ 949
Prognose von Patienten nach akuter Ösophagusvarizenblutung und Sklerosierungstherapie in Abhängigkeit von der präoperativen Klassifizierung nach Child und Pugh und vom Lebervolumen. *Sauerbruch, T., Weinzierl, M., Mayr, B., Härlin, M., Eisenburg, J., Paumgartner, G.* (München) ..................................................... 952
Prognose von Patienten mit Leberzirrhose nach oberer gastrointestinaler Blutung. Katamnestische Untersuchung an 138 Patienten. *Egberts, E.-H., Maier, C., Schomerus, H., Maulbetsch, R.* (Tübingen) ................................................................ 955

# Stoffwechsel

Partielle Lipodystrophie mit lipatrophischem Diabetes und Hyperlipoproteinämie. *Köbberling, J., Schwarck, H., Cremer, P., Fiechtl, J., Seidel, D., Creutzfeldt, W.* (Göttingen) ....... 958
Die Bildung triglyzeridreicher Lipoproteine aus Lezithin. *Beil, F. U., Grundy, S. M.* (Hamburg/San Diego – USA) .................................................... 961
Einfluß von Insulin auf die Blutspiegel verzweigtkettiger Ketosäuren beim Menschen. *Schauder, P., Schröder, K., Matthaei, D., Henning, H. V., Langenbeck, U.* (Göttingen) .......... 962

Normalwerte für Serumlipide- und Lipoproteine. *Kaffarnik, H., van der Busch, J., Dahlhaus, M., Hausmann, L., Hoffmann, F. R., Klingemann, H. G., Munoz, M., Schneider, J., Schubotz, R., Zöfel, P.* (Marburg) .................................................... 967
Cross-sectional und Follow-up Studie zur Beziehung zwischen Gesamtcholesterin im Serum und Hämoglobin. *Schneider, J., Schäfer-Klimkeit, B., Kaffarnik, H.* (Marburg) ............ 971
Einfluß zweier in P/S-Quotient und Cholesteringehalt unterschiedlicher Diäten auf die Lipoproteine niedriger (LDL) und hoher Dichte (HDL). *Janetschek, P., Weisweiler, P., Schwandt, P.* (München) ............................................................. 973
Lipid- und Apolipoproteingehalt von Lipoproteinen sehr niedriger Dichte (VLDL) unter einer fettmodifizierten Diät. *Weisweiler, P., Drosner, M., Janetschek, P., Schwandt, P.* (München) ........................................................................ 976
Thrombozytenfunktion nach wiederholter polyensäurereicher Diät und Normalkost bei gesunden Männern. *Walter, E., Kohlmeier, M., Schlierf, G., Weber, E.* (Heidelberg) ............ 978
Der Einfluß einer Therapie mit Kortikosteroiden auf die Serumlipide. *Henze, K., Seidl, O., Wolfram, G., Zöllner, N.* (München) .................................................. 982
Probleme in der Beziehung zwischen Arzt und Patient mit familiärer Hypercholesterinämie. *Keller, C., Pfleger, H., Seidl, O., Wolfram, G., Zöllner, N.* (München) ............ 984
Prostaglandinumsatz, Natrium-, Wasser- und Kreatininausscheidung, sowie arterieller Blutdruck in Abhängigkeit von der Linolsäurezufuhr. *Adam, O., Wolfram, G., Zöllner, N.* (München) ........................................................................ 986
Stoffwechselveränderungen während maximaler körperlicher Belastung adipöser Männer unter Nulldiät. *Jakober, B., Schmülling, R. M., Müller, P. H., Reinhard, U., Gaul, W., Fuchs, H., Biegel, G., Eggstein, M.* (Tübingen) .................................................. 988
Plasmalipide, Lipoproteine, Apolipoproteine und LCAT bei Diabetes mellitus: Eine Doppelblind-Cross over-Studie mit Bezafibrat. *Prager, R., Schernthaner, G., Kostner, G., Mühlhauser, I., Dieplinger, H., Lang, P. D.* (Wien/Graz – Österreich) ................ 992
Wirkung von Pektin und Cholestyramin auf die Serumlipoproteine bei familiärer Typ IIa-Hyperlipoproteinämie. *Richter, W. O., Weisweiler, P., Neureuther, G., Schwandt, P.* (München) ........................................................................ 995
Lezithincholesterolazyltransferaseaktivität unter einer Behandlung mit β-Sitosterin. *Weisweiler, P., Heinemann, V., Richter, W., Schwandt, P.* (München) .................. 998
Über die Hemmung der endogenen Harnsäuresynthese durch Allopurinol. *Löffler, W., Gröbner, W., Zöllner, N.* (München) .................................................. 999
Hypoxanthinguaninphosphoribosyltransferase (HGPRTase) aus Erythrozyten bei einem Gichtpatienten mit verminderter Aktivität dieses Enzyms und Niereninsuffizienz. *Gröbner, W., Ritz, E., Zöllner, N.* (München/Heidelberg) ................................... 1001
Plasmaammoniak und Plasmaaminosäuren bei experimenteller Hyperammonämie. *Linke, U., Wienbeck, M., Zimmermann, H., Strohmeyer, G., Berges, W.* (Düsseldorf/Dortmund) ... 1003
Diagnostik, Charakterisierung und Bedeutung der Makrokreatinkinasämie. *Bohner, J., Stein, W., Eggstein, M.* (Tübingen) ...................................................... 1005
Prognostische Bedeutung der Laktatkonzentration im Blut – allein und in Kombination mit klinischen und klinisch-chemischen Variablen. *Luft, D., Gunselmann, W., Novotny, A., Schmid, A., Stein, W., Eggstein, M.* (Tübingen/Erlangen-Nürnberg) ................. 1009
Schlechte B-Vitaminversorgung bei 20–40jährigen? Weitere Ergebnisse der Heidelberger-Studie. *Schellenberg, B., Arab, L., Kohlmeier, M., Oster, P., Schlierf, G.* (Heidelberg) ..... 1012

# Pankreas

Untersuchungen am isoliert perfundierten Rattenpankreas über diätische Einflüsse auf die exokrine Pankreasfunktion. *Sommer, H., Kasper, H.* (Würzburg) .................. 1014
Pankreasamylase wird durch Weizenkleie, Guaran, Psyllium, aber nicht durch Lignin gebunden. *Hansen, W. E., Schulz, G.* (München) .......................................... 1017
Ein „enteropankreatischer Kreislauf von exokrinen Pankreasenzymen" existiert nicht. *Rohr, G., Kern, H. F., Scheele, G. A.* (Marburg/New York – USA) ........................ 1019
Lactoferrin, Albumin und Gammaglobuline im Duodenalsaft; diagnostische Wertigkeit bei chronisch alkoholischer Pankreatitis. *Lohse, J., Kaess, H.* (München) ............ 1021
Exokrine Pankreasinsuffizienz bei insulinabhängigen Diabetikern (IDDM)? *Lankisch, P. G., Manthey, G., Otto, J., Koop, H., Willms, B.* (Göttingen/Bad Lauterberg) ............ 1024

Eine Analyse von 21 Patienten mit Zollinger-Ellison-Syndrom. *Feurle, G. E., Wenzel-Herzer, G., Helmstaedter, V., Klempa, I.* (Heidelberg/Frankfurt) .......................... 1028

# Pneumologie

Der Stellenwert einer routinemäßig durchgeführten Spirometrie bei der internistischen Untersuchung. *Magnussen, H., Krück, F.* (Bonn) .................................. 1030
Die Wertigkeit der Echokardiographie in der nichtinvasiven Diagnostik der akuten Lungenembolie. *Kasper, W., Meinertz, T.* (Mainz) ............................... 1032
Der Wert eines polyfrequenten Oszillationsverfahrens in der Lungenfunktionsdiagnostik. *Holle, J. P., Magnussen, H., Hartmann, V.* (Bonn) ............................ 1037
Vergleichende computertomographische und hämodynamische Untersuchungen zur Diagnostik einer pulmonalen Hypertonie. *Rubin, R., Klose, K., Schulz, V., Steppling, H., Leppek, R., Thelen, M., Ferlinz, R.* (Mainz) .................................. 1040
Lungenkreislauf bei fibrosierenden Lungenerkrankungen. *Schött, D., Altmaier, K. J., Ulmer, W. T., Barmeyer, J.* (Bochum) ........................................... 1047
Auffallend hohe virale Serumantikörpertiter bei fibrosierender Alveolitis. *Costabel, U., Klein, G., Rühle, K. H., Matthys, H.* (Freiburg) ............................ 1050
Lungenfunktionelle Nebenaspekte einer zytostatischen Kombinationsbehandlung unter Anwendung von Bleomycin. Verhalten des Angiotensin-Converting-Enzyms als möglicher Marker zur Anzeige von Schäden der Lungenstrombahn. *Pöhler, E., Schmiedl, R., Thoma, R.* (Köln) ................................................................ 1053
Palliativtherapie tumorbedingter Pleuraergüsse mit $^{90}$Yttrium-Silikat. *Austgen, M., Schlimmer, P., Petri, E., Wilhelm, H.* (Homburg) ................................... 1061
Reaktionsmuster der Lungenzirkulation bei obstruktivem Syndrom. *Schilling, W.* (Berlin – DDR) ................................................................ 1063
Einfluß von Aminophyllin auf die muköziliäre Clearance der Lunge bei Patienten mit Asthenospermie. *Köhler, D., Fischer, J., Rühle, K. H., Wokalek, H., Holzer, J., Matthys, H.* (Freiburg) ................................................................ 1063
Klinische Bedeutung und Struktur einzelner Antigendeterminanten von Insekten (Chironomiden, Zuckmücken). *Baur, X., Aschauer, H., Pfletschinger, J.* (München) .......... 1066
Untersuchungen zur Pathogenese des isozyanatbedingten Asthma bronchiale. *Dewair, M., Baur, X., Fruhmann, G.* (München) .............................................. 1070
Intravenöse Aminophyllintherapie bei akuter Bronchialobstruktion: Genaue Einstellung der Theophyllinserumkonzentration und ihre Bedeutung für den klinischen Verlauf. *Vozeh, S., Kewitz, G., Follath, F., Perruchoud, A., Herzog, H.* (Basel – Schweiz) .............. 1072
Atropinmethonitrat und seine Kombination mit Reproterol bei Asthma bronchiale. Eine kontrollierte cross-over Doppelblindstudie an 25 Patienten. *Macha, H.-N., Lode, H., Aurich, R.* (Berlin) ........................................................... 1074
Histamingehalt im Sputum bei obstruktiver Bronchitis und dessen biologische Wirksamkeit. *Zimmermann, I., Park, S. H., Bugalho de Almeida, A. A., Ulmer, W. T.* (Bochum) ..... 1077

# Onkologie

Experimentelle Grundlagen zum Einsatz von Retinoiden bei Prophylaxe und Therapie des Bronchialkarzinoms. *Kohl, F. V., Rüdiger, H. W., Wichert, P. von* (Hamburg) ......... 1080
Zur bronchoskopischen Therapiekontrolle beim inoperablen Bronchialkarzinom. *Niederle, N., Nakhosteen, J. A., Maaßen, W., Seeber, S., Schmidt, C. G.* (Essen) ................ 1083
Behandlung des kleinzelligen Bronchialkarzinoms mit zwei neuen Chemotherapiekombinationen (AIO-Studien B I + II). *Liesenfeld, A., Havemann, K., Gropp, C., Gassel, W.-D., Trauth, H., Becker, W., Thomas, C., Drings, P., Mahnke, H. G., Nagel, G., Fischer, M., Mitrou, P. S., Georgii, A., Weißenfeld, A., Queisser, M., Konrad, R. M., Westerhausen, M., Wellens, W., Dudeck, J.* (Marburg/Heidelberg/Göttingen/Frankfurt/Hannover/Mannheim/Duisburg/Gießen) ................................................................... 1086
Kalzitoninimmunreaktives Protein, ein Tumormarker beim kleinzelligen Bronchialkarzinom. *Luster, W., Gropp, C., Havemann, K.* (Marburg) ............................. 1089

Plasmatische Hyperkoagulabilität, $\beta_2$-Mikroglobulin und C-reaktives Protein als mögliche Tumormarker bei malignen Lymphomen. *Ostendorf, P., Keppler, K., Kleine-Hakenkamp, B., Wernet, P.* (Tübingen) .................................................... 1092

ACTH und Kalzitonin als Tumormarker bei Patienten mit Leukämien. *Pflüger, K.-H., Gropp, C., Gramse, M., Havemann, K.* (Marburg)................................. 1096

Klinische Bedeutung der Glukokortikoidrezeptoren bei malignen Lymphomen. *Ho, A. D., Gless, K. H., Hunstein, W., Pfreundschuh, M.* (Heidelberg) .................... 1101

Die Bedeutung der Beckenkammnadelbiopsie in der Diagnostik hämatologischer und solider Neoplasmen. *Manegold, C., Herrmann, R., Fritze, D., Krempien, B.* (Heidelberg) ...... 1104

Die Bedeutung der funktionellen Knochenmarkszintigraphie in der Tumordiagnostik. *Munz, D., Hör, G.* (Frankfurt) .................................................... 1106

Untersuchungen über die prognostische Bedeutung von humanem Choriongonadotropin-, Alpha-1-Fetoproteinserumspiegeln und HLA-Antigenen bei malignen Hodentumoren. *Aiginger, P., Schwarz, H. P., Kolbe, H., Kuzmits, R., Kühböck, J., Mayr, W. R., Spona, J.* (Wien – Österreich) ........................................................ 1111

Nephrotoxizität von cis-Platin mit und ohne Ifosfamid in der Behandlung maligner Hodentumoren. *Hacke, M., Alt, J., Schmoll, H. J., Stolte, H.* (Hannover) .................... 1114

Melphalanresorptionsstörung als Ursache des primären und sekundären Therapieversagens beim multiplen Myelom. *Illiger, H. J., Schmidt, R. E., Hartlapp, J. H.* (Bonn) ............ 1117

Ergebnisse und klinische Bedeutung der echokardiographischen Verlaufsbeobachtung bei adriamycinbehandelten Patienten. *Müllerleile, U., Bieber, K. D., Garbrecht, M., Hanrath, P., Lüthje, M.* (Hamburg) .................................................... 1122

Synthetische Alkyllysophospholipide: selektive Tumorzellzerstörung und Makrophagenaktivierung in vitro. *Andreesen, R., Oepke, G., Modolell, M., Runge, M., Löhr, G. W., Munder, P. G.* (Freiburg) ........................................................ 1124

## Klinische Immunologie

Heterogenität humaner natürlicher Killer (NK)-Zellen: Analyse mit Hilfe monoklonaler Antikörper. *Lohmeyer, J., Rieber, E. P., Feucht, H., Hadam, M., Pape, G., Schlimok, G., Riethmüller, G.* (München/Augsburg) .................................... 1128

Antiaktinantikörper vom IgG- und IgM-Typ bei hepatischen und nichthepatischen Erkrankungen. *Wiedmann, K. H., Melms, A., Berg, P. A.* (Tübingen) ..................... 1130

Fulminante anti-HBs-positive Hepatitis B mit intravaskulärer Gerinnung und Hämolyse – Beispiel eine Immunkomplexerkrankung. *Dragosics, B., Graninger, W., Bauer, K., Czerwenka-Howorka, K., Thaler, E., Syre, G.* (Wien – Österreich) ................... 1135

Behandlung des Lupus erythematodes disseminatus (LED) mit C1-Inaktivator: Ein neues therapeutisches Prinzip. *Kratzsch, G., Biefel, K., Heimburger, N.* (Ulm) ............ 1139

Immunglobulinablagerungen in der Haut bei Lupus erythematodes: Komplementaktivierung in vivo und in vitro. *Huschka, U., Pfarr, A., Kohl, P., Rauterberg, E. W.* (Heidelberg) .... 1139

Zur pathologischen Bedeutung zirkulierender Immunkomplexe und antinukleärer Antikörper im Verlauf einer SLE-analogen Erkrankung im Tiermodell. *Boeder, T., Helmke, K.* (Gießen) 1141

Der ADP-, ATP-Carrier der Mitochondrien als organspezifisches Antigen bei Autoimmunerkrankungen. *Schultheiss, H.-P., Klingenberg, M.* (München) ..................... 1145

Die Ausscheidung von verschiedenen IgA-Antikörpern im Urin. *Intorp, H. W., Moshake, F., Losse, H.* (Krefeld-Uerdingen/Münster) .................................... 1150

## Rheumatologie

Zellkinetik, Zellinteraktionen und Differentialtherapie der experimentellen hyperergischen Arthritis (EHA). *Dreher, R., Federlin, K.* (Gießen) ............................ 1150

Rezidivierende Polychondritis – eine Kasuistik. *Bröker, H. J., Hüfner, M., Simmling-Annefeld, M., Zundel, K.* (Heidelberg/Mainz) ............................................ 1152

Arthritis mutilans bei multizentrischer Retikulohistiozytose. *Grussendorf, M., Liebe, D., Blittersdorf, R. von, Rahner, H.* (Heidelberg) .................................... 1156

Spezielle Gefahren einer symptomatischen Rheumatherapie bei Patienten unter Lithiumprophylaxe. *Reimann, I. W., Frölich, J. C.* (Stuttgart) ............................... 1159

Über den Einfluß nichtsteroidaler Antirheumatika auf Funktionen menschlicher Blutmonozyten in vitro. *Kleine, L., Bückendorf, K., Herrlinger, J. D.* (Kiel) .................... 1160
Langzeittherapie der rheumatoiden Arthritis mit einem oralen Goldpräparat (Auranofin): Serumgoldspiegel, Verträglichkeit und Wirksamkeit. *Bandilla, K., Berg, D., Böttcher, I.* (Wiesbaden) ........................................................ 1163

# Klinische Pharmakologie

Unterschiede zwischen prästationärer und stationärer Arzneimittelbehandlung. *Kewitz, H.* (Berlin) ................................................................ 1167
In vivo-Überlebenszeit von Erythrozytenschatten als Trägersysteme für Pharmaka. *Sprandel, U., Hubbard, A. R., Chalmers, R. A.* (Harrow − England) ...................... 1172
Vergleichende pharmakodynamische Untersuchungen der Diuretika Bemetizid und Hydrochlorothiacid an gesunden Probanden. *Piper, C., Bonn, R., Weber, E.* (Heidelberg/Monheim) 1174
Weitere Untersuchungen zur Wechselwirkung von Diuretika und nichtsteroidalen entzündungshemmenden Substanzen. *Düsing, R., Nicolas, V., Glänzer, K., Kipnowski, J., Kramer, H. J.* (Bonn) ................................................................ 1178
Pharmakokinetik und Wirkung von Isosorbid-5-Mononitrat bei gesunden Versuchspersonen. *Abshagen, U., Spörl-Radun, S., Betzien, G., Kaufmann, B., Endele, R.* (Mannheim) .... 1182
Hyperventilationstherapie bei Intoxikationen durch halogenierte Kohlenwasserstoffe: Experimentelle Studie zur Frage der Effektivität. *Gellert, J., Frenzel, H., Heidenreich, T., Nishimura, M., Teschke, R.* (Düsseldorf) .................................... 1186
Blausäurespiegel im Blut nach Leinsamen, Bittermandeln, Kaliumzyanid und Natriumnitroprussid. *Schulz, V., Löffler, A., Pasch, T., Loeschcke, G., Busse, J.* (Köln/Erlangen) ....... 1189
Vergleichende Pharmakokinetik von Cefoperazon, Cefotaxim und Moxalactam. *Kemmerich, B., Lode, H., Belmega, K., Jendroschek, T., Borner, K., Koeppe, P.* (Berlin) ............ 1192
Vergleichende Pharmakokinetik von Amoxicillin, Clavulansäure $-K^+$ und deren Kombination. *Witkowski, G., Höffken, G., Koeppe, P., Dzwillo, G., Lode, H.* (Berlin) ........... 1195
Nierenschädigungen nach Cefotaxim und Tobramycin allein oder in Kombination − Eine prospektive Studie am Patienten. *Kuhlmann, J., Seidel, G., Grötsch, H., Münch, L.* (Würzburg/Frankfurt) ................................................ 1198
Einfluß von Rifampicin und Zigarettenrauch auf die Theophyllinclearance. *Fleischmann, R., Heinrich, R., Malchow, H., Bozler, U.* (Tübingen) ............................. 1202
Einfluß von Alter, Geschlecht und Rauchgewohnheiten auf die Kinetik von Oxazepam. *Ochs, H. R., Otten, H.* (Bonn) ................................................ 1205
Einfluß einer chronischen Niereninsuffizienz auf die Kinetik des Diazepam. *Kaschell, H. J., Klehr, U., Ochs, H. R.* (Bonn) ........................................ 1208
Der Einfluß von Cimetidin auf den hepatischen Arzneimittelstoffwechsel. *Röllinghoff, W., Sticken, R., Paumgartner, G.* (München) ...................................... 1210

# Intensivmedizin

Längenschnittuntersuchung zur psychischen Situation intensivbehandelter Patienten. *Lau, H., Klapp, B. F., Hardt, J., Scheer, J. W.* (Gießen/Wetzlar) ........................ 1212
Indikationen und Ergebnisse der Langzeitbeatmung bei Patienten einer internen Intensivstation. Eine retrospektive Untersuchung über 14 Jahre. *Rey, C., Lehnart, M., Weilemann, L. S., Majdandzic, J., Reuß, M., Göldner, H. J., Schuster, H. P.* (Mainz) ............... 1215
Beatmungstechnik, Beatmungsmuster und Beatmungsdauer bei Patienten einer internen Intensivtherapiestation. Eine retrospektive Untersuchung über 14 Jahre. *Weilemann, L. S., Jost, T., Rey, C., Majdandzic, J., Schuster, H. P.* (Mainz) ........................ 1219
Prognostische Wertigkeit der zweidimensionalen Echokardiographie bei reanimierten Patienten. *Erbel, R., Schweizer, P., Lambertz, H., Merx, W., Meyer, J., Effert, S.* (Aachen) ..... 1223
Neue Erfahrungen mit der Fiberbronchoskopie in der internistischen Intensivmedizin. *Albrecht, J., Fruhmann, G.* (München) .......................................... 1226
Erfolgreich behandelte schwere Paraquatintoxikation. Eine Kasuistik. *Majdandzic, J., Okonek, S., Weilemann, L. S., Rey, C., Göldner, H. J.* (Mainz) .......................... 1231

Generalisierte Vaskulitis als lebensbedrohliche Nebenwirkung von Allopurinol. *Daul, A. E., Graben, N., Anlauf, M., Bock, K. D.* (Essen) .................................. 1235

## Psychosomatik

Die Beschwerden der psychisch Gesunden. *Hönmann, H. J., Schepank, H., Riedel, P., Schmidt, G.* (Mannheim) .................................................................. 1238
Ansätze zur integrierten internistisch-psychosomatischen Behandlung chronisch Kranker und besonders gefährdeter Patienten. *Klapp, B. F., Klapp, C., Heckers, H., Hardt, J., Scheer, J. W.* (Gießen/Wetzlar) ............................................................. 1241
Ausbildung im Umgang mit Schwer- und Todkranken – Möglichkeiten und Grenzen. *Schmeling, C., Koch, U.* (Hamburg/Freiburg) .................................... 1244
Psychosomatische Forschungsergebnisse der Gicht. *Klußmann, R.* (München) ........... 1247
Zur Situationsabhängigkeit von Affektäußerungen bei Herzneurose und Colitis ulcerosa-Kranken. *Rad, M. von, Bohlmann-Büttner, M., Reindell, A., Scheibler, D.* (Heidelberg) ..... 1251
Kardiovaskuläre Reaktionen während des Typ A-Interviews. *Rüdel, H., Langosch, W., Schiebener, A., Schmidt, T. H., Schmieder, R., Schulte, W.* (Bonn/Bad Krozingen/Köln) .. 1255
"Non-Compliance": Probleme der Arzt-Patientbeziehung bei der Hypertoniedauerbehandlung. *Maass, G.* (Wiesbaden) ................................................... 1257
Psychosoziale Probleme bei Hypertoniepatienten. Ein integrierter Behandlungsansatz in einer psychosomatischen Ambulanz für Hochdruckkranke. *Gaus, E., Klingenburg, M., Köhle, K.* (Ulm) ...................................................................... 1262

## Podiumsgespräch
## Alkoholschäden: Verbreitung und Prognose

Alkoholismus – Mißbrauch und Abhängigkeit: Verbreitung. Vorsitz: *Feuerlein, W.* (München) ........................................................................ 1266

## Podiumsgespräch
## Nichtinvasive Oberbauchdiagnostik

Vorsitz: *Rettenmaier, G.* (Böblingen) ............................................. 1270

## Symposium:
## Hämorheologie und Innere Medizin

### I. Medizinische Hämorheologie, Physiologie und Diagnostik

Über das Fließverhalten des menschlichen Blutes: Dynamische Fluidität des kernlosen Erythrozyten als Ursache der hohen Fließfähigkeit des schnell strömenden Blutes. *Schmid-Schönbein, H.* (Aachen) Referat ..................................... 1274
Abnormes Fließverhalten der Erythrozyten als gemeinsamer Nenner hämolytischer Anämien. *Tillmann, W.* (Göttingen) Referat ............................................. 1289
Die monoklonalen Gammapathien – maligne und benigne. *Waldenström, J.* (Malmö – Schweden) Referat ............................................................ 1294
Methoden zur Erfassung abnormer Fließfähigkeit menschlicher Erythrozyten. *Teitel, P.* (Aachen) Referat .............................................................. 1296
Haemorheology and Diabetes Mellitus. *Stoltz, J. F., Gaillard, S., Drouin, P.* (Nancy – Frankreich) Referat ........................................................... 1302
Einfluß des Stoffwechsels und der Begleitkrankheiten auf die Fließeigenschaften des Blutes beim Diabetiker. *Volger, E.* (München) Referat .................................. 1312
The Haemodynamics of Arterial Thrombosis. *Born, G. V. R.* (London – England) Referat . 1321

## II. Rheologische Therapieansätze

Rheologische Therapie durch Senkung des Fibrinogenspiegels: Arwin, Streptase und Urokinase.
*Ehringer, H.* (Wien – Österreich) Referat .................................... 1324
Defibrinogenation Therapy: Results of Controlled Studies. *Lowe, G. D. O.* (Glasgow – England) Referat .......................................................... 1325
Supraselektive Fibrinolyse nach Hämodilution beim akuten Herzinfarkt. *Merx, W., Bethge, C., Dörr, W., Essen, R. von, Meyer, J., Schweitzer, P., Schmid-Schönbein, H.* (Aachen) Referat ................................................................. 1325
Koronare Mikrozirkulationsstörungen – Ein rheologisches Problem? *Strauer, B. E., Volger, E.* (München) Referat ................................................... 1327
Einfluß der induzierten Blutverdünnung auf den Hirnkreislauf. *Gottstein, U.* (Frankfurt) Referat ................................................................. 1341
Hämodilution bei arteriellen Verschlußkrankheiten. *Rieger, H.* (Engelskirchen) Referat .... 1348
Hämodilution bei okularen Durchblutungsstörungen. *Wiederholt, M.* (Berlin) Referat ...... 1354
Hämorheologie als Brücke zwischen Physiologie, Pathophysiologie und Klinik. *Schaefer, H.* (Heidelberg) Referat ......................................................... 1357

# Symposium:
# Künstliche Organe in der Inneren Medizin

Einleitung. *Pfeiffer, E. F.* (Ulm) Referat ........................................... 1360
Ethische und materielle Aspekte der Entwicklung künstlicher Organe. *Schaldach, M.* (Erlangen-Nürnberg) Referat .................................................... 1362

### I. Künstliche Herzklappen

Advantages and Long Term Results of the Björk-Shiley Valve. *Björk, V. O.* (Stockholm – Schweden) Referat ....................................................... 1365
Bioprothese versus künstliche Herzklappe zum Klappenersatz. *Emde, J. von der* (Erlangen-Nürnberg) Referat .................................................... 1367

### II. Gefäßprothesen

Der koronare Bypass. *Seybold-Epting, W.* (Tübingen) Referat ......................... 1372

### III. Die Elektrostimulation

Diagnostische Elektrostimulation zur Indikationsstellung der Elektrotherapie des Herzens. *Lüderitz, B.* (München) Referat ............................................... 1380
Die therapeutische Elektrostimulation. *Stauch, M.* (Ulm) Referat ..................... 1387

### IV. Die assistierte Zirkulation

Die klinische Bedeutung der assistierten Zirkulation für die Behandlung des Herzversagens. *Moulopoulos, S.* (Athen – Griechenland) Referat .................................. 1393

### V. Das künstliche Herz

Das totale Kunstherz – eine Übersicht. *Bücherl, E. S.* (Berlin) Referat ............... 1400

### VI. Die künstliche Lunge

Die künstliche Lunge. *Galetti, P. M.* (Providence – USA) Referat .................... 1400

### VII. Die künstliche Niere

Aktueller Stand der modernen Hämodialyseverfahren. *Franz, H. E.* (Ulm) Referat ....... 1400
Alternativverfahren zur Behandlung der chronischen Urämie (Hämofiltration, kontinuierliche ambulante Peritonealdialyse). *Scheler, F.* (Göttingen) Referat ..................... 1405

### VIII. Das künstliche Pankreas

Das künstliche Pankreas: Entwicklung und Bedeutung für die Erforschung und Behandlung der Zuckerkrankheit. *Pfeiffer, E. F., Kerner, W.* (Ulm) Referat ...................... 1408
Die programmierte Insulininfusion als Versuch der Dauertherapie des Diabetes mellitus. *Hepp, K. D.* (München) Referat ................................................. 1429

### IX. Die künstliche Leber

Zur „künstlichen Leber": Leberunterstützungssystem *Schmidt, F. W.* (Hannover) Referat ... 1432

### Rundtischgespräch

Möglichkeiten und Grenzen der Entwicklung künstlicher Organe. Vorsitz: *Pfeiffer, E. F.* (Ulm) ............................................................................. 1439

# Symposium:
# Substratumsatz menschlicher Gewebe
# bei normalem und gestörtem Stoffwechsel

Einleitung. *Dietze, G. J.* (München) Referat ....................................... 1442
Substrate Utilization of the Human Brain Under Normal and Pathological Conditions. *Owen, O. E., Patel, M. S., Boden, G.* (Philadelphia/Cleveland – USA) Referat ............... 1444
Substratversorgung des menschlichen Herzens bei normalem und gestörtem Stoffwechsel. *Rudolph, W., Dirschinger, J.* (München) Referat ..................................... 1453
Regulation of Substrate Flow in Human Adipose Tissue in Health and Disease. *Galton, D. J., Stocks, J., Dodson, P., Holdsworth, G.* (London – England) Referat ................. 1460
Substratumsatz der Niere. *Guder, W. G.* (München) Referat ......................... 1469
Hormonelle Regulation der Glukoseabgabe der menschlichen Leber bei normalem und gestörtem Stoffwechsel. *Dietze, G. J., Wicklmayr, M., Mehnert, H.* (München) Referat .. 1475
Free Fatty Acid and Ketone Body Utilization Under Normal and Pathophysiological Conditions. *Wahren, J., Hagenfeldt, L.* (Huddinge – Schweden) Referat ..................... 1489
Glukoseutilisation des Skelettmuskels: Einfluß von Muskelarbeit und Diabetes mellitus. *Berger, M.* (Düsseldorf) Referat ................................................... 1500
Schlußbemerkung. *Dietze, G. J.* (München) Referat ................................. 1512

# Anhang

Fettstoffwechselstörung bei Diabetes mellitus. *Gries, F. A., Vogelberg, K. H., Koschinsky, T.* (Düsseldorf) Referat ........................................................... 1515
Die Therapie des Coma diabeticum. *Froesch, E. R., Süsstrunk, H.* (Zürich – Schweiz) Referat ............................................................................. 1524

**Transluminale Dilatation koronarer, renaler und peripherer Arterienstenosen.** *Grüntzig, A. R.* (Atlanta – USA) Referat ............................................. 1532
Die Ausscheidung von verschiedenen IgA-Antikörpern im Urin. *Intorp, H. W., Moshake, F., Losse, H.* (Krefeld-Uerdingen/Münster) ............................ 1535
**Das künstliche Herz.** *Bücherl, E. S.* (Berlin) Referat ......................... 1538


**Namensverzeichnis** ...................................................... 1550
**Sachverzeichnis** ........................................................ 1557

|  |  |
|---|---|
| | **Vorsitzender** |
| 1981–1982 | Prof. Dr. med., Dr. med. vet. h. c. *H. G. Lasch* – Gießen |

| | **Vorstand** |
|---|---|
| 1981–1982 | Prof. Dr. med., Dr. med. vet. h. c. *H. G. Lasch* – Gießen |
| | Prof. Dr. med. *H. Mehnert* – München |
| | Prof. Dr. med. *H. J. Dengler* – Bonn |
| | Prof. Dr. med. *W. Siegenthaler* – Zürich |
| | Prof. Dr. med. *B. Schlegel* – Wiesbaden |

| | **Vorstand** |
|---|---|
| 1980–1981 | Prof. Dr. med. *H. Mehnert* – München |
| | Prof. Dr. med. *E. Buchborn* – München |
| | Prof. Dr. med., Dr. med. vet. h. c. *H. G. Lasch* – Gießen |
| | Prof. Dr. med. *H. J. Dengler* – Bonn |
| | Prof. Dr. med. *B. Schlegel* – Wiesbaden |

### Ehrenmitglieder

| | |
|---|---|
| 1891 | Geh. Med. Rat. Prof. Dr. med. *R. Virchow* – Berlin |
| 1894 | Dr. Prinz *Ludwig Ferdinand von Bayern* |
| 1902 | Wirkl. Geh. Med. Rat Prof. Dr. med. *E. v. Leyden* – Berlin |
| 1907 | Wirkl. Geh. Rat Prof. Dr. med. *E. v. Behring* – Marburg |
| | Geh. Rat Prof. Dr. med. *H. Curschmann* – Leipzig |
| | Geh. Rat Prof. Dr. med. *P. Ehrlich* – Frankfurt/Main |
| | Geh. Rat Prof. Dr. med. *W. Erb* – Heidelberg |
| | Geh. Rat Prof. Dr. med. *E. Fischer* – Berlin |
| | Geh. Rat Prof. Dr. med. *R. Koch* – Berlin |
| | Geh. Rat Prof. Dr. med. *v. Leube* – Würzburg |
| | Geh. Rat Prof. Dr. med. *A. Merkel* – Nürnberg |
| | Geh. Rat Prof. Dr. med. *Naunyn* – Baden-Baden |
| | Geh. San.-Rat Dr. med. *E. Pfeiffer* – Wiesbaden |
| | Geh. Rat Prof. Dr. med. *Pflüger* – Bonn |
| | Geh. Rat Prof. Dr. med. *H. Quincke* – Kiel |
| | Prof. Dr. med. *v. Recklinghausen* – Straßburg |
| | Prof. Dr. med. *Schmiedeberg* – Straßburg |
| | Wirkl. Geh. Rat Prof. Dr. med. *M. Schmidt* – Frankfurt/Main |
| 1912 | Geh. Rat Prof. Dr. med. *C. F. v. Röntgen* – München |
| 1923 | Geh. Rat Prof. Dr. med. *Bäumler* – Freiburg |
| | Geh. Rat Prof. Dr. med. *Lichtheim* – Bern |
| 1924 | Geh. Rat Prof. Dr. med. *v. Strümpell* – Leipzig |
| | Geh. Rat Prof. Dr. med. *Schultze* – Bonn |
| | Geh. Rat Prof. Dr. med. *R. Stintzing* – Jena |
| | Geh. Rat Prof. Dr. med. *F. Penzoldt* – Erlangen |
| 1927 | Geh. Rat Prof. Dr. med. *F. Kraus* – Berlin |
| | Geh. Rat Prof. Dr. med. *O. Minkowski* – Wiesbaden |
| 1928 | Geh. Rat Prof. Dr. med. *A. Goldschneider* – Berlin |
| 1932 | Geh. Rat Prof. Dr. *W. His* – Berlin |
| | Geh. Rat, Ob.-San.-Rat Prof. Dr. med. *R. Ritter v. Jaksch* – Prag |
| | Prof. Dr. med. *G. Klemperer* – Berlin |
| | Prof. Dr. med. *A. Koranyi* – Budapest |
| | Geh. Rat. Prof. Dr. med. *L. v. Krehl* – Heidelberg |

|      | |
|------|--|
|      | Geh. Rat Prof. Dr. med. *F. Moritz* – Köln |
|      | Geh. Rat Prof. Dr. med. *F. v. Müller* – München |
|      | Prof. Dr. med. *E. v. Romberg* – München |
|      | Prof. Dr. med. *R. F. Wenckebach* – Wien |
| 1935 | Geh. Rat Prof. Dr. med. *W. Zinn* – Berlin |
|      | Prof. Dr. med. *O. Naegeli* – Zürich |
| 1936 | Prof. Dr. med. *L. Brauer* – Wiesbaden |
|      | Prof. Dr. med. *W. Mollow* – Sofia |
| 1938 | Prof. Dr. med. *O. Foerster* – Breslau |
|      | Prof. Dr. med. *L. R. Müller* – Erlangen |
|      | Prof. Dr. med. *H. Pässler* – Dresden |
|      | Prof. Dr. med. *F. Volhard* – Frankfurt/Main |
| 1949 | Prof. Dr. med. *G. v. Bergmann* – München |
|      | Prof. Dr. med. *A. Schittenhelm* – München |
| 1950 | Prof. Dr. med. *H. Dietlen* – Saarbrücken |
| 1951 | Prof. Dr., Dr. med. h. c., Dr. phil. h. c. *G. Domagk* – Elberfeld |
|      | Prof. Dr. med. et theol. et phil. *A. Schweitzer* – Lambarene/Kongo |
| 1952 | Prof. Dr. med. *W. Heubner* – Berlin |
| 1954 | Prof. Dr. med. *M. Nonne* – Hamburg |
|      | Prof. Dr. med. *R. Rössle* – Berlin |
|      | Prof. Dr. med. *O. Rostoski* – Dresden |
|      | Prof. Dr. med. *W. Frey* – Zollikon/Zürich/Schweiz |
|      | Sir *H. Dale* – London |
| 1955 | Prof. Dr. med. et theol. *R. Siebeck* – Heidelberg |
|      | Prof. Dr. med. *S. J. Thannhauser* – Boston/USA |
| 1956 | Prof. Dr. med. *F. A. Schwenkenbecher* – Marburg |
|      | Prof. Dr. med. *E. Grafe* – Würzburg |
|      | Prof. Dr. med. *E. Franck* – Istanbul |
|      | Dr. med. h. c., Dr. phil. h. c. *F. Springer* – Heidelberg |
| 1957 | Prof. Dr. med., Dres h. c., Dr. rer. nat. h. c. *M. Bürger* – Leipzig |
|      | Prof. Dr. med. *P. Klee* – Wuppertal |
|      | Prof. Dr. med. *C. Oehme* – Heidelberg |
|      | Prof. Dr. med., Dr. med. h. c. *W. Stepp* – München |
|      | Prof. Dr. med. *H. Schmidt* – Wabern b. Bern/Schweiz |
|      | Prof. Dr. med. *C. D. de Langen* – Utrecht/Holland |
|      | Prof. Dr. med. *E. Lauda* – Wien |
|      | Prof. Dr. med. *W. Loeffler* – Zürich/Schweiz |
| 1958 | Prof. Dr. med. *E. P. Joslin* – Boston/Mass./USA |
|      | Prof. Dr. med., Dr. med. h. c. *G. Katsch* – Greifswald |
|      | Prof. Dr. med., Dr. med. h. c., Dr. med. h. c. *A. Weber* – Bad Nauheim |
| 1959 | Prof. Dr. med. *P. Martini* – Bonn |
|      | Prof. Dr. med. *W. Weitz* – Hamburg |
| 1960 | Prof. Dr. med. *H. H. Berg* – Hamburg |
|      | Prof. Dr. med. *F. Kauffmann* – Wiesbaden |
| 1961 | Prof. Dr. med. *R. Schoen* – Göttingen |

| | |
|---|---|
| **1962** | Prof. Dr. med. *H. Pette* – Hamburg<br>Prof. Dr. med. *K. Hansen* – Neckargemünd |
| **1963** | Prof. Dr. med., Dr. med. h. c. *W. Brednow* – Jena<br>Prof. Dr. med. *H. Reinwein* – Gauting b. München<br>Prof. Dr. med. *H. H. Bennhold* – Tübingen |
| **1964** | Prof. Dr. med., Dr. med. h. c., Dr. rer. nat. h. c. *H. W. Knipping* – Köln |
| **1965** | Prof. Dr. med., Dr. h. c. *J. Grober* – Bad Bodendorf<br>Prof. Dr. med., Dr. med. h. c. *F. Lommel* – Endorf/Obb.<br>Prof. Dr. med. vet., Dr. h. c. *J. Nörr* – München |
| **1966** | Prof. Dr. med. *N. Henning* – Erlangen<br>Prof. Dr. med. *A Hittmair* – Innsbruck<br>Prof. Dr. med., Dr. med. h. c. *F. Hoff* – Neukirchen/Knüllgeb.<br>Prof. Dr. med. *H. Kalk* – Kassel<br>Prof. Dr. med. *K. Voit* – Ammerland/Starnberger See |
| **1967** | Prof. Dr. med., Dr. med. h. c. *L. Heilmeyer* – Freiburg/Brsg.<br>Prof. Dr. med. *W. Kittel* – Wiesbaden |
| **1968** | Prof. Dr. med., Dr. phil. *G. Bodechtel* – München<br>Prof. Dr. med., Dr. med. h. c. *N. Henning* – Erlangen<br>Prof. Dr. med. *J. Jacobi* – Hamburg |
| **1969** | Prof. Dr. med. *W. Hadorn* – Bern/Schweiz<br>Prof. Dr. med. *A. Jores* – Hamburg<br>Prof. Dr. med. *J. Waldenström* – Malmö/Schweden |
| **1970** | Prof. Dr. med. *A. Sturm* – Wuppertal |
| **1971** | Prof. Dr. med., Dr. sc. h. c., Dr. med. vet. h. c. *H. Frhr. v. Kress* – Berlin<br>Prof. Dr. med. *E. Wollheim* – Würzburg<br>Prof. Dr. med. *G. Budelmann* – Hamburg |
| **1972** | Prof. Dr. med., Dr. med. h. c. *R. Aschenbrenner* – Hamburg<br>Prof. Dr. med., Dr. med. h. c. *H. E. Bock* – Tübingen<br>Sir *H. Krebs*, M.D., M.A., F.R.S., F.R.C.P. – Oxford |
| **1973** | Prof. Dr. med. *H.-W. Bansi* – Hamburg<br>Prof. Dr. med. *K. Oberdisse* – Düsseldorf<br>Prof. Dr. med. *O. Gsell* – St. Gallen |
| **1974** | Prof. Dr. med. *F. Grosse-Brockhoff* – Düsseldorf<br>Prof. Dr. med. *D. Jahn* – Regensburg |
| **1975** | Prof. Dr. med. *W. Doerr* – Heidelberg<br>Prof. Dr. med. *M. Holzmann* – Zürich |
| **1976** | Prof. Dr. med., Dr. med. h. c. *F. Büchner* – Freiburg<br>Prof. Dr. med. *G. Schaltenbrand* – Würzburg<br>Prof. Dr. med. *H. Schwiegk* – München |
| **1977** | Prof. Dr. med. *W. Hollmann* – Potsdam<br>Prof. Dr. med. *G. Kuschinsky* – Mainz<br>Prof. Dr. med. *H. Sarre* – Freiburg |
| **1978** | Prof. Dr. med., Dr. phil. *R. Janzen* – Hamburg<br>Prof. Dr. med., Dr. phil. *S. Koller* – Mainz |

**1979**  Prof. Dr. med. *F. Koller* – Riehen b. Basel
Prof. Dr. sc. med., Dres. h. c. *A. Sundermann* – Erfurt

**1980**  Prof. Dr. med. *H. Bartelheimer* – Hamburg
Prof. Dr. med. *E. Fritze* – Bochum
Prof. Dr. med. *W. H. Hauss* – Münster

**1981**  Prof. Dr. med. *E. Deutsch* – Wien
Prof. Dr. med. *H. P. Wolff* – München

**Verzeichnis der Vorsitzenden seit 1882**

| | | |
|---|---|---|
| 1. | 1882 | ⎫ |
| 2. | 1883 | ⎬ Wirkl. Geh. Ob.-Med.-Rat Prof. Dr. med. *T. v. Frerichs* – Berlin |
| 3. | 1884 | ⎭ |
| 4. | 1885 | Geh. Hofrat Prof. Dr. med. *C. Gerhardt* – Würzburg |
| 5. | 1886 | ⎫ |
| 6. | 1887 | ⎬ Wirkl. Geh. Med.-Rat Prof. Dr. med. *E. v. Leyden* – Berlin |
| 7. | 1888 | ⎭ |
| 8. | 1889 | Prof. Dr. med. *v. Liebermeister* – Tübingen |
| 9. | 1890 | Hofrat Prof. Dr. med. *v. Nothnagel* – Wien |
| 10. | 1891 | Wirkl. Geh. Med.-Rat Prof. Dr. med. *E. v. Leyden* – Berlin |
| 11. | 1892 | Geh. Med.-Rat Prof. Dr. med. *H. Curschmann* – Leipzig |
| 12. | 1893 | Prof. Dr. med. *H. Immermann* – Basel |
| | 1894 | kein Kongreß |
| 13. | 1895 | Geh. Rat Prof. Dr. med. *H. v. Ziemssen* – München |
| 14. | 1896 | Geh. Hofrat Prof. Dr. med. *Bäumler* – Freiburg i. Brsg. |
| 15. | 1897 | Wirkl. Geh. Med.-Rat Prof. Dr. med. *E. v. Leyden* – Berlin |
| 16. | 1898 | San.-Rat Prof. Dr. med. *M. Schmidt* – Frankfurt (Main) |
| 17. | 1899 | Geh. Rat Prof. Dr. med. *H. Quincke* – Kiel |
| 18. | 1900 | Ob.-San.-Rat Prof. Dr. med. *R. Ritter v. Jaksch* – Prag |
| 19. | 1901 | Geh. Rat Prof. Dr. med. *Senator* – Berlin |
| 20. | 1902 | Geh. Rat Prof. Dr. med. *Naunyn* – Straßburg |
| | 1903 | kein Kongreß |
| 21. | 1904 | Ob.-Med.-Rat Prof. Dr. med. *A. v. Merkel* – Nürnberg |
| 22. | 1905 | Geh. Rat Prof. Dr. med. *W. Erb* – Heidelberg |
| 23. | 1906 | Geh. Med.-Rat. Prof. Dr. med. *v. Strümpell* – Breslau |
| 24. | 1907 | Wirkl. Geh. Med.-Rat Prof. Dr. med. *E. v. Leyden* – Berlin |
| 25. | 1908 | Prof. Dr. med. *F. v. Müller* – München |
| 26. | 1909 | Geh. Med.-Rat Prof. Dr. med. *F. Schultze* – Bonn |
| 27. | 1910 | Geh. Med.-Rat Prof. Dr. med. *F. Kraus* – Berlin |
| 28. | 1911 | Geh. Rat Prof. Dr. med. *L. v. Krehl* – Straßburg |
| 29. | 1912 | Geh. Med.-Rat Prof. Dr. med. *R. Stintzing* – Jena |
| 30. | 1913 | Geh. Rat Prof. Dr. med. *F. Penzoldt* – Erlangen |
| 31. | 1914 | Prof. Dr. med. *E. v. Romberg* – Tübingen |
| | 1915 | kein Kongreß |
| | 1916 | außerordentliche Tagung (Kriegstagung) in Warschau Vors.: Geh. Med.-Rat Prof. Dr. med. *W. His* – Berlin |
| | 1917 | kein Kongreß |
| | 1918 | kein Kongreß |
| | 1919 | kein Kongreß |
| 32. | 1920 | Geh. Rat Prof. Dr. med. *O. Minkowski* – Breslau |
| 33. | 1921 | Prof. Dr. med. *G. Klemperer* – Berlin |
| 34. | 1922 | Prof. Dr. med. *L. Brauner* – Hamburg |
| 35. | 1923 | Prof. Dr. med. *K. F. Wenckebach* – Wien |
| 36. | 1924 | Geh. Rat Prof. Dr. med. *M. Matthes* – Königsberg |
| 37. | 1925 | Geh. Rat Prof. Dr. med. *F. Moritz* – Köln |
| 38. | 1926 | Prof. Dr. med. *H. Pässler* – Dresden |
| 39. | 1927 | Prof. Dr. med. *O. Naegeli* – Zürich |
| 40. | 1928 | Prof. Dr. med. *L. R. Müller* – Erlangen |
| 41. | 1929 | Geh. Rat Prof. Dr. med. *W. Zinn* – Berlin |
| 42. | 1930 | Prof. Dr. med. *F. Volhard* – Frankfurt/Main |
| 43. | 1931 | Prof. Dr. med. *G. v. Bergmann* – Berlin |
| 44. | 1932 | Prof. Dr. med. *P. Morawitz* – Leipzig |
| 45. | 1933 | Prof. Dr. med. *A. Schittenhelm* – Kiel |
| 46. | 1934 | (Prof. Dr. med. *L. Lichtwitz* – Altona, ist satzungsgemäß im Jahr 1934 ausgeschieden, ohne den Vorsitz geführt zu haben) |
| 47. | 1935 | Prof. Dr. med. *H. Schottmüller* – Hamburg |
| 48. | 1936 | Prof. Dr. med. *F. A. Schwenkenbecher* – Marburg |
| 49. | 1937 | Prof. Dr. med. *R. Siebeck* – Heidelberg |

| | | | |
|---|---|---|---|
| 50. | 1938 | Prof. Dr. med. *H. Assmann* – Königsberg |
| 51. | 1939 | Prof. Dr. med., Dr. h. c. *W. Stepp* – München |
| 52. | 1940 | Prof. Dr. med. *H. Dietlen* – Saarbrücken |
| | 1941 | kein Kongreß |
| | 1942 | kein Kongreß |
| 53. | 1943 | Prof. Dr. med. *H. Eppinger* – Wien |
| | 1944 | kein Kongreß |
| | 1945 | kein Kongreß |
| | 1946 | kein Kongreß |
| | 1947 | kein Kongreß |
| 54. | 1948 | Prof. Dr. med. *P. Martini* – Bonn |
| 55. | 1949 | Prof. Dr. med. *C. Oehme* – Heidelberg |
| 56. | 1950 | Prof. Dr. med. *W. Frey* – Oberhofen/Schweiz |
| 57. | 1951 | Prof. Dr. med. *M. Bürger* – Leipzig |
| 58. | 1952 | Prof. Dr. med. *P. Klee* – Wuppertal |
| 59. | 1953 | Prof. Dr. med. *G. Katsch* – Greifswald |
| 60. | 1954 | Prof. Dr. med. *H. H. Berg* – Hamburg |
| 61. | 1955 | Prof. Dr. med. *H. Pette* – Hamburg |
| 62. | 1956 | Prof. Dr. med. *R. Schoen* – Göttingen |
| 63. | 1957 | Prof. Dr. med. *K. Hansen* – Lübeck |
| 64. | 1958 | Prof. Dr. med. *H. Reinwein* – Kiel |
| 65. | 1959 | Prof. Dr. med. Dr. med. h. c. *W. Brednow* – Jena |
| 66. | 1960 | Prof. Dr. med. *H. Bennhold* – Tübingen |
| 67. | 1961 | Prof. Dr. med. *J. Jacobi* – Hamburg |
| 68. | 1962 | Prof. Dr. med. *F. Hoff* – Frankfurt/Main |
| 69. | 1963 | Prof. Dr. med. Dr. sc. h. c., Dr. med. vet. h. c. *H. Frhr. v. Kress* – Berlin |
| 70 | 1964 | Prof. Dr. med., Dr. med. h. c. *L. Heilmeyer* – Freiburg i. Brsg. |
| 71. | 1965 | Prof. Dr. med. *A. Sturm* – Wuppertal-Barmen |
| 72. | 1966 | Prof. Dr. med. et phil. *G. Bodechtel* – München |
| 73. | 1967 | Prof. Dr. med. *A. Jores* – Hamburg |
| 74. | 1968 | Prof. Dr. med., Dr. med. h. c. *H. E. Bock* – Tübingen |
| 75. | 1969 | Prof. Dr. med. *D. Jahn* – Höfen |
| 76. | 1970 | Prof. Dr. med. *K. Oberdisse* – Düsseldorf |
| 77. | 1971 | Prof. Dr. med. *F. Grosse-Brockhoff* – Düsseldorf |
| 78. | 1972 | Prof. Dr. med., Dres. med. h. c. *G. Schettler* – Heidelberg |
| 79. | 1973 | Prof. Dr. med. *H. Begemann* – München |
| 80. | 1974 | Prof. Dr. med. *H. P. Wolff* – Mainz |
| 81. | 1975 | Prof. Dr. med. *P. Schölmerich* – Mainz |
| 82. | 1976 | Prof. Dr. med. *H. A. Kühn* – Würzburg |
| 83. | 1977 | Prof. Dr. med. *G. A. Neuhaus* – Berlin |
| 84. | 1978 | Prof. Dr. med. *R. Gross* – Köln |
| 85. | 1979 | Prof. Dr. med. *W. Gerok* – Freiburg |
| 86. | 1980 | Prof. Dr. med. *E. Buchborn* – München |
| 87. | 1981 | Prof. Dr. med. *H. Mehnert* – München |

## Korrespondierende Mitglieder

| | |
|---|---|
| 1939 | Prof. Dr. med. *G. Fanconi* – Zürich |
| | Prof. Dr. med. *Hess* – Zürich |
| | Prof. Dr. med. *Ingwar* – Lund |
| | Prof. Dr. med. *Meulengracht* – Koppenhagen |
| | Prof. Dr. med. *Schüffner* – Amsterdam |
| | Prof. Dr. med. *Diaz* – Rio de Janeiro |
| 1961 | Prof. Dr. med. *W. Ehrich* – Philadelphia |
| | Prof. Dr. med. *E. Komiya* – Tokio |
| 1965 | Prof. Dr. med. *M. R. Castex* – Buenos Aires |
| 1970 | Prof. Dr. med. *V. Malamos* – Athen |
| | Prof. Sir *G. W. Pickering* – Oxford |
| | Dr. med. *I. H. Page* – Cleveland/Ohio |
| 1971 | Prof. Dr. med. *G. Biörck* – Stockholm |
| | Prof. Dr. med. *K. Lundbaek* – Aarhus |
| 1972 | Prof. Dr. med. *R. J. Bing* – Pasadena |
| | Dr. med. *D. S. Fredrickson* – Bethesda |
| | Prof. Dr. med. *A. Lambling* – Paris |
| | Prof. Dr. med. *H. N. Neufeld* – Tel Aviv |
| | Prof. Dr. med. *I. Shkhvatsabaya* – Moskau |
| 1974 | Prof. Dr. med. *J. W. Conn* – Ann Arbor |
| | Prof. Dr. med. *H. Popper* – New York |
| 1976 | Prof. Dr. med. *H. Herken* – Berlin |
| | Prof. Dr. med., Dr. phil. *S. Koller* – Mainz |
| | Prof. Dr. med. *E. Uehlinger* – Zollikon |
| 1977 | Sir *D. Dunlop*, Prof. of Medicine – Edinburgh |
| 1978 | Prof. Dr. med. *R. Schmid* – San Francisco |
| 1979 | Prof. Dr. med. *F. H. Epstein* – Zürich |
| | Prof. Dr. med. *G. W. Korting* – Mainz |
| 1981 | Prof. Dr. med. *K. Iwamura* – Kanagawa |
| | Prof. Dr. med. *A. E. Renold* – Genf |

## Diplommitglieder

Dr. med. *J. Wibel* – Wiesbaden
Dr. med. h. c. *J. F. Bergmann*, Verlagsbuchhändler – Wiesbaden

## Ständige Schriftführer

| | |
|---|---|
| 1882–1914 | Geh. San.-Rat Dr. med. *E. Pfeiffer* – Wiesbaden |
| 1914–1920 | Prof. Dr. med. *W. Weintraud* – Wiesbaden |
| 1921–1943 | Prof. Dr. med. *A. Géronne* – Wiesbaden |
| 1948–1960 | Prof. Dr. med. *F. Kauffmann* – Wiesbaden |
| ab 1961 | Prof. Dr. med. *B. Schlegel* – Wiesbaden |

## Kassenführer

| | |
|---|---|
| 1882–1884 | San.-Rat Dr. med. *A. Pagenstecher* – Wiesbaden |
| 1885–1920 | Dr. med. *J. Wibel* – Wiesbaden |
| 1921–1927 | Dr. med. *W. Koch* – Wiesbaden |
| 1928–1939 | Dr. med. *E. Philippi* – Wiesbaden |
| 1940–1954 | Dr. med. *Achelis* – Wiesbaden |

| | |
|---|---|
| 1955–1967 | Prof. Dr. med. *W. Kittel* – Wiesbaden |
| **ab Mai 1967** | Prof. Dr. med. *K. Miehlke* – Wiesbaden |

**Mitglieder des Ausschusses**

1981–1982
Prof. Dr. med. *N. Zöllner* – München
Prof. Dr. med. *G. W. Löhr* – Freiburg
Prof. Dr. med. *R. Wenger* – Wien
Prof. Dr. med. *W. Rick* – Düsseldorf
Prof. Dr. med. *D. Klaus* – Dortmund
Prof. Dr. med. *W. Dölle* – Tübingen
Prof. Dr. med. *G. A. Martini* – Marburg
Dr. med. *E. Schüller* – Düsseldorf
Prof. Dr. med. *H.-D. Waller* – Tübingen
Prof. Dr. med. *W. Creutzfeld* – Göttingen
Prof. Dr. med. *H. Fabel* – Hannover
Prof. Dr. med. *W. Kaufmann* – Köln
Prof. Dr. med. *B. Kommerell* – Heidelberg
Prof. Dr. med. *M. Eggstein* – Tübingen
Prof. Dr. med. *F. Trendelenburg* – Homburg
Prof. Dr. med. *E. Deutsch* – Wien
Prof. Dr. med. *G. Riecker* – München
Prof. Dr. med. *H. Losse* – Münster
Prof. Dr. med. *H. Gillmann* – Ludwigshafen
Prof. Dr. med. *J. Schirmeister* – Karlsruhe
Prof. Dr. med. *F. Krück* – Bonn
Prof. Dr. med. *U. Gottstein* – Frankfurt
Prof. Dr. med. *G. Schütterle* – Gießen
Dr. med. *H.-J. Frank-Schmidt* – Ludwigshafen
Prof. Dr. med. *K. Kochsiek* – Würzburg

# Begrüßungsworte des Vorsitzenden

Mehnert, H., München

*Hochverehrte Gäste,*
*verehrte Ehrenmitglieder und Mitglieder unserer Gesellschaft,*
*meine Damen und Herren,*
*liebe Kolleginnen und Kollegen!*

Zur 87. Tagung der Deutschen Gesellschaft für innere Medizin heiße ich Sie alle herzlich willkommen. Traditionsgemäß begrüße ich als erste unter unseren Gästen die Vertreter der Stadt Wiesbaden, die ja eine Heimat für unseren Kongreß geworden ist und in deren Mauern sich die Internisten zum 71. Male treffen. Ich begrüße herzlich Herrn Oberbürgermeister *Oschatz*, Herrn Bürgermeister *Jacob* und den Herrn Stadtverordneten-Vorsteher *Lonquich*. Über das übliche Engagement hinaus haben Sie, sehr verehrter Herr Oberbürgermeister, sowie Ihre Mitarbeiter uns wieder in besonderem Maße geholfen, den Kongreß so vorzubereiten, daß möglichst viele Teilnehmer daran Freude und davon Nutzen haben werden. Wir freuen uns sehr, daß wir von Ihren Vorgängern auch den von uns hochverehrten Herrn Landtagspräsidenten a. D. *Georg Buch* und den Herrn Bundestagsabgeordneten *Rudi Schmitt* in unserem Kreise begrüßen können.

In Vertretung des Ministerpräsidenten und des Sozialministers der hessischen Landesregierung begrüße ich Herrn Ministerialdirigent Dr. *Kubitza*. Außerdem erweisen uns vom Land Hessen die Ehre Ihrer Anwesenheit für die Landesärztekammer Herr Kollege Dr. *Bechtoldt* und Herr Kollege Dr. *Rheindorf*.

Frau Bundesminister *Antje Huber* hat uns, wie alljährlich, zur Eröffnung des Kongresses ihre besten Grüße und Wünsche übermittelt. In ihrer Vertretung begrüße ich herzlich Herrn Staatssekretär Prof. *Füllgraff*, mit dem uns ja noch im vergangenen Jahr zusätzliche enge Bande wegen unserer guten Zusammenarbeit mit dem Bundesgesundheitsamt verknüpften. Mein Gruß gilt ferner Herrn Ministerialrat Dr. *Wagner* vom Bundesarbeitsministerium. Ich begrüße Herrn Generalarzt Dr. *Scheunert* von der Inspektion des Sanitäts- und Gesundheitswesens im Bundesministerium für Verteidigung, der mit uns sowohl im wehrmedizinischen Beirat wie auch bei der Tätigkeit der an Krankenhäuser abkommandierten Sanitätsoffiziere eng zusammenarbeitete.

Mit besonderer Freude begrüßen wir den Herrn Präsidenten der Bundesärztekammer, unseren Kollegen Dr. *Karsten Vilmar*, der uns trotz seiner zahlreichen Belastungen in diesem Jahr die Ehre seines Besuches erweist.

Die Vertreter der Deutschen Forschungsgemeinschaft sind uns mehr als willkommene Gäste. Sie sind – cum grano salis – ein Teil unserer Gesellschaft, deren wissenschaftliche Aufgaben ohne Unterstützung dieser vorbildlichen Förderungseinrichtung für Forschungsaufgaben nicht bewältigt werden könnten. So begrüßen wir mit besonderer Herzlichkeit unseren ständigen Gast, Herrn Dr. *Fritz Fischer*, mit dem uns als Förderer so vieler wissenschaftlicher Projekte auf dem Gebiet der Inneren Medizin seit Jahren ein besonders enger Kontakt verbindet. Der Präsident der Deutschen Forschungsgemeinschaft, Herr Prof. *Seibold*, hat in einem persönlichen Schreiben seinem Bedauern Ausdruck verliehen, in diesem Jahr unseren Kongreß nicht besuchen zu können.

Mit besonderer Hochachtung begrüße ich aus dem engeren Kreis unserer Gesellschaft von unseren Ehrenmitgliedern die Herren *Aschenbrenner, Bartelheimer, Bock, Fritze, Grosse-Brockhoff, Gsell, Henning, Janzen, Jores, Koller, Kuschinsky, Oberdisse,*

*Schwiegk, Waldenstroem und Wollheim* sowie unser korrespondierendes Mitglied, Herrn *Herken*.

Verschiedene Ehrenmitglieder waren verhindert, an unserer Tagung teilzunehmen und haben uns ihr Bedauern darüber sowie ihre guten Wünsche für den Verlauf des Kongresses übermittelt. Allen abwesenden Ehrenmitgliedern haben wir telegraphisch unsere Verbundenheit zum Ausdruck gebracht.

Eine besondere Freude ist es mir, Referenten, Vortragende und Zuhörer aus folgenden 15 Ländern begrüßen zu können: Bahrain, Belgien, Bulgarien, Dänemark, DDR, England, Frankreich, Griechenland, Italien, Niederlande, Österreich, Polen, Schweden, Schweiz und USA. In jedem siebenten Referat oder Vortrag dieses Kongresses werden Forschungsergebnisse aus den genannten Ländern vorgetragen und erhöhen damit in besonderer Weise den wissenschaftlichen Wert dieses Deutschen Internisten-Kongresses.

Dem Auditorium verständlich ist der Wunsch des Vorsitzenden, unseren deutschen Kollegen und Freunden aus der DDR einen besonders herzlichen Gruß zu entbieten. Zum vierten Male konnte eine offizielle Delegation unserer Einladung folgen, deren Mitglieder Prof. Dr. *Klinkmann*, Prof. Dr. *Bibergeil*, Prof. Dr. *Dutz*, Dozent Dr. *Schilling* und − als Vorsitzenden unserer Schwestergesellschaft in der DDR − Prof. Dr. *Zimmermann*, ich namentlich willkommen heißen darf.


*Totenehrung*

*Meine Damen und Herren!*

In Erinnerung an die verstorbenen Mitglieder unserer Gesellschaft beklagen wir in tiefer Trauer den Tod folgender Mitglieder seit der letzten Tagung:

Dr. *Karl-Heinz Balg*
Dr. *Heinz Berg*
Prof. Dr. *Wilhelm Bolt*
Prof. Dr. *Theodor Brümmer*
Prof. Dr. *Ludwig Delius*
Dr. *Arnold Dohmen*
Sir *Derrick Dunlop*
Prof. Dr. *Josef Franzen*
Frau Dr. *Ingeborg Giesenhagen*
Dr. *Julius Grundig*
Dr. *Karl Guth*
Prof. Dr. *Peter Heitmann*
Dr. *Heinz Keilhack*
Dr. *Lothar Klotz*
Dr. Dr. *Friedrich Kraus*
Dr. *Otto-Wilhelm Lürmann*
Dr. *Willy Meyer*
Dr. *Hans-Joseph Mezger*
Prof. Dr. *Dietrich Mohring*
Dr. *Heinz Pult*
Dr. *Eduard Fritz Raither*
Dr. *Albert Reinicke*
OMR Dr. *Gerhard Reißmann*
Dr. *Reinhard Schaefer*
Dr. *Hans-Armin Graf von Schweinitz*
Prof. Dr. *Erwin Uehlinger*

Außerdem beklagen wir den Tod der um unsere Gesellschaft besonders verdienten Frau *Ursula Zimmermann*, die zehn Jahre als Sekretärin für uns tätig war, sowie das Ableben unseres Freundes und Förderers, Herrn Verlagsdirektor *Edgar Seidler* vom Springer-Verlag.

Einiger verstorbener Mitglieder, die sich um unsere Gesellschaft besonders verdient gemacht haben, möchte ich im folgenden in einem gesonderten Nachruf gedenken.

*Wilhelm Bolt*

Am 3. 1. 1981 verstarb Prof. Dr. Wilhelm Bolt, bis zu seiner Emeritierung ordentlicher Professor für das Fach Arbeitsmedizin, Sozialmedizin und Sozialhygiene und Direktor des Instituts an der Poliklinik für Arbeits- und Sozialmedizin der Universität Köln. Mit dieser Stadt hat den Verstorbenen viel verbunden: War er doch von Anfang seiner ärztlichen Tätigkeit an fast ununterbrochen an den Instituten und Kliniken dieser Universität tätig. Lediglich für wissenschaftliche Arbeiten und für die Weiterbildung auf dem Gebiete der Arbeitsmedizin und der Pneumologie war Bolt auch in München, Paris und New York bei allerdings für seine Entwicklung besonders wichtigen Aufenthalten außerhalb Kölns tätig. Über sein Wirken als Facharzt für Lungenkrankheiten hinaus dehnte Bolt − dem Wesen der Arbeitsmedizin entsprechend − seine wissenschaftliche Tätigkeit auf weitere Gebiete aus, von denen Hepatologie und Stoffwechselkrankheiten, Endokrinologie und Kardiologie sowie Infektionskrankheiten genannt sein sollen. Eine Fülle von Publikationen und Ehrungen zeigt an, welch herber Verlust unsere Gesellschaft durch den Tod des auch im Ausland hochgeschätzten Wilhelm Bolt getroffen hat.

*Ludwig Delius*

Prof. Dr. Ludwig Delius verstarb 72jährig am 1. 3. 1980. Nachdem er in der Physiologie unter *Broemser* gearbeitet hatte, galt sein Hauptinteresse der Inneren Medizin, wobei er u. a. Mitarbeiter von *Bohnenkamp* und *Heilmeyer* in Freiburg war. Schon zu dieser Zeit lagen die Schwerpunkte seiner Arbeiten auf dem Gebiet der Kardiologie. 1950 wurde er zunächst als Chefarzt der inneren Abteilung des städtischen Krankenhauses Baden-Baden bestellt und am 1. 5. 1956 zum Direktor des Gollwitzer-Meier-Instituts an der Universität Münster in Bad Oeynhausen ernannt. Dieses Institut war insofern ein Novum, als es über eine klinische und eine physiologische Abteilung verfügte, so daß bereits zu dieser Zeit eine intensive humanphysiologische Forschung durchgeführt werden konnte. Delius blieb Direktor des Instituts bis zu seiner Pensionierung im Jahre 1973. In dieser Zeit lagen Schwerpunkte seiner Arbeit auf dem Gebiet der psychosomatischen Syndrome bzw. Erkrankungen. Intensiv hat er sich auch mit sozialmedizinischen Fragen beschäftigt. Er hat als einer der ersten die Bewegungstherapie bei der Rehabilitation von Herz-Kreislauf-Erkrankungen in die Behandlung an den sog. klassischen Badeorten eingeführt. Schließlich wurde die Therapie von orthostatischen Regulationsstörungen mit dehydrierten Mutterkornalkaloiden von Delius entscheidend mitgeprägt.

*Derrick Dunlop*

Sir Derrick Dunlop, korrespondierendes Mitglied unserer Gesellschaft, war einer der bedeutendsten Ärzte der britischen Medizin in diesem Jahrhundert. In einem zu Herzen gehenden Nachruf von *Sir John Crofton* wurde er beschrieben als einer der besten akademischen Lehrer, die jemals auf der Medical School in Edinburgh tätig gewesen sind. Viele Generationen von Studenten profitierten von seinen offensichtlich unvergleichlichen didaktischen Fähigkeiten. Auch nach seiner Emeritierung war er in wichtigen Vertrauenspositionen, wie als Chairman des Komitees für Arzneimittelsicherheit und in anderen medizinischen Kommissionen tätig. Eine Fülle von hohen Ehrungen und Auszeichnungen wurde ihm bei Lebzeiten zuteil. In der 1977 erfolgten Ernennung Dunlops zum korrespondierenden Mitglied unserer Gesellschaft sollten die überragende Persönlichkeit, der hervorragende Arzt und der hochbegabte akademische Lehrer geehrt werden.

*Heinrich Lampert*

Am 4. 1. 1981 starb im Alter von 83 Jahren Prof. Dr. Heinrich Lampert, ehemaliger Ordinarius für physikalische und diätetische Therapie in Frankfurt, nach dem Kriege – gemeinsam mit *Nonnenbruch* – Chefarzt der Weserberglandklinik in Höxter. Lampert war es, der erstmals experimentell die erhöhte Thermosensibilität maligner Zellen und Tumoren nachweisen konnte. Er hat wie kaum ein anderer unermüdlich darauf hingewiesen, daß es neben der modernen wissenschaftlichen Therapeutik – der Pharmakotherapie, der Strahlentherapie, der operativen Therapie – unbedingt auch des Einsatzes physiologisch-adäquater Maßnahmen bedarf, eben der physikalischen und diätetischen Therapie, wenn echte Heilung und eine stabile Gesundheit erreicht werden sollen.

*Erwin Uehlinger*

Am 18. 4. 1980 starb im 81. Lebensjahr unser korrespondierendes Mitglied, Prof. Dr. Erwin Uehlinger. Uehlinger war ein Pathologe, der als Lehrer und Forscher einen ungewöhnlich großen Einfluß weit über die Grenzen der Schweiz ausgeübt hat. In die 30er Jahre, in den Beginn seiner glanzvollen wissenschaftlichen Laufbahn, fiel noch die Periode, in der Pathophysiologie und Pathochemie in den Lehrbereich der allgemeinen Pathologie integriert waren und neben der pathologischen Anatomie Eckpfeiler des Fachgebietes darstellten. Diese umfassende Schau seines Faches prägte Uehlinger ein Leben lang. Nachdem er in den 40er Jahren das Pathologische Institut des Kantonsspitals St. Gallen geleitet hatte, wurde Uehlinger 1953 als Ordinarius nach Zürich berufen, wo er seine großen didaktischen Fähigkeiten voll entfalten konnte. In seinem wissenschaftlichen Werk faszinierte ihn stets die Beziehung zwischen Form und Funktion. Im Vordergrund stand dabei sein Interesse für Skelett- und Lungenerkrankungen. Auch nach seinem Rücktritt als Ordinarius und Institutsdirektor im Jahre 1970 war Uehlinger weiter konsiliarisch tätig. Ihm war die Fähigkeit zu eigen, Wissen und Erfahrung über sprachliche und politische Grenzen hinaus zu vermitteln und damit Ärzte und Forscher verschiedener Arbeitsrichtungen und Nationalitäten in Kontakt zu bringen. Hohe Ehrungen sind dem Verstorbenen zuteil geworden, wovon hier nur die Mitgliedschaft in der *Leopoldina* und das Ehrendoktorat der Universitäten Heidelberg und München erwähnt sein sollen.

Ich darf Sie bitten, sich zum Gedenken an unsere Toten von Ihren Plätzen zu erheben.
Sie haben den verstorbenen Mitgliedern unserer Gesellschaft Ihre Ehrerbietung erwiesen. Ich danke Ihnen.

*Meine Damen und Herren!*

Lassen Sie mich schließen mit einigen Worten zur Bedeutung des Internisten-Kongresses und zu seinem wissenschaftlichen Programm.

Alljährlich legen sich Veranstalter und Besucher die gleiche Frage vor: Hat ein Kongreß in diesen Dimensionen überhaupt noch eine Berechtigung? Es gibt – wie ich meine – insgesamt weniger Gründe, diese Frage zu verneinen, als andere – gewichtigere – sie zu bejahen. Vordergründig drängen sich jene Argumente gegen die Durchführung des Kongresses auf, die sich unter dem abwertenden Stichwort „Mammutkongreß" zusammenfassen lassen. Überschneiden sich nicht allzu oft Vortragsveranstaltungen, die man alle gern besucht hätte, in ärgerlicher Weise? Schließt nicht die große Zahl der Besucher die Möglichkeit nützlicher Diskussionen aus? Lassen nicht die Themen – besonders der angemeldeten Vorträge – erkennen, daß es sich hier um Vorträge mit hohem wissenschaftlichem Anspruch handelt, die dem nicht spezialisierten Kollegen womöglich wenig bringen?

Alle diese Einwände haben etwas für sich und müssen Jahr für Jahr bedacht und nach Möglichkeit durch die Programmgestaltung entkräftet werden. Die Bedenken reichen jedoch meines Erachtens nicht aus, um diese größte Veranstaltung der deutschen Internisten in Frage zu stellen. Man braucht nur auf die gleichbleibend hohe Zahl der Besucher zu verweisen, die alljährlich – und das z. T. seit Jahrzehnten – nach Wiesbaden kommen, um auf ihre Weise eine Art Abstimmung über die Existenzberechtigung des Kongresses vorzunehmen.

Den Nachteil der Parallelveranstaltungen des Kongresses sollte man nicht überbewerten. Da bis auf den Hauptsaal und gelegentlich einen zweiten Saal alle anderen Räume Sitzungen der Sektionen verschiedener Teilgebiete vorbehalten sind, kann sich der wissenschaftlich interessierte Kollege das aussuchen, was ihn besonders beschäftigt. Darüber hinaus werden ihm aber jene Hauptthemen des Kongresses angeboten, die ihn in seiner täglichen Praxis oder in der Klinik in jedem Falle interessieren, gleichgültig, in welchem Schwerpunkt er tätig ist. Es steht fest, daß die Wissenschaftlichkeit des Kongresses in jedem Referat unbedingt gewahrt bleiben muß, daß aber gerade den Vorträgen im Hauptsaal die zusätzliche Komponente des Fortbildungscharakters nicht abgesprochen werden sollte.

Ein wichtiges Argument für die Bedeutung dieses großen Kongresses ist schließlich darin zu sehen, daß er zum Ort vieler Begegnungen wird. In der Tat sollte man die Gespräche, die außerhalb der Hörsäle, in der Ausstellung, im Kongreßgelände oder im Café geführt werden, nicht gering einschätzen, zumal ja oft der Inhalt so manchen Vortrags Gegenstand der nachträglichen Diskussionen ist. Daß es dabei auch zu berufspolitischen, praxisspezifischen oder krankenhausbezogenen Diskussionen kommt, ist nur allzu natürlich. Es gibt für die Internisten keinen Ort, an dem sie mehr Möglichkeiten zur Begegnung unter Internisten haben als eben ihren Wiesbadener Kongreß.

Auf die Hauptthemen sowie die Themen der Podiumsgespräche und Symposien will ich an dieser Stelle nur kursorisch eingehen, zumal das Programm der Eröffnungssitzung hierfür zusätzliche Hinweise gibt.

Das erste Hauptthema beschäftigt sich mit der Pathogenese, dem Verlauf und der Therapie des Diabetes mellitus. Wichtige neue Erkenntnisse aus den Bereichen der Pathobiochemie und der Pathophysiologie machen die erzielten Fortschritte ebenso erkennbar wie die dem Therapiebereich entstammenden Themen. Durch die Besprechung der Spätkomplikationen und der Möglichkeiten ihrer günstigen Beeinflussung durch eine exakte Stoffwechselführung wird besonders augenfällig, daß hier neue wissenschaftliche Erkenntnisse klinik- und praxisgerecht dem am Patienten tätigen Kollegen offeriert werden sollen. Das zweite Hauptthema ist neuen Entwicklungen in der Behandlung von Infektionskrankheiten gewidmet. Nur eine fundierte Kenntnis und eine entsprechende Disziplin bei der Verordnung der Antibiotika kann auf die Dauer den Gefahren der Resistenzentwicklung vorbeugen. Aber auch andere therapeutische Wege, wie die Vakzination gegen bakterielle Erreger, die Impfungen gegen Viruserkrankungen und auch die Immunstimulation durch Pharmaka, werden aufgezeigt. Das dritte Hauptthema wendet sich den beim Internistenkongreß längere Zeit nicht abgehandelten

Problemen der chronischen Bronchitis zu. Alle für Praxis und Klinik wichtigen Aspekte dieser Volkskrankheit sollen behandelt werden. Pathogenese, Prävention und Therapie der Arteriosklerose sind Gegenstand des vierten Hauptthemas. Angiologische Gesichtspunkte werden dabei besondere Berücksichtigung finden, wenn nach einführenden Referaten die Morphologie der Arteriosklerose, ihre Entstehung und ihre klinischen und therapeutischen Belange abgehandelt worden sind. Das fünfte Hauptthema schließlich ist aktuellen Problemen bei Erkrankungen der Schilddrüse gewidmet. Sinn und Unsinn strategischer Programme werden im Zusammenhang mit der Diskussion einer rationellen Diagnostik besprochen. Andere drängende Fragen der Klinik und dabei insbesondere der Therapie sollen diskutiert werden.

Im ersten Podiumsgespräch werden die leider immer aktueller werdenden Alkoholschäden im Hinblick auf ihre Verbreitung und ihre Prognose besprochen. Um den verschiedenen Aspekten des Alkoholismus Rechnung zu tragen, werden Vertreter unterschiedlicher Fachgebiete hierzu Stellung nehmen. Die nichtinvasive Oberbauchdiagnostik – als Thema des zweiten Podiumsgespräches – war und ist für die Internisten stets von besonderem Interesse und hat durch neue Methoden an Aktualität gewonnen.

Drei wissenschaftliche Symposien schließlich sollen in üblicher Weise das Programm abrunden. Dabei geht es einmal um das Thema „Hämorheologie und Innere Medizin", zum anderen um den Stand der „künstlichen Organe in der Inneren Medizin" und zum dritten um eine Bestandsaufnahme über „Untersuchungen zum Substratumsatz menschlicher Gewebe bei normalem und gestörtem Stoffwechsel".

Auch das Programm dieser Tagung stellt einen Versuch dar, neue wissenschaftliche Erkenntnisse sowie klinische und praktische Erfahrungen so anzubieten, daß möglichst viele Kollegen und auf diese Weise auch viele Patienten Nutzen haben werden. Die Programmgestaltung stellt in jedem Jahr eine Herausforderung dar, die Synthese von wissenschaftlicher Tätigkeit und praktischer Arbeit anzustreben. Obwohl der Entwurf des Programms traditionsgemäß dem Vorsitzenden obliegt, könnte dieser ohne die Hilfe und den Rat seiner Kollegen nicht erfolgreich sein. Bei der Gestaltung der Hauptthemen haben mir die Herren *Jahnke, Schöffling, Siegenthaler, Fabel, Bollinger, Greten* und *Scriba* geholfen. Die Podiumsgespräche werden von den Herren *Riecker* und *Rettenmaier* moderiert. Die wissenschaftlichen Symposien haben die Herren *Schmid-Schönbein, Pfeiffer* und *Dietze* vorbereitet. Ihnen allen gilt mein besonderer Dank.

Ich will nicht verhehlen, daß mir bei den Vorbereitungen für das Programm auch diejenigen Ärzte Vorbild und Leitbild gewesen sind, mit deren z. T. schon vor vielen Jahren gegebenen Anregungen ich mir ein Bild zu machen versuchte, welche Themen bei diesem Kongreß besonders reizvoll und bedeutsam sein könnten. Ich meine damit meine verehrten Lehrer *Walter Seitz, Elliott P. Joslin* und *Alexander Marble*.

In diesem Jahr mußten von mehr als 700 angemeldeten Vorträgen über 60% abgelehnt werden. Diese Entscheidung, die stets schmerzlich und in Einzelfällen hart ist, trägt der Vorsitzende zusammen mit den Gutachtern und Sektionsvorsitzenden, die in einem möglichst objektiven Verfahren die Auswahl der für diesen Kongreß berücksichtigten Vorträge vorgenommen haben. Diesen Kollegen, die eine recht unpopuläre Aufgabe haben, gilt mein besonderer Dank. Ihre gutachterlichen Ratschläge werden das wissenschaftliche Niveau dieser Tagung mitbestimmen und dazu führen, daß sich aus den vorgetragenen neuen Forschungsergebnissen künftige Entwicklungen in unserem Fach abzeichnen können.

Natürlich ist das Gelingen des Kongresses aber auch ganz entscheidend abhängig von den technischen und organisatorischen Vorbereitungen, die hier in Wiesbaden durch das Sekretariat getroffen wurden. Unserem ständigen Schriftführer, Herrn *Schlegel*, dem Schatzmeister, Herrn *Miehlke*, und unserer neuen Sekretärin, Frau *Maerkel*, spreche ich meinen besonderen Dank dafür aus, daß sie trotz des schweren Schlages, der die Gesellschaft durch das Ableben von Frau *Zimmermann* traf, die Organisation so perfekt durchführten und den Vorsitzenden in so nachhaltiger Weise entlasteten.

Besonderes gern richte ich einen abschließenden Dank an eine Gruppe von Kollegen, die eine zusätzliche, vielen Ärzten nicht fremde Tätigkeit ausüben. Ich meine damit die musizierenden Kollegen des Bayerischen Ärzteorchesters unter der Leitung von Herrn *Steinberg*, die sich wieder – z. T. unter großen zeitlichen Schwierigkeiten – zur Verfügung gestellt haben, um unsere Eröffnungssitzung musikalisch zu umrahmen.

Eine besondere Freude ist es mir, nunmehr vor der eigentlichen Eröffnungsansprache die Verleihung des Theodor-Frerichs-Preises vorzunehmen.

# Theodor-Frerichs-Preis 1981

Der mit DM 20 000,– dotierte Preis wird von der Deutschen Gesellschaft für innere Medizin für die beste vorgelegte deutsche, möglichst klinisch-experimentelle Arbeit auf dem Gebiete der Inneren Medizin verliehen.

In diesem Jahr soll auf einstimmigen Beschluß des Gutachter-Komitees und des Ausschusses unserer Gesellschaft der Preis geteilt werden, da sich zwei der eingereichten Arbeiten nicht nur als wissenschaftlich vorzüglich und damit als preiswürdig, sondern auch als ebenbürtig erwiesen haben.

Meine Gratulation gilt somit den beiden Preisträgern Herrn Privatdozent Dr. *Pausch* und Herrn Privatdozent Dr. *Tillmanns*. Über ihre Arbeiten hat sich das Gutachterkomitee wie folgt geäußert:

### Die Regulation der Pyrimidinsynthese in tierischen Geweben

Eingereicht wurde die Arbeit unter dem Kennwort „Pyrimidinsynthese" von Priv.-Doz. Dr. med. *Jürgen Pausch*, Med. Univ.-Klinik Freiburg

Die Pyrimidinsynthese dient der Bereitstellung von Nukleotidbestandteilen. Die Kenntnis ihrer Regulation ist einmal aus pathophysiologischer Sicht von Interesse, zum anderen aber auch pharmakologisch von Bedeutung, da bisher entwickelte Zytostatika hier angreifen und vermutlich noch wirksamere Antimetabolite gefunden werden können. In der Arbeit von Herrn Pausch wird die Regulation der Pyrimidinsynthese in drei experimentellen Ansätzen untersucht:
1. Für die Orotat-Phosphoriboxyltransferase und die OMP-Decarboxylase werden Lokalisation in der Leberzelle, Gewebsverteilung, Altersabhängigkeit, Speziesunterschiede und Aktivitätsverlauf bei Teilhepatektomie und im Tumorwachstum beschrieben.
2. Der limitierende Schritt der Synthese wird durch Versuche mit radioaktiven Präkursoren an Leberschnitten ermittelt und als die Glu-abhängige Carbamoylphosphatsynthetase identifiziert. Der Befund wurde an Hepatomzellen bestätigt und UTP als Feedback-Regulator nachgewiesen.
3. Die Beziehungen zwischen Pyrimidin- und Harnstoffsynthese ergeben sich aus dem gemeinsamen Baustein Carbamoylphosphat, das jedoch normalerweise in zwei getrennten Pools vorkommt und nur bei ungenügender Aktivität der mitochondrialen Harnstoffbiosynthese in die Pyrimidinbiosynthese des Zytoplasmas übertritt. Hieraus können sich vielleicht neue Ansatzpunkte zur Deutung der Neurotoxizität von Ammoniumionen ergeben.

Die Arbeit bringt neue biochemische Befunde zur Regulation der Pyrimidinbiosynthese und deutet weiterhin auf wichtige klinische Beziehungen hin. Außerdem stellt sie die bisherigen Befunde in der Literatur sehr verständlich im Context zu den bearbeiteten Fragestellungen dar. Die eingesetzten Methoden sind vielfältig und auf dem neuesten Stand. Insgesamt handelt es sich um einen qualitativ hochwertigen und originellen Beitrag biochemischer und gleichzeitig klinisch relevanter Forschung.

*Zusammenfassung*

Die Pyrimidinsynthese dient der Bereitstellung von Uracil-, Zytosin- und Thymidinnukleotiden für Synthesen makromolekularer Zellbestandteile. Weil der Bedarf der lebenden Zellen nicht allein mit Hilfe des „salvage pathways" oder durch Aufnahme von Pyrimidinen aus der Nahrung gedeckt werden kann, ist die Neusynthese von Pyrimidinnukleotiden als lebensnotwendiger Stoffwechselweg anzusehen. Deshalb führen Störungen der Pyrimidinsynthese zu pathologischen Funktionseinschränkungen oder zur Nekrose der Zelle.

Die vorliegende Arbeit untersucht die Regulation der Pyrimidinsynthese unter physiologischen Bedingungen und bearbeitet darüber hinaus pathologische Einflüsse auf diesem wichtigen Syntheseweg. Sie ist in drei Abschnitte unterteilt.

Im *ersten Teil* der Arbeit werden die Enzyme, die die beiden letzten Einzelreaktionen der Pyrimidinsynthese (d. h. die Umsetzung von Orotat zu Uridylat) katalysieren, untersucht. Die Aktivitäten der Orotat-Phosphoribosyltransferase und der OMP-Decarboxylase werden bezüglich ihrer Lokalisation in der Leberzelle, ihrer Verteilung in verschiedenen Geweben, ihrer Altersabhängigkeit, ihrer Speziesunterschiede, ihrer Änderung bei Regeneration nach Teilhepatektomie und ihrer Abhängigkeit von der Wachstumsrate von Tumoren miteinander und mit vorhandenen Daten über andere Pyrimidinsyntheseenzyme verglichen. Enzymaktivitätsänderungen als Folge geänderter Spiegel des Substrats Orotat und des Produkts UTP werden in den Rahmen einer koordinierten genetischen Regulation aller Enzyme des Syntheseswegs gestellt. Die Befunde werden durch die Existenz eines Enzymkomplexes aus Orotat-Phosphoribosyltransferase und OMP-Decarboxylase erklärt, der im Zytoplasma verschiedener Zellen schon nachgewiesen wurde.

Die Identifizierung des limitierenden Enzyms der Pyrimidinsynthese in der intakten Leberzelle wird im *zweiten Teil* der Arbeit dargestellt. Inkorporationsversuche mit radioaktiv markierten Pyrimidinpräkursoren an der isoliert perfundierten Rattenleber und in vivo zeigten, daß die glutaminabhängige Carbamoylphosphatsynthetase in der Leber die Rolle des Schrittmacherenzyms übernimmt. Zusätzliche Versuche mit Hepatomzellen bestätigten diesen Befund und wiesen nach, daß UTP in der intakten Zelle als Feedback-Inhibitor der glutaminabhängigen Carbamoylphosphatsynthetase wirkt.

Von besonderem auch klinischem Interesse sind Beziehungen zwischen der Pyrimidinsynthese und der Harnstoffsynthese in der Leber, mit denen sich der *dritte Teil* der vorliegenden Arbeit befaßt. Beide Synthesewege haben ein gemeinsames Ausgangsprodukt, das Carbamoylphosphat. Die nicht austauschbaren, exclusiven Carbamoylphosphat-Pools, in den Mitochondrien für die Harnstoffsynthese und im Zytoplasma für die Pyrimidinsynthese, haben für die Regulation der de novo-Pyrimidinsynthese eine zentrale Bedeutung. Die Austauschbarkeit dieser Carbamoylphosphat-Pools wird in Zusammenhang mit der Pyrimidinsynthesesteigerung durch Amoniumionen in der Rattenleber in vivo untersucht. Dieser Effekt ist an das Vorhandensein einer mitochondrialen Carbamoylphosphatsynthese gebunden. Bei unzureichender Harnstoffsynthese, die nur unter pathologischen oder experimentellen Bedingungen vorliegt, kommt es zur Akkumulation von Carbamoylphosphat in den Mitochondrien und zum Ausstrom in das Zytoplasma, wo es unter Umgehung der physiologischen Regulation in die Pyrimidinsynthese eingeht. Bei normaler Harnstoffsynthese ist mitochondriales Carbamoylphosphat an der Pyrimidinsynthese nicht beteiligt. In zu der Arbeit ergänzenden Untersuchungen wurde bei vermindertet oder überlasteter Harnstoffsynthese eine Erhöhung des Carbamoylphosphatgehalts der Leber und auch des Gehirns gemessen. Es ist möglich, daß zwischen der zerebralen Carbamoylphosphaterhöhung und der Neurotoxizität der Ammoniumionen bei Leberinsuffizienz kausale Beziehungen bestehen, die zur Zeit experimentell untersucht werden.

Die Arbeit enthält neue experimentelle Grundlagen für Untersuchungen zur Pathobiochemie der Pyrimidinsynthese.

## Mikrozirkulation des Herzens.
## Experimentelle Untersuchungen und klinische Ergebnisse

Eingereicht wurde die Arbeit unter dem Kennwort „Myokardiale Mikrozirkulation" von Priv.-Doz. Dr. med. *Harald Tillmanns*, Med. Univ.-Klinik Heidelberg

Die hier vorgelegten Untersuchungen über das funktionelle Verhalten der terminalen Strombahn im Herzen stützen sich einerseits auf intravitale mikroskopische, direkte Beobachtungen an den kleinen Gefäßen des Herzens bei verschiedenen Tieren, andererseits auf klinische Radionuklidstudien.

Der Autor hat eine Reihe sehr subtiler, zeitaufwendiger und teilweise neuer Methoden eingesetzt, um beim Tier (Schildkröte, Hund, Katze, Ratte) intravital die Verteilung und Durchblutung von Arteriolen, Kapillaren und Venolen in der Herzmuskulatur qualitativ und quantitativ zu bestimmen. Für diese Untersuchungen wurden durchlicht-, auflicht- und fluoreszenzmikroskopische Verfahren eingesetzt; die

Ergebnisse wurden mit Film, Fernseh-Videosystem und Hochfrequenzkinematographie erfaßt. Im einzelnen wurden besonders Kapillardichte, Durchmesser von Arteriolen, Kapillaren und Venolen, Strömungsgeschwindigkeit und Druckverhalten geprüft. Die umfangreichen Daten über Anatomie und funktionelles Verhalten der terminalen Strombahn beim unbehandelten Tier wurden ergänzt durch Untersuchungen nach Verabreichung von Nitroglyzerin, Dipyridamol und unter Myokardischämie.

Zusätzliche Informationen über die koronare Mikrozirkulation beim Menschen konnten durch Einsatz von radioaktiven Indikatoren gewonnen werden, die sich in den verschiedenen Myokardarealen entsprechend der regionalen Durchblutung verteilen und somit mit nichtinvasiven Methoden die koronare Mikrozirkulation auf Grund des koronarvenösen Abflusses und der regionalen koronarokapillären Passagezeit bestimmen lassen. Patienten mit schon im Ruhezustand hämodynamisch bedeutsamer Koronararterienstenose von über 75% wiesen eine signifikante Verlängerung der Passagezeiten über Septum und Herzspitze auf. Bei der Dreigefäßerkrankung war auch im Posterolateralbereich eine Verzögerung der zellulären Extraktion (Thallium 201) zu erkennen. Diese Befunde wurden durch Untersuchungen nach Verabreichung von Dipyridamol ergänzt.

Der Autor hat für die in der Preisarbeit niedergelegten zahlreichen Ergebnisse eine Reihe schwieriger und empfindlicher Methoden eingesetzt, die ein erhebliches experimentelles Geschick und sicher einen großen Zeitaufwand abverlangten. Die Untersuchungsbefunde wurden in der Arbeit übersichtlich und klar wiedergegeben. Insgesamt bietet diese Arbeit ein gutes Beispiel für das intensive Bemühen, moderne Methoden der Mikroskopie, der Physiologie und der Nuklearmedizin einzusetzen, um durch ihre Kombination für die Klinik interessante und wichtige Resultate zu erzielen.

*Zusammenfassung*

Zur Beurteilung des funktionellen Verhaltens der terminalen Strombahn des Herzens wurden einerseits intravitalmikroskopische Verfahren eingesetzt, die eine direkte Beobachtung der kleinen Gefäße zuließen, andererseits radioaktiv markierte Indikatoren, deren initiale räumliche Verteilung im Herzmuskel die regionale Myokardperfusion widerspiegelt.

*I. Intravitalmikroskopische Studien der Mikrozirkulation des Ventrikelmyokards*

Methodik

Zur direkten intravitalen Beobachtung der terminalen Strombahn des Ventrikelmyokards des Säugetierherzens wurden neue Methoden der Trans- und Epiillumination des Herzmuskelgewebes entwickelt; eine Verbesserung des optischen Kontrastes wurde durch Fluoreszenzmikroskopie erreicht. Die photographische Registrierung der Gefäßmuster bzw. des funktionellen Verhaltens der Zellen in der terminalen Strombahn erfolgte mit Hilfe eines hochempfindlichen Fernseh-Videosystems bzw. mit Hilfe von Hochfrequenzkinematographie. Druckmessungen in Arteriolen und Venolen des schlagenden links- und rechtsventrikulären Myokards von Katze und Ratte erfolgten nach Mikropunktion nach dem Prinzip der Servo-Null-Technik.

Ergebnisse der intravitalmikroskopischen Studien des Ventrikelmyokards

Bei allen untersuchten Spezies (Schildkröte, Hund, Katze, Ratte) war das intravital beobachtete Gefäßmuster der terminalen Strombahn des Ventrikelmyokards durch eine vorwiegend parallele Anordnung der Kapillaren gekennzeichnet; allerdings wurden zahlreiche Querverbindungen registriert. Die aus den Distanzen perfundierter Kapillaren abgeleitete Kapillardichte des Ratten-, Katzen- und Hundeherzens lag zwischen 2480 und 3420/mm².

Bei allen vier Spezies war während der systolischen Kontraktion eine signifikante Verringerung der Durchmesser von Arteriolen, Kapillaren und Venolen des Ventrikelmyokards zu beobachten (im Säugetiermyokard um 19–25%). Kleinere Koronararteriolen mit einem Durchmesser von < 100 µm wiesen beständige und teilweise recht hohe Gradienten zum Aortendruck auf; die typische Konfiguration der Koronar-Venolendruckkurve war durch einen systolischen Anstieg des Druckes mit Druckmaximum zum Zeitpunkt des Aortenklappenschlusses gekennzeichnet. Die arteriolären Strömungsgeschwindigkeiten der Erythrozyten bzw. fluoreszierender Partikel standen im Einklang mit dem koronararteriellen Einstrom. Das Flußmuster in Kapillaren und Venolen des schlagenden Ventrikelmyokards mit dem Maximum in der Systole entsprach demjenigen des Koronarsinus. Das spätsystolische Maximum des Venolendruckes und der Strömungsgeschwindigkeiten in Venolen des Epimyokards legt die Vermutung nahe, daß der systolische Koronar-Venolendruck aus einer Druck- und Volumenwelle resultiert, welche durch systolische Kompression der myokardialen Kapillaren hervorgerufen wird.

Nach intravenöser Gabe von Nitroglyzerin (30 µg/kg Körpergewicht) war im linksventrikulären Myokard des schlagenden Katzen- und Rattenherzens in situ eine Zunahme der Durchmesser größerer Arteriolen (70–240 µm) um im Mittel 18% zu beobachten. Ferner bewirkte das Medikament eine dosisabhängige Abnahme der Strömungsgeschwindigkeit in Kapillaren und Venolen des linksventrikulären Myokards. Die nach Gabe von Nitroglyzerin ermittelte Verminderung des mittleren Abstandes zwischen perfundierten Kapillaren bewirkt eine effektive Verbesserung der myokardialen Sauerstoffversorgung. Zusätzlich zu den bekannten systemischen Effekten der Nitrate kommt es unter der Gabe dieses Medikamentes auch zu spezifischen Veränderungen in der myokardialen Mikrozirkulation mit Verbesserung der regionalen Sauerstoffversorgung des Herzmuskels.

Die intravenöse Applikation von Dipyridamol (0,5 mg/kg Körpergewicht) bewirkte einen Anstieg der Strömungsgeschwindigkeit in Kapillaren und Venolen des Ventrikelmyokards. Die Zahl der perfundierten Kapillaren zeigte jedoch keine signifikante Änderung, ein Rekrutierungsphänomen vorher nicht perfundierter Kapillaren war nicht nachzuweisen. Der Anstieg der Strömungsgeschwindigkeit während der Diastole ist auf die zu erwartende und mittels der angewandten intravitalmikroskopischen Methoden direkt zu beobachtende Erweiterung der Arteriolen, die Zunahme der systolischen Strömungsgeschwindigkeit in den Kapillaren bei konstanter hämodynamischer Ausgangssituation auf eine Erweiterung der Venolen zurückzuführen.

Während Myokardischämie wurde eine leichte Zunahme der Abstände perfundierter Kapillaren, vor allem aber eine markante Abnahme der Strömungsgeschwindigkeit in Kapillaren der ischämischen Myokardregion beobachtet, welche durch Dilatation der Koronararteriolen nicht kompensiert werden konnte.

*II. Klinische Radionuklidstudien der koronaren Mikro- und Makrozirkulation*

Bei gleichzeitiger Applikation zweier verschiedener radioaktiver Indikatoren, von denen der eine (z. B. Thallium-201) mit hoher Extraktionsrate in die Myokardzellen aufgenommen wird, der andere (z. B. Indium-113m bzw. Technetium-99m) jedoch im intravasalen Kompartiment verbleibt, kann neben der Aortenerscheinungszeit auch der Zeitpunkt beginnenden koronarvenösen Abflusses aus einer Myokardregion und damit die regionale koronaro-kapilläre Passagezeit als Index der koronaren Mikrozirkulation nichtinvasiv bestimmt werden. Mit Hilfe einer neu entwickelten Doppelisotopenmethode wurden regionale koronaro-kapilläre Passagezeiten des myokardaffinen Tracers Thallium-201 als Parameter der regionalen Myokardperfusion bestimmt. Patienten mit schon im Ruhezustand hämodynamisch bedeutsamen Koronararterienstenosen von mehr als 75% wiesen eine signifikante Verlängerung der Passagezeiten über Septum und Herzspitze auf. Bei der Dreigefäßerkrankung war auch im Posterolateralbereich eine Verzögerung der zellulären Extraktion von Thallium-201 zu erkennen.

Die intravenöse Verabreichung von Dipyridamol bewirkte bei Koronargesunden eine starke Abnahme der koronaren Passagezeiten in sämtlichen Regionen. Patienten mit subkritischen Koronararterienstenosen von 50–75% wiesen im Vergleich zur Kontrollgruppe eine deutlich geringere Verkürzung der maximalen koronaren Passagezeiten auf. Die Doppelnuklidmethode stellt ein sehr sensitives nuklearmedizinisches Verfahren zur nichtinvasiven Diagnostik der koronaren Herzkrankheit dar, das vor allem beim Vorliegen einer diffusen koronaren Dreigefäßerkrankung mit allgemein reduzierter Nuklidaufnahme wesentliche zusätzliche Informationen zur statischen Myokard-Szintigraphie vermittelt. Während die statische Bildgebung in der Nuklearmedizin nur eine Summe von Teilfaktoren widerspiegelt, werden mit Hilfe der Doppelisotopenmethode die Vorteile der bildlichen Darstellung mit dem Informationswert schneller Funktionsanalysen durch Auswertung von Zeitaktivitätskurven kombiniert.

# Vom Leben und Leiden unserer Patienten

Mehnert, H., München

**Eröffnungsansprache**

Es entspricht einer alten und – wie ich meine – guten Tradition dieser Gesellschaft und ihres Kongresses, daß sich der Vorsitzende in seiner Eröffnungsansprache nicht nur zu medizinischen Tagesaktualitäten, sondern auch zu anderen fachlichen sowie zu gesundheits- und gesellschaftspolitischen Problemen äußert. Wenn man die bisher gehaltenen Reden kritisch analysiert, dann wird man voller Hochachtung anerkennen müssen, daß Ansprachen von hohem Niveau gehalten worden sind. Das Auditorium wird mir seine Zustimmung gerade unter dem noch frischen Eindruck der hervorragenden Reden der letzten Jahre nicht versagen. Die vergleichende Lektüre der Vorträge erweist, daß sie unter anderem dem Ziel einer Standortbestimmung dienten. Man könnte auch von der kunstvollen Anfertigung eines Bildes der jeweiligen Zeit sprechen, wobei je nach Neigung der Präsidenten der eine mit dem Stift eine präzise Zeichnung, der andere mit hellen Farben ein Aquarell gestaltete. In jedem Falle ist es für den Betrachter auch noch nach Jahren interessant und nützlich zu erkennen, welches Bild sich die Vorsitzenden unserer Gesellschaft über die Situation zu ihrer Amtszeit gemacht haben.

„Vom Leben und Leiden unserer Patienten" lautet das Thema meines Vortrags. Hierzu bedarf es zweier Vorbemerkungen:

Zunächst sei dem möglichen Irrtum begegnet, daß man sich heute und hier, endlich und erstmals Gedanken über den Patienten macht. Auch wenn es vom Thema her für den Außenstehenden nicht immer erkennbar ist, wurden doch schon bisher an dieser Stelle stets auch Probleme der Patienten angesprochen. Wer wollte im übrigen leugnen, daß z. B. Erörterungen über die ärztliche Ausbildung oder über den medizinischen Fortschritt nicht direkt oder indirekt dem Patienten dienen?

Die zweite Vorbemerkung knüpft unmittelbar an das eben Gesagte an: Gerade weil das Schicksal unserer Patienten entscheidend von den Umweltbedingungen, und damit auch von der „medizinischen Umwelt", geprägt wird, dürfen in diesem dem Kranken gewidmeten Vortrag die sich ergebenden aktuellen Zeitfragen nicht ausgespart werden. Im Gegenteil: Das anspruchsvolle Thema fordert zur Auseinandersetzung über Probleme verschiedener Gebiete und Grenzgebiete der Medizin geradezu heraus, da es ja nicht nur gilt, hier Leben und Leiden der Patienten zu beschreiben, sondern den Versuch zu machen, Lebensbedingungen zu analysieren und zur Linderung von Leiden aufzufordern.

Soziologische und psychologische Bezüge vieler Störungen der Gesundheit sind den Ärzten seit jeher geläufig. Der Versuch, auch auf dieser Basis Krankheitsbilder systematisch zu erforschen, ist nicht nur begrüßenswert, sondern ganz gewiß auch notwendig. Es wird später noch darauf eingegangen werden, warum derartige Versuche für Patienten und Ärzte bislang nur von relativ geringem Nutzen gewesen sind. Nur eines sollte als Prämisse für die folgenden Ausführungen unbestritten bleiben: Das Leiden unserer Patienten ist nicht zu trennen davon, wie die Patienten leben und was sie erlebt haben.

*„Unsere Patienten" Anfang der 80er Jahre*

Was verstehen wir nun eigentlich unter „unseren Patienten", unter jenen Kranken also, die Anfang der 80er Jahre dieses Jahrhunderts die Internisten in Praxis und Klinik aufsuchen? Ein Blick auf das wissenschaftliche Programm dieses Kongresses erweist die Vielfalt der Möglichkeiten, allein innerhalb des Fachgebietes „Innere Medizin" an einer oder an mehreren Krankheiten zu leiden. Deshalb wird mein Versuch, Ihnen gleichsam exemplarisch zwei Krankengeschichten zu schildern und diese als typisch für unsere Zeit darzustellen, wegen seiner Unvollkommenheit nicht nur Zustimmung, sondern auch Widerspruch auslösen. Dennoch glaube ich, daß die nachfolgenden kurzen Kasuistiken, die wir gleichsam als „roten Faden" für die weiteren Betrachtungen benötigen und immer wieder aufgreifen werden, dem Praktiker und Kliniker ermöglichen, das Schicksal mancher seiner Patienten und die damit verbundenen derzeit aktuellen Probleme wiederzuerkennen.

Da gelte zunächst als Beispiel eine jetzt 70jährige Rentnerin, die zwei Weltkriege erleben mußte und dabei engste Familienangehörige verloren hat. Sie hat durch Inflation, Weltwirtschaftskrise und Währungsreform die sowieso bescheidenen Ersparnisse der Familie schwinden sehen. Als Kind im Kaiserreich, als junge Frau in der Weimarer Republik und in der folgenden Diktatur aufgewachsen, hat sie danach immerhin die Hälfte ihres Lebens in einer freiheitlichen Demokratie verbringen können. Eine kleine Witwenrente, aufgebessert durch Hilfen der Kinder, garantiert ihr einen – wie es scheint – gesicherten Lebensabend. Die alte Frau hat in ihrer ersten Lebenshälfte oft hungern müssen, was sie nie vergessen und innerlich nicht verarbeiten konnte. Sie hat es später umso mehr genossen, sich wieder satt essen zu dürfen und – noch mehr – vom lang Entbehrten des Guten zuviel essen zu können. Natürlich wurde sie erheblich übergewichtig. Das Wohlstandssyndrom – selbst das eines relativ bescheidenen Wohlstands – wurde vervollständigt durch einen Hochdruck, einen Diabetes und eine ausgeprägte Hyperlipidämie. Pektanginöse Beschwerden sind warnende Vorzeichen für die Bedeutung dieser Risikofaktoren. Die Patientin hat zwar nie geraucht („so etwas tut eine Frau meiner Generation doch nicht", meint sie); präventivmedizinische Überlegungen haben aber bei dieser Abstinenz gewiß keine Rolle gespielt. Auf Süßigkeiten hat sie nie verzichtet; sie waren ihr lieber als Alkohol, den sie nicht völlig ablehnt, aber nur in geringem Maße zu sich nimmt.

Als zweites Beispiel soll uns ein jetzt 45jähriger Patient dienen, dessen private, berufliche und gesundheitliche Entwicklung durch die Jahre nach dem Zweiten Weltkrieg geprägt wurde. Vor die Alternative gestellt, zu studieren oder rasch Geld zu verdienen, nutzte der damals junge Mann die Chancen des wirtschaftlichen Aufschwungs, übernahm die Vertretung neuer Industrieprodukte und avancierte rasch dank seines enormen beruflichen Einsatzes. Den echten oder scheinbaren Positiva in seinem Leben – wie z. B. das eigene Haus oder die totale Motorisierung der Familie – stehen als Negativa Krankheiten gegenüber, die durch Alkoholabusus und durch Kettenrauchen verursacht bzw. gefördert wurden: Ein beginnendes Leberleiden, eine chronische Bronchitis sowie Durchblutungsstörungen an den Beinen. Ärztliche Warnungen vor den Folgen dieser Leiden werden in den Wind geschlagen; der Hinweis auf die zusätzliche Gefahr eines Bronchialcarcinoms zählt noch weniger. „Ich will lieber zehn Jahre kürzer, aber dafür besser leben" lautet der unselige Leitspruch solcher Patienten, die nicht davon zu überzeugen sind, daß dieses gewiß kürzere Leben ebenso gewiß nicht besser ist und schon gar nicht abrupt und ohne Beschwerden, sondern in der Regel mit einem längeren und qualvollen Siechtum zu enden pflegt.

Mit diesen beiden kurz skizzierten Krankengeschichten wird bevorzugt jener Teil des Spektrums der Inneren Medizin angesprochen, der sich in verschiedenen Hauptthemen dieses Kongresses wiederfindet. Trotzdem darf man auch verallgemeinernd sagen, daß sich unter den derzeitigen Patienten der Internisten gewiß viele befinden, deren Leben und Leiden sich in ähnlicher Weise darstellt. Schon ein Jahrzehnt später können die gewählten Beispiele womöglich nicht mehr als repräsentativ gelten, wie ja auch vor dem großen Krankheitswandel zu Beginn der 50er Jahre völlig andere Leiden in unserem Lande dominierten. Gerade diese Erfahrungen scheinen mir aber die Notwendigkeit aktueller Standortbestimmungen zu rechtfertigen.

*Über die Bereitschaft und die Fähigkeit zu leiden*

Wie ist das Verhältnis unserer heutigen Patienten zu ihren Krankheiten? Ist es vergleichbar mit der Lebens- und Leidensphilosophie früherer Generationen? Messen wir doch einmal die Einstellung unserer Mitmenschen – und damit auch unsere eigene – an dem Bekenntnis von *Eduard Mörike,* einem gläubigen Christen des vorigen Jahrhunderts:

> Herr, schicke was Du willt,
> Ein Liebes oder Leides;
> Ich bin vergnügt, daß beides
> Aus Deinen Händen quillt.
> Wollest mit Freuden
> Und wollest mit Leiden
> Mich nicht überschütten!
> Doch in der Mitten
> Liegt holdes Bescheiden.

Sagen wir es gleich offen und direkt: Nur noch wenige vermögen sich diese Lebensmaxime des Dichters zu eigen zu machen. Unsere 70jährige Patientin etwa versteht wohl den Sinn dieser Worte; ihr ist das Auf und Ab, das Glück und Leid im Leben als etwas Selbstverständliches geläufig. Nur meint sie, daß sie sich nach allen Schicksalsschlägen, die sie erleben mußte, einen friedlichen Lebensabend verdient hat. Die Mitte – und damit das „holde Bescheiden" – wäre, wie sie ganz pragmatisch denkt, doch eigentlich erst dann erreicht, wenn das Pendel noch einmal kräftig zugunsten der Freuden und nicht der Leiden ausschlagen würde. Dabei hat gerade ihre Generation von jeher keine überzogenen Ansprüche gestellt. Ein gutes Familienleben, eine gesicherte Rente, einen Gesundheitszustand, dessen Störungen sich in Grenzen halten sollen, und vor allem nicht noch einen Krieg, das ist es, was man sich wünscht.

Für unseren 45jährigen, streßgeplagten Manager ist die Situation eher noch eindeutiger. Vorwiegend im Wohlstand aufgewachsen, sieht er keine Veranlassung, philosophische Betrachtungen über eine Änderung seiner Lebensbedingungen anzustellen. Die Bereitschaft, Leiden als Ausgleich zu erlebten Freuden auf sich zu nehmen, steht für ihn nicht zur Debatte. Auch die Fähigkeit, Leiden zu ertragen, ist ihm weitgehend versagt. In seinem grenzenlosen Glauben an den Fortschritt und damit auch an die Vorzüge der modernen Medizin erwartet er für jedes Leiden die adäquate medikamentöse, apparative oder auch operative Behandlung. Er ist indessen nicht gewillt, zur Förderung eines Heilungsprozesses ihm lieb gewordene Lebensgewohnheiten aufzugeben. Er vertraut dem Arzt etwa so wie einem Kraftfahrzeugmechaniker, der ihm sein Automobil noch jedesmal erfolgreich reparieren konnte. Er erwartet für jedes Leiden umgehende und erfolgreiche Hilfe. Er vergißt dabei nur, daß er mit seinem Körper nicht ein einziges Mal jenes Vorgehen praktizieren kann, das ihm in dem erwähnten Umgang mit seinem Kraftfahrzeug zur Selbstverständlichkeit geworden ist: Die Neuanschaffung eines Wagens alle zwei bis drei Jahre oder zumindest das rechtzeitige Auswechseln von Ersatzteilen. Enttäuschungen in medizinischer Hinsicht können deswegen nicht ausbleiben. Bei dem unbequemen Arzt, der ihm erklären will, daß Leiden auch aus falscher Lebensweise erwachsen könne, bleibt er nicht lange. Der sich ausschließlich auf die Tablettenverschreibung beschränkende Mediziner wird gesucht, gefunden und im übrigen früher oder später auch wieder verlassen.

*Ärzte und Mediziner*

Die Begriffe „Arzt" und „Mediziner" werden von mir hier bewußt nicht als Synonyma sondern als Bezeichnungen für Berufskollegen eingeführt, die vielleicht die gleiche Ausbildung, sicherlich aber nicht die gleiche Berufsauffassung haben. Niemand kann leugnen, daß es – wie ich es am obigen Beispiel zeigte – Kollegen gibt, die eher „Mediziner" als „Ärzte" sind, die – mit anderen Worten – das Leid der Patienten isoliert betrachten und quasi symptomatisch behandeln, ohne die Lebenssituation und die krankheitsauslösenden Faktoren in ihre diagnostischen und therapeutischen Überlegungen im erforderlichen Maße einzubeziehen. Da diese Angehörigen unseres Berufsstandes aber die Ausnahme bilden, legen wir Wert darauf, als „Ärzte" bezeichnet und nicht als „Mediziner" abqualifiziert zu werden. Die Macht des Wortes und die erfolgreiche Verwendung irreführender Bezeichnungen, die nur in der erforderlichen Penetranz wiederholt werden müssen, kennen die Menschen dieses Jahrhunderts leider allzu gut. In unserem Beruf gilt dies durchaus für die bedenkenlose Verwendung des Wortes „Mediziner", das negative Erwartungen beim Patienten weckt. Ich glaube nicht, daß wir als überempfindlich gelten müssen, wenn wir auf diese Unterscheidung zwischen Arzt und Mediziner Wert legen.

Man erinnere sich bitte an die Wandlung, ja an die Deformierung des Arztbildes in der veröffentlichten Meinung mancher Medien in den letzten zwei bis drei Jahrzehnten. Erst konnte man sich nicht genug tun, Leistungen und Idealismus von Ärzten zu beschreiben, ihren goldenen Händen und Herzen Reportagen und Filme zu widmen und ihren Kampf zugunsten der Patienten gegen den angeblichen Moloch „Krankenkasse" zu glorifizieren. Jetzt hingegen ist nur allzu oft von erzkonservativen, gewinnsüchtigen Medizinern die Rede, die erst über ein Kostendämpfungsgesetz auf den Boden der Tatsachen zurückgeholt werden mußten. Wie so oft liegt die Wahrheit wohl in der Mitte. Wir wollen weder weltfremde „Halbgötter in Weiß" sein, noch beabsichtigen wir, die Realitäten zu verkennen, wenn es um die richtige Relation von Einnahmen und Ausgaben im Gesundheitswesen geht. Allerdings – und ich betone dies erneut – wollen wir „Ärzte" und nicht „Mediziner" sein und wollen auch als Ärzte bezeichnet werden.

*Der Kostenanstieg und der Wunsch nach Humanisierung im Krankenhaus*

Man macht es sich zu leicht, wenn man eine zugleich optimale und billige Medizin verlangt. Hierzu ist von kompetenterer Seite in den letzten Jahren genügend gesagt worden. Nur folgende Überlegungen lassen Sie mich dennoch zur Diskussion stellen:

Es sind bekanntlich weniger die ärztlichen Praxen als vielmehr die Krankenhäuser, in denen die Kosten enorm gestiegen sind. Nicht die Entwicklung auf dem vielbeschworenen Pharmasektor, sondern vorwiegend die Personalleistungen haben dabei zu dem voraussehbaren Kostenanstieg im Gesundheitswesen geführt, der – wiederum mit einem irreführenden Wort – als „Kostenexplosion" bezeichnet worden ist. Als Krankenhausarzt habe ich von jeher für die Bestrebungen der Verbände und Gewerkschaften Verständnis gehabt, Arbeitsbedingungen und Entlohnung der im Krankenhaus tätigen Mitarbeiterinnen und Mitarbeiter vergleichbaren Berufen im öffentlichen Dienst anzupassen. Nonnen, die um Gottes Lohn als Krankenschwestern 16 Stunden täglich auf den Stationen tätig sind, gibt es kaum mehr. Der unbezahlte Arzt gehört der Vergangenheit an. Inwieweit es bei der zunehmenden Bürokratisierung notwendig war, in bestimmten Verwaltungsbereichen nicht nur mehr Personal einzustellen, sondern diesem auch wesentlich höhere Positionen mit wiederum zusätzlichen nachgeordneten Mitarbeitern einzuräumen, entzieht sich meinem Beurteilungsvermögen. Eines sollte aber für jedermann erkennbar sein: Alle diese Maßnahmen auf dem Personalsektor haben Geld, viel Geld gekostet und bildeten den entscheidenden Faktor für jene Kostensteigerung im Gesundheitswesen, deren Berechtigung man auch unter diesen Aspekten beurteilen sollte.

Vom Organisatorischen her war die Einführung der 40-Stunden-Woche im Krankenhaus natürlich problematisch; nach dem Gleichheitsgrundsatz ist sie sozial gerechtfertigt. Daß die Krankenversorgung aber unter anderem durch den daraus resultierenden vermehrten Schichtdienst unpersönlicher und deswegen schlechter geworden ist, kann niemand ernsthaft bezweifeln. Diejenigen, die die Einführung einer 35-Stunden-Woche im Krankenhausbereich und damit die Ausweitung des Schichtdienstes anstreben, sollten bedenken, daß die Patienten unter solchen Bedingungen mit Sicherheit schlechter leben und mehr leiden werden.

Ist eine „Humanisierung des Krankenhauses" erforderlich? Selbstverständlich ist diese Frage zu bejahen. Man sollte aber angesichts der aufopferungsvollen Arbeit der im Krankenhaus Tätigen daraus nicht pauschal ableiten, daß es bisher in den deutschen Kliniken vorwiegend inhuman zugegangen sei. Doch wie stellt man sich eigentlich die Erfüllung der Forderung nach mehr Humanität vor, wenn zur Dämpfung des Kostenanstiegs die Personalstellen nicht vermehrt werden, wenn die Arbeitszeit des Personals verkürzt wird und wenn die Verweildauer der Patienten im Krankenhaus ständig verringert werden soll? Letzteres wird – um es einmal drastisch auszudrücken – bewirken, daß die Patienten wie Werkstücke auf die immer schneller laufenden Fließbänder einer Fabrik (nämlich der „Gesundheitsfabrik") geworden und in hektischem Tempo „bearbeitet" werden. Klingt unter diesen Aspekten die Forderung nach mehr menschlicher Zuwendung des Personals zum Patienten nicht wie purer Hohn? Natürlich sind Engagement und Nächstenliebe als Grundlage für die Betreuung leidender Menschen keine Eigenschaften, die man durch die Erhöhung des Personaletats erkaufen kann. Ebenso gewiß können diese Eigenschaften sich aber auch nicht entfalten, wenn ständiger Zeitdruck den Ärzten und dem Pflegepersonal die Möglichkeit zur vermehrten Zuwendung zum Patienten nimmt und wenn der Wildwuchs berufsfremder Aufgaben – insbesondere auf dem Verwaltungssektor – die humanitären Aufgaben zu überwuchern droht.

Einen weiteren und besonders wichtigen Faktor bildet bei diesen Überlegungen der Fortschritt der Medizin, der trotz der – im übrigen zum Teil bereits überspitzten – allgemeinen Rationalisierung und Zentralisierung eine ständig wachsende Mehrarbeit seitens des ärztlichen, hilfsärztlichen und Pflegepersonals erfordert. Selbstverständlich sind diese Probleme auch der Verwaltung und den Kostenträgern bekannt. Diese Institutionen müssen sich damit ebenso beschäftigen wie wir, wenn sie auch nicht in dem gleichen Maße darunter zu leiden haben, wie die von den Spar- und Rationalisierungsmaßnahmen betroffenen Ärzte, Schwestern, Pfleger und insbesondere Patienten.

Lassen Sie mich in diesem Zusammenhang noch kurz das Problem der Überstundenbezahlung und des sogenannten Freizeitausgleichs ansprechen, weil es geradezu exemplarisch ist und ein Schlaglicht auf die der Öffentlichkeit z. T. völlig unbekannte Situation wirft. Die einzige praktikable Möglichkeit, den Patienten angesichts der geschilderten Lage die erforderliche verbesserte ärztliche und pflegerische Betreuung zukommen zu lassen, liegt in der Zuschaltung weiterer Stellen oder in der finanziellen Abgeltung von Überstunden. Wie sieht es aber in der Wirklichkeit aus? Die „Enthumanisierung des Krankenhauses" wird durch den unlauteren Taschenspielertrick des überall praktizierten „Freizeitausgleichs" ständig vorangetrieben. Diese Behauptung ist auf Grund folgender Überlegungen beweisbar: Ein Arzt oder eine Schwester oder ein Pfleger oder eine medizinisch-technische Assistentin, die mehr als vierzig Stunden pro Woche gearbeitet haben, sollen nach den Wünschen bestimmter Krankenhausträger nun die zusätzlich geleistete Arbeit zumindest teilweise durch eine zu einem anderen Zeitpunkt zu nehmende Freizeit ausgleichen. Damit wird aber eine Circulus vitiosus in Gang gesetzt, der sich vorwiegend zu Lasten der Patienten auswirkt. Die Stunden des sog. Freizeitausgleichs addieren sich zu Tagen und zu Wochen, in denen die Stationen dann erneut und erst recht unterversorgt sind. Dadurch ergibt sich die abermalige Notwendigkeit zur Leistung von Überstunden bei anderen Mitarbeitern, die dann wiederum Freizeitausgleich erhalten müssen, – mit denselben geschilderten Konsequenzen. Wie kann man sich in dieser Situation als an sich williger Arzt oder als hilfsbereite Schwester vermehrt dem Patienten zuwenden? Wie will man das Krankenhaus humanisieren, wenn in den meisten Kliniken – noch einmal sei es gesagt – die verbleibenden Arbeitskräfte kaum in der Lage sind, den Routinebetrieb und die stetig wachsenden Anforderungen der Bürokratie zu bewältigen?

Auch die Zuschaltung von Personal stellt übrigens – zumindest im ärztlichen Bereich – kein Allheilmittel dar. In der Regel sind zwei 60 Stunden arbeitende Ärzte mit entsprechender Überstundenbezahlung drei „40-Stunden-Ärzten" sowohl hinsichtlich der Kontinuität bei der Betreuung der Patienten als auch im Hinblick auf ihre ärztliche Ausbildung und die später in der Praxis zu erbringenden Leistungen überlegen. Nur ein Böswilliger könnte mir unterstellen, ich würde damit einer offiziellen 60-Stunden-Woche im ärztlichen Dienst das Wort reden. Im Augenblick gilt aber für die Mehrzahl der Krankenhausärzte – von den niedergelassenen Kollegen ganz zu schweigen – sowieso keine 40-Stunden-Woche, ohne daß dabei die Mehrarbeit gerecht ausgeglichen würde. Eine für die Zukunft nicht uninteressante Frage stellt sich im Zusammenhang mit der Weiterbildungsordnung: Würden die Ärztekammern zwischen Kollegen, die stets auf der Einhaltung ihrer 40- oder später vielleicht 35-Stunden-Woche bestehen bzw. einen entsprechenden Freizeitausgleich in Anspruch nehmen, und solchen Ärzten, die 60 und mehr Stunden pro Woche in der Klinik tätig sind, unterscheiden, wie es ja doch wohl im Interesse der später in der Praxis zu betreuenden Patienten erforderlich wäre?

*Schulmedizin und Außenseitermethoden*

Zurück nun zum Leben und Leiden unserer beiden Patienten. Der siebzigjährigen Rentnerin sind einige merkwürdige Dinge passiert. Sie hat stets viel auf ihren Hausarzt gehalten und nun doch eine Vertrauenskrise erlebt. Dies geschah übrigens nicht, wie es nahegelegen hätte, wegen des völligen Dissens in Fragen der Diätetik. Hier kam es zu einer Art Stillhalteabkommen zwischen der adipösen Patientin und ihrem Arzt. Die elementare, aber so unbequeme Grundregel, daß man zur Gewichtsabnahme weniger essen muß, als man verbraucht, ließ die Patientin für sich nicht gelten. Resignierend nahm der Hausarzt ihre Erklärung zur Kenntnis, daß sie schwere Knochen, gestörte Drüsen und eine familiäre Veranlagung zur Fettsucht habe und im übrigen leider ein besonders guter Futterverwerter sei. Nach vielen vergeblichen Versuchen glaubte er, sich weiteren frustierenden Dialogen versagen zu müssen, und beschränkte sich auf gelegentliche Hinweise, welche zusätzliche Gesundheitsschäden bzw. welche nun notwendigen, zusätzlich einzunehmenden Medikamente sich die Patientin bei diätetischer Kooperation eigentlich ersparen könnte. Der Hausarzt riet, wenigstens den Zucker durch Süßstoffe zu ersetzen und die stark erhöhten Blutzucker- und Blutfettwerte durch Einnahme oraler Antidiabetika und Lipidsenker zu vermindern. Auf Grund eben dieser Empfehlungen und Verordnungen kam es zu der erwähnten Vertrauenskrise zwischen der Patientin und ihrem Arzt. Bestimmten Zeitschriften mußte die Siebzigjährige nämlich entnehmen, daß sie ihren Krankenschein seit Jahren offenbar zu einem ahnungs- oder gewissenlosen Giftmischer getragen habe; denn – so wurde in einigen Medien verbreitet – Süßstoffe verursachen Blasenkarzinome, orale Antidiabetika begünstigen den Herzinfarkt und bestimmte Lipidsenker führen zu Krebs. Über letztere im Fernsehen gebrachte Meldung, die zugleich das – allerdings nur vorübergehende –

Verbot einer blutfettsenkenden Substanz in der Bundesrepublik Deutschland ankündigte, berichtete die Patientin ihrem Hausarzt am nächsten Tag in der Sprechstunde. Dieser wußte von nichts. Man muß ihm zugute halten, daß er am Vorabend die Tagesschau versäumte und nicht erwartet hatte, ausgerechnet über das Fernsehen erstmals über eine so wichtige Entscheidung informiert zu werden.

Es ist hier nicht der Ort, um die Hintergründe zu den in der Tat nicht unproblematischen Komplexen „Süßstoffe", „orale Antidiabetika" und „Lipidsenker" genauer zu analysieren. Es ist aber nicht zu bezweifeln, daß die maßlosen Übertreibungen und Fehlinterpretationen bei der publizistischen Darstellung dieser und anderer Vorgänge dazu beigetragen haben, das Vertrauensverhältnis zwischen Arzt und Patient, Pharmaindustrie und Verbraucher, Wissenschaftler und Behörden vorübergehend empfindlich zu stören. Dabei ist es nicht „die Presse", die hier angeschuldigt wird, sondern nur jener Teil der Publizistik, dem alle Mittel recht sind, wenn es gilt, Aufsehen zu erregen, Unruhe zu stiften und Menschen zu verunglimpfen. Bestimmt aber treiben solche Aktivitäten die verunsicherten Patienten in die Arme von Scharlatanen, die mit viel Geschick, ausgeprägtem Geschäftssinn und maximaler Skrupellosigkeit ihren paramedizinischen Unsinn verbreiten. Wohl kaum jemand würde sich sein Haus durch einen Hobbybastler bauen lassen oder sich vor Gericht dem Rat eines Nichtjuristen anvertrauen. Wieviele Menschen – auch unter den sogenannten Intellektuellen – sind aber heutzutage durchaus bereit, ihre Gesundheit den von der „Regenbogenpresse" und den Boulevardzeitungen empfohlenen Augendiagnostikern, Erdstrahlspezialisten und Astrologen anzuvertrauen, Blütenpollen und Eierschalen zu verzehren und Tees zu trinken, deren Indikationsliste mit dem Inhaltsverzeichnis eines Lehrbuchs über die gesamte Medizin identisch zu sein scheint.

Seien wir gerecht: Nicht wenige Patienten gehen solche Irrwege auch deswegen, weil sie von ihren überlasteten Ärzten enttäuscht sind, mit denen sie nicht ins Gespräch kommen oder deren Verordnungen sie nicht für genügend attraktiv halten. Die konsequente Einnahme der durch eine rasche Rezeptur verordneten Antihypertensiva wirkt zwar beim Hochdruckkranken mit Sicherheit lebensverlängernd, bringt aber mitunter zunächst unangenehme Nebenwirkungen und nicht unbedingt das Gefühl mit sich, daß sich der Arzt besonders um den Patienten gekümmert hat. Auch dies ist eben für viele Kranke ein Grund, sich nach anderen „angenehmeren" Behandlungsmethoden und nach gesprächigeren Therapeuten umzusehen.

Die sogenannte „Schulmedizin" ist für viele Menschen zu einem negativen Begriff geworden. Doch was kann letztlich sicherer und besser für den Patienten sein als die Befolgung jener Maßnahmen, die auf ärztlicher Erfahrung und medizinischer Wissenschaft basieren, die in Kliniken und Forschungslaboratorien kontrolliert und verbessert werden und die dann von lehrenden Ärzten auf den Schulen der Medizin als „Schulmedizin" an die Studierenden weitergegeben werden? Auch sogenannte Außenseitermethoden werden von der Schulmedizin unverzüglich adaptiert, wenn ihr Nutzen für den Kranken bewiesen werden kann. Ohne diesen Beweis kann und darf aber der Arzt gesicherte Wege bei der Behandlung seiner Patienten nicht verlassen. Schulmedizin betreiben heißt Anwendung von Bewährtem, Vervollkommnung des Bestehenden und Übernahme des sorgfältig geprüften Neuen.

In einem geistreichen amerikanischen Artikel war vor einiger Zeit darauf hingewiesen worden, daß das 1922 eingeführte Insulin, eines der wenigen wirklichen Wundermittel unserer Zeit, in den USA im Augenblick nicht die Spur einer Chance hätte, die Bedingungen der Food and Drug Administration für die Zulassung als Arzneimittel zu erfüllen. Hersteller von Diabetikertees brauchen sich keine diesbezüglichen Sorgen zu machen, weder in Amerika noch bei uns. Dies gilt auch für den Vertrieb unzähliger anderer Pseudomedikamente. Die Diskrepanz zwischen den zu Recht strengen Zulassungsbestimmungen für neue wirksame Pharmaka einerseits und der Duldung von paramedizinischen Scharlatanerien andererseits ist erschütternd. Der Aspekt der vielzitierten Kostendämpfung sollte bei künftigen Überlegungen auch in diesem Bereich eine größere Rolle spielen. Medizinische Versäumnisse – und das heißt doch auch längeres Herumprobieren mit untauglichen Methoden – kommen der Allgemeinheit und besonders dem einzelnen Patienten teuer zu stehen, und zwar sowohl in gesundheitlicher als auch in finanzieller Hinsicht. Auch unsere siebzigjährige Patientin hat im Alter noch Lehrgeld zahlen müssen. Den selbst finanzierten Besuch eines zwielichtigen Sanatoriums, in dem durch Flüssigkeitsentzug sowie durch Einläufe kurz vor der Entlassung das Körpergewicht vorübergehend, die Ersparnisse jedoch für längere Zeit drastisch verringert wurden, wird sie nicht mehr wiederholen.

*SI-System: Fehlleistungen und Fehlinterpretationen*

Da hier – wie angekündigt – eine Art Standortbestimmung vorgenommen wird, soll ohne Bedenken ein weiteres heißes Eisen angefaßt werden, das vielleicht schon in wenigen Jahren – so oder so – als abgekühlt angesehen werden kann. Das Problem der sogenannten „SI-Einheiten" soll dabei, dem Thema des Vortrages gemäß, allein unter Berücksichtigung der Patienteninteressen abgehandelt werden.

Die Vorgeschichte ist bekannt. Seit vielen Jahren bemühen sich internationale Gremien in verdienstvoller Arbeit um die Normierung von Einheiten und Meßgrößen in allen Bereichen der Technik und der Wissenschaften. Auch in der Medizin galt es, eine Überarbeitung vorzunehmen und Verbesserungen anzustreben. Leider wurde dabei aber verschiedentlich weit über das Ziel hinausgeschossen. Wenn das Eichgesetz ausdrücklich freistellt, ob im medizinischen Bereich weiterhin die sogenannten Massenkonzentrationen (also z. B. mg/dl) oder aber Stoffmengenkonzentrationen (also z. B. mmol/l) verwendet werden dürfen, dann sind Tendenzen, sich vom bisherigen Vorgehen so schnell wie möglich zu distanzieren, unverständlich und wohl auch dem bekannten teutonischen Übereifer zuzuschreiben, der keine Gelegenheit zur Progressivität um jeden Preis ausläßt. Die Annahme, daß etwa der zur Kooperation erzogene und in seinen Blutzuckerwerten mitdenkende Diabetiker in absehbarer Zeit über einen Wert von 5,55 mmol/l ähnlich glücklich sein wird wie über den ihm geläufigen identischen Wert von 100 mg/dl ist eine Illusion. Natürlich kann man fordern, jedermann müsse umdenken können, das Ganze sei doch erlernbar. Gegenfrage: Warum soll eigentlich der Patient – und nur von unseren Kranken spreche ich hier – etwas erlernen, was ihm auch angesichts der unglücklichen Größenordnung dieser und anderer nach molaren Dimensionen berechneten Parameter nur Verständnisschwierigkeiten und damit Nachteile bringt? Im übrigen gibt es auch in medizinischer und wissenschaftlicher Hinsicht gute Gründe, sich gegen die generelle Einführung der Stoffmengenkonzentrationen zu wenden, wie es z. B. wiederholt auch in sehr vernünftigen Stellungnahmen wissenschaftlicher Gremien in den USA zum Ausdruck kam. Und müssen denn erst Todesfälle aufzeigen, daß die Übernahme einer neuen Labornomenklatur durch das sowieso überlastete Krankenhauspersonal erhebliche und in diesem Falle völlig unnötige Gefahrenquellen in sich birgt? Auf die mit solchen Umstellungen verbundenen, unvermeidbaren hohen Kosten sei nur am Rande verwiesen. Mit einem gewissen Stolz kann die Deutsche Gesellschaft für innere Medizin für sich in Anspruch nehmen, vor zwei Jahren eine Resolution formuliert zu haben, deren Inhalt – Forderung nach Beibehaltung der Massenkonzentrationen im Laborbereich – vom Deutschen Ärztetag übernommen wurde.

Ein trübes Kapitel bildet auch die Einführung neuer Blutdruckmeßwerte, die von fast allen kompetenten Klinikern abgelehnt wird. Wieder habe ich in erster Linie die mitdenkenden, ja ihren Blutdruck selbst messenden hochdruckkranken Patienten im Auge, die durch neue Meßwerte unnötig verwirrt werden. Wiederholt wurde darauf hingewiesen, daß im Eichgesetz in anderen Bereichen viele Ausnahmen durchgesetzt wurden, z. B. bei der Beibehaltung des Karat. Mit Ironie, aber völlig zurecht wurde in den Diskussionen bemerkt, daß also die Diamantenhändler die bessere Lobby zu besitzen scheinen als die Ärzte.

Was sagen im übrigen die nach langjähriger Beratung und Schulung wenigstens zum Teil „kalorienbewußt" gewordenen Patienten zur offiziellen Abschaffung der Kalorie und zu ihrem Ersatz durch das „Joule" oder richtiger „Kilojoule"? Ein schwacher Trost für den Gesetzgeber: Diese Patienten sagen gar nichts. Kein Mensch diskutiert nämlich gern über einen Begriff, von dem er nicht weiß, wie er ihn aussprechen soll. Unsere Patienten befinden sich dabei in bester Gesellschaft mit Ärzten, Physikern und Anglisten, die sich bis heute nicht recht darüber einig sind, ob man nun „Dschuhl" oder „Dschaul" sagt. Wahrlich ein Musterbeispiel dafür, wie man am grünen Tisch der von uns allen gewünschten und so dringend erforderlichen Kooperation mit den Patienten entgegenwirken kann!

*Anmerkungen zur psychosomatischen Medizin*

Wenn wir jetzt noch einmal zu den Problemen unseres 45jährigen alkohol- und nikotinabhängigen Patienten zurückkehren, müssen wir mehr noch als bei der adipösen Frau die Frage stellen, warum alle ärztliche Bemühungen, seinen Lebenswandel zu ändern, kläglich gescheitert sind. Als pars pro toto hat dieses Beispiel leider für die Mehrzahl aller durch solche Risikofaktoren bedrohten Patienten zu gelten.

Ein Heer von Soziologen und Psychologen, von Psychotherapeuten und Verhaltenstherapeuten war und ist aufgerufen, die Krankheiten im Umfeld des Lebens wissenschaftlich zu analysieren und den Patienten praktische Hilfe zu bringen. Selbst auf die Gefahr hin, mißverstanden zu werden, muß ich feststellen, daß der Aufwand bisher groß, der Nutzen jedoch gering war. Gewiß weigern sich manche rein somatisch orientierten Ärzte nach wie vor, engere Zusammenhänge zwischen Leben und Leiden anzuerkennen, gewiß weisen auch Patienten – wie gerade unser 45jähriger Manager – alle Behandlungsversuche, die mit „Seele" oder „Umwelt" zusammenhängen, als Zeit- und Geldvergeudung zurück. Aber dies sind gewiß nicht die einzigen Gründe für die alles in allem ungenügende Kooperation zwischen den genannten Fächern einerseits und den eher naturwissenschaftlich orientierten Ärzten andererseits. Es gibt hier Sprach- und Verständnisbarrieren, die – das ist meine feste Überzeugung – sicherlich weniger zu Lasten der erwähnten Ärzte gehen. Sie wurden vielmehr von jenen Soziologen und Psychologen errichtet, die sich in Ausbildung und Artikulationsvermögen von den Bedürfnissen der Praxis und Klinik weit entfernt haben. Die Ausnahmen bestätigen auch hier die Regel.

Zu Beginn meines Vortrags bekannte ich mich ausdrücklich zu der Notwendigkeit einer systematischen soziologischen und psychologischen Wissenschaft, insbesondere um die krankmachenden Lebensbedingungen unserer Patienten zu ergründen und zu ändern. Leider ist aber die Umsetzung der bereits vorliegenden Forschungsergebnisse weitgehend daran gescheitert, daß man sich, wie gesagt, gegenseitig nicht mehr verständigen kann. Schlicht formuliert: Die meisten Ärzte können heutzutage das neu geschaffene Vokabular der soziologischen und psychologischen Fachrichtungen nicht verstehen. Sie haben diese Sprache nicht gelernt. Sie fühlen sich wie Eingeborene, die sich für die Heilslehre eines Missionars zwar interessieren, aber dessen fremde Sprache nicht beherrschen. Sollte aber nicht der Missionar erst eine Weile bei den Eingeborenen leben, ihre Sprache und Gebräuche erlernen und dann Verständnis für sein Anliegen wecken? Wie wichtig wäre die Aufgabe von Psycho- oder Verhaltenstherapeuten bei der Bekämpfung des ungezügelten Eßtriebs, des Alkoholismus und des Nikotinabusus, die auch bei den Krankheiten unserer beiden Patienten eine so große Rolle spielten; denn wir Ärzte haben dabei doch bisher insgesamt nur selten befriedigende Ergebnisse vorweisen können. Auch wenn wesentliche Erfolge der in viele Gruppen und Sekten zersplitterten

Psychologen und Psychotherapeuten ebenfalls noch nicht erkennbar sind, hoffen wir noch immer zuversichtlich auf eine bessere Zusammenarbeit und insbesonders auf klarere und praktikable Therapiekonzepte. Am Ende der Entwicklung möge der in der somatischen Medizin optimal ausgebildete Arzt stehen, der gleichzeitig befähigt ist, die Grundlagen und Fortschritte der psychologischen Medizin zu verstehen, zu adaptieren und anzuwenden.

Was sollen übrigens die Ärzte davon halten, wenn man sie jetzt auffordert, endlich „patientenorientiert" zu arbeiten oder eine „patientenzentrierte" Medizin zu betreiben? Wer solche Forderungen erhebt, muß sich die Gegenfrage gefallen lassen, was ein Arzt wohl bisher als sein Berufsziel angesehen haben mag, wenn er nicht von vornherein den Patienten in den Mittelpunkt seiner Überlegungen stellte. Daß sich natürlich in manchen Bereichen Verbesserungen ermöglichen lassen, die dem Patienten unmittelbar zugute kommen, ist eine wichtige, aber in diesem Zusammenhang eher sekundäre Frage, wenn man bedenkt, welch negativen Einfluß das Schlagwort von der angeblich nun erst „patientenorientiert" werdenden Medizin auf voreingenommene Gemüter haben muß.

Aber auch vom Patienten wird mitunter Unbilliges und Unsinniges behauptet und verlangt. So sind absurde hie und da in der Öffentlichkeit erhobene Forderungen, daß Fettsüchtige, Alkoholiker und Nikotinabhängige für ihre Behandlung selbst aufkommen sollen oder höher besteuert werden müßten, als unärztlich, ja als inhuman abzulehnen. Überdies sind sie scheinheilig, solange für Nahrungs- und Genußmittel Unsummen an Werbung ausgegeben und an Steuern eingenommen werden. Diese Menschen sind krank; es gilt, sie zu behandeln und nicht zu bestrafen.

*Vom Töten und Sterben*

Wenn wir hier vom Leben und Leiden unserer Patienten gesprochen haben, können wir dennoch am Sterben, also am Tode, der nach kurzem oder langem Leiden am Ende jedes Lebens steht, nicht vorbeigehen. Ich will nicht zur Problematik der Todesstrafe oder des Schwangerschaftsabbruchs Stellung nehmen, auch wenn ein gewisser Zusammenhang mit der in der Öffentlichkeit so viel diskutierten Sterbehilfe für todkranke Patienten nicht zu verkennen ist. Es sei mir lediglich eine allgemeine Feststellung erlaubt: Das Töten jedes Lebewesens − des Schwerstkranken, des Kindes im Mutterleib und auch des Verbrechers − kann aus ärztlicher Sicht im Prinzip deswegen keine Billigung finden, weil es mit unserem Auftrag, Leben zu erhalten, in Widerspruch steht. Man sollte verstehen, daß das Infragestellen dieses Prinzips − selbst bei der ärztlich gerechtfertigten Ausnahme des medizinisch indizierten Schwangerschaftsabbruchs − zu Konfliktsituationen führt, deren ethische und moralische Probleme für den einzelnen unlösbar sein können.

Die exakte Grenzziehung zwischen aktiver und passiver Sterbehilfe gehört zu unseren verantwortungsvollsten Aufgaben. Ich habe nirgendwo eine bessere Definition und klarere Antworten auf die hiermit zusammenhängenden heiklen Fragen gefunden als in der von *Wachsmuth, Bock* und anderen medizinischen und juristischen Kapazitäten verfaßten Resolution zur Behandlung Todkranker und Sterbender. Die Grundessenz der Verlautbarung ist eindeutig: Auch trotz des menschlich verständlichen Wunsches vieler Gesunder, vieler noch nicht unmittelbar vom Tode betroffener Patienten und mancher Todkranker kann und darf es eine aktive Sterbehilfe nicht geben. Ich zitiere aus dem erwähnten Dokument wörtlich: „Im Grenzbereich von Leben und Tod hat der Arzt nicht selten zwischen verschiedenen Handlungsmöglichkeiten abzuwägen... Ärztliches Wirken soll menschliches Leben erhalten und Leiden lindern. Angesichts des unausweichlichen und kurz bevorstehenden Todes kann Lebensverlängerung nicht unter allen Umständen Ziel ärztlichen Handelns sein."

Eindeutig heißt es dann weiter: „Direkte Eingriffe zur Lebensbeendigung sind ärztlich und rechtlich unzulässig, auch wenn sie vom Kranken verlangt werden. Dem ärztlichen Auftrag widerspricht auch die aktive Mitwirkung bei der Selbsttötung, z. B. durch Überlassung von Tötungsmitteln. Eine grundsätzliche sittliche Wertung der Selbsttötung soll damit nicht verbunden sein." Und schließlich wird im letzten und vielleicht wichtigsten Abschnitt dieser Resolution die Betreuung der Kranken in den Mittelpunkt gestellt: „Todkranke und Sterbende bedürfen bis zu ihrem Ende der besonderen Zuwendung und persönlichen Betreuung. Sie verlangen nach menschlicher Nähe und Fürsorge. Ihnen sollte die Vereinsamung durch räumliche und seelische Isolierung erspart bleiben. Im Grenzbereich zwischen Leben und Tod stellt sich die Aufklärungsproblematik anders als sonst vor ärztlichen Maßnahmen. Der wahre Zustand soll dem Kranken insoweit eröffnet werden, als es nach den persönlichen Umständen erforderlich und menschlich tragbar erscheint. Die volle Wahrheit kann inhuman sein. Der Arzt muß insbesondere abwägen, ob die Mitteilung der Wahrheit im Einzelfall erforderlich ist, um dem Kranken notwendige Entscheidungen zu ermöglichen. Nahestehende Personen sollen unterrichtet werden, soweit es geboten und tunlich erscheint."

Diesen Ausführungen kann ich nichts hinzufügen. Sie stellen für mich die optimale Beschreibung jener Situation dar, vor die wir immer wieder gestellt werden und in der wir ständig unsere Grenzen und Schwächen neu erkennen müssen.

*Vom Recht des Patienten*

Im letzten Teil meines Vortrages will ich von den Rechten und vom „Recht haben" des Patienten sprechen. Kann z. B. ein Patient „recht haben", der sich entgegen ärztlichem Rat falsch ernährt, Medikamente verweigert oder sich durch Genußgifte ruiniert? Meines Erachtens kann man diesem Kranken so lange keinen Vorwurf machen, wie er nicht seine Verhaltensstörung selbst erkennt, jene Störung, die dem Patienten vom Arzt offenbar nicht eindeutig genug dargestellt wurde und die von uns schon gar nicht beseitigt werden konnte. Der Abbau dieser Verhaltensstörung wird umso erfolgreicher sein, je eher es uns Ärzten gelingt, den Patienten als gleichberechtigten Partner für die Behandlung seiner Krankheit zu gewinnen. Auch sollte als sicherlich nicht immer leicht zu beherzigender, aber unabdingbarer Grundsatz gelten, jede Klage eines Patienten primär als berechtigt zu akzeptieren, ja der Beschwerde mit einer gewissen Demut und Beschämung zu begegnen.

Gleichgültig, ob man den Protest eines Patienten letztlich als substantiell erachtet oder nicht: Ein kranker Mensch hat sich jedenfalls veranlaßt gefühlt, sich über irgendetwas zu beschweren; also müssen wir ihm diese zusätzliche Last abnehmen. Allein die Existenz des Leidens verbietet den Eintritt in Diskussionen mit dem Patienten, aus denen der Arzt (oder sollte man jetzt besser „der Mediziner" sagen) als „Sieger", als Gewinner einer Debatte hervorgeht. Im übrigen sind die Verhältnisse in manchen Praxen und in vielen Krankenhäusern oft genug dazu angetan, auch den gutmütigsten Patienten zum Protest herauszufordern, und die Beschwerde nicht nur mit einer womöglich von der Krankheit geprägten Geisteshaltung des Patienten zu erklären. Überfüllte Wartezimmer infolge mangelhafter Organisation, fehlende Gesprächsbereitschaft des Arztes bei zugegebenermaßen großen Terminnöten, Erleben des Krankenhauses als seelenlose Gesundheitsfabrik, all das bringt Vorwürfe, um die es nicht zu streiten gilt, sondern denen allein durch Erläuterung und Entschuldigung sowie durch Änderung der Verhältnisse begegnet werden muß.

Zum Unerfreulichsten im Krankenhausalltag gehören Gespräche mit Kranken und insbesondere mit ihren Angehörigen, wenn es um die Entlassung eines – vorsichtig formuliert – nun einigermaßen genesenen Patienten geht. Gern würde man dem oft alten Menschen noch ein paar Tage Ruhe im Krankenhaus gönnen. Diesem Wunsch steht neben den tatsächlichen Gefahren des Hospitalismus insbesondere der schon erwähnte „Verweildauerfetischismus" der Kostenträger entgegen: Beweist doch angeblich ein schneller Durchgang der Kranken durch die Klinik die Effizienz – wenn auch nicht immer die Humanität –, die das Krankenhaus heutzutage auszeichnen soll. Ärzte und Pflegepersonal neigen eher dazu, Härtefälle zu akzeptieren und – wenn es zu verantworten ist – die Entlassung eines alten Menschen nicht allzu sehr zu forcieren. Wie beschämend sind aber dann oft die Diskussionen mit Angehörigen, für die der Zeitpunkt der Entlassung noch immer zu früh angesetzt wird: Zugegeben, die berufstätigen Verwandten können oft nicht so disponieren, wie sie wollen. Dennoch fällt auf, daß es eines offenbar noch weniger gibt als die dringend benötigten Pflegeheime, nämlich Familien, die bereit sind, ihre Alten auch unter vorübergehenden Opfern rechtzeitig und freudig aufzunehmen. Wo bleibt das Recht solcher Patienten auf eine adäquate Versorgung, auf eine menschliche Behandlung?

Standortbestimmung 1981: Das dümmliche Schlagwort „Wenn du arm bist, mußt du früher sterben", das in dem Gesundheitswesen unseres Staates sowieso nie eine Berechtigung hatte, wird inzwischen auch von den letzten indokrinierten Ignoranten kaum mehr verwendet. Auch am noch so teuren Medikament wird nicht gespart, wenn es den gewünschten Nutzen zu bringen verspricht. Dem steht die Forderung nach einem maßvollen Einsatz von Arzneimitteln durchaus nicht entgegen. Der alte Patient, gezeichnet von der Multimorbidität, fällt allzu oft einer Überschwemmung mit Pharmaka anheim, die teilweise sogar zur Bekämpfung von Nebenwirkungen eines anderen Medikaments eingesetzt werden müssen und deren Interferenzprobleme zu den wichtigsten zu lösenden Aufgaben der Arzneimittelforschung zählen. Wir Ärzte müssen uns die böse Frage gefallen lassen, wie viele Patienten die verordneten Medikamente tatsächlich einnehmen oder – noch schlimmer gefragt – wie viele Patienten in einer Art Selbsterhaltungstrieb bestimmte Arzneien bewußt weglassen, ohne ihrem Arzt, den sie nicht kränken wollen, davon etwas zu sagen. Auch hier hat der Patient – subjektiv gesehen – nicht unrecht. Dies gilt vor allem dann, wenn es der Arzt versäumt hat, auf die Notwendigkeit zur Einnahme lebenswichtiger Medikamente einerseits und auf die manchmal nicht zu vermeidenden Nebenwirkungen andererseits mit der gebührenden Eindringlichkeit und Überzeugungskraft hinzuweisen. Schlafmittel und Schmerzmittel sind gerade in den Krankenhäusern unentbehrliche symptomatisch wirksame Medikamente, die aber gezielt verabreicht werden müssen. Die Nachtschwester mit dem auf einem Tablett breit gefächerten Arzneimittelsortiment und den freundlich auffordernden Worten „was brauchen wir denn heute Nacht" sollte endgültig der Vergangenheit angehören. Sie setzt sich im übrigen – ebenso wie der dieses Vorgehen duldende Arzt – dem Verdacht aus, daß die ständige Sedierung der Patienten auch der Nachtruhe des Krankenhauspersonals förderlich sein soll.

Unsere kranken und unsere gesunden Mitmenschen haben das Recht, alle Möglichkeiten auszuschöpfen, um sich über ihre eigenen oder über andere Krankheiten informieren zu lassen. Hier können Fernsehen, Hörfunk und Presseberichte durchaus von Nutzen sein. Wir Ärzte sind dabei aufgerufen zu helfen, Spreu vom Weizen zu sondern. Über die Spreu habe ich schon gesprochen. Wenn wir aber prinzipiell die Zusammenarbeit mit den Medien ablehnen und wenn wir uns aus falsch verstandenem Standesbewußtsein weigern, unser Fachwissen in allgemein verständlicher Form der Öffentlichkeit zu unterbreiten, dann verschenken wir viele, insbesonders präventivmedizinische Möglichkeiten und begeben uns im übrigen jeglichen Rechts auf Kritik an den genannten Medien. Eine moderne Medizin sollte frei sein von Mysterien aller Art. Wir haben nichts zu verbergen, aber vieles mitzuteilen, auch in der Öffentlichkeit.

Jeder Patient hat das Recht, so sachverständig wie möglich behandelt werden. Dies ist eine Binsenwahrheit, die medizinische und leider gelegentlich auch juristische Konsequenzen nach sich zieht. Das wichtigste und nicht einklagbare Recht des

Leidenden ist aber das Recht auf Barmherzigkeit. Ohne das Mitleid des Arztes sind viele Leiden des Patienten nicht zu lindern. *Eberhard Buchborn* wies vor einem Jahr an dieser Stelle darauf hin, daß der Kranke den Arzt als Therapeuten nicht nur deswegen aufsucht, um Erkenntnisse zu gewinnen, sondern vor allem auch um Hilfe und Beistand zu erhalten; denn – so *Buchborn* wörtlich – „‚therapeuein' heißt nicht nur pflegen und sorgen, sondern zuerst zu Diensten sein". Im Dienst am Kranken können Mitleid und Barmherzigkeit dem Arzt die notwendigen therapeutischen Entschlüsse mitunter außerordentlich erschweren. Und dennoch sind es gerade diese Eigenschaften, die den Therapeuten zum Arzt machen.

*Geprägte Form, die lebend sich entwickelt*

Dieser Vortrag handelte vom Leben und Leiden unserer Patienten, denen am Ende ein Dichterwort zugeeignet sei. *Goethe* hat darin auf das Gesetz hingewiesen, nach dem wir angetreten sind, das unser Leben bestimmt und das auch der ärztlichen Kunst Grenzen setzt. Er hat aber auch die Möglichkeiten des Widerstehens gegenüber Zeit und Macht – also auch gegenüber Alter und Krankheit – aufgezeigt, wenn es sich um Menschen handelt, die sich in der vorgeprägten Form gemäß ihrem Lebensauftrag fortentwickeln. Wir Ärzte können mitunter durch Linderung von Leiden mit Gottes Hilfe einen Teil dazu beitragen:

Das Goethe'sche Urwort lautet:
 „Wie an dem Tag, der dich der Welt verliehen,
 Die Sonne stand zum Gruße der Planeten,
 Bist alsobald und fort und fort gediehen
 Nach dem Gesetz, wonach du angetreten.
 So mußt du sein, dir kannst du nicht entfliehen.
 So sagten schon Sibyllen, so Propheten;
 Und keine Zeit und Macht zerstückelt
 Geprägte Form, die lebend sich entwickelt."

*Die 87. Tagung der Deutschen Gesellschaft für innere Medizin ist eröffnet.*

*Literatur*

1. Herrmann J, Krüskemper HL (1978) Gefährdung von Patienten mit latenter und manifester Hyperthyreose durch jodhaltige Röntgenkontrastmittel und Medikamente. Dtsch Med Wochenschr 103: 1434 – 2. Schicha H, Facorro U, Schürnbrand P, Schreivogel I, Emrich D (1980) Frequency of iodine contamination in a thyroid clinic. J Mol Med 4: 177 – 3. Joseph K, Mahlstedt J, Pries HH, Schmidt Z (1976) Untersuchungen über die Regulation der thyreoidalen Jodidclearance in Abhängigkeit von der Konzentration des freien Thyroxins. Nuc Compact 7: 71 – 4. Breuer R (1900) Beitrag zur Ätiologie der Basedowschen Krankheit und des Thyreoidismus. Wien Klin Wochenschr 13: 641 – 5. Kocher T (1910) Über Jodbasedow. Arch Klin Chir 92: 1166 – 6. Horster A, Klusmann G, Wildmeister W (1975) Der Kropf: eine endemische Krankheit in der Bundesrepublik. Dtsch Med Wochenschr 100: 8 – 7. Joseph K, Mahlstedt J, Gronnermann R, Herbert K, Welcke U (1979) Verlaufsuntersuchungen bei Patienten mit autonomem Schilddrüsengewebe (AFTT). Nuc Compact 10: 206 – 8. Emmrich D (1980) Der Einfluß von Jod bei latenten und manifesten hyperthyreoten Zuständen. Programm der Jahrestagung der Sektion Schilddrüse der Deutschen Gesellschaft für Endokrinologie, Berlin, S 41 – 9. Joseph K, Mahlstedt J, Pries HH, Schmidt U, Welcke U (1977) Früherkennung und Abschätzung des Hyperthyreoserisikos autonomen Schilddrüsengewebes. Nuc Compact 8: 134 – 10. Joseph K, Mahlstedt J, Welcke U (1980) Autonomously functioning thyroid tissue (AFTT) during iodide prophylaxe. J Mol Med 4: 87

**Aussprache**
Herr *Glöbel, B.* (Homburg) zu Herrn *Herrmann*:

Es ist richtig, daß erhöhte Jodzufuhr ein auslösender Faktor für die Entstehung von Hyperthyreosen oder thyreotoxischen Krisen sein kann. Dieses Risiko sollte jedoch quantifiziert werden. Wir haben für das Jodmangelgebiet Deutschland Häufigkeiten ermittelt. Auf 100 000 Fälle erhöhter Jodexposition kommen 0,1 Hyperthyreosen und zwei thyreotoxische Krisen. Für die Bevölkerung der USA, die als ausreichend mit Jod versorgt gilt, beträgt vergleichsweise das Risiko der thyreotoxischen Krise nur 1 zu $10^6$. Insgesamt ist das Risiko der Anwendung von Jod also vergleichsweise gering und eine ausreichend mit Jod versorgte Bevölkerung ist weniger gefährdet. Dies ist ein weiteres Argument für die Einführung der Jodprophylaxe in Deutschland.

# Kardiologie

Abendroth, R.-R., Breithardt, G., Meyer, T., Seipel, L. (Klinik B, Schwerpunkt Kardiologie der Med. Klinik und Poliklinik der Univ. Düsseldorf)
**Prognostische Bedeutung ventrikulärer Echoschläge bei programmierter Stimulation**

Die Prüfung der ventrikulären Vulnerabilität hat in den letzten Jahren zunehmendes Interesse als diagnostisches Mittel gefunden [1–5, 7–9]. Die prognostische Bedeutung hierdurch ausgelöster ventrikulärer Echoschläge bleibt jedoch bisher noch umstritten. In der vorliegenden Untersuchung wurde daher die Häufigkeit und prognostische Bedeutung ventrikulärer Echoschläge, die im Rahmen einer programmierten rechtsventrikulären Stimulation ausgelöst wurden, bei 123 Patienten retrospektiv analysiert.

Untersucht wurden 75 Männer und 48 Frauen mit einem mittleren Alter von 49 Jahren. 55 Patienten litten an einer koronaren Herzkrankheit (Angina pectoris, früher Myokardinfarkt und/oder positives Koronarangiogramm). Sechs Patienten hatten einen

Herzklappenfehler, drei Patienten eine Kardiomyopathie und neun Patienten eine arterielle Hypertonie. Dagegen ließ sich bei 50 Patienten keine kardiale Grunderkrankung als Ursache für die dokumentierten Arrhythmien oder Leitungsstörungen, wegen deren die elektrophysiologische Untersuchung erfolgte, nachweisen. 23 Patienten wurden wegen dokumentierter beständiger ventrikulärer Tachykardien, neun wegen Kammerflimmerns untersucht.

Die Katheter- und Registriertechnik ist bereits an anderer Stelle beschrieben worden. Die programmierte Ventrikelstimulation erfolgte über eine bipolare Elektrode (Cordis 4 F, Elektrodenabstand 0,5 cm), die in der Spitze des rechten Ventrikels lag, mit Impulsen von doppelter Reizschwellenstromstärke ($\leq$ 2 mA; Medtronic 5325). Die Ventrikel wurden mit einer Frequenz von 120/min ($S_1-S_1$ = 500 ms) jeweils achtmal stimuliert. Anschließend wurden mit abnehmendem Kopplungsintervall ein ($S_2$) und zwei ($S_2-S_3$) vorzeitige Stimuli abgegeben. Das Kopplungsintervall dieser Stimuli wurde in Schritten von 10 ms verkürzt, bis die Refraktärzeit der Kammern erreicht war.

Ventrikuläre Echoschläge wurden als spontane Kammeraktionen, die durch ein- oder zweifache vorzeitige Stimuli ausgelöst wurden, definiert. Auf Grund der in der Literatur [4, 6, 10] angegebenen Kriterien wurde zwischen interventrikulärem Reentry (bundle branch reentry) und intraventrikulärem Reentry unterschieden. Sofern bei einem Patienten beide Arten von Echoschlägen ausgelöst wurden, wurden diejenigen vom intraventrikulären Reentrytyp als ernsthaft angesehen und für die Endauswertung benutzt.

Im Hinblick auf die Prognose wurden zwei Patientengruppen gebildet. Gruppe 1 (Überlebende) umfaßte solche Patienten, die überlebten oder die während der Nachbeobachtungszeit aus offensichtlich nichtkardialer Ursache verstorben waren oder bei denen ein nichtplötzlicher Herztod dokumentiert worden war. Gruppe 2 (Nichtüberlebende) umfaßte alle diejenigen Patienten, die entweder plötzlich (innerhalb 1 Std) verstorben waren oder bei denen wenigstens eine Episode mit Kammertachykardien oder -flimmern vor oder nach der elektrophysiologischen Untersuchung dokumentiert worden war, die Wiederbelebungsmaßnahmen notwendig machte.

Die Häufigkeit ventrikulärer Echoschläge in Abhängigkeit von der Zahl der vorzeitigen Stimuli ist in der Tabelle 1 wiedergegeben. Die Zahl der ventrikulären Echoschläge, die durch vorzeitige Stimulation auslösbar waren, wies mit zunehmender Zahl der vorzeitigen Stimuli eine steigende Tendenz auf. Zum Beispiel fanden sich mehr als drei Echoschläge hintereinander bei 6,5% aller Patienten nach einem vorzeitigen Impuls, dagegen bei 13,3% der Patienten nach zwei vorzeitigen Impulsen.

Die Häufigkeit ventrikulärer Echoschläge vom intraventrikulären Typ war bei zwei vorzeitigen Stimuli deutlich größer als bei einem ($S_2$: 55,6%; $S_2-S_3$: 88,2%). Bei Patienten mit Kammertachykardien und/oder Kammerflimmern war die Häufigkeit des intraventrikulären Reentry signifikant ($p < 0,01$) höher als bei Patienten ohne diese Arrhythmien (81,3% versus 36,3%). Der interventrikuläre Reentry kam dagegen bei Patienten ohne Kammertachykardie und/oder -flimmern häufiger vor (14,3% versus 9,4%).

**Tabelle 1.** Häufigkeit ventrikulärer Echoschläge in Abhängigkeit von der Zahl der vorzeitigen Stimuli; KF = Kammerflimmern; VT = ventrikuläre Tachykardie

|  | $S_2$ | $S_2S_3$ | $S_2/S_2S_3$ |
|---|---|---|---|
| Alle Patienten | 45/123 (36,6%) | 51/120 (42,5%) | 75/123 (61%) |
| KF ($n$ = 9) | 55,6% | 88,9% | 100% |
| VT ($n$ = 23) | 52,2% | 71,4% | 87% |
| Restliche Patienten ($n$ = 91) | 30,8% | 31,1% | 50,5% |

Die mittlere Nachbeobachtungsdauer betrug 84 ± 37,1 Wochen (8–136 Wochen). 17 Patienten (13,8%) wurden als akut verstorben betrachtet (Gruppe 2). Vier dieser Patienten hatten bereits früher ventrikuläre Tachykardien (und/oder Kammerflimmern gehabt). Bei fünf Patienten war früher weder eine Kammertachykardie noch Kammerflimmern beobachtet worden. Acht Patienten waren kurz vor der elektrophysiologischen Untersuchung wegen Kammerflimmerns reanimiert worden. Die Mortalität betrug 27% bei Patienten mit und 1,6% bei Patienten ohne koronare Herzkrankheit.

Von den restlichen 106 Patienten (Gruppe 1) verstarben während der Nachbeobachtung fünf Patienten entweder nichtkardial ($n = 3$) oder nichtplötzlich an Herzinsuffizienz ($n = 2$). Die übrigen Patienten lebten am Ende der Nachbeobachtungszeit. Diejenigen Patienten, die nicht plötzlich verstarben, waren älter als diejenigen, die wirklich überlebten (62 ± 20,9 Jahre gegenüber 47 ± 13,3 Jahre).

Nach einem vorzeitigen Stimulus wurden ventrikuläre Echoschläge bei 35% der Überlebenden (Gruppe 1) und bei 47% der Nichtüberlebenden (Gruppe 2) beobachtet (n.s.). Nach zwei vorzeitigen Stimuli nahm die Häufigkeit ventrikulärer Echoschläge von 37% bei den Überlebenden auf 71% bei den Nichtüberlebenden zu ($p < 0,005$). Betrachtet man die Ergebnisse nach einem oder zwei vorzeitigen Stimuli zusammen, so wiesen 56% der überlebenden und 88% der nichtüberlebenden Patienten ventrikuläre Echoschläge auf ($p < 0,025$).

Die Zahl der ventrikulären Echoschläge in der Gruppe der Überlebenden und der Nichtüberlebenden war signifikant unterschiedlich ($p < 0,005$). So hatten 11,3% der Überlebenden und 59% der akut verstorbenen Patienten mehr als drei ventrikuläre Echoschläge. Ventrikuläre Echoschläge vom inter- und intraventrikulären Reentrytyp kamen bei den Überlebenden in gleicher Häufigkeit vor. Dagegen fanden sich bei allen akut verstorbenen Patienten (Gruppe 2), die überhaupt ventrikuläre Echoschläge hatten, solche vom intraventrikulären Reentrytyp.

Die Sensitivität und Spezifität derartiger Befunde hängt von den gewählten Kriterien ab. Unterteilt man das Patientengut hinsichtlich der Anzahl ventrikulärer Echoschläge in zwei Gruppen – in der einen Gruppe finden sich die Patienten, die 0–3 ventrikuläre Echoschläge bei der rechtsventrikulären Stimulation zeigten, in der anderen Gruppe die, die ≥ 4 ventrikuläre Echoschläge aufwiesen – so finden sich folgende Ergebnisse: von den 23 Patienten mit ≥ 4 ventrikulären Echoschlägen verstarben elf Patienten, dagegen von denjenigen mit 0–3 ventrikulären Echoschlägen verstarben nur 6 von 100 Patienten. Andererseits bei Patienten mit 0–3 ventrikulären Echoschlägen überlebten 94 von 100 Patienten, bei Patienten mit ≥ 4 ventrikulären Echoschlägen überlebten 12 von 23 Patienten (Sensitivität: 64,7%; Spezifität: 88,6%; falschpositive Ergebnisse: 52,1%; falschnegative Ergebnisse: 6%; s. Tab. 2).

Zusammenfassend bleibt festzuhalten, daß bei Patienten mit einem akuten Herztod häufiger ventrikuläre Echoschläge auftreten. Weiterhin besitzt die angewandte Stimulationsart eine geringe Sensitivität, eine hohe Spezifität sowie eine geringe Rate

**Tabelle 2.** Sensitivität, Spezifität, Häufigkeit falschpositiver und falschnegativer Ergebnisse während einer programmierten rechtsventrikulären Stimulation im Hinblick auf den akuten Herztod. Progn. Bedeutung der RV-Stimulation (SS = 500 ms)

| $S_2/S_2S_3$ | Lebend oder nicht akut verstorben | Akuter Herztod oder dok. VT | |
|---|---|---|---|
| 0–3 VE | 94 | 6 | 100 |
| ≥4 VE | 12 | 11 | 23 |
| | 106 | 17 | 123 |

Sensitivität: 64,7%; Spezifität: 88,6%; falschpositiv: 52,1%; falschnegativ: 6%

falschnegativer Ergebnisse. Eine Verbesserung der Sensitivität kann möglicherweise durch ein erweitertes Stimulationsprogramm erreicht werden.

*Literatur*

1. Akthar M, Damato AN, Batsford WP, Ruskin JN, Ogunkelu JB, Vargas G (1974) Demonstration of re-entry within the His-Purkinje system in man. Circulation 50: 1150 − 2. Akthar M, Damato AN, Ruskin JN, Ogunkelu JB, Reddy CP, Leeds CJ (1976) Characteristics and co-existence of two forms of ventricular echo phenomena. Am Heart J 92: 174 − 3. Akthar M, Gilbert C, Wolf FG, Schmidt DH (1978) Reentry within the His-Purkinje system: Elucidation of reentrant circuit utilizing right bundle branch and His bundle recordings. Circulation 58: 295 − 4. Breithardt G, Seipel L, Loogen F (1980) Der plötzliche Herztod − Bedeutung klinisch-elektrophysiologischer Stimulationsverfahren. Verh Dtsch Ges Herz- u Kreislaufforsch 46: 38 − 5. Damato AN, Lau SH, Bobb GA (1970) Studies on ventriculoatrial conduction and the reentry phenomenon. Circulation 41: 423 − 6. Farshidi A, Michelson EL, Greenspan AM, Spielman SR, Horowitz LN, Josephson ME (1980) Repetitive responses to ventricular extrastimuli: incidence, mechanism and significance. Am Heart J 100: 59 − 7. Fleischmann DW, Pop T, Marschall H, Wiesener M, DeBakker JMT, Erbel R, Effert S (1979) Über die Vulnerabilität der menschlichen Kammer bei vorzeitiger Reizung. Z Kardiol 68: 253 − 8. Fleischmann DW, Pop T, Marschall HU, Wiesener MU, DeBakker JMT, Erbel R (1979) Über die Vulnerabilität der menschlichen Herzkammer bei vorzeitiger Stimulaton. Elektrophysiologische Befunde. Z Kardiol 68: 419 − 9. Fleischmann DW, Pop T, Marschall HU, DeBakker JMT (1979) Rate and rhythm dependent vulnerability of the human ventricular myocardium. Basic Res Cardiol 74: 203 − 10. Greene HL, Reid PR, Schaeffer AH (1980) Mechanism of the repetitive ventricular response in man. Am J Cardiol 45: 227

Follath, F. (Abt. Klin. Pharmakologie, Dept. Innere Medizin), Ritz, R. (Abt. f. Intensivmedizin), Vozeh, S., Wenk, M. (Abt. Klin. Pharmakologie, Dept. Innere Medizin, Kantonsspital Basel)

## Verbesserte Lidocaindosierung durch Serumkonzentrationsbestimmungen bei Patienten mit Myokardinfarkt

Bei ventrikulären Rhythmusstörungen nach akutem Myokardinfarkt bleibt das Lidocain (L) eines der wirksamsten und meistgebrauchten Antiarrhythmika. Der therapeutische Effekt und die Toxizität des L sind allerdings eindeutig vom erreichten Serumspiegel abhängig: Während zur sicheren Unterdrückung der VES Lidocainkonzentrationen um 2−5 mg/l erforderlich sind, treten bei Werten > 5 mg/l vermehrt zentralnervöse Nebenwirkungen auf (Gianelly et al. 1967). Wegen der großen interindividuellen Variabilität der L-Elimination ist eine optimale Dosierung schwierig, insbesondere können Störungen der Leberdurchblutung die Metabolisierungsrate vermindern (Thomson et al. 1973). Daher wird allgemein bei herzinsuffizienten Patienten eine Reduktion der L-Dosis empfohlen.

In der vorliegenden Arbeit haben wir durch wiederholte Serumkonzentrationsmessungen geprüft, ob die klinische Beurteilung allein ausreicht, die notwendige Anpassung der L-Dosis bei Herzinsuffizienz abzuschätzen.

*Krankengut und Methode*

Bei 19 Patienten mit VES (Lown Klasse III-V) nach akutem Myokardinfarkt wurden 0,5, 1, 4, 12 und 24 Std nach Beginn einer L-Therapie Blutproben zur Bestimmung des Serumlidocains entnommen. Patienten ohne Herzinsuffizienz (HI) erhielten 150 mg L als Sättigungsdosis, gefolgt von 2 mg/min als Infusion. In Fällen mit klinischen Zeichen einer Herzinsuffizienz (erhöhter Jugularvenendruck, 3.

Herzton, basale Rasselgeräusche und Lungenvenenstauung im Thoraxbild) wurde der initiale Bolus auf 100 mg und die Erhaltungsdosis auf 1 mg/min reduziert. Bei ungenügendem Effekt wurden weitere 25–50 mg L i.v. verabreicht und die Infusionsgeschwindigkeit um 1 mg/min (max 4 mg/min) erhöht.

Die Messung der L-Konzentration erfolgte mit einem kürzlich eingeführten spezifischen Enzym-Immunoassay (EMIT, Syva Corp. Palo Alto, CA).

Um die individuelle Eliminationsrate von L zu bestimmen, haben wir bei 15 Patienten – bei unveränderter Dosierung während mindestens 12 Std – aus der Infusionsgeschwindigkeit ($R$) und der L-Konzentration nach 24 Std ($C_{ss}$) die L-Clearance berechnet. Diese Werte wurden mit den vorausgesagten Clearances nach Chiou et al. (1978) verglichen:

$$Cl = \frac{2R}{C_1 + C_2} + \frac{2Vd(C_1 - C_2)}{(C_1 + C_2)(t_1 - t_2)}.$$

$C_1$ und $C_2$ waren dabei die L-Konzentration nach 1 ($t_1$) und 4 ($t_2$) Std; als Verteilungsvolumina ($Vd$) wurden bei herzinsuffizienten Patienten 60 l und ohne HI 100 l angenommen (Benowitz 1979).

*Resultate*

Die Serumkonzentrationskurven zeigten, daß die klinische Beurteilung allein nicht genügt, um den Dosisbedarf für L abzuschätzen. Bei 8 von 13 Patienten, die wegen klinischen Zeichen einer HI eine reduzierte L-Infusion erhielten, wurde der optimale Konzentrationsbereich gar nicht, oder erst nach mehreren Stunden erreicht. Auch unter 2 mg/min blieben die Lidocainspiegel bei zwei von sechs Patienten suboptimal. In neun Fällen mußte die Dosis wegen Wiederauftreten der VES erhöht werden, wobei die Serumkonzentration zu diesem Zeitpunkt bei sieben Patienten < 2 mg/l lag.

Im Unterschied zur klinischen Untersuchung konnte die individuelle Lidocainelimination mit der Methode nach Chiou gut beurteilt werden. Die aus dem Anstieg des Serumlidocains zwischen der 1. und 4. Std vorausgesagte Clearance ($Cl_{pr}$) zeigte eine gute Korrelation mit den Cl-Werten im „steady-state" ($Cl_m$):

$Cl_{pr}$ (l/Std) = 6,6 + 1,14 · $Cl_m$, $r$ = 0,81.

*Diskussion*

Diese Studie zeigt, daß bei herzinsuffizienten Patienten eine optimale L-Dosierung oft nur mit Hilfe von Serumkonzentrationsbestimmungen möglich ist, Klinische Zeichen einer rechts- oder linksventrikulären Funktionsstörung bedeuten nicht, daß auch eine reduzierte Leberperfusion und damit eine verlangsamte L-Metabolisierung vorhanden sein müssen. Verschiedene Beobachtungen sprechen dafür, daß die L-Elimination auch durch andere Medikamente, wie z. B. Betablocker (Ochs et al. 1981) oder Vasodilatantien beeinflußt wird. Statt einer schematisierten Lidocaintherapie sollte man deshalb versuchen, den individuellen Dosisbedarf durch frühzeitige Serumkonzentrationsmessungen festzulegen. Die Anwendung der einfachen Formel nach Chiou ist eine praktische Alternative zur kürzlich von Zito et al. (1980) vorgeschlagenen Clearance-Bestimmung durch Indocyaningrüninjektion. Bei Kenntnis der L-Clearance kann die erforderliche Infusionsgeschwindigkeit genau berechnet werden.

Mit dem Enzym-Immunoassay steht jetzt eine rasche und empfindliche Meßmethode für Lidocain zur Verfügung, die eine Therapieüberwachung unter klinischen Bedingungen erlaubt. Nach unseren Erfahrungen kann die Lidocainbestimmung in folgenden Situationen empfohlen werden: 1. Dosisanpassung bei Schock, schwerer Herzinsuffizienz oder Leberfunktionsstörungen. 2. Unzureichender Therapieeffekt oder Toxizitätsverdacht bei mehrfachen Bolusinjektionen und hohen Infusionsraten. 3. Notwendigkeit einer Lidocaintherapie während mehr als 24 Std.

*Literatur*

1. Benotwitz NL, Meister W (1978) Clinical pharmacokinetics of lignocaine. Clin Pharmacokinetics 3: 177–201 – 2. Chiou WL, Gadalla MAF, Peng GW (1978) Method for the rapid estimation of the total body clearance and adjustment of dosage regimens in patients during a constant rate intravenous infusion. J Pharmacokinet Biopharm 6: 135–151 – 3. Gianelly R, Von der Groeben JO, Spivack AP, Harrison DC (1967) Effect of lidocaine on ventricular arrhythmias in patients with coronary heart disease. N Engl J Med 277: 1215 – 4. Ochs HR, Carstens G, Greenblatt DJ (1980) Reduction in lidocaine clearance during continuous infusion and by coadministration of propranolol. N Engl J Med 303: 373–377 – 5. Thomson PD, Melmon KL, Richardson JA, Cohn K, Steinbrunn W, Cudihee R, Rowland M (1973) Lidocaine pharmacokinetics in advanced heart failure, liver disease and renal failure in humans. Ann Intern Med 78: 499

Nitsch, J., Doliwa, R., Steinbeck, G., Lüderitz, B. (Med. Klinik I im Klinikum Großhadern der Univ. München)
**Mexiletinspiegel bei Patienten mit ventrikulären Arrhythmien und Nieren-, Leber- oder Herzinsuffizienz**

Die Therapiemöglichkeiten ventrikulärer Arrhythmien sind durch die Einführung des Antiarrhythmikums Mexiletin erweitert worden. Sowohl für die kurz- wie langfristige Anwendung wurde die gute Wirksamkeit auf ventrikuläre Herzrhythmusstörungen nachgewiesen. Mexiletin hat am nicht vorgeschädigten Myokard keine meßbaren Wirkungen auf die Sinusknotenfunktion und die atrioventrikuläre Überleitung [9]. Lediglich bei Patienten mit gestörter Sinusknotenfunktion bzw. atrioventrikulärer Überleitung kann es zu Reizbildungs- bzw. Erregungsleitungsstörungen kommen [4]. Mexiletin ist in seinem Wirkungsspektrum am ehesten mit Lidocain vergleichbar, kann jedoch noch zu einem befriedigenden Therapieergebnis führen, wenn mit Lidocain keine ausreichende antiarrhythmische Wirkung erreichbar ist. Die Substanz ist im Gegensatz zu Lidocain auch oral applizierbar. Die elektrophysiologischen und pharmakokinetischen Eigenschaften haben insgesamt zu einem verbreiteten Einsatz von Mexiletin geführt. Dennoch werden nicht selten ventrikuläre Arrhythmien beobachtet, die mit antiarrhythmisch wirksamen Substanzen, wie z. B. Mexiletin, nicht therapierbar sind. Ziel der vorliegenden Untersuchung war es, durch Messung der Mexiletinserumspiegel zu untersuchen, inwieweit in diesen Patientengruppen eine Über- bzw. Unterdosierung vorliegt. Außerdem sollte ermittelt werden, ob klinisch häufig auftretende Begleitkrankheiten zu überhöhten Serumspiegeln führen können und somit Anlaß zu einer Dosisanpassung geben sollten. Untersucht wurden Patienten mit Herz-, Nieren- und Leberinsuffizienz.

*Methodik*

Die Serumspiegel der Kontrollgruppe wurden bei 56 Patienten mit ventrikulären Arrhythmien ohne manifeste Nieren-, Leber- oder Herzinsuffizienz bestimmt. Die Therapiedauer betrug mindestens 3 Wochen, die Dosierung mit 200 mg Mexiletin per os erfolgte 3–5mal täglich. Die Dosis wurde im Einzelfall in Abhängigkeit vom Therapieerfolg gewählt. Berücksichtigt wurden Patienten mit einem Körpergewicht zwischen 65 und 80 kg [vgl. 2]. Die Minimalspiegel wurden morgens vor der Medikamenteneinnahme, die Maximalspiegel 2 Std nach der 2. Tagesdosis gemessen.

14 Patienten mit Niereninsuffizienz wiesen einen Kreatininwert zwischen 1,8 und 6,3 mg/100 ml auf. Kein Patient befand sich zur Zeit der Therapie in chronischer Dialysebehandlung. Acht Patienten mit Leberinsuffizienz auf dem Boden einer Leberzirrhose zeigten das klinische Bild einer chronischen Lebererkrankung. Neben den klinischen Zeichen wurden als Parameter für eine Leberinsuffizienz ein

erniedrigter Wert für Cholinesterase (unter 2100 mU/ml) und Thromboplastinzeit (unter 55%) und ein erhöhter Bilirubinwert (über 1,5 mg/100 ml) gefordert.

Von Patienten mit chronischer Herzinsuffizienz wurden acht Kranke berücksichtigt, deren invasiv gemessener Herzindex unter 2,2 l/min/m$^2$ lag. Die Indikation zur antiarrhythmischen Therapie ergab sich bei den Patienten mit Nieren-, Leber- und Herzinsuffizienz durch ventrikuläre Arrhythmien von Krankheitswert. Alle Patienten erhielten 3 × 200 mg Mexitil p.o.

Mexiletin wurde nach der von Kelly 1973 [3] beschriebenen Methode gaschromatographisch bestimmt. Dabei wird Mexiletin mit einer Substanz, die als interner Standard eine zusätzliche Methylgruppe aufweist (1-(2,4,6-Trimethylphenoxy)-2-aminopropan), bei stark alkalischem pH-Wert mit Äther extrahiert. Nach Derivatisierung mit Trifluoroacetanhydrid (TFA) in Essigester erfolgt die Chromatographie in der Gasphase. Die Retentionszeiten von Mexiletin und dem internen Standard unterscheiden sich signifikant; durch einen Vergleich der „Peakflächen" wird rechnerisch die Serumkonzentration ermittelt. Eichkurven zeigen die Linearität des Analysenvorganges.

*Ergebnisse*

Die Patienten der Kontrollgruppe erhielten in Abhängigkeit vom Therapieergebnis eine Tagesdosis von 600 mg ($n = 24$), 800 mg ($n = 21$) oder 1000 mg ($n = 11$) Mexiletin (Mexitil). Dabei zeigte sich eine deutliche Abhängigkeit der Serumspiegel von der täglichen Dosis und vom Dosisintervall. Patienten der Kontrollgruppe, die mit einer Tagesdosis von 600 mg Mexitil behandelt wurden, wiesen insbesondere vor der ersten Tagesdosis zu $^2/_3$ Serumkonzentrationen auf, die unter dem mit 0,5 µg/ml anzunehmenden [5] therapeutisch ausreichend wirksamen Konzentrationsbereich lagen (Abb. 1).

Bei sechs Patienten der Kontrollgruppe kam es zu leichten Nebenwirkungen bestehend in Übelkeit. Die Serumspiegel lagen im Normbereich. Drei Patienten der Kontrollgruppe zeigten schwere Nebenwirkungen unter einer Dosis von 1000 mg Mexiletin täglich (Benommenheit, Schwindel, Sehstörungen). Die Serumspiegel lagen deutlich oberhalb des Konzentrationsbereiches der Kontrollgruppe (2,1; 2,6 und 3,25 µg/ml). Somit ergab sich für die schweren Nebenwirkungen eine Abhängigkeit von Tagesdosis und Serumspiegel.

Patienten mit Nieren- und Herzinsuffizienz wiesen im Vergleich zur Kontrollgruppe keine erhöhten Serumspiegel auf. Die Mittelwerte unterschieden sich nicht signifikant.

Demgegenüber zeigte sich bei der Gegenüberstellung der Patienten mit Leberinsuffizienz ein statistisch signifikanter Unterschied der Mittelwerte hinsichtlich des Kontrollkollektivs. Verglichen wurden die maximalen Serumspiegel im Tagesprofil (Tabelle 1). Schwere Nebenwirkungen waren nicht zu verzeichnen.

Zur Klärung der Frage, inwieweit einem unbefriedigenden Therapieergebnis eine Unterdosierung zugrundeliegt, wurde der maximale Serumspiegel bei 24 Patienten bestimmt, deren ventrikuläre Arrhythmien durch Mexiletin nicht oder nur teilweise unterdrückt werden konnten. Dabei ergab sich, daß drei Patienten ohne nachweisbaren Mexiletinspiegel offensichtlich die Substanz unzureichend oder gar nicht zu sich genommen hatten und daß sieben Patienten Serumspiegel unter 0,5 µg/ml aufwiesen. Bei einem Drittel der Patienten mit unbefriedigendem Therapieergebnis kann somit von einer relativen Unterdosierung, möglicherweise auf der Grundlage einer mangelnden Patientencompliance gesprochen werden.

Hinweise dafür, daß es mexiletinrefraktäre ventrikuläre Arrhythmien bei ausreichender Dosierung der Substanz gibt, lieferte die Serumspiegelbestimmung bei malignen ventrikulären Tachykardien, die durch programmierte Ventrikelstimulation hinsichtlich des Therapieerfolges untersucht wurden. Bei acht Patienten lagen die Serumspiegel zwischen 0,5 und 1,68 µg/ml, wobei sich eine nichtsignifikante Verteilung der Serumspiegel von Patienten mit auslösbaren ($n = 4$) und nichtauslösbaren ventrikulären Tachykardien ($n = 4$) ergab.

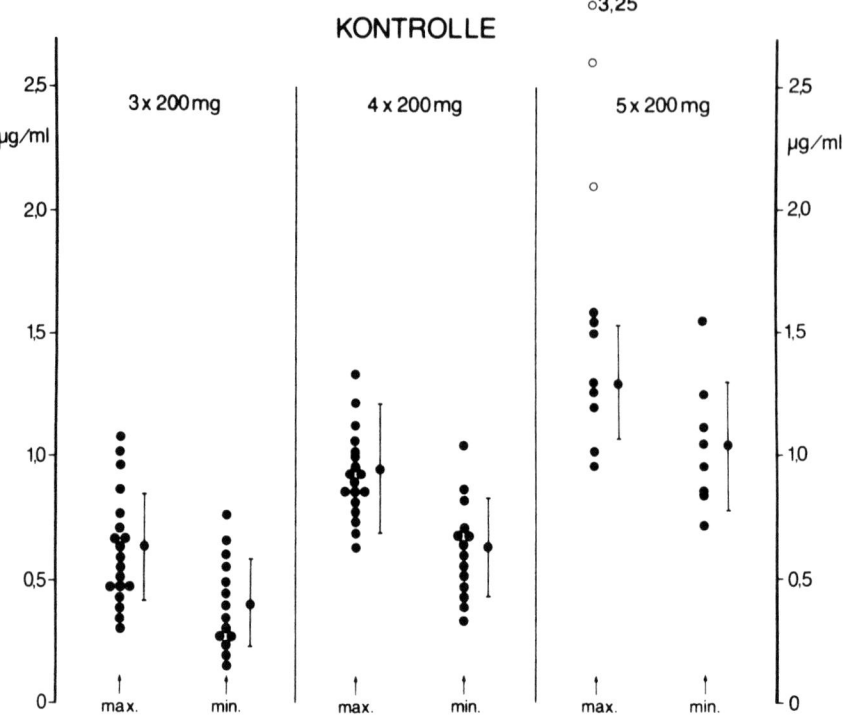

**Abb. 1.** Mexiletinserumspiegel der Kontrollgruppe (Tagesdosis in Abhängigkeit vom Therapieergebnis 600 mg [n = 24], 800 mg [n = 21] oder 1000 mg [n = 11]). Die Serumspiegel zeigen eine Abhängigkeit von der täglichen Dosis und vom Dosisintervall. Die Serumspiegel von drei Patienten mit schweren Nebenwirkungen (offene Kreise) lagen deutlich oberhalb des Konzentrationsbereiches der Kontrollgruppe (vgl. Text)

*Besprechung der Ergebnisse*

Für Mexiletin wurde auf Grund der lipophilen Eigenschaften eine gute Resorbierbarkeit nachgewiesen. Die absolute biologische Verfügbarkeit ist mit 80–90% zu veranschlagen; ein ausgeprägter first-pass-Effekt liegt nicht vor [7]. Mit diesen pharmakokinetischen Grunddaten stimmt die von uns ermittelte Abhängigkeit der Serumspiegel von der Tagesdosis und dem Dosisintervall überein.

Unveränderte Substanz wird nur zu 5–20% über die Nieren ausgeschieden. Diese pharmakokinetischen Eigenschaften erklären, daß eine Nieren- und eine Herzinsuffi-

**Tabelle 1.** Mexiletin 3 × 200 mg p.o.

|  | Kontrollgruppe $n = 20$ | Patienten mit Leberinsuffizienz $n = 8$ |
|---|---|---|
| Max. Serumspiegel, Mittelwerte (µg/ml) | $0{,}63 \pm 0{,}22$ | $1{,}85 \pm 0{,}38$ |
|  | $p < 0{,}01$ |  |

zienz mit reduzierter Nierenperfusion keine signifikante Änderung der Serumspiegel bedingen [7].

Für die Elimination von Mexiletin ist die hepatische Biotransformation von entscheidender Bedeutung. Die Substanz wird überwiegend zu Metaboliten hydroxyliert, die sich als pharmakodynamisch inaktiv erwiesen.

Hepatisch eliminierte Substanzen lassen sich in drei Gruppen einteilen: Kapazitätslimitiert-bindungsunabhängig, kapazitätslimitiert-bindungsabhängig und flußlimitiert-bindungsunabhängig.

Wir würden eine kapazitätslimitierte bindungsunabhängige hepatische Elimination annehmen, die zu einer Kumulation und einer verlängerten Plasmahalbwertszeit bei Patienten mit Leberzirrhose führt. Darauf weisen die Daten der relativ niedrigen Eiweißbindung und der niedrige first-pass-Effekt hin. Eine verminderte Leberdurchblutung bei Herzinsuffizienz oder bei portaler Hypertension reduziert die Elimination dieser nicht flußlimitierten Substanzen nur geringfügig. Die für Mexiletin angenommene Eliminationscharakteristik erklärt, daß trotz erheblicher hepatischer Biotransformation bei einer Herzinsuffizienz keine erhöhten Serumspiegel gefunden wurden.

Somit ist eine Abnahme der hepatischen Elimination von Mexiletin durch Reduktion der Leberdurchblutung nicht anzunehmen, wie sie z. B. für Propranolol bei gleichzeitiger Cimetidinapplikation nachgewiesen wurde [1]. Andererseits wurde jedoch für Cimetidin auch eine Hemmung des mikrosomalen Metabolismus angenommen [8], die zu einer verzögerten Elimination der Modellsubstanz Antipyrin führte. Antipyrin stellt die charakteristische Substanz der kapazitätslimitierten-bindungsunabhängigen Medikamentengruppe dar.

Da unsere Patienten mit Leberzirrhose überwiegend gleichzeitig mit Cimetidin behandelt wurden, sollte eine Wechselwirkung von Mexiletin und Cimetidin ausgeschlossen werden. Acht Patienten mit Mexiletintherapie ($3 \times 200$ mg in 8stündlichem Abstand) und Myokardinfarkt, die Cimetidin ($5 \times 200$ mg am Tag) erhielten, zeigten keine erhöhten Mexiletinserumspiegel.

Als Erklärung für die erhöhten Mexiletinserumspiegel bei Patienten mit Leberinsuffizienz kommt auf Grund dieser Befunde am ehesten eine stark eingeschränkte freie intrinsische Clearance der Leber in Frage. Im Hinblick auf die Möglichkeit kardialer und extrakardialer Nebenwirkungen von Mexiletin erscheint uns eine individuelle Dosisanpassung bei leberinsuffizienten Patienten angebracht.

*Zusammenfassung*

Die Mexiletinserumspiegel wurden bei 56 Patienten mit ventrikulären Arrhythmien bei einer Tagesdosis zwischen 600 mg und 1000 mg Mexiletin untersucht. Es ergab sich eine deutliche Abhängigkeit der Serumspiegel von der Tagesdosis und dem Dosisintervall. Schwere Nebenwirkungen bei drei Patienten zeigten eine Abhängigkeit von Dosis und Serumspiegel. Bei 10 von 24 Patienten war ein unbefriedigendes Therapieergebnis auf Serumspiegel zurückzuführen, die unterhalb der als therapeutisch wirksam anzunehmenden Konzentrationsbereiches lagen ($< 0,5$ µg/ml). Eine Nieren- ($n = 14$) bzw. Herzinsuffizienz ($n = 8$) wirkte sich nicht auf die Serumspiegel aus. Signifikante Unterschiede der Mexiletinserumspiegel im Vergleich zur Kontrollgruppe ergaben sich bei Patienten mit Leberinsuffizienz ($n = 8$). Bei diesen Patienten scheint eine Dosisanpassung wegen der Möglichkeit kardialer und extrakardialer Nebenwirkungen angebracht.

*Literatur*

1. Feely S, Wilkinson GR, Wood AS (1981) Reduction of liver blood flow and propranolol metabolism by cimetidine. N Engl J Med 304: 12, 692 − 2. Follath F, Steiner A (1979) Serumkonzentrations-

messungen zur Optimierung einer Mexiletintherapie bei ventrikulärer Extrasystolie. Schweiz Med Wochenschr 109: 43, 1689 – 3. Kelly SG, Nimmo S, Rae R (1973) Methods for the estimation of mexiletine. J Pharm Pharmacol 25: 550 – 4. Lang KF, Just H, Limbourg P (1975) Untersuchungen über die Einwirkung von Mexiletin auf die AV-Überleitung und Sinus impulsautomatie bei Herzgesunden und Patienten mit Erkrankungen des Reizleitungssystems. Z Kardiol 64: 389 – 5. Paalman AC, Roos SC, Siebelink S (1977) Development of a dosage scheme for simultaneous intravenous and oral administration of mexiletine. Postgrad Med J 53: 1, 128 – 6. Paumgartner G (1980) Der Einfluß von Lebererkrankungen auf Bioverfügbarkeit und Clearance von Medikamenten. Internist 23: 718 – 7. Prescott LF, Clements SA, Pottage A (1977) Absorption, distribution and elimination of mexiletine. Postgrad Med J 53: 1, 50 – 8. Puurunen S, Pelkonen O (1979) Cimetidine inhibits microsomal drug metabolism in the rat. Eur J Pharmacol 55: 335 – 9. Seipel L, Breithardt G, Schoerner M (1978) Die Wirkung des neuen Antiarrhythmikums Mexiletin auf Erregungsbildung und -leitung im menschlichen Herzen. Z Kardiol 67: 766

Hombach, V., Höpp, H.-W., Braun, V., Behrenbeck, D. W., Tauchert, M., Hilger, H. H. (Medizin III und Abt. für Kardiologie der Med. Univ. Klinik und Poliklinik Köln)
### His-Bündel-Elektrogramme von der Körperoberfläche. Zuverlässigkeit der Registriertechnik und praktische Bedeutung*

*Einleitung*

Bei konventioneller Registriertechnik stellt sich im Oberflächen-EKG normalerweise nur die elektrische Erregung von Vorhöfen (P-Welle) und Herzkammern (QRS-Komplex) dar, ein zusätzliches Signal innerhalb der PQ-Strecke als Ausdruck der Depolarisation des Hisschen Bündels wird nicht registriert. Im Jahre 1973 wurde erstmalig mit Hilfe der Signalmittlungstechnik von drei Arbeitsgruppen ein zusätzliches Signal innerhalb der PQ-Strecke entdeckt, welches durch pharmakologische Tests als Erregung des Hisschen Bündels wahrscheinlich gemacht werden konnte [1–4, 8]. In der Folgezeit wurde diese Technik mit wechselndem Erfolg von über 20 weiteren Arbeitsgruppen zur Registrierung von Oberfläche-His-Bündel-Potentialen eingesetzt [6, 7, 9–12]. Seit der Einführung eines serienmäßig hergestellten, transportablen EKG-Schreibers mit Signalmittlungstechnik [7] haben wir ein größeres Patientenkollektiv mit diesem Gerät untersucht.

*Methodik*

Es wurden konsekutiv insgesamt 54 Probanden oder Patienten, 18 Frauen und 36 Männer, im Alter von 25–66 Jahren mit Hilfe des MAC-I (Firma Marquette electronics, Milwaukee, USA), eines EKG-Registriergerätes mit Signalmittlungscomputer, untersucht. Unter diesem Personenkreis befanden sich herzgesunde Probanden ($n = 6$) sowie Patienten mit verschiedenen kardialen und extrakardialen Erkrankungen. 52 Patienten wurden ohne Medikation, 13 Patienten zusätzlich nach Injektion von Verapamil (Isoptin) 10 mg i.v., und weitere sieben Patienten nach zusätzlicher Injektion von Ajmalin (Gilurytmal) 50 mg i.v. untersucht, während zwei Patienten unter einer Dauermedikation von Digoxin und Verapamil (240 mg p.o.) standen. Bei 21 Patienten konnte die HV-Zeit (Leistungsgeschwindigkeit im His-Purkinje-System) vergleichend aus Oberflächen-EKG und intrakardialem His-Bündel-EKG gemessen werden, und bei bisher neun Patienten wurden PH-Zeit (Leistungsgeschwindigkeit über Vorhof und AV-Knoten) und HV-Zeit vergleichend bestimmt.

Das Prinzip der Signalmittlungstechnik besteht darin, durch Aufsummierung und Mittelung vieler Herzzyklen das Untergrundrauschen in hochverstärkten EKG-Ableitungen soweit zu reduzieren, daß das interessierende Signal, in diesem Falle das His-Bündel-Potential, sichtbar wird. Um ein möglichst

---
\* Mit Unterstützung der Deutschen Forschungsgemeinschaft, SFB 68, Köln

optimales Ergebnis zu erzielen, müssen die Herzaktionen durch einen empfindlichen Triggermechanismus genau zeitgleich übereinander gelegt werden, und das interessierende Signal muß in einer festen zeitlichen Beziehung zum Triggerpunkt stehen. Die Verbesserung des Signal-Rausch-Verhältnisses nimmt mit der Zahl der gemittelten Herzaktionen zu und entspricht etwa der Quadratwurzel der Anzahl gemittelter Herzzyklen (z. B. Faktor 20:1 bei 400 gemittelten Herzaktionen). Abb. 1 zeigt im Beispiel den Einfluß der Zahl der gemittelten Herzaktionen auf das Ergebnis der Signalmittlung.

Das Oberflächen-EKG wurde standardisiert von den Brustwandandelektroden $V_1$, $V_4$ und $V_8$ bipolar abgeleitet, der Computer erstellt daraus intern 6 Ableitungen, deren Vektorrichtung 30° zueinander beträgt (Einzelheiten der Registriertechnik in [6]. Der MAC-I-Signalmittlungscomputer hat zusammengefaßt folgende Eigenschaften:

1. Sofortige Digitalisierung des Primärsignals ohne Filterung, die „Sample-Rate" beträgt 2000 Samples pro s.
2. Exakter Vergleich aller konsekutiver EKG-Komplexe mit einer vom Computer aus einer Kontrollregistrierung erstellten Schablone: Eliminierung aller Komplexe, welche nicht zu 95−98% mit der Schablone übereinstimmen.
3. Triggerpunkt: die ersten 20 ms des QRS-Komplexes (Vergleich mittels einer Korrelationsfunktion). Daher resultiert eine sehr hohe Triggerstabilität von ± 0,5 ms bei einer Frequenzantwort von 0−300 Hz.
4. Frequenzantwort-Input: DC-300 HZ (−3dB bei 300 Hz und 18 dB/Oktave Frequenzantwort-Output: Oberes Limit: 300 Hz, unteres Limit-Filter 3-pole, 18dB/Oktave Butterworth.
5. Variabler Frequenzausschrieb: 0−300 Hz, 50−300 Hz, 100−300 Hz, 150−300 Hz.
6. Verstärkung: 2,5 bis 8000 mm/mV (bis zu $10^5$fach des Originalsignals).
7. Signalmittlungsfenster verschiebbar: 500 ms vor und nach dem Beginn des QRS-Komplexes.
8. Maximal mögliche Zahl gespeicherter Herzaktionen: 8192.

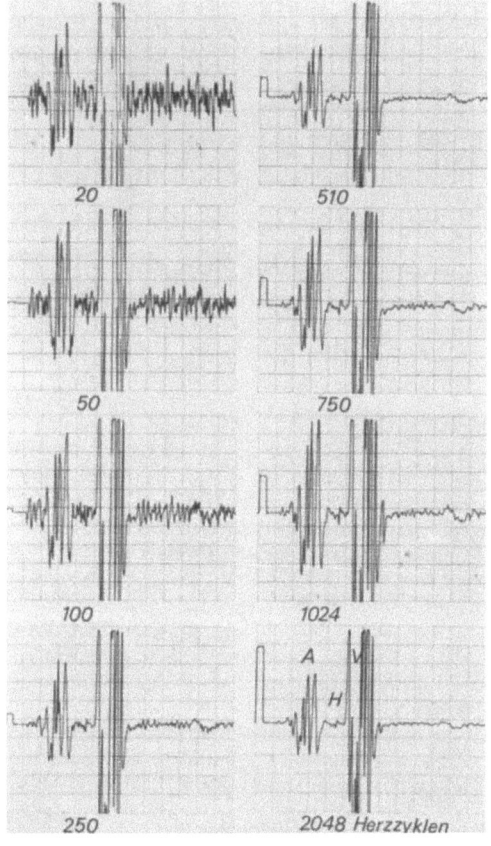

**Abb. 1.** Einfluß der Zahl der signalgemittelten Herzaktionen auf die Qualität des Oberflächen-His-Potentials. Mit Zunahme der Zahl der gemittelten Herzzyklen wird das Grundrauschen immer geringer, ab einer Zahl von 250 gemittelten Herzaktionen tritt das His-Bündel-Potential deutlich innerhalb der PQ-Strecke hervor. Eine weitere Zunahme der gesammelten Herzaktionen bringt dann keine entscheidende Verbesserung des His-Bündel-Signals mehr. A = Vorhofsignal, H = His-Bündel-Potential, V = Ventrikeldepolarisation. Verstärkung: 1 mm/µV

Die Vorteile des hier verwendeten Signalmittlungscomputer-Systems liegen in der hohen Zuverlässigkeit des MAC-I, der Verwendung standardisierter Ableitungen, der einfachen Bedienung, des sofortigen Ausschriebs des Ergebnisses nach Beendigung des Signalmittlunsprozesses, der Zeitaufwand beträgt etwa 20–40 min je nach Zahl der gemittelten Aktionen und der Herzfrequenz des Patienten.

*Ergebnisse*

Ohne Medikamenteneinfluß konnte bei 37/52 Patienten (= 71%) ein zusätzliches Signal innerhalb der PQ-Strecke reproduzierbar abgeleitet werden. Bei 13 Patienten wurde das interessierende Signal vom Vorhofkomplex überlagert, bei zwei Patienten war kein Signal erkennbar. Unter dem Einfluß von Verapamil (Verlängerung der PH-Zeit durch Verlangsamung der Leitungsgeschwindigkeit im AV-Knoten) wurde bei 39/54 Patienten (= 72%) ein gut sichtbares His-Bündel-Potential registriert, und unter dem zusätzlichen Einfluß von Ajmalin konnte die Rate erfolgreicher auf 42/54 Probanden/Patienten (= 78%) gesteigert werden.

Bei insgesamt 12/13 Patienten wurde durch Verapamil eine Verlängerung der PH-Zeit gegenüber der Kontrollregistrierung vor Medikation im Oberflächen-EKG erzielt, und bei allen sieben Probanden verlängerte sich nach Gabe von Ajmalin die HV-Zeit gegenüber der Kontrollregistrierung vor Verabreichung des Pharmakons. Bei 13/54 Patienten wurde zusätzlich zum His-Bündel-Potential in der signalgemittelten Oberflächen-EKG-Ableitung ein weiteres Potential mit einem Intervall von 12–25 ms zum QRS-Komplex registriert (Erregung der Tawara-Schenkel).

Bei insgesamt 21 Patienten konnten die HV-Intervalle (Leitungsgeschwindigkeit im His-Purkinje-System) aus der Oberflächenableitung und der intrakardialen His-Bündel-Elektrographie verglichen werden. Die Leitungszeiten waren praktisch gleich (intrakardial: 47,3 ± 14,3 ms, Oberfläche: 47,8 ± 14,3 ms), der Korrelationskoeffizient war 0,98. Die bei neun Patienten gemessenen PH- und HV-Intervalle waren in der

**Tabelle 1.** Vergleich der AV-Leitungsintervalle aus den signalgemittelten Oberflächenableitungen und dem intrakardialen His-Bündel-Elektrogramm bei insgesamt neun Patienten. Praktisch identische Werte der einzelnen Subintervalle mit hohen Korrelationskoeffizienten. Bei Patient Nr. 6 wurde die Oberflächenregistrierung unter einer Medikation von 360 mg Verapamil p.o. (Verap.) vorgenommen. Intra: intrakardial, OF: Oberflächen-EKG, PH-Zeit: Vorhof-AV-Knotenleitungszeit, HV-Zeit: Leitungszeit des His-Purkinje-Systems

| Pat. Nr. | PQ-Zeit (ms) | | PH-Zeit (ms) | | HV-Zeit (ms) | |
|---|---|---|---|---|---|---|
| | Intra | OF | Intra | OF | Intra | OF |
| 1 | 190 | 190 | 110 | 110 | 80 | 80 |
| 2 | 160 | 165 | 115 | 115 | 45 | 50 |
| 3 | 285 | 273 | 225 | 215 | 60 | 58 |
| 4 | 190 | 190 | 145 | 145 | 45 | 45 |
| 5 | 195 | 180 | 140 | 130 | 55 | 50 |
| 6 | 130 | 140 (Verap.) | 80 | 90 (Verap.) | 50 | 50 |
| 7 | 150 | 160 | 105 | 110 | 45 | 50 |
| 8 | 130 | 140 | 88 | 95 | 42 | 45 |
| 9 | 130 | 130 | 95 | 93 | 35 | 37 |
| $\bar{x}$ | 173,3 | 174,2 | 122,6 | 122,6 | 50,8 | 51,1 |
| $S\bar{x}$ | 49,8 | 43,1 | 44,1 | 39,0 | 13,2 | 12,0 |
| $n =$ | 9 | 9 | 9 | 9 | 9 | 9 |
| $r =$ | 0,990 | | 0,994 | | 0,970 | |

intrakardialen und Oberflächenableitung ebenfalls sehr ähnlich, Tabelle 1 zeigt die Werte im einzelnen.

*Diskussion und Zusammenfassung*

Zur erfolgreichen Ableitung von Oberflächen-His-Bündel-Potentialen mit der Signalmittlungstechnik ist neben dem elektronischen Konzept und der Kapazität der verwendeten Systeme die Güte des Triggermechanismus von entscheidender Bedeutung, die für den MAC-I beschriebene Triggerstabilität von unter ± 0,5 ms spricht für sich. Überlagerungen des His-Bündel-Signals durch den Vorhofkomplex können durch Filterung der tiefen Frequenzen [4] und/oder durch Applikation von Pharmaka, welche die Leitungsgeschwindigkeit im AV-Knoten verlangsamen (Verapamil, Betarezeptorenblocker), umgangen werden. Einzelne blockierte P-Wellen können infolge der Aufsummierung vieler Herzzyklen bezüglich des Blockierungsortes nicht definiert werden, durch variable Triggerung auf blockierte Vorhofpotentiale ist aber eine solche Lokalisierung des Blockierungsortes dennoch möglich [9], dieses von Takeda et al. beschriebene System ist jedoch noch nicht serienmäßig erhältlich.

In einigen Studien wurden die aus der Oberflächen-EKG-Abteilung registrierten His-Bündel-Potentiale durch intrakardiale Ableitungen validisiert: McKenna et al.: 10/13 Patienten identische HV-Intervalle, Vincent et al.: 8/10 Patienten identische His-Bündel-Deflektionen, Berbari et al.: Korrelationskoeffizient für die HV-Zeiten: 0,95. Unsere Ergebnisse entsprechen den hier beschriebenen. Gelegentliche Unterschiede zwischen den intrakardialen und Oberflächen-HV-Intervallen könnten auch durch anatomische Gegebenheiten erklärbar sein: von der Körperoberfläche werden infolge der weiteren Distanz zum Ableitungsort integral alle Anteile des His-Bündel-Tawara-Schenkel-Systems erfaßt, während intrakardiale Kathederelektroden mehr lokale Ereignisse aus evtl. Teilen des Hisschen Bündels (oder der Tawara-Schenkel) aufnehmen.

Zusammenfassend kann mit dem MAC-I auf Grund der Literatur und eigener Erfahrungen in etwa $^2/_3$ aller Fälle ein His-Bündel-Potential von der Körperoberfläche

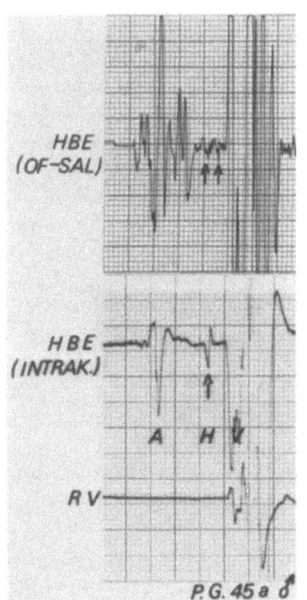

**Abb. 2.** Vergleich des His-Bündel-Potentials aus der signalgemittelten Oberflächen-EKG-Ableitung (HBE-OF-SAL) mit dem beim gleichen Patienten invasive-intrakardial registrierten His-Spike (HBE-Intrak.). Im Oberflächen-EKG werden zwei Spikes innerhalb des PQ-Segmentes sichtbar (Potential vom Hisschen Bündel und von den Tawara-Schenkeln), während die intrakardiale Registrierung nur ein His-Bündel-Potential (wahrscheinlich vom mittleren Anteil der Hisschen Brücke) zeigt. HV-Zeit in der Oberflächenableitung: 50 ms, intrakardial: 45 ms. RV = Ableitung aus dem rechten Ventrikel. Verstärkung in der signalgemittelten Ableitung (obere Kurve): 1 mm/μV

registriert werden, die Erfolgsrate kann u. U. durch pharmakologische Intervention auf etwa $^3/_4$ aller Fälle positiver Registrierungen gesteigert werden. Die klinische Bedeutung der Methode ist an folgenden Möglichkeiten abzulesen:
1. Invasiv untersuchte Patienten mit potentiell gefährlichen Leitungsstörungen (AV-Blockierungen, Schenkelblockierungen) können beliebig oft nachuntersucht werden, besonders wenn die Oberflächen-Ableitung durch die intrakardiale validisiert werden konnte (Prognose der Blockierungen).
2. Screening von Patienten mit vorbestehenden AV- oder intraventrikulären Leitungsstörungen für invasive Diagnostik.
3. Überwachung einer antiarrhythmischen Therapie mit Pharmaka, welche die Leitungsgeschwindigkeit im AV-Knoten und besonders im His-Purkinje-System verlangsamen.

*Literatur*

1. Berbari EJ, Lazzara R, Samet P, Scherlag BJ (1973) Noninvasive technique for detection of electrical activity during the P-R segment. Circulation 48: 1005 – 2. Berbari EJ, Scherlag BJ, El-Sherif N, Befeler B, Aranda JM, Lazzara R (1976) The His-Purkinje electrogram. An initial assessment of its uses and limitations. Circulation 54: 219 – 3. Flowers NC, Horan LG (1973) His bundle and bundle branch recordings from the body surface. Circulation [Suppl] 48: 102 – 4. Flowers NC, Gurbachan SS (1979) Surface recording of low-level signals from the conduction system. Cardiovascular Med 1183: 1979 – 5. Hombach V, Höpp H-W, Braun V, Behrenbeck DW, Tauchert M, Hilger HH (1980) Die Bedeutung von Nachpotentialen innerhalb des ST-Segmentes im Oberflächen-EKG bei Patienten mit Koronarer Herzkrankheit. Deutsch Med Wochenschr 105: 1457 – 6. Hombach V, Braun V, Höpp H-W, Behrenbeck DW, Tauchert M, Hilger HH (1981) Nichtinvasive Ableitung von Potentialen des Hisschen Bündels von der Körperoberfläche. Münch Med Wochenschr 123: 173 – 7. McKenna WJ, Rowland E, Mortara D, Dawson RE, Krikler DN (1979) Non invasive recording of the His bundle electrogram. In: Meere (ed) Cardiac Pacing, Proceedings of the VIth World Symposion on Cardiac Pacing. Montreal, pp 11–19 – 8. Stopczyk MJ, Kopec RJ, Zochowsky RJ, Pieniak M (1973) Surface recording of electrical heart activity during P-R segment in man by a computer averaging technique. Internat Res Comm System (77–8), 11: 21–2 – 9. Takeda H, Kitamura K, Takanashi T, Tokuoka T, Hamamoto H, Katoh T, Niki I, Hishimoto Y (1979) Noninvasive recording of His-Purkinje activity in patients with complete atrioventricular block. Clinical applications of an "automated discrimination circuit". Circulation 60: 421 – 10. Van den Akker TJ, Ros HH, Goovaerts HG, Schneider H (1976) Real-time method for noninvasive recording of His bundle activity of the electrocardiogram. Comput Biomed Res 9: 559 – 11. Vincent R, Stroud NP, Jenner P, English MJ, Woollons DJ, Chamberlain DA (1978) Noninvasive recording of electrical activity in the PR segment in man. Br Heart J 40: 124 – 12. Wajszczuk WJ, Stopczyk MJ, Moskowitz MS, Zochowsky RJ, Bauld T, Dabos PL, Rubenfire M (1978) Noninvasive recording of His-Purkinje activity in man by QRS-triggered signal averaging. Circulation 58: 95

Strödter, D. (III. Med. Klinik und Poliklinik am Klinikum der Univ. Gießen)
**Nichtinvasive Bestimmung der Sinusknotenerholungszeit**

Die Bestimmung der Sinusknotenerholungszeit als Such- und Provokationsmethode zur Demaskierung eines Sinusknotensyndroms ist eine häufig notwendige und informative Untersuchung. Ihr Nachteil liegt bei üblicher Durchführung im invasiven Vorgehen.

Mit Hilfe einer über die Nase in den Oesophagus eingeführten Stimulationssonde kann dagegen auf nichtinvasivem Weg ebenfalls eine Elektrostimulation des Vorhofs erreicht werden. Über die therapeutischen Möglichkeiten dieser einfachen Methode zur Konversion von Vorhofflattern und atrialen Tachycardien haben wir vor 2 Jahren an gleicher Stelle berichtet [4].

Die jetzige Untersuchung sollte klären, ob trotz unterschiedlicher Stimulationsorte und Stimulationstechniken, beim transvenösen Verfahren rechtsatrial, beim transoesophagealen Verfahren linksatrial, die Sinusknotenerholungszeiten bei beiden Methoden zuverlässig übereinstimmen. Die wenigen bisherigen Untersuchungsergebnisse zum Einfluß des Stimulationsortes auf die Sinusknotenerholungszeit sind divergierend bzw. kontrovers [1, 2]. Zum anderen war eine Alteration der Sinusknotenerholungszeit über eine vagale Reaktion bei transoesophagealer Stimulation nicht von vornherein auszuschließen.

*Patientengut und Methodik*

Bei 56 Patienten, 37 Männern und 19 Frauen, mit einem Durchschnittsalter von 60,8 Jahren wurde daher die Sinusknotenerholungszeit mit beiden Verfahren ermittelt. Indikation zur Untersuchung waren zum einen entsprechende EKG-Veränderungen, zum anderen Symptome wie Schwindel und Synkopen, die an ein zu Grunde liegendes Sinusknotensyndrom hatten denken lassen müssen.

Die Vorhofstimulationen wurden bei beiden Verfahren mit Frequenzen von 90–150/min über 30 s durchgeführt, wobei die Stimulationsfrequenz jeweils in Stufen von 10 Impulsen/min erhöht wurde. Zugangsort für die rechtsatriale Stimulation war die Vena femoralis.

Zur transoesophagealen Stimulation wurde eine bipolare Oesophagus-Elektrode der Firma Vygon benutzt. Die Einführung über die Nase wurde gut toleriert. Empfindliche Patienten bekamen vorher zur Schleimhautanaesthesie Xylocain-Spray in den Naseneingang appliziert. Die optimale Lage der Sonde wurde dort angenommen, wo die höchsten atrialen Potentiale im Oesophagus-EKG gefunden wurden. Vorhofpotentiale von mindestens 1,0 mV wurden hierbei angestrebt. Als Stimulationsgerät diente der Impulsgenerator eines Servokards der Firma Hellige. Die zur Vorhoferregung notwendigen Impulse hatten eine Spannung von 20–50 Volt. Sie lagen damit deutlich unter der Schmerzschwelle, die mit 100 Volt angegeben wird. Die Impulsbreite lag bei 2,0 ms [3]. Komplikationen wurden nicht beobachtet. Erschien die Poststimulationsphase sehr lang oder traten stark verlängerte sekundäre Pausen auf, konnten diese auch bei transoesophagealer Stimulation zur Vermeidung von Komplikationen sofort durch Wiederaufnahme der Stimulation unterbrochen werden.

*Ergebnisse*

Die Abb. 1 gibt als Beispiel die Sinusknotenerholungszeit eines Patienten bei transvenöser und transoesophagealer Stimulation wieder. Die Poststimulationspausen

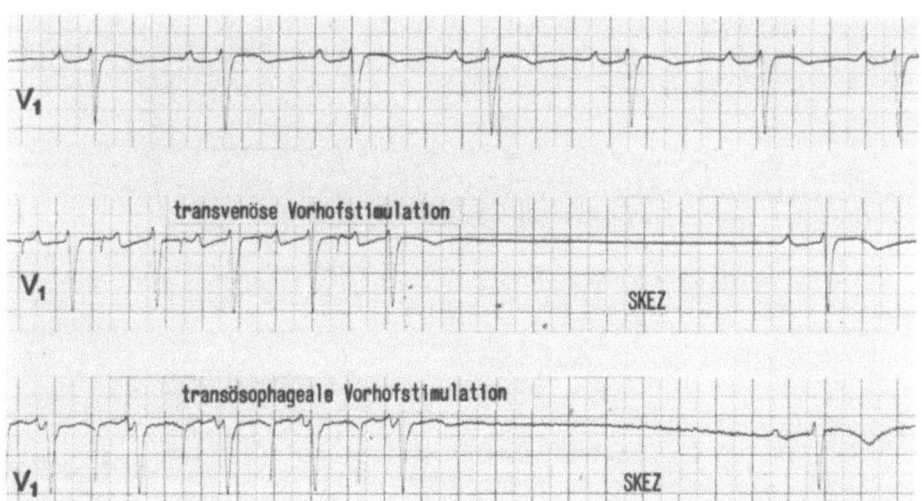

**Abb. 1.** Sinusknotenerholungszeit bei transvenöser und transoesophagealer Vorhofstimulation. Papiervorschub 50 mm/s

sind nahezu identisch. Auch der Vergleich sämtlicher mit diesen beiden Methoden bestimmten max. Sinusknotenerholungszeiten ergibt keine Schwankung oder nur geringgradige Schwankungen, wie sie auch bei mehrfacher Prüfung der Sinusknotenerholungszeit mit gleicher Frequenzstufe vorkommen. Eine Gegenüberstellung der Differenzen der max. Sinusknotenerholungszeiten zwischen beiden Methoden zeigt die nächste Abbildung (Abb. 2). Die größte und etwas herausfallende Differenz von 260 ms. fand sich bei einer max. Sinusknotenerholungszeit von 3 300 ms. Relativ vom Ausgangswert aus betrachtet, ist diese Abweichung jedoch ebenfalls als geringgradig anzusehen. Im Mittel sind die transoesophageal bestimmten SKEZ-Werte um ca. 4% kürzer oder länger als die transvenös bestimmten.

Die Untersuchung dieser Ergebnisse mit Hilfe des Rang-Testes nach Wilcoxon bestätigt, daß auch statistisch keine Unterschiede zwischen den mit verschiedenen Methoden gewonnenen Sinusknotenerholungszeiten bestehen.

Auch das Verhalten der av-Leitung unter schneller Vorhofstimulation war bei beiden Methoden gleich. Zeigten sich av-Blockierungen 2. Grades unter transvenöser Stimulation, so waren sie auch bei transoesophagealer Stimulation nachweisbar.

*Diskussion*

Unsere Untersuchung an 56 Patienten zeigt, daß die Sinusknotenerholungszeit mit gleicher Zuverlässigkeit auch nichtinvasiv durch transoesophageale Stimulation bestimmt werden kann. Dieses Vorgehen stellt damit eine Alternative zur invasiven intraatrialen Stimulation dar. Der Vorteil der transoesophagealen Methode liegt in ihrer einfachen Handhabung, der nicht notwendigen Sterilität und der Unabhängigkeit von einem Röntgengerät. Die transoesophageale Technik bietet sich daher als weitere

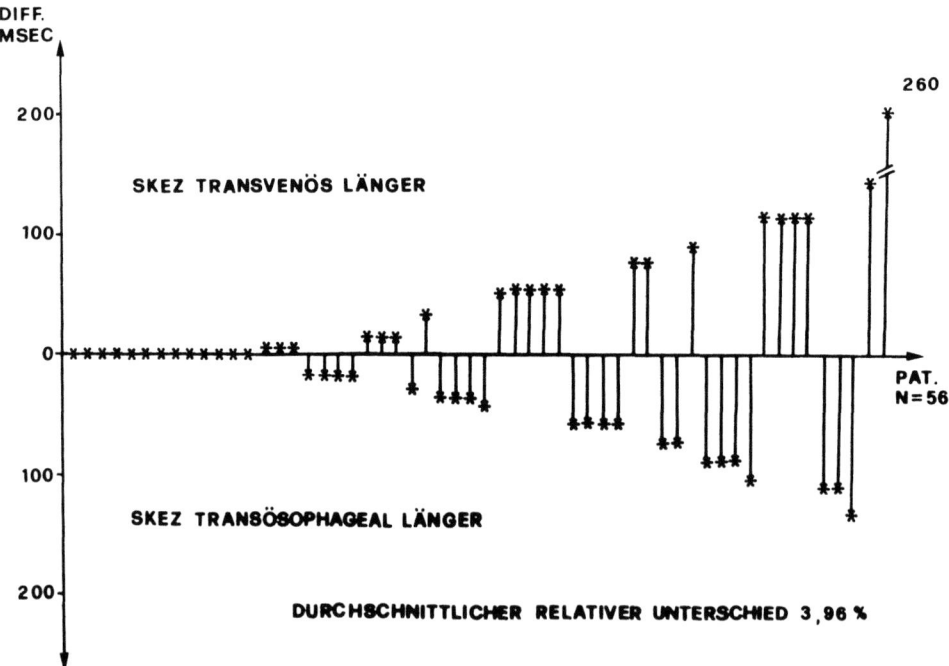

**Abb. 2.** Gegenüberstellung der Differenzen der maximalen Sinusknotenerholungszeiten bei transvenöser und transoesophagealer Vorhofstimulation

nichtinvasive Screening-Methode bei Verdacht auf Sick-Sinussyndrom an. Der geringe Aufwand erlaubt zudem häufigere Verlaufskontrollen der SKEZ bei noch asymptomatischen Patienten mit bereits bekanntem Sinusknotensyndrom.

*Literatur*

1. Breithardt G, Seipel L, Hildebrandt U, Leuner Ch, Wiebringhaus E (1978) Methodische Aspekte bei der Bestimmung der Sinusknotenerholungszeit beim Menschen. Z Cardiol 67: 395–404 – 2. Lange G (1965) Action of driving stimuli from intrinsic and extrinsic sources on in situ cardiac pacemaker tissue. Circ Res 17: 449–459 – 3. Renggli I (1976) Ösophagusschrittmacher. In: Koller F, Nagel GA, Neuhaus K (Hrsg) Internistische Notfallsituationen. Thieme, Stuttgart – 4. Strödter D, Schwarz F (1979) Erfahrungen mit der transoesophagealen Elektrostimulation zur Konversion von Vorhofflattern und Vorhoftachycardien. Verh Dtsch Ges Inn Med 85: 858–862


Pop, T., Treese, N., Meinertz, T., Kasper, W. (II. Med. Univ.-Klinik und Poliklinik Mainz)
**Sinusstillstand**

*Manuskript nicht eingegangen*


Gülker, H., Bender, F., Thale, J., Heuer, H., Kristek, J., Hübner, G., Schmidt, J. (Med. Univ.-Klinik Münster)
**Lidocainrefraktäre ventrikuläre Arrhythmien bei akutem Vorderwandinfarkt**

In der klinischen Behandlung der akuten Infarktarrhythmien gilt Lidocain als Mittel der Wahl (Übersicht bei [6]). Die antiarrhythmische Wirksamkeit dieser Substanz wurde in zahlreichen Untersuchungen festgestellt. Eine Prophylaxe des sudden cardiac death als Folge von Kammerflimmern ist jedoch nicht zweifelsfrei belegt; dies gilt für das frühe Kammerflimmern in den ersten Minuten nach Beginn der Symptome (Übersicht bei [4]), trifft aber auch für das Kammerflimmern bei bereits eingetretenem Infarkt und beginnender Nekrose zu, wie neben älteren Ergebnissen von Bleifeld et al [2] vor allem die gerade publizierte Studie von Pentecost et al. [5] an ingesamt 1483 Infarktpatienten nachweisen.

Ziel unserer Untersuchungen war es, in streng standardisierten Tierexperimenten die akuten Arrhythmien des frühen Nekrosestadiums 6–24 Std nach Koronarverschluß kontinuierlich zu erfassen, zu charakterisieren und ihre Beeinflußbarkeit durch Lidocain und das neuartige, noch nicht im Handel befindliche Antiarrhythmikum Flecainid vergleichend zu prüfen.

*Zur Methodik*

Die Experimente wurden an insgesamt 25 mischrassigen, wachen und spontanatmenden Hunden mit ausgedehnten transmuralen Anteroseptalinfarkten 6–24 Std nach Unterbindung des Ramus descendens der linken Herzkranzarterie durchgeführt. Die Arrhythmien des Nekrosestadiums, die durchschnittlich 6

Std nach Koronarverschluß einsetzten und dann während des gesamten Beobachtungszeitraumes andauerten, wurden kontinuierlich über eine Bandspeichereinheit aufgezeichnet. Lidocain wurde in zwei Dosierungen, nämlich als Bolus von 2 mg/kg mit nachfolgender Infusion von 50 mcg/kg × min bzw. 100 mcg/kg × min appliziert. Flecainid wurde in gleichen Dosen, zusätzlich als Infusion von 200 mcg/kg × min verabreicht.

Die statistische Auswertung der Ergebnisse erfolgte mit dem gepaarten $t$-Test, alle angegebenen Daten sind Mittelwerte und deren Standardabweichungen.

Im Beobachtungszeitraum wurden überwiegend folgende Herzrhythmusstörungen registriert:
I. polymorphe Ektopien mit rechts- und linksschenkelblockartiger QRS-Konfiguration (durchschnittlich 50/min),
II. kurzdauernde paroxysmale hochfrequente ventrikuläre Tachykardien,
III. ventrikuläre Tachykardien mit den Eigenschaften des „accelerated ventricular rhythm" (enddiastolischer Beginn der Tachykardien, Frequenzinterferenz mit dem Sinusknoten, häufige „fusion beats"; Häufigkeit von II und III: 2/min),
IV. mit zunehmender Ausbildung der Nekrose Auftreten von ventrikulären Salven und R- auf T-Phänomenen innerhalb des „accelerated ventricular rhythm",
V. in 20% der Fälle Kammerflimmern aus ventrikulären Salven und R-auf T-Phänomenen.

Lidocain bewirkte in dieser Infaktphase weder in der Dosierung von 2 mg/kg und 50 mcg/kg × min noch in der höheren Dosis von 2 mg/kg und 100 mcg/kg × min eine signifikante Verminderung der ventrikulären Tachykardien, Salven und R-auf T-Phänomene (Abb. 1). In einzelnen Experimenten angewandte Dosen von 25 mcg/kg × min bzw. 200 mcg/kg × min führten gleichfalls zu keinen wesentlichen Änderungen der Arrhythmieintensität.

Demgegenüber bewirkte Flecainid eine hochsignifikante Verminderung, in einzelnen Fällen sogar vollständige Beseitigung der infarktbedingten Herzrhythmusstörungen (Abb. 2).

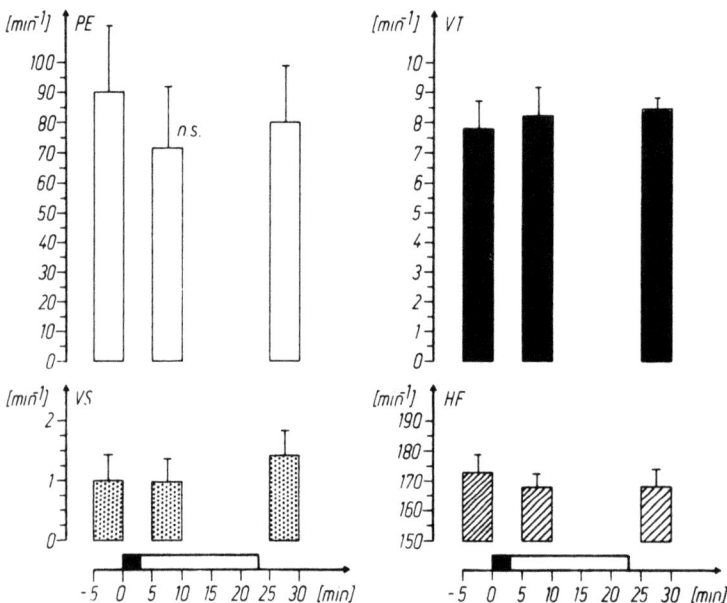

**Abb. 1.** Häufigkeit polymorpher Ektopien (PE), ventrikulärer Tachykardien (VT) und ventrikulärer Salven einschließlich R- auf T-Phänomenen (VS) während der 2. Arrythmiephase des akuten Herzinfarktes vor und nach Therapie mit Lidocain; HF = Herzfrequenz (Dosis: ■ 2 mg/kg in 3 min, anschließend ☐ 100 mcg/kg · min über 20 min; $n = 5$)

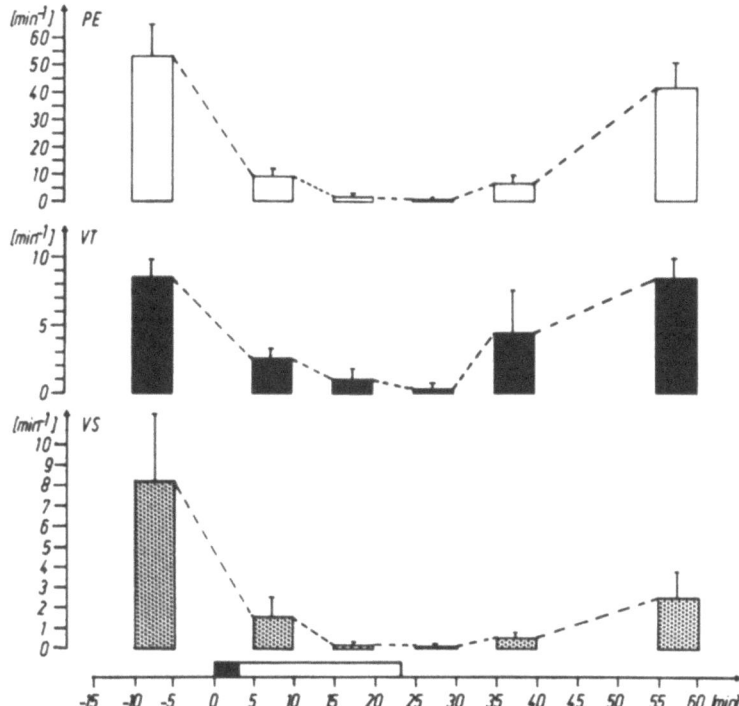

**Abb. 2.** Häufigkeit polymorpher Ektopien (PE), ventrikulärer Tachykardien (VT) und ventrikulärer Salven einschließlich R- auf T-Phänomenen (VS) während der 2. Arrythmiephase des akuten Herzinfarktes nach Applikation von Flecainid (R 818) (Dosis: ■ 2 mg/kg in 3 min, anschließend □ 200 mcg/kg · min über 20 min; $n = 10$)

Diese Ergebnisse wurden ausnahmslos in allen Experimenten beobachtet; sie zeigen:
1. Die polymorphen Ektopien im Nekrosestadium des akuten experimentellen Vorderwandinfarktes können durch Lidocain zwar reduziert, jedoch nicht beseitigt werden; die ventrikulären Rhythmen, Salven und R- auf T-Phänomene sind 6–24 Std nach Koronarverschluß weitgehend Lidocain-refraktär. Unsere Befunde erklären die klinischen Ergebnisse von Pentecost et al. [5], die bei Patienten im Verlaufe des ersten Infarkttages, und zwar zwischen der 4.–24. Std nach Beginn der Symptome, keine signifikante Reduzierung der Häufigkeit von Kammerflimmern unter dem Einfluß prophylaktischer Lidocaingaben feststellten.
2. Derartige Lidocain-refraktäre Herzrhythmusstörungen bei akutem Vorderwandinfarkt erfordern zur Verbesserung der Hämodynamik und zur Prophylaxe von Kammerflimmern differentialtherapeutische Maßnahmen. Nach Ergebnissen von Abendroth et al. [1] kann durch zusätzliche Gabe eines β-Sympathikolytikums eine weitgehende Reduzierung der polymorphen Ektopien erreicht werden. Alternativ erscheint nach unseren Ergebnissen der Einsatz von Flecainid in entsprechenden Situationen beim Menschen gerechtfertigt, insbesondere, da diese Substanz zu keiner schwerwiegenden Beeinträchtigung der Hämodynamik führt [3].

*Literatur*

1. Abendroth RR, Hübner H, Stephan K, Meesmann W (1977) Therapie lidocainresistenter Arrhythmien nach experimentellem schweren Herzinfarkt durch zusätzliche Sympatholyse, speziell

mit Atenolol. Verh Dtsch Ges Inn Med 83: 211 − 2. Bleifeld W, Merx W, Heinrich KW et al. (1973) Controlled trial of prophylactic treatment with lidocaine in acute myocardial infarction. Eur J Clin Pharmacol 6: 119 − 3. Gülker H, Bender F, Brisse B, Thale J, Heuer H, Kristek J, Schindelhauer F, Teerling K (1981) Behandlung akuter experimenteller Infarktarrhythmien mit Flecainid. Z Kardiol 70: 124 − 4. Krämer B, Gülker H, Meesmann W (1981) The effects of lidocaine on the ventricular fibrillation threshold and primary ventricular fibrillation following acute experimental coronary occlusion. Bas Res 76: 29 − 5. Pentecost BL, De Giovanni JV, Lamb P, Cadigan PJ, Evemy KL, Flint EJ (1981) Reappraisal of lignocaine therapy in management of myocardial infarction. Br Heart J 45: 42 − 6. Ribner HS, Isaacs ES, Frishman WH (1979) Lidocaine prophylaxis against ventricular fibrillation in acute myocardial infarction. Progr Cardiovasc Dis 21: 287

Krämer, B., Hausen, M., Henrichs, K., Schwarz, F., Mäurer, W., Kübler, W.
(Med. Univ.-Klinik III, Heidelberg)
**Beziehung zwischen Laktat- und Katecholaminkonzentrationen im Plasma unter Belastung bei unterschiedlicher sympathischer Aktivierung**

Unter körperlicher Belastung wird durch Aktivierung des sympathoadrenalen und sympathoneuronalen Systems ein Anstieg der Plasmakatecholamine Adrenalin und Noradrenalin ausgelöst [6, 8, 10]. Außerdem kommt es zu einem Anstieg des Plasmalaktates, das als ein indirektes Maß für die gesteigerte Stoffwechselleistung der beteiligten Skelettmuskulatur angesehen wird [2, 4, 5]. Zwischen Katecholamin- bzw. Laktatanstieg und erreichter Herzfrequenz bestehen exponentielle Beziehungen, die oberhalb der empirisch bei ca. 4 mmol Laktat/l festgelegten „anaeroben Schwelle" aufgrund zunehmender interindividueller Streuung zunehmend unschärfer werden [3]. Im aeroben Bereich unterhalb von 4 mmol Laktat/l wurden außerdem noch hochsignifikante Korrelationen zwischen Plasmalaktat und Plasmakatecholaminen nachgewiesen [3]. Unberücksichtigt blieb bei der Betrachtung des Zusammenhanges zwischen Adrenalin bzw. Noradrenalin mit Laktat jedoch eine systematische Variation der sympathischen Aktivität bei gleicher Belastungsstufe. Solche Unterschiede können einmal vorgegeben sein durch interindividuell unterschiedliche Leistungsfähigkeit [11], andererseits können sie von außen induziert werden durch medikamentöse Intervention mit $\beta$-Rezeptorenblockern [7]. In der vorliegenden Arbeit sollte daher geprüft werden, welche Beziehung zwischen den Laktat- und Katecholaminkonzentrationen im Plasma unter ergometrischer Belastung bei unterschiedlicher sympatischer Aktivierung besteht.

*Methodik*

Zwölf gesunde, normotone männliche Probanden (22−34 Jahre, 63−83 kg) wurden fahrradergometrisch im Liegen untersucht. Zunächst wurde jeder Proband maximal belastet: beginnend bei 75 W wurde die Arbeit nach jeweils 3 min um 25 W bis zur Erschöpfung des Probanden gesteigert. Herzfrequenz (HF, mittels EKG), systolischer Blutdruck (RR, auskultatorisch mit Armmanschette) und Plasmalaktat wurden am Ende jeder Belastungsstufe gemessen. Aufgrund dieser Vorergometrien wurden zwei Gruppen gebildet: Gruppe I enthielt die leistungsfähigeren, Gruppe II die weniger leistungsfähigen Probanden (250 ± 15,8 W vs. 212,5 ± 5,6 W, $p < 0,05$). In der Ausbelastungsherzfrequenz (181 ± 3,4 vs. 183 ± 183 ± 5,0; n.s.), dem maximalen RR-Anstieg (215 ± 8,4 mm Hg vs. 205 ± 5,6 mm Hg; n.s.) und der maximalen Laktatfreisetzung (10,2 ± 1,1 mmol/l vs. 10,5 ± 1,8 mmol/l; n.s.) bestanden keine Unterschiede zwischen beiden Gruppen.

Im eigentlichen Versuchsablauf wurde submaximal (75−150 W, 25-Wattstufen alle 3 min) nach einer initialen Ruhephase von 30 min belastet. Nach einer Erholungsphase von 30 min wurde im intraindividuellen cross-over randomisiert entweder Metoprolol (0,2 mg/kg KG) oder 0,9% NaCl-Lösung über 20 min infundiert. Nach weiteren 10 min folgte die 2. Ergometrie. Das Intervall zwischen beiden Ergometrietagen betrug mindestens 1 Woche.

Die Katecholamine wurden radioenzymatisch [1], die Laktate über einen enzymatischen UV-Test photometrisch gemessen [9]. Die Meßpunkte, an denen auch Herzfrequenz und Blutdruck bestimmt wurden, lagen jeweils vor Ergometriebeginn sowie am Ende jeder Belastungsstufe. Die Plasmakonzentrationen von Metoprolol wurden mit einem Isotopenverfahren bestimmt (Dr. W. Riess, Ciba-Geigy, Basel) und lagen am Ende der 2. Ergometrie bei $39 \pm 1,9$ ng/g Plasma.

Statistische Auswertung

Die angegebenen Daten sind Mittelwerte ± deren Standardabweichungen. Beim Vorliegen von nur zwei Mittelwerten wurde mit dem ungepaarten $t$-Test verglichen. Die Korrelation zwischen Katecholaminen und Laktat wurde mit einer logarithmischen Regression geprüft, die Regressionskoeffizienten varianzanalytisch miteinander verglichen.

*Ergebnisse*

Der maximale Herzfrequenzanstieg von Gruppe II war höher als der von Gruppe I: $143 \pm 1,7$ vs. $122 \pm 2,5$; $p < 0,001$. Nach Metoprolol entsprach der Frequenzanstieg von Gruppe II dem Frequenzanstieg von Gruppe I nach Placebo: $122 \pm 1,1$ vs. $124 \pm 2,4$; n.s. Beim systolischen Druckanstieg bestand zwischen beiden Gruppen kein Unterschied: Placebo: $169 \pm 5,8$ vs. $171 \pm 3,7$ mm Hg; n.s.; Metoprolol: $158 \pm 5,4$ vs. $154 \pm 5,1$ mm Hg, n.s. Wurden die Meßwerte der Ergometrien vor Placebo und vor Metoprolol zusammengefaßt, war der Laktatanstieg von Gruppe II bei 150 Watt signifikant höher als der bei Gruppe I: $2,1 \pm 0,27$ vs. $3,1 \pm 0,29$, $p < 0,05$. Der Noradrenalinanstieg war bei Gruppe II ebenfalls deutlicher ($0,61 \pm 0,06$ vs. $0,77 \pm 0,04$, $p < 0,05$), der Mehranstieg von Adrenalin bei Gruppe II war dagegen nur grenzwertig ($0,14 \pm 0,02$ vs. $0,20 \pm 0,03$ ng/ml, $p < 0,1$).

Bei der Korrelation der erreichten Noradrenalinkonzentrationen mit dem Laktat fanden sich für beide Gruppen sowohl nach Placebo wie auch nach Metoprolol signifikante ($p < 0,01$ bis $0,001$) logarithmische Beziehungen. Die Regressionskoeffizienten der Kurven von Gruppe I und II ($b_I$, $b_{II}$) konnten varianzanalytisch jeweils nicht voneinander unterschieden werden. Die Korrelation Noradrenalin/Laktat ließ sich daher für beide Gruppen nach Placebo und nach Metoprolol durch eine jeweils gemeinsame Funktion darstellen (Abb. 1). Die Werte der körperlich leistungsfähigeren Gruppe I waren auf den gemeinsamen Kurven lediglich etwas nach links verschoben. Die

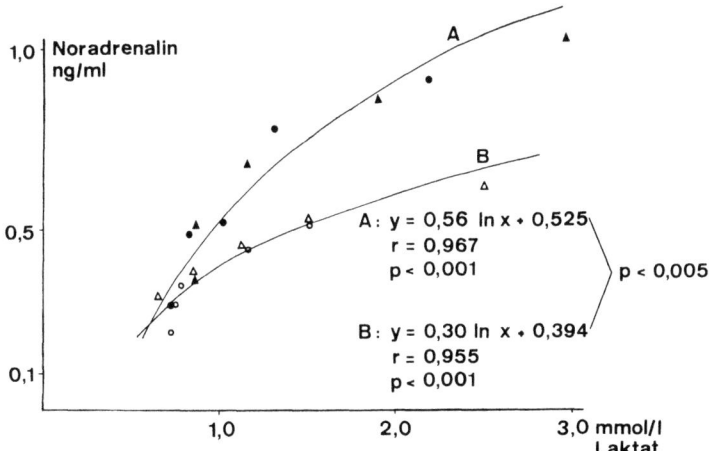

**Abb. 1.** Korrelation zwischen Plasma-Noradrenalin und Laktat bei stufenergometrischer Belastung unter $\beta$-Blockade (● = Gruppe I, ▲ = Gruppe II) und Placebo (○ = Gruppe I, △ = Gruppe II). $n_I = n_{II} = 6$, $\bar{x}$

Regressionskurve nach Placebo verlief dabei flacher als die nach Metoprolol, die Regressionskoeffizienten b beider Kurven ($b_M$, $b_P$) unterschieden sich signifikant ($p < 0,005$) voneinander.

Unter $\beta$-Blockade kam es also bei vergleichbarem Laktat – entsprechend einer gleichen globalen Stoffwechselleistung der arbeitenden Muskulatur – im untersuchten Bereich zu einem höheren Anstieg des Plasma-Noradrenalin. Dies spricht für eine relative Mehrbelastung bei gleicher Wattzahl. – Die Funktionsverläufe für Adrenalin waren insgesamt ähnlich: gleiche Regressionskurven für die Gruppen I und II. Die Signifikanzgrenze für einen unterschiedlichen Verlauf nach Placebo und Metoprolol wurde jedoch nicht ganz erreicht.

Analog wurden die Regressionskurven Noradrenalin gegen Laktat für die Ergometrien vor Placebo und vor Metoprolol bestimmt. Diese Kurven zeigten eine gute Übereinstimmung und lagen vom Verlauf her zwischen den Regressionen nach Placebo und nach Metoprolol. Qualitativ fand sich bei einfacher Ergometriewiederholung eine leichte Abflachung der beschriebenen Funktion Plasma-Noradrenalin gegen Plasma-Laktat. Die Verläufe von Herzfrequenz- und Blutdruckanstieg waren bei einfacher Ergometriewiederholung dagegen identisch. Diese Befunde deuten darauf hin, daß bei einer Ergometriewiederholung von 75–150 W im Abstand von 1 Std die gleiche Herzfrequenz und der gleiche systolische Blutdruck mit etwas weniger Plasma-Noradrenalin erreicht wird.

Um zu überprüfen, ob es sich bei diesem Effekt nicht um einen Befund innerhalb der Schwankungsbreite der untersuchten Parameter handelt, wurden bei weiteren zehn Probanden (22–34 Jahre) drei Ergometrien (160 W, 4 min) im Abstand von jeweils 1 Std durchgeführt. Herzfrequenz, Blutdruck, Laktat, Noradrenalin und Adrenalin wurden vor Ergometriebeginn sowie nach 2 und 4 min gemessen, die Metoprololkonzentration zu jeder Belastung bestimmt. Abb. 2 zeigt, daß unter steigenden Metoprololkonzentrationen zunehmend mehr Noradrenalin bei vergleichbarem Laktat freigesetzt wird. Bei den Ergometriewiederholungen 1–3 wurde dagegen eine gerichtete Abnahme des Noradrenalinanstieges gefunden. Für Adrenalin fanden sich bei Ergometriewiederholungen keine systematischen Veränderungen.

*Zusammenfassung*

Unter ergometrischer Belastung finden sich gut definierte logarithmische Beziehungen zwischen Plasma-Laktat und Plasma-Katecholaminen. Der Funktionsablauf ist unab-

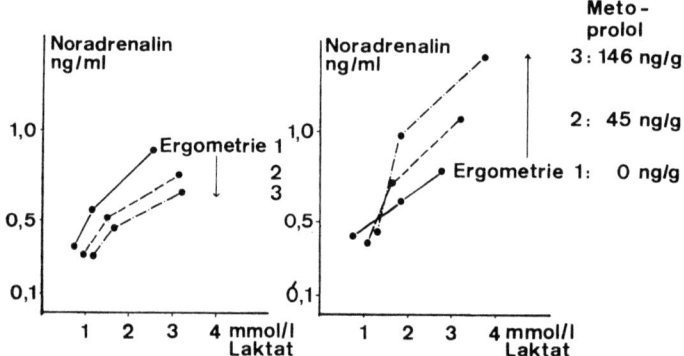

**Abb. 2.** Beziehung zwischen Plasma-Noradrenalin und Laktat bei ergometrischer Belastung (160 W: 0, 2, 4 min) nach Placebo (links) bzw. steigenden Metoprololkonzentrationen im Plasma (rechts). Ergometrien im zeitlichen Abstand von jeweils 1 Std

hängig vom mittleren Leistungsstand der untersuchten Kollektive. Er wird jedoch modifiziert durch Wiederholungen der Belastung (Noradrenalin) oder durch eine β-Blockade. Die etwas flachere Kurve nach Ergometriewiederholung deutet auf eine Adaptation der Kreislaufregulation hin. Die steilere Kurve nach β-Blockade beinhaltet eine relative Mehrbelastung bei gleicher Wattzahl.

*Literatur*

1. Da Prada M, Zürcher G (1976) Simultaneous radioenzymatic determination of plasma und tissue adrenaline, noradrenaline and dopamine within the femtomole range. Life Sci 19: 1161–1174 – 2. Hasselbach W (1971) Muskel. Urban & Schwarzenberg, München Berlin Wien – 3. Hausen M, Mäurer W, Thomas I, Ablasser A, Kübler W (1979) Simultane Bestimmung der Katecholamin- und Laktatkonzentrationen im periphervenösen Plasma unter Ergometerbelastung. Ver Dtsch Ges Inn Med 85: 862–865 – 4. Hollmann W, Hettinger Th (1976) Sportmedizin – Arbeits- und Trainingsgrundlagen. Schattauer, Stuttgart New York – 5. Keul J, Kindermann W, Simon G (1978) Die aerobe und anaerobe Kapazität als Grundlage für die Leistungsdiagnostik. Leistungssport 8: 2–32 – 6. Lütold BE, Bühler FR, Da Prada M (1976) Dynamik von Plasmakatecholaminen und β-Adrenozeptor-Funktionen. Schweiz Med Wochenschr 106: 1735–1738 – 7. Mäurer W, Schömig A, Kaden F (1978) Blut-Katecholaminspiegel unter β-Blockade. In: Mäurer W, Schömig A, Dietz R, Lichtlen PR (eds) Beta-Blockade 1977. Thieme, Stuttgart, p 50 – 8. Nilsson KO, Heding LG, Hökfelt B (1975) The influence of short term submaximal work on the plasma concentrations of catecholamines, pancreatic glucagon and growth hormone in man. Acta Endocrinol (Kbh) 79: 286–294 – 9. Noll F (1974) L-(+)Lactat. Bestimmung mit LDH, GPT und NAD. In: Bergemeyer HU (Hrsg) Methoden der enzymatischen Analyse, Bd 2. Verlag Chemie, Weinheim, S 1521 – 10. Robertson D, Johnson GA, Robertson RM, Nies AS, Shand DG, Oates JA (1979) Comparative assessment of stimuli that release neuronal and adrenomedullary catecholamines in man. Circulation 59: 637–650 – 11. Winder WW, Hickson RC, Hagberg JM, Ehsani AA, McLane JA (1979) Training-induced changes in hormonal and metabolic responses to submaximal exercise. J Appl Physiol 46: 766–771

Kramer, W., Thormann, J., Schlepper, M., Bittner, C., Zrenner, E.
(Kerckhoff-Klinik der Max-Planck-Gesellschaft, Bad Nauheim)
### Aktivitätsprofil von AR-L 115 BS bei therapierefraktärer kongestiver Kardiomyopathie (CC) und Herzgesunden (HG): Wirkungsverlust durch $Ca^{2+}$-Antagonisten

Mit AR-L 115 BS wird eine neue, positiv inotrop wirksame Substanz diskutiert, die als Phenylimidazopyridin-Derivat keine strukturelle Ähnlichkeit mit Glykosiden, Katecholaminen oder dem Aminobipyridinderivat Amrinone aufweist. Tierexperimentelle und klinische Studien belegen, daß sich AR-L 115 BS in seinem Wirkungsmechanismus von dem der Herzglykoside und beta-adrenergen Agonisten unterscheidet, der Angriffspunkt der Substanz letzlich jedoch noch unklar bleibt [1, 2].

Ziel der vorliegenden Studie war es, in verschiedenen Versuchsansätzen das Wirkungsprofil von AR-L 115 BS bei kongestivem Herzversagen sowie Herzgesunden zu prüfen, eine Dosis-Wirkungsbeziehung unter besonderer Berücksichtigung von Nebenwirkungen zu erstellen und den Einfluß von Verapamil auf die Dosis-Wirkungsbeziehung zu untersuchen.

Zunächst wurde während einer diagnostischen Herzkatheteruntersuchung die kardiovaskuläre Akutwirkung von AR-L 115 BS bei elf Patienten mit kongestiver Kardiomyopathie untersucht. Alle Patienten erhielten Digitalis im therapeutischen Bereich (Serumspiegel: 1,4 µg/ml). Nach Definition der NYHA waren alle Patienten einem klinischen Schweregrad III–IV zuzuordnen und erwiesen sich mit konventionellen Mitteln als therapierefraktär.

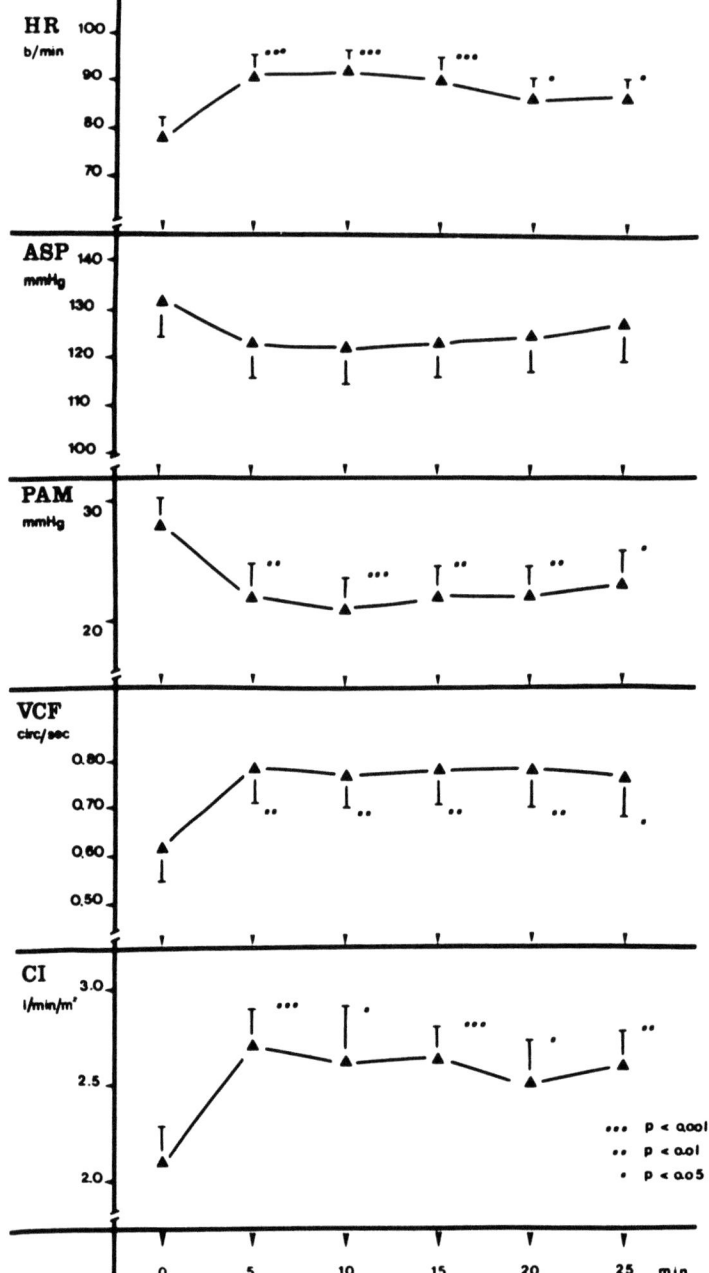

**Abb. 1.** Beeinflussung von Herzfrequenz (HR), systemarteriellen Druck (ASP), pulmonalarteriellem Mitteldruck (PAM), circumferentieller Faserverkürzungsgeschwindigkeit (VCF) und Herzindex (CI) bei kongestiver Kardiomyopathie nach 3 mg/kg KG AR-L 115 BS i.v.

## Das erfolgreiche Antiarrhythmikum
# Neo-Gilurytmal®

**zur konsequenten Behandlung der Extrasystolen**

**zur Prophylaxe anfallsweiser Tachykardien**

**Vorteil 1:** eindrucksvolle, durch internationale Veröffentlichungen bestätigte Therapieergebnisse

**Vorteil 2:** unkomplizierte, patientengerechte Dosierung

**Vorteil 3:** frei von zentralnervösen und anticholinergischen Effekten

**Vorteil 4:** ohne Beeinträchtigung des Kreislaufes, der Inotropie und der Koronardurchblutung

**Vorteil 5:** interaktionsfreie Komedikation mit Digitalisglykosiden

**Zusammensetzung:** Eine feste Tablette Neo-Gilurytmal enthält 20 mg Prajmaliumbitartrat (N-Propyl-ajmalinium-hydrogentartrat). Die Tabletten sind geschmacksfrei überzogen und mit einem Bruchkerbe versehen, so daß auch eine Behandlung mit reduzierter Dosis vorgenommen werden kann. **Anwendungsgebiete:** Extrasystolen unabhängig von Ursprungsort, supraventrikuläre Tachykardie, Behandlung und Prophylaxe von paroxysmalen Tachykardien, auch in Verbindung mit WPW- und LGL-Syndrom. Vorbehandlung bei Herzkatheter. Nachbehandlung nach Überleitungsverzögerung. **Gegenanzeigen:** Reizleitungs- und Überleitungsstörungen, Rhythmusstörungen in Verbindung mit einem Bruchstelle insbesondere Kammerflimmern bei Bradykardien. Bei Tagesdosen ab 100 mg ist bei Neo-Gilurytmal mit einer Beeinträchtigung der Herzkontraktion und mit einer Verzögerung der AV-Überleitung zu rechnen. Zur Zeit der Herzinsuffizienz sollte eine Rhythmusunregelmäßigkeit nur in Verbindung mit einer Glykosidbehandlung unternommen werden. **Nebenwirkungen:** Bei 1,2% der behandelten Patienten traten Übelkeit, Hitzegefühl, Kopfschmerzen, Appetitlosigkeit oder Verstopfung auf. In Einzelfällen Cholestase. Die Behandlung muß sofort abgebrochen werden, wenn in der 1. Woche während Fiebers Auswurf oder Stuhl- und Urinverfärbung auftreten. In ganz seltenen Fällen kommen Sehstörungen in Form von Doppelbildern oder Schleiersehen zur Beobachtung bei Bestehen von einer Auswirkung auf die Augenmuskulatur. Sie sind dosisabhängig und die Verträglichkeit des Ursus ungetrieben in reversibel. GIULINI PHARMA GMBH. HANNOVER. **Dosierungsanleitung:** Sowohl nicht weiters verordnet, Ausgangsbehandlung: 1 bis 4 x täglich 1 Tablette, Dauerbehandlung 2 bis 4 x 1/2 Tablette, Prophylaktische Anwendung: ie 1 Tablette morgens und am späten Nachmittag. Bei Patienten mit einem Körpergewicht unter 50 kg ist die Dosis zu reduzieren, nach der Beliebe möglichst Unterpulverschlag. Tagesdosis. **Art der Anwendung:** Die Tabletten sind unzerkaut während oder nach dem Essen einzunehmen. **Wechselwirkungen mit anderen Mitteln:** Unverträglichkeiten bei gleichzeitiger Einnahme von Neo-Gilurytmal und Herzglykosiden sind nicht zu erwarten. Bei einer Kombinationsbehandlung mit anderen rhythmisierenden Pharmaka müssen allen Dosierungs-Limitierungen und Kontraindiction. Berücksichtigung und Einwirkung wahrzunehmen. **Darreichungsformen und Packungsgrößen.** NL mit 30 Tabletten DM 16,30, N3 mit 100 Tabletten DM 48,15.

GIULINI PHARMA GMBH
HANNOVER

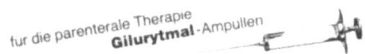

für die parenterale Therapie **Gilurytmal**-Ampullen

*Ein wichtiges Buch für alle Ärzte, die sich mit der Arrhythmiebehandlung befassen.*

# Ventrikuläre Herzrhythmusstörungen

Pathophysiologie – Klinik – Therapie

Herausgeber: B. Lüderitz

1981. 149 Abbildungen, etwa 60 Tabellen. Etwa 430 Seiten
Gebunden DM 88,–
ISBN 3-540-10553-0

**Inhaltsübersicht:** Einführung. – Pathophysiologie.– Medikamentöse Therapie: Antibradykarde Substanzen, Betarezeptorenblocker. Antitachykarde Therapie. – Neue Antiarrhythmika. – Elektrotherapie. – Chirurgische Therapie. – Sachverzeichnis.

Dieses Buch enthält die überarbeiteten und aktualisierten Beiträge des Internationalen Symposiums „Ventrikuläre Herzrhythmusstörungen, Pathophysiologie – Klinik –Therapie", das 1980 in München stattfand. Die Thematik ist gegliedert in: I Pathophysiologie, II Medikamentöse Therapie, III Elektrotherapie, IV Chirurgische Therapie. Den einzelnen Hauptthemen ist jeweils eine einführende Darstellung vorangestellt. Systematisch wird der gegenwärtige Kenntnisstand dargestellt, um dann in Einzelbeiträgen neue Forschungsergebnisse unter pathophysiologischen Gesichtspunkten zu diskutieren. Unter dem Aspekt der praktischen Anwendung liegt der Schwerpunkt auf der pharmakologischen Arrhythmiebehandlung mit neuen Antiarrhythmika.
Ziel der Darstellung ist es, die neuen Pharmaka sowie die aktuellen elektrotherapeutischen und chirurgischen Verfahren pathophysiologisch begründet in den allgemeinen Behandlungsplan der Herzrhythmusstörungen einzuordnen. Das Buch wendet sich an alle Ärzte und Fachärzte, die an Fragen der Arrhythmiebehandlung interessiert sind.

---

Vom gleichen Autor:

B. Lüderitz
## Therapie der Herzrhythmusstörungen
Leitfaden für Klinik und Praxis
1981. 58 Abbildungen, 33 Tabellen. IX, 184 Seiten.
Gebunden DM 32,–. ISBN 3-540-10335-X

B. Lüderitz
## Elektrische Stimulation des Herzens
Diagnostik und Therapie kardialer Rhythmusstörungen
Unter Mitarbeit von D. W. Fleischmann, C. Naumann d'Alnoncourt, M. Schlepper, L. Seipel, G. Steinbeck
Korrigierter Nachdruck. 1980. 229 Abbildungen, 46 Tabellen. XI, 398 Seiten
Gebunden DM 78,–. ISBN 3-540-09164-5

## Cardiac Pacing
Diagnostic and Therapeutic Tools
Editor: B. Lüderitz. With an Introduction by G. Riecker
1976. 75 figures, 29 tables. VII, 245 pages
Cloth DM 53,–. ISBN 3-540-07711-1

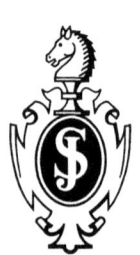

Springer-Verlag
Berlin
Heidelberg
New York

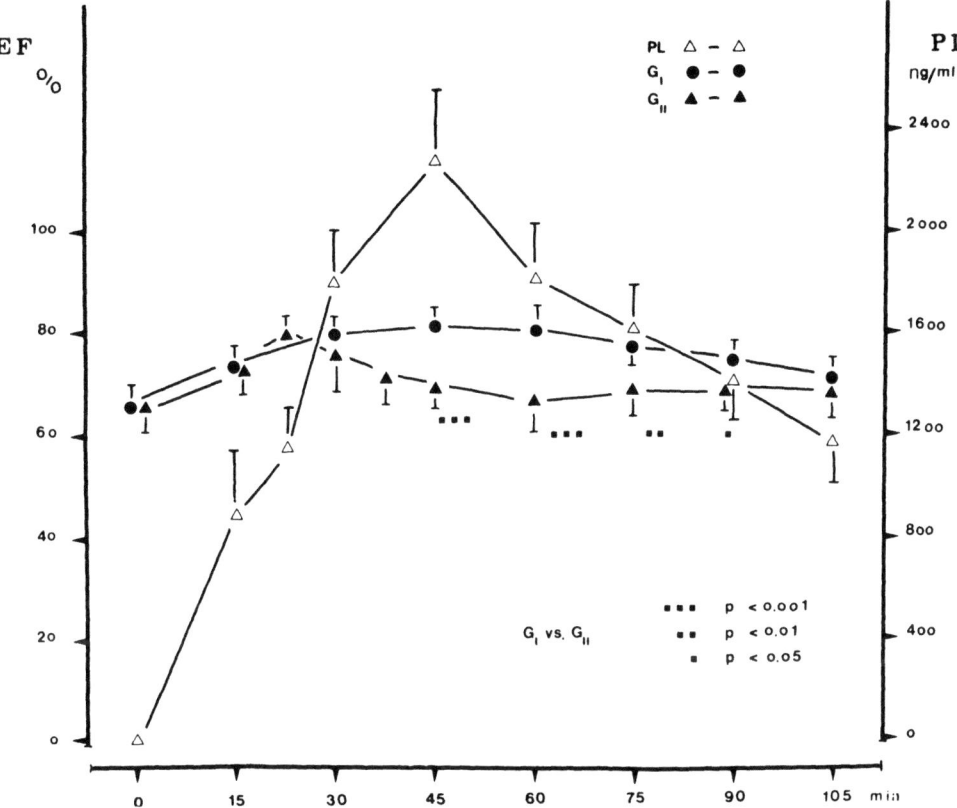

**Abb. 2.** Beeinflussung der Ejektionsfraktion (EF) bei gesunden Probanden nach AR-L 115 BS ohne ($G_I$) und mit ($G_{II}$) gleichzeitiger Gabe von Verapamil. Die mittlere AR-L-Plasmakonzentration beider Gruppen ist aufgeführt

bestätigen [3, 4]. Als einzigste bemerkenswerte Nebenwirkung imponierte bei einigen Patienten eine bisher nicht näher definierte Sehstörung. Daher war es unser Ziel, Ausmaß und Art der Sehbeeinträchtigung bei gesunden Probanden zu objektivieren.

Wir wählten als psychophysikalische Methode den Farnsworth-Munsell 100-Hue-Test sowie den Lanthony-Test. Dabei wird das Diskriminierungsvermögen für Farben mittels Farbproben getestet, die abgestuft das gesamte Spektrum des sichtbaren Lichtes umfassen. Ist die Diskriminierungsfähigkeit in einem Wellenlängenbereich herabgesetzt, entstehen Sortierfehler, die in polaren Plots als Ausziehung in Richtung ihrer Wellenlänge erscheinen. Das Ausmaß der Farbsehstörung wird als total error score (ES) wiedergegeben.

Während subjektiv die Farbsehstörung nur von 30% der Probanden zum Zeitpunkt der Maximaldosis wahrgenommen wurde, konnte sie ausnahmslos bei allen Probanden mit beiden angewandten Tests objektiviert und quantifiziert werden. Der error score war auch bei minimal effektivem AR-L-Plasmaspiegel signifikant erhöht und zeigte im weiteren Verlauf eine deutliche Abhängigkeit vom AR-L-Plasmapsiegel. Eine Sehtestkontrolle 24 Std nach Versuchsende sicherte die Reversibilität der Farbsehstörung.

Aus diesen drei Versuchsansätzen läßt sich folgern:

AR-L 115 BS führt sowohl beim kongestiven Herzversagen als auch bei Herzgesunden zu einer Steigerung der linksventrikulären Funktion. Pharmakodynamik und Pharmakokinetik korrelieren gut bis zu einer mittleren Dosierung von 2,8 mg/min – entsprechend einer Plasmakonzentration von 1 800 ng/ml –, Dosissteigerung führt zu keinem weiteren Wirkungszuwachs.

Da AR-L 115 BS auch bei digitalisierten Patienten mit kongestiver Kardiomyopathie zusätzliche kontraktile Reserven mobilisiert, ist ein Wirkungmechanismus über den Glykosidrezeptor, die $Na^+K^+$-Transport-ATPase des Sarkolemms auszuschließen. Anderseits erlauben unsere Ergebnisse die Schlußfolgerung, daß Verapamil im Gegensatz zu $\beta$-Sympatholytika mit dem myokardialen Angriffspunkt von AR-L 115 BS interferiert und unterstützt damit experimentelle Befunde, die eine durch AR-L 115 BS vermittelte Erhöhung der intrazellulären $Ca^{2+}$-Verfügbarkeit nachwiesen [5, 6].

Als Nebenwirkung läßt sich in Abhängigkeit von der AR-L-Plasmakonzentration ein gestörtes Diskriminierungsvermögen für Farben nachweisen, wie es auch von anderen positiv inotrop wirksamen Substanzen wie Digitalis und Methylxanthinderivaten [7] bekannt ist. Weitere elektrophysiologische Untersuchungen sind geplant, um den pathophysiologischen Stellenwert dieser AR-L-Nebenwirkung einzuschätzen.

*Literatur*

1. Dahmen M, Greeff K (1981) Analysis of the positive-inotropic activity of the imidazole derivate AR-L 115 BS in isolate guinea pig atria. Drug Res 31: 161 – 2. Diederen W, Weisenberger M (1981) Studies on the mechanism of the positiv-inotropic action of AR-L 115 BS, a new cardiotonic drug. Drug Res 31: 177 – 3. Kramer W, Thormann J, Schlepper M (1980) Hämodynamik eines nichtglykosidartigen Kardiotonikums in der oralen Langzeittherapie myokardialer Dekompensation. Verh Dtsch Ges Inn Med 86: 671 – 4. Thormann J, Kramer W, Schlepper M (1980) A new non-glycosidic, non-adrenergic cardiotonic agent; hemodynamic proof for its effectivness both, intravenously and by oral application. Circulation [Suppl 3] 62: 233 – 5. Herzig JW, Feile K, Rüegg JC (1981) Activating effects of AR-L 115 BS on the $Ca^{2+}$-sensitive force, stiffness and unloaded shortening velocity ($V_{max}$) in isolated contractile structures from mammalian heart muscle. Drug Res 31: 188 – 6. Hasselbach W (1981) Calcium transport of the sarcoplasmic reticulum in the presence of AR-L 115 BS. Drug Res 31: 191 – 7. Towbin EJ, Pickens WS, Doherty JE (1967) The effects of digoxin upon colour vision and the electroretinogramm. Clin Res 60: 122

Meinertz, T., Kasper, W., Hofmann, T., Treese, N., Kujat, C., Pop, T.
(II. Med. Univ.-Klinik und Poliklinik der Univ. Mainz)
**Art und Häufigkeit von Herzrhythmusstörungen bei kongestiver Kardiomyopathie**

Die Prognose von Patienten mit kongestiver (dilativer) Kardiomyopathie ist ungünstig. So liegt die mittlere 4-Jahresmortalität dieser Patienten nach Angaben der Literatur bei etwa 40%. Wie bekannt versterben solche Patienten an therapierefraktärer Herzinsuffizienz, an thromboembolischen Komplikationen oder am plötzlichen Herztod. Am plötzlichen Herztod versterben auch solche Patienten mit kongestiver Kardiomyopathie, deren Leben noch nicht von einer therapierefraktären Herzinsuffizienz oder thromboembolischen Komplikationen bedroht ist.

Es stellt sich die Frage welche Patienten mit kongestiver Kardiomyopathie durch einen plötzlichen Herztod bedroht sind. Wir gehen von der Arbeitshypothese aus, daß – in Analogie zur koronaren Herzerkrankung und zur hypertrophen Kardiomyopathie – komplexe ventrikuläre Herzrhythmusstörungen ein Indikator für eine Gefährdung durch den plötzlichen Herztod sein könnten.

Wir haben daher in einer prospektiven Studie Art und Häufigkeit ventrikulärer Herzrhythmusstörungen bei kongestiver Kardiomyopathie untersucht.

Zukünftiges Ziel dieser Studie ist es, zu prüfen, ob derartige Rhythmusstörungen bei kongestiver Kardiomyopathie eine prognostische Bedeutung haben.

*Methode*

An der Studie nahmen bis jetzt 65 Patienten teil. Diese wurden innerhalb des ersten Studienjahres in die Studie aufgenommen. Bei 39 Patienten erfolgte die endgültige Diagnosestellung innerhalb des letzten Jahres, bei 26 der Patienten innerhalb der Jahre 1977–1979. Beide Patientengruppen unterschieden sich weder in der klinischen Symptomatik noch in klinischen oder hämodynamischen Untersuchungsbefunden. Bei allen 65 Patienten erfolgte die Sicherung der Diagnose durch eine Rechts- und Linksherzkatheteruntersuchung einschließlich Coronarangiographie. Bei Aufnahme in die Studie wurden folgende Untersuchungen vorgenommen:
I. Klinisch-kardiologische Untersuchung einschließlich Oberflächen-EKG und Röntgen-Thorax,
II. zweidimensionales und M-Mode-Echokardiogramm,
III. Technetium-Binnenraumszintigramm des Herzens in körperlicher Ruhe,
IV. Computertomogramm des Herzens,
V. 24-Std-Langzeit-EKG. An dieser Stelle soll lediglich über einige der Untersuchungsergebnisse (I, II und V) berichtet werden. Die Langzeit-EKG-Registrierung erfolgte mittels des Siretape-Systems der Firma Siemens.

Die Aufnahme der Langzeit-EKG erfolgte unter ambulanten Bedingungen. Die Auswertung erfolgte halbautomatisch, hierbei wurde die Anzahl der ventrikulären Extrasystolen automatisch erfaßt, während die Anzahl der Paare und Salven sowie der unterschiedlichen VES-Morphologien visuell erfaßt wurden. Alle unterschiedlichen VES-Morphologien, alle Salven sowie alle Paare wurden durch einen EKG-Ausschrieb verifiziert und dokumentiert. Die so erzielte Auswertgenauigkeit wurde überprüft und entsprach den in der Literatur angegebenen Standards.

*Ergebnisse*

Die Charakterisierung der Patienten erfolgte nach klinischen, elektrokardiographischen und echokardiographischen Kriterien. Nach den Kriterien der New York Heart-Association (NYHA) ließ sich der klinische Funktionszustand der Patienten folgendermaßen beschreiben: 22% Klasse I, 48% Klasse II, 27% Klasse III, 3% Klasse IV.

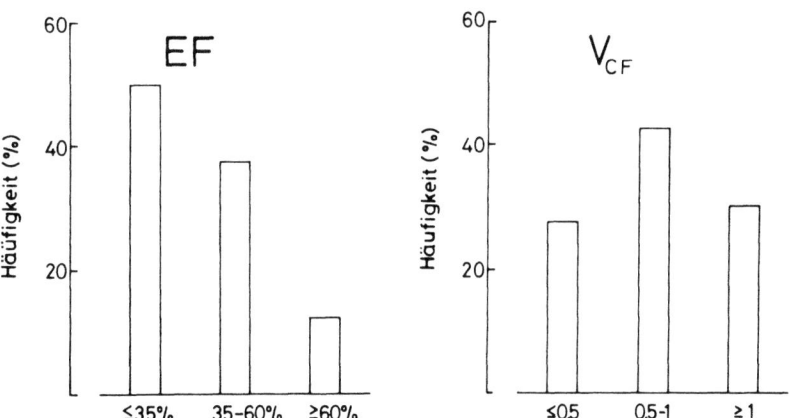

**Abb. 1.** Echokardiographische Daten zur Charakterisierung des Patientenkollektivs. *Linker Teil der Abbildung:* Ejektionsfraktion. Ordinate: prozentuale Häufigkeit der Patienten. Einteilung nach Ejektionsfraktion unter 35%, 35–60% und über 60%. *Rechter Teil der Abbildung:* mittlere circumferentielle Faserverkürzungsgeschwindigkeit. Ordinate: prozentuale Häufigkeit der Patienten. Linke Säule unter 0,5, mittlere Säule 0,5–1 und rechte Säule über 1 circ/s

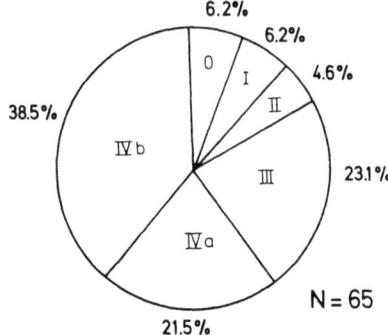

**Abb. 2.** Häufigkeit ventrikulärer Herzrhythmusstörungen bei kongestiver Kardiomyopathie. Einteilung nach der von Lown angegebenen Klassifikation

Die hämodynamische Klassifikation der Patienten zum Zeitpunkt der 24-Std-EKG-Registrierung erfolgte echokardiographisch (Abb. 1). Wie aus den klinischen Daten wird auch hier deutlich, daß ein großer Teil der Patienten noch keine ausgeprägte kardiale Funktionsstörung aufwies. Dem Oberflächen-EKG nach ließen sich die Patienten wie folgt charakterisieren:
81,5% befanden sich im Sinusrhythmus,
18,5% hatten eine absolute Arrhythmie mit Vorhofflimmern,
24,6% einen AV-Block I. Grades und
36,9% einen Linksschenkelblock.

Abb. 2. zeigt Art und Häufigkeit der bei diesen Patienten beobachteten ventrikulären Herzrhythmusstörungen. Die Klassifikation dieser Rhythmusstörungen erfolgte nach der von Lown angegebenen Klassifikation. 15% der Patienten zeigten entweder keine oder ventrikuläre Extrasystolen der Lown-Klasse I und II. Polytope ventrikuläre Extrasystolen fanden sich bei 23% der Patienten. 22% hatten zusätzlich ventrikuläre Extrasystolen der Klasse IV A und 39% solche der Klasse IV B.

Zwischen der Häufigkeit der ventrikulären Extrasystolen bei den Lown-Klassen III und IV und der Einschränkung der echokardiographisch bestimmten Kammerfunktion bestand eine statistisch signifikante Beziehung.

*Diskussion*

Ventrikuläre Herzrhythmusstörungen werden häufig bei kongestiver Kardiomyopathie beobachtet. Schon im konventionellen Oberflächen-EKG fanden sich bei wiederholten Registrierungen häufige ventrikuläre Extrasystolen. Nach Kuhn et al. (1974) lag die Häufigkeit der so registrierten ventrikulären Extrasystolen bei 60%, in der Studie von Hess et al. (1977) bei 32%.

Angaben über die Häufigkeit der ventrikulären Rhythmusstörungen im 24 Std-EKG bzw. Angaben über Art und Komplexität dieser Extrasystolen finden sich in beiden Studien nicht.

Eingedenk dieser und ähnlicher Angaben der Literatur überrascht die in dieser Studie gefundene Häufigkeit von ventrikulären Herzrhythmusstörungen bei kongestiver Kardiomyopathie nicht.

Nicht ohne weiteres zu erwarten war jedoch, daß 38,5% aller dieser Patienten ventrikuläre Arrhythmien der Lown-Klasse IV B aufwiesen (also kurzzeitige ventrikuläe Salven bzw. Kammertachykardien). Außerdem hatten weitere 21,5% der Patienten ventrikuläre Herzrhythmusstörungen der Lown-Klasse IV A. Derartige Arrhythmien gingen in unserer Studie häufig mit einer ausgesprochen großen Anzahl von ventrikulären Extrasystolen im 24 Std-EKG einher. Insbesondere bei Patienten mit deutlich reduzierter Kammerfunktion dürfte diesen sehr häufigen und komplexen

Arrhythmien auch eine hämodynamische Bedeutung zukommen. Wichtiger aber erscheint jedoch eine mögliche prognostische Bedeutung derartiger komplexer ventrikulärer Herzrhythmusstörungen: sie könnten Vorläufer oder im Einzelfall auch Wegbereiter von Kammerflimmern sein. Man darf zumindest annehmen, daß sie Ausdruck einer herabgesetzten elektrischen Stabilität des Herzens sind. Die Hypothese über eine mögliche prognostische Bedeutung dieser Herzrhythmusstörungen stützt sich bisher auf eigene Einzelbeobachtungen.

Andererseits ist die Häufigkeit komplexer ventrikulärer Herzrhythmusstörungen bei kongestiver Kardiomyopathie nach unserer Studie so groß, daß unmöglich alle Patienten mit derartigen Rhythmusstörungen Opfer eines akuten Herztodes werden können. Es muß zum jetzigen Zeitpunkt offen bleiben, welche dieser Patienten tatsächlich gefährdet sind. Wir möchten versuchen, diese Frage durch eine entsprechende Verlaufsbeobachtung dieser Patienten zu beantworten.

*Literatur*

Hess OM, Turina I, Goebel NH, Grob P, Krayenbühl HP (1977) Zur Prognose der kongestiven Kardiomyopathie. Z Kardiol 66: 351–360 – Kuhn H, Breithardt L-K, Breithardt G, Seipel L, Loogen F (1974) Die Bedeutung des Elektrokardiogramms für die Diagnose und Verlaufsbeobachtung von Patienten mit kongestiver Kardiomyopathie. Z Kardiol 63: 916–927

Opherk, D., Mäurer, W., Schwarz, F., Manthey, J., Gravert, B.
(Med. Univ.-Klinik Heidelberg)
**Koronarreserve bei kongestiver Kardiomyopathie**

Patienten mit kongestiver Kardiomyopathie klagen häufig auch ohne angiographisch nachweisbare Veränderungen an den größeren epikardialen Gefäßen über eine klinische Symptomatik, die der von Patienten mit koronarer Herzkrankheit sehr ähnlich sein kann. Bisher liegen bei Patienten mit kongestiver Kardiomyopathie nur vereinzelte Untersuchungen mit Messung der Myokarddurchblutung vor, die zudem unterschiedliche Ergebnisse zeigen [5, 7, 16, 17]. Insbesondere ist bislang nicht systematisch untersucht worden, inwieweit bei Patienten mit kongestiver Kardiomyopathie und pro definitionem deutlicher linksventrikulärer Funktionsstörung Einschränkungen der dilatatorischen Reserve des Koronargefäßsystems nachweisbar werden.

*Patienten und Methodik*

Bei 16 Patienten mit kongestiver Kardiomyopathie (CoCM) und zwölf Patienten ohne nachweisbare Herzerkrankung (K) wurde neben der selektiven Koronarangiographie und der linksventrikulären (LV) Angiographie die Koronardurchblutung mit der Argon Methode [1, 8, 13, 14] in Ruhe und nach Applikation von 0,5 mg/kg Dipyridamol zur Ermittlung der dilatatorischen Reserve des Koronargefäßsystems bestimmt. Neben der Registrierung von Herzfrequenz, mittlerem Aortendruck und LV enddiastolischem Druck wurden aus dem LV Angiogramm die Ejektionsfraktion (EF), die mittlere circumferentielle Verkürzungsgeschwindigkeit ($V_{CF}$) am Äquator des Ventrikelellipsoids und die enddiastolische Wanddicke ermittelt. Die LV Muskelmasse wurde nach Rackley et al. [10], der enddiastolische Wall Stress (EDWS) nach Falsetti et al. [3] und der maximale systolische Wall Stress (PSWS) nach Trenouth et al. [15] und Gaasch et al. [4] errechnet. Bei zwölf Patienten mit CoCM wurden mittels LV Katheterbiopsie Myokardproben zur licht- und elektronenmikroskopischen Analyse entnommen.

*Ergebnisse und Diskussion*

Das Alter der Patienten mit CoCM unterschied sich mit 42,3 Jahren nicht wesentlich von der Kontrollgruppe. Im Vergleich zur Kontrollgruppe war bei CoCM der LV enddiastolische Druck signifikant ($p < 0,005$) auf $18,6 \pm 11,4$ mm Hg erhöht. Die aus dem LV Angiogramm ermittelten enddiastolischen und endsystolischen Volumina waren bei CoCM deutlich ($p < 0,001$) auf im Mittel $154 \pm 49,3$ ml/m² bzw. $101 \pm 46,2$ ml/m² (K: $74 \pm 19,7$ ml/m² bzw. $20 \pm 5,7$ ml/m²) erhöht.

Entsprechend waren bei CoCM die LVEF auf $36 \pm 10,7\%$ (Bereich 18–53%) und die $V_{CF}$ auf $0,55 \pm 0,22$ circ/s signifikant ($p < 0,001$) vermindert. Die LV Wanddicke unterschied sich in beiden Gruppen (K: $9,0 \pm 0,7$ mm; CoCM: $9,7 \pm 2,3$ mm) nicht signifikant voneinander, die LV Muskelmasse war bei CoCM signifikant ($p < 0,005$) auf $122 \pm 45,7$ g/m² erhöht (K: $73 \pm 12,7$ g/m²). Maximaler systolischer Wall Stress und enddiastolischer Wall Stress waren gegenüber dem Kontrollwert ($282 \pm 38,0$ dyn $10^3$/cm² bzw. $29 \pm 12,9$ dyn $10^3$/cm²) im Mittel um 33% ($p < 0,01$) bzw. 180% ($p < 0,02$) erhöht.

Während sich die Koronardurchblutung (CBF) unter Ruhebedingungen bei CoCM nicht von dem Kontrollwert ($78 \pm 9,0$ ml/100 g min) unterschied, war die durch Dipyridamol induzierbare Steigerung von CBF signifikant geringer, sie erreichte im Mittel mit $142 \pm 38,0$ ml/100 g min nur 47% des Kontrollwertes ($p < 0,001$). Entsprechend war der minimale koronare Widerstand nach Dipyridamol bei CoCM signifikant ($p < 0,001$) auf $0,54 \pm 0,20$ mm Hg/ml/100 g min erhöht (K: $0,22 \pm 0,04$ mm Hg/ml/100 g min). Unter Ruhebedingungen unterschied sich der koronare Widerstand in beiden Gruppen nicht (Abb. 1).

Als mögliche Ursachen der eingeschränkten dilatatorischen Reserve des Koronargefäßsystems könnte 1. eine Erkrankung der kleinen Gefäße, eine sogenannte „small vessel disease" vermutet werden. Die feingewebliche Untersuchung der LV Myokardproben ergab jedoch in keinem Fall Hinweise auf Veränderungen im Bereich der

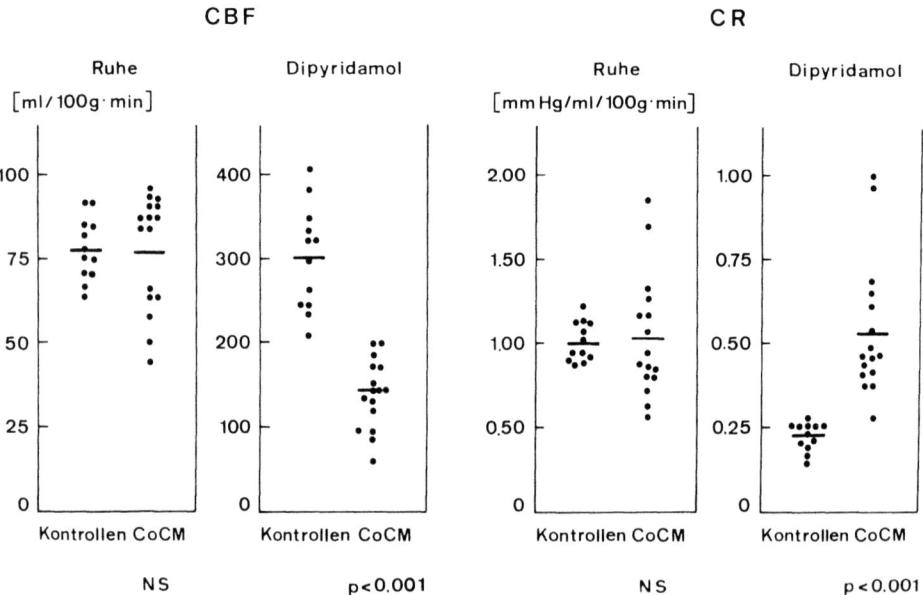

**Abb. 1.** Koronardurchblutung (CBF) und koronarer Widerstand (CR) unter Ruhebedingungen und nach Gabe von 0,5 mg/kg Dipyridamol bei Kontrollen ($n = 12$) und bei Patienten mit kongestiver Kardiomyopathie (CoCM, $n = 16$)

Arteriolen, Kapillaren und Venolen, insbesondere waren keine Intimaproliferationen, Mediadissektionen oder intramurale Ablagerungen nachweisbar; 2. könnte eine primäre Störung des Myokardstoffwechsels vorliegen, die sekundär auch die durch Dipyridamol beeinflußbare Dilatation der Koronargefäße betrifft; 3. letztlich könnte eine Erhöhung der myokardialen oder extravaskulären Komponente des Koronarwiderstandes für die Verminderung der dilatatorischen Reserve des Koronargefäßsystems verantwortlich sein. In tierexperimentellen Untersuchungen ist u. a. von Bretschneider [2], Lochner [9], Raff [11, 12] und Hirche [6] unter maximaler Koronardilatation nachgewiesen worden, daß der Anteil der myokardialen Komponente am Gesamtkoronwiderstand normalerweise gering ist. Bei Zunahme des enddiastolischen Ventrikeldruckes und zunehmender Insuffizienz des linken Ventrikels kann die myokardiale Komponente des koronaren Widerstandes jedoch deutlich zunehmen und sogar gegenüber der vasalen Komponente dominieren. Entsprechend diesen Befunden ergab sich bei den Patienten mit CoCM eine signifikante ($p < 0,001$) Beziehung zwischen dem LV enddiastolischen Druck und dem minimalen koronaren Widerstand nach Gabe von Dipyridamol (Abb. 2).

Eine ebenfalls signifikante Beziehung (lineare Korrelation, $r = -0,59, p < 0,005$) ließ sich bei CoCM zwischen der LVEF und dem minimalen koronaren Widerstand nachweisen.

*Zusammenfassung*

1. Bei Patienten mit kongestiver Kardiomyopathie unterscheidet sich die Koronardurchblutung unter Ruhebedingungen nicht von der gesunder Patienten. Die durch

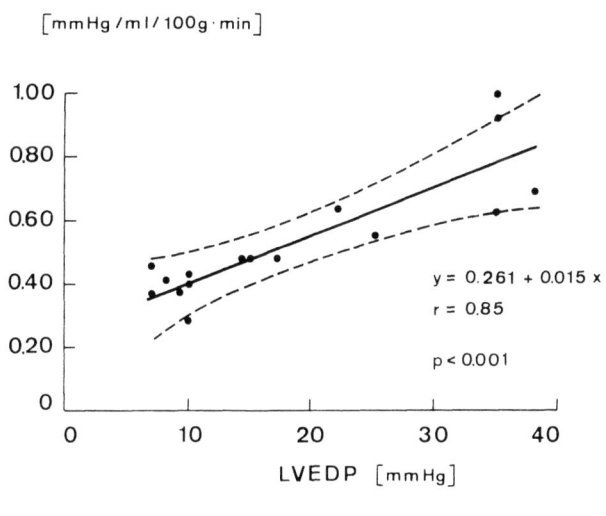

**Abb. 2.** Aufgetragen ist der minimale koronare Widerstand (CR*) nach Gabe von Dipyridamol (0,5 mg/kg) gegen den enddiastolischen Druck im linken Ventrikel (LVEDP) bei 16 Patienten mit kongestiver Kardiomyopathie. Es ergibt sich eine lineare Korrelation ($r = 0,85$); neben der Regressionsgeraden ist der 95% Vertrauensbereich der Regressionsgeraden eingezeichnet. Patienten mit hochgradig eingeschränkter Koronarreserve und entsprechender Erhöhung des minimalen koronaren Widerstandes auf Werte von > 0,60 mm Hg/ml/100 g min zeigten in unserem Kollektiv eine progrediente Verschlechterung der klinischen Symptomatik, zwei Patienten verstarben nach einer Beobachtungszeit von 9 bzw. 16 Monaten

Dipyridamol induzierbare Dilatation des Koronargefäßsystems ist jedoch hochgradig eingeschränkt.

2. Veränderungen an den epikardialen Gefäßen sowie Veränderungen an den intramuralen Gefäßen als Ursache der verminderten dilatatorischen Reserve lassen sich bei den Patienten mit CoCM nicht nachweisen.

3. Die Erhöhung des Koronarwiderstandes bei maximaler pharmakologisch induzierbarer Koronardilatation korreliert eng mit der linksventrikulären Funktionseinschränkung (Erhöhung des LV enddiastolischen Druckes, Verminderung der LV Ejektionsfraktion).

*Literatur*

1. Bretschneider HJ, Cott L, Hilgert G, Probst R, Rau G (1966) Gaschromatographische Trennung und Analyse von Argon als Basis einer neuen Fremdgasmethode zur Durchflußmessung von Organen. Verh Dtsch Ges Kreislaufforsch 32: 267 – 2. Bretschneider HJ (1967) Aktuelle Probleme der Koronardurchblutung und des Myokardstoffwechsels. Regensburger Ärztl Fortbild 15: 1 – 3. Falsetti HL, Mates RE, Grant C, Greene DG, Bunnel IL (1970) Left ventricular wall stress calculated from one plane cineangiography. Circ Res 26: 71 – 4. Gaasch WH, Battle WE, Oboler AA, Bana JS jr, Levine AJ (1972) Left ventricular stress and compliance in man. With special reference to normalized ventricular function curves. Circulation 45: 746 – 5. Henry PD, Eckberg D, Gault JH, Ross J (1973) Depressed iontropic state and reduced myocardial oxygen consumption in the human heart. Am J Cardiol 31: 300 – 6. Hirche HJ, Lochner W, Scholtholt J (1968) Koronardurchblutung bei experimenteller Herzinsuffizienz. In: Reindell, Keul, Doll (Hrsg) Herzinsuffizienz. Thieme, Stuttgart – 7. Horwitz LD, Curry GC, Parkey RW, Bonte FJ (1974) Effect of isoproterenol on coronary blood blow in primary myocardial disease. Circulation 50: 560 – 8. Kochsiek K, Cott LA, Tauchert M, Neubaur J, Larbig D (1971) Measurement of coronary blood flow in various hemodynamic conditions using the argon technique. In: Kaltenbach M, Lichtlen P (eds) Coronary heart disease. p 137 – 9. Lochner W (1971) Herz. In: Bauereisen E (Hrsg) Physiologie des Kreislaufs. Springer – 10. Rackley CE, Dodge HT, Coble YD, Hay RE (1964) A method for determining left ventricular mass in man. Circulation 29: 666 – 11. Raff WK, Kosche F, Lochner W (1971) Extravaskuläre Komponente des Koronarwiderstandes und Koronardurchblutung bei steigendem enddiastolischem Druck. Pflügers Arch 327: 225 – 12. Raff WK, Kosche F, Lochner W (1972) Extravascular coronary resistance and its relation to microcirculation. Am J Cardiol 29: 598 – 13. Rau G (1969) Messung der Koronardurchblutung mit der Argon-Fremdgas-Methode. Arch Kreisl Forsch 58: 322 – 14. Tauchert M, Kochsiek K, Heiss HW, Rau G, Bretschneider HJ (1971) Technik der Organdurchblutungsmessung mit der Argonmethode. Z Kreislaufforsch 60: 871 – 15. Trenouth RS, Phelps NC, Neill WA (1976) Determinants of left ventricular hypertrophy and oxygen supply in chronic aortic valve disease. Circulation 53: 644 – 16. Weiss MD, Ellis K, Sciacca RR, Johnson LL, Schmidt DH, Cannon PJ (1976) Myocardial blood flow in congestive and hypertrophic cardiomyopathy. Circulation 54: 484 – 17. Wendt VE, Stock TB, Hayden RO, Bruce TA, Gudbjarnason D, Bing RJ (1967) The hemodynamics and cardiac metabolism in cardiomyopathies. Med Clin NA 46: 1445

Lambertz, H., Meyer, J., Erbel, R., Düchting, A., Effert, S. (Innere Medizin I, RWTH Aachen)

# Langzeitwirkung der neuen β-Agonisten Prenalterol bei Patienten mit schwerer Herzinsuffizienz – Grad III–IV

Patienten mit schwerer Herzinsuffizienz können auf lange Zeit mit Digitalis, Diuretika und Vasodilatantien nicht immer ausreichend kompensiert werden. Zur Langzeitbehandlung von solchen Patienten wurde ein neuer β-Agonist, Prenalterol, entwikkelt.

In bisher durchgeführten Akutstudien mit intravenöser Applikation konnten eine deutliche Besserung der linksventrikulären Funktion und ein verbessertes Relaxationsvermögen festgestellt werden [1–4].

Ziel dieser Studie war es, die Langzeitwirkung dieses neuen $\beta$-Agonisten zu untersuchen.

Zu diesem Zweck wurden 15 Patienten mit schwerer Herzinsuffizienz der NYHA-Klasse III–IV im Rahmen einer kontrollierten, randomisierten Doppelblindstudie langzeituntersucht. Bei zehn Patienten bestand eine ausgeprägte kongestive Kardiomyopathie; fünf Patienten litten an einer schweren koronaren Herzkrankheit.

Nach einer run-in-Phase von 1 Woche, in der Plazebo verabreicht wurde, erhielten neun Patienten über 3 bzw. 6 Monate die Prüfsubstanz Prenalterol per oral; das Kontrollkollektiv erhielt über 3 Monate Plazebo und wurde während der 3 folgenden Monate mit Prenalterol behandelt. Während der gesamten Dauer der Studie wurde die Basismedikation von Digitalis und Diuretika in unveränderter Dosierung weiterverabreicht.

Wir berichten hier über die bisher erstellten 3-Monatsergebnisse.

Vor Beginn der Studie sowie nach 1 Woche, 3 Monaten und 6 Monaten erfolgte die Aufzeichnung der systolischen Zeitintervalle, des Echokardiogramms und eine Einschwemmkatheteruntersuchung mit maximaler Belastung.

Die Einstellphase über 7 Tage erfolgte auf der kardiologischen Intensivstation, wo bei allen Patienten eine kontinuierliche 24 Std-EKG-Dauerüberwachung durchgeführt wurde.

Zur Methodik sei erwähnt, daß bei der Echokardiographie bei linksparasternaler transversaler Anlotung unter Sicht die Anlotebene immer so eingestellt wurde, daß der maximal größte Durchmesser des linken Ventrikels erfaßt wurde.

Die Messung des Herzminutenvolumens erfolgte mit dem Thermodilutionsverfahren.

Der Einfluß der Herzfrequenz auf die systolischen Zeitintervalle wurde durch die von Weissler angegebene Regressionsgleichung eliminiert [7].

*Ergebnisse*

Unter Prenalterol kam es zu einem Anstieg der Herzfrequenz von 84 ± 4/min auf 91 ± 3/min. Auch nach 3 Monaten war ein Anhalten des Effektes nachweisbar; 93 ± 4/min.

Wegen des hier dargestellten chronotrop positiven Effektes muß die angebliche $\beta$-1-Selektivität kritisch betrachtet werden [5].

Es fanden sich keine signifikanten Änderungen in der Kontrollgruppe.

Der Schlagvolumenindex stieg in der Prenalterolgruppe nach 1 Woche von 31 ± 3,6 auf 34 ± 1,9 ml/m$^2$ signifikant an, um dann nach 3 Monaten unter den Ausgangswert abzufallen. In der Kontrollgruppe, konstante langsame Abnahme des SVI. (Hier muß wohl auch der Spontanverlauf der Erkrankung miteinbezogen werden.)

Der aus den beiden Parametern resultierende Herzindex zeigt in der Prenalterolgruppe nach 1 Woche einen signifikanten Anstieg von 2,55 ± 0,3 l/min/m$^2$ auf 3,10 ± 0,25 l/min/m$^2$, um dann nach 3 Monaten wieder auf 2,7 ± 0,29 l/min/m$^2$ abzufallen. Ein paralleler Kurvenverlauf ist bei allen Patienten festzustellen. Der Anstieg des Herzindex nach 1 Woche von 22% über den Ausgangswert korreliert mit den Ergebnissen mehrerer Arbeitsgruppen nach IV-Applikation von 5–10 mg [1, 3, 6].

Die mittlere Faserverkürzungsgeschwindigkeit zeigt in der Prenalterolgruppe im Gegensatz zur Kontrollgruppe einen signifikanten Anstieg von 0,51 ± 0,06 auf 0,64 ± 0,04/s. Nach 3 Monaten jedoch praktisch identische Werte mit dem Ausgangswert (0,52

± 0,05/s). Nur bei einem Patienten, der wegen Arrhythmien aus der Studie herausgenommen wurde, war ein leichter Abfall in der 1. Woche festzustellen.

Bei der Auswertung der systolischen Zeitintervalle ist der Quotient PEP/LVET der sensibelste Parameter für die Änderung der systolischen Funktion des linken Ventrikels.

Nach 1 Woche fand sich in der mit Prenalterol behandelten Gruppe eine signifikante Abnahme des PEP/LVET Quotienten um $-0,05 \pm 0,015$, die nach 3 Monaten nicht mehr signifikant nachweisbar war ($-0,03 \pm 0,02$). Als Funktionsparameter des linken Ventrikels ist dieser Faktor von der Vor- sowie Nachlast abhängig, die sich nicht signifikant änderten.

Bei der Ergometerbelastung wird eine einheitliche, vergleichbare Belastungssteigerung gewählt. 20 W stellen die Ausgangsbelastung dar und in Abständen von 1 min wird die Belastungsstufe um 10 W erhöht bis zum Erreichen der Maximalbelastung. Der mittlere PA-Druck unter maximaler Belastung änderte sich nicht signifikant in beiden Gruppen. Auch die geleistete Wattzahl war nach Prenalterol nicht signifikant höher.

Alle Patienten wurden, wie bereits einleitend erwähnt, über 7 Tage kontinuierlich EKG-dauerüberwacht. Fünf Patienten wiesen während der 12stündigen Leerphase keine VES auf. Bei vier Patienten wurden VES registriert. Bei zwei Patienten kam es zu einem Auftreten von VES bis hin zu Zweierschlägen, die jedoch nach dem 3. Behandlungstag verschwanden.

Bei zwei der Patienten, die bereits Rhythmusstörungen aufwiesen, war ein Rückgang zu verzeichnen. (Bei diesen beiden Patienten wurde dies bereits im Akutversuch mit 12 mg Prenalterol i.v. festgestellt.) Bei einem Patienten kam es zu einer initialen Zunahme; nach dem 4. Tag bestanden diese Rhythmusstörungen jedoch in der gleichen Häufigkeit wie initial vorhanden weiter. Bei einem Patienten mußte die Behandlung wegen rezidivierender ventrikulärer Tachykardien abgebrochen werden.

Insgesamt stellten wir fest, daß mit Ausnahme des letztgenannten Patienten, nach dem 3.–4. Tag keine bedrohlichen Rhythmusstörungen mehr auftraten, die eine Weiterbehandlung hätten in Frage stellen können. In der Kontrollgruppe traten keine Rhythmusstörungen auf. Wegen der Arrhythmiegefährdung in der Frühphase scheint eine Einstellungsphase mit kontinuierlicher EKG-Überwachung unerläßlich. Holter-EKG-Untersuchungen sind nach 6 Monaten vor und nach Absetzen der Therapie geplant.

Schlußfolgernd kann man sagen, daß bei sämtlichen Patienten eine schlechte Kammerfunktion besteht. Deshalb wurden im Vergleich zum Akutversuch relativ hohe Dosen von Prenalterol erabreicht; ein überschießender Effekt wurde nicht beobachtet; die Herzfrequenz von 100/min wurde nicht überschritten.

Durch drei unabhängige Untersuchungsmethoden fanden wir:
– Nach einwöchiger Behandlung einen zufriedenstellenden Effekt, der über die Digitalis- und Diuretikawirkung hinausgeht. Fünf Patienten gaben eine deutliche subjektive Besserung an.
– Nach 3 Monaten war der statistisch signifikante inotrop positive Effekt der 1. Woche nicht mehr vorhanden, sondern lediglich ein positiver Trend.

Nur noch drei Patienten gaben eine subjektive Besserung an. Zwei Patienten wurden zwischenzeitlich mit akuter Linksinsuffizienz stationär aufgenommen.

Der chronotrop positive Effekt bestand jedoch weiterhin. An eine Toleranzentwicklung oder Tachyphylaxie muß gedacht werden. Die bisherigen Ergebnisse bezüglich der Langzeitbehandlung von Patienten mit schwerer Herzinsuffizienz mit Prenalterol stimmen uns eher skeptisch. Die 6-Monatsergebnisse werden endgültig zeigen, wie vielversprechend Prenalterol in der Langzeitbehandlung sein wird.

*Literatur*

1. Erbel R, Meyer J, Lambertz H, Schweizer P, Voelker W, Effert S (1980) Hämodynamische Wirkung eines neuen β 1-Stimulators – Prenalterol – bei Patienten mit schwerer Herzinsuffizienz – Grad

III–IV. Z Kardiol 69: 706 – 2. Svendsen TL, Hartling OJ, Trap-Jensen J (1980) Immediate haemodynamic effects of Prenalterol, a new adrenergic Beta-1-reception-agonist, in healthy volunteers. Eur J Clin Pharmacol 18: 219–223 – 3. Scott DHT, Arthur GR, Boyes RN, Scott DB (1979) Cardiovascular effects of prenalterol (H 133/22) in normal man, Br J Clin Pharmacol 7: 365–370 – 4. Rönn O, Graffner Ch, Johnsson G, Jordö L, Lundborg P, Wikstrand J (1979) Haemodynamic effects and pharmacokinetics of a new selective beta$_1$-adrenoceptor agonist, Prenalterol, and its interaction with Metoprolol in man. Eur J Clin Pharmacol 15: 9–13 – 5. Carlsson B, Dahlöi G, Hedberg A, Persson A, Fangstrand B, Differentiation of cardiac chronotropic and inoropic effects of $\beta$-adrenoceptor agonists. Naunyn Schmiedebergs Arch Pharmacol 300: 101–105 – 6. Awan A, Needham E, Evenson MK, Win A, Mason DT (1981) Haemodynamic actions of prenalterol in severe congestive heart failure due to chronic coronary disease. Am Heart J 101: 158 – 7. Weissler AM, Harris WS, Schoenfield CD (1968) Systolic time intervals in heart failure in man. Circulation 37: 149–159

Kunkel, B., Schneider, M., Kober, G., Hopf, R., Hübner, K., Kaltenbach, M.
(Abt. für Kardiologie, Zentrum der inneren Medizin, Klinikum der Univ. Frankfurt)

## Bedeutung der Myokardbiopsie bei klinisch vermuteten Frühstadien von Kardiomyopathien

Die kongestive Kardiomyopathie ist klinisch und hämodynamisch durch eine verminderte Pumpleistung des Herzens charakterisiert. Während die Mehrzahl der Patienten erst mit dem Vollbild der Erkrankung den Arzt aufsucht, sind Frühstadien der Erkrankung bisher wenig beschrieben und charakterisiert. Dem Problem derartiger Frühstadien ist daher die folgende Untersuchung gewidmet.

*Patienten und Methode*

Insgesamt wurden 81 Patienten untersucht und nach hämodynamischen Kriterien in zwei Gruppen unterteilt. Gruppe I umfaßte 36 Patienten, die in klinisch leichter Form die typischen hämodynamischen Charakteristika der kongestiven Kardiomyopathie bereits erkennen ließen: Die EF war bei ihnen gering erniedrigt (50–64%). Die linksventrikulären enddiastolischen Volumina waren vergrößert, Füllungsdruck und Muskelmasse waren normal oder erhöht.

Gruppe II umfaßte 45 Patienten mit klinischem Verdacht auf ein Frühstadium einer Kardiomyopathie. Die Auswurfrate war bei diesen Patienten normal (EF > 65%). Die Patienten zeigten jedoch einen erhöhten linksventrikulären Füllungsdruck und/oder ein leicht vergrößertes enddiastolisches Volumen oder es lagen bei normalem Koronarangiogramm umschriebene Kontraktionsstörungen vor.

Zusätzlich gaben alle Patienten beider Kollektive ausgeprägte klinische Symptome an, wobei Belastungsdyspnoe, nicht belastungsabhängige präkordiale Schmerzen und Angaben über Rhythmusstörungen dominierten.

Bei allen Patienten wurden linksventrikuläre Myokardbiopsien durchgeführt und je eine Gewebeprobe für eine licht- und elektronenmikroskopische Untersuchung entnommen. Neben einer qualitativen Untersuchung wurde der Grad der Myokardhypertrophie durch Bestimmung des mittleren Herzmuskelzelldurchmessers quantifiziert. Der Bindegewebsgehalt der Biopsien wurde morphometrisch bestimmt.

*Ergebnisse*

Die Ergebnisse der lichtmikroskopischen Untersuchung sind in Tabelle 1 zusammengefaßt. Der wesentlichste Befund ist der Nachweis einer Myokardhypertrophie bei 35 der 36 untersuchten Patienten mit leicht reduzierter EF und auch bei 53% der zweiten Gruppe. Lichtmikroskopisch faßbare degenerative Zellveränderungen mit Reduktion der kontraktilen Elemente waren in 33% der Gruppe I nachweisbar, während sie im zweiten Kollektiv fehlten.

**Tabelle 1.** Histologische Befunde

|  | I (n = 36) | | II (n = 45) | |
| --- | --- | --- | --- | --- |
|  | n | % | n | % |
| Myokardhypertrophie | 35 | 97 | 24 | 53 |
| Degenerative Veränderungen der Herzmuskelzellen | 12 | 33 | 0 | 0 |
| Interstitielle Fibrose | 18 | 50 | 16 | 35 |
| Endokardfibrose | 10 | 28 | 6 | 13 |
| Glatte Muskelzellen im Endokard | 10 | 28 | 3 | 6 |
| Entzündliche Infiltrate | 1 | 2,8 | 1 | 2,2 |
| Interstitielle Lipomatose | 8 | 22 | 0 | 0 |
| Vermehrte Bindegewebszellen | 3 | 8 | 13 | 29 |
| Normales Myokard | 1 | 2,8 | 13 | 29 |

Der dritte wesentliche Befund ist eine diffuse oder herdförmige interstitielle Fibrose in 50 bzw. 35% der Biopsien. Endokardverdickungen, teilweise mit Proliferation glatter Muskelzellen waren deutlich häufiger in der ersten Gruppe nachweisbar. Je ein Patient zeigte entzündliche Infiltrate im Biopsiematerial. In einzelnen Fällen war eine auffällige Proliferation ortsständiger interstitieller Bindegewebszellen erkennbar. Ein nicht hypertrophiertes Myokard war nur bei einem Patienten mit leicht reduzierter Ventrikelfunktion erkennbar, während 29% der Fälle, die unter dem Verdacht einer Frühform einer Kardiomyopathie untersucht wurden, einen Normalbefund erkennen ließen.

Das Ausmaß der bestehenden Myokardhypertrophie wurde anhand des mittleren Zelldurchmessers quantifiziert. In der Mehrzahl der Patienten beider Kollektive lagen leichte und mittlere Hypertrophiegrade mit Zelldurchmessern zwischen 16–25 µ vor (52 Patienten entsprechend 64% des Gesamtkollektivs). Eine fortgeschrittene Myokardhypertrophie mit einem mittleren Zelldurchmesser > 26 µ bestand bei 14% der Patienten mit leicht reduzierter Auswurfrate und kam in der anderen Gruppe nicht vor.

Der Schweregrad der interstitiellen Bindesgewebsvermehrung wurde morphometrisch ermittelt. 50% der Patienten aus Gruppe I und 64% der zweiten Gruppe hatten einen normalen Bindegewebsgehalt von weniger als 3%. Eine leichte interstitielle Fibrose (Bindegewebsgehalt 4–10%) kam etwas häufiger in der ersten Gruppe vor (28%). Mittlere Schweregrade (Bindegewebsgehalt 11–20%) wurden in etwa gleicher Häufigkeit beobachtet (Gruppe I 17%, Gruppe II 18%). Eine fortgeschrittene Vernarbung (Bindegewebsgehalt > 20%), wie sie bei schwerer COCM häufig gefunden wird, kam in diesen Krankeitsstadien nur in wenigen Einzelfällen vor (Gruppe I 6%, Gruppe II 2%).

Die verschiedenen ultrastrukturellen Veränderungen sind ebenfalls als Folge der vorhandenen Myokardhypertrophie mit oder ohne konsekutive degenerative Veränderungen anzusehen. Hypertrophierte Herzmuskelzellen ohne degenerative Veränderungen zeigen dabei folgende Charakteristika: Die Kerne sind vergrößert mit tiefen, unregelmäßigen Membraneinfaltungen. Sie sind als die verläßlichsten Zeichen einer Myokardhypertrophie anzusehen. Die verbreiterten Zellen sind dicht mit Myofibrillen bepackt. Zwischen ihnen und im perinukleären Raum finden sich zahlreiche Mitochondrien. Hypertrophierte Golgi-Komplexe und ribosomenbesetztes sarkoplasmatisches Retikulum können häufig beobachtet werden. Ebenso lassen sich häufig umschriebene Verdickungen des Z-Bandmaterials nachweisen. Einzelne Zellen zeigen eine Störung der Myofibrillenanordnung mit schräg und quer zueinander verlaufenden Myofibrillen. Die Häufigkeit dieser auf eine Myokardhypertrophie hinweisenden Veränderungen ist in Tabelle 2 zusammengestellt. Es ist ersichtlich, daß die Detailveränderungen häufiger und auch ausgeprägter in der ersten Gruppe nachweisbar sind. Auf der Grundlage

**Tabelle 2.** Ultrastrukturelle Veränderungen

|  | I ($n = 32$) | | II ($n = 42$) | |
|---|---|---|---|---|
|  | n | % | n | % |
| Kernvergrößerung | 30 | 94 | 24 | 57 |
| Mitochondrien | | | | |
|   Verminderung der Zahl | 13 | 41 | 9 | 21 |
|   Abnorme Größen- und Form-Variation | 20 | 62 | 17 | 40 |
|   Degeneration | 13 | 41 | 13 | 31 |
| Myofibrillen | | | | |
|   Verminderung der Zahl | 24 | 75 | 18 | 43 |
|   Störung der Anordnung | 17 | 53 | 13 | 31 |
|   Z-Bandveränderungen | 17 | 53 | 13 | 31 |
| Hypertrophierte Golgi-Komplexe | 21 | 66 | 17 | 40 |
| Ergastoplasma | 16 | 50 | 16 | 38 |

ultrastruktureller Beurteilung lag in mehr als 90% der Patienten mit leicht reduzierter Auswurfrate sowie in 60% der II. Gruppe eine deutliche Myokardhypertrophie vor. Diese Befunde bestätigen somit die lichtmikroskopische Beurteilung.

In zahlreichen Biopsien lagen zusätzliche degenerative Myokardveränderungen vor. Besonders auffällig sind dabei Zellen mit vermindertem Gehalt an Myofibrillen und auch Mitochondrien. Abnorme Größen und Formvarianten der Mitochondrien, Dominieren sehr kleiner Populationen sowie strukturell veränderte Formen lassen sich ebenfalls nachweisen. Das verbreiterte Interstitium enthält oft Histiozyten und Fibroblasten und in wenigen Fällen auch vereinzelt Lymphozyten. Die Häufigkeit der genannten Veränderungen ist in Tabelle 2 zusammengestellt. Es ist ersichtlich, daß die mitochondrialen und myofibrillären degenerativen Veränderungen deutlich häufiger in der ersten Gruppe als Ausdruck des weiter fortgeschrittenen Hypertrophieprozesses vorhanden waren.

Der Krankheitsverlauf innerhalb einer bis zu 4jährigen Beobachtungsperiode konnte bei insgesamt 58 Patienten verfolgt werden (Gruppe I 25 Patienten, Gruppe II 33 Patienten). Bei leicht eingeschränkter Ventrikelfunktion haben sich insgesamt neun Patienten verschlechtert. Zwei von ihnen sind verstorben, während sieben eine anhaltende Verschlechterung klinischer Symptomatik erkennen ließen. Bei den Patienten mit normaler Auswurffraktion zeigte sich in der Mehrzahl innerhalb der Beobachtungszeit nach Beschwerdebild und objektivierbaren Kriterien wie Herzgröße, EKG, Ergometrie, ein konstantes Krankheitsbild. Lediglich bei drei von ihnen konnte eine klinische Progredienz der Erkrankung festgestellt werden. Dabei handelt es sich in zwei Fällen um eine Verschlimmerung von Rhythmusstörungen sowie in einem Fall um ein erstmaliges Auftreten klinischer Herzinsuffizienzerscheinungen. Die Patienten mit progredientem Krankheitsverlauf zeigten bei licht- und elektronenmikroskopischer Untersuchung einen deutlich pathologischeren Biopsiebefund als nach der Ventrikelfunktionsfähigkeit erwartet werden konnte.

*Zusammenfassung*

Insgesamt lassen sich aus den erhobenen Befunden folgende Schlüsse ziehen: Die Myokardhypertrophie ist ein obligater Befund bei kongestiver Kardiomyopathie, die sich auch bei klinisch leichten Erkrankungen bereits konstant nachweisen läßt. Bei Patienten mit klinischem Verdacht auf eine Kardiomyopathie und noch guter linksventrikulärer Funktion läßt sich in etwa 60% eine Myokardhypertrophie objektivieren und somit der bioptische Nachweis einer diffusen, das gesamte Myokard betreffenden Erkrankung führen. Bei diesen Patienten kann somit durch die Biopsie die Zugehörigkeit zur Krankheitsgruppe der Kardiomyopathien bestätigt werden. Derzeit muß jedoch offen bleiben, ob die Erkrankungen tatsächlich in eine kongestive Verlaufsform einmünden, oder ob auch andere Verlaufsformen möglich sind. Bei fehlender Myokardhypertrophie kann andererseits nach unseren Befunden eine Kardiomyopathie bioptisch nahezu sicher ausgeschlossen werden. Die klinische Symptomatik ist in solchen Fällen als Folge isolierter Rhythmusstörungen, Erkrankungen der kleinen Gefäße, Residuen einer eventuell durchgemachten Myokarditis oder auch auf funktionelle Veränderungen zurückzuführen. Wie die Beobachtungen zeigen, ergeben sich aus dem Resultat der Myokardbiopsie darüber hinaus auch prognostische Hinweise auf den weiteren Krankheitsverlauf, der im Gegensatz zum Verhalten bei fortgeschrittener kongestiver Kardiomyopathie hier in der Regel langsam progredient oder über lange Zeit stationär ist.


Deeg, P., Becker, W., Romen, W., Haubitz, I. (Med. Univ.-Klinik und Patholog. Inst. der Univ. Würzburg)
## Welcher Beitrag zur Diagnose von Myokarderkrankungen kann mit der Myokardbiopsie geleistet werden?

Die Hoffnungen, die Ätiologie der kongestiven Kardiomyopathie mittels Endomyokardbiopsie aufzuklären, haben sich bis heute nicht erfüllt. Der diagnostische Vorteil gegenüber anderen Methoden scheint gering. Ist deshalb die Endomyokardbiopsie als diagnostische Maßnahme überflüssig, oder gibt es Beschwerden, bei deren Diagnostik die Endomyokardbiopsie eine wesentliche Rolle spielt?

Wir denken hier an Patienten, die keine Kardiomyopathie, keine koronare Herzerkrankung und kein Vitium haben aber doch über kardiale Beschwerden klagen, welche am ehesten unter dem Begriff Herzangstsyndrom zusammengefaßt werden können. Häufig tappen wir hier diagnostisch im Dunkeln, vor allem, wenn neurologisch-psychiatrische Ursachen ausgeschlossen sind.

Wir haben uns die Frage gestellt, welchen diagnostischen Stellenwert die Endomyokardbiopsie einnimmt
1. bei Patienten mit kongestiver Kardiomyopathie und
2. bei Patienten mit einem sog. Herzangstsyndrom.

*Methodik und Patientengut*

Nach Rechts- und Linksherzkatheterung sowie Koronarangiographie und Lävokardiographie erfolgte bei 161 Patienten wegen einer Kardiomyopathie eine rechts- oder linksventrikuläre Biopsie nach Konno und Sakakibara oder Richardson. 34 Patienten wurden herzkatheterisiert und biopsiert wegen eines sog. Herzangstsyndroms, das im Schrifttum auch auftaucht als funktionelle Angina pectoris, nervöses Herzklopfen, Hyperkinesis cordis, DaCosta-Syndrom, neurozirkulatorische Asthenie, Effort-Syndrom, Herzhypochondrie, Herzphobie und Herzneurose.

*Ergebnisse*

Bei 161 Patienten wurde eine Myokardbiopsie, in 41,2% aus dem rechten Ventrikel und in 58,8% aus dem linken Ventrikel durchgeführt. Die Komplikationsrate lag bei 0,59%. 139 Biopsiebefunde wurden ausgewertet. Eine kongestive Kardiomyopathie hatten 105

Patienten. Bei 83 dieser Patienten = 79,1% waren im histologischen Bild Veränderungen zu sehen, die einer kongestiven Kardiomyopathie entsprachen. Bei 22 Patienten waren die Biopsate unauffällig.

Bei 34 Patienten ohne Kardiomyopathie aber mit Symptomen, die auf das Herz bezogen wurden, erfolgte 14mal eine rechtsventrikuläre und 20mal eine linksventrikuläre Biopsie. In den Linksbiopsaten fanden sich signifikant häufiger $p < 0,05$ pathologische Veränderungen als in den rechtsventrikulären Biopsaten. Insgesamt wiesen 21 Biopsate morphologische Veränderungen auf.

Am häufigsten fanden sich bei den Patienten folgende Beschwerden: 21mal Angina pectoris oder anginaähnliche Beschwerden, 15mal Atemnot unter Belastung, 15mal Herzrhythmusstörungen, 10mal Schwindel, 7mal Leistungsknick und 4mal Atemnot in Ruhe.

Die linksventrikulären Volumina lagen bei allen 34 Patienten im Normbereich. Die Koronararterien waren frei durchgängig.

Nach qualitativen Gesichtspunkten beurteilt fand sich lichtmikroskopisch 9mal eine Endokardfibrose, 12mal eine interstitielle Myokardfibrose, 9mal eine Hypertrophie der Herzmuskelzellen und 5mal eine Vermehrung des perivaskulären Bindegewebes.

Bei drei Patienten waren die Zeichen einer frischen Myokarditis vorhanden.

Bei 13 Patienten waren narbige Veränderungen zu beobachten, die im Sinne einer abgelaufenen Myokarditis interpretiert wurden.

Bei fünf Patienten waren die morphologischen Veränderungen nicht einzuordnen.

*Zusammenfassung*

Bei 105 Patienten mit kongestiver Kardiomyopathie war bei 83 = 79% lichtmikroskopisch ein pathomorphologischer Befund zu erheben, der einer kongestiven Kardiomyopathie entsprach. Die Koinzidenz von klinischer Diagnose und entsprechendem Biopsiebefund ist mit 79% vergleichsweise hoch. Der diagnostische Vorteil der Endomyokardbiopsie gegenüber anderen Methoden erscheint dennoch gering, da bereits klinisch die Diagnose einer kongestiven Kardiomyopathie gestellt werden kann. Der Biopsiebefund bietet jedoch den Vorteil einer auch morphologisch abgesicherten Langzeitbeobachtung der Patienten.

Anders liegen die Verhältnisse bei Patienten mit einem Herzangstsyndrom, bei dem es sich nicht um ein eigenständiges Krankheitsbild sondern um ein multifaktorielles Geschehen handelt. Nur selten ist hier mit rein klinischen Methoden zu einer Diagnose zu kommen. Aus dem Blickwinkel des Internisten erinnert das Herzangstsyndrom am ehesten an die akute Koronarinsuffizienz. Wir haben von internistisch-kardiologischer Seite 34 Patienten mit einem Herzangstsyndrom mit den gängigen invasiven und nichtinvasiven Methoden untersucht und konnten eine koronare Herzerkrankung, ein Vitium oder eine Kardiomyopathie als determinierenden Faktor des Herzangstsyndroms ausschließen. Überraschenderweise erbrachte die Biopsie in 61% einen pathomorphologischen Befund, wodurch eine herzorganische Ursache des sog. Herzangstsyndroms wahrscheinlich gemacht werden konnte.

Der diagnostische Stellenwert der Endomyokardbiopsie besteht hier darin, daß wir dort, wo sonst gängige Untersuchungsmethoden versagen, einen pathomorphologischen Befund erhalten, der die Beschwerden der Patienten verständlich und glaubhaft werden läßt.

Liebau, G., Riegger, A. J. G., Steilner, H. (Med. Univ.-Klinik Würzburg)
**Die Bedeutung von Vasopressorhormonen
für den Verlauf der schweren Herzinsuffizienz**

Die Kreislaufregulation dient in erster Linie der Aufrechterhaltung eines bestimmten Blutdruckniveaus. Eine Herzinsuffizienz mit Reduktion des Herzzeitvolumens (HZV) führt deshalb kurzfristig zu einer Vasokonstriktion und langfristig zur Volumen- und Kochsalzretention. Dadurch wird zwar der arterielle Blutdruck aufrechterhalten, es resultiert jedoch ein erhöhtes Preload und ein erhöhtes Afterload. Beide bedeuten eine Mehrbelastung für das kranke Herz und leiten einen Circulus vitiosus mit Zunahme der Herzinsuffizienz ein. Das Renin-Angiotensinsystem und das adrenerge System könnten für diesen Circulus vitiosus in erster Linie verantwortlich sein.

Wir haben deshalb bei acht Patienten mit schwerer Herzinsuffizienz (NYHA III und IV) die hämodynamischen Veränderungen mittels einer Rechtsherzkatheteruntersuchung und die Vasopressorsysteme durch Bestimmung von Plasmaspiegeln von Renin und Angiotensin II (Radioimmunoassay) und von Adrenalin und Noradrenalin (Radioenzymassay) gemessen. Dieselben Parameter wurden dann 60 min nach oraler Einnahme von 50 mg Captopril wiederholt. Nach einer viermonatigen Dauertherapie mit Captopril in einer Dosis von 3 × 25 bis maximal 3 × 50 mg täglich erfolgte eine erneute Untersuchung. Als Vergleichskollektiv dienten acht Patienten mit arterieller Hypertonie, bei denen keinerlei Zeichen einer Herzinsuffizienz nachgewiesen werden konnten.

Bei den Patienten mit Herzinsuffizienz waren der periphere Widerstand und die Drucke im kleinen Kreislauf stark erhöht bei niedrigem Herzzeitvolumen. Dabei ließ sich eine signifikante Korrelation der Auswurfleistung des Herzens zur Plasma-Noradrenalinkonzentration und zur Plasma-Angiotensin-II-Konzentration nachweisen. Die Plasma-Adrenalinspiegel ließen sich nicht zur Hämodynamik korrelieren. Es bestanden keine Unterschiede zwischen den zwei Kollektiven bei erheblicher individueller Streuung. Die Plasma-Noradrenalinspiegel waren bei dem Kollektiv mit Herzinsuffizienz hochsignifikant erhöht auf das ca. 3,5fache des Vergleichskollektivs.

Unter der Therapie mit Captopril kam es bei den herzinsuffizienten Patienten innerhalb von 60 min zu hochsignifikanten Verbesserungen der Herzfunktionen (siehe Tabelle 1). Das Ausmaß dieser hämodynamischen Beeinflussung war abhängig von der Höhe des Ausgangswertes der Plasma-Reninkonzentration. Entsprechend dem Wirkungsmechanismus des Captoprils fielen die Plasma-Angiotensin-II-Spiegel auf etwa 30% der Ausgangswerte ab. Die Plasma-Reninspiegel stiegen an und die Plasma-Noradrenalinspiegel fielen hochsignifikant entsprechend der Verbesserung der Hämodynamik ab. Die Plasma-Adrenalinkonzentration änderte sich nicht wesentlich.

Tabelle 1. Veränderungen der Hämodynamik und von Vasopressorhormonen nach einer Dauertherapie mit Captopril bei herzinsuffizienten Patienten

|  | Vor Captopril | Unter Caporil |
|---|---|---|
| Artieller Mitteldruck (mm Hg) | 110 ± 24 | 88 ± 19 |
| Herzindex ($l \cdot min^{-1} \cdot m^{-2}$) | 2,8 ± 1,2 | 3,5 ± 0,7 |
| Pulmonalkapillardruck (mm Hg) | 24 ± 6 | 15 ± 9 |
| Pulmonalarterienmitteldruck (mm Hg) | 41 ± 11 | 29 ± 15 |
| Rechtsatrialer Druck (mm Hg) | 9 ± 5 | 6 ± 6 |
| Plasma Noradrenalin (pg/ml) | 492 ± 298 | 198 ± 100 |
| Plasma Renin (ng A I/ml · h) | 48 ± 31 | 68 ± 55 |

Auch nach 4monatiger Dauertherapie mit Captopril blieben die hämodynamischen Veränderungen und die Beeinflussung der Vasopressoren weitgehend erhalten, wobei sich allerdings die Plasma-Reninkonzentrationen wieder normalisiert hatten.

Unsere Untersuchungen demonstrieren, daß das Renin-Angiotensinsystem und das sympathische Nervensystem maßgeblich für die Vasokonstriktion, wie sie bei der schweren Herzinsuffizienz beobachtet wird, verantwortlich sind. Eine Hemmung des Renin-Angiotensinsystems bei diesen Patienten durch Captopril führt deshalb zu einer Reduktion von Preload und Afterload und damit zu einer Verbesserung der kardialen Auswurfleistung. Infolge dieser verbesserten Auswurfleistung kommt es zu einem Abfall der Plasma-Noradrenalinkonzentration. Trotz niedrigem Blutdruck unter der Captopril-Therapie kommt es nicht zu Reflexmechanismen mit Tachykardie etc. bei diesen Patienten, d. h., die Schwelle für das Ansprechen der Barorezeptoren wird mit Reduktion des arteriellen Blutdrucks gesenkt.

Die Herzinsuffizienz bei diesen schweren Fällen resultiert somit zum einen aus den Einflüssen der Grunderkrankung und zum zweiten aus dem deletären Einfluß, den die Kompensationsmechanismen, wie Vasokonstriktion und Volumenretention auf das Herz ausüben. Neben der Möglichkeit einer kausalen Therapie sowie einer Digitalistherapie muß deshalb die Ausschaltung dieser Kompensationsmechanismen wesentliches Ziel der therapeutischen Maßnahmen sein.


Katus, H. A., Khaw, B. A., Bahar, I., Gold, H., Haber, E. (Innere Medizin III, Kardiologie, Univ. Heidelberg und Massachusetts General Hospital, Boston, USA)

**Radioimmunologische Messung zirkulierender Myosinleichtketten zum Nachweis frischer Myokardnekrosen**

*Einleitung*

Die Diagnoste des akuten Myokardinfarktes kann häufig nicht aufgrund klinischer Parameter und EKG allein gesichert werden [1]. Es werden deshalb zusätzlich serologische Nachweisverfahren benutzt. Jedoch ist die oft angewandte Messung der Enzymaktivität von CK, LDH und GOT im Serum aufgrund der weiten Gewebeverteilung dieser Enzyme nicht spezifisch für Herzmuskelnekrosen [2]. Lediglich das CK-MB Isoenzym findet sich im Herzen in höherer Konzentration und kann deshalb als relativ spezifisches Markereiweiß benutzt werden [3]. Der sensitive und spezifische Nachweis des CK-MB Isoenzyms ist jedoch technisch schwierig. Es wurde deshalb nach alternativen serologischen Markerproteinen für die Myokardnekrose gesucht.

Myosinleichtkette I (26 000 MGW) und Myosinleichtkette II (18 000 MGW) sind Teile des Myosins. Myosinleichtketten von Herz, Skelett und glatter Muskulatur sind strukturell verschieden und erlauben deshalb einen spezifischen immunologischen Nachweis [4, 5]. Sie finden sich in hoher Konzentration im Herzen und können nach experimentellem Myokardinfarkt zirkulierend im Serum nachgewiesen werden [6]. Aufgrund dieser Voraussetzungen wurde ein Radioimmunoassay für menschliche Myosinleichtketten entwickelt und erste klinische Messungen durchgeführt.

*Methodik*

Myosin wurde aus dem menschlichen Myokard nach dem Verfahren von Katz et al. isoliert [7]. Durch Denaturierung des Myosins mit 5 M Guanidin HCl und nachfolgende Äthanolpräzipitation der Myosinschwerketten wurden die Myosinleichtketten im Überstand erhalten [8]. Die molekulare Reinheit wurde mit SDS Gelelektrophorese nachgewiesen. Kaninchen wurden mit 500 µg (Myosinleichtkette I und

II) in komplettem Freunds Adjuvans immunisiert. Sie wurden nachfolgend in monatlichen Abständen mit 250 µg Myosinleichtketten in inkomplettem Freunds Adjuvans intradermal injiziert. Blutproben wurden in gleichen Abständen entnommen, um die Immunantwort anhand des Antikörpertiters zu kontrollieren. 250 µg Myosinleichtketten wurden mit 1 m Ci $J^{125}$ mit Hilfe der Laktoperoxidasereaktion [9] radioaktiv markiert. Die Konzentration der Myosinleichtketten, welche als Proteinstandard verwandt werden sollte, wurde mit Hilfe der von Lowry angegebenen Methode gemessen [10]. Die optimale Verdünnung des Antiserums wurde bestimmt, indem 10 µl der iodierten Myosinleichtketten und verschiedene Mengen des Antiserums in 500 µl eines 0,01 M K-Phosphat, 0,03 M NaCl pH 7 Puffers für eine Stunde bei 37° C inkubiert wurden. Die Myosinleichtketten-Antikörper-Komplexe wurden mit einem Ziegen-Anti-Kaninchen Immunglobulin und normalem Kaninchen IgG präzipitiert. Nach weiteren 20 min Inkubation bei 37° C wurde das Präzipitat 2mal gewaschen und Präzipitat und Überstand im Gammaszintillationszähler gezählt. Die prozentuale Antigenbindung wurde als Quotient aus der Radioaktivität im Präzipitat und der gesamten zugegebenen Radioaktivität berechnet. Mit der optimalen Verdünnung des Antiserums wurden Standardkurven durch Zugaben bekannter Mengen von Myosinleichtketten konstruiert. Der Gehalt von Myosinleichtketten in 100 µl Patientenserum wurde durch Vergleich mit der Standardkurve bestimmt.

*Spezifizierung des Radioimmunoassays*

Die Antikörperbildung war abhängig von der Salzkonzentration des Inkubationspuffers. Während mit einer 0,15 M Salzkonzentration eine maximale Antikörperbindung von 75% erreicht werden konnte, war diese in einer 0,015 M Salzkonzentration mit 85% deutlich besser. Die unspezifische Bindung, bestimmt durch Zugabe eines nicht immunen Kaninchenserums anstelle eines spezifischen anti-Myosinleichtketten-Antiserums, war gering mit 3%. Für nachfolgende kompetitive Bindungsstudien wurde eine 1/5000 Verdünnung des Antiserums in einem 0,015 M NaCl, 0,01 M K-Phosphat pH 7 Puffer gewählt. Diese Antikörperverdünnung entsprach 50% der maximalen Antikörperverdünnung.

Im kompetitiven Flüssigphasen-Radioimmunoassay konnte eine Sensivität von 1,5 ng/ml ($\pm$ 4 SD) erreicht werden. Am 50% Bindungspunkt fand sich eine 25% Kreuzreaktion mit Skelettmuskel-Leichtketten und keine mit Leichtketten der glatten Muskulatur. Die Kreuzreaktion variierte von Antiserum zu Antiserum zwischen 10–100%. Eine einzelne vermehrt kreuzreagierende Antikörperspezies läßt sich aus dem gemischten Kaninchen-Antiserum nicht isolieren. Der Assay ist gut reproduzierbar mit einem Variationskoeffizienten von 8% bei Wiederholung durch verschiedene Mitarbeiter an mehreren Tagen.

*Klinische Ergebnisse*

In keiner der 18 gesunden Kontrollpersonen konnten erhöhte Myosinleichtketten gefunden werden. Das gleiche gilt für die Patienten ($n = 14$) mit allgemein internistischer Erkrankung ohne Herzbeteiligung wie z. B. Pneumonie, Diabetes mellitus, Hepatitis, obstruktive Lungenerkrankung usw. Auch einen Tag nach i.m. Injektion ($n = 3$) waren keine zirkulierenden Myosinleichtketten nachweisbar. Entsprechend der Kreuzreaktion des für diese Studie benutzten Antiserums zeigten Patienten mit ausgedehntem Skelettmuskelschaden (CK Werte über 2000 IU/l) falsche positive Werte ($n = 3$). Bei allen 44 Patienten mit Myokardinfarkt (WHO Kriterien) fanden sich Myosinleichtketten im Serum erhöht. Im akuten Myokardinfarkt waren die Myosinleichtketten im Mittel nach 7 Std erhöht, erreichten ihr Maximum nach 76 Std und waren bei 13 von 20 Patienten noch nach dem 7. Tage nachweisbar. Die Maximalwerte variierten in der Infarktgruppe zwischen 25–100 ng/ml. Dies ist bis zu 100mal mehr als im Serum von Normalpersonen mit dieser Assaysensitivität nachweisbar ist.

*Diskussion*

Der beschriebene Radioimmunoassay für Myosinleichtketten ist schnell und leicht durchführbar mit gut reproduzierbaren Ergebnissen. Der Assay ist relativ spezifisch für Herz-Myosinleichtketten, da falsch positive Werte nur bei Patienten mit ausgedehntem Skelettmuskelschaden gefunden wurden. Die Kaninchenantiseren sind jedoch wegen dieser geringen Kreuzreaktion mit Skelettmuskelleichtketten nicht ideal. Die Spezifität des Assays kann erheblich mit der Selektion herzspezifischer, monoklonaler Antimyosinleichtkettenantikörper verbessert werden. Mit dieser Technik der somatischen Zellfusion konnten so praktisch Antikörper ohne Kreuzreaktion mit Skelettmuskelmyosinleichtketten selektiert werden. Für die Sensitivität des Assays spricht, daß erhöhte Myosinleichtketten bei allen Patienten mit akutem Myokardinfarkt gefunden wurden. Im Vergleich mit der CK sind die Myosinleichtketten ebenso früh nachweisbar, bleiben dagegen länger erhöht, so daß eine Myokardnekrose, früh wie auch spät, im Krankheitsverlauf diagnostiziert werden kann.

*Literatur*

1. Abbott JA, Scheinman MM (1973) Non diagnostic electrocardiogramm in patients with acute myocardial infarction. Am J Med 55: 608 − 2. Van Der Veen, Willebrands KG, Willebrands AF (1966) Isoenzymes of creatinine phosphokinase in tissue extracts and in normal and pathological sera. Clin Chim Acta 13: 312 − 3. Sobel BE, Roberts R, Larson KB (1976) Considerations in the use of biochemical markers of ischemic injury. Circ Res [Suppl] 38: 1−99 − 4. Weeds AG, Pope B (1971) Chemical studies on light chain from cardiac and skeletal muscle myosin. Nature 234: 85 − 5. Holt JC, Lowey S (1970) An immunological approach to the role of the low molecular weight subunit in myosin. 1. Physical-chemical and immunological characterization of the light chain. Eur J Biochem 14: 486 − 6. Khaw BA, Gold HK, Fallon YT, Haber E (1979) Detection of serum cardiac myosin light chain in acute experimental myocardial infarction: Radioimmunoassay of cardiac myosin light chains. Circulation 58: 1130 − 7. Katz AM, Doris I, Repke CT, Rubin BB (1965) Adenosine-triphosphate activity of cardiac myosin. Circ Res 19: 611 − 8. Perrie WT, Perry SV (1970) An electrophoretic study of the low molecular weight components of myosin. Biochem J 119: 31 − 9. Marchalonis JJ (1969) An enzymatic method for the trace iodination of immunoglobulins and other proteins. Biochem J 113: 299 − 10. Hartree EF (1969) Determination of protein: A modification of the Lowry method. Biochemistry 31: 146

Löllgen, H., Fliedner, R., Wollschläger, H., Bonzel, T., Just, H.
(Med. Klinik der Univ. Freiburg)
**Hämodynamik beim akuten Myokardinfarkt nach erhöhter inspiratorischer Sauerstoffkonzentration**

Eine arterielle Hypoxämie wird in der Akutphase des Myokardinfarktes, auch in unkomplizierten Fällen [1, 3] recht häufig beobachtet [7, 9]. Die Gabe von Sauerstoff mittels Nasensonde oder Gesichtsmaske gehört in den meisten Kliniken zur Standardtherapie beim Infarkt. Diese Maßnahme ist allerdings nicht unumstritten, zumal einige Autoren auf mögliche nachteilige Wirkungen einer solchen Sauerstoffgabe hinweisen [7, 8].

Klinische Studien über den Wert einer zusätzlichen Sauerstoffgabe beim akuten Infarkt haben keine übereinstimmenden Ergebnisse geliefert. Die Herzfrequenz kann unter erhöhter inspiratorischer Sauerstoffgabe gleich bleiben [2, 4] oder abnehmen [1]. Für den arteriellen Blutdruck berichtet die Mehrzahl der Autoren einen geringen Anstieg, der periphere Widerstand nimmt in den meisten Studien zu [2, 6−9]. Für das

Herzminutenvolumen wird eine Abnahme um bis zu 20% beschrieben, dieser Befund konnte aber nicht bestätigt werden. Eine günstige Beeinflussung von Arrhythmiehäufigkeit, Analgetikabedarf und Mortalität durch eine zusätzliche Gabe von Sauerstoff in der Akutphase konnte bisher nicht nachgewiesen werden.

Diesen Untersuchungen stehen tierexperimentelle und klinische Studien gegenüber, wonach durch die Gabe von Sauerstoff (40 bzw. 100%) die Infarktgröße begrenzt werden kann [4, 5].

Der Vergleich dieser Studien wird erschwert durch die inhomogene Zusammensetzung der untersuchten Patientengruppen und durch die unterschiedliche inspiratorische Sauerstoffkonzentration, wie sie in den einzelnen Studien geprüft wurde.

Nachdem in einer früheren Studie [3] gezeigt werden konnte, daß auch beim unkomplizierten Infarkt eine ausgeprägte arterielle Hypoxämie eintreten kann, sollte in der vorliegenden Studie der Frage nachgegangen werden, ob und in welcher Weise die myokardiale Funktion beim unkomplizierten Infarkt durch die zusätzliche Gabe von Sauerstoff beeinflußt wird.

*Methodik*

Untersucht wurden elf männliche Patienten (40–71 Jahre) mit einem frischen Myokardinfarkt innerhalb von 12 Std nach Infarktbeginn. Bei zehn Patienten lag der klinische Schweregrad I (nach Killip) vor, bei einem der Schweregrad II. Zum Zeitpunkt der Untersuchung lagen keine Herzinsuffizienz, gravierende Arrhythmien oder Schocksituationen vor. Die Ausgangsmeßwerte für den PC-Druck betrugen: $10 \pm 3{,}2$ mm Hg und für den Herzindex $3{,}8 \pm 0{,}4$ l/min/m². Die hämodynamischen Größen wurden in üblicher Weise mit einem thermistorbestückten Swan-Ganzkatheter gewonnen, der Blutdruck bei der Mehrzahl der Patienten unblutig nach der Manschettenmethode.

Sauerstoff wurde in drei Konzentrationen verabreicht:
1. per Nasensonde (2 l/min),
2. per Mundstück (40% $O_2$),
3. per Mundstück (100% $O_2$).

Das Inspirationsgemisch war ausreichend angefeuchtet, eine Belästigung wurde von den Patienten nicht angegeben. Alle Messungen erfolgten nach einer 20minütigen Voratmung des jeweiligen Gemisches. Die angegebenen Sauerstoffkonzentrationen wurden gewählt, da sie einerseits der täglichen Routine entsprechen, andererseits einen Vergleich mit bisherigen Studien ermöglichen. Die erhaltenen Daten wurden mit der Rangvarianzanalyse nach Friedman ausgewertet, signifikante Unterschiede wurden mit dem a posteriore-Test (Student-Newman-Keuls) auf Unterschiede zwischen den einzelnen Meßreihen hin geprüft.

*Ergebnisse und Diskussion*

Erwartungsgemäß nahmen die arteriellen und gemischt venösen Sauerstoffpartialdrücke entsprechend den inspiratorischen Sauerstoffkonzentrationen signifikant zu. Eine geringe Abnahme ergab sich für den pulmonalarteriellen Druck und für die Herzfrequenz, allerdings ließen sich diese Änderungen statistisch nicht sichern. Der arterielle Blutdruck nahm bei Atmung von 40 und 100% $O_2$ zu, eine signifikante Änderung (Tabelle 1) ließ sich allerdings nur für den diastolischen Druck aufzeigen. Der periphere Widerstand steigt unter zusätzlicher Sauerstoffgabe an, signifikante Unterschiede bestehen zwischen Ruhe (C) und 2 l/min sowie Ruhe und 40% $O_2$. Allerdings sind diese Änderungen relativ gering. Bei den pulmonalarteriellen Gefäßwiderständen ergab sich eine signifikante Abnahme bei Atmung von reinem Sauerstoff. Diese Änderung entspricht der Reaktion auf Atmung von 100% $O_2$ bei der pulmonalen Hypertonie, diese Änderung ließe sich am ehesten reflektorisch erklären. Die übrigen Meßgrößen wie Herzindex, Schlagvolumen, Drücke im rechten Vorhof und in PC-Position, zeigten keine gerichteten und signifikanten Änderungen. Erstellt man aus PC-Druckwerten und dem

**Tabelle 1.** Meßgrößen (Mittelwert und Standardabweichung), bei denen signifikante Änderungen beobachtet wurden (Einzelheiten s. Text)

|  | Ruhe | 2 l O$_2$/min | 40% O$_2$ | 100% O$_2$ |
|---|---|---|---|---|
| Diastolischer Blutdruck (mm Hg) | 79,8 ± 17,1 | 80,9 ± 18 | 86,8 ± 16,8 | 87,3 ± 14,4 |
| Peripherer Widerstand (dyn s/cm$^5$) | 1035,5 ± 312 | 1071 ± 341 | 1129 ± 353 | 1091 ± 297 |
| Pulmonaler Gefäßwiderstand (PAR) (dyn s/cm$^5$) | 115 ± 47 | 97,4 ± 40 | 97,7 ± 29,7 | 79,6 ± 23,5 |

Schlagvolumen die linksventrikuläre Funktionskurve, so zeigen sich nur minimale, nicht signifikante Änderungen in Abhängigkeit von der Sauerstoffkonzentration.

Diese Ergebnisse zeigen somit, daß bei Patienten mit frischem, unkompliziertem Myokardinfarkt die zusätzliche Gabe von Sauerstoff zu keiner wesentlichen Beeinflussung der linksventrikulären Funktion führt, Herzindex und linksventrikulärer Füllungsdruck bleiben gleich. Die Zunahme des peripheren Widerstandes entspricht auch bezüglich des Ausmaßes den Angaben einiger anderer Untersucher [2, 4, 9]. Sie bedeutet eine Zunahme der Nachlast, doch wirkt sich diese Zunahme nicht auf die linksventrikuläre Funktion aus. Eher kann bei Konstanz von Herzindex und PC-Druck eine geringe Funktionsbesserung angenommen werden. In jedem Fall kann aufgrund der eigenen Untersuchungen eine Beeinträchtigung der linksventrikulären Funktion abgelehnt werden.

Eine Konstanz der hämodynamischen Meßgrößen bedeutet nicht unbedingt, daß die myokardiale Perfusionsverteilung im ischämischen und nichtischämischen Gebiet sowie der Myokardstoffwechsel unbeeinflußt bleiben. Möglicherweise verbessert das erhöhte Sauerstoffangebot bei Sauerstoffatmung den Myokardstoffwechsel. Hierdurch ließe sich die Begrenzung der Infarktausdehnung erklären, wie sie von verschiedenen Untersuchern bei Atmung von 40% Sauerstoff [5] und 100% Sauerstoff beschrieben wurde [4].

Für das praktische Vorgehen bei der Infarktbehandlung möchten wir empfehlen:
Beim unkomplizierten Infarkt sollten 2 l/min O$_2$ als Routinemaßnahme gegeben werden. Mit dieser Dosierung gelingt es, auch bei Vorliegen von Lungenerkrankungen, den arteriellen Sauerstoffpartialdruck und, dies ist für die Gewebsversorgung wichtig, die arterielle Sauerstoffsättigung auf Werte über 70 mm Hg bzw. 95% anzuheben. Hiermit ist eine ausreichendes myokardiales Sauerstoffangebot gewährleistet. Im Verlauf der klinischen Beobachtung sollten Blutgasanalysen mit und ohne O$_2$-Atmung erfolgen. Liegt der arterielle Sauerstoffpartialdruck im altersentsprechenden Normbereich, ist eine zusätzliche O$_2$-Gabe beim unkomplizierten Infarkt nicht erforderlich.

Bei Patienten mit kompliziertem Infarkt, insbesondere mit Herzinsuffizienz und beginnendem oder manifestem Schock, muß in der Regel von einem unzureichenden Sauerstoffangebot an die Peripherie ausgegangen werden, zumal in diesen Situationen die Sauerstoffbindungskurve nach rechts verschoben ist. In diesen Fällen ist nach unserer Meinung die zusätzliche Gabe von Sauerstoff obligat.

Die inspiratorisch erforderliche O$_2$-Konzentration sollte von aktuellen Blutgasbestimmungen abhängig gemacht werden. Anzustreben ist, mit einer möglichst geringen Konzentration die Sättigungswerte auf Werte über 90% anzuheben.

*Dank*

Wir danken Herrn Dr. Dietlein, Fa. Ciba, Frankfurt, für die Durchführung der statistischen Berechnungen.

*Literatur*

1. Davidson RM, Ramo BW, Wallace AG, Whalen RE, Starmer CF (1973) Circulation 47: 704–711 –
2. Loeb HS, Chuquimia R, Sinno MZ, Rahimtola SH, Rosen KM, Gunnar RM (1971) Chest 60: 352–358 – 3. Löllgen H, Nieding G v, Kersting F, Just H (1979) Med Prog Technol 6: 43–52 – 4. Madias JE, Madias NE, Hood WB (1976) Circulation 53: 411–417 – 5. Maroko PR, Radvany P, Braunwald E, Hale SL (1975) Circulation 52: 360–368 – 6. Rawles J, Kenmore ACF (1976) Br Med J 1: 1121–1128 – 7. Sobel B, Braunwald E (1980) In: Braunwald E (ed) Heart disease. Philadelphia, p 147, 1353 – 8. Sukumalchantra Y, Danzig R, Levy SE, Swan HJC (1970) Circulation 41: 641–647 – 9. Thomas M, Malmcrona R, Shillingford J (1965) Br Heart J 27: 401–407

Dageförde, J., Djonlagic, H., Diederich, K.-W. (Klinik für Kardiologie der Med. Hochschule Lübeck)
**Bilanzstudien zum Wasser- und Elektrolythaushalt bei akutem Myokardinfarkt**

Beim akuten Myokardinfarkt wird eine Umstellung des Stoffwechsels im Sinne eines Postaggressionssyndroms vermutet [8]. Es sollte daher untersucht werden, welche Elektrolytträgerlösung für das Antiarrhythmikum Lidocain in der Lage ist, unter diesen Bedingungen die beim Infarkt wichtige Elektrolyt- und Wasserhomöostase aufrechtzuerhalten.

Verglichen wurden zwei unterschiedlich zusammengesetzte industriell vorgefertigte Lösungen. Bei der ersten lagen $Na^+$, $K^+$ und $Ca^{2+}$ in Serumkonzentration vor. Der Magnesiumgehalt war mit 1,5 mmol/l gering angehoben, der Gehalt an Chloridionen lag mit 153 mmol/l ähnlich wie bei der Ringerlösung deutlich über dem Serumnormalwert (Tutofusin). Zwei Gramm Lidocain wurden pro Liter zugespritzt.

Die bereits lidocainhaltige Vergleichslösung war demgegenüber kalium- und magnesiumangereichert – 30 bzw. 5 mmol/l – und im Natriumgehalt auf 45 mmol/l reduziert (Corafusin). Durch Ergänzung von 50 g Sorbit/l ließ sich Isotonie erreichen. Azetat dient zur Azidosekorrektur und Dihydrogenphosphat soll den Phosphatverbrauch beim Sorbitmetabolismus ausgleichen. Untersucht wurden jeweils elf Patienten mit frischem Infarkt ohne Schock, manifeste Herzinsuffizienz und/oder Nierenversagen. Wir infundierten 3–4 Tage lang ca. 1 000 ml der genannten Lösungen. Zur Ausschaltung ernährungsbedingter Unterschiede erhielten alle Patienten modifiziertes Biosorbin MCT als Standardkost. Dabei wurden zwischen 1 600 und 2 400 kcal und im Mittel 80 mmol $Na^+$, 40 mmol $K^+$ sowie 12,5 mmol Magnesium oral aufgenommen. Ungesüßter Tee stand frei zur Verfügung.

Folgende Parameter haben wir gemessen: täglich flammenphotometrisch $Na^+$, $K^+$ und per Atomabsorptionsspektrometrie Magnesium im Serum, die Serumosmolalität und außerdem $Na^+$ und $K^+$ im 24-Std-Urin.

Zur Korrektur legten wir extrarenale Verluste von 800 ml Wasser, 10 mmol Natrium und 5 mmol $K^+$ zugrunde. Die Magnesiumausscheidung wurde nicht bestimmt, da eine Messung im Stuhl nicht möglich war.

Für die statistische Auswertung stand nicht bei allen Patienten das gesamte Datenmaterial zur Verfügung. Daher ergaben sich zum Teil kleinere Stichproben.

Nach Prüfung auf Normalverteilung nach Kolmogoroff-Smirnow wurde mit dem *t*-Test nach Student für gepaarte und ungepaarte Stichproben gerechnet.

*Zu den Ergebnissen*

Unter Berücksichtigung einer Temperaturerhöhung von 0,5–1,0° C waren die Flüssigkeitsbilanzen in beiden Gruppen ausgeglichen. Die Serumosmolalität lag ebenso wie die Serumnatriumkonzentration an allen 3 Tagen im Normbereich.

Bei den Patienten, die die serumelektrolytadaptierte Trägerlösung erhielten, sahen wir an den ersten beiden Tagen gegenüber der Vergleichsgruppe eine signifikante Natriumretention. Möglicherweise hat hier zur Aufrechterhaltung der Serumnatriumkonzentration und Serumosmolalität eine Verschiebung von Wasser aus dem Intrazellulär- in den Extrazellulärraum stattgefunden.

*Zur Kaliumbilanz*

Die Ausgangswerte im Serum lagen bei beiden Gruppen bei 3,9 mmol/l. In der ersten Gruppe – Trägerlösung mit angenähert Serumelektrolytgehalt – sanken die Serumspiegel bei gleichzeitiger negativer Bilanz. Bei zwei Patienten fielen die Werte auf 3,3 mmol/l bzw. 2,7 mmol/l ab.

Mit der modifizierten Trägerlösung könnte ein gegenüber dem Ausgangswert hochsignifikanter Anstieg des Serumkaliums bei positiver Bilanz verzeichnet werden (Abb. 1).

Auch beim Serummagnesium zeigen sich deutliche Veränderungen. In der Patientengruppe, die mit der modifizierten Lösung infundiert wurde, war ein geringer Anstieg bis auf 0,98 mmol/l zu verzeichnen. Aufgrund des Spiegelabfalles in der Serumelektrolytgruppe ergab sich jedoch ein hochsignifikanter Unterschied zwischen den Gruppen (Abb. 2).

Die dargelegten Ergebnisse deuten u. E. auf eine Beeinflussung des Wasser- und Elektrolythaushaltes durch erhöhte Aldosteronaktivität beim frischen Myokardinfarkt hin [1, 10].

Da Hypokaliämie und Hypomagnesämie mit einer Zunahme ventrikulärer Arrhythmien einhergehen können, ist eine Korrektur mit einer modifizierten Infusionslösung sinnvoll [2, 5–7].

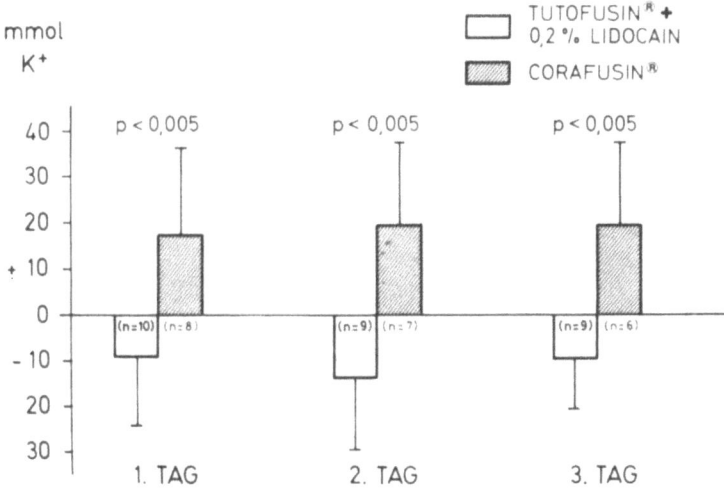

**Abb. 1.** Kaliumbilanz

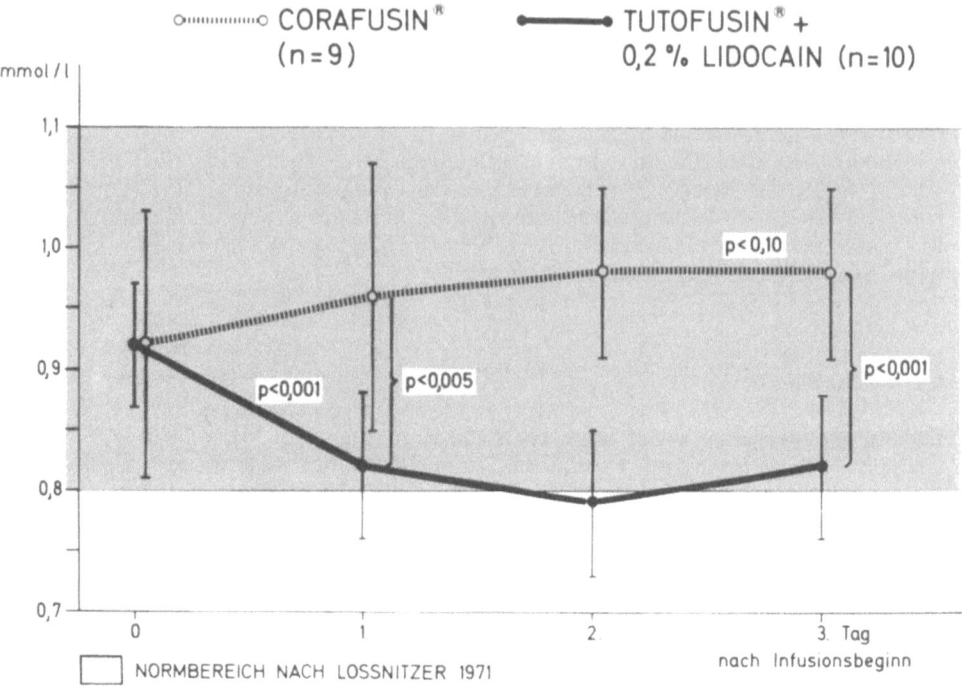

**Abb. 2.** Magnesium im Serum

Außerdem kann bei gleicher antiarrhythmischer Wirkung unter normalen Serumkaliumkonzentrationen die Lidocaindosis reduziert werden [3, 4, 9]. Damit vermindern sich auch die Nebenwirkungen.

*Literatur*

1. Bartels O, Bickel H, Junge O (1980) Zum Elektrolyt- und Hormonhaushalt bei Myocardinfarkt. In: Heberer G, Schultis K, Günther B (Hrsg) Postaggressionsstoffwechsel II. Schattauer, Stuttgart, S 73–80 – 2. Beck OA, Hochrein H (1977) Serumkaliumspiegel und Herzrhythmusstörungen beim akuten Myocardinfarkt. Z Kardiol 66: 187 – 3. Bolte HD, Becker E (1975) Interaktion von Lidocain und Kalium. Messung von Kenngrößen der Erregung und Erregungsleitung an myokardialen Einzelfasern und ihre Bedeutung für das Verständnis klinischer Beobachtungen am Patienten. Verh Dtsch Ges Inn Med 81: 312–315 – 4. Diederich KW, Lander B, Djonlagic H (1976) Tierexperimentelle Untersuchungen zur Frage der kaliumabhängigen Modifikation der Lidocainwirkung. Basic Res Cardiol 71: 87–95 – 5. Dyckner T (1980) Serum magnesium in acute myocardial infarction. Acta Med Scand 207: 59–66 – 6. Dyckner T, Wester PO (1978) Ventricular extrasystoles and intracellular electrolytes in hypokalemic patients before and after correction of the hypokalemia. Acta Med Scand 204: 375–379 – 7. Dyckner T, Wester PO (1978) Intracellular potassium after magnesium infusion. Br Med J 822–823 – 8. Enenkel W, Nobis H (1980) Untersuchungen zum Energiestoffwechsel bei Myocardinfarkt. In: Heberer G, Schultis K, Günther B (Hrsg) Postaggressionsstoffwechsel II. Schattauer, Stuttgart, S 33–38 – 9. Obayaski K, Hayakawa H, Mandel WJ (1975) Interrelationships between external potassium concentration and lidocain: effects on canine Purkinje fiber. Am Heart J 89: 221–226 – 10. Werning C (1976) Hyperaldosteronismus beim Herzinfarkt. Dtsch Med Wochenschr 100: 209–210

Genth, K., Hofmann, M., Schaper, W. (Max-Planck-Inst., Bad Nauheim)
**Der Einfluß der Fibrinolyse auf die regionale Perfusion des ischämischen und nichtischämischen Myokards**

Genau vor 10 Jahren berichtete die Arbeitsgruppe um Braunwald [5] über Möglichkeiten zur Begrenzung der Infarktgröße im Tierexperiment. In den folgenden Jahren wurden unterschiedliche Konzepte zur pharmakologischen Beeinflussung der Infarktausdehnung entwickelt. Die Fibrinolyse wurde als therapeutisches Prinzip mit wechselndem Erfolg in mehreren großen prospektiven klinischen Studien angewendet [1, 3, 4, 8, 9].

Aus methodischen Gründen konnte bisher niemals geklärt werden, ob der Erfolg dieser Behandlung auf einer Koronarthrombolyse allein beruht, oder ob die Verminderung der Plasmaviskosität mit Verbesserung der Mikrozirkulation zur Rettung von ischämischen Myokard beiträgt, ohne daß es zur Wiedereröffnung des Gefäßes und Reperfusion des ischämischen Muskels kommt. Deshalb haben wir im Tierexperiment die Frage untersucht, ob die Fibrinolyse bei verschlossenem Koronargefäß zur Verbesserung der Kollateraldurchblutung führt, und somit die Infarktgröße beeinflußt wird. Die Versuche wurden an zehn Hunden am offenen Thorax in Intubationsnarkose durchgeführt.

*1. Methodik*

Wir verwendeten das Doppelgefäßmodell (Abb. 1). Es wurden an jedem Herzen zwei mittelgröße, voneinander getrennte Äste der linken Koronararterie zunächst okkludiert und anschließend reperfundiert. Die Verschlußzeit betrug jeweils 90 min. Der Verschluß der ersten Arterie erfolgte unter Kontrollbedingungen. Der Verschluß der zweiten Arterie, der Testarterie, erfolgte unter dem Einfluß der Fibrinolyse. Hierzu wurde die Initialdosis Streptokinase (1,5 Mill. IE/20 min) vorher gegeben, gefolgt von der Erhaltungsdosis von 500 000 Einheiten/Std während der Verschlußperiode. Jeweils zum Ende der Verschlußperiode erfolgte die Injektion der radioaktiven Isotope zur Bestimmung der regionalen Myokarddurchblutung. Mit diesem Modell wurden an jedem Herzen durch den Verschluß einer Kontroll- und einer Testarterie zwei Infarkte erzeugt. Jedes Tier diente seiner eigenen Kontrolle. Nach der Entnahme des Herzens wurden die beiden Koronararterien erneut unterbunden, dann erfolgte die Füllung der Gefäße mit $BaSO_4$-Gelatinesuspension. Nach der Kontrastmittelfüllung wurden die Perfusionsgebiete beider Arterien voneinander getrennt, danach das Herz transversal in sechs Scheiben zerschnitten. Die Scheiben wurden dann in p-NBT-Lösung (0,25 g/l, pH 7,1) inkubiert. Nach der Demarkierung des infarzierten Areals wurde von jeder Scheibe ein Farbfoto angefertigt. Anschließend wurden die Scheiben angiographiert und danach in etwa 210–270 subendokardiale, intermurale und subepikardiale Gewebeproben (zwischen 100 und 400 mg) zerschnitten. Die myokardiale Durchblutung wurde nach der von Rudolph und Heymann [6] entwickelten „tracer microsphere"-Technik bestimmt. Nach 90 min Okklusion wurden die Isotope in den linken Vorhof injiziert. Als Isotope wurden verwendet: 125-J, 141-Ce, 113-Sn, 51-Cr, 85-Sr, 95-Nb und 46-Sc. Die Separation der Isotope auf der Basis ihrer unterschiedlichen Energiespektren erfolgte nach der von Schaper et al. [7] beschriebenen Methode unter Benutzung eines Digital-Computer-Systems. So konnte der Blutfluß innerhalb des Myokards von subendo- bis subepikardial regional bestimmt werden. Die Infarktgröße wurde jeweils auf das Perfusionsgebiet der okkludierten Arterie bezogen. Hierzu wurden das Farbfoto und die Angiographie der Herzscheibe übereinander projeziert und größenmäßig zur Deckung gebracht. Das Perfusionsgebiet und das Infarktgebiet wurden planimetrisch bestimmt. Die Infarktgröße wurde als prozentualer Anteil des Perfusionsgebietes ausgedrückt. Während des

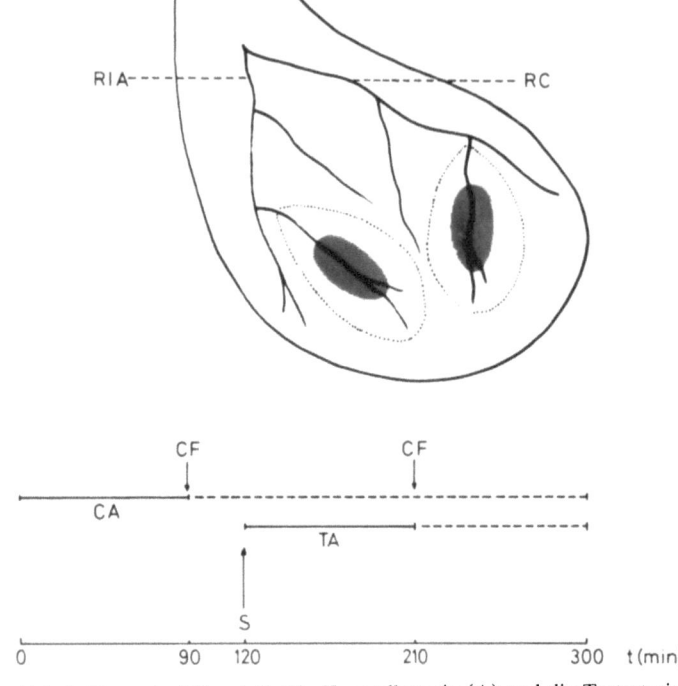

**Abb. 1.** Doppelgefäßmodell. Die Kontrollarterie (A) und die Testarterie (TA) werden nacheinander okkludiert und anschließend reperfundiert. (F: Zeitpunkt der Bestimmung des Kollateralflusses, S: Zeitpunkt der Injektion der pharmakologischen Substanz, RC: R. circumflexus, RIA: R. interventricularis anterior)

gesamten Experimentes wurden LVP, LV-dp/dt, Aortendruck und Herzfrequenz kontinuierlich gemessen. Zur Errechnung des myokardialen Sauerstoffverbrauches wurde die Formel von Bretschneider [2] benutzt.

*2. Ergebnisse*

Wegen der vorrangigen Bedeutung des myokardialen Sauerstoffverbrauches während der Ischämie war es geboten, den $MVO_2$ während beider Verschlußperioden an jedem Herzen konstant und vergleichbar im Niveau zu halten. Insgesamt lag der $MVO_2$ im mittleren Niveau. Er lag während der Okklusion der Testarterie gegenüber der Kontrollarterie auf fast identischem Niveau. Der Mittelwert während eines Verschlusses der Kontrollarterie lag bei 8,6 ± 1,5 ml/min × 100 g und während der Okklusion der Testarterie unter fibrinolytischer Therapie bei 8,4 ± 1,7 ml/min × 100 g. Die Differenz war statistisch nicht signifikant. Die Perfusionsgebiete waren vergleichbar groß. Insgesamt ensprach das Perfusionsgebiet der Kontrollarterie mit 12 304 ± 3 200 mg dem der Testarterie mit 11 352 ± 3 400 mg im arithmetischen Mittel. Die Differenz war statistisch nicht signifikant.

Die Durchblutung der subendo- und des subepikardialen Myokards bei nicht okkludierter Arterie war bei allen Hunden gleich groß. Im Gebiet der Kontrollarterie betrug der durchschnittliche Fluß subepikardial 83,9 ± 33,6 mg/min × 100 g und subendokardial 94,7 ± 38,7 ml/min × 100 g. Im Gebiet der Testarterie bestand unter dem Einfluß der Fibrinolyse ebenfalls keine signifikante Differenz zwischen subepikardialem

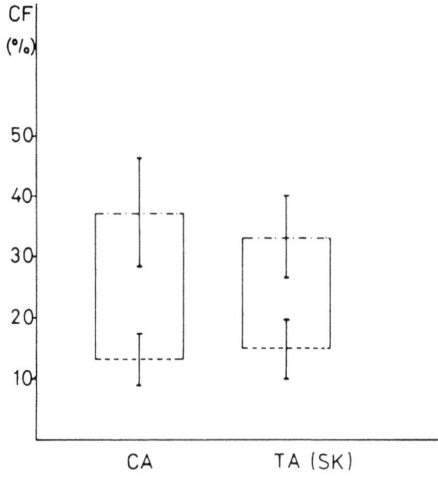

Abb. 2. Die subendokardiale (*untere Linie*) und die subepikardiale (*obere Linie*) Kollateraldurchblutung im Perfusionsgebiet der Kontrollarterie (CA) und der Testarterie (TA) unter dem Einfluß der Fibrinolyse

und subendokardialem Fluß bei nicht okkludiertem Gefäß (83,9 ± 20,4 bzw. 78,7 ± 22,3 ml/min × 100 g). Nach Gefäßverschluß sank die Durchblutung im Perfusionsgebiet der Arterie signifikant ($p = 0,01$) ab. Der Kollarteralfluß war im subepikardialen Gewebe höher als im subendokardialen Gebiet. Der subendokardiale Kollateralfluß betrug im Gebiet der Testarterie 12,6 ± 4,7 ml/min × 100 g und im Gebiet der Kontrollarterie 11,8 ± 7,6 ml/min × 100 g. Der subepikardiale Fluß betrug im Perfusionsgebiet der Kontrollarterie 31,4 ± 12,2 ml/min × 100 g und im Gebiet der Testarterie 27,8 ± 14,0 ml/min × 100 g. Die Differenz zwischen dem subepikardialen und dem subendokardialen Fluß war signifikant sowohl für die Kontrollarterie als auch für die Testarterie ($p = 0,01$). Der Kollateralfluß im Perfusionsgebiet der Kontrollarterie unterschied sich jedoch nicht signifikant von dem der Testarterie. Die Abb. 2 veranschaulicht das unterschiedliche Niveau im Kollateralfluß im subendokardialen und subepikardialen Gewebe in Prozent zur Normaldurchblutung.

Die Infarktgröße wurde als prozentualer Anteil des infarzierten Gewebes am ischämischen Perfusionsgebiet der Arterie ausgedrückt. Der Kontrollinfarkt war mit 40 ± 16% genauso groß wie der Testinfarkt unter Streptokinase mit 41 ± 15%.

In unserem Versuchsmodell wurde die myokardiale Durchblutung nach Gefäßverschluß mit und ohne Fibrinolyse beobachtet. Der Verschluß wurde durch Ligatur herbeigeführt und während der Fibrinolyse beibehalten. Der Kollateralfluß im ischämischen Myokard war durch die Fibrinolyse innerhalb aller Wandschichten unverändert. Es fand keine Umverteilung des Flusses von innen nach außen statt. Die Fibrinolyse führte zu keiner meßbaren Verbesserung der Mikrozirkulation im Herzmuskel. Die resultierende Infarktgröße blieb folgerichtig unverändert. Hieraus läßt sich schlußfolgern, daß der Wert der fibrinolytischen Therapie nach akutem Myokardinfarkt nicht in einer Verbesserung der Kollateraldurchblutung liegt. Eine positive Wirkung wird durch die frühzeitige Koronarthrombolyse mit Reperfusion des ischämischen Myokards erzielt.

*Literatur*

1. Breddin K, Ehrly AM, Fechler L, Frick D, König H, Kraft H, Krause H, Krzywanek HJ, Kutschera J, Losch HW, Ludwig O, Mikat S, Rausch F, Rosenthal P, Sartory S, Voigt G, Wylicil P (1973) Die Kurzzeitfibrinolyse beim akuten Myokardinfarkt. Dtsch Med Wochenschr 98: 861 – 2. Bretschneider HJ (1972) Die hämodynamischen Determinanten des myokardialen Sauerstoffverbrauches. In: Dengler

HJ (Hrsg) Die therapeutische Anwendung Beta-sympathikolytischer Stoffe. Schattauer, Stuttgart New York, S 45–60 – 3. European Working Party (1971) Streptokinase in recent myocardial infarction: a controlled multicentre trial. Br Med J 3:325 – 4. European Cooperative Study Group For Streptokinase Treatment In Acute Myocardial Infarction (1979) Streptokinase in acute myokardial infarction. N Engl J Med 15:797 – 5. Maroko PR, Kjekshus JK, Sobel BE, Watanabe T, Coell JW, Ross J Jr, Braunwald E (1977) Factors influencing infarct size following experimental coronary artery occlusions. Circulation 43:67 – 6. Rudolph AM, Heymann MA (1967) The circulation of the fetus in utero: Methods for studying distribution of blood flow, cardiac outputs and organ blood flow. Circ Res 21:163 – 7. Schaper W, Lewi P, Flameng W, Gijpen L (1973) Myocardial steal produced by coronary vasodilatation in chronic coronary artery occlusion. Basic Res Cardiol 68:3 – 8. Schmutzler R, Van de Loo S, Schneider B, Berghoff A, Fritze E, Gebauer D, Gillmann H, Grosser KD, Heckner F, Kästner W, Körtge P, Orth HF, Pezold FA, Poliwoda H, Praetorius F, Zekorn D (1973) Fibrinolytic therapy in acute myokardial infarction. 2nd German-Suisse cooperative study. Ann Intern Med – 9. Simon T, Ware JH, Stengle J (1973) Clinical trials of thrombolytic agents in myocardial infarction. Ann Intern Med 79:712

Schulz, W., Krauss, G., Kober, G., Kaltenbach, M. (Abt. für Kardiologie, Zentrum der Inneren Medizin im Klinikum der Univ. Frankfurt)
## Weitenänderungen von Kranzgefäßen und Koronarstenosen nach intrakoronarer und intravenöser Gabe von Nifedipin – ein antianginöser Wirkaspekt?

*Manuskript nicht eingegangen*

Reifart, N., Reifart, F., Kaltenbach, M., Bussmann, W.-D. (Abt. für Kardiologie, Zentrum der Inneren Medizin, Univ.-Klinikum Frankfurt)
## Vergleich der antianginösen Wirksamkeit und Wirkungsdauer von oral verabreichtem Isosorbiddinitrat mit Isosorbild-2-Mononitrat und Isosorbid-5-Mononitrat

Seit 1948 wird Isosorbiddinitrat zur Behandlung der Angina pectoris eingesetzt. Nach oraler Einnahme wird, wie bereits mehrfach erwiesen, die Substanz rasch in der Leber denitriert, nur geringe Mengen gelangen unverändert in den Kreislauf. Stauch konnte nachweisen, daß beide Metaboliten, Isosorbid-5-Mononitrat und Isosorbid-2-Mononitrat, intravenös verabreicht, antianginös wirksam sind. Über die orale Wirksamkeit der Metaboliten des Isosorbiddinitrats liegen bislang wenige Untersuchungen vor.

In unseren Studien wurden insgesamt 18 männliche Patienten mit angiographisch gesicherter koronarer Herzkrankheit und reproduzierbarer belastungsabhängiger ischämischer ST-Streckensenkung an der Kletterstufe untersucht. Keiner der Patienten war digitalisiert. Antianginös wirksame Substanzen wurden rechtzeitig vorher abgesetzt. Die Leistungshöhe war für jeden Patienten während sämtlicher Ergometrien gleich. Die Leistung lag zwischen 80 und 170 Watt. Wurde im Leerversuch das Ziel von 6 min Belastung nicht erreicht, so wurde auch nach Medikation zum gleichen Zeitpunkt abgebrochen. Nach einem Ruhe-EKG mit zwölf Ableitungen erfolgte die EKG-Registrierung in Minutenabständen bis zur 5. Erholungsminute. Ein Monitor ermöglichte uns die fortlaufende Registrierung und Überwachung. Mittels rechnergestützter Einheit wurde ohne Unterbrechung Herzfrequenz und ST-Streckensenkung über jeweils 20 Zyklen gemittelt, digital angezeigt und die gemittelte Verlaufskurve aufgezeichnet. Im ersten Teil unserer Studie wurde bei 13 Patienten die Akutwirkung von 20 mg

Isosorbiddinitrat, 20 mg Isosorbid-5-Mononitrat, 20 mg Isosorbid-2-Mononitrat und Plazebo doppelblind randomisiert, 90 min nach Einnahme überprüft. Vorausgegangen war jeweils ein Leerversuch. In einer zweiten Studie wurden fünf Patienten nach einem Belastungsversuch ohne Medikation jeweils 1, 4 und 8 Std nach Einnahme von 20 mg Isosorbid-5-Mononitrat oder 20 Isosorbid-2-Mononitrat ergometriert. Die Medikation erfolgte einfach blind gegenüber Plazebo. Signifikanzberechnungen führten wir mittels Student-$t$-Test durch.

*Ergebnisse*

In der randomisierten Doppelblindstudie betrug die mittlere ST-Streckensenkung aller 13 Patienten im Leerversuch 1,53 mm, nach Plazebo sank sie nichtsignifikant auf 1,46 mm, nach Gabe von 20 mg Isosorbiddinitrat auf 1,1 mm, nach 20 mg Isosorbid-5-Mononitrat auf 1,06 mm und nach 20 mg Isosorbid-2-Mononitrat auf 1,02 mm. Die Verummedikationen unterschieden sich in der Wirkung von Plazebo hochsignifikant ($p < 0,001$). Untereinander bestand jedoch kein signifikanter Unterschied.

Setzt man die ischämische ST-Streckensenkung im Leerversuch gleich 100%, so kommt es nach Einnahme von Plazebo zu einer Reduktion auf 96%, nach Einnahme von Isosorbid-5-Mononitrat auf 72%, Isosorbiddinitrat 73% und des Metaboliten Isosorbid-2-Mononitrat auf 63%.

Die mittlere ST-Streckensenkung ist sowohl in den einzelnen Belastungsminuten als auch in der Erholungsphase unter Verummedikation eindeutig niedriger. Während im Leerversuch zwischen 2. Belastungsminute und 5. Erholungsminute eine formal eindeutige Ischämiereaktion, also mehr als 1 mm St-Streckensenkung beobachtet wurde, kommt es unter Verummedikation lediglich von der 3. Belastungsminute bis zur 3. oder 4. Erholungsminute zu einer formal eindeutigen Ischämiereaktion. Herzfrequenz und arterieller Blutdruck waren vor und unmittelbar nach Belastung gemessen ohne signifikanten Unterschied (Abb. 1).

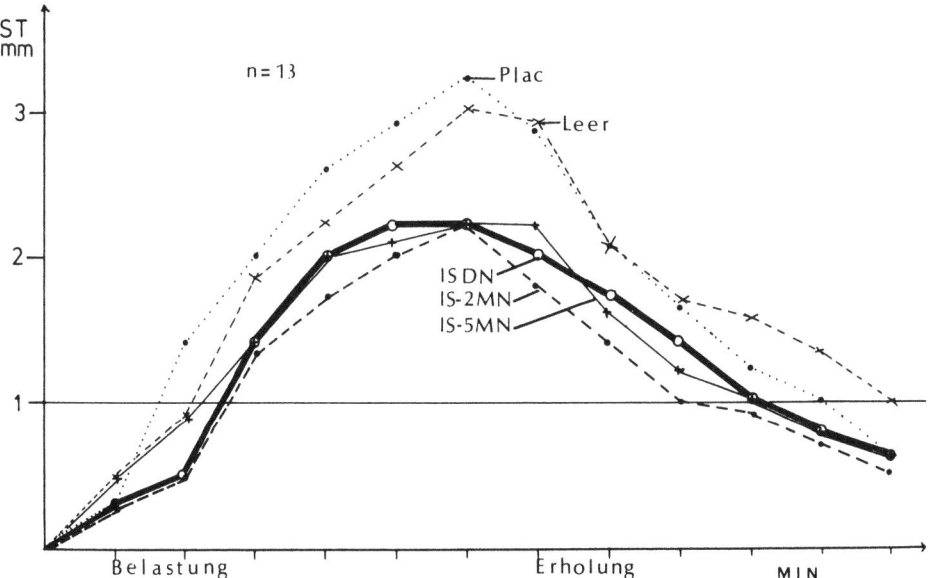

**Abb. 1.** Randomisierte Doppelblindstudie. Mittlere ST-Streckensenkungen der einzelnen Belastungs- und Erholungsminuten. Plazebo versus 20 mg ISDN, 20 mg IS-2-MN und 20 mg IS-5-MN

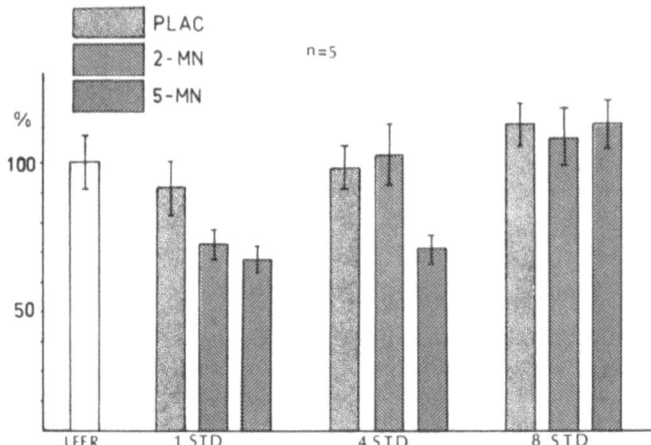

**Abb. 2.** Einfachblindstudie. Vergleich der antianginösen Wirkdauer von 20 mg Isosorbid-2-Mononitrat und 20 mg Isosorbid-5-Mononitrat gegenüber Plazebo

Vergleicht man die Wirkungsdauer von 20 mg Isosorbid-5-Mononitrat und 20 mg Isosorbid-2-Mononitrat, so wird deutlich, daß beide Metaboliten 1 Std nach Einnahme einen nahezu identischen antianginösen Effekt besitzen. Bei Isosorbid-5-Mononitrat hält dieser Effekt noch bis zu 4 Std an, während es bei Isosorbid-2-Mononitrat nach 4 Std nicht mehr zu einem meßbaren antianginösen Effekt kommt (Abb. 2).

*Zusammenfassung*

In einem randomisierten Doppelblindversuch verglichen wir die antianginöse Wirksamkeit von 20 mg Isosorbiddinitrat, 20 mg Isosorbid-5-Mononitrat, 20 Isosorbid-2-Mononitrat und Plazebo 90 min nach Einnahme. Zusätzlich wurden die beiden Metaboliten in einer Einfachblindstudie bezüglich ihrer antianginösen Wirkungsdauer nach 1, 4 und 8 Std untersucht. Isosorbiddinitrat und seine Metaboliten sind in einer Dosierung von 20 mg per oral gegenüber Plazebo hochsignifikant wirksam. Untereinander besteht kein signifikanter Wirkungsunterschied. Isosorbid-5-Mononitrat ist noch nach 4 Std im Gegensatz zu Isosorbid-2-Mononitrat sicher antianginös wirksam. Da Isosorbiddinitrat in üblicher therapeutischer Dosis bereits nach 1 Std nahezu vollständig denitriert ist, muß der im Belastungs-EKG nachweisbare antiischämische Effekt 4 Std nach per oraler Aufnahme der Wirkung des Isosorbid-5-Mononitrates zugeschrieben werden.

*Literatur*

Bogaert MG (1980) Fate of isosorbide mononitrates in man. 3rd International Symposium of Nitrates, Monte Carlo — Chasseaud LF (1980) Pharmacocinatics of isosorbidedinitrate in human subjects. 3rd International Symposium of Nitrates, Monte Carlo — Kaltenbach M (1966) Stufenbelastung zur Beurteilung der körperlichen Leistungsfähigkeit und der Koronarreserve. Dtsch Med Wochenschr 91 : 884 — Stauch M (1979) Die Wirkung von ISDN, IS-2-MN und IS-5-MN auf das Belastungs-EKG und auf die Hämodynamik während Vorhofstimulation bei Patienten mit Angina pectoris. Z Kardiol 68 : 687

Tillmanns, H. (Abt. Innere Medizin III, Kardiologie, Med. Univ.-Klinik),
Knapp, W. H., Zimmermann, R. (Inst. für Nuklearmedizin,
Deutsches Krebsforschungszentrum), Schuler, G., Kübler W.
(Abt. Innere Medizin III, Kardiologie, Med. Univ.-Klinik Heidelberg)

## Quantitative Erfassung der myokardialen Thallium-201-Aufnahme und -Redistribution zur Beurteilung des Erfolgs einer aortokoronaren Bypass-Operation

*Einleitung*

Der Erfolg einer aortokoronaren Bypass-Operation kann mittels Anamnese und Belastungs-EKG nur unzureichend abgeschätzt werden [2–4, 7, 8, 10]. Die zur exakten Bestimmung des Ausmaßes der Revaskularisierung und der Durchgängigkeit der Bypass-Transplantate erforderliche postoperative Koronarangiographie kann bei Wiederauftreten von pektanginösen Beschwerden in der Folgezeit wegen der Kosten und wegen des geringen, aber doch definitiven Risikos des invasiven Verfahrens nicht beliebig oft wiederholt werden [1–9].

Andererseits ist die nichtinvasive Abschätzung der funktionellen Auswirkungen einer aortokoronaren Bypass-Operation mit Hilfe einer Radionuklidabbildung des Herzmuskels bei Vorliegen einer diffusen koronaren 3-Gefäßerkrankung durch den allgemein reduzierten myokardialen Nuklid-Uptake limitiert.

Ziel dieser Studie war die Verbesserung der Aussagefähigkeit der nichtinvasiven Erfassung der regionalen Myokardperfusion bei Patienten mit aortokoronarem Bypass. Hierzu wurde die Kinetik der myokardialen Aufnahme und der Rückverteilung des myokardaffinen Indikators Thallium-201 als Parameter der regionalen Myokardperfusion quantitativ erfaßt.

*Methodik*

Bei 28 Patienten mit koronarer Herzkrankheit wurden vor und 4–6 Wochen nach einer aortokoronaren Bypass-Operation regionale koronare Passagezeiten des myokardaffinen Radionuklids Thallim-201 mittels Doppelisotopenmethode bestimmt. Nach simultaner i.v. Bolusinjektion von 2 mCi Thallium-201 und 10 mCi Technetium-99m-DTPA wurden die Zeitintervalle zwischen dem Erscheinen des Tracers in der Aortenwurzel und dem Beginn der zellulären Extraktion in verschiedenen Myokardarealen ermittelt [6, 11–13].

Bei 15 Bypass-Patienten und 15 Koronargesunden wurde zur Erfassung der Kinetik der Thallium-201-Rückverteilung die myokardiale Aktivitätsverteilung 5 min, 30 min, 1, 2 und 4 Std nach i. v. Injektion digital erfaßt. Hierbei wurden in antero-posteriorer, 30°LAO- und 60°LAO-Projektion jeweils über drei Myokardarealen die Zählraten korrespondierenden Matrixpunkten zugeordnet [5, 14].

Bei Koronargesunden ließ der Zeitverlauf der regionalen myokardialen Thallium-201-Aktivität über jeder region of interest im Anschluß an ein initiales Maximum eine kontinuierliche Abnahme der Zählraten erkennen. Bei Patienten mit einer koronaren 3-Gefäßerkrankung war in allen drei Standardprojektionen eine deutlich geringere Abnahme der Zählraten in der Zeiteinheit septal und über der Herzspitze nachzuweisen; gelegentlich fand sich vor allem über der Herzspitze sogar eine absolute Zunahme der Aktivität 4 Std nach Injektion [14].

Zur Beschreibung der Steilheit des Abfalls der Thallium-201-Zählraten wurde jeweils ein Quotient aus der 30-min- und 4-Std-Aktivität gebildet; diese Zeitintervalle wiesen ein Optimum der Zählratenhintergrundrelation auf. Zur quantitativen Analyse der Auswaschkinetik wurden sowohl die einzelnen regionalen Quotienten als auch der Mittelwert dieser Quotienten herangezogen. Die Quotientenmatrix wurde unter Berücksichtigung der Hintergrundaktivitäten analysiert.

*Ergebnisse*

Bei Patienten mit höhergradigen Stenosen des Ramus descendens anterior der linken Koronararterie bewirkten offene Bypass-Transplantate eine Verkürzung der präoperativ verlängerten regionalen koronaren Passagezeiten von Thallium-201 über dem Septum und über der Herzspitze (Abb. 1). Bypass-Transplantate mit hämodynamisch signifikanten Stenosierungen zeichneten sich durch eine geringere Verkürzung der postoperativen Passagezeiten, verschlossene Transplantate durch eine fehlende Abnahme oder sogar durch Zunahme der ermittelten koronaren Passagezeiten aus. Bei Betrachtung der einzelnen, pro Patient gewonnenen MAT-Werte stellte sich eine hohe Sensitivität der nichtinvasiven Doppelisotopenmethode bezüglich der Dokumentation des Operationserfolges heraus: Unter insgesamt 25 Patienten mit offenem aortokoronaren Bypass zum Ramus descendens anterior wurde nur bei einem Patienten postoperativ eine Verlängerung der aortokoronaren Passagezeit beobachtet.

Die Erfassung der posterolateralen Passagezeiten ergab bei neun Patienten mit offenem Bypass zum Circumflexasystem bzw. zur rechten Koronararterie postoperativ nur in einem Fall eine Zunahme des präoperativen Wertes, wie sie sonst nur bei

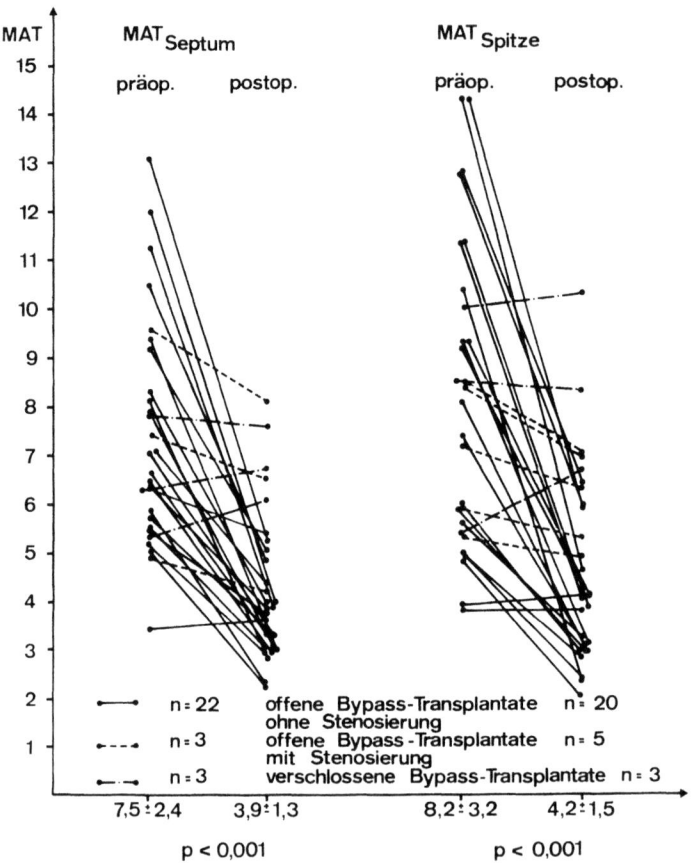

**Abb. 1.** Regionale koronare Passagezeiten des myokardaffinen Indikators Thallium-201 bei Patienten vor (präoperativ) und 4–6 Wochen nach aortokoronarer Bypass-Operation (postoperativ). Links sind die über dem interventrikulären Septum, rechts die über der Herzspitze ermittelten Werte aufgetragen. Durchgezogene Linien = offene Venenbrücken; gleichmäßig gestrichelte Linien = offene Bypass-Transplantate mit hämodynamisch signifikanten Stenosierungen; gestrichelte und punktierte Linien = verschlossene Venenbrücken. Unten sind die Mittelwerte (± SD) der bei Patienten mit offenen Bypass-Transplantaten gewonnenen Daten angegeben

**Neueinführung von**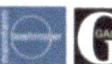

# Konsequente Weiterentwicklung der Langzeit-Nitrat-Therapie

**ISMO 20**

Wirksubstanz: Isosorbid-5-Mononitrat

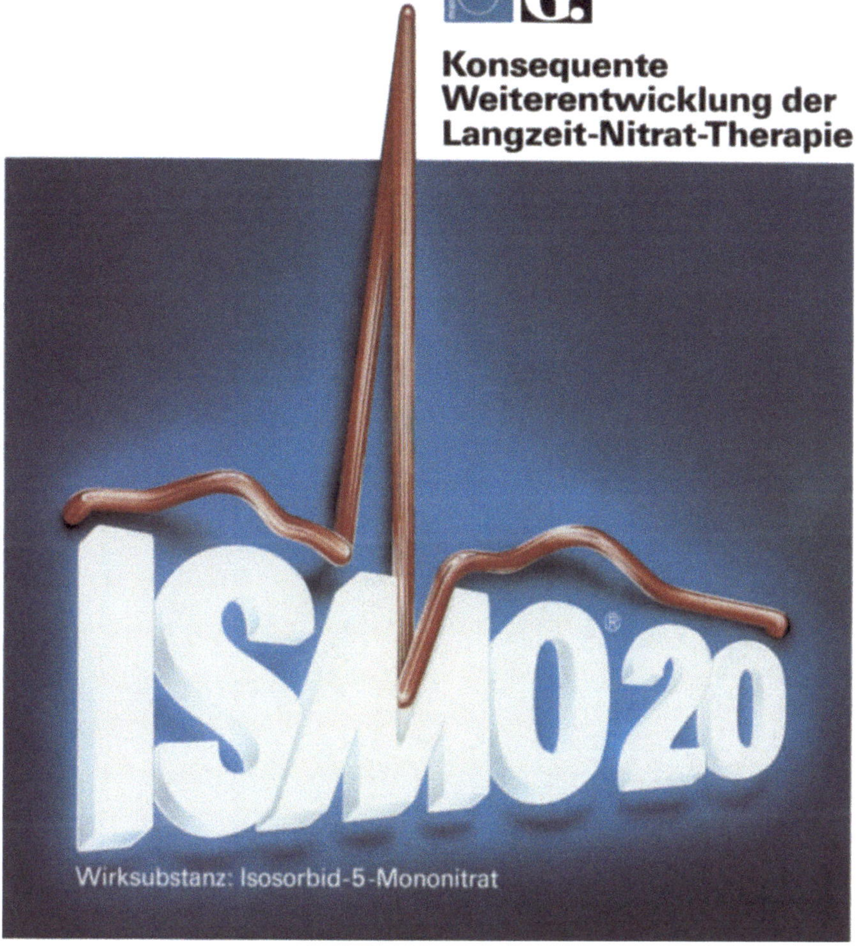

**Zusammensetzung**
1 Tablette ISMO 20 enthält 20 mg Isosorbid-5-Mononitrat
(= 1.4, 3.6-Dianhydro-D-glucitol-5-mononitrat)
**Indikationen**
Dauerbehandlung der koronaren Herzkrankheit und Prophylaxe der Angina pectoris, Nachbehandlung des Myokardinfarktes, bei pulmonaler Hypertension
**Kontraindikationen**
Hypotone Kollapszustände, Schock. Bei akutem Herzinfarkt Einnahme nur unter strengster ärztlicher Kontrolle!
**Nebenwirkungen**
Gelegentlich können vorübergehend Kopfschmerzen, Nausea, leichte Schwindelzustände, Tachykardien und Blutdruckabfall auftreten

Boehringer Mannheim GmbH  GALENUS MANNHEIM GmbH
6800 Mannheim 31  6800 Mannheim 31

**Dosierung**
Täglich 2 x 1 Tablette. Bei höherem Bedarf, täglich 3 x 1 Tablette
**Wechselwirkungen mit anderen Mitteln**
Bei gleichzeitiger Anwendung von Antihypertensiva kann deren Wirkung verstärkt werden
Gleichzeitiger Alkoholgenuß kann das Reaktionsvermögen, z. B. im Straßenverkehr oder bei der Bedienung von Maschinen, beeinträchtigen
**Hinweis**
Da mit tierexperimentellen Methoden nicht mit Sicherheit zu ermitteln ist, ob ein Medikament beim Menschen teratogen wirkt, wird darauf hingewiesen, daß auch die Anwendung von ISMO 20 während der Schwangerschaft kritisch abgewogen werden muß
**Für die Verordnung**
OP mit  20 Tabletten (**N 1**) DM 14.60
OP mit  50 Tabletten (**N 2**) DM 32.60
OP mit 100 Tabletten (**N 3**) DM 60.20

## Aus der Herz-Kreislauf-Forschung

1. Substanzeigene Langzeitwirkung –
keine Notwendigkeit zur Retardierung

2. Eine wirksame Substanz im Blut –
die Wirkdauer ist definiert

3. Vollständige biologische Verfügbarkeit –
unabhängig von der Leberfunktion

4. Geringe Streuung der Blutspiegel –
enge Beziehung von Dosis und Wirkung

## Mehr ist zur Zeit in der Langzeit-Nitrat-Therapie nicht möglich!

Das Nachschlagewerk für jeden Arzt über Krankheitsentstehung und -abläufe

H. Cottier
# Pathogenese

**Ein Handbuch für die ärztliche Fortbildung**

Unter Mitarbeit zahlreicher Fachwissenschaftler

1980. Mit über 6000 Einzeldarstellungen in 234 Tafeln, 124 Tabellen. LXVI, 2412 Seiten. (In zwei Bänden, die nur zusammen abgegeben werden).
Gebunden DM 880,-
ISBN 3-540-09215-3

Dieses Werk ist nach Inhalt und Form etwas Neuartiges. Bücher über Pathologie, Pathophysiologie, Pathobiochemie und Pathogenetik vermitteln jeweils nur Kenntnisse über funktionelle Aspekte, Reaktionsabläufe in Zellen oder strukturelle Veränderungen. Immer mehr aber spielen Fragen z.B. der Zellbiologie, Immunologie und Genetik eine bedeutende Rolle. In diesem Werk werden die aus den verschiedenen Fachgebieten stammenden Erkenntnisse zusammengefaßt. In einer didaktisch hervorragend gelungenen Synopsis von zahlreichen instruktiven Skizzen und Tabellen, verbunden durch einen konzisen Text, findet der Arzt erschöpfende Angaben über pathogenetische Vorgänge aller Art. Je nach Wichtigkeit werden biochemische, funktionelle oder strukturelle Belange in den Vordergrund gerückt, um die Grundlagen und die Zusammenhänge bei Krankheitsabläufen zu erkennen und zu verstehen.

Zahlreiche Beispiele aus der praktischen Medizin und ein umfangreiches Sachregister erleichtern dem Leser den Zugang zu den ihn interessierenden Fragen. Literaturhinweise neueren Datums gestatten es, besonderen Problemen weiter nachzugehen. Dieses Werk richtet sich an den Arzt ganz allgemein, an den Assistenten, den Kliniker, den Praktiker und Spezialisten der verschiedensten Fachrichtungen, nicht zuletzt auch an den Pathologen, aber auch an interessierte Studenten.

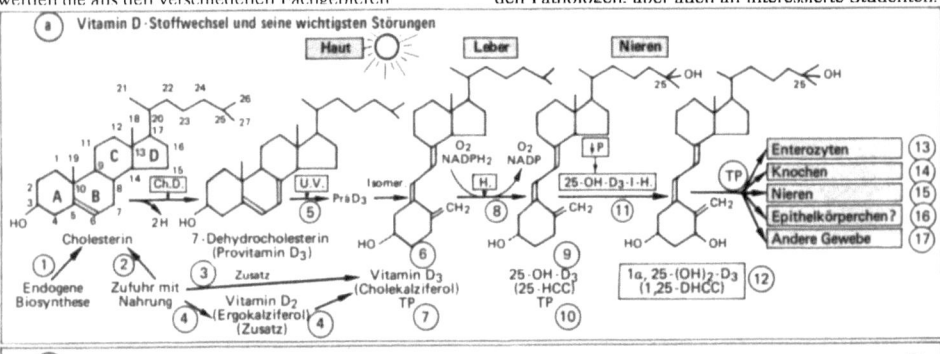

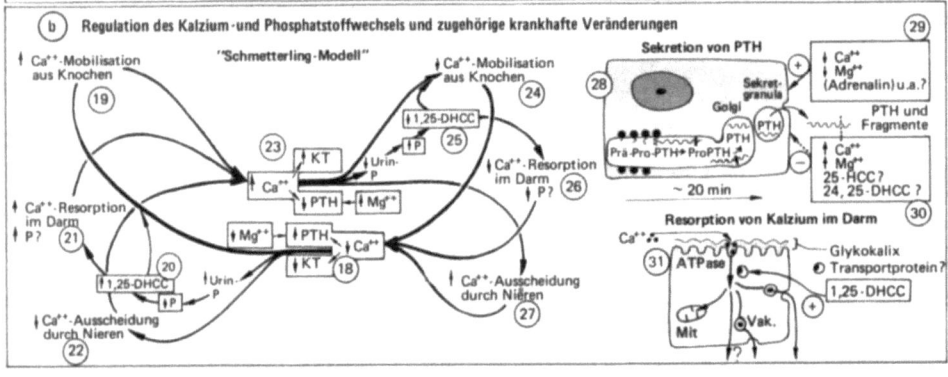

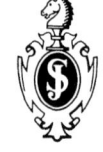

Springer-Verlag Berlin Heidelberg New York

verschlossenen Bypass-Transplantaten beobachtet wurde. Insertionsstenosen der Venenbrücken führten auch hier zu einem geringeren Ausmaß der Verkürzung der koronaren Passagezeiten.

Abb. 2 zeigt das Verhalten des mittleren myokardialen Thallium-201-Zählratenquotienten der 30 min bzw. 4 Std nach Injektion registrierten Aktivitäten bei Patienten mit aortokoronarem Bypass und Koronargesunden. Offene Bypass-Transplantate (Bildmitte) bewirkten eine deutliche Beschleunigung der Abnahme der myokardialen Thallium-201-Aktivität, hier an einer signifikanten postoperativen Zunahme des 30-min/4-Std-Zählratenverhältnisses im Vergleich zum präoperativen Wert zu erkennen. Die Werte koronargesunder Personen (links) wurden jedoch nur in der Minderheit erreicht. Bei Patienten mit verschlossenen aortokoronaren Venenbrücken (rechts) war der mittlere Zählratenquotient unverändert oder sogar weiter vermindert.

Bei Berücksichtigung der minimalen myokardialen 30-min/4-Std-Zählratenverhältnisse, welche Areale verlangsamten Thallium-201-Auswasches repräsentieren, ließ sich ebenfalls eine Verbesserung der regionalen Myokardperfusion bei Patienten mit offenen aortokoronaren Venenbrücken durch einen Anstieg dieses Quotienten nachweisen. Die Zunahme des Quotienten war bei stenosierten Bypass-Bypass-Transplantaten geringer ausgeprägt und bei Bypass-Verschluß nicht nachzuweisen.

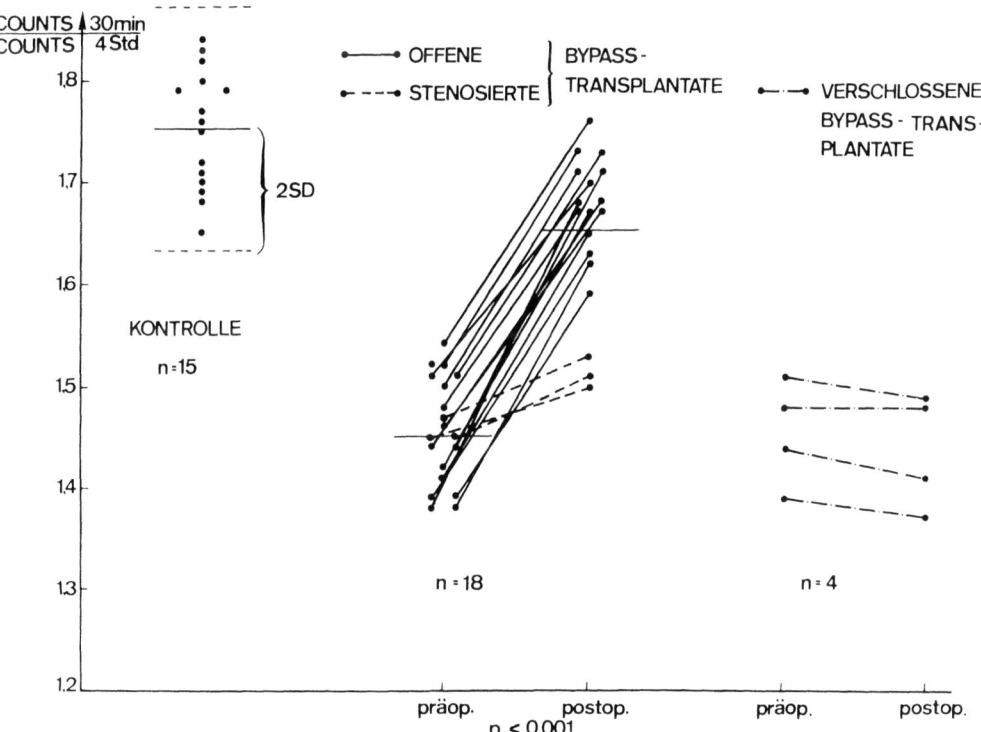

**Abb. 2.** Mittlerer myokardialer 30-min/4-Std-Thallium-201-Zählratenquotient bei Patienten vor (präoperativ) und nach aortokoronarer Bypass-Operation (postoperativ) sowie Koronargesunden (*links*). Patienten mit verschlossenen Bypass-Transplantaten sind rechts, solche mit offenen Venenbrücken in der Bildmitte aufgetragen, wobei Patienten mit hämodynamisch signifikanten Stenosierungen der durchgängigen Bypass-Transplantate durch gestrichelte Linien gekennzeichnet sind. Für die Kollektive der Koronargesunden (*links*) und der Patienten mit durchgängigen Venenbrücken (ohne höhergradige Stenosen) (*Mitte*) sind Mittelwerte ± 2 SD angegeben

*Zusammenfassung*

Bei 28 Patienten mit koronarer Herzkrankheit wurde vor und 4−6 Wochen nach einer aortokoronaren Bypass-Operation die Kinetik der myokardialen Thallium-201-Aufnahme und -Rückverteilung quantitativ erfaßt. Patienten mit offenen aortokoronaren Bypass-Transplantaten zum Ramus descendens anterior der linken Koronararterie wiesen eine Verkürzung der präoperativ verlängerten Passagezeiten über Septum und Herzspitze, Patienten mit offenen Venenbrücken zum Circumflexasystem bzw. zur rechten Koronararterie eine Abnahme der präoperativ verlängerten posterolateralen Passagezeiten auf. − Offene aortokoronare Bypass-Transplantate bewirkten eine beschleunigte myokardiale Clearance von Thallium-201, an einer signifikanten Zunahme des mittleren und des minimalen regionalen 30-min/4-Std-Zählratenquotienten zu erkennen. Die quantitative Abschätzung der Kinetik der Aufnahme und der Rückverteilung des myokardaffinen Indikators Thallium-201 liefert sensitive Parameter zur nichtinvasiven Beurteilung des Erfolgs einer aortokoronaren Bypass-Operation, auch bei Patienten mit diffus reduzierter Nuklidaufnahme, insbesondere bei ausgeprägter koronarer 3-Gefäßerkrankung.

*Literatur*

1. Bourassa MG, Noble J (1976) Complication rate of coronary arteriography. Circulation 53: 106−114 − 2. Cobb LA, Thomas GI, Dillard DH, Merendino KA, Bruce RA (1959) An evaluation of internal mammary ligation by a double blind technic. N Engl J Med 260: 115−118 − 3. Dimond EG, Kittle CG, Crockett JE (1960) Comparison of internal mammary artery ligation and sham operation for angina pectoris. Am J Cardiol 5: 483−486 − 4. Greenberg BH, Hart R, Botvinick EH, Werner JA, Brundage BH, Shames DM, Chatterjee K, Parmley WW (1979) Thallium-201 myocardial perfusion scintigraphy for the evaluation of post coronary bypass patients. In: Roskamm H, Schmuziger M (eds) Coronary heart surgery. Springer, Berlin Heidelberg New York, pp 311−321 − 5. Knapp WH, Doll J, Tillmanns H, Zimmermann R (1980) Bilddarstellung von Thallium-Auswasch und -Redistribution. In: Schmidt HAE, Riccabone G (Hrsg) Nuklearmedizin − die klinische Relevanz der Nuklearmedizin. Schattauer, Stuttgart New York, pp 253−256 − 6. Knapp WH, Tillmanns H, Doll J, Georgi P (1976) Myokardperfusion und Herzfunktion − simultane Isotopenuntersuchung regionaler myokardialer Erscheinungszeiten (MAT) und minimaler kardialer Transitzeiten (MTT). Radioaktive Isotope in Klinik und Forschung 12: 413−425 − 7. Kouchoukos NT, Kirklin JW, Oberman A (1974) An appraisal of coronary bypass grafting. Circulation 50: 11−16 − 8. Ross RS (1975) Ischemic heart disease: An overview. Am J Cardiol 36: 496−505 − 9. Shah A, Gnoj J, Fisher VJ (1975) Complications of selective coronary arteriography by the Judkins technique and their prevention. Am Heart J 90: 353−359 − 10. Sheldon WC, Rincon G, Effler DB, Proudfit WL, Sones SM Jr (1973) Vein graft surgery for coronary artery disease: Survival and angiographic results in 1000 patients. Circulation (Suppl 3) 48: 184−189 − 11. Tillmanns H, Knapp WH, Doll J, Olshausen KV, Mehmel HC, Kübler W (1978) Regional myocardial perfusion and performance in patients with different degrees of coronary artery narrowing under resting conditions and following intravenous injection of dipyridamole. In: Kaltenbach M, Lichtlen P, Balcon R, Bussmann WD (eds) Coronary heart disease. Thieme, Stuttgart, pp 102−106 − 12. Tillmanns H, Knapp WH, Doll J, Mehmel HC, Kübler W, Georgi P (1977) Regional myocardial perfusion in patients with ischemic heart disease. Herz 2: 156−157 − 13. Tillmanns H, Knapp WH, Mehmel HC, Kübler W, Doll J, Schömig A (1976) Regionale Myokardperfusion und Myokardfunktion − Ergebnisse eines neuen nuklearmedizinischen Verfahrens. Verh Dtsch Ges Inn Med 82: 1141−1145 − 14. Tillmanns H, Knapp WH, Schuler G, Schlegel W, Kübler W (1980) Thallium-201-Kinetik zur quantitativen Erfassung von Störungen der regionalen Myokardperfusion bei Patienten mit koronarer Herzkrankheit. Verh Dtsch Ges Inn Med 86: 569−573

Weber, M., Zitzmann, A., Theisen, K., Halbritter, R., Angermann, C., Jahrmärker, H. (Med. Klinik Innenstadt der Univ. München)[*]
## Koronar- und Ventrikelangiographie bei stabiler und instabiler Angina pectoris; Befunde vor und nach Bypass-Operation

Es wurde untersucht, ob zwischen Patienten mit stabiler und instabiler Angina pectoris in Koronarbefund, Ventrikelfunktion und Erfolgsaussicht einer aortokoronaren Bypass-Operation Unterschiede bestehen. Als stabil war eine AP bei konstanter Belastung definiert, als instabil eine spontane, d. h. Ruhe-AP, eine progressive oder Crescendo-AP oder eine neu aufgetretene Belastungs-AP. Patienten mit instabiler oder spontaner AP ohne Koronarveränderungen wurden nicht miteinbezogen.

*Krankengut und Methode*

71 konsekutiv in 15 Monaten operierte Patienten mit koronarer Herzerkrankung wurden erfaßt, 59 der 67 Überlebenden nachangiographiert. Präoperativ waren 22 Patienten stabil und 37 instabil. Vor und 12 ± 3 Monate nach Operation wurde eine Herzkatheteruntersuchung durchgeführt mit selektiver Koronar- bzw. Bypass- und biplaner LV-Angiographie. Während des Ventrikulogramms wurde mit dem Katheter im rechten Ventrikel eine Extrasystole ausgelöst. Auswurffraktion und regionale Wandbewegung eines Sinus- bzw. postextrasystolischen Schlages wurden analysiert. Die Berechnung der regionalen Wandbewegung erfolgte als prozentuale Flächenänderung in den klassischen sieben Segmenten der RAo- bzw. LAo-Ebene. Eine Verbesserung postextrasystolisch bzw. postoperativ wurde als Zunahme der Flächenänderung $\geq 10\%$ festgelegt.

*Ergebnisse*

*Präoperativ* unterscheiden sich die Kollektive nicht in Anzahl und Schweregrad stenosierter Gefäße, außer einem geringen Überwiegen der Hauptstammstenosen in der Gruppe mit instabiler AP [8] (Tabelle 1). Die schwer zu graduierenden 50- bzw. 75%igen Stenosen wurden in der Aufstellung nicht berücksichtigt. Es bestanden keine Unterschiede in der Auswurffraktion: 63 ± 11% bei den Stabilen und 61 ± 15% bei den Instabilen, ebensowenig im enddiastolischen Druck 13 ± 3 bzw. 11 ± 3 mm Hg, dem linksventrikulären Spitzendruck und der Herzfrequenz.

Ein entscheidender Unterschied zeigt sich in der regionalen Wandbewegung präoperativ (Abb. 1). Von den 22 Patienten mit stabiler AP zeigten 30% eine normale Wandbewegung, 22% eine zumindest teilweise reversible Kontraktionsstörung, während 48% eine ausschließlich irreversible Asynergie zeigten. Hingegen war der

**Tabelle 1.** Präoperative Daten

|  | Stabil ($n = 22$) | Instabil ($n = 37$) |
|---|---|---|
| Hauptstammstenose | 2 | 6 |
| 3-Gefäßerkrankung | 11 | 18 |
| 2-Gefäßerkrankung | 7 | 9 |
| 1-Gefäßerkrankung | 2 | 4 |
| Verschluß | 12 (22%) | 23 (27%) |
| 99% Stenose | 18 (32%) | 22 (26%) |
| 90% Stenose | 26 (46%) | 40 (47%) |

[*] Herrn Professor Dr. E. Buchborn zum 60. Geburtstag

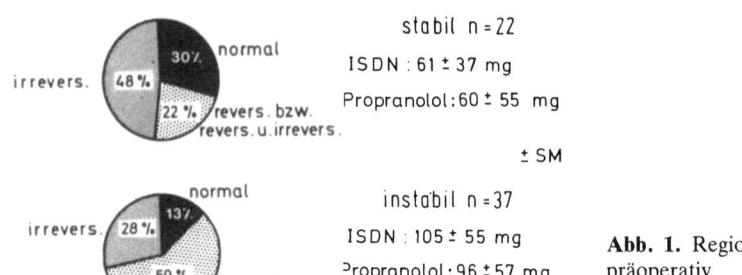

Abb. 1. Regionale Wandbewegung präoperativ

Charakter einer Asynergie bei der instabilen Gruppe durch vollständige oder teilweise Reversibilität gekennzeichnet: 13% normale Wandbewegung, 59% zumindest teilweise reversibel und nur 28% ausschließlich irreversibel. Das Verhalten beider Gruppen unterscheidet sich signifikant nach dem Chi-Quadrattest mit einem Wert für $p < 0{,}05$. In beiden Gruppen lag der Anteil abgelaufener Infarkte mit EKG-Veränderungen und Klinik bei ca. 80%. Sowohl täglicher Isosorbitdinitrat- 61:105 mg, als auch Betablocker-Verbrauch 60:96 mg waren in der instabilen Gruppe höher (Abb. 1).

*Postoperatives Ergebnis:* Es wurden 2,5 bzw. 2,7 Bypässe pro Patient angelegt. Die Patencyrate betrug nach 1 Jahr für die Stabilen 76% und für die Instabilen 65%. Ein Teil der Verschlüsse ist in der letzten Gruppe darauf zurückzuführen, daß bereits präoperativ als kritisch, d. h. allgemein als stark bis in die Peripherie verändert erkannte Gefäße dennoch operiert wurden, da die Patienten therapierefraktäre Beschwerden, bzw. Hauptstammstenosen hatten. Durch die gering höher angelegte Bypass-Zahl resultiert ein vergleichbarer Revaskularisationsgrad: 59/57% im Nachangio. Die bereits präoperativ vergleichbaren Werte der Auswurffraktion und des enddiastolischen Druckes änderten sich postoperativ nicht signifikant. Die regionale Wandbewegung zeigte für Bereiche mit vorbestehender Kontraktionsstörung bei den Stabilen in 13% und bei den Instabilen in 17% eine Verschlechterung, 27% der Asynergien der Stabilen waren verbessert, 43% der Instabilen, 60% der Asynergien waren bei den Stabilen unverändert, 40% bei den Instabilen.

Neu aufgetreten waren Kontraktionsstörungen bei drei bzw. vier Patienten, jeweils drei zeigten konkordant eindeutige neue Infarktzeichen im EKG, fünf dieser sechs im EKG nachgewiesenen Infarkte waren bereits im 1. postoperativen EKG nachweisbar.

*Postoperatives Beschwerdebild:* Bezogen auf die AP-Beschwerden waren postoperativ deutlich gebessert, bzw. beschwerdefrei 90% der Stabilen und 84% der Instabilen, 10% der Stabilen hatten unverändert AP-Beschwerden, 8% der Instabilen, weitere 8% der Instabilen zeigten eine Verschlechterung.

Die Mortalität nach 1 Jahr war mit vier Patienten von 71 operierten in Anbetracht der Schwere des Krankengutes nicht ungünstig. Kein Patient verstarb intra- bzw. unmittelbar postoperativ.

*Diskussion*

Die postextrasystolische Beurteilung der Myokardfunktion ist nicht nur leicht praktikabel, sondern auch effektiver in der Erkennung einer möglichen Kontraktionsreserve regionaler Asynergien im Vergleich zu den aufwendigen pharmakologischen Interventionen mit Nitraten und Isoproterenol [2]. Die Flächenmethode zur Analyse der regionalen Wandbewegung wurde deshalb gewählt, weil sie in Vergleichsuntersuchungen mit verschiedenen Achsen, bzw. radiären Methoden zur Beurteilung der regionalen

Wandbewegung deutlich besser abschnitt [6]. Es bleibt – wenn auch aufgrund der Größe der Areale weniger bedeutend – das alte Problem der Erkennung der Herzspitze in LAo. Die Größe der Areale bringt es ferner mit sich, daß gelegentlich sowohl reversible, als auch irreversible Bewegungsanteile in einem Segment vorkommen.

Ein entscheidender Unterschied ergab sich in der präoperativen regionalen Wandbewegung (Abb. 1). Trotz des höheren täglichen Isosorbitdinitrat- bzw. Propranololverbrauchs der Gruppe der instabilen Patienten glauben wir nicht, daß die gezeigten Unterschiede in dem regionalen Kontraktionsverhalten Folge dieser unterschiedlichen medikamentösen Therapie sind, da sich Nitrat- und Betablockerwirkung auf die regionale Wandbewegung neutralisieren [3].

Somit bleibt als wesentlicher Befund, gleiches Ausmaß von Gefäßbefall und Stenosegrad [8], aber unterschiedliches Ausmaß der Myokardvernarbung, so daß die medikamentöse oder spontane Stabilisierung als Ausdruck einer zunehmenden Myokardfunktionseinschränkung, bzw. Nekrose entstanden sein dürfte [5, 7]. Die häufigere Besserung regionaler Asynergien postoperativ bei den Instabilen ist hinreichend dadurch erklärt, daß hier präoperativ öfter reversible Asynergien vorlagen, bei denen postoperativ eine Verbesserung eher möglich ist, als bei den Irreversiblen [9].

*Zusammenfassung*

Eine instabile Angina pectoris entsprach bei Patienten mit arteriosklerotischer Wandveränderung morphologisch häufig einer hochgradigen Stenose mit nachgeschalteter reversibler Asynergie. Eine stabile AP ging bei vergleichbarer Stenose häufig mit irreversibler Asynergie einher, so daß die Ergebnisse für eine Stabilisierung medikamentös oder spontan eher durch Myokardvernarbung, bzw. zunehmende Myokardfunktionseinschränkung, als durch Lumenänderung, also Spasmusabnahme sprechen. Somit erscheint aufgrund unserer Ergebnisse im Gegensatz zu [1, 7] ein Spasmus nicht wesentlich in der Entstehung einer Instabilität bei arteriosklerotischer koronarer Herzerkrankung beteiligt. Aufgrund der vergleichbaren Operationsergebnisse, des sehr guten Einflusses auf die AP-Beschwerden bei vergleichbarer intraoperativer Infarktrate, sehen wir unser Vorgehen bestätigt, auch die instabilen Patienten nach medikamentöser Stabilisierung im Intervall wie die stabilen entsprechend dem Koronarbefund zu operieren [4].

*Literatur*

1. Borer JS (1980) Unstable angina: a lethal gun with an invisible trigger. N Engl J Med 302: 1200–1201 – 2. Cohn PF (1980) Evaluation of inotropic contractile reserve in ischemic heart disease using postextrasystolic potentiation. Circulation 61: 1071–1074 – 3. Dirschinger J, Fleck E, Rudolph W (1980) Die Funktion des linken Ventrikels unter der kombinierten Therapie mit Betarezeptorenblockern und Vasodilatatoren. In: Rudolph W, Schrey A (Hrsg) Nitrate II. Urban und Schwarzenberg, München Wien Baltimore, S 151–154 – 4. Fleck E, Froer KL, Bierner M, Silber S, Rudolph W (1980) Diagnostisches und therapeutisches Vorgehen bei Patienten mit spontaner Angina pectoris. Herz 5: 1–15 – 5. Ganz W (1981) Coronary spasm in myocardial infarction: fact or fiction? Circulation 63: 487–488 – 6. Geldberg HJ, Brundage BH, Glantz S, Parmley WW (1979) Quantitative left ventricular wall motion analysis: a comparison of area, chord and radial methods. Circulation 59: 991–1000 – 7. Neill WA, Wharton P, Fluri-Lundeen J, Cohen IS (1980) Acute coronary insufficiency-coronary occlusion after intermittent ischemic attacks. N Engl J Med 302: 1157–1162 – 8. Rafflenbeul W, Smith LR, Rogers WJ, Mantle JA, Rackley CE, Russell RO, Freudenberg H (1980) Koronarmorphologie bei Patienten mit instabiler Angina pectoris. Herz 5: 25–33 – 9. Weber M, Zitzmann A, Theisen K, Halbritter R, Jahrmärker H (1981) Reversibilität regionaler Asynergien vor und nach Bypass-Operation. Z Kardiol 70: 306

Kaltenbach, M., Kober, G., Scherer, D., Satter, P., Hör, G. (Abt. für Kardiologie, Abt. für Herz-, Thorax- und Gefäßchirurgie, Abt. für Nuklearmedizin, Klinikum der Univ. Frankfurt)
### 3 Jahre Erfahrung mit der transluminalen Angioplastik von Kranzgefäßstenosen

In der Zeit von Oktober 1977 bis April 1981 wurde das Verfahren der Ballondilatation oder transluminale Angioplastik von Kranzgefäßstenosen (TCA) 146mal angewendet. Die ersten 132 Eingriffe wurden ausgewertet, über diese wird im folgenden berichtet.

Der transbrachiale Zugang wurde häufiger (128mal) als der transfemorale (viermal) angewendet. Der Zugang über die in der Ellenbeuge freigelegte Armarterie wurde bevorzugt, weil nach Beendigung des Eingriffs das zur Katheterisierung benutzte Gefäß unter Sicht durch Arteriennaht wieder verschlossen werden kann. Diese Art der Blutstillung unterscheidet sich von der Blutstillung nur durch Kompression, wie sie beim transfemoralen Zugang üblich ist.

Die verwendete Kathetertechnik ist in bezug auf den bei beiden Verfahren eingesetzten Ballonkatheter nach Grüntzig identisch. Die Führungskatheter weisen jedoch unterschiedliche Form und Länge auf. Beim femoralen Zugang wird ein Einführungsbesteck von der Weite F-9 benutzt, während beim brachialen Zugang kein Einführungsbesteck erforderlich ist, und die Arterie daher nur den Katheter selbst mit der geringeren Weite F-8 aufnehmen muß.

Die Katheter für das transbrachiale Vorgehen wurden aus dünnwandigem F-8-Material in drei Formen für die rechte Kranzarterie und in fünf Formen für die linke Kranzarterie hergestellt[1].

Wegen der Blutstillung durch Arteriennaht kann beim brachialen Zugang der Eingriff unter intensiver Thromboseprophylaxe durchgeführt werden. Auch ist die Gabe von Protaminsulfat nach dem Eingriff nicht erforderlich. Zur Thromboseprophylaxe wurde 1,5 g Acetylsalicylsäure/Tag gegeben sowie zusätzlich während des Eingriffs 100 E Heparin/kg Körpergewicht und Stunde, d. h. etwa 10 000–20 000 E/Patient. Die Weiterbehandlung erfolgte ebenfalls mit Salicylsäure 1,5 g/Tag. Die Patienten erhielten außerdem 120 mg Isosorbiddinitrat und 480 mg Verapamil oder 60 mg Nifedipin täglich zur Vermeidung von Koronarspasmen. Eine Markumarisierung erfolgte nicht. Betablocker galten wegen der möglichen Induktion von Koronarspasmen als kontraindiziert.

Bei der Mehrzahl der Patienten lag eine koronare Eingefäßerkrankung vor. Zweigefäßerkrankungen wurden angegangen, wenn nur die Revaskularisation eines Astes bzw. die Erweiterung einer Stenose indiziert war. Dreigefäßerkrankungen lagen überwiegend bei Patienten vor, bei denen eine Bypass-Stenosierung dilatiert werden sollte.

Bei zwei Drittel der Patienten konnte ein angiographisch deutlich sichtbarer Erfolg erzielt werden. Im Mittel ließ sich die Stenosierung von 80% auf 40% erweitern. Dabei handelt es sich um die lineare Durchmesserreduktion. Bezogen auf den Kranzgefäßquerschnitt entspricht die Erweiterung einer Querschnittszunahme auf das 6fache des Ausgangswertes. Als unterste Grenze für einen erfolgreichen Eingriff wurde entsprechend der Richtlinien des National Institute of Health eine lineare Reduktion des Stenosegrades um 20% angesehen.

Funktionell führte eine angiographisch erkennbare Erweiterung entsprechend der erheblichen Querschnittszunahme regelhaft zu einer eindrucksvollen Besserung. Die Angina pectoris-Symptomatik bildete sich zurück. Bei Patienten mit Eingefäßbefall kam es in der Mehrzahl zu völliger Beschwerdefreiheit. Der objektive Nachweis einer Funktionsbesserung ließ sich am Verschwinden der ST-Senkung und Zunahme der

---
1 Die Katheter sind über die Firma Schneider Medintag, Zürich, erhältlich

Leistungsfähigkeit im Belastungs-EKG, an der Normalisierung des Thalliumszintigramms nach Belastung und an der Zunahme der Belastungsauswurfrate im EKG-getriggerten Herzbinnenraumszintigramm führen.

Das Ausmaß der funktionellen Besserung entsprach dabei dem, wie es durch eine gelungene Bypass-Operation erreichbar ist.

Die Patienten, bei denen der Eingriff nicht erfolgreich war, wurden in der Regel einer Bypass-Operation innerhalb der nächsten Wochen oder Monate zugeführt. Eine sofortige Operation erfolgte in sieben Fällen, bei vier Patienten handelte es sich um Noteingriffe innerhalb weniger Stunden. Zweimal lag eine Kranzarteriendissektion vor, zweimal entwickelte sich eine schwere Angina pectoris-Symptomatik bei subtotaler Stenose und nicht durchführbarer Dilatation. Alle operativen Eingriffe waren frei von Früh- und Spätkomplikationen. Intraoperativ fand sich nur einmal eine erkennbare Verletzungsfolge. Diese bestand in einem dissezierenden Wandaneurysma der rechten Kranzarterie. Todesfälle, Myokardinfarkte oder andere schwere Komplikationen traten unter allen bisher behandelten Patienten (46) nicht auf.

Langzeitbeobachtungen über einen Zeitraum bis zu mehr als 3 Jahren ergaben eine Rezidivhäufigkeit von 13%. Mit Ausnahme von einem Rezidiv traten alle innerhalb der ersten 3 Monate ein, so daß nach Ablauf eines halben Jahres mit einem günstigen Langzeitergebnis gerechnet werden darf. Bei einem Teil der Rezidive wurde eine zweite Dilatation mit Erfolg durchgeführt.

Bei Patienten mit einem stenosierten aortokoronaren Bypass wurde die Methode sechsmal eingesetzt, die Stenose konnte jeweils gut erweitert werden.

Zusammenfassend wurde die Ballondilatation von Kranzgefäßstenosen in Frankfurt bisher 146mal eingesetzt. Die Kurz- und Langzeitresultate sowie die niedrige Komplikationsrate haben die in die Methode gesetzten Erwartungen voll erfüllt.

Das Verfahren kann bei geeigneten Patienten die Operation ersetzen oder eine Nachoperation ersparen.


Wüsten, B., Neumann, F. (Zentrum für Innere Medizin, Gießen),
Kirckeeide, R. (Kerckhoff-Inst., Abt. Experimentelle Kardiologie, Bad Nauheim),
Farohs, B. (Zentrum für Innere Medizin, Gießen), Gottwik, M. G. (Kerckhoff-Klinik und Max-Planck-Inst., Abt. Experimentelle Kardiologie, Bad Nauheim)
## Experimentelle Untersuchung zur hämodynamischen Wirkung signifikanter Koronarstenosen

Der Widerstand der großen epikardialen Koronargefäße ist normalerweise vernachlässigbar klein. Stenosierungen erzeugen ab einem bestimmten Schweregrad der Gefäßeinengung einen durch ihren Widerstand bestimmten Druckabfall, der zu einer Reduktion des myokardialen Perfusionsdruckes führt. Der Druckabfall über eine gegebene Stenose ist von der Durchblutungsgröße abhängig und wird somit vom metabolischen Bedarf des Myokards mitbestimmt. Eigene experimentelle Untersuchungen und die anderer Arbeitsgruppen haben gezeigt, daß die Ruhedurchblutung bis zu einer 90−95%igen Querschnittsflächeneinengung erhalten bleibt; d. h. bis hin zu subtotaler Stenosierung kann der Stenosewiderstand durch periphere Vasodilatation kompensiert werden. Zwangsläufig führt dieser Kompensationsmechanismus zu einer Einschränkung der verfügbaren Dilatationsreserve. In Versuchen unter physiologischen Bedingungen in situ ist eine Abnahme der subendokardialen Dilatationsreserve ab 65−70% und der gesamten transmuralen Koronarreserve erst ab 80−85% Gefäßstenosierung nachweisbar.

Eine quantitative Beurteilung der hämodynamischen Wirksamkeit von Koronarstenosen im Vergleich zu dem angiographischen Schweregrad in diesem kritischen Bereich zwischen 80 und 95% Stenosierung steht aus. Hierzu wurde bei Hunden ($n = 11$) nach Thorakotomie der Ramus circumflexus der linken Koronararterie (LCCA) mit einem elektromagnetischen „flow-meter" instrumentiert und distal im Gefäß ein Katheter zur Druckmessung eingebracht. Es wurde fortlaufend der intrakoronare Druck, der Aortendruck sowie der Koronarfluß in LCCA gemessen. Es wurden wiederholt 30 s dauernde Okklusionen der Koronararterie durchgeführt und die postokklusive maximale reaktive Hyperämie (RH) ermittelt. Gleiche Messungen wurden nach Konstriktion des Gefäßes mit 5 mm langen Teflonkonstriktoren mit einer Innenbohrung zwischen 1,6 und 2,0 mm durchgeführt. Aus dem Druckabfall P (Aortendruck − intrakoronarer Druck) in Abhängigkeit vom Koronarfluß während RH in Kontrolle und nach Koronarstenosierung wurde der Widerstand des Gefäßes und der Stenosewiderstand berechnet.

Nach Verschluß des Thorax wurde von der Arteria femoralis aus eine Koronarangiographie durchgeführt. Die Tiere wurden nach 10 Wochen chronischer Beobachtungszeit entsprechend nachuntersucht. Es soll nur über die Befunde akut nach Anlegen der Stenose berichtet werden. Aus Ausschnittsvergrößerungen der stenosierten Gefäßstrecke bei 5facher und 25facher Vergrößerung wurden von sechs unabhängigen Untersuchern, mittels graphischen Tabletts über ein computergestütztes Auswerteverfahren, der prä- und poststenotische Durchmesser, sowie die Gefäßeinengung im Stenosebereich ermittelt und aus diesen Daten die Stenosierung in % Querschnittsflächenreduktion berechnet.

Die Gefäßkonstriktion führte zu einer signifikanten Abnahme der maximalen reaktiven Hyperämie von 186 ± 57 ml/min in Kontrolle auf 113 ± 43 ml/min nach Stenosierung. Der errechnete mittlere Widerstand der Stenosen betrug 0,387 ± 0,196 mm Hg/ml · min$^{-1}$ mit einem Druckabfall während RH über die Stenose von 25 ± 5 mm Hg bei einem mittleren Aortendruck von 102 ± 14 mm Hg.

Die angiographisch ermittelten Stenosierungsgrade lagen zwischen 84 und 95% Querschnittsflächeneinengung. In Abhängigkeit von der angiographischen Bildqualität (sehr gut, gut und mäßig) betrugen die interindividuellen Varianzen, der von den verschiedenen Untersuchern jeweils gemessenen Stenosegrade 1,3, 2,1 bzw. 3,4% Querschnittsflächenreduktion. Bei mäßiger Bildqualität konnte die interindividuelle Abweichung durch 25fache Abbildungsvergrößerung auf 2,3% gesenkt werden.

Bei der Korrelation der angiographischen Befunde zu den hämodynamischen Daten konnten folgende Ergebnisse beobachtet werden: Mit zunehmender Stenosierung kommt es erwartungsgemäß zu einer Abnahme des Verhältnisses von RH nach Stenosierung zu Kontrolle. Innerhalb des untersuchten Stenosierungsbereichs läßt sich eine lineare Regression mit einem Korrelationskoeffizienten von $r = 0,76$ zwischen beiden Parametern nachweisen. Durch Extrapolation von RH Stenose/RH Kontrolle nach 1 ergibt sich, daß eine Abnahme von RH erst ab einer etwa 75%igen Querschnittsflächenreduktion zu erwarten ist. Ebenso läßt sich eine lineare Beziehung ($r = 0,79$) zwischen dem Druckabfall P und dem Stenosegrad nachweisen.

Auch zwischen den berechneten Stenosewiderstandswerten und der angiographischen Beurteilung der Stenosen findet sich eine signifikante lineare Regression ($r = 0,73$), die verbessert werden kann, wenn der statistischen Berechnung ein Stenoseindex unter Berücksichtigung der minimalen Stenosequerschnittsfläche (% Stenosequerschnittsflächenreduktion/minimale Stenosequerschnittsfläche), zugrundegelegt wird. Dann wird ein Korrelationskoeffizient von $r = 0,83$ erreicht.

Nach den vorgelegten Ergebnissen, die unter standardisierten experimentellen Bedingungen erhoben wurden, läßt sich zeigen, daß in einem relativ engen Bereich von Koronarstenosen (84−95%) aus angiographischen Untersuchungen der Schweregrad der Stenosierung in Abhängigkeit von der Bildqualität mit ausreichender Genauigkeit, auf etwa 1−2,5% Querschnittsflächenreduktion genau bestimmt werden kann. Dies ist zu fordern, da in diesem Bereich entscheidend die hämodynamische Signifikanz einer Koronargefäßeinengung bestimmt wird. Wie bereits frühere experimentelle Untersuchungen zeigten und unsere Befunde bestätigen, ist eine signifikante Limitierung der verfügbaren koronaren Dilatationsreserve erst ab etwa 80%iger Querschnittsflächeneinengung einer großen epikardialen Koronararterie zu erwarten. Trotz der Tatsache, daß unsere angiographischen Befunde quasi unter klinischen Bedingungen erhoben wurden und so eine befriedigende Korrelation zu exakten hämodynamischen Parametern erreichbar ist, muß berücksichtigt werden, daß eine Übertragung zur klinischen Situation nicht ohne weiteres möglich ist, da bei atherosklerotisch veränderten Koronargefäßen die Situation zweifellos durch Geometrieprobleme und Hintereinanderschaltung mehrerer Stenosen kompliziert wird.

Bierner, M., Fleck, E., Dirschinger, J., Froer, K. L., Rudolph, W.
(Klinik für Herz- und Kreislauferkrankungen, Deutsches Herzzentrum, München)
## Therapie und Langzeitverlauf bei Patienten mit spontaner Angina pectoris

In der vorliegenden Studie wurde der hospitale und posthospitale Verlauf von Patienten mit spontaner Angina pectoris unter medikamentöser Therapie untersucht und geprüft, inwieweit sich aus EKG, Koronararteriogramm und Laevokardiogramm Korrelationen zum Auftreten von Komplikationen, d. h. einer persistierenden oder rezidivierenden spontanen Angina pectoris, eines Myokardinfarktes oder Herztodes herstellen lassen.

*Krankengut und Methodik*

Bei 62 konsekutiv erfaßten Patienten mit spontaner Angina pectoris (Ischämienachweis während Schmerz bzw. vorangehende Belastungsangina) wurde der hospitale (10–40 Tage) und posthospitale Verlauf (im Mittel 19,7 ± 6,7 Monate) hinsichtlich des Ansprechens auf Therapie und des Auftretens von Komplikationen überprüft. Zu Komplikationen wurden eine persistierende (> 72 Std) oder rezidivierende spontane Angina pectoris, Myokardinfarkt sowie Herztod zusammengefaßt. Aus dem EKG wurden bei Schmerzen Art und Ausmaß der ST-Veränderungen, und ohne Schmerzen Q-Zacken und in Ableitungen ohne Q-Wellen ST-Veränderungen bewertet. Von invasiven Daten wurden Austreibungsfraktion, Anzahl asynerger Segmente, sowie Ausmaß und Lokalisation der Koronarstenose beurteilt. Die Provokation eines Koronarspasmus erfolgte mit Ergonovin. Statistische Angaben beruhen auf dem Chi-Quadrattest.

*Ergebnisse*

48 von 62 Patienten (77%) wurden unter medikamentöser Therapie (ISDN sublingual 5–10 mg/Std bzw. 20–40 mg/6 Std und Propranolol 20–80 mg/4 Std bzw. Metoprolol 25–100 mg/8–12stündlich und/oder in Einzelfällen Nifedipin 10–20 mg/6 Std) innerhalb 48 Std in Ruhe beschwerdefrei. Ein weiterer Patient wurde mit intraaortaler Ballongegenpulsation nach insgesamt 72 Std stabilisiert. Acht von 62 Kranken mit persistierenden (in der Häufigkeit meist reduzierten) Ruheschmerzen wurden durch die Operation in Ruhe beschwerdefrei. Bis dahin hatten sich vier Myokardinfarkte und ein Herztod ereignet. Sechs von 48 (12%) der anfänglich medikamentös stabilisierten Patienten erlitten ein Rezidiv (drei spontane Angina pectoris, ein Myokardinfarkt, zwei Herztod). Die gesamte inhospitale nichttödliche Infarktrate betrug 8%, die Letalität 5%. Den posthospitalen Verlauf von 40 Kranken unter medikamentöser Therapie zeigt Abb. 1. Komplikationen traten bei 16 von 40 (40%) auf. 17 Patienten, die operiert worden waren, zeigten außer einem Spättodesfall keine Komplikationen.

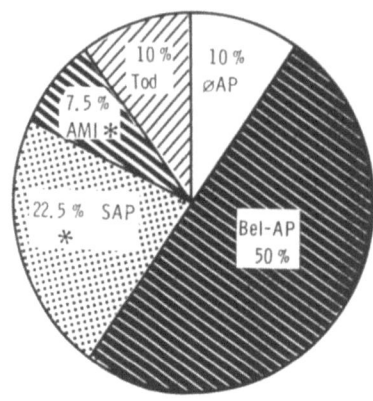

**Abb. 1.** Posthospitaler Verlauf (im Mittel 19,7 ± 6,7 Monate) von Patienten mit spontaner Angina pectoris unter medikamentöser Therapie (* sechs Patienten aus diesen Gruppen wurden später operiert, Ø AP = beschwerdefrei, Bel-AP = Belastungsangina pectoris, SAP = Rezidiv spontaner Angina pectoris, AMI = akuter Myokardinfarkt)

Patienten mit kompliziertem hospitalen Verlauf zeigten im schmerzfreien Intervall selten ein unauffälliges EKG und signifikant häufiger persistierende ST-Veränderungen, sowie in der Mehrzahl während Angina pectoris tiefe ($> 0{,}2$ mV) ST-Streckensenkungen (Tabelle 1). Somit hatten z. B. fünf der insgesamt sechs Patienten mit ST-Streckensenkung ($> 0{,}4$ mV) Komplikationen erlitten. Patienten mit kompliziertem Verlauf

**Tabelle 1.** EKG und Koronarbefund beim kompliziertem bzw. unkompliziertem Verlauf (AP = Angina pectoris, TMI = Transmuraler Infarkt, ST-T = ST-Veränderung ohne Infarkt, LAD = Ramus descendens anterior, prox = vor 1. septalen Ast, medial distal weiterer Verlauf der LAD und Diagonaläste)

| Verlauf | | | | | | | | |
|---|---|---|---|---|---|---|---|---|
| | Hospital | | | | p | Posthospital | | |
| | Unkompliziert | % | Kompliziert | % | | Unkompliziert | % | Kompliziert | % |
| | $n = 42$ | | $n = 18$ | | | $n = 24$ | | $n = 14$ | |
| EKG ohne AP | | | | | | | | | |
| Normal | 18 | 43 | 1 | 6 | 0,01 | 10 | 42 | 3 | 21 |
| TMI | 14 | 33 | 5 | 28 | | 8 | 33 | 7 | 50 |
| ST-T | 10 | 24 | 12 | 67 | 0,01 | 6 | 22 | 4 | 29 |
| EKG bei AP | $n = 37$ | | $n = 18$ | | | $n = 22$ | | $n = 14$ | |
| Unveränd/T ↓ | 13 | 31 | 0 | – | | 9 | 38 | 2 | 15 |
| ST-Senkung | | | | | | | | | |
| ≤ 0,19 mV | 10 | 24 | 1 | 6 | | 4 | 17 | 2 | 15 |
| 0,2–0,39 mV | 8 | 19 | 7 | 39 | | 5 | 21 | 3 | 23 |
| ≥ 0,4 mV | 2 | 5 | 4 | 22 | | 0 | – | 1 | 8 |
| ST-Hebung | | | | | | | | | |
| ≤ 0,19 mV | 3 | 7 | 0 | – | | 1 | 4 | 2 | 15 |
| 0,2–0,39 mV | 3 | 7 | 2 | 11 | | 1 | 4 | 2 | 15 |
| ≥ 0,4 mV | 3 | 7 | 4 | 22 | | 3 | 13 | 1 | 8 |
| Koronarbefund | $n = 35$ | | $n = 17$ | | | $n = 19$ | | $n = 13$ | |
| LAD prox. und Hauptstamm links | 12 | 34 | 15 | 88 | 0,001 | 5 | 26 | 7 | 54 |
| LAD medial oder distal | 15 | 43 | 2 | 12 | 0,05 | 8 | 42 | 4 | 31 |
| Keine LAD-Stenose | 8 | 23 | 0 | – | 0,05 | 6 | 32 | 2 | 15 |

zeigten den gleichen Anteil an 1-, 2- und 3-Gefäßerkrankungen wie die Kranken ohne Komplikationen. Nur bei Patienten mit kompliziertem Verlauf fanden sich Hauptstammstenosen links (vier Patienten). Bei Patienten mit unkompliziertem Verlauf fand sich bei vier Kranken keine hochgradige Koronarstenose. Bei diesen Patienten konnte ein Koronarspasmus als Ursache der Beschwerden gesichert werden.

88% der Patienten mit kompliziertem Verlauf zeigten entweder eine Hauptstammstenose links oder eine proximale Einengung des Ramus descendens anterior (Tabelle 1), während eine mediale oder distale Stenoselokalisation selten mit Komplikationen verbunden war. Patienten mit kompliziertem Verlauf zeigten praktisch nie eine normale Austreibungsfraktion bzw. regionale Wandbewegung ($p < 0,1$). Patienten mit posthospital kompliziertem Verlauf wiesen ebenfalls häufiger eine proximale Stenose des Ramus descendens anterior auf, so daß nach Ende des Beobachtungszeitraums insgesamt 26 von 28 Patienten mit dieser Stenosierung Komplikationen erlitten hatten.

*Diskussion*

Mit einer üblichen Kombination [2] antianginöser Substanzen konnte bei drei Viertel der Patienten eine rasche Stabilisierung erzielt werden [1]. Kranke mit länger als 72 Std bestehenden Ruheschmerzen werden als sehr gefährdet für das Auftreten eines Myokardinfarktes oder Herztodes angesehen [2]. Diese konnten durch eine frühzeitige Operation dauerhaft stabilisiert werden. Ein Vergleich medikamentös und chirurgisch behandelter Patienten erschien uns wegen der fehlenden Randomisierung nicht zulässig.

Angesichts der Häufigkeit von Komplikationen sowohl während als auch nach Krankenhausbehandlung erscheint es notwendig, Risikopatienten rasch zu erkennen. Auf Grund prompten Ansprechens auf Therapie ist dies bei einer Rezidivquote inhospital von 12% nicht sicher möglich. Auch ST-Veränderungen lassen nur eine bedingte Identifikation von Risikopatienten zu.

Eine genauere Erkennung ermöglicht der koronararteriographische Befund, da Patienten mit Hauptstammstenosen links bzw. proximalen Einengungen des Ramus descendens anterior fast alle Komplikationen aufwiesen; die Ausdehnung der Ventrikelfunktionsstörung hatte in der vorliegenden Untersuchung bezüglich des Auftretens von Komplikationen weniger Aussagekraft.

Somit sollte zur raschen Erkennung der Gefährdung eines Patienten bereits in den ersten Tagen nach seiner stationären Aufnahme eine invasive Diagnostik erfolgen. Nur so können Risikopatienten zur Verbesserung ihrer Prognose frühzeitig einer Revaskularisation zugeführt werden.

*Literatur*

1. Brooks N, Warnes C, Cattell M, Balcon R, Honey M, Layton C, Sturridge M, Wright J (1981) Cardiac a pain at rest. Management and follow-up of 100 consecutive cases. Br Heart J 45: 35−41 − 2. Fleck E, Froer KL, Bierner M, Silber S, Rudolph W (1980) Diagnostisches und therapeutisches Vorgehen bei Patienten mit spontaner Angina pectoris. Herz 5: 1−15

Schwartzkopff, W., Peslin, K., Nüssel, F., Luley, C. (Fett- und Stoffwechselambulanz in der Abt. für Innere Medizin und Poliklinik, Klinikum Charlottenburg der FU Berlin), Doehrn, W. (Düsseldorf), Dransfeld, B. (BfA-Klinik Wannsee, Berlin)

## Vergleichsstudie: Lipide und Lipoproteine bei alten Joggern und bei Herzinfarktpatienten

Sei langem ist bekannt, daß zwischen dem Risiko, an einem Herzinfarkt zu erkranken, und der Höhe der LDL-Cholesterinkonzentration eine enge Korrelation besteht [1, 2, 8]. Bei Konzentrationen von über 200 mg/dl stellt das LDL-Cholesterin einen atherogenen Faktor dar [8]. Im Gegensatz hierzu wird dem HDL (High-density-Lipoprotein) eine antiatherogene Eigenschaft zugeschrieben [2, 3, 5]. Die Höhe des HDL-Cholesterins ist negativ zum Koronarrisiko korreliert. Erniedrigte HDL-Cholesterinkonzentrationen wurden gehäuft bei Patienten mit Koronarinfarkt beobachtet [2, 4, 15]. Umgekehrt sind hohe HDL-Konzentrationen mit Langlebigkeit und vermindertem koronaren Risiko verknüpft [1, 2]. HDL-Cholesterinkonzentrationen von < 35 mg/dl bei Männern und unter 45 mg/dl bei Frauen sollen nach Assmann ein selbständiger Risikoindikator zum frühzeitigen Erkennen einer degenerativen Gefäßerkrankung sein. Im Rahmen der primären Prävention kardiovaskulärer Erkrankungen sollte deshalb nicht nur eine Senkung erhöhter Blutlipide, speziell des LDL-Cholesterins, sondern auch eine Erhöhung des HDL-Cholesterins angestrebt und überhaupt eine HDL-Cholesterinbestimmung mit durchgeführt werden. Eine Normalisierung erhöhter Blutlipide ist neben der Gabe von lipidsenkenden Pharmaka, wie z. Z. durch Bezafibrat, Fenofibrat oder Cholestyramin, auch durch die Einschränkung des Nikotinkonsums, die Gabe kleiner Alkoholmengen (weniger als 50 ml/Tag) und durch sportliche Betätigung möglich [5, 6, 9–12, 16–19].

Den Einfluß einer sportlichen Betätigung, speziell des Joggens auf die Lipide des Blutes möchten wir bei Männern jenseits des 60. Lebensjahres darlegen. Die Daten dieses Kollektivs werden darüber hinaus mit den Lipidparametern von 335 Herzinfarktpatienten verglichen.

Zu folgenden Fragen wurde Stellung genommen:
1. Welchen Einfluß hat ein mehrjähriges Joggen bei über 62 Jahre alten Männern auf die Lipide des Blutes, speziell auf LDL- und HDL-Cholesterin?
2. Welche unmittelbaren Veränderungen der Lipide des Blutes sowie des Insulins, des Cortisols, des Wachstumshormons, des Blutzuckers und der freien Fettsäuren (FFS) können im Anschluß nach einem 10 km Langlauf nachgewiesen werden und
3. Unterscheiden sich die Lipidkonzentrationen, speziell die von LDL- und HDL-Cholesterin von Joggern und Herzinfarktpatienten?

*Methodik*

Die hier vorgelegten Daten stammen von 33 Joggern im Alter von 62–82 Jahren sowie von 268 Männern und 67 Frauen im Alter zwischen 40 und 60 Jahren. Bei diesen Patienten wurde 1 Jahr nach einem gesicherten Herzinfarkt eine Kontrolluntersuchung durchgeführt. Die Jogger trainierten schon seit mehreren Jahren und liefen mindestens einmal in der Woche 10 km.

Das HDL-Cholesterin wurde nach Fällung der VLDL und LDL mit Phosphorwolframsäure nach der PAP-Methode im Überstand bestimmt. Das LDL-CH wurde nach der Formel von Friedewald berechnet. Vor und nach dem Lauf wurde das $HDL_2$- und $HDL_3$-Cholesterin gemessen, wobei die Sera bei Dichtegradienten von 1,073 KBr/ml bzw. 1,125 g KBr/ml mit der präparativen Ultrazentrifuge vorher in diese beiden Fraktionen separiert worden waren.

*Ergebnisse*

Bei den Joggern lagen die Triglyzeride mit 69 ± 23 mg/dl deutlich niedriger als bei dem Vergleichskollektiv von 30–60 Jahre alten gesunden Männern und Frauen (Männer 100

± 34 mg/dl, Frauen 75 ± 19 mg/dl). Für das Gesamtcholesterin konnten keine Differenzen zwischen den drei Kollektiven nachgewiesen werden (Jogger: 226 ± 27; Vergleichskollektiv Männer: 210 ± 28; Frauen 216 ± 31 mg/dl). Auch für das LDL-Cholesterin ergaben sich keine Differenzen. Im Mittel wurden bei gesunden Männern 144 ± 26, bei Frauen 142 ± 36 mg/dl und bei den Joggern 152 ± 23 mg/dl gemessen. Für das HDL-Cholesterin ergaben sich die bekannten Geschlechtsunterschiede zwischen Frauen und Männern mit höheren Werten für Frauen (62 ± 9 mg/dl), Männer (49 ± 12 mg/dl). Bei den sporttreibenden alten Männern waren nahezu identische HDL-Cholesterinkonzentrationen von 60 ± 13 mg/dl wie bei den gesunden Frauen nachzuweisen.

Zu Punkt 2, d. h. zur akuten Beeinflussung der Lipide und Lipoproteine im Anschluß an einen 10-km-Lauf

An diesem 10-km-Lauf nahmen 24 Männer teil. Der schnellste Läufer erreichte nach 43 min, der langsamste nach 60 min das Ziel. Einige Läufer hatten, bezogen auf ihr Lebensalter, Weltrekordleistungen schon bei früheren Läufen erbracht. Unter dieser Belastung kam es zu einem signifikanten Anstieg der Triglyzeride von 77 auf 105 mg/dl. Das Gesamtcholesterin blieb dabei konstant (242 bzw. 244 mg/dl). Das LDL-Cholesterin sank signifikant um 6 mg/dl von 163 auf 157 mg/dl ab. Umgekehrt kam es zu einem signifikanten Anstieg des HDL-Cholesterins von 62 auf 73 mg/dl. Der sehr niedrige LDL-CH: HDL-CH-Quotient fiel von 2,55 auf 2,1 nach der Belastung ab. Die Frage, ob es sich bei dem Anstieg der Triglyzeride (TG) und dem Anstieg des HDL-Cholesterins möglicherweise um einen Eindickungseffekt durch starke Transpiration handeln könnte, kann nicht sicher beantwortet werden, da es andererseits unter dem Lauf zu einem deutlichen Abfall des LDL-Cholesterins kam (Tabelle 1).

Bei den geringen, aber doch eindeutigen Verschiebungen im LDL- und HDL-Cholesterin interessierte, wie sich hierbei das HDL-Apoprotein und das Apoprotein B sowie das Cholesterin in der $HDL_2$- und $HDL_3$-Fraktion verhielten. Das Apo-HDL nahm signifikant um 17 mg/dl während des Laufes ab, während das Apoprotein B oder LDL konstant blieb (Tabelle 1). Das $HDL_2$-Cholesterin, das vor dem Lauf mit durchschnittlich 41 mg/dl bestimmt wurde, stieg nach dem Lauf auf 48 mg/dl an. Auch das HDL-Cholesterin nahm gering, aber nicht signifikant von 22 auf 26 mg/dl zu. Die Konzentration des $HDL_3$-Cholesterins war mit ca. 22 mg/dl in Ruhe nicht verschieden zum kürzlich von Schäfer et al. [14] publizierten Wert von 21 mg/dl für das $HDL_3$-CH bei gesunden Personen.

Jogger haben somit nicht nur höhere HDL-Gesamtcholesterinkonzentrationen, sondern auch eine Verschiebung zwischen dem $HDL_3$- und $HDL_2$-Cholesterin zugunsten des $HDL_2$-Cholesterins. Erwähnt sei, daß in der Literatur für das $HDL_3$-Cholesterin z. T.

**Tabelle 1.** Apoprotein-HDL and Apoprotein B, $HDL_2$-, $HDL_3$-CH in old joggers before and after running 10 km's

|  | Before | | | After | | |
| --- | --- | --- | --- | --- | --- | --- |
|  | x̄ | min | max | x̄ | min | max |
| Apo-HDL (mg/dl) | 262 | 194 | 341 | 245[a] | 196 | 311 |
| Apo B (mg/dl) | 97 | 57 | 133 | 102 | 70 | 131 |
| $HDL_2$-CH, d = 1,073 g/ml | 41 | 26 | 73 | 48[b] | 28 | 70,4 |
| $HDL_3$-CH, d = 1,125 g/ml | 22 | 11 | 31 | 26 | 10 | 36 |
| $HDL_2/HDL_3$ | 2,68 | | | 2,86 | | |

[a] = $p < 0,001$
[b] = $p < 0,01$

höhere Werte als für das $HDL_2$-Cholesterin angegeben werden. Diese Konzentrationsverschiebungen zwischen den beiden HDL-Subfraktionen, und zwar vom schwereren $HDL_3$ zu dem leichteren und lipoidreicheren $HDL_2$, entsteht während der Lipolyse. Bei fettreicher Ernährung und postprandial wird aus dem $HDL_3$ das leichtere $HDL_2$ durch Abgabe von Apoproteinen und Aufnahme von Lipiden. $HDL_3$ hat einen höheren prozentualen Gehalt an Protein (58%), dafür aber einen niedrigeren Gehalt an Cholesterin (14%), Triglyzeriden (6%), Phosphatiden (22%). Für $HDL_2$ lauteten die Werte: Protein 43%, Cholesterin 23%, Triglyzeride 14%, Phosphatide 28%.

Bei Joggern ließ sich auch schon in Ruhe eine erhöhte lipolytische Aktivität nachweisen. Die Basiswerte der FFS betrugen hier 800 µVal/l, sie waren um ca. 300 µVal/l höher als bei untrainierten gesunden Vergleichspersonen. Unmittelbar nach dem 10-km-Lauf kam es fernerhin zu signifikanten Veränderungen des Blutzuckers von 97 auf 133 mg/dl, der FFS von 800 µVal/l auf 1430 µVal/l, des Wachstumshormons von 4,2 ng/ml auf 7,1 ng/ml und des Cortisols von 19,3 µg/ml auf 32 µg/ml. Die Lipolyse dürfte z. T. durch Wachstumshormon und Cortisol aktiviert werden. Der Anstieg des Blutzuckers ist auf den Cortisolanstieg zu beziehen und wohl auch die Konstanz der Insulinkonzentration, die vor und nach dem Lauf mit 6,5 µE/ml bestimmt wurde.

Zu Punkt 3, d. h. dem Verhalten der Lipide und Lipoproteine,
speziell des HDL-Cholesterins bei Patienten mit durchgemachtem Herzinfarkt

Zunächst ein Wort zur HLP-Häufigkeit: Ohne Berücksichtigung des Geschlechts fanden wir bei ca. 45% der Herzinfarktpatienten einen normalen Lipidstatus. 18% hatten einen HLP-Typ IIa, 15% einen Typ IIb und 20% einen HLP-Typ IV.

Die nach Männern und Frauen aufgeschlüsselten HDL-Cholesterinkonzentrationen von diesen Herzinfarktpatienten zeigten eine breitgestreute Verteilung mit allerdings überwiegend niedrigeren Werten als bei Joggern. Von den 33 Joggern hatten nur zwei HDL-Cholesterinkonzentrationen zwischen 35 und 40 mg/dl, bei allen anderen Joggern lagen sie weit über 40 mg/dl. Für Frauen wurden als Normbereich 45 mg/dl, für Männer 35 mg/dl HDL-Cholesterin angesetzt (Abb. 1).

Wir sind der Frage nachgegangen, bei wieviel Prozent der Herzinfarktpatienten mit normalen bzw. erniedrigten HDL-Cholesterinkonzentrationen zu rechnen ist. Bei 56,5% aller Herzinfarktpatienten fanden wir HDL-Cholesterinkonzentrationen von über 41 mg/dl. Bei 20,5% aller Patienten bewegte sich das HDL-CH in einem Grenzbereich von 36–40 mg/dl und nur bei 22,9% der Patienten lag es im pathologischen Bereich von < 35 mg/dl. Wir sind ferner der Frage nachgegangen, wie häufig bei Herzinfarktpatienten mit Normo- bzw. Hyperlipoproteinämie mit einer pathologischen Erniedrigung des HDL-Cholesterins zu rechnen ist. Wir kamen zu dem Ergebnis, daß nur bei 7,5% der Patienten mit Normolipoproteinämie und nur bei acht Patienten mit HLP-Typ IIa ein unter 35 mg/dl erniedrigtes HDL-Cholesterin angetroffen wird. Lag hingegen ein HLP-Typ IIb oder ein HLP-Typ IV vor, dann war bei 38 bzw. 59% der Fälle mit diesen HLP-Typen ein unter 35 mg/dl erniedrigtes HDL-Cholesterin festzustellen. Ein pathologisch niedriges HDL-Cholesterin ist somit bei normolipämischen Herzinfarktpatienten und beim HLP-Typ IIa ein relativ seltener Befund. Inwieweit gerade bei diesen Fällen aus dem erniedrigten HDL-Cholesterin auf ein erhöhtes Infarktrisiko geschlossen werden kann, bleibt dahingestellt. Beim HLP-Typ IIa dürfte vielmehr die Hypercholesterinämie der entscheidende Risikofaktor sein.

Aus den hier vorgelegten Untersuchungen geht hervor, daß durch körperliche Betätigung auch im hohen Lebensalter die Lipide und Lipoproteine günstig verändert werden. Es kommt zu einer deutlichen Senkung der Triglyzeride, verbunden mit einer normalen LDL- und Gesamtcholesterinkonzentration, sowie zu einem signifikanten Anstieg des HDL-Cholesterins, wobei besonders die Verschiebung vom $HDL_3$- zum $HDL_2$-Cholesterin imponierte. Auch bei Patienten mit durchgemachtem Herzinfarkt kann durch ein angepaßtes Training nicht nur die Koronarreserve gebessert, sondern

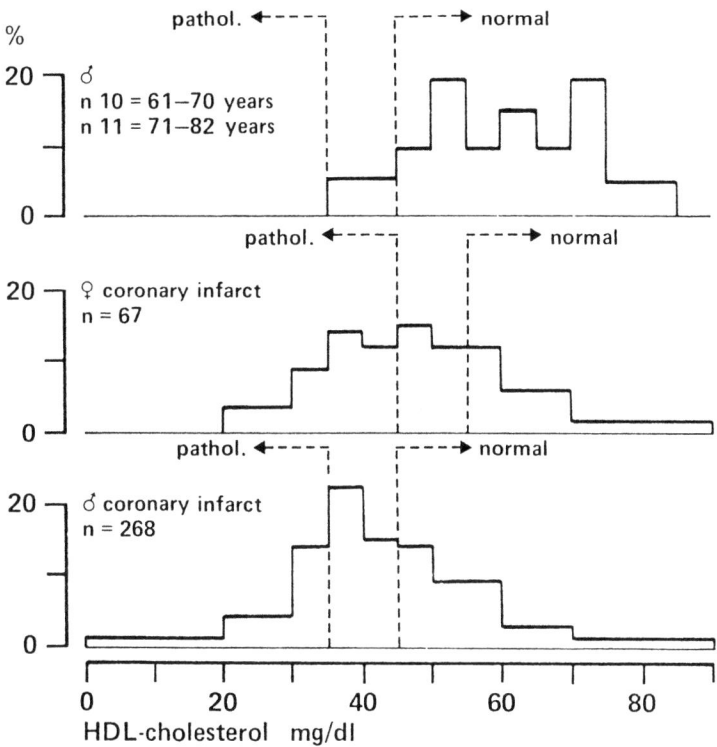

**Abb. 1.** %-distribution of the HDL-CH in dependance to its concentration

auch eine Normalisierung der Blutlipide, speziell des LDL-Cholesterins, und eine Erhöhung des HDL-Cholesterins erreicht werden. Die inverse Beziehung zwischen Hypertriglyzeridämie und niedrigem HDL-Cholesterin läßt vermuten, daß der Typ IIb und IV durch einen Mangel an HDL und speziell durch eine verminderte lipolytische Aktivität mitbedingt wird.

*Zusammenfassung*

1. Körperliches Training steigert die HDL-Cholesterinkonzentration. Die $HDL_2$-Subfraktion steigt darunter deutlich an, während das $HDL_3$-Cholesterin konstant bleibt.
2. Körperliches Training senkt die Triglyzeride und steigert über den Anstieg der HDL die lipolytische Aktivität des Blutes.
3. Bei Patienten mit koronarer Herzerkrankung wurde ein Jahr nach dem Infarkt in 56% aller Fälle eine Hyperlipoproteinämie gefunden, und zwar in 18,5% der HLP-Typ IIa, in 15% der Typ IIb und in 23% der HLP-Typ IV.
4. Bei Patienten mit Normolipidämie oder HLP-Typ IIa war nur in 7–8% das HDL-Cholesterin kleiner als 35 mg/dl. Eine Verminderung des HDL-Cholesterins fand sich hingegen in 38 und 59% der Patienten mit HLP-Typ IIb zw. IV. Das HDL-Cholesterin ist negativ zu diesen beiden HLP-Typen korreliert.
5. Durch weitere Untersuchungen muß belegt werden, ob ein erniedrigtes HDL-Cholesterin einen weiteren eigenständigen Risikofaktor für die koronare Herzkrankheit darstellt.

*Literatur*

1. Assmann G, Oberwittler W, Schulte H, Schriewer H, Funke H, Epping PH, Hauss WH (1980) Prädiktion und Früherkennung der koronaren Herzkrankheit. Internist 21: 446–459 – 2. Assmann G, Schriewer H, Schulte H, Oberwittler W (1980) Der Stellenwert des HDL-Cholesterins als Risikoindikator der koronaren Gefäßkrankheit. Internist 21: 202–212 – 3. Avogaro P, Bittolo Bon G, Cazzolato G, Quinci GB (1979) Are apolipoproteins better discriminators than lipids for atherosclerosis? Lancet 1: 901–902 – 4. Avogaro P, Cazzolato G, Bittolo Bon G, Belussi F (1979) Levels and chemical composition of $HDL_2$, $HDL_3$ and other major lipoprotein classes in survivors of myocardial infarction. Artery 5: 495–508 – 5. Dufaux B, Liesen H, Rost R, Heck H, Hollmann W (1979) Über den Einfluß eines Ausdauertrainings auf die Serum-Lipoproteine unter besonderer Berücksichtigung der Alpha-Lipoproteine (HDL) bei jungen und älteren Personen. Dtsch Z Sportmed 5: 123–127 – 6. Enger S Ch, Herbjornsen K, Erikssen J, Fretland A (1977) High density lipoproteins (HDL) and physical activity: the influence of physical exercise, age and smoking on HDL-cholesterol and the HDL-/total cholesterol ratio. Scand J Clin Lab Invest 37: 251–255 – 7. Noseda G, Lewis B, Paoletti R (1979) Diet and drugs in atherosclerosis. European Atherosclerosis Group Meeting, pp 83–91 – 8. Goldstein JL, Brown MS (1977) The low-density lipoprotein pathway and its relation to atherosclerosis. Annu Rev Biochem 46: 897–930 – 9. Huttunen JK, Länsimies E, Voutilainen E, Ehnholm C, Hietanen R, Penttilä I, Siltonen O, Rauramaa R. Effect of moderate physical exercise on serum lipoproteins. Circulation 60: 1220–1229 – 10. Lehtonen A, Viikari J (1978) Serum triglycerides and cholesterol and serum high-density lipoprotein cholesterol in highly physically active men. Acta Med Scand 111–114 – 11. Lopez SA, Vial R, Balart L, Arroyave G (1974) Effect of exercise and physical fitness on serum lipids and lipoproteins. Atherosclerosis 20: 1–9 – 12. Martin RB, Haskell WL, Wood PD. Blood chemistry and lipid profiles of elite distance runners. Ann NY Acad Sci 346–360 – 13. Patsch JR, Gotto AM Jr (1979) Die Rolle von „High-Density"-Lipoproteinen (HDL) im Katabolismus triglyceridreicher Lipoproteine. Biochemie, Klinik, Epidemiologie, S 17–22 – 14. Schäfer EJ, Foster DM, Jenkins LL, Lindgren FT, Berman M, Levy RI, Brewer HB Jr. The composition and metabolism of high density lipoprotein subfractions. Lipids 14: 511–522 – 15. Vergani C, Trovato G, Dioguardi N (1978) Serum total lipids, lipoproteins cholesterol, apoproteins A and B in cardiovascular disease. Clin Chim Acta 87: 127–133 – 16. Wood PD, Haskell WL. The effect of exercise on plasma high density lipoproteins. Lipids 14: 417–427 – 17. Wood PD, Haskell WL, Stern MP, Lewis S, Perry C. Plasma lipoprotein distributions in male and female runners. Ann NY Acad Sci 749–763 – 18. Wood PD, Haskell WL, Klein H, Lewis S, Stern MP, Farquhar JW (1976) The distribution of plasma-lipoproteins in middle-aged male runners. Metabolism 25: 1249–1257 – 19. Dufaux B, Assmann G, Hollmann W (1980) Biochemische Aspekte der Lipoproteinveränderungen bei Sportlern. (Biochemical aspects of lipoprotein changes in athletes). Münch Med Wochenschr (Suppl 5) 112: 244–250

Köhler, E., Haerten, K., Horstkotte, D., Völz, G., Herzer, J., Loogen, F.
(Med. Klinik und Poliklinik, Klinik B und Chirurg. Klinik und Poliklinik, Klinik B der Univ. Düsseldorf)
**Echokardiographische Verlaufsbeobachtungen bei Patienten mit operierten valvulären Aortenvitien**

Es war das Ziel der vorliegenden Studie, die Funktion des linken Ventrikels präoperativ sowie während des postoperativen Verlaufs bei Patienten mit valvulären Aortenvitien zu untersuchen. Es wurde geprüft, wann und in welchem Umfang nach der Operation eine Verkleinerung der linken Herzkammer bei vorher volumenbelasteten bzw. eine Wanddickenabnahme bei vorher druckbelasteten Ventrikeln eintritt. Weiterhin wurde untersucht, ob die präoperativ gemessenen Daten einen Hinweis auf den früh- oder spätpostoperativen Krankheitsverlauf eines Patienten erlauben.

Die Untersuchungen umfassen 23 Patienten, bei denen wegen einer reinen oder einer ganz überwiegenden Aortenstenose sowie 30 Patienten, bei denen wegen einer reinen oder einer ganz überwiegenden Aorteninsuffizienz ein prothetischer Klappenersatz

**Tabelle 1.** Echokardiographische Daten, Sokolow-Lyon-Index und Herzthoraxquotient (HTQ) vor und nach prothetischem Klappenersatz bei Patienten mit Aortenstenose (AS, $n = 23$). A = präoperative Untersuchung, B = Untersuchung 4 Wochen postoperativ, C = Untersuchung $8 \pm 2$ Monate postoperativ, D = Untersuchung $21 \pm 4$ Monate postoperativ; LVEDD = linksventrikulärer enddiastolischer Durchmesser (mm), LVESD = linksventrikulärer endsystolischer Durchmesser (mm), LVPW$_{diast}$ = diastolischer Durchmesser der linksventrikulären Hinterwand (mm), LVPW$_{syst}$ = systolischer Durchmesser der linksventrikulären Hinterwand (mm), LVPW-Exk = systolische Exkursionsamplitude der linksventrikulären Hinterwand (mm), IVS$_{diast}$ = diastolische Dicke des interventrikulären Septums (mm), IVS$_{syst}$ = systolische Dicke des interventrikulären Septums (mm), IVS-Exk = systolische Exkursionsamplitude des interventrikulären Septums (mm), LVMM = linksventrikulärer Muskelmassenindex, LA = Durchmesser des linken Vorhofes (mm). Signifikanzschranken: ●●●●●●● = $p < 0{,}001$, ●●●●●● = $p < 0{,}005$, ●●●●● = $p < 0{,}01$, ●●●● = $p < 0{,}02$, ●●● = $p < 0{,}025$, ●● = $p < 0{,}05$, ● = $p < 0{,}10$.

| | A | B | C | D |
|---|---|---|---|---|
| LVEDD | $50{,}4 \pm 10{,}5$ ●●●●●● | $44{,}7 \pm 9{,}1$ | $44{,}9 \pm 8{,}2$ | $43{,}3 \pm 7{,}0$ |
| LVESD | $34{,}7 \pm 10{,}9$ ●●●●●● | $34{,}1 \pm 9{,}9$ | $28{,}4 \pm 8{,}4$ | $29{,}0 \pm 8{,}3$ |
| LVPW$_{diast}$ | $14{,}4 \pm 2{,}1$ ● | $13{,}3 \pm 1{,}4$ | $12{,}8 \pm 1{,}4$ ●●●● | $12{,}0 \pm 1{,}1$ |
| LVPW$_{syst}$ | $20{,}0 \pm 3{,}0$ ● | $18{,}2 \pm 2{,}0$ | $17{,}8 \pm 2{,}1$ | $17{,}2 \pm 2{,}8$ |
| LVPW-Exk | $10{,}8 \pm 3{,}1$ ● | $11{,}8 \pm 2{,}3$ | $12{,}4 \pm 3{,}0$ | $11{,}0 \pm 3{,}0$ |
| IVS$_{diast}$ | $18{,}4 \pm 4{,}5$ | $18{,}4 \pm 3{,}5$ | $16{,}9 \pm 3{,}8$ ● | $13{,}8 \pm 2{,}9$ |
| IVS$_{syst}$ | $19{,}3 \pm 7{,}3$ | $20{,}2 \pm 3{,}8$ | $19{,}4 \pm 2{,}9$ | $17{,}0 \pm 3{,}4$ |
| IVS-Exk | $6{,}6 \pm 4{,}9$ ● | $3{,}1 \pm 1{,}8$ | $4{,}3 \pm 2{,}1$ | $5{,}7 \pm 1{,}5$ |
| IVS/LVPW$_{diast}$ | $1{,}3 \pm 0{,}3$ ● | $1{,}5 \pm 0{,}4$ | $1{,}4 \pm 0{,}3$ | $1{,}2 \pm 0{,}3$ |
| LVMM | $372 \pm 77$ ●●●●●●● | $268 \pm 78$ | $264 \pm 81$ | $211 \pm 47$ |
| LA | $41{,}4 \pm 6{,}9$ ●●●●●●● | $38{,}0 \pm 8{,}3$ | $35{,}2 \pm 6{,}1$ | $34{,}5 \pm 4{,}9$ |
| Sokolow-Lyon-Index | $3{,}9 \pm 1{,}1$ | $2{,}9 \pm 0{,}9$ | $2{,}4 \pm 0{,}9$ | $2{,}5 \pm 1{,}0$ ●●●●●● |
| HTQ | $0{,}52 \pm 0{,}06$ | $0{,}51 \pm 0{,}05$ | $0{,}48 \pm 0{,}05$ | $0{,}47 \pm 0{,}04$ ●●●●●●● |

durchgeführt wurde. Präoperativ lag von jedem Patienten eine vollständige Herzkatheteruntersuchung vor, Patienten mit koronarer Herzkrankheit oder Klappenprothesendysfunktion wurden nicht in die Studie aufgenommen.

*Ergebnisse*

Patienten mit Aortenstenose

Bereits in den ersten 4 Wochen nach dem prothetischen Klappenersatz nehmen der linksventrikuläre enddiastolische Durchmesser (LVEDD), die linksventrikuläre Muskelmasse sowie die Linkshypertrophiezeichen im EKG signifikant ab (Tabelle 1). Der LVEDD liegt vor der Operation mit 50,4 ± 10,5 mm geringfügig oberhalb des bei Herzgesunden gefundenen Normbereichs. Bereits innerhalb der ersten 4 Wochen bildet sich der LVEDD signifikant zurück, im weiteren postoperativen Verlauf wird keine zusätzliche Veränderung erkennbar. Auch der endsystolische Durchmesser (LVESD) nimmt nach der Operation ab, wobei der Rückgang innerhalb der ersten 4 Wochen unbedeutend, nach 8 Monaten aber signifikant erkennbar wird (Tabelle 1).

Teilt man das untersuchte Patientenkollektiv in zwei Gruppen mit präoperativ vergrößertem und mit normal großem LVEDD, zeigt sich, daß der postoperative Rückgang der Ventrikelgröße vorwiegend die präoperativ vergrößerten, weniger die präoperativ normal großen Ventrikel betrifft. Der LVESD reduziert sich bei präoperativ vergrößerten Ventrikeln signifikant während der ersten und der zweiten postoperativen Untersuchung, bei präoperativ normal großen Ventrikeln läßt sich eine postoperative Verkleinerung des LVESD nicht statistisch sichern.

In Übereinstimmung mit anderen Autoren [3, 7] beobachteten wir, daß die prozentuale systolische Durchmesserverkürzung des linken Ventrikels (FS) im Gesamtkollektiv unserer Patienten mit Aortenstenose mit 32 ± 11% im Normbereich liegt. Die Varianz der Einzelwerte ist allerdings wesentlich höher, als bei einem Kontrollkollektiv von Herzgesunden. Diese große Streuung der Einzelwerte ist dadurch bedingt, daß bei sieben Patienten (= 30%) mit einer FS von < 25% deutlich pathologische Werte vorliegen. Die Ventrikeldurchmesser dieser Patienten sind signifikant größer, als bei Patienten mit regelrechter linksventrikulärer Funktion. Postoperativ weisen der LVEDD und der LVESD in beiden Kollektiven eine Normalisierungstendenz auf. Es ist jedoch auffällig, daß die Patienten mit präoperativ bereits eingeschränkter Ventrikelfunktion im Mittel auch in der postoperativen Phase insbesondere noch einen vergrößerten LVESD, weniger ausgeprägt auch einen vergrößerten LVEDD aufweisen. Diese Beobachtung legt den Schluß nahe, daß eine verminderte prozentuale systolische Durchmesserverkürzung bei Patienten mit valvulärer Aortenstenose unabhängig vom Druckgradienten an der Klappe und unabhängig von der Größe der linken Herzkammer bereits Ausdruck einer − teilweise irreversiblen − Myokardinsuffizienz sein kann.

Zwischen dem Ausmaß der präoperativ nachgewiesenen Vergrößerung des LVEDD bzw. der Verminderung der FS einerseits und dem klinischen Schweregrad der Erkrankung, dem Druckgradienten an der Klappe oder der Besserung der körperlichen Leistungsfähigkeit nach der Operation andererseits besteht kein sicherer Zusammenhang.

Patienten mit Aorteninsuffizienz

Bereits in den ersten 4 Wochen nach dem prothetischen Klappenersatz nehmen die präoperativ erheblich vergrößerten LVEDD und LVESD sowie die linksventrikuläre Muskelmasse, die Linkshypertrophiezeichen im EKG sowie der Herz-Thoraxquotient im Röntgenbild hochsignifikant ab (Tabelle 2). Auch im weiteren postoperativen Verlauf wird ein zusätzlicher Rückgang insbesondere des LVESD beobachtet. Die Dicke der

**Tabelle 2.** Echokardiographische Daten und Herzthoraxquotient vor und nach prothetischem Klappenersatz bei AS-Patienten mit präoperativ vergrößertem bzw. normal großem linken Ventrikel (Abk. s. Tabelle 1)

| | A | | B | | C | | D |
|---|---|---|---|---|---|---|---|
| LVEDD | 66,3 ± 13,2 | ●●●●●● | 49,1 ± 12,1 | | 44,6 ± 6,5 | | 43,7 ± 8,0 |
| LVESD | 46,6 ± 12,9 | ●●●●● | 38,0 ± 14,0 | | 30,9 ± 5,8 | | 29,0 ± 7,4 |
| LVPW$_{diast}$ | 12,6 ± 3,5 | | 13,2 ± 2,9 | | 12,2 ± 3,1 | | 12,6 ± 2,7 |
| LVPW$_{syst}$ | 17,4 ± 4,4 | | 17,8 ± 3,7 | | 16,6 ± 3,1 | | 17,4 ± 3,2 |
| LVPW-Exk | 11,2 ± 4,0 | ●●●●● | 12,6 ± 2,4 | | 13,6 ± 4,9 | | 11,6 ± 3,5 |
| IVS$_{diast}$ | 14,5 ± 4,1 | ●●● | 16,5 ± 3,8 | ● | 15,0 ± 3,9 | | 15,2 ± 3,2 |
| IVS$_{syst}$ | 17,8 ± 5,1 | | 18,3 ± 4,6 | | 17,8 ± 4,3 | | 20,3 ± 2,9 |
| IVS-Exk | 9,2 ± 3,3 | ●●●●●● | 4,0 ± 1,8 | | 3,6 ± 1,7 | | 4,5 ± 2,7 |
| IVS/LVPW$_{diast}$ | 1,1 ± 0,2 | ● | 1,2 ± 0,2 | | 1,3 ± 0,2 | | 1,3 ± 0,3 |
| LVMM | 497 ± 220 | ●●●●● | 326 ± 135 | ● | 242 ± 82 | | 245 ± 70 |
| LA | 44,1 ± 7,8 | ●●●●● | 41,3 ± 9,1 | ● | 34,9 ± 4,8 | | 33,8 ± 6,6 |
| Sokolow-Lyon-Index | 4,9 ± 1,4 | ●●●●● | 3,5 ± 1,2 | | 3,2 ± 1,3 | | 3,0 ± 1,4 |
| HTQ | 0,57 ± 0,04 | ●●● | 0,55 ± 0,05 | ●●●●●● | 0,51 ± 0,04 | ● | 0,49 ± 0,04 |

Signifikanzschranken: ●●●●●●● = $p<0,001$, ●●●●●● = $p<0,005$, ●●●●● = $p<0,01$, ●●●● = $p<0,02$, ●●● = $p<0,025$, ●● = $p<0,05$, ● = $p<0,10$,

linksventrikulären Hinterwand ändert sich postoperativ nicht signifikant, die Septumdicke nimmt dagegen in den ersten 4 Wochen nach der Operation deutlich zu, um danach wieder etwas abzufallen. Diese Zunahme der Septumdicke ist besonders ausgeprägt bei denjenigen Patienten, bei denen der LVEDD nach der Operation besonders stark abnimmt. Die postoperative Dickenzunahme des Septums ist wahrscheinlich darauf zurückzuführen, daß nach operativer Behebung der Volumenbelastung die Verkleinerung des linksventrikulären Durchmessers schneller vonstatten geht, als die Rückbildung der linksventrikulären Hypertrophie möglich ist [9].

Mit 14 von 30 (= 47%) hatte nahezu die Hälfte unserer Patienten mit Aorteninsuffizienz präoperativ eine verminderte prozentuale Durchmesserverkürzung (FS) des linken Ventrikels von < 25%. Die FS betrug in dieser Gruppe im Mittel 20 ± 4%. Auffällig ist, daß der enddiastolische Durchmesser bei diesen Patienten nur geringfügig über den Werten des Gesamtkollektivs liegt. Lediglich der LVESD ist aufgrund der verminderten systolischen Durchmesserverkürzung deutlich größer als bei Patienten mit regelrechter Ventrikelfunktion. Während diejenigen Patienten, bei denen die FS präoperativ im Normbereich liegt, postoperativ auch normale Größenverhältnisse des linken Ventrikels aufweisen, sind die Ventrikel derjenigen Patienten, bei denen die FS präoperativ schon vermindert war auch nach der Operation insbesondere systolisch noch deutlich größer als bei den übrigen Patienten.

Bei zehn Patienten (= 33%) liegt präoperativ mit 80 ± 8 mm ein erheblich vergrößerter LVEDD und mit 63 ± 7 mm ein erheblich vergrößerter LVESD vor. Diese Patientengruppe zeigt zwar den ausgeprägtesten postoperativen Rückgang der enddiastolischen Ventrikelgröße, der LVEDD liegt jedoch auch nach mehr als 1 Jahr zurückliegender Operation noch geringfügig über demjenigen des Gesamtkollektivs. Auffallend ist jedoch, daß auch diese Patienten trotz eines weitgehend normalisierten LVEDD im Vergleich zum Gesamtkollektiv der Patienten mit operierter Aorteninsuffizienz noch einen deutlich vermehrten LVESD als Hinweis auf eine verminderte Kontraktionsfähigkeit des Herzens aufweisen.

In gleicher Weise wie bei Patienten mit Aortenstenose findet sich auch bei Patienten mit Aorteninsuffizienz zwischen der präoperativ nachweisbaren Vergrößerung des LVEDD bzw. der Einschränkung der FS einerseits und dem Operationsergebnis andererseits kein sicherer Zusammenhang.

*Schlußfolgerungen*

Die Untersuchungen haben bestätigt, daß das Echokardiogramm nicht nur eine zuverlässige Methode zur Verlaufsbeobachtung von Patienten mit valvulären Aortenvitien ist [1, 3], sondern auch zum Vergleich der Ventrikelfunktion prä- und postoperativ herangezogen werden kann [2, 4, 8, 10]. Problematisch allerdings ist die Frage, welche Schlußfolgerungen aus pathologischen echokardiographischen Befunden zulässig sind.

Man kann zwar feststellen, daß sowohl bei Patienten mit Aortenstenose wie auch bei denjenigen mit Aorteninsuffizienz postoperativ nur dann eine weitgehende Normalisierung der linksventrikulären Funktion erwartet werden kann, wenn diese nicht bereits vor der Operation im Echokardiogramm sehr ungünstig war, sei es durch eine ungewöhnlich starke Dilatation oder durch eine verminderte systolische Durchmesserverkürzung. Es ist jedoch bemerkenswert, daß in unserem immerhin 53 Patienten umfassenden Kollektiv mit einer fast zweijährigen Nachbeobachtungszeit kein Zusammenhang zwischen pathologischen echokardiographischen Befunden einerseits und der früh- oder spätpostoperativen Letalität, dem postoperativen Auftreten einer Herzinsuffizienz oder der Besserung des klinischen Schweregrades nach dem Klappenersatz andererseits gefunden wurde. Ähnliche Befunde wurden von Turina et al. [10] berichtet. Nach unseren Untersuchungen läßt sich aus echokardiographischen Daten allein weder eine Empfehlung zur prophylaktischen Operation ableiten, wie dies von Henry et al. [5, 6] bei Patienten mit Aorteninsuffizienz versucht wurde, noch lassen sie einen Rückschluß auf die Prognose eines Patienten zu.

*Literatur*

1. Clark DG, McAnulty JH, Rahimtoola SH (1980) Valve replacement in aortic insufficiency with left ventricular dysfunction. Circulation 61: 411–421 – 2. Cunha CL, Guiliani ER, Fuster V, Seward JB, Brandenburg RO, McGoon DC (1980) Preoperative M-mode echocardiography as a predictor of surgical results in chronic aortic insufficiency. J Thorac Cardiovasc Surg 79: 256–265 – 3. McDonald IG (1976) Echocardiographic assessment of left ventricular function in aortic valve disease. Circulation 53: 860–864 – 4. Gaasch WH, Andrias CW, Levine HJ (1978) Chronic aortic regurgitation: the effect of aortic valve replacement on left ventricular volume, mass and function. Circulation 58: 825–836 – 5. Henry WL, Bonow RO, Borer JS, Ware JH, Kent KM, Redwood DR, McIntosh CL, Morrow AG, Epstein SE (1980) Observations on the optimum time for operative intervention for aortic regurgitation – I. Evaluation of the results of aortic valve replacement in symptomatic patients. Circulation 61: 471–483 – 6. Henry WL, Bonow RO, Rosing DR, Epstein SE (1980) Observations on the optimum time for operative intervention for aortic regurgitation – II. Serial echocardiographic evaluation of asymptomatic patients. Circulation 61: 484–492 – 7. Henry WL, Bonow RO, Borer JS, Kent KM, Ware JH, Redwood DR, Itscoitz SB, McIntosh CL, Morrow AG, Epstein SE (1980) Evaluation of aortic valve replacement in patients with valvular aortic stenosis. Circulation 61: 814–825 – 8. Rahimtoola SH (1977) Early valve replacement for preservation of ventricular function? Am J Cardiol 40: 472–475 – 9. Schuler G, Peterson KL, Johnson AD, Francis G, Ashburn W, Dennish G, Daily PO, Ross J Jr (1979) Serial noninvasive assessment of left ventricular hypertrophy and function after surgical correction of aortic regurgitation. Am J Cardiol 44: 585–594 – 10. Turina J, Jenny R, Turina M, Krayenbuehl HP (1980) Is echocardiography useful for predicting the late outcome of valve replacement in patients with chronic left ventricular volume overload? In: Fromment R, David P, Delhaye J-P, Descotes J, Gonin A, Michaud P, Normand J (eds) Actualités cardiovasculaires médico-chirurgicales, 10$^e$ serie: Echocardiographie clinique. Masson, Paris, pp 28–34

Goeckenjan, G., Oebbecke, B., Worth, H., Horstkotte, D., Loogen, F.
(Med. Klinik und Poliklinik, Klinik B, der Univ. Düsseldorf)
## Ventilatorische Lungenfunktion und pulmonaler Gasaustausch nach prothetischem Mitralklappenersatz

Die chronische Lungenstauung bei Mitralvitien führt zu einer pulmonalen Funktionseinschränkung, die durch eine kombinierte restriktive und obstruktive Störung, zumeist verbunden mit den Zeichen der Lungenüberblähung, gekennzeichnet ist [2, 5, 10, 11, 14, 15]. Hinweise auf eine Obstruktion der kleinen Atemwege finden sich nahezu regelmäßig bereits bei leichtergradigen Mitralvitien, während die Zeichen einer Obstruktion der großen Atemwege im allgemeinen nur bei einem Teil der höhergradigen Vitien auftreten [5, 10, 12]. Der pulmonale Gasaustausch ist durch eine Zunahme der Ventilations-Perfusionshomogenität mit vermehrter venöser Beimischung und alveolärer Totraumventilation sowie durch eine Verminderung der Diffusionskapazität beeinträchtigt [2, 9, 11, 13]. Bisher liegen nur wenige Studien über das Verhalten einzelner Lungenfunktionsparameter nach prothetischem Mitralklappenersatz vor. Es sollte daher geprüft werden, welche der verschiedenen pulmonalen Funktionsstörungen durch die Mitralklappenersatzoperation beeinflußt werden können.

*Untersuchungsgut und Methodik*

Untersucht wurden 22 Patienten (vier Männer, 18 Frauen) im Alter von 33–62 Jahren (Mittelwert 49,0 Jahre) mit reiner oder überwiegender Mitralstenose des Schweregrades III ($n = 18$) und IV ($n = 4$).

Präoperativ und 12–15 Monate nach prothetischem Mitralklappenersatz wurden Lungenfunktionsprüfungen einschließlich Ganzkörperplethysmographie, Fluß-Volumen-Diagramm, Closing Volume mittels Argon-Bolus-Technik, massenspektrometrischer Atemgasanalyse und Blutgasanalyse durchgeführt. Präoperativ war eine transseptale Herzkatheteruntersuchung vorgenommen worden. Postoperativ erfolgte in zehn Fällen eine Rechtsherzkatheter- oder Einschwemmkatheteruntersuchung. Implantiert wurden (in Klammern nachsondierte Patienten): Björk-Shiley-Prothesen bei zwölf (fünf) und St. Jude-Medical-Prothesen bei zehn (fünf) Patienten.

*Ergebnisse und Diskussion*

Postoperativ gaben 17 der 22 Patienten eine deutliche Besserung des Dyspnoegrades an, während fünf Patienten keine wesentliche Änderung bemerkt hatten. Der Schweregrad des Vitiums hatte sich bei Berücksichtigung klinischer Kriterien in 19 Fällen um 1 Grad und in zwei Fällen um 2 Grade verbessert. In einem Fall war keine eindeutige Besserung erkennbar. Der in Ruhe gemessene mittlere pulmonalarterielle Druck hatte bei den zehn hämodynamisch nachuntersuchten Patienten von 34,8 ± 13,4 auf 18,7 ± 5,3 mm Hg signifikant ($t$-Test, $p < 0,01$) abgenommen. Unter Belastung mit 30 Watt fand sich jedoch noch ein deutlich pathologischer Druckanstieg in der Pulmonalarterie auf 39,0 ± 7,9 mm Hg. Dieses Ergebnis entspricht unseren früheren Untersuchungen, die gezeigt haben, daß nach Implantation von Mitralprothesen der beiden verwendeten Typen zwar eine signifikante Verbesserung der Hämodynamik eintritt, daß bei Belastung jedoch ein deutlicher pathologischer Druckanstieg in der Pulmonalarterie nachweisbar bleibt [7]. In keinem Falle ergaben sich klinisch oder hämodynamisch Hinweise auf eine Prothesendysfunktion oder ein Randleck.

Tabelle 1 zeigt das Verhalten der Lungenfunktionsparameter vor und nach Mitralklappenersatz. Präoperativ ist die Vitalkapazität im Mittel auf 85,9 ± 21,1% und die absolute Einsekundenkapazität auf 72,1 ± 21,9% des Sollwertes vermindert, das intrathorakale Gasvolumen ist auf 120,0 ± 30,0% des Sollwertes und der Atemwegswiderstand auf 4,0 ± 1,7 cm $H_2O$/l/s erhöht. Postoperativ kommt es zu einer signifikanten Abnahme des intrathorakalen Gasvolumens und des Residualvolumens sowie zu einer damit verbundenen Verminderung der Totalkapazität und der Closing Capacity. Die Vitalkapazität zeigt eine geringfügige, nicht signifikante Abnahme, ebenso das Closing Volume. Der Residualvolumenanteil an der Totalkapazität nimmt geringfügig und nicht signifikant ab. Die absolute Einsekundenkapazität steigt nicht signifikant an, während die relative Einsekundenkapazität einen signifikanten Anstieg von 61,7 ± 11,7 auf 71,8 ± 13,8% der Vitalkapazität erkennen läßt. Der ganzkörperplethysmographisch bestimmte Atemwegswiderstand zeigt einen geringen nicht signifikanten Anstieg, die sog. spezifische Resistance einen geringen nicht signifikanten Abfall. Die Flußwerte des Fluß-Volumen-Diagramms, die präoperativ auf 41–57% der Sollwerte reduziert sind, steigen postoperativ insgesamt an, wobei jedoch lediglich die Zunahme der Strömungsgeschwindigkeit bei 50% der Vitalkapazität signifikant ist.

Die Ergebnisse sprechen dafür, daß es nach Mitralklappenersatz zu einer Abnahme der Lungenüberblähung und zu einer Teilrückbildung der vorwiegend die kleinen Atemwege betreffenden Obstruktion kommt. Hierdurch werden die Zeichen der restriktiven Ventilationsstörung postoperativ betont. Die postoperative Abnahme des intrathorakalen Gasvolumens korreliert signifikant mit dem präoperativ gemessenen Druck in der Pulmonalarterie ($r_s = 0,36; p < 0,05$) und dem linken Vorhof ($r_s = 0,61; p < 0,01$), d. h. je höher die präoperativen Druckwerte waren, um so stärker ist die durch die Operation bedingte Verminderung des intrathorakalen Gasvolumens. Andere Autoren fanden nach Mitralkommissurotomie oder Mitralklappenersatz ebenfalls keine wesentliche Änderung oder eine geringe Abnahme der Vitalkapazität und der absoluten Einsekundenkapazität [4, 13–15]. Nur eine Studie berichtet über eine Zunahme der Vitalkapazität [17].

**Tabelle 1.** Lungenfunktionsparameter vor und 12−15 Monate nach prothetischem Mitralklappenersatz ($n = 22$). TK = Totalkapazität, VK = Vitalkapazität, VKSoll = Sollwert der Vitalkapazität, TGV = intrathorakales Gasvolumen, TGVSoll = Sollwert des intrathorakalen Gasvolumens, RV = Residualvolumen, CV = Closing Volume, CC = Closing Capacity, FEV1 = Einsekundenkapazität, FEV1Soll = Sollwert der Einsekundenkapazität, Rt = Atemwegswiderstand, PEF = maximale exspiratorische Atemstromstärke, MEF75 = maximale exspiratorische Atemstromstärke bei 75% der Vitalkapazität, $\bar{x}$ = Mittelwert, $s$ = Standardabweichung

| Parameter | Dimension | Präoperativ $\bar{x} \pm s$ | Postoperativ $\bar{x} \pm s$ | Signifikanz |
|---|---|---|---|---|
| TK | l | 5,76 ± 1,30 | 5,08 ± 1,33 | < 0,01 |
| VK | l | 2,84 ± 0,91 | 2,67 ± 0,93 | n.s. |
| VK/VKSoll | % | 85,9 ± 21,1 | 82,0 ± 24,6 | n.s. |
| TGV | l | 3,74 ± 1,0 | 3,0 ± 0,76 | < 0,001 |
| TGV/TGVSoll | % | 120,0 ± 30,0 | 96,5 ± 23,6 | < 0,001 |
| RV | l | 2,92 ± 0,86 | 2,41 ± 0,71 | < 0,001 |
| RV/TK | % | 51,0 ± 10,4 | 48,0 ± 10,3 | n.s. |
| CV | l | 0,79 ± 0,37 | 0,72 ± 0,33 | n.s. |
| CV/VK | % | 30,6 ± 9,3 | 27,1 ± 12,6 | n.s. |
| CC | l | 3,72 ± 1,06 | 3,15 ± 0,89 | < 0,001 |
| FEV1 | l/s | 1,76 ± 0,70 | 1,91 ± 0,72 | n.s. |
| FEV1/FEV1Soll | % | 72,1 ± 21,9 | 80,2 ± 28,0 | n.s. |
| FEV1/VK | % | 61,7 ± 11,7 | 71,8 ± 13,8 | < 0,001 |
| Rt | cm $H_2O$/l/s | 4,0 ± 1,7 | 4,6 ± 2,4 | n.s. |
| Rt × TGV | l × cm $H_2O$/l/s | 14,6 ± 7,4 | 13,8 ± 8,2 | n.s. |
| PEF | l/s | 3,80 ± 1,60 | 3,91 ± 1,33 | n.s. |
| MEF75 | l/s | 3,16 ± 1,76 | 3,31 ± 1,38 | n.s. |
| MEF50 | l/s | 1,99 ± 1,02 | 2,70 ± 1,40 | < 0,05 |
| MEF25 | l/s | 0,84 ± 0,50 | 1,04 ± 0,80 | n.s. |

**Tabelle 2.** Parameter des pulmonalen Gasaustausches und gleichzeitig gemessene Atemfrequenz vor und 12−15 Monate nach prothetischem Mitralklappenersatz ($n = 22$). $P_{aO_2}$ = arterieller Sauerstoffpartialdruck, $P_{aCO_2}$ = arterieller Kohlendioxydpartialdruck, AaDO$_2$ = endexspiratorisch-arterielle Sauerstoffpartialdruckdifferenz, aADCO$_2$ = arteriell-endexspiratorische Kohlendioxydpartialdruckdifferenz, AF = Atemfrequenz

| Parameter | Dimension | Präoperativ $\bar{x} \pm s$ | Postoperativ $\bar{x} \pm s$ | Signifikanz |
|---|---|---|---|---|
| $P_{aO_2}$ | mm Hg | 81,0 ± 7,8 | 79,7 ± 8,6 | n.s. |
| $P_{aCO_2}$ | mm Hg | 36,5 ± 4,2 | 36,5 ± 3,2 | n.s. |
| AaDO$_2$ | mm Hg | 29,9 ± 10,5 | 30,4 ± 11,5 | n.s. |
| aADCO$_2$ | mm Hg | 3,97 ± 2,80 | 1,27 ± 1,80 | < 0,001 |
| AF | min$^{-1}$ | 21,2 ± 4,3 | 17,4 ± 3,9 | < 0,001 |

Die Mittelwerte der arteriellen Blutgase liegen präoperativ im Normbereich und lassen postoperativ keine gerichteten Veränderungen erkennen (Tabelle 2). Auffällig ist eine signifikante Abnahme der präoperativ leicht erhöhten arteriell-endexspiratorischen $P_{CO_2}$-Differenz, während die endexspiratorisch-arterielle $P_{O_2}$-Differenz keine signifikante Änderung zeigt. Die postoperative Abnahme des arteriell-endexspiratorischen $P_{CO_2}$-Gradienten (aADCO$_2$) korreliert mit dem präoperativen Mitteldruck im rechten Vorhof ($r_s = 0,49$; $p < 0,05$) und der Pulmonalarterie ($r_s = 0,48$; $p < 0,05$) sowie dem präoperativ gemessenen Lungengefäßwiderstand ($r_s = 0{,}65$; $p < 0{,}01$), d. h. je ungünstiger die hämodynamische Ausgangssituation ist, um so deutlicher ist die durch die Operation zu erzielende Verminderung dieses Gradienten. Die Abnahme der aADCO$_2$ ist möglicherweise Ausdruck einer Verminderung der Totraumventilation, die bedingt sein könnte durch die signifikante Abnahme der Atemfrequenz (Tabelle 2) und durch die aufgrund szintigraphischer Studien anzunehmende Teilrückbildung der pulmonalen Perfusionsstörung [3, 16], die einen „physiologischen Totraumeffekt" [8] hervorruft.

Zusammenfassend ist festzustellen, daß die pulmonale Funktionseinschränkung nach prothetischem Mitralklappenersatz nur eine diskrete Besserung zeigt, die vorwiegend die Lungenüberblähung, die Obstruktion im Bereich der kleinen Atemwege und die Totraumventilation betrifft. Zum überwiegenden Teil ist die Beeinträchtigung der Atemmechanik und des pulmonalen Gasaustausches als irreversibel anzusehen.

*Literatur*

1. Cellerino A, Andreone A, Gaetini A (1971) Blood distribution through the lungs before and after mitral commissurotomy: a quantitative assessment by $^{131}$J. J Cardiovasc Surg 12: 66–70 – 2. Cortese DA (1978) Pulmonary function in mitral stenosis. Mayo Clin Proc 53: 321–326 – 3. Dawson A, Rocamora JM, Morgan JR (1976) Regional lung function in chronic pulmonary congestion with and without mitral stenosis. Am Rev Respir Dis 113: 51–59 – 4. Dubiel WT, Cullhed I, Bjoerk L, Johannsson L (1973) Experience with mitral heterografts. A clinical study with one-year follow-up. Scand J Thorac Cardiovasc Surg 7: 226–240 – 5. Goeckenjan G, Oebbecke B, Worth H, Loogen F (1981) Korrelation zwischen Lungenfunktion und Hämodynamik bei Mitralvitien. Atemwegs- und Lungenkrankheiten (im Druck) – 6. Haughton V (1968) Changes in pulmonary compliance in patients undergoing cardiac surgery. Dis Chest 53: 617–628 – 7. Horstkotte D, Haerten K, Herzer JA, Seipel L, Bircks W, Loogen F (1981) Preliminary clinical and hemodynamic results after mitral valve replacement using St. Jude medical prostheses in comparison with the Bjoerk-Shiley valve. Thorac Cardiovasc Surg 29: 93–99 – 8. Ishii Y, Itoh H, Hara A, Mukai T, Yokota M (1977) Regional lung function in pulmonary hypertension. Jpn Circ J 41: 117–127 – 9. Jebavy P, Hurych J, Widimsky J (1978) Influence of pulmonary hypertension on pulmonary diffusing capacity in patients with mitral stenosis. Respiration 35: 1–7 – 10. Loddenkemper R, Dorow P, Thormann I (1978) Präoperative Ventilationsuntersuchungen zur Einschätzung des Operationsrisikos bei Herzklappenersatz. Thoraxchirurgie 26: 88–94 – 11. MacIntosh DJ, Sinnott JC, Milne IG, Reid EAS (1958) Some aspects of disordered pulmonary function in mitral stenosis. Am Intern Med 49: 1294–1304 – 12. Morpurgo M (1977) Le piccole vie aeree nella stenosi mitralica. Minerva Cardioangiol 25: 399–402 – 13. Reed JW, Ablett M, Cotes JE (1978) Ventilatory responses to exercise and to carbon dioxide in mitral stenosis before and after valvulotomy: causes of tachypnoea. Clin Sci Mol Med 54: 9–16 – 14. Seboldt H, Stunkat R, Keppeler F, Hoffmeister HE, Hilpert T (1975) Reversibilität und Irreversibilität von Restriktion, Obstruktion und Diffusionsstörung in der Lungenfunktion nach herzchirurgischen Eingriffen am Mitral- und Aortenklappenapparat. Thoraxchirurgie 23: 431–436 – 15. Singh T, Dinda P, Chatterjee SS, Riding WD, Patel TK (1970) Pulmonary function studies before and after closed mitral valvotomy. Am Rev Respir Dis 101: 62–66 – 16. Surprenant EL, Spellberg RD (1975) Regional pulmonary function in supine patients with mitral valve disease. Radiology 117: 99–104 – 17. Tsuchioka H, Fukukei I, Iyomasa Y, Takao T, Fukuta I (1974) A ten-to-fifteen year follow-up study of closed mitral commissurotomy. Jpn Circ J 38: 751–761

Brisse, B., Klinke, F., Lunkenheimer, P. P., Kreuzer, A., Dittrich, H., Bender, F. (Med. Klinik und Poliklinik und Chirurg. Klinik der Univ. Münster)

**Myokardinsuffizienz nach Operationen mit extrakorporaler Zirkulation: Biochemische Befunde**

Die rasche Anpassung kardiovaskulärer Funktionen, wie sie insbesondere unter Belastung und bei operativen Eingriffen erforderlich ist, wird zu einem wesentlichen

Anteil über Änderungen der autonomen Innervation vermittelt [1, 3, 4]. Zentrale und periphere Mechanismen lösen hierbei eine vermehrte sympathische und parasympathische Stimulation aus, die zu einer Steigerung bzw. Verminderung kardiovaskulärer Funktionen führen.

Unter den Bedingungen der extrakorporalen Zirkulation bzw. bei Abgang von der Herz-Lungenmaschine wird dennoch relativ häufig die Anwendung adrenerger Pharmaka passager erforderlich.

In der folgenden Studie wurde untersucht, ob diese unzureichende sympathische Stimulation Folge einer verminderten Katecholaminfreisetzung sein kann oder auf eine veränderte Stimulation der peripheren Rezeptoren zurückzuführen ist.

*Patientengut und Methodik*

Die Untersuchungen wurden an 13 Patienten im Alter von 18–54 Jahren ($\bar{x} = 42, s = 12$), zehn Männern und drei Frauen durchgeführt. In zehn Fällen handelte es sich um eine Herzklappenoperation, einmal um einen Mitralklappenersatz und Anlage eines ACB, während bei zwei weiteren Patienten ausschließlich ein ACB angelegt wurde. Alle Patienten benötigten nach der Operation Katecholamine. Es wurde Orciprenalin appliziert und eine Stabilisierung des Kreislaufs z. T. unter anschließender mehrstündiger Applikation von Dopamin erzielt.

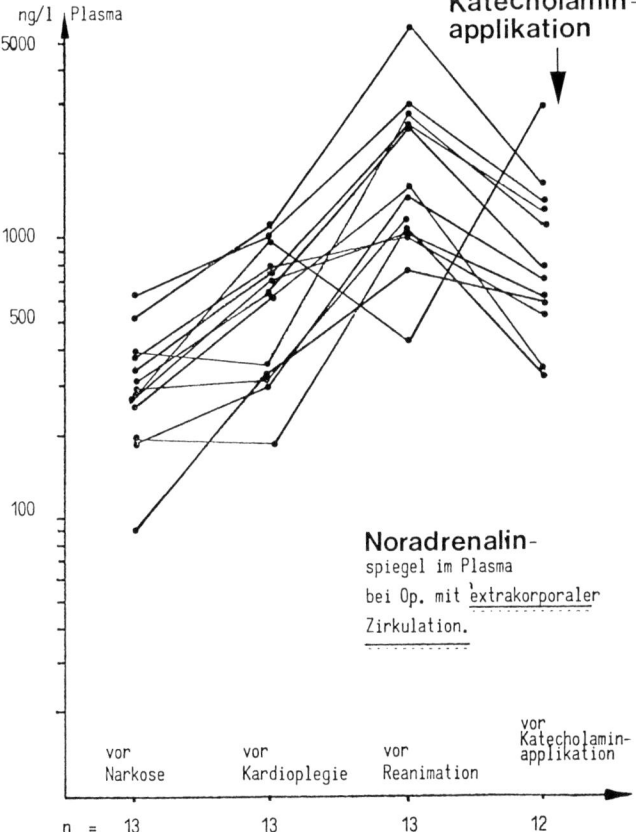

**Abb. 1.** Änderungen der Noradrenalinkonzentration im Plasma bei extrakorporaler Zirkulation: Messungen bei postoperativ katecholaminpflichtigen Patienten

Biochemische Untersuchungen erfolgten 1. vor Narkose, 2. vor Kardioplegie, 3. vor Reanimation und 4. vor Katecholaminapplikation. Zur Durchführung dieser Bestimmungen wurden Blutproben zentralvenös entnommen. Die Messung der Katecholamine Noradrenalin und Adrenalin erfolgte nach der Methode von Passon und Peuler [12] radiochemisch, ebenso wurden die Konzentrationen an c-AMP und c-GMP (Fa. Amersham-Buchler, Braunschweig), des Cortisol (Fa. Beckman-Instruments, Düsseldorf) und des ACTH (IDW, Frankfurt) radioimmunologisch bzw. radiochemisch bestimmt.

*Ergebnisse und Diskussion*

Bei zehn von 13 Patienten war bereits vor Narkose ein erhöhter Noradrenalinspiegel im Plasma festzustellen (Abb. 1), der vor Kardioplegie von 318,0 ($s = 144,2$) auf 608,9 ($s = 296,8$) pg/ml anstieg. Gleichzeitig nahm die Adrenalinkonzentration von 75,6 ($s = 72,5$) auf 337,6 ($s = 626,0$) pg/ml zu. Von anderen Arbeitsgruppen konnte gezeigt werden [13], daß bereits bei Anschluß an die Herz-Lungenmaschine ein deutliches Absinken der Noradrenalinkonzentration auftritt; ein derartiger Verlust an biogenen Aminen könnte damit zu einer steigenden Verarmung im Plasma und Gewebe führen, so daß schließlich eine Herzinsuffizienz auftritt. Eine Abhängigkeit der Inotropie des Herzens von der sympathikoadrenalen Stimulation wurde wiederholt nachgewiesen [5–9, 11]. In Übereinstimmung mit Untersuchungen von Lillehei et al. [10] fanden wir jedoch eine weitere Zunahme des Plasmanoradrenalinspiegels auf durchschnittlich 1874,5 pg/ml ($s =$

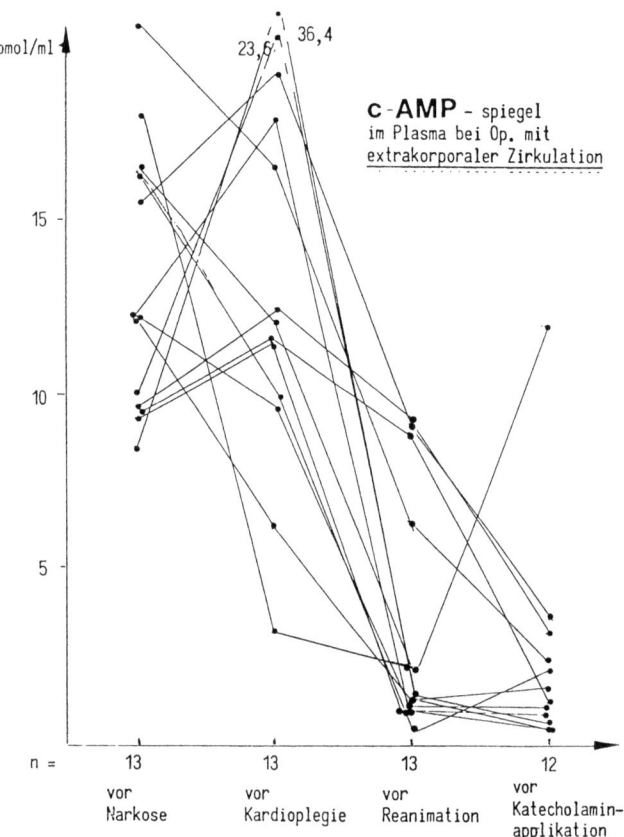

**Abb. 2.** Änderungen der Aktivität an c-AMP im Plasma bei Operationen mit extrakorporaler Zirkulation: Bestimmungen bei postoperativ katecholaminpflichtigen Patienten

1380,9) und der Adrenalinkonzentration auf 1789,7 ($s = 1287,9$) pg/ml zum Zeitpunkt 3. Während dieser Beobachtungsphase stieg der Cortisolspiegel in typischer Weise von 20,6 µg% ($s = 7,09$) zum Zeitpunkt 1 auf 29,3 µg%, $s = 50,3$ zum Zeitpunkt 2, bzw. 168,3 µg%, $s = 131,7$ zum Zeitpunkt 3 an. Ebenso wurde vor Katecholaminapplikation mit durchschnittlich 934,8 pg/ml, $s = 542,5$ ein deutlich erhöhter Noradrenalinspiegel gemessen. Gleichzeitig betrug die Adrenalinkonzentration 2812,6; $s = 7310,2$ pg/ml. Infolge unterschiedlicher Halbwertszeiten der Katecholamine und Steroide wurde zu diesem Zeitpunkt der höchste Cortisolspiegel mit 189,0; $s = 76,7$ µg% gemessen.

Es ist bekannt, daß die Wirkung der Katecholamine über eine Haftung an den Rezeptoren der Effektorzellen ausgelöst wird, die zu einer Freisetzung zyklischer Nukleotide, des c-AMP und c-GMP, führt [2, 4, 9]. Die sympathikoadrenalen Impulse werden hierbei über c-AMP, die vagalen, parasympathischen durch c-GMP vermittelt [4, 9]. Im Gegensatz zur Zunahme der Katecholaminspiegel während und nach der extrakorporalen Zirkulation (Abb. 2) wurde bei einem Ausgangswert von 13,2 pmol/ml ($s = 3,7$) c-AMP vor Kardioplegie ein im wesentlichen unveränderter Durchschnittswert von 14,6 ($s = 8,5$) pmol/ml gemessen. Vor Reanimation nahm die Aktivität an c-AMP im Plasma deutlich ab auf 3,4 pmol/ml ($s = 3,5$) und zeigte eine weitere Verringerung auf 2,5 pmol/ml ($s = 3,2$) vor Katecholaminapplikation. Es wäre denkbar, daß eine vermehrte vagale Stimulation die zellulären Überträgermechanismen der vermehrt freigesetzten Katecholamine antagonisiert [4, 9]. Die Messung des c-GMP im Plasma ergab jedoch, daß die Konzentration von 2,16 pmol/ml; $s = 1,18$ vor Kardioplegie auf 1,3; $s = 7,67$ leicht abnahm und auch vor Reanimation mit 1,08; $s = 3,08$ und vor Katecholaminapplikation mit 1,22; $s = 5,42$ pmol/ml vermindert war.

Unter den Bedingungen der extrakorporalen Zirkulation werden die sympathoadrenalen und hypothalamo-kortikalen Stimulationsmechanismen grundsätzlich in typischer Weise ausgelöst. Eine reduzierte Aktivität der Rezeptoren sowie des nachgeschalteten Überträgermechanismus des sympathischen Systems ist daher im Ursachenkomplex dieser Herzinsuffizienz anzunehmen.

*Literatur*

1. Anton A, Gravenstein J, Wheat M (1964) Anesthesiology 25: 262–269 – 2. Ball J, Kaminsky N, Hardman J, Broadus A, Sutherland E, Liddle G (1972) J Clin Invest 51: 2124–2129 – 3. Brisse B, Tetsch P, Toye A (1980) Arzneim Forsch/Drug Res 30: 679–682 – 4. Brisse B, Tetsch P, Toye A, Bender F (1979) Verh Dtsch Ges Inn Med 85: 1244–1247 – 5. Chandler B, Sonnenblick E, Pool P (1968) Circ Res 22: 729–735 – 6. Chidsey Ch, Braunwald E (1968) Pharmacol Rev 18: 685–700 – 7. Chidsey Ch, Harrison D, Braunwald E (1962) N Engl J Med 267: 650–654 – 8. Chidsey Ch, Sonnenblick E, Morrow A, Braunwald E (1966) Circulation 33: 43–51 – 9. Levy M (1971) Circ Res 29: 437–445 – 10. Lillehei R, Lillehei C, Grismer J, Levy M (1963) Surg Forum 14: 269–271 – 11. Malm J, Manger W, Sullivan S, Papper E, Nahas G (1966) JAMA 197: 161–165 – 12. Passon P, Peuler J (1973) Anal Biochem 51: 618–623 – 13. Pratilas V, Vlachakis N, Pratilas M, Dimich I (1980) Abstracts of the 7th World Congress of Anesthesiology. Excerpta Medica, Amsterdam Oxford Princeton, p 161

Bonzel, T., Faßbender, D., Trieb, G., Gleichmann, U. (Golwitzer-Meier-Inst., Bad Oeynhausen und Abt. Innere Medizin III, Kardiologie, Med. Klinik der Univ. Freiburg)
**Diagnostik der Erkrankungen des rechten Herzens mit Hilfe der 1-D-Kontrastmittelechokardiographie**

Die Flußgeschwindigkeit an Herzklappen und in einzelnen Herzabschnitten gilt als ein Parameter der kardialen Funktionsdiagnostik. Qualitative (Flußrichtung) und quantitative (Flußgeschwindigkeit) Messungen sind bisher nur mit invasiven Methoden [1] oder intraoperativ mit ausreichender Genauigkeit möglich – oder mit aufwendigen Dopplersystemen [2, 3]. Die Kontrastechokardiographie wurde bisher zur Shuntdiagnostik und zur Diagnostik der Trikuspidalinsuffizienz angewandt. Beim time motion-Verfahren haben sich Dank großem zeitlichem Auflösungsvermögen Messungen der Bewegungsgeschwindigkeit echogebender Strukturen als Routineuntersuchung durchgesetzt. Als Beispiel sei hier der EF-slope genannt. In gleicher Weise können Flußlinien vermessen werden, wenn dem strömenden Blut ultraschallreflektierende Substanzen beigemischt werden. Solche „Flußvektoren" können die Flußrichtung und Flußgeschwindigkeit charakterisieren. Untersuchungen dieser Art liegen bisher nicht vor.

*Methode*

Die Untersuchungen wurden mit einem handelsüblichen eindimensionalen Gerät (Echoline-Organon-Teknika, Oberschleißheim) mit einem 2,5 M-Herz-Transducer, fokussiert bei 7,5 cm, durchgeführt.

Nach Darstellung der Trikuspidalklappe vom linken Sternalrand aus wurden über eine Kubitalvene 6–8 ml einer Mischung aus physiologischer Kochsalzlösung und Indocyanin grün als Bolus injiziert. Echos wurden mit 100 mm/s Papiergeschwindigkeit aufgezeichnet, nachdem typische Flußlinien im rechten Vorhof, im Trikuspidalkanal und im angrenzenden rechten Ventrikel (RV) sichtbar wurden (Abb. 1a). Die Flußlinien wurden nach Hauptflußvektoren analysiert, die Flußgeschwindigkeit im Trikuspidalkanal durch Anlegen der Tangente in mm/s ermittelt. Berechnet wurde die maximale frühdiastolische (E-FV) und die maximale spätdiastolische Flußgeschwindigkeit (A-FV) nach Vorhofkontraktion als Mittelwert von jeweils drei aufeinanderfolgenden Herzaktionen. Im Allgemeinen wurden zur Analyse optimaler Flußlinien 10–15 Zyklen bei einer Injektion registriert. Zur Eliminierung systembedingter Fehler bei Messung der absoluten Flußgeschwindigkeit wurde ein „diastolischer Flußindex" RVI aus dem Quotienten E-FV/A-FV gebildet.

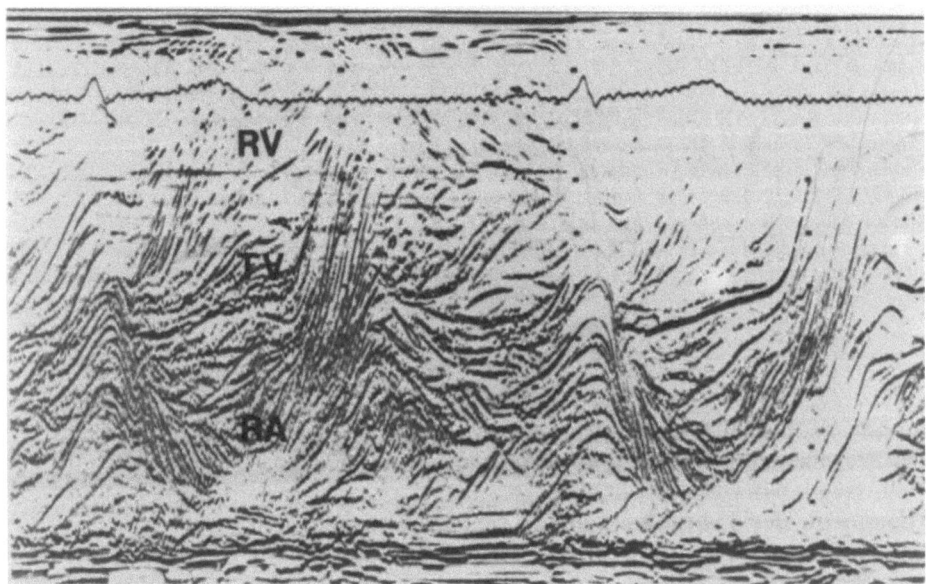

**Abb. 1a.** Normales Echokardiogramm mit Flußlinien. Qualitative Analyse der Hauptflußlinien s. Abb. 1c. *RV* = rechter Ventrikel, *TV* = Trikuspidalklappe, *RA* = rechter Vorhof

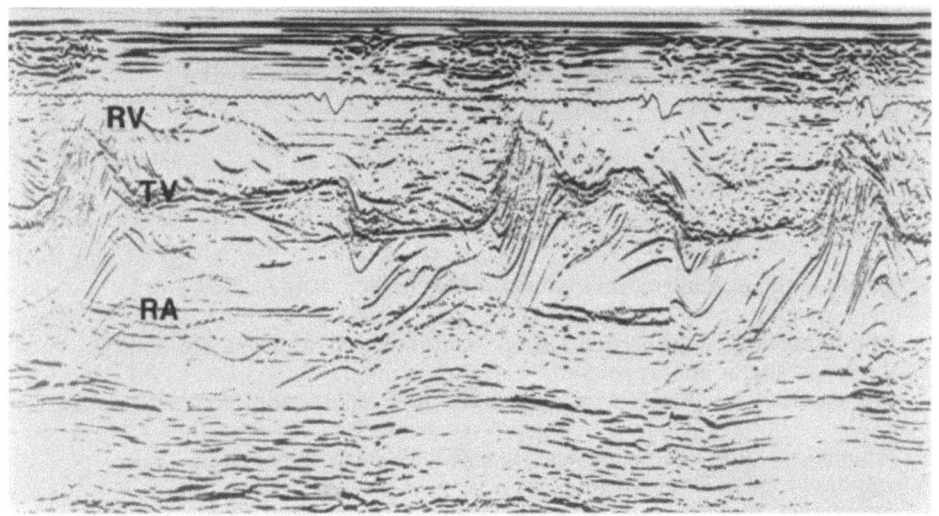

**Abb. 1b.** Beispiel eines Patienten mit Vorhofflimmern, hohe frühdiastolische Flußgeschwindigkeit, die gegen Ende der Diastole gegen Null abfällt, in der Enddiastole leichter Rückfluß in den rechten Vorhof

*Untersuchungsgut*

Untersucht wurden 40 Probanden, davon 13 normale. 14 von 27 Patienten im Sinusrhythmus hatten eine rechtsventrikuläre Funktionsstörung mit einem RVEDP > 6 mm Hg, im Mittel 9 mm Hg und einem RVSP > 30 mm Hg, im Mittel 46 mm Hg. Bei 14 von 27 Patienten lag eine klinisch und/oder angiographisch gesicherte Trikuspidalinsuffizienz vor, zwölf von 27 Patienten hatten Vorhofflimmern (Abb. 1b), sieben

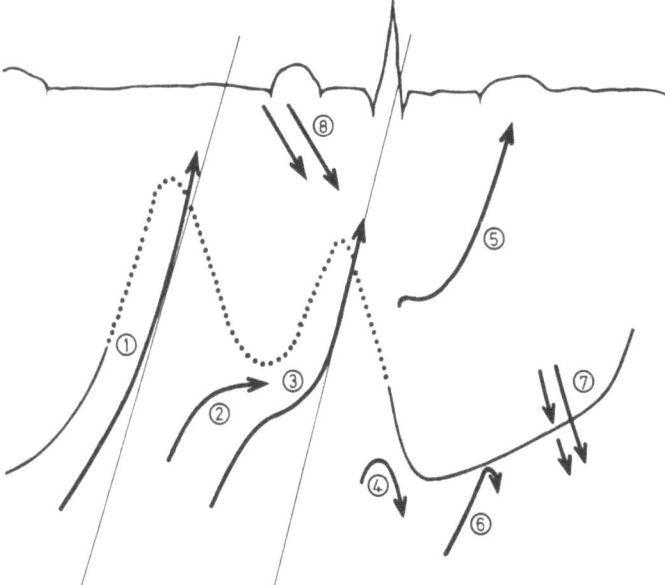

**Abb. 1c.** Schematische Darstellung der an der Trikuspidalklappe beobachteten normalen Hauptflußrichtungen (1–6) und pathologischen Flußrichtungen (7 und 8). Erläuterungen s. Text

von 27 Patienten hatten den auskultatorischen Befund einer Pulmonalinsuffizienz, bei diesen Patienten war eine Aorteninsuffizienz angiographisch ausgeschlossen worden. Die 27 Patienten hatten verschiedene primäre oder sekundäre myokardiale Funktionsstörungen, bei Ausschluß von Patienten mit Shuntvitien.

*Ergebnisse*

Folgende typische Flußvektoren konnten beschrieben werden (Abb. 1c).
*Normal:*
1. frühdiastolischer Fluß in den rechten Ventrikel (zur Messung von E-FV),
2. mesodiastolische Flußreduktion,
3. spätdiastolische Flußbeschleunigung durch die Vorhofkontraktion (zur Messung von A-FV),
4. Flußumkehr zum Zeitpunkt des Trikuspidalklappenschlusses,
5. systolische Flußbeschleunigung,
6. turbulenter Fluß im rechten Vorhof während der Systole.

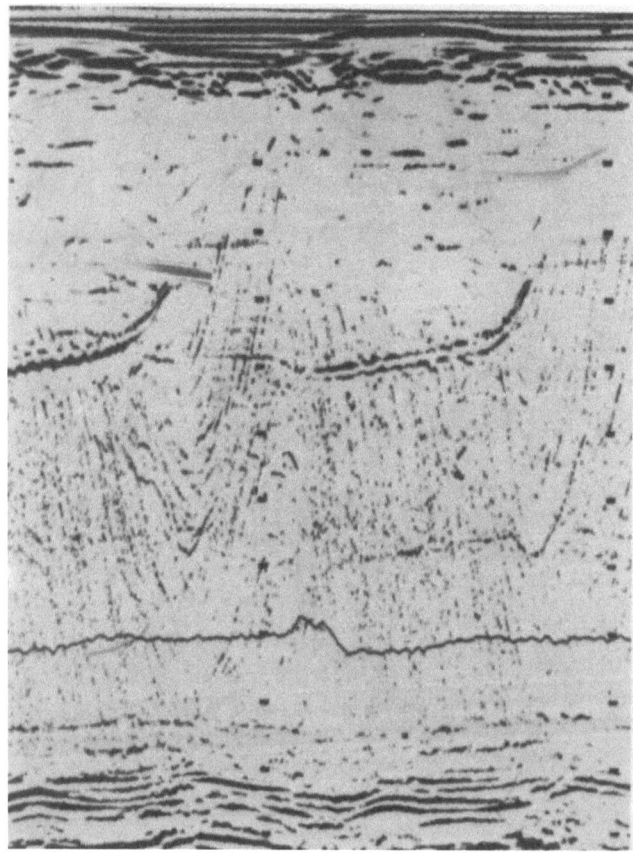

**Abb. 1d.** Trikuspidalinsuffizienz: Typischer geradliniger systolischer Rückfluß über die Trikuspidalklappe

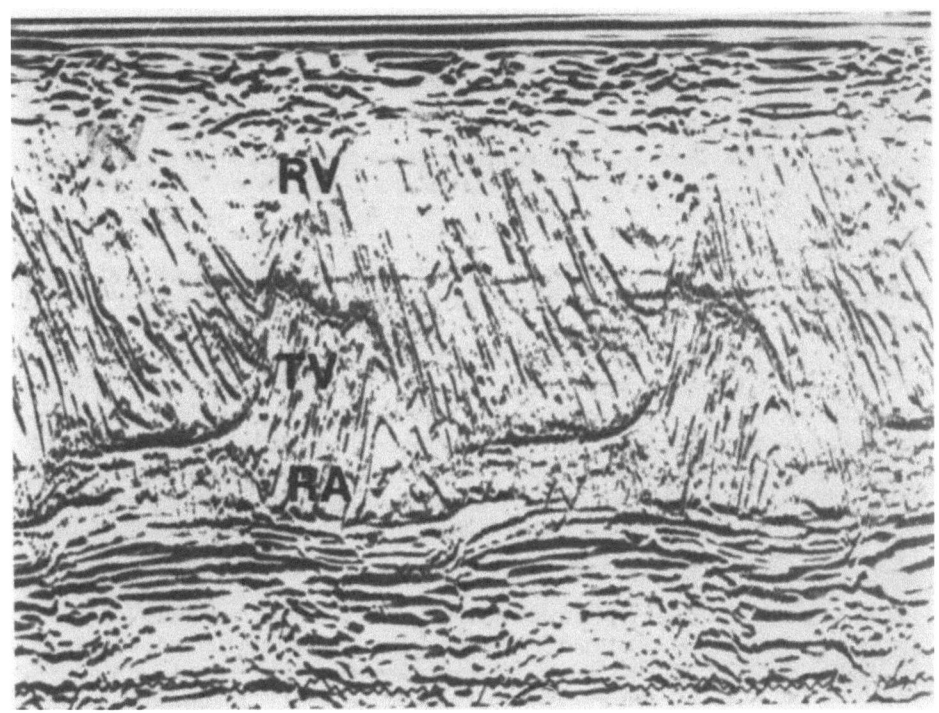

**Abb. 1e.** Pulmonalinsuffizienz: Retrograde diastolische Flußlinien gegen die Trikuspidalklappe, Trikuspidalklappenflattern, vorzeitige Trikuspidalklappenschlußbewegung. Zusätzlich Trikuspidalinsuffizienz: retrograde systolische Flußlinien über die geschlossene Trikuspidalklappe

*Pathologisch:*
7. bei 14 von 14 Patienten mit Trikuspidalinsuffizienz systolischer Rückfluß über die Trikuspidalklappe, charakterisiert durch geradlinige retrograde Flußlinien über die Trikuspidalklappe (Abb. 1d),
8. bei sechs von sieben Patienten mit Pulmonalinsuffizienz, diastolischer Rückfluß aus dem rechtsventrikulären Ausflußtrakt in Richtung auf die Trikuspidalklappe (Abb. 1e),
7. und 8. wurden bei den Normalpersonen in keinem Fall beobachtet.

A-FV liegt bei Patienten mit RV-Dysfunktion signifikant höher als bei Normalpersonen, der RVI lag bei elf von 13 bzw. bei neun von 13 Patienten mit RV-Dysfunktion unter 1,3 bzw. unter 1,1 gegenüber drei von 13 bzw. keinem von 13 Normalen.

**Tabelle 1.** Diastolische Flußgeschwindigkeiten an der Trikuspidalklappe mit Angabe einer Standardabweichung, E−FV = frühdiastolische maximale Flußgeschwindigkeit, A−FV = spätdiastolische maximale Flußgeschwindigkeit, RVI = diastolischer Flußindex. Folgende Flußgeschwindigkeiten wurden gemessen

|  | n | E−FV mm/s | A−FV mm/s | RVI |
|---|---|---|---|---|
| Normalpersonen | 13 | 455 ± 135 | 284 ± 72 | 1,7 ± 0,4 |
| RV-Dysfunktion | 14 | 397 ± 61 | 385 ± 101 | 1,0 ± 0,3 |
| Vorhofflimmern | 11 | 479 ± 123 | (0) | ÷ |

*Diskussion*

Wir haben in der vorliegenden Untersuchung gezeigt, daß im Bereich des rechten Herzens Flußlinien durch KM-Echokardiographie sichtbar gemacht werden können. Bei vektorieller Betrachtung können Flußlinien
1. qualitativ entsprechend der Richtung des Flußvektors in bezug auf die Schallquelle und
2. quantitativ entsprechend der Größe des Vektors bzw. der Flußgeschwindigkeit beurteilt werden.

Die tatsächliche unterscheidet sich von der gemessenen Flußgeschwindigkeit in Abhängigkeit von der Größe des Winkels Alpha zwischen Flußrichtung und Schallrichtung.

Entsprechend unseren Untersuchungen gibt die Flußrichtung mit hoher Sensitivität und Spezifität Auskunft über eine Insuffizienz der Trikuspidalklappe oder Pulmonalklappe. Dieses Verfahren entspricht damit qualitativ der 2-D-Echokardiographie oder der Dopplersonographie und ist wahrscheinlich dem indirekten Nachweis von Kontrastmittel in der unteren Hohlvene bei Trikuspidalinsuffizienz überlegen. Die Untersuchung der Flußgeschwindigkeit ergibt Informationen über die diastolische rechtsventrikuläre Füllung. Diese unterscheidet sich bei Patienten mit RV-Dysfunktion in typischer Weise von Normalen, wenn man den diastolischen Füllungsindex, RVI betrachtet:

Ein Füllungsindex unter 1,3 ist mit hoher Wahrscheinlichkeit, ein Index unter 1,1 in unserer Untersuchung immer als pathologisch zu betrachten. Diese Befunde entsprechen Untersuchungen über die Bedeutung der Vorhofkontraktion [4, 5] und der Vorhofbelastung [6] bei ventrikulären Funktionsstörungen, die verstärkte Vorhofkontraktion bewirkt bei diesen Patienten nicht nur eine Erhöhung des enddiastolischen Druckes (Kompressorfunktion) sondern auch eine ausreichende ventrikuläre Füllung. Vorteile gegenüber der 2-D-Echokardiographie und der Dopplersonographie sind einerseits das hohe zeitliche Auflösungsvermögen, anderseits die Einheit der Darstellung von kardialen Strukturen und Fluß in einem Bild, sowie die Einfachheit der angewandten technischen Mittel. Ein Nachteil ist z. Z. die Begrenzung auf das rechte Herz. Die Methode ist weitgehend risikofrei und bei Ausschluß von Vitien mit Rechts-Links-Shunt beliebig wiederholbar.

*Zusammenfassung*

Die Kontrastmittel-M-Mode-Echokardiographie ermöglicht durch qualitative und quantitative Flußmessungen die Diagnose rechtsventrikulärer Klappeninsuffizienzen mit hoher Sensitivität und Spezifität und die Beurteilung rechts-ventrikulärer Funktionsstörungen. Die Methode ist mit konventionellen M-Mode-Systemen durchführbar und bei Ausschluß von Vitien mit Rechts-Links-Shunt beliebig oft wiederholbar.

*Literatur*

1. Mason et al. (1970) Application of the catheter-tip electromagnetic velocity probe in the study of the central circulation in man. Am J Med 49: 465 − 2. Redel et al. (1980) Vergleichende Flußanalysen am Herzen mit invasiver und nichtinvasiver Ultraschallmethode. Z Kardiol 69: 222 (Abstr) − 3. Brubakk et al. (1977) Diagnosis of valvular heart disease using transcutaneous Doppler ultrasound. Cardiovasc Res 11: 461 − 4. Mitchell et al. (1962) The transport function of the atrium: Factors influencing the relation between mean left atrial pressure and left ventricular enddiastolic pressure. Am J Cardiol 9: 237 − 5. Bonzel et al. (1976) Pulmonalarteriendrücke und linksventrikulärer enddiastolischer Druck in Ruhe und unter dynamischer Belastung. Vergleichende Untersuchungen zur Druckübertragung im kleinen Kreislauf bei simultaner Messung. Z Kardiol 65: 1088 − 6. Giambartholomei, Bonzel et al. (1978) Behaviour of echocardiographic parameters following acute haemodynamic interventions. Circulation 58: 11−52

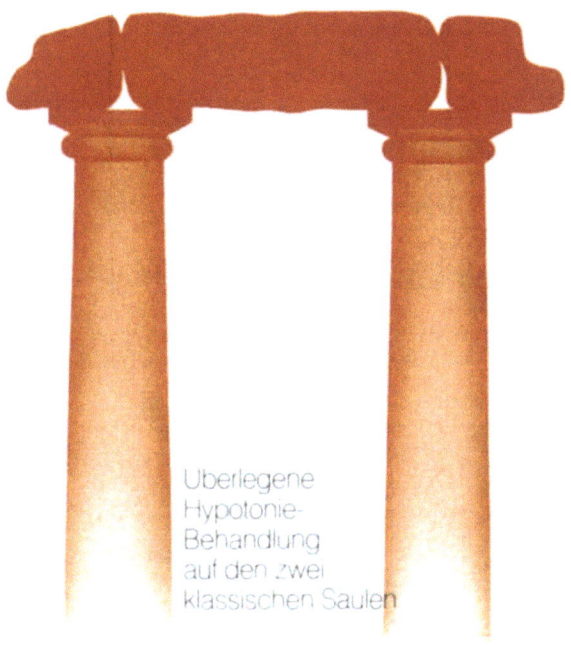

Überlegene
Hypotonie-
Behandlung
auf den zwei
klassischen Säulen

Dihydergot®   plus   Etilefrin
venöse Tonisierung   plus   kardio-arterielle Tonisierung

# Dihydergot® plus

Sandoz AG Nürnberg

**Dihydergot® plus**
○ **Zusammensetzung:** 1 Tablette enthält: 2 mg Dihydroergotaminmesilat (Dihydergot®) 20 mg (±)-Etilefrinhydrochlorid (retardiert) ▲ **Anwendungsgebiete:** Essentielle Hypotonie, hypotone und orthostatische Kreislaufregulationsstörungen. ▫ **Gegenanzeigen:** Thyreotoxikose, Phäochromozytom, Engwinkelglaukom, Prostataadenom mit Restharnbildung. Vorsicht bei schweren organischen Herz- und Gefäßveränderungen und Rhythmusstörungen, strenge Indikationsstellung während der Schwangerschaft. ▪ **Nebenwirkungen:** In seltenen Fällen Herzklopfen.

▣ **Eigenschaften:** Dihydergot plus wirkt durch seine beiden Komponenten tonisierend auf Herz und Gefäße, verbessert die Blutzirkulation und führt zu einer Normalisierung des Blutdrucks im Liegen wie im Stehen: ein niedriger Blutdruck wird angehoben und der Abfall des Blutdrucks im Stehen verhindert. Gleichzeitig kommt es damit zu einem deutlichen Rückgang der Kreislaufbeschwerden, wie Schwarzwerden vor den Augen beim Aufstehen, Übelkeit, Kopfschmerzen, Morgenmüdigkeit, Abgeschlagenheit und Neigung zu Ohnmachten. ▨ **Dosierung:** Erwachsene und Schulkinder ab 12 Jahren nehmen morgens und abends je 1 Tablette, in schweren Fällen dreimal täglich 1 Tablette ein. Die Tabletten sind mit etwas Flüssigkeit unzerkaut zu schlucken. ✱ **Wechselwirkungen mit anderen Mitteln:** Dihydergot plus sollte nicht gleichzeitig mit Troleandomycin verabreicht werden. ▤ **Handelsformen:** Originalpackungen zu 20/50/100 Tabletten DM 15,29/33,66/57,35 und Anstaltspackungen. Alle Angaben nach dem Stand bei Drucklegung, Januar 1981.

# Springer Immunologie

## Aplastic Anemia
Pathophysiology and Approaches to Therapy. International Symposium on Aplastic Anemia July 19-22, 1978 - Schloß Reisensburg. Editors: H. Heimpel, E. C. Gordon-Smith, W. Heit, B. Kubanek
1979. 81 figures, 71 tables. XIII, 292 pages. DM 72,-; approx. US $ 37.80. Reduced price for the subscribers of the journal "Blut": DM 57,60; approx. US $ 30.30. ISBN 3-540-09772-4

## Experimental Hematology Today 1979
Editors: S. J. Baum, G. D. Ledney
1979. 123 figures, 86 tables. XVII, 267 pages. Cloth DM 124,-; approx. US $ 65.10. ISBN 3-540-90380-1

## Experimentelle und klinische Immunologie
Von O. G. Bier, D. Götze, I. Mota, W. Dias da Silva. Übersetzt aus dem Englischen von A. M. Götze, D. Götze und für die deutsche Ausgabe ediert von D. Götze
1979. 146 zum Teil farbige Abbildungen, 76 Tabellen. VI, 368 Seiten. DM 58,-; approx. US $ 30.50. ISBN 3-540-09196-3

## Immunodiagnosis and Immunotherapy of Malignant Tumors
Relevance to Surgery. Editors: H.-D. Flad, C. Herfarth, M. Betzler.
1979. 101 figures, 109 tables. X, 329 pages. DM 68,-; approx. US $ 35.70. ISBN 3-540-09161-0

## Immunglobulintherapie
Tierexperimentelle und klinische Ergebnisse. Herausgeber: H. Deicher, I. Strohmann. Unter Mitarbeit von zahlreichen Fachwissenschaftlern.
1980. 55 Abbildungen, 38 Tabellen. XII, 139 Seiten. DM 32,-; approx. US $ 16.80. ISBN 3-540-10416-X

## Immunostimulation
Editors: L. Chedid, P. A. Miescher, H. J. Mueller-Eberhard
1980. 44 figures, 39 tables. VIII, 236 pages. DM 38,-; approx. US $ 20.00. ISBN 3-540-10354-6

## Modern Trends in Human Leukemia III
Newest Results in Clinical and Biological Research. 9th Scientific Meeting of "Gesellschaft Deutscher Naturforscher und Ärzte" together with the "Deutsche Gesellschaft für Hämatologie" Wilsede, June 19-23, 1978. Editors: R. Neth, R. C. Gallo, P.-H. Hofschneider, K. Mannweiler
1979. 171 figures, 128 tables. XXII, 599 pages. DM 124,-; approx US $ 65.10. Reduced price for the subscribers of the journal "Blut" DM 99,20; approx. US $ 52.10. ISBN 3-540-08999-3

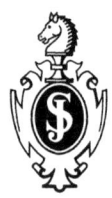

Springer-Verlag Berlin Heidelberg New York

Sold G., Dittmann, H. (Abt. Kardiologie und Pulmonologie, Med. Klinik und Poliklinik), Rahlf, G. (Patholog. Institut der Univ.), Neuhaus, K.-L., Kreuzer, H. (Med. Klinik und Poliklinik der Univ. Göttingen)

## Bestimmung der Ejektionsfraktion mittels zweidimensionaler Echokardiographie: Korrelationen zur biplanen Angiokardiographie

In jüngster Zeit befaßten sich Untersuchungen in vitro und in vivo mit der Quantifizierung zweidimensional echokardiographischer Daten. Verglichen mit invasiven Referenzgrößen, ergaben sich enge Beziehungen bei der Bestimmung der linksventrikulären Muskelmasse [1], der Kammervolumina [2] und des Schlagvolumens [3]. Ziel der vorliegenden Untersuchungen war es, die Möglichkeiten der zweidimensionalen Echokardiographie zur nichtinvasiven Bestimmung von enddiastolischem und endsystolischem Volumen und der Auswurffraktion des linken Ventrikels zu überprüfen,
1. indem an formalinfixierten menschlichen Herzen aus Aufnahmen, den Standardprojektionen in vivo entsprechend, das linksventrikuläre Volumen rekonstruiert wurde,
2. indem bei Patienten mit diagnostischer Linksherzkatheterisierung zweidimensional-echokardiographische Volumina und die Auswurffraktion verglichen wurden mit den entsprechenden Größen der biplanen Angiokardiographie.

In vitro und in vivo aufgesucht wurden die Standardprojektionen der linksventrikulären Längsachse von der Herzspitze aus [4], in hemiaxialer Position mit Anschnitten beider Ventrikel, des rechten und des linken Vorhofs sowie in RAO-äquivalenter Position mit Darstellung von linkem Ventrikel, linkem Vorhof und Aortenwurzel. Zur Ultraschalluntersuchung verwendet wurde ein elektronisches Sektorscangerät; die Transducerfrequenz betrug 3,5 Megahertz, der Sektorwinkel 80°. Sämtliche Aufnahmen wurden auf Videoband gespeichert, die weitere Auswertung erfolgte über ein Bandgerät, welches mit Einzelbildschaltung und Zeitlupenwiedergabe für Vor- und Rücklauf ausgestattet war. Zur Rekonstruktion der Volumina wurden die intraluminalen Flächen der Standardanschnitte planimetriert, aus Schnittfläche (F) und Längsachsenlänge (L), gemessen von Mitralmitte bis zur Herzspitze, wurde nach dem Flächen-Längenverfahren [5] dann das linksventrikuläre Volumen ermittelt ($V = 0{,}849\ F^2/L$). Volumina und Auswurffraktion wurden mit den entsprechenden angiokardiographischen Größen einer linearen Regressionsanalyse unterzogen unter Voraussetzung einer Normalverteilung der zugrundeliegenden Daten. Korrelationskoeffizient ($r$), Geradengleichung und Streuungsmaß (Standardfehler der Schätzung, SEE) wurden nach üblichen Verfahren bestimmt.

*Untersuchungen in vitro*

Zwischen echokardiographisch bestimmten (LVE) und durch Flüssigkeitstitration direkt gemessenen (LVF) Volumina des linken Ventrikels bestanden enge Übereinstimmungen mit einem $r$ von 0,98 und einem Standardfehler von 9,6 ml für die hemiaxiale und einem $r$ von 0,97 und einem Standardfehler von 12,9 ml für die RAO-äquivalente Aufnahmeposition. Die Geradengleichungen lauten LVE = 0,78 LVF + 12,2 ml und LVE = 0,86 LVF + 9,7 ml, ihre Terme (Achsenabschnitt, Steigungsmaß) waren abhängig von Meßbedingungen und Zeichenkonventionen bei der Auswertung.

Bezüglich Korrelationskoeffizient und Standardfehler entsprachen diese Ergebnisse denjenigen beim Vergleich der direkt gemessenen mit den biplan angiokardiographisch bestimmten Ventrikelvolumina desselben Kollektivs ($r$ 0,99, SEE 8,2 ml, $n = 10$). Untereinander korrelierten echokardiographische mit angiographischen Volumina mit einem $r$ von 0,98 (SEE 10,3 ml) hemiaxial und einem $r$ von 0,97 (SEE 14,9 ml) axial; angiokardiographische Volumina wurden echographisch unterschätzt.

*Untersuchungen in vivo*

Im folgenden wurden 64 Patienten untersucht, bei denen aus apikaler Transducerposition adäquate Echokardiogramme zu erhalten waren und bei denen qualitativ gute Lävokardiogramme vorlagen, deren jeweils erster vollständig angefärbter Normalschlag nach der Flächen-Längenmethode biplan ausgewertet wurde [5].

Aus hemiaxialer Position korrelierten die Volumina mit einem $r$ von 0,87 für die Diastole, von 0,89 für die Systole, der Standardschätzfehler lag bei 29,9 und 23,6 ml, mit einer Unterschätzung der angiographischen Volumina im Mittel um 11%. Mit Steigungen um 0,85 waren die Regressionsgeraden von der Identitätsgeraden signifikant ($p < 0,05$) unterschieden.

Für die RAO-äquivalente Position ergaben sich Korrelationskoeffizienten von 0,83 enddiastolisch und 0,89 endsystolisch, Standardfehler von 33,7 und 25,8 ml, Steigungen von um 0,73, die Volumenunterschätzung betrug im Mittel 21%.

Die Kombination beider apikaler Projektionen zu einem echographisch biplan-rekonstruierten Volumen führte diastolisch zu einem $r$ von 0,89, einem Standardfehler von 24,1 ml, einer Steigung von 0,84 und einem Achsenabschnitt von 9,2 ml; in der Systole waren $r$ 0,92, SEE 18,3 ml, die Steigung 0,78, der Achsenabschnitt 11,8 ml; die systematische Volumenunterschätzung lag bei 11,8 und 14,9%.

Für die Auswurffraktion ergab sich in hemiaxialer Position ein $r$ von 0,77 (SEE 8,7%), in axialer Position von 0,75 (SEE 9,1%). Echokardiographisch biplan ergab sich ein $r$ von 0,81 (SEE 8,1%), eine Steigung von 0,71, ein Achsenabschnitt von 13,4%. Die mittlere relative Abweichung der echographischen von der angiokardiographischen Ejektionsfraktion betrug 13%; sie war damit geringer als bei der eindimensionalen Volumenextrapolation nach $V = \pi/3\ D^3$, vergleichend mitbestimmt [6]: hier betrug $r$ 0,61 (SEE 12,7%), die mittlere relative Abweichung lag bei 22,9%.

*Zusammenfassung*

Die vorliegenden Daten zeigen, daß mittels zweidimensionaler Echokardiographie aus apikaler Transducerposition linksventrikuläre Volumina nichtinvasiv ermittelt werden können; angiographische Volumina werden hierbei unterschätzt. Die nichtinvasive Bestimmung der Ejektionsfraktion erscheint ebenfalls möglich, genauer als mit dem eindimensionalen Verfahren, ist jedoch mit einem vergleichsweise großen Fehler behaftet: eine für den Einzelfall zutreffende echokardiographische Bestimmung der Austreibungsfraktion läßt sich nur bedingt gewinnen.

*Literatur*

1. Wyatt HL et al. (1979) Cross-sectional echocardiography. I. Analysis of mathematic models for quantifying mass of the left ventricle in dogs. Circulation 60:1104 – 2. Stack R, Kisslo J (1980) Evaluation of the left ventricle with two dimensional echocardiography. Am J Cardiol 46:1117 – 3. Gueret P et al. (1979) Determination of left ventricular stroke volume by cross-sectional echocardiography. Circulation (Suppl II) 59/60:152 – 4. Taijk AJ et al. (1978) Two-dimensional real-time ultrasonic imaging of the heart and great vessels. Mayo Clin Proc 53:271 – 5. Dodge HT et al. (1966) Usefulness and limitations of radiographic methods for determining left ventricular volume. Am J Cardiol 18:10 – 6. Mason SJ, Fortuin NJ (1978) The use of echocardiography for quantitative evaluation of left ventricular function. Prog Cardiovasc Dis 22:119

Gottwik, M. (Kerckhoff-Klinik, Bad Nauheim), Wüsten, B. (Univ. Gießen),
Kirkeeide, R., Stämmler, G. (Max-Planck-Institut, Bad Nauheim),
Schlepper, M. (Kerckhoff-Klinik, Bad Nauheim)

# Computergestützte Archivierung und Auswertung von ventrikulographischen und koronarangiographischen Befunden

*Einleitung*

Es mag erstaunlich erscheinen, daß bei einer im Jahre 1980 weltweit durchgeführten Zahl von 110 000 Bypass-Operationen sowohl die Indikationsstellung zu diesem Eingriff als auch seine therapeutische Bedeutung noch immer Gegenstand weitreichender Diskussion ist.

Es ist unsere Ansicht, daß ein Grund für das vorliegende Dilemma bereits vor der Indikationsstellung zur Bypass-Operation, nämlich in der nicht standardisierten, nicht quantifizierten, qualitativen, klinischen Befundung des angiographischen Materials liegt.

Wir befinden uns in einer Situation, in welcher die ärztliche Befundung der Koronarographie und Ventrikulographie in der Entwickung in der Mitte der sechziger Jahre stehengeblieben ist, und damit der verbesserten technischen Qualität des zu befundenen Materials nicht mehr gerecht wird. Es gilt als allgemeiner Erfahrungswert, daß die anatomische Assoziierung der regionalen Wandfunktion im Ventrikulogramm mit poststenotischen Arealen der Koronarographie wichtige Hinweise auf die hämodynamische Signifikanz einer Stenose einerseits und auf die Möglichkeit der Revaskularisierung andererseits liefern kann.

Allerdings haben wir aus zahlreichen Untersuchungen gelernt, daß die klinische Beurteilung von angiographischen Befunden einer 30%-Inter- und Intra-Beobachtervariation unterliegt (Björk et al. 1975; Zir et al. 1976; Detre et al. 1975). Demzufolge wäre zu fordern, daß eine standardisierte numerische Auswertung der Befunde anhand einer groß angelegten Datei, und damit die Möglichkeit der Untersuchung vergleichbarer Fälle in statistisch relevanten Zahlen, die Vorbedingung zu einer Beurteilung der therapeutischen Relevanz von koronarchirurgischen Eingriffen sein müßte.

Deshalb haben wir uns über die letzten Jahre experimentell und klinisch mit der Schaffung von elektronischen Datenverarbeitungsverfahren zur Digitalisierung, Messung, Speicherung und Reproduktion von ventrikulo- und koronarographischen Daten befaßt.

*Methoden*

Die Koronarstenosen wurden 25mal vergrößert und über ein graphisches Tablett (Fa. Tektronix) digitalisiert und in den Computer (Digital Equipment, PDP 11/45) durch Umfahren auf einem graphischen Tablett eingegeben. Das Computerprogramm berechnet aus zwei orthogonalen Ansichten die dreidimensionale Geometrie der Stenosen, richtet diese gerade und stellt zwei orthogonale Ansichten der rekonstruierten Stenose dar. Zur Kalibration der Ausmaße wird die angiographische Abbildung des Katheters verwendet, damit kann der prä- und poststenotische Durchmesser des Gefäßes in absoluten Zahlen sowie die Reduktion des Gefäßvolumens in % angegeben werden (Abb. 1). Die anatomische Lokalisation der Stenose wurde durch Aufteilung des Koronarbaums in 16 Areale festgelegt (Holbach et al. 1980) und die Stenose mit der entsprechenden Zuordnung eingegeben.

Die Ventrikulographie in zwei Ebenen wurde durch Projektion auf das graphische Tablett mit der entsprechenden Methode in den Computer eingegeben und digitalisiert. Die in der täglichen Routine verwendeten Größen wie ESV, EDV, SV, EF, die Indices sowie die Ventrikelmasse wurden nach der Längen-Flächenmethode nach Standard-

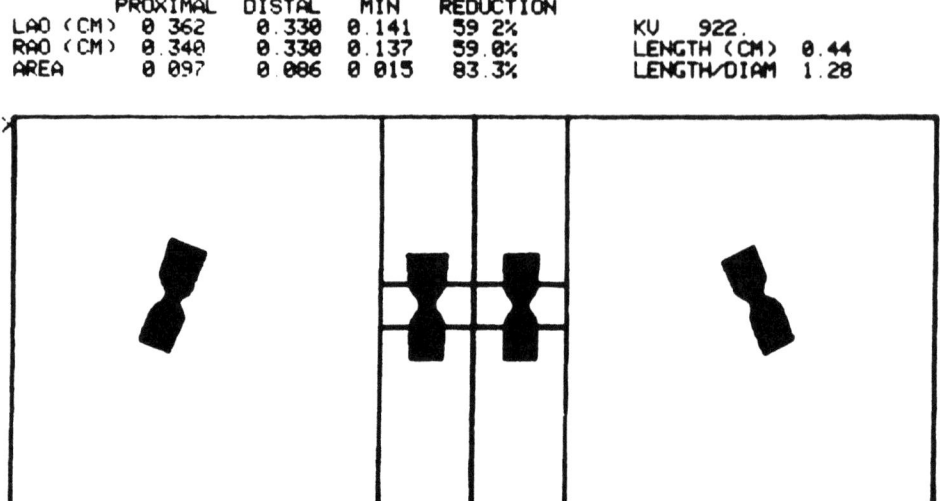

**Abb. 1.** Original Computerzeichnung und Berechnung einer Koronarstenose. Linkes und rechtes Feld: Stenose in LAO- bzw. RAO-Projektion. Mittlere Felder: Orthogonale Schnitte der vom Computer berechneten Dimensionen der gestreckten Stenosen. Zahlenwerte im oberen Feld

formeln berechnet. Die regionale Wandfunktion wurde nach einem längsachsenorientierten, schwerpunktgleichen Radialmodell beurteilt (Abb. 2). Dabei wurden die geometrischen Schwerpunkte der systolischen und diastolischen Ventrikelsilhouetten aufeinander projiziert und nach der Verbindungslinie Schwerpunkt–Aortenwurzelmitte ausgerichtet. Entgegen dem Uhrzeigersinn wurden 36 Radianten in 10° Abständen in die Silhouette gelegt. Anhand dieser Radianten konnte die fraktionelle Verkürzung in 10° Abständen in % errechnet werden und wurde als Histogramm ausgedruckt. Zur besseren Zuordnung der regionalen Wandfunktion zu poststenotischen Gebieten wurden die Silhouetten in acht Areale eingeteilt (Abb. 2) und die individuelle Flächenverkleinerung zwischen Diastole und Systole in % angegeben und als Histogramm dargestellt.

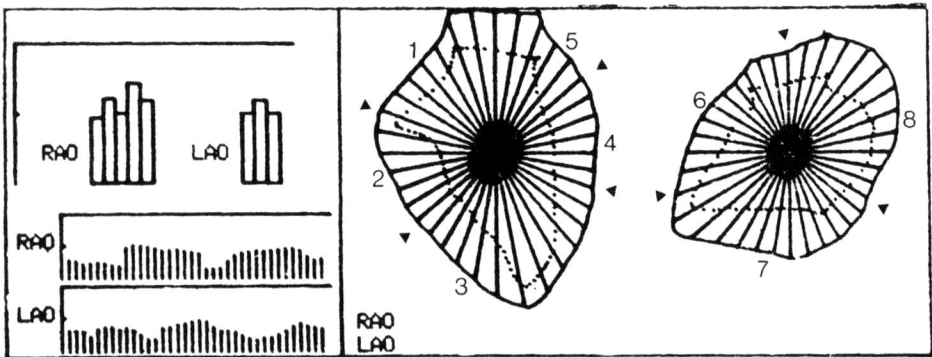

**Abb. 2.** Original Computerzeichnung einer Ventrikelsilhouette in RAO- und LAO-Projektion. 1–8 bezeichnet die Areale, welche zur regionalen Zuordnung zum koronarographischen Befund verwendet werden. Links im Bild Histogramme: Linien: Fraktionelle Faserverkürzung der Radianten in %. Balken: Fraktionelle Verkleinerung der Flächen in %

*Ergebnisse*

Abbildung 1 zeigt die Originalcomputerzeichnung von einer singulären Stenose in RAO- und LAO-Projektion in den seitlichen Feldern, die rekonstruierten und berechneten Stenosen in der Mitte. Abbildung 2 zeigt die Originalcomputerzeichnung einer Ventrikelsilhouette in RAO- und LAO-Projektion. Die Histogramme der fraktionellen Verkleinerung der einzelnen Radianten und der gewählten Wandausschnitte (1–8) sind ebenfalls angegeben.

Für ein Normalkollektiv von 30 Personen ergab sich eine Standarddeviation für das Radialverfahren zwischen 6 und 13%, für die Wandausschnitte zwischen 7 und 13%.

Zur Validisierung der Methode für die regionale Wandfunktion wurde ein Kollektiv von 54 Patienten verwendet, welches vor nach Bypass angiographiert worden war: Bei allen Patienten wurden EF und VCF nach konventionellen Methoden bestimmt. Bei 31 Fällen fand sich eine Veränderung dieser Parameter.

Ausgehend von der Hypothese, daß die regionale Wandfunktion sich entsprechend der Globalfunktion sowohl in Richtung als in der Größenordnung verändern müßte, wurde die Zahl der Wandsegmente mit verminderter oder vermehrter Funktion zusammengefaßt und ein Score für die regionale Funktion erstellt und mit Ejektionsfraktion und der fraktionellen Faserverkürzungsgeschwindigkeit korreliert. Es ergaben sich signifikante Korrelationskoeffizienten mit $r = 0,66$ bzw. $r = 0,61$. Dies Ergebnis belegt die Tatsache, daß die Methode zur Bestimmung der regionalen Wandfunktion anwendbar ist. Es ließ sich errechnen, daß eine signifikante Verminderung der Zirkumferenz über 75° mit einer Verminderung der EF um 7% einhergeht.

Dementsprechend wurde versucht, bei einem Kollektiv von 88 Patienten durch Bestimmung der regionalen Wandfunktion die Stenoselokalisation auf dem Koronarangiogramm zu lokalisieren. Die Stenoselokalisation war in 73% der Fälle möglich, die Sensitivität der Methode betrug 89%, die Spezifität 66%. Dieses Ergebnis ließ es sinnvoll erscheinen, Stenosegrad auf der Koronarangiographie mit der Regionalfunktion auf den entsprechenden Ventrikulogrammen zu korrelieren. Zu dieser Untersuchung wurden alle Fälle ($n = 19$) mit Stenosen in LAD und deren Seitenästen verwendet, deren Stenose = 90% des Gefäßlumens betrug. Die Regression aus Koronarbefund und regionaler Wandfunktion war signifikant mit $r = 0,64$.

*Diskussion*

Die Digitalisierung von koronarangiographischen und ventrikulographischen Befunden zur Erstellung von Dateien erscheint möglich und in Anbetracht der Unzulänglichkeit der klinischen Methoden notwendig (Björk et al. 1975; Zir et al. 1976; Detre et al. 1975). Allerdings schließen die vorgestellten Methoden den individuellen Fehler bei der Abzeichnung der Stenosen bzw. Ventrikel nicht aus. Der Fehler wird jedoch standardisiert und ist aufgrund der graphischen Dokumentation leicht korrigierbar. Die automatische Digitalisierung der Befunde durch elektronische Video-Digitizer bleibt somit als letzter notwendiger Schritt zur Objektivierung der angiographischen Befunde.

*Literatur*

1. Björk L, Spindola Franco H, van Houten FX, Cohn PF, Adams DF (1975) Comparison of observer performance with 16 mm cinefluorography and 70 mm camera fluorography in coronary arteriography. Am J Cardiol 36: 474–482 – 2. Zir LM, Miller SW, Dinsmore RG, Gilbert JP, Harthorn JW (1976) Intraobserver variability in coronary angiography. Circulation 53: 627 – 3. Detre KM, Wright PH,

Murphy ML, Takaro T (1975) Observer agreement in evaluating coronary angiograms. Circulation 52: 979–986 – 4. Holbach H, Gottwik M, Kirkeeide R, Stämmler G, Schlepper M (1980) Computergestützte Koronarographiebefundung. Z Kardiol 69: 236

# Hypertonie

Franz, I.-W. (Inst. für Leistungsmedizin, Kardiolog. Abt. der Med. Klinik und Poliklinik im Klinikum Charlottenburg der FU Berlin), Lohmann, F. W. (Abt. für Innere Medizin I des Neuköllner Krankenhauses), Agrawal, B. (Inst. für Leistungsmedizin)

**Die Beeinflussung des Belastungsblutdruckes 2, 8 und 24 Std nach Gabe pharmakologisch unterschiedlicher β-Rezeptorenblocker bei chronischer antihypertensiver Behandlung**

Seit dem Nachweis der blutdrucksenkenden Wirksamkeit von Propranolol sind zahlreiche β-Rezeptorenblocker in die Therapie eingeführt worden, die sich aufgrund ihrer pharmakologischen Eigenschaften zum Teil deutlich voneinander unterscheiden.

Aus der Sicht des Therapeuten stellen sich deshalb u. a. zwei für die Praxis wichtige Fragen:
1. Unterscheiden sich die zahlreichen β-Rezeptorenblocker bei chronischer Gabe hinsichtlich ihrer Wirkdauer und bestehen Beziehungen zur Plasmahalbwertzeit?
2. Kann durch eine einmalige morgendliche Gabe eine zuverlässige Blutdrucksenkung auch unter Belastungsbedingungen über den ganzen Tag erzielt werden?

Zur Beantwortung dieser Fragen haben wir bei 20 männlichen Hochdruckkranken mit einer essentiellen arteriellen Hypertonie des Stadiums I bis II (WHO) und einem mittleren Alter von 35,8 Jahren (18–43 Jahre) die Wirkung von drei β-Rezeptorenblockern mit verschiedenen Plasmahalbwertzeiten auf das Blutdruck- und Herzfrequenzverhalten vor, während und nach Ergometrie zu verschiedenen Tageszeiten untersucht.

*Methodik*

Dazu wurden die Patienten vor Therapie zunächst jeweils dreimal am selben Tag ergometriert. Die erste Untersuchung wurde in der Zeit zwischen 8.00 und 10.00 Uhr, die zweite zwischen 10.00 und 12.00 Uhr (exakt 2 Std nach der Erstuntersuchung) und die dritte am Nachmittag zwischen 16.00 und 18.00 Uhr (exakt 8 Std nach der Erstuntersuchung) durchgeführt. Die standardisierte Ergometrie wurde entsprechend Alltagsbelastungen so gewählt, daß die Patienten Fußkurbelarbeit in halbsitzender Position, beginnend mit 50 Watt und steigernd 10 Wattstufen/min bis 100 Watt, bei einer konstanten Tretfrequenz von 50 Umdrehungen/min zu leisten hatten.

Die Messung des Blutdruckes erfolgte indirekt nach Riva-Rocci-Korotkow entsprechend der Empfehlung der Deutschen Kommission für Kreislaufforschung. Gemessen wurde jeweils nach 5 min Liegen sowie während der Ergometrie und bis zur 5. Erholungsminute. Die Herzfrequenz wurde mit Hilfe einer EKG-Registrierung in der 50.–60. s der jeweiligen Meßminute ermittelt.

Nach der Eingangsuntersuchung wurden die Patienten willkürlich in zwei Gruppen eingeteilt. In der Gruppe 1 wurde die antihypertensive Wirksamkeit von 200 mg Metoprolol (M; kurze Plasmahalbwertzeit) und 100 mg Atenolol (A; mittlere Plasmahalbwertzeit) bei zehn Patienten vergleichend untersucht, wobei fünf zunächst mit M und fünf zunächst mit A behandelt wurden. Anläßlich der ersten Kontrolluntersuchung nach vierwöchiger Therapie nahmen die Patienten die morgendliche Dosis nicht ein, und es wurde zunächst die therapeutische Wirkung 24 Std nach der letzten Tabletteneinnahme geprüft. Anschließend wurde den Patienten 200 mg M bzw. 100 mg A oral verabreicht. 2 und 8 Std nach dieser kontrollierten Einnahme wurden sie dann unter identischen Bedingungen noch zweimal ergometriert.

Im Sinne eines Cross-over wurden die Patienten dann von M auf A bzw. A auf M umgesetzt und über weitere 4 Wochen behandelt. Am Ende dieser zweiten Behandlungsperiode wurden die Patienten erneut 24, 2 und 8 Std nach Einnahme des jeweiligen $\beta$-Rezeptorenblockers ergometriert. Analog erhielten zehn Patienten der Gruppe 2 100 mg Atenolol (A; mittlere Plasmahalbwertzeit) bzw. 120 mg Nadolol (N; lange Plasmahalbwertzeit). Die Patienten wurden wiederum vor und nach den jeweils zwei vierwöchigen Behandlungsphasen unter gleichen Bedingungen dreimal am Untersuchungstag ergometriert.

*Ergebnisse und Interpretation*

In der Gruppe 1 senkten Atenolol (A) und Metoprolol (M) 2 Std nach Einnahme im Vergleich zur Kontrolluntersuchung (K) den Blutdruck und die Herzfrequenz signifikant

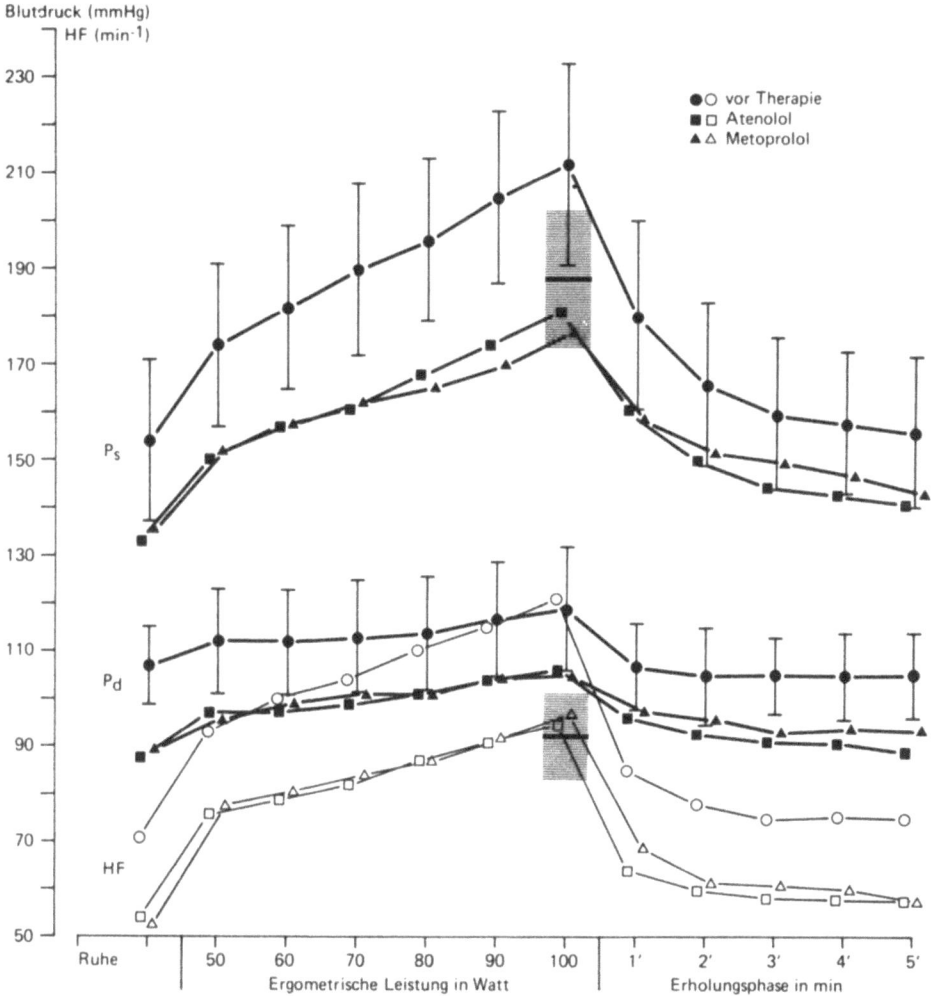

**Abb. 1.** Systolischer ($P_s$) und diastolischer ($P_d$) Blutdruck sowie Herzfrequenz (HF) vor und 8 Std nach Einnahme von 200 mg Metoprolol bzw. 100 mg Atenolol bei zehn Hochdruckkranken. Der schraffierte Bereich stellt den Normalbereich für den systolischen und diastolischen Blutdruck bei 100 Watt dar

und gleichstark sowohl in Ruhe ($P_s$: K 158 ± 15, A 134 ± 20, M 133 ± 20; $P_d$: K 111 ± 6, A 91 ± 19, M 92 ± 15 mm Hg; HF: K 64 ± 5, A 54 ± 9, M 54 ± 10 min$^{-1}$; $p < 0{,}01$) als auch während Ergometrie (z. B. 100 Watt; $P_s$: K 205 ± 16, A 176 ± 19, M 169 ± 20; $P_d$: K 120 ± 12, A 106 ± 14, M 106 ± 17 mm Hg; HF: 115 ± 17, A 91 ± 9, M 88 ± 9 min$^{-1}$; $p < 0{,}05 - 0{,}01$).

Abb. 1 zeigt, daß das Ausmaß der Senkung des Blutdruckes und der Herzfrequenz durch A und M auch noch nach 8 Std unverändert und signifikant nachweisbar war und sich zwischen A und M kein Unterschied ergab. 24 Std nach Einnahme war jedoch bei 100 Watt die Wirkung im Vergleich zu 2 und 8 Std prozentual geringer ausgeprägt ($P_s$: A noch 61%, M noch 51%; $P_d$: A noch 78%, M noch 71%; HF: A noch 59%, M noch 49%).

Der Vergleich zwischen Nadolol (N) und Atenolol (A) ergab für die Gruppe 2 bezüglich der 2- und 8-Std-Wirkung ein der Gruppe 1 entsprechendes Ergebnis. 2 und 8 Std nach Einnahme war im Vergleich zur Kontrolle (K) der Blutdruck und die Herzfrequenz signifikant und gleichstark gesenkt. 8 Std nach Einnahme ergaben sich unter Ruhebedingungen ($P_s$: K 149 ± 17, A 126 ± 11, N 123 ± 14; $P_d$: K 102 ± 11, A 82

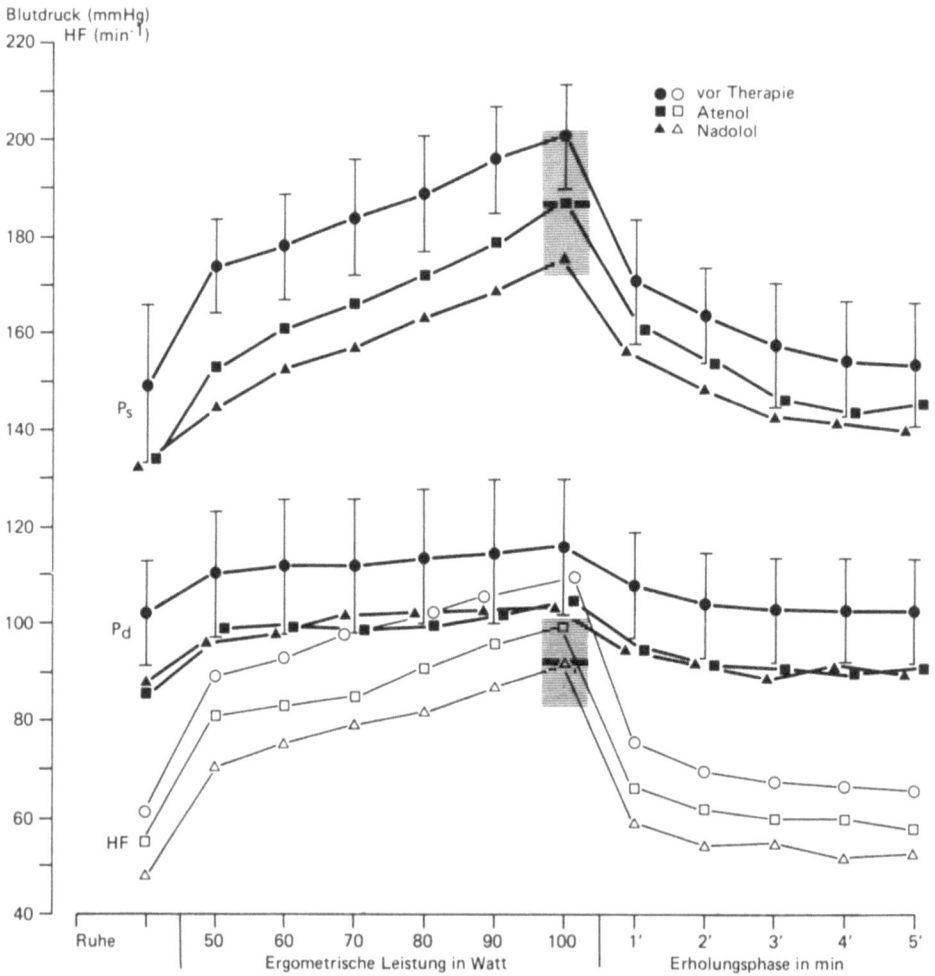

**Abb. 2.** Systolischer ($P_s$) und diastolischer ($P_d$) Blutdruck sowie Herzfrequenz (HF) vor und 24 Std nach Einnahme von 100 mg Atenolol bzw. 120 mg Nadolol bei zehn Hochdruckkranken

± 12, N 79 ± 8 mm Hg; HF: K 68 ± 12, A 53 ± 7, N 52 ± 8 min$^{-1}$; $p < 0,01-0,001$) und bei 100 Watt ($P_s$: K 203 ± 10,3, A 174 ± 12, N 173 ± 12; $P_d$: K 114 ± 14, A 100 ± 13, N 101 ± 14 mm Hg; HF: K 114 ± 10, A 94 ± 5, N = 91 ± 8 min$^{-1}$; $p < 0,05-0,001$) die dargestellten Werte.

Die Abb. 2 zeigt, daß Nadolol auch noch nach 24 Std den systolischen und diastolischen Blutdruck und die Herzfrequenz während Ergometrie unverändert stark senkte. Für A ergab sich wiederum im Vergleich zu 2 und 8 Std ein Nachlassen der Wirkung auf 60 % für die Herzfrequenz und 68 bzw. 90 % für den systolischen und diastolischen Blutdruck.

Es ergab sich keine Beziehung zwischen den Plasmaspiegeln der $\beta$-Rezeptorenblocker und der blutdrucksenkenden Wirkung.

Aufgrund der hier vorgelegten Befunde, unserer früheren Untersuchungen [1–3] sowie unter Berücksichtigung der Literatur [4–6] möchten wir folgende Schlußfolgerungen ziehen:
1. Da die Herzfrequenz während Ergometrie 2 und 8 Std nach der Einnahme durch Atenolol, Metoprolol und Nadolol annähernd gleichstark gesenkt wurde, kann davon ausgegangen werden, daß diese vergleichende Untersuchung bei Verwendung mittlerer therapeutischer Dosen auch mit aequipotenten Dosen durchgeführt wurde.
2. Somit senken $\beta$-Rezeptorenblocker bei chronischer Behandlung unabhängig von den unterschiedlichen pharmakologischen Eigenschaften den Blutdruck und die Herzfrequenz 2 und 8 Std nach der letzten Tabletteneinnahme gleichstark.
3. Die Ergebnisse zeigen, daß $\beta$-Rezeptorenblocker unabhängig von der Plasmahalbwertzeit auch bei einmaliger morgendlicher Einnahme den Blutdruck während des Tages ohne Wirkungsverlust senken.
4. Dieses gilt vor allen Dingen auch für die Blutdruckanstiege während alltäglicher Belastungen, die dem hier gewählten ergometrischen Leistungsbereich in etwa entsprechen.
5. Dem stärkeren Langzeiteffekt von Nadolol nach 24 Std dürfte unter der Voraussetzung einer regelmäßigen Tabletteneinnahme keine zusätzliche therapeutische Bedeutung zukommen.
6. Zur Behandlung des hohen Blutdruckes mit $\beta$-Rezeptorenblockern sollte deshalb die gesamte Tagesdosis als morgendliche Gabe verabreicht werden, wodurch die Therapiesicherheit infolge einer Verbesserung der Compliance wesentlich erhöht wird.

*Literatur*

1. Franz I-W, Lohmann FW (1978) Die Bedeutung der ergometrischen Untersuchung zur Beurteilung der antihypertensiven Therapie. Dtsch Med Wochenschr 38: 1478 – 2. Franz I-W (1980) Differential antihypertensive effect of acebutolol and the fixed combination hydrochlorothiazide/amiloridehydrochloride on elevated exercise blood pressures in hypertensive patients. Am J Cardiol 46: 301 – 3. Franz I-W (1980) Die antihypertensive Wirksamkeit einer fixen $\beta$-Rezeptorenblocker-Diuretikum-Kombination auf Ruhe- und Belastungsblutdruck von essentiellen Hypertonikern. Schweiz Med Wochenschr 110: 1616 – 4. Harry JD, Knapp MF, Linden RJ, Stoker JB, Newcombe C (1979) Effects of 4 $\beta$-adrenoreceptor blocking drugs on blood pressure and exercise heart rate in hypertension. Eur J Cardiol 10: 131 – 5. Harry JD, Cruickshank JM, Young J (1979) Once-daily beta blockers and blood-pressure response to exercise. Lancet 8: 250 – 6. Watson RDS, Stallard TJ, Littler WA (1979) Influence of once-daily administration of $\beta$-adrenoreceptor antagonists on arterial pressure and its variability. Lancet 6: 1210

Krämer, B., Olshausen, K. von, Hausen, M., Schwarz, F., Henrichs, K., Mäurer, W., Kübler, W. (Abt. III, Kardiologie der Med. Univ.-Klinik Heidelberg)
**Unterschiedliche Auswirkungen einer akuten β-Blockade auf Herzfrequenz und Blutdruck bei ergometrischer Belastung**

Nach akuter β-Blockade wird der belastungsinduzierte Anstieg der Herzfrequenz länger gehemmt als der Anstieg des systolischen Blutdrucks [1, 2, 4, 5]. Andererseits wurde eine parallel laufende Beeinflussung beider Parameter gefunden [3]. Mögliche Unterschiede in den erforderlichen β-Blockerkonzentrationen zur Reduktion des Frequenz- und Druckanstieges in Abhängigkeit vom Ausmaß einer ergometrischen Belastung sind bislang nicht systematisch untersucht. Das Ziel dieser Arbeit lag daher in der Beantwortung folgender Fragen: 1. Welche Plasmakonzentration eines β-Blockers ist für einen *konstanten Effekt* in der Reduktion des belastungsinduzierten Herzfrequenzanstieges und in der Reduktion des belastungsinduzierten systolischen Blutdruckanstieges bei unterschiedlicher Ergometriedauer unter akuter β-Blockade erforderlich? 2. Bestehen Unterschiede im Effekt im Hinblick auf Herzfrequenz- und Blutdruckverhalten bei *konstanter Plasmakonzentration* bei Unterschieden in der ergometrischen Belastung?

*Methodik*

Zehn gesunde normotone Probanden (25–40 Jahre) wurden vorher sowie 1, 2, 4 und 8 Std nach Einnahme von 160 mg Oxprenolol, einem nichtkardioselektiven β-Rezeptorenblocker mit sympathomimetischer Eigenwirkung, in Normal- und Retardform sowie nach Plazebo für 5 min fahrradergometrisch im Sitzen belastet. Die Herzfrequenz wurde mittels EKG, der systolische Blutdruck mit Armmanschette auskultatorisch vorher und nach jeder Belastungsminute bemessen. Die Plasmakonzentration an unverändertem Oxprenolol wurde zu jeder Ergometrie nach der DRID-Technik mit einem Doppelisotopenverfahren bestimmt (Dr. W. Riess, Ciba-Geigy, Basel). Der Variationskoeffizient lag bei $n = 5$ Kontrollbestimmungen bei 7,5%.
Der β-blockierende Effekt wurde nach zwei Verfahren beurteilt, im folgenden dargestellt am systolischen Blutdruck (RR):
1. Die *relative Hemmung* des RR-Anstieges wurde nach der Formel $1 - \Delta RR_{Oxprenolol}/\Delta RR_{Placebo}$ bestimmt, wobei $\Delta RR_{Oxprenolol} = RR_{Belastung\ unter\ Oxprenolol} - RR_{Ruhe\ unter\ Oxprenolol}$ und $\Delta RR_{Placebo} = RR_{Belastung\ unter\ Placebo} - RR_{Ruhe\ unter\ Placebo}$, jeweils bezogen auf die gleiche Ergometrieminute.
Die *Vorteile* dieses Verfahrens liegen darin, daß a) eine Normierung unterschiedlicher RR-Reaktionen auf Werte zwischen 0 und 1 stattfindet, nämlich 0 bei fehlender Reduktion des belastungsinduzierten RR-Anstieges unter β-Blockade und 1 bei fehlendem RR-Anstieg während der ergometrischen Belastung nach β-Blockade. b) Andererseits können bei deutlich voneinander verschiedenen RR-Stufen auf unterschiedlichen Belastungshöhen bereits relative Verminderungen der β-blockierenden Wirkung in einem Kollektiv nachgewiesen werden, ohne daß es zu Änderungen in der Absolutgröße der Beeinflussung des Parameters RR kommen muß.
Der *Nachteil* in der Verwendung der relativen Hemmung als Beurteilungskriterium der β-blockierenden Wirkung liegt darin, daß zwei Ruhewerte in Berechnung miteingehen. Da Ruhewerte schlechter reproduzierbar sind als Belastungswerte, muß mit einer relativ großen Streuung, insbesondere bei kleinen Effekten gerechnet werden.
2. Die *absolute Hemmung* bezieht sich dagegen nur auf Meßwerte während Ergometrie: nach β-Blockade im Vergleich zur Ergometrie unter Kontrollbedingungen korrigiert um einen eventuellen Placeboeffekt: $\Delta RR_{korr} = \Delta RR_{Oxprenolol} - \Delta RR_{Placebo}$, wobei $\Delta RR_{Oxprenolol} = RR_{Belastung\ ohne\ Oxprenolol} - RR_{Belastung\ mit\ Oxprenolol}$ und $\Delta RR_{Placebo} = RR_{Belastung\ ohne\ Placebo} - RR_{Belastung\ mit\ Placebo}$. Der Hemmeffekt wird hierbei ausgedrückt in mm Hg.
Die mitgeteilten Werte sind – soweit nicht anders angegeben – Mittelwerte ± deren Standardabweichung. Die statistische Auswertung erfolgte mit dem gepaarten *t*-Test.

*Ergebnisse*

1. Erforderliche Plasmakonzentrationen des $\beta$-Blockers für einen *konstanten Effekt*

Die Plasmakonzentrationen an unverändertem Oxprenolol betrugen bei der Normalform maximal 753 ± 385 ng Oxprenolol/g Plasma ($\bar{x}$ ± SD) nach 1 Std, bei der Retardform 329 ± 214 ng/g. Zu allen Meßzeitpunkten bestanden bei beiden Oxprenololformen ausgeprägte interindividuelle Schwankungen (Faktor 2,5–184) in den erreichten Plasmaspiegeln. Die Einzelergometrien wurden daher nach den jeweiligen Plasmakonzentrationen rangskaliert zusammengefaßt und die Hemmung des belastungsinduzierten Herzfrequenz- und Blutdruckanstieges als Funktion der Plasmakonzentration aufgetragen. Die auf diese Weise ermittelte Dosiswirkungskurve entsprach formal einer Michaelis-Menten-Kinetik und zeigte, daß eine wesentliche Zunahme der absoluten als auch relativen Hemmung des belastungsinduzierten Frequenzanstieges nur bis ca. 300 ng Oxprenolol/g Plasma und des systolischen Blutdruckanstieges bis ca. 400 ng/g erfolgte, wobei die Dosiswirkungskurve für die Reduktion des Druckanstieges nach 5 min Ergometrie deutlich flacher verlief als die Kurve für die Hemmung der Belastungstachykardie. Bei gleicher Plasmakonzentration bestand außerdem eine deutliche Effektvariabilität, d. h. die individuellen Dosiswirkungskurven der einzelnen Probanden konnten flacher oder steiler bis zum jeweiligen Effektmaximum laufen.

Nach Umformung der (mittleren) Dosiswirkungskurven in ein V gegen V/S-Diagramm nach Eadie-Hofstee wurden die (mittleren) Plasmakonzentrationen an unverändertem Oxprenolol für eine halbmaximale Hemmung des belastungsinduzierten Herzfrequenz- bzw. systolischen Druckanstieges bestimmt: diese Werte charakterisieren

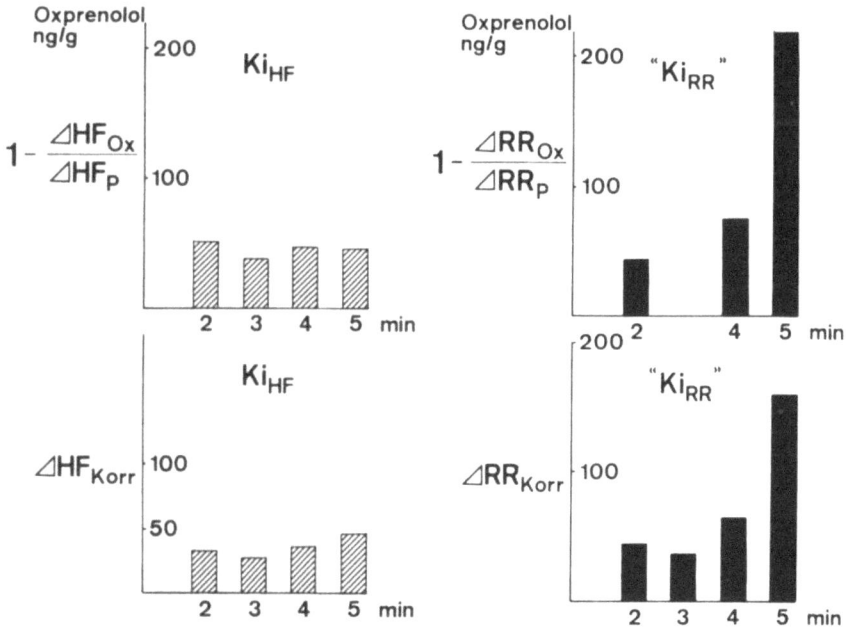

**Abb. 1.** Plasmakonzentrationen an unverändertem Oxprenolol für die halbmaximale relative und absolute Hemmung ($K_i$-Wert) des belastungsinduzierten Anstieges von Herzfrequenz und systolischem Blutdruck zu unterschiedlichen Zeitpunkten während der Ergometrie (160 Watt, 5 min)

bei Annahme einer zugrundeliegenden kompetitiven Hemmung die scheinbare Hemmkonstante ($K_i$-Wert).

Abb. 1 zeigt die für die einzelnen Belastungsminuten ermittelten $K_i$-Werte für die absolute und relative Hemmung: die halbmaximale Plasmakonzentration an unverändertem Oxprenolol lag für die Hemmung des Herzfrequenzanstieges zu allen Belastungszeitpunkten in der gleichen Größenordnung von ca. 30–50 ng/g, während die für eine halbmaximale Hemmung des systolischen Druckanstieges erforderliche Oxprenololkonzentration von gleichen Werten bei Belastungsbeginn bis auf 160 bzw. 220 ng/g bei Ergometrieende anstieg.

## 2. β-blockierender Effekt bei *konstanter Plasmakonzentration*

*2.1.* Isoliert untersucht wurden zwölf einzelne Ergometrien von insgesamt neun Probanden, bei denen die mittlere Oxprenololkonzentration in der Größenordnung der $K_i$-Werte der Hemmung des Frequenzanstieges lag (Abb. 2). Von der 2.–5. Ergometrieminute ergab sich weder in der relativen noch in der absoluten Hemmung eine Änderung des Herzfrequenzanstieges. Der fehlende Anstieg der absoluten Hemmung von der 2.–5. min bei gleichbleibender relativer Hemmung erklärt sich aus der nur mäßigen Zunahme des absoluten Herzfrequenzanstieges von der 2.–5. min: HF = 148 ± 6 nach 2 min, HF = 164 ± 6 nach 5 min (Placebo). Bei der Reduktion des belastungsinduzierten Druckanstieges ergab sich mit zunehmender Ergometriedauer eine abnehmende Hemmwirkung.

*2.2.* In einem zweiten Versuchsansatz wurde überprüft, ob eine vergleichbare Beeinflussung der Hemmung des Frequenz- und systolischen Druckanstieges auch bei stufenergometrischer Bastung unter konstanter Plasmakonzentration eines kardioselektiven β-Blockers ohne sympathomimetische Eigenwirkung zu finden ist.

Es wurden daher einmal zwölf Probanden (22–34 Jahre) in 25-Watt-Stufen à 3 min von 75–150 Watt einmal 40 min vor und dann 10 min nach Ende einer Metoprolol-(Placebo)-Infusion (0,2 mg/kg über 25 min) im Liegen fahrradergometrisch belastet.

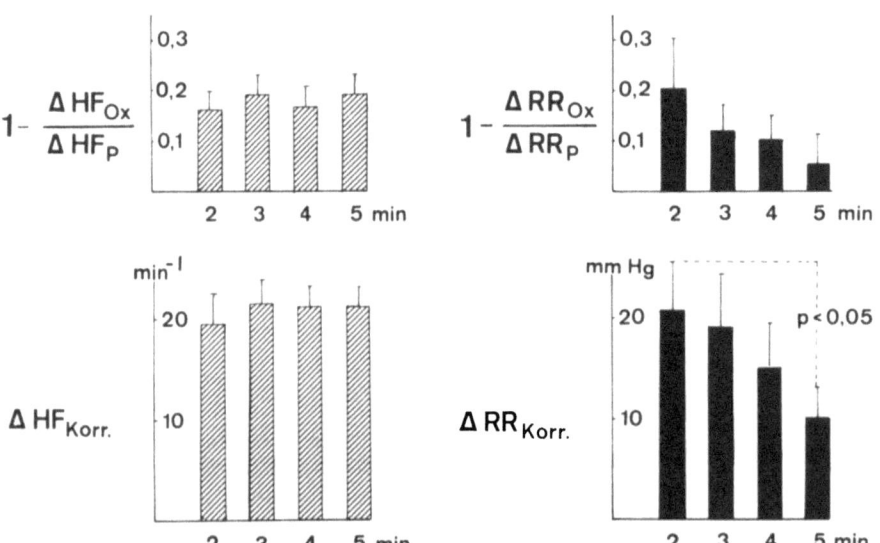

Abb. 2. Relative und absolute Hemmung des belastungsinduzierten Anstieges von Herzfrequenz und systolischem Blutdruck unter Oxprenolol. HF: $n = 11$ Ergometrien von acht Probanden, [Ox] = 45,3 ± 3,3 ng/g; RR: $n = 12$ Ergometrien von neun Probanden, [Ox] = 43,5 ± 2,9 ng/g

Die Metoprololkonzentration, gemessen mit einem Isotopenverfahren (Dr. W. Riess, Ciba-Geigy, Basel) betrug am Ende der Belastung 39 ± 1,9 ng/g. Sechs weitere Probanden (20−25 Jahre) wurden in gleicher Weise im Abstand von mindestens 1 Woche, beginnend 20 min nach Infusion von Placebo bzw. Metoprolol (0,6 mg/kg in 25 min) ausbelastet (25 Wattstufen à 3 min, ab 75 Watt).

Bei der Stufenbelastung von 75−150 Watt ergab sich keine signifikante Änderung in der relativen Hemmung des Frequenzanstieges: 0,157 ± 0,033 bei 75 Watt und 0,194 ± 0,020 bei 150 Watt (n.s.). Die absolute Hemmung nahm jedoch von 12 ± 1,4 $\min^{-1}$ (75 Watt) auf 21 ± 2,0 $\min^{-1}$ (150 Watt) zu ($p < 0,001$), da der Frequenzanstieg hinreichend groß ausfiel: HF = 99 ± 2,5 (75 Watt) bzw. 133 ± 3,3 (150 Watt). Bei der Reduktion des belastungsinduzierten Druckanstieges fand sich eine grenzwertige Abnahme der relativen Hemmung (0,391 ± 0,062 bei 75 Watt, 0,209 ± 0,087 bei 150 Watt, $p < 0,01$), die jedoch nicht ausreichte, um eine nachweisbare Änderung in der absoluten Hemmung zu bewirken.

Eine Abnahme auch der absoluten Hemmung des systolischen Druckanstieges konnte stufenergometrisch erst an den unter β-Blockade ausbelasteten Probanden nachgewiesen werden (Hemmung als Differenz zwischen Placebo- und Metoprolol-Ergometrie): 19 ± 6,0 mm Hg bei 75 Watt, 25 ± 2,5 mm Hg bei 150 Watt, 7,5 ± 1,5 mm Hg bei 225 Watt. Die absolute Hemmung des Frequenzanstieges nahm dabei stetig zu: 22 ± 5,1 $\min^{-1}$ bei 75 Watt, 34 ± 3,2 $\min^{-1}$ bei 150 Watt, 48 ± 3,6 $\min^{-1}$ bei 225 Watt.

*Zusammenfassung*

Unter akuter β-Blockade wird die halbmaximale Hemmung einer Belastungstachykardie zu verschiedenen Belastungszeiten und -stufen mit gleichen Plasmaspiegeln eines β-Blockers erreicht. Die Hemmwirkung auf den belastungsinduzierten Blutdruckanstieg nimmt jedoch bei konstanter Plasmakonzentration des β-Blockers ab. Das ist auf den Anstieg der für eine halbmaximale Hemmung erforderlichen Plasmakonzentration des β-Blockers zurückzuführen und wahrscheinlich durch gegenregulatorische Mechanismen bedingt.

*Literatur*

1. Bobik A, Jennings GL, Korner PI, Ashley P, Jackman G (1979) Absorption and excretion of rapid and slow release oxprenolol and their effects on heart rate and blood pressure during exercise. Br J Clin Pharmacol 7: 545−549 − 2. Brunner L, Imhof P, Jack D (1975) Relation between plasma concentrations and cardiovascular effects of oral oxprenolol in man. Eur J Clin Pharmacol 8: 3−9 − 3. Regardh C-G, Johnsson G, Jordö L, Sölvell L (1975) Comparative bioavailability and effect studies on metoprolol administered as ordinary and slow release tablets in single and multiple doses. Acta Pharmacol Toxicol (Kbh) (Suppl V) 36: 45−58 − 4. Taylor SH, Thadani U, Watt SJ, Goldstraw PW, Hess H, Riess W (1977) Studies with slow release oxprenolol − II: acute and chronic administration to patients with exercise-induced angina pectoris. In: Judd L (ed) Topics in cardiovascular disease. An international symposium, Basle, 7th−9th May 1976. CIBA laboratories, Horsham, England, p 131 − 5. Watson RDS, Littler WA (1979) Onset and duration of β-adrenergic receptor blockade following single oral dose acebutolol hydrochloride (Sectral). Br J Clin Pharmacol 7: 557−561

Heck, I., Trübestein, G., Stumpe, K. O., Krück, F. (Med. Univ.-Poliklinik der Univ. Bonn)
**Auswirkung einer kombinierten Alpha- und Beta-Rezeptorenblockade auf die periphere Durchblutung bei arterieller Hypertonie**

Die Aktivität des sympathischen Nervensystems, vermittelt durch die endogenen Überträgerstoffe Adrenalin und Noradrenalin, spielt in der Entstehung und Unterhaltung der Hypertonie und bei der Blutdruckregulation überhaupt eine wichtige Rolle. Für die endogene Sympathikusaktivierung ist im wesentlichen Noradrenalin als Transmitter verantwortlich. Die Wirkung am Rezeptor ist überwiegend eine Alpha- und erst in zweiter Linie eine Beta-Rezeptorenstimulation. Die Wirkung ist daher insbesondere durch einen Anstieg des peripheren Widerstandes über eine Alpha-Rezeptoren-vermittelte präkapillare Vasokonstriktion charakterisiert. Als Folge davon steigt der systolische, besonders aber der diastolische und damit der Mitteldruck an, die Haut- und Muskeldurchblutung nehmen ab oder bleiben unverändert.

Die in der Hochdruckbehandlung häufig eingesetzten Beta-Blocker sind, wie verschiedene Untersucher zeigen konnten, neben anderen Nebenwirkungen auch damit belastet, daß sie durch die spezifische Blockade der Beta-Rezeptoren zu einem relativen Überwiegen wie auch absoluten Überschießen des Alpha-Tonus führen und daß dadurch bedingt der periphere Gesamtwiderstand zu- und das HZV abnimmt; Haut- und Muskeldurchblutung nehmen ebenfalls ab.

Die im Noradrenalin vereinigte Alpha- und Beta-Stimulation zu antagonisieren war Ziel experimenteller und klinischer Studien mit der Kombination des reinen Alpha-Blockers Pentolamin oder Phenoxybenzamin und Propanolol als beta-blockierendem Anteil. Dabei traten z. T. erhebliche Probleme im Sinne eines Orthostasesyndroms auf.

Seit 1972 kann mit Labetalol die alpha- und beta-sympathische Aktivität kombiniert blockiert werden. Die alpha-sympathikolytische Aktivität beträgt, gemessen an Pentolamin, 1/6−10. Der Angriff der Alpha-Sympathikolyse ist postsynaptisch und die Hemmung im Gegensatz zu Pentolamin kompetitiv. Die Beta-Blockade ist im Verhältnis zur Alpha-Blockade wie 3:1 bei oraler Anwendung, bei parenteraler Gabe wie 7:1. Die Angaben über den beta-blockierenden Effekt, gemessen an Propanolol, schwanken zwischen 1:1.5 und 6. Der Obstruktionsindex ist wie 1:11.

Die Wirksamkeit der Blockade ist, ähnlich wie bei den Beta-Blockern, abhängig von der Ausgangsstimulation des Systems. Die Alpha-Blockade erscheint in Relation zur Beta-Blockade in dem Sinne ausgewogen, daß eine Änderung der Pulsfrequenz nicht auftritt.

Untersuchungen von Bahlmann und Brod zeigten, daß im Akutversuch die bekannten hämodynamischen Auswirkungen mit Blutdrucksenkung, Abnahme des peripheren Gefäßwiderstandes, Zunahme des HZV sowie die Steigerung der arteriellen und venösen Distensibilität erwartungsgemäß nachweisbar sind.

Bei bestimmten Patienten mit Hypertonie ist der therapeutische Einsatz der Beta-Blocker dadurch eingeschränkt, daß durch die überschießende Alpha-Stimulation die periphere Durchblutung derart erniedrigt wird, daß es zu raynaudartigen Phänomenen kommt. Diese Veränderung läßt sich z. B. venenverschlußplethysmographisch erfassen, wobei die Patienten nach selektiver Beta-Blockade eine erhebliche Erniedrigung des „arterial flow" zeigen.

*Material und Methoden*

Bei 24 Patienten mit arterieller Hypertonie Schweregrad I−III wurde in einem Langzeitprotokoll unter oraler Medikation von im Mittel 600 mg Labetalol Blutdruck und Puls über zunächst 6 Wochen, insgesamt im Mittel jetzt über ca. 9 Monate kontrolliert. Bei neun Patienten wurde ein akutes parenterales Protokoll mit intravenöser Gabe von 100 mg Labetalol durchgeführt. Die Meßgrößen der peripheren Durchblutung wie „arterial flow" (AF) und Digitalarteriendruck wurden in Ruhe und nach den Bedingungen reaktiver Hyperämie erfaßt. Der Blutdruck wurde nach Riva-Rocci, der AF venenverschlußplethysmographisch mittels dem strain gauge-Plethysmographen ermittelt. Die Bedingung der reaktiven Hyperämie wurde durch 3 min suprasystolische Sperre erreicht. Sämtliche Werte werden als Mittelwerte ($\bar{x}$) und Standardfehler (SE) angegeben.

Die statistische Auswertung erfolgte nach dem $t$- bzw. U-Test.

*Ergebnisse*

1. Im Langzeitprotokoll unter oraler Labetalolmedikation mit durchschnittlicher Dosierung von 600 mg − Bereich zwischen 400 und 1200 mg − pro die, kam es nach der ersten Medikamenteneinnahme zu einem signifikanten Blutdruckabfall (Abb. 1).

Nach 3 Wochen war der Blutdruckabfall gegenüber den Ausgangswerten signifikant, stieg aber nach 6 Wochen wieder geringfügig an. Der Blutdruckabfall war systolisch ausgeprägter als diastolisch, die Pulsfrequenz war auch nach 3 bzw. 6 Wochen nahezu unverändert.

Im einzelnen verhielten sich die Meßgrößen wie folgt: RR: von 153 mm Hg ± 4,1 SE auf 137 mm Hg ± 1,6 SE systolisch, diastolisch von 92 mm Hg ± 4,1 SE auf 89 mm Hg ± 3,0 SE nach 3 Wochen und nach 6 Wochen 137,5 mm Hg ± 4,8 SE systolisch und 93,6 mm Hg ± 4,0 SE diastolisch.

Die Digitalarteriendrucke bewegten sich von 132,9 mm Hg ± 3,4 SE auf 124 mm Hg ± 4,4 SE nach 3 Wochen und 124,3 mm Hg ± 4,9 SE nach 6 Wochen.

Der „arterial flow" ging von Ausgangswerten 5,7 ml · 100 ml$^{-1}$ · min$^{-1}$ ± 0,66 SE auf 6,86 ml · 100 ml$^{-1}$ · min$^{-1}$ ± 0,81 SE nach 3 Wochen und auf 6,4 ml · 100 ml$^{-1}$ · min$^{-1}$ ± 0,99 SE nach 6 Wochen. Die Zunahme des „arterial flow" unter reaktiver Hyperämie war mit einer Zunahme von 10,0 ml · 100 ml$^{-1}$ · min$^{-1}$ ± 0,92 SE auf 12,6 ml · 100 ml$^{-1}$ · min$^{-1}$ ± 1,05 SE nach 3 Wochen mit 26% sehr ausgeprägt und fiel nach 6 Wochen mit 11,6 ml · 100 ml$^{-1}$ · min$^{-1}$ ± 1,23 SE etwas geringer aus.

Insgesamt waren die Änderungen aller gemessenen Parameter nach 3 Wochen ausgeprägter nachweisbar als nach 6 Wochen, trotz der je nach Blutdrucklage meist erfolgten Dosissteigerung.

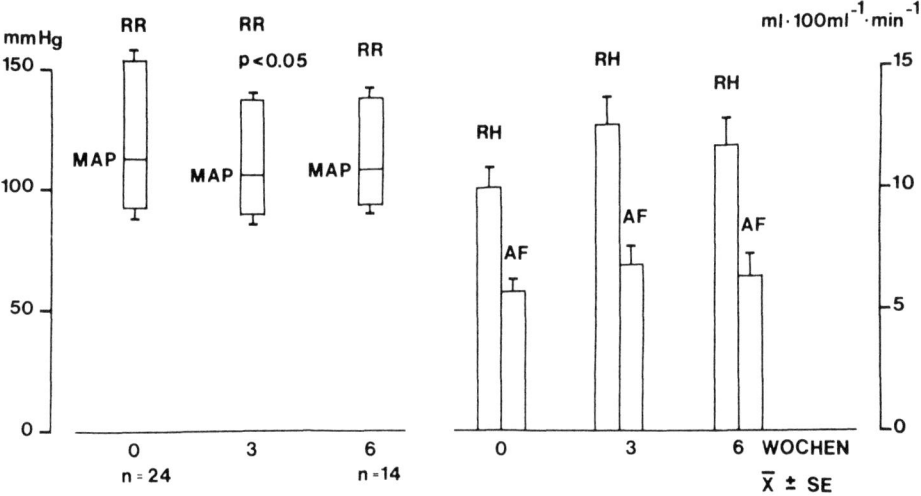

**Abb. 1.** Verhalten von Blutdruck (systolisch und diastolisch), Mitteldruck, „arterial flow" und „arterial flow" unter reaktiver Hyperämie unter kombinierter Alpha- und Beta-Blockade mit Labetalol im oralen Langzeitversuch

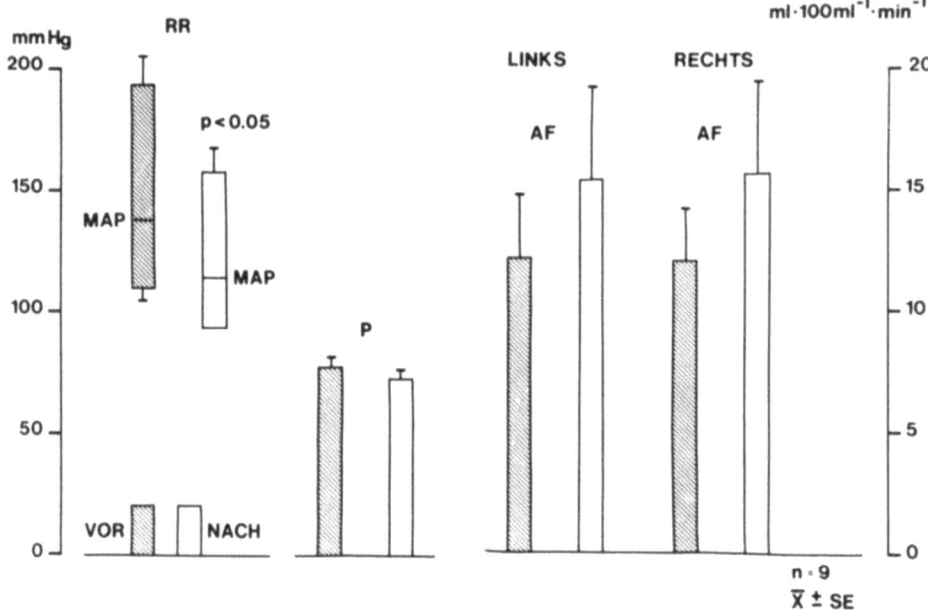

Abb. 2. Blutdruck, Puls und „arterial flow" unter akuter Alpha- und Beta-Blockade mit Labetalol

2. Bei der akuten intravenösen Applikation von Labetalol in einer Dosierung von 100 mg zeigten sich von der Tendenz gleiche Veränderungen von Blutdruck, Puls und „arterial flow". Bei dieser Gruppe von neun Patienten lagen höhere Ausgangswerte im Blutdruck vor: 193 mm Hg ± 10,3 SE systolisch und 109,4 mm Hg ± 5,0 SE diastolisch – der Puls lag bei 77,8 Schlägen pro Minute ± 3,8 SE.

Nach Gabe von 100 mg Labetalol fiel der systolische Druck auf 158,3 mm Hg ± 9,1 SE, der diastolische auf 92,8 mm Hg ± 6,5 SE – der Puls sank auf 72,7 Schläge pro Minute ± 3,2 SE.

Der „arterial flow" zeigte unter akuter Gabe von Labetalol einen Anstieg links von 12,1 ml · 100 ml$^{-1}$ · min$^{-1}$ ± 2,17 SE auf 15,4 ml · 100 ml$^{-1}$ · min$^{-1}$ ± 4,0 SE und rechts von 12,1 ml · 100 ml$^{-1}$ · min$^{-1}$ ± 2,1 SE auf 15,7 ml · 100 ml$^{-1}$ · min$^{-1}$ ± 3,7 SE.

Eine wesentliche Seitendifferenz bestand nicht.

*Diskussion*

Die von anderen Untersuchern gemachten Beobachtungen lassen sich in dem hier durchgeführten Langzeitprotokoll und dem Akutversuch bestätigen: der Blutdruck läßt sich signifikant und nebenwirkungsarm senken – allerdings mit einer nicht zu übersehenden Neigung zur Tachyphylaxie. Dies drückte sich in der fast in jedem Fall erforderlichen Dosissteigerung auf maximal bis zu 1200 mg pro die aus. Die Pulsfrequenz blieb nahezu unverändert. Die Meßgrößen der peripheren Durchblutung wie „arterial flow" vor und nach reaktiver Hyperämie zeigten auch nach 6 Wochen im Trend eine deutliche Besserung im Vergleich zu den Ausgangswerten. Immerhin war es unter der Therapie in keinem Fall zu einer schwerwiegenden Verschlechterung der peripheren Durchblutung trotz ausreichender Blutdrucksenkung gekommen, im Gegensatz zu den Beobachtungen bei reiner Beta-Blockade.

Nochmals zusammengefaßt, kommt es unter Labetalol oral und parenteral neben dem bekannten Blutdruckabfall zu einem Anstieg der peripheren Durchblutung. Labetalol kann somit besonders bei Patienten mit peripheren Durchblutungsstörungen, besonders beim M. Raynaud und bei Koronarinsuffizienz empfohlen werden.

*Literatur*

Bahlmann J, Brod J, Hubrich W, Pretschner P (1980) Beeinflussung der hämodynamischen Streßreaktion bei Hypertonikern durch eine kombinierte alpha- und beta-Blockade mit Labetalol. Dtsch Med Wochenschr 41: 1414–1418 – Beilin JL, Juel-Jensen BE (1972) Alpha- and beta-adrenoceptor blockade in hypertension. Lancet 1: 972–982 – Johnson FO, La Brooy J, Munro-Faure AD (1976) Comparative anti-hypertensive effects of Labetalol and the combination of Oxyprenolol and Pentolamine. Br J Clin Pharmacol (Suppl) 3: 783–787 – Koch G (1977) Acute hemodynamic effects of an alpha- and beta-receptor blocking agent (AH 5158) on the systemic and pulmonary circulation at rest and during exercise in hypertensive patients. Am Heart J 93: 581–585 – Lund-Johansen P, Bakke OM (1979) Hemodynamic effects and plasma concentrations of Labetalol during long-term treatment of essential hypertension. Br J Clin Pharmacol 7: 169–174 – Mörl H (1976) Quantitative Meßmethoden der peripheren Durchblutung. Medizinische Technik 96: 87–91 – Pugsley DJ, Armstrong BK, Nassim MA, Beilin JL (1976) Controlled comparison of Labetalol and Propanolol in the management of severe hypertension. Br J Clin Pharmacol (Suppl 3) 4: 777–782 – Richards DA, Prichard BNC (1979) Clinical pharmacology of Labetalol. Br J Pharmacol (Suppl 2) 8: 895–935 – Simpson FO (1974) Beta-adrenoceptor-blocking drugs in hypertension. Drugs 7: 85–105

Zschiedrich, H., Neurohr, W., Lüth, J. B., Philipp, T., Distler, A.
(I. Medizinische Klinik und Poliklinik der Univ. Mainz)
**Untersuchungen zum Mechanismus der antihypertensiven Wirkung des α-β-Rezeptorenantagonisten Labetalol bei Patienten mit essentieller Hypertonie***

*1. Einleitung*

Die blutdrucksenkende Wirkung von Labetalol wird seinen α- und β-Rezeptoren-blokkierenden Eigenschaften zugeschrieben, wobei die β-Rezeptorenblockade überwiegt. Labetalol blockiert $\beta_1$- und $\beta_2$-Rezeptoren in ähnlichem Ausmaß [2], es blockiert hingegen hochselektiv postsynaptische $\alpha_1$-Rezeptoren, nicht aber präsynaptische $\alpha_2$-Rezeptoren [1]. Zusätzlich wurde im Tierversuch gezeigt, daß Labetalol die periphere Aufnahme von Noradrenalin in die sympathischen Nervenfaserendigungen hemmt [5]. Diese Hemmung kann einen der $\alpha_1$-blockierenden Wirkung von Labetalol entgegengerichteten Effekt zur Folge haben. In der vorliegenden Untersuchung wurde der Frage nachgegangen, inwieweit die Hemmung der neuronalen Aufnahme von zirkulierendem Noradrenalin der α-Rezeptoren blockierenden Wirkung von Labetalol unter chronischer oraler Gabe bei Patienten mit essentieller Hypertonie (EH) entgegenwirkt.

*2. Patienten und Methoden*

Bei 14 Patienten mit EH (acht Männer, sechs Frauen im Alter von 31–55 Jahren, durchschnittliches Alter 41,5 Jahre) wurde der Einfluß von Labetalol auf Blutdruck, Herzfrequenz und Plasmanoradrenalin nach

---
\* Mit Unterstützung durch die Deutsche Forschungsgemeinschaft

einer 30minütigen Ruheperiode sowie nach Belastung von 200 Watt über 2 min auf einem elektrisch gebremsten Fahrradergometer (Siemens-Elema Cycle-Ergometer 380) im Liegen untersucht. Nach einer weiteren Ruheperiode von 30 min wurde eine Dosiswirkungskurve der pressorischen Wirkung von infundiertem Noradrenalin (Arterenol Hoechst) erstellt. Am Ende jeder Infusionsstufe wurde erneut Blut zur Plasmanoradrenalinbestimmung entnommen. Diese Untersuchungen wurden durchgeführt nach einem 4wöchigen therapiefreien Intervall (einschließlich einer 2wöchigen Placebophase), nach 4wöchiger oraler Gabe von Labetalol in einer Dosis von 2 × 200 mg/Tag (in einem Fall 2 × 100 mg/Tag) (Labetalol I) und nach weiteren 8 Wochen, in denen die Labetaloldosis bis maximal 1 600 mg/Tag erhöht wurde, mit dem Ziel Normotension zu erreichen. Die Labetaloldosis betrug zu diesem Zeitpunkt im Mittel 1000 ± 495 mg/Tag (Labetalol II). Die Plasmanoradrenalinbestimmung erfolgte nach der von da Prada und Zürcher [4] angegebenen radioenzymatischen Methode. Sämtliche Werte werden als Mittelwerte ± Standardabweichung angegeben. Lineare Abhängigkeiten wurden durch Regressionsanalysen geprüft, zur Prüfung von Mittelwertsunterschieden kam der $t$-Test nach Student zur Anwendung.

## 3. Ergebnisse

Der mittlere arterielle Druck (diastolischer Druck + $^1/_3$ der Blutdruckamplitude) in Ruhe sank im Mittel von 118 ± 10,5 auf 106 ± 12,7 mm Hg nach der ersten Therapieperiode (Labetalol I) ($p < 0,01$) ab. Erhöhung der Labetaloldosis führte nur zu geringer zusätzlicher Blutdrucksenkung auf 103 ± 9,6 mm Hg nach weiteren 8 Wochen Therapie ($p < 0,001$; Labetalol II vs. Placeboperiode). Die mittlere Herzfrequenz nahm von 80 ± 7 auf 73 ± 5 ($p < 0,01$) nach der ersten und auf 74 ± 8 Schläge/min ($p < 0,01$) nach der zweiten Therapieperiode im Vergleich zur Placeboperiode ab. Nach Ergometerbelastung fiel der systolische Blutdruck von 225 ± 21 auf 197 ± 20 ($p < 0,001$) (Labetalol I) bzw. auf 198 ± 24 mm Hg ($p < 0,001$) (Labetalol II) ab. Die Belastungstachykardie sank von 149 ± 12 auf 136 ± 12 ($p < 0,001$) (Labetalol I) bzw. auf 128 ± 18 Schläge/min ($p < 0,001$) (Labetalol II) im Vergleich zur Placeboperiode. Die Plasmanoradrenalinwerte in Ruhe betrugen 283 ± 190 und blieben mit 262 ± 133 nach Labetalol I und 305 ± 106 ng/l nach Labetalol II unverändert. Die stimulierten Plasmanoradrenalinwerte nach Ergometerbelastung betrugen 1 343 ± 1 100 und blieben mit 1 695 ± 1 344 nach Labetalol I bzw. 1 526 ± 724 ng/l nach Labetalol II ebenfalls unverändert.

In der Abb. 1. ist die Beziehung zwischen der Dosis des infundierten Noradrenalins und der Zunahme des mittleren arteriellen Druckes gegenüber dem Ausgangsdruck vor Infusion dargestellt. Bei annähernd gleichen Noradrenalindosen im Placebo- und in den

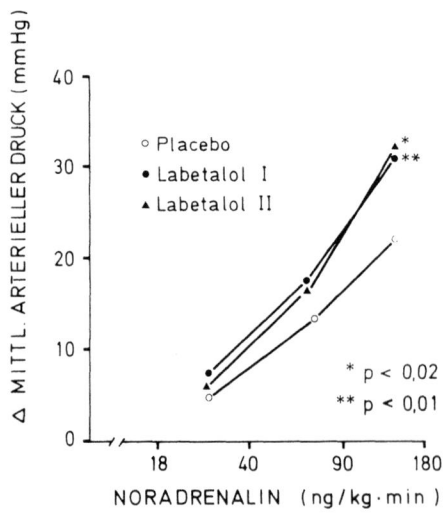

**Abb. 1.** Dosiswirkungsbeziehungen zwischen infundiertem Noradrenalin und der Zunahme des mittleren arteriellen Druckes gegenüber dem Ausgangsdruck vor Infusion unter Placebo- und Labetalolbehandlung in niedriger Dosis (Labetalol I) und höherer Dosis (Labetalol II). Dargestellt sind die Mittelwerte der jeweiligen Dosiswirkungsbeziehungen ($n = 14$)

Labetalolversuchen erkennt man eine ähnliche pressorische Wirkung von Noradrenalin im Schwellendosisbereich. Jedoch zeigt sich bei zunehmender Dosis von exogenem Noradrenalin eine gesteigerte pressorische Wirkung unter Labetaloltherapie, erkenntlich an der Zunahme der Steilheit der Dosiswirkungskurve. Die pressorische Wirkung von exogenem Noradrenalin war unter Labetalol II im Vergleich zu Labetalol I nicht verschieden.

Die Abb. 2 zeigt die Plasmanoradrenalinkonzentrationen in Abhängigkeit von der Dosis des infundierten Noradrenalins. Im gesamten Kollektiv ließ sich sowohl unter Placebobedingungen als auch unter Labetalol I und Labetalol II eine lineare Beziehung zwischen der Dosis des infundierten Noradrenalins und den Plasmanoradrenalinkonzentrationen finden. Diese lineare Beziehung gilt auch für jeden individuellen Versuch (hier nicht dargestellt). Die mittlere Steigung der Regressionsgeraden der individuellen Versuche betrug $13{,}6 \pm 7{,}2$, sie war mit $17{,}7 \pm 7{,}4$ unter Labetalol I und $20{,}4 \pm 9{,}5$ unter Labetalol II signifikant größer ($p < 0{,}005$ bzw. $p < 0{,}02$) im Vergleich zu Placebobedingungen. Bei gleicher Noradrenalindosis waren demnach die entsprechenden Plasmanoradrenalinkonzentrationen unter Labetalol deutlich höher, d. h. die Elimination von Noradrenalin aus dem Plasma war unter Labetalol vermindert. Die Elimination von Noradrenalin unter Labetalol in der niedrigen und der höheren Dosis war hingegen statistisch nicht verschieden.

## 4. Diskussion und Schlußfolgerung

Labetalol führte zu einer Senkung des Ruhe- und Belastungsblutdruckes und einer Abnahme der Herzfrequenz bei unverändertem endogenem Plasmanoradrenalin.

Nach Literaturangaben läßt sich bei normotensiven Probanden unter Labetalol sowohl nach einmaliger oraler [9] als auch nach intravenöser Gabe [10], bei Patienten mit EH nach oraler Gabe in einer Dosis von 800 mg/Tag für eine Woche [8] ein kompetitiver Antagonismus gegenüber der pressorischen Wirkung des $\alpha_1$-Rezeptorenagonisten Phenylephrin nachweisen. Die pressorische Wirkung von exogenem Noradrenalin wurde

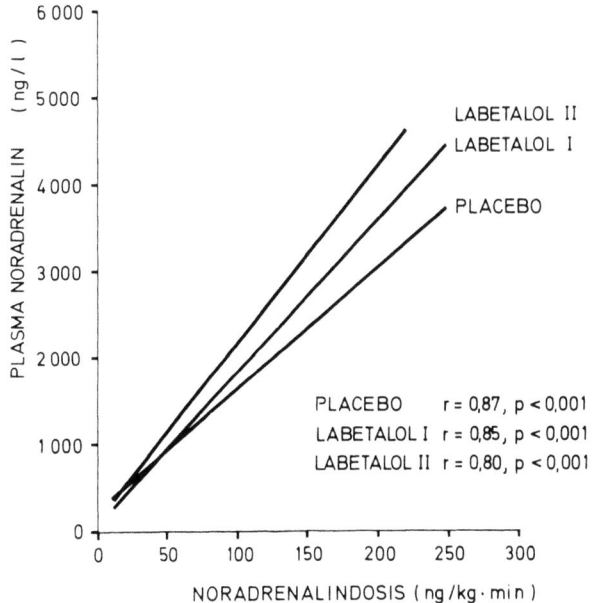

**Abb. 2.** Abhängigkeit der Plasmanoradrenalinkonzentrationen von der Dosis des infundierten Noradrenalins unter Placebo- und Labetalolbehandlung in niedriger (Labetalol I) und höherer Dosis (Labetalol II). Weitere Erläuterungen s. Text

nach einmaliger intravenöser Gabe von Labetalol bei Normotonikern ebenfalls kompetitiv gehemmt, jedoch im geringeren Maße als diejenige von Phenylephrin [11]. Im Gegensatz zu diesen Befunden im akuten Versuch kam es in unseren Untersuchungen nach chronischer oraler Gabe von Labetalol bei Patienten mit EH zu einer Zunahme der pressorischen Wirkung von exogenem Noradrenalin, d. h. eine $\alpha$-blockierende Wirkung war unter diesen Bedingungen nicht erkennbar. Gleichzeitig waren die Plasmanoradrenalinkonzentrationen durch verminderte Elimination aus dem Plasma unter Labetalol erhöht, wie dies auch beim narkotisierten Hund [7] und bei normotensiven Probanden [12] beobachtet wurde.

Erhöhte Noradrenalinkonzentrationen könnten zum einen den Antagonismus von Labetalol an postsynaptischen $\alpha_1$-Rezeptoren abschwächen bzw. aufheben, andererseits muß eine Stimulation von postsynaptischen $\alpha_2$-Rezeptoren durch exogenes Noradrenalin angenommen werden [6].

Bei Patienten mit EH scheint somit die blutdrucksenkende Wirkung von Labetalol bei chronischer Gabe in den von uns verwendeten Dosen im wesentlichen Ausdruck der $\beta$-Rezeptoren-blockierenden Eigenschaften dieser Substanz zu sein. Unsere Annahme, daß der $\alpha$-Rezeptoren-blockierende Effekt von Labetalol bei chronischer Gabe ohne wesentliche Bedeutung für die Blutdrucksenkung ist, wird unterstützt durch die klinische Beobachtung, daß orthostatische Hypotensionen als häufige Nebenwirkung einer $\alpha$-Rezeptorenblockade vorwiegend zu Beginn einer antihypertensiven Behandlung mit Labetalol und bei Gabe von höheren Dosen auftreten [3].

*Literatur*

1. Blakeley AGH, Summers JR (1977) The effects of labetalol (AH 5158) on adrenergic transmission in the cat spleen. Br J Pharmacol 59: 643–650 – 2. Brittain RT, Levy GP (1976) A review of the animal pharmacology of labetalol, a combined alpha- and beta-adrenoceptor-blocking drug. Br J Clin Pharmacol (Suppl) 681–694 – 3. Brodgen RN, Heel RC, Speight TM, Avery GS (1978) Labetalol: A review of its pharmacology and therapeutic use in hypertension. Drugs 15: 251–270 – 4. Da Prada M, Zürcher G (1976) Simultaneous radioenzymatic determination of plasma and tissue adrenaline, noradrenaline and dopamine within the femtomole range. Life Sci 19: 1161–1174 – 5. Kennedy I, Levy GP (1975) Combined alpha- and beta-adrenoceptor blocking drug AH 5158: Further studies on alpha-adrenoceptor blockade in anaesthetized animals. Br J Pharmacol 53: 585–592 – 6. Langer SZ, Massingham R, Shepperson NB (1980) Presence of postsynaptic alpha$_2$-adrenoceptors of predominantly extrasynaptic location in the vascular smooth muscle of the dog hind limb. Clin Sci 59: 225s–228s – 7. Levy GP, Richards DA (1980) Labetalol. In: Scriabine A (ed) Pharmacology of antihypertensive drugs. Raven Press, New York, p 325 – 8. Mehta J, Cohn JN (1977) Hemodynamic effects of labetalol, an alpha and beta adrenergic blocking agent, in hypertensive subjects. Circulation 55: 370–375 – 9. Richards DA, Tuckman J, Prichard BNC (1976) Assessment of alpha- and beta-adrenoceptor blocking actions of labetalol. Br J Clin Pharmacol 3: 849–855 – 10. Richards DA, Prichard BNC, Boakes AJ, Tuckman J, Knight EJ (1977) Pharmacological basis for antihypertensive effects of intravenous labetalol. Br Heart J 1: 99–106 – 11. Richards DA, Prichard BNC (1978) Concurrent antagonism of isoproterenol and norepinephrine after labetalol. Clin Pharmacol Ther 23: 253–258 – 12. Richards DA, Prichard BNC, Hernandez R (1979) Circulatory effects of noradrenaline and adrenaline before and after labetalol. Br J Clin Pharmacol 7: 371–378

Kolloch, R. (Med. Univ.-Poliklinik, Bonn), Myers, M., Bornheimer, J., DeQuattro, V. (Medical Center, University of Southern California, Los Angeles, USA)

## Hämodynamik und Plasmakatecholamine während statischer Muskelarbeit bei essentieller Hypertonie: Einfluß kombinierter Alpha- und Beta-Rezeptorenblockade

*Einleitung*

Isometrische oder statische Muskelarbeit wird im Rahmen alltäglicher Aktivitäten häufig geleistet und schließt Tätigkeiten wie Heben, Tragen, Festhalten, Schieben, Ziehen oder Erhöhung des intraabdominellen Drucks ein.

Die Kompression eines Handdynamometers mit 30% der maximalen individuellen Kompressionskraft entspricht ungefähr dem Arbeitsaufwand, um 10 kg mit einer Hand zu tragen.

Diese Arbeitsleistung wird von vielen Patienten vorübergehend mehrfach am Tag erreicht.

Isometrische Muskelarbeit führt bei Hypertonikern zu einem sofortigen Anstieg der Herzfrequenz sowie des systolischen und diastolischen Blutdrucks [1–3] und birgt eine potentielle Gefährdung dieser Patientengruppe. Der Blutdruckanstieg ist mit einer signifikanten Erhöhung der Plasmakatecholamine verknüpft [4, 5], und das sympathische Nervensystem scheint eine bedeutende Rolle bei der Vermittlung der beobachteten kardiovaskulären Veränderungen zu spielen [6].

Der Blutdruckanstieg während isometrischer Muskelarbeit ist bei Hochdruckpatienten, die mit dem Beta-Blocker Propranolol behandelt werden, gesteigert. Dies ist wahrscheinlich auf eine vermehrte Stimulation der nicht blockierten Alpha-Rezeptoren zurückzuführen. Der Herzfrequenzanstieg ist während Beta-Blockade abgeschwächt [7].

Alpha-Blockade mit Phentolamin führt zu einem vorübergehenden stärkeren Anstieg der Herzfrequenz, wahrscheinlich über eine vermehrte Noradrenalinfreisetzung und somit gesteigerte Beta-Rezeptorenstimulation [7].

Mit einer kombinierten Alpha- und Beta-Blockade kann daher möglicherweise eine wirksame Abschwächung des Blutdruck- und Herzfrequenzanstieges während isometrischer Muskelarbeit erreicht werden.

Labetalol ist ein wirksames Antihypertensivum mit kombinierten alpha- und beta-blockierenden Eigenschaften [8, 9]. In der folgenden Arbeit wird bei Hypertonikern der Einfluß von Labetalol auf Blutdruck und Herzfrequenz während isometrischer Muskelarbeit untersucht und die Veränderung dieser Parameter zu der Plasma-Noradrenalinkonzentration in Beziehung gesetzt.

*Patienten und Methodik*

Neun Patienten – fünf Männer und vier Frauen – mit unkomplizierter leichter bis mittelschwerer essentieller Hypertonie wurden in die Untersuchung einbezogen. Ihr Alter lag zwischen 22 und 60 Jahren mit einem mittleren Alter von 41 Jahren. Alle Patienten hatten Blutdruckwerte über 140/90 mm Hg bei mindestens drei ambulanten Kontrollen. Alle Medikamente wurden für mindestens 3 Wochen abgesetzt. Die Kochsalzaufnahme war nicht beschränkt, die Natriumausscheidung lag zwischen 100 und 210 mmol/Tag.

Nach einer Auswaschperiode von 2 Wochen wurden die Patienten 2 Wochen mit Placebo und 4 Wochen mit Labetalol behandelt. Die Labetaloldosis wurde wöchentlich gesteigert, bis der diastolische Blutdruck unter 90 mm Hg lag oder die maximale tägliche Dosis von 900 mg erreicht war. Folgende Untersuchungen wurden am Ende der Placeboperiode und der Labetalolbehandlung durchgeführt: Alle Patienten wurden morgens zwischen 8 und 11 Uhr untersucht. Ein Venenverweilkatheter wurde in eine Unterarmvene gelegt. Messungen von Blutdruck und Herzfrequenz sowie Blutentnahmen für die Bestimmung von Katecholaminen und Renin erfolgten nach 45minütigem Liegen und 30minütigem

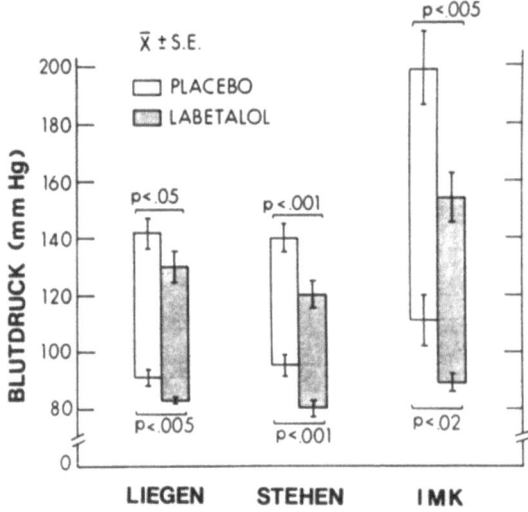

Abb. 1. Einfluß von Labetalol auf systolischen und diastolischen Blutdruck im Liegen, Stehen und während isometrischer Muskelkontraktion (IMK)

Stehen und 3minütiger isometrischer Muskelarbeit. Die Probanden komprimierten einen Handdynamometer für 3 min mit 50% ihrer maximalen Kompressionskraft.

Noradrenalin und Adrenalin wurden mit einer radioenzymatischen Methode bestimmt [10], die Plasma-Reninaktivität mit einem Radioimmunoassay [11]. Die statistische Auswertung erfolgte mit Hilfe des Student-$t$-Tests für gepaarte Werte.

*Ergebnisse*

Die Behandlung mit Labetalol führte zu einer Abnahme des systolischen und diastolischen Blutdrucks im Liegen und Stehen sowie während isometrischer Muskelarbeit (Abb. 1). Der Blutdruckabfall war im Stehen ausgeprägter als im Liegen. Eine orthostatische Dysregulation war jedoch bei keinem Patienten nachweisbar. Während isometrischer Muskelarbeit betrug die Abnahme des systolischen und diastolischen Blutdrucks 20 bzw. 22%.

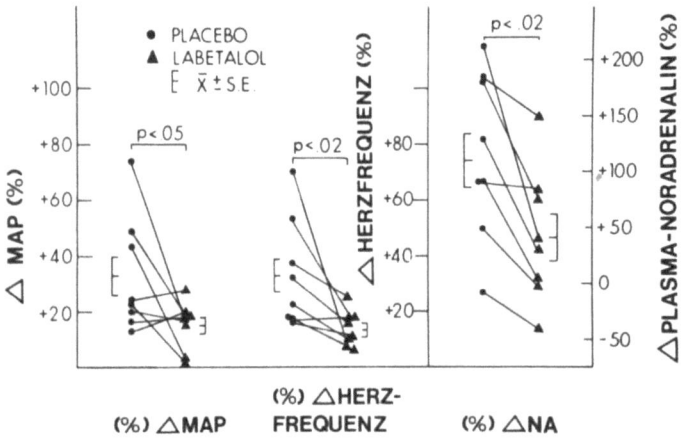

Abb. 2. Einfluß von Labetalol auf die prozentuale Änderung (% $\Delta$) von arteriellem Mitteldruck (MAP), Herzfrequenz und Plasma-Noradrenalin (NA) während isometrischer Muskelarbeit bei acht Hypertonikern

Die Herzfrequenz nahm während Labetalol Therapie im Liegen von 71 ± 2 auf 64 ± 2 ($p < 0,05$), im Stehen von 80 ± 3 auf 72 ± 2 ($p < 0,05$) und während isometrischer Muskelarbeit von 92 ± 5 auf 76 ± 3 ($p < 0,002$) Schläge pro Minute ab.

Während Labetalolgabe stieg die Plasma-Noradrenalinkonzentration im Liegen von 296 ± 24 auf 349 ± 24 ng/l ($p < 0,08$) und im Stehen von 441 ± 25 auf 545 ± 36 ng/l ($p < 0,02$) an.

Während isometrischer Muskelarbeit lag die Noradrenalinkonzentration im Vergleich zu Werten vor der Behandlung niedriger (638 ± 108 versus 481 ± 48 ng/l, $p < 0,05$).

Isometrische Muskelarbeit führte zu einem Anstieg des ateriellen Mitteldrucks um 33%, der Herzfrequenz um 33% und von Noradrenalin um 117%. Während der Labetaloltherapie betrugen die Anstiege nur 15 bzw. 14 und 43%. Das bedeutet eine Abnahme um ca. 50% (Abb. 2).

Die Abnahme der absoluten Noradrenalinkonzentration während Labetalol war signifikant mit dem verminderten systolischen Blutdruck- und Herzfrequenzanstieg korreliert ($p < 0,02$ bzw. $p < 0,05$).

Die Plasma-Reninaktivität wurde von Labetalol unter allen drei Bedingungen reduziert ($p < 0,05$).

*Diskussion*

Die kardiovaskuläre Reaktion auf isometrische Muskelarbeit ist in früheren Untersuchungen bei Normalpersonen und unbehandelten Hypertonikern beschrieben worden [1–3, 7]. Die zugrundeliegenden Mechanismen des sofortigen Blutdruck- und Herzfrequenzanstiegs sind jedoch unklar. Die Stimulation des sympathischen Nervensystems scheint eine bedeutende Rolle bei der Vermittlung der beobachteten kardiovaskulären Veränderungen zu spielen [6].

Bei Patienten mit essentieller Hypertonie ist unter Ruhe- und Belastungsbedingungen ein gesteigerter Sympathikustonus nachgewiesen worden [12, 13]. Hypertoniker sind daher durch ein überschießendes Blutdruckverhalten während isometrischer Muskelarbeit besonders gefährdet.

Eine kombinierte Alpha- und Beta-Blockade mit Labetalol führt bei Hypertonikern zu einer wirksamen Abschwächung des Blutdruck- und Noradrenalinanstiegs während isometrischer Muskelarbeit. Die Abnahme der Herzfrequenz und der Reninaktivität im Liegen und Stehen ist wahrscheinlich auf die beta-blockierenden Eigenschaften des Medikaments zurückzuführen. Der abgeschwächte Blutdruck-, Herzfrequenz- und Noradrenalinanstieg während isometrischer Muskelarbeit spricht für eine Abnahme der maximalen Stimulierbarkeit des sympathischen Nervensystems während der Labetalolbehandlung. Der verminderte Sympathikustonus kommt möglicherweise zustande durch Blockade zentraler exzitatorischer Neurone oder peripherer präsynaptischer Beta-Rezeptoren, die an der Regulation der neuronalen Noradrenalinfreisetzung beteiligt sind. Die Zunahme von Noradrenalin im Liegen und Stehen ist wahrscheinlich reflektorisch bedingt und vereinbar mit Befunden nach prä- und postsynaptischer Alpha-Blockade [14, 15].

Alpha-blockierende Antihypertensiva führen offenbar zu einer wirksamen Abschwächung des Blutdruck-, Herzfrequenz- und Noradrenalinanstiegs nach isometrischer Muskelarbeit, wenn sie gleichzeitig die Sympathikusaktivität supprimieren.

*Literatur*

1. Hoel BL et al. (1970) Hemodynamic responses to sustained handgrip in patients with hypertension. Acta Med Scand 188: 491–495 – 2. Nyberg G (1976) Blood pressure and heart rate responses to isometric exercise and mental arithmetic in normotensive and hypertensive subjects. Clin Sci Mol Med

51: 681–685 – 3. Sannerstedt R, Julius S (1972) Systemic hemodynamics in borderline arterial hypertension: responses to static exercise before and under the influence of propranolol. Cardiovasc Res 6: 398–403 – 4. Kozlowski S et al. (1973) Plasma catecholamines during sustained isometric exercise. Clin Sci Mol Med 45: 723–731 – 5. Lake CR et al. (1977) Lack of correlation of plasma norepinephrine and dopamine-beta-hydroxylase in hypertensive and normotensive subjects. Circ Res 41: 865–869 – 6. Martin CE et al. (1974) Autonomic mechanisms in hemodynamic responses to isometric exercise. J Clin Invest 54: 104–115 – 7. McAllister RG (1979) Effect of adrenergic receptor blockade on the responses to isometric handgrip: studies in normal and hypertensive subjects. J Cardiovasc Pharmacol 1: 253–263 – 8. Brittain RT, Levy GP (1976) A review of the animal pharmacology of labetalol, a combined alpha- and beta-adrenoreceptor blocking drug. Br J Clin Pharmacol 3: 681–694 – 9. Weidmann P et al. (1978) Alpha and beta adrenergic blockade with orally administered labetalol in hypertension. Am J Cardiol 41: 570–576 – 10. Peuler JD, Johnson GA (1977) Simultaneous single isotope radioenzymatic assay of plasma norepinephrine, epinephrine and dopamine. Life Sci 21: 625–636 – 11. Haber E et al (1969) Application or radioimmunoassay for angiotensin I to the physiologic measurements of plasma renin activity in normal human subjects. J Clin Endocrinol Metab 29: 1349–1354 – 12. DeQuattro V, Chan S (1973) Raised plasma catecholamines in some patients with primary hypertension. Lancet 1: 806–809 – 13. Robertson D et al. (1979) Alterations in the responses of the sympathetic nervous system and renin in borderline hypertension. Hypertension 1: 118–124 – 14. Rand MJ et al. (1975) Inhibitory feedback modulation of adrenergic transmission. Clin Exp Pharmacol Physiol 2: 21–26 – 15. Filinger EJ et al. (1978) Evidence for the presynaptic location of the alpha-adrenoceptors which regulate noradrenaline release in the rat submaxillary gland. Naunyn-Schmiedebergs Arch Pharmacol 304: 21–26

Lehmann, M., Keul, J. (Abt. Leistungsmedizin, Med. Univ.-Klinik Freiburg)
**Plasmakatecholamine und Hämodynamik in Ruhe und während Belastung beim primären Hochdruck**

Die Bedeutung des sympathischen Systems für das Auftreten oder den Verlauf des primären Hochdrucks ist umstritten (Lit. bei [4]). Die Wirksamkeit von Medikamenten wie z. B. Reserpin, Clonidin, Alpha-Methyl-Dopa und von Beta-Blockern, die Einfluß auf den Sympathikus haben, läßt eine Beteiligung des sympathischen Systems vermuten. Andere pressorische oder depressorische Prinzipien wie das Renin-Angiotensin-Aldosteron-, das Prostaglandin- oder Kallikrein-Bradykininsystem sind in diese Überlegungen mit einzubeziehen (Lit. bei [1]); eine Bedeutung eines erhöhten Kochsalzgehaltes der Gefäßwände beim primären Hochdruck für die gesteigerte Wirkung pressorischer Substanzen wird angenommen [2]. Zwei Einflüsse sind in erster Linie geeignet, die Plasmakatecholaminspiegel bei diesen Untersuchungen zu verfälschen:
1. die Altersabhängigkeit von Noradrenalin [3, 5],
2. die direkte Abhängigkeit der Katecholamine vom Schweregrad einer Herzinsuffizienz [6].

Philipp et al. [9] konnten bei Patienten mit primärem Hochdruck eine im Mittel um ca. 67% gesteigerte pressorische Wirksamkeit von exogenem Noradrenalin feststellen, d. h. eine Erhöhung des arteriellen Mitteldruckes um 20 mm Hg erfolgte bei den Hypertonikern bereits nach Gabe von im Mittel 0,123 µg/kg · min, bei den Normotonikern erst nach 0,204 µg/kg · min. Lassen sich diese Befunde auch anhand der Hämodynamik und der endogenen Katecholaminspiegel ableiten?

Zur Beantwortung dieser Frage wurden zwölf Normo- und zwölf Hypertoniker während einer Einschwemmkatheteruntersuchung stufenweise am Fahrradergometer belastet (Abb. 1). Vier der Hypertoniker wiesen eine Grenzwerthypertonie, drei ein gestörtes Kontraktionsverhalten auf höheren Belastungsstufen im Sinne einer Herzinsuffizienz Stadium I nach Roskamm und Reindell [10] auf; aus diesem Grunde wurde nur der Bereich bis zu einer Leistung von 100 Watt betrachtet:

Bei den Hypertonikern sind Adrenalin und Noradrenalin in Ruhe und auf gleichen submaximalen Stufen im Mittel bei bekannter weiter Überlappung der Konzentrations-

|  | NORMOTONIKER N = 12 | P | HYPERTONIKER N = 12 |
|---|---|---|---|
| ALTER (JAHRE) | 44 ∓ 8 | - | 51 ∓ 13 |
| BELASTUNG (WATT) | 148 ∓ 43 | - | 155 ∓ 62 |
| HV/KG (ML/KG) | 10,7 ∓ 1,5 | - | 11,9 ∓ 1,8 |
| CI (L/MIN · M$^{-2}$) | 4,1 ∓ 0,7 | - | 3,7 ∓ 1,1 |
| 100 WATT | 8,7 ∓ 1,7 | - | 7,6 ∓ 1,8 |
|  | (N = 12) |  | (N = 10) |
| PCP (MM HG) | 7 ∓ 3 | - | 9 ∓ 4 |
| 100 WATT | 12 ∓ 3 | ++ | 19 ∓ 6 |
| RR (MM HG) | 130 / 85 | +++ | 157 / 101 |
|  | ∓ 10 / 10 |  | 17 / 5 |
| 100 WATT | 160 / 84 | +++ | 217 / 117 |
|  | ∓ 11 / 8 |  | 29 / 7 |

Abb. 1

bereiche statistisch höher als bei Normotonikern, ebenso der systolische und diastolische arterielle Druck. Die Herzfrequenz und das Schlagvolumen unterscheiden sich im Mittel statistisch zwischen den untersuchten Normo- und Hypertonikern ebenso nicht wie die Förderleistung und die Minutenarbeitsleistung des Herzens; der Kreislaufwiderstand ist bei den Hypertonikern auf gleichen Belastungsstufen ebenso erhöht wie die Katecholaminspiegel.

Bezogen auf *gleiche Katecholaminspiegel* zeigen die Hypertoniker jedoch insofern eine gestörte Beziehung als der Kreislaufwiderstand bei *gleichen* Katecholaminspiegeln ca. 50–100% höher ist als bei den Normotonikern (Abb. 2); dieser Befund kann größenordnungsmäßig überwiegend durch die bei Hypertonikern im Mittel um ca. 67% gesteigerte pressorische Wirkung von Noradrenalin erklärt werden [9], weist aber auch auf die Bedeutung anderer pressorischer Wirkungsprinzipien hin (Lit.bei [1]).

Zur Deutung der erhobenen Befunde wurde das Verhalten kardiozirkulatorischer Größen bei den Hypertoniepatienten mit einer Herzinsuffizienz auf dem Boden einer koronaren Herzerkrankung [6] und einer kongestiven Kardiomyopathie [8] gegenübergestellt, die ebenfalls im Mittel entsprechend dem Schweregrad der Funktionseinschränkung chronisch erhöhte Katecholaminspiegel aufweisen; auch diese Patienten zeigen eine „pressorische" Regulation, d. h. einen erhöhten Kreislaufwiderstand (berechenbar nur bis zu einer Herzinsuffizienz Stadium II nach Roskamm und Reindell [10], da sich rein rechnerisch bei der Förderinsuffizienz und Ruheinsuffizienz ein zu hoher Widerstand ergibt) und eine reduzierte Herzfrequenz sowie schädigungsbedingt ein geringeres Fördervolumen, und zwar bezogen auf *gleiche* Katecholaminspiegel gegenüber Normalpersonen [6, 8].

Im Gegensatz hierzu zeigen untersuchte ausdauertrainierte Personen [7] bei geringeren Katecholaminspiegeln als Normalpersonen auf gleichen submaximalen Stufen, bezogen auf *gleiche* Katecholaminspiegel höhere submaximale Herzfrequenzen und höhere Laktatspiegel, die Ausdruck einer Sensibilisierung von Beta-1- und Beta-2-Rezeptoren sein können.

*Zusammenfassung*

1. Aufgrund der vorliegenden Resultate kann keine Aussage zu einer möglichen ursächlichen Bedeutung des sympathischen Systems beim primären Hochdruck gemacht

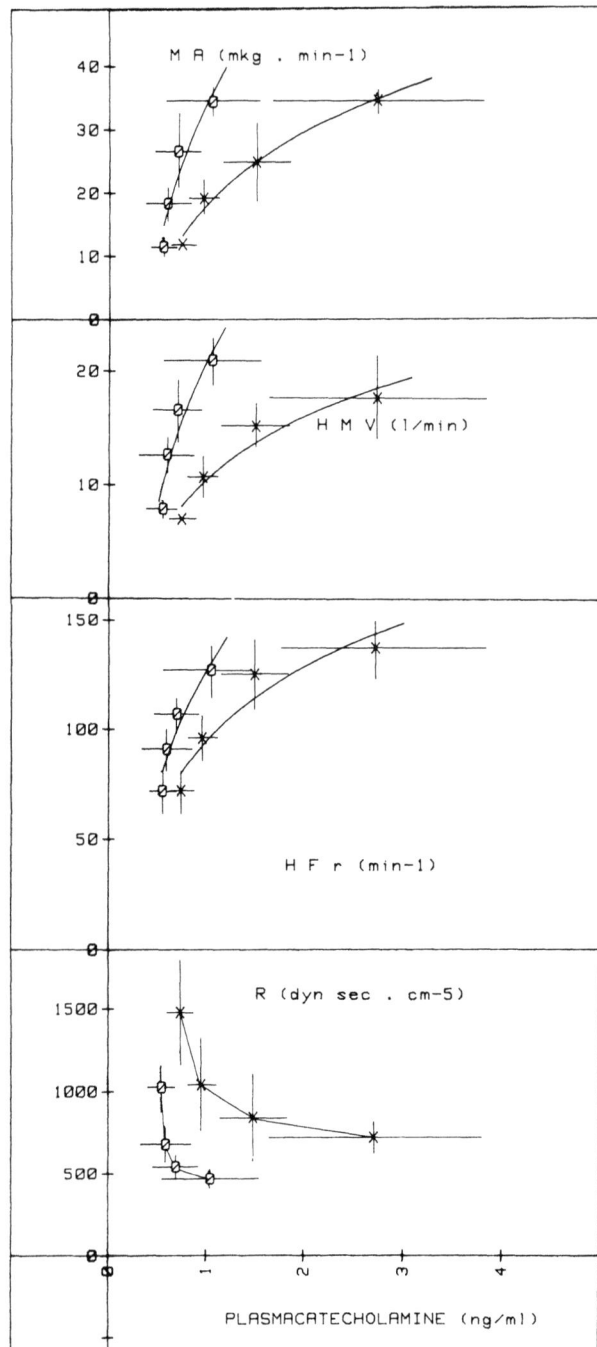

**Abb. 2.** Bezogen auf gleiche Katecholaminspiegel zeigen Hypertoniker (X) einen höheren Kreislaufwiderstand R sowie eine verminderte Herzfrequenz (HFr) und Förderleistung (HMV) und infolgedessen eine reduzierte Minutenarbeitsleistung (MA) als Normotoniker (O)

werden; die erhöhten Katecholaminspiegel können ebenso Ausdruck der vermehrten Herzarbeit sein.

2. Die vorgetragenen Befunde werden als Hinweis darauf verstanden, daß chronisch erhöhte Katecholaminspiegel zu einer Sensibilisierung von Alpha- und (oder) Desensibilisierung von Beta-Rezeptoren führen können.

3. Eine Bedeutung einer veränderten Adrenozeptorempfindlichkeit für die Aufrechterhaltung des beim primären Hochdruck gesteigerten Widerstandes wird angenommen.

*Literatur*

1. Distler A (1980) Pathobiochemie der essentiellen Hypertonie. Verh Dtsch Ges Inn Med 86: 295–303 – 2. Hollenberg NK, Solomon HS, Adams DF, Abrams RL, Merrill JP (1972) Renal vascular responses to angiotensin and norepinephrine in normal man. Circ Res 31: 750–757 – 3. Lake CR, Ziegler MG, Coleman MD, Kopin IJ (1977) Age-adjusted plasma norepinephrine levels are similar in normotensive and hypertensive subjects. N Engl J Med 296: 208–233 – 4. Lehmann M, Keul J, Dickhuth HH, Korsten-Reck U (1981) Plasmacatecholamine und Hämodynamik in Ruhe und während Belastung beim primären Hochdruck. Herz/Kreislauf 13: 11–18 – 5. Lehmann M, Keul J, Huber G, Bachl N, Simon G (1981) Alters- und belastungsbedingtes Verhalten der Plasmacatecholamine. Klin Wochenschr 59: 19–25 – 6. Lehmann M, Keul J, Löllgen H, Just H (1981) Plasmacatecholamine und Hämodynamik bei gestörter linksventrikulärer Funktion in Ruhe und während Belastung. Z Kardiol 70: 238–244 – 7. Lehmann M, Keul J, Huber G, Da Prada M (1981) Plasma catecholamines in trained and untrained volunteers during graduated exercise. Int J Sports Med (in press) – 8. Lehmann M, Keul J (1981) Zum Verhalten der Plasmacatecholamine und der Hämodynamik bei congestiver Cardiomyopathie (im Druck) – 9. Philipp T, Distler A, Cordes U (1978) Sympathetic nervous system and blood-pressure control in essential hypertension. Lancet 2: 959–963 – 10. Roskamm H, Reindell H (1977) Versuch einer klinischen Stadieneinteilung. In: Reindell H, Roskamm H (Hrsg) Herzkrankheiten. Springer, Heidelberg, S 383–387

Cordes, U., Beyer, J. (Abt. für Endokrinologie), Philipp, T. (I. Med. Klinik), Weimer, J. (Abt. für Endokrinologie, Univ.-Klinik Mainz)

**Die Plasmakatecholaminbestimmung zur Differenzierung zwischen Phäochromozytom und Hypertonie anderer Genese**

Die arterielle Hypertonie bei Patienten mit Phäochromozytom wird durch kontinuierlich oder krisenhaft freigesetzte Katecholamine induziert. Man sollte daher erwarten können, daß bei diesen Patienten zwischen den Blutdruckwerten und den Plasmakatecholaminen eine enge Beziehung besteht. Auf dem Boden dieser Überlegungen sind die von Bravo et al. [1] veröffentlichten Ergebnisse überraschend, die bei 23 Patienten mit Phäochromozytom zwischen dem mittleren arteriellen Druck (MAD) und den simultan gemessenen Plasmakatecholaminen lediglich einen Trend ($p < 0,1$) feststellen konnten. Von diesen Autoren wurde allerdings nur bei zehn der 23 Phäochromozytomträger im Plasma zwischen Adrenalin und Noradrenalin differenziert.

Um den diagnostischen Wert der Plasmakatecholaminbestimmung, insbesondere als Parameter zur schnellen Abgrenzung von Phäochromozytomen gegen Hypertonieen anderer Genese zu überprüfen, haben wir bei 34 Patienten mit Phäochromozytom die in den letzten 10 Jahren bei uns diagnostiziert und operativ behandelt wurden, den MAD mit den simultan abgenommenen Plasmakatecholaminen korreliert. Zusätzlich wurde diese Korrelation bei 58 Normotensiven sowie 58 Hypertonikern durchgeführt.

Die getrennte Bestimmung von Adrenalin und Noradrenalin erfolgte bei allen Patienten und Probanden mit einer modifizierten [4], spektralfluorometrischen Methode nach Renzini et al. [10], die nach Angaben von Miura et al. [12], aber auch nach den eigenen Ergebnissen sehr gut mit den radioenzymatischen Methoden korreliert.

Blut zur Katecholaminbestimmung wurde aus einer Verweilkanüle entnommen, nachdem alle wenigstens 15 min in horizontaler Position geruht hatten. Alle blutdruckwirksamen Medikamente waren entsprechend ihrem Einfluß auf die Plasmakatecholaminbestimmung ausreichend lang genug vorher abgesetzt worden [5]. Der

Blutdruck wurde während der Blutentnahme simultan am anderen Arm nach Riva Rocci gemessen.

Die bei 58 normotensiven Gesunden ermittelte obere Normgrenze ($\bar{x} + 2 \times SE$) liegt für Noradrenalin bei 346 ng/l, für Adrenalin und Noradrenalin zusammen bei 456 ng/l. Der MAD dieser Gruppe liegt bei 87,9 mm Hg, eine Korrelation zwischen MAD und Plasmakatecholaminen besteht nicht ($r = 0,245$).

Die obere Normgrenze für Noradrenalin liegt bei den 58 Patienten mit essentieller Hypertonie bei 527 ng/l, für Adrenalin und Noradrenalin zusammen bei 717 ng/l. Der MAD liegt bei 133,7 mm Hg, auch bei dieser Gruppe läßt sich keine signifikante Korrelation zwischen dem MAD und den Plasmakatecholaminen aufstellen ($r = 0,049$).

Wir konnten bei den von uns beobachteten 34 Patienten mit Phäochromozytom eine eindeutige Korrelation zwischen dem MAD und den Plasmakatecholaminen aufstellen ($r = 0,793$, $p < 0,001$).

Bei 17 der 34 Patienten bestand eine Dauerhypertonie, die anderen hatten Krisen und waren im Intervall normoton. Bei 16 der hypertensiven Phäochromozytomträger normalisierte sich der Blutdruck postoperativ.

Nur bei einer Patientin bei der ein 3 g schweres vorwiegend Adrenalin produzierendes Phäochromozytom der rechten Nebenniere entfernt wurde und die präoperativ normale Plasmakatecholamine aufwies, blieb auch nach der Operation der Blutdruck unverändert hoch.

Bei den übrigen 17 Patienten lag der Blutdruck trotz zum Teil stark erhöhter Plasmakatecholamine im Normbereich oder an der oberen Normgrenze.

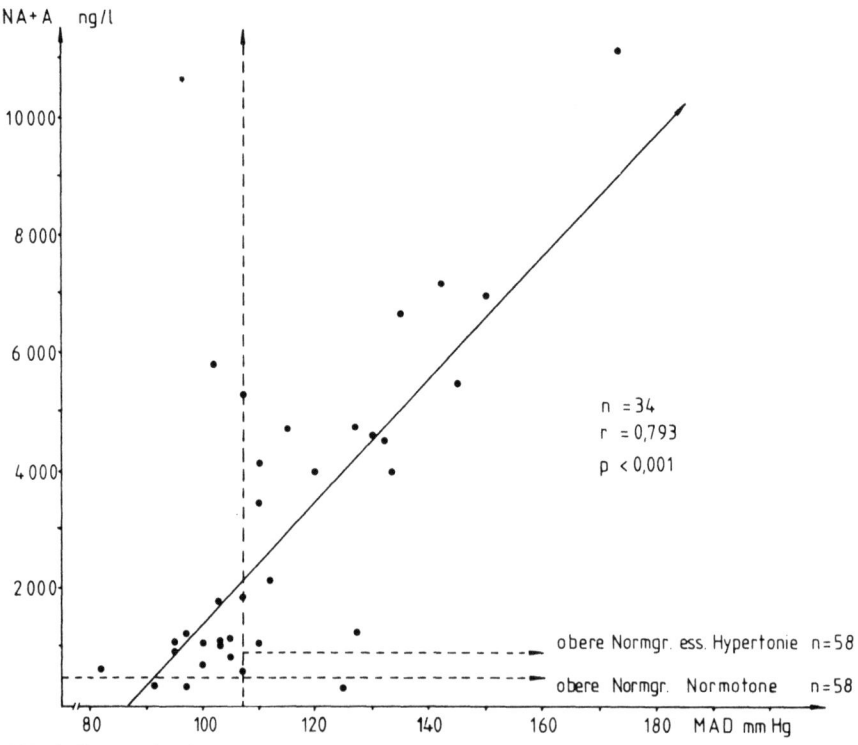

**Abb. 1.** Korrelation des simultan gemessenen arteriellen Blutdrucks mit den Plasmakatecholaminen bei 34 Patienten mit Phäochromozytom

Zwei Patienten mit Phäochromozytom hatten bei normalen Blutdruckwerten auch völlig normale Plasmakatecholaminwerte, bei zwei weiteren normotensiven Phäochromozytompatienten lagen die Katecholaminwerte in der Nähe der oberen Normgrenze Normotensiver. Bei fünf Patienten fanden wir eine multiple endokrine Neoplasie entweder in Form eines MEN Typ $II_a$ oder eines MEN Typ $II_b$.

Trennt man die 34 Phäochromozytome in eine Gruppe auf, die fast ausschließlich Noradrenalin produzieren und in eine, die sowohl Adrenalin als auch Noradrenalin produzieren (Abb. 2a), so läßt sich bei den 15 Patienten, die nur Noradrenalin produzieren, eine hochsignifikante Korrelation ($r = 0,956\ p < 0,001$) zwischen dem MAD und dem Plasmanoradrenalin aufstellen. In dieser Gruppe sind nur vier von 15 (27%) normotensiv (Abb. 2b). Korreliert man den MAD mit den Plasmakatecholaminen bei Patienten deren Phäochromozytome sowohl Adrenalin als auch Noradrenalin produzieren, läßt sich keine signifikante Korrelation nachweisen ($r = 0,223$).

Die Ursachen für diese fehlende Korrelation sind sicher sehr vielfältig. Zum einen ist Adrenalin weniger blutdruckwirksam als Noradrenalin, zum anderen ist es möglich, daß Adrenalin und Noradrenalin produzierende Phäochromozytome als hochdifferenzierte Tumore langsamer wachsen als nur Noradrenalin produzierende Phäochromozytome und somit die Patienten mehr Zeit haben sich, im Sinne einer „down regulation" adrenerger Rezeptoren [6], an die erhöhten Plasmakatecholamine zu gewöhnen. Für diese Annahme könnte die Beobachtung sprechen, daß bei Kindern mit Phäochromozytom die Dauerhypertonie mit ca. 90% vorherrscht, und hier der Anteil Noradrenalin produzierender Phäochromozytome, dokumentiert durch einen hohen Anteil extraadrenaler Phäochromozytome, überwiegt [11]. Von Bravo et al. [1] wurde vermutet, daß

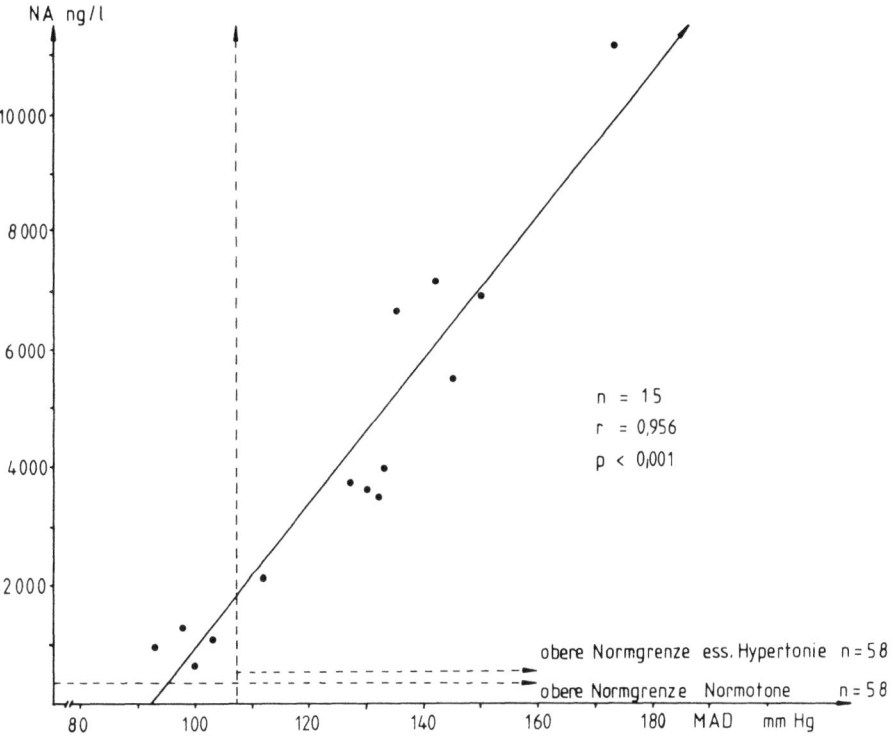

**Abb. 2a.** Korrelation des simultan gemessenen arteriellen Blutdrucks mit dem Plasmanoradrenalin bei 15 Patienten mit Phäochromozytom, deren Tumor ausschließlich Noradrenalin produzierte

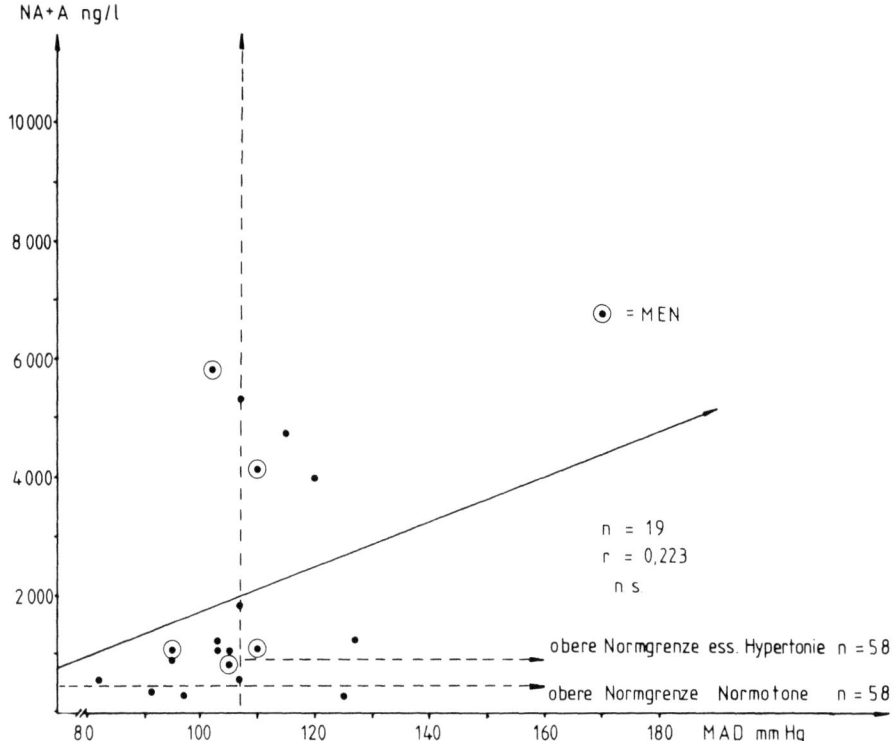

**Abb. 2b.** Korrelation des simultan gemessenen arteriellen Blutdrucks mit den Plasmakatecholaminen bei 19 Patienten mit Phäochromozytom, deren Tumor sowohl Adrenalin als auch Noradrenalin produzierte

der Blutdruck durch zusätzlich freigesetzte, vasodilatierende Substanzen z. B. Prostaglandine niedrig gehalten wird.

Zusammenfassend läßt sich sagen, daß die simultane Bestimmung des MAD und der Plasmakatecholamine geeignet ist eine Differenzierung zwischen einer Hypertonie bei Phäochromozytom und einer Hypertonie anderer Genese zu erreichen. Die Aussagekraft des Verfahrens wird um so größer, je höher der Blutdruck ist.

Da es jedoch durchaus zu einer Kombination eines wenig Katecholamine sezernierenden Phäochromozytoms (Abb. 1 und 2b) kommen kann, schließt ein normaler Plasmakatecholaminspiegel beim Bestehen einer Hypertonie nicht aus, wenn auch die Wahrscheinlichkeit hierfür relativ gering ist.

Die Diagnostik eines Phäochromozytoms durch Plasmakatecholaminbestimmung im normotensiven Intervall muß mit Zurückhaltung beurteilt werden, da einerseits eine positive Korrelation der Plasmakatecholamine mit dem Lebensalter bekannt ist [9], zum anderen bei einer großen Anzahl von Erkrankungen wie Hypothyreose [2], NNR Insuffizienz [3], Depressionen [8] und Herzinsuffizienz [7] z. T. stark erhöhte Plasmanoradrenalinwerte gefunden werden können.

*Literatur*

1. Bravo EL, Tarazi RC, Gifford RW, Steward BH (1979) Circulating and urinary catecholamines in pheochromocytoma. N Engl J Med 301: 682 – 2. Christensen NJ (1972) Increased levels of plasma noradrenaline in hypothyroidism. J Clin Endocrinol 35: 359 – 3. Cordes U, Keller H, Beyer J (1975)

Der diagnostische Wert der Plasmakatecholaminbestimmung bei primärer Nebennierenrindeninsuffizienz. Verh Dtsch Ges Inn Med 81: 1540 − 4. Cordes U, Georgi M, Günther R, Beyer J (1979) Adrenale und extraadrenale Phäochromocytome. Dtsch Med Wochenschr 104: 317 − 5. Cordes U, Beyer J (1981) Diagnostik des Phäochromocytoms. Med Klin 76: 242 − 6. Kaiser G, Wiemer G, Dietz J, Hellrich M, Palm D (1976) Characterisation by ligand-bindings of β-adrenergic receptors in membranes from red blood cells from rats. Naunym-Schmiedebergers Arch Pharmacol (Suppl R) 5: 293 − 7. Lehmann M, Keul J (1981) Plasmakatecholamine und Hämodynamik in Ruhe und während Belastung beim primären Hochdruck. Verh Dtsch Ges Inn Med 87 (im Druck) − 8. Louis WJ, Doyle AE, Anavekar SN (1975) Plasma noradrenaline concentration and blood pressure in essential hypertension, pheochromocytoma and depression. Clin Sci Mol Med 48: 239 − 9. Pedersen EB, Christensen NJ (1975) Catecholamines in plasma and urine in patients with essential hypertension determined by double-isotope derivative techniques. Acta Med Scand 198: 373 − 10. Renzini V, Brunori CA, Valori C (1970) A sensitive and specific fluorometric method for the determination of noradrenalin and adrenalin in plasma. Clin Chim Acta 30: 587 − 11. Stakpole RH, Melicow MM, Uson AC (1963) Pheochromocytoma in children. J Pediatr 63: 315 − 12. Miura Y, Campese V, Quatro V de, Meijer D (1977) Plasma catecholamines via an improved fluorimetric assay: comparison with an enzymatic method. J Lab Clin Med 89: 421

Walter, U., Distler, A. (I. Med. Klinik u. Poliklinik der Univ. Mainz)
## Ursache des gestörten Elektrolyttransports an Erythrozyten von Patienten mit essentieller Hypertonie

Bei der essentiellen Hypertonie (EH) kommt einem gestörten Elektrolythaushalt eine mögliche pathogenetische Rolle zu [8]. Eine erhöhte passive Permeabilität der Zellmembran mit einem gesteigerten Natriuminflux [14] bzw. ein verminderter aktiver Natriumtransport mit einem verringerten Natriumefflux [3, 4] wurde als Ursache des erhöhten intrazellulären Natriums angesehen. Es wurde jeoch auch über im Normbereich liegende intraerythrozytäre Elektrolytkonzentrationen berichtet [2, 13]. Gleichermaßen widersprüchlich sind die Literaturmitteilungen über die Na-K-ATPase. So wurde an reversibel hämolysierten Erythrozyten eine verminderte [9], an hämoglobinfreien Erythrozytenmembranen eine erhöhte [13] Aktivität beobachtet. Dies veranlaßte uns, an Erythrozyten von Patienten mit EH die intrazellulären Elektrolytkonzentrationen, die Transportmechanismen für Natrium sowie den Einfluß unterschiedlicher Präparationsbedingungen auf die Na-K-ATPase-Aktivität zu untersuchen.

*Probanden und Methoden*

Die Geschwindigkeitskonstante des Natriumefflux wurde an Erythrozyten von zwölf unbehandelten männlichen Patienten mit EH (Stadium I und II nach WHO) und 18 männlichen normotonen Probanden (NP) gemessen. Der mittlere arterielle Blutdruck der Hypertoniker betrug 171,0 ± 15,2/107,5 ± 11,8 mm Hg. Die ATPase-Aktivität 1. hämolysierter und dialysierter Erythrozyten und 2. hämoglobinfreier Erythrozytenmembranen wurde an 20 unbehandelten männlichen Patienten mit EH (Stadium I und II nach WHO) und 20 NP bestimmt. Der mittlere arterielle Blutdruck der Hypertoniker betrug 175,6 ± 16,4/111,6 ± 15,6 mm Hg. Bei den normotonen Kontrollpersonen bestand keine familiäre Hochdruckbelastung.

Die Aufarbeitungsmethoden für die unterschiedlichen Enzympräparationen sowie die Methodik zur Messung des Natriumefflux, der ATPase-Aktivitäten und der intrazellulären Elektrolyte wurden früher bereits beschrieben [12].

*Ergebnisse*

Die intraerythrozytäre Natrium- (6,37 ± 0,86 mMol/l Erythrozyten bzw. 6,36 ± 0,75 mMol/l Erythrozyten) und Kaliumkonzentration (94,6 ± 5,9 mMol/l Erythrozyten bzw.

**Tabelle 1.** ATPase-Aktivitäten hämolysierter Erythrozyten in mU/ml Erythrozyten und hämoglobinfreier Erythrozytenmembranen in mU/mg Membranen bei 20 Normotonikern (NP) und 20 Patienten mit essentieller Hypertonie (EH) mit Standardabweichung (± SD)

|  | Hämolysat | | | Hämoglobinfreie Membranen | | |
|---|---|---|---|---|---|---|
|  | NP | EH | p | NP | EH | p |
| Gesamt-ATPase | 139,9 ± 14,8 | 148,0 ± 17,7 | < 0,05 | 3,92 ± 0,51 | 4,27 ± 0,32 | < 0,01 |
| Mg-ATPase | 111,6 ± 12,9 | 132,8 ± 15,8 | < 0,001 | 2,61 ± 0,53 | 2,88 ± 0,27 | < 0,05 |
| Na-K-ATPase | 24,3 ± 4,4 | 15,2 ± 4,3 | < 0,001 | 1,31 ± 0,79 | 1,39 ± 0,26 | n.s. |

93,6 ± 5,5 mMol/l Erythrozyten) unterschied sich nicht zwischen Patienten mit EH und NP.

Die Geschwindigkeitskonstante des Gesamtnatriumefflux war bei EH erniedrigt (5,96 ± 0,45/Std bzw. 6,69 ± 0,49/Std, $p < 0,005$) und beruhte auf einer verminderten Geschwindigkeitskonstante des Ouabain-abhängigen (aktiven) Natriumtransports (4,38 ± 0,45/Std bzw. 4,96 ± 0,49/Std, $p < 0,0005$). Bei beiden Kollektiven wurden rund 74% des Natriumtransports durch Ouabain gehemmt. Die Geschwindigkeitskonstanten des Ouabain-unabhängigen (1,59 ± 0,15/Std bzw. 1,73 ± 0,21/Std), des Ouabain-unabhängigen, Furosemid-unabhängigen (passiven) (0,85 ± 0,07/Std bzw. 0,85 ± 0,11/Std)

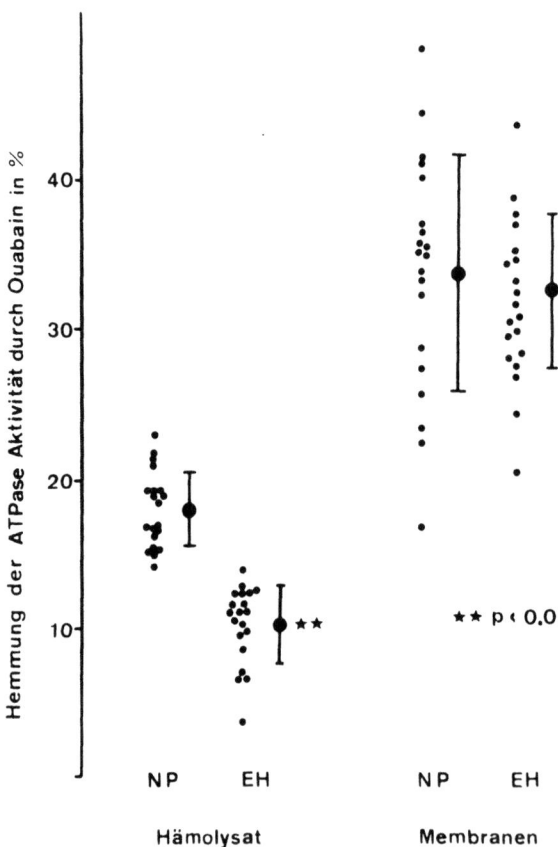

**Abb. 1.** Prozentsatz der Ouabain-abhängigen ATPase (Na-K-ATPase) am Hämolysat und an hämoglobinfreien Erythrozytenmembranen von 20 Normotonikern (NP) und 20 Patienten mit essentieller Hypertonie (EH) mit Standardabweichung (± SD)

und des Ouabain-unabhängigen, Furosemid-abhängigen (0,74 ± 0,17/Std bzw. 0,89 ± 0,23/Std, $p < 0,05$) Natriumefflux unterschieden sich zwischen Patienten mit EH und NP nicht oder nur unwesentlich. In Anwesenheit von Ouabain hemmte Furosemid zusätzlich 13% des Gesamtnatriumefflux.

An hämolysierten und dialysierten Erythrozyten war die Gesamt-ATPase und die Mg-ATPase bei EH höher als bei NP (Tabelle 1), die Na-K-ATPase war hingegen erniedrigt ($p < 0,001$). Bei EH waren 10,3 ± 2,6% der Gesamt-ATPase Ouabain-abhängig (Na-K-ATPase), bei NP hingegen 17,9 ± 2,6% ($p < 0,001$, Abb. 1). An hämoglobinfreien Erythrozytenmembranen war bei EH die Gesamt-ATPase und die Mg-ATPase gering höher als bei NP, die Na-K-ATPase unterschied sich zwischen beiden Kollektiven nicht (Tabelle 1). Bei EH waren 32,5 ± 5,2% der Gesamt-ATPase Ouabain-abhängig und bei NP 33,8 ± 7,9% (Abb. 1).

*Diskussion*

Bei EH war die Geschwindigkeitskonstante des Gesamtnatriumefflux aus Erythrozyten erniedrigt und beruhte auf einem verminderten Ouabain-abhängigen (aktiven) Natriumtransport. In Übereinstimmung mit dieser Beobachtung wurde bereits früher an Erythrozyten [4] und Leukozyten [3] bei EH ein verminderter aktiver Natriumtransport beschrieben. Im Gegensatz hierzu ergaben sich jedoch Hinweise dafür, daß unter unphysiologischen Bedingungen an Kalium-verarmten und Natrium-angereicherten Erythrozyten bei EH der aktive Elektrolyttransport beschleunigt ist [6]. Die Diskrepanz dieser Befunde ist wahrscheinlich methodisch bedingt. Offensichtlich werden aktive Transportmechanismen bei EH und NP durch Elektrolyte unterschiedlich beeinflußt. Befunde von Postnov et al. [9] stützen diese Vermutung. Die Geschwindigkeitskonstante des Ouabain-unabhängigen, Furosemid-abhängigen Natriumtransports (Na-K-Co-Transport) unterschied sich im Gegensatz zu Befunden von Garay et al. [5, 6], die in diesem Na-K-Co-Transport eine Diskriminierungsmöglichkeit zwischen primärer und sekundärer Hypertonie sehen [5], nur unwesentlich bei EH und NP ($p < 0,05$). Auch bei diesem Transportmechanismus ist daher zu diskutieren, daß er erst unter unphysiologischen intra- und extrazellulären Natrium- und Kaliumkonzentrationen zwischen EH und NP unterschiedlich wird. Die Geschwindigkeitskonstante des Ouabain-unabhängigen, Furosemid-unabhängigen (passiven) Natriumtransports war bei EH und NP nicht verschieden. Diese Beobachtung stimmt mit Befunden an Erythrozyten von hypertensiven Negern [4] und Leukozyten von hypertonen weißen Patienten [3] überein.

Die verminderte Geschwindigkeitskonstante des Ouabain-abhängigen Natriumefflux bei EH beruhte auf einer verminderten Ouabain-abhängigen ATPase-Aktivität (Na-K-ATPase), die nur an hämolysierten und dialysierten, jedoch nicht an in der Ultrazentrifuge hämoglobinfrei gewaschenen Erythrozytenmembranen nachweisbar war. Bei der Waschung der Erythrozytenmembranen geht Nichthämoglobineiweiß [1, 10] einschließlich Ouabain-abhängiger [11] und insbesondere Ouabain-unabhängiger [1, 10] ATPase verloren. Hierfür spricht der Anstieg der relativen Na-K-ATPase-Aktivität hämoglobinfreier Erythrozytenmembranen. An hämoglobinfreien Membranen erhobene Befunde sind daher nicht repräsentativ für die Bedingungen an der intakten Zelle. Somit ist auch die an hämoglobinfreien Erythrozytenmembranen beobachtete erhöhte Na-K-ATPase bei EH [13] wahrscheinlich auf präparationsbedingte Artefakte zurückzuführen. An reversibel hämolysierten Erythrozyten wurde hingegen, wie in der vorliegenden Studie an hämolysierten und dialysierten Erythrozyten, bei EH eine verminderte Na-K-ATPase-Aktivität beobachtet [9]. Es ist daher anzunehmen, daß an hämolysierten, jedoch nicht in der Ultrazentrifuge gewaschenen Erythrozytenmembranen erhobene Beobachtungen eher die physiologischen Verhältnisse widerspiegeln, als solche an hämoglobinfreien Erythrozytenmembranen.

Die verminderte Na-K-ATPase-Aktivität und die verminderte Geschwindigkeitskonstante des Natriumefflux aus Erythrozyten von Patienten mit EH führten nicht zu dem erwarteten Anstieg der intraerythrozytären Natriumkonzentration. Auch von anderen Autorengruppen wurden bei EH im Normbereich liegende intraerythrozytäre Elektrolytkonzentrationen beobachtet [2, 13]. In Anbetracht der verminderten Geschwindigkeitskonstanten des Natriumtransports bei EH dürften daher Fluxmessungen empfindlichere Parameter zum Nachweis von Störungen des Elektrolythaushalts sein als Bestimmungen intrazellulärer Elektrolytkonzentrationen. An Muskel- und Nervenzellen ist hingegen wegen ihres höheren Elektrolyttransports bei einer quantitativ gleichen Störung des Natriumtransports mit einer erhöhten intrazellulären Natriumkonzentration zu rechnen, die ihrerseits Ursache einer erhöhten Gefäßreagibilität sein könnte [7].

Die Ursache der verminderten Na-K-ATPase-Aktivität und des gestörten aktiven Natriumtransports bei EH ist unklar. Möglicherweise ist sie, ebenso wie die Störung des Na-K-Co-Transports [6] (unter unphysiologischen Elektrolytkonzentrationen) und des Natrium-Lithium-Countertransports [2], genetisch bedingt.

*Literatur*

1. Bramley TA, Coleman R, Finean JB (1971) Chemical, enzymological and permeability properties of human erythrocyte ghosts prepared by hypotonic lysis in media of different osmolarities. Biochim Biophys Acta 241: 752–768 – 2. Canessa M, Adragna N, Solomon HS, Connolly TM, Tosteson DC (1980) Increased sodium-lithium countertransport in red cells of patients with essential hypertension. N Engl J Med 302: 772–776 – 3. Edmondson RPS, Thomas RD, Hilton PJ, Patrick J, Jones NF (1975) Abnormal leucocyte composition and sodium transport in essential hypertension. Lancet 1: 1003–1005 – 4. Fadeke Aderounmu A, Salako LA (1979) Abnormal cation composition and transport in erythrocytes from hypertensive patients. Eur J Clin Invest 9: 369–375 – 5. Garay RP, Elghozi JL, Dagher G, Meyer P (1980) Laboratory distinction between essential and secondary hypertension by measurement of erythrocyte cation fluxes. N Engl J Med 302: 769–771 – 6. Garay RP, Meyer P (1979) A new test showing abnormal net $Na^+$ and $K^+$ fluxes in erythrocytes of essential hypertensive patients. Lancet 1: 349–353 – 7. Lang S, Blaustein MP (1980) The role of the sodium pump in the control of vascular tone in the rat. Circ Res 46: 463–470 – 8. Losse H, Wehmeyer H, Wessels F (1960) Der Wasser- und Elektrolytgehalt von Erythrozyten bei arterieller Hypertonie. Klin Wochenschr 38: 393–395 – 9. Postnov YV, Orlov SN, Shevchenko A, Adler A (1977) Altered sodium binding and Na-K-ATPase activity in the red cell membrane in essential hypertension. Pfluegers Arch 371: 263–269 – 10. Rosenthal AS, Kregenow FM, Moses HL (1970) Some characteristics of a $Ca^{2+}$-dependent ATPase activity associated with a group of erythrocyte membrane proteins which form fibrils. Biochim Biophys Acta 196: 254–262 – 11. Schrier SL, Godin D, Gould RG, Swyryd B, Junga I, Seeger M (1971) Characterization of microvesicles produced by shearing of human erythrocyte membranes. Biochim Biophys Acta 233: 26–36 – 12. Walter U, Distler A (1980) Effects of ouabain and furosemide on ATPase activity and sodium transport in erythrocytes of normotensives and of patients with essential hypertension. In: Zumkley H, Losse H (eds) Intracellular electrolytes and arterial hypertension. Thieme, Stuttgart, pp 170–181 – 13. Wambach G, Helber A, Bönner G, Hummerich W (1978) Natrium-Kalium-ATPase-Aktivität in Erythrozytenghost und Elektrolytkonzentrationen in Erythrozyten von Patienten mit essentieller Hypertonie. Verh Dtsch Ges Inn Med 84: 800–803 – 14. Wessels F (1980) Genetic aspects of sodium metabolism in RBC. In: Zumkley H, Losse H (eds) Intracellular electrolytes and arterial hypertension. Thieme, Stuttgart, pp 221–227

Henquet, J. W., Schols, M., Rahn, K. H. (Dept. Innere Medizin und Dept. Pharmakologie, Rijksuniversiteit Limburg, Maastricht)
## Untersuchungen über das autonome Nervensystem bei Grenzwerthypertonie

Die Rolle des autonomen Nervensystems bei der Pathogenese der essentiellen Hypertonie ist noch stets umstritten. Verschiedene Autoren haben bei Patienten mit essentieller Hochdruckkrankheit erhöhte Plasmakatecholaminspiegel gefunden [1, 2]. Dies kann man als Hinweis auf eine verstärkte Sympathikusaktivität ansehen. Andere Untersucher haben diese Ergebnisse nicht bestätigen können [3, 4]. Die Diskrepanzen zwischen den verschiedenen Studien könnten auf einer unterschiedlichen Zusammensetzung der untersuchten Hypertonikerkollektive beruhen. So wäre es denkbar, daß erhöhte Plasmakatecholaminspiegel nur in einer frühen Phase der Hochdruckkrankheit zu finden sind. Außerdem erscheint es möglich, daß gesteigerte Katecholaminkonzentrationen im Plasma die Folge und nicht die Ursache der Blutdruckerhöhung sind. Im ersteren Falle sollte man erhöhte Plasmakatecholaminspiegel vor allem bei jungen Hypertonikern im Anfangsstadium der Erkrankung erwarten, im zweiten Falle mehr im Verlauf der Hochdruckkrankheit. Um diese Vorstellungen zu überprüfen, wurde eine Studie durchgeführt mit dem Ziel, die Rolle des autonomen Nervensystems bei Normotonikern und bei Probanden mit Grenzwerthypertonie zu vergleichen.

Die Untersuchungen wurden durchgeführt bei Männern im Alter zwischen 18 und 30 Jahren [5]. 25 von ihnen waren Normotoniker, daß heißt bei drei Messungen innerhalb 1 Woche betrug ihr Blutdruck nach 2 min Stehen 125/85 mm Hg oder weniger. Die übrigen 25 waren Grenzwerthypertoniker. Für diese Studie wurde Grenzwerthypertonie definiert als Blutdruckwerte von 140/90 mm Hg oder darüber, jedoch unter 160/100 mm Hg, stets im Stehen gemessen. Alle an der Studie teilnehmenden Probanden kamen aus unserer Poliklinik am Universitätskrankenhaus in Maastricht sowie aus drei Allgemeinpraxen. Eine Durchuntersuchung vor Beginn der Studie ergab bei keinem Grenzwerthypertoniker einen Anhalt für eine sekundäre Hypertonie. Keiner hatte jemals ein Antihypertensivum erhalten.

Unter Ruhebedingungen im Liegen hatten die Grenzwerthypertoniker eine Herzfrequenz von $73 \pm 2$ Schläge/min. Die Normotoniker hatten unter den gleichen Bedingungen mit $63 \pm 2$ Schläge/min eine statistisch signifikant ($p < 0,001$) niedrigere Herzfrequenz. Auch während körperlicher Belastung entsprechend 50 bzw. 75% der maximalen Belastbarkeit war die Herzfrequenz der Grenzwerthypertoniker höher als die der Normotoniker. Lediglich bei maximaler Belastbarkeit hatten beide Kollektive dieselbe Herzfrequenz von im Mittel 180 Schläge/min. Erwartungsgemäß war der Blutdruck der Grenzwerthypertoniker mit $148 \pm 1/95 \pm 1$ mm Hg höher ($p < 0,001$) als bei den Normotonikern, wo er $120 \pm 1/81 \pm 1$ mm Hg betrug. Auch während Fahrradergometerbelastung lag der Blutdruck der Grenzwerthypertoniker bei allen untersuchten Belastungsstufen höher als derjenige der Normotoniker. Die Noradrenalinkonzentration im Plasma war bei den Normotonikern $0,35 \pm 0,07$ ng/ml. Sie stieg während körperlicher Belastung entsprechend 75% der maximalen Belastbarkeit auf $1,25 \pm 0,09$ ng/ml an. Die Plasmanoradrenalinspiegel der Grenzwerthypertoniker unterschieden sich nicht von den entsprechenden Werten der Normotoniker ($p < 0,1$). Das gleiche gilt für die Adrenalinkonzentrationen im Plasma.

Auf der Suche nach einer Erklärung für die höheren Blutdruckwerte bei Grenzwerthypertonikern trotz der mit den Normotonikern vergleichbaren Katecholaminkonzentrationen im Plasma wurde der pressorische Effekt von Noradrenalin bei zwölf Probanden aus jeder Gruppe bestimmt. Hierzu wurden steigende Noradrenalindosen intravenös infundiert und der Blutdruck kontinuierlich gemessen. Aus den erhaltenen Dosiswirkungskurven wurde die Noradrenalindosis ermittelt, die den systolischen Blutdruck um 10 mm Hg steigerte. Bei Normotonikern mußten hierfür $5,1 \pm 0,4$ µg Noradrenalin/min infundiert werden. Die Dosis war statistisch signifikant

($p < 0{,}05$) niedriger, nämlich $3{,}5 \pm 0{,}6$ µg/min bei den Grenzwerthypertonikern. Diese Ergebnisse zeigen eine erhöhte pressorische Aktivität von Noradrenalin bei Probanden mit Grenzwerthypertonie.

Interessant erschien der Befund, daß Grenzwerthypertoniker sowohl in Ruhe als auch bei körperlicher Belastung entsprechend 50 und 75% der maximalen Belastbarkeit eine höhere Herzfrequenz haben als Normotoniker, obwohl die Plasmakatecholaminkonzentrationen für beide Probandengruppen gleich waren. Dies könnte auf einer erhöhten Empfindlichkeit der Beta-Rezeptoren im Bereich des Herzens für zirkulierende Katecholamine bei den Grenzwerthypertonikern beruhen. Um diese Hypothese zu überprüfen, wurde jeweils bei zehn Normotonikern und bei zehn Probanden mit Grenzwerthypertonie der positiv chronotrope Effekt von Isoprenalin untersucht. Das Sympathomimetikum wurde in steigenden Dosen intravenös infundiert. Aus den erhaltenen Dosiswirkungskurven wurde die Isoprenalindosis ermittelt, die die Herzfrequenz um 20 Schläge/min erhöhte. Bei Normotonikern waren hierzu im Mittel $1{,}2 \pm 0{,}1$ µg Isoprenalin/min erforderlich. Derselbe Wert wurde auch bei den Grenzwerthypertonikern gefunden. Die Ergebnisse sprechen gegen eine erhöhte Empfindlichkeit der kardialen Beta-Rezeptoren von Grenzwerthypertonikern.

Eine weitere Möglichkeit zur Erklärung der unterschiedlichen Herzfrequenzen bei praktisch identischen Plasmakatecholaminkonzentrationen ist die Annahme eines erniedrigten Vagotonus bei Grenzwerthypertonikern. Diese Hypothese wird gestützt durch die Tatsache, daß bei maximaler Belastung die Herzfrequenzen beider Probandengruppen gleich waren. In dieser Situation ist der Einfluß des Parasympathikus auf die Herzfrequenz von untergeordneter Bedeutung, wie Untersuchungen von Robinson et al. [6] gezeigt haben. Es wurde versucht, durch Messung der Speichelsekretion einen Einblick in die Aktivität des parasympathischen Nervensystems bei den Probanden zu erhalten. Bei jeweils 15 Normotonikern und 15 Grenzwerthypertonikern wurde die Speichelsekretion mit Hilfe eines von Dollery et al. [7] angegebenen Verfahrens gemessen. Die Speichelsekretion betrug bei den Normotonikern $1 \pm 0{,}1$ g/min. Sie war mit $0{,}4 \pm 0{,}1$ g/min bei den Grenzwerthypertonikern statistisch signifikant ($p < 0{,}01$) niedriger.

Es gibt eine Reihe von Hinweisen, daß beim Menschen die Speichelproduktion in Ruhe ganz überwiegend unter dem Einfluß des Parasympathikus steht, wobei während erhöhter Parasympathikusaktivität die Sekretion zunimmt. Wenn diese Annahme richtig ist, würden unsere Befunde auf eine bei Grenzwerthypertonikern im Vergleich zu Normotonikern erniedrigte Parasympathikusaktivität zumindest im Bereich der Speicheldrüsen hinweisen. Tatsächlich haben weitere Untersuchungen bei den Probanden gezeigt, daß Verabreichung von Propranolol in Dosen von 1–5 mg intravenös sowie von Phentolamin in Dosen von 5–10 mg intravenös die Speichelsekretion weder bei Grenzwerthypertonikern noch bei Normotonikern erhöhte. Diese Ergebnisse zeigen, daß die niedrigere Speichelsekretion bei Grenzwerthypertonikern nicht auf einer erhöhten Sympathikusaktivität beruht.

Die in der vorliegenden Studie gefundene verstärkte pressorische Noradrenalinwirkung und die erniedrigte Parasympathikusaktivität können die Erhöhung von Blutdruck und Herzfrequenz bei Grenzwerthypertonie erklären.

*Literatur*

1. Engelman K, Portnoy B (1970) Circ Res 26: 53 – 2. De Quattro V, Chan S (1972) Lancet 1: 806 – 3. Pedersen EB, Christensen NJ (1975) Acta Med Scand 198: 373 – 4. Lake CR, Ziegler MG, Coleman MD, Kopin IJ (1977) N Engl J Med 296: 208 – 5. Henquet JW, Kho T, Schols M, Thijssen H, Rahn KH (1981) Clin Sci 60: 25 – 6. Robinson BF, Epstein SE, Beiser GD, Braunwald E (1966) Circ Res 19: 400 – 7. Dollery CT, Davies DS, Draffan GM, Dargie HJ, Dean CR, Reid JL, Clare RA, Murray S (1976) Clin Pharmacol Ther 19: 111

Eiff, A.W. von, Neus, H., Münch, K., Schulte, W. (Med. Univ.-Klinik Bonn)
**Verkehrslärm als Risikofaktor für Hypertonie**

Die Untersuchungen unseres Arbeitskreises über Auswirkungen des Verkehrslärms auf den Menschen begannen 1966 mit einer interdisziplinären Pilotstudie über den Einfluß von Fluglärm auf Anwohner des Flughafens von Hamburg [1]. Diese bildete die Grundlage für die 1969 durchgeführte interdisziplinäre Hauptuntersuchung über die Auswirkungen des Fluglärms auf repräsentative Bevölkerungsgruppen in einem Gebiet von 32 km² in der Nähe des Münchner Flugplatzes [1].

Wir fanden damals, daß eine vorwiegend gesunde Bevölkerung durch Fluglärm in einer Stärke, wie er in München auf die untersuchten Personen einwirkt, durchschnittlich ohne nennenswerte gesundheitliche Störungen bleibt. Bezüglich des Blutdrucks ergab sich aber ein bemerkenswertes Verhalten. Die 32 Meßstellen in München waren in vier Gruppen, A bis D, mit zunehmender Belärmung eingeteilt worden.

In den Gruppen B bis D bestand die Tendenz eines Anstiegs der Ruheblutdruckwerte und in der am stärksten belärmten Gruppe D wurden sowohl bei den Männern als auch bei Frauen die höchsten systolischen und diastolischen Blutdruckwerte gemessen. Die Hypothese eines Fluglärmeinflusses auf den Ruheblutdruck konnte aber statistisch nicht gesichert werden, weil die am schwächsten belärmte Gruppe A ein nicht erklärbares abweichendes Verhalten zeigte.

Diese Ergebnisse ermutigten uns trotzdem, diese Problematik bei jener Verkehrslärmexposition erneut zu studieren, die für die Gesamtbevölkerung die größte Bedeutung hat, nämlich beim Straßenverkehrslärm. Entsprechende Untersuchungen wurden 1979 und 1980 bei Einwohnern der Stadt Bonn durchgeführt, die teils in verkehrsreichen, teils in verkehrsarmen Straßen wohnten. Zunächst wurden 931 Personen mittels eines 149 Fragen umfassenden Fragebogens untersucht [2]. Hierbei dominierte unter verschiedenen Stressoren des Alltags in beiden Gebieten der Lärm, im verkehrsarmen Gebiet in 33% und im verkehrsreichen Gebiet in 65%, wobei unter 10% qualitativ verschiedene Lärmquellen jeweils Autolärm am meisten genannt wurde.

Während keine unterschiedlichen Angaben über ärztliche Behandlung von Diabetes, Asthma, Magen- und Zwölffingerdarmgeschwür gemacht wurden, gaben in den verkehrsreichen Gebieten signifikant mehr Personen (22,8%) an, wegen Hypertonie behandelt zu werden, gegenüber 14,6% in dem verkehrsarmen Gebiet. Zudem bestand in dem lauten Wohngebiet eine signifikante Abhängigkeit der Angaben über Hypertoniebehandlung von der Wohndauer. Nach Ausschluß der Personen, die eine Hypertoniebehandlung oder Herz-Kreislaufbehandlung angegeben hatten, wurden zufällig 165 Personen zu umfassenden klinischen, psychophysiologischen und psychologischen Untersuchungen ausgewählt. An Stichproben dieses Kollektivs wurden zusätzlich spezielle Probleme studiert, so der Einfluß der Heredität auf die Streßreaktion [3].

Eine andere Fragestellung soll im folgenden näher analysiert werden. Es handelt sich um das Problem, ob bei Verkehrslärm die optische Wahrnehmung der Lärmquelle, also eine Zunahme der Reize, die den Organismus treffen, verstärkte vegetative Streßreaktionen auslöst oder im Gegenteil einen Schutzmechanismus darstellt, d. h. Coping-Reaktionen auslöst, die die akustischen Streßreaktionen vermindern.

*Methodik*

15 männliche Personen zwischen 20 und 35 Jahren wurden in einem schallisolierten Speziallaboratorium untersucht. Nach Erreichen eines Steady state fanden zunächst 10minütige Messungen in Ruhe statt. Dann erfolgte eine 5minütige Belärmung und nach einer weiteren Ruhemessung von 10 min eine zweite 5minütige Belärmung, der sich eine 10minütige Endruhemessung anschloß. Die Belärmung, die über Kopfhörer erfolgte, bestand in gleichem Verkehrslärm. In einer der beiden Belärmungsphasen wurde die

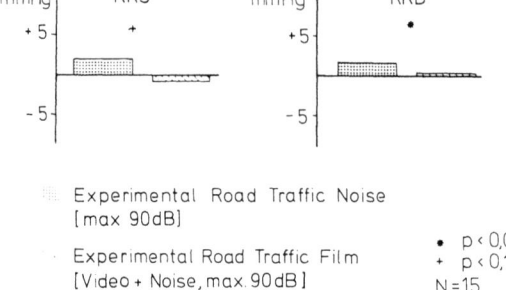

**Abb. 1.** Blutdruckreaktion auf experimentell dargebotenen Verkehrslärm. In einem Teil der Untersuchungen wurde die Quelle des Verkehrslärms sichtbar gemacht. Der statistische Vergleich der beiden experimentellen Situationen erfolgte zweiseitig (Wilcoxon-Test)

zugrundeliegende Verkehrssituation über Videofilm auch optisch dargestellt, wobei die Reihenfolge der beiden Experimentalphasen nach Zufall variiert wurde. Die akustisch und optisch dargebotene Verkehrssituation war in einer verkehrsreichen Straße des Gesamtprojekts aufgenommen worden. Hierbei traten beim Anfahren in der Ampelphase Spitzenpegel der Lautstärke von ca. 90 dB (A) auf.

Folgende Körperfunktionen wurden simultan gemessen: Blutdruck (mittels Ultraschallmethode mit differentem Abgriff für systolischen und diastolischen Blutdruck [4]), Herzfrequenz, Fingerpulsamplitude, Kopfamplitude, Schlagvolumen (mittels Impedanzkardiographie). Die Meßgrößen wurden mit einem Meßwerterfassungssystem zeitnah digitalisiert, auf einem 9-Spur-Digitalmagnetband gespeichert [5] und mit Hilfe des SPSS-Systems nonparametrisch mit dem Wilcoxon- bzw. Mann-Whitney-Test bzw. Korrelationskoeffizienten nach Spearman berechnet.

*Ergebnisse*

Der Vergleich der beiden Experimentalphasen ergab für keine Funktion eine sichere Adaptation. Bei reiner Belärmung (Abb. 1) waren die diastolischen Blutdruckreaktionen signifikant stärker als in der Kombination mit Videofilm ($p = 0{,}05$). Auch der systolische Blutdruck zeigte die gleiche Tendenz ($p = 0{,}09$). Die anderen vegetativen Funktionen unterschieden sich hingegen nicht in den beiden Experimentalphasen ($p = 0{,}5 - 0{,}7$), mit Ausnahme der Atmungsgrößen (Abb. 2).

Die beiden gemessenen Atmungsparameter zeigten dabei ein entgegengesetztes Verhalten zum Blutdruck, indem sie bei der kombinierten Lärmdarbietung die signifikant stärkeren Abweichungen zeigten (jeweils $p = 0{,}01$), und zwar im Sinne einer Zunahme der Frequenz und einer Abnahme des Volumens.

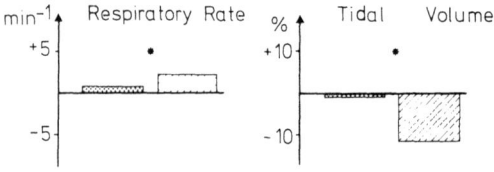

**Abb. 2.** Reaktion von Atemfrequenz und Atemzugvolumen in gleicher experimenteller Situation wie Abb. 1. Gleiche Art der statistischen Auswertung

*Diskussion*

Durch diese Untersuchungen konnte nachgewiesen werden, daß die optische Wahrnehmung einer Lärmquelle einerseits zu einer verstärkten zentralen Aktivität führt, was am Verhalten der Atmung erkennbar ist, andererseits aber bezüglich der schädlichen Blutdruckreaktionen Coping-Reaktionen auslöst.

Für die Lärmforschung ist dieser Befund bedeutungsvoll, da er zeigt, daß experimentelle Lärmstudien im Labor, wie sie bisher durch alleinige Beschallung durchgeführt wurden, nicht ohne weiteres auf Life situations übertragen werden dürfen.

Für die Streßforschung ergibt sich die Frage, ob der Stressor Verkehrslärm unbewußt nur solange als Bedrohung erlebt wird, als er optisch nicht erkennbar werden kann, oder ob die optischen Reize, die zu einer Steigerung der Atemfrequenz führen [6], die Vigilanz so verändert, daß der Lärm nicht mehr als Stressor empfunden wird.

Für die klinische Medizin ist es wichtig zu wissen, daß Blutdruckanstieg bei Belärmung nicht obligatorisch ist, da neben den von uns schon früher gefundenen Adaptationsmechanismen bei wiederholter Belärmung [7] auch früher einsetzende Coping-Reaktionen den Blutdruckeffekt vermindern bzw. aufheben können.

*Literatur*

1. Eiff AW v, Czernik A, Horbach H, Jörgens H, Wenig HG (1974) DFG-Forschungsbericht Fluglärmwirkungen. Der medizinische Untersuchungsteil, Bd I. Bold, Boppard, S 349–424 – 2. Eiff AW v, Neus H (1980) Verkehrslärm und Hypertonie-Risiko, 1. Mitteilung. Münch Med Wochenschr 122: 894–896 – 3. Eiff AW v, Friedrich G, Langewitz W, Neus H, Rüddel H, Schirmer G, Schulte W (1981) Verkehrslärm und Hypertonie-Risiko. Hypothalamus-Theorie der essentiellen Hypertonie. 2. Mitteilung. Münch Med Wochenschr 123: 420–424 – 4. Noffke HU (1977) Messung und Analyse vegetativer Stressreaktionen. Diss. Nat. wiss. Fak., Bonn – 5. Eiff AW v, Blumenberg FE, Neus H, Noffke HU, Schirmer G (1980) Ein flexibles Meßwerterfassungssystem und seine Anwendung bei der Analyse vegetativer Reaktionen. EDV in Medizin und Biologie 11: 40–43 – 6. Eiff AW v (Hrsg) (1967) Essentielle Hypertonie. Thieme, Stuttgart (jap. Ausgabe 1971) – 7. Eiff AW v (1964) Funktionsspezifische Effekte und Gewöhnungsphänomene bei Lärm unterschiedlicher Zeitstruktur. In: Psychologische Fragen der Lärmforschung. Kolloquium Berlin, Steglitz. DFG, Bonn-Bad Godesberg, S 109–118

Friedrich, G., Langewitz, W., Neus, H., Schirmer, G., Thönes, M.
(Med. Univ.-Klinik Bonn)
**Der emotionale Belastungstest in der klinisch-therapeutischen Prüfung von Antihypertensiva**

Die Gruppe der Beta-Rezeptorenblocker wurde in den frühen 60er Jahren durch Prichard [1] in die Therapie der Hypertonie eingeführt. Ihre antihypertensive Wirkung wird in einer großen Zahl von Studien untersucht. Bei der Durchsicht der Literatur fällt auf, daß Fragen im Zusammenhang mit der methodischen Problematik bei den Therapiestudien selten Erwähnungen finden. Hierbei müssen unter anderem Adaptationsphänomene beachtet werden, wie sie schon früher beschrieben wurden [2]. Diese vermögen das Ergebnis von kreislaufphysiologischen Untersuchungen entscheidend zu beeinflussen. Bei Langzeitstudien zur Therapiekontrolle müssen sie besonders berück-

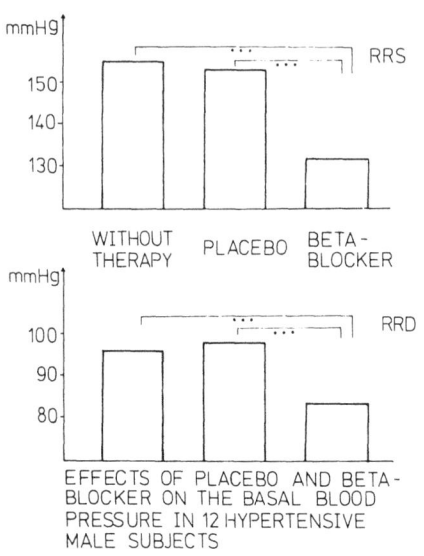

**Abb. 1.** Placebo- und Beta-Blockereffekt auf den basalen Blutdruck von zwölf männlichen Hypertonikern

sichtigt werden. Die vorgelegten Untersuchungen zeigen am Beispiel einer Studie zur Kontrolle der Wirkung von Beta-Rezeptorenblockern, welchen großen Einfluß diese Phänomene haben.

In einer intraindividuellen Vergleichsstudie wurden Kreislaufuntersuchungen unter Belastung durchgeführt. Als Stressor wurde ein emotionaler Belastungstest eingesetzt, wie er schon vor mehreren Jahren in Bonn entwickelt wurde [3]. Die Probanden werden dabei aufgefordert, 5 min lang ein- oder zweistellige Zahlen so schnell und so richtig wie möglich im Kopf zu addieren, wobei sie über Kopfhörer einer affektiven Belärmung mit einer Lautstärke von etwa 88 dB ausgesetzt werden. Da es sich hierbei um einen standardisierten Stressor handelt, schien er für die wiederholte Anwendung im Rahmen einer Therapiestudie besonders geeignet. Der Versuchsablauf wurde wie folgt festgelegt: Zwölf männliche Hypertoniker (Schweregrad WHO 1, Durchschnittsalter 45 Jahre) wurden einer klinischen Untersuchung zum Ausschluß sekundärer Hypertonieformen unterzogen. Als Aufnahmekriterium in die Studie wurde ein diastolischer Blutdruckwert von mehr als 95 mm Hg festgelegt, wobei dieser Wert aus vier verschiedenen Blutdruckmessungen mit einem Random-Zero (R.Z.)-Sphygmomanometer [4] gemittelt wurde. Nach der Durchführung der R.Z.-Messungen wurden die Patienten zum erstenmal dem oben beschriebenen emotionalen Stressor ausgesetzt. Wie Abb. 1 zeigt, unterschieden sich die Ruheblutdruckwerte sowohl systolisch als auch diastolisch vor Therapiebeginn und nach der Placebophase nicht und lagen signifikant höher als nach der Behandlung mit dem Beta-Rezeptorenblocker. Auch die Herzfrequenz war nach der Therapie deutlich erniedrigt.

Die Belastung durch den emotionalen Stressor führte vor Therapiebeginn zu einem deutlichen Anstieg des systolischen und des diastolischen Blutdruckes. Nach der Placebophase kam es zu einem wesentlichen schwächeren Anstieg der systolischen Blutdruckwerte. Der Anstieg der diastolischen Werte blieb dagegen unverändert erhalten. Nach 4wöchiger Beta-Blockade ließ sich zwischen dem Anstieg der systolischen und diastolischen Werte gegenüber der Reaktion unter Placebo kein Unterschied mehr sichern (Abb. 2). Auch bei der Reaktion der Herzfrequenz ließ sich ein Adaptationseffekt nachweisen (Anstieg ohne Therapie: 18,9/min, nach Placebogabe: 9,9/min). Unter der Therapie fand sich aber ein weiterer signifikanter Abfall der Frequenz um 1/min (von 9,9/min auf 8,1/min, $p = 0,033$). Es zeigte sich also, daß die durch die Adaptation

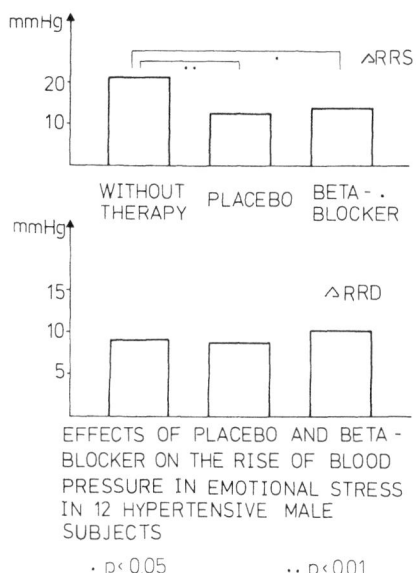

**Abb. 2.** Placebo- und Beta-Blockereffekt auf den Blutdruckanstieg unter emotionaler Belastung bei zwölf männlichen Hypertonikern

bedingte Abschwächung der Blutdruckreaktionen unter Belastung so stark ist, daß therapeutische Effekte mit Hilfe desselben Versuches nicht mehr beurteilbar sind. Das Ausmaß der Adaptation war wesentlich größer, als wir es nach vorhergehenden Erfahrungen erwartet hatten. Zur Analyse des Phänomens wurde daher ein Modellversuch durchgeführt [5].

Bei zwei Normotonikern und bei zwei Hypertonikern derselben Altersgruppe wurde die Stärke der Adaptation der Blutdruckreaktion untersucht. Beide Personengruppen wurden jeweils zweimal dem emotionalen Streßtest unterzogen. Der Abstand zwischen den beiden Untersuchungen betrug mindestens 24 Std, maximal 1 Woche. Bei dem ersten Versuch reagierten die Hypertoniker deutlich stärker auf die Belastung als die Normotoniker. Es fanden sich bei den Hypertonikern also nicht nur erhöhte Ruhewerte, sondern vor allen Dingen war bei dieser Gruppe die Differenz zwischen Belastungs- und Ruhewert wesentlich höher als bei den Normotonikern. Dieser Unterschied konnte bei der Wiederholungsuntersuchung des Belastungstestes jedoch nicht mehr nachgewiesen werden. Beide Gruppen zeigten unter der Belastung noch deutliche Blutdruck- und Herzfrequenzanstiege. Im Zweitversuch war in der normotonen Gruppe keinerlei Adaptation nachweisbar. In der Gruppe der Hypertoniker kam es jedoch zu einer deutlichen Adaptation der systolischen Blutdruck- und Herzfrequenzanstiege, nicht aber des diastolischen Blutdrucks. Die Höhe des Blutdruckanstiegs unter Belastung war also im Zweitversuch bei beiden Gruppen gleich. Damit bestätigte der Modellversuch die im Rahmen der Therapiestudie gemachten Beobachtungen.

Wir halten es dennoch für notwendig, Therapiestudien mit Hilfe von Belastungsuntersuchungen durchzuführen. Die Verwendung standardisierter emotionaler Stressoren könnte insbesondere im Hinblick auf die Frage nach einer Behandlungsindikation für Grenzwerthypertoniker von Bedeutung sein, da diese unter Belastung eine im Vergleich zu Normotonikern verstärkte Blutdruckreaktion aufweisen [6, 7]. Nur wenn die angewandten Medikamente unter Belastung auftretende Blutdruckspitzen zu verhindern vermögen, scheint eine Behandlung auch von Grenzwerthypertonikern sinnvoll. Dem Auftreten von Adaptationsphänomenen muß in solchen Studien jedoch Rechnung getragen werden. Will man die Wirkung antihypertensiver Medikamente überprüfen, so gelingt dies nicht durch mehrmalige intraindividuelle Durchführung desselben Testes, da gerade bei Hypertonikern die Adaptation so stark ausgeprägt ist, daß sie Unterschiede in der Blutdruckreaktion von Normotonikern und Hypertonikern [7] zum Verschwinden bringt bzw. völlig ausgleicht. Die Folgerung aus den gemachten Beobachtungen muß darin bestehen, daß Therapiekontrollversuche nicht im intraindividuellen, sondern nur im interindividuellen Vergleich durchgeführt werden müssen. Der emotionale Streßtest sollte nur einmal eingesetzt werden, und zwar dann, wenn über einen festgelegten Zeitraum normotone Ruhewerte festgestellt wurden.

*Literatur*

1. Prichard BNC (1964) Hypotensive action of pronethalol. Br Med J 1: 1227 – 2. Eiff AW v (1965) Der Gewöhnungseffekt in der therapeutisch-klinischen Forschung. III. Conferentia Hungarica pro therapia et investigatione in pharmacologia, Budapest, S 127–131 – 3. Eiff AW v, Czernik A, Zanders K (1969) Zur medikamentösen Beeinflussung der Sympathikushyperaktivität. Parasympathomimetikum und Betarezeptorenblocker im kurzdauernden pharmakologischen Experiment am Menschen. Klin Wochenschr 47: 701–708 – 4. Wright BM, Dore CF (1970) A Random-Zero-Sphygmomanometer. Lancet 1: 337–338 – 5. Neus H, Eiff AW v, Friedrich G, Heusch G, Schulte W (1981) Das Problem der Adaptation in der klinisch-therapeutischen Hypertonieforschung. Dtsch Med Wochenschr 106 (im Druck) – 6. Eiff AW v, Neus H, Schulte W (1978) Streßreagibilität als Charakteristikum von Blutdruckgruppen. Verh Dtsch Ges Inn Med 84: 792–795 – 7. Schulte W, Neus H (1979) Bedeutung von Streßreaktionen in der Hypertoniediagnostik. Herz/Kreislauf 11: 541–546

Witzgall, H., Weber, P. C. (Med. Klinik Innenstadt der Univ. München)
**Anstieg von 18-OH-Corticosteron nach Furosemid trotz nicht stimulierbarer Plasmareninaktivität bei der Low Renin-Hypertonie***

Anhand von Angiotensin II (AII)-Infusionen konnte nachgewiesen werden, daß die Aldosteronfreisetzung bei einem Teil von essentiellen Hypertonikern mit normalem Reninverhalten (NRH) [1, 2] und bei Low Renin-Hypertonikern (LRH) [3] im Vergleich mit normotensiven Personen deutlich gesteigert ist. Die Nebennierenrinde dieser Patienten reagiert demnach auf AII-Stimulation wesentlich empfindlicher mit der Freisetzung von Aldosteron als die von Normalpersonen. Aus diesem Grunde kann eine wesentliche pathophysiologische Rolle der Nebennierenrinde bei den beschriebenen Hypertoniepatienten angenommen werden. Eine Verwandtschaft der LRH mit primären Formen des Hyperaldosteronismus wird in diesem Zusammenhang ebenfalls diskutiert, obwohl unter basalen Bedingungen eine erhöhte Aldosteronsekretion bei LRH ausgeschlossen werden konnte. Ziel der vorliegenden Studie war es, neben der Plasmareninaktivität (PRA) das Verhalten von Aldosteron und 18-OH-Corticosteron (18-OH-B) im Plasma von NRH und LRH sowie von Normalpersonen (NP) zu untersuchen.

*Methodik*

Alle Probanden kamen ambulant zur Untersuchung und nahmen ihre normale Diät zu sich. Es wurde folgende Versuchsanordnung gewählt: Nach einer zweistündigen Ruheperiode im Liegen wurde 15 ml Blut zur Bestimmung der Basalwerte abgenommen. Es wurden dann 40 mg Furosemid i.v. appliziert. Im Anschluß daran erfolgten 15 min später im Liegen und nach zusätzlichen 105 min in Kombination mit aktiver Orthostase zwei weitere Blutentnahmen. Die Versuche fanden von 8.00–12.00 statt. Der

---
\* Mit Unterstützung der Deutschen Forschungsgemeinschaft WI 548/1,2

Blutdruck wurde sphygmomanometrisch nach Riva-Rocci, das Plasmakalium flammenphotometrisch bestimmt. Die PRA wurde radioimmunologisch mit einer nach Haber [4] modifizierten Methode und die Plasmaaldosteron- und 18-OH-B-Konzentrationen radioimmunologisch nach vorhergehender Papierchromatographie bestimmt [5, 6]. Für die statistische Auswertung wurde der $t$-Test nach Student angewendet.

*Ergebnisse*

Zur Untersuchung kamen 20 NP (13 männlich, sieben weiblich) im Alter von 35 ± 2 (SEM) Jahren, 16 NRH (zehn männlich, sechs weiblich ) 37 ± 2 Jahre und 12 LRH (acht männlich, vier weiblich (40 ± 2 Jahre. Der arterielle Blutdruck nach zweistündigem Liegen betrug bei NP 105 ± 3/76 ± 2, bei NRH 158 ± 4/104 ± 3 und bei LRH 170 ± 5/113 ± 3 mm Hg und war 15 min nach Furosemid i.v. bei allen Probanden im Liegen nicht verändert. 120 min nach Furosemid unter aktiver Orthostase lagen die durchschnittlichen Blutdruckwerte aller untersuchten Gruppen höher. Es ließ sich aber kein statistisch signifikanter Unterschied sichern: NP 108 ± 3/78 ± 2, NRH 161 ± 4/106 ± 3, LRH 178 ± 6/119 ± 4 mm Hg. Die basalen Plasmakaliumkonzentrationen betrugen bei NP 4,3 ± 0,2, bei NRH 4,1 ± 0,2 und bei LRH 4,0 ± 0,2 mval/l und waren 15 min nach Lasix identisch mit den Basalwerten. 120 min nach Lasix lagen die Kaliumwerte bei 4,0 ± 0,2 (NP), 3,8 ± 0,3 (NRH) und 3,7 ± 0,2 mval/l (LRH) (n.s.). Die basale PRA betrug für die NP 0,8 ± 0,1, für NRH 0,7 ± 0,1 und für LRH 0,2 ± 0,1 ng/ml/Std. 15 min nach Furosemid für NP 3,4 ± 0,3 ($p < 0,01$), für NRH 1,9 ± 0,5 ($p < 0,05$) und für LRH 0,2 ± 0,1 ng/ml/Std (n.s.). 120 min nach Furosemid NP 6,5 ± 0,6 ($p < 0,001$), NRH 4,7 ± 1,4 ($p < 0,01$) und LRH 0,5 ± 0,1 ng/ml/Std ($p < 0,01$). Die $p$-Werte beziehen sich auf statistisch signifikante Unterschiede zu den jeweiligen Basalwerten. Alle PRA-Werte der LRH lagen signifikant niedriger als die jeweils korrespondierenden Werte der NP bzw. NRH ($p < 0,01$). Der Anstieg der PRA bei NRH 15 min nach Lasix fiel signifikant geringer aus

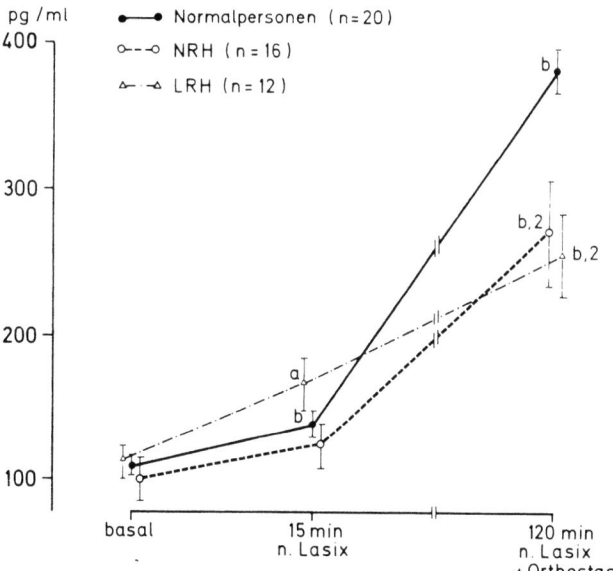

**Abb. 1.** Verhalten des Plasmaaldosteron basal, 15 min und 120 min nach Furosemid i.v. mit zusätzlicher aktiver Orthostase. *a)* $p < 0,05$, *b)* $p < 0,01$ im Vergleich zu dem jeweiligen Basalwert. *2* $p < 0,01$ im Vergleich zu dem korrespondierenden Wert der NP. x̄ ± SEM

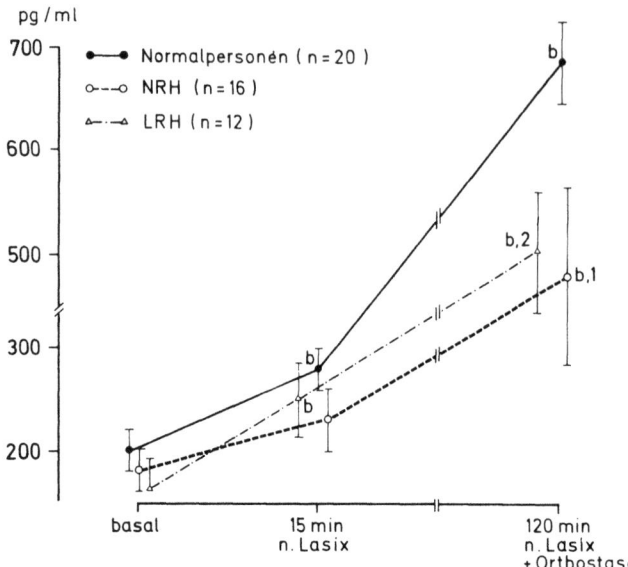

**Abb. 2.** Verhalten des Plasma-18-OH-Corticosteron basal, 15 min und 120 min nach Lasix i.v. mit zusätzlicher aktiver Orthostase. *a)* $p < 0{,}05$, *b)* $p < 0{,}01$ im Vergleich zu dem jeweiligen Basalwert. $1 = p < 0{,}05$, $2 = p < 0{,}01$ im Vergleich zu dem korrespondierenden Wert der NP. $\bar{x} \pm$ SEM

als bei NP ($p < 0{,}01$). Das Verhalten der Plasmaaldosteronkonzentration ist in Abb. 1 und das des 18-OH-B in Abb. 2 dargestellt.

*Diskussion*

In dieser Untersuchung konnten wir bei NP 15 und 120 min nach Furosemid i.v. einen signifikanten Anstieg des Plasmaaldosteron und des 18-OH-B nachweisen. Bei NRH fand sich entsprechend der geringeren Stimulierbarkeit der PRA 15 min nach Furosemid auch ein geringer Anstieg der Aldosteron- und 18-OH-B-Spiegel. Bei den LRH ist jedoch zu diesem Zeitpunkt trotz vollständig supprimierter und nicht stimulierbarer PRA ein signifikanter Anstieg der Aldosteron- und 18-OH-B-Konzentration nachweisbar. Dieser Anstieg der Mineralokortikoidfreisetzung bei LRH ist entweder durch einen mit der PRA-Bestimmung nicht erfaßbaren AII-Anstieg oder durch einen alternativen, PRA-unabhängigen Mechanismus verursacht, der bislang noch nicht näher definiert ist. 15 min nach Furosemid spielen Elektrolyt- und Volumenänderungen noch eine untergeordnete Rolle für die Stimulation der Mineralokortikoidsynthese. Die auf Furosemid zu diesem Zeitpunkt beobachtete Freisetzung von Renin bzw. AII erfolgt über eine Stimulation der renalen Prostaglandinsynthese [7]. Eine direkte Stimulation der Nebennierenrinde durch Furosemid erscheint ausgeschlossen: An zwei beidseits nephrektomierten Patienten konnten wir nachweisen, daß bis zu 60 min nach 40 mg Furosemid i.v. im Liegen keine Stimula der Aldosteronsekretion zustande kam [8]. Die von Semple et al. [9] erhobenen Befunde an NP entsprechen den unseren bezüglich des Verhaltens von Aldosteron und 18-OH-B nach Furosemid i.v. An einem Kollektiv von essentiellen Hypertonikern fanden sie, daß der Anstieg von Aldosteron dem der NP entsprach und der integrierte Anstieg von 18-OH-B sogar höher ausfiel als bei den Kontrollpersonen. Die Hypertoniker sind jedoch in dieser Arbeit bezüglich ihres PRA-Verhaltens nicht näher definiert. Die biologische Rolle des 18-OH-B ist noch weitgehend unbekannt [10]. Es wird als unmittelbarer Vorläufer des Aldosteron in dessen Biosynthese angesehen [11]. Jüngere Untersuchungen schließen jedoch nicht aus, daß 18-OH-B neben Aldosteron ein Endprodukt der Glomerulosazelle ist [12]. Wir fanden unter physiologischen und pathophysiologischen Bedingungen eine strenge Parallelität zwischen 18-OH-B- und Aldosteronspiegeln. Die 18-OH-B-Konzentrationen lagen durchschnittlich doppelt so hoch wie die des Aldosteron. Die vorliegenden Ergebnisse unterstützen die Vorstellung, daß die Empfindlichkeit der Glomerulosazellen bei LRH auf Stimulation durch Furosemid gesteigert ist.

*Literatur*

1. Kisch ES, Dluhy RG, Williams GH (1976) Enhanced aldosterone response to angiotensin II in human hypertension. Circ Res 38: 502–505 – 2. Williams GH, Dluhy RG, Moore TJ (1977) Aldosterone regulation in essential hypertension. Mayo Clin Proc 52: 312–316 – 3. Wisgerhof M, Brown RD (1977) Increased adrenal sensitivity to angiotensin II in Low renin essential hypertension. J Clin Invest 78: 1456–1462 – 4. Haber E, Koerrer T, Page LB, Liman B, Purnode A (1969) Application of radioimmunoassay for angiotensin I to the physiologic measurements of plasma renin activity in normal human subjects. J Clin Endocrinol Metab 29: 1349–1356 – 5. Witzgall H, Hassan-Ali S (1980) Paper chromatographic systems for the preparation of aldosterone 18-OH-corticosterone, 18-OH-deoxy-corticosterone, corticosterone and deoxycorticosterone. J Chromatogr 198: 70–75 – 6. Witzgall H, Hassan-Ali S (1981) A simultaneous radioimmunoassay for aldosterone and its precursors. Human plasma levels following converting-enzyme inhibition before and after blockade of prostaglandin biosynthesis. J Clin Chem Clin Biochem (in press) – 7. Weber PC, Larsson C, Änggard E, Hamberg M, Corey EJ, Nicolaou KG, Samuelsson B (1976) Stimulation of renin release from rabbit renal cortex by arachidonic acid and prostaglandin peroxides. Circ Res 39: 868–874 – 8. Witzgall H (1980) Unveröffentlichte Befunde – 9. Semple PF, Mason PA, Fraser R (1980) Increased 18-hydroxycorticosterone responses to frusemide in essential hypertension. Clin Endocrinol (Oxf) 12: 473–481 –10. Fraser R, Lantos CP (1978) 18-hydroxycorticosterone: a review. J Steroid Biochem 9: 273–286 – 11. Ulick S, Nicolis GL, Vetter KK (1964) 18-OH-corticosterone to aldosterone. In: Boulien EG, Rober P (eds) Aldosterone. Blackwell, Oxford – 12. Neher R (1979) Aldosterone: chemical aspects and related enzymology. J Endocrinol 81: 25–35

Riegger, A. J. G., Steilner, H., Hayduk, K., Liebau, G. (Med. Univ.-Klinik Würzburg und Marienhospital Düsseldorf)
## Langzeitbehandlung essentieller Hypertoniker mit Captopril unter besonderer Berücksichtigung des Verhaltens von Plasmareninkonzentration (PRC), Angiotensin I und II (AI, AII)

Captopril (Sq 14225) [1] ist ein kompetitiver Hemmer des Converting-Enzymes [7] und ist identisch mit dem Enzym Kininase II [3]. Hieraus ergeben sich zwei Wirkungsmöglichkeiten: 1. Die Umsetzung von Angiotensin I in Angiotensin II und 2. der Abbau des Vasodilatators Bradykinin. Hierbei erwies sich Captopril als wirksam, sowohl im Tierversuch [7], als auch beim Menschen [4–6]. Bisher gibt es jedoch noch keine Untersuchungen welche den Effekt des Converting-Enzymes auf das Renin-Angiotensin-Aldosteronsystem über einen längeren Zeitraum untersucht haben. Aus diesem Grunde untersuchten wir durch Messung der Hormone, deren Verhalten über einen Zeitraum von 12 Monaten unter kontinuierlicher Captopriltherapie bei essentiellen Hypertonikern.

*1. Methoden*

Bei sieben Patienten mit essentieller Hypertonie mit normalem Renin wurde die Captoprildosis stufenweise erhöht (150, 300, 450 mg/die). Hierunter waren sechs der

Patienten normoton, bei einer Patientin war eine zusätzliche Therapie mit 120 mg Propanolol/die notwendig. Die Blutabnahmen zur Bestimmung von PRC, AI und AII sowie Aldosteron wurden jeweils in vierwöchentlichem Abstand 1−2 Std nach Einnahme von Captopril sowie nach 30-minütiger Ruhe entnommen und radioimmunologisch bestimmt. Ebenso erfolgten zu diesem Zeitpunkt die Messung von Blutdruck (Riva-Rocci) und Herzfrequenz.

## 2. Ergebnisse

Bei den sechs Patienten mit essentieller Hypertonie fiel unter der Therapie der mittlere arterielle Druck von 133 ± 10 mm Hg auf 101 ± 3 mm Hg ab. Gleichzeitig kam es zu einem massiven Anstieg der Plasmareninkonzentration von 6,1 ± 2,4 ng/ml/Std auf 41,2 ± 27,4 ng/ml/Std. Dies entsprach im Mittel über mehrere Monate gerechnet einem Anstieg von etwa 700% im Vergleich zum Ausgangswert. Parallel hierzu zeigte sich ein deutlicher Anstieg von Angiotensin I von 179 ± 32 pg/ml auf 562 ± 132 pg/ml, was etwa einem Anstieg im Durchschnitt um 300% entsprach. Unter der Converting-Enzymblockade fiel das Angiotensin II von 66 ± 21 pg/ml auf 23 ± 6 pg/ml ab, was einen Abfall auf etwa 30% des Ausgangswertes entsprach. Parallel hierzu kam es zu einem Abfall der Aldosteronkonzentration im Plasma von 63 ± 35 pg/ml auf 31 ± 18 pg/ml, also ein Abfall um etwa 50%. Bei allen Veränderungen zeigte sich während der Langzeittherapie mit Captopril keine signifikante Änderung mehr. Die Herzfrequenz blieb während der gesamten Untersuchungsdauer unverändert. Es kam zu einem leichten Abfall des Serumnatriums von 142 ± 2 mmol/l auf 140 ± 3 mmol/l sowie zu einem geringgradigen Anstieg des Serumkaliums von 4,4 ± 0,2 mmol/l auf 4,6 ± 0,3 mmol/l. Beide Veränderungen waren statistisch nicht signifikant. Bei der einen Patientin, welche zusätzlich Propanolol erhielt, zeigte dies einen deutlich supprimierenden Effekt auf die Plasmareninkonzentration (40%) und auf die Angiotensin I-Konzentration (15%). Die Angiotensin II-Werte sowie die Aldosteronwerte blieben hiervon unverändert supprimiert.

## 3. Schlußfolgerungen

Unsere Ergebnisse zeigen, daß durch eine Langzeittherapie über 12 Monate mit Captopril eine dauerhafte Blockierung des Converting-Enzymes möglich ist mit Reduktion der Angiotensin II-Werte auf etwa 30% des Ausgangswertes. Hierbei kommt es bei gleichzeitiger fehlender Hemmung der Reninsekretion über den direkten Feedback-Mechanismus des Angiotensin II zu einer exzessiven Stimulation von Plasmarenin und Angiotensin I. Durch die Verminderung von Angiotensin II und damit der fehlenden Stimulation des Aldosterons vermindert sich dieses auf etwa die Hälfte des Ausgangswertes, ohne daß schwerwiegende Elektrolytstörungen hierbei auftreten. Der antihypertensive Effekt dieser Angiotensin II-Reduktion, insbesondere bei Patienten mit niedrigem oder normalem Renin ist bisher ungeklärt. Es ist möglich, daß hierbei eine Angiotensin II-Verminderung im Reninsystem der Arteriolenwand eine Rolle spielt [9, 10], wobei es zu einer verminderten Vasokonstriktion kommt. Zum anderen muß insbesondere bei essentiellen Hypertonikern mit normalem und niedrigem Renin an eine Blutdrucksenkung durch Erhöhung der Bradykininspiegel durch Hemmung des Abbaus gedacht werden. Was die Bradykininspiegel betrifft, ist durch enorme Schwierigkeiten der Messung bisher kein endgültiges Urteil möglich [6]. Es konnte jedoch in letzter Zeit gezeigt werden, daß die Wirkung von Captopril bei speziell dieser Art von Hypertonie durch Gabe von Aprontinin [8], also durch Hemmung der Bradykininbildung, verhindert werden konnte. Als weitere Möglichkeit kommt auch die Einwirkung von Prostaglandinen bei der Blutdrucksenkung in Frage, wobei der blutdrucksenkende Effekt von Captopril durch Indomethazin beeinträchtigt werden konnte [2].

*Literatur*

1. Cushmann DW, Cheung HS, Sabo EF, Ondetti MA (1977) Design of potent competitive inhibitors of angiotensin-converting enzyme, carboxyalkanoyl and mercaptoalkanoyl amino acids. Biochemistry 16: 5484–5490 – 2. Dollery CT, Miyamori I (1980) Indomethacin and the hypotensive action of captopril in DOCA salt hypertensive rats. Br J Pharmacol 68: 117p–118p – 3. Erdös EG (1976) Conversion of angiotensin I to angiotensin II. Am J Med 60: 749–759 – 4. Furgeson RK, Turini GA, Brunner HR, Gavras H (1977) A specific orally active inhibitor of angiotensin-converting enzyme in man. Lancet 1: 775–778 – 5. Gavras H, Brunner HR, Turini GA, Kershaw GR, Tifft CP, Cuttelod S, Gavras I, Vukovich RA, McKinstry DN (1978) Antihypertensive effect of the oral angiotensin converting-enzyme inhibitor SQ 14225 in man. N Engl J Med 298: 991–995 – 6. Johnston CI, McGrath BP, Millar JA, Matthews PG (1979) Long-term effects of captopril (SQ 14225) on blood pressure and hormone levels in essential hypertension. Lancet 2: 493–496 – 7. Ondetti MA, Rubin B, Cushman DW (1977) Design of specific inhibitors of angiotensin converting enzyme: new class of orally-active antihypertensive agents. Science 196: 441–444 – 8. Overlack A, Stumpe KO, Kühnert M, Kolloch R, Ressel C, Heck I, Krück F (1981) Evidence for participation of kinins in the antihypertensive effect of converting enzyme inhibition. Klin Wochenschr 59: 69–74 – 9. Swales JD (1979) Arterial wall or plasma renin in hypertension? Clin Sci 56: 293–298 – 10. Thurston H, Swales JD, Bing RF, Hurst BC, Marks ES (1980) Vascular renin-like activity and blood pressure maintenance in the rat. Studies of the effect of changes in sodium balance, hypertension and nephrectomy. Hypertension 6: 643–649

Müller, H. M., Overlack, A., Kolloch, R., Ressel, C., Krück, F., Stumpe, K. O. (Med. Univ.-Poliklinik Bonn):
**Antihypertensiver Effekt von oral appliziertem glandulären Kallikrein bei essentieller Hypertension – Ergebnisse einer Doppelblindstudie**

Das im Urin nachweisbare Kallikrein wird in der Niere freigesetzt [14] und katalysiert in seiner Eigenschaft als Serinprotease die Bildung vasodilatatorischer Kinine [2]. Untersuchungen des Kallikrein-Kininsystems bei essentieller Hypertension haben gezeigt, daß hypertensive Patienten im Mittel weniger Kallikrein ausscheiden als normotensive Personen [1, 7–9]. Es ist vermutet worden, daß die verminderte Kallikreinausscheidung einen Mangel an vasodepressorischen Substanzen reflektiert, dem pathogenetische Bedeutung zukommen könnte [8, 10, 11].

In einer vorausgegangenen Untersuchung hatten wir gezeigt, daß die orale Applikation von glandulärem Kallikrein bei Patienten mit essentieller Hypertension zu einer Blutdrucksenkung führt und von einem Anstieg der verminderten renalen Kallikreinausscheidung begleitet ist [15].

Die jetzige Untersuchung wurde durchgeführt, um die mögliche pathogenetische Bedeutung des beschriebenen Defektes im Kallikrein-Kininsystem bei essentieller Hypertension weiter abzuklären sowie den antihypertensiven Effekt von glandulärem Kallikrein durch eine Doppelblindstudie zu bestätigen und dessen zugrundeliegende Mechanismen zu analysieren.

*Ergebnisse*

Die 91 Patienten mit manifester Hypertension schieden signifikant weniger Kallikrein im Urin aus als die 44 normotensiven Kontrollen. Die Unterschiede in der Kallikreinausscheidung waren auch dann nachweisbar, wenn die Enzymexkretion auf das Glomerulumfiltrat bezogen wurde. Die erniedrigte Kallikreinausscheidung der hypertensiven Patienten kann daher nicht durch eine verminderte GFR bedingt sein. Der Defekt in der

Ausscheidung des renalen Enzyms wurde besonders deutlich unter einer sechstägigen natriumarmen Diät. Unter diesen Bedingungen stieg die Kallikreinausscheidung bei den Kontrollpersonen um mehr als das Doppelte an. Dagegen kam es bei den Patienten mit manifester Hypertension, wenn überhaupt, nur zu einem geringen Anstieg der Enzymausscheidung.

Die Abnahme der Kallikreinausscheidung bei den Hypertonikern war von einer im Mittel signifikant herabgesetzten Prostaglandin $E_2$-Ausscheidung begleitet. Es ließen sich keine meßbaren Unterschiede in der renalen Ausscheidung von Natrium, Kalium und Wasser sowie im Glomerulumfiltrat, in der Plasmareninaktivität und Aldosteronkonzentration zwischen den beiden Gruppen beobachten.

Von den 91 Patienten mit manifester Hypertension wurden 28 Patienten in einer offenen Untersuchung und 24 Patienten in einer Doppelblinduntersuchung mit oral appliziertem glandulären Schweinepankreaskallikrein behandelt.

Aufgrund neuerer Arbeiten ist bekannt, daß oral zugeführtes Kallikrein, ähnlich wie Trypsin [6], Chymotrypsin [6] und Insulin [3], im Darm in aktiver Form resorbiert wird [12] und biologische Effekte, wie Steigerung der zellulären Glukoseaufnahme [17], Stimulation der Spermienmotilität [16] und periphere Vasodilatation [13], induzieren kann. Auch unterliegt das resorbierte Schweinepankreaskallikrein im Plasma nur einer langsamen Inhibition durch $\alpha_1$-Antitrypsin [4], und zwischen Urinkallikrein und Schweineprankreaskallikrein bestehen wesentliche Strukturähnlichkeiten [5].

In der *offenen* therapeutischen Untersuchung wurden im Anschluß an eine zweiwöchige Placeboperiode die Patienten mit $3 \times 200$ biologischen Einheiten Pankreaskallikrein in magensaftresistenten Tabletten (Bay d 7687, Bayer AG, Leverkusen) über einen Zeitraum von 8 Wochen behandelt. Nach 2 Wochen kam es zu einem signifikanten Blutdruckabfall von 160/106 auf 148/97 mm Hg im Liegen und von 156/110 auf 146/98 mm Hg im Stehen. Am Ende der 8. Therapiewoche erreichte der Blutdruckabfall mit 144/93 mm Hg sein Maximum; bei 17 der 28 Patienten hatte sich der Druck normalisiert. Die Pulsfrequenz blieb unbeeinflußt. Wurde das Präparat abgesetzt, dauerte es 4–6 Wochen, bis die Ausgangswerte erreicht waren. Nebenwirkungen wurden nicht beobachtet.

Bei Patienten, die eine sehr niedrige Ausgangskallikreinausscheidung, d. h. im Mittel unter 0,5 EU/24 Std aufwiesen, kam es unter der Kallikreintherapie zu einer stärkeren Senkung des systolischen und diastolischen Blutdrucks als bei Patienten mit normaler oder nur leicht verminderter Kallikreinexkretion. Auch stieg ausschließlich bei den Patienten mit erniedrigter Kallikreinausscheidung unter der Therapie die renale Kallikreinausscheidung von im Mittel 0,35 Enzymeinheiten/24 Std auf 0,92 EU/24 Std signifikant an. In gleicher Weise nahm das Glomerulumfiltrat bei den Patienten mit erniedrigter, nicht jedoch in der Gruppe mit normaler Kallikreinausscheidung unter der Behandlung im Mittel um 25% signifikant zu.

In der Tabelle 1 sind die Ergebnisse der Doppelblinduntersuchung dargestellt. Nach einer vierwöchigen Placeboperiode erhielten zwölf Patienten 600 Einheiten Kallikrein pro Tag, die anderen zwölf Patienten Placebo. Unter der Kallikreinbehandlung fielen der systolische und diastolische Blutdruck im Liegen und im Stehen ab. Die Abnahmen im Blutdruck waren signifikant, sowohl im Vergleich zur Placebovorperiode als auch zur Placebogruppe, bei der der Druck unverändert blieb. Der Abfall im Blutdruck wurde bereits nach der ersten Therapiewoche beobachtet, eine weitere Druckabnahme erfolgte bis zum Ende der Behandlungszeit. Die Pulsfrequenz änderte sich nicht.

Die Urinkallikreinausscheidung stieg unter der Therapie fast auf Normalwerte an, doch im Gegensatz zur offenen Untersuchung bei den Patienten mit sehr niedriger Kalikreinausscheidung, war die Zunahme in der Enzymexkretion jetzt nicht signifikant. Die Reninaktivität und Aldosteronkonzentration im Plasma blieben unverändert (Tabelle 1).

Die renale Ausscheidung von Natrium und Wasser zeigte in der 2. Behandlungswoche einen vorübergehenden Anstieg, der aber nur für die Wasserausscheidung Signifikanz

**Tabelle 1.** Renale Ausscheidung von Kallikrein, Prostaglandin $E_2$ ($PGE_2$), Wasser und Natrium sowie glomeruläre Filtrationsrate (GFR), Plasmareninaktivität (PRA) und Plasmaaldosteronkonzentration (PA) vor und nach oraler Kallikreintherapie

|  | Kallikrein (EU/24 Std) | $PGE_2$ (ng/24 Std) | Volumen (ml/24 Std) |
|---|---|---|---|
| *Kallikreingruppe* | | | |
| Kontrolle | 0,75 ± 0,15 | 110,5 ± 16,0 | 1 240 ± 122 |
| Woche 2 | 0,77 ± 0,18 | 132,3 ± 26,0 | 1 512 ± 146[a] |
| Woche 4 | 0,92 ± 0,27 | 152,3 ± 19,3[a] | 1 323 ± 196 |
| *Placebogruppe* | | | |
| Kontrolle | 0,81 ± 0,16 | 103,8 ± 15,0 | 1 273 ± 79 |
| Woche 2 | 0,79 ± 0,16 | 93,6 ± 9,6 | 1 205 ± 83 |
| Woche 4 | 0,93 ± 0,18 | 97,0 ± 15,3 | 1 181 ± 122 |

|  | Natrium (mmol/24 Std) | GFR (ml/min/ 1,73 $m^2$) | PRA (ngAI · $ml^{-1}$ · $3^{-1}$ Std) | PA (pg/ml) |
|---|---|---|---|---|
| *Kallikreingruppe* | | | | |
| Kontrolle | 150,5 ± 22,8 | 122,8 ± 6,6 | 0,67 ± 0,12 | 46,8 ± 10,1 |
| Woche 2 | 186,2 ± 15,7 | 143,1 ± 5,3 | 0,73 ± 0,19 | 41,0 ± 8,7 |
| Woche 4 | 153,1 ± 17,4 | 140,5 ± 9,8 | – | – |
| *Placebogruppe* | | | | |
| Kontrolle | 184,7 ± 15,8 | 116,1 ± 8,2 | 0,98 ± 0,17 | 56,0 ± 14,0 |
| Woche 2 | 170,0 ± 14,4 | 114,3 ± 6,0 | 0,86 ± 0,21 | 58,7 ± 15,0 |
| Woche 4 | 178,4 ± 14,9 | 122,7 ± 4,6 | | |

[a] Signifikanz gegenüber Kontrollwerten: $p < 0,05$

erreichte. Dagegen ließ sich, sowohl in der 2. als auch in der 4. Woche, eine Zunahme im Glomerulumfiltrat beobachten, die sich in der Placebogruppe nicht fand (Tabelle 1). Die Ursache für den Anstieg im Glomerulumfiltrat und damit wahrscheinlich auch in der renalen Durchblutung, ist unklar. Der Filtratanstieg könnte eine Zunahme intrarenaler vasodilatatorischer Substanzen reflektieren.

Wir haben die Prostaglandin $E_2$-Ausscheidung im Urin gemessen, und es zeigte sich, daß der Anstieg im Glomerulumfiltrat unter der Kallikreintherapie mit einer signifikanten Zunahme der verminderten Prostaglandin $E_2$-Auscheidung einherging, die über den Therapiezeitraum kontinuierlich anstieg. Die Zunahme in der Prostaglandinausscheidung ließ sich in der Placebogruppe nicht beobachten (Tabelle 1).

Ein vergleichbarer Anstieg der $PGE_2$-Exkretion unter oraler Kallikreintherapie konnte auch bei einer Gruppe von acht normotensiven Probanden beobachtet werden. Hier kam es aber nur zu einem geringgradigen, nicht signifikanten Anstieg des Glomerulumfiltrates. Nach Absetzen der Kallikreinzufuhr fiel die Prostaglandinausscheidung auf Normalwerte ab.

*Diskussion*

Orale Applikation von glandulärem Kallikrein senkt den Blutdruck bei Patienten mit leichter bis mittelschwerer essentieller Hypertension. Die Abnahmen im Blutdruck unter Bedingungen einer offenen und einer Doppelblinduntersuchung waren vergleichbar. Die renale Ausscheidung von Kallikrein und Prostaglandin $E_2$ war bei den Hypertonikern vor der Kallikreinbehandlung signifikant niedriger als bei normotensiven Personen. Im Gegensatz zu anderen antihypertensiven Medikamenten, ist Kallikrein ein natürlich vorkommendes Enzym beim Menschen. Seine verminderte renale Ausscheidung bei essentieller Hypertension könnte darauf hinweisen, daß ein Defekt im renalen Kallikrein-Kininsystem an der Entwicklung der Hypertension beteiligt ist.

Der antihypertensive Mechanismus der Kallikreinbehandlung bleibt noch unklar. Da oral zugeführtes Kallikrein in aktiver Form vom Gastointestinaltrakt resorbiert wird, scheint es möglich, daß Kallikrein systemische Effekte oder lokale Veränderungen in bestimmten Organen, wie z. B. den Nieren, hervorrufen kann. Der Anstieg der Urinkallikreinausscheidung bei den hypertensiven Patienten war, wie vorausgegangene Untersuchungen gezeigt haben, die Folge einer vermehrten Exkretion von *endogenem* und nicht von zugeführtem Kallikrein [15]. Es ist bekannt, daß die renale Kallikreinausscheidung u. a. von der renalen Funktion, d. h. der renalen Durchblutung abhängt [8]. Der beobachtete Anstieg im Glomerulumfiltrat weist auf entsprechende hämodynamische Veränderungen unter der Kallikreintherapie hin. Es ist denkbar, daß die Zunahme im Glomerulumfiltrat und sehr wahrscheinlich in der renalen Durchblutung durch eine vermehrte Freisetzung von Kininen und/oder, wie die Ergebnisse zeigen, von Prostaglandinen vermittelt worden ist. Man könnte spekulieren, daß das oral zugeführte Kallikrein über eine Stimulation der intrarenalen Kinin- und Prostaglandinbildung den erhöhten intrarenalen Gefäßwiderstand senkt und über diesen Mechanismus zu einer allmählichen Blutdrucksenkung führt.

*Literatur*

1. Abe K, Sakurai Y, Irokawa N, Miyazaki S, Yasujima M, Chiba S, Saito K, Otsuka Y, Yoshinaga S (1977) Studies on urinary kallikrein and kinin in essential hypertension. In: Haberland GL, Rohen JW, Suzuki T (eds) Kininogenases 4. Schattauer, Stuttgart New York, p 351 – 2. Carretero OA, Scicli AG (1980) The renal kallikrein-kinin system. Am J Physiol 238: F247 – 3. Danforth E, Moore RO (1959) Intestinal absorption of insulin in the rat. Endocrinology 65: 118–121 – 4. Fritz H, Brey B, Schmal A, Werle E (1969) Zur Identität des Progressiv-Antikallikreins mit $\alpha_1$-Antitrypsin aus Humanserum. Hoppe Seylers Z Physiol Chem 350: 1551–1559 – 5. Geiger R, Stuckstedte U, Fritz H (1980) Isolation and characterization of human urinary kallikrein. Hoppe Seylers Z Physiol Chem 361: 1003–1009 – 6. Goetze H, Rothman SS (1975) Enteropancreatic circulation of digestive enzyme as a conservation mechanism. Nature 257: 607 – 7. Lechi A, Covi G, Lechi C, Corgnati A, Arosio E, Zatti M, Scuro IA (1978) Urinary kallikrein excretion and plasma renin activity in patients with essential hypertension and primary aldosteronism. Clin Sci Mol Med 55: 51–55 – 8. Levy SB, Lilley JJ, Frigon RP, Stone RA (1977) Urinary kallikrein and plasma renin activity as determinants of renal blood flow. The influence of race and dietary sodium intake. J Clin Invest 60: 129–138 – 9. Margolius HS, Geller R, Pisano JJ, Sjoerdsma A (1971) Altered urinary kallikrein excretion in human hypertension. Lancet 2: 1063–1065 – 10. Margolius HS, Horwitz D, Pisano JJ, Keiser HR (1974) Urinary kallikrein excretion in hypertensive man. Relationship to sodium intake and sodium-retaining steroids. Circ Res 35: 820–825 – 11. McGiff JC, Nasjletti A (1976) Kinins, renal function and blood pressure regulation. Fed Proc 35: 172–174 – 12. Moriwaki C, Moriya H, Yamaguchi K, Kizuki K, Fujimori H (1972) Intestinal absorption of pancreatic kallikrein and some aspects of its physiological role. In: Haberland GL, Rohen JW (eds) Kininogenases. Kallikrein. Schattauer, Stuttgart New York, p 57 – 13. Nangu T (1977) Studies on clinical effects of kallikrein preparations with the photoelectric finger-plethysmography. In: Haberland GL, Rohen JW, Suzuki T (eds) Kininogenases 4. Schattauer, Stuttgart New York, p 333 – 14. Nustad K, Vaaje K (1975) Synthesis of kallikreins by rat kidney slices. Br J Pharmacol 53: 229–234 – 15. Overlack A, Stumpe KO, Ressel C, Kolloch R, Zywok W, Krück F (1980) Decreased urinary kallikrein activity and elevated blood pressure normalized by orally applied kallikrein in essential hypertension. Klin Wochenschr 58: 37–42 – 16. Schill WB (1976) Die Behandlung männlicher Fertilitätsstörungen mit Kallikrein. Dtsch Med Wochenschr 101: 1773–1778 – 17. Wicklmayr M, Dietze G (1977) Effect of oral kallikrein and intrabrachial-arterial bradykinin of forearm-metabolism in matury onset diabetes. In: Haberland GL, Rohen JW, Suzuki T (eds) Kininogenases 4. Schattauer, Stuttgart New York, p 299

# Endokrinologie

Peerenboom H. (Med. Klinik D), Keck, E., Kley, H. K., Krüskemper, H. L. (Med. Klin. C), Strohmeyer, G. (Med. Klin. D der Univ. Düsseldorf)
**Intestinale Absorption von Kalzium beim endogenen Cushing-Syndrom*** 

Osteoporose ist ein wesentliches Merkmal des chronischen Hyperkortisolismus. Glukokortikoide hemmen die Mineralisation und fördern den Nettoausstrom von Kalzium aus dem Skelett durch direkte Wirkungen auf den Osteozyten [1, 2], aber der Einfluß der Glukokortikoide auf die Homöostase von Kalizium gilt als weitere Ursache für die Mineralsalzverarmung des Knochens. Chronischer Hyperkortisolismus steigert die renale Kalziumausscheidung, und Behandlung mit Glukokortikoiden in pharmakologischer Dosis kann eine Abnahme der Kaliziumabsorption aus dem Verdauungstrakt hervorrufen [3], die offenbar dosisabhängig ist: sie wurde bei Therapie mit niedrigen Erhaltungsdosen nicht beobachtet [4, 5]. Beim endogenen Cushing-Syndrom ergaben frühere Messungen und einzelne Untersuchungen der Kalziumbilanz ebenfalls, daß die Kalziumabsorption erniedrigt war [6, 7]; Sjöberg [8] beobachtete aber bei einer Untersuchung an neun Patienten mit endogenem Cushing-Syndrom, daß die Retention von Kalzium aus einer Testmahlzeit normal war.

Wir untersuchten, ob beim endogenen Cushing-Syndrom eine Störung der intestinalen Kalziumabsorption vorliegt. Sie könnte sich auf die Mechanismen des aktiven Kalziumtransports, auf die Diffusion von Kalzium durch die Darmwand oder auf die Regelung der Kalziumabsorption durch das Vitamin D-System beziehen.

Bei zwölf Patienten wurde chronischer endogener Hyperkortisolismus aufgrund von Vorgeschichte, Beschwerden und körperlichen Veränderungen festgestellt, und die Diagnose wurde in allen Fällen durch jedes von drei funktionellen Kriterien gesichert: Die renale Kortisolausscheidung war erhöht (über 82 µg/24 Std), der Tagesrhythmus der Kortisolsekretion war aufgehoben (Konzentration im Plasma um 18.00 Uhr über 15 µg/dl, um 23.00 Uhr über 8 µg/dl), und die Kortisolproduktion wurde durch 3 mg Dexamethason nicht ausreichend supprimiert (Kortisol über 2 µg/dl).

Die Messungen erfolgten durch Perfusion des Jejunum mit einer dreilumigen Sonde, deren Meßsegment 30 cm lang war, ohne Okklusion des Darmlumens [9]. Die verwendeten Lösungen enthielten 1–5 mmol/l Kalzium. Polyäthylenglykol (Molekulargewicht 4000) diente als Referenzsubstanz im Darmlumen. Kalzium wurde durch Atomabsorptionsspektrometrie gemessen, die Verfahren zur Bestimmung des Kortisols und der Vitamin D-Metabolite wurden veröffentlicht [10, 11].

Bei niedriger Kalziumkonzentration im Lumen (1 mmol/l im Perfusat) wurde Kalzium netto absorbiert, die Rate war bei den zwölf Patienten nicht verschieden von der bei einer Gruppe altersgleicher gesunder Probanden. Auch bei den höheren Kalziumkonzentra-

**Tabelle 1**

| Kalzium im Perfusat (mmol/l) | Nettokalziumabsorption im Jejunum (µmol/Std pro 30 cm Darmlänge; ± SE) | | | |
|---|---|---|---|---|
| | Patienten | n | Gesunde | n |
| 1 | 68 ± 11 | 6 | 71 ± 9 | 10 |
| 2 | 110 ± 20 | 10 | 125 ± 10 | 10 |
| 5 | 161 ± 28 | 5 | 183 ± 17 | 8 |

* Mit Unterstützung durch die Deutsche Forschungsgemeinschaft

tionen im Darmlumen war die Kalziumabsorption bei Patienten und Kontrollpersonen gleich. Während der Untersuchung waren Kalzium, Magnesium und Phosphat im Plasma normal. Die Konzentration von 1,25-Dihydroxyvitamin D war bei Patienten und einer Gruppe von gesunden Personen gleich (59 ± 20 bzw. 53 ± 26 ng/l); 25-Hydroxyvitamin D war bei Patienten 5,8 ± 2,9, bei Gesunden 5,7 ± 2,2 µg/l (Unterschiede nicht signifikant).

Die bei der Perfusion verwendeten Kalziumkonzentrationen entsprechen den Spiegeln im Lumen in nüchternem Zustand und nach Nahrungsaufnahme. Bei 1 mmol/l liegt die Konzentration im Lumen niedriger als die freie Kalziumfraktion im Plasma, und Kalzium wird durch Vermittlung aktiver Transportmechanismen absorbiert. Dagegen erfolgt bei 5 mmol/l die Absorption zum großen Teil durch Diffusion in Richtung des Konzentrationsgefälles vom Lumen zum Plasma [6, 9]. Unter beiden Bedingungen waren die Raten der Kalziumabsorption bei den Patienten mit endogenem Cushing-Syndrom nicht meßbar verändert. Deshalb ist nicht wahrscheinlich, daß der endogene Hyperkortisolismus eine wesentliche direkte Hemmung des intestinalen Kalziumtransports hervorruft. Die Plasmaspiegel des am Darm wirksamsten Vitamin D-Metabolits, 1,25-Dihydroxyvitamin D, waren nicht verändert. Dies bestätigt die Beobachtung von Seeman et al. [12], daß beim endogenen Cushing-Syndrom Plasmaspiegel und Produktions- und Clearanceraten dieses Metabolits normal waren. Auch die Konzentration seiner Vorstufe, 25-Hydroxyvitamin D war im Plasma unserer Patienten normal.

Unsere Studie ergab keinen Hinweis auf eine Störung des intestinalen Kalziumtransports oder seiner Regelung beim chronischen endogenen Hyperkortisolismus. Verminderte Verfügbarkeit von Kalzium aus dem Verdauungstrakt kann deshalb nicht als eine der Ursachen für die Osteopenie beim endogenen Cushing-Syndrom angesehen werden.

*Literatur*

1. Hahn TJ (1980) Corticosteroid osteopenia. In: Drug-induced disorders of vitamin D and mineral metabolism. Clin Endocrinol Metab 9: 107–129 – 2. Manolagas SC, Anderson DC (1979) Glucocorticoids regulate the concentration of 1,25-dihydroxychole-calciferol receptors in bone. Nature 277: 314–315 – 3. Gallagher JC, Aaron J, Horsman A, Wilkinson R, Nordin BEC (1973) Corticosteroid osteoporosis. Clin Endocrinol Metab 2: 355–368 – 4. Lekkerkerker JFF, van Woudenberg F, Doorenbos H (1972) Influence of low dose of steroid therapy on calcium absorption. Acta Endocrinol (Kbh) 69: 488–496 – 5. Klein RG, Arnaud SB, Gallagher JC, DeLuca HF, Riggs BL (1977) Intestinal calcium absorption in exogenous hypercortisolism: Role of 25-hydroxyvitamin D and corticosteroid dose. J Clin Invest 60: 253–259 – 6. Ewe K (1974) Die intestinale Calcium-Resorption und ihre Störungen. Klin Wochenschr 52: 57–63, 64–73 – 7. Wilkinson R (1976) Absorption of calcium, phosphorus, and magnesium. In: Nordin BEC (ed) Calcium, phosphate, and magnesium metabolism. Churchill Livingstone, Edinburgh London New York, pp 36–112 – 8. Sjöberg HE (1979) Retention of orally administered $^{47}$Ca in man under normal and diseased conditions studied with a whole-body counter technique. Acta Med Scand (Suppl) 509: 1–28 – 9. Parker TF, Vergne-Marini P, Hull AR, Pak CYC, Fordtran JS (1974) Jejunal absorption and secretion of calcium in patients with chronic renal disease on hemodialysis. J Clin Invest 54: 358–365 – 10. Kley HK, Bartmann E, Krüskemper HL (1977) A simple and rapid method to measure non-protein-bound fractions of cortisol, testosterone and oestradiol by equilibrium dialysis: Comparison with centrifugal filtration. Acta Endocrinol (Kbh) 85: 209–219 – 11. Keck E, von Lilienfeld-Toal H, Krüskemper HL (1981) Protein binding assays for 25-hydroxyvitamin D, 24, 25-dihydroxyvitamin D and 1,25-dihydroxyvitamin D in human plasma. J Clin Chem Clin Biochem (in press) – 12. Seeman E, Kumar R, Hunder GG, Scott M, Heath H, Riggs BL (1980) Production, degradation, and circulating levels of 1,25-dihydroxyvitamin D in health and in chronic glucocorticoid excess. J Clin Invest 66: 664–669

Happ, J. (Abt. für Klin. Endokrinologie, II. Med. Klinik, Univ. Mainz), Philipp, M. (Univ.-Nervenklinik, Köln), Cordes, U. (Abt. für Klin. Endokrinologie, II. Med. Klinik, Univ. Mainz), Schäfer, M. (Univ.-Nervenklinik Köln), Störkel, S. (Patholog. Inst.), Hahn, K., (Nuklearmedizin, Inst. für Klin. Strahlenkunde), Beyer, J. (Abt. für Klin. Endokrinologie, II. Med. Klinik, Univ. Mainz)

## Cushing-Syndrom als Folge einer psychogenen hypothalamischen Fehlsteuerung?

Wir können über einen ungewöhnlichen Fall von Cushing-Syndrom berichten, der hinsichtlich der Pathogenese, der pathophysiologischen Zusammenhänge, der diagnostischen Problematik und der therapeutischen Konsequenz besonders interessant erscheint. Es handelt sich um einen Fall von Cushing-Syndrom, bei dem sich angiographisch ein großes „Nebennierenrinden(NNR)-Adenom" darstellen ließ, anhand des 2-mg-Dexamethasontests jedoch keine Autonomie vorlag. Nach unilateraler Adrenalektomie trat erneut Hypercortisolismus auf, der sich später unter Psychotherapie einer Angstneurose dauerhaft zurückbildete.

Bei einer 28jährigen Frau wurde nach der ersten und einzigen Schwangerschaft ein Cushing-Syndrom festgestellt. Das Wachstums- und Entwicklungsalter der Patientin war regelrecht verlaufen: wesentliche Vorerkrankungen sind nicht bekannt. Im 21. und 22. Lebensjahr überschritt die Patientin (nach eigener Erklärung ernährungsbedingt) ihr bisheriges Idealgewicht und erreichte ein Übergewicht von 20% nach Broca. Ein Jahr vor der Schwangerschaft war das Idealgewicht wieder leicht unterschritten. Die Schwangerschaft war durch Schmierblutungen im 2.–3. Monat und im weiteren Verlauf durch eine Präeklampsie kompliziert; der 5 Wochen vor Termin geborene Sohn war am 3. Lebenstag an einem Membransyndrom verstorben. Dem klinischen Aspekt nach bestand bei der Patientin bereits kurz nach der Geburt der Verdacht auf ein Cushing-Syndrom. Bei der körperlichen Untersuchung fand man: Vollmondgesicht, Stiernacken, Stammfettsucht bei relativ schlanken Extremitäten und erhebliche blaurote Striae distensae am Unterbauch und an den Oberschenkelinnenseiten. Weiterhin fand sich ein Hypertonus mit Werten bis zu 190/120 mm Hg. Bei der weiteren Abklärung 8 Monate nach der Entbindung wurde Serumcortisol mit 44 µg/dl erhöht gefunden, bei aufgehobener Tagesrhythmik. Im Synacthentest stieg Serumcortisol auf fast das doppelte (von 29 auf 51 µg/dl). Unter 2 mg Dexamethason sank Serumcortisol auf nicht mehr meßbare Werte. Die 17-Ketosteroidausscheidung lag unter Basalbedingungen bei 6,1 mg/d, die Ausscheidung der Gesamtcorticoide bei 12,6 mg/d. Die Nebennieren(NN)-Phlebographie (Abb. 1) ergab das Bild eines 4 × 3,5 cm großen kugeligen Tumors der linken NN; die rechte NN erschien unauffällig. Die Sella erschien röntgenologisch ebenfalls unauffällig.

Nach Durchführung der Diagnostik erfolgte die Operation (OP) der Patientin über einen Rippenbogenrandschnitt links. Es fand sich ein walnußgroßer NN-Tumor, der aus seiner Kapsel ausgelöst wurde. Da die übrige linke NN atrophisch erschien, entschloß man sich zur Adrenalektomie. Die rechte NN war palpatorisch unauffällig erschienen und wurde belassen. Das OP-Präparat zeigte bei der anschließenden Aufarbeitung einen über 2 cm im Durchschnitt messenden, gelblichen Tumor mit anhängendem NN-Gewebe, dessen Rinde mäßig verbreitert erschien. Histologisch (Abb. 1) fanden sich in dem tumorösen Bezirk knotig angeordnete, im Aufbau der Zona fasciculata entsprechende Zellstränge und Zellnester, die vorwiegend aus hellen, lipidoreichen Spongiozyten bestanden. Abschnittsweise erkannte man auch herdförmig Gruppen aus kompakten, lipoidarmen Spongiozyten. Die restliche NN wies eine mäßig verbreiterte Rinde auf, hervorgerufen zum einen durch eine über weite Abschnitte nachweisbare diffuse Hyperplasie der Zona fasciculata im Sinne einer „progressiven Transformation" nach Tonutti, zum anderen durch eine fokale knotige Umwandlung der Zona fasciculata, welche ausschließlich aus lipoidreichen Spongiozyten bestand.

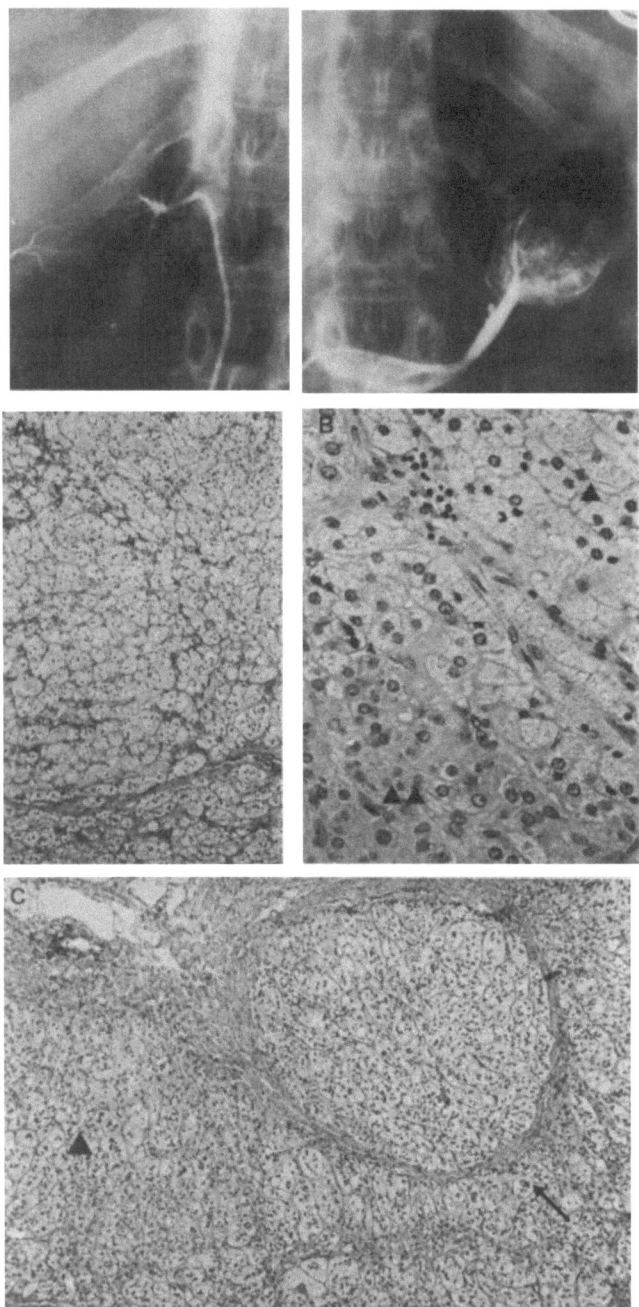

**Abb. 1.** Phlebographischer Befund beider Nebennieren (*oben*) und histologisches Bild der linken Nebennieren (*Mitte und unten*) bei einer 28jährigen Frau mit Cushing-Syndrom [**A**: Rindenknotenübersicht, HE, 44fach, Zona fasciculata-Anordnung der Zellen; **B**: Detail aus dem Rindenknoten, HE, 400fach, lipoidreiche (▲) und lipoidarme (▲▲) Spongiozyten; **C**: Übersicht des restlichen Nebennierenrindengewebes, HE, 100fach, progressive Transformation der Zona fasciculata (▲), kleiner Rindenknoten (→)]

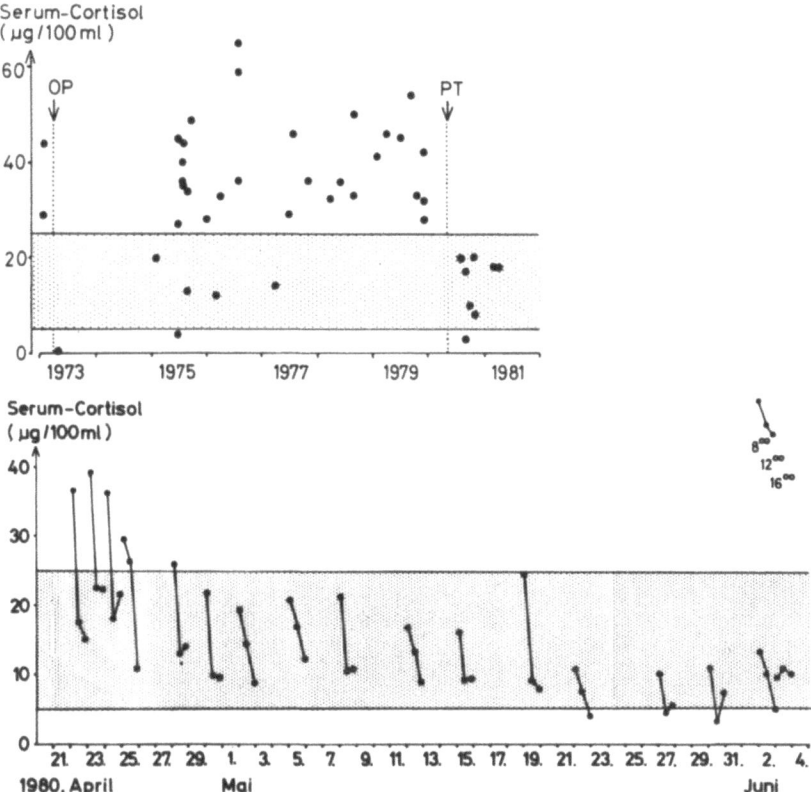

**Abb. 2.** Verlaufsbeobachtung des Serumcortisols (*oben*) bei einer Frau mit Hypercortisolismus vor und nach unilateraler Adrenalektomie (OP) bzw. Psychotherapie (PT); Serumcortisol im Tagesprofil während der stationären psychotherapeutischen Behandlung (*unten*). Normbereich im Rasterfeld

3 Wochen nach der OP war die Patientin erneut über 4 Wochen in stationärer Behandlung wegen einer passageren NNR-Unterfunktion (17-Ketosteroide nicht meßbar niedrig, Aldosteronsekretionsrate 36,2 mg/d und Serum-ACTH mit 6 Eq. pg/ml erniedrigt, Serumcortisol nicht meßbar niedrig, nach täglich 1 mg Synacthendepot über 7 Tage maximal 26 µg/dl), die über 4 Monate mit Astonin-H behandelt wurde.

Nach postoperativer Rückbildung der klinischen Cushing-Symptomatik fielen 2 Jahre später erneut erhöhte Serumcortisolwerte auf (Abb. 2). Somit bestand Verdacht auf ein Cushing-Rezidiv. Wegen einer früheren Kontrastmittelreaktion wurde von einer erneuten Angiographie abgesehen. Die NN-Sequenzszintigraphie über 11 Tage nach 300 mCi $J^{131}$-Adosterol i.v. zeigte sehr früh, d. h. schon nach 2 Tagen eine intensive einseitige Aktivitätsanreicherung im Bereich der rechten NN. Computertomographie und Sonographie standen damals noch nicht für die NN-Diagnostik zur Verfügung. Da sich nicht mehr das typische klinische Bild des Cushing-Syndroms entwickelte, wurde der Hypercortisolismus über die nächsten Jahre mit NNR-Funktionstests kontrolliert, die keinerlei Hinweise auf einen autonomen Prozeß lieferten: Serum-ACTH lag mit Werten zwischen 27 und 125 pg/ml meist im oberen Normbereich (NB: bis 80 pg/ml); Serumcortisol zeigte jetzt stets eine erhaltene Tagesrhythmik und war mit 2 mg Dexamethason auf Werte unter 4 µg/dl supprimierbar. Das Körpergewicht stieg erneut vom Idealgewicht kontinuierlich bis auf +4% (Broca), und der Blutdruck lag unbehandelt zwischen 150/80 und 160/90 mm Hg.

Unter dem Verdacht einer neurotischen Depression erfolgte schließlich eine psychiatrische Exploration, die eine phobische Angstneurose aufdeckte. Unter der anschließend durchgeführten sechswöchigen stationären Psychotherapie (PT) wurde ab der 2. Behandlungswoche eine Normalisierung des Serumcortisols beobachtet (Abb. 2), die inzwischen über 1 Jahr anhielt.

*Zusammenfassung*

Ein hypothalamo-hypophysäres Cushing-Syndrom wurde aufgrund des angiographischen und intraoperativ-palpatorischen Befundes eines „solitären" großen Tumors verkannt und zunächst auf ein autonomes NNR-Adenom zurückgeführt, weshalb eine unilaterale Adrenalektomie erfolgte. Die Untersuchungen der NNR-Funktion hatten allerdings keine Autonomie des Hypercortisolismus gezeigt. Diesem Befund entsprach schließlich die histopathologische Diagnose einer diffusknotigen NNR-Hyperplasie, bei der durchaus einzelne große Knoten vorkommen können [1]. Nach der OP entwickelte sich erneut Hypercortisolismus, der sich unter psychotherapeutischer Behandlung eines depressiven Syndroms rückbildete. Hypercortisolismus bei Depression ist nun seit mehr als 10 Jahren bekannt [2–4]. Es stellt sich die Frage, ob es sich bei dem geschilderten Krankheitsverlauf um eine zufällige Folge zweier eigenständiger Entwicklungen gehandelt hat, d. h. ein hypothalamo-hypophysäres Cushing-Syndrom mit Spontanremission nach einseitiger Adrenalektomie und eine anschließend aufgetretene neurotische Depression mit Hypercotisolismus oder, ob das Cushing-Syndrom bereits Folge einer psychogenen hypothalamischen Fehlsteuerung war.

*Literatur*

1. Dhom G. Die Nebennierenrinde. In: Altenähr E, Böcker W, Dohm G, Gusek W, Heitz PhU, Klöppel G, Leitz H, Mitschke H, Saeger W, Schäfer HJ, Staub J-J, Steiner H (Hrsg) Pathologie der endokrinen Organe. S 729–945 – 2. Editorial (1980) The dexamethasone test and depression. Lancet 2: 730 – 3. Benkert O (1979) Biochemische Grundlagen der Depression. Klin Wochenschr 57: 651–660 – 4. Philipp M, Beyer J, Happ J, Krause U (1979) Endokrinologische Vorhersage der Therapieansprechbarkeit depressiver Patienten auf Lofepramin. Arch Psychiat Nervenkr 227: 71–79

Jungmann, E., Althoff, P.-H., Magnet, W., Schulz, F., Usadel, K. H., Schöffling, K. (Abt. für Endokrinologie, Zentrum der Inneren Medizin des Univ.-Klinikums Frankfurt)
**Über die Behandlung des Morbus Cushing mit Trilostan**

Obgleich in der Vergangenheit zahlreiche Substanzen mit einer Hemmwirkung auf die Steroidsynthese in den Nebennieren klinisch erprobt und für die Behandlung des Morbus Cushing vorgeschlagen wurde [4], hat sich eine medikamentöse Therapie des M. Cushing bisher nicht als wirksame Alternative zu operativen Maßnahmen etablieren lassen.

Trilostan ist ein neuer, oral wirksamer, kompetitiver Inhibitor des $3\beta$-Steroiddehydrogenase-$\Delta^4$-$\Delta^5$-Isomerase-Enzymsystems, der sich durch gute Verträglichkeit auszeichnet [5]. Über die Therapie von Cushing-Kranken mit dieser Substanz wurde im Jahre 1978 erstmals berichtet [4]. Trilostan blockiert die Bildung der $\Delta^4$-Steroide und dadurch die Synthese von Aldosteron, Cortisol und Testosteron, während neben anderen $\Delta^5$-Verbindungen Dehydroepiandrosteron (DHEA) und Dehydroepiandrosteronsulfat (DHEAS) vermehrt gebildet werden [5].

*Methodik*

Wir behandelten einen 54jährigen Patienten mit einem Rezidiv eines hypothalamo-hypophysären M. Cushing über insgesamt 11 Wochen mit Trilostan. 2 Monate zuvor war eine selektive operative Entfernung eines Hypophysenadenoms erfolgt, eine Hypophysektomie wurde wegen des lokalen Rezidives im Anschluß an die Trilostanbehandlung durchgeführt.

Die Trilostangabe wurde von dem Patienten gut vertragen, Nebenwirkungen wurden nicht verzeichnet. Die Anfangsdosis und die wöchentliche Dosissteigerung betrugen 120 mg/d, die Enddosis 960 mg/d. Das Trilostan wurde uns freundlicherweise von der Winthrop GmbH, Neu-Isenburg, zur Verfügung gestellt.

Vor und während der Behandlung wurden Testosteron, LDH, Elektrolyte und ein klinisch-chemisches Basisprogramm sowie das Verhalten von Cortisol und Aldosteron im ACTH-Kurztest (Synacthen 0,25 mg i.v.) einmal wöchentlich kontrolliert. Zweimal wöchentlich prüften wir Plasmareninaktivität (PRA), DHEAS, Urinelektrolyte und Urincortisol sowie Corticotropin (ACTH) und Cortisol im Tagesprofil. Wegen der großen Tag-zu-Tag-Schwankungen werden die Ergebnisse dieser Messungen als Mittelwerte je Behandlungswoche angegeben.

Vor der Trilostanbehandlung und nach Erreichen der Enddosis wurden ein Dexamethasonhemmtest (2 mg, 4 × 2 mg, 4 × 2 mg × 2) mit Bestimmung von ACTH und Cortisol, eine orale Glukosetoleranztestung (Dextro-OGT), ein Gonadoliberintest (Relefact LHRH 0,1 mg i.v.) mit LH- und FSH-Bestimmung und eine Insulinhypoglykämie (0,1 E/kg KG) mit Messung von ACTH, Cortisol und Prolactin durchgeführt.

Die Hormonbestimmungen erfolgten radioimmunologisch, die übrigen Parameter wurden mit den klinisch gebräuchlichen Methoden gemessen.

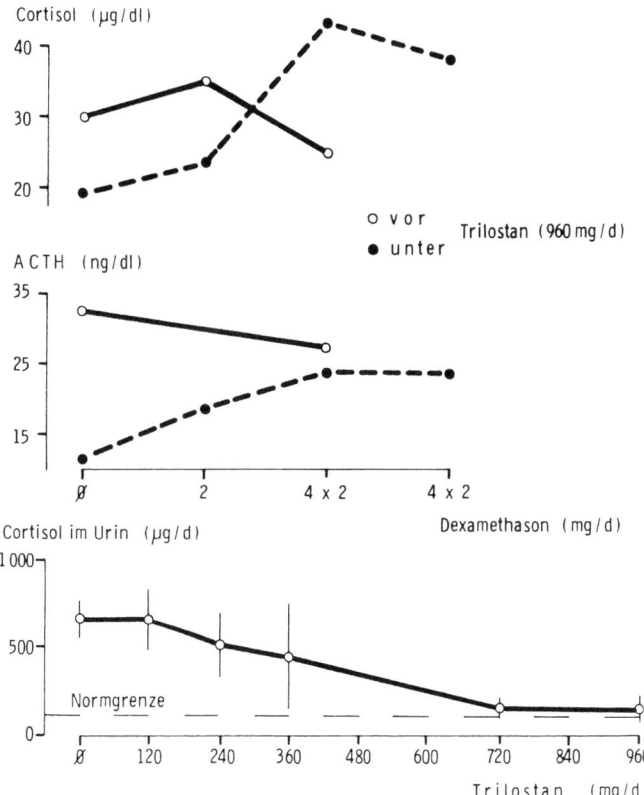

**Abb. 1.** Patient H. K., 54 Jahre, M. Cushing. Der Einfluß von Trilostan auf die Cortisolausscheidung und das Verhalten von Cortisol und ACTH im Dexamethasonhemmtest

*Ergebnisse*

Vor und unter Trilostan liegen die Blutdruckwerte im normalen Bereich. Nach Absetzen von Spironolacton steigt das Körpergewicht an, die Gabe einer Triamteren/Hydrochlorothiazidkombination ist während des gesamten weiteren Behandlungszeitraumes erforderlich.

Initial sind die Laktatdehydrogenasewerte erhöht, im Isoenzymogramm läßt sich eine muskuläre Genese der LDH-Erhöhung identifizieren. Mit der 5. Behandlungswoche normalisieren sich die LDH-Werte. Die Serumelektrolyte Natrium und Kalium zeigen keinen trilostanabhängigen Effekt.

Das gleiche gilt für die Elektrolytausscheidung im Urin, bei der die Wirkung der Diuretikakombination den Trilostaneffekt überwiegt.

Die PRA steigt unter Trilostan an, wobei ebenfalls gegenüber der Wirkung der Diuretikakombination nicht differenziert werden kann. Die Testosteronwerte normalisieren sich unter Trilostan kurzfristig und sind dann weiter erniedrigt.

DHEAS zeigt einen kontinuierlichen Anstieg auf eindeutig erhöhte Werte. Entsprechend den niedrigen Testosteronwerten fallen im Gonadoliberintest erhöhte Gonadotropinwerte auf. Die orale Glukosetoleranz wird unter Trilostanbehandlung normalisiert.

Die Cortisolausscheidung im Urin fällt unter Trilostan deutlich ab, ohne jedoch eindeutig normale Werte zu erreichen. Im Dexamethasonhemmtest sind Cortisol und ACTH vor Trilostan bei stark erhöhten Werten geringgradig supprimierbar. Unter

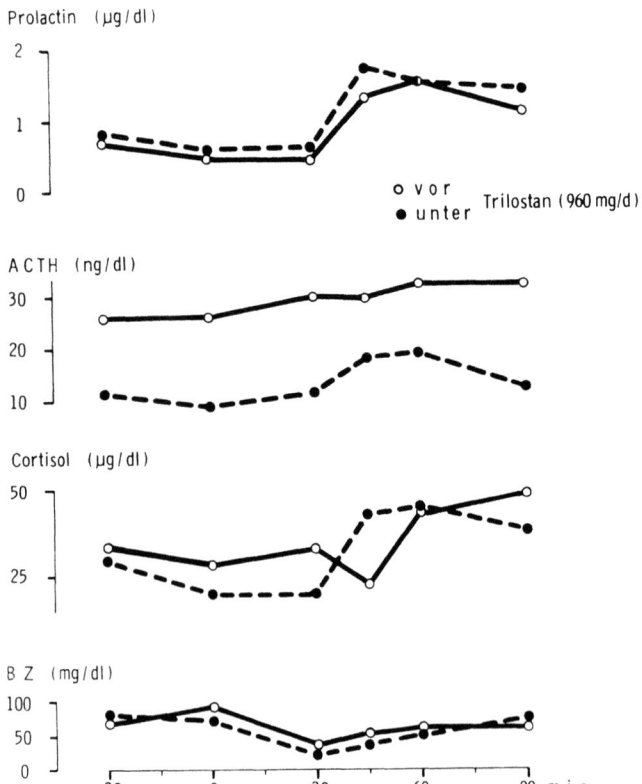

**Abb. 2.** Patient H. K., 54 Jahre, M. Cushing. Der Einfluß von Trilostan auf das Verhalten von Prolactin, ACTH, Cortisol und Blutzucker in der Insulinhypoglykämie (0,1 E/kg KG)

Trilostan fällt ein paradoxer Anstieg von ACTH und Cortisol von normalen bis auf deutlich erhöhte Werte auf (Abb. 1).

Die Tagesprofilwerte zeigen für Cortisol und ACTH unter Trilostan eine deutliche Tendenz zu niedrigeren Werten. Normale Werte mit einer normalen Tagesrhythmik werden jedoch nicht erreicht.

Im ACTH-Test nimmt die Stimulierbarkeit von Cortisol und Aldosteron mit der Behandlungsdauer zu.

In der Insulinhypoglykämie zeigt sich bei annähernd gleichem Blutzuckerverlauf unter Trilostan ein deutlich größerer Prolactinanstieg als Ausdruck der größeren Stoffwechselbelastung. Während vor Trilostan Cortisol und ACTH auf erhöhtem Niveau weitgehend starr reagieren, zeigt sich unter Trilostan ein überschießendes, in der Dynamik jedoch normales Verhalten von ACTH und Cortisol (Abb. 2).

*Diskussion*

Obgleich durch Trilostan bei diesem Cushing-Kranken eine deutliche Besserung der Hormonsituation erzielt werden kann, muß das Behandlungsergebnis insgesamt als nicht voll befriedigend angesehen werden.

Der unerwartete Testosteronanstieg unter der Trilostangabe läßt sich durch die Senkung des erhöhten Cortisolspiegels erklären, da der bei den meisten Cushing-Kranken beobachtete Hypogonadismus auf die Blockade der Testeronproduktion durch Cortisol zurückgeführt wird. Erst unter höheren Dosen überwiegt die Hemmwirkung von Trilostan auf die Steroidsynthese in den Testes.

Auffällig ist außerdem das Verhalten der ACTH-Werte unter Trilostanbehandlung: Im Gegensatz zu eigenen, noch unveröffentlichten Beobachtungen bei Normalpersonen fehlt bei diesem Patienten ein gegenregulatorischer ACTH-Anstieg bei fallenden Cortisolspiegeln. Die ACTH-Werte fallen vielmehr ebenfalls ab. Der gleichzeitige Anstieg der DHEAS-Werte spricht gegen eine Spontanremission der Erkrankung. Über das ACTH-Verhalten bei Patienten mit M. Cushing unter Trilostan liegen bisher nur vereinzelte Werteangaben vor [4]. Ein gleichsinniges Verhalten von Cortisol und ACTH im Sinne eines positiven Rückkopplungsphänomens wurde bei Cushing-Patienten nach bilateraler Adrenalektomie unter den Akutbedingungen einer Cortisol- oder Dexamethasoninfusion beobachtet [2]. Über paradoxe Reaktionen im Dexamethasonhemmtest wird bei unbehandelten Cushing-Patienten häufiger berichtet [2]. Unser Patient reagiert jedoch vor Trilostan auf Dexamethason mit dem zu erwartenden, geringen Abfall von ACTH und Cortisol [1, 3]. Erst unter Trilostan kann eine paradoxe Reaktion nachgewiesen werden. Andererseits normalisiert Trilostan die Reaktionsdynamik von ACTH und Cortisol während der Insulinhypoglykämie. Es besteht deshalb die Möglichkeit, daß die Trilostanbehandlung wie die Adrenalektomie bei Patienten mit einem hypothalamo-hypophysären M. Cushing einen positiven Rückkopplungsmechanismus zwischen Cortisol und ACTH demaskieren, der für die Pathophysiologie dieser Erkrankung von grundlegender Bedeutung sein könnte [2].

*Literatur*

1. Cook DM, Kendall JW, Allen JP, Lagerquist LG (1976) Clin Endocrinol 5: 303–312 – 2. Fehm HL, Voigt KH, Kummer G, Pfeiffer EF (1979) J Clin Invest 64: 102–108 – 3. Jungmann E, Schulz F, Magnet W, Schöffling K (1981) Med Klin (im Druck) – 4. Komanicky P, Spark RF, Melby JC (1978) J Clin Endocrinol Metab 47: 1042–1051 – 5. Potts GO, Creange JE, Harding HR, Schane HP (1978) Steroids 32: 257–267

Fehm, H. L., Pal, S. H. (Abt. Innere Med. I), Homoki, J. (Abt. Kinderheilkunde), Maier, W. (Abt. Radiologie), Herfarth, C. (Abt. Chirurgie I), Pfeiffer, E. F. (Abt. Innere Med. I, Univ. Ulm)

## Das Nebennierenrindenkarzinom: Diagnostik und Therapie mit o,p'-DDD

Wir konnten in den lezten Jahren acht Patienten mit Nebennierenrindenkarzinom (NNR-Ca) beobachten. Dieser sehr seltene Tumor weist einige besondere diagnostische und therapeutische Aspekte auf.

Die wichtigsten klinischen und hormonanalytischen Daten der Patienten sind in Tabelle 1 dargestellt. Nur bei den drei weiblichen Patienten fand sich das klinische Bild eines Cushing-Syndroms. Bei diesen drei Patientinnen war der Verlauf so rasch progredient, daß der Versuch der Chemotherapie nicht oder nicht ausreichend unternommen werden konnte. Bei den übrigen fünf Patienten (alle männlich) fand sich klinisch keinerlei Hinweis auf irgendeine endokrine Aktivität des Tumors. Bei zwei dieser Patienten (B. H. und H. A.) wurde jedoch eine massiv erhöhte Ausscheidung an 17-Ketosteroiden und Dehydroepiandrosteron (DHEA) im Urin beobachtet. Die Funktion der Hypophysen-NNR-Achse war dabei nicht beeinträchtigt. Nur bei zwei Patienten konnte das DHEA nicht als Tumormarker herangezogen werden.

Bei sechs Patienten konnten die Urinsteroide mit der Methode der Glaskapillargaschromatographie aufgetrennt und bestimmt werden. Nur ein Patient (J. P.) bot dabei ein vollständig unauffälliges Profil. Bei allen anderen Patienten fanden sich z. T. exzessive Erhöhungen für das DHEA, 16-Dehydropregnenolon, Ätiocholanolon u. a. Besonders bemerkenswert ist jedoch der Befund, daß bei allen untersuchten Patienten (mit Ausnahme von J. P.) 16-alpha-hydroxylierte Pregnen- und Pregnanverbindungen (z. T. in exzessiven Mengen) gefunden wurden. Diese Verbindungen werden sonst nur von fötaler Nebennierenrinde in der späten Fötalzeit und frühen Neugeborenenzeit produziert.

Die Therapie der NNR-Ca ist primär chirurgisch. Für diejenigen Patienten, bei denen die chirurgische Entfernung des Tumors nicht mehr möglich ist, steht seit 1960 eine besondere Substanz für die Chemotherapie zur Verfügung, das o,p'-DDD (1-1-Dichloro-2-(o-Chlorophenyl)-2-(p-Chlorophenyl)-Äthan; Mitotan). Die Effektivität dieser Substanz in der Behandlung des NNR-Ca ist gut dokumentiert (Hutter and Kayhoe 1966; Lubitz et al. 1973), wenn auch nicht unumstritten (King and Lack 1979). Wir haben fünf unserer Patienten langfristig mit o,p'-DDD behandelt. Bei einem Patienten (L. J.) kann der Erfolg noch nicht beurteilt werden, bei zwei weiteren Patienten (K. R. und J. P) war kein Einfluß auf die Progredienz der Erkrankung erkennbar. In Abb. 1 ist der Verlauf der Erkrankung beim Patienten B. H. dargestellt. Durch die Strahlentherapie im Anschluß an die erste Rezidivoperation konnte offenbar ein langes symptomfreies Intervall erreicht werden. Nach der zweiten Rezidivoperation kam es sehr rasch zu einem biochemischen Rezidiv. Im Dezember 1979 wurde deswegen die Behandlung mit o,p'-DDD begonnen (rasche Dosissteigerung bis auf 12 g täglich, dann allmähliche Reduktion der Dosis entsprechend den Nebenwirkungen bis auf zur Zeit 3 g täglich). Unter dieser Behandlung normalisierten sich die pathologischen Steroidwerte rasch; gleichzeitig entwickelte sich eine komplette NNR-Insuffizienz, die eine Substitutionsbehandlung mit Gluko- und Mineralokortikoiden notwendig machte. Bis zum jetzigen Zeitpunkt kein Hinweis auf Rezidiv des Tumorleidens. Ein zweiter Patient (H. A.) mit ausgedehnter Lebermetastasierung wird unter gleichen Bedingungen ebenfalls seit Dezember 1979 mit o,p'-DDD therapiert. Auch bei diesem Patienten kam es innerhalb von 4 Wochen zu einer Normalisierung der pathologischen Steroidwerte mit Ausbildung einer primären NNR-Insuffizienz. Nach $1^1/_2$jähriger Therapie ist die Tumormasse bei diesem Patienten etwa auf die Hälfte reduziert.

Nebenwirkungen der o,p'-DDD-Therapie werden bei ca. 85% der Patienten beobachtet. Im Vordergrund standen bei unseren Patienten gastrointestinale (Übelkeit, Erbrechen, Diarrhoe), zentralnervöse (Somnolenz, Lethargie, Verwirrtheit) und

**Tabelle 1.** Übersicht über die wichtigsten klinischen und hormonanalytischen Daten bei acht Patienten mit Nebennierenrindenkarzinom

| | Geschlecht | Alter bei Diagnosestellung | Metastasen | Cushing-Symptom | Urinsteroide 17-OHCS mg/24 Std | 17-KS mg/24 Std | DHEA mg/24 Std | Bemerkungen |
|---|---|---|---|---|---|---|---|---|
| 1. B. Th. | ♀ | 46 | Lokal | + | 74,1 | 66,4 | 26,0 | Gestorben postoperativ |
| 2. K. M. | ♀ | 31 | Leber Peritoneum | + | 30,5 | 14,9 | 20,3 | Gestorben 3 Monate nach Probelaparatomie |
| 3. H. H. | ♀ | 22 | Leber Lunge | + | 24,0 | 48,0 | 30,7 | Gestorben 2 Jahre nach Diagnosestellung, o,p'-DDD nicht verträglich |
| 4. H. A. | ♂ | 44 | Leber | ∅ | 23,9 | 44,2 | 21,3 | Seit Dezember 1979 unter o,p'-DDD |
| 5. B. H. | ♂ | 46 | Lokal | ∅ | 21,8[a] | 24,2[a] | 9,3[a] | Zwei Rezidivoperationen, seit Dezember 1979 unter o,p'-DDD |
| 6. K. R. | ♂ | 58 | Hilus-LK | ∅ | 14,8 | 9,9 | 2,1 | Gestorben 3 Monate nach Beginn o,p'-DDD |
| 7. J. P. | ♂ | 59 | ZNS | ∅ | 16,4 | 6,9 | 0,9 | Rasche Progredienz unter o,p'-DDD |
| 8. L. J. | ♂ | 59 | Lokal | ∅ | – | – | – | Keine präoperative Diagnostik jetzt o,p'-DDD |

[a] Werte unmittelbar vor der ersten Rezidivoperation

Pat. B.H.: NNR-Ca

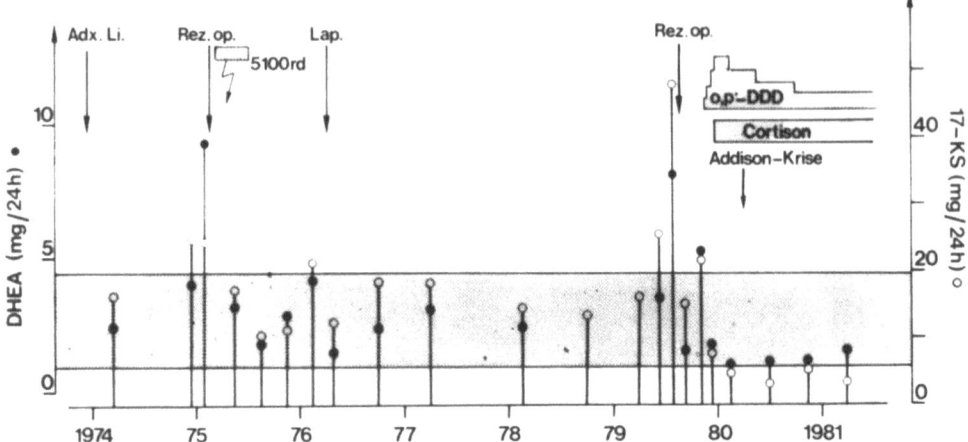

**Abb. 1.** Verlauf der Erkrankung bei einem Patienten (B. H.) mit NNR-Ca. Die Verlaufsbeurteilung ist sowohl anhand der 17-Ketosteroide als auch des Urin-DHEA gut möglich. Bei der Anfang 1976 durchgeführten Laparatomie hatte sich kein Hinweis auf ein Rezidiv ergeben. Weitere Erläuterungen s. Text

neuromuskuläre (Schwäche) Erscheinungen. Durch adäquate Dosierung konnte das Ausmaß der Nebenwirkungen in erträglichen Grenzen gehalten werden.

*Literatur*

Hajjar RA, Hickey RC, Samaan NA (1975) Adrenal cortical carcinoma. Cancer 35: 549–554 – Hogan PF, Citrin DL, Johnson BM, Makamura S, Davis RE, Borden EC (1978) o,p'-DDD (mitotane) therapy of adrenal cortical carcinoma. Cancer 42: 2177–2181 – Hutter AM, Kayhoe DE (1966) Adrenal cortical carcinoma. Am J Med 41: 581–592 – Kelly WF, Barnes AJ, Cassar J, White M, Mashiter K, Loizou S, Welbourn RB, Joplin GF (1979) Cushing's syndrome due to adrenocortical carcinoma – a comprehensive clinical and biochemical study of patients treated by surgery and chemotherapy. Acta Endocrinol (Kbh) 91: 303–318 – King DR, Lack EE (1979) Adrenal cortical carcinoma. Cancer 44: 239–244 – Lipsett MB, Wilson H (1962) Adrenocortical cancer: steroid biosynthesis and metabolism evaluated by urinary metabolites. J Clin Endocrinol Metab 22: 906–915 – Lubitz JA, Freeman L, Okun R (1973) Mitotane use in inoperable adrenal cortical carcinoma. JAMA 223: 1109–1112 – Luton JP, Mahoudeau JA, Bouchard Ph, Thieblot Ph, Hautecouverture M, Simon D, Laudat MH, Touitou Y, Bricaire H (1979) Treatment of Cushing's disease by o,p'-DDD. N Engl J Med 300: 459–464

Grün, R., Scheuer, A. (Med. Univ.-Klinik Marburg), Ehlenz, K. (Univ. Bonn), Heine, W. D. (Patholog. Inst. der Univ. Würzburg), Grün, M. (Med. Klinik, Städt. Krankenanstalten Schweinfurt)

### Der Einfluß eines portokavalen Shunts auf die Schilddrüsenhormone der Ratte

*Einleitung*

Im Regelkreis der Schilddrüsenhormone hat die Leber eine zentrale Funktion. Sie ist der Hauptstoffwechselort der peripheren Konversion des von der Schilddrüse sezernierten

Thyroxins (T4) zu Trijodthyronin (T3). Die Schilddrüsenhormone werden durch die Leber inaktiviert oder über die Gallensekretion in einen signifikanten enterohepatischen Kreislauf geschleust [7]. Weiterhin synthetisiert die Leber die Thyroxin bindenden Proteine: TBG, Albumin und Präalbumin.

Bei der Leberzirrhose sind normale oder leicht erniedrigte T4-Plasmakonzentrationen und immer wieder erniedrigte T3-Konzentrationen gefunden worden. Die Hauptursache der erniedrigten T3-Konzentration bei der Leberzirrhose wird in einer proportional der verminderten Leberfunktion erniedrigten peripheren Konversion von T4 zu T3 gesehen. Mit zunehmender Dekompensation der Leberzirrhose kommt es zum Absinken der Serumkonzentrationen von T4 und T3 und zum Anstieg von reverse T3. Kinetische Untersuchungen haben bei der Leberzirrhose einen verminderten Abbau von reverse T3 ergeben [1].

Eine Erniedrigung von T3 ist auch bei schweren nichthepatischen Systemerkrankungen gefunden worden. Diese Erkrankungen umfassen akute Infektionen, chronische Erkrankungen von Herz, Lunge und Nieren, maligne Erkrankungen und Unterernährung.

Bei der Interpretation der Hormonveränderungen bei der Leberzirrhose entstehen dadurch Schwierigkeiten, daß einmal die bei der Leberzirrhose gestörte Leberzellfunktion zum anderen das Ausmaß des bei portaler Hypertension an der Leber vorbeifließenden Shuntvolumens für die Veränderungen von Bedeutung sein kann.

Wir haben deshalb am Modell der primär lebergesunden Ratte mit portokavalem Shunt (PCA) den isolierten Einfluß der Umgehung des portalen Blutflusses um die Leber auf den Schilddrüsenhormonstoffwechsel untersucht. Bei Ratten mit PCA wurden T4, T3, rT3 und TSH bestimmt und mit den Befunden von einem nichtoperierten Kollektiv verglichen.

*Material und Methoden*

25 männliche Ratten (ChBBThom), 250–300 g schwer, wurden mit einem portokavalen End-zu-Seit-Shunt (PCA) versehen und 2–4 Wochen postoperativ zur gleichen Tageszeit und im Wechsel mit 15 Kontrollratten getötet.

T4, T3, rT3 und TSH wurden radioimmunologisch bestimmt. Für T4 und T3 wurden Kits der Fa. Corning, für rT3 Kits der Fa. Serono und für TSH der Fa. Henning verwendet. Alle Bestimmungen wurden in einem Assay durchgeführt, um Interassayvariationen zu vermeiden.

*Ergebnisse*

Gesamtthyroxin ist bei den Shuntratten gegenüber den Kontrollen signifikant von $5 \pm 1{,}1$ auf $2{,}4 \pm 1{,}1$ µg/dl erniedrigt, ein Befund, wie man ihn bei dekompensierter Leberzirrhose findet, nicht aber im kompensierten Stadium, wo der T4-Spiegel im allgemeinen normal ist [8].

Identisch mit Befunden bei der Leberzirrhose ist bei der Shuntratte das T3 signifikant erniedrigt von $46 \pm 22$ auf $13 \pm 8$ ng/dl. Reverse T3 ist überraschenderweise ebenfalls signifikant bei den operierten Tieren vermindert ($4 \pm 4$ ng/dl gegenüber $11 \pm 7$ ng/dl). Das TSH ist bei den PCA-Ratten mit $166 \pm 89$ im Vergleich zu $124 \pm 66$ µU/dl erhöht.

Man findet bei der Shuntratte also z. T. Veränderungen in Parametern des Schilddrüsenhormonstoffwechsels, die vergleichbar sind mit denen bei Patienten mit Leberzirrhose (vermindertes T3, erhöhtes TSH), aber auch Parameter die differieren (neben dem deutlich verminderten T4 insbesondere das verminderte rT3).

Histologisch sieht man bei Tieren mit PCA eine ausgeprägte Abflachung der Thyreozyten als Ausdruck der Inaktivität der Schilddrüse (Abb. 1).

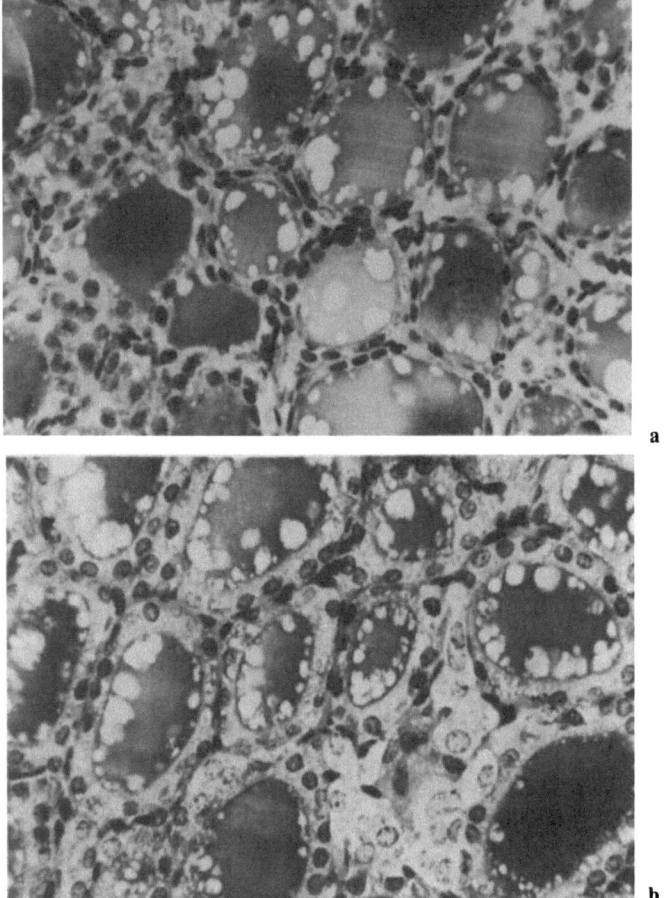

**Abb. 1.** Histologisches Bild der Schilddrüse, **a** nach PCA, **b** bei Kontrollen. Abflachung des kubischen Follikelepithels als Zeichen hormoneller Inaktivität in a. TriPAS-Reaktion, 415×

*Diskussion*

In der Diskussion der erhobenen Befunde muß bedacht werden, daß die Anlage eines portokavalen Shunts zu deutlichen Veränderungen bei verschiedenen Organsystemen führt, dazu zählen:
1. Eine Veränderung der Leberzellfunktion selbst, erkenntlich aus einem drastisch erniedrigtem Lebergewicht, einem vermindertem Nukleinsäuregehalt/g Lebergewicht und einem erheblich vermindertem Cytochrom P 450-Gehalt, bedingt durch die verminderte Blut- und Sauerstoffversorgung [2].
2. Veränderung der Nierenfunktion erkennbar an Gewichtszunahme der Nieren, erhöhtem Nukleinsäuregehalt, erhöhter Nierendurchblutung und vermehrter Harnproduktion [3, 4].
3. Das portale Blut wird an der Leber vorbeigeführt, d. h. der enterohepatische Kreislauf, dessen Ausmaß die Schilddrüsenhormone noch umstritten ist, wird unterbrochen, woraus ein erhöhter Hormonverlust resultieren könnte. Mögliche toxische Substanzen (Endotoxine?) gelangen in den großen Kreislauf mit dem Risiko der Schädigung der zentralnervösen Regelzentren und auch der Schilddrüse selbst.

4. Es kommt schließlich zu einer veränderten Nahrungsaufnahme bei Tieren mit PCA, die gegenüber Kontrolltieren ca. 30% weniger Futter aufnehmen [2], was zu einer Gewichtsabnahme der operierten Tiere führt.

Alle diese Veränderungen müssen als Erklärung für die hier erhobenen Befunde herangezogen werden.

1. Für den verminderten T4-Spiegel werden als mögliche Ursachen diskutiert:
a) verminderte Bildung und Ausschüttung aus der Schilddrüse durch toxische Schädigung von Hypothalamus, Hypophyse und Schilddrüse, obwohl, wie der erhöhte TSH-Spiegel zeigt, eine gewisse Regulation offensichtlich noch besteht.
b) ein erhöhter renaler Verlust durch vermehrte Nierendurchblutung und gesteigerte Harnproduktion und möglicherweise gesteigerte renale Metabolisierung, da der Cytochrom P 450-Gehalt in der Rattenniere nach PCA signifikant ansteigt [6]. Für die Rattenniere konnten Kaplan und Utiger (1978) zeigen, daß die Deiodinaseaktivität in der Niere ähnlich hoch ist wie in der Leber. Dies konnte sowohl für das Ausmaß der Bildung von T3 aus T4 als auch für den Abbau von reverse T3 gezeigt werden.
c) der Ausfall des enterohepatischen Kreislaufes könnte ebenfalls für einen erhöhten Hormonverlust verantwortlich sein.
2. Der deutlich verminderte T3-Spiegel wird am ehesten erklärt durch die verminderte hepatische Bildung aus T4, ein vermindertes Angebot von T4 und durch die gleichen Faktoren, wie sie für den verminderten T4-Spiegel aufgezeigt wurden.
3. Schwierig zu deuten ist der erniedrigte rT3-Spiegel bei Shuntratten. rT3 wird bei Patienten mit Leberzirrhose erhöht gefunden. Erklärungsmöglichkeiten sind ebenfalls ein vermindertes Substratangebot (T4 vermindert) und ein möglicher erhöhter renaler und/oder enteraler Verlust, wobei die Bedeutung des enterohepatischen Kreislaufes für reverse T3 noch weniger geklärt ist als für T4 und T3.
4. TSH ist gegenregulierend zu den erniedrigten peripheren Schilddrüsenhormonen erhöht, allerdings nicht in dem Ausmaß, wie man es erwarten sollte. Am ehesten muß eine toxische Schädigung von Hypothalamus, Hypophyse und Schilddrüse diskutiert werden.
5. Schließlich muß bei der Erklärung der beobachteten Veränderungen auch das Ausmaß bzw. der Einfluß der Mangelernährung auf den Schilddrüsenstoffwechsel beachtet werden. Eine Unter- bzw. Mangelernährung tritt sowohl bei Leberzirrhotikern als auch bei Shuntratten auf. Bei der Ratte – ähnlich wie beim Menschen – führen Unterernährung und Fasten zu deutlichen Veränderungen im Schilddrüsenhormonstoffwechsel. Untersuchungen von Kaplan und Utiger (1978) zeigen bei Ratten, die 72 Std gefastet haben, einen signifikanten Abfall von T4 und T3, eine verminderte Konversion von T4 zu T3, aber einen Anstieg von rT3, bewirkt durch einen verminderten Abbau. Der TSH Spiegel sinkt unter Fasten. Eigene Untersuchungen an einem kleinen Kollektiv von Ratten bestätigten diese Ergebnisse für die Plasmaspiegel von T4, T3, rT3 und TSH [5].

Zusammenfassend zeigen die erhobenen Befunde, daß alleine die Anlage eines portokavalen Shunts bei der primär lebergesunden Ratte zu einer Reihe von Veränderungen im Schilddrüsenhormonstoffwechsel führt, wie sie z. T. auch bei Patienten mit Leberzirrhose besonders im Stadium der Dekompensation angetroffen werden.

*Literatur*

1. Chopra IJ (1976) An assessment of daily production and significance of thyroidal 3,3',5'-tryodthyronine (reserve $T_3$) in man. J Clin Invest 58:32 – 2. Grün M, Liehr H, Rasenack U (1977) Die modifizierte portocavale Anastomose der Ratte (mPCA). Klinische Untersuchungen zur Pathogenese des Eck-Fistel-Syndroms. Verh Dtsch Ges Inn Med 83:507 – 3. Grün M (1978) Biologische Auswirkungen einer portocavale Anastomose. Berichte d. Physik. chem. Ges. zu Würzburg. Neue Folge 86:1 – 4. Grün M, Richter E (Unveröffentlichte Ergebnisse) – 5. Grün R (unveröffentlichte Ergebnisse) – 6. Kaplan MM, Utiger RD (1978) Iodothyronine metabolism in rat liver homogenates. J

Clin Invest 61: 459 – 7. Miller LJ, Gorman CA, Go VLW (1978) Gut-thyroid interrelationships. Gastroenterology 75: 901 – 8. Rudorff K-H, Hermann J, Strohmeyer G, Krüskemper HL (1978) Schilddrüsenfunktionsparameter bei Lebererkrankungen. Med Welt 29: 1888

Schulz, F., Schifferdecker, E., Schöffling, K. (Zentrum der Inneren Medizin der Univ. Frankfurt a. M.)
**Freies Trijodthyronin und Hypothyreose.**
**Ein Beitrag zur Pathophysiologie des thyreotropen Regelkreises**

Freies, nicht an Transportproteine gebundeses Trijodthyronin (F T3) läßt sich erst seit kurzer Zeit relativ einfach quantitativ messen. Bis dahin standen nur aufwendige Präparationsverfahren zur Verfügung, die eine routinemäßige Anwendung selten erlaubten. Jetzt ergibt sich die Möglichkeit, diesen zweifellos sehr stoffwechselaktiven Faktor F T3 während der Entwicklung einer Schilddrüsenfunktionsstörung oder während der Therapie zu messen. Da der F T3-Konzentration auch die maßgebliche Steuerung des thyreotropen Regelkreises zugeschrieben wird, haben wir für unsere Studie die primäre Hypothyreose und die sich während der Substitution ändernden Hormonparameter gewählt.

Die Bestimmung von F T3 erfolgte radioimmunologisch mit dem kommerziellen Kit von Lepetit (Mailand). Hier werden freie und gebundene T3-Fraktionen chromatographisch über eine kleine Resinsäule getrennt. Der freie T3-Anteil wird proportional zu seiner aktuellen Konzentration in der Probe an Resin adsorbiert [1]. Nach dem Waschen der Säule mit Puffer und der Elution mit Methanol kann die radioimmunologische Messung der F T3-Konzentration erfolgen (zur Methodik siehe [1, 2]). Die übrigen Hormone wie Gesamttrijodthyronin (T T3), freies Thyroxin (F T4), Gesamtthyroxin (T T4) und TSH wurden ebenfalls mit handelsüblichen Kits gemessen, die von uns derzeit routinemäßig angewandt werden.

Beobachtet werden 18 Patienten mit einer Hypothyreose unterschiedlicher Genese. Es waren sechs Männer und zwölf Frauen im Alter zwischen 37 und 78 Jahren (Durchschnittsalter 56,5 Jahre). Der Schilddrüsenunterfunktion lag stets ein primärer Organschaden zugrunde, wobei der Folgezustand einer bis dahin nicht diagnostizierten subklinischen Thyreoiditis überwog ($n = 8$). In der Häufigkeit folgten dann totale Thyreoidektomie ($n = 4$), thyreostatische Therapie ($n = 3$), Strumateilresektion ($n = 2$) und die angeborene Hypothyreose ($n = 1$).

Eine Substitution mit Thyroxin hatte bei der ersten Gruppe noch nicht stattgefunden. Bei den iatrogen bedingten Hypothyreosen war die Verordnung von Thyroxin entweder nicht erfolgt, oder der Patient hatte das Medikament von sich aus nicht weiter eingenommen. Die Dauer der Hypothyreose betrug hier bereits 3–6 Monate, bis die Diagnose gestellt wurde.

Alle Schilddrüsenhormone waren anfangs deutlich erniedrigt. Gleichzeitig ließ sich, wie bei der primären Hypothyreose üblich, ein stark erhöhter TSH-Blutspiegel von durchschnittlich 78 µE/ml messen (Abb. 1).

Zur Substitution wurden anfangs täglich 12,5 µg L-Thyroxin oral verordnet. In der 4. Woche war eine tägliche Dosis von 50 µg und in der 12. Woche von 100 µg erreicht.

Die Abb. 1 zeigt die langsam steigenden Hormonkonzentrationen und die gegenläufig fallenden TSH-Spiegel im Laufe der ersten 12 Wochen. Es fällt auf, daß die Substitution der Hypothyreose nach den oben angegebenen Richtlinien ein harmonischer Vorgang zu sein scheint, bei dem sich die Aktivität des thyreotropen Regelkreises der aktuellen Hormonkonzentration anpaßt. Der Steuerkreis wird nicht plötzlich, sondern langsam zurückgeregelt, bis eine normale Funktionslage erreicht ist. Erstaunlich ist, daß auch eine

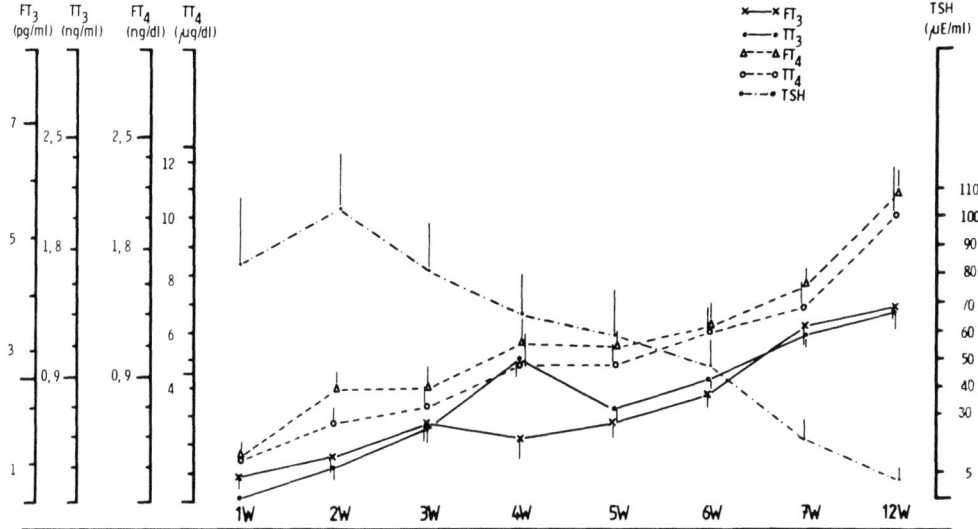

**Abb. 1.** Primäre Hypothyreose und Thyroxinsubstitution: Kontinuierlicher Anstieg von F T3, T T3, F T4 und T T4 während der Therapie und gegenläufig fallende TSH-Konzentration in den ersten 12 Behandlungswochen (angegeben sind Mittelwerte ± SEM)

jahrelang übersteuerte TSH-Sekretionsdynamik diesem Gesetz gehorcht. Das freie Trijodthyronin, das durch Monodejodierung von Thyroxin entsteht, muß hier als der wesentliche Parameter für die Steuerung des Regelkreises betrachtet werden. Auf der Abbildung sind alle Normalbereiche graphisch so dargestellt, daß sie sich überdecken. Es läßt sich hier bereits erkennen, daß die Konzentrationen von F T4 und T T4 relativ höher

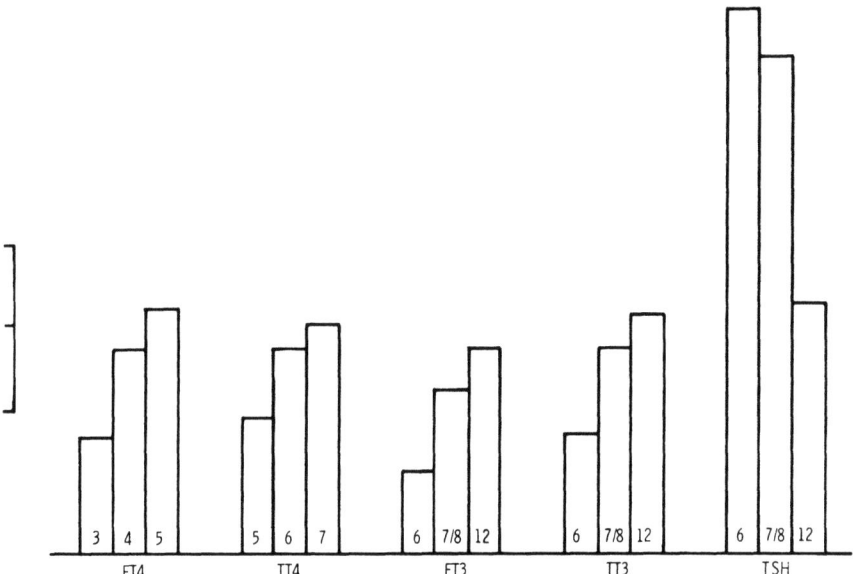

**Abb 2.** Primäre Hypothyreose und Thyroxinsubstitution: Unterschiedlicher Zeitpunkt der Normalisierung einzelner Schilddrüsenhormonkonzentrationen in Wochen nach Beginn der Behandlung. Der Normalbereich ist am linken Bildrand symbolisch dargestellt

liegen als die von F T3 und T T3. Das bedeutet, daß Thyroxin die physiologische Konzentration im Blut früher erreicht als T3. Dies hat Bedeutung, wenn man die Beziehung von F T3 und TSH näher beleuchtet.

In der Abb. 2 ist der Zeitpunkt der Normalisierung der einzelnen Hormonkonzentrationen angegeben. Der Normalbereich selbst ist nur symbolisch angedeutet. Es zeigt sich, daß F T4 schon in der 4. Behandlungswoche normal ist, T T4 scheint etwas später nachzufolgen, während die Konzentration von F T3 sich erst in der 7.–8. Woche normalisiert. Das gilt auch für die T T3-Konzentration. TSH ist erst in der 12. Woche eindeutig im Normbereich, d. h. der Wert liegt ständig unter 5 µE/ml.

Diese Divergenz mag darin begründet sein, daß F T4 substituiert wird und F T3 in die Zelle abströmt. Wir beobachten hier einen dynamischen Fluß, der noch nicht ins Gleichgewicht der Euthyreose gekommen ist. In dieses Gefälle, das dem „Hormonsog" folgt, sind die Gesamtkonzentrationen von T T4 und T T3 wie Stauseen als Depot zwischengeschaltet, die sich zunehmend und vielleicht nacheinander füllen.

Sie stellen im physiologischen Zustand nicht nur Hormonspeicher dar, die bei kurzfristigem Mehrbedarf teilweise entleert werden können, sondern sie verhindern auch ein zu großes Hormonangebot an die Zelle, wenn der Bedarf es nicht erfordert.

Bei der Substitution der Hypothyreose muß uns der periphere Hormonmangel aber zur Vorsicht mahnen, da ein Teil der täglichen Thyroxinmenge sicher sofort in die Zelle abströmt (sei es in Form von F T4 oder F T3) und ein weiterer Teil aus den sich langsam füllenden Depots entnommen werden kann. Daß dies nicht sofort geschieht, liegt sicher an der großen Bindungsfähigkeit der Schilddrüsenhormone an TBG und andere Eiweißfraktionen im Blut. Die lange erhöhte TSH-Konzentration läßt erkennen, daß der Zellulärraum nur zögernd mit Schilddrüsenhormonen aufgefüllt wird.

Die entscheidende Meßgröße, die wir noch nicht erfassen können, ist sicher die F T3-Konzentration in der Körperzelle selbst, die dann im Hypothalamus den Sensor veranlaßt, die TRH- bzw. die TSH-Produktion weitgehend einzuschränken, da sie nicht mehr benötigt wird. Erst in diesem Zustand hat der Patient die Euthyreose erreicht.

*Literatur*

1. Pennisi F, Romelli PB, Vancheri L (1979) Measurement of free thyroid hormones in serum by column adsorption chromatography and radio-immunoassay. In: Free thyroid hormones. Proceedings of the International Symposium held in Venice, December 1978. Excerpta Medica, Amsterdam, pp 93–102 –
2. Ekins RP (1979) Methods for the measurement of free thyroid hormones. In: Free thyroid hormones. Proceedings of the International Symposium held in Venice, December 1978. Excerpta Medica, Amsterdam, pp 72–92


Horster, F. A., Keltz, D. (Med. Univ.-Klinik C und Poliklinik Düsseldorf)
**Ergebnisse einer postoperativen Kontrolle nach Strumaoperation bei 542 Patienten**

Das Problem der sog. Rezidivprophylaxe nach einer Strumaoperation ist ungeklärt, da einerseits bei nur etwa 20% der Operierten ein Rezidiv oder eine postoperative Hypothyreose manifest werden [1, 8] und andererseits ein Rezidiv unbedingt zu verhüten ist, da es z. B. mit einer hohen Malignomfrequenz und erhöhten Rezidivoperationskomplikationsraten belastet ist [6].

Wir haben deshalb die jahrelange postoperative Betreuung von Strumapatienten unter anderem mit zwei Fragen verbunden:

1. Läßt sich aus der Operationsart bzw. dem histologischen Befund eine Prognose ableiten und
2. wann kann frühestens post operationem eine Prognose zur Rezidiv- bzw. Hypothyreosegefährdung verbindlich sein?

542 Patienten mit sog. blander Struma wurden operiert, in 59% wegen einer nodösen Struma und in 41% wegen eines szintigraphisch „kalten" Knotens. Bei 55% der Patienten wurde die klassische Zwei-Drittel-Resektion durchgeführt, bei 24% wurde selektiv enukleiert und bei 21% wurde einseitig operiert, z. B. hemithyreoidektomiert. Histologisch fand sich in 81% eine Struma nodosa, in 13% eine Struma makro- oder mikrofollikularis und in 6% ein anderer Befund, meist eine chronische Thyreoiditis.

Es wurden zahlreiche Nachuntersuchungen durchgeführt, die im einzelnen andernorts [5] beschrieben sind. An dieser Stelle sollen die Ergebnisse kurz beschrieben werden.

*Ergebnisse*

Die erste Nachuntersuchung erfolgte 4 Wochen, 3 Monate bzw. spätestens 6 Monate post operationem, die zweite Nachuntersuchung innerhalb 1 Jahres und die dritte Nachuntersuchung innerhalb 2 Jahre post operationem. Die jeweils empfohlene Schilddrüsenhormonmedikation wurde mindestens 4 Wochen vor der Nachuntersuchung unterbrochen. Der Rezidiv- oder Hypothyreoseverdacht wurde durch Allgemein- und Lokalbefund, Szintigraphie, Schilddrüsenhormonspiegel (RIA-T4 und -T3) sowie – nicht regelmäßig – TRH-Test dokumentiert.

Bei der ersten Kontrolluntersuchung, an der alle operierten Patienten teilnahmen, fand sich in 5% ein Hypothyreose- und in 0,6% ein Rezidivverdacht, bei der zweiten Kontrolle bei 5,9% eine Hypothyreose- und bei 1,7% eine Rezidivneigung, während bei der dritten Nachuntersuchung – an der nur noch 65% der operierten Patienten teilnahmen – in 5,5% ein Strumarezidiv und in 3,3% eine Hypothyreose nachzuweisen war. Abschließend stellten wir bei 5,1% der operierten Strumapatienten ein Rezidiv und bei 12,2% eine Hypothyreose fest.

Histologisch zeigte sich bei den Rezidivgefährdeten relativ häufig der Befund einer Struma makro- seu mikrofollikularis. Bezüglich der Art der Operation ergibt sich folgende Bilanz: Bei den „klassisch" beidseits operierten Patienten ($n = 302$) hatten 79,4% eine normale Funktion, 5,9% eine Rezidivneigung und 14,6% eine Tendenz zur Hypothyreose. Bei den Patienten mit selektiver Enukleation ($n = 131$) zeigte sich in 88,5% eine normale Funktion, in 4,6% eine Rezidiv- und in 6,9% eine Hypothyreosegefahr, während nach „Hemithyreoidektomie" ($n = 109$) in 84,5% eine normale Funktion, in 3,7% eine Rezidivgefahr und in 11,8% eine Hypothyreoseneigung nachgewiesen wurde.

Bei diesen Rezidiv- und Hypothyreosegefährdeten wurde eine entsprechende suppressive bzw. substitutive Dauertherapie mit einem Schilddrüsenhormonpräparat eingeleitet. Weitere Kontrolluntersuchungen im Auslaßversuch werden zeigen, ob die Rezidiv- bzw. Hypothyreoseneigung persistiert. Bei 82,7% der 542 operierten Patienten haben wir von einer Dauermedikation abgesehen, aber jährliche Kontrolluntersuchungen empfohlen mit dem Hinweis, daß die Strumaoperation weder eine strumigene Noxe noch eine familiäre Strumadisposition beseitigen kann, so daß prinzipiell ein Strumarezidiv möglich ist: dieser Gesichtspunkt veranlaßt auch heute noch besonders in Endemiegebieten die Empfehlung, prinzipiell nach jeder Strumaoperation eine lebenslange Rezidivprophylaxe – u. U. auch mit einem Jodidpräparat – durchzuführen [7].

Die Frage nach der frühestmöglichen Prognose bezüglich einer Rezidiv- oder Hypothyreosegefährdung läßt sich – auch mit Bezug auf jüngere Publikationen [2–4, 10,

11] – noch nicht definitiv beantworten; unsere Ergebnisse erlauben, auch unter Berücksichtigung einer detaillierten chirurgischen postoperativen Studie bei Strumapatienten [9], folgende Empfehlungen:
1. Da jeder Strumaoperation eine passagere wochen- bis monatelange Hypothyreose folgt, empfiehlt sich stets post operationem eine Substitutionstherapie mit einem Schilddrüsenhormonpräparat.
2. Frühestens 6 Monate nach der Operation kann nach einem mindestens vierwöchigen Sistieren der Schilddrüsenhormonsubstitution der Allgemein- und Lokalbefund, die Szintigraphie und der TRH-Test zwischen den drei postoperativen Situationen unterscheiden lassen: a) normale Funktion, b) Rezidivneigung, c) Hypothyreosegefahr.
3. Besonders gefährdet sind Patienten mit klassischer Strumaoperation: der postoperativen Substitutionstherapie folgt dann eine lebenslange Rezidivprophylaxe.

*Literatur*

1. Blichert-Toft M, Egedorf J, Christiansen C, Axelsson CK (1979) Function of pituitary-thyroid axis after surgical treatment of non-toxic nodular goiter. Acta Med Scand 206: 15–19 – 2. Galvan G, Gattinger A, Krüttner H, Maier F, Manzl M (1979) Die Bedeutung des TRH-Tests für Indikation und Überwachung der Rezidiv-Prophylaxe und Strumaresektion. Nuc Compact 10: 261–264 – 3. Gemsenjäger E (1976) Untersuchungen der Schilddrüsenfunktion mittels TRH-Testes bei blander Struma vor und nach Strumektomie. Schweiz Med Wochenschr 106: 1084–1089 – 4. Hör G, Kohlhoff U, Bottermann P, Nitz D, Schmid L, Langhammer H, Pabst HW (1978): Radioimmunologische TSH-Spiegelkontrollen vor und nach TRH-Gabe bei 350 Patienten nach Strumaresektion. Med Klin 73: 945–951 – 5. Keltz D (1980) Ergebnisse einer postoperativen Schilddrüsenhormontherapie bei 542 Patienten. Dissertation, Düsseldorf – 6. Kremer K (1977) Therapie der Struma aus der Sicht des Chirurgen. Vortrag NEDICA '77 Düsseldorf – 7. Pickardt CR, Erhardt F, Horn K, Lehnert P, Scriba PC (1974) Therapeutische Suppression der TSH-Sekretion bei blander Struma, Rezidivstruma und zur Rezidivprophylaxe nach Strumaresektion. Verh Dtsch Ges Inn Med 80: 1352–1355 – 8. Steiner H (1977) Rezidivprophylaxe nach Schilddrüsenoperationen. Wien Med Wochenschr 127: 161–168 – 9. Wahl R (1979) Gesichtspunkte zur funktionellen Schilddrüsenchirurgie auf der Basis der heutigen radioimmunologischen Bestimmungsmethoden. Habilitationsschrift, Heidelberg – 10. Wahl R, Hornstein Ch, Grussendorf M, Meybier H, Höfner M, Röher HD (1978) Ansätze zu einer differenzierten Rezidivprophylaxe nach Strumaoperation. Langenbecks Arch Chir (Suppl) 161 – 11. Weber MJ, Hefti E, Wetz B, Kinser J (1980) Die Wirkung einer Rezidivprophylaxe vier bis fünf Jahre nach einer Strumaoperation. Helv Chim Acta 47: 7–10

Raschke, W., Hoff, H.-G., Windeck, R., Reinwein, D. (Abt. für Endokrinologie, Med. Klinik und Poliklinik, Univ. Essen)
**Prognose der subklinischen Hypothyreose**

Als subklinische Hypothyreose wird ein Funktionszustand der Hypophysen-Schilddrüsen-Achse gekennzeichnet, der zwischen Euthyreose und Hypothyreose liegt und dessen charakteristische biochemische Befunde normale Schilddrüsenhormonkonzentrationen und eine erhöhte TSH-Sekretion sind. Er wird am häufigsten angetroffen bei Patienten, die wegen einer Schilddrüsenerkrankung einer chirurgischen oder radiologischen Therapie unterzogen wurden. Darüber hinaus tritt er auf bei Autoimmunprozessen, schweren Allgemeinerkrankungen sowie unter Behandlung mit bestimmten Pharmaka. Nicht immer jedoch ist eine eindeutige ätiologische Zuordnung möglich.

Ob diese subklinische Hypothyreose lediglich eine biochemische Befundkonstellation ohne pathologische Bedeutung darstellt, oder ob ihr klinische Relevanz im Sinne einer

Behandlungsbedürftigkeit oder prognostischen Bedeutung zukommt, ist strittig und läßt sich nur durch Beobachtung des spontanen Verlaufs klären.

*Patientengut und Methodik*

Bei 22 Patienten (18 Frauen, vier Männer) mit Schilddrüsenhormonwerten im euthyreoten Bereich, erhöhten TSH-Basalwerten und/oder einem überschießenden Anstieg des TSH im TRH-Test wurde nach durchschnittlich 40 Monaten (4–77 Monate) eine Kontrolle der Schilddrüsenfunktion durchgeführt. Ihr Durchschnittsalter betrug 41,7 (22–72) Jahre. Sie hatten folgende Grundkrankheiten: M. Addison bei Immunadrenalitis ($n = 4$), blande Struma ($n = 3$), Struma nach subtotaler Resektion ($n = 2$), Hyperthyreose nach Radiojodtherapie ($n = 2$), Hyperthyreose nach thyreostatischer Therapie ($n = 2$), Amenorrhoe ($n = 2$), alimentäre Adipositas ($n = 2$), Anorexia nervosa ($n = 2$), Pubertas tarda ($n = 1$), Oligophrenie ($n = 1$), akute Pankreatitis ($n = 1$).

Ausgeschlossen wurden Patienten mit Hypophysenadenomen oder -tumoren, ferner Patienten, deren Werte vor Ablauf von 2 Monaten nach Abschluß einer thyreostatischen Behandlung oder binnen 3 Monaten nach einer Schilddrüsenoperation erhoben worden waren. Substituierte Patienten hatten wenigstens 5 Wochen vor der Kontrolluntersuchung die Schilddrüsenhormonpräparate abgesetzt.

Bei allen Patienten wurde die klinische Symptomatik anhand des Billewicz-Index [1] quantifiziert und neben den zentralen und peripheren Parametern der Hypophysen-Schilddrüsen-Achse (Thyroxin [$T_4$]-, Trijodthyronin [$T_3$]-, reverse Trijodthyronin [$rT_3$]-Serumspiegel, TRH-Test, Konzentration des thyroxinbindenden Globulins [TBG]) auch die periphere Schilddrüsenhormonwirkung durch Bestimmung der Achillessehnenrelaxationszeit (ASR) und des Serumcholesterins erfaßt. Die statistische Auswertung erfolgte mit dem U-Test nach Mann und Whitney [2].

*Ergebnisse*

Von den 22 Patienten mit dem Vorbefund einer subklinischen Hypothyreose waren bei der Kontrolluntersuchung nur noch elf weiterhin subklinisch hypothyreot, während die übrigen elf wieder eindeutig eine euthyreote Schilddrüsenfunktion hatten. Kein einziger hatte eine manifeste Hypothyreose entwickelt (Tabelle 1).

Bei den Patienten, deren Schilddrüsenfunktion sich wieder normalisiert hatte, war der $T_4$-Serumspiegel leicht angestiegen und die basale TSH-Sekretion sowie die TSH-Response signifikant abgefallen. Die nach wie vor subklinisch hypothyreoten Patienten zeigten weder signifikante Differenzen in der $T_4$-Konzentration, im TSH-Basalwert noch der TSH-Response (Tabelle 1).

Im Rückblick auf die Ausgangswerte zeigten diese bereits deutliche Unterschiede zwischen beiden Kollektiven: TSH-Basalwert und TRH-stimulierte TSH-Sekretion sind signifikant höher bei den Patienten, die subklinisch hypothyreot blieben (Tabelle 1).

**Tabelle 1.** $T_4$-Serumspiegel (Normbereich 3,1–12,1 µg/dl), TSH-Basalwert (Normbereich $\leq$ 1,5 ng/ml) und TSH-Response (Normwert $\leq$ 2,5 ng/ml) bei Erst- und Kontrolluntersuchung

|  |  |  | Vorbefund | Kontrolle |
|---|---|---|---|---|
| Euthyreote | $T_4$ | (µg/dl) | 6,0 ($\pm$ 1,8) | 8,5 ($\pm$ 3,4) |
| Patienten | basale TSH | (ng/ml) | 1,5 ($\pm$ 1,2) | 0,9 ($\pm$ 0,2) |
|  | $\triangle$ TSH | (ng/ml) | 5,5 ($\pm$ 2,1) | 1,5 ($\pm$ 0,8) |
| Subklinisch | $T_4$ | (µg/dl) | 6,7 ($\pm$ 2,1) | 6,4 ($\pm$ 1,7) |
| hypothyreote | basale TSH | (ng/ml) | 3,3 ($\pm$ 2,1) | 2,3 ($\pm$ 1,0) |
| Patienten | $\triangle$ TSH | (ng/ml) | 9,9 ($\pm$ 7,3) | 8,5 ($\pm$ 7,3) |

**Tabelle 2.** Zentrale, periphere und metabolische Parameter der Schilddrüsenfunktion bei 22 Patienten mit dem Vorbefund einer subklinischen Hypothyreose zum Zeitpunkt der Kontrolluntersuchung nach 40 (4–77) Monaten

| | | Subklinisch hypothyreote Patienten | Euthyreote Patienten | Normwerte | Signifikanz im U-Test |
|---|---|---|---|---|---|
| Basale TSH | (ng/ml) | 2,3 (± 1,0) | 0,9 (± 0,2) | ≦ 1,5 | +++ |
| △ TSH | (ng/ml) | 8,5 (± 7,3) | 1,5 (± 0,8) | ≦ 2,5 | +++ |
| $T_4$ | (µg/dl) | 6,4 (± 1,7) | 8,5 (± 3,4) | 3,1–12,1 | |
| FTI | | 6,3 (± 1,5) | 8,1 (± 2,5) | 3,0–11,0 | |
| $T_3$ | (ng/dl) | 100 (± 24) | 113 (± 20) | 75–150 | |
| $rT_3$ | (ng/ml) | 0,24 (± 0,05) | 0,29 (± 0,06) | 0,09–0,35 | |
| TBG | (µg/ml) | 19,8 (± 2,2) | 20,0 (± 8,0) | 12–25 | |
| Cholesterin | (mg/dl) | 238 (± 39) | 211 (± 55) | 150–250 | |
| Triglyzeride | (mg/dl) | 120 (± 45) | 157 (± 72) | 0–175 | |
| ASR | (ms) | 351 (± 16) | 320 (± 34) | 280–330 | +++ |
| Billewicz-Index | | – 16 (± 18) | – 33 (± 19) | | +++ |

Durch das Absinken der basalen und stimulierten TSH-Sekretion in der euthyreoten Gruppe war dieser Unterschied bei der Kontrolluntersuchung noch ausgeprägter. Gering, jedoch nicht signifikant höher, war der $T_4$- und $rT_3$-Serumspiegel sowie der F TI bei den wieder euthyreoten Patienten, während die $T_3$- und TBG-Konzentration keinen Unterschied zeigten (Tabelle 2).

Deutliche Differenzen zwischen den euthyreoten und subklinisch hypothyreot gebliebenen Patienten zeigten die Parameter der peripheren Schilddrüsenhormonwirkung: Der Billewicz-Index lag bei den subklinisch hypothyreoten Patienten näher am hypothyreoten Bereich, die Achillessehnenrelaxationszeit war signifikant länger und das Serumcholesterol war leicht, aber nicht signifikant höher (Tabelle 2).

Von den elf Patienten, die subklinisch hypothyreot blieben, hatten drei pathologische Antikörpertiter gegen Thyreoglobulin und weitere drei gegen Thyreoideamikrosomen. Dagegen hatte keiner der Patienten, die wieder euthyreot wurden, erhöhte Schilddrüsenantikörpertiter. Setzt man die Remissionsneigung zur Grunderkrankung in Bezug, so fällt auf, daß die Patienten mit M. Addison sowie nach subtotaler Strumektomie subklinisch hypothyreot blieben, während Patienten mit akuten, schweren Krankheiten (akute Pankreatitis, Anorexia nervosa) wieder euthyreot wurden.

*Schlußfolgerungen*

1. Trotz nur geringen Differenzen in der absoluten Höhe der Schilddrüsenhormonkonzentration unterschieden sich Patienten mit einer subklinischen Hypothyreose von Euthyreoten in der metabolen Wirkung am Zielorgan.
2. Eine subklinische Hypothyreose läßt sowohl Entwicklungen in Richtung Hypothyreose wie auch Euthyreose zu, kann jedoch auch über Jahre hinweg unverändert fortbestehen. Die Tendenz zu einer spontanen Normalisierung ist in einem unausgewählten Krankengut größer als das Abgleiten in eine manifeste Hypothyreose. Weder die absolute Höhe des $T_4$- und $T_3$-Serumspiegels noch des TSH-Basalwertes oder der TSH-Response erlauben allein eine Prognose über das Risiko einer sich entwickelnden manifesten Hypothyreose sowie die Permanenz einer subklinischen Hypothyreose. Die Chance einer Remission zur Euthyreose verschlechtert sich mit zunehmender Höhe des TSH-Spiegels und bei Vorliegen pathologischer Schilddrüsenantikörpertiter.

3. Die Indikation zu einer Schilddrüsenhormonsubstitution sollte nicht von der biochemischen Konstellation einer subklinischen Hypothyreose sondern von zusätzlichen Faktoren (z. B. Struma) abhängig gemacht werden.

*Literatur*

1. Billewicz WZ, Chapman RS, Crooks J, Day ME, Cossage J, Wayne E, Young JA (1969) Statistical methods applied to the diagnosis of hypothyroidism. Q J Med 38: 255 – 2. Milton RC (1964) Extended table of critic values for the Mann-Whitney-Wilcoxon two-sample statistic. J Am Statist Ass 59: 925


Wirth, A., Björntorp, P. (Med. Univ.-Klinik Heidelberg und I. Med. Univ. Klinik Göteborg)
**Beeinflussung von Schilddrüsenhormonen durch körperliches Training**

Es ist häufig beobachtet worden, daß es bei Trainingsprogrammen initial zu einer Gewichtsabnahme, später jedoch zu einer Gewichtskonstanz kommt. Das kann mit einer veränderten Nahrungsaufnahme oder mit einer veränderten Thermogenese zusammenhängen [3]. Die Thermogenese wiederum ist abhängig von Schilddrüsenhormonen bzw. von der Konversion von Thyroxin ($T_4$) zu dem stoffwechselaktiven 3,5,3'-Trijodthyronin ($T_3$) und dem stoffwechselinaktiven 3,3',5'-Trijodthyronin ($rT_3$).

*Material und Methoden*

Männliche Sprague-Dawley-Ratten wurden entweder einmal oder chronisch auf einem Laufband belastet. Bei der *einmaligen Belastung* liefen die Ratten 75 min lang bei einer ansteigenden Laufgeschwindigkeit. Bei der *chronischen* Belastung liefen die Ratten zweimal täglich an 5 Tagen in der Woche über einen Zeitraum von 8 Wochen. Zu Beginn betrug die Bandgeschwindigkeit 20 m/min; bis zur 6. Woche wurde sie gesteigert auf 32 m/min. Zwei Kontrollgruppen, von denen eine Futter ad libitum erhielt (AL) und die andere einer Futterrestriktion (FR) unterworfen wurde, um dasselbe Gewicht wie die trainierenden Ratten zu haben, wurden ebenfalls untersucht.
Der TRH (Thyreotropin releasing hormone)-Test wurde wie folgt durchgeführt: Anästhesierten Ratten wurde synthetisches TRH (500 mg/kg) intraperitoneal injiziert; Blut wurde vor sowie 15 und 30 min nach Injektion entnommen. $T_4$, $T_3$, $rT_3$ und TSH (Thyreotropin) wurde mit Hilfe des Radioimmunoassays im Plasma bestimmt [7].

**Tabelle 1.** Schilddrüsenhormonkonzentrationen im Plasma (nmol/l) bei akuter a) und chronischer b) körperlicher Belastung

| | | $T_4$ | $T_3$ | $rT_3$ | $T_3/rT_3$ |
|---|---|---|---|---|---|
| a) Akut belastet | $n = 15$ | $64 \pm 2$[a] | $1,7 \pm 0,07$[a] | $0,22 \pm 0,01$ | $8,1 \pm 0,4$[a] |
| Nicht belastet | $n = 15$ | $60 \pm 2$ | $1,4 \pm 0,02$ | $0,21 \pm 0,01$ | $6,7 \pm 0,2$ |
| b) Chronisch belastet | $n = 13$ | $54 \pm 2$ | $1,2 \pm 0,04$ | $0,30 \pm 0,02$ | $4,0 \pm 0,3$ |
| Paargefüttert | $n = 14$ | $56 \pm 1$ | $1,2 \pm 0,03$ | $0,31 \pm 0,02$ | $3,8 \pm 0,2$ |
| Futter ad libitum | $n = 15$ | $61 \pm 2$ | $1,3 \pm 0,03$ | $0,30 \pm 0,02$ | $4,5 \pm 0,3$ |

[a] Signifikante Differenz zwischen belasteten und nicht belasteten Gruppen

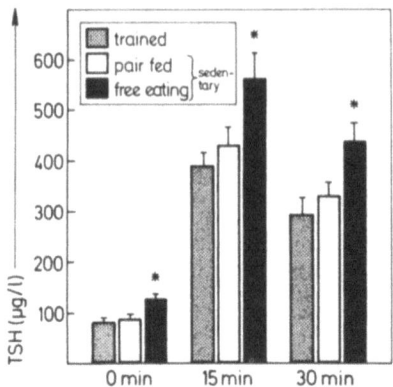

Abb. 1. TSH-Spiegel basal und nach intraperitonealer TRH-Injektion (500 ng/kg). * = Signifikante Differenz ($p < 0,05$) zwischen trainierten und untrainierten Ratten

*Ergebnisse*

Eine einmalige Belastung führte zu einer Erhöhung von $T_4$, $T_3$ sowie des Verhältnisses von $T_3$ zu $rT_3$, was auf eine bevorzugte Konversion von $T_4$ zu $T_3$ hinweist (Tabelle 1).
Eine chronische Belastung hingegen führte zu gegensätzlichen Effekten mit einer Tendenz zu geringeren Plasmahormonkonzentrationen von $T_4$ und $T_3$ (Tabelle 1). Trainierte Ratten hatten zudem sowohl niedrige basale als auch TRH stimulierte TSH-Spiegel (Abb. 1). Ähnliche Wirkungen wie ein körperliches Training bedingte auch die Futterrestriktion (Gruppe AL versus FR) (Tabelle 1, Abb. 1).

*Diskussion*

Eine einmalige Belastung führte zu höheren Plasmakonzentrationen von $T_4$. Dieser Anstieg ist wahrscheinlich darauf zurückzuführen, daß die Sekretion von $T_4$ gesteigert ist, wie erhöhte TSH-Spiegel zeigen [4, 5]. Zudem ist aber auch die Abbaurate von $T_4$ erhöht [2], wofür vor allem die Leber verantwortlich gemacht wird [6]. Die Plasmaspiegel von $T_3$ waren nach Belastung ebenfalls erhöht (+ 20%). Da zudem $rT_3$ unverändert war und das Verhältnis von $T_3$ zu $rT_3$ deutlich anstieg, kann angenommen werden, daß die Konversion von $T_4$ zu $T_3$ in der Peripherie durch die Belastung stimuliert wurde.
In vitro-Versuche zeigten, daß dieser veränderte Hormonmetabolismus auch periphere Wirkungen zeigt. Am Fettgewebe konnte nachgewiesen werden, daß $T_3$ die noradrenalinstimulierte Lipolyse verstärkt und damit zu höheren freien Fettsäurespiegeln durch einen stimulierten Fettabbau beiträgt [3, 7]; der fettabbauende Effekt war positiv korreliert mit Plasma-$T_3$-Spiegeln.
Werden Ratten hingegen chronisch belastet, findet man keine signifikanten Änderungen hinsichtlich der Plasmaspiegel (12% niedrigere $T_4$- und 8% niedrigere $T_3$-Konzentrationen). Balsam [1] fand signifikant niedrigere $T_4$-Konzentrationen, wofür er eine beschleunigte Degradation verantwortlich machte. In der vorliegenden Studie konnte zudem gezeigt werden, daß auch basale und TRH-stimulierte TSH-Spiegel im trainierten Zustand vermindert sind, was mit einer verminderten Sekretionsrate von $T_4$ einhergehen dürfte. Die Konversion von $T_4$ zu $T_3$ und $rT_3$ hingegen scheint durch Training unbeeinflußt zu bleiben.
Die geringe Beeinflussung von Schilddrüsenhormonspiegeln und deren Metabolismus durch Training ist möglicherweise auch die Ursache dafür, weshalb die noradrenalinstimulierte Lipolyse bzw. freie Fettsäurespiegel im Serum wenig sensibel auf $T_3$ sind, wie in vitro-Versuche gezeigt haben [7].

Der Vergleich von akuter und chronischer körperlicher Belastung zeigt, daß Adaptationen von Plasmakonzentrationen der Schilddrüsenhormone von der Art und Dauer der Belastung abhängen. Eine einmalige Belastung geht mit einer gesteigerten Sekretion und Konversion von Schilddrüsenhormonen einher, wogegen eine chronische Belastung eher eine verminderte Sekretion und eine unveränderte periphere Konversion zur Folge hat.

*Zusammenfassung*

Ratten wurden entweder einmal oder chronisch (8 Wochen) auf dem Laufband belastet. Eine einmalige Belastung führt zu erhöhten Plasmakonzentrationen von $T_4$ und $T_3$ sowie einer Zunahme des Verhältnisses von $T_3$ zu $rT_3$. Es ist demnach sowohl die Sekretion von $T_4$ als auch die Konversion von $T_4$ zu $T_3$ beschleunigt. Eine chronische Belastung hingegen führt zu niedrigeren Plasmakonzentrationen von $T_4$ und $T_3$, wozu eine verminderte Sekretionsrate beiträgt (TSH vermindert).

*Literatur*

1. Balsam A, Leppo LE (1975) Effect of physical training on the metabolism of thyroid hormones in man. J Appl Physiol 38: 212–215 – 2. Irvine CHG (1968) Effect of exercise on thyroxine degradation in athletes and non-athletes. J Clin Endocrinol Metab 28: 942–948 – 3. Kaciuba-Uściłko H, Greenleaf JE, Kozłoswki S, Nazar K, Ziemba A (1975) Thyroid hormone-induced changes in body temperature and metabolism during exercise in dogs. Am J Physiol 229: 260–264 – 4. Refsum HE, Strömme SB (1979) Serum thyroxine, triiodothyronine and thyroid stimulating hormone after prolonged heavy exercise. Scand J Clin Lab Invest 39: 455–459 – 5. Terjung RL, Tipton CM (1971) Plasma thyroxine and thyroid-stimulating hormone levels during submaximal exercise in humans. Am J Physiol 220: 1840–1845 – 6. Winder WW, Heninger RW (1971) Effect of exercise on tissue levels of thyroid hormones in the rat. Am J Physiol 221: 1139–1143 – 7. Wirth A, Holm G, Lindstedt G, Lundberg P-A, Björntorp P (1981) Thyroid hormones and lipolysis in physically trained rats. Metabolism (in press)


Schatz, H., Mäser, E., Teuber, J., Schröder, O. (3. Med. Klinik und Poliklinik der Univ.), Grebe, S. (Nuklearmed. Abt. der Univ.), Federlin, K. (3. Med. Klinik der Univ. Gießen)
## Die Bedeutung der Thyreoglobulinmessung im Serum für die Verlaufskontrolle bei Patienten nach Thyreoidektomie wegen differenzierten Schilddrüsenkarzinoms

Die Wertigkeit der Thyreoglobulin (TG)-Messung für die Verlaufskontrolle bei Patienten mit differenziertem Schilddrüsenkarzinom wird kontrovers beurteilt. Wir untersuchten daher bei 40 aus dieser Indikation thyreoidektomierten Patienten die TG-Spiegel im Serum bis zu 12mal im Laufe von 2 Jahren, weiters wurde TG auch bei Kontroll- bzw. Vergleichkollektiven (Abb. 1) gemessen.

*Methodik*

Es wurde ein Doppelantikörperradioimmunoassay verwendet (Firma Henning, Berlin, Intraassayvariationskoeffizient anfangs 8,4%, später 5,0%, Interassayvariationskoeffizient 7,4%, $n = 10$). Bei den Schilddrüsenkarzinompatienten wurde TG jeweils nach entsprechendem Absetzen von Thyroxin bzw.

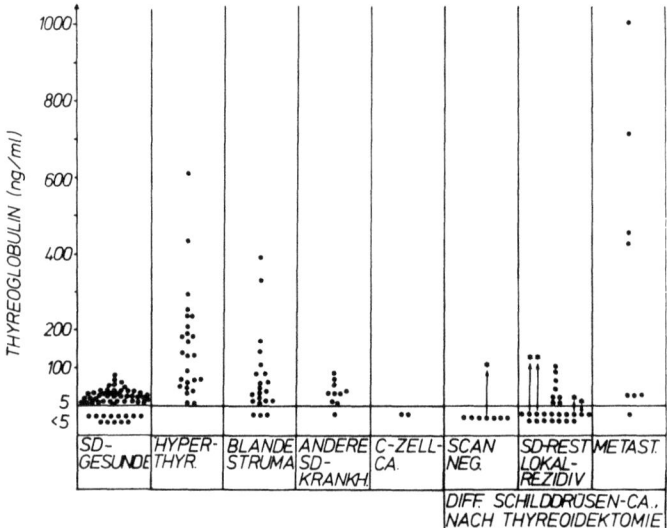

**Abb. 1.** Thyreoglobulin im Serum von Schilddrüsengesunden und von Patienten mit Schilddrüsenerkrankungen. Die drei rechten Spalten zeigen die Werte bei Patienten nach Thyreoidektomie wegen follikulären oder papillären Schilddrüsenkarzinoms. Es sind jeweils die Werte vor Radiojodtherapie nach Desubstitution des Schilddrüsenhormons eingetragen. Nur in den Fällen, bei denen Thyreoglobulin vor Radiojodtherapie negativ, 10 Tage nach Radiojodtherapie jedoch positiv war, ist dieser posttherapeutische Wert zusätzlich als Sternchen angegeben

Trijodthyronin vor den Radiojodtherapien bestimmt. TG-Antikörper wurden in allen Seren mit dem Radioimmunoassay von CIS gemessen. Nach jeder Radiojodtherapie erfolgte eine Ganzkörperszintigraphie.

*Resultate* (Abb. 1 und 2)

1. Bei 15 Patienten war TG vor Radiojodtherapie meßbar, bei neun davon fand sich Radiojodspeicherung am Hals, nicht jedoch am Stamm. Bei einem dieser Patienten stieg TG im Verlauf an, während der Scan keine Gewebszunahme erkennen ließ. Speichernde Metastasen fanden sich bei den sechs übrigen Patienten, diese Untergruppe wies die höchsten TG-Werte (bis zu mehr als 1000 ng/ml) auf. Bei vier der sechs Patienten nahm TG während der letzten 2 Jahre im Gefolge von Radiojodtherapie ab, allerdings stieg TG später teilweise wieder an. Die Änderungen des TG-Spiegels gingen nicht immer mit entsprechenden Veränderungen im Szintigramm einher.
2. Bei 25 Patienten war TG vor Radiojodtherapie nicht nachweisbar (unter 5 ng/ml). Nur sieben dieser Patienten wiesen auch negative Szintigramme auf, 17 zeigten Speicherung über dem Schilddrüsenbett und bei einem zeigte sich szintigraphisch eine ausgedehnte Metastasierung in die regionalen Lymphknoten. Bei einem Patienten mit negativem Scan und einem Thyreoglobulinspiegel unter 5 ng/ml vor Radiojodtherapie fand sich 10 Tage nach Radiojodtherapie ein TG-Wert von 120 ng/ml. Die röntgentomographische Untersuchung deckte hier eine Lungenmetastase auf.
3. Drei der 40 Patienten hatten TG-Antikörper, so daß keine Interpretation der Meßdaten möglich war. Bei keinem Patienten wurde im Verlaufe der Radiojodtherapien ein Neuauftreten von TG-Antikörpern mit dem verwendeten Radioimmunoassay nachgewiesen.

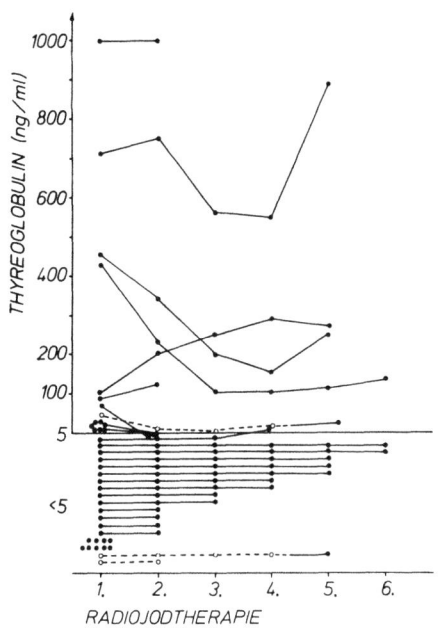

Abb. 2. Verlauf der Thyreoglobulinspiegel, bestimmt jeweils nach Schilddrüsenhormondesubstitution vor Radiojodtherapie. Meßwerte bei gleichzeitigem Vorliegen von (endogenen) Thyreoglobulinantikörpern sind als offene Kreise eingetragen, die Meßwerte sind dann mit strichlierten Linien verbunden. Bei zwei dieser Patienten verschwanden die endogenen Thyreoglobulinantikörper im Beobachtungszeitraum

*Schlußfolgerungen*

TG kann bei Patienten mit differenziertem Schilddrüsenkarzinom nach (totaler) Thyreoidektomie als Tumormarker betrachtet werden. Die TG-Bestimmung ersetzt jedoch keinesfalls die Radiojodszintigraphie, obwohl sich die TG-Messung der Szintigraphie in manchen Fällen als überlegen erweist. Auch lassen sich Änderungen der Tumormasse durch TG-Messung besser quantitativ erfassen als durch die Szintigraphie. Es wird daher die Kombination der Radiojodszintigraphie mit der TG-Spiegelmessung für die Verlaufskontrolle nach Thyreoidektomie wegen differenzierten Schilddrüsenkarzinoms empfohlen.

*Literatur*

Botsch H, Schulz E, Lochner B (1979) Serum-Thyreoglobulinbestimmung zur Verlaufskontrolle bei Schilddrüsenkarzinom-Patienten. Dtsch Med Wochenschr 104: 1072–1074 – Gärtner R, Horn K, Pickhardt RC (1980) Improvement of the diagnostic validity of the thyroglobulin radioimmunoassay. Acta Endocrinol [Suppl 234] (Kbh) 94: 30–31 (Abstract) – Hüfner M, Pollmann H, Grussendorf M, Schenk P (1980) Die Bedeutung der Thyreoglobulinbestimmung im Serum bei der Nachsorge von Patienten mit differenziertem Schilddrüsenkarzinom. Schweiz Med Wochenschr 110: 159–162 – Schneider AB, Pervos R (1978) Radioimmunoassay of human thyroglobulin: Effect of antithyroglobulin autoantibodies. J Clin Endocrinol Metab 47: 126–137 – Shlossberg AH, Jacobsen JC, Ibbertson HK (1979) Serum thyroglobulin in the diagnosis and management of thyroid carcinoma. Clin Endocrinol 10: 17–27 – Tang Fui SCN, Hoffenberg R, Maisey MN, Black EG (1979) Serum thyroglobulin concentrations and whole-body radiodine scan in follow-up of differentiated thyroid cancer after thyroid ablation. Br Med J 2: 298–300 – Van Herle AJ, Uller RP (1975) Elevated serum thyroglobulin. A marker of metastases in differentiated thyroid carcinomas. J Clin Invest 56: 272–277 – Van Herle AJ, Vassart G, Dumont JE (1979) Control of thyroglobulin synthesis and secretion (Part I and II). N Engl J Med 301: 239–249, 307–314

Müller, O. A. (Med. Klinik Innenstadt der Univ.), Leisner, B. (Radiolog. Klinik der Univ.), Löhrs, U. (Patholog. Inst. der Univ.), Pickardt, C. R. (Med. Klinik Innenstadt der Univ. München), Scriba, P. C. (Klinik für innere Medizin der Med. Hochschule Lübeck)

**Hyperthyreose mit Struma maligna**

Die Kombination einer Hyperthyreose mit Struma maligna wird klinisch selten beobachtet [1, 5, 7, 8]. Wir diagnostizierten diese Kombination in den letzten 2 Jahren bei acht Patienten. Im gleichen Zeitraum wurden 700 Patienten mit Hyperthyreosen und 61 Patienten mit Struma maligna in unserem selektionierten Krankengut erfaßt. Die folgenden Kasuistiken sollen zeigen, daß einerseits trotz der Seltenheit dieser Kombination im Einzelfall bei hyperthyreoten Patienten an eine Struma maligna gedacht werden muß. Zusätzlich werden die Schwierigkeiten der histologischen Diagnostik einer Struma maligna [6] bei hyperthyreoten Patienten deutlich.

Bei den acht Patienten handelte es sich um sieben Frauen und einen Mann im Alter zwischen 28 und 72 Jahren (Tabelle 1). Bei allen Patienten war die Hyperthyreose durch erhöhte periphere Schilddrüsenhormonwerte bei supprimierten TSH-Spiegeln vor und nach Stimulation mit TRH gesichert.

Bei zwei Patientinnen (Nr. 1 und 2, Tabelle 1) wurde die Diagnose einer Struma maligna durch radiojodspeichernde Metastasen gesichert. Bei der einen Patientin wurde daraufhin noch eine Thyreoidektomie bei derber Knotenstruma durchgeführt, histologisch fand sich ein überwiegend folliculäres Karzinom. Im weiteren Verlauf von nahezu 2 Jahren kam es bisher nach dreimaliger Radiojodtherapie nicht zu einer Progredienz der Metastasierung. Der Thyreoglobulinspiegel [3] war mit 39 ng/ml auch jetzt noch meßbar. Bei der anderen Patientin fand sich neben einer Radiojodrestspeicherung von ca. 10% in einem beginnenden Strumarezidiv nach Strumaresektion vor 20 Jahren zusätzlich ein faustgroßer Bezirk intrathorakal mit einer maximalen Radiojodspeicherung von 33%. Eine aus der Schilddrüse entnommene Zytologie war unauffällig. Dagegen wurden in einem linksseitigen Pleuraerguß atypische Zellverbände, vereinbar mit einem Schilddrüsenkarzinom, nachgewiesen. Aufgrund des mit 72 Jahren hohen Alters der Patientin und vorausgegangener Herzinfarkte wurde lediglich zweimal eine hochdosierte Radiojodtherapie durchgeführt. Eine endgültige histologische Sicherung steht in diesem Fall aus.

Bei einer weiteren Patientin (Nr. 3, Tabelle 1) bestand eine Basedowsche Erkrankung mit ausgeprägter endokriner Ophthalmopathie und beidseitigem prätibialem Myxödem. Bei der nach zweimonatiger thyreostatischer Vorbehandlung durchgeführten Schilddrüsenoperation fand sich im Bereich des rechten Schilddrüsenlappens, der szintigraphisch ein unruhigeres Speicherungsmuster gezeigt hatte, ein folliculäres Karzinom mit Gefäßeinbrüchen und infiltrativem Wachstum. Die Patientin wurde thyreoidektomiert und extern nachbestrahlt. Bisher war mit den konventionellen radiologischen und nuklearmedizinischen Methoden im weiteren Verlauf von $1^{1}/_{2}$ Jahren keine Metastasierung nachweisbar, obwohl sich immer noch, wenn auch mit abfallender Tendenz, ein erhöhter Thyreoglobulinspiegel findet (Abb. 1).

Bei einer weiteren Patientin (Nr. 4, Tabelle 1) mit einer Hyperthyreose ohne Augenzeichen, aber mit positivem Antikörpernachweis, wurde nach zweiwöchiger hochdosierter thyreostatischer Vorbehandlung im Bereich eines szintigraphisch nachgewiesenen kalten Knotens ein folliculäres Schilddrüsenkarzinom diagnostiziert und daraufhin die totale Thyreoidektomie durchgeführt. Die Diagnose eines folliculären Schilddrüsenkarzinoms ist in diesem Fall etwas umstritten, da eindeutige Gefäßeinbrüche nicht nachweisbar sind. Hier wird das Problem der schwierigen histologischen Unterscheidbarkeit [6] einer Schilddrüsenüberfunktion, insbesondere nach thyreostatischer Vorbehandlung, und einem hochdifferenzierten Karzinom deutlich. Im Zweifelsfall wird man sich therapeutisch allerdings wie auch bei dieser Patientin so verhalten müssen, als ob ein eindeutig gesichertes Karzinom vorliegen würde. Als endgültiger

Tabelle 1. Einzelheiten über die acht Patienten mit Hyperthyreose und Struma maligna

| Patient Nr. | Geschlecht | Alter (Jahre) | Thyreostatische Substanz | Vorbehandlungsdauer | Tumorlokalisation durch die Operation | Histologie | Verlauf |
|---|---|---|---|---|---|---|---|
| 1 | ♀ | 63 | – | – | Im kalten Knoten | Follikuläres Schilddrüsenkarzinom | Keine Progredienz der Lungenmetastasen |
| 2 | ♀ | 72 | Carbimazol | 2 Monate | – | – | Keine Progredienz der Lungenmetastasen |
| 3 | ♀ | 45 | Favistan | 3 Monate | Im kühleren Areal | Follikuläres Schilddrüsenkarzinom | Keine Metastasen |
| 4 | ♀ | 70 | Carbimazol | 2 Wochen | Im kalten Knoten | Follikuläres Schilddrüsenkarzinom (?) | Keine Metastasen |
| 5 | ♀ | 34 | – | – | Im autonomen Adenom | Follikuläres Schilddrüsenkarzinom (?) | Keine Metastasen |
| 6 | ♂ | 69 | Favistan | 4 Wochen | Im autonomen Adenom und paranodulär | Follikuläres Schilddrüsenkarzinom | Keine Metastasen |
| 7 | ♀ | 43 | Favistan | über Jahre | Im linken Schilddrüsenlappen | Follikuläres Schilddrüsenkarzinom (?) | Keine Metastasen |
| 8 | ♀ | 28 | Favistan | 6 Monate | Im kühleren Areal rechts | Follikuläres Schilddrüsenkarzinom | Keine Metastasen |

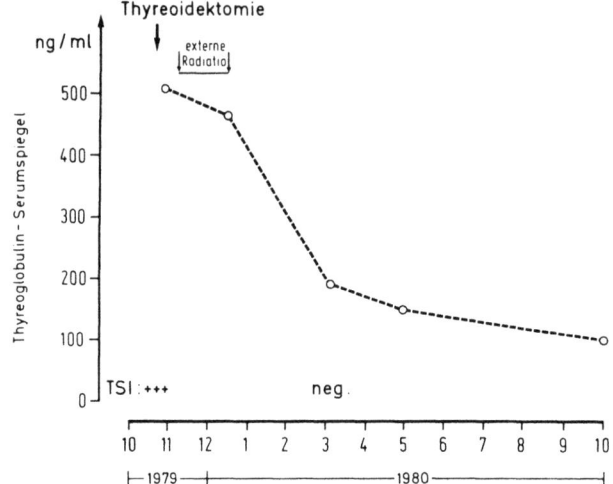

Abb. 1. Serumthyreoglobulinspiegel (R. Gärtner, München, [3]) und Aktivität der thyreoideastimulierenden Immunglobuline (TSI) (J. Habermann, A. Witte, München, [4]) bei einer Patientin mit Morbus Basedow und Struma maligna. Es findet sich eine persistierende Thyreoglobulinerhöhung trotz vollständiger Thyreoidektomie. Eine TSI-Aktivität ist 5 Monate nach der Therapie nicht mehr nachweisbar

Beweis wäre erst eine Metastasierung anzusehen, die in diesem Fall erfreulicherweise in den bisherigen $1^1/_2$ Jahren des Verlaufs nicht aufgetreten ist.

Nun zu zwei Fällen mit dekompensierten autonomen Adenomen. Bei einer 34jährigen Patientin (Nr. 5, Tabelle 1) wurde die Operationsindikation nur aufgrund der szintigraphischen Diagnose „dekompensiertes autonomes Adenom" gestellt. Histologisch fand sich im Bereich des autonomen Adenoms ein hochdifferenziertes follikuläres Karzinom. Auch diese Diagnose ist allerdings nicht als ganz eindeutig anzusehen, nachdem ein sicherer Gefäßeinbruch nicht gefunden wurde. Im bisherigen Verlauf wurde keine Metastasierung nachgewiesen. Bei einem weiteren Patienten (Nr. 6, Tabelle 1) fand sich ebenfalls im Bereich eines dekompensierenden autonomen Adenoms ein follikuläres Schilddrüsenkarzinom. Nach Entfernung des autonomen Adenoms kam es zur Rekompensation des paranodulären Schilddrüsengewebes. Bei der als Zweitoperation durchgeführten Thyreoidektomie fand sich auch in diesem Bereich ein follikuläres Schilddrüsenkarzinom mit lokalinfiltrierendem Wachstum. Hier lag vermutlich ein funktionell wirklich autonomes Adenom mit Anteilen eines follikulären Karzinoms vor, wobei natürlich nicht zu entscheiden ist, ob nur die proliferierenden pathologischen Zellen auch die funktionelle Autonomie besaßen.

Bei zwei weiteren Patientinnen bestand eine nicht klassifizierbare Hyperthyreose bei Knotenstruma. Bei einer dieser Patientinnen (Nr. 7, Tabelle 1) wurde nach mehr als 20jährigem Verlauf einer rezidivierenden Hyperthyreose nach dreimaliger Strumaresektion, zweimaliger Radiojodtherapie und langjähriger thyreostatischer Behandlung eine erneute Strumaresektion durchgeführt. Hierbei fand sich linksseitig der dringende Verdacht auf ein onkozytäres Karzinom, ohne daß diese Diagnose bei der jetzigen histologischen Revision unserer Fälle mit Struma maligna und Hyperthyreose völlig zweifelsfrei zu verifizieren war. Inwieweit zwischen dieser langen Anamnese der kombinierten Hyperthyreosebehandlung und der Entwicklung einer Struma maligna [2] Zusammenhänge bestehen, muß offenbleiben. Bei einer weiteren Patientin (Nr. 8, Tabelle 1) fand sich in einer hyperthyreoten Knotenstruma in einem wachsenden Knoten ein infiltrierend wachsendes follikuläres Schilddrüsenkarzinom.

Zusammenfassend kann festgestellt werden:
1. Die Kombination einer Hyperthyreose mit einer Struma maligna ist auch in unserem selektionierten Krankengut sehr selten, sie liegt bei etwa 1% der Hyperthyreosen.
2. Nach unseren Ergebnissen und den vorliegenden Berichten aus der Literatur [1, 5, 7, 8] wird diese Kombination unabhängig vom Typ der Hyperthyreose gefunden, auch bei M. Basedow und im autonomen heißen Knoten.

3. Die Hyperthyreose bei gleichzeitiger Struma maligna beruht in der Mehrzahl unserer Fälle nicht auf der Menge hormonaktiven, neoplastischen Gewebes, sondern beide Erkrankungen treten parallel in derselben Schilddrüse auf.

4. Diese seltene Kombination wird meistens zufällig im Rahmen einer Operation wegen einer Hyperthyreose gesichert. Präoperative Hinweise können eine nodöse Schilddrüsenvergrößerung von derber Konsistenz mit schnellem Strumawachstum, Speicherungsdefekte im Szintigramm, zytologische Befunde bzw. – sehr selten – radiojodspeichernde Metastasen geben.

5. Bei unseren Patienten handelte es sich ausschließlich um follikuläre Schilddrüsenkarzinome. Die histologische Sicherung kann im Einzelfall bei nicht nachgewiesener Metastasierung sowie bei thyreostatischer Vorbehandlung schwierig sein [2, 6]. Eine unbestreitbare Diagnose der Struma maligna ist damit nicht immer gegeben.

Für ihre Befunde sei folgenden Pathologen herzlich gedankt: Professor Backmann, Augsburg, Dr. Barth, München, Frau Dr. Finsterer, Starnberg, PD. Dr. Gürich, Ingolstadt, Dr. Schmidt, Traunstein, Professor Zobl, Memmingen.

*Literatur*

1. Baumann K, Weitzel M, Bürgi H (1979) Hormonproduzierendes Schilddrüsenkarzinom mit Hyperthyreose. Schweiz Med Wochenschr 109: 309–314 – 2. Dobyns BM, Sheline GE, Workman JB (1974) Malignant and benign neoplasms of the thyroid in patients treated for hyperthyroidism: A report of the cooperative thyrotoxicosis therapy follow-up study. J Clin Endocrinol Metab 38: 976–998 – 3. Gärtner R, Horn K, Pickardt CR (1980) Improvement of the diagnostic validity of the thyroglobulin radioimmunoassay. Acta Endocrinol [Suppl] (Kbh) 234: 30 – 4. Habermann J, Pickardt CR, Scriba PC (1980) Interaction of TSH and "TSI" with thyroid membranes. Acta Endocrinol [Suppl] (Kbh) 234: 27 – 5. Hancock BW, Bing RF, Dirmikis SM, Munro DS, Neal FE (1977) Thyroid carcinoma and concurrent hyperthyroidism. Cancer 39: 298–302 – 6. Löhrs U (1976) Die pathologische Anatomie der Struma maligna. Chirurg 47: 413–421 – 7. Oberdisse K, Klein E, Reinwein D (Hrsg) (1980) Die Krankheiten der Schilddrüse, 2. Aufl. Thieme, Stuttgart – 8. Shands EC, Gatling RR (1970) Cancer of the thyroid: Review of 109 cases. Trans South Surg Ass 81: 124–132

Teuber, J., Mäser, E., Helmke, K., Schatz, H., Federlin, K. (III. Med. Klinik und Poliklinik der Univ. Gießen)

## Veränderungen der Immunantwort bei der Autoimmunhyperthyreose unter thyreostatischer Behandlung

Autoaggressionserkrankungen werden üblicherweise mit Medikamenten behandelt, die die Immunantwort modulieren. Diese Medikamente können einen immunsuppressiven Effekt (Cortison, Zytostatika) oder einen immunstimulierenden Effekt (Levamisole, Transferfaktor, BCG) besitzen. Auch die Hyperthyreose vom Typ Morbus Basedow stellt nach heutigen Erkenntnissen eine Erkrankung aus dem autoimmunologischen Formenkreis dar. Der Autoimmuncharakter wird im wesentlichen durch das Auftreten von Schilddrüsenantikörpern, hormonstimulierenden Antikörpern, die gegen den TSH-Rezeptor gerichtet sind, lymphozytärer Organfiltration und einer typischen HLA-Konstellation repräsentiert [1–3]. Die thyreostatische Therapie führt üblicherweise bei der Autoimmunhyperthyreose zu einer ausgeglichenen Schilddrüsenhormonbilanz. Gleichzeitig wird in vielen Fällen eine Reduktion oder das völlige Verschwinden der Immunphänomene beobachtet [4, 5]. In diesem Zusammenhang wurde untersucht, inwieweit die Normalisierung der Schilddrüsenhormone die immunologische Aktivität beeinflußt, oder ob die thyreostatischen Medikamente selbst die Immunantwort regulieren.

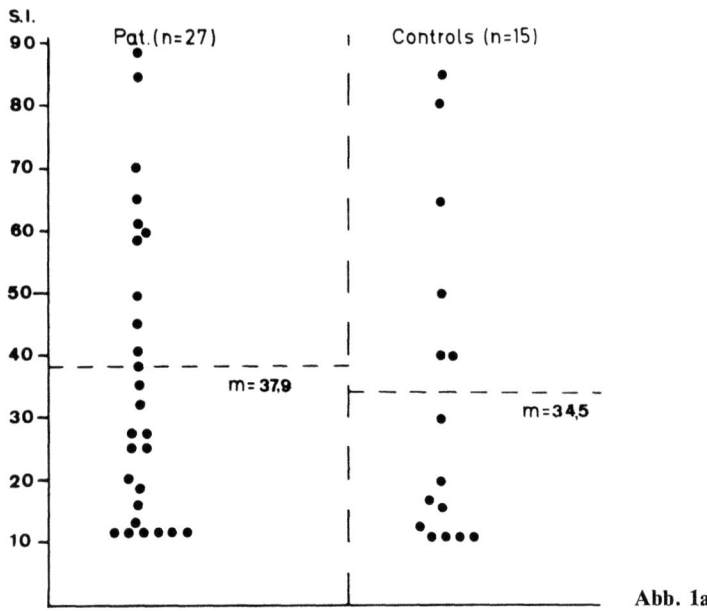

Abb. 1a

Der Effekt von Carbimazole, Methimazole – dem aktiven Metaboliten des Carbimazole – und der Schilddrüsenhormone auf die Immunregulation wurde experimentell und durch in vivo-Modelle geprüft. Als Ausdruck der zellulären Immunreaktivität hat sich im Vergleich zu einem gesunden Probandenkollektiv kein Unterschied in der spontanen Lymphozytenstimulation mit autologem Serum gegenüber hyperthyreoten Patienten ergeben (Abb. 1a). Die Tuberkulinreaktionen, als in vivo-Korrelat der experimentellen und zellulären Immunreaktion, zeigten unabhängig von der hormonellen Schilddrüsensituation keine voneinander abweichenden Ergebnisse (Abb. 1b). In einem weiteren Testansatz gelang es nicht, Lymphozyten von Patienten mit Schilddrüsenüberfunktion und Stoffwechselgesunden spezifisch mit

RESULTS OF TUBERCULIN REACTIONS IN HYPER-, HYPO- AND EUTHYROID PERSONS

| TUBERCULIN REACTIONS | POS. | NEG. | (N) | CONVERSION INTO NEG. REACTION |
|---|---|---|---|---|
| HYPERTHYR. | 10 | 2 | 12 | 8 |
| HYPOTHYR. | 6 | 2 | 8 | -- |
| EUTHYR. | 9 | 3 | 12 | -- |

Abb. 1b

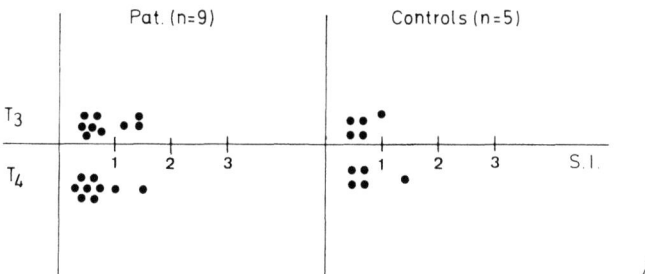

**Abb. 1c**

Thyroxin und Trijodthyronin in verschiedenen Konzentrationen zu stimulieren (Abb. 1c).

Aufgrund dieser Befunde haben sich keine Hinweise auf eine vermehrte Immunreaktivität der Schilddrüsenhormone ergeben.

Phythämagglutinin (PHA) stellt ein potentes lymphozytenstimulierendes Mitogen dar. Durch Zugabe von Methimazole in den Lymphozytenkulturen läßt sich dieser Effekt bei Patienten mit Schilddrüsenüber- und unterfunktion sowie bei den gesunden Probanden signifikant supprimieren (Abb. 1d). Unter der thyreostatischen Therapie

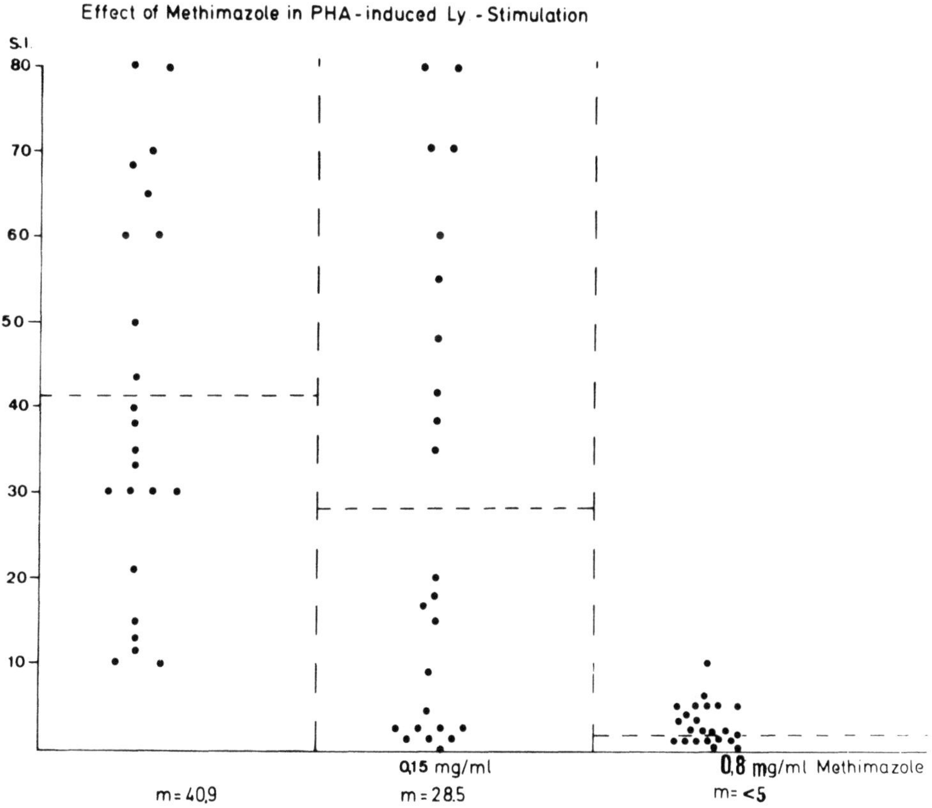

**Abb. 1d**

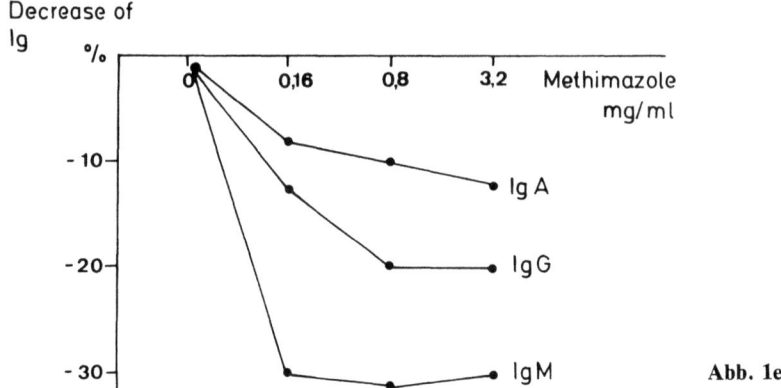

Abb. 1e

konvertierte der Tuberkulintest bei acht von zehn Patienten, die zuvor positiv reagiert hatten, entsprechend der Hemmung der zellulären Immunantwort in vivo (Abb. 1b).

Bei sieben Patienten mit einer Autoimmunhyperthyreose und in drei von sieben Fällen von Patienten mit einer nicht immunogenen Hyperthyreose war es möglich, die PHA-induzierte Lymphozytenstimulation durch autologes Serum zu hemmen. Vier dieser Patienten mit Morbus Basedow, die dieses Phänomen aufgewiesen hatten und über einen Zeitraum von 2 Monaten verfolgt werden konnten, blieben in Remission, während zwei von den kontrollierten Patienten mit einer disseminierten Autonomie innerhalb der ersten 4 Wochen in ein Hyperthyreoserezidiv kamen.

Der Einfluß der thyreostatischen Therapie auf das humorale Immunsystem wurde durch die Veränderung der Immunglobulinsynthese in Lymphozytenlangzeitkulturen ermittelt [6]. Nach Inkubation der Lymphozyten mit Methimazole kommt es, abhängig von der Konzentration dieser Substanz, zu einer zunehmenden Verminderung der Immunglobulinsynthese, die unterschiedlich in den einzelnen Immunglobulinklassen ist (Abb. 1e). Dieser Befund erklärt die bekannte Tatsache des Abfalls der Schilddrüsenantikörpertiter bei Patienten mit Autoimmunhyperthyreose im Verlauf der Behandlung.

Eine Immunsuppression ist prinzipiell qualitativ durch eine Hemmung der Lymphozytenfunktion und quantitativ durch eine numerische Verminderung des Immunpotentials möglich. Um einen zytotoxischen Effekt dieser Thyreostatika auszuschließen, wurden die Lymphozyten mit Chrom 51 markiert und anschließend mit Methimazole in verschiedenen Konzentrationen inkubiert. Die Chromfreisetzung stellt ein direktes Maß der toxisch geschädigten Lymphozyten dar. Die Untersuchungsergebnisse zeigen, daß Lymphozytotoxizität ab einer Dosis von 1,6 mg auftritt. Innerhalb der Konzentrationen von Methimazole, wie sie zur Therapie und den experimentellen Untersuchungen zur Lymphozytenfunktion verwandt wurden, lassen sich keine zellzerstörenden Eigenschaften nachweisen (Abb. 1f).

Verschiedene Gruppen haben in der letzten Zeit über die Beeinflussung der humoralen Immunantwort unter der Behandlung mit thyreostatischen Medikamenten berichtet [5, 7]. Diese Ergebnisse lassen sich durch die vorliegenden Untersuchungen bestätigen. Darüber hinaus weisen die experimentellen Ergebnisse und insbesondere das

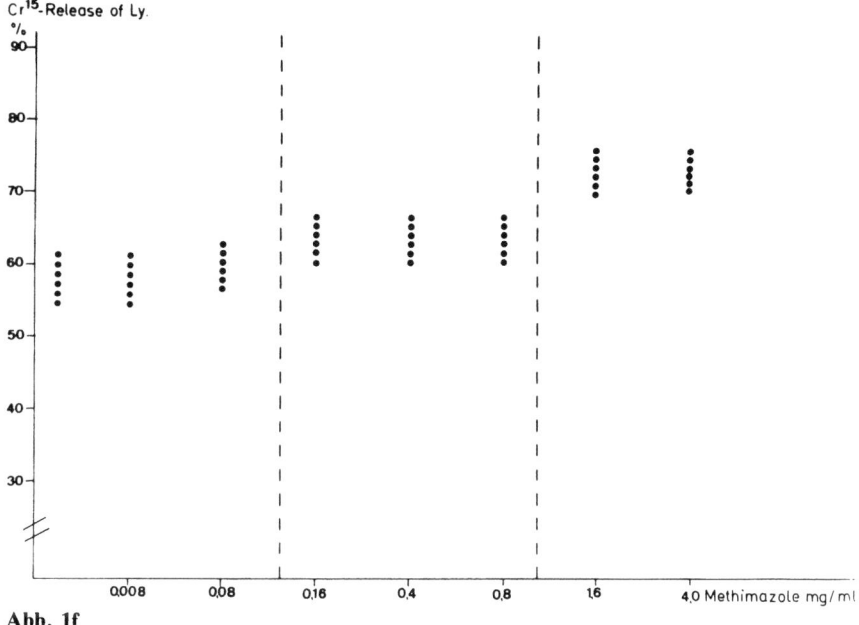

Abb. 1f

Phänomen der Konversion der Tuberkulinreaktion im Behandlungsverlauf von Autoimmunhyperthyreosen auf einen supprimierenden Effekt der zellulären lymphozytären Reaktionen hin. Im Widerspruch zu anderen Autoren konnten wir keine immunstimulierende Wirkung der Schilddrüsenhormone nachweisen [8]. Offensichtlich ist die veränderte immunologische Reaktivität nicht durch eine Therapie bedingte Normalisierung der Schilddrüsenhormone verursacht. Vielmehr scheinen Thyreostatika einen primären Effekt auf die lymphozytären Reaktionen zu besitzen. Da den Autoimmunreaktionen innerhalb des Morbus Basedow eine pathogenetische Bedeutung zukommt, ist zumindest teilweise die gute Ansprechbarkeit dieser Erkrankung auf Methimazole oder Carbimazole durch ihre immunsuppressiven Eigenschaften erklärt.

Autologe Seren thyreostatisch behandelter Patienten in der Remissionsphase vermögen die PHA-induzierte Lymphozytenstimulation zu verhindern. Obwohl die Bedeutung dieses Ergebnisses durch die geringe Fallzahl und relativ kurze Beobachtungsdauer eingeschränkt ist, könnte dieser Befund identisch mit dem sogenannten seruminhibierenden Faktor (SIF) sein, der auch im Behandlungsverlauf anderer Immunerkrankungen nachgewiesen werden kann [9]. Nach bisherigen Erfahrungen erlaubt das Auftreten dieses Faktors die Unterbrechung der immunsuppressiven Therapie. Somit könnte diesem Ergebnis auch im Rahmen der Autoimmunhyperthyreose eine Wertigkeit als Verlaufsparameter für die Prognose und Therapie zukommen.

*Literatur*

1. Doniach D (1978) Lab Lore 497–499 – 2. Schleusener H, Finke R, Kotulla P, et al. (1978) J Endocrinol 155–161 – 3. Rose NR (1978) Arch Intern Med 527–528 – 4. McGregor AM, Petersen

MM, McLachlan SMN, et al. (1980) N Engl J Med 302–307 – 5. Heide D v d, Bolk JH, Bruin TWA, et al. (1980) Lancet 1376–1380 – 6. McGregor AM, McLachlan S, Clark F, et al. (1979) Immunology 81–85 – 7. Bonnys M, Cano P, Osterland CK, et al. (1978) Am J Med 971–977 – 8. Balazs C, Leövey A, Szabo M, et al. (1980) Eur J Clin Pharmacol 19–23 – 9. Brattig N, Berg PA (1976) Clin Exp Immunol 40–49

Loos, U., Grau, R., Keck, F. S., Duntas, L., Pfeiffer, E. F. (Universitätsklinik Ulm)
## Beta-Blocker in der Therapie der Hyperthyreose
## – Nachweis der thyreostatischen Wirkung

Die herkömmliche Therapie der Hyperthyreose hat ihren Ansatzpunkt in der Schilddrüse selbst. Durch Thioharnstoffderivate kann die Biosynthese und Sekretion der Schilddrüse gehemmt werden. Auch Jod in hohen Dosen kann die Sekretion der Schilddrüsenhormone nahezu vollkommen blockieren (Jodblockade). Eine weitere Möglichkeit besteht in der Radiojodtherapie, indem durch Applikation von radioaktivem Jod hormonaktives Gewebe der Schilddrüse zerstrahlt wird. Schließlich besteht noch die Alternative der chirurgischen Resektion der Schilddrüse auf einen minimalen Rest, der nicht in der Lage ist, eine hyperthyreote Stoffwechsellage aufrecht zu erhalten.

Weitere interessante therapeutische Möglichkeiten lassen sich aus der Kenntnis der Schilddrüsenphysiologie ableiten. Bekanntermaßen besteht bei der Hyperthyreose ein erhöhter Sympathikotonus, der auf eine katecholaminpotenzierende Wirkung der Schilddrüsenhormone zurückzuführen ist (Pannier 1968; Wildenthal 1974; Brodie et al. 1966; Loos et al. 1977). Schilddrüsenhormone erhöhen die Bindungsstellen, d. h. die Zahl der Rezeptoren für Katecholamine bzw. deren Antagonisten (Williams et al. 1977). Ein weiterer therapeutischer Ansatzpunkt ist auch die bekannte Tatsache, daß die Schilddrüse adrenerg innerviert ist (Melander et al. 1973) und daß adrenerge Reize die Schilddrüsendurchblutung, die Jodaufnahme der Schilddrüse und die Biosynthese und Sekretion der Schilddrüsenhormone stimulieren (Melander et al. 1973; Maayan et al. 1973; Ericson et al. 1970). Auf diesen Grundlagen basierend konnte die Wirkung von Beta-Blockern auf die Schilddrüsenstoffwechsellage bei Euthyreosen und Hyperthyreosen nachgewiesen werden (Theilade et al. 1977). Die jetzigen Untersuchungen hatten zum Ziel, die Wirkung von Beta-Blockern in der Langzeitbehandlung der Hyperthyreose zu untersuchen.

*Material und Methoden*

Fünf Patienten mit neu entdeckter Hyperthyreose wurden mit Beta-Blockern (Propranolol oder Bupranolol) anbehandelt. Die Schilddrüsenstoffwechsellage wurde durch radioimmunologische Messungen von $T_4$ und $T_3$ (Normalbereich: $T_4 = 3,5-12,0$ µg/dl; $T_3 = 80-180$ ng/dl) bestimmt.

Zusätzlich wurde der F TE (Free Thyroxine Equivalent) (Normbereich: 0,35–1,1) als Parameter der freien Hormonfraktion ermittelt. Das Cholesterin (Normalbereich: 3,5–6,8 mMol/l) wurde als indirekter Stoffwechselparameter herangezogen.

*Ergebnisse*

*Fall 1:* Bei einer 25jährigen Frau mit Hyperthyreoserezidiv nach Strumaresektion trat eine Agranulozytose unter thyreostatischer Therapie ein. Die Applikation von Beta-Blockern wurde hier als einzige therapeutische Möglichkeit gesehen. Unter der

Gabe von initial 2 × 40 mg Propranolol konnte das $T_4$ und das $T_3$ in den Normalbereich gesenkt werden. Nach einem Auslaßversuch kam es zu einem Hyperthyreoserezidiv ($T_4$ = 16,5 µg/dl; $T_3$ > 500 ng/dl; F TE = 1,68; Chol. = 3,2 mMol/l), das erneut erfolgreich mit Propranolol behandelt werden konnte.

*Fall 2:* Eine 45jährige Frau mit diffuser Struma Grad II und stark hyperthyreoter Stoffwechsellage ($T_4$ = 17,6 µg/dl; $T_3$ = 460 ng/dl; F TE = 1,45; Chol. = 3,9 mMol/l) wurde mit 2 × 40 mg Propranolol anbehandelt. Innerhalb von 4 Wochen konnte eine Normalisierung aller Parameter erreicht werden. Nach 4 Monaten konnte mit nur 2 × 20 mg Propranolol weiterbehandelt werden.

*Fall 3:* Ein 36jähriger Mann mit hyperthyreoter Struma Grad I ($T_4$ = 13,6 µg/dl; $T_3$ = 460 ng/dl; F TE = 1,35; Chol. = 3,4 mMol/l) wurde mit 3 × 40 mg Bupranolol behandelt. Nach 4 Wochen lagen das $T_4$, der F TE und das Cholesterin im Normalbereich, nur das $T_3$ war noch mäßiggradig erhöht. Klinisch bestand jedoch eine euthyreote Symptomatik, die über den Beobachtungszeitraum von 5 Monaten andauerte.

*Fall 4:* Bei einer 40jährigen Frau mit Struma Grad III und leichter, vorwiegend kardial manifestierter $T_3$-Hyperthyreose ($T_4$ = 10,2 µg/dl; $T_3$ = 480 ng/dl; F TE = 0,8; Chol. = 4,3 mMol/l) wurde Bupranolol (2 × 80 mg täglich) appliziert. Das $T_3$ fiel innerhalb von 1 Woche in den Normalbereich.

*Fall 5:* Ein 36jähriger Mann mit Struma Grad II und schwerer Hyperthyreose ($T_4$ = 17,8 µg/dl; $T_3$ = 610 ng/dl; F TE = 2,1; Chol. = 3,4 mMol/l) wurde mit 3 × 40 mg

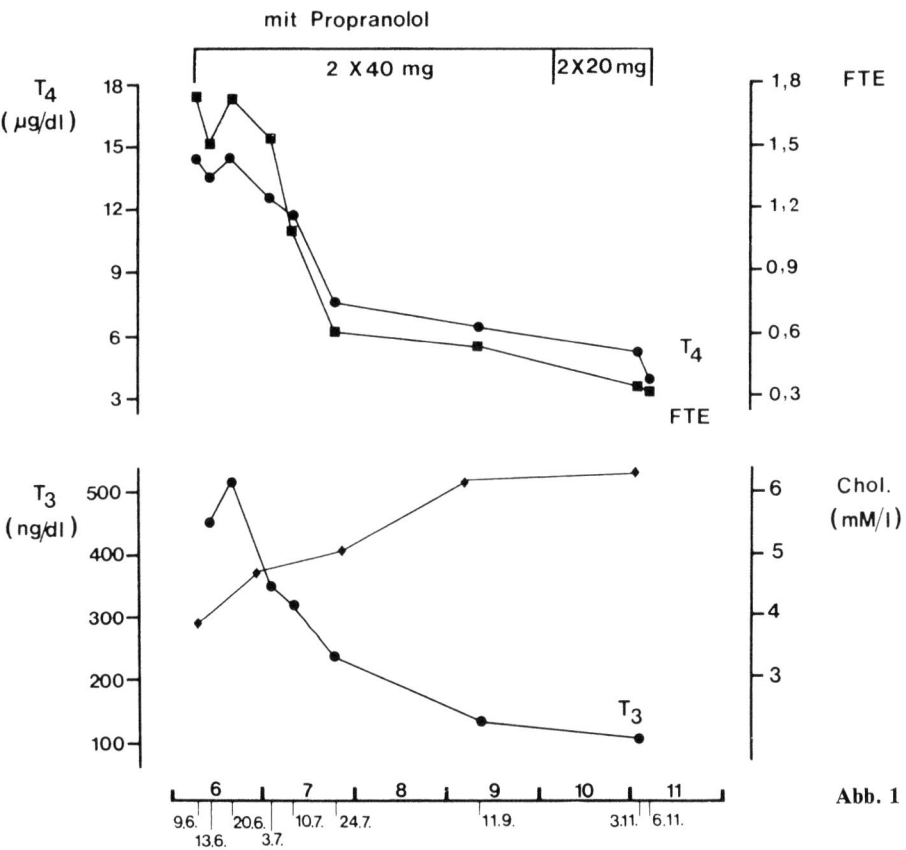

Abb. 1

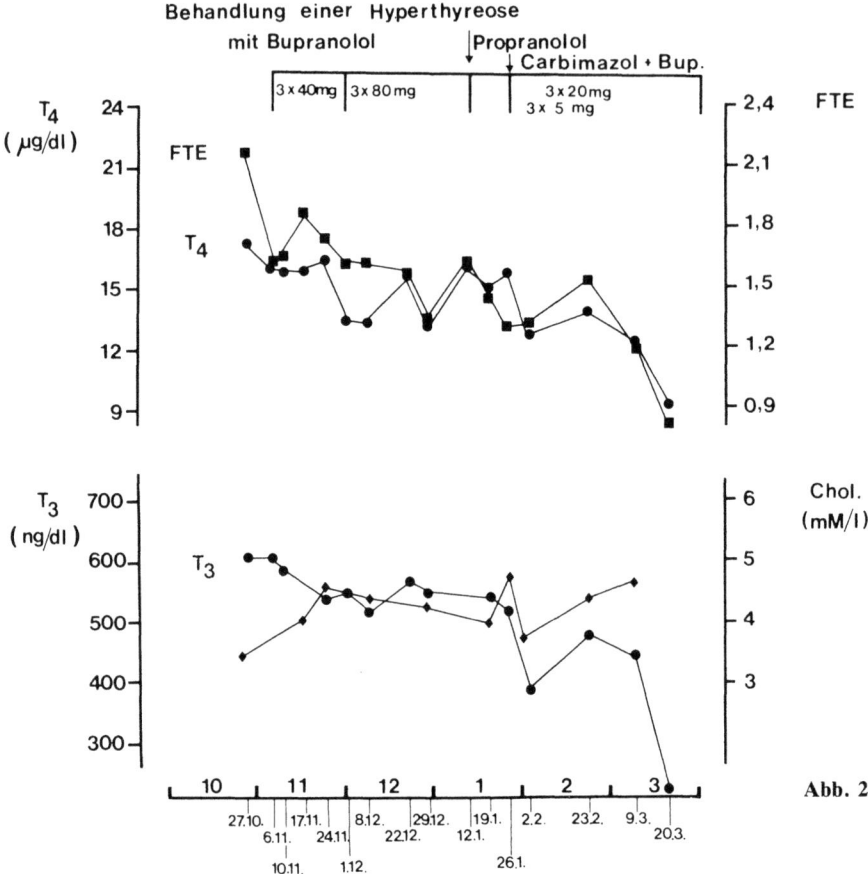

Abb. 2

Bupranolol anbehandelt. Innerhalb von 4 Wochen fiel das $T_4$ auf 13,4 µg/dl, das $T_3$ auf 510 ng/dl und der F TE auf 1,55 ab, während das Cholesterin auf 4,4 mMol/l anstieg. Danach brachte weder eine Dosissteigerung noch das Umsetzen auf Propranolol eine Besserung der noch pathologischen Werte. Die zusätzliche Gabe von Carbimazol in niedriger Dosierung (3 × 5 mg täglich) reichte aus, um eine Euthyreose zu erreichen.

*Diskussion*

Bei allen Fällen führte die Gabe von Beta-Blockern zu einem Abfall des Serum-$T_4$ um 20–60% in den ersten 1–4 Wochen. Diese Senkung des $T_4$ ist allein auf eine Hemmung der Sekretion zurückzuführen, denn das im Serum zu messende $T_4$ entstammt nur der Sekretion. Das $T_3$ (und auch das reverse-$T_3$) entstehen jedoch vorwiegend durch Monodejodination von $T_4$ in der Peripherie. Daher kann ein Abfall des $T_3$ auch durch eine Konversionshemmung verursacht worden sein. Bisherige Untersuchungen mit Beta-Blockern wurden nur über einen kurzen Zeitraum verfolgt. Sowohl bei Euthyreosen als auch bei Hyperthyreosen kam es zu einem Abfall des $T_3$ und Anstieg des reverse-$T_3$, so daß ursächlich ein Konversionsshift des $T_4$ zum r-$T_3$ angenommen wurde (Theilade et al. 1977; Teevarwerk et al. 1978, 1979; Feely et al. 1980; Kallner et al. 1978). Hinweise für eine Hemmung der $T_4$-Sekretion ergaben sich nicht bei diesen Kurzzeituntersuchungen. In diesem Zusammenhang ist zu berücksichtigen, daß das $T_4$ eine Halbwertszeit von ca. 7 Tagen hat. Die vorliegenden Ergebnisse dieser

Langzeituntersuchungen zeigen auf jeden Fall, daß Beta-Blocker eine Hemmung der Schilddrüsensekretion bewirken.

*Schlußfolgerungen*

Aufgrund der hier nachgewiesenen Hemmung der Schilddrüsensekretion im Zusammenhang mit der bekannten Beeinflussung der $T_4$-Konversion und der Herabsetzung peripherer Wirkung der Schilddrüsenhormone eignen sich Beta-Blocker für die Therapie der Hyperthyreose. Nach unseren Erfahrungen ist der Einsatz von Beta-Blockern als Monotherapie bei der monosymptomatischen, d. h. vorwiegend kardial manifestierten Hyperthyreose oder bei leichter Hyperthyreose gerechtfertigt. Schließlich können Beta-Blocker bei schweren Hyperthyreosen additiv gegeben werden, um die Dosis des Thyreostatikums und damit die Rate der Nebenwirkungen zu senken. Beta-Blocker können auch interkurrent bei der Radiojodtherapie angewendet werden. Allerdings müssen für den Einsatz der Beta-Blocker die strengen Kontraindikationen wie kardiale Vorschädigungen beachtet werden. Bei älteren Patienten ist Vorsicht geboten.

Die Autoren danken Frau W. Pott für wertvolle technische Mitarbeit.

*Literatur*

Brodie BB, Davies JI, Hynie S, Krishna G, Weiss B (1966) Interrelationship of catecholamines with other endocrine systems. Pharmacol Rev 18: 273–289 – Ericson LE, Hakanson R, Melander A, Owman CH, Sundler F (1970) Endocytosis of thyroglobulin and release of thyroid hormone in mice by catecholamines and 5-hydroxy tryptamine. Endocrinology 87: 915–923 – Feely J, Forrest A, Gunn A, Hamilton W, Stevenson I, Crooks J (1980) Propranolol dosage in thyrotoxicosis. J Clin Endocrinol Metab 51: 658–661 – Kallner G, Ljunggren JG, Tryselius M (1978) The effect of propranolol on serum levels of $T_4$, $T_3$ and reverse-$T_3$ in hyperthyroidism. Acta Med Scand 204: 35–37 – Loos U, Rothenbuchner G (1977) Schilddrüse und vegetatives Nervensystem. In: Sturm A, Birkmayer W (Hrsg) Klinische Pathologie des vegetativen Nervensystems. Fischer, Stuttgart New York, S 1688–1716 – Maayan ML, Shapiro R, Ingbar SH (1973) Epinephrine precursors: effects on the iodine and intermediary metabolism of isolated calf thyroid cells. Endocrinology 92: 912–916 – Melander A, Sundler F, Westgren U (1973) Intrathyroidal amines and the synthesis of thyroid hormone. Endocrinology 93: 193–200 – Pannier JL (1968) The influence of thyroid hormone on myocardial contractility. Arch Int Physiol 76: 477–490 – Teevarwerk GJM, Malik MH, Boyd D (1978) Preliminary report on the use of propranolol in thyrotoxicosis: I. Effect on serum thyroxine, triiodothyronine and reverse-triiodothyronine concentrations. Can Med Assoc J 119: 350–351, 360 – Teevarwerk GJM, Boyd D (1979) Propranolol in thyrotoxicosis: II. Serum thyroid hormone concentrations during subtotal thyroidectomy. Can J Surg 22: 264–266 – Theilade P, Hansen JM, Skovsted L, Faber J, Kirkegaard C, Friis T, Siersbaeck-Nielsen K (1977) Propranolol influences serum $T_3$ and reverse-$T_3$ in hyperthyroidism. Lancet 2: 363 – Wildenthal K (1974) Studies of fetal mouse hearts in organ culture: influence of prolonged exposure to triiodothyronine on cardiac responsiveness to isoproterenol, glucagon, theophylline, acetylcholine and dibutyryl cyclic 3′,5′-adenosine monophosphate. J Pharmacol Exp Ther 190: 272–279 – Williams LT, Lefkowitz RJ, Watanabe AM (1977) Thyroid hormone regulation of beta-adrenergic receptor number. J Biol Chem 252: 2787–2789

Dirks, H., Hintze, G. (Med. Univ.-Klinik), Schicha, H., Emrich, D. (Nuklearmed. Abt., Med. Univ.-Klinik), Mayer, G., Blossey, H. C., Köbberling, J. (Med. Univ.-Klinik Göttingen)
**Spezifische Probleme der Hyperthyreose im höheren Lebensalter**

Die Häufigkeit der Hyperthyreose im höheren Lebensalter wird oft unterschätzt. In einer dänischen Untersuchung (Røknov-Jessen und Kirkegaard 1973) über 3 Jahre waren

57%, in einer deutschen Untersuchung (Weinreich et al. 1974) über 4 Jahre sogar 78% der hyperthyreoten Patienten über 60 Jahre alt. Die Diagnose „Hyperthyreose" wird in vielen Fällen deswegen verkannt, weil oligosymptomatische, monosymptomatische und atypische Formen mit zunehmendem Alter vermehrt auftreten (Davis und Faith 1974; McGee et al. 1959; Stiel et al. 1972). Ein „lehrbuchgemäßes" Bild ist selten. Lahey (1931) kennzeichnete die „apathische" Hyperthyreose des höheren Lebensalters folgendermaßen: seltenes Auftreten einer Augensymptomatik, weniger häufig Struma, selten Tremor, keine typischen Hautveränderungen, vorgealterter Gesamteindruck, Apathie, chronisch fortschreitender Verlauf, Tod nach Übergang von Apathie ins Koma. Die Patienten imponieren häufig nicht als Risikopatienten, da sich der Schweregrad der Erkrankung nicht in der klinischen Symptomatik widerspiegelt. Die Diagnostik ist zusätzlich dadurch erschwert, daß einzelne Laborparameter im Normbereich liegen können oder nur grenzwertig verändert sind (Caplan et al. 1978; Ingbar 1976).

Um die Besonderheiten der Hyperthyreose des höheren Lebensalters in Jodmangelgebieten zu untersuchen, wurden klinische Manifestation, Laborparameter und Ätiologie der SD-Überfunktion bei 77 Patienten über 60 Jahre aus dem südniedersächsischen Raum ausgewertet. Anamnese und klinische Symptomatik wurden in einem standardisierten Fragebogen erfaßt. Gesamtthyroxin (Immophase, Corning), Gesamttrijodthyronin (Immophase, Corning) und Thyroxinbindungsindex (T3 Resomat, Byk-Mallinckrodt) wurden bei allen, TSH einschließlich TRH-Test (Quant Immune, Bio-Rad; $n = 43$), TBG (Firma Henning; $n = 40$) sowie Jodausscheidung im Urin (Autoanalyser Technicon; $n = 50$) beim überwiegenden Teil der Patienten durchgeführt.

Tabelle 1. Symptomatik der 77 Patienten mit Hyperthyreose im höheren Lebensalter

|  | n | % |
|---|---|---|
| Gewichtsverlust | 66 | 85,7 |
| davon:    bis 5 kg | 28 | |
| 5–10 kg | 15 | |
| über 10 kg | 23 | |
| Schwäche, Leistungsminderung | 60 | 78,0 |
| Tachykardie | 57 | 74,0 |
| Appetitverminderung | 51 | 66,2 |
| Belastungsdyspnoe | 46 | 59,7 |
| Schweißneigung | 46 | 59,7 |
| Tremor | 43 | 55,8 |
| Herzinsuffizienz | 43 | 55,8 |
| Schlafstörungen | 42 | 54,5 |
| Innere Unruhe | 41 | 53,2 |
| Apathie, Antriebsarmut oder Depression | 37 | 48,1 |
| Wärmeintoleranz | 36 | 46,7 |
| Warme, feuchte Haut | 33 | 42,9 |
| Vermehrte Stuhlfrequenz | 21 | 27,3 |
| Haarausfall | 20 | 26,0 |
| Reizbarkeit | 19 | 24,7 |
| Lokale Beschwerden (Druck-, Globus-, Spannungsgefühl, Schluckstörungen), Stridor | 17 | 22,1 |
| Abdominelle Beschwerden | 15 | 19,5 |
| Schwirren über der Schilddrüse | 5 | 6,5 |
| Verwirrtheit | 5 | 6,5 |
| Somnolenz | 2 | 2,6 |
| Bulbärparalyse | 2 | 2,6 |
| Appetitsteigerung | 1 | 1,3 |

Das Durchschnittsalter betrug 72,1 Jahre, das Verhältnis weiblich zu männlich 3,3 : 1. Unter den Leitsymptomen, die zur Klinikeinweisung bzw. Bestimmung der Hormonwerte Anlaß gaben, fielen neben Tachykardie bzw. Tachyarrhythmie (22,1%), Gewichtsverlust (20,8%) und innere Unruhe (13,0%) insbesondere Adynamie, Schwäche und Hinfälligkeit (18,2%) sowie eine depressive Verstimmung (5,2%) auf. Tabelle 1 gibt die Häufigkeit einzelner Symptome wieder. Bemerkenswert sind das häufige Vorkommen von Adynamie und Leistungsminderung (78%), Inappetenz (66%) gegenüber Appetitsteigerung (13%) sowie Apathie, Antriebsarmut und Depression (48%).

Der TRH-Test war bei allen untersuchten Patienten negativ. Bei vier Patienten bestand trotz der hyperthyreoten Stoffwechsellage ein sogenanntes Low-T3-Syndrom, bei zwölf Patienten (15,6%) war die T4-Konzentration nicht erhöht, bei zehn Patienten (13,0%) weder T3 noch T4. Somit wäre ein erheblicher Anteil der Hyperthyreosen bei alleiniger Bestimmung des T3 und T4 nicht erfaßt worden, weil diese Werte im Normbereich lagen. Nur durch zusätzliche Bestimmung eines Parameters für die Proteinbindung läßt sich die Sicherheit der Labordiagnostik vergrößern. In unseren Untersuchungen hat sich der Thyroxinbindungsindex (TBI) bewährt, der ein Maß für freie Hormonbindungsstellen darstellt und deshalb bei Hyperthyreosen und/oder verminderter Bindungskapazität erniedrigt ist. Ob die direkte TBG-Bestimmung gleiches zu leisten vermag, kann aufgrund unseres zahlenmäßig beschränkten Materials nicht gesichert werden, erscheint jedoch zweifelhaft. Der TBG-Wert war nur bei zwei der zwölf Patienten mit nicht erhöhtem Gesamt-T4 vermindert; der T4 : TBG-Quotient fiel in vielen Fällen in den Normbereich. Bei sechs Patienten mit den niedrigsten T3-Werten, gleichzeitig die vier niedrigsten T4-Werte enthaltend, sowie einem erheblich verminderten Thyroxinbindungsindex konnte ex juvantibus unter alleiniger thyreostatischer Therapie die Richtigkeit der Diagnose bestätigt werden (Abb. 1).

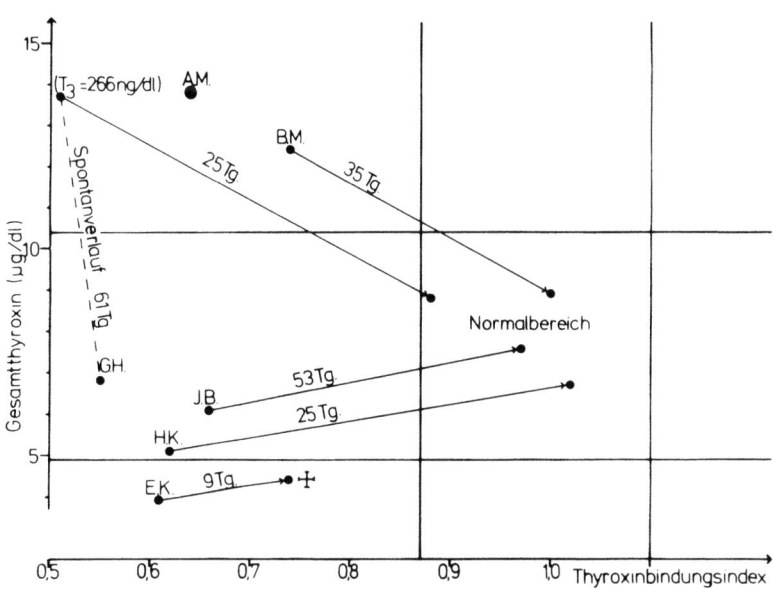

**Abb. 1.** Gesamtthyroxin- und TBI-Werte bei den sechs Patienten mit den niedrigsten T3-Werten. Bei vier Patienten war auch der T4-Wert zum Zeitpunkt der Diagnosestellung nicht erhöht. Die Normalisierung der Werte unter alleiniger thyreostatischer Therapie beweist die Richtigkeit der Diagnose ex juvantibus

In der Ätiologie der Altershyperthyreose spielt die Jodkontamination eine wesentliche Rolle. Bei 41 (82%) von 50 Patienten fand sich eine erhöhte Jodausscheidung im Urin (60 µg/g/Kreatinin). Durch Jodgaben können Hyperthyreosen bei vorbestehender disseminierter oder umschriebener Autonomie oder auch diffuser Autonomie im Rahmen eines Morbus Basedow aus der Latenz gehoben werden (Emrich und Bähre 1978; Mahlstedt und Joseph 1973). Mit 57,5% waren jodhaltige Kontrastmittel die häufigsten Auslöser einer Überfunktion in unserem Patientengut, gefolgt von Broncholytika (27,7%) und jodhaltigen Augentropfen (14,9%). Auch vermeintlich harmlose Medikamente wie Grippemittel oder diverse Geriatrika enthalten Jod. Allein in der Roten Liste sind neben Kontrastmitteln ca. 200 jodhaltige Substanzen verzeichnet, darunter sechs Präparate mit einem Jahresumsatz über 100 000 Packungen, die mehr als 1 mg Jod/Tagesdosis enthalten.

Die Prognose der Erkrankung ist insgesamt ernst. Von acht retrospektiv erfaßten Patienten verstarben sechs. Von den prospektiv erfaßten Patienten verstarben weitere sechs trotz intensiver Therapie. Vier Patienten wurden strumektomiert, zwei mit Radiojod behandelt, ein Patient lehnte therapeutische Maßnahmen ab. Die thyreostatisch behandelten Patienten wurden nach durchschnittlich 3 Monaten euthyreot.

*Zusammenfassung*

Die Häufigkeit der Altershyperthyreose wird oft unterschätzt. Wegen der uncharakteristischen Symptomatik wird das Krankheitsbild leicht verkannt. Bei Adynamie, Leistungsminderung, depressiver Verstimmung, Apathie, Gewichtsverlust, Inappetenz, Oberbauchbeschwerden oder Rhythmusstörungen sollte bei älteren Patienten differentialdiagnostisch an eine Hyperthyreose gedacht und routinemäßig eine Labordiagnostik eingeleitet werden. Die Bestimmung des Gesamt-T3 und -T4 muß durch einen Parameter für die Proteinbindung ergänzt werden, wobei sich der Thyroxinbindungsindex bewährt hat. Da der weit überwiegende Teil der Hyperthyreosen durch Jod ausgelöst wird, muß die Verwendung jodhaltiger Substanzen unter strenger Indikationsstellung erfolgen. Wegen der ungünstigen Prognose sollte auch in Verdachtsfällen unverzüglich eine Therapie eingeleitet werden.

*Literatur*

Caplan RH, Glasser JE, Davis K, Foster L, Wickus G (1978) Thyroid function tests in elderly hyperthyroid patients. J Am Geriatr Soc 25: 116–120 – Davis PJ, Faith BD (1974) Medicine 53: 161–181 – Emrich D, Bähre M (1978) Autonomy in euthyroid goitre: maladaptation to iodine deficiency. Clin Endocrinol (Oxf) 8: 257–265 – Ingbar SH (1976) Effect of aging on thyroid economy in man. J Am Geriatr Soc 24: 49–53 – Lahey FH (1931) Non-activated (apathetic) type of hyperthyroidism. N Engl J Med 204: 747–748 – Mahlstedt J, Joseph K (1973) Dekompensation autonomer Adenome der Schilddrüse nach prolongierter Jodzufuhr. Dtsch Med Wochenschr 98: 1748–1751 – McGee RR, Whittacker RL, Tullis IF (1959) Apathetic thyroidism: review of the literature and report of four cases. Ann Intern Med 50: 1418–1432 – Røknov-Jessen V, Kirkegaard C (1973) Hyperthyroidism – a disease of old age? Br Med J 1: 41–43 – Stiel JN, Hales IB, Reeve TS (1972) Thyrotoxicosis in an elderly population. Med J Aust 2: 986–988 – Weinreich J, Nagel F, Groh R (1974) Die Altershyperthyreose im endemischen Kropfgebiet. Med Klin 69: 375–378

Schifferdecker, E., Bressel, R., Schulz, F., Schöffling, K.
(Zentrum der Inneren Medizin, Univ.-Kliniken Frankfurt)
## Das Verhalten des freien Thyroxins bei der Therapie von Schilddrüsenfunktionsstörungen

Der radioimmunologisch meßbare Gesamtthyroxinspiegel im Serum wird nicht nur von der Schilddrüsenfunktionslage, sondern auch vom Gehalt des Serums an thyroxinbindenden Proteinen bestimmt, daher kann er durch nichtthyreoidale Faktoren wesentlich beeinflußt werden und ist in vielen Fällen kein sicherer Anzeiger der Schilddrüsenfunktion. Gravidität, Einnahme von Ovulationshemmern, Hepatitiden führen zu erhöhten Spiegeln des thyroxinbindenden Globulins, damit zu falsch hohen T4-Werten, während schwere konsumierende und mit Eiweißverlust einhergehende Erkrankungen über eine Erniedrigung des TBG auch das Gesamtthyroxin senken können. Um Fehldiagnosen bei der Abklärung von Schilddrüsenerkrankungen zu vermeiden, sind daher Meßmethoden unerläßlich, die diese Störfaktoren eliminieren.

Diese sind im wesentlichen auch heute noch Methoden zur indirekten Bestimmung des freien, nicht an Serumproteine gebundenen T4-Anteils, wie z. B. der F T4-Index, die ETR oder NTR. Sie bestehen im Prinzip aus der Kombination einer Bestimmung der T4-Bindungskapazität der Serumproteine mit einer Gesamt-T4-Messung, beinhalten also zwei verschiedene Bestimmungen und sind somit relativ aufwendig.

In neuerer Zeit wurde auch die direkte Messung des freien Thyroxins möglich, zunächst mit sehr aufwendigen, für klinische Routinezwecke ungeeigneten Gleichgewichtsdialysemethoden in verschiedenen Modifikationen [1, 9, 12, 15]. Einfacher ist die von Odstrchel [10] 1977 beschriebene radioimmunologische F T4-Bestimmung durch T4-Bindung an immobilisierte Antikörper, bei der die an einem definierten Zeitpunkt im

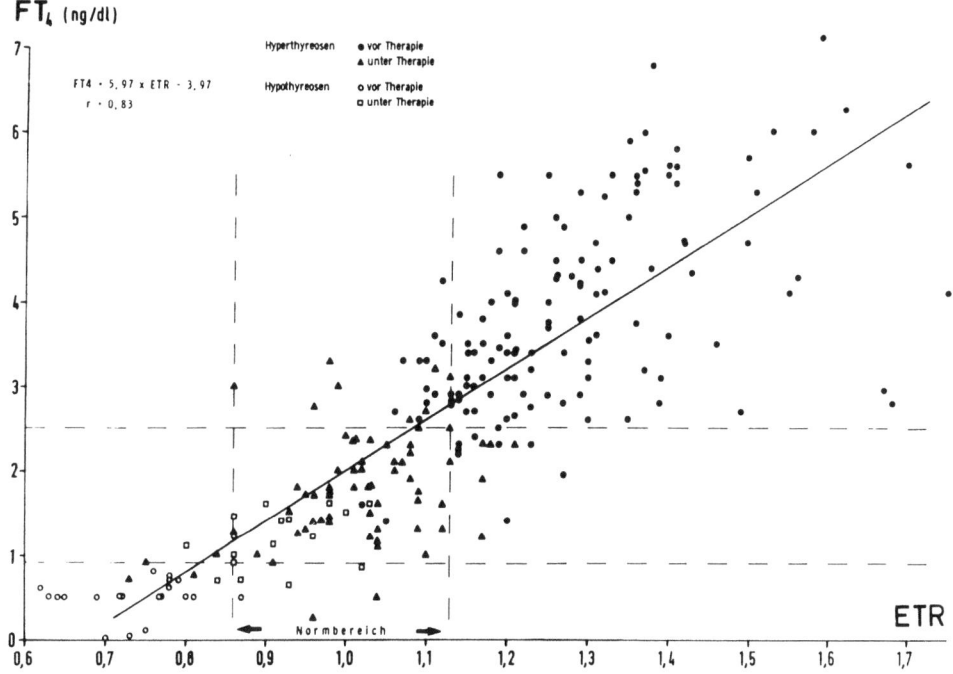

**Abb. 1.** Auftragung der mit dem Immophase-Assay gemessenen F T4-Werte gegen die zum gleichen Zeitpunkt gemessene ETR, insgesamt 238 Bestimmungen (Normbereiche durch unterbrochene Linien gekennzeichnet: F T4 0,9–2,5 ng/dl, ETR 0,86–1,13 ng/dl)

Ablauf der Bindungsreaktion an den Antikörper gebundene T4-Menge eine Funktion der F T4-Konzentration in der Probe ist.

Wir haben das F T4 nach dieser Methode – als Immophase Corning im Handel – bei 107 Hyperthyreosen und 21 Hypothyreosen vor Therapiebeginn gemessen, bei 65 Hyperthyreosen bzw. 16 Hypothyreosen konnte der Verlauf der F T4-Spiegel bis zur Normalisierung der Stoffwechsellage durch thyreostatische bzw. substituierende Therapie verfolgt werden. Bei allen Patienten wurden zu jedem Kontrolltermin außerdem Trijodthyronin, Gesamtthyroxin und die ETR mit den in unserem Labor eingeführten kommerziellen Assays bestimmt. Die Schilddrüsenfunktion wurde dann als normalisiert angesehen, wenn von den vier gemessenen Parametern T3, T4, ETR und F T4 drei erstmalig im Normbereich lagen.

Wie aus Abb. 1 zu ersehen ist, in der die F T4-Werte – sowohl die hyperthyreoten und hypothyreoten Werte vor Therapie, als auch die Werte zum Zeitpunkt der Normalisierung unter Therapie – gegen die zum gleichen Zeitpunkt gemessene ETR aufgetragen sind, ergibt sich eine gute Korrelation zwischen beiden Größen mit einem Korrelationskoeffizienten von 0,83. Aufschlußreicher für die Beurteilung des diagnostischen Wertes einer Meßmethode ist die Häufigkeit von diagnostischen Irrtümern, die durch ihre Anwendung entstehen. Abb. 2. zeigt den Anteil der falschnegativen Bestimmungen

Diagnosestellung vor Therapiebeginn

| | FT 4 | | ETR | | T 4 | |
|---|---|---|---|---|---|---|
| | falsch negativ | richtig | falsch negativ | richtig | falsch negativ | richtig |
| Hyperthyreosen | 9 (7%) | 122 (93%) | 14 (11%) | 117 (89%) | 24 (18%) | 107 (82%) |
| Hypothyreosen | 0 | 21 | 1 | 20 | 0 | 21 |

Normalisierung der Stoffwechsellage unter Therapie

| | FT 4 | | ETR | | T 4 | |
|---|---|---|---|---|---|---|
| | noch positiv | richtig | noch positiv | richtig | noch positiv | richtig |
| Hyperthyreosen | 10 (15%) | 55 (85%) | 7 (11%) | 58 (89%) | 5 (8%) | 60 (92%) |
| Hypothyreosen | 3 | 13 | 1 | 15 | 0 | 16 |

**Abb. 2.** Aufstellung der Fehldiagnosen der das Thyroxin erfassenden Meßmethoden F T4, ETR und Gesamt-T4 bei der Diagnosestellung (*oben:* 131 Messungen bei 107 Hyperthyreosen vor Therapiebeginn, 21 Messungen bei 21 hypothyreoten Patienten) und bei Erreichen der Euthyreose (*unten:* 65 bzw. 16 Bestimmungen bei der gleichen Zahl therapierter Hyper- bzw. Hypothyreosen)

an der Gesamtzahl der gemessenen Werte für die drei das Thyroxin erfassenden Parameter: Hier schneidet bei der Diagnostik der Hyperthyreose das F T4 mit nur 7% Fehlbestimmungen am günstigsten ab, während die ETR mit 11% falschen Resultaten etwas häufiger fehlgeht − die Gesamtthyroxinbestimmung widerspricht in 18% der realen Stoffwechsellage. Bei der Diagnosestellung der Hypothyreose ergaben sich keine klinisch revelanten Fehlbestimmungen, lediglich in einem Fall lag die ETR leicht über der unteren Normgrenze.

Die thyreostatische Behandlung führte bei den 65 im weiteren Verlauf beobachteten Hyperthyreosen zur Normalisierung der Stoffwechsellage in 3−71 Tagen, im Mittel nach 18 Tagen. Betrachtet man die Normalisierungsrate der einzelnen Parameter in jeder Behandlungswoche, so sieht man, daß keine Unterschiede in der Normalisierungstendenz zwischen den vier Meßgrößen bestehen. Bei den Hypothyreosen wurde unter substituierender Therapie nach 4−183 Tagen die Euthyreose erreicht, im Mittel waren dazu 57 Tage erforderlich. Aus Abb. 2 ergibt sich auch die Häufigkeit der falschpositiven Bestimmungen bei normalisierter Stoffwechsellage, d. h. die Abweichung von den jeweils drei anderen im Normbereich liegenden Parametern, für F T4, T4 und die ETR. Sowohl bei den Hyperthyreosen als auch bei den Hypothyreosen weichen die F T4-Werte geringfügig häufiger von der Norm ab als die ETR-Werte − bei den Hyperthyreosen in 15% gegenüber 11%, bei den Hypothyreosen in drei Fällen gegenüber einem Fall bei 16 Bestimmungen. Die geringste Abweichung zeigt jedoch das Gesamt-T4 mit 8% bei den Hyperthyreosen, bzw. keiner bei den Hypothyreosen.

Die vorgetragenen Befunde zeigen, daß die F T4-Bestimmung mit dem Immophase-Assay gegenüber der ETR-Bestimmung für die klinische Diagnostik keine Vorteile bietet, sondern insgesamt als gleichwertig anzusehen ist. Zwar ist die Zahl der Fehldiagnosen mit 7% gegenüber 11% der ETR bei noch unbehandelten Hyperthyreosen geringer, dagegen führt die Methode bei Erreichen der euthyreoten Stoffwechsellage durch Therapie etwas häufiger zu diagnostischen Irrtümern.

Lediglich ein methodischer Vorteil spricht für die F T4-Bestimmung: Der Arbeitsaufwand dieser Methode ist deutlich geringer, zumal eine Bestimmung des Gesamtthyroxinspiegels eingeschlossen ist. Auch der wesentlich geringere Anfall radioaktiven Materials mit entsprechend geringen Entsorgungsproblemen im Labor ist zu bedenken. Das mit der Immophase-Methode gemessene Thyroxin korreliert gut mit den mit unseren routinemäßig eingesetzten radioimmunologischen Thyroxinassay bestimmten Werten. Wir fanden einen Korrelationskoeffizienten von 0,92.

*Literatur*

1. Baldet L, Jaffiol C (1980) Clin Endocrinol (Oxf) 13: 393 − 2. Bayer M, Ross McDougall I (1980) Clin Chem 26: 1186 − 3. Bohner J, Geiseler D, Kallee E (1980) Aktuel Endokrinol 1: 235 − 4. Braverman LE, Abreau CM, Brock P, Kleinmann R, Fournier L, Odstrchel G, Schoemaker HJ (1980) J Nucl Biol Med 21: 233 − 5. Demers LM (1979) Clin Chem 25: 1349 − 6. Ekins R (1979) Lancet 1: 1191 − 7. Emrich D, Leipert K-P, Schreivogel I, Facorro U, Köbberling J (1980) Aktuel Endokrinol 1: 245 − 8. Fichte H, Reiners Chr, Börner W, Moll E (1980) Nuklearmediziner 3: 229 − 9. Herrmann J, Krüskemper HL (1971) Z Klin Chem 9: 320 − 10. Odstrchel G, Hertl W, Ward FB, Travis K, Lindner RE, Mason RD (1978) Radioimmunoassay and related procedures in medicine 1977, vol II. IAEA, Wien − 11. Rudorff K-H, Herrmann J, Horster FA, Krüskemper HL (1979) Nuklearmediziner 2: 2 − 12. Sterling K, Brenner MA (1966) J Clin Invest 45: 153 − 13. Szpunar WE, Block M, Bednarz MN, Stoffer SS (1980) J Nucl Biol Med 21: 576 − 14. Witherspoon LR, Shuler SE, Garcia MM, Zollinger LA (1980) J Nucl Biol Med 21: 529 − 15. Yeo PPB, Lewis M, Evered DC (1977) Clin Endocrinol (Oxf) 6: 159

Rosak, C., Althoff, P.-H., Brecht, H.M., Schöffling, K. (Abt. für Endokrinologie, Zentrum der Inneren Medizin, Klinikum der Univ. Frankfurt)
## Gefahren der iatrogenen Hypoglykämie

Der Hypoglykämietest ist ein Standardtest der Hypophysendiagnostik. In den letzten Jahren wird er auch bei der Insulinomdiagnostik mit der Frage der C-Peptidsuppression angewendet. Das Maß der Suffizienz des Testes ist eine ausreichende Blutzuckersenkung. An unserer Klinik fordern wir eine Blutzuckersenkung von mindestens 50% der Ausgangswerte bzw. eine Senkung des Blutzuckers auf unter 40 mg/dl. Der gewünschte Reiz der Blutzuckersenkung setzt im Hypothalamus und anderen übergeordneten Zentren Mechanismen in Gang, die die Gegenregulation einleiten. Bei der hormonellen Gegenregulation auf den metabolischen Reiz der Hypoglykämie spielen die Katecholamine und das Glukagon eine hervorragende Rolle (Weir et al. 1974 [1]; Gerich et al. 1974 [2]). Die Insulingabe und das Ansteigen dieser Hormone führt durch ihre Eigenwirkung neben der metabolischen Glukoserestitution zu Nebenwirkungen, die in der folgenden Studie untersucht wurden.

*Methodik*

An neun männlichen jungen gesunden Probanden wurde nach 12stündiger Nahrungskarenz ein Insulinhypoglykämietest mit 0,15 E/kg KG Altinsulin durchgeführt. 30 min nach Legen einer Braunüle wurde den Probanden der 0-min-Wert abgenommen, danach wurden intravenös 0,15 E/kg KG Altinsulin injiziert. Weitere Blutentnahmen folgten zu den Zeitpunkten 15, 30, 45, 60, 90, 120, 150 und 180 min. Folgende Parameter wurden bestimmt: Blutzucker, Kalium, Phosphat, Adrenalin und Noradrenalin. Außerdem wurden Blutdruck und Pulsfrequenz zu den angegebenen Zeiten registriert.

*Ergebnisse*

Als Folge der Insulingabe fiel der Blutzucker von 78,8 ± 1,2 mg/dl auf 22,7 ± 2,2 mg/dl nach 30 min ab und stieg dann bis zum Ende der Belastung auf nahezu Ausgangswerte wieder an (Tabelle 1). Parallel dazu fand ein Abfall des Kaliums von 4,2 ± 0,12 mval/l auf einen Tiefstwert von 3,3 ± 0,07 mval/l, allerdings mit zeitlicher Verzögerung zu dem Blutzuckertiefstwert erst bei 45 min ab und stieg dann gegen Ende der Belastung wiederum auf nahezu Ausgangswerte an. Ähnliches Verhalten des Phosphats: Ausgangswert 3,4 ± 0,2 mval/l, Tiefstwert bei 45 min 1,8 ± 0,1 mval/l bei 45 min und wiederum Anstieg auf Ausgangswerte. Wie zu erwarten, stieg die Pulsfrequenz von einem Ausgangswert von 64,8 ± 2,8 Schläge/min auf 81,3 ± 4,9 Schläge/min bei 30 min an und normalisierte sich wieder gegen Ende der Belastung. Der systolische Blutdruck zeigte parallel dazu einen diskreten Anstieg von 114,8 ± 3,6 mm Hg Ausgangswert auf 134,3 ± 3,4 mm Hg bei 30 min, danach Abfall auf Ausgangswerte. Der diastolische Blutdruck zeigte ein Absinken von 74,6 ± 1,8 mm Hg auf 67,8 ± 3,4 mm Hg bei 45 min an und erreichte dann wiederum nahezu Ausgangswerte. In engem Zusammenhang mit den zuletzt genannten Werten, aber in Abhängigkeit zu dem niedrigen Blutzuckerspiegel, zeigen die Katecholamine einen massiven Anstieg, Adrenalin steigt auf das nahezu achtfache von 80,8 ± 8,7 ng/l auf 659,4 ± 178,5 ng/l bei 30 min an und normalisiert sich gegen Ende der Belastung wieder, das Noradrenalin steigt von 198,8 ± 23,1 ng/l auf 400,2 ± 33,2 ng/l bei 45 min.

*Diskussion*

Die Ergebnisse zeigen, daß bei dem zeitlichen Ablauf der Hypoglykämie eine Phase der Insulinwirkung und eine Phase der Wirkung der Gegenregulationshormone unterschieden werden kann. Neben den dargestellten Parametern laufen komplexe Vorgänge als

**Tabelle 1.** Verhalten von Blutzucker, Kalium, Phosphat, Puls, Blutdruck, Noradrenalin und Adrenalin nach exogener Altinsulingabe (0,15 E/kg KG) bei neun stoffwechselgesunden Probanden

|  | Minuten | | | |
| --- | --- | --- | --- | --- |
|  | 0 | 15 | 30 | 45 |
| Blutzucker (mg/dl) | 78,8± 1,2 | 38,6± 4,8 | 22,7± 2,2 | 35,4± 1,8 |
| Kalium (mval/l) | 4,2± 0,12 | 3,8± 0,05 | 3,6± 0,08 | 3,3± 0,07 |
| Phosphat (mval/l) | 3,4± 0,20 | 2,5± 0,11 | 2,0± 0,19 | 1,8± 0,13 |
| Puls (Schläge/min) | 64,8± 2,8 | 68,8± 3,6 | 81,3± 4,9 | 69,7± 3,8 |
| Blutdruck systolisch (mm Hg) | 114,8± 3,6 | 116,6± 3,4 | 134,3± 3,4 | 132,3± 3,6 |
| Blutdruck diastolisch (mm Hg) | 74,6± 1,8 | 71,8± 1,8 | 68,6± 2,1 | 67,8± 3,4 |
| Noradrenalin (ng/l) | 198,8±23,1 | 245,3±23,6 | 396,8±55,6 | 400,2±33,2 |
| Adrenalin (ng/l) | 80,8± 8,7 | 81,7± 7,6 | 659,4±178,5 | 587,5±56,9 |

|  | Minuten | | | | |
| --- | --- | --- | --- | --- | --- |
|  | 60 | 90 | 120 | 150 | 180 |
| Blutzucker (mg/dl) | 38,0± 2,8 | 45,2± 2,6 | 52,8± 3,5 | 64,7± 3,3 | 72,8± 3,5 |
| Kalium (mval/l) | 3,4± 0,10 | 3,7± 0,11 | 3,9± 0,05 | 4,1± 0,08 | 4,0± 0,08 |
| Phosphat (mval/l) | 2,2± 0,28 | 2,5± 0,15 | 3,0± 0,16 | 3,1± 0,19 | 3,2± 0,17 |
| Puls (Schläge/min) | 64,4± 2,8 | 65,7± 3,0 | 65,7± 3,2 | 64,4± 2,9 | 63,5± 3,3 |
| Blutdruck systolisch (mm Hg) | 120,2± 4,6 | 117,5± 3,6 | 116,0± 4,7 | 109,7± 3,5 | 111,2± 3,4 |
| Blutdruck diastolisch (mm Hg) | 69,3± 2,8 | 71,5± 3,2 | 68,2± 3,0 | 68,4± 3,0 | 72,4± 1,8 |
| Noradrenalin (ng/l) | 317,4±20,4 | 286,6±13,7 | 284,6±19,4 | 275,8±32,8 | 237,2±23,2 |
| Adrenalin (ng/l) | 408,1±56,7 | 245,2±14,1 | 204,5±36,8 | 226,7±79,5 | 129,2±13,0 |

**Tabelle 2.** Insulininduzierte Hypoglykämie und körpereigene Gegenregulation

*A. Insulineigenwirkung*

1. Blutzuckersenkung
2. Elektrolytverschiebung ($K^+$, $HPO_4^-$, $Mg^{2+}$)
3. Aminosäurenverschiebung
4. Antilipolyse
5. Antiketogenese
6. Wirkung auf die Sekretion von Hormonen

*B. Hormonelle Gegenregulation*

1. Glukagon, Adrenalin, Noradrenalin
2. ACTH, Prolactin, STH, Cortisol

*C. Aufhebung der Insulinwirkung*

1. Normalisierung der Blutglukose
2. Normalisierung der Elektrolyte
3. Normalisierung der Gegenregulationshormone (±)

*D. Überschießende metabolische Gegenregulation*

Folge des Eingriffs in den Hormon- und Intermediärstoffwechsel ab (Tabelle 2). Die Elektrolytverschiebungen als unmittelbare Insulinwirkung führen zu einer erheblichen Senkung der Kalium- und Phosphatspiegel, wobei bei den dargestellten Ergebnissen immer von normalen bis hochnormalen Elektrolytspiegeln ausgegangen werden konnte. Die Werte werden als eine Verschiebung aus dem Intravasal- in den Intrazellulärraum interpretiert, wobei keine Aussage darüber gemacht werden kann, ob die Kalium- und Phosphationen in alle Körperzellen gleichzeitig oder selektiv organspezifisch eingeschleust werden. Aus Untersuchungen von De Fronzo et al. (1980) geht hervor, daß zumindest bei dem Wiederansteigen des Kaliums der Leber als Kaliumdepot eine entscheidende Rolle zufällt. Das würde mit der Tatsache gut übereinstimmen, daß Kalium bei der Glykogensynthese benötigt wird. Inwieweit also vorher ein Pooling des Kaliums und des Phosphats in der Leber zuungunsten von anderen Organsystemen, z. B. des Herzmuskels und des Gehirns, stattfindet, kann nur spekuliert werden. Auf jeden Fall sollte vor jeder Hypoglykämie sicher sein, daß zumindest die Elektrolytausgangskonzentrationen sicher im Normbereich liegen. Diese Forderung bezieht sich besonders auf ältere Patienten mit Nebenerkrankungen wie Herzinsuffizienz mit Digitalis- bzw. Diuretikamedikation.

Als Kreislaufwirkung der Katecholamine finden wir die dargestellten Veränderungen bei Puls und Blutdruck, wobei zusätzlich ein erhebliches Schwitzen als Ausdruck des aktivierten sympathischen Nervensystems bei allen Probanden auftrat. Puls- und Blutdruckerhöhung führen zu einem erhöhten Sauerstoff- und Energieverbrauch, der wiederum bei prädisponierten Patienten zu fatalen Folgen wie Infarkt, hypertoner Krise und Herzrhythmusstörungen führen kann, oder bei Patienten mit Retinopathie Blutungen auslösen kann.

Alle Ergebnisse dieser Studie wurden an jungen Probanden ohne Anhalt für metabolische oder hormonelle Erkrankungen gewonnen. Der zeitliche Ablauf von Blutzuckersenkung und Blutzuckerwiederanstieg mit entsprechenden hormonellen Veränderungen war relativ uniform. Aus anderen Untersuchungen ist bekannt, daß bei bestehenden endokrinen Veränderungen, wie bei Patienten mit Hypophysentumoren oder Morbus Addison die Wirkung von exogenem Insulin im Vergleich zum Gesunden erheblich verstärkt sein kann und somit Schnelligkeit und Tiefe der Blutzuckersenkung sowie Dauer der Hypoglykämie erheblich verstärkt sein können. Die Veränderungen dieser dynamischen Parameter führen jedoch zu einer verstärkten Mobilisation von Katecholaminen mit der entsprechenden Erhöhung der dargestellten Nebenwirkungen. Fatalerweise kann der insulinspritzende Diabetiker bei einer Hypoglykämie, die er selbst nicht mehr gegensteuern kann, aus seinem Insulindepot zusätzlich noch weiter Insulin nachsezernieren.

Zusammenfassend seien für die Klinik folgende Schlußfolgerungen gezogen:

1. Vor der Durchführung des Hypoglykämietestes sollten durch Anamnese und entsprechende Labor- bzw. Kreislaufuntersuchungen Erkrankungen des Zentralnervensystems sowie des Herzkreislaufsystems und Elektrolytdysbalancen ausgeschlossen werden.

2. Bei tabletten- aber besonders insulinbehandelten Diabetikern muß durch entsprechende Aufklärung und Schulung sowie Selbstkontrolle des Blut- und Harnzuckers verhindert werden, daß es zum Auftreten von Hypoglykämien kommt.

Bei stark gefährdeten Patienten sollten die Gefahren einer zu straffen Einstellung mit Hypoglykämiegefährdung gegen eine nicht ganz optimale Einstellung abgewogen werden.

*Literatur*

1. Weir GC, Knowlton SD, Martin DB (1974) Glucagon secretion from the perfused rat pancreas. J Clin Invest 54: 1403–1412 – 2. Gerich JE, Karam JH, Forsham PH (1973) Stimulation of glucagon secretion

by epinephrine in man. J Clin Endocrinol Metab 37: 479–481 – 3. De Fronzo RA, Felig P, Ferrannini E, Wahren J (1980) Effect of graded doses of insulin on splanchnic and peripheral potassium metabolism in man. Am J Physiol 238: 421–427

Benker, G., Zäh, W. D., Tharandt, L., Windeck, R., Reinwein, D.
(Med. Klinik, Univ.-Klinikum Essen)
## Insulinspiegel und Glukosetoleranz unter medikamentöser Akromegalietherapie

Bei Patienten mit Akromegalie werden in 25–37% der Fälle Störungen der Glukosetoleranz beobachtet; bei 12–13% liegt ein manifester Diabetes mellitus vor [1]. Die Seruminsulinspiegel sind dabei häufig über die Norm erhöht, unabhängig davon, ob eine Glukoseintoleranz (GIT) vorliegt oder nicht; die Ursache dieser Insulinresistenz ist komplex [15]. Hyperinsulinismus und GIT bessern sich häufig nach erfolgreicher Therapie der Akromegalie mittels Operation oder Bestrahlung [2–8]. Aus diesem Grund ist zu erwarten, daß sich bei erfolgreicher konservativer Behandlung mit Dopaminagonisten ebenfalls Auswirkungen auf die Glukosetoleranz und die Seruminsulinspiegel ergeben.

*Patienten*

22 akromegale Patienten wurden vor und während einer Behandlung mit 10 mg Bromkryptin/Tag untersucht. Es handelte sich um zehn Frauen und zwölf Männer; neun waren ohne genügenden Erfolg operiert oder mit Yttrium behandelt worden, fünf davon hatten eine HVL-Insuffizienz, welche die Substitution von 25 mg Cortison pro Tag erforderte. Zwei Patienten wurden wegen einer Hypertonie mit Saluretika behandelt. Die Glukosetoleranz war bei 14 Patienten normal, bei vier pathologisch; vier hatten einen Diabetes mellitus (Dm). Dieser war bei einem Kranken mit Diät allein, bei den übrigen zusätzlich mit Glibenclamid eingestellt. 16 Patienten sprachen auf die Bromokryptinbehandlung mit einer STH-Suppression an („Responder"; Definition: Senkung von STH im Tagesprofil mit sechs Einzelmessungen um mehr als 40%), sechs Patienten nicht („Non-Responder").

*Oraler Glukosetoleranztest (oGTT)*

Insulinsekretion und Glukosetoleranz wurden im oGTT mit 100 g Glukose vor und unter Behandlung überprüft. Insgesamt 42 oGTT wurden ausgewertet. Abb. 1 zeigt den Verlauf der Seruminsulinspiegel im oGTT bei den Patienten mit Akromegalie im Vergleich zum Kontrollkollektiv. Die höheren Insulinspiegel der Akromegalen sind deutlich, doch nur für den 60-min-Wert ergibt sich ein statistisch signifikanter Unterschied. Untersucht man in der Gruppe der Akromegalen nur die Patienten mit normaler Glukosetoleranz, so unterscheiden sich die Insulinwerte nicht mehr von denen des Normalkollektivs.

Unter Behandlung mit Bromokryptin änderte sich die Insulinsekretion – ausgedrückt durch die Fläche unter der Insulinkurve im oGTT – nicht signifikant; im Gesamtkollektiv ergab sich 14 790 ± 7842 U · min · ml$^{-1}$ vor Therapie, 15 846 ± 8405 nach einem Monat und 13 361 ± 11 099 nach 3 Monaten. Dabei ist zu berücksichtigen, daß bei Beginn des oGTT (nüchtern, 8 Uhr) die letzte Einnahme von Bromokryptin bereits 10 Std zurücklag; während des Testes war also auch die STH-Sekretion nicht in dem Maße supprimiert wie während des Tagesprofils unter regelmäßiger Bromokryptineinnahme. Tatsächlich nahm die STH-Sekretion während des oGTT auch bei den „Respondern" im Laufe der Behandlung nicht signifikant ab. Möglicherweise konnte

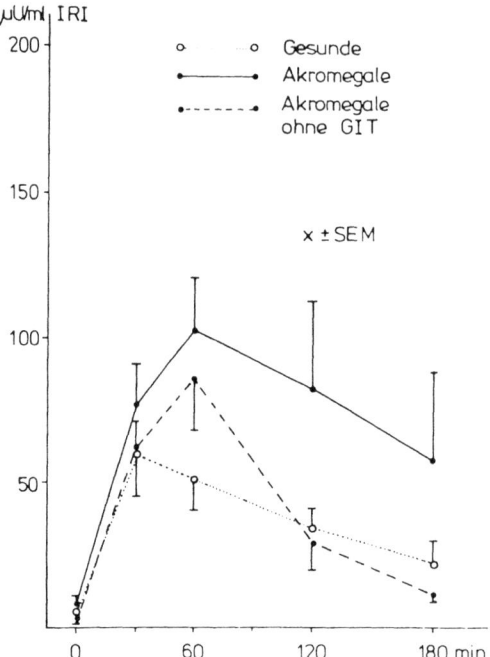

**Abb. 1.** Insulinkonzentrationen während des oGTT bei Gesunden, Patienten mit Akromegalie (mit und ohne GIT), sowie bei den Akromegaliepatienten mit normaler Glukosetoleranz

deshalb keine Änderung der Insulinsekretion beobachtet werden. Auch der 2-Std-Blutzuckerwert des oGTT änderte sich unter der Behandlung nicht; ebenfalls die Fläche unter der Blutzuckerkurve des oGTT blieb gleich. Wir haben zwei der vier diabetischen Patienten unter fortlaufender Bromokryptintherapie 5 Jahre lang beobachten können. Obwohl die STH-Sekretion dieser Patientinnen gut auf die suppressive Behandlung ansprach – die mittleren STH-Spiegel im Tagesprofil lagen bei der einen stets unter 5 ng/ml, bei der zweiten zwischen 3 und 8 ng/ml – ließ sich keine dauerhafte Senkung des Blutzuckers oder eine Reduktion der Antidiabetikadosis erzielen.

*Tagesprofil*

STH, Blutzucker und Insulin wurden ebenfalls vor und 30 min nach den drei Hauptmahlzeiten bestimmt. Die Tagesdosis von Bromokryptin betrug hierbei 4mal 2,5 mg, in einzelnen Fällen auch 5mal 5 oder 4mal 10 mg. Auch hier waren die Insulinkonzentrationen der akromegalen Patienten ohne Dm nicht signifikant von denen des Normalkollektivs verschieden; es bestand jedoch eine signifikante Korrelation zwischen den mittleren STH-Konzentrationen und der Summe der Insulinspiegel im Tagesprofil ($r = 0{,}512$, $p < 0{,}05$). Die Auswertung von 101 Tagesprofilen ergab keine signifikante Änderung der summierten Glukosekonzentrationen nach 1, 3 und 6–12 Monaten Therapie. Die Konzentrationen betrugen $555 \pm 82$, $538 \pm 64$, $564 \pm 54$ und $563 \pm 60$ mg/dl. Die Insulinspiegel (Summe der Einzelwerte des Tagesprofils) blieben bei den Non-Respondern praktisch gleich, bei den Respondern zeigte sich ein – statistisch wegen der erheblichen Streuungen allerdings nicht signifikanter – Abfall von im Mittel 253 auf 192 µU/ml; nach 3 und 6 Monaten war jedoch kein Unterschied zu den Ausgangswerten mehr zu erkennen. Bei den vier Diabetikern änderten sich weder Insulin- noch Blutzuckerspiegel im Tagesprofil.

*GIT*

Trotz dieser etwas enttäuschenden Ergebnisse im Gesamtkollektiv waren in Einzelfällen günstige Resultate der Bromokryptintherapie auf den Glukosestoffwechsel zu verzeichnen. Die Glukosetoleranz besserte sich bei allen vier Patienten mit GIT und normalisierte sich bei zweien.

*Zusammenfassung*

Im Gesamtkollektiv von 22 akromegalen Patienten änderten sich die Insulinsekretion und die Blutzuckerspiegel unter Bromokryptintherapie nicht signifikant, weder im oGTT noch im Tagesprofil. Eine Senkung der Insulinspiegel bei den Patienten, welche auf Bromokryptin mit einer STH-Suppression reagierten („Responder"), war im Tagesprofil nur als Tendenz zu erkennen, wegen der erheblichen Streuungen der Insulinkonzentrationen jedoch nicht signifikant. Die Glukoseintoleranz von vier Patienten besserte sich in allen Fällen, während bei zwei über 5 Jahre behandelten Diabetikern sich keine Änderung der Stoffwechsellage oder des Bedarfs von Antidiabetika ergab.

Eine Ursache für diese Diskrepanz gegenüber anderen Mitteilungen über den Kohlenhydratstoffwechsel unter Bromokryptintherapie [9–14] mag der Befund sein, daß unsere Patienten schon vor Therapiebeginn (im Mittel) praktisch normale Insulinspiegel hatten, möglicherweise bedingt durch den hohen Anteil vorbehandelter Patienten.

*Literatur*

1. Daughaday WH (1974) The adenohypophysis. In: Williams RH (ed) Textbook of endocrinology, 5. edn. Saunders, Philadelphia London Toronto, p 31 – 2. Kühnau J, Stahnke N, Schrader D, Wilke H, Nowakowski H (1979) Alterations in carbohydrate metabolism in acromegaly before and after selective adenomectomy. Acta Endocrinol [Suppl] (Kbh) 225: 198 – 3. Liebermeister H, Solbach HG, Schilling WH, Ruenauver R, Meissner H, Grüneklee D, Herberg L, Daweke H (1968) Serum insulin in acromegaly. Diabetologia 4: 195 – 4. Chisholm DJ, Lazarus L, Young JD (1972) Secretin and insulin release in acromegaly. J Clin Endocrinol Metab 35: 108 – 5. Nikkilä EA, Pelkonen R (1975) Serum lipids in acromegaly. Metabolism 24: 829 – 6. Levin SR, Hofeldt JD, Schneider V, Becker N, Karam JH, Seymour RS, Adams JE, Forsham PH (1974) Cryohypophysectomy for acromegaly: Factors associated with altered endocrine function and carbohydrate metabolism. Am J Med 57: 526 – 7. Eastman RC, Gorden P, Roth J (1979) Conventional supervoltage irradiation is an effective treatment for acromegaly. J Clin Endocrinol Metab 48: 931 – 8. Pelkonen R, Grahne B (1975) Treatment of acromegaly by transsphenoidal hypophysectomy with cryoapplication. Clin Endocrinol (Oxf) 4: 53 – 9. Summers VK, Hipkin LJ, Diver MJ, Davis JC (1975) Treatment of acromegaly with bromocriptine. J Clin Endocrinol Metab 40: 904 – 10. Thorner MO, Chait A, Aitken M, Benker G, Bloom SR, Mortimer CH, Sanders P, Stuart Mason A, Besser GM (1975) Bromocriptine treatment of acromegaly. Br Med J 1: 299 – 11. Althoff PH, Neubauer M, Basch M, Böttger B, Wild K von, Schöffling K (1978) Acromegaly and bromocriptine – results of long-term treatment. In: Fahlbusch R, Werder K von (eds) Treatment of pituitary adenomas. Thieme, Stuttgart – 12. Halse J, Haugen HN, Bohmer T (1977) Bromocriptine treatment in acromegaly: Clinical and biochemical aspects. Acta Endocrinol (Kbh) 86: 464 – 13. Sachdev Y, Tunbridge WMG, Weightman DR, Gomez-Pan A, Duns A, Hall R, Goolamali SK (1975) Bromocriptine therapy in acromegaly. Lancet 2: 1164 – 14. Wass JAH, Cudworth AG, Bottazzo GF, Woodrow JC, Besser GM (1980) An assessment of glucose intolerance in acromegaly and its response to medical treatment. Clin Endocrinol (Oxf) 12: 53 – 15. Kahn CR (1980) Role of insulin receptors in insulin-resistant states. Metabolism 29: 455

Wicklmayr, M., Dietze, G. (III. Med. Abt. des Akadem. Lehrkrankenhauses München-Schwabing), Günther, B. (Chirurg. Klinik der Univ.), Geiger, R. (Klin.-Chem.-Abt. der Univ. München), Brunnbauer, H. (III. Med. Abt. des Akadem. Lehrkrankenhauses München-Schwabing), Heberer, G. (Chirurg. Klinik der Univ. München), Mehnert, H. (III. Med. Abt. des Akadem. Lehrkrankenhauses München-Schwabing)

## Einfluß von Bradykinin auf den Eiweißstoffwechsel des Menschen*

Untersuchungen der letzten Jahre haben nachgewiesen, daß Bradykinin (BK) in niedrigen physiologischen Konzentrationsbereichen eine insulinartige Wirkung auf den Glukosestoffwechsel der Skelettmuskulatur des Menschen besitzt [1, 2]. Außerdem wurde gezeigt, daß die stimulierende Wirkung von Insulin auf die Glukoseaufnahme der Muskulatur an die lokale Liberation von Kininen gebunden ist [3, 4]. Diese Befunde, die am Menschen mit Hilfe der Unterarmtechnik erhoben wurde, konnten auch am Gesamtorganismus bestätigt werden: Unter dem Einfluß von BK konnte die bei Diabetikern vom Erwachsenentyp und bei operierten Patienten gestörte Glukosetoleranz verbessert [5] sowie bei diabetischen Ratten die Insulinsensitivität deutlich gesteigert werden [6, 7].

Neuere Untersuchungen haben nun gezeigt, daß BK in physiologischer Dosierung in gleicher Weise wie Insulin auch die Aminosäurenbilanzen am Skelettmuskel im Sinn einer Hemmung der Proteolyse beeinflußt [8]. Deshalb sollte geprüft werden, ob BK auch bei systemischer Applikation den Eiweißstoffwechsel des Gesamtorganismus günstig beeinflussen kann.

Dazu wurde unter verschiedenen parenteralen Infusionsregimen die Stickstoffausscheidung im Urin, gemessen nach einer modifizierten Methode von Kjeldahl [9], bestimmt bei zehn und sieben stoffwechselgesunden Patienten nach unkomplizierten abdominellen Eingriffen und bei acht internistischen Patienten mit schweren zerebralen Apoplexen.

Gruppe A (zehn operierte Patienten) wurde untersucht von der 12.–72. Std post operationem, die parenterale Ernährung bestand neben dem erforderlichen Volumen und Elektrolyten lediglich aus 150 g Glukose über 24 Std. Während der 24.–48. Std wurde BK in einer Dosierung von 80 µg/Std kontinuierlich infundiert. Gruppe B (sieben operierte Patienten) wurde untersucht von der 12.–84. Std post operationem, BK wurde infundiert von der 36.–60. Std, die parenterale Ernährung bestand aus 400 g Glukose und 100 g Aminosäuren über 24 Std. Gruppe C bestand aus acht internistischen Patienten mit schweren Apoplexen, drei dieser Patienten waren Diabetiker, die kontinuierlich gleichbleibende Mengen von Altinsulin infundiert erhielten. Die parenterale Ernährung bestand aus 50 g Aminosäuren und 319 ± 40 g Glukose oder Fruktose über 24 Std. Aus klinischen Gründen konnten die Vor-, BK- und Nachperioden in diesem Kollektiv nicht vereinheitlicht werden, ihre mittlere Dauer lag bei 38 ± 3, 36 ± 5 und 30 ± 5 Std.

In der gewählten Dosierung verursachte BK keine meßbaren Veränderungen der Urinvolumenausscheidung, des Blutdrucks, der Herzfrequenz oder klinisch-chemischer Laborparameter, der Leber- und Nierenfunktion sowie der Gerinnung.

Gruppe A wies eine basale N-Ausscheidung im Urin von 4,0 ± 0,69/12 Std während der 12.–24. Std post operationem auf. Die anschließende BK-Infusion (24.–48. Std) beeinflußte zunächst die N-Exkretion nicht (4,8 ± 0,7 g/24.–36. Std), erst in der zweiten BK-Periode (36.–48. Std) kam es zu einem deutlichen Rückgang auf 2,2 ± 0,2 g ($p < 0,01$). Nach Absetzen der BK-Infusion persistierte dieser Effekt (2,3 ± 0,2 g/ 48.–60. Std), ein Wiederanstieg auf 4,1 ± 0 g war dann jedoch während der letzten Periode der 60.–72. Std post operationem zu verzeichnen ($p < 0,01$).

Gruppe B zeigte eine basale N-Ausscheidung von 7,04 ± 0,96 und 7,39 ± 0,99 g während der 12.–36. Std post operationem. Unter dem Einfluß der BK-Infusion

---
* Mit Unterstützung des Sonderforschungsbereiches 51, München

Tabelle 1. Verhalten der Stickstoffbilanzen (g/24 Std) bei mit verschiedenen Infusionsregimen parenteral ernährten Patienten unter dem Einfluß einer kontinuierlichen Infusion von Bradykinin

|  | Basalperiode | Bradykininperiode | Nachperiode |
|---|---|---|---|
| *Operierte Patienten* | | | |
| Gruppe A (150 g Glukose/24 Std, $n = 10$) | − 8,0 | − 4,4 | − 8,2 |
| Gruppe B (400 g Glukose und 100 g Aminosäuren/24 Std, $n = 7$) | + 1,7 | + 9,6 | + 3,8 |
| *Internistische Patienten* | | | |
| Gruppe C (319 ± 40 g Kohlenhydrate und 50 g Aminosäuren/24 Std, $n = 8$) | − 5,4 | + 0,9 | − 4,9 |

(36.−60. Std) kam es in diesem Kollektiv zu einem sofortigen Abfall der N-Exkretion auf 3,76 ± 0,35 g während der 36.−48. Std ($p < 0,0025$), der auch in der zweiten BK-Periode anhielt (2,76 ± 0,55 g/48.−60. Std). Sofort nach Absetzen der BK-Infusion entwickelte sich ein Wiederanstieg der N-Ausscheidung auf 6,4 ± 1,05 und 5,96 ± 1,07 g ($p < 0,005$) während der 60.−84. Std post operationem.

Gruppe C wies eine basale N-Exkretion von 6,75 ± 0,62 g/12 Std auf. BK führte auch in diesem Kollektiv zu einem sofortigen Rückgang der N-Ausscheidung auf 3,58 ± 0,44 g/12 Std ($p < 0,005$), der nach Absetzen von BK von einem Wiederanstieg auf 6,46 ± 1,12 g/12 Std gefolgt war ($p < 0,025$).

Nach den erhobenen Befunden bewirkte die Infusion von BK eine deutliche Hemmung des postoperativ und bei den schwerkranken internistischen Patienten erheblichen Proteinkatabolismus: in den drei untersuchten Kollektiven konnte die N-Bilanz, errechnet aus den zugeführten Aminosäuren und der N-Exkretion im Urin, erheblich verbessert werden (Tabelle 1). Weshalb der Effekt in Gruppe A erst nach einer Verzögerungsphase eintrat und noch 12 Std nach Absetzen des BK persistierte, während die Wirkung des BK in den Gruppen B und C sofort einsetzte und verschwand, ist unklar. Da die Gruppen B und C im Gegensatz zu Gruppe A Aminosäuren und mehr Kohlenhydrate erhalten hatten, könnten höhere Insulinspiegel als Erklärung diskutiert werden. Als weitere Hypothese könnte vermutet werden, daß Änderungen im Proteinstoffwechsel früher in der N-Exkretion im Urin erkennbar werden, wenn exogene Aminosäuren zugeführt werden, wie dies in den Gruppen B und C der Fall war, jedoch nicht in Gruppe A.

Als Erklärung für den positiven Effekt des BK auf den Proteinkatabolismus könnte am ehesten nach den bisherigen Befunden über die Wirkung von BK auf den Stoffwechsel der Muskulatur [1−8] eine Verbesserung der postoperativ und in Streßzuständen gestörten Insulinwirksamkeit [10, 11] angenommen werden. Nach heutigem Wissensstand ist die Verringerung der Insulinsensitivität bei diesen klinischen Zustandsbildern bedingt durch ein Überwiegen der kontrainsulären Hormone, der Katecholamine, des Cortisols und von Glukagon [10, 11]. Da jedoch auch ein Abfall des Kininogens, dem Präkursor des BK, in Streßzuständen nachgewiesen wurde [12], könnten die aufgezeigten Effekte des BK auf den Glukose- [5] und Eiweißstoffwechsel vermuten lassen, daß die gestörte Insulinwirksamkeit ursächlich auch durch einen Mangel an Kininen hervorgerufen sein könnte.

*Literatur*

1. Dietze G, Wicklmayr M (1977) Klin Wschr 55: 357 − 2. Wicklmayr M, Dietze G (1977) In: Haberland GL, Rohen JW, Suzuki T (eds) Kinogenases. Schattauer, Stuttgart, S 299 − 3. Dietze G, Wicklmayr M, Böttger I, Mayer L (1978) Hoppe Seylers Z Physiol Chem 359: 1209 − 4. Wicklmayr M, Dietze G,

Mayer L, Böttger I, Grunst J (1979) FEBS Lett 98: 61 – 5. Wicklmayr M, Dietze G, Günther B, Mayer L, Böttger I, Geiger R, Schultis K (1978) Klin Wochenschr 56: 1077 – 6. Wicklmayr M, Dietze G (1979) FEBS Lett 106: 125 – 7. Rohen JW, Haberland GL (1977) Med Welt 28: 30 – 8. Schifman R, Dietze G, Wicklmayr M, Mehnert H, Böttger I (1980) Verh Dtsch Ges Inn Med 86: 988 – 9. Parnas I, Wagner R (1921) Biochem Z 125: 253 – 10. Ross H, Johnston IDA, Welbron FA, Wright AD (1966) Lancet 1: 563 – 11. Wright PD, Henderson K, Johnston IDA (1974) Br J Surg 61: 5 – 12. Hirsch EF, Nakajima T, Oshima G, Erdös EG, Herman CM (1974) J Surg Res 17: 147

Blossey, H. C., Bartsch, H. H., Köbberling, J. (Med. Klinik der Univ. Göttingen)

## Klinische und endokrine Nebenwirkungen bei hochdosierter Medroxyprogesteronazetattherapie des metastasierenden Mammakarzinoms

Die ersten Berichte über eine Therapie des fortgeschrittenen metastasierenden Mammakarzinoms mit Medroxyprogesteronazetat (MPA) in hoher Dosierung, d. h. 1,5 g oder mehr pro Tag, wurden von der Arbeitsgruppe um Pannuti 1974 vorgelegt (Pannuti et al. 1974). Weitere Studien bestätigten den hohen Stellenwert von MPA in der Therapie des metastasierenden Mammakarzinoms (Pannuti 1979). Im Rahmen einer Studie der Arbeitsgemeinschaft für internistische Onkologie (AIO) wurden Patienten mit therapierefraktärem metastasierenden Mammakarzinom mit Mitomycin C und MPA 1,5 g/Tag p.o. behandelt (Bartsch et al. im Druck). Anhand klinischer und endokriner Parameter wurden die Wirkungen des MPA untersucht.

Im Vordergrund der klinischen Wirkungen der MPA-Therapie stand eine massive Gewichtszunahme in etwa 30%. Diese klinische Wirkung des MPA kann sowohl durch den kortikoidartigen wie auch androgenartigen Effekt des MPA erklärt werden. Laborchemisch ließ sich eine komplette Suppression des endogenen Cortisols nachweisen. Der Mechanismus dieses Effektes ist in einer zentralen Suppression des ACTH zu sehen (Abb. 1). Der androgenartige Effekt des MPA konnte laborchemisch schon in früheren Untersuchungen an männlichen Probanden nachgewiesen werden (Köbberling et al. 1979). Psychische Veränderungen im Sinne einer subjektiven Befundbesserung bis hin zur Euphorisierung waren bei nahezu allen Patienten nachweisbar und sind sicher der kortikoidartigen Wirkung des MPA zuzuschreiben. In etwa 5% wurden klinische Bilder im Sinne eines „Cushingoids" beobachtet und sind gleichermaßen der kortikoidartigen Wirkung des MPA zuzuschreiben.

Bei einer Patientin wurde eine diskrete Zunahme der Behaarung auf der Oberlippe und an den Beinen im Sinne eines Hirsutismus beobachtet; eine Therapieunterbrechung wegen dieses androgenen Effektes brauchte jedoch nicht durchgeführt zu werden.

Die gelegentlich beobachteten Zwischenblutungen sind der gestagenartigen Wirkung des MPA zuzuordnen. Laborchemisch konnte eine komplette Suppression des LH und FSH nachgewiesen werden.

Der Mechanismus der Antitumorwirkung von MPA ist unklar. Zur Zeit werden drei Hypothesen diskutiert: 1. MPA wirkt über eine partielle „pharmakologische Hypophysektomie" im Sinne der beschriebenen Suppression von ACTH, LH und FSH. Nach vorliegenden Untersuchungen werden HGH und Prolaktin nicht beeinflußt (Blossey et al. 1980). 2. MPA wirkt über die Bindung an Steroidhormonrezeptoren, wobei nicht der Östrogenrezeptor, wohl aber der Gestagen- und Androgenrezeptor von entscheidender Bedeutung sind. 3. Aus in vitro-Untersuchungen muß ein direkter zytostatischer Effekt von MPA diskutiert werden.

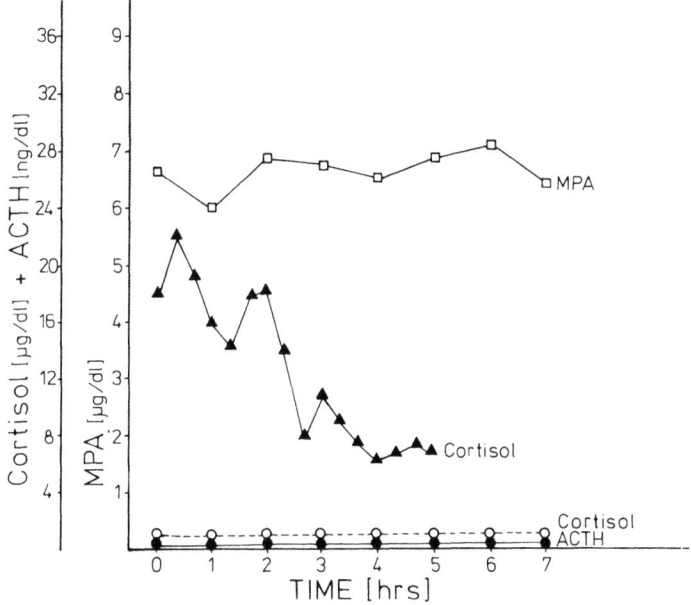

**Abb. 1.** Normale Tagesrhythmik des Cortisols (▲——▲) und Verhalten von Cortisol (○——○) und ACTH (●——●) unter hohen MPA-Plasmaspiegeln (□——□)

Aus klinischer Sicht wird die Therapie mit MPA in hoher Dosierung sehr gut toleriert. Aufgrund der ausgeprägten Suppression der Hypophysennebennierenrindenachse sollte nach längerdauernder Therapie das Wiedereinsetzen der endogenen Cortisolproduktion überwacht werden. Auch beim therapierefraktären metastasierenden Mammakarzinom hat dieses Therapieregime noch eine bemerkenswerte Effektivität.

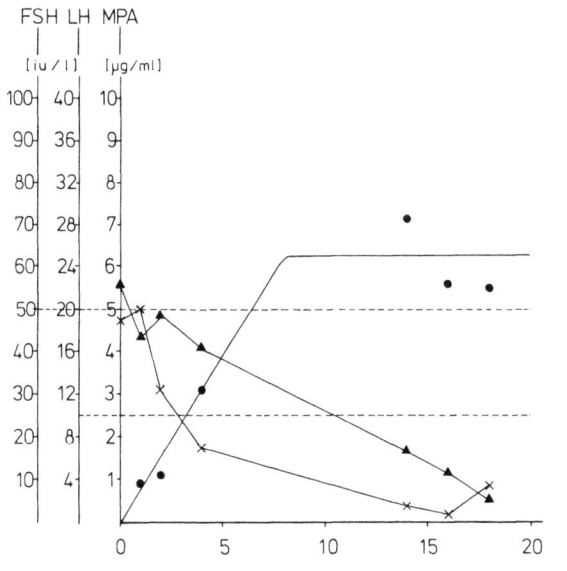

**Abb. 2.** Suppression von LH (×——×) und FSH (▲——▲) unter ansteigenden MPA-Plasmaspiegeln (●——●)

*Literatur*

Bartsch HH, Bastert G, Blossey HC, Douwes FR, Firusian N, Hauswaldt CH, Illiger HJ, Johanning U, Kleeberg UR, Nagel GA, Schierle U, Schreml W, Wander HE (1981) AIO-Studie M 1/79: Mitomycin C and high dose medroxyprogesteronacetate in the treatment of advanced breast cancer. Verh Deut Krebsges (im Druck) – Blossey HC, Bartsch HH, Köbberling J (1980) Binding characteristics of medroxyprogesterone acetate to steroid receptors in human mamma carcinoma. J Clin Chem Clin Biochem 18: 729–730 – Köbberling J, Stürmer T, Schwinn G (1979) The suppressive effect of progestagens on basal and LH-RH-stimulated LH and FSH release in normal men. Acta Endocrinol [Suppl] (Kbh) 225: 151 – Pannuti F, Martoni A, Pollutri E, Camera P, Lenaz GR (1974) Medroxyprogesterone acetate (MAP): Effects of massive doses in advanced breast cancer. IRCS 2: 1605 – Pannuti F (1979) Die hochdosierte Gestagenbehandlung in der Therapie des fortgeschrittenen Mammakarzinoms. Onkologie 2: 54–60

Hetzel, W. D., Unckel, C. H., Pfeiffer, E. F. (Innere Medizin I, Univ. Ulm)
## Untersuchung zur pulsatilen Gn-RH-Stimulation beim hypogonadotropen Mann

Knobil et al. (1980) zeigten beim weiblichen Rhesusaffen, daß Gn-RH die Gonadotropinfreisetzung pulsatil und in Abhängigkeit von der Östrogenkonzentration permissiv steuert. In der Zwischenzeit gelang auch die Ovulationsinduktion bei amenorrhoischen Frauen durch pulsatile Gn-RH-Therapie (Leyendecker et al. 1980). Auch männliche Rhesusaffen, wie von Nieschlag et al. gezeigt (Wickings et al. 1981), konnten durch pulsatile Gn-RH-Behandlung aus ihrer gonadotropen Ruhe geholt werden. Über die pulsatile Stimulierung des hypogonadotropen Mannes liegen bisher keine Ergebnisse vor. Deshalb wurden von uns hypogonadotrope Männer ausgewählt, 3 Tage pulsatil stimuliert und die Ansprechbarkeit der Gonadotropinfreisetzung vergleichsweise durch Gn-RH-Infusion am 4. Tag überprüft.

*Methodik*

Bei den untersuchten Männern war im Rahmen einer Fertilitätsuntersuchung ein Gonadotropinmangel festgestellt worden. Mit der Frage der vergleichbaren Stimulierbarkeit der Gonadotropine wurden vier Männer ausgewählt, die niedrige Basalwerte, aber eine gewisse Gonadotropinreserve aufwiesen. Da über die erforderliche Dosis bei der pulsatilen Stimulierung keine Ergebnisse vorlagen, wurde ein programmatisches Vorgehen festgelegt:
An 3 aufeinanderfolgenden Tagen wurde mit je fünf Pulsen im Abstand von 90 min unter Gabe von 20 μg Gn-RH/Puls am Tag 1, 50 μg Gn-RH/Puls am Tag 2 und 100 μg Gn-RH/Puls am Tag 3 stimuliert. Die pulsatile Stimulierung wurde teilweise mit der Hormonpumpe „Zyklomat" der Fa. Ferring, Kiel, und teilweise manuell durchgeführt. Die Hormonpumpe „Zyklomat" fördert nach jeweils 90 min Pause in der Laufzeit von 1 min pro Hub 20 μg Gn-RH in 50 μl Lösung aus dem Beutel in den intravenös liegenden Katheter. Blutabnahmen erfolgten jeweils für den ersten Puls nach 25, 35, 60 und 90 min und für alle weiteren Pulse im Abstand von 90 min jeweils vor dem Start des nächsten Pulses. Am Tag 4 wurden 2 μg Gn-RH/min während 120 min infundiert. Blutabnahmen zur Messung von Prolactin und Testosteron erfolgten am Beginn und nach Beendigung des jeweiligen Testtages. LH, FSH, Prolactin und Testosteron wurden radioimmunologisch bestimmt.

*Ergebnisse*

Für beide Gonadotropine erreichten die untersuchten Männer in der vorgegebenen Zeit (7,5 Std) nur mit einer Dosis von 100 μg Gn-RH/Puls den unteren männlichen Normbereich. Der für LH charakteristische Peak nach 25–35 min wurde nicht gefunden.

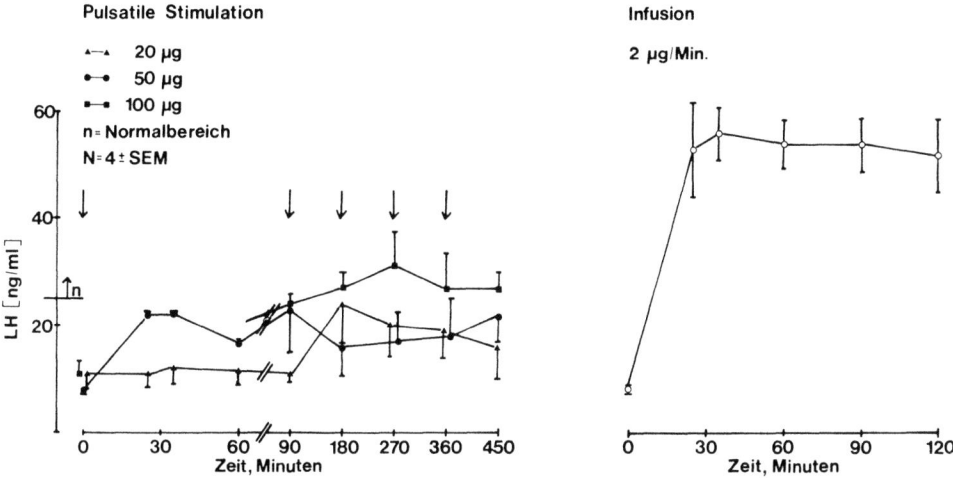

**Abb. 1.** *Verhalten von LH* unter pulsatiler Gn-RH-Stimulation und unter Gn-RH-Infusion bei Männern mit hypogonadotropen Basalspiegeln. Tag 1: 20 µg/Puls; Tag 2: 50 µg/Puls; Tag 3: 100 µg/Puls; Tag 4: Infusion mit 2 µg/min

Die Infusion hingegen ergab bei denselben Männern einen signifikanten Anstieg von LH (Abb. 1) in den normalen männlichen Bereich nach 25 min und von FSH (Abb. 2) nach 35 min. Das Verhalten der Gonadotropine während der Infusion war in einer früheren Untersuchung an einem größeren Kollektiv bei Männern mit unterschiedlicher Gonadotropinreserve geprüft worden (Hetzel et al. 1977). Die Serumspiegel für Prolactin lagen im Normbereich und änderten sich während der Untersuchung nicht. Die Plasmaspiegel für Testosteron lagen unter dem männlichen Normbereich und zeigten während dem Zeitraum der Untersuchung keinen signifikanten Anstieg.

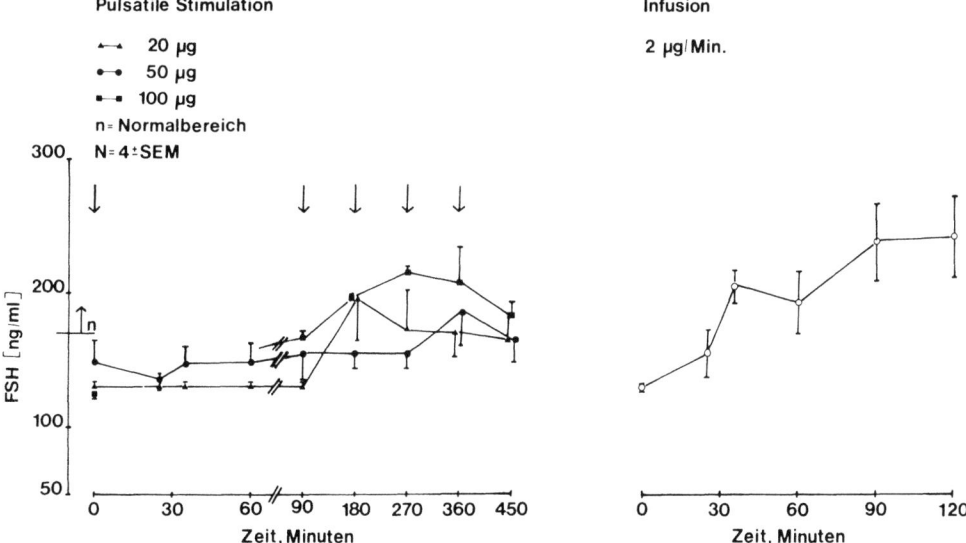

**Abb. 2.** *Verhalten von FSH* unter denselben Bedingungen wie in Abb. 1

*Diskussion*

In der vorliegenden Untersuchung wurden die pulsatile Stimulierung und die Infusion mit Gn-RH bei Männern mit niedrigen Gonadotropinspiegeln verglichen. Da keine Vorergebnisse vorlagen, hat diese Untersuchung mit festgelegtem Programm den Charakter einer Voruntersuchung an einem kleinen Untersuchungskollektiv. Deshalb können aus dem vorliegenden eher diagnostischen Konzept noch keine Rückschlüsse auf den therapeutischen Einsatz der pulsatilen Gn-RH-Stimulierung gefolgert werden. Hierzu sind Langzeituntersuchungen erforderlich.

Grundsätzlich scheint zur Untersuchung der Gonadotropinreserve sowohl die pulsatile Stimulation als auch die Infusion geeignet. Die Infusion erlaubt allerdings die klarere Antwort über die Gonadotropinreserve für den vorgegebenen Zeitraum.

Im Hinblick auf die Frage des späteren therapeutischen Einsatzes der pulsatilen Gn-RH-Stimulierung erscheint die pulsatile Stimulierung sinnvoller. Auf Grund des orientierenden Charakters dieser Untersuchung können die Ergebnisse nur mit Einschränkung hierfür interpretiert werden. Es muß berücksichtigt werden, daß über mehrere Tage mit nächtlichen Unterbrechungen und mit unterschiedlichen Dosierungen stimuliert wurde. Letztlich wurde die Infusion mit Gn-RH jeweils am letzten Tag der Untersuchung durchgeführt, so daß ein Induktionseffekt diskutiert werden muß.

*Zusammenfassend* kann gesagt werden, daß die für LH charakteristischen Peaks über mehrere Tage der Stimulation jeweils am Beginn des ersten Pulses nicht gefunden wurden, während die untersuchten Männer offensichtlich, wie durch Infusion gezeigt werden konnte, über eine ausreichende Gonadotropinreserve verfügten. Die zum therapeutischen Einsatz erforderliche Dosis kann nur über Langzeituntersuchungen gefunden werden.

*Literatur*

Hetzel WD, Nierle CH, Pfeiffer EF (1977) Analytical study on the effect of GnRH (Des-Gly-10-D-Leu-6)ethylamide. Acta Endocrinol [Suppl] (Kbh) 208: 35–36 – Knobil E, Plant TM, Wildt L, Beldetz PE, Marshall G (1980) Control of the rhesus monkey menstrual cycle: Permissive role of hypothalamic gonadotropin-releasing hormone. Science 207: 1371–1373 – Leyendecker G, Struve T, Plotz EJ (1980) Ovulationsauslösung durch pulsatorische LH-RH-Gabe. Arch Gynaekol 229: 177–190 – Wickings EJ, Brabant G, Zaidi P, Nieschlag E (1981) Spontaneous or pump-induced LH-spikes as requirement for full testicular function in rhesus monkeys. Acta Endocrinol [Suppl] (Kbh) 240: 74

Mann, K., Gilch, R., Haidl, P., Hellmann, T., Karl, H. J. (Medizinische Klinik II, Klinikum Großhadern, Univ. München)
**Molekulare Heterogenität von hCG und hCG-Untereinheiten bei malignen Hodentumoren**

*Einleitung*

Humanchoriongonadotropin hat sich bei malignen Keimzelltumoren des Hodens als Tumormarker bewährt [1, 2]. Verwendet man zur radioimmunologischen Bestimmung von hCG im Serum Antiseren, die gegen die $\beta$-Kette des Hormons gerichtet sind, so gehen vorwiegend hCG, aber auch die freie $\beta$-Untereinheit in die Bestimmung ein. Folglich läßt sich nicht unterscheiden, ob hCG oder die biologisch inaktive $\beta$-Kette vorliegen oder in welchem quantitativen Verhältnis beide zueinander stehen. Dieser Frage wurde nachgegangen und zusätzlich untersucht wie häufig die $\alpha$-Kette von

Hodentumoren gebildet wird und ob tumorspezifische Varianten von hCG vorkommen.

*Patienten und Methoden*

Bei 49 Patienten mit nichtseminomatösen Hodentumoren wurden vor der Orchidektomie und/oder Lymphadenektomie Serumbestimmungen von hCG und seinen Untereinheiten durchgeführt. Als Kontrollgruppe dienten 99 gesunde Bundeswehrangehörige und 80 Patienten ohne tumoröse Erkrankung mit normaler Nierenfunktion im Alter von 15–74 Jahren.

Die Bestimmung von hCG erfolgte radioimmunologisch mit einem gegen die β-Kette des Hormons gerichteten Antiserums der Firma Serono, Freiburg. HCG und hCG-β ergaben parallele Standardverdrängungskurven zum 2. Internationalen hCG-Standard [3]. HCG-β bestimmten wir weitgehend spezifisch mit einem Antiserum des Institut National des Radioéléments, Fleurus, Belgien, dessen Kreuzreaktion mit hCG (CR 115 des NIAMDD) 2,2% und mit LH (LER 960) 0,02% betrug, hCG-α mit einem eigenen Anti-hCG-α Antiserum, dessen Kreuzreaktion mit hCG 6,4%, mit LH 7,1% und mit FSH (HS 1 des NIAMDD) 4,2% betrug [4].

Die 90%-Perzentile des Referenzkollektivs errechnete sich für hCG zu 1,8 IU/l, hCG-β 0,9 µg/l und hCG-α 1,7 µg/l.

Um die molekulare Heterogenität von hCG hinsichtlich seines Kohlenhydratanteils zu untersuchen, chromatographierten wir hochgereinigtes hCG (CR 115), drei Schwangerenseren und sieben Seren von Patienten mit nichtseminomatösen Hodentumoren an Concanavalin A-Sepharose. Die Säule (0,6 × 4 cm) wurde mit 0,05 M Phosphatpuffer, der 0,1 M NaCl und 1% Rinderserumalbumin enthielt, bei einem pH von 7,5 äquilibriert und die ungebundenen Fraktionen eluiert. Die Elution der gebundenen Fraktionen erfolgte mit einem Puffer, der zusätzlich 0,2 M Methyl-α-D-glucopyranosid enthielt.

*Ergebnisse und Diskussion*

HCG war bei 28 von 49 Patienten (57%) im Serum erhöht; hCG-β fand sich in zehn von 28 hCG-positiven Seren (36%). Die um die Kreuzreaktion mit hCG korrigierten Serumspiegel der β-Untereinheit lagen dabei zwischen 20–161 µg/l. Im Vergleich dazu waren die Serumkonzentrationen von hCG sehr hoch und betrugen durchschnittlich 65 000 IU/l entsprechend 5 000 µg/l. Da die β-Kette im Serum von Patienten mit malignen Hodentumoren offensichtlich relativ selten und im Vergleich zu hCG nur in niedrigen Konzentrationen meßbar war, kann angenommen werden, daß das Antiserum der Firma Serono überwiegend das dimere Hormon hCG erfaßt. Tumorbedingte, erhöhte hCG-α-Spiegel waren bei sieben der 28 Patienten mit erhöhten hCG-Serumspiegeln nachweisbar. Die Serumkonzentrationen lagen zwischen 14 und 341 µg/l und damit deutlich über den durch Sekretion der Hypophyse bedingten Serumspiegeln. Bei allen Patienten mit erhöhten Serumspiegeln der α-Kette war auch die freie β-Kette nachweisbar; in drei Seren von Patienten mit Hodentumoren waren dagegen nur hCG und hCG-β aber kein hCG-α zu finden, während eine isolierte Synthese der hCG-Untereinheiten, wie sie bei nichttrophoblastischen Tumoren beschrieben ist [5], nie beobachtet wurde.

Das Pflanzenlectin Concanavalin A vermag spezifisch Zucker, Polysaccharide und Glykoproteine zu binden und eignet sich deshalb für affinitätschromatographische Untersuchungen der molekularen Heterogenität von hCG hinsichtlich seines Kohlenhydratanteils. Der Anteil von hCG, der nicht an Con A Sepharose gebunden wurde, lag bei den sieben untersuchten Seren zwischen 3 und 82%, der Mittelwert betrug 22% (Abb. 1). Die Rechromatographie des nicht Con A bindenden hCG an Con A-Sepharose wies erneut keinerlei Bindungsfähigkeit auf, so daß eine Überladung der Säule durch konkurrierende, andere Glykoproteine im Serum als Ursache der fehlenden Bindung ausgeschlossen ist. Hochgereinigtes hCG und hCG in Schwangerenseren wurde quantitativ an Con A-Sepharose gebunden. Serienverdünnungen der Gipfelfraktionen des Con A bindenden und des nicht Con A bindenden Anteils ergaben in gleicher Weise

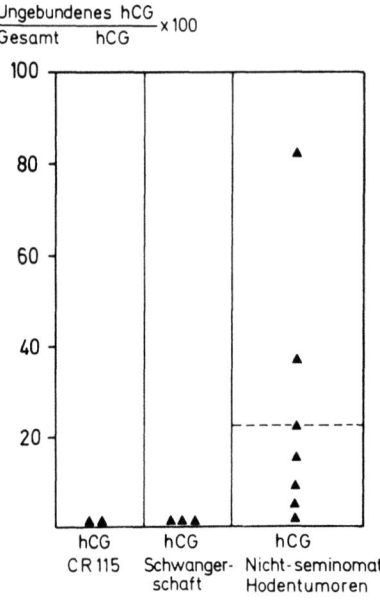

**Abb. 1.** Bindungsverhalten von gereinigtem hCG (CR 115), hCG in Schwangerenseren ($n = 3$) und in Seren von Patienten mit nichtseminomatösen Hodentumoren ($n = 7$) an Concanavalin A-Sepharose; Bedingungen s. Methode

parallele Standardverdrängungskurven zum 2. Internationalen hCG-Standard und zu gereinigtem hCG. Es handelt sich demnach im Serum von Patienten mit malignen Hodentumoren um hCG-Varianten, die immunologisch nicht von hCG im Schwangerenserum zu unterscheiden sind, aber einen veränderten Kohlenhydratanteil aufweisen. Vermutlich liegen partiell deglykolisierte Formen von hCG vor.

*Zusammenfassung*

Im Serum von Patienten mit nichtseminomatösen Hodentumoren sind neben hCG auch die Untereinheiten von hCG, die α- und β-Kette nachweisbar. Der Anteil der β-Kette in Tumorseren beeinflußt nur unwesentlich die radioimmunologisch erfaßten hCG-Spiegel. HCG-Varianten mit verändertem Kohlenhydratanteil wurden in Tumorseren, nicht dagegen in Schwangerenseren gefunden.

*Literatur*

1. Frayley EE, Lange PH, Kennedy MD (1979) Germ-cell testicular cancer in adults (First of two parts). N Engl J Med 301: 1370–1377 – 2. Javadpour N (1980) The role of biologic tumor markers in testicular cancer. Cancer 45: 1755–1761 – 3. Mann K, Lamerz R, Hellmann T, Kümper HJ, Staehler G, Karl HJ (1980) Use of human chorionic gonadotropin and alpha-fetoprotein radioimmunoassays: specificity and apparent half-life determination after delivery and in patients with germ cell tumours. Oncodevelopmental Biology and Medicine 1: 301–312 – 4. Mann K, Gilch R, Haidl P, Hellmann T, Hammerl B, Karl HJ (1980) Methodological aspects in the determination of human chorionic gonadotropins and its subunits. J Clin Chem Clin Biochem 18: 733 – 5. Rosen SW, Weintraub BD (1974) Ectopic production of the isolated alpha subunit of the glycoprotein hormones. N Engl J Med 290: 1441–1447

Londong, W., Londong, V., Mühlbauer, R., König, A. (Med. Klinik Innenstadt der Univ. München)
**Vergleichende Untersuchungen zur Wirkung von synthetischem Sekretin und Somatostatin beim Menschen**

Sekretin und Somatostatin hemmen die basale und die stimulierte Magensäuresekretion. Beide Substanzen werden nach den Untersuchungen von Becker [3] sowie Wagner und Rothmund [17] bzw. Kayasseh et al. [7] zur Pharmakotherapie gastroduodenaler Blutungen eingesetzt. Vergleichende Sekretionsstudien zur säuresupprimierenden Wirkung und Nebenwirkung klinisch verwendeter Dosierungen beider Substanzen wurden bisher nicht durchgeführt.

*Methodik*

Wir haben deshalb bei neun gesunden männlichen Probanden mit einem mittleren Alter von 26 (24–28) Jahren, einem Gewicht von 72 (62–80) kg und einer Körpergröße von 179 (173–189) cm die Wirkung von 0,5 KE/kg/h = 0,125 µg/kg/h synthetischem Sekretin i.v. (Hoe 069, Fa. Hoechst AG, Frankfurt/M.), 3,5 µg/kg/h synthetischem Somatostatin i.v. (Fa. Curamed Pharma GmbH, Freiburg/Br.) und Plazebo (physiologische Kochsalzlösung mit 2% Humanalbumin) randomisiert, doppelblind und im intraindividuellen Vergleich untersucht. Die Substanzen wurden in physiologischer Kochsalzlösung mit einem 2%igen Humanalbuminzusatz gelöst und mit einem Perfusor (12 ml/h) über eine linke Unterarmvene i.v. infundiert. Die peptonstimulierte Magensäuresekretion wurde durch intragastrale Titration [10, 11] und das Serumgastrin mit einem spezifischen Gastrinradioimmunoassay gemessen. Die für die intragastrale Titration benötigten Peptonvolumina und die am Testende aus dem Magen aspirierten Volumina des Magensaft-Peptongemisches wurden bei jedem Test protokolliert. Vor und zu definierten Zeitabständen während der Sekretionstests wurden Blutproben aus der rechten Kubitalvene entnommen, die durch Infusion von physiologischer Kochsalzlösung (40 ml/h) offengehalten wurde. Die Seren wurden bis zur Bestimmung von Lipase [19], Natrium und Kalium (flammenfotometrisch), Kalzium (Atomabsorption) und Gesamteiweiß [20] bei $-20°$ C eingefroren. Die Blutzuckerbestimmung erfolgte am Tage des jeweiligen Experimentes mit Hilfe der Hexokinasemethode [15]. Nach Verwerfen des Morgenurins sammelten die Probanden für die gesamte Testdauer von 5 Std ihren Urin, dessen Volumen und spezifisches Gewicht gemessen und dessen Natrium-, Kalium- und Kalziumkonzentration nach den o. a. Methoden ermittelt wurden. Die statistische Auswertung der Daten erfolgte unter Verwendung des Wilcoxon-Testes für Paardifferenzen und des exakten Testes nach Fisher. Als Signifikanzgrenze war vor den Untersuchungen $p < 0,01$ festgelegt worden. Das Protokoll wurde von der Ethikkommission des Fachbereichs Medizin der Universität München als „unbedenklich" beurteilt. Alle Probanden gaben nach ausführlicher Information ihr schriftliches Einverständnis.

*Ergebnisse*

Die peptonstimulierte Säuresekretion und Gastrinfreisetzung wurden bereits 35 min nach Beginn der i.v. Infusion von Sekretin und Somatostatin signifikant gegenüber Plazebo gehemmt. Die säure- und gastrinsupprimierende Wirkung von Somatostatin war im Mittel ausgeprägter als die von Sekretin; der Unterschied war statistisch lediglich auffällig ($p < 0,05$), weil ein Proband auf Sekretin besser ansprach als auf Somatostatin. Nach Berechnung der peptonstimulierten Säuresekretion/3 Std ($\bar{x} \pm$ SEM) ergab sich eine signifikante Verminderung der Plazebosekretion von $59 \pm 7$ mmol $H^+$ durch Sekretin auf $17 \pm 3$ mmol $H^+$ und durch Somatostatin auf $7 \pm 2$ mmol $H^+$. Dies entspricht einer Hemmung von 71 bzw. 88%.

Bei der intragastralen Titration wurden bei der Testung von Sekretin, Somatostatin und Plazebo gleiche Peptonvolumina benötigt. Nach Sekretin wurde jedoch am Ende des Testes ein signifikant größeres intragastrales Volumen ($\bar{x} \pm$ SEM: $638 \pm 40$ ml) abgesaugt als nach Plazebo ($529 \pm 18$ ml) oder Somatostatin ($528 \pm 10$ ml).

Unter Sekretininfusion stieg die Serumlipase bei fünf der neun Probanden auf eindeutig pathologische Werte an; unter Plazebo und Somatostatin wurden keine signifikanten Veränderungen der normalen Lipaseaktivität im Serum festgestellt. Die Blutzuckerkonzentrationen wurden durch Somatostatin 1 und 2 Std nach Beginn der Infusion signifikant vermindert. Symptome einer Hypoglykämie wurden bei keinem Probanden beobachtet. Unter Plazebo und Sekretin blieben die Blutzuckerwerte unverändert.

Die durch Sammelurin/5 Std kontrollierte Diurese ($\bar{x} \pm$ SEM) wurde gegenüber Plazebo (454 $\pm$ 46 ml) durch Sekretin (587 $\pm$ 42 ml) gesteigert und durch Somatostatin (301 $\pm$ 44 ml) vermindert; das spezifische Gewicht der Urine verhielt sich umgekehrt proportional. Die renale Exkretion von Natrium und Kalzium nahm unter Sekretin zu und unter Somatostatin ab. Die Unterschiede waren nur beim Vergleich der Wirkungen beider Peptide signifikant, nicht jedoch beim Vergleich mit Plazebo. Das Urinkalium war unverändert. Signifikante Veränderungen von Natrium, Kalium, Kalzium und Gesamteiweiß im Serum wurden nicht festgestellt.

*Diskussion*

Unsere vergleichenden Untersuchungen klinisch verwendeter Dosierungen von synthetischem Sekretin und Somatostatin zeigen, daß Somatostatin die peptonstimulierte Säuresekretion stärker hemmt als Sekretin. Aufgrund der ausgeprägteren Säuresuppression und der Eigenschaft, die Splanchnikusdurchblutung zu mindern [8, 18], könnte Somatostatin dem Sekretin in der Pharmakotherapie nichtspritzender Erosions- oder Ulkusblutungen im oberen Gastrointestinaltrakt überlegen sein. Vergleichende klinische Studien stehen jedoch noch aus.

Der Mechanismus der säuresupprimierenden Wirkung von Sekretin und Somatostatin ist nicht bekannt. Die Verminderung der postprandialen Gastrinfreisetzung scheint von nachgeordneter Bedeutung zu sein. Da wir in dieser und einer anderen Sekretionsstudie [12] eine signifikante Zunahme der am Testende abzusaugenden intragastrischen Volumina fanden, kann angenommen werden, daß ein duodenogastraler Reflux von alkalischem Duodenalsaft an der Wirkung von Sekretin auf das intragastrische pH beteiligt ist. Neuere Untersuchungen an menschlichen Schleimhautbiopsien haben eine Hemmung der histaminsensitiven Adenylatzyklase durch Sekretin und Somatostatin ergeben [14]. Dieser Mechanismus könnte für die Regulation der Säuresekretion von physiologischer Bedeutung sein.

Eine Dosissteigerung von Sekretin bewirkt dosisabhängig eine stärkere Säuresuppression [9, 21]. Dabei besteht eine signifikante Korrelation zwischen unphysiologisch hohen Plasmasekretinspiegeln und prozentualer Säuresekretionshemmung [21]. Bei höheren Sekretindosen treten Nebenwirkungen in Form von wäßrigen Durchfällen, Diuresesteigerungen sowie Anstiegen von Natrium und Gesamteiweiß im Serum auf, die eine mehrtägige Anwendung pharmakologischer Dosen von Sekretin bei schwerkranken Intensivpatienten in Frage stellen [21]. Sekretininduzierte Anstiege pankreatischer Enzyme im Serum sind beim Menschen beschrieben [5, 6], ohne daß die klinische Relevanz und der Wirkungsmechanismus geklärt sind. Entsprechendes gilt für die diuretische Wirkung von Sekretin [1, 2].

Publikationen über renale Wirkungen von Somatostatin beim Menschen sind uns nicht bekannt. Tierexperimentell wurden sowohl stimulierende [4] als auch hemmende Effekte [13] auf die Exkretion von Wasser mitgeteilt. Weitere Studien zur renalen Wirkung von Somatostatin beim Menschen sind deshalb notwendig, weil erste Ergebnisse kontrollierter Studien zur Pharmakotherapie der oberen gastrointestinalen Blutung [7] und der akuten Pankreatitis [16] vorliegen bzw. zu erwarten sind.

*Zusammenfassung*

1. In therapeutischer Dosis hemmt Somatostatin die peptonstimulierte Säuresekretion stärker als Sekretin. 2. Höhere Sekretindosen bewirken zwar eine vergleichbar starke Säuresuppression wie Somatostatin, haben aber intolerable Nebenwirkungen. 3. Aufgrund der ausgeprägteren Säuresuppression und der Eigenschaft, die Splanchnikusdurchblutung zu mindern, könnte Somatostatin dem Sekretin in der Pharmakotherapie oberer gastrointestinaler Blutungen überlegen sein. 4. Eine mehrtägige klinische Anwendung von Somatostatin oder Sekretin erfordert eine exakte Überwachung von Blutzucker bzw. Pankreasenzymen sowie Flüssigkeits- und Elektrolytbilanz.

*Literatur*

1. Barbezat GO, Isenberg JI, Grossman MI (1972) Diuretic action of secretin in dog. Proc Soc Exp Biol Med 139: 211–215 – 2. Baron DN, Newman F, Warwick A (1958) The effects of secretin on urinary volume and electrolytes in normal subjects and patients with chronic pancreatic disease. Experientia 14: 30–32 – 3. Becker HD (1980) Behandlung blutender Schleimhauterosionen des Magens mit Sekretin. Z Gastroenterol 18: 334–336 – 4. Forrest JN, Reichlin S, Goodman DBP (1980) Somatostatin: An endogenous peptide in the toad urinary bladder inhibits vasopressin-stimulated water flow. Proc Natl Acad Sci USA 77: 4984–4987 – 5. Henn RM, Selcon S, Sturdevant RAL, Isenberg JI, Grossman MI (1976) Experience with synthetic secretin in the treatment of duodenal ulcer. Am J Dig Dis 21: 921–925 – 6. Höj L, Holst JJ, Rune J (1973) A trial of exogenous secretin in the treatment of duodenal ulcer pain. Scan J Gastroenterol 8: 279–281 – 7. Kayasseh L, Gyr K, Keller U, Stalder GA, Wall M (1980) Somatostatin and cimetidine in peptic-ulcer haemorrhage. Lancet 1: 844–846 – 8. Keller U, Sonnenberg GE, Kayasseh L, Gyr K, Perruchoud A (1979) Dosisabhängigkeit der Wirkung von Somatostatin auf die splanchnische Durchblutung beim Menschen. Schweiz Med Wochenschr 109: 595–596 – 9. Konturek SJ, Biernat J, Olesky J (1974) Serum gastrin and gastric acid response to meals at various pH levels in man. Gut 15: 526–530 – 10. Londong W, Geier E, Feifel G, Forell MM (1975) Hypoglykämieinduzierte Gastrinfreisetzung nach Vagotomie. Z Gastroenterol 13: 418–423 – 11. Londong W, Londong V, Prechtl R, Weber T, von Werder K (1980) Interactions of cimetidine and pirenzepine on peptone-stimulated gastric acid secretion in man. Scand J Gastroenterol [Suppl 66] 15: 103–112 – 12. Londong W, Londong V, Hanssen LE, Schwanner A (1981) Gastric effects and side effects of synthetic secretin in man. Regulatory Peptides 2 (in press) – 13. Reid IA, Rose JC (1977) An intrarenal effect of somatostatin on water excretion. Endocrinology 100: 782–785 – 14. Ruoff HJ, Becker M (1981) Histamine sensitive adenylate cyclase in human gastric mucosa: cellular localisation and interaction by $PGE_2$, somatostatin and secretin. 10th Meeting of the Europ. Histamine Research Society, Hannover 12–15 May – 15. Schmidt F (1971) Methoden der Harn- und Blutzuckerbestimmung. In: Pfeiffer EF (ed) Handbook of diabetes mellitus, vol II. Lehmann, München, p 913 – 16. Usadel KH, Leuschner U, Überla KK (1980) Treatment of acute pancreatitis with somatostatin: a multicenter double-blind trial. N Engl J Med 303: 181 – 17. Wagner PK, Rothmund M (1980) Effekt von Cimetidin und Sekretin bei akuten Blutungen aus Magen und Duodenum – Ergebnisse einer prospektiven alternierenden Studie. Z Gastroenterol 18: 337–341 – 18. Wahren J, Felig P (1976) Influence of somatostatin on carbohydrate disposal and absorption in diabetes mellitus. Lancet 2: 1213–1216 – 19. Weber H (1965) Mikromethode zur Bestimmung der Pankreaslipase im Serum. Dtsch Med Wochenschr 90: 1170–1174 – 20. Weichselbaum TE (1946) An accurate and rapid method for the determination of proteins in small amounts of blood serum and plasma. Am J Clin Pathol 16: 40–49

Etzrodt, H., Beischer, W., Maier, V., Rosenthal, J., Pfeiffer, E. F.
(Abt. Innere Medizin I, Univ. Ulm)
## Wirksamkeit von Somatostatin nach intranasaler Applikation

Somatostatin hat ein breites Wirkungsspektrum, das sich auszeichnet durch die Sekretionshemmung endokriner und exokriner Systeme. Diese Sekretionshemmung hat ihre therapeutische Anwendung gefunden, z. B. bei der Behandlung von gastrointestinalen Blutungen, gastrointestinalen Fisteln, Karzinoidsyndrom, Hyperinsulinismus (Raptis and Rosenthal 1977). Eingeschränkt wird die Verwendung von Somatostatin durch den parenteralen Einsatz der Substanz.

Obwohl Somatostatin die Konzentrationen von Hormonen im Serum erniedrigt, kann diese Wirkung auf Basalspiegel bei den heutigen Bestimmungsmethoden nur schwer verifiziert werden. Um die Wirksamkeit von Somatostatin nach intranasaler Applikation zu überprüfen, wurde daher der Einsatz auf pathologisch erhöhte Hormonspiegel untersucht.

Sieben Patienten mit gesicherter Akromegalie (hohe basale Wachstumshormonspiegel, fehlende Suppression von Wachstumshormon nach oraler Glukosegabe, Stimulierbarkeit von Wachstumshormon durch Injektion von Thyreotropin-Releasing-Hormon) erhielten nach einer Nahrungskarenz von 14–18 Std Somatostatin (Fa. Serono, Freiburg, Fa. Curamed, Freiburg) intranasal in unterschiedlichen Dosierungen. Eingesetzt wurden 250, 500 und 1000 µg Somatostatin. Die Substanz wurde in 0,2–0,4 ml physiologischer Kochsalzlösung mit dem Zusatz von 10 mg Humanalbumin (Behringwerke, Marburg) pro 1 ml gelöst. Zur Kontrolle erhielten alle Patienten die intranasale Instillation von Lösungsmittel. Bei drei Patienten (F. I., D. D., D. W.) wurde das Verhalten der Serumhormone nach intravenöser Gabe von Somatostatin untersucht. Blutabnahmen erfolgten zum Zeitpunkt −15, −5, 0, 10, 20, 30, 40, 60, 90 und 120 min über EDTA und Trasylol bei 4° C. Die Testsubstanz wurde zum Zeitpunkt 0 gegeben.

Bestimmt wurden Blutzucker mit der Glukoseoxidasemethode sowie die Aktivitäten von Insulin, C-Peptid, Glukagon, Wachstumshormon und Somatostatin mit dem jeweiligen Radioimmunoassay.

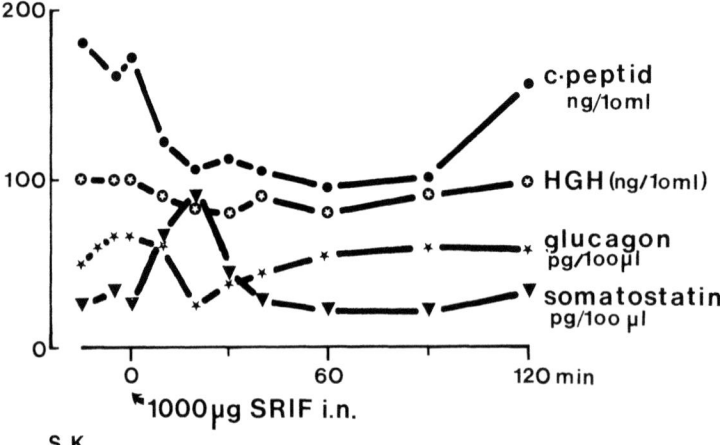

**Abb. 1.** Verhalten der Aktivitäten von Wachstumshormon (HGH), Glukagon, Insulin, C-Peptid und Somatostatin nach intranasaler Applikation von 1000 µg Somatostatin (SRIF) bei einem Patienten mit Akromegalie

**Tabelle 1.** Verhalten der Aktivitäten von Wachstumshormon, Glukagon, Insulin, C-Peptid, Somatostatin und der Konzentration von Glukose im Plasma bei sieben Patienten mit Akromegalie. Der erste Wert der Spalte gibt den Ausgangswert an, der zweite ist der mit der höchsten Abweichung nach intranasaler Gabe von Somatostatin

|  |  | STH ng/ml | Glukagon pg/ml | Insulin µU/ml | C-Peptid ng/ml | Glucose mg/ml | SRIF pg/ml |
|---|---|---|---|---|---|---|---|
| F. I. | NaCl | 12,8 | 106 110 | 15 13 | 4,7 4,6 | 87 85 | 80 90 |
|  | 250 µg | 13 | 106 83 | 15 <10 | 4,7 3,7 | 81 79 | 75 130 |
|  | 500 µg | 13 6,1 | 106 <50 | 15 <10 | 4,1 2,9 | 85 87 | 90 190 |
| D. A. | 250 µg | 4,8 3,0 |  | 48 30 | 8,8 6,7 | 95 92 | 110 140 |
|  | 500 µg | 4,4 2,6 |  | 46 18 | 9,0 5,1 | 91 88 | 90 210 |
| D. D. | 250 µg | 130 90 | 140 110 | 32 25 | 7,4 6,2 | 78 75 | 88 120 |
|  | 500 µg | 110 70 | 160 95 | 40 20 | 7,6 5,0 | 76 79 | 100 172 |
|  | 250 i.v. | 120 60 | 120 85 | 35 15 | 7,5 5,0 | 80 76 | 95 190 |
| S. E. | 500 µg | 9 6,3 | 300 80 | <10 <10 | 5,5 3,8 | 93 96 | 80 212 |
|  | 1000 µg | 13 8,1 | 260 108 | 16 <10 | 6,0 4,7 | 89 91 | 100 460 |
| W. W. | 500 µg | 3,3 3,8 | 80 67 | 16 <10 | 5,3 2,9 | 57 82 | 170 240 |
|  | 1000 µg | 1,2 <0,3 | 120 80 | <10 <10 | 3,9 3,0 | 79 81 | 110 198 |
| S. K. | 500 µg | 10,5 7,9 | 500 390 |  | 18,2 9,8 | 128 70 | 185 345 |
|  | 1000 µg | 10,8 8,9 | 660 251 |  | 16,5 9,1 | 130 80 | 212 850 |
| D. W. | 500 µg | 420 346 |  | 120 83 |  | 250 290 | 200 380 |

Nach Gabe von Lösungsmittel fand sich unter den Testbedingungen kein Abfall der Konzentrationen für Wachstumshormon, Insulin, C-Peptid, Glukagon sowie keine Veränderungen von Blutzucker oder Somatostatin.

Nach Gabe von Somatostatin konnte bei allen Patienten ein Abfall von Hormonkonzentrationen festgestellt werden. So wurde Wachstumshormon durch 250 µg Somatostatin auf 65% des Ausgangswertes gesenkt, durch 500 µg Somatostatin auf 66% und durch 1000 µg auf 56%. Die Aktivitäten von Glukagon fielen nach Gabe von 250 µg Somatostatin auf 79% des Ausgangswertes, nach Gabe von 500 µg auf 60% und nach Gabe von 1000 µg auf 49% des Ausgangswertes ab. Der Rückgang der Insulinaktivität fand auf 69% mit 250 µg Somatostatin und auf 56% mit 500 µg Somatostatin statt. Die Aktivität von C-Peptid betrug nach Gabe von 250 µg Somatostatin 80% der Ausgangsaktivität, nach Gabe von 500 µg 62% der Ausgangsaktivität und nach 1000 µg Somatostatin 70%. Eine statistische Aussage ist bei der geringen Zahl von Patienten und bei der unterschiedlichen Ausprägung der Akromegalie nicht möglich. Die einzelnen Daten sind der Tabelle 1 zu entnehmen. Abb. 1 zeigt den charakteristischen Verlauf bei einem Patienten nach Gabe von 1000 µg Somatostatin intranasal.

Drei Patienten erhielten Somatostatin intravenös. Hier fanden sich die gleichen Veränderungen der Parameter wie nach intranasaler Applikation von Somatostatin. Insbesondere fiel bei dem Patienten D. W. der Anstieg des Blutzuckers nach intranasaler Somatostatinapplikation von 250 mg/dl auf 300 mg/dl. Nach Gabe von Somatostatin intravenös kam es zu einem Anstieg des Blutzuckers von 250 auf 350 mg/dl.

Die Beeinflussung der Hormonspiegel ließ sich nach Gabe von 250 µg Somatostatin für 20 min nachweisen, bei Gabe von 500 µg für etwa 40 min und nach Gabe von 1000 µg für etwa 60 min. Die Aktivität von Somatostatin im Plasma war etwa 30 min lang nach Applikation erhöht.

Aus diesen Untersuchungen folgt, daß die erhöhten Serumkonzentrationen von Wachstumshormon, Insulin, C-Peptid und Glukagon bei Patienten mit Akromegalie durch intranasale Gabe von Somatostatin gesenkt werden können. Das Ausmaß der Hemmung und die Dauer scheinen dosisabhängig zu sein. Untersuchungen von Johansson et al. (1978) hatten gezeigt, daß intragastrale Gabe von Somatostatin zu einer Hemmung der Magensaftsekretion führt. Schusdziarra et al. (1979) zeigten, daß orale Applikationen von Somatostatin zu niedrigen postpandrialen Triglyzerid-, Glukagon- und Gastrinspiegeln führt.

Die Wirksamkeit von Somatostatin bei nichtparenteraler Gabe eröffnet einen breiten therapeutischen Einsatz, insbesondere beim insulinpflichtigen Diabetiker. Bei diesen Patienten können die erhöhten Glukagonspiegel und die Resorptionsgeschwindigkeit von Nahrungsmitteln durch intranasale Applikation vor der Nahrungsaufnahme reduziert werden. Erste Ergebnisse zeigen bei Gabe von Somatostatin zu den Mahlzeiten einen verminderten und verzögerten postprandialen Blutzuckeranstieg.

*Literatur*

Johansson C, Wisén O, Kollberg B, Uvnäs-Wallensten K, Efendic S (1978) Effects of intragastrically administered somatostatin on basal and pentagastrin stimulated gastric acid secretion in man. Acta Physiol Scand 104: 232–234 – Raptis S, Rosenthal J (1977) Somatostatin – potential diagnostic and therapeutic value. Acta Hepatogastroenterol (Stuttg) 24: 61–63 – Schusdziarra V, Rouiller D, Unger RH (1979) Oral administration of somatostatin reduces postprandial plasma triglycerides, gastrin, and gut glucagon-like immunoactivity. Life Sci 24: 1595–1600

Scholz, H.-C. (Dept. Innere Medizin, Abt. für Klinische Endokrinologie), Liebau, H. (Dept. Innere Medizin, Abt. für Klinische Nephrologie), Hesch, R.-D. (Dept. Innere Medizin, Abt. für Klinische Endokrinologie der Med. Hochschule Hannover)

**Stimulation der Plasmareninaktivität durch Parathormon beim Menschen*** 

*Einleitung*

Gehäufte Koinzidenz von Hypertonus und erhöhter Plasmareninaktivität (PRA) sind beim extrarenalen (primären) Hyperparathyreoidismus bekannt; nach Parathyreoidektomie normalisieren sich erhöhter RR und PRA [1]. Im Tierexperiment wurde eine akute Stimulation der PRA durch Parathormon (PTH) beobachtet: bei Applikation von bovinem PTH (bPTH)-Extrakt [7], synthetischem $bPTH_{(1-34)}$ [7] sowie nach Stimulation von endogenem PTH [10]; weiterhin wurde auch eine positive Dosiswirkungsbeziehung zwischen PTH und PRA festgestellt [8]. Die nach PTH-Gabe erhöhten PRA-Werte beruhen auf einer gesteigerten Reninsekretionsrate [5]. Frühere eigene Versuche [9] konnten die PTH-vermittelte PRA-Stimulation auch beim Menschen, im Gegensatz zu Epstein et al. (1976) [2], bestätigen; im folgenden werden weitere Untersuchungen zu dieser Fragestellung ausgeführt.

*Probanden und Methoden*

Es wurde die akute Wirkung einer 20minütigen bPTH-Infusion (100 USP Parathorm, Hormonchemie München, in 40 ml isotoner NaCl-Lösung) auf die PRA, cyclo-3′,5′-AMP (cAMP) und auf ionisiertes Kalzium ($Ca_{ion.}$) geprüft; ferner wurde immunoreaktives PTH (iPTH) bestimmt. $Ca_{ion.}$ wurde mit einer ionenselektiven Elektrode (Nova II; Nova biomedical, St. Newton, Mass., USA) gemessen (nur bei den Gruppen II und $II_0$); alle anderen Plasmaparameter wurden mit spezifischen RIAs ermittelt: PRA (Schwarz/Mann, Heidelberg), cAMP (Scholz, H.-C.; in Vorbereitung) und iPTH (Antiserum S478) [4]. Blutentnahmen erfolgten aus einer Antekubitalvene an den liegenden Versuchspersonen zu den Zeitpunkten $t = 0, 10, 20, 25, 35, 45, 60, 90$ und $120$ min (Infusionsdauer: $0-20$ min). Folgende Gruppen wurden untersucht: Nierengesunde Männer (22–34 Jahre, 58–80 kg): I ($n = 5$), 1000 ml Tee p.o., 1 Std vor Infusionsbeginn; II ($n = 5$), unvorbehandelt; III einen Nierengesunden (26 Jahre, 58 kg) im Dosiswirkungsversuch; IV zwei Patienten (22 Jahre, 50 kg/31 Jahre, 76 kg) mit Hypoparathyreoidismus und V eine Patientin (22 Jahre, 57 kg) mit Pseudohypoparathyreoidismus. IV und V wurden wie I vorbehandelt. Gesunde Kontrollgruppen ($I_0: n = 4$; $II_0: n = 3$) erhielten nur 40 ml NaCl. Bei III wurde das Infusionsschema abgewandelt, über halbstündige Intervalle wurden geometrisch ansteigende bPTH-Aktivitäten ($0,003-0,051$ U/kg/min) infundiert. Die biologische Aktivität des verwandten PTH-Extraktes ergab in unserem in vitro-Adenylzyklaseassay nur ca. 25% der nominellen Aktivität (dies ist bei der obigen Aktivitätsangabe berücksichtigt). Eine radioimmunologische Kreuzreaktivität zwischen dem infundierten Material und den bestimmten Parametern wurde nicht festgestellt.

*Ergebnisse*

Die Plasmameßgrößen ($\bar{x} \pm$ SEM) werden in folgenden Dimensionen angegeben: iPTH ($10^{-4}$ µlEq.), cAMP (nM), PRA (ng/ml/h) und $Ca_{ion.}$ (mM). Es wurde jeweils der Basalwert ($t = 0$ min) mit den Stimulationswerten am Ende der Infusion ($t = 20$ min) und mit den Werten am Versuchsende ($t = 120$ min) verglichen (Student's $t$-Test); die geringe Fallzahl der untersuchten Patienten ließ keine statistische Auswertung der entsprechenden Daten zu.

*Normalpersonen*

Bei beiden Gruppen (I und II; die Zahlenwerte sind in Tabelle 1 wiedergegeben) fanden sich unter der PTH-Infusion signifikante Anstiege des iPTH (infolge des infundierten

---
* Teil der Dissertation von H.-C. S., unterstützt durch DFG He 593/12

**Tabelle 1.** Angegeben werden die Plasmaparameter iPTH, cAMP und PRA unter bPTH-Infusion (0–20 min) bei zwei Normalkollektiven (I: $n = 5$; II: $n = 5$) und den Kontrollgruppen ($I_0$: $n = 4$; $II_0$: $n = 3$). Signifikanzschranken sind folgendermaßen definiert: * = $p < 0{,}05$; ** = $p < 0{,}01$; *** = $p < 0{,}001$ und n.s. (nicht signifikant) = $p > 0{,}05$. Signifikante Stimulationen von cAMP und PRA (bei I und II) fanden sich am Ende der PTH-Infusion ($t = 20$ min); bei den Kontrollversuchen ($I_0$ und $II_0$) dagegen fielen cAMP und PRA gering bis signifikant ab

| Plasma-meßgrößen | | I | p | $I_0$ | p | II | p | $II_0$ | p |
|---|---|---|---|---|---|---|---|---|---|
| iPTH | 0 min | 1,5 ± 0,2 | | < 3 | | < 3 | | < 3 | |
| ($10^{-4} \mu$lEq.) | 20 min | 1147 ± 365 | ** | < 3 | n.s. | 1783 ± 466 | *** | < 3 | n.s. |
| | 120 min | 17,1 ± 4,1 | ** | < 3 | n.s. | 14,3 ± 1,3 | *** | < 3 | n.s. |
| cAMP | 0 min | 19,9 ± 2,7 | | 22,5 ± 1,3 | | 20,1 ± 1,3 | | 19,6 ± 0,8 | |
| (pmol/ml) | 20 min | 170,2 ± 65,8 | * | 20 ± 2,2 | n.s. | 136,2 ± 16,9 | *** | 15,9 ± 1,5 | * |
| | 120 min | 21,9 ± 5,1 | n.s. | 18,9 ± 1,5 | n.s. | 19,2 ± 1,6 | n.s. | 14,9 ± 0,8 | ** |
| PRA | 0 min | 0,9 ± 0,2 | | 1,8 ± 0,4 | | 3,7 ± 0,5 | | 2,4 ± 0,3 | |
| (ng/ml/h) | 20 min | 3,3 ± 0,6 | ** | 1,2 ± 0,3 | n.s. | 9,7 ± 2,7 | * | 1,3 ± 0,3 | * |
| | 120 min | 0,7 ± 0,1 | n.s. | 0,7 ± 0,2 | * | 1,9 ± 0,3 | n.s. | 0,7 ± 0,1 | ** |

Extraktes), des cAMP und der PRA zur Zeit $t = 20$ min. Nach 120 min waren die cAMP- und PRA-Werte wieder im Bereich des Basalwertes. Die Kontrollgruppen ($I_0$ und $II_0$) zeigten keine Stimulation der bestimmten Parameter: iPTH blieb unverändert, cAMP und PRA fielen zu $t = 20$ und 120 min gering bis signifikant unter den Ausgangswert ($t = 0$ min) ab. $Ca_{ion.}$, nur bei II und $II_0$ bestimmt, veränderte sich während des Versuches nicht signifikant (II: 0 min = 1,195 ± 0,025; 20 min = 1,162 ± 0,018; 120 min = 1,179 ± 0,018; $II_0$: 0 min = 1,175 ± 0,024; 20 min = 1,129 ± 0,020; 120 min = 1,141 ± 0,012). In dem Dosiswirkungsversuch (III) wurde keine meßbare Stimulation des cAMP und der PRA (Basalwerte: 19,9 bez. 0,5) bei den verhältnismäßig geringen Dosen von 0,003 und 0,006 (U/kg/min) festgestellt; während höhere Dosen zu jeweils höheren Stimulationen führten. 0,013 : 0,026 : 0,051 (U/kg/min) verursachten einen Anstieg in % über den Ausgangswert wie folgt: cAMP: $+\Delta 26\%$ : $+\Delta 181\%$ : $+\Delta 241\%$ und PRA: $+\Delta 140\%$ : $+\Delta 580\%$ : $+\Delta 880\%$. Die letztgenannten Dosen entsprechen ca. dem 8-, 16- und 32fachen der beim Menschen geschätzten physiologischen Sekretionsrate der Nebenschilddrüse [6].

*Patienten*

Bei zwei Patienten mit Hypoparathyreoidismus (IV) wurden der gesunden Vergleichsgruppe (I) ähnliche Stimulationen gefunden: cAMP (0 min: 22,9/28,3; 20 min: 238,0/106,0; 120 min: 38,0/36,0) und PRA (0 min: 2,1/1,4; 20 min: 5,2/3,4; 120 min: 3,2/1,8), ferner betrugen die iPTH-Werte (0 min: 3/3; 20 min: 2700/232; 120 min: 49/27,6). Bei der Patientin mit Pseudohypoparathyreoidismus (V) blieb die Stimulation des cAMP (0 min: 15,3; 20 min: 13,7; 100 min: 11,1) unter der PTH-Infusion (iPTH: 0 min: 7,8; 20 min: 424; 100 min: 45) aus, während ein Anstieg der PRA (0 min: 0,8; 20 min: 1,4; 100 min: 0,8), der jedoch deutlich geringer als der des Vergleichskollektives (I) ausfiel, zu verzeichnen war.

*Zusammenfassung und Diskussion*

Diese Untersuchungen demonstrieren, daß bPTH beim nierengesunden Menschen akut die PRA stimulieren kann sowohl bei Hyperhydratation mit relativ niedrigen PRA-Ausgangsspiegeln (I) als auch bei nicht überhydrierten Normalpersonen mit relativ höheren PRA-Basalwerten (II); entsprechende Resultate wurden bei zwei hypoparathyreoiden Patienten (IV) gefunden; in einem Fall von Pseudohypoparathyreoidismus (V) war diese Stimulation allerdings relativ geringer. Das Negativergebnis von Epstein et al. [2] läßt sich wahrscheinlich durch ungünstig gewählte Blutentnahmezeiten erklären, da die erhöhten PRA-Werte bei unseren Versuchen schon nach 5 min (II) und 25 min (I), bezogen auf das Ende der PTH-Infusion, wieder im Basalwertbereich lagen. Die Resultate von (III) legen nahe, eine positive Dosiswirkungsbeziehung zwischen PTH und PRA auch beim Menschen, zumindest bei relativ höheren PTH-Dosen zu vermuten; entsprechend hohe biologische PTH-Aktivitäten, die den Normbereich um das 3- bis 1000fache überschritten, sind im Plasma bei extrarenalem und renalem (sekundärem) Hyperparathyreoidismus beschrieben [3].

Die Anstiege des cAMP im Plasma (I, II, III, IV) zeigen die biologische Aktivität des applizierten bPTH-Extraktes im in vivo-Versuch; die Stimulation der PRA bei abfallenden Spiegeln von cAMP unter der PTH-Infusion bei der Patientin mit Pseudohypoparathyreoidismus (V; im Vergleich zu I) könnte darauf hinweisen, daß die PRA durch PTH nicht über Änderungen des Plasma-cAMP stimuliert wird. Die erhöhte Reninsekretion nach PTH-Gabe scheint nicht auf Veränderungen des $Ca_{ion.}$ im Plasma zu beruhen (vgl. II, $II_0$). Weitere eigene Ergebnisse (nicht dargestellt) deuten an, daß die nach PTH-Infusion erhöhten PRA-Werte nicht durch Prolaktin, das auch durch PTH stimulierbar ist, vermittelt werden.

Der eigentliche Mechanismus der PTH-PRA-Interaktion bleibt weiterhin ungeklärt. Die akute Stimulation der PRA durch PTH kann von pathophysiologischer Bedeutung für erhöhte PRA-Spiegel beim extrarenalen und renalen Hyperparathyreoidismus (HPTH) sein; sie muß im Zusammenhang mit Hypertonus beim HPTH diskutiert werden.

*Literatur*

1. Brinton GS, Jubiz W, Lagerquist LD (1975) Hypertension in primary hyperparathyroidism: the role of the renin-angiotensin-system. J Clin Endocrinol Metab 41: 1025–1029 – 2. Epstein S, Sagel J, Brodovcky H, Tuff S, Eales L (1976) Absence of an acute effect of calcium or parathyroid hormone administration on plasma renin activity in man. Clin Sci Mol Med 50: 79–81 – 3. Goltzman D, Henderson B, Loveridge N (1980) Cytochemical bioassay of parathyroid hormone. J Clin Invest 65: 1309–1317 – 4. Hehrmann R, Wilke R, Nordmeyer JP, Hesch R-D (1976) Hochsensitiver, C-terminal-spezifischer Radioimmunoassay für menschliches Parathormon als Routinemethode. Dtsch Med Wochenschr 101: 1726–1729 – 5. Lindner A, Treman JA, Plantier J, Chapman W, Forrey AW, Haines G, Palmieri GM (1978) Effects of parathyroid hormone on the renal circulation and renin secretion in unasthetized dogs. Mineral Electrolyte Metab 1: 155–165 – 6. Parsons JA, Rafferty B, Gray D, Reit B, Zanelli JM, Keutman HT, Tregear GW, Callaghan EN, Potts JT (1975) Pharmacology of parathyroid hormone and some of its fragments and analogues. In: Talmage RV, Owen M, Parsons JA (eds) Calcium-regulating hormones. Excerpta Medica, Amsterdam, p 33–39 – 7. Powell HR, Rotenberg E, McCredie DA, Cornell H (1977) Parathyroid hormone-renin interrelationships. Aust Paediatr J 13: 59 – 8. Powell HR, McCredie DA, Rotenberg E (1978) Renin release by parathyroid hormone in the dog. Endocrinology 103: 985–989 – 9. Scholz H-C, Nordmeyer JP, Jüppner H, Liebau H, Hesch R-D (1980) PTH-action on vasoactive and diuretic hormones. Acta Endocrinol [Suppl] (Kbh) 234: 124–125 – 10. Smith JM, Mouw DR, Vander AJ (1979) Effect of parathyroid hormone on plasma renin activity and sodium excretion. Am J Physiol 236: F311–F319

Schweigart, U., Bottermann, P., Ermler, R. (2. Med. Klinik und Poliklinik der TU München)
## Ein Beitrag zur Parathormonausscheidung über Leber und Niere

Parathormon (PTH) wird als Polypeptid von 84 Aminosäuren in den Nebenschilddrüsen synthetisiert und sowohl in der Leber als auch in der Niere gespalten und ausgeschieden. Sowohl 1,84 PTH als auch 1,34 PTH (aminoterminales Bruchstück) haben biologische Wirksamkeit; der carboxyterminale Anteil ist zwar ohne Bedeutung für den Kalziumstoffwechsel, hat sich aber in der klinischen Routine als Bestimmungsmethode durchgesetzt. Für zahlreiche Organe wurde eine PTH-Clearance nachgewiesen, wichtigstes Eliminationsorgan für den carboxyterminalen Anteil scheint die Niere und für den aminoterminalen Anteil die Leber zu sein [1–3].

Unsere Untersuchungen wurden an Patienten durchgeführt, die aufgrund einer foudroyant verlaufenden Virushepatitis ein akutes Leber- und z. T. auch Nierenversagen erlitten hatten. Hier kann die ausgefallene Leberfunktion passager und teilweise durch eine extrakorporale Pavianleberperfusion ersetzt werden [4–6].

Bei acht Patienten im Stadium IV eines Leberkomas wurde diese Perfusion durchgeführt, drei dieser Patienten erlitten ein akutes Nierenversagen, deshalb wurde versucht, auch die ausgefallene Nierenfunktion durch die Pavianniere zu ersetzen, sieben der Patienten verstarben, einer hat eine chronisch aggressive Hepatitis, konnte aber entlassen werden.

Nach Anlage eines Scribner-Shunts wurde den Patienten arteriell Blut entnommen, über ein temperiertes Schlauchsystem in die V. portae bzw. über die mitentnommene Aorta und A. renalis in die entsprechenden Organe geleitet und über die V. cava des Pavians und ein erneutes Schlauchsystem zum Patienten geführt.

Die perfundierten Nieren produzierten von Anfang an ausreichende Urinvolumina, die Kreatininclearance lag zwischen 60 und 80 ml/min. Die ausgewerteten Blutproben wurden vor der Gabe von Diuretika abgenommen. Kriterien einer ausreichenden Leberfunktion waren folgende:
1. Das Aussehen, Gelbverfärbung oder ungleichmäßige Blutverteilung waren Kriterien die Perfusion abzubrechen.
2. Der Blutfluß mußte 1,35 ml/g Lebergewebe/min betragen, ansteigender Druck in der V. portae war ein Indikator einer schlechten Organfunktion.
3. Galleproduktion und Urinausscheidung.
4. Sauerstoffverbrauch der Leber.

So lange diese Parameter erfüllt waren, wurde die Leber verwendet, die Zeiten waren maximal 22 und minimal 6 Std. Alle Blutproben, die nicht unter den oben angeführten Kriterien abgenommen wurden, wurden von der Auswertung ausgeschlossen. Die Anzahl der noch verwertbaren Proben verringerte sich dadurch beträchtlich. In der Regel wurde in 2–3stündlichen Abständen Blut abgenommen. Zum Ausschluß einer Wasserverschiebung wurden Gesamtprotein sowie Hb und HKT herangezogen.

Kalzium wurde flammenfotometrisch gemessen. Die Parathormonbestimmung erfolgte nach Hehrmann und Hesch [7], bezogen auf $P_2$-Standard, wobei hier das carboxyterminale Ende erfaßt wird. Der Variationskoeffizient in Serie lag unter 5%. Patienten ohne Nierenversagen hatten in der Regel Parathormonspiegel an der unteren Nachweisbarkeitsgrenze. Eine Ausnahme trat nur dann ein, wenn z. B. durch rasch aufeinanderfolgende Transfusionen der Serumkalziumspiegel absank. Einmal kam es bei einem Abfall bis auf 6,8 mg/dl zu einem PTH-Anstieg bis auf 6,5 pmol/l, der aber durch entsprechende Substitution reversibel war. Nach Leber- und Nierenperfusion waren 92,7 ± 3,1% des Parathormons eliminiert, wobei die Patienten im akuten Nierenversagen, wie zu erwarten, signifikant höhere PTH-Spiegel (68,5 ± 10,3 pmol/l $P_2$-Standard) hatten. Weder im Laufe der Leberperfusion allein noch nach zusätzlicher Nierenperfusion kam es zu Veränderungen der PTH-Spiegel der Patienten, die nicht durch die Therapie oder den Verlauf zu erklären wären.

Bei der renalen Elimination scheint es sich um eine glomeruläre Filtration für den carboxyterminalen Anteil des PTH zu handeln, wie aus den Untersuchungen an perfundierten Rattennieren hervorgeht [1–3].

Die Spiegel hinter der isoliert perfundierten Leber lagen 12,3 ± 4,7% unter den vor der Leber (arteriell) gemessen. Diese Unterschiede waren statistisch signifikant ($p = 0,01$). Die Beziehung ist linear: ($PTH_{ven.}$) = 0,837, ($PTH_{art.}$) = 0,074 ($r = 0,982$), wobei aufgrund der geringen Genauigkeit im unteren Bereich und der geringen Anzahl der Proben im oberen Bereich eine Dosiswirkungskurve nicht mit Sicherheit auszuschließen ist.

Eine sichere quantitative Aussage über die Größe der hepatischen Elimination des carboxyterminalen Anteils des PTH ist aufgrund unserer Untersuchungen nicht möglich. Entgegen früheren Befunden [8] ist aber eine hepatische Elimination anzunehmen, z. B. über die Kupferschen Sternzellen und die Galle, da die venösen Spiegel signifikant unter den arteriellen liegen. Klarheit ist nur zu erlangen, wenn es möglich ist die Heterogenität des arteriellen und venösen PTH weiter aufzuschlüsseln, da nur so zu klären ist, wieviel des abfließenden carboxyterminalen PTH in der Leber aus intaktem Hormon entstanden ist.

*Literatur*

1. D'Amour P et al. (1979) J Clin Invest 63: 89 – 2. Naumann WF et al. (1975) Calcif Tissue Res 18: 251 – 3. Martin et al. (1980) Phosphate and minerals in health and disease. In: Massay S, Ritz E, Jahn H (eds) Press, New York, p 485 – 4. Fisch M et al. (1980) Chir. Form 80. Langenbecks Arch Chir [Suppl], S 145 – 5. Lee C et al. (1958) Med J Aust 1: 40 – 6. Abonna et al. (1972) Surgery 72: 537 – 7. Hehrmann R et al. (1976) Dtsch Med Wochenschr 101: 1726 – 8. Freitag J et al. (1978) Engl J Med 298: 29

Burmeister, P. (Med. Univ.-Klinik, Abt. Klinische Endokrinologie), Neumann, H., Fabricius, H., Engelhardt, R. (Med. Univ.-Klinik, Abt. Hämatologie und Onkologie, Freiburg)

## Das Endokrinium bei Ganzkörperhyperthermie

Die Bedeutung einer artifiziellen Hyperthermie des Organismus für die Behandlung maligner Tumoren kann derzeit noch nicht abschließend beurteilt werden. Ohne Zweifel bringt hierbei die Erhöhung der Körpertemperatur auf 40° C und mehr eine erhebliche Belastung der Regulationsmechanismen des Organismus mit sich.

Im folgenden soll über Untersuchungen der Funktion des endokrinen Systems unter den Bedingungen einer Ganzkörperhyperthermie berichtet werden, zumal bisher, abgesehen von Einzelbeobachtungen bei erhöhter Umgebungstemperatur [1], systematische Untersuchungen fehlen.

Untersucht wurden elf gesunde Vergleichspersonen und 21 Tumorpatienten. Bei letzteren waren folgende Diagnosen gesichert worden: Lymphogranulomatose Hodgkin und Plattenepithel-, bzw. kleinzelliges Bronchialkarzinom. Die Hyperthermie wurde mit einem Mikrowellengerät (240 MHz) der Fa. Siemens, Erlangen, durchgeführt, das den ganzen Körper mit Ausnahme des Kopfes aufnimmt. Die angestrebte Rektaltemperatur von 40° C wurde nach einer Aufwärmzeit von 30–40 min erreicht und über 60 min aufrechterhalten. Blutentnahmen erfolgten am nüchternen Probanden vor Beginn der Aufwärmphase, nach Erreichen der Rektaltemperatur von 40° C, nach weiteren 60 min bei 40° C sowie 24 Std später. Die Hormonanalysen wurden mit Standardradioimmunoassaytechniken unter Verwendung kommerzieller Kits durchgeführt. Statistische Berechnungen erfolgten unter Verwendung des *t*-Tests von Student.

Die erreichte Rektaltemperatur betrug im Mittel 40,5 ± 0,5° C. Alle Probanden reagierten mit Hyperventilation und respiratorischer Alkalose und verloren etwa 1−1,5 kg Körpergewicht durch Flüssigkeitsverluste. Nach Beendigung der Hyperthermie bestand eine kurze Phase orthostatischer Labilität. Ernste Komplikationen traten nicht auf.

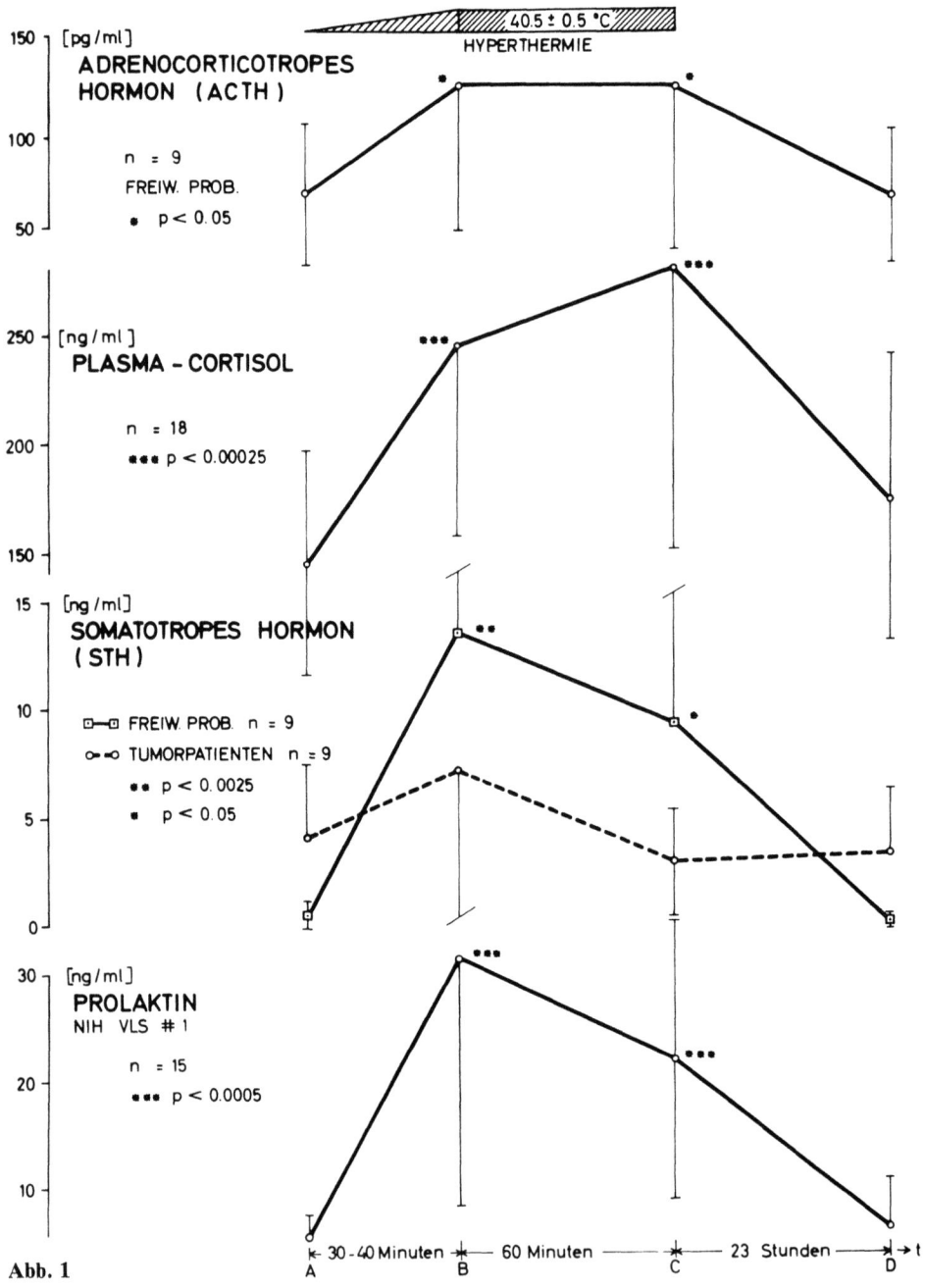

Abb. 1

Die unter den genannten Bedingungen beobachteten hormonalen Veränderungen sind in den Abb. 1 und 2 dargestellt.

*ACTH* im Plasma wurde nur bei neun Normalpersonen gemessen. Es reagierte mit einem leichten, jedoch signifikanten Anstieg während der hyperthermen Phase.

Deutlicher war die Reaktion des *Plasmacortisols* bei insgesamt 18 Probanden. Es stieg auch während der hyperthermen Phase noch an und erreichte annähernd den doppelten Ausgangswert.

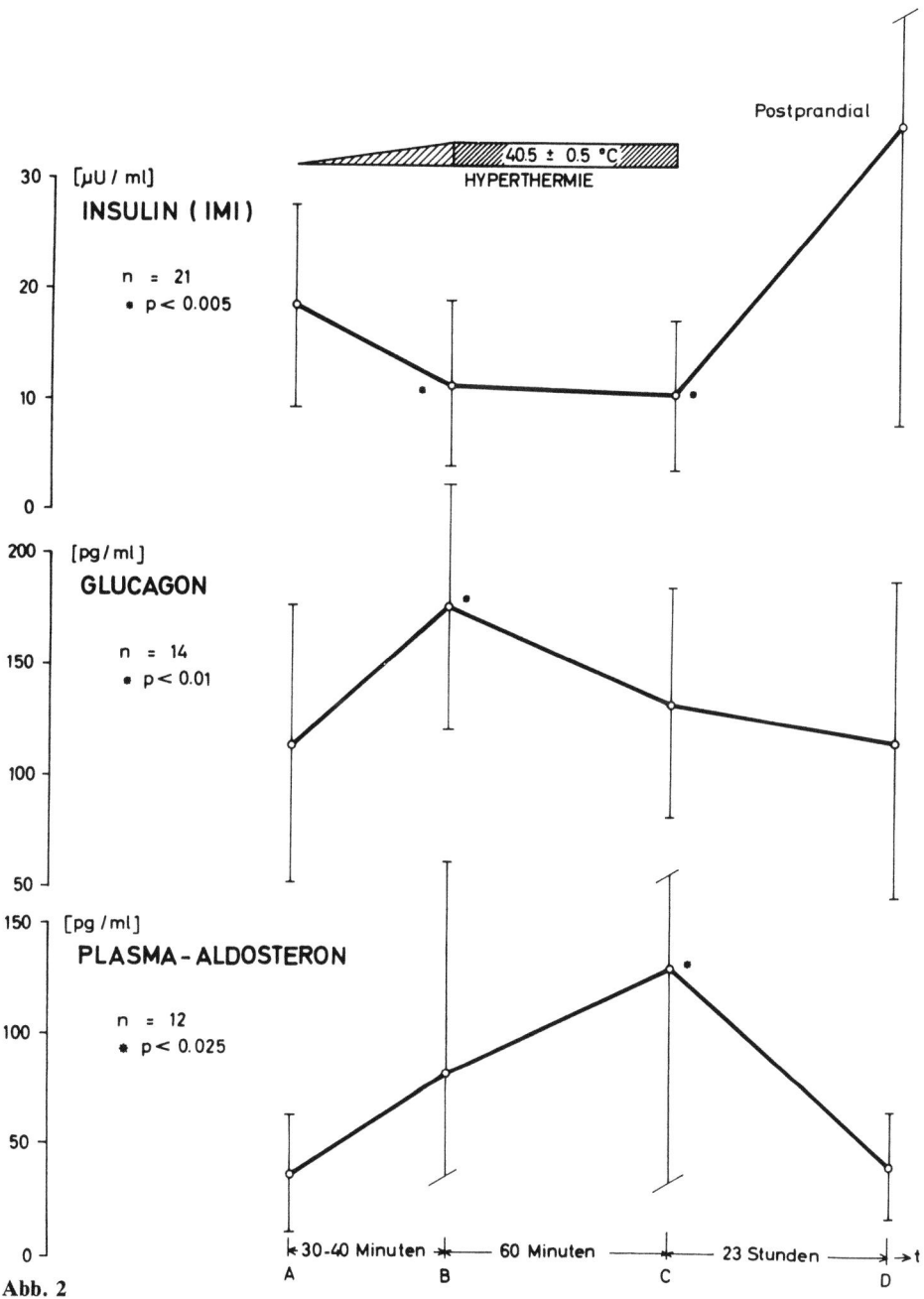

Abb. 2

Das *somatotrope Hormon (STH)* bot insofern eine bemerkenswerte Reaktion, als sich nur in der Gruppe der neun Normalpersonen eine signifikanter Anstieg nachweisen ließ, während dieses Verhalten in der Gruppe der Tumorpatienten nicht zu beobachten war. Der erhöhte STH-Spiegel ging noch während der hyperthermen Phase wieder zurück und hatte nach 24 Std das Ausgangsniveau erreicht.

Bei *Prolaktin* ließ sich wie auch bei den anderen untersuchten Hormonen in unserem Kollektiv ein unterschiedliches Verhalten beider Probandengruppen nicht beobachten. Hier trat ebenfalls ein hochsignifikanter Anstieg der Plasmakonzentration unter Hyperthermie ein.

Gegenläufig war das Verhalten des *Insulins* im Serum, das während der Hyperthermie abfiel. Der erhöhte Wert am folgenden Morgen ist im Gegensatz zum Ausgangswert als postprandialer Wert anzusehen.

*Glukagon* im Plasma bewegte sich auch unter Hyperthermie etwa spiegelbildlich zu Insulin und war schon am Ende der Aufwärmphase signifikant angestiegen, fiel bis zum Ende der Hyperthermie jedoch schon wieder ab.

Auch ein kontinuierlicher Anstieg des *Aldosterons* im Plasma war nachzuweisen. Er war allerdings erst gegen Ende der hyperthermen Phase signifikant.

Unter den angegebenen Versuchsbedingungen war bei einer Anzahl weiterer Hormone eine signifikante Änderung der Plasmaspiegel nicht festzustellen. Dazu gehören follikelstimulierendes Hormon (FSH), luteinisierendes Hormon (LH), Testosteron bei Männern, schilddrüsenstimulierendes Hormon (TSH), Thyroxin, Trijodthyronin, „reverse $T_3$" (L-3',5'-Trijodthyronin), Gastrin, Parathormon (C-terminaler RIA) und C-Peptid.

Einzelne Befunde zeigten ferner einen deutlichen Anstieg der Katecholamine Adrenalin und Noradrenalin im Plasma unter Hyperthermie. Weiter deuten die bisher vorliegenden Daten darauf hin, daß unter Hyperthermie bei LH und Testosteron ein leichter Rückgang der Plasmakonzentration eintritt.

Die bisher vorliegenden Befunde, die weiter ergänzt werden sollen, zeigen, daß die Ganzkörperhyperthermie einen starken Stimulus für das endokrine System darstellt und charakteristische Reaktionen herbeiführt. Dieses Reaktionsmuster des Endokriniums erscheint insofern charakteristisch, als es der bekannten Reaktion auf einen klassischen Stimulus wie Hypoglykämie oder auch Muskelarbeit oder Trauma entspricht.

Die Ganzkörperhyperthermie kann somit als Streß im klassischen Sinne angesehen werden, der vom Endokrinium beantwortet wird mit einer Ausschüttung von ACTH, Cortisol, STH, Prolaktin, Katecholaminen und Glukagon und mit einem Abfall des Insulins, wohl als Folge der Katecholaminwirkung. Der Anstieg von Plasmaaldosteron ist in erster Linie Folge des Verlustes von Wasser und Natrium und entsprechender Reduktion des Plasmavolumens. Den entsprechenden Anstieg der Plasmareninaktivität hatten wir bereits bei früheren Untersuchungen – allerdings mit infrarotinduzierter Hyperthermie – nachgewiesen. Es ist plausibel, daß das Ausmaß des Anstiegs von Aldosteron und Reninaktivität im Plasma sehr von der Dauer der hyperthermen Phase abhängt.

Unterschiedliche Reaktionen zwischen Patienten und Vergleichspersonen haben wir bisher nur bei STH beobachtet. Die Ursache ist bisher noch nicht geklärt. LH und Testosteron zeigten bei Männern unter Hyperthermie eine deutliche Tendenz zum Abfall. Es ist zu erwarten, daß sich dieser Befund bei einem größeren Kollektiv, bzw. einer längeren Hyperthermiephase als signifikant erweisen wird. Offenbar liegt hier der auch bei anderen Streßsituationen zu beobachtende Effekt einer Hemmung der Hypophysen-Gonadenachse vor [2].

Ein Anstieg von STH bei Normalpersonen unter Hyperthermie wurde auch von Wüst beschrieben [3]. Dieser Autor fand allerdings keine Veränderungen des Insulins und bei Plasmacortisol sogar einen Abfall. Diese diskrepanten Befunde sind wahrscheinlich auf das unterschiedliche methodische Vorgehen zurückzuführen.

Zum Teil vorgetragen auf dem Third International Symposium: Cancer Therapy by Hyperthermia, Drugs and Radiation, Fort Collins, Colorado, 22.–26. Juni 1980.
Mit Unterstützung durch die Deutsche Krebshilfe, Bonn.

*Literatur*

1. Collins KJ, Weiner JS (1968) Endocrinological aspects of exposure to high environmental temperatures. Physiol Rev 48: 785–839 – 2. Lignières B de et al. (1976) Sécrétion testiculaire d'androgènes après effort physique prolongé chez l'homme. Nouv Presse Méd 5: 2060–2064 – 3. Wüst G (1975) HGH, corticoids, insulin, and glucose in serum during hyperthermia and effect of somatostatin in male volunteers. In: Proceedings of the International Symposium on Cancer Therapy by Hyperthermia and Radiation, Washington, DC, 28.–30. April 1975, pp 303–305

Allolio, B., Winkelmann, W*., Brosch, H., Hipp, F. X., Schröder, B. (Med. Klinik, Lehrst. Innere Medizin II und Lungenklinik, Krankenhaus Köln-Merheim)
**Paraneoplastische ACTH-Sekretion bei Patienten mit Bronchialkarzinom im Dexamethasontest**

Das Cushing-Syndrom infolge ektoper ACTH-Produktion in einem Tumor wird im allgemeinen relativ selten diagnostiziert. Beim Bronchialkarzinom ist die ektope Produktion von ACTH und anderen Peptidhormonen in zahlreichen Studien untersucht worden. Von verschiedenen Autoren wurde bei 53, 72 bzw. 88% der Patienten mit Bronchialkarzinom ohne morphologische Klassifikation ein erhöhtes Plasma-ACTH gefunden [1, 2, 6]. Beim kleinzelligen Bronchialkarzinom schwankte die Häufigkeit zwischen 11 und 30% [3–5], während für das großzellige Karzinom 26% angegeben wurden und das Plasma-ACTH bei Patienten mit Plattenepithelkarzinom nicht erhöht war. Für die Diskrepanz zwischen der relativen Seltenheit eines ektopen ACTH-Syndroms und dem häufiger erhöhten Plasma-ACTH bei Patienten mit Bronchialkarzinom kommen folgende Ursachen in Betracht: 1. Die Diagnose eines ektopen ACTH-Syndroms kann übersehen werden, da der typische Cushing-Phänotypus im allgemeinen fehlt und eine Hyperpigmentation sowie Hypokaliämie im Vordergrund stehen. 2. Bei einem Teil der Patienten mit erhöhtem ACTH handelt es sich dabei um einen höhermolekularen biologisch inaktiven Precursor, das sogenannte big-ACTH. 3. Bei den bisherigen Untersuchungen wurde das ACTH überwiegend nur in einer Einzelprobe bestimmt, so daß unter Berücksichtigung der spontanen periodischen Tagesschwankungen sowohl falsch positive als auch falsch negative Ergebnisse nicht auszuschließen sind.

Wir haben in dieser Untersuchung die letztgenannte mögliche Fehlinterpretation dadurch eliminiert, daß ACTH um 9.00 und 16.00 Uhr vor sowie am nächsten Tag um 9.00 Uhr nach Applikation von 3 mg Dexamethason (als Gesamtdosis um 23.00 Uhr) bestimmt wurde. Nach Dexamethason wurde außerdem das Plasmacortisol gemessen. ACTH und Cortisol wurden radioimmunologisch bestimmt. Der obere Normbereich für basales Plasma-ACTH liegt bei der von uns gewählten Methode bei 50 pg/ml und für ACTH nach 3 mg Dexamethason bei 10 pg/ml, während das Cortisol bei Normalpersonen nach Dexamethason unter 5 µg/dl abfällt. Untersucht wurden 108 Patienten mit Bronchialkarzinom (40 mit kleinzelligem Karzinom, 38 mit Plattenepithelkarzinom, 18 mit polymorphzelligem Karzinom, sieben mit Adenokarzinom und fünf mit Alveolarzellkarzinom); als Kontrollgruppe dienten 30 Patienten mit benignen Lungenerkrankungen.

---

* Mit Unterstützung des Landesamtes für Forschung NRW

Bei zehn Patienten mit Morbus Boeck und bei 20 weiteren mit benignen Lungenerkrankungen wie Lungenzysten, Fibrose oder Bronchitis waren die basalen ACTH-Plasmakonzentrationen in Einzelfällen erhöht, fielen jedoch der Tagesrhythmik folgend um 16.00 Uhr ab. Unter Dexamethason ließ sich in allen 30 Fällen ein Abfall des Plasma-ACTH unter 10 pg/ml nachweisen; dementsprechend lag auch das Plasmacortisol nach Dexamethason ohne Ausnahme unter 5 µg/dl. Abb. 1 zeigt die ACTH- und Cortisolplasmakonzentrationen bei insgesamt 40 Patienten mit kleinzelligem Bronchialkarzinom. Das Gesamtkollektiv wurde unterteilt in eine erste Gruppe von 25 Patienten mit normaler ACTH-Suppression nach Dexamethason und in eine zweite Gruppe von 15 Patienten mit fehlender oder ungenügender Suppression. Bei den Patienten der ersten Gruppe war das basale Plasma-ACTH in drei Fällen mit Werten zwischen 50 und 100 pg/ml leicht bzw. deutlich erhöht, ließ sich jedoch unter Dexamethason ausnahmslos auf Werte unter 10 pg/ml supprimieren. Bei einem Patienten war die Suppression des Plasmacortisols mit 7,0 µg/dl ungenügend; bei einem zugehörigen ACTH von 15,5 pg/ml unter Basalbedingungen und 8,1 pg/ml nach Dexamethason konnte jedoch auch in diesem Fall von einer ausreichenden Suppression ausgegangen werden. Bei den Patienten der Gruppe 2 fand sich in den vier Fällen mit den höchsten ACTH-Plasmakonzentrationen von 100 bis 2900 pg/ml eine mehr oder weniger ausgeprägte klinische Symptomatik eines ACTH-Syndroms. Bemerkenswert ist, daß in neun Fällen mit basal normalen ACTH-Plasmakonzentrationen von weniger als 50 pg/ml unter Dexamethason kein oder kein ausreichender Abfall nachweisbar war, in zwei Fällen kam es sogar zu einem paradoxen Anstieg. Da das Cortisol dabei unter Dexamethason überwiegend in den Normbereich abfiel, kann eine fehlerhafte Einnahme des Dexamethasons in diesen Fällen ausgeschlossen werden. Die ausschließliche Bestimmung des basalen Plasma-ACTH hätte bei diesen 40 Patienten demnach drei falschpositive und neun falschnegative Ergebnisse bezüglich erhöhter und autonomer ACTH-Sekretion ergeben. Bei sieben Patienten mit Adenokarzinom und fünf Patienten mit Alveolarzellkarzinom des Bronchialsystems lag das basale Plasma-ACTH in allen Fällen im Normbereich. Unter Dexamethason ließ sich jedoch in drei Fällen von Adenokarzinom keine ausreichende Suppression erreichen. Der höchste ACTH-Wert von 29 pg/ml korrelierte dabei mit einem ungenügend supprimierten Plasmacortisol von 7,6 µg/dl, während dieses bei den beiden anderen Fällen unter 5 µg/dl abfiel. Bei den Patienten mit Alveolarzellkarzinom ließen sich ACTH und Cortisol in allen Fällen normal supprimieren. Bei zwei von 38 Patienten mit Plattenepithelkarzinom war das basale Plasma-ACTH erhöht, ließ sich jedoch bei allen Patienten normal supprimieren. Bei 18 Patienten mit polymorphzelligem Karzinom war die basale ACTH-Plasmakonzentration in drei Fällen erhöht, ließ sich jedoch normal supprimieren, während bei drei anderen Patienten mit basal normalem Plasma-ACTH unter Dexamethason keine ausreichende Suppression erreicht wurde. Auch das Cortisol war in diesen Fällen ungenügend supprimiert. In Tabelle 1 sind die Ergebnisse der Suppression der ACTH-Plasmakon-

Tabelle 1. Suppression von Plasma-ACTH nach Dexamethason bei Patienten mit Bronchialkarzinomen und benignen Lungenerkrankungen

|  |  | Kleinzelliges Karzinom | Polymorph-zelliges Karzinom | Adeno-karzinom | Platten-epithel-karzinom | Alveolar-zell-karzinom | Benigne Lungener-krankungen |
|---|---|---|---|---|---|---|---|
| Gesamtzahl | n | 40 | 18 | 7 | 38 | 5 | 30 |
| Ungenügende ACTH-Suppression | n | 14 | 2 | 3 | ∅ | ∅ | ∅ |
|  | % | 38 | 11 | 43 | ∅ | ∅ | ∅ |

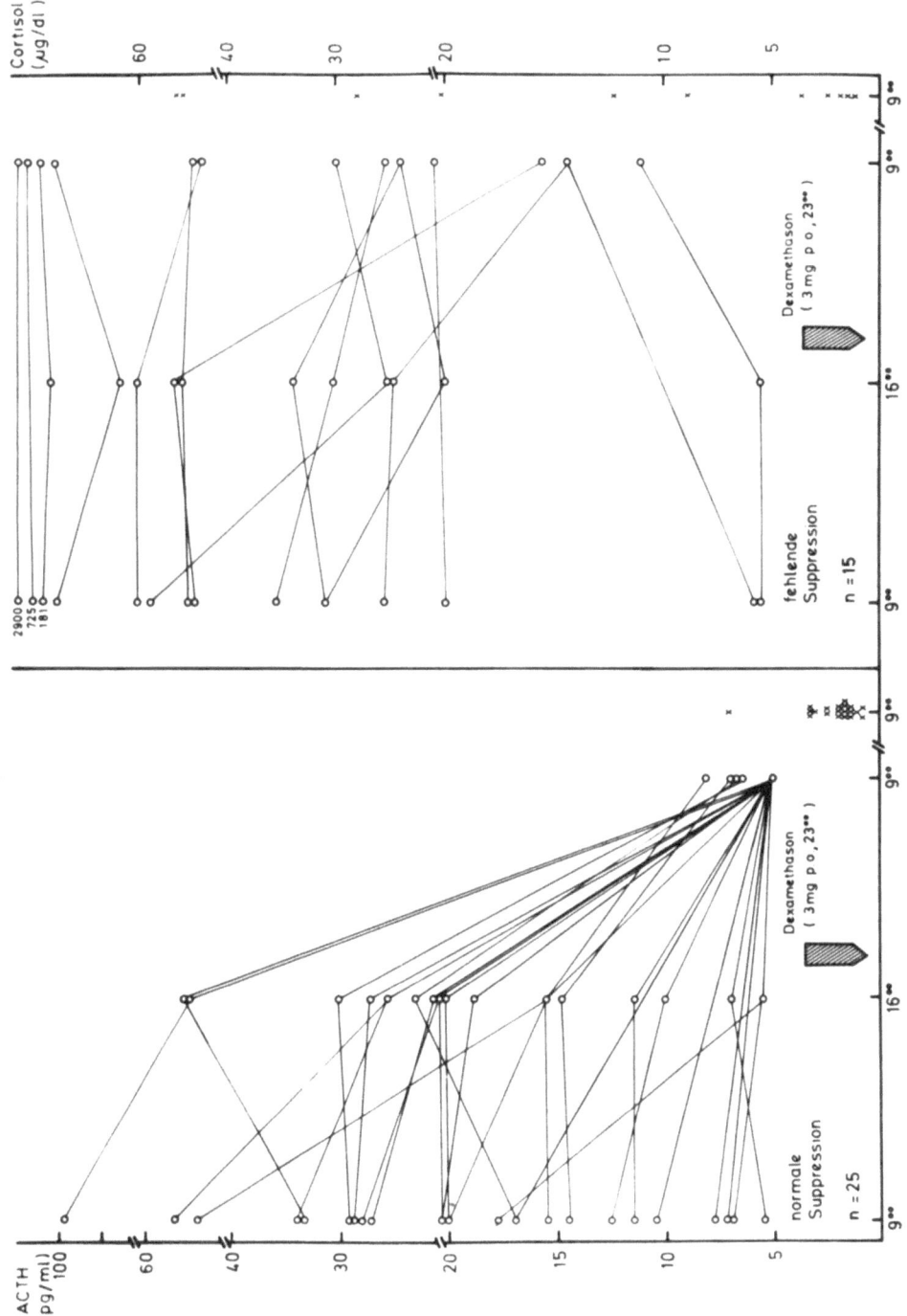

**Abb. 1.** Plasma-ACTH (0) unter Basalbedingungen um 9.00 und 16.00 sowie Plasma-ACTH und -cortisol (X) nach 3 mg Dexamethason um 9.00 bei Patienten mit kleinzelligem Bronchialkarzinom (Gruppe 1: normale Suppression, Gruppe 2: fehlende Suppression)

zentrationen nach Dexamethason bei Patienten mit verschiedenen Typen des Bronchialkarzinoms und mit benignen Lungenerkrankungen zusammengestellt. Bei 38% der Patienten mit kleinzelligem Bronchialkarzinom, 11% mit polymorphzelligem Karzinom und 43% mit Adenokarzinom fand sich als Hinweis auf eine erhöhte und autonome ACTH-Sekretion eine ungenügende ACTH-Suppression. Die Aussage über das Adenokarzinom ist durch die geringe Anzahl von sieben Patienten stark eingeschränkt. Bei den Patienten mit Plattenepithel- und Alveolarzellkarzinom fand sich kein Hinweis auf Tumor-ACTH, da sich das Plasma-ACTH wie bei Patienten mit benignen Lungenerkrankungen normal supprimieren ließ.

Die Bestimmung der ACTH-Plasmakonzentration nach Applikation von Dexamethason erlaubt bei Patienten mit Bronchialkarzinom eine zuverlässigere Aussage über eine ektope ACTH-Produktion im Tumor. Fehlinterpretationen sowohl durch falschpositive als auch falschnegative Ergebnisse wie bei Bestimmung des basalen Plasma-ACTH lassen sich dadurch vermeiden. Eine Standardisierung derartiger ACTH-Bestimmungen ist um so notwendiger, da das ACTH als Tumormarker besonders bei kleinzelligem Bronchialkarzinom eine zunehmende Bedeutung erlangen dürfte. Es ist sowohl zur Therapiekontrolle als auch zur Frühdiagnose geeignet, da das ACTH bereits vor klinisch erkennbarer Manifestation eines Bronchialkarzinoms erhöht sein kann und sich daher zur Frühdiagnose bei definierten Risikogruppen anbietet [6].

*Literatur*

1. Ayvazian LF, Schneider B, Gewirtz G, Yalow RS (1979) Amer Rev Respir Dis 111: 279 – 2. Gewirtz G, Yalow RS (1974) J Clin Invest 53: 1022 – 3. Hansen M, Hummer L (1979) In: Muggia FM, Rosenczweig M (eds) Lung cancer: Progress in therapeutic research. Raven Press, New York, p 199 – 4. Havemann K, Gropp C (1980) Internist 21: 84 – 5. Rees LH (1975) J Endocrinol 67: 143 – 6. Wolfsen AR, Odell WD (1979) Am J Med 66: 765

# Nephrologie

Gutsche, H.-U., Brunkhorst, R., Müller-Ott, K., Niedermayer, W.
(Abt. für Spezielle Nephrologie, I. Med. Univ.-Klinik Kiel)
**Wirkung einiger Sulfamoyldiuretika auf den tubuloglomerulären Rückkopplungsmechanismus**

Zur Korrektur einer positiven Kochsalzbilanz, aber auch zur Beseitigung von ödematösen Zuständen unterschiedlicher Genese stehen uns heute eine große Zahl von Diuretika zur Verfügung. Unter den Sulfamoylderivaten haben die Thiazide und das Furosemid die größte klinische Bedeutung erlangt. Ob auch die neu entwickelten „Superfurosemide" Bumetanid und Piretanid praktische Vorteile bieten, muß sich in ihrem klinischen Einsatz noch erweisen.

Bekanntlich bestehen große Unterschiede in der erzielbaren Diurese nach Gabe der verschiedenen Sulfamoyldiuretika, die nur zum Teil mit ihrer unterschiedlichen Hemmwirkung auf die Elektrolytresorption der Nierentubulusepithelien erklärbar sind. Erste Untersuchungen von Wright und Schnermann (1974) ergaben, daß Furosemid bei hohen intratubulären Konzentrationen eine zusätzliche Hemmung des tubuloglomerulären Rückkopplungsmechanismus bewirkt. Dieser Regelkreis innerhalb der Niere ist für das Gleichgewicht im Salz- und Wasserhaushalt von großer Bedeutung; denn er bewirkt eine kompensatorische Verminderung der Filtrationsrate des einzelnen Glomerulum, wenn sich infolge einer intratubulären Transportstörung die NaCl-Konzentration im distalen Tubulus erhöht (Thurau und Schnermann 1965). Nach der Theorie von Thurau et al. (1972) befindet sich der Sensor des tubuloglomerulären Rückkopplungsmechanismus in der Macula densa, die bei Stimulation durch einen intratubulären Reiz ein Signal zum Vas afferens des zugehörigen Glomerulum weiterleitet.

Dabei soll es zu einer Freisetzung von Renin aus den Polkissenzellen und über eine lokale Bildung von Angiotensin I mit Konversion in Angiotensin II zur Konstriktion des Vas afferens kommen, wodurch sich der glomeruläre Filtrationsdruck erniedrigt und die glomeruläre Filtrationsrate abnimmt.

Für das Sulfamoyldiuretikum Acetazolamid wurde eine kompensatorische Verminderung der Filtrationsrate durch Aktivierung des tubuloglomerulären Rückkopplungsmechanismus bereits nachgewiesen (Persson und Wright 1974). Ob eine solche regulatorische „Entschärfung" der Hemmwirkung auf den Elektrolyttransport auch bei anderen Diuretika auftritt, wurde bislang nicht systematisch untersucht. Für das Verständnis der pharmakologischen Wirkung eines Diuretikums ist die Kenntnis ihres Einflusses auf den tubuloglomerulären Rückkopplungsmechanismus jedoch erforderlich. Es wurden daher in den vorliegenden Mikropunktionsexperimenten an der Rattenniere die Wirkungen von Hydrochlorothiazid, Furosemid, Bumetanid und Piretanid auf die Aktivierbarkeit des Rückkopplungsmechanismus untersucht. Dabei zeigte sich, daß die hochwirksamen Diuretika Furosemid, Bumetanid und Piretanid ihren starken diuretischen Effekt einer zusätzlichen Hemmung des tubuloglomerulären Rückkopplungsmechanismus verdanken, wodurch eine kompensatorische Filtrationsdrosselung, die auch bei den Thiaziden anzunehmen ist, ausbleibt.

*Methoden*

Als Versuchstiere wurden männliche, pathogenfreie Albino-Wistar-Ratten (Han/WIST) mit einem Körpergewicht zwischen 180 und 230 g verwendet, welche mit Altromin-Standardrattenfutter und Leitungswasser gehalten wurden. Vor den Mikropunktionsexperimenten wurden die Tiere bei freiem Zugang zu Trinkwasser einer 12stündigen Nahrungskarenz unterworfen. Die Präparation der Tiere zu den Mikropunktionsexperimenten umfaßte: die Anästhesie mit Inactin (120 mg/kg Körpergewicht), die Lagerung auf einem thermoregulierten Operationstisch, das Einbinden von Kathetern in die rechte Vena jugularis, die rechte Arteria carotis und in die Trachea, einen Flankenschnitt links, die Freilegung und die Immobilisation der linken Niere mit Hilfe eines 2%igen isotonen NaCl-Agars in einer Plexiglasschale und die Katheterisierung des linken Ureters. Während der Mikropunktionsexperimente erhielten die Tiere eine Infusion von 1,2 ml Ringerlösung/Std. Zur Überwachung der Vitalparameter erfolgten eine kontinuierliche Blutdruckmessung über die rechte Arteria carotis, Bestimmungen der Lissamingrünpassagezeiten nach Steinhausen (1964) und Messungen der Inulin-Clearance während zweistündiger Urinsammelperioden. Die Natrium-, Kalium- und Chloridkonzentrationen sowie die Osmolalitäten von Urin- und Blutproben wurden zu Beginn und am Ende der Experimente analysiert. Mikropunktionsexperimente wurden nur von gesunden Ratten mit normaler Nierenfunktion, normalen Blutdruckwerten und ausgeglichenem Elektrolythaushalt ausgewertet.

Die Analyse der Dosiswirkungsbeziehung der untersuchten Diuretika (Hydrochlorothiazid, Furosemid, Bumetanid und Piretanid) auf den tubuloglomerulären Rückkopplungsmechanismus erfolgte mit dem in Abb. 1 schematisch dargestellten Mikropunktionsverfahren. In einer frühproximalen Tubulusschlinge wurde der Staudruck oberhalb einer festen Paraffinblockade mit Hilfe eines Mikrodruckmeßsystems (WPI, New Haven, USA) gemessen, während die Henlesche Schleife über eine Mikroperfusionspumpe mit Strömungsgeschwindigkeiten zwischen 0 und 50 nl/min intervallweise perfundiert wurde. Als Perfusionsmedien dienten hierbei physiologische Kochsalzlösungen, welche logarithmisch zunehmende Diuretikakonzentrationen zwischen $10^{-6}$ und $10^{-4}$ molar enthielten. Die Aufzeichnung der Änderungen des hydrostatischen Druckes in Abhängigkeit von der Stromstärke und die Registrierung des Blutdruckes erfolgten kontinuierlich mit einem Linseis-Mehrkanalkompensationsschreiber.

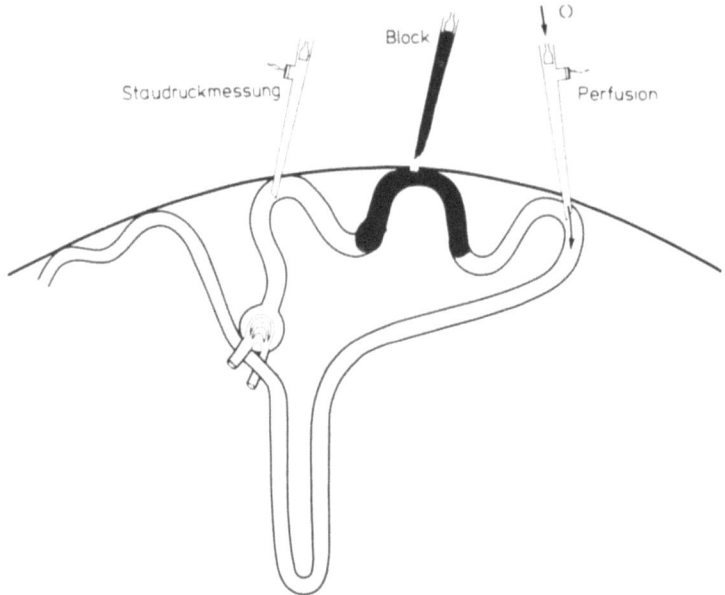

**Abb. 1.** Schema der Mikropunktionsexperimente zur Messung der Aktivität des tubuloglomerulären Rückkopplungsmechanismus. Während orthograder Perfusion der Henleschen Schleife mit Perfusionsgeschwindigkeiten zwischen 0 und 50 nl/min (physiologischer Bereich 15–25 nl/min), wurde vor einem festen Paraffinblock im proximalen Tubulus der hydrostatische Druck intratubulär gemessen. Unter diesen Versuchsbedingungen kommt die glomeruläre Filtration zum Stillstand und es kann aus der Differenz zwischen dem Staudruck ($P_s$) und dem vorherigen Freiflußdruck ($P_f$) auf den Filtrationsdruck rückgeschlossen werden, wenn der onkotische Druck bekannt ist: Filtrationsdruck = $P_s - P_f$

*Ergebnisse*

Bei den verwendeten Wistar-Ratten führte eine Steigerung der Schleifenperfusionsrate von 0 oder 10 nl/min auf 30 oder 50 nl/min zu einer signifikanten Staudruckerniedrigung, die bei Verwendung einer diuretikafreien Kochsalzlösung im Mittel 7,2 ± 0,3 mm Hg betrug. Hydrochlorothiazid im Perfusionsmedium ließ weder bei $10^{-5}$ noch bei $10^{-4}$ Mol/l

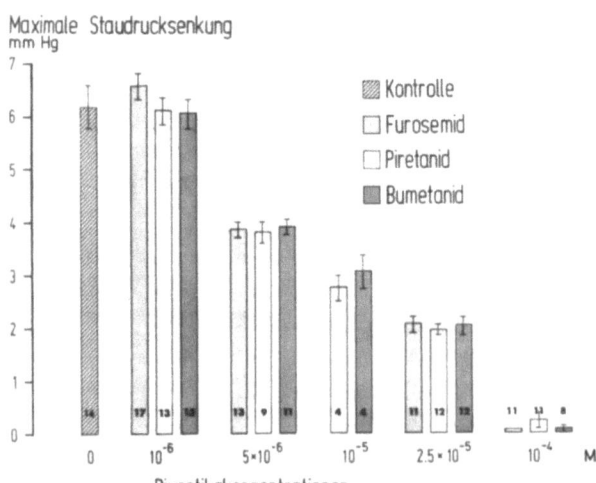

**Abb. 2.** Proximale Staudruckerniedrigung bei Perfusion der Henleschen Schleife mit Natriumchloridlösungen, denen Furosemid, Piretanid und Bumetanid in unterschiedlichen Konzentrationen zugegeben wurde. Alle drei Diuretika führten zu einer signifikanten Hemmung der regulatorischen Staudruckerniedrigung in Abhängigkeit vom Logarithmus ihrer Konzentration

eine Hemmung des tubuloglomerulären Rückkopplungsmechanismus erkennen, der Staudruckabfall war mit 6,6 ± 1,1 mm Hg nicht von dem mit wirkstofffreier Lösung verschieden. In Abb. 2 sind die Ergebnisse der Schleifenperfusion mit den Diuretika Furosemid, Bumetanid und Piretanid zusammengestellt. Konzentrationen von $10^{-6}$ molar und niedriger waren ebenfalls ohne meßbaren Einfluß auf den Rückkopplungsmechanismus, höhere Konzentrationen aller drei Substanzen vermochten den regulatorischen Staudruckabfall in Abhängigkeit vom Logarithmus der intratubulären Diuretikakonzentration reversibel zu hemmen. Konzentrationen von $10^{-4}$ molar führten zu einer vollständigen Hemmung des Rückkopplungsmechanismus. Statistisch bestanden zwischen den Wirkungen aller drei Diuretika keine sicheren Unterschiede.

*Diskussion*

Die Ergebnisse der Staudruckmessungen der vorliegenden Studie lassen darauf schließen, daß unter den Sulfamoyldiuretika lediglich die sogenannten Schleifendiuretika, Substanzen, deren Wirkungsschwerpunkt im Bereich der Henleschen Schleife liegt, den tubuloglomerulären Rückkopplungsmechanismus hemmen. Hierzu gehören Furosemid, Bumetanid und Piretanid. Andere Sulfamoyldiuretika besitzen vergleichbare Hemmwirkungen nicht.

Lange Zeit stand der nur schwache diuretische Effekt von Acetazolamid in der Niere in deutlichem Widerspruch zu der relativ viel stärkeren Hemmung der Natrium- und Flüssigkeitsresorption im proximalen Tubulus. Es ergab sich ein neues Verständnis des Wirkungsmechanismus, als man für die geringe Salureseteigerung nach Behandlung mit Acetazolamid auch eine kompensatorische Drosselung der glomerulären Filtrationsrate experimentell nachweisen konnte (Persson und Wright 1974). Aufgrund der einfachen Kausalkette: Hemmung der proximalen Flüssigkeitsresorption, Zunahme der Strömungsgeschwindigkeit in der Henleschen Schleife und Anstieg der NaCl-Konzentration im frühdistalen Tubulus stellte sich, ausgelöst durch den tubuloglomerulären Rückkopplungsmechanismus eine beträchtliche Verminderung der glomerulären Filtrationsrate ein. Derselbe Effekt läßt sich nun auch für die Gruppe der Thiazide vermuten. Am Beispiel von Hydrochlorothiazid konnten wir zeigen, daß diese Substanz auch bei hohen intratubulären Konzentrationen keinen hemmenden Effekt auf den Rückkopplungsmechanismus auszuüben vermochte.

Im Gegensatz dazu scheint die konzentrationsabhängige reversible Hemmung des Macula densa-Feedbacks durch Furosemid, Bumetanid und Piretanid von entscheidender Bedeutung für die außerordentliche Effizienz dieser Schleifendiuretika zu sein. Bei der Therapie mit diesen Substanzen kann die Verminderung der Salz- und Wasserresorption im proximalen Tubulus und im Bereich der Henleschen Schleife nicht durch eine kompensatorische Filtrationsminderung abgeschwächt werden.

Durch Clearance- und Diuresemessungen ist bekannt, daß sich die drei Schleifendiuretika in bezug auf ihre Maximalwirkungen auf die Niere nicht voneinander unterscheiden. Unterschiede bestehen lediglich hinsichtlich ihrer molaren Aktivitäten: so benötigt man zum Erreichen vergleichbarer Diuresesteigerungen von Piretanid fünfmal und von Furosemid 15mal höhere Substanzmengen als von Bumetanid (Merkel et al. 1976). Die Steigungen der Dosiswirkungskurven von Furosemid und von Bumetanid wiesen in den Experimenten von Merkel et al. (1976) die gleiche Steilheit auf. Die Dosiswirkungsbeziehung von Piretanid dagegen verlief wesentlich flacher, d. h. der Dosisbereich vom Nulleffekt bis zum Erreichen der Maximalwirkung war wesentlich größer.

So große Unterschiede in den spezifischen Aktivitäten der drei Schleifendiuretika, wie nach oraler Applikation, fanden sich bei intratubulärer Gabe nicht (Imai 1977; Müller-Ott et al. 1978). In Mikropunktionsexperimenten wurden die äquipotenten Diuretikakonzentrationen enger beieinander gefunden. Eine halbmaximale NaCl-Resorptionshemmung wurde mit Piretanid bei $5 \times 10^{-6}$ Mol/l, mit Bumetanid bei $10^{-5}$ Mol/l und mit Furosemid bei $2,5 \times 10^{-5}$ Mol/l erreicht (Müller-Ott et al. 1978).

Hinsichtlich des pharmakologischen Zusammenspiels der Wirkungen von Piretanid auf die Elektrolytresorption einerseits und auf die Hemmung des Feedback-Mechanismus andererseits scheint diese Substanz eine Sonderstellung unter den Schleifendiuretika einzunehmen. Piretanid vermag in der Rattenniere die Elektrolytresorption schon bei einer Konzentration zu hemmen, die noch ohne wesentlichen Einfluß auf den tubuloglomerulären Rückkopplungsmechanismus ist, was zu einer kompensatorischen Abnahme der Filtrationsrate führen kann. Erst bei höheren Diuretikakonzentrationen kann sich wegen der gleichzeitigen Hemmung der glomerulären Rückkopplung eine maximale Diuresesteigerung entwickeln. Somit scheint für den flacheren Verlauf der Dosiswirkungskurve von Piretanid das pharmakodynamische Zusammenwirken von Elektrolyttransporthemmung und von Macula densa-Feedback nicht ohne Bedeutung zu sein. Allgemein möchten wir folgern, daß für das Verständnis der pharmakologischen Wirkung von Diuretika die Kenntnis ihres Einflusses auf den tubuloglomerulären Rückkopplungsmechanismus unerläßlich ist, da die zusätzliche Beeinflussung dieses Regelkreises wesentlich zur Förderung oder zur Einschränkung einer therapeutisch gewünschten Diurese beitragen kann.

*Literatur*

1. Imai M (1977) Effect of bumetanide and furosemide in the thick ascending limb of Henle's loop of rabbits and rats perfused in vitro. Eur J Pharmacol 41: 409–416 – 2. Merkel W, Bormann P, Mania D, Muschaweck R, Hropot M (1976) Piretanide (HOE 118), a new high ceiling salidiuretic. Eur J Med Chem 5: 399–406 – 3. Müller-Ott K, Brunkhorst R, Gutsche H-U, Niedermayer W (1978) Effect of piretanide on the electrolyte transport of thick ascending limbs of rat nephrons (abstract). Proc. 7th Int. Congr. Nephrol., Montreal – 4. Persson AEG, Wright FS (1974) Reduction of glomerular filtration rate by intrarenal feedback during acetazolamide diuresis (abstract). Fed Proc 33: 805 – 5. Steinhausen M (1963) Eine Methode zur Differenzierung proximaler und distaler Tubuli der Nierenrinde von Ratten in vivo und ihre Anwendung zur Bestimmung tubulärer Strömungsgeschwindigkeiten. Pfluegers Arch 227: 22–35 – 6. Thurau K, Schnermann J (1965) Die Natriumkonzentration an den Macula densa-Zellen als regulierender Faktor für das Glomerulumfiltrat. Klin Wochenschr 43: 410–413 – 7. Thurau K, Dahlheim H, Grüner A, Mason J, Granger P (1972) Activation of renin in the single juxtaglomerular apparatus by sodium chloride in the tubular fluid at the macula densa. Circ Res [Suppl 30–31] 2: 182–186 – 8. Wright F, Schnermann J (1974) Interference with feedback control of glomerular filtration rate by furosemide, triflocin and cyanide. J Clin Invest 53: 1695–1708

Attallah, A., Stahl, R. (Abt. IV, Zentrum innere Medizin, Univ. Freiburg)
**Furosemid und Indometacin –**
**Effekte auf die renale Prostaglandin-$E_2$-Biosynthese**
**und die Salz-Wasserausscheidung**

*Manuskript nicht eingegangen*

Rumpf, K. W., Bartsch, H. H., Preitner, J., Rieger, J., Lankisch, P. G., Heyden, von H. W., Nagel, G. A., Scheler, F., Helmchen, U. (Med. Univ. Klinik und Pathologisches Inst., Göttingen, und Ospedale San Giovanni, Bellinzona)

## Klinik und Morphologie des hämolytisch-urämischen Syndroms nach Mitomycin

Die Ursache von hämolytisch-urämischen Syndromen (HUS) beim Erwachsenen bleibt häufig unklar. Mikroangiopathische hämolytische Anämien, die unter dem Bild des HUS verlaufen, wurden auch bei Karzinompatienten beobachtet [1, 6], insgesamt sind bis 1979 51 solcher Fälle beschrieben worden [1].

In den vergangenen 2 Jahren sind nun von vier Arbeitsgruppen Patienten beschrieben worden, bei denen mikroangiopathische hämolytische Anämien nach einer Mitomycin C enthaltenden zytostatischen *Kombinations*therapie auftraten [2–5], wobei der Verdacht geäußert wurde, daß diese Therapie die Ursache des HUS bei diesen Patienten sein könnte. Nachdem wir früher bereits selbst einen ähnlichen Fall beobachtet haben [7], berichten wir nun über insgesamt vier Fälle, die unserer Meinung nach den Verdacht der zuvor genannten Autoren erhärten.

Es handelt sich um zwei Patientinnen mit metastasierendem Mammakarzinom und jeweils einem Patienten mit metastasierendem Adenokarzinom des Kolon bzw. einem Magenkarzinom. Allen Patienten gemeinsam war eine ausgeprägte hämolytische Anämie mit LDH-Erhöhungen, Haptoglobinverminderung und unterschiedlich stark ausgeprägter Retikulozytose. Alle Patienten wiesen im peripheren Blutbild bzw. im Knochenmark Fragmentozyten auf. Es bestanden bei allen Patienten eine mäßiggradige Proteinurie und Erythrozyturie. Zwei der Patienten wurden oligoanurisch und zeigten massive Anstiege des Serumkreatinins, ein überlebender Patient liegt seit 5 Monaten bei stabilen Kreatininwerten zwischen 2,8 und 3,5 mg% (Tabelle 1). Bei drei der Patienten entwickelte sich eine Hypertonie. Drei Patienten sind inzwischen verstorben, wobei die akute Exazerbation des HUS die unmittelbare Todesursache bei zwei Patienten war. Alle Patienten hatten über zumindest 5 Monate zwischen 90 und 250 mg Mitomycin erhalten, das bei einer Patientin das einzige Zytostatikum darstellte. Die übrigen Patienten erhielten Kombinationen mit 5-Fluorouracil, Adriamycin, Methotrexat oder Leukeran. Die Nierenfunktionsstörung (gemessen an einer Erhöhung des Serumkreatinins) stellte sich 8,5 bis 13 Monate nach Therapiebeginn ein. In zwei Fällen wurde sie erst nach mehrmonatigem Absetzen des Mitomycin manifest.

Im folgenden sei kasuistisch der Fall einer 58jährigen Patientin mit HUS nach Mitomycin beschrieben:

Bei der Patientin (R. M.) wurde im Sommer 1979 ein Mammakarzinom mit ossärer Metastasierung diagnostiziert. Nach Mastektomie wurde eine Chemotherapie mit Mitomycin (6 mg über 5 Tage in monatlichen Zyklen) und Medroxyprogesteronazetat (1,5 g/Tag) eingeleitet, die im Frühjahr 1980 wegen

Tabelle 1. Laborparameter bei vier Patienten mit hämolytisch-urämischem Syndrom nach Mitomycintherapie

| Pat. | Tumor | Alter | Hb (g%) | LDH (mU/ml) | Retikulozyten ‰ | Haptoglobin (mg %) | Serumkreatinin (mg %) |
|---|---|---|---|---|---|---|---|
| R. M. ♀ | Mammakarzinom | 58 | 5,3 | 1061 | 122 | 0,1 | 9,8 |
| C. A. ♂ | Magenkarzinom | 57 | 4,9 | 1300 | 77 | n.b. | 11,7 |
| L. M. ♀ | Mammakarzinom | 60 | 7,4 | 4136 | 39 | 0,4 | 2,9 |
| W. G. ♂ | Adenokarzinom Colon | 63 | 7,0 | 451 | 29 | 0,1 | 3,5 |

einer Lungenfibrose abgebrochen werden mußte. Im Juli 1980 fiel eine mäßiggradige Erhöhung der LDH im Serum auf; es bestand eine geringgradige Anämie, das Serumkreatinin war normal. Im September 1980 wurde die Patientin bei unveränderter ossärer Metastasierung wegen Atemnot, Ödemen und einer Anämie mit einem Hb von 6,6 g% aufgenommen. Das Serumkreatinin war auf 2,8 mg% angestiegen, die LDH auf 1061 mU/ml, Bilirubin auf 3,3 mg% und die Retikulozyten auf 122‰ erhöht, das Haptoglobin war mit 0,1 mg% erniedrigt. Coombs-Teste waren negativ. Im peripheren Blutausstrich waren Fragmentozyten und Normoblasten nachweisbar. Der Urinbefund zeigte eine Proteinurie und Erythrozyturie. Im weiteren Verlauf kam es zum raschen Anstieg des Serumkreatinins und zu einer Oligoanurie. Transfusionen führten jeweils nur zu kurzzeitigem Hb-Anstieg und zu erneutem raschen Abfall innerhalb weniger Tage auf Werte bis 5,5 g% Hb. Trotz mehrfacher Hämodialysebehandlungen verstarb die Patientin 3 Wochen nach der stationären Aufnahme. Bei der Autopsie fand sich neben der bekannten ossären Metastasierung in der Lunge eine Fibrose und Lymphangiosis carcinomatosa. Mucinbildendes Gewebe war nicht nachweisbar. In der Niere (Abb. 1) fanden sich typische mikroangiopathische Veränderungen mit schwerem obliterierenden prä- und intraglomerulären Gefäßprozeß. Insgesamt entsprach der Befund einer typischen primären malignen Nephrosklerose, wie man sie beim Erwachsenentyp des HUS findet.

Die Nierenhistologie einer weiteren Patientin (L. M.) zeigte dagegen lediglich Veränderungen der intraglomerulären Kapillarschlingen, wie man es beim kindlichen Typ des HUS findet. Die Immunhistologie war bei dieser Patientin negativ. Kryptantigene (Thomsen-Friedenreich-Antigene), wie sie bei bestimmten kindlichen HUS gezeigt werden können, ließen sich immunfluoreszenzmikroskopisch ebenfalls nicht nachweisen.

Wenn auch die von uns beobachteten vier Fälle von HUS bei Karzinompatienten nach Mitomycintherapie einen kausalen Zusammenhang nicht beweisen, so ist das gehäufte Auftreten solcher Syndrome – insbesondere auch unter Berücksichtigung von gleichartigen Erfahrungen anderer Autoren [2–5] – in dieser Hinsicht jedoch sehr verdächtig. Daß es sich dabei wahrscheinlich nicht um eine zufällige Assoziation handelt,

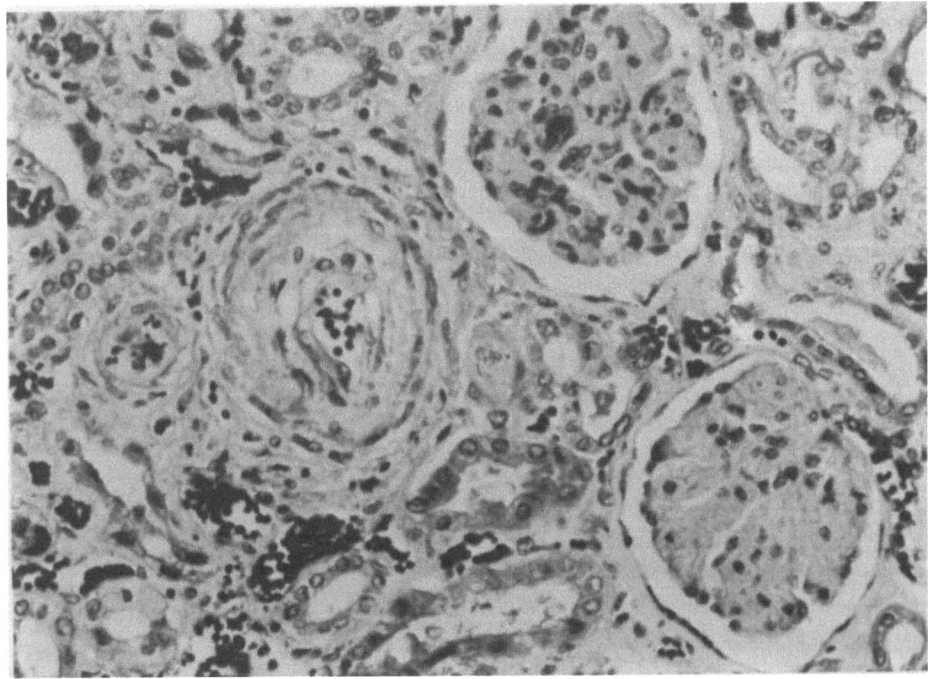

**Abb. 1.** Histologie der Nieren bei einer Patientin mit hämolytisch-urämischem Syndrom nach Mitomycin

zeigen auch die von Gulati et al. [2] beschriebenen Fälle, bei denen ein hämolytisch-urämisches Syndrom bei Plattenepithelkarzinomen auftrat – einem Karzinomtyp, bei dem das spontane Auftreten von HUS bisher nicht beobachtet worden ist. Wenn die zytostatische Therapie den entscheidenden Faktor bei der Auslösung des HUS darstellt, so scheint Mitomycin – und nicht eine Zytostatika*kombination* [3, 4] – von Bedeutung zu sein, wie unser Fall R. M. zeigt.

Die Wirkungsweise des Mitomycins bei der Auslösung des HUS ist unklar. Am ehesten scheint uns eine toxische Gefäßwandschädigung durch Mitomycin mit lokaler Gerinnungsaktivierung und Fibrinniederschlägen, die eine mechanische Hämolyse auslösen, plausibel. Um die teilweise lange klinische Latenz zu erklären, müßte man eine Verselbständigung dieses Gefäßprozesses – möglicherweise begünstigt durch eine sich entwickelnde Hypertonie – annehmen.

Therapeutisch wird von Gulati et al. [2] die Plasmapherese empfohlen, die bei den von diesen Autoren beobachteten Patienten günstig wirkte. Eine Therapie mit Cortison und Heparin war bei einer unserer Patientinnen erfolglos. Häufige Bluttransfusionen scheinen das Syndrom eher zu verschlechtern [3, 7].

Als praktische Konsequenz aus unseren Beobachtungen empfehlen wir, bei allen Patienten, die unter Mitomycintherapie stehen oder gestanden haben, regelmäßige Kontrollen der LDH und des Serumkreatinins durchzuführen, um möglichst frühzeitig ein beginnendes HUS zu erkennen.

*Literatur*

Antman KH, Skarin AT, Mayer RJ, Hargreaves HK, Canellos GP (1979) Microangiopathic hemolytic anemia and cancer: A review. Medicine 58: 377–384 – Gulati SC, Sordillo P, Kempin S, Reich L, Magill GB, Scheiner E, Clarkson B (1980) Microangiopathic hemolytic anemia observed after treatment of epidermoid carcinoma with mitomycin C and 5-fluorouracil. Cancer 45: 2252–2257 – Jones BG, Fielding JW, Newman CE, Howell A, Brookes VS (1980) Intravascular haemolysis and renal impairment after blood transfusion in two patients on long-term 5-fluorouracil and mitomycin-C. Lancet 1: 1275–1277 – Karlin OA, Stroehlein JR (1980) Rash, nephritis, hypertension and haemolysis in patient on 5-fluorouracil, doxorubicin and mitomycin-C. Lancet 2: 534–535 – Krauss S, Sonoda T, Solomon A (1979) Treatment of advanced gastrointestinal cancer with 5-fluorouracil and mitomycin-C. Cancer 43: 1498–1503 – Lohrmann H-P, Adam V, Heymer B, Kubanek B (1973) Microangiopathic hemolytic anemia in metastatic carcinoma. Ann Intern Med 79: 368–375 – Rumpf KW, Rieger J, Lankisch PG, Heyden HW von, Nagel GA, Scheler F (1980) Mitomycin-induced haemolysis and renal failure. Lancet 2: 1037–1038


Sack, K., Marre, R., Schulz, E. (Klinik für Innere Medizin und Inst. für Med. Mikrobiologie der Med. Hochschule Lübeck)
## Tierexperimentelle Untersuchungen zur Minderung der Tubulotoxizität von Aminoglykosiden durch D-Glucaro-1,5-Lactam

Aminoglykosidantibiotika (AG) sind tubulotoxisch, in höheren Dosen auch glomerulotoxisch [1]. Voraussetzung ihrer Tubulotoxizität ist ihre Fähigkeit, nach glomerulärer Filtration mittels Pinozytose in die Epithelzellen der proximalen Tubulusabschnitte zu gelangen [2] und hier bei repetierter Applikation zu kumulieren. Elektronenoptische [3] und enzymhistochemische [4] Untersuchungen zeigten, daß AG schon in geringen Dosen frühzeitig zu Veränderungen der Lysosomen führen bzw. lysosomale Enzyme aktivieren. Aufgrund der morphologischen Befunde ist abzuleiten, daß es keine therapeutisch wirksame AG-Dosis gibt, die nicht auch tubulotoxisch ist.

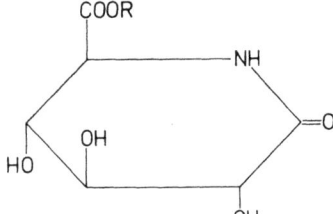

Abb. 1. Chemische Struktur von D-Glucaro-1,5-Lactam, Mol.-Gew. 191

Da AG in der Chemotherapie schwerer bakterieller Infektionen, trotz unvermeidbarer Tubulotoxizität und obwohl inzwischen mehrere äußerst potente und gut verträgliche Beta-Lactamantibiotika zur Verfügung stehen, weithin für unverzichtbar gehalten werden, kommt den Bemühungen um Begrenzung des Nephrotoxizitätsrisikos entscheidende Bedeutung zu. In diesem Sinne haben sich aufgrund pharmakokinetischer Analysen, klinischer Erfahrungen und tierexperimenteller Untersuchungen klinisch bewährt: Anpassung der Dosierung an die kontrollierte Nierenfunktion, Messung der AG-Konzentration im Serum, Limitierung der Therapiedauer sowie Vermeidung wiederholter Behandlungen, von Dehydratation und der kombinierten Anwendung von Cephalotin oder Furosemid.

Weitere tierexperimentelle Untersuchungen belegen, daß die renale Anreicherung und infolgedessen die Tubulotoxizität verschiedener AG-Basen reduziert werden, wenn bestimmte Substanzen gleichzeitig verabfolgt werden. Dieser Effekt war nachzuweisen für zahlreiche Monosaccharide [5], Aminosäurengemische [6], Chinin [7], Carbenicillin [8], Kaliumchlorid [9] sowie Cephalosporine und Natriumsulfat [10]. Da diese experimentellen Resultate nicht unwidersprochen blieben, nicht geklärt wurde, ob jeweils das konkurrierende Kation oder das Anion wirksam waren und schließlich die effektiven Dosen entweder nicht präzis formuliert wurden oder humantherapeutisch irrelevant waren, blieben sie in der Klinik weitgehend unberücksichtigt.

D-Glucaro-1,5-Lactam (Abb. 1; Hersteller: Meiji Seika Kaisha, Tokio, Japan) ist ein saures Oxydationsprodukt des Antibiotikums Nojyrimycin, das nach Untersuchungen japanischer Autoren Beta-Glucuronidasen stark inhibiert [11] und den Anstieg der Serumharnstoffkonzentration bei mit extremen AG-Dosen behandelten Versuchstieren reduziert [9]. Nun wurden die Effekte des Kaliumsalzes der Substanz (GL) auf die Tubulotoxizität repetiert verabfolgter niedriger Dosen ($2 \times 5$ bzw. $2 \times 10$ mg/kg/Tag) von Tobramycin, Gentamycin, Dibekacin, Netilmycin und Ribostamycin untersucht. Als Versuchstiere dienten weibliche Wistarratten (Stamm AF/Han; mittleres KG: 200 g, $n = 10$ Tiere/Dosis), als Tubulotoxizitätsparameter die Ausscheidungsraten im Harn von Tubuluszellen und Malatdehydrogenase (MDH). Ferner wurde geprüft, ob sich nach kombinierter Gabe von GL und AG pharmakokinetische Daten und therapeutische Effektivität der AG verändern.

*Resultate*

1. D-Glucaro-1,5-Lactam ist, gemessen an den physiologischen Ausscheidungsraten für Tubuluszellen und Harn-MDH während einer mehrtägigen Behandlung mit $2 \times 10$ mg/kg/Tag, nicht tubulotoxisch. 2. Die durch Tobramycin (sieben Einzeldosen zu 5 mg/kg bei 12-Std-Dosierungsintervall) induzierte Mehrausscheidung an Harn-MDH wird durch simultane i.m. Applikation von $2 \times 5$ bzw. $2 \times 10$ mg/kg/Tag GL ab 1. Versuchstag signifikant ($p < 0,01$) reduziert; die Dosisabhängigkeit des Drosselungseffektes ist unverkennbar (Abb. 2). 3. Die Ausscheidungsraten für Tubuluszellen und Enzymurie zeigten stets ein weitgehend paralleles Verhalten. 4. Die durch Dibekacin,

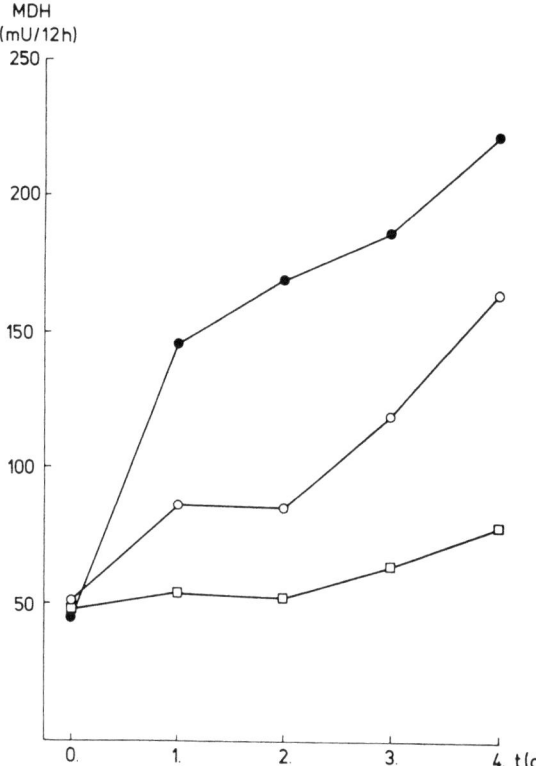

**Abb. 2.** MDH-Aktivitäten im Harn (mU/12 Std; x̄, $n = 10$ Tiere/Serie) vor (Tag 0) und während der Applikation (Tag 1–4) von $2 \times 5$ mg/kg/Tag Tobramycin i.m. allein (●——●) sowie in Kombination mit $2 \times 5$ mg/kg/Tag (○——○) oder $2 \times 10$ mg/kg/Tag (□——□) D-Glucaro-1,5-Lactam

Netilmycin und Ribostamycin ausgelöste Zellexkretion und Enzymurie wird durch GL in ähnlicher Weise bei gleichen Dosisrelationen gedrosselt, wie für die mit Tobramycin behandelten Tiere demonstriert. Abweichend hiervon waren für mit dem renal am stärksten kumulierenden AG Gentamycin behandelte Tiere höhere GL-Dosen erforderlich, um den tubulotoxischen Effekt zu mindern: bei einer Dosierung von $2 \times 5$ mg/kg/Tag Gentamycin waren $2 \times 5$ mg/kg/Tag GL unwirksam, $2 \times 10$ mg/kg/Tag GL wirksam; bei Gentamycindosen von $2 \times 10$ mg/kg/Tag war erst für $2 \times 40$ mg/kg/Tag GL ein Drosselungseffekt statistisch zu sichern. 5. Simultan mit AG i.m. appliziertes GL ist gleich wirksam, wie die GL-Gabe 30 min vor oder nach AG-Injektion. Für Intervalle von 120 min zwischen GL- und AG-Gaben waren erheblich verminderte Drosselungseffekte auf die Toxizitätsparameter nachzuweisen. Bei über mehreren Tagen nur mit AG behandelten Tieren war GL unwirksam, ein kurativer Effekt somit nicht zu ermitteln. 6. Per os appliziertes GL war nur wenig schwächer wirksam als die i.m. Injektion. 7. Jeweils fünf Ratten zeigten nach einmaliger Applikation von 5 mg/kg Tobramycin bzw. 5 mg/kg Tobramycin + 10 mg/kg GL für das AG nahezu identische Serumhalbwertszeiten (jeweils 0,6 Std), Flächen unter den Serumkonzentrationskurven (17 bzw. 16 µg × Std/ml) und renale Konzentrationen 24 Std post injectionem (23,6 ± 4,5 bzw. 25,0 ± 6,3 µg/g Niere). 8. Voruntersuchungen ergaben, daß GL die in vitro-Aktivität von AG gegenüber gramnegativen Keimen nicht hemmt. In der Behandlung der akuten E. coli-Pyelonephritis (transurethrale Infektion mit Serotyp 02:1:4; 24 Std post infectionem einmalige i.m. Applikation von 5 mg/kg Ribostamycin allein oder im Kombination mit 5 bzw. 10 mg/kg GL) reduzierten AG sowie AG + GL die renalen Keimzahlen gleichermaßen und signifikant ($p < 0,05$) im Vergleich zur unbehandelten Kontrolle (log E. coli/g Niere: 6,2) auf 5,1, 4,4 bzw. 4,7.

*Zusammenfassung*

D-Glucaro-1,5-Lactam mindert protektiv, nicht kurativ, die tubulotoxische Wirkung von Aminoglykosiden, ohne deren Pharmakokinetik, in vitro-Aktivität und therapeutische Effektivität ungünstig zu beeinflussen. Der Wirkmechanismus der Substanz ist unklar; da sie den renalen AG-Gehalt nicht verändert, kommen am ehesten intrazelluläre Effekte, wie die gegensätzliche Beeinflussung lysosomaler Enzyme durch AG und GL, die für Beta-Glucuronidase gesichert ist, in Betracht.

*Literatur*

1. Sack K et al (1975) Infection [Suppl 1] 3: 40 − 2. Kaloyanides GJ et al. (1980) Kidney Int 18: 571 − 3. Kosek JC et al. (1974) Lab Invest 30: 48 − 4. Just M et al. (1977) Naunyn-Schmiedebergs Arch Pharmacol 300: 67 − 5. Furuno K et al. (1976) J Antibiotics 29: 187 − 6. Whelton A et al. (1978) Curr Chemother 2: 951 − 7. Whelton A et al. (1974) Kidney Int 6: 131 − 8. Bloch R et al. (1979) Antimicrob Agents Chemother 15: 46 − 9. Niizato T et al. (1976) J Antibiot (Tokyo) 29: 833 − 10. Dellinger P et al (1976) Antimicrob Agents Chemother 9: 172 − 11. Niwa T et al. (1972) J Biochem 72: 207

Fuchshofen-Röckel, M., Romen, W., Röckel, A., Richter, E.
(Med. Klinik und Pathologisches Inst. der Univ. Würzburg)
**Prüfung zur Nephrotoxizität von S-Adenosylmethionin (SAME) bei der fünfsechstelnephrektomierten Ratte**

*Einleitung*

SAME wird im europäischen Ausland zur Behandlung von Patienten mit Lebererkrankungen, insbesondere zur Behandlung der Fettleber eingesetzt [1]. In den folgenden Untersuchungen soll Stellung genommen werden zur Frage der Nephrotoxizität dieser Substanz. Bei vorangegangenen Tierversuchen ist aufgefallen, daß die Nieren von mit SAME behandelten Tieren im Schnitt um 43% größer sind als die Nieren unbehandelter Tiere.

**Tabelle 1.** Einfluß einer viertägigen Behandlung mit S-Adenosylmethionin (50 mg i.p.) auf den Verlauf der Niereninsuffizienz nach Fünfsechstelnephrektomie bei der Ratte

| Gruppe | rel. NG g% | BUN mg/dl | Krea mg/dl | Urinmenge ml/24 Std |
|---|---|---|---|---|
| Kontrolle $n = 6$ | 0,59 ± 0,24 | 23 ± 1 | 0,75 ± 0,02 | 10 ± 4 |
| Lösungsmittel[a] $n = 6$ | 0,42 ± 0,03 | 28 ± 2 | 0,93 ± 0,04 | 29 ± 4 |
| SAME[a] $n = 15$ | 0,48[b] ± 0,02 | 38[c] ± 1 | 1,16[d] ± 0,03 | 27 ± 1 |

[a] 16 Tage nach Fünfsechstelnephrektomie
[b] $p < 0,05$
[c] $p < 0,01$
[d] $p < 0,001$

*Methodik*

Gruppen von sechs männlichen Ratten werden fünfsechstelnephrektomiert. Zunächst wird in Stoffwechselkäfigen über 12 Std Urin gesammelt, dann wird zweimal täglich je 25 mg SAME, gelöst in 1,5 ml Lösungsmittel, intraperitoneal appliziert. Blutentnahmen erfolgen am 1., 4. und 8. Tag nach der SAME-Applikation aus der Schwanzvene. Urin wird kontinuierlich über jeweils 24 Std gesammelt. Gemessen wird Natrium, Kalium, BUN und Kreatinin.

*Ergebnisse*

BUN, Kreatininwert und relatives Nierengewicht liegen bei der mit SAME behandelten Gruppe signifikant höher als bei der mit Lösungsmittel behandelten Gruppe (Tabelle 1).

Bei den mit Lösungsmittel behandelten Tieren nimmt im Laufe des Versuches die Plasmakonzentration harnstoffpflichtiger Substanzen ab (Abb. 1). Die mit SAME behandelten Tiere dagegen zeigen einen kräftigen Harnstoff-N und Kreatininanstieg; die Kaliumausscheidung im Urin nimmt in dieser Gruppe ab. Fünf von sechs Tieren aus der SAME-Gruppe sterben in der Urämie (Abb. 1).

Die histologische Untersuchung der Nieren ergibt bei den mit SAME behandelten Tieren eine Erweiterung der Harnkanälchen an der Rinden-Markgrenze, einen abgeflachten Epithelbesatz mit nekrotischen Epithelien in der Tubuluslichtung. Elektronenmikroskopisch erweist sich die Pars recta des proximalen Tubulus als geschädigt.

*Zusammenfassung*

Zwei Kollektive von fünfsechstelnephrektomierten Ratten 16 Tage nach Fünfsechstelnephrektomie werden einmal mit SAME und einmal mit neutralisiertem Lösungsmittel behandelt. Dabei erweist sich SAME bei vorgeschädigter Niere als hochgradig nephrotoxische Substanz. Die Histologie ergibt Tubulusnekrosen im Bereich der Pars recta des proximalen Tubulus.

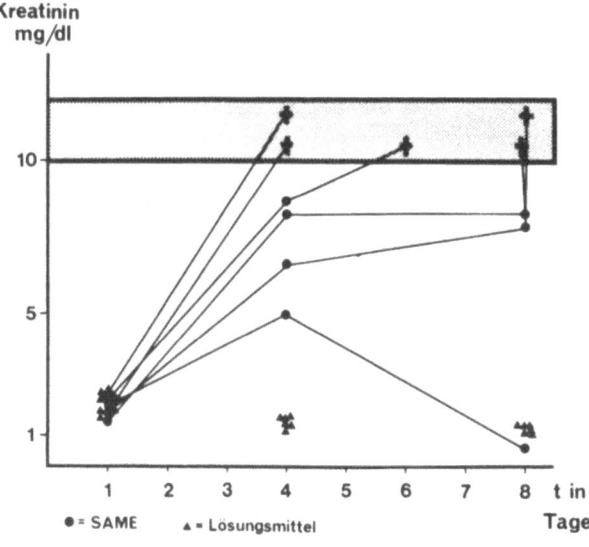

**Abb. 1.** Verlauf des Serumkreatinins bei fünfsechstelnephrektomierten Ratten nach SAME- bzw. nach Lösungsmittelbehandlung

Frl. A. Brand danken wir für die Operation der fünfsechstelnephrektomierten Ratten. Frl. Sauer und Frl. Albütz danken wir für hervorragende technische Hilfeleistung. Der Firma Dieckmann, Arzneimittel, Bielefeld, danken wir für eine Sachbeihilfe.

*Literatur*

1. Stramentinoli G et al. (1979) Biochem Pharmacol 28: 981

Leithner, C., Sinzinger, H. (II. Med. Univ.-Klinik, Wien), Peskar, B. A. (Pharmakol. Inst., Univ. Freiburg)
**Plasmaspiegel eines Prostazyklinmetaboliten bei Nierentransplantierten**[*]

*1. Einleitung*

1977 entdeckten Moncada et al. ein neues vaskuläres Gewebshormon, nämlich Prostazyklin [5]. Dieses unstabile Prostaglandin besitzt zwei wesentliche Funktionen:
1. Hemmt es äußerst wirkungsvoll die Thrombozytenaggregation.
2. Wirkt es in den meisten Gefäßbezirken als starker Vasodilatator.

Der Freisetzung von Prostazyklin in den Arterien, die kontinuierlich erfolgt, wird eine große Bedeutung für die Aufrechterhaltung der Hämostase zugeschrieben. Prostazyklin stellt überdies einen wichtigen Schutzfaktor gegen die Entwicklung einer Atherosklerose dar. Aufgrund seiner vasodilatatorischen Eigenschaften besitzt Prostazyklin sicherlich auch eine erhebliche endogene, antihypertensive Bedeutung. In der Frühphase von verschiedenen Schädigungen, die das arterielle System betreffen, kommt es zu einer verstärkten Freisetzung von Prostazyklin aus den Arterien, was als Stimulierung des erwähnten Schutzmechanismus gedeutet werden kann [1, 11]. Halten diese Noxen jedoch weiter an, so kommt es zu einem Zusammenbruch dieses Schutzmechanismus, d. h. zu einer deutlichen Reduktion der Prostazyklinfreisetzung. In der Folge wird eine beschleunigte Entwicklung von morphologisch nachweisbarer Gefäßläsion beobachtet. Ein anderes Phänomen, welches die Prostazyklinfreisetzung stimuliert, scheint das Auftreten von zirkulierenden Thrombozytenaggregaten zu sein [4].

Im Rahmen einer Niereninsuffizienz kommt es ebenfalls, durch plasmatische Faktoren, zu einer Änderung des vaskulären Prostazyklinmetabolismus im Sinne einer erhöhten Freisetzungskapazität für diese Substanz [10]. Während einer akuten Abstoßungsreaktion nach Nierentransplantation kann es zu verschiedenen Zustandsbildern, wie sie oben erwähnt wurden, kommen. Wir waren daher interessiert, ob sich am Prostazyklinstoffwechsel eine Änderung nachweisen ließ.

Zu diesem Zweck wurden die Plasmaspiegel von 6-oxo-PGF$_{1\alpha}$, des stabilen hydrolytischen Metaboliten von Prostazyklin, untersucht.

*2. Material und Methoden*

In dieser Studie wurden 30 Patienten (18 Männer, 12 Frauen) erfaßt, wobei das Durchschnittsalter 37 ± 19 Jahre betrug. Alle Patienten hatten Nierentransplantate von Leichenspendern empfangen. Das Kollektiv wurde in drei Patientengruppen von je zehn Personen geteilt. Gruppe I bestand aus Patienten, die in den ersten 4 Wochen nach der Nierentransplantation untersucht wurden. Als Immunsuppressiva wurden Azathioprin, Prednisolon und Antilymphozytenglobulin während der ersten 10 Tage

---

[*] Diese Studie wurde durch eine Zuwendung aus dem „Medizinisch-Wissenschaftlichen Fonds des Bürgermeisters der Bundeshauptstadt Wien" unterstützt

angewendet. Als Kriterien zur Diagnosestellung einer akuten Abstoßungsreaktion dienten klinische Symptome, ein Anstieg des Plasmakreatinins und die Ablagerung von 111-Indium-markierten, autologen Thrombozyten im Transplantat [2, 12]. Die zuletzt genannte Untersuchung wurde mit Hilfe der Gamma-Kamera täglich durchgeführt.

Die Gruppe II bestand aus Patienten, die an einer chronischen Abstoßungsreaktion (histologisch verifiziert) litten, die zumindest 4 Monate nach der Nierentransplantation beobachtet wurde. Gruppe III wurde aus Patienten gebildet, die eine gute und stabile Transplantatfunktion (Plasmakreatinin 1,0–2,0 mg/dl) aufwiesen. Auch hier erfolgte die Untersuchung zumindest 4 Monate nach der Nierentransplantation. Die Blutabnahmen erfolgten in Gruppe I täglich durch 4 Wochen sowie in den Gruppen II und III täglich durch 2 Wochen. Der Nachweis von 6-oxo-PGF$_{1\alpha}$ erfolgte radioimmunologisch, wobei die Doppelantikörpermethode herangezogen und unextrahiertes Plasma verwendet wurde [8]. Mit diesem Assay lassen sich Plasmaspiegel ab 70 pg/ml nachweisen. Bei gesunden Versuchspersonen liegen die Plasmaspiegel dieses Prostazyklinmetaboliten im nicht meßbaren Bereich.

## 3. Ergebnisse

Acht Patienten der Gruppe I zeigten insgesamt zehn akute Abstoßungsreaktionen. Bei sieben dieser Episoden konnten deutlich erhöhte Plasmaspiegel von 6-oxo-PGF$_{1\alpha}$ beobachtet werden, die einen durchschnittlichen Maximalwert von 181 ± 17 pg/ml ($\bar{x}$ ± SD) erreichen (Abb. 1). Geringgradigere Erhöhungen des 6-oxo-PGF$_{1\alpha}$-Spiegels wurden bei den restlichen drei akuten Abstoßungsreaktionen der Gruppe I (116 ± 25 pg/ml), als auch in der Hälfte der Fälle von Gruppe II (97 ± 25 pg/ml) beobachtet. Im Normbereich, also unterhalb der unteren Sensitivitätsgruppe unseres Assays, lagen die Plasmaspiegel bei den zwei Patienten der Gruppe I, die keine Transplantatabstoßung aufwiesen, den restlichen 50% der Fälle von Gruppe II und schließlich bei den Fällen der Gruppe III, also mit guter und stabiler Transplantatfunktion.

## 4. Diskussion

Unsere Ergebnisse sprechen für eine Steigerung der Plasmaspiegel von 6-oxo-PGF$_{1\alpha}$ vor allem bei akuter, aber auch in einem Teil der Fälle von chronischer Abstoßungsreaktion.

Hinsichtlich der Genese dieser Veränderung bestehen mehrere Möglichkeiten. Im Rahmen der akuten Abstoßungsreaktion könnte das hypoxische Transplantat vermehrt Prostazyklin freisetzen. Frühere Studien sprechen für diesen Mechanismus [3]. Außerdem wird bei der akuten Abstoßungsreaktion oft eine Stimulierung des Renin-Angiotensinsystems beobachtet [9]. Angiotensin II ist ein wichtiger Stimulator der Prostazyklinsynthese. Auch andere, während akuter Abstoßungsreaktion beobachtete Phänomene, wie zirkulierende Thrombozytenaggregate und Immunkomplexe, könnten über eine unspezifische Gefäßalteration die Prostazyklinsynthese steigern. Es wäre zu einfach, den Anstieg des Prostazyklinmetaboliten lediglich auf einen Anstieg der harnpflichtigen Substanzen im Plasma zurückzuführen, denn es wurden diese Veränderungen bereits in der Frühphase akuter Abstoßungsreaktion, noch vor einer deutlichen Einschränkung der Transplantatfunktion, beobachtet. Im Rahmen chronischer Abstoßungsreaktion war die Erhöhung des 6-oxo-PGF$_{1\alpha}$-Spiegels nur in 50% der Fälle und in einem deutlich geringen Ausmaß nachweisbar. Auch bei dieser Abstoßungsform könnten die erwähnten pathogenetischen Mechanismen teilweise zum Tragen kommen, wenngleich der chronisch ablaufende Prozeß offensichtlich eine massive Stimulierung nicht bewirken kann. Während in dieser Arbeit Änderungen des endogenen Prostazyklinstoffwechsels vorgestellt wurden, wird neuerdings synthetisches Prostazyklin in der Therapie von Abstoßungsreaktionen einer klinischen Erprobung nähergebracht. Beeindruckend sind die Ergebnisse von Mundy et al., die eine experimentelle hypakute Transplantationsabstoßung durch die Verabreichung von Prostazyklin temporär verhindern konnten [6].

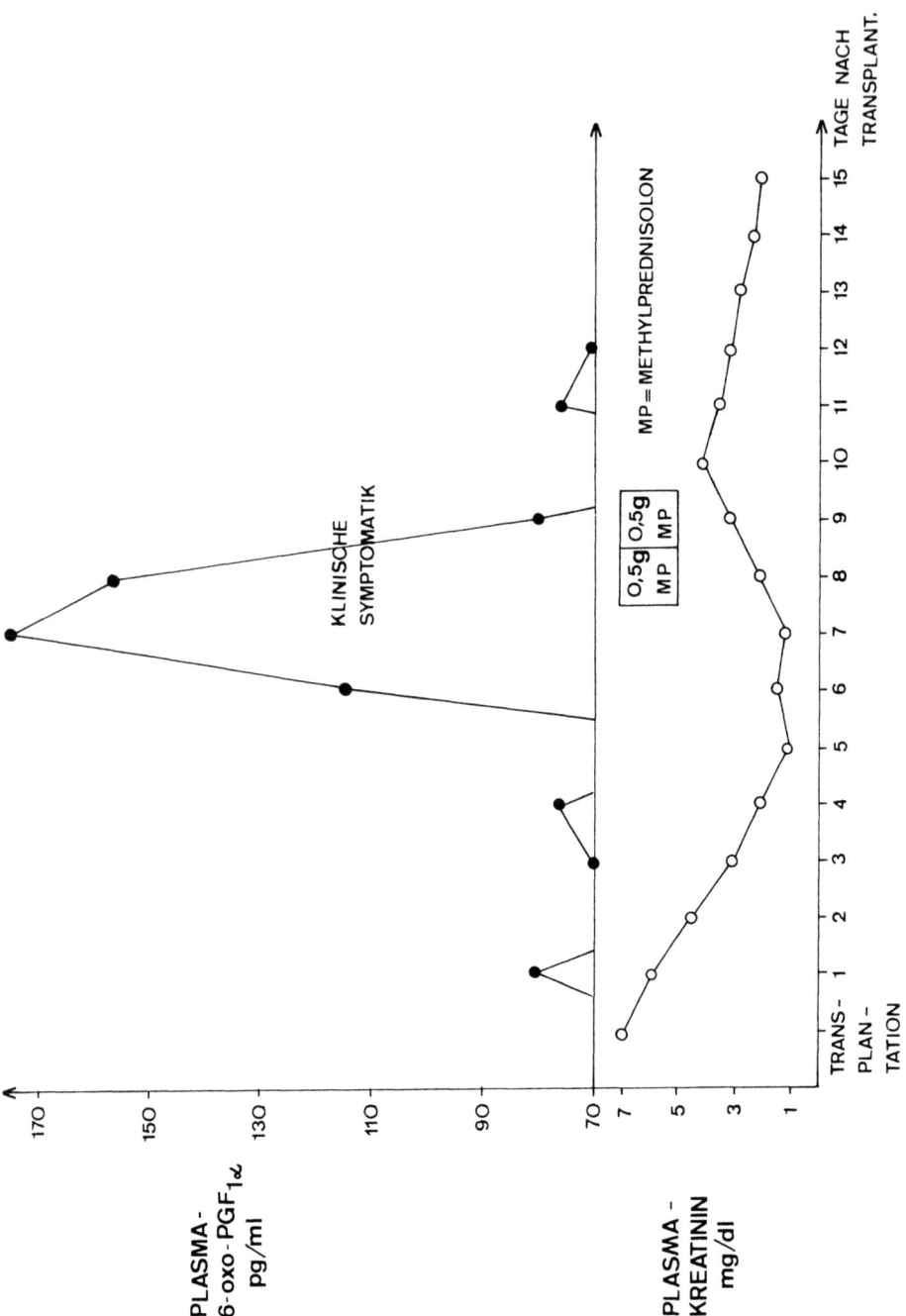

**Abb. 1.** Deutliche Steigerung des Plasmaspiegels von 6-oxo-PGF$_{1\alpha}$ im Rahmen einer akuten Abstoßungsreaktion

Im Lichte dieses Berichtes sprechen unsere Untersuchungen dafür, daß es auch bei der akuten Transplantatabstoßung zu einer Stimulierung des erwähnten Abwehrsystems kommt, was jedoch offensichtlich häufig nicht ausreicht, irreversible Abstoßungsreaktionen zu verhindern.

*Literatur*

1. Detre Z, Leithner Ch, Winter M, Miskulin M, Sinzinger H, Silberbauer K, Robert AM, Jellinek H (1980) Arterial cell function in the early phase of hypertension. Artery 7: 251 – 2. Leithner Ch, Sinzinger H, Angelberger P, Syre G (1980) Indium-111-labelled platelets in chronic kidney transplant rejection. Lancet 2: 213 – 3. Leitner Ch, Sinzinger H, Silberbauer K, Wolf A, Stummvoll HK, Pinggera WF (1980) Enhanced prostacyclin synthesis in acute human kidney transplant rejection. In: Robinson BHB, Hawkins JB (eds) Proc Eur Dial Transplant Assoc 424 – 4. Leithner Ch, Sinzinger H, Stummvoll HK, Klein K, Silberbauer K, Peskar BA (1980) Enhanced plasma 6-oxo-PGF$_{1\alpha}$ levels during hemodialysis. Prostaglandins and Medicine 5: 425 – 5. Moncada S, Higgs EA, Vane JR (1977) Human arterial and venous tissue generate prostacyclin (prostaglandin x), a potent inhibitor of platelet aggregation. Lancet 1: 18 – 6. Mundy AR, Bewick M, Moncada S, Vane JR (1980) Short term suppression of hyperacute renal allograft rejection in presensitised dogs with prostacyclin. Prostaglandins 19: 595 – 7. Ooi YM, Ooi BS, Valotta EH, First MR, Pollak VE (1977) Circulating immune complexes after renal transplantation. Correlation of increased 125-J-C1q binding activity with acute rejection characterized by fibrin deposition in the kidney. J Clin Invest 60: 611 – 8. Peskar BA, Steffens Ch, Peskar BM (1979) Radioimmunoassay of 6-keto-prostaglandin F$_1$ alpha in biological material. In: Albertini A, Da Prada M, Peskar BA (eds) Radioimmunoassay of drugs and hormones in cardiovascular medicine. Elsevier/North Holland, London Amsterdam, p 239 – 9. Popovtzer MM, Pinggera W, Katz FH, Corman JL, Robinette J, Lanois B, Halgrimson CG, Starzl T (1973) Variations in arterial blood pressure after kidney transplantation. Relation to renal function, plasma renin activity and the dose of prednisolone. Circulation 4: 1297 – 10. Remuzzi G, Cavenaghi AE, Mecca G, Donati MB, DeGaetano G (1977) Prostacyclin-like activity and bleeding in renal failure. Lancet 1: 1195 – 11. Sinzinger H, Silberbauer K, Winter M, Clopath P (1979) Effect of experimental atherosclerosis on prostacyclin (PGI$_2$) generation in arteries of miniature swine. Artery 5: 448 – 12. Smith N, Chandler S, Hawker RJ, Hawker LM, Barner AD (1979) Indium as diagnostic aid after renal transplantation. Lancet 1: 1241

Brunner, H., Essers, U., Mann, H. (Abt. Innere Medizin II der RWTH Aachen)
## Hemmung des Wachstums von HeLa-Zellen durch höhermolekulare Dialysat- und Hämofiltratfraktionen*

Während niedermolekulare Substanzen schon sehr lange als Urämiegifte angesehen werden [1], hat man erst seit etwa 10 Jahren zusätzlich über die sog. „Mittelmoleküle" (ca. 300–5000 Dalton) diskutiert [2–4].

Das Interesse an diesen war so groß, daß höhermolekulare Stoffe nur wenig Beachtung als Urämiegifte fanden. Angeregt durch Literaturmitteilungen, daß auch Substanzen aus diesem Molekulargewichtsbereich eine Bedeutung für die Pathogenese der urämischen Intoxikation haben könnten [5–8], haben wir diese aus dem Hämofiltrat und Dialysat von Patienten im Dauerdialyseprogramm präparativ isoliert und ihre Wirkung auf die DNA-Synthese von HeLa-Zellkulturen sowie Rattenknochenmarkzellen in vitro untersucht.

---
* Mit Unterstützung der Deutschen Forschungsgemeinschaft (SFB 109/F5)

*Material und Methoden*

Hämofiltrate (20–30 l) wurden von neun Patienten (fünf weiblich, vier männlich) im Dauerdialyseprogramm erhalten, die mit der RP-6 Niere (Rhône, Poulenc, Paris) behandelt wurden. Die Dialysate stammten von sechs Patienten (drei weiblich, drei männlich), die ständig mit dem Nephros-Cuprophan-Dialysator (Organon Teknika; 1,6 m$^2$) behandelt wurden.

HeLa-Zellkulturen

HeLa-Zellen wurden freundlicherweise von der Fa. LS-Labor Service, München, zur Verfügung gestellt. Es wurde der $^3$H-Thymidineinbau in die säureunlösliche Fraktion der Zellen nach 48stündiger Inkubation (37° C, 5% $CO_2$) gemessen [9].

Knochenmarkkulturen

Der $^3$H-Thymidineinbau in Knochenmarkzellen der Ratte in vitro wurde nach 10stündiger Inkubation (37° C, 5% $CO_2$) gemessen [10].

Einsatz des Pellicon-Kassettensystems (Millipore)

Hämofiltrat (20 l) wurde mittels Pellicon-Kassette PTGC (4650 cm$^2$, Millipore) der nominellen Ausschlußgrenze 10 000 Dalton präkonzentriert (auf ca. 2 l), mit dest. Wasser verdünnt (auf 5 l) und zur Entsalzung unter Substitution mit dest. Wasser ultrafiltriert. Schließlich wurde auf 1 l konzentriert und das Konzentrat lyophilisiert.

Dialyse mit Hohlfaserpatronen

Es wurde mit der Amicon-H1P 2-Hohlfaserpatrone der nominellen Ausschlußgrenze 2000 Dalton im Amicon-DC-2-Gerät gearbeitet (5° C).

Details zu weiteren Methoden

Umkehrosmose und Sephadex G-15-Chromatographie [11]; Modelldialyse in Visking-Schläuchen sowie Molekulargewichtsabschätzung an kalibrierten Säulen [12].

*Ergebnisse und Diskussion*

Um bei der Prüfung der biologischen Wirkung auf Zellkulturen unabhängig vom hohen Salzgehalt der Dialysate und Hämofiltrate zu sein, wurde eine umgekehrte Osmose mittels Membranen der nominellen Ausschlußgrenze 500 Dalton durchgeführt. Die lyophilisierten Retentate wurden in Kulturmedium aufgelöst und sowohl HeLa-Zellkulturen als auch Rattenknochenmarkzellen in vitro zugesetzt. In beiden Fällen wurde eine dosisabhängige Hemmung der $^3$H-Thymidineinbaurate in die Zellen nachgewiesen, wie dies am Beispiel des entsalzten Dialysats in Abb. 1 gezeigt wird. Dies steht in Übereinstimmung mit früheren Untersuchungen von Henkin et al., die mittels morphologischer Beurteilung von HeLa-Zellen dialysierbare Urämietoxine nachgewiesen haben [13, 14]. Die Messung der LDH-Freisetzung im überstehenden Medium zeigte keine Abhängigkeit von der Dosierung der hemmenden Testsubstanzen. Was die Höhe der Dosierung betrifft, so muß betont werden, daß es sich trotz Entsalzung immer noch um extrem heterogene Substanzgemische handelt. Zum Nachweis höhermolekularer, toxischer Faktoren wurden deshalb vier methodisch verschiedene Verfahren zur Anreicherung durchgeführt und jeweils die inhibitorische Wirkung auf die DNA-Synthese von HeLa-Zellen sowie Knochenmarkzellen der Ratte in vitro geprüft:
1. Die präparative Sephadex G-15-Chromatographie von entsalztem Dialysat ergab

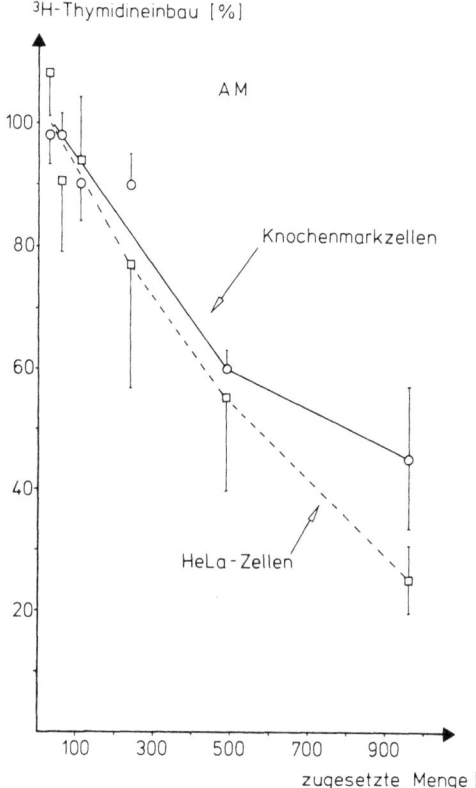

**Abb. 1.** Dosisabhängigkeit der Inhibitorwirkung von entsalztem Dialysat auf den $^3$H-Thymidineinbau in HeLa-Zellkulturen im Vergleich zu Knochenmarkzellen der Ratte in vitro. Kulturen ohne Testfraktion wurden jeweils gleich 100% gesetzt. Angegeben sind die Mittelwerte und Standardabweichungen von je fünf Kulturen

ebenso wie beim Hämofiltrat eine extreme Anreicherung der Hemmwirkung in Peak 1 und z. T. auch 2, also bei den Substanzen mit höchstem Molekulargewicht. Dies war unabhängig davon, ob die Testung mit HeLa- oder Knochenmarkzellen durchgeführt wurde.
2. Mit Hämofiltraten wurden Modelldialysen in Visking-Dialysierschläuchen der nominellen Ausschlußgrenze 10 000 Dalton durchgeführt und gefunden, daß die Retentate eine signifikant höhere Hemmung der DNA-Synthese von Knochenmarkzellen der Ratte in vitro bewirken als die Ausgangssubstanzen bzw. die Permeate (bezogen jeweils auf salzfreie Trockeneinwaagen). Dasselbe ergab sich für HeLa Zellkulturen [9].
3. Da die unter 2. beschriebene Methode für größere Volumina kaum geeignet ist, wurde schließlich im Pellicon-Kassettensystem (Millipore) eine verfahrenstechnisch befriedigende Lösung gefunden, die rasch zu einer selektiven Isolierung höhermolekularer Fraktionen führte, wenn mit Membranen der nominellen Ausschlußgrenze 10 000 Dalton gearbeitet wurde (Abb. 2). Das Retentat bewirkte eine mehr als 70%ige Hemmung des $^3$H-Thymidineinbaus in HeLa-Zellen sowie in Knochenmarkkulturen der Ratte.
4. Zu Vergleichszwecken wurde eine Modelldialyse von Hämofiltrat mittels Hohlfaserpatronen der nominellen Ausschlußgrenze 2000 Dalton (Amicon, H1P2) durchgeführt. Erwartungsgemäß waren die Molekulargewichte im Retentat über einen weiteren Bereich verteilt im Vergleich zu den Retentaten, die nach den obigen Verfahren isoliert worden waren (Abb. 2).
Jedoch war auch hier die stärkste Hemmung auf beide Zellsysteme durch die Retentate auszulösen. Selbst unter der Annahme, daß speziell bei diesem letzten

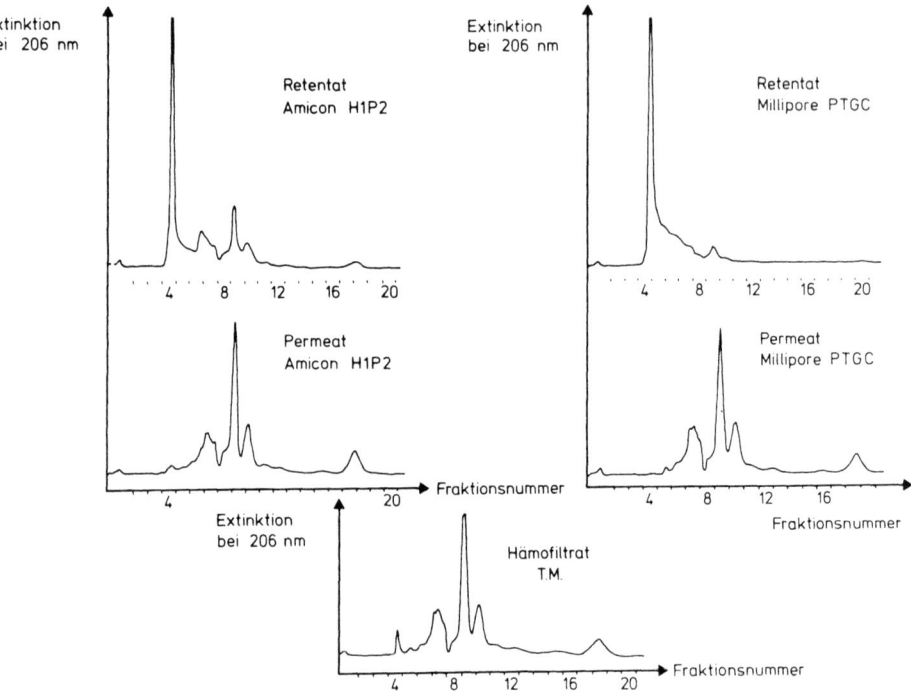

**Abb. 2.** Vergleich der Molekulargewichtsverteilung in Retentaten bzw. Permeaten, die mittels Hohlfasern der nominellen Ausschlußgrenze 2000 Dalton (Amicon-H1P 2) isoliert wurden *(linke Hälfte)* mit Retentaten bzw. Permeaten, die mittels Pellicon-Filterkassette der nominellen Ausschlußgrenze 10 000 Dalton (Millipore-P TGC) isoliert wurden *(rechte Hälfte)*. Ausgangsmaterial: Hämofiltrat *(unten Mitte)*. Gelchromatographie: Sephadex G-15; 2000 × 11 mm; 63,2 cm/Std; 0,05 mol/l $NH_4HCO_3$

Trennverfahren teilweise auch sog. „Mittelmoleküle" im Retentat verblieben sein sollten, so würde dies alleine nicht zur quantitativen Beschreibung der DNA-Synthesehemmung ausreichen, wie die Ergebnisse der vorangehenden Verfahren zeigen.

Zusammenfassend ergibt sich: Entsalzte Hämofiltrate und Dialysate hemmen dosisabhängig die $^3$H-Thymidineinbaurate in HeLa-Zellen als auch Knochenmarkzellen der Ratte in vitro. Unabhängig von der Methode zu ihrer Isolierung zeigen die höhermolekularen Fraktionen eine hochsignifikante Hemmwirkung. Ionenaustauschchromatographie an DEAE-Zellulose zeigt die extreme Ladungsheterogenität. Rechromatographie an kalibrierten Säulen (Ultrogel AcA 54 sowie Sephacryl S-200) zeigt, daß ein Teil der Fraktionen Molekulargewichte von über 10 000 Dalton haben muß. Dies wird zusätzlich bestätigt, wenn die Kalibrierung im desaggregierenden Puffersystem (8 mol/l Harnstofflösung; Sephadex G-100) wiederholt wird.

Die Frage nach der klinischen Relevanz dieser höhermolekularen „Urämietoxine" kann aufgrund der vorliegenden in vitro-Untersuchungen nicht beantwortet werden.

*Danksagung*

Für geschickte Mitarbeit danken wir Frau Helga Riedel, Fräulein Regina Dombrowski, Frau Stephanie Vogel und Frau Annemarie Brunner. Der Aachener Dialyseabteilung danken wir für freundliche Zusammenarbeit.

*Literatur*

1. Bergström J, Fürst P (1978) In: Drukker W, Parson FM, Maher JF (eds) Replacement of renal function by dialysis. M. Nijhoff Medical Division, The Hague Boston London, p 334 − 2. Babb AL, Popovich RP, Christopher TG, Scribner BH (1971) Trans Am Soc Artif Intern Organs 17: 81 − 3. Babb AL, Farrell PC, Uvelli DA, Scribner BH (1972) Trans Am Soc Artif Intern Organs 18: 98 − 4. Fehrman I, Ringden O, Bergström J (1980) Clin Nephrol 14: 183 − 5. Dermatt MCFT, Galbraith AJ, Corlett RJ (1975) Scot Med J 20: 317 − 6. Jörstad S, Smeby C, Wideroe TE, Berg KJ (1979) Clin Nephrol 12: 168 − 7. Nelson DS, Penrose JM (1973) Aust J Exp Biol Med 51: 259 − 8. Raskova J, Morrison AB, Shea SM, Raska K (1979) Am J Pathol 97: 277 − 9. Brunner H, Mann H, Essers U, Byrne T (1980) In: Internat Soc Artif Organs: "Sympos on present status and future orientation of research on the importance of middle molecules in uremia and other diseases", Avignon 28.−29. Nov. 1980 (in press) − 10. Brunner H, Essers U, Heintz R (1977) Nieren- und Hochdruckkrankheiten 6: 171 − 11. Brunner H, Mann H, Essers U, Schultheis R, Byrne T, Heintz R (1978) Artif Organs 2: 375 − 12. Brunner H, Mann H, Essers U, Byrne T (1980) In: Watschinger B (Hrsg) 5. Donausymposium für Nephrologie, Linz 12.−14. 9. 1980 (im Druck) − 13. Henkin RI, Byatt PH, Maxwell MH (1961) Clin Res 9: 202 − 14. Henkin RI, Levine ND, Sussman HH, Maxwell MH (1964) J Lab Clin Med 64: 79

Roth, W. M., Riegger, G., Haasis, R. (Abt. III, Med. Klinik der Univ. Tübingen)
**Untersuchungen zur Elimination von Beta-Methyldigoxin mittels verschiedener Dialyseverfahren**

Während die Therapie der leichten Herzglykosidintoxikation im allgemeinen kein Problem darstellt, verläuft die schwere meist suizidale Vergiftung oft letal.

Eine neuartige Behandlung könnte sich mit der Anwendung von glykosidspezifischen Antikörpern abzeichnen, die nachgewiesenermaßen in vitro und in vivo glykosidtoxische Effekte aufheben können. Diese Verfahren gehen auf Smith et al. [22] sowie auf Hess et al. [12, 13] zurück. Die digoxinspezifischen Fab-Antikörperfragmente haben jedoch das experimentelle Stadium noch nicht ganz verlassen.

Wir untersuchten deshalb verschiedene Dialyseverfahren im Hinblick auf die Digoxinelimination in vitro und in vivo mit dem Augenmerk darauf, ob die Ausscheidung von Digoxin mit Hilfe der Hämoperfusion von dextranbeschichteter Holzkohle und dem Adsorberharz XAD 4 wesentlich zu beschleunigen ist.

*Material und Methodik*

In vitro-Untersuchungen

Beta-Methyldigoxin wurde je 3000 ml frischem heparinisierten Rinderblut in einer Ausgangskonzentration von 13,3 ng/ml zugesetzt, welche den Digitalisspiegeln im Plasma bei schwerer Intoxikation entsprach [3, 20, 21]. Nach einer Inkubationszeit von 3 Std wurden folgende Systeme gefüllt:
1. Hämodialyse mit Cuprophanmembran 1,6 m$^2$ Oberfläche,
2. Hämofiltration mit Polyacrylnitritmembran (RP 6),
3. Kohleperfusion mit 300 g Aktivkohle mit Acrylhydrogelüberschichtung,
4. Harzperfusion mit 310 g Trockenharz Amberlite XAD 4,
5. Kohleperfusion mit beschichteter Aktivkohle und Hämofiltration mit Polyacrylnitritmembran in Serie,
6. Harzperfusion mit Amberlite XAD 4 und Hämofiltration mit Polyacrylnitritmembran in Serie.

Aus je einem Reservoirgefäß wurde das Blut rezirkulierend mit einer Flußgeschwindigkeit von 200 ml/min durch die sechs Systeme gepumpt. Die Blutentnahmen zur radioimmunologisch durchgeführten Serumdigoxinbestimmung erfolgten engmaschig, die erste nach 5 und die letzte nach 300 min.

Als Kriterium für die Effektivität der Systeme galt die Abnahme der Serumglykosidkonzentration sowie die Clearance, die nach Carvallo et al. [6] berechnet wurde.

In vivo Untersuchungen

*Kasuistik.* Eine 30jährige Patientin (H. A.) nahm in suizidaler Absicht 25 mg Digoxin (100 Tabl. Lanicor) ca. 4 Std vor ihrer Klinikeinweisung ein. Nach ausgiebiger Magenspülung, Gabe von Atropin und Implantation eines passageren Herzschrittmachersystems wegen eines totalen SA-Blockes mit langsamem Vorhofersatzrhythmus wurde sofort mit der Hämoperfusionsbehandlung begonnen, die über fast 30 Std durchgeführt wurde.

*Ergebnisse*

Die Abb. 1a zeigt eine graphische Darstellung über die Eliminationsgeschwindigkeit von Beta-Methyldigoxin aus den in vitro untersuchten Systemen. Der Effekt der Hämodialyse auf die Plasma-Betamethyldigoxinkonzentration ist gering.

20 min nach Versuchsbeginn hatten die Plasmakonzentrationen nur um 18% des Ausgangswertes abgenommen. Zu ähnlichen Ergebnissen waren auch Ackermann et al. [1] und Gilfrich et al. [9] in früheren Untersuchungen gekommen.

Deutlicher war der Effekt der Hämofiltration, bei der im selben Zeitraum der Blutspiegel um 30% abfiel. Entsprechend waren die Befunde von Kramer et al. [15].

Durch Hämoperfusion mit beschichteter Aktivkohle fiel der Digoxinspiegel innerhalb von 20 min um 36% ab. Am deutlichsten war die Wirkung des Adsorberharzes mit Amberlitepartikel, wobei nach 20 min 70% weniger Digoxin im Blut nachweisbar waren. Nach 60 min waren 95% des Glykosids eliminiert. Zu ähnlichen Befunden kamen auch Carvallo et al. [6] und später Risler et al. [18].

In Tabelle 1 sind die mittleren Clearancewerte für Betamethyldigoxin bei den verschiedenen Eliminationsverfahren zusammengefaßt, die sich innerhalb der ersten 60 min ergaben. Die besten Ergebnisse konnten erzielt werden durch die Kombination der Harzperfusion mit der Hämofiltration, dabei betrug die Betamethyldigoxin-Clearance 111 ml/min. Obgleich die Clearance durch die in Serie geschaltete Hämofiltration nicht mehr so entscheidend gesteigert wird, schalten wir jedem Hämoperfusionssystem eine

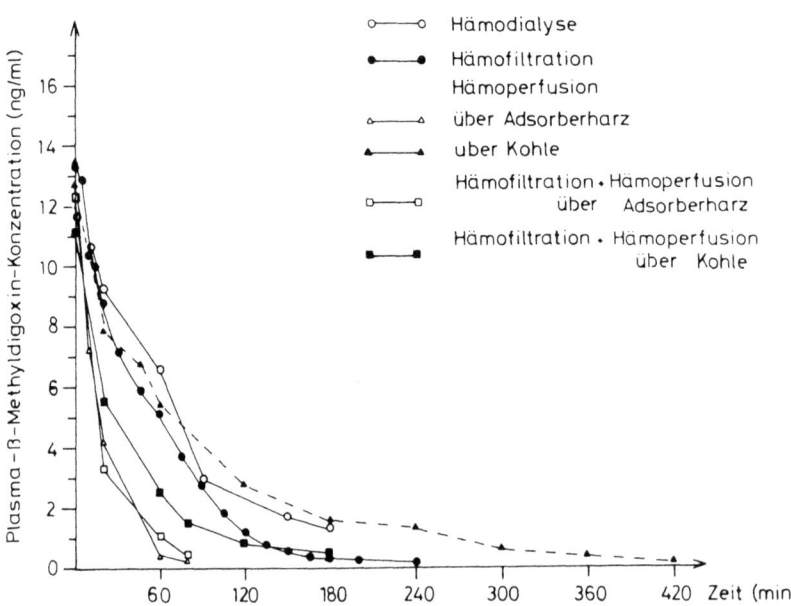

**Abb. 1a.** Verlauf der Plasma-$\beta$-Methyldigoxinkonzentration während verschiedener Dialyseverfahren

**Tabelle 1.** Vergleich zwischen Clearance von $\beta$-Methyldigoxin durch Hämodialyse, Hämofiltration, Hämoperfusion über Adsorberharz und über Kohle und Kombination der Hämoperfusion mit der Hämofiltration

|  | Clearance (ml/min) $\beta$-Methyldigoxin |
| --- | --- |
| Hämodialyse | 24 ± 6,0 |
| Hämofiltration | 40 ± 6,6 |
| Hämoperfusion über Kohle | 45 ± 16,0 |
| Hämoperfusion über Adsorberharz | 103 ± 15,0 |
| Kohleperfusion + Hämofiltration | 68 ± 7,0 |
| Harzperfusion + Hämofiltration | 111 ± 12,0 |

Hämodialyse oder Hämofiltration nach, weil dadurch die in dem Hämoperfusionssystem auftretenden Elektrolytverschiebungen ausgeglichen werden und zusätzlich das Blut aufgewärmt wird.

In Abb. 1b sind die Serumdigoxinkonzentrationen während Harzperfusion, Kohleperfusion jeweils in Kombination mit der Hämodialyse und nach Beendigung der Therapie bei der Patientin mit lebensbedrohlicher Digoxinintoxikation dargestellt. Die Serumdigoxinkonzentration ließ sich mit diesen Maßnahmen von 10 ng/ml bereits in wenigen Stunden auf zunächst 5 ng/ml und im Verlauf von weiteren 24 Std auf etwa 2 ng/ml senken. Das prophylaktisch wegen eines Sinusknotenstillstandes bei bradykardem Vorhofersatzrhythmus eingelegte Herzschrittmachersystem trat nur kurzfristig in Aktion. 12 Std nach Beendigung der Therapie stieg die Serumdigoxinkonzentration infolge Rückverteilung aus dem Gewebe wieder an auf 4,5 ng/ml.

Wie aus Abb 1c ersichtlich ist, sind die Adsorbentien mit der größten Glykosidelimination auch mit dem ausgeprägtesten Thrombozytenabfall verbunden. Während der fünfstündigen Hämoperfusion bei Verwendung von zwei Kartuschen Hämoresin, die je 310 g Amberlite XAD 4 enthielten, fielen die Thrombozyten von 170 000/µl auf 40 000/µl ab. Unter ausschließlicher Hämodialyse stiegen sie entsprechend der Knochenmarksreserve wieder an. Durch Kohleperfusion war der Thrombozytenabfall deutlich geringer als vergleichsweise bei der Harzperfusion. 3 Tage nach Beendigung der Therapie erreichten die Thrombozyten wieder annähernd ihren Ausgangswert.

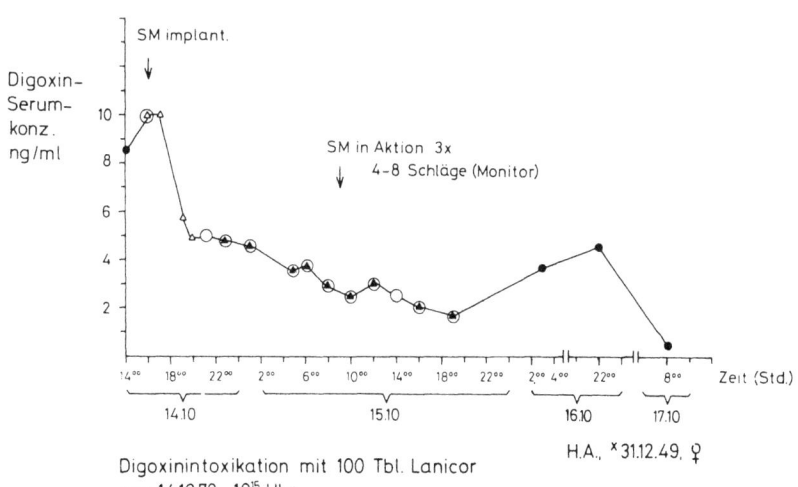

**Abb. 1b.** Digoxinintoxikation mit 100 Tbl. Lanicor am 14. 10. 1979, 10.15 Uhr. ●———● F. Diurese, ○———○ Dialyse, △———△ Harz, ▲———▲ Kohle

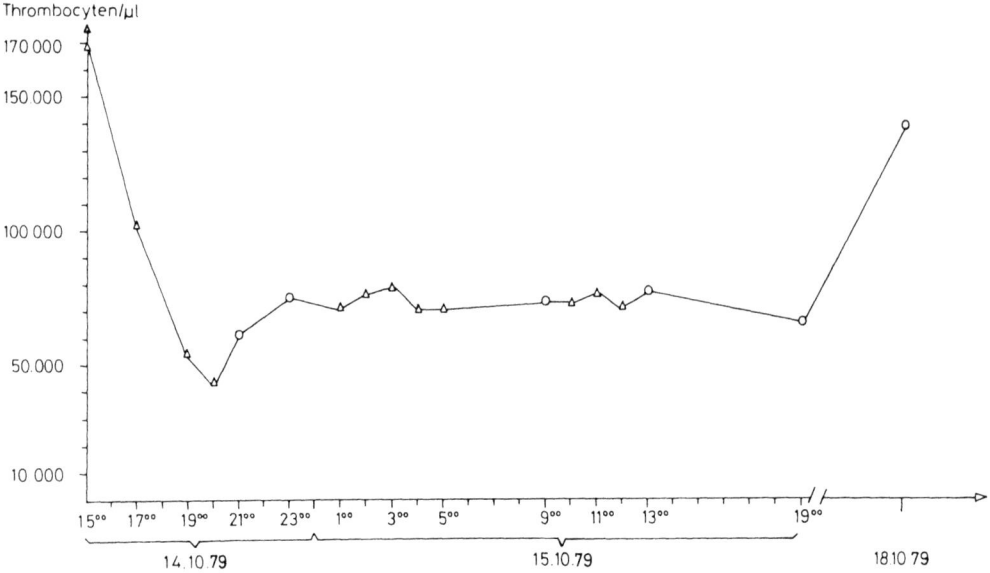

**Abb. 1c.** Änderung der absoluten Thrombozytenzahl bei Harzperfusion, Kohleperfusion, Hämodialyse und in der Erholungsphase

*Diskussion*

Da es bisher noch keine allgemein anwendbare kausale Therapie lebensbedrohlicher Digitalisintoxikationen gibt, die immunologischen Probleme bei der Anwendung heterologer Antikörper zur Behandlung von Digitalisintoxikationen noch weitgehend ungelöst sind, untersuchten wir, ob die Elimination von Digoxin insbesondere durch Hämoperfusion mit verschiedenen Adsorbentien wirksam zu beschleunigen ist.

Die Ergebnisse der Untersuchungen zeigten, daß die Glykosideliminationsgeschwindigkeiten bei den verschiedenen Eliminationsverfahren unterschiedlich sind. Die beste Glykosidelimination wird erreicht durch Hämoperfusion mit Adsorberharz, Amberlite XAD 4. Deutlich weniger wird eliminiert durch Hämoperfusion über beschichtete Aktivkohle, noch weniger durch Hämofiltration und mittels Hämodialyse gelingt kaum eine wesentliche Glykosidelimintion.

Haasis et al. [11] zeigten in früheren Untersuchungen, daß die forcierte Diurese auf die Digoxinausscheidung keinen Effekt hat.

Sowohl die beschichtete Aktivkohle als auch das Adsorberharz Amberlite XAD 4 stellen unspezifische Adsorbentien dar. Beide sind poröse Festkörper mit unpolaren Oberflächen. Die Bindung des Adsorptivs erfolgt durch London-van der Waalsche Kräfte. Das Harz Amberlite XAD 4 ist ein Divinylbenzol vernetztes Styrolpolymerisat. Durch kreuzweise Vernetzung entsteht eine retikuläre Struktur, die dem Harz eine große Oberfläche mit hervorragenden hydraulischen Eigenschaften verleiht. Die Ursache ihrer besseren Effizienz gegenüber der beschichteten Aktivkohle besteht in einer größeren Anzahl von Adsorberplätzen für Digitalis.

Leider sind die Adsorbentien mit der größten Pharmakonelimination auch mit dem deutlichsten Thrombozytenabfall verbunden, der zu einer zeitlichen Limitierung führt. Dies ist bei Digoxinintoxikationen besonders ungünstig, weil es infolge der intrazellulären Akkumulation von Digoxin notwendig ist, die Behandlung über viele Stunden durchzuführen. Eine Möglichkeit die Thrombozytopenie zu verhindern, wäre die Kombination der Hämoperfusion mit der Plasmaaustauschtechnik durch Hohlfasermodule.

Durch die Harzperfusion wurden bei hochtoxischen Plasmadigoxinspiegeln in vitro hervorragende Cleareancewerte erzielt, welche dem zweifachen der durch Kohleperfusion erzielten entspricht und über der renalen Clearance bei Nierengesunden liegt [15, 18]. Die Ergebnisse werden in vivo scheinbar bestätigt durch den raschen Abfall des Serumdigoxinspiegels während der Harzperfusion. Bekanntermaßen sind die absoluten Digoxinmengen, welche durch Hämoperfusion eliminiert werden, relativ gering. Doch beobachtet man bei intoxikierten Patienten mit schweren Herzrhythmusstörungen, daß die kardialen Nebenwirkungen der Herzglykoside unter der Hämoperfusionsbehandlung sich rasch innerhalb der ersten Stunden bessern, so daß uns ihre Anwendung bei der schweren Digitalisintoxikation als gerechtfertigt erscheint.

*Literatur*

1. Ackermann GL, Doherty JE, Flanigan WJ (1967) Peritoneal dialysis and hemodialysis of tritiated digoxin. Ann Intern Med 67: 718 − 2. Anrade JD, Kunitoma K, Van Wagenen R, Kastigir B, Gough D, Wolff WJ (1971) Coated adsorbens for direct blood perfusion. Trans Am Soc Artif Intern Organs 17: 222 − 3. Baligadoo S, Laruelle P, Chiche P (1976) Intoxication digitalique massive volontaire on accidentelle: calcul de la dose apartir de la concentration platique. Coeur Med Interne 265: 272 − 4. Caldwell JH, Greenberger NJ (1971) Interruption of enterohepatic circulation of digitoxin by cholestyramine. I. Protection against lethal digitoxin intoxication. J Clin Invest 50: 2626−2637 − 5. Burahat T, MacPhee JW (1970) Experiments with an extracorporal column as a simplified artificial kidney. Br J Surg 57: 580 − 6. Carvallo A, Honig B, Knepshield J, Schreiner GE, Gelfand MC (1976) Treatment of digitalis intoxication by charcoal hemoperfusion. Trans Am Soc Artif Intern Organs 22: 718 − 7. Dost FH (1968) Grundlagen der Pharmokinetik, 2. Aufl. Thieme, Stuttgart, S 311 − 8. Dutton RC, Dedrick RL, Bull BS (1969) A simple technique for the experimental production of acute platelet deficiency. Thromb Haemostas 21: 367 − 9. Gilfrich HJ, Okonek S, Manns M, Schuster CJ (1978) Digoxin and digitoxin elimination in man by charcoal hemoperfusion. Klin Wochenschr 56: 1179−1183 − 10. Gilfrich HJ, Schölmerich P (1980) Digitalisintoxikation: Komplikationen und Therapie nach Einnahme extremer Dosen. Klinikarzt 9: 9−14 − 11. Haasis R, Larbig D, Buckesfeld R, Jeschke D, Paschen K, Schick K (1975) Die Digitalisintoxikation in suizidaler Absicht. Intensivmedizin 12: 210−215 − 12. Hess T, Stucki B, Barandun S, Scholtysik G, Riesen W (1979) Die Behandlung einer Lanatosid C-Intoxikation mit digoxinspezifischen F(ab')$_2$-Antikörperfragmenten. Am Heart J 98: 767−771 − 13. Hess T, Stucki P, Barandun G, Scholtysik G, Riesen W (1980) The treatment of digitalis intoxication with antibodies. Z Kardiol 69: 329−333 − 14. Jatzidis H The use of ion exchange resins and charcoal in acute barbiturate poisoning. In: Matthew H (ed) Acute barbiturate poisoning. Excerpta Medica, p 228 − 15. Kramer P, Matthias C, Matthaei D, Scheler F (1978) Elimination von Herzglykosiden durch Hämofiltration. Verh Dtsch Ges Inn Med 84: 1618−1621 − 16. Lie TS, Kim WJ, Rommelsheim K, Holst A (1976) Behandlung von Koma-Patienten durch extrakorporale Hämoperfusion mit Aktivkohle. Münch Med Wochenschr 118: 945 − 17. Prichard S, Chirito E, Chang T, Sniderman AD (1977) Microencapsulated charcoal hemoperfusion: A possible therapeutic adjunct in digoxin toxicity. J Dialysis 1: 367 − 18. Risler T, Arnold G, Grabensee B (1979) Ist die Hämoperfusion zur Behandlung der Digoxin-Intoxikation geeignet? Z Kardiol 68: 313−319 − 19. Risler T, Grabensee B, Hausamen TU, Schröder E, Grosse-Brockhoff F (1974) Digoxinclearance bei Nierengesunden und bei Patienten mit eingeschränkter Nierenfunktion. Verh Dtsch Ges Kreislaufforsch 40: 306 − 20. Rumack BH, Wolfe RR, Gilfrich HJ (1974) Diphenylhydantoin treatment of massive digoxin overdose. Br Heart J 36: 405−408 − 21. Smith TW, Butler VP, Haber E (1969) Determination of therapeutic and toxic serum digoxin concentrations by radioimmunoassay. N Engl J Med 281: 1212 − 22. Smith TW, Haber E, Yeatman L, Butler VP (1976) Reversal of advanced digoxin intoxication with FAB fragments of digoxin specific antibodies. N Engl J Med 294: 797 − 23. Voigtmann R, Baeyer H von, Sieberth HG (1976) Hämoperfusion über Aktivkohle − eine wesentliche therapeutische Bereicherung bei schweren Intoxikationen. Med Welt 27: 752 − 24. Widdop B, Medd RK, Braithwaite RA, Rees AJ, Goulding R (1975) Experimental drug intoxication: Treatment with charcoal hemoperfusion. Arch Toxicol 34: 27 − 25. Weidler DJ, Jallad NS, Movahhed HS, Sakmar E, Wagner JG (1978) Pharmacokinetics of digoxin in the cat and comparisons with man and the dog. Res Commun Chem Pathol Pharmacol 19: 57

Marosi, L., Salomonowitz, E., Zazgornik, J., Schmidt, P., Czembirek, H., Kopsa, H., Balcke, P., Minar, E., Dudczak, R. (I. Med. Univ.-Klinik Wien)

## Häufigkeit und Lokalisation von Gefäßverkalkungen bei Dialysepatienten und nierentransplantierten Patienten

Gefäßverkalkungen und Knochenveränderungen kommen sowohl bei chronisch dialysierten als auch bei nierentransplantierten Patienten vor [1]. In einer vorangegangenen Arbeit haben wir eine Zunahme der ossären Veränderungen bei Patienten nach Nierentransplantation im Vergleich zu jenen während der Dialysebehandlung nachweisen können [2]. Das Ziel dieser Studie war es, die Häufigkeit und die Lokalisation von Arterienverkalkungen bei chronisch dialysierten und nierentransplantierten Patienten zu untersuchen.

*Krankengut und Methodik*

35 Dialysepatienten (26 Männer, neun Frauen) im Alter von 49 (19−75) Jahren mit einer Dialysedauer von 40,8 (1−115) Monaten sowie 38 Nierentransplantierte (25 Männer, 13 Frauen) im Alter von 41 (17−60) Jahren mit einer Beobachtungszeit nach Nierentransplantation von 42,4 (2−108) Monaten wurden untersucht.

Von den 38 nierentransplantierten Patienten zeigten zum Zeitpunkt der Untersuchung 20 eine gute (Serumkreatinin < 2,0 mg/dl) und die übrigen 18 eine schlechtere Transplantatfunktion. Anhand von Skelettröntgenaufnahmen bzw. von Vergrößerungsaufnahmen von Skelettabschnitten wurde nach dem Ausmaß der Arterienkalzifikationen gesucht. Neben der Standardröntgentechnik, die Röntgenaufnahmen vom Schädel seitlich, Hals a.p., Lendenwirbelsäule seitlich, Beckenübersicht, Oberschenkel a.p., und Unterschenkel a.p. beinhaltete, wurden mit einer Mikrofokusröhre (Fokus 0.1 × 0.1 mm) auf ein 3M-α2-System direkte Vergrößerungsaufnahmen (lineare dreifache Vergrößerung) durchgeführt. Bei der Befundung wurden die Intensität der Verkalkungen, die Wanddicke der Gefäße und vor allem die Strecken der Länge der Veränderungen (in cm) der Arterien gemessen. Die Beurteilung der Verkalkungen erfolgte an folgenden Arterien: 1. Carotissiphon, 2. A. carotis communis, 3. Aorta abdominalis, 4. A. iliaca externa, 5. A. iliaca interna, 6. A. femoralis communis, 7. A. femoralis superficialis, 8. Unterschenkelarterien, 9. Arterien im Bereich der Ferse, 10. Digitalarterien. Somit wurden bei jedem Patienten zehn verschiedene Arterien in bezug auf die Häufigkeit und Ausmaß der Arterienverkalkungen analysiert und die vorhandenen pathologischen Veränderungen in % bezogen auf die zehn untersuchten Parameter (100%) berechnet. Zur klinischen Überwachung zählten Parathormon (PTH), Kalzium und Phosphor.

*Ergebnisse*

Bei den Dialysepatienten fanden sich ausgeprägte Verkalkungen in folgenden Lokalisationen (nach Häufigkeit geordnet): Aorta abdominalis (79%), Arterien im Bereich der Ferse (71%), A. iliaca interna (68%), Arteria femoralis superficialis (65%), Carotissiphon (57%), A. femoralis communis (57%), Unterschenkelarterien (54%), A. iliaca externa (51%), A. carotis communis (34%) und Digitalarterien (22%).

Bei den nierentransplantierten Patienten zeigte sich folgendes Verteilungsmuster der Gefäßverkalkungen: Arterien im Bereich der Ferse (79%), A. iliaca interna (71%), A. femoralis superficialis (65%), Aorta abdominalis (50%), Unterschenkelarterien (50%), A. femoralis communis (47%), A. iliaca externa (42%), Carotissiphon (38%), A. carotis communis (25%) und Digitalarterien (6%) (Abb. 1).

Die Abb. 2a, b zeigt Beispiele der Arterienverkalkungen im Bereich der Hände und der Ferse.

Nach Unterteilung der Dialysepatienten in zwei Untergruppen, nämlich in solche, die kürzer als 12 Monate und solche die länger als 12 Monate im chronischen Dialyseprogramm standen, fand sich eine deutliche Zunahme der Häufigkeit und des Ausmaßes der arteriellen Kalzifikationen mit der Dialysedauer. Ausgeklammert von der

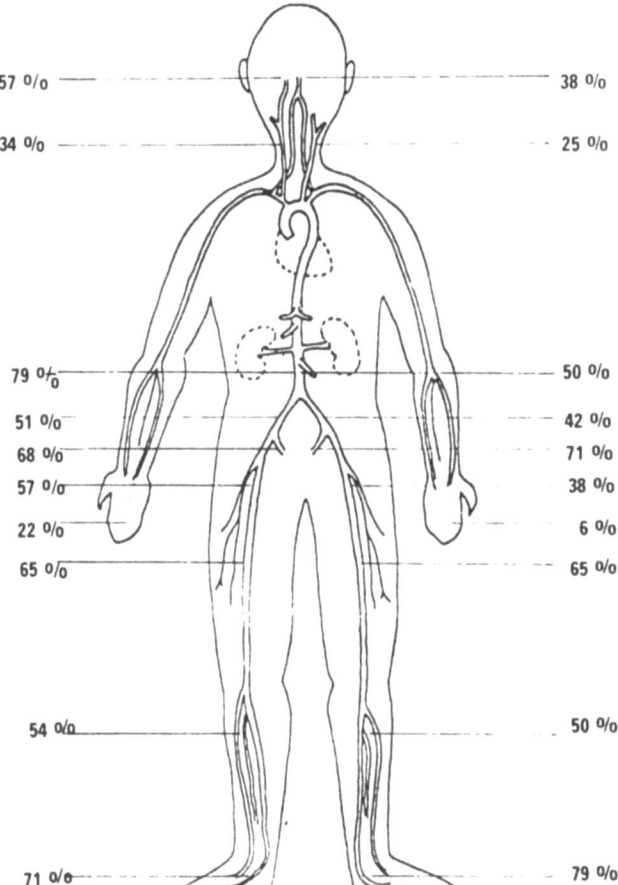

**Abb. 1.** Lokalisation und Häufigkeit von Arterienverkalkungen bei Dialysepatienten und nierentransplantierten Patienten

Unterteilung wurden jene fünf Dialysepatienten, die einmal bzw. mehrmals transplantiert wurden und später wegen Transplantatinsuffizienz bzw. nach Transplantatektomie wiederum ins chronische Dialyseprogramm aufgenommen werden mußten.

Auch bei Nierentransplantierten hingen Häufigkeit und Ausmaß der Arterienverkalkungen von der Dialysedauer vor der Nierenverpflanzung ab. Bei Patienten, die länger als 12 Monate dialysiert worden waren, zeigten sich prozentuell mehr Verkalkungen als bei jenen Patienten, die vor der Nierentransplantation weniger als 1 Jahr im chronischen Dialyseprogramm gewesen waren, wobei beide untersuchten Gruppen eine gute Transplantatfunktion und ähnlich lange Beobachtungszeiten nach dem operativen Eingriff zeigten.

Das Ausmaß und die Häufigkeit der Arterienverkalkungen korrelierten nicht mit den zum Zeitpunkt der röntgenologischen Untersuchungen bestimmten Parathormon-Werten.

Obwohl die Gefäßkalzifikationen in beiden untersuchten Gruppen so ausgeprägt waren, klagten nur 5 (15%) von 35 Dialysepatienten über Claudicatio intermittens-Beschwerden; bei den Nierentransplantierten waren es sieben (18%) von 38. Es bestand

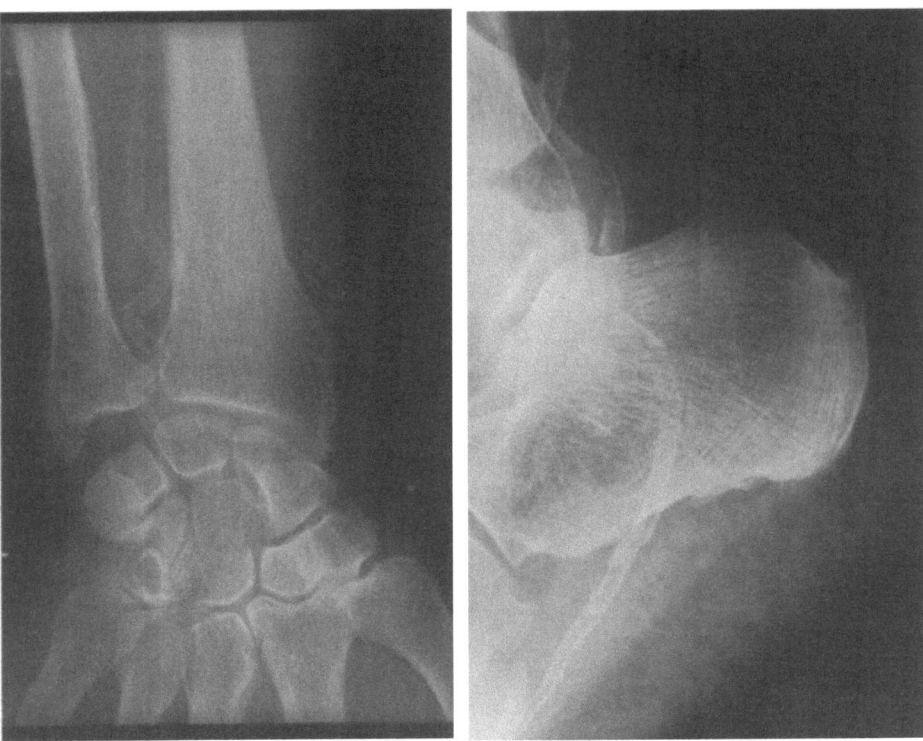

**Abb. 2a, b.** Ausgeprägte Arterienverkalkungen im Bereich der Hand und der Ferse

auch keine Abhängigkeit zwischen dem Ausmaß der Arterienverkalkung und der Claudicatiosymptomatik.

*Diskussion*

Wie die Untersuchungsergebnisse zeigen, fanden sich Arterienverkalkungen sowohl bei Patienten mit chronischer Dialysebehandlung als auch nach Nierentransplantation. Die Hauptlokalisationen der Gefäßverkalkungen waren in beiden Gruppen die Bauchaorta, die Arterien im Bereich der Ferse, die Beckenarterien, die Ober- und Unterschenkelarterien, Carotissiphon und die A. carotis communis. Für die Früherfassung von Verkalkungen im Bereich der arteriellen Strombahn eignet sich besonders die dargestellte Vergrößerungstechnik. Für eine schlüssige Beurteilung sollte dabei folgendes Minimalprogramm von Nativröntgenaufnahmen durchgeführt werden: Ferse seitlich, Carotissiphon und Beckenübersicht.

Nach Unterteilung des Dialysekrankengutes in solche die kürzer als 12 Monate und solche die länger als 1 Jahr im chronischen Dialyseprogramm standen, fanden sich in bezug auf die Häufigkeit und das Ausmaß der Arterienverkalkungen ausgeprägtere Veränderungen bei jenen Patienten, die ein oder mehrere Jahre hämodialysiert wurden. Somit spielt die Dauer der Dialysebehandlung eine wesentliche Rolle in der Entstehung der arteriellen Kalzifikationen. Sicherlich sind diese Veränderungen Folge des gestörten Kalzium-Phosphorstoffwechsels und des sekundären Hyperparathyreoidismus [3]. Diese Annahme unterstützen auch die bei allen Dialysepatienten erhöhten Parathormonwerte. Eine Korrelation zwischen der Höhe der PTH-Werte im Serum und dem Ausmaß der

Gefäßverkalkungen bestand nicht. Dies ist dadurch erklärbar, daß die Parathormonbestimmung eine Momentansituation darstellt, während arterielle Kalzifikationen Folge von Monate bzw. Jahre dauernden urämisch bedingten Stoffwechselstörungen sind.

Neuerlich wird in der Literatur auf den bei Urämie gestörten Oxalsäurestoffwechsel und Ablagerungen von Kalziumoxalaten in den Gefäßen hingewiesen [4]. Diese Aspekte weisen auf eine multifaktorielle Genese der Arterienverkalkung bei chronisch hämodialysierten Patienten hin.

Im Einklang mit den Resultaten bei Dialysepatienten stehen auch die Ergebnisse bei Nierentransplantierten: diese zeigten, daß auch hier die Häufigkeit und das Ausmaß der Arterienverkalkungen von der Dialysedauer vor der Nierenverpflanzung abhängig ist. Bei diesem Krankengut spielt neben der Dialysedauer vor dem operativen Eingriff aber auch ein Fortbestehen des Hyperparathyreoidismus sowie die Cortisonmedikation mit ihren nachteiligen Effekten auf den Lipid- und Kalziumstoffwechsel eine wesentliche pathogenetische Rolle.

*Literatur*

1. Tatler GLV, Baillod RA, Varghese Z et al. (1973) Evolution of bone disease over 10 years in 135 patients with terminal renal failure. Br Med J 4: 315–319 – 2. Zazgornik J, Kokot F, Fürst K, Schmidt P, Pietrek J, Czembirek H, Kopsa H, Balcke P, Paietta E (1979) Roentgenologic soft tissue and bone changes, parathyroid-hormone, 25-hydroxycholecalciferol calcium-phosphorus concentrations in serum in dialysed and renal transplant patients. Dialysis and Transplantation 8: 389–393 – 3. Peterson R (1978) Small vessel calcification and its relationship to secondary hyperparathyroidism in the renal homotransplant patient. Radiology 126: 627–633 – 4. Balcke P, Schmidt P, Zazgornik J, Kopsa H, Deutsch E (1980) Secondary oxalosis in chronic renal insufficiency. N Engl J Med 303: 944

Thomae, U., Lotz, N., Boos, W., Hermann, M., Bachmann, W., Haslbeck, M.
(VI. und III. med. Abt. des Städt. Lehrkrankenhauses München-Schwabing)
**Untersuchungen zur Anwendung von Zuckeraustauschstoffen bei niereninsuffizienten Diabetikern unter kontinuierlicher ambulanter Peritonealdialyse (CAPD)**

Die CAPD stellt eine Alternative in der Behandlung derjenigen terminal niereninsuffizienten Patienten dar, die an der Hämodialyse in verstärktem Maße zu Komplikationen neigen [8, 9].

Dazu zählen insbesondere Diabetiker, welche Blutzuckerentgleisungen, Shuntkomplikationen und retinale Blutungen entwickeln können. Wie die bisher vorliegenden Ergebnisse zeigen, läßt sich diese Patientengruppe gut mit der CAPD führen, obwohl glukosehaltige Spüllösungen Verwendung finden [5, 15, 16, 24, 25]. Zu der vorbestehenden Insulineinstellung addiert sich jedoch eine Insulindosis, deren Höhe sich nach der transperitoneal resorbierten Glukosemenge richtet. Bei ausschließlicher Verwendung von 1,5%iger Glukoselösung sind pro Tag zusätzlich 6–8 Einheiten erforderlich, falls 4,25%ige Glukoselösung verwendet wird, müssen pro Beutel 6–8 Einheiten Altinsulin s.c. zusätzlich gegeben werden [15, 24].

Ziel unserer Untersuchungen war es festzustellen, inwieweit durch Zuckeraustauschstoffe eine Insulineinsparung möglich ist und Veränderungen klinischer oder laborchemischer Parameter auftreten.

*Methodik*

Fruktose, Sorbit, Xylit und eine Mischung aus Fruktose-Glukose und Xylit (2 : 1 : 1) wurden gegenüber Glukose bei sieben juvenilen Diabetikern jeweils nach einer dreitägigen Vorphase in 1,5%iger Konzentration über 24 Std, anschließend in 4,25%iger Konzentration über 6 Std getestet.

Zusammensetzung der Spüllösung[1]: Natrium 134 mval/l, Kalium 2,0 mval/l, Kalzium 3,5 mval/l, Magnesium 1,0 mval/l, Chlor 105,5 mval/l, Laktat 35 mval/l. Glukose bzw. Zuckeraustauschstoffe 1,5%, 4,25%.

Während der Phase mit 4,25%iger Glukoselösung erhielten die Patienten routinemäßig 6 Einheiten Altinsulin s.c., bei den Zuckeraustauschstoffen nur, wenn eine Hyperglykämie über 300 mg% auftrat.

Blutabnahmen zur Kontrolle von Harnstoff, Harnsäure, Kreatinin, Bilirubin, SGOT, SGPT, AP, Gamma-GT, Blutgasen, Laktat, Pyruvat, Beta-Hydroxybuttersäure, Azetazetat und freie Fettsäuren wurden zu Beginn, zum Zeitpunkt des ersten Beutelwechsels und am Ende der Testphase mit 1,5%iger Lösung, ferner am Ende der Verweildauer von 4,25%iger Spüllösung durchgeführt. Die Blutzuckerwerte wurden während der 24stündigen Testphase in 2–5stündigen Intervallen, während der Verweildauer von 4,25%iger Lösung stündlich kontrolliert.

*Ergebnisse* (Abb. 1, Tabelle 1)

1. Sorbit und Xylit waren gut verträglich, drei bzw. zwei der ersten vier getesteten Patienten entwickelten unter Fruktose und FGX eine klinische Symptomatik in Form von Oberbauchschmerzen während oder kurz nach dem Einlauf. Aus diesem Grunde wurde bei den weiteren Patienten auf den Einsatz dieser Substanzen verzichtet. Bei keinem der Zuckeraustauschstoffe wurden Erbrechen, ein Blutdruckanstieg oder eine Änderung der Bewußtseinslage beobachtet.
2. Unter 1,5%iger Spüllösung war eine Insulineinsparung von durchschnittlich 6 Einheiten nur bei Sorbit und Xylit möglich. Bei Fruktose und FGX betrug die Insulinreduzierung 4 bzw. 2 Einheiten.
3. Bei Verwendung von 4,25%iger Lösung blieben die Blutzuckerwerte unter Xylit und Sorbit ohne zusätzliche Insulinapplikation im Normbereich. Fruktose und FGX zeigten einen deutlichen Anstieg der Blutzuckerwerte, der einmal bzw. zweimal die zusätzliche Gabe von Altinsulin erforderlich machte.
4. Alle Zuckeraustauschstoffe zeigten im Vergleich zu Glukose bereits in 1,5%iger Konzentration einen Anstieg der Harnsäurewerte, der im Falle von 4,25%iger Sorbit- und Xylitlösung signifikant war. Der Befund ist transitorisch, bei Fortführung der Dialyse mit glukosehaltiger Spüllösung liegen die Werte nach 6–12 Std wieder im Ausgangsbereich. Die übrigen Serumparameter änderten sich nicht signifikant.

Tabelle 1. Befunde bei der Verwendung von Zuckeraustauschstoffen unter CAPD

|  | Fruktose | FGX (2:1:1) | Sorbit | Xylit |
| --- | --- | --- | --- | --- |
| Subjektive Beschwerden | + | + | ∅ | ∅ |
| Bewußtseinsstörungen | ∅ | ∅ | ∅ | ∅ |
| Insulineinsparung (1,5%ige Spüllösung) | (+) | (+) | + | + |
| Insulineinsparung (4,25%ige Spüllösung) | (+) | (+) | + | + |
| Harnsäure | ↑ | ↑ | ↑ ↑ | ↑ ↑ |
| Bilirubin, OT, PT, AP, gamma-GT | − | − | − | − |
| Laktat, Laktat/Pyruvat | − | − | − | − |
| β-Hob/Acac | − | − | − | − |
| Azidose | − | − | − | − |

---

[1] Fa. Fresenius

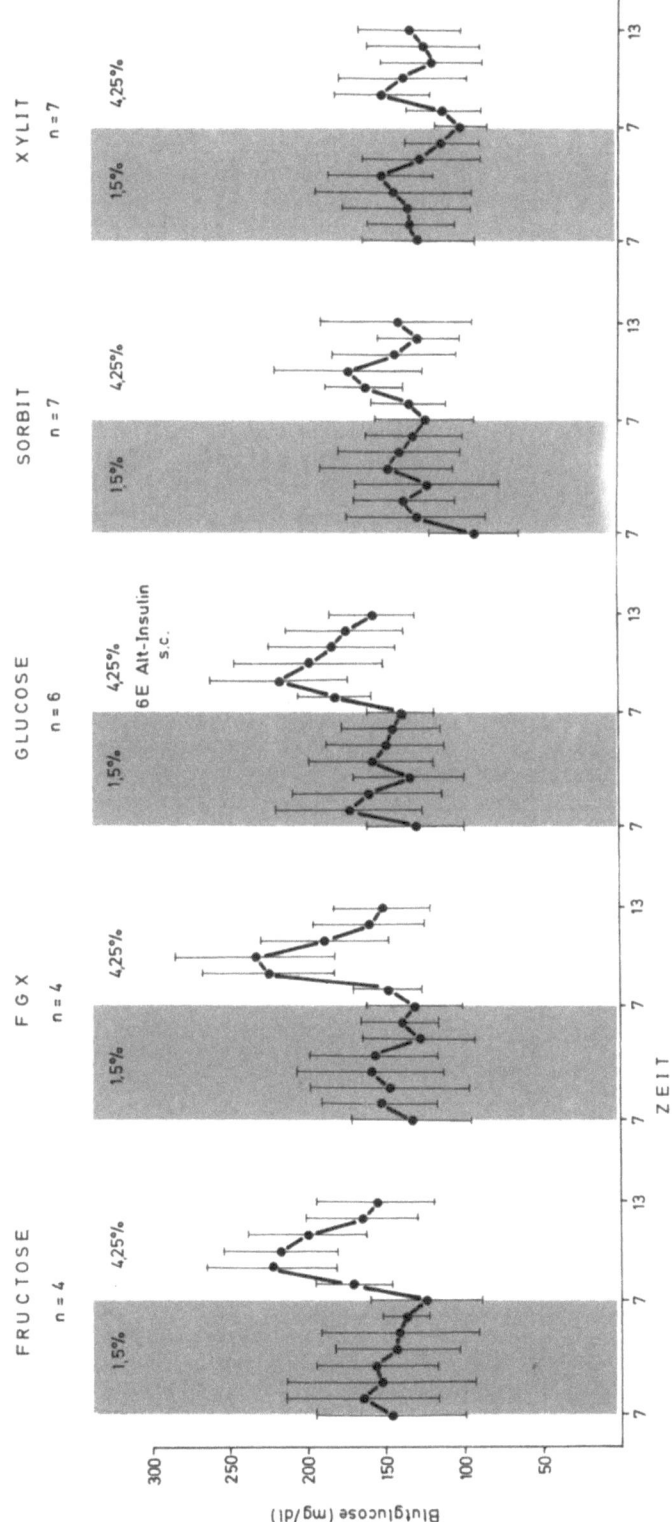

**Abb. 1.** Verhalten der Blutglukose bei Diabetikern unter CAPD mit Fruktose-, FGX (2:1:1)-, Sorbit-, Xylit- und Glukosespüllösung ($\bar{x} \pm s$)

*Diskussion*

Die Untersuchung von Fruktose, Sorbit, Xylit und FGX (2 : 1 : 1) im Hinblick auf ihre Verwendbarkeit im Rahmen der CAPD ergab klinisch eine schlechte Verträglichkeit von Fruktose und fruktosehaltiger Mischlösung. Bei dem als „Oberbauchsyndrom" beschriebenen und mit Schmerzen einhergehenden Erscheinungsbild [27] dürfte aufgrund des raschen Symptomeintritts die Anhäufung von Fruktose-1-Phosphat eine nur untergeordnete Rolle spielen, zumal die Umsatzkapazität von Fruktose [29] nicht überschritten wird. Möglicherweise kommt lokalen peritonealen Faktoren eine kausale Bedeutung zu. Die Insulineinsparung bei 1,5%iger Fruktose- und FGX-Lösung ist nur gering, bei 4,25%iger Konzentration besteht eine Neigung zu Hyperglykämie.

Sorbit und Xylit wurden von den Patienten ohne Beschwerden toleriert, insbesondere trat keine Änderung der Bewußtseinslage auf [3, 4, 18, 20, 23, 26]. Die Insulineinsparung bei 1,5%iger Spüllösung entspricht mit durchschnittlich 6 Einheiten der bei Glukoselösung zusätzlich benötigten Dosis. Bei Verwendung 4,25%iger Spüllösung kann auf eine zusätzliche Insulinapplikation im Gegensatz zu Glukose verzichtet werden. Dieser Effekt wird mit einer gesteigerten Glykogensynthese und Glukoseutilisation sowie einer Verminderung der Glukoneogenese erklärt [12].

Alle Zuckeraustauschstoffe zeigten keine signifikante Änderung von Bilirubin [7, 21] und Leberenzymen. Das gegenüber Glukose gleichbleibende Verhalten des Laktat/Pyruvat- [1, 10] und Beta-Hydroxybuttersäure/Azetazetatquotienten spricht für eine normale metabolische Verwertung der getesteten Substanzen. Die Entwicklung einer Laktat- oder Ketoazidose [2, 13, 28] wurde nicht beobachtet. Als einziger der gemessenen Parameter zeigte die Harnsäure unter Zuckeraustauschstoffen eine Erhöhung, die im Fall von 4,25%iger Sorbit- und Xylitlösung gegenüber Glukose signifikant war. Dieses bei Infusionstherapie bereits bekannte Symptom [6, 11, 17, 19, 22] ist nach eigenen Untersuchungen transitorisch, der pathophysiologische Stellenwert der Hyperurikämie wird als nur gering beurteilt [12].

Hinsichtlich einer Verwendung der getesteten Zuckeraustauschstoffe im Rahmen der CAPD erscheinen nach den vorliegenden Ergebnissen nur Sorbit und Xylit geeignet. Bei Fruktose und FGX sprechen das gehäufte Auftreten von Oberbauchschmerzen sowie eine Neigung zu Hyperglykämie bei 4,25%iger Konzentration gegen eine klinische Anwendung. In jedem Fall sollten bei klinischem Einsatz die Dosierungsrichtlinien der Arzneimittelkommission der deutschen Ärzteschaft berücksichtigt werden. Bei annähernd gleicher transperitonealer Resorption wie Glukose [14] werden Zuckeraustauschstoffe diese in der Regel nicht vollständig ersetzen können. Über die Möglichkeit einer Langzeitanwendung werden weitere entsprechende Untersuchungen Auskunft geben müssen.

*Literatur*

1. Ahnefeld FW et al. (1975) Die Eignung von Nicht-Glucose-Kohlenhydraten für die parenterale Ernährung. Infusionstherapie 2: 227 − 2. Bergström J, Hultman E, Roch-Lorlund AE (1968) Lactic acid accumulation in connection with fructose infusion. Acta Med Scand 184: 359 − 3. Bischel MD, Barbour BH (1974) Peritoneal dialysis with sorbitol versus dextrose dialysate. Nephron 12: 449 − 4. Evans GW, Phillip G, Mukherjee TM, Snow MR, Lawrence JR (1973) Identification of crystals deposited in brain and kidney after xylitol administration by biochemical, histochemical electron diffraction methods. J Clin Pathol 26: 32 − 5. Flynn TC, Nanson JA (1979) Intraperitoneal insulin with CAPD − an artificial pancreas? (Abstr) ASAIO 43: 43 − 6. Förster H, Boecker S, Ziege M (1972) Anstieg der Konzentration der Serumharnsäure nach akuter und chronischer Zufuhr von Fructose, Sorbit und Xylit. Med Ernähr 13: 193 − 7. Förster H (1973) Sind bei Infusionen von Zuckeraustauschstoffen echte Nebenwirkungen zu erwarten? Dtsch Med Wochenschr 98: 839 − 8. Ghavamian M, Gutch CF, Kopp KF, Kolff WJ (1972) The sad truth about hemodialysis in diabetic nephropathy. JAMA 222: 1386 − 9. Goetz FC, Kjellstrand C-M (1979) The treatment of diabetic kidney disease.

Diabetologia 17: 267 – 10. Grünert A, Dölp R, Ahnefeld FW (1979) Sorbit und Xylit in der postoperativen Infusionstherapie. Dtsch Med Wochenschr 104: 1075 – 11. Grunst J, Dietze G, Wicklmayr M, Molz S, Eisenburg J, Mehnert H, Hepp KD (1974) Die Harnsäureproduktion der menschlichen Leber während parenteraler Fructosezufuhr. Verh Dtsch Ges Inn Med 80: 487 – 12. Haslbeck M (1974) Zur parenteralen Verabreichung von Zuckeraustauschstoffen mit besonderer Berücksichtigung des Diabetes mellitus. Infusionstherapie 1: 569 – 13. Heuckenkamp PU, Zöllner N (1972) The comparative metabolism of carbohydrates administered intravenously. Nutr Metab 14: 58 – 14. Kuhlmann H (1971) Tierexperimentelle und klinische Untersuchungen während Peritonealdialyse bei normaler und gestörter Glucosetoleranz. Habilitationsschrift, München – 15. Kuhlmann H, Thomae U (1980) CAPD – eine Alternative in der Dialysebehandlung niereninsuffizienter Diabetiker? Med Welt 31: 1140 – 16. Kuhlmann H, Thomae U, Herrmann M, Eberhard K (1981) Kontinuierliche ambulante Peritonealdialyse bei terminal niereninsuffizienten Diabetikern. Med Klin 76: 169 – 17. Mäenpää PH, Raivio KO, Kekomäki MP (1968) Liver adenine nucleotides: Fructose – induced depletion and its effect on protein metabolism. Science 161: 1253 – 18. Quellhorst E, Mietsch G, Doht B, Fernandez-Redo E, Kubosch J, Leititis U, Volles E, Thorwirt V, Scheler F (1975) Sorbithaltige Spüllösung als Ursache schwerer Unverträglichkeitserscheinungen bei der Peritonealdialyse. Dtsch Med Wochenschr 100: 1431 – 19. Raivio KO, Kekomäki MP, Mäenpää PH (1969) Depletion of liver adenine nucleotides induced by d-fructose. Dose dependence and specifity of the fructose effect. Biochem Pharmacol 18: 2615 – 20. Schröder R (1980) Störungen im Oxalsäurestoffwechsel bei parenteraler Ernährung mit Xylit. Dtsch Med Wochenschr 105: 997 – 21. Schumer W (1971) Adverse effects of xylitol in parenteral nutrition. Metabolism 20: 345 – 22. Schwarzmeier JD, Marktl W, Moser K, Luif A (1974) Fructose induced hyperuricemia. Res Exp Med (Berl) 162: 341 – 23. Tenckhoff H (1971) Choice of peritoneal dialysis solution. Ann Intern Med 75: 313 – 24. Thomae U, Kuhlmann H (1980) Möglichkeiten der Insulinapplikation bei niereninsuffizienten Diabetikern unter CAPD-Behandlung. Med Welt 31: 1202 – 25. Thomae U, Kuhlmann H, Boos W, Herrmann M, Eberhard K (1980) Das Verhalten von Insulin- und Glucosespiegel bei niereninsuffizienten Diabetikern unter CAPD. Med Welt 31: 1599 – 26. Thomas DW, Edwards JB, Gilligan JE, Lawrence JR, Edwards RG (1972) Complications following intravenous administration of solutions containing xylitol. Med J Aust 1238 – 27. Woods HF, Eggleston LV, Krebs HA (1970) The cause of hepatic accumulation of fructose-1-phosphate on fructose loading. Biochem J 119: 501 – 28. Woods HF, Alberti GM (1972) Dangers of intravenous fructose. Lancet 2: 354 – 29. Zöllner N, Heuckenkamp PU, Nechwatal W (1968) Über die Verwertung und renale Ausscheidung von Fructose während ihrer langdauernden intravenösen Zufuhr. Klin Wochenschr 46: 1300

Winterberg, B., Knoll, O., Lison, A., Gottschalk, I.
(Med. Poliklinik der Univ. Münster)
## Verlauf der urämischen Neuropathie und Enzephalopathie vor und nach Nierentransplantation

*Einleitung*

Durch die Dauerdialysetherapie kann das klinische Vollbild der Urämie weitgehend vermieden werden; es besteht jedoch noch eine gewisse metabolische Intoxikation fort, deren Auswirkungen auf den Organismus erst teilweise bekannt sind.

Unter anderen Organsystemen wird, vielleicht als ernsteste Komplikation, auch das Zentralnervensystem von dieser Störung betroffen. Die periphere urämische Neuropathie ist durch Empfindungsstörungen, motorische Unruhe der Beine, Reflexausfälle, Muskelschwäche und -lähmungen charakterisiert. Die urämische Enzephalopathie macht sich durch Kopfschmerzen, Übelkeit, Muskelzittern, Verwirrtheit, Schläfrigkeit bis hin zur Bewußtlosigkeit bemerkbar. Beide, Neuropathie und Enzephalopathie, sind wichtige Manifestationen der urämischen Intoxikation.

Schwere Formen dieser neurologischen Störungen werden selten beobachtet; Frühstadien können aber mit Hilfe empfindlicher neurophysiologischer Untersuchungsverfahren nachgewiesen werden. Da die Störungen des Nervensystems in hohem Maße die Rehabilitationsmöglichkeiten des niereninsuffizienten Patienten bestimmen, verdienen sie eine besondere Beachtung.

Die erfolgreiche Nierentransplantation beendet den Zustand der chronischen metabolischen Intoxikation. Somit liegt ein ideales Modell zur Prüfung der Reversibilität der durch die metabolische Intoxikation bedingten nervösen Störungen vor. Deshalb untersuchten wir den Verlauf von Neuropathie und Enzephalopathie vor und nach Nierentransplantation. Als Krankengut wurden acht Dauerdialysepatienten im Alter von 23–41 Jahren herangezogen.

*Methodik*

Zum Nachweis der urämischen peripheren Neuropathie dient die Bestimmung der motorischen Nervenleitgeschwindigkeit (NLG) des Nervus peronaeus profundus, der schon früh im Rahmen der urämischen Neuropathie geschädigt wird [3, 6, 7].

Proximal am Fibulaköpfchen und distal am Fußrücken wird eine supramaximale Nervenreizung unter Registrierung des Muskelaktionspotentials des M. extensor digitor. brevis durchgeführt. Aus der Distanz zwischen den Reizorten und der Differenz der proximalen und distalen Latenz wird die NLG errechnet und der Mittelwert aus den Messungen an beiden Beinen aufgestellt.

Zum Nachweis der urämischen Enzephalopathie dient die Messung von Latenzzeiten akustisch evozierter EEG-Potentiale (AEP) [1, 4, 8, 10]. Evozierte Potentiale sind Potentialschwankungen, die als Reaktionen des Gehirns auf visuelle, somatosensorische und akustische Reize auftreten. Die Amplitude dieser Potentialschwankungen ist in der Regel so gering, daß sie von der normalen spontanen EEG-Aktivität überlagert und so nicht erkannt werden. Mit einem Kurvenmittelungsverfahren (Average-Technik) gelingt es, das evozierte Potential von der nicht reizbezogenen EEG-Aktivität zu trennen, da die EEG-Hintergrundaktivität zu jedem Zeitpunkt nach dem Reiz mit gleicher Wahrscheinlichkeit positiv oder negativ ist im Gegensatz zum evozierten Potential, das in fester zeitlicher Beziehung und in bestimmter Polung auftritt und sich bei hoher Zählsumme deutlich von der Grundaktivität abhebt [11].

Die Patienten werden zur Reduktion von Muskelartefakten in halbliegender Position untersucht. Ein akustischer Stimulus als rechteckiger Reizimpuls von 0,1 ms Dauer und einer Reizfolgefrequenz von 10/s wird vom Impulsgenerator eines EMG-Gerätes über einen Kristallkopfhörer mit einem Schalldruck von 60 dB über der Hörschwelle dem Patienten zugeleitet. Der Triggerimpuls des Stimulators startet den Averager und löst somit die Aufsummierung der Reizantworten aus.

Das EEG wird vom Vertex gegen das Mastoid abgeleitet, als Erdelektrode dient eine großflächige Stirnelektrode. Das EEG-Signal gelangt über einen Isolationsvorverstärker zu einem Zweikanaldifferentialverstärker mit einer 20 000fachen Verstärkung bei einer Zeitkonstanten von 0,1 s und einer oberen Grenzfrequenz von 15 kHz. In einem nachgeschalteten Kleinrechner werden zur Isolation der Reizantworten von der EEG-Hintergrundaktivität jeweils 1024 Reizantworten gemittelt und die resultierende Kurve mit einem xy-Schreiber gezeichnet.

Die Latenzen werden vom Reiz bis zum Scheitel der AEP-Komponenten gemessen, wobei die Mittelwerte aus zwei Summenkurven bestimmt werden. Die Reproduzierbarkeit der akustisch evozierten Potentiale ist gut; außerdem werden die Latenzen der untersuchten frühen AEP-Komponenten nach Picton et al. und nach Davis nicht durch Vigilanzänderungen, Medikamente oder Habituationsphänomene beeinflußt [2, 9].

Da die Reizintensität eine Auswirkung auf die Latenzen zeigt, wurde auf die konstante Einhaltung eines Schalldruckes von 60 dB über der Hörschwelle geachtet [2, 5].

*Ergebnisse*

Den typischen Verlauf von peripherer Neuropathie und Enzephalopathie bei einer 24jährigen Dialysepatientin nach erfolgreicher Nierentransplantation zeigt Abb. 1. Die Latenzen der AEP-Komponenten $N_1$, $P_3$ und $N_2$ waren vor der Transplantation, also während der Dialysetherapie, pathologisch verlängert, ohne daß klinisch faßbare Symptome einer urämischen Schädigung des Nervensystems vorhanden waren.

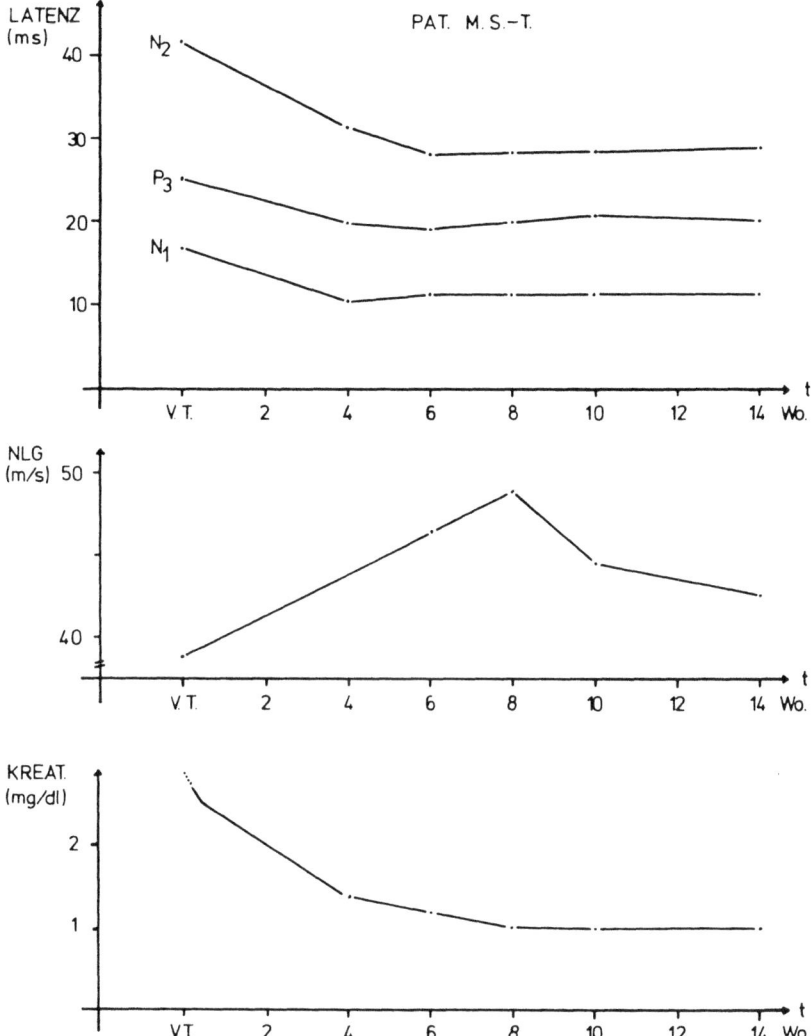

**Abb. 1.** Verlauf der Latenzen auditorisch evozierter Potentiale, der motorischen Nervenleitgeschwindigkeit (NLG) und des Kreatininspiegels nach Nierentransplantation bei einer 24jährigen Patientin mit guter Transplantatfunktion im Beobachtungszeitraum von 14 Wochen ($N_1$, $N_2$ = 1. und 2. Negativierung, $P_3$ = 3. Positivierung der auditorisch evozierten Potentiale; Zeitachse: V.T. = vor Transplantation ermittelter Wert)

Bereits 4–6 Wochen nach der Transplantation haben sich die AEP-Komponenten hinsichtlich der Latenzen normalisiert und bleiben im Beobachtungszeitraum von 14 Wochen bei guter Transplantatfunktion auch normal. Einen ähnlichen Verlauf zeigt die Nervenleitgeschwindigkeit, die 6–8 Wochen nach der Nierentransplantation sich deutlich bessert.

Im Fall einer Abstoßung des Nierentransplantats kommt es, wie in Abb. 2 zu verfolgen ist, nach anfänglicher Besserung der peripher- und zentralnervösen Parameter mit zunehmender Nierenfunktionseinschränkung zu einer bei dem AEP-Latenzen zuerst feststellbaren Verschlechterung der Befunde. Die Nervenleitgeschwindigkeit reagiert im

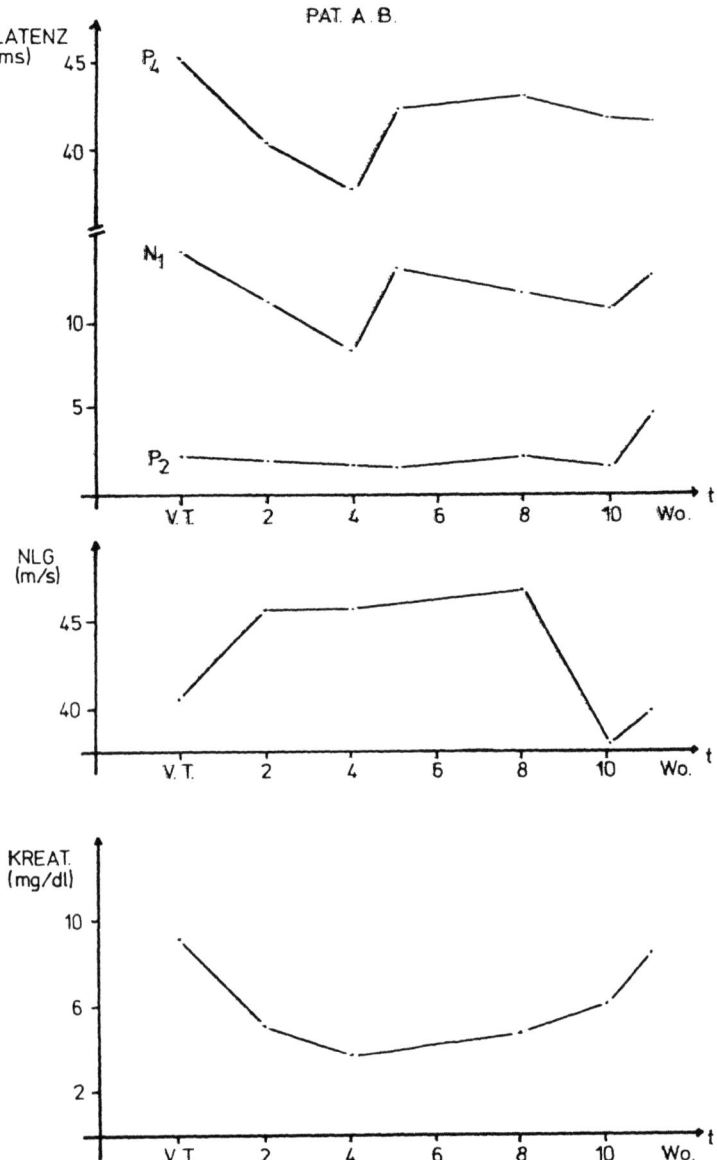

**Abb. 2.** Verlauf der AEP-Latenzen, der motorischen Nervenleitgeschwindigkeit (NLG) und des Kreatininspiegels nach Nierentransplantation bei einer Patientin mit einer Abstoßung des Transplantates ($N_1$ = 1. Negativierung, $P_2$ und $P_4$ = 2. und 4. Positivierung der auditorisch evozierten Potentiale; Zeitachse: V.T. = vor Transplantation ermittelter Wert)

gleichen Sinne, allerdings etwas träger als die AEP-Latenzen. Gleichartige Befunde wurden bei den übrigen Patienten erhoben.

*Diskussion*

Die Messung von motorischer Nervenleitgeschwindigkeit und von Latenzen auditorisch evozierter Potentiale unter den angegebenen Bedingungen ist eine praktikable und gut reproduzierbare Methode zur Erfassung klinisch schlecht oder gar nicht quantifizierbarer Schäden am peripheren und zentralen Nervensystem. Die untersuchten Patienten zeigten nach der Transplantation eine rasche Normalisierung der nervalen Funktionen. Auffällig ist die im Vergleich zu den zentralnervösen Parametern langsamere Besserung der Nervenleitgeschwindigkeit, die mit der nur langsamen Regeneration urämisch geschädigter Axone und Myelinscheiden zusammenhängen mag. Die etwa 8–10 Wochen nach der Transplantation auftretende geringfügige Verschlechterung der Nervenleitgeschwindigkeit könnte auf medikamententoxische Einflüsse zurückzuführen sein.

Insgesamt belegen die Beobachtungen die Überlegenheit der Nierentransplantation bei der Therapie der Urämie und weiterhin die weitgehende Reversibilität der urämischen Schäden am peripheren und zentralen Nervensystem.

*Literatur*

1. Bourne JR, Ward JW, Teschan PE, Musso M, Johnston HB Jr, Ginn HE (1975) Electroencephalogr Clin Neurophysiol 39: 377–388 – 2. Davis H (1977) In: Duijn H van, Donker DNJ, van Huffelen AC (eds) Current concepts in clinical neurophysiology. N.V. Drukkerij Trio, Den Haag, pp 49–61 – 3. Dayan AD, Gardner-Thorpe C, Down PF, Gleadle RI (1970) Neurology 20: 649–658 – 4. Hamel B, Bourne JR, Ward JW, Teschan PE (1978) Elektroencephalogr Clin Neurophysiol 44: 606–616 – 5. Hoke M (1979) Aktuel Neurol 6: 53–70 – 6. Knoll O (1980) Neurologische Reaktionen als Parameter der urämischen Intoxikation sowie der Dialysequalität. Westdeutscher Verlag – 7. Knoll O, Harbort U, Schulte K, Zimpel F, Losse H (1980) Proc Eur Dial Transplant Assoc 17: 714–718 – 8. Lewis EG, Dustman RE, Beck EC (1978) Elektroencephalogr Clin Neurophysiol 44: 223–231 – 9. Picton TW, Hillyard SA, Krausz HI, Galambos R (1974) Elektroencephalogr Clin Neurophysiol 36: 179–190 – 10. Teschan PE (1979) Kidney Int 15: 676–697 – 11. Remond A (ed) (1977) EEG Informatics. Elsevier, Amsterdam

Samtleben, W. (Med. Klinik I, Klinikum Großhadern, Univ. München), Baltzer, J. (I. Frauenklinik, Univ. München), Gurland, H. J. (Med. Klinik I, Klinikum Großhadern, Univ. München)
## Reversible Nierentransplantatfunktionsstörung durch hormonelle Kontrazeptiva

Durch die in den letzten Jahren stetig steigende Zahl durchgeführter Nierentransplantationen gibt es immer mehr immunsuppressiv behandelte Frauen im gebärfähigen Alter, die bei guter Nierentransplantatfunktion auch wieder eine normale Ovarialfunktion entwickeln und somit schwanger werden können. Graviditäten bei nierentransplantierten Frauen sind möglich, jedoch mit verschiedenen Risiken behaftet. In der Regel wird man diesen jungen Patientinnen wegen möglicher Risiken antikonzeptive Maßnahmen empfehlen. Neben den bekannten Nebenwirkungen der hormonellen Kontrazeptiva [7] möchten wir mit der folgenden Falldarstellung auf ein weiteres Problem in Zusammenhang mit der Gabe von Sexualhormonen hinweisen.

Bei der 1951 geborenen Patientin kam es seit dem 13. Lebensjahr infolge einer chronisch rezidivierenden Pyelonephritis zu einer langsam progredienten Verschlechterung der Nierenfunktion. Zur Vorbereitung für eine Nierentransplantation wurde im Frühjahr 1974 die rechtsseitige Nephrektomie durchgeführt. Im Herbst des gleichen Jahres wurde dann in der Phase der Präurämie bei Kreatininwerten um 10 mg/dl eine homologe heterotope Nierentransplantation vorgenommen. Spender der Niere war die Mutter unserer Patientin. Nach zwei schweren Abstoßungskrisen im postoperativen Verlauf stabilisierte sich die Nierenfunktion mit Kreatininwerten, die anfangs im Normbereich und 1977 mit 1,3 mg/dl knapp oberhalb der Norm lagen (Abb. 1).

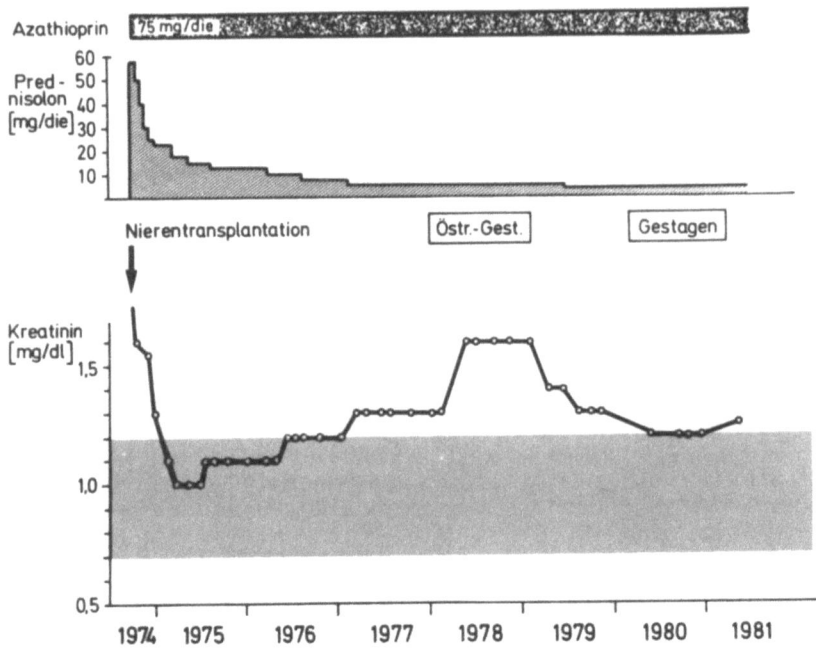

**Abb. 1.** Einfluß hormoneller Kontrazeptiva auf den Serumkreatininwert bei einer nierentransplantierten Patientin

In den ersten 2 Jahren nach der Nierentransplantation fanden sich als Folge der Steroidtherapie eine geringgradige arterielle Hypertonie und ein steroidinduziertes Glaukom, weshalb die Prednisolonmedikation bei guter Nierenfunktion langsam auf eine Dosis von weniger als 10 mg/die reduziert wurde. Die Hypertonie ist seit 1978 nicht mehr vorhanden und die Augeninnendruckwerte liegen jetzt mit minimaler Acetazolamidtherapie (Tagesdosis 125 mg Diamox) im Normbereich.

Ohne unsere Verordnung nahm die Patientin seit Februar 1978 hormonelle Kontrazeptiva auf Östrogen-Gestagenbasis[1] ein.

4 Monate nach Beginn dieser Medikation fiel dann bei einer Kontrolluntersuchung erstmals ein Kreatininanstieg auf 1,6 mg/dl auf, der sich auch bei den beiden folgenden Kontrollen bestätigte. Hypertonie, Proteinurie oder Hämaturie wurden nicht beobachtet. Die daraufhin gezielt durchgeführte Medikamentenanamnese deckte die seit über 6 Monaten erfolgte Einnahme hormoneller Kontrazeptiva auf.

Im Hinblick auf eine mögliche Transplantatschädigung empfahlen wir der Patientin, auf die Einnahme östrogenhaltiger Präparate zu verzichten. In den folgenden 12 Monaten, in denen keine Kontrazeptiva genommen wurden, trat eine langsame Besserung der exkretorischen Nierenfunktion ein, weshalb wir nach einjähriger Pause keine Kontraindikation für eine hormonelle antikonzeptive Medikation[2] auf Gestagenbasis sahen. Auch unter dieser Medikation blieben die Serumkreatininwerte stabil. Wegen migräneartiger Kopfschmerzen wurde das Präparat im März 1981 abgesetzt.

---

1 Zweiphasenpräparat mit folgender Zusammensetzung: 0,05 mg Levonorgestrel und 0,05 mg Ethinylestradiol bzw. 0,125 mg Levonorgestrel und 0,05 mg Ethinylestradiol
2 0,5 mg Lynestrenol/die

Bei dieser Patientin konnten wir somit im zeitlichen Zusammenhang mit einer Östrogen-Gestagenmedikation eine reversible Funktionsverschlechterung der Transplantatniere beobachten, die nach Absetzen reversibel war und auch unter Gabe eines reinen Gestagenpräparates nicht wieder auftrat.

Es erhebt sich somit die Frage nach einem möglichen kausalen Zusammenhang zwischen Geschlechtshormonen und ihren Einfluß auf immunologische Reaktionen.

Folgende experimentelle Beobachtungen deuten darauf hin, daß sich die Geschlechtshormone hinsichtlich immunologischer Effekte nicht indifferent verhalten:
1. Die New Zealand Black-Mäuse entwickeln spontan eine Autoantikörpererkrankung, die dem menschlichen Lupus erythematodes hinsichtlich der humoralen und zellulären Veränderungen sehr ähnlich ist. Bei ovarektomierten Tieren beginnt die Erkrankung wesentlich später als bei nicht operierten Tieren. Die Gabe von Östrogenen beschleunigt das Auftreten der genetisch determinierten Erkrankung. Androgene haben den gegenteiligen Effekt [10].
2. Provoziert man bei Ratten durch Injektion eines nephrotoxischen Serums vom Kaninchen eine Glomerulonephritis, so sind die Organläsionen und die Proteinurie bei laktierenden Ratten geringer als bei den nicht laktierenden Vergleichstieren [5].
3. Bei trächtigen Mäusen fand sich eine supprimierte zellvermittelte Immunität, während die humorale Immunantwort verstärkt war. Identische Effekte konnten durch Injektion von Choriongonadotropin erreicht werden, während Progesteron- und Prolaktininjektionen ohne Einfluß auf die zelluläre und humorale Immunantwort waren [4].

Neben diesen tierexperimentellen Befunden gibt es aber auch klinische Hinweise für einen Einfluß von Geschlechtshormonen auf das Immunsystem:
1. Mehrfach wurden bei nierentransplantierten Schwangeren im letzten Trimenon Abstoßungsreaktionen der Transplantatniere beobachtet, während ähnliche Reaktionen im ersten und zweiten Trimenon nicht berichtet wurden [1, 2, 6, 8, 11].
2. Der Anteil erkrankter Frauen zu Männern, die an einem Lupus erythematodes oder an einer anderen Autoimmunerkrankung leiden, ist im Zeitraum zwischen Menarche und Menopause am größten [3].
3. Patienten mit Klinefelter-Syndrom, die durch ein xxy-Muster der Geschlechtschromosomen charakterisiert sind, erkranken anscheinend häufiger an Autoimmunerkrankungen als die Normalbevölkerung [9]. Biochemisch weisen diese Patienten eine erhöhte Aktivität von Gonadotropinen und Östrogenen und eine verminderte Testosteronaktivität auf [12].

Nach den dargestellten experimentellen Daten und klinischen Beobachtungen kann die Hypothese aufgestellt werden, daß Geschlechtshormone einen modulierenden Einfluß auf die humorale und zelluläre Immunantwort haben. Anscheinend verstärken Androgene die Aktivität der Suppressor-T-Zellen und Östrogene die Aktivität der Helper-T-Zellen [10], jedoch scheinen Speziesunterschiede zu bestehen. Deshalb sind derzeit keine Voraussagen über den Verlauf von immunologischen Erkrankungen unter dem Einfluß von Geschlechtshormonen möglich. Da potentiell eine Verschlechterung des immunologischen Krankheitsprozesses möglich ist, empfehlen sich in diesen Situationen kurzfristige Kontrollen der Parameter, die eine Änderung der Krankheitsaktivität am ehesten erkennen lassen. Unter Umständen ist ein Absetzen oder ein Wechsel der hormonellen Kontrazeptiva notwendig. Patientinnen mit Glomerulonephritis, mit Autoimmunerkrankungen und nach Nierentransplantation bedürfen deshalb einer sorgfältigen nephrologischen und gynäkologischen Betreuung.

Da mechanische antikonzeptive Maßnahmen nicht die gewünschte Sicherheit aufweisen, empfehlen wir immunsuppressiv behandelten Patientinnen, von denen antikonzeptive Maßnahmen gewünscht werden, eine reine Gestagenmedikation und raten von Intrauterinpessaren wegen Infektionsrisiko und von Östrogenen wegen einer möglichen Verstärkung von zellulären und humoralen Immunreaktionen ab.

*Literatur*

1. Board JA, Lee HM, Draper DA, Hume D (1967) Pregnancy following kidney homotransplantation from a non-twin. Obstet Gynecol 29: 318–323 – 2. Caplan RM, Dossetor JB, Maughan GB (1970) Pregnancy following cadaver kidney homotransplantation. Am J Obstet Gynecol 106: 644–648 – 3. Dubois EL (1974) Lupus erythematosus. University of Southern California Press, Los Angeles, Calif., pp 340–343 – 4. Fabris N, Piantanelli L, Muzzioli M (1977) Differential effect of pregnancy or gestagens on humoral and cell-mediated immunity. Clin Exp Immunol 28: 306–314 – 5. Iversen BM, Ofstad J (1979) Suppressed development of experimental glomerulonephritis in lactating rats. Scand J Immunol 10: 237–240 – 6. Kopsa H, Schmidt P, Mayr WR, Zazgornik J, Kotzaurek R, Pils P, Golob E, Friedrich F, Piza F, Wagner O, Kux M (1976) Abstoßung des Nierentransplantates nach Schwangerschaft und Geburt. Schweiz Med Wochenschr 106: 58–61 – 7. Mall-Haefeli M (1980) Intermedizinische Probleme bei der Kontrazeption. Schweiz Med Wochenschr 110: 1314–1319 – 8. Moore TC, Hume DM (1969) The period and nature of hazard in clinical renal transplantation. Ann Surg 170: 12–24 – 9. Ortiz-Neu C, LeRoy EC (1969) The coincidence of Klinefelter's syndrome and systemic lupus erythematosus. Arthritis Rheum 12: 241–246 – 10. Roubinian JR, Talal N, Greenspan JS, Goodman JR, Siiteri PK (1978) Effect of castration and sex hormone treatment on survival, anti-nucleic acid antibodies, and glomerulonephritis in NZB/NZW $F_1$ mice. J Exp Med 147: 1568–1583 – 11. Samtleben W, Castro LA, Baltzer J, Müller R, Land W, Gurland HJ (1980) Internistische Probleme bei Gravidität nach Nierentransplantation. Verh Dtsch Ges Inn Med 86: 225–228 – 12. Stern R, Fishman J, Brusman H, Kunkel HG (1977) Systemic lupus erythematosus associated with Klinefelter's syndrome. Arthritis Rheum 21: 18–22

Müller-Berghaus, G., Kniepert, W. (Abt. für Hämostaseologie des Zentrums für Innere Medizin, Zentrale Abt. des Strahlenzentrums der Univ. Gießen und Klin. Forschungsgruppe für Blutgerinnung und Thrombose der Max-Planck-Gesellschaft, Gießen)

**Der Einfluß einer einseitigen Ureterokklusion auf die Mikrogerinnselbildung in der Niere***

*1. Einleitung*

Pathologisch-morphologisches Substrat einer disseminierten intravasalen Gerinnung sind Mikrogerinnsel in der Peripherie verschiedener Organe. Die Verlegung der Glomerulumkapillaren mit Mikrogerinnseln führt zur Nierenrindennekrose, dem charakteristischen Befund einer generalisierten Sanarelli-Shwartzman-Reaktion.

Die Initiierung dreier Mechanismen ist notwendig, um eine Nierenrindennekrose hervorzurufen (Übersicht: Müller-Berghaus und Lasch 1975): 1. Aktivierung der intravasalen Gerinnung bis hin zur Entstehung von löslichem Fibrin; 2. Präzipitation des löslichen Fibrins; und 3. Hemmung der Abbaumechanismen für Fibrin, insbesondere Hemmung der Fibrinolyse.

In der vorliegenden Arbeit verwendeten wir zwei Modelle zur Erzeugung von Mikrogerinnseln in der Niere. Im ersten Modell injizierten wir Endotoxin, um auf diese Weise die Gerinnung zu aktivieren. Im zweiten Modell übersprangen wir den Schritt der Gerinnungsaktivierung und infundierten praformiertes lösliches Fibrin.

*2. Material und Methodik*

Bei Kaninchen wurde in Vollnarkose ein Ureter 4 cm unterhalb des Nierenbeckens freigelegt, ein Unterbindungsfaden locker um den Ureter geschlungen und aus dem Bauchraum nach außen geführt. Die

---

* Mit Unterstützung durch die Deutsche Forschungsgemeinschaft, Bonn-Bad Godesberg

eigentliche Unterbindung erfolgte zu einem späteren Zeitpunkt durch Zuziehen der um den Ureter gelegten Schlinge. Die Ureterligatur erfolgte in der ersten Versuchsserie zum Zeitpunkt der zweiten Endotoxininjektion bzw. 9, 12 oder 18 Std vor der zweiten Endotoxininjektion und in der zweiten Versuchsserie zu Beginn der Fibrinmonomerinfusion bzw. 4, 9 oder 24 Std vor der Fibrinmonomerinfusion.

1. Versuchsserie

Das klassische Sanarelli-Shwartzman-Phänomen wurde durch zwei Injektionen von Endotoxin (erste Injektion: 50 µg; zweite Injektion: 100 µg) im Abstand von 24 Std ausgelöst. Überlebende Tiere wurden 6 Std nach der zweiten Endotoxininjektion getötet.

2. Versuchsserie

Kaninchen wurde gereinigtes Fibrinmonomer (20 mg/kg/Std) über 2 Std intravenös infundiert. Zur Hemmung einer Gerinnungsaktivierung erhielten alle Tiere Heparin und zur Hemmung einer Fibrinolyseaktivierung EACA.
6 Std nach Beginn der Fibrinmonomerinfusion wurden die Tiere getötet und die Organe histologisch untersucht (weitere Einzelheiten: s. Kniepert 1979).

*3. Ergebnisse*

1. Versuchsserie

Eine disseminierte intravasale Gerinnung wurde durch Endotoxininjektion bei operierten Tieren in gleicher Weise wie bei nichtoperierten Tieren ausgelöst. Bei 40 operierten Kaninchen traten Mikrogerinnsel in Lunge, Leber und Milz in gleich hohem Prozentsatz wie bei nichtoperierten Tieren auf. Wurde der Ureter zum Zeitpunkt der zweiten Endotoxininjektion unterbunden, so wiesen noch acht von zehn Kaninchen Fibringerinnsel in der gestauten Niere auf. Nur wenn die Stauzeit 18 Std betrug, konnten überhaupt keine Mikrogerinnsel in der gestauten Niere beobachtet werden, während bei einer Stauzeit von 9–12 Std noch etwa bei 50% der Tiere Fibringerinnsel in der gestauten Niere nachweisbar waren.

2. Versuchsserie

Bei allen Tieren verhinderte eine Ureterokklusion die Präzipitation von löslichem Fibrin in der gestauten Niere. Selbst wenn die Ureterligatur erst zum Zeitpunkt der Fibrinmonomerinfusion angelegt wurde, traten bei keinem von zehn Tieren Mikrogerinnsel in der gestauten Niere auf. Kontrolltiere wurden operiert, die Schlinge um den Ureter jedoch nicht zugezogen. Bei diesen Tieren verhinderte der operative Eingriff die Fibrinpräzipitation in der operierten Niere nicht.

*4. Diskussion*

Die Befunde bestätigen die Untersuchungen von Cohen und Lee (1964), die zeigten, daß eine lang andauernde Ureterunterbindung die Mikrogerinnselbildung in der gestauten Niere verhindert. Unsere Intention war herauszufinden, wie lange ein Ureter zur Verminderung der Mikrogerinnselbildung nach Endotoxininjektion unterbunden sein muß, um aus diesem Befund mögliche Schlüsse auf den Pathomechanismus ziehen zu können. Mehrere Möglichkeiten zur Erklärung unserer Befunde lassen sich in Betracht ziehen. 1. Eine Verhinderung der Gerinnungsaktivierung durch Ureterokklusion kann ausgeschlossen werden, da gerinnungsanalytische Untersuchungen eine Verbrauchskoagulopathie nachwiesen. 2. Bei allen Experimenten erfolgte die Ureterunterbindung nach der ersten Endotoxininjektion, so daß die von Blau et al. (1971) diskutierte Endothelschädigung durch die erste Endotoxininjektion auch bei den Tieren mit gestauter Niere eintreten konnte. 3. Wahrscheinlich wird eine Mikrogerinnselbildung in der Niere durch eine Verhinderung der Präzipitation von löslichem Fibrin unterbunden. Da die Präzipitation von zirkulierendem löslichen Fibrin von einer $\alpha$-adrenergen Stimulierung abhängt, läßt sich vermuten, daß eine Ausschaltung vasomotorischer Effekte durch die Stauung die Mikrogerinnselbildung in der Niere verhinderte.

Eine zweite Möglichkeit der Interpretation könnte darin bestehen, daß die durch Ureterokklusion bedingte Stauung die Perfusion der Niere so stark drosselte, daß lösliches Fibrin in nicht mehr ausreichender Menge in die Glomerulumkapillaren gelangte. Um diese letzte Hypothese zu prüfen, wurde in einer zweiten Versuchsserie der Schritt der Gerinnungsaktivierung übersprungen und lösliches Fibrin intravenös infundiert.

Eine Ureterokklusion zum Zeitpunkt der Fibrinmonomerinfusion unterdrückte das Auftreten von Fibringerinnseln in der gestauten Niere, während bei einer Ureterokklusion zum Zeitpunkt der zweiten Endotoxininjektion Fibrinablagerungen nicht verhindern konnte.

Damit ist es sehr unwahrscheinlich, daß die Verminderung des renalen Blutflusses, ausgelöst durch die Ureterokklusion, einen Einfluß auf die Fibrinpräzipitation hat. Vielmehr muß aufgrund dieser Untersuchungen angenommen werden, daß eine Reduzierung der glomerulären Filtration die Präzipitation verhinderte. Die Reduktion der Glomerulumfiltrationsrate könnte eine Konzentrierung des löslichen Fibrins in den Glomerulumkapillaren verhindern. Dieser Mechanismus muß aufgrund von in vitro-Untersuchungen angenommen werden, die zeigen, daß lösliches Fibrin bis zu einer kritischen Plasmakonzentration in Lösung gehalten wird. Bei Überschreiten dieser Grenzkonzentration präzipitiert lösliches Fibrin zu nachweisbaren Fibringerinnseln.

*Literatur*

Cohen NH, Lee L (1964) Effect of ureteral blockade on localization of circulating fibrin aggregates in the kidney (Abstract). Fed Proc 23: 446 – Blau EB, Dysart N, Fish A, Michael A, Vernier R (1971) Unilateral renal cortical necrosis. Case report and experimental observations. Am J Dis Child 122: 31–33 – Kniepert W (1979) Auswirkungen unilateraler Ureter-Occlusion auf die Mikrogerinnselbildung in der Niere nach Endotoxininjektion bzw. Fibrinmonomer-Infusion. Beitrag zur Pathogenese der Fibrinpräzipitation. Inaugural-Dissertation, Gießen – Müller-Berghaus G, Lasch HG (1975) Microcirculatory disturbances induced by generalized intravascular coagulation. In: Handbook Exp Pharmacol, vol XVI/3, pp 429–514


Ludwig-Köhn, H., Henning, H. V., Matthaei, D., Sziedat, A., Scheler, F.
(Abt. für Nephrologie, Med. Klinik und Poliklinik der Univ. Göttingen)
**Untersuchungen zum Stoffwechsel von Steroidhormonen in Hämofiltraten und Urinen chronisch niereninsuffizienter Patienten mittels Glaskapillar-Gaschromatographie-Massenspektrometrie (GC-MS)**[*]

Zu dem breiten Spektrum urämiebedingter, in ihren biochemischen Mechanismen noch weitgehend ungeklärter Stoffwechselstörungen zählt auch die Beeinträchtigung des Metabolismus zahlreicher Hormone. Wir haben Steroidkonjugate aus Hämofiltraten,

---
[*] Mit Unterstützung der Deutschen Forschungsgemeinschaft (He 718/3)

Urin und Blut urämischer Patienten angereichert und mittels Gaschromatographie und Massenspektrometrie auf ihre Zusammensetzung und Menge untersucht.

*Methodik*

Die Steroidkonjugate werden aus Hämofiltrat an einem Polystyrolharz adsorbiert, mit Methanol eluiert und anschließend enzymatisch verseift. Die freigesetzten Steroide werden mit Essigester extrahiert und an einem Anionenaustauscher und an Kieselgel von Begleitstoffen befreit. Die angereicherten neutralen Hydroxysteroide werden für die gaschromatographische Messung in die flüchtigen Trimethylsisylether überführt [1]. Sie werden dann in den Injektorblock des Gaschromatographen injiziert, dort verdampft und auf der Trennsäule nach Molekulargewicht und Polarität zwischen dem Trägergas Wasserstoff und dem Säulenbelegmaterial, der flüssigen Phase, verteilt. Im Detektor werden die Substanzen zu Kohlendioxid verbrannt und Signale über entsprechende Steuereinheiten und Umsetzer als Peaks auf einem Kompensationsschreiber registriert. Aus diesen Gaschromatogrammen können anhand der Retentionszeiten Peaks bestimmten Verbindungen zugeordnet und ihre Mengen bestimmt werden. Gaschromatogramme einer einheitlichen Stoffklasse aus biologischem Material werden als „Profile" bezeichnet [2].

Lassen sich gaschromatographisch nicht alle Peaks bestimmten Verbindungen zuordnen, so besteht die Möglichkeit, am Gaschromatographen statt eines Detektors ein Massenspektrometer zu verwenden, das weitere Informationen über die Struktur auch unbekannter Verbindungen liefert.

*Ergebnisse*

Im Urinsteroidprofil nierengesunder männlicher und weiblicher Probanden sind die Hauptpeaks den Dehydroepiandrosteronmetaboliten Androsteron und Etiocholanolon und den Kortikoiden $\alpha$- und $\beta$-Cortolon, Tetrahydrocortison, Tetrahydrocortisol und $\alpha$-Tetrahydrocortisol zuzuordnen [2], im Profil der Steroidsulfatfraktion aus Plasma stellt Dehydroepiandrosteron die Hauptkomponente dar [3]. Da das Hämofiltrat in seiner Zusammensetzung weitgehend dem Primärharn entspricht, war möglicherweise als Filtratprofil eine Mischung der Profile aus Urin und Plasma zu erwarten. Die Hauptmetabolite im Hämofiltrat waren jedoch 11-oxidierte Androstane und Kortikoide. Androsteron und Etiocholanolon oder Steroide mit Doppelbindung, wie sie in der Plasmasteroidsulfatfraktion vorherrschen, wurden in geringerer Menge gefunden. Die qualitative Zusammensetzung der Hämofiltratsteroide entspricht eher der von Urinsteroiden (Abb. 1). Bei der Untersuchung von Filtratsteroiden einer nicht chronisch Nierenkranken – einer Patientin mit Knollenblätterpilzvergiftung – zeigte sich, daß 11-oxidierte Androstane nicht die Hauptbestandteile waren.

Wegen starker Überlagerung des Profiles durch aus dem Pilz stammende Substanzen konnte nur die Hauptkomponente Dehydroepiandrosteron identifiziert werden.

Plasmasteroidprofile von Urämikern wurden von uns bisher nur in geringem Umfang untersucht, da die großen Eiweißmengen die Aufarbeitung sehr erschweren und Blut in 100 ml-Mengen nur als Poolblut zur Verfügung steht. Immerhin konnte aber eindeutig Androstendiolmonosulfat als Hauptbestandteil der Sulfatfraktion charakterisiert werden und nicht das bei Nierengesunden vorkommende Dehydroepiandrosteron. Nach Fraktionierung eines Steroidextraktes aus Hämofiltrat und anschließender Analyse mit Gaschromatographie und Massenspektrometrie konnten wir bisher 50 Steroide identifizieren, wovon eine Gruppe, die 3,11,16,17-tetraoxidierten Androstane bislang noch nicht als Naturstoffe beschrieben worden sind [4]. Mit dieser Methode konnte das $3\alpha,16\alpha,17\beta$-Trihydroxy-$5\beta$-androstan-11-on als Bestandteil des Hämofiltrates identifiziert werden. Neben der Analyse teilweise unbekannter Steroidmetaboliten interessierte die Menge an Steroiden, die bei einer Hämofiltration freigesetzt wird. Einem Aliquot von Urin oder Filtrat wurden vor der Aufarbeitung zwei synthetische Steroide als Standards in definierter Menge zugesetzt, was die Berechnung der Steroidmengen in

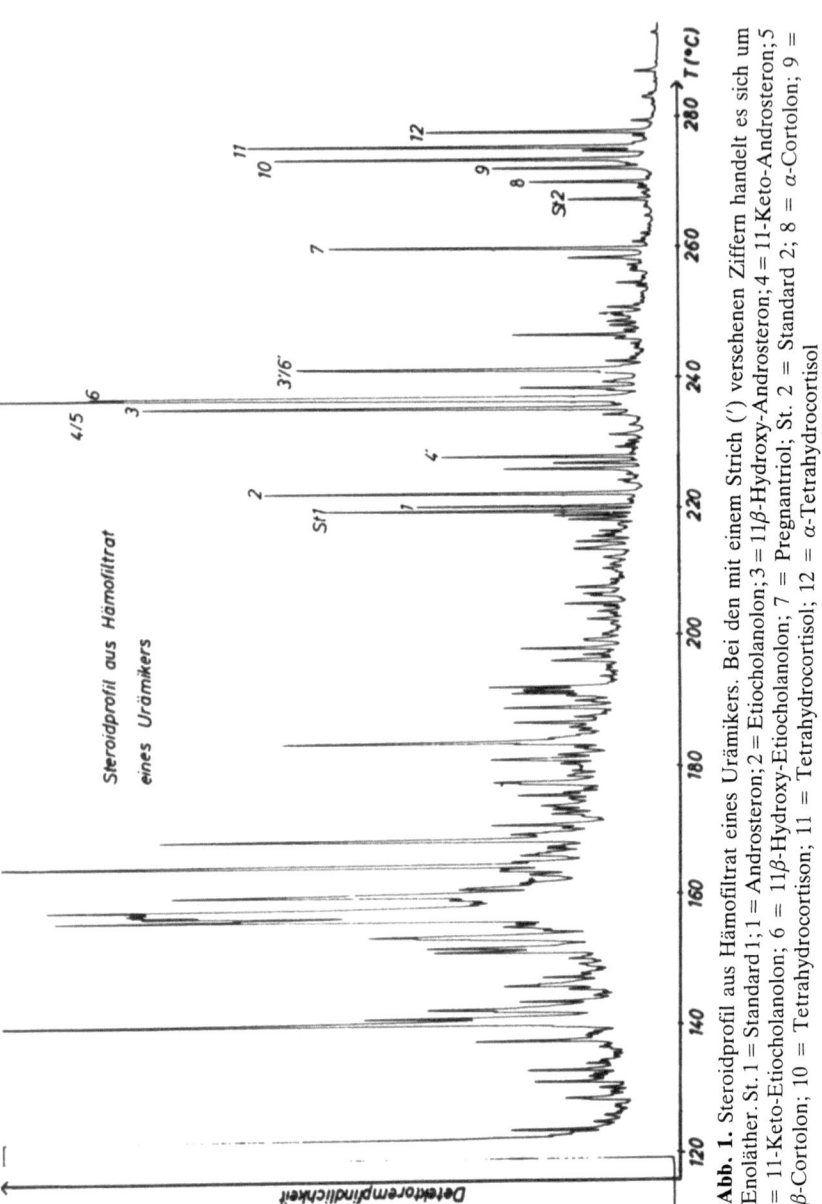

Abb. 1. Steroidprofil aus Hämofiltrat eines Urämikers. Bei den mit einem Strich (') versehenen Ziffern handelt es sich um Enoläther. St. 1 = Standard 1; 1 = Androsteron; 2 = Etiocholanolon; 3 = 11β-Hydroxy-Androsteron; 4 = 11-Keto-Androsteron; 5 = 11-Keto-Etiocholanolon; 6 = 11β-Hydroxy-Etiocholanolon; 7 = Pregnantriol; St. 2 = Standard 2; 8 = α-Cortolon; 9 = β-Cortolon; 10 = Tetrahydrocortison; 11 = Tetrahydrocortisol; 12 = α-Tetrahydrocortisol

Filtrat und Urin ermöglicht [5, 6]. Die 11-oxidierten Androstane werden mit insgesamt 4 mg/20 l, die Kortikoide mit ca. 10 mg/20 l Filtrat eliminiert. Die Gesamtmenge entspricht größenordnungsmäßig der, die mit dem Urin Gesunder in 24 Std ausgeschieden wird. Um festzustellen, ob das Auftreten größerer Mengen 11-oxidierter Androstane krankheitsbedingt oder von der Wahl der Filter abhängig ist, wurden Steroide aus CAPD-Spülflüssigkeit und Hämodialysat angereichert und untersucht. Die Steroidmengen in 2 l CAPD-Spülflüssigkeit betragen für die Hauptmetabolite 0,1−0,9 mg/2 l, die erhaltenen Profile waren mit denen aus Hämofiltrat vergleichbar. Nach diesen Ergebnissen untersuchten wir, ob diese Steroide auch im Urin niereninsuffizienter Patienten auftreten.

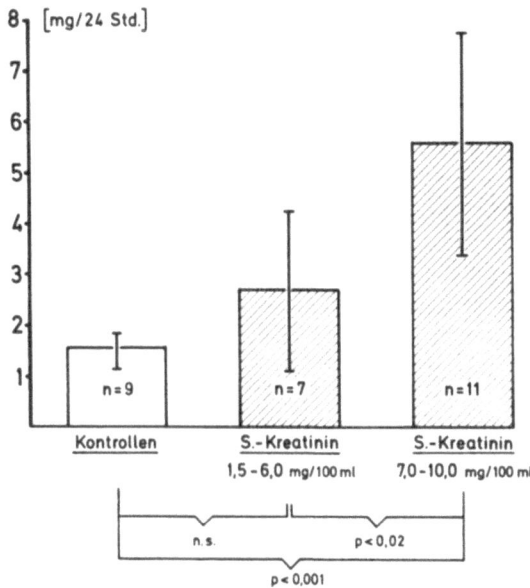

Abb. 2. 11-OH-Androstanausscheidung (mg/24 Std) bei nierengesunden Kontrollpersonen und Patienten in verschiedenen Stadien der chronischen Niereninsuffizienz (n.s. = nicht signifikant)

Urine von Gesunden und Patienten in verschiedenen Stadien der chronischen Niereninsuffizienz wurden aufgearbeitet und es ließ sich eine Korrelation zwischen dem Ausmaß der exkretorischen Nierenfunktionseinschränkung (gemessen am Serumkreatinin) und der Tagesausscheidung 11-oxidierter Androstane im Urin nachweisen (Abb. 2). Die erhöhte Menge 11-oxidierter Androstane im Steroidstoffwechsel von chronisch niereninsuffizienten Patienten scheint uns von einiger Bedeutung zu sein. Diese Verbindungen werden aus dem Kortikoidstoffwechsel stammen, wo sie jedoch bei Nierengesunden nur 5% der gesamten Kortikoidmetaboliten ausmachen. Die beschriebenen Steroidprofile aus Plasma, Urin und Hämofiltrat von Urämikern geben Hinweise auf eine charakteristische Störung des Steroidmetabolismus bei chronischer Niereninsuffizienz. Es ist weiteren Untersuchungen vorbehalten, die hier beschriebenen Phänomene durch Stoffwechselstudien zu interpretieren und damit zur Klärung eines weiteren Teilaspektes der urämischen Stoffwechselsymptomatik beizutragen.

*Literatur*

1. Ludwig H, Spiteller G, Matthaei D, Scheler F (1978) Profile bei chronischen Erkrankungen. I. Steroidprofiluntersuchungen bei Urämie. J Chromatogr 146: 381–391 – 2. German AL, Pfaffenberger CD, Thenot J-P, Horning MG, Horning EC (1973) High resolution gas chromatography with thermostable glass open tubular capillary columns. Anal Chem 45: 930–935 – 3. Ludwig H, Reiner J, Spiteller G (1977) Untersuchung der Steroide im Blut mit der Kombination Glaskapillargaschromatographie-Massenspektrometrie. Chem Ber 110: 217–227 – 4. Ludwig-Köhn H, Sziedat A, Spiteller G, Matthaei D, Henning HV, Scheler F (1980) Occurrence of highly oxygen-substituted androgens in hemofiltrate of uremic patients. Biomed Mass Spectrom 7: 284–287 – 5. Bailey E, Fenoughty M, Chapman JR (1974) Evaluation of a gas-liquid chromatographic method for the determination of urinary steroids using high-resolution open-tubular glass capillary columns. J Chromatogr 96: 33–46 – 6. Curtius H-Ch, Völlmin J, Zagalak MJ, Zachmann M (1975) Gas chromatography of steroids and its clinical applications including loading tests with deuterated compounds. J Steroid Biochem 6: 677–684

Zilker, T., Bottermann, P., Hales, C. N., Ley, H. (II. Med. Klinik, Klinikum rechts der Isar der TU München, Dept. for Clinical Biochemistry, Cambridge)
## Proinsulin, Insulinimmunoreaktivität (IRI) und C-Peptidimmunoreaktivität (CPIR)-Spiegel bei Patienten mit terminaler Niereninsuffizienz

Mit zunehmender Einschränkung der Nierenfunktion nimmt auch die Fähigkeit der Niere ab, Peptide von mittlerer Molekülgröße zu degradieren. Bei niereninsuffizienten Patienten wurden immer wieder erhöhte Insulinspiegel beschrieben, welche spontan kaum zu Hypoglykämien führen. Diese Beobachtung hat teilweise zu der Annahme geführt, daß ein insulinantagonisierendes bzw. neutralisierendes System bei Patienten mit Niereninsuffizienz eine Rolle spielt. Neben den eher leicht erhöhten Insulinspiegeln bei Niereninsuffizienz werden mit zunehmender Niereninsuffizienz zunehmend höhere C-Peptidspiegel beobachtet.

C-Peptid ist ein Spaltprodukt des Proinsulins, welches zusammen mit Insulin äquimolar sezerniert wird, welches jedoch in der Leber keinem „first-pass-effect" unterliegt und vorwiegend renal durch Degradation eliminiert wird.

Das humane Proinsulinmolekül wird in der Betazelle zwischen der Position 30–31, 32–33, 63–64 und 65–66 unter dem Verlust von vier Aminosäuren in Insulin und C-Peptid gespalten. Ein geringer Teil des Proinsulins wird jedoch nicht gespalten und nativ sezerniert. Unter physiologischen Bedingungen beträgt der Anteil des Proinsulins etwa 10% des Insulins im peripheren Blut. Anhand der Molekularstruktur des Proinsulins wird es verständlich, daß das Proinsulin in einem radioimmunoloigschen Assay sowohl mit einem Antiinsulinantikörper als auch mit einem Anti-C-Peptidantikörper kreuzreagieren muß. Es ist damit nicht möglich, ein spezifisches Proinsulinantiserum zu erstellen, weil das Antigen immer eine C-Peptid- und eine Insulinantigendeterminante gleichzeitig enthält.

Proinsulin ist biologisch kaum wirksam, wird aber im Insulinradioimmunoassay zu einem großen Anteil miterfaßt. Erhöhte Proinsulinspiegel können somit falsch hohe Insulinspiegel vortäuschen. Da allerdings im geringen Ausmaße auch eine Kreuzreaktivität des Proinsulins mit dem C-Peptid besteht, können die bei Niereninsuffizienz beobachteten erhöhten radioimmunologisch meßbaren C-Peptidspiegel möglicherweise ebenfalls dem Proinsulin angelastet werden. Zur Klärung dieser Frage inwieweit erhöhte Insulin- bzw. C-Peptidspiegel auf Kosten des Proinsulins gehen, haben wir bei 36 Dialysepatienten Insulin, C-Peptid und Proinsulin nüchtern unter Grundumsatzbedingungen bestimmt. Keiner der ausgewählten Patienten hatte einen manifesten Diabetes mellitus.

Insulin und C-Peptid wurden radioimmunologisch bestimmt, Proinsulin mit einer immunoradiometrischen Methode. Bei dieser radioimmunometrischen Methode wird folgendermaßen vorgegangen: das zu bestimmende Serum bzw. der Standard wird in ein Gefäß gebracht, das mit einem Meerschweinchenantikörper gegen bovines Insulin beschichtet wurde. An die Gefäßwand lagert sich nun alles Insulin bzw. alles in der Probe vorhandene Proinsulin an. Das Proinsulin kann man nun vom absorbierten Insulin unterscheiden, indem ein Antikörper gegen humanes C-Peptid vom Kaninchen an das Proinsulin gekoppelt wird. Dieser Antikörper kann sich nur an Proinsulin binden, nicht jedoch an das Insulin, da das Insulin kein C-Peptid mehr enthält mit einer entsprechenden C-Peptiddeterminante. Um nun die gesamte Adsorption des Proinsulins an die Gefäßwand zu erkennen, wird ein mit Jod 125 markierter Antikörper gegen Kaninchen-IgG vom Esel auf diesen Komplex gekoppelt, wobei die Radioaktivität in einer positiven Beziehung die Proinsulinadsorption an die Gefäßwand aufzeigt.

Um eine Aussage machen zu können, in welchem Ausmaße bei der Insulinbestimmung bzw. bei der C-Peptidbestimmung Proinsulin miterfaßt wird, ist es notwendig, die Kreuzreaktivität in dem verwendeten radioimmunologischen System zu kennen. Zu diesem Zwecke haben wir eine Proinsulinverdünnungsreihe an der Insulinstandardkurve gemessen. Dabei ergab sich eine Kreuzreaktivität von 70%.

Ein völlig anderes Bild ergibt sich für die Kreuzreaktivität des Proinsulins im C-Peptidassay. Das Proinsulin reagiert in dieser Bestimmung nur zu etwa 30% kreuz mit dem C-Peptid.

*Ergebnisse*

Die Insulinbestimmung im Insulinradioimmunoassay ergab einen Mittelwert von 0,135 pmol/ml. Die Insulinwerte liegen im Student-*t*-Test signifikant über der Norm. Es findet sich jedoch eine deutliche Überlappung mit dem Normbereich. Die mittleren Proinsulinspiegel des terminal niereninsuffizienten Kollektivs ergeben im Vergleich zur Norm einen deutlich über dem Normbereich liegenden Proinsulinspiegel von 0,03 pmol/ml. Eine Überlappung mit dem Normbereich ist wesentlich weniger gegeben als bei dem Insulinspiegel. Im Student-*t*-Test ergibt sich eine deutliche Signifikanz für die erhöhten Proinsulinwerte gegenüber der Norm. Subtrahiert man nun die Proinsulinspiegel von den Insulinspiegel unter der Voraussetzung einer Kreuzreaktivität von 70%, so rutscht der Mittelwert in den oberen Normbereich des basalen Insulinspiegels. Eine signifikante Erhöhung des so ermittelten wahren Insulinspiegels gegenüber der Norm läßt sich nicht mehr errechnen. Im Kontrast dazu steht das Verhalten der C-Peptidspiegel bei den terminalen niereninsuffizienten Patienten. Die mittleren C-Peptidspiegel lagen bei 3,3 ± 0,99 pmol/ml. Sie sind damit signifikant über die Norm erhöht. Eine Überlappung mit dem Normbereich besteht nicht mehr.

Die Proinsulinspiegel betragen im Mittel nur 1% der C-Peptidspiegel. Bei einer Kreuzreaktivität von nur 30% des Proinsulins im C-Peptidassay erniedrigen sich die C-Peptidspiegel damit nur um 0,3%.

*Zusammenfassung*

Bei terminal niereninsuffizienten Patienten liegen die C-Peptidspiegel im Mittel um das zehnfache über der Norm. Es handelt sich dabei zu 99% um wahres C-Peptid, so daß das darin eingehende Proinsulin keine Rolle für die stark erhöhten Werte spielt.

Ein anderes Bild ergibt sich für das Insulin. Bei Subtraktion der Proinsulinspiegel von dem Insulinspiegel findet sich ein wahrer Insulingehalt, der bei der terminalen Niereninsuffizienz im Normbereich Gesunder liegt. Daraus kann geschlossen werden, daß bei terminaler Niereninsuffizienz Proinsulin und C-Peptid einer stark verminderten Clearance unterliegen, daß andererseits die gesamtmetabolische Clearance für das Insulin nur sehr geringgradig beeinflußt wird. Zu diesem letzten Punkt muß jedoch einschränkend erwähnt werden, daß eine Verminderung der gesamtmetabolischen Clearance für radioaktiv markiertes Insulin bei Niereninsuffizienz beschrieben wurde. Dies würde dann im Zusammenhang mit unseren Untersuchungen bedeuten, daß unter basalen Bedingungen ein normaler wahrer Insulinspiegel bei terminaler Niereninsuffizienz nur durch eine Verminderung der Basalsekretion des Insulins zu erklären ist. Dieser recht sinnvolle Mechanismus kann terminal niereninsuffiziente Patienten vor Hypoglykämien schützen, da die verminderte metabolische Clearance damit durch eine verminderte basale Insulinsekretion ausgeglichen wird.

Oster, P., Mordasini, R., Riesen, W., Glück, Z., Weidmann, P. (Lipidlabor des Inst. für klinische Eiweißforschung, Med. propädeutische Klinik und Med. Poliklinik der Univ. Bern)

## Lipoproteine und Apoproteine bei Patienten mit chronischen Nierenerkrankungen*

*Einleitung*

Die Hyperlipidämien werden in der Behandlung chronischer Nierenkrankheiten immer bedeutsamer, da die Prognose sich mit der Einführung der Langzeitdialyse und Nierentransplantation erheblich gebessert hat und die Folgen arteriosklerotischer Gefäßveränderungen bei diesen Patienten die Haupttodesursache darzustellen scheinen [1, 2]. In einer Phase der differenzierten Betrachtungsweise von Lipoproteinen – insbesondere der atherogenen Low density-Lipoproteine (LDL) und der antiatherogenen High density-Lipoproteine (HDL) – haben wir Triglyzeride, Cholesterin und die Apoproteine (Apo) A1, A2 und B in verschiedenen Dichteklassen und bei unterschiedlichen Nierenkrankheiten sowie bei einem gesunden Vergleichskollektiv untersucht.

*Patienten*

*Gruppe 1.* Chronische nichtnephrotische Niereninsuffizienz, n = 16 (9 Männer, 7 Frauen), Alter 44,4 (22–66) Jahre, Plasmakreatinin 7,7 (2,9–13,8) mg%.
*Gruppe 2.* Hämodialysierte Patienten, n = 23 (11 Männer, 12 Frauen), Alter 42,3 (26–61) Jahre, Dialysefrequenz 1–3mal/Woche während 3–5 Std.
*Gruppe 3.* Nierentransplantierte Patienten, n = 21 (8 Männer, 13 Frauen), Alter 44 (26–63) Jahre, Zeit nach Transplantation im Mittel 29 Monate, Plasmakreatinin 1,84 (0,8–5,4) mg%, Prednison 15–30 mg/die, Azathioprin 25–125 mg/die.
*Gruppe 4.* Nephrotisches Syndrom, n = 17 (7 Männer, 10 Frauen), Alter 53 (30–72) Jahre, Kreatinin 1,6 (0,8–2,9) mg%.
*Gruppe 5.* Gesunde, n = 20 (10 Männer, 10 Frauen), Alter 41 (22–61 Jahre), sekundäre Ursachen von Fettstoffwechselstörungen ausgeschlossen.

*Methoden*

Cholesterin und Triglyzeride wurden im Vollserum und in den isolierten Lipoproteinfraktionen nach Ultrazentrifugation in einem Technicon AA-II-Autoanalyzer mit vollenzymatischen Methoden gemessen [3]. Die Bestimmung des Apo B erfolgte mittels radialer Immundiffusion auf handelsüblichen Platten der Behringwerke (Marburg). Apo A1 und A2 wurden mittels Radioimmunoassay bestimmt [4].

*Ergebnisse*

Gegenüber dem Kontrollkollektiv waren Cholesterin und Triglyzeride bei allen Patientengruppen deutlich erhöht (Tabelle 1). Auch der LDL-Cholesterinanteil war insbesondere bei den Patienten nach Nierentransplantation und bei denjenigen mit nephrotischem Syndrom stark vermehrt. Entsprechend wurden die höchsten Apo B-Werte ebenfalls bei diesen beiden Patientengruppen gemessen. Deutlich vermindert waren bei konservativ behandelten Patienten mit fortgeschrittener Niereninsuffizienz, bei Hämodialysierten und bei Patienten nach Nierentransplantation die HDL-, Cholesterin- und Apoprotein A1- und A2-Spiegel.

---

* Mit Unterstützung des Schweiz. Nationalfonds zur Förderung der wissenschaftlichen Forschung

Tabelle 1. Cholesterin (Chol), LDL-Chol, HDL-Chol, Triglyzeride (Tg), Apoprotein (Apo) B, $A_1$ und $A_2$ bei Patienten mit chronischer Niereninsuffizienz (1), Hämodialysierten (2), Nierentransplantierten (3), mit nephrotischem Syndrom (4) und einem gesunden Kontrollkollektiv (5), Angaben in mg%

| Gruppe | n | Chol | LDL-Chol | HDL-Chol | Tg | Apo B | Apo $A_1$ | Apo $A_2$ |
|---|---|---|---|---|---|---|---|---|
| 1 | 16 | 262 ± 21[a] | 199 ± 18[a] | 34 ± 9[b] | 221 ± 26[b] | 107 ± 11[b] | 93 ± 11[b] | 26 ± 8[b] |
| 2 | 23 | 253 ± 17[a] | 196 ± 27[a] | 32 ± 10[b] | 236 ± 31[b] | 111 ± 9[b] | 90 ± 9[b] | 24 ± 3[b] |
| 3 | 21 | 299 ± 26[b] | 231 ± 21[b] | 37 ± 7[b] | 225 ± 40[b] | 138 ± 14[b] | 98 ± 12[a] | 30 ± 5[b] |
| 4 | 17 | 346 ± 38[b] | 258 ± 30[b] | 54 ± 14NS | 257 ± 35[b] | 151 ± 18[b] | 111 ± 15NS | 39 ± 7NS |
| 5 | 20 | 221 ± 14 | 150 ± 19 | 52 ± 11 | 141 ± 19 | 72 ± 9 | 109 ± 8 | 37 ± 4 |

[a] $p < 0{,}01$
[b] $p < 0{,}001$

Bei den Patienten mit nephrotischem Syndrom lagen dagegen die HDL-, Cholesterin- und Apoproteinspiegel sogar etwas höher als beim gesunden Vergleichskollektiv.

*Diskussion*

Die vorliegenden Befunde bestätigen die bekannten Lipoproteinveränderungen bei chronischen Nierenerkrankungen: die Dominanz der Hypertriglyzeridämien bei konservativ und mittels Hämodialyse behandelten Urämikern sowie die reinen oder vorwiegenden Hypercholesterinämien beim nephrotischen Syndrom und bei Patienten nach Nierentransplantation. Die im Gegensatz zu den übrigen Patientengruppen normalen bis leicht erhöhten HDL-Cholesterinwerte bei nephrotischem Syndrom könnten, in Übereinstimmung mit Wass et al. [5], das geringere, respektive fehlende kardiovaskuläre Risiko bei dieser Krankheit erklären. Zudem ist die Nierenfunktion bei diesen Patienten meist weniger eingeschränkt; das nephrotische Syndrom ist darüber hinaus meist reversibel und somit sind die Gefäße den veränderten Blutlipiden in der Regel nur kürzere Zeit ausgesetzt.

Das Apo B, Trägerprotein der atherogenen LDL, verhält sich wie Gesamt- und LDL-Cholesterin. Apo A1 und A2, die den dominierenden Anteil der HDL-Apoproteine ausmachen, verändern sich parallel zum HDL-Cholesterin. Bemerkenswert ist das in den Patientengruppen 1–3 erhöhte Apo A1/A2-Verhältnis als Hinweis auf einen erhöhten HDL 2-Anteil. Die HDL 2-Fraktion scheint der eigentliche antiatherogene HDL-Anteil zu sein [6, 7]. Ähnliche Befunde im Sinne einer erhöhten Apo A1/A2-Ratio wurden kürzlich bei allerdings normalen HDL-Cholesterinwerten für insulinpflichtige Diabetiker erhoben [8]. Sowohl Patienten mit chronischer Niereninsuffizienz als auch insulinpflichtige Diabetiker zeigen jedoch eine stark erhöhte Inzidenz arteriosklerotischer Gefäßkomplikationen; ein erhöhtes Apo A1/A2-Verhältnis scheint dieser Entwicklung nicht entgegenzuwirken.

*Literatur*

1. Lindner A (1974) Accelerated atherosclerosis in prolonged maintenance hemodialysis. N Engl J Med 290: 697 – 2. Lowrie EG, Lazarus JM, Hampers CL, Merrill JP (1974) Cardiovascular disease in dialysis patients. N Engl J Med 290: 737–738 – 3. Riesen WF, Mordasini R, Salzmann C, Theler A, Gurtner HP (1980) Apoproteins and lipids as discriminators of severity of coronary heart disease. Atherosclerosis 37: 157–162 – 4. Riesen W, Mordasini R, Middelhoff G (1978) Quantiation of the two major apoproteins of human high density lipoproteins by solid phase radioimmunoassay. FEBS Lett 91: 35–39 – 5. Wass VJ, Jarrett RJ, Chilvers C, Cameron JS (1979) Does the nephrotic syndrome increase the risk of cardiovascular disease? Lancet 2: 664–667 – 6. Gofman JW, Young W, Tandy R

(1966) Ischemic heart disease, atherosclerosis and longerity. Circulation 34: 679–697 – 7. Schaefer EJ, Levy RI, Anderson DW, Danner RN, Brewer HB, Blackwelder WC (1978) Plasma triglycerides in regulation of HDL-cholesterol levels. Lancet 2: 391–393 – 8. Eckel RH, Albers JJ, Cheung MC, Wahl PW, Lindgren FT, Bierman EL (1981) High density lipoprotein composition in insulin-dependent diabetes mellitus. Diabetes 30: 132–138

Scheidhauer, K., Wanner, C., Hörl, W. H., Stepinski, J., Heidland, A.
(Med. Univ.-Klinik, Würzburg)

**Partielle Isolierung und Charakterisierung von Urinproteasen bei Patienten mit nephrotischem Syndrom und posttraumatischem akuten Nierenversagen***

*Einleitung*

Im ultrafiltrierten Plasma [Molekulargewicht (MG) < 50 000] von Patienten mit Polytrauma und posttraumatischem akuten Nierenversagen gelang der Nachweis von proteolytischer Verdauung der Untereinheiten alpha und gamma von Phosphorylase-Kinase, dem extrem proteasensensiblen Schlüsselenzym des Glykogenstoffwechsels. Proteolytische Aktivität fanden wir auch in ankonzentriertem Diafiltrat (MG > 10 000) von chronischen Dialysepatienten [2, 3]. Das Ziel der vorliegenden Untersuchung war es, nach proteolytischen Enzymen im Urin von Patienten mit posttraumatischem akuten Nierenversagen und tubulärer Proteinurie zu suchen, im Vergleich zu Urinproben von Patienten mit nephrotischem Syndrom und glomerulärer Proteinurie.

*Material und Methoden*

24-Std-Urinproben von Patienten mit nephrotischem Syndrom bzw. posttraumatischem akuten Nierenversagen wurden auf Eis (4° C) und unter Zusatz von Natriumazid (0,01%) gesammelt.

Nach Ammoniumsulfatfällung (50%) wurden die Urine bei 4° C zentrifugiert (15 min, 10 000 rpm) und der Niederschlag in einem möglichst geringen Volumen an Aqua bidest. aufgenommen. Nach vorsichtiger Homogenisierung und Dialyse (24 Std gegen 5 mM Tris/HCl, pH 7,0) erfolgte die gelchromatographische Auftrennung (Sephadex G-100, LKB-Säule 2,6 × 95 cm). Die eluierten Proben wurden in vier Fraktionen gepoolt, ankonzentriert (Millipore-Filter, Porengröße MG 1000) und die proteinreichste Fraktion erneut mit Ammoniumsulfat gefällt. Die Identifizierung der proteolytischen Proben erfolgte mit Azocasein als Substrat [3], die Charakterisierung der Proben mit Phosphorylase-Kinase als Substrat [3]. Phosphorylase-Kinase wurde aus Kaninchenmuskel nach Cohen [1] in Modifikation nach Jennissen und Heilmeyer [5] isoliert. Die Polyacrylamid-Gelelektrophorese in Gegenwart von SDS wurde nach Weber und Osborn [7] mit Cytochrom C als Marker durchgeführt.

*Ergebnisse*

Abb. 1 zeigt die proteolytische Spaltung von Phosphorylase-Kinase durch Urin eines Patienten mit Minimal change-Glomerulopathie und nephrotischem Syndrom. Während die Polypeptidketten beta und gamma innerhalb von 24 Std nur langsam degradiert werden, kommt es innerhalb von 2 Std zu einem kompletten proteolytischen Abbau der Untereinheit alpha mit parallelem Nachweis einer Proteinfraktion X (MG 80 000), die ihrerseits innerhalb von 24 Std zu 50% weiter degradiert wird.

* Mit Unterstützung der DFG (Ho 781/3-2)

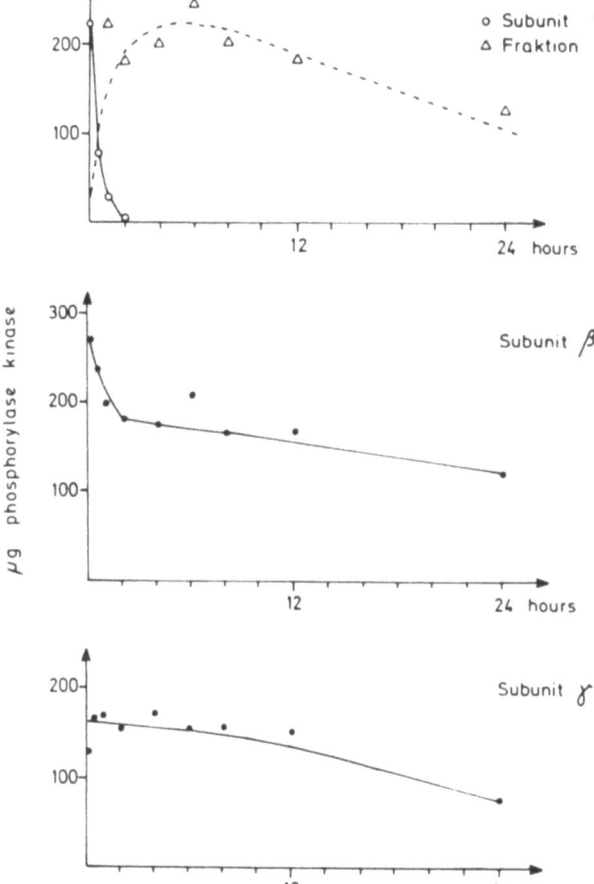

**Abb. 1.** Proteolytische Verdauung von Phosphorylase-Kinase durch die Urinfraktion II nach Sephadex-Chromatographie eines Patienten mit nephrotischem Syndrom. 200 µl Phosphorylase-Kinase (1,5 mg/ml) wurden mit 200 µl der Urinprobe (0,27 mg Protein/ml) wie in „Methoden" beschrieben, inkubiert und analysiert

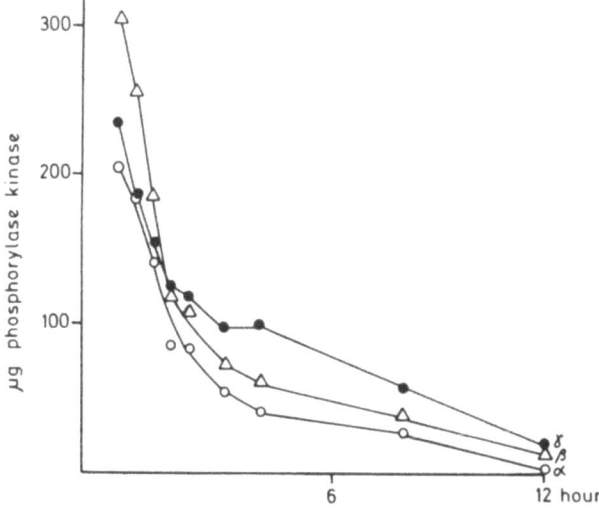

**Abb. 2.** Proteolytische Verdauung von Phosphorylase-Kinase durch Urin eines Patienten mit posttraumatischem akuten Nierenversagen (Versuchsbedingungen s. „Material und Methoden")

Abb. 2 macht deutlich, daß dagegen durch Urin eines Patienten mit posttraumatischem akuten Nierenversagen die Polypeptidketten alpha, beta und gamma von Phosphorylase-Kinase parallel und innerhalb von 12 Std komplett proteolytisch verdaut werden.

*Diskussion*

Eine Urinprotease, die zunehmend auch diagnostische Bedeutung bei Patienten mit Hypertonie und renalen Erkrankungen erlangt, ist Kallikrein. Wir haben Phosphorylase-Kinase mit 0,4 Internationalen Einheiten Kallikrein inkubiert und bereits nach wenigen Minuten eine proteolytische Verdauung der Untereinheit alpha zu etwa 50% nachweisen können. Innerhalb von einigen Stunden ist alpha vollständig degradiert, während sich die anderen beiden Polypeptidketten als weitgehend resistent gegenüber einer proteolytischen Verdauung durch Kallikrein erweisen (unpublizierte Daten). Das Abbaumuster von Phosphorylase-Kinase durch die Fraktion II von Patienten mit nephrotischem Syndrom (Abb. 1) läßt an eine Beteiligung von Kallikrein an der proteolytischen Spaltung des Enzyms denken, während das Abbaumuster von Phosphorylase-Kinase durch Urinfraktionen von Patienten mit akutem Nierenversagen (Abb. 2) eine entscheidende Rolle von Kallikrein an der proteolytischen Spaltung des Enzyms ausschließt.

Die proteolytische Aktivität im Urin wird von der Proteasenaktivität einerseits und von der Proteaseninhibitoraktivität andererseits bestimmt. In einer Studie, durchgeführt an 100 Patienten mit Proteinurie, Hämaturie oder Hypertonie konnten wir eine Inaktivierung von Kallikrein parallel mit dem Anstieg der $alpha_1$-Antitrypsinkonzentration oder -exkretion im Urin aufzeigen [4]. Im Plasma werden proteolytische Enzyme durch ein effektives Proteaseninhibitorsystem inaktiviert [6]. Inwieweit bei Patienten mit nephrotischem Syndrom und akutem Nierenversagen auch unterschiedliche Proteaseninhibitoren in die Diskussion miteinbezogen werden müssen, ist gegenwärtig noch unklar. $Alpha_1$-Antitrypsin (MG 54 000) wird normalerweise glomerulär filtriert und im proximalen Tubulus katabolisiert. Möglicherweise führt deshalb die akute Tubulusnekrose zu einer besonders hohen Konzentration an $alpha_1$-Antitrypsin.

*Zusammenfassung*

Bei Patienten mit nephrotischem Syndrom haben wir Proteasen im Urin mit bevorzugtem Abbau der Untereinheit alpha von Phosphorylase-Kinase nachgewiesen. Bei Patienten mit akutem Nierenversagen ließen sich Proteasen nachweisen, die die Polypeptidketten alpha, beta und gamma parallel abbauen. Kallikrein führt zu einem vollständigen Abbau der Untereinheit alpha und wird durch $alpha_1$-Antitrypsin im Urin inaktiviert. Neue Gesichtspunkte könnten sich in der Diagnostik von Proteinurien dadurch ergeben, daß in Urinen mit hoher proteolytischer Aktivität Proteine degradiert werden könnten.

*Literatur*

1. Cohen P (1973) The subunit structure of rabbit-skeletal-muscle phosphorylase kinase and the molecular basis of its activation reactions. Eur J Biochem 34: 1–14 – 2. Hörl WH, Heidland A (1980) Enhanced proteolytic activity – cause of protein catabolism in acute renal failure. Am J Clin Nutr 33: 1423–1427 – 3. Hörl WH, Stepinski J, Gantert C, Hörl M, Heidland A (1981) Evidence for the participation of proteases on protein catabolism during hypercatabolic renal failure. Klin Wochenschr 59 (in press) – 4. Hörl WH, Heidland A (1981) Inactivation of urinary kallikrein by $alpha_1$-antitrypsin. Klin Wochenschr 59 (in press) – 5. Jennissen HP, Heilmeyer Jr LMG (1975) General aspects of hydrophobic chromatography. Absorption and elution characteristics of some skeletal muscle enzymes.

Biochemistry 14: 754–759 – 6. Laurell CB, Jeppson IO (1975) Protease inhibitors in plasma. In: Putnam FW (ed) The plasma proteins. Academic Press, New York San Francisco London, p 229 – 7. Weber K, Osborn M (1969) The reliability of molecular weight determinations by dodecyl sulfate polyacrylamide gel electrophoresis. J Biol Chem 244: 4406–4412

Glöckner, W. M., Sieberth, H. G. (Med. Univ.-Klinik Köln)
## Plasmaaustausch zur Behandlung der fulminant verlaufenden Glomerulonephritis

Die Klinik der fulminant verlaufenden Glomerulonephritis ist gekennzeichnet durch eine rasch fortschreitende Niereninsuffizienz, wobei neben der idiopathischen, rapid progressiven Glomerulonephritis (RPGN) und dem Goodpasture-Syndrom auch andere immunologisch bedingte Grunderkrankungen, wie eine Wegenersche Granulomatose oder ein Lupus erythematodes diss. vorliegen können. Doch auch durch eine massive immunsuppressive Behandlung kann das Fortschreiten der Niereninsuffizienz nur selten aufgehalten werden.

Deshalb untersuchten wir, gestützt auf ermutigende Berichte englischer und australischer Arbeitsgruppen [4, 5] sowie eigener Versuche [3, 6], den zusätzlichen Einfluß der Plasmaaustauschbehandlung auf den Verlauf fulminant verlaufender Glomerulonephritiden.

Den Plasmaaustausch führten wir mit Hohlfasermembranplasmaseparatoren durch (Plasmaflo, Asahi Medical Comp., Tokyo) [2, 7], wobei in 2–4 Wochen zwischen fünf- und zehnmal $3^1/_2$ l Plasma durch eine $2-3^1/_2\%$ige Humanalbuminlösung ersetzt wurden. Als Gefäßzugang benutzten wir meist den venovenösen Weg über einen Shaldon-Katheter in der V. subclavia und eine periphere Armvene. Auf diese Weise dauerte ein Plasmaaustausch zwischen 1 und 2 Std, zur Antikoagulation benötigten wir zwischen 4000 und 8000 E Heparin.

Die Bestimmung der zirkulierenden Immunkomplexe erfolgte nach Präzipitation mit PEG nephelometrisch als immunkomplexgebundenes IgG, IgM und C4 [1].

Insgesamt wurden bei 13 Patienten mit idiopathischer oder symptomatischer RPGN zusätzlich zur Immunsuppression und gegebenenfalls Hämodialyse wiederholte Plasmaaustauschbehandlungen durchgeführt, bei vier Patienten lag eine histologisch gesicherte idiopathische RPGN vor, bei zwei weiteren Patienten ein Goodpasture-Syndrom mit anti-GBM-Antikörpern im Serum. Bei vier weiteren Patienten konnte als Grunderkrankung eine Wegenersche Granulomatose, bei den restlichen drei Patienten ein Lupus erythematodes gesichert werden (Tabelle 1).

Unter der kombinierten Behandlung aus Immunsuppression (Cyclophosphamid 2 mg/kg/die und Prednisolon von 100 mg/die absteigend) und wiederholtem Plasmaaustausch konnte bei acht der 13 Patienten eine Rekompensation der schweren Niereninsuffizienz erreicht werden, was bei sieben Patienten die Beendigung der vorher

Tabelle 1

| Diagnose | Patienten (n) | Dialysepflichtig | Zirkulierende Immunkomplexe | Rekompensierte Nierenfunktion |
|---|---|---|---|---|
| Idiopathische RPGN | 4 | 2 | 3 | 2 |
| Goodpasture-Syndrom | 2 | 2 | N.B. | 1 |
| Wegenersche Granulomatose | 4 | 4 | 3 | 3 |
| Lupusnephritis | 3 | 3 | 1 | 2 |

notwendigen Dialysebehandlung ermöglichte. Von vier Patienten mit idiopathischer RPGN zeigten zwei eine rasche Rekompensation, bei zwei weiteren Patienten ließ sich jedoch kein Wiederanstieg der Kreatininclearance erreichen, allerdings bestand bei einem Patienten schon 3 Wochen vor Therapiebeginn eine Anurie.

Beim Goodpasture-Syndrom zeigte ein Patient unter dieser Behandlung eine dramatische Besserung mit völliger Normalisierung seines klinischen Bildes, auch die Niereninsuffizienz erholte sich aus dem Stadium der terminalen Insuffizienz bis zu normalen Retentionswerten. Bei dem zweiten Patienten mit Goodpasture-Syndrom sistierten die Hämoptysen prompt nach Beginn der Plasmaaustauschbehandlung, allerdings ließ sich seine Niereninsuffizienz nach Eintritt einer Anurie nicht mehr rekompensieren.

Bei drei von vier Patienten mit fulminant sich entwickelnder Niereninsuffizienz aufgrund einer Wegenerschen Granulomatose zeigte sich unter Plasmaaustausch und Immunsuppression eine rasche Rekompensation der bis zur Dialysenotwendigkeit eingeschränkten Nierenfunktion, wobei ein Patient sogar normale Retentionswerte wiederum erreichte. Der vierte Patient, allerdings schon anurisch, blieb jedoch dialysepflichtig.

Auch bei den drei Patienten mit dialysepflichtiger Lupusnephritis konnte unter dieser Behandlung bei zweien eine Rekompensation der Niereninsuffizienz erzielt werden, bei einer Patientin sogar trotz passagerer Anurie.

Zwischen der Rekompensierbarkeit der Niereninsuffizienz durch Plasmaaustausch und Immunsuppression und dem Nachweis zirkulierender Immunkomplexe ließ sich eine auffällige Korrelation feststellen: Bei sechs von sieben Patienten mit zirkulierenden Immunkomplexen erholte sich die Nierenfunktion unter dieser Behandlung. Dagegen bedeutet der Übergang der Niereninsuffizienz in das anurische Stadium eine wesentliche Verschlechterung der Prognose: Nur bei einem von vier anurischen Patienten, dagegen bei sieben von neun nichtanurischen Patienten zeigte sich eine Rekompensation.

Zusammenfassend lassen sich folgende Schlußfolgerungen ziehen:
1. Angesichts der ungünstigen Prognose der fulminant verlaufenden Glomerulonephritiden und der bisher noch unbefriedigenden therapeutischen Möglichkeiten stellt die Kombination von Immunsuppression und Plasmaaustausch eine wirksame und relativ einfach handhabbare therapeutische Maßnahme dar.
2. Wegen der raschen Progredienz und der deutlich reduzierten Ansprechrate dieser Erkrankung auf obige Behandlung nach Eintritt einer Anurie sollte ein frühzeitiger Therapiebeginn angestrebt werden.
3. Der Nachweis zirkulierender Immunkomplexe im Blut scheint mit der Rekompensierbarkeit der Niereninsuffizienz zu korrelieren.

*Literatur*

1. Gauci L, Ursule E, Serrou E (1979) A semi-automated system permitting analysis of immune complex components. In: Peeters H (ed) Proc. 26th Colloquium 1978. Protides of the biologic fluids. Pergamon Press, Oxford New York, p 29 – 2. Glöckner WM, Sieberth HG (1978) Plasmafiltration, a new method of plasma exchange. Proc Eur Soc Artif Organs 5: 214–217 – 3. Glöckner WM, Sieberth HG, Dienst C, Kindler J (1980) Plasmaseparation über Hohlfasermembranen zur Entfernung von Immunkomplexen bei der Wegenerschen Granulomatose. Verh Dtsch Ges Inn Med 86: 216–219 – 4. Kincaid-Smith P, d'Apice AJF (1978) Plasmapheresis in rapidly progressive glomerulonephritis. Am J Med 65: 564–566 – 5. Lockwood CM, Rees AJ, Pinching AJ, Pussell B, Sweny P, Uff J, Peters DK (1977) Plasma exchange and immunosuppression in treatment of fulminating immune complex crescentic nephritis. Lancet 1: 63–67 – 6. Sieberth HG, Glöckner WM, Borberg H, Kindler J, Vlaho M, Dienst C (1980) Behandlung rapid progressiver Glomerulonephritiden mit Hilfe der Plasmapherese oder Plasmaseparation. In: Gessler U, Seybold D (Hrsg) Glomerulonephritis. Internationales Symposium Nürnberg. Thieme, Stuttgart New York, S 35 – 7. Sieberth HG, Glöckner W, Hirsch HH, Borberg H, Dotzauer G, Mahieu P (1980) Plasmaseparation mit Hilfe von Membranen – Untersuchungen am Menschen. Klin Wochenschr 58: 551–556

Molzahn, M., Pommer, W., Krause, P. H. (Med. Klinik und Poliklinik, Klinikum Steglitz und Inst. für Pathologie, Klinikum Charlottenburg der FU Berlin)
## Akute nichtbakterielle interstitielle Nephritis (AIN) als Ursache schwerer Nierenfunktionsstörungen

Die abakterielle AIN ist seit ihrer Erstbeschreibung um die Jahrhundertwende [9] als seltene immunologische Begleiterkrankung bei Infektionskrankheiten gut bekannt. Seit der ausführlichen Beschreibung durch Baldwin et al. [3] gilt auch der Zusammenhang zwischen AIN und Methicillinhypersensitivitätsreaktion als gesichert, daneben sind zahlreiche Fälle von AIN nach Rifampicin und Phenindion dokumentiert. In den letzten Jahren häufen sich in englischen und amerikanischen Publikationen jedoch auch Kasuistiken, in denen Fälle von AIN nach anderen Antibiotika, Chemotherapeutika und Medikamenten unterschiedlichster Indikations- und Substanzgruppen mitgeteilt werden. Wir möchten im folgenden anhand der von uns beobachteten Fälle auf dieses Krankheitsbild hinweisen, von dem wir annehmen, daß es möglicherweise hinsichtlich seiner Häufigkeit unterschätzt wird.

*Kasuistik*

Die beschriebenen Fälle wurden innerhalb von 18 Monaten zwischen Mai 1979 und November 1980 beobachtet. Bei unseren Patienten handelt es sich um fünf Frauen und einen Mann im Alter zwischen 13 und 83 Jahren, die wegen ätiologisch ungeklärter, akut aufgetretener Niereninsuffizienz untersucht wurden. Die Diagnose einer AIN wurde in allen Fällen durch perkutane Nierenbiopsie histologisch gesichert.

Die Tabelle 1 zeigt die wesentlichen anamnestischen und klinischen Befunde dieser Patienten. Grundkrankheit und Anlaß für eine medikamentöse Behandlung war in zwei Fällen ein Harnwegsinfekt und bei je einem Patienten ein Erysipel und eine akute Cholezystitis. Im Fall 4 lag eine durch Salmonellen ausgelöste akute Gastroenteritis vor. Bei der Patientin 5 handelt es sich um eine junge Frau mit schwerer neurotischer Fehlhaltung, die im Rahmen einer anorektischen Störung das rezeptfreie Diuretikum Chlorazanil (Orpidan) wegen vermeintlicher Ödeme einnahm.

Als auslösende Substanzen waren im übrigen in drei Fällen Antibiotika anzunehmen, je einmal Cephalexin, Amoxycillin sowie das Kombinationspräparat Optocillin (Azlocillin + Oxacillin). Die Patientin 1 hatte das Harnwegsdesinfiziens Piromidsäure (Septural) eingenommen. Im Fall 4 war anamnestisch die Einnahme von Dolviran-Supp. (Acetylsalicyls., Phenacetin, Codein, Coffein, Phenobarbital) zu eruieren.

In vier der sechs Fälle bestanden zu Beginn der Erkrankung oder einige Tage nach Absetzen der Medikamente erythematöse oder makulo-papulöse Hautveränderungen, im Fall 5 wurde dies lediglich in der Anamnese berichtet. Eine deutliche Eosinophilie fand sich nur bei der Patientin 1, bei ihr wurden auch vereinzelt eosinophile Granulozyten im Urin gefunden. Fieber, Schüttelfrost oder eine Makrohämaturie waren bei keinem Patienten zum Zeitpunkt des Einsetzens der renalen Symptome zu beobachten.

Kein Patient wies während des von uns beobachteten Verlaufs eine Oligo- oder Anurie auf. Die maximalen Serumkreatininwerte lagen zwischen 420 und 1240 µM/l. In allen Fällen bestand eine geringe bis mäßige Proteinurie. Bei der quantitativen Zellzählung im Urin bzw. im Urinsediment fand sich mit einer Ausnahme eine deutliche Leukozyturie sowie bei der Hälfte der Patienten eine Mikrohämaturie. In den Fällen 4 und 6 waren vier bzw. acht Hämodialysebehandlungen erforderlich, bei den anderen Patienten war die Niereninsuffizienz rasch rückläufig. Das Serumkreatinin erreichte jedoch auch bei Verlaufskontrollen über mehrere Monate bei der Mehrzahl der Patienten nicht den Normbereich, sondern blieb leicht erhöht. Eine Sonderstellung nimmt die Patientin 5 insofern ein, als sie nach Diagnosestellung, Absetzen des Medikaments und Einleitung einer Psychotherapie während des folgenden Jahres das von ihr bevorzugte Diuretikum noch mehrfach einnahm mit dem Resultat vorübergehender, jeweils reversibler Kreatininanstiege.

Eine Zusammenstellung der histologischen Befunde enthält die Tabelle 2a. Wesentlicher und pathognomonischer Befund ist das interstitielle Ödem sowie die teils fokale, teils diffuse Infiltration mit Lymphozyten, Plasmazellen und eosinophilen Granulozyten sowie die Veränderungen der Tubulusepithelien. Daneben fanden sich auch Hinweise für vorbestehende Schäden: eine interstitielle Fibrose

**Tabelle 1.** Anamnestische und klinische Daten von sechs Patienten mit AIN (Erläuterungen s. Text)

| Nr. | Alter/ Geschl. | Vor- oder Begleitkrankheit | Medikament | Exanthem | Eos. % | Urin-Vol. ml/die | max. Kreatinin i.S. µM/l | Zahl der erfordl. Dialysen |
|---|---|---|---|---|---|---|---|---|
| 1 | 73 w | Harnwegsinfekt | Piromidsäure | ++ init. | 10 | 1 500–2 000 | 550 | – |
| 2 | 72 w | Harnwegsinfekt | Cephalexin | – | 6 | 1 700–3 100 | 630 | – |
| 3 | 60 w | Erysipel | Amoxycilin | ++ spät | 3 | 700–1 400 | 1 070 | – |
| 4 | 13 w | Salmonellose (Paratyphus B) | Gelonida Supp. | ++ init. | 2 | 800 | 1 240 | 4 |
| 5 | 26 w | Anorexie | Chlorazanil | ? | 2 | 1 500–2 000 | 420 | – |
| 6 | 83 m | Cholezystitis | Optocilin (Azlocilin + Oxacillin) | ++ spät | 4 | 600–1 000 | 937 | 8 |

| Nr. | Alter/ Geschl. | Vor- oder Begleitkrankheit | Medikament | Proteinurie g/die | Zellzahl i.U./min | min. Kreatinin i.S. µM/l | Nachbeobachtungszeit |
|---|---|---|---|---|---|---|---|
| 1 | 73 w | Harnwegsinfekt | Piromidsäure | 0,5 | 80 000 L | 70 | 3 Monate |
| 2 | 72 w | Harnwegsinfekt | Cephalexin | 0,9 | 30 000 L | 200 | 6 Monate |
| 3 | 60 w | Erysipel | Amoxycilin | 1,8 | 62 500 L 2,6 Mio E | 124 | 3 Monate |
| 4 | 13 w | Salmonellose (Paratyphus B) | Gelonida Supp. | 1,8 | massenh. E. + L. | 55 | 10 Monate |
| 5 | 26 w | Anorexie | Chlorazanil | 0,3 | massenh. E. | 120–290 | 12 Monate |
| 6 | 83 m | Cholezystitis | Optocilin (Azlocilin + Oxacillin) | 0,3 | massenh. L | 145 | 3 Monate |

(Fall 2), vaskuläre Veränderungen (Fälle 1–3) sowie Schäden im Sinne einer Glomerulosklerose (Fälle 2, 3, 6). Deutliche frische glomeruläre Begleitveränderungen waren hingegen nur im Fall 4 nachweisbar.

Weniger eindrucksvoll waren die immunhistologischen Veränderungen. Lediglich die Fälle 1 und 2 zeigten intermittierend linear-granuläre bzw. granuläre Immunglobulinablagerungen in den tubulären Basalmembranen.

*Diskussion*

Im Vergleich zu dem hinsichtlich seiner klinischen Symptomatologie homogeneren Krankheitsbild der Methicillinnephritis, das fast immer mit hohem Fieber, Schüttelfrost, Makrohämaturie, Eosinophilie und Eosinophilurie [13] und häufig mit Arthralgien und Flankenschmerzen einhergeht, zeigten unsere Fälle einen eher undramatischen Verlauf. Wie auch bei vielen anderen, nicht durch Methicillin ausgelösten Fällen aus der Literatur [5, 6, 14, 22], stand im Vordergrund die Niereninsuffizienz mit ihren klinischen Folgen; lediglich die häufig vorhandenen Hautsymptome ließen an eine Hypersensitivitätsreaktion denken. Auch der nichtoligurische Verlauf des Nierenversagens weicht vom klinischen Bild der Methicillinnephritis ab [11, 13]. Aus diesem Mangel an spezifischen Symptomen sowie möglichen Ursachen für ein zirkulatorisch oder toxisch ausgelöstes

**Tabelle 2a.** Lichtmikroskopische Befunde bei Patienten mit AIN (Erläuterungen s. Text)

| Nr. | Glomerula | Interstitium | Tubuli | Arterien |
|---|---|---|---|---|
| 1 | Normal | diff. Ödem +++ fokale Fibrose (+) herdförmig/diffuse lympho-plasmazell. Infiltr. +/++ Monozyten, eos. und neutr. Granulozyten (+) Margination (+) | Tubuluszellnekrosen + hydrop. Zellschwellung ++ | Intimasklerose + |
| 2 | Mesangiale Verdickung/ Sklerose +/++ fokal Kapillarkollaps einzelne Synechien | diffuse Fibrose +++ lympho-/plasmazell. Infiltration ++/+++ eos. und neutr. Granulozyten + | dilatiert +++ atropisch + Hämosiderinpigment intrazell. (+) Basalmembr.-Verbreit. +/++ Eiweißzylinder ++ | Intimasklerose ++/+++ |
| 3 | Mesangiale Verdickung segmental + Vernarbung (+) | diff. Ödem +++ diff./herdf. lympho-/plasma-zell. Infiltr. ++/+++ eos. und neutr. Granulo-zyten ++/+++ | Tubulusepithelnekrosen (+) hydrop. Schwellung + Basalmembranverbreiterung + Eiweißzylinder + Erythrozytenzylinder +/++ | Intimasklerose +++ |
| 4 | Mesangiale Zellprolife-ration diffus + | diff. Ödem ++ herdf./diff. lympho-/plasma-zell. Infiltr. ++/+++ neutrophile Granuloz. ++ eosinophile Granuloz. (+) | Eiweißzylinder + Erythrozytenzylinder ++ | normal |
| 5 | Normal | diff. Ödem +++ diff. lympho-/plasmazell. Infiltr. +/++ Monozyten, neutr. Granuloz. (+) Margination (+) | dilatiert +++ atrophisch ++ Eiweißzylinder (+) | normal |
| 6 | Mesangiale Sklerose (+) | diff. Ödem ++ Sklerose + herdf. lympho-/plasmaz. Infiltrationen +/++ eos. Granulozyten (+) | herdf. Tubulusatrophie + Eiweißzylinder (+) | nicht beurteilbar |

+ = mäßig/bis 25 %; ++ = mittelgradig/bis 50 %; +++ = ausgeprägt/bis 75 %; ++++ = schwer/bis 100 %; (+) = spärlich

akutes Nierenversagen ergab sich für uns die Indikation zur Nierenbiopsie, mit deren Hilfe die Diagnose abgesichert wurde.

Die von uns als Auslöser angeschuldigten Medikamente sind bis auf die Piromidsäure, eine nur selten eingesetzte Substanz, in der Literatur bereits in Zusammenhang mit Fällen von AIN erwähnt (Tabelle 2b). Eine kürzlich mitgeteilte Beobachtung [19] über einen Fall mit akutem Nierenversagen nach Piromidsäure enthält leider keinen histologischen Befund, so daß nicht entschieden werden kann, ob es sich hier nicht auch um eine AIN gehandelt haben könnte. Hinsichtlich des Azlocillins im Fall 6 ist die Frage des Zusammenhanges nicht zu entscheiden; bisher existieren nach unserer Kenntnis keine Mitteilungen über Fälle von AIN nach Azlocillin. Im Fall 4 kommt als auslösende Substanz das Phenobarbital in Frage, für das bereits eine entsprechende Mitteilung existiert [12].

Hinsichtlich der Pathogenese der medikamenteninduzierten AIN scheinen – zumindest bei der durch Methicillin ausgelösten Form – humorale Mechanismen in Form von Anti-TBM-Antikörpern eine Rolle zu spielen [1, 4], tierexperimentelle Befunde sprechen jedoch auch für die Möglichkeit einer Aktivierung zellulärer Immunmechanismen [2].

Die Häufigkeit der AIN wird in der Literatur sehr unterschiedlich beurteilt. Die Angaben der Pathologen schwanken zwischen 1,3‰ [17] und 1,2% [27] im Biopsiegut; bei Patienten unter Methicillintherapie werden bis zu 16% renale Komplikationen angegeben [21]. Bei nierenbiopsierten Patienten mit ungeklärtem akutem Nierenversagen beträgt die Häufigkeit der AIN 14% [20] bzw. 10% [25]. In unserem eigenen Krankengut stellten die hier besprochenen sechs Patienten fast 6% aller im entsprechenden Zeitraum einer Nierenbiopsie unterzogenen Patienten dar.

In allen unseren Fällen war der Verlauf im Hinblick auf die Nierenfunktion letztlich günstig, wenn auch in der Mehrzahl der Fälle keine vollständige Normalisierung eintrat. Eine Therapie mit Steroiden, wie sie von einigen Autoren aufgrund einzelner Beobachtungen empfohlen wird [3, 4, 13, 16], haben wir daher auch unterlassen, zumal

**Tabelle 2b.** Medikamente, die als Auslöser einer AIN angeschuldigt werden (Erläuterungen s. Text)

| I. Antibiotika | II. Andere Sustanzgruppen |
|---|---|
| *häufig:* | |
| Methicillin | Phenindion |
| Penicillin G | Thiazide[a] |
| Ampcillin | |
| Rifampcin | |
| Sulfonamide | |
| *Einzelfälle:* | |
| Amoxycillin[a] | Furosemid |
| Oxacillin[a] | Ticrynafen [24] |
| Carbenicillin | Phenazon |
| Azlocillin[a]? | Phenylbutazon |
| Nafcillin | Fenoprofen |
| Cephalothin | Naproxen [5] |
| Cephalexin* | Diflunisal [7] |
| Minocyclin [23] | Glafenin |
| Co–Trimoxazol | Cimetidin [18] |
| Piromidsäure[a] | Allopurinol |
| | Azathioprin |
| | Diphenylhydantoin |
| | Phenobarbital[a]? |
| | Clofibrat [10] |

[a] Eigene Beobachtungen. Sofern keine anderen Angaben, zitiert nach Cotran [8]

prospektiv kontrollierte Studien hierzu bisher nicht vorliegen. Was Verlauf und Prognose angeht, so scheint es schlüssig und auch an Einzelfällen gut dokumentiert [3, 6, 15], daß eine fortgesetzte Zufuhr des auslösenden Medikaments oder die erneute Exposition zur irreversiblen Niereninsuffizienz führen können.

Wir möchten aus unseren Beobachtungen folgende Schlüsse ziehen:
1. Die medikamenteninduzierte AIN ist offenbar eine nach Zahl und klinischer Bedeutung relevante Therapiekomplikation, neben den Antibiotika kommen als auslösende Substanzen wahrscheinlich sehr viele Medikamente in Frage,
2. da die klinische Symptomatologie bei den nicht methicillininduzierten Fällen nicht sehr spezifisch ist, muß die Diagnose histologisch gesichert werden, und
3. es sollte in Fällen ätiologisch unklarer, akut aufgetretener Niereninsuffizienz nach einer AIN gesucht werden, da bei fortgesetzter oder wiederholter Exposition die Gefahr einer irreversiblen Nierenschädigung besteht.

*Literatur*

1. Andres GA, McCluskey RT (1975) Kidney Int 7: 271 — 2. Baldamus CA et al. (1979) Contrib Nephrol 16: 141 — 3. Baldwin DS et al. (1968) N Engl J Med 279: 1245 — 4. Border WA et al. (1974) N Engl J Med 291: 381 — 5. Brezin JH et al. (1979) N Engl J Med 301: 1271 — 6. Burton JR et al. (1974) JAMA 229: 679 — 7. Chan LK et al. (1980) Br Med J 1: 84 — 8. Cotran RS (1981) Tubulointerstitial diseases. In: Brenner BM, Rector FC (eds) The kidney, 2nd ed. Saunders, Philadelphia — 9. Councilman WT (1898) J Exp Med 3: 393 — 10. Cumming A (1980) Br Med J 281: 1529 — 11. Ditlove J et al. (1977) Medicine 56: 483 — 12. Faarup P, Christensen E (1974) Lancet 2: 7/8 — 13. Galpin JE et al. (1978) Am J Med 65: 756 — 14. Gaultier M et al. (1972) Nouv Presse Med 1: 3125 — 15. Jensen HA et al. (1971) Br Med J 4: 406 — 16. Laberke HG (1980) Klin Wochenschr 58: 531 — 17. Laberke HG, Bohle A (1980) Clin Nephrol 14: 263 — 18. McGowan WR, Vermillion SE (1980) Gastroenterology 79: 746 — 19. Preusler A et al. (1981) Dtsch Med Wochenschr 106: 515 — 20. Richet G et al. (1978) Ann Méd Interne (Paris) 129: 335 — 21. Sanjad SA et al. (1974) J Pediatr 84: 873 — 22. Stone WJ et al. (1976) Antimicrob Agents Chemother 10: 164 — 23. Walker RG et al. (1979) Br Med J 1: 524 — 24. Walker RG et al. (1980) Br Med J 1: 1212 — 25. Wilson DM et al. (1976) Br Med J 2: 459 — 26. Woddroffe AJ et al. (1970) Ann Allergy 28: 378 — 27. Zollinger HU, Mihatsch M (1978) Renal pathology in biopsy. Springer, Berlin Heidelberg New York

Müller, G. A. (Abt. III, Med. Univ.-Klinik, Tübingen), Wernet, P. (Abt. II, Med. Univ.-Klinik, Tübingen), Baldwin, W., van Es, L. A. (Dept. of Nephrology, Univ. Hospital, Leiden)
**Die Verteilung von HLA-DR-Antigenen auf glomerulären Epithelzellen und peritubulären Kapillarendothelien der menschlichen Niere***

Bei der klinischen Nierentransplantation konnte durch die Übereinstimmung der Organspender und -empfänger in den Transplantationsantigenen die Transplantatprognose deutlich verbessert werden. Besondere Bedeutung erlangten dabei die HLA-DR-(Ia)-Antigene [1], die in enger Beziehung zum HLA-D-Locus stehen. Die HLA-DR-Antigene zeigen im Vergleich zu den HLA-A,B,C-Antigenen eine beschränkte Gewebsverteilung. Sie finden sich vor allem auf B-Lymphozyten und Makrophagen [2] sowie auf Mitogen- oder alloaktivierten T-Lymphozyten [3]. Diese Oberflächenmerkmale sind aber auch auf einer Reihe nichtlymphoider Zelltypen wie den Endothelzellen der Nabelschnur [2], den Langerhans-Zellen der Epidermis [4] sowie auf zahlreichen anderen Zelltypen nachweisbar [5].

---
* Mit Unterstützung der Deutschen Forschungsgemeinschaft, Mu 523/2

**Tabelle 1.** Beschreibung der ausgewählten monokalen Antikörper

| Antikörper-bezeichnung | Antikörper-klasse | Spezifität | Referenz |
|---|---|---|---|
| W6.32.HL | IgG | Anti-HLA, A, B, C Heavy Chain | Barnstable et al. (1978) Cell 14:9 |
| W6.32.HK | IgG | Inactive Variant | Barnstable et al. (1978) Cell 14:9 |
| YD1.63.4.10 | IgG | Anti-Ia-Like Antigens | Ziegler et al. (in Preparation) |
| TÜ 22 | IgG | Anti-Ia-Like Antigens | Ziegler et al. (in Preparation) |
| 7.2 | IgG | Anti-Ia-Like Antigens | Hansen et al. (1980) Immunogenetics 10: 247 |

Welche Funktion solche HLA-DR-positiven Zellen in den einzelnen Organen tragen, welche Rolle sie bei der Auslösung einer Immunantwort spielen, ist bisher unklar. Auf Nierengewebe wurde nach Absorptionsexperimenten mit Gewebshomogenaten eine starke Exprimierung von HLA-DR-Antigenen vermutet [6]. Diese Aussage ließ sich dagegen auf Gefrierschnitten der Niere in der indirekten Immunfluoreszenz nicht bestätigen [6]. Ebenso erwiesen sich isolierte glomeruläre und tubuläre Zellen als HLA-DR-negativ [7]. Im Gegensatz dazu konnten HLA-DR-Antigene jedoch auf Endothelien peritubulärer Kapillaren nachgewiesen werden [5]. Zur Klärung der zum Teil widersprüchlichen Angaben wurde mit Hilfe von monoklonalen Antikörpern die Exprimierung von HLA-Antigenen auf Nierenschnitten untersucht.

Gefrierschnitte von sieben Nieren wurden in der indirekten Immunfluoreszenz untersucht. Fünf dieser Nieren waren wegen tumuröser Veränderungen entfernt worden. Der jeweils hier untersuchte Gewebsanteil dieser Nieren war makroskopisch und histologisch frei von Tumorgewebe. Bei den beiden anderen Nieren handelte es sich um nicht transplantierte Spenderorgane. Die 4–5 µ dicken Gefrierschnitte wurden für 2 Std luftgetrocknet, danach 1 Std lyophilisiert und anschließend 10 min in Aceton fixiert. Zur Austestung der HLA-Antigenexprimierung auf den Nierenschnitten wurden die in Tabelle 1 beschriebenen monoklonalen Antikörper 30 min bei Raumtemperatur inkubiert. Nach einem Waschvorgang mit PBS folgte die Inkubation mit dem FITC-konjugierten Anti-Maus- bzw. Anti-Ratteantikörper (IgG) für 30 min bei Raumtemperatur in der Dunkelheit. Nach erneutem Waschen wurden die Schnitte in 10% Glycin eingebettet und die Reaktionen mit dem Immunfluoreszenzmikroskop, Ortholux II der Firma Leitz abgelesen.

**Tabelle 2.** Exprimierung von HLA-Antigenen auf Nierenschnitten von sieben verschiedenen Patienten

| Antikörper | Glomerulum | Tubulus | Arterie | Vene | Peritubuläre Kapillaren |
|---|---|---|---|---|---|
| W6.32.HK | 0[a]/7 | 0/7 | 0/7 | 0/7 | 0/7 |
| W6.32.HL | 7/7 | 0/7 | 7/7 | 7/7 | 7/7 |
| YD1.63.4.10 | 7/7 | 0/7 | 0/7 | 7/7 | 7/7 |
| 7.2 | 7/7 | 0/7 | 0/7 | 7/7 | 7/7 |
| TÜ 22[b] | 5/5 | 0/5 | 0/5 | 5/5 | 5/5 |
| Anti-Maus | 0/7 | 0/7 | 0/7 | 0/7 | 0/7 |
| Anti-Ratte | 0/7 | 0/7 | 0/7 | 0/7 | 0/7 |

[a] = Positive Reaktionen
[b] = Antikörper wurde nur auf fünf verschiedenen Nierenschnitten getestet

W6.32.HK diente als spezifische negative Kontrolle. Dieser monoklonale Antikörper reagierte mit keiner Struktur des Nierenschnittes. Nach Inkubation mit dem monoklonalen Anti-HLA-A,B,C-Antikörper W6.32.HL fand sich eine starke Fluoreszenz auf glomerulären Epithelzellen sowie auf den Endothelien von Arterien, Venen und peritubulären Kapillaren.

Die Tubuluszellen reagierten negativ mit dem Anti-HLA-A,B,C-Framework-Antikörper. Die Inkubation mit den monoklonalen Anti-HLA-DR-Antikörpern führte zu einer ausgeprägten Fluoreszenz auf glomerulären Epithelzellen sowie auf den Endothelien der Venen und peritubulären Kapillaren. Im Gegensatz dazu ließ sich weder auf den Endothelien der Arterien noch auf den Tubuluszellen eine Exprimierung von HLA-DR-Antigenen erkennen. Die einzelnen Reaktionsmuster der monoklonalen Antikörper mit den Strukturen der Nierenschnitte sind ausführlich in Tabelle 2 dargestellt. Solche HLA-tragenden Zellen könnten für die Auslösung einer HLA-Antikörperproduktion sowie zellulärer Reaktionen nach Transplantation nichtkompatibler Organe verantwortlich sein. Ob solche Zellen gleichzeitig Bedeutung in der Präsentation von eventuell organschädigenden Antigenen gegenüber Lymphozyten zukommt, ist derzeit völlig unklar.

*Literatur*

1. Müller G, Bockhorn H, Lenhard V, Fischer E, Dreikorn K, Fetta RF, Jansen A, Halbfaß HJ, Wilms H, Dorn-Zachertz D, Faßbinder W, Gumbel B, Albert FW, Ewald RW, Goldmann S, Franz HE, Wernet P (1980) Höhere Erfolgsraten bei der Nierentransplantation durch die HLA-DR-Typisierung. Dtsch Med Wochenschr 105: 401–405 – 2. Wernet P (1976) Human Ia-type alloantigens: Methods of detection, aspects of chemistry and biology, markers of disease states. Transplant Rev 30: 271–298 – 3. Yu DTY, McCune JM, Fu SM, Winchester RJ, Kunkel HG (1980) Two types of Ia-positive T cells. J Exp Med 152: 89–98 – 4. Wiman K, Curman B, Forsum U, Klareskog L, Malmnäs-Tjernlund U, Rask L, Trägardh L, Peterson PA (1978) Occurence of Ia antigens on tissues of non-lymphoid origin. Nature 276: 711–713 – 5. Natali PG, De Martino C, Quaranta V, Nicorta MR, Frezza F, Pellegrino MA, Ferrone S (1981) Expression of Ia-like antigens in normal human nonlymphoid tissues. Transplantation 31: 75–78 – 6. Williams KA, Hart DNJ, Fabre JW, Morris PJ (1980) Distribution and quantification of HLA-ABC and DR (Ia) antigens on human kidney and other tissues. Transplantation 29: 274–279 – 7. Häyry P, Willebrand E von, Anderson LC (1980) Expression of HLA-ABC and -DR locus antigens on human kidney, endothelial, tubular and glomerular cells. Scand J Immunol 11: 303–310

Wagner, K., Neumayer, H.-H., Schultze, G., Schwietzer, G., Schudrowitsch, L., Ruf, W., Molzahn, M. (Abt. für innere Nephrologie, Klinik und Poliklinik, Klinikum Steglitz der FU Berlin)
**Einfluß von Prostaglandinen auf renale Filtration, Hämodynamik und Exkretion –**
**Langzeituntersuchung an chronisch instrumentierten wachen Hunden bei salzreicher und salzarmer Ernährung**

*Einleitung*

Renale Prostaglandine beeinflussen bekanntermaßen zahlreiche Parameter der Nierenfunktion, wie den renalen Blutfluß, die Freisetzung von Renin, sowie die Exkretion von Wasser und Elektrolyten [1–5]. Zur Frage einer Beeinflussung der glomerulären Filtrationsrate liegen diskrepante tierexperimentelle Befunde vor: In den meisten Studien wurde nach Applikation von Prostaglandinen in die Nierenarterie bei allerdings narkotisierten Versuchstieren keine oder nur eine geringe Änderung der glomerulären

Filtrationsrate gefunden [6−9]. Untersuchungen an nichtnarkotisierten Versuchstieren bei unterschiedlicher Stimulation des Renin-Angiotensinsystems durch unterschiedliche Natriumzufuhr liegen bislang nicht vor.

*Methodik*

Zehn weibliche Beagle-Hunde mit einem mittleren Körpergewicht von 10,87 ± 0,97 kg wurden chronisch natriumreich (Gruppe A: > 20 mMol $Na^+ \cdot kg^{-1} \cdot die^{-1}$) oder natriumarm (Gruppe B: < 0,5 mMol $Na^+ \cdot kg^{-1} \cdot die^{-1}$) ernährt und in Stoffwechselkäfige bilanziert. Nach rechtsseitiger Nephrektomie wurden in einer zweiten Operation in Halothan-$O_2$-Inhalationsnarkose um die linke Nierenarterie ein elektromagnetischer Flußmeßkopf (Innendurchmesser 3,0−4,5 mm) aortennahe, sowie weiter distal eine pneumatische Okklusionsmanschette zur kontrollierten 0-Flußbestimmung implantiert. Die Kabel wurden subkutan am Nacken des Tieres ausgeleitet. In gleicher Sitzung wurde dann zur blutigen RR-Messung sowie zur intraaortalen Infusion ein Teflonkatheter über die Arteria femoralis in der Aorta proximal des Abgangs der Nierenarterie plaziert.

Der Effekt, eine 180minütige Prostaglandin $A_1$-($PGA_1$)-Infusion in der Konzentration von 0,3 $\mu g \cdot min^{-1} \cdot kg^{-1}$ (Flußgeschwindigkeit 1 $ml \cdot min^{-1}$) wurde mit Kontrollwerten am vorangehenden bzw. nachfolgenden Tag für jeden Hund in Gruppe A und B individuell verglichen. An den Kontrolltagen wurde 5%ige Glukose (Gruppe B) bzw. 0,9%ige NaCl-Lösung (Gruppe A) infundiert.

Die Registrierung von renalem Blutfluß (RBF), mittlerem arteriellen Blutdruck (MABD), sowie der Herzfrequenz (HF) erfolgte alle 30 s und wurde automatisch registriert. Die glomeruläre Filtrationsrate wurde nach der von Hall [10] angegebenen „Single-Shot-Methode" mit $Cr^{51}$-EDTA bestimmt. Über einen Blasenkatheter wurde das Urinvolumen sowie die Exkretion von Natrium, Kalium, Osmolarität, Kreatinin und Harnstoff gemessen. Die Plasmareninaktivität wurde zu Beginn und Ende eines jeden Experiments radioimmunologisch bestimmt [11]. Berechnet wurde der renale Widerstand (RVR), die Filtrationsfraktion (FF) sowie die fraktionelle Natriumexkretion ($FE_{Na}^+$). Die Prüfung auf statistische Signifikanz erfolgte mit dem Wilcoxon-Test für gepaarte Daten. Die 0-Hypothese wurde mit $p < 0,05$ widerlegt.

*Ergebnisse* (Abb. 1, 2)

Sowohl bei den natriumreich, wie auch bei den natriumarm ernährten Tieren kam es unter $PGA_1$-Infusion zu einem signifikanten Abfall des arteriellen Mitteldrucks um ca. 15%. Erwartungsgemäß lag der arterielle Mitteldruck bei Gruppe A generell etwas höher als bei Gruppe B. Kompensatorisch kam es in beiden Kollektiven zu einem signifikanten Anstieg der Herzfrequenz (Gruppe A 25%, Gruppe B 13%).

Gegensätzlich war die Beeinflussung des renalen Blutflusses. Gruppe A zeigte einen Anstieg des RBF von im Mittel 131 $ml \cdot min^{-1}$ auf 152,6 $ml \cdot min^{-1}$ entsprechend 16,5%. Am Tage nach der PG-Infusion wurden die Ausgangswerte wieder erreicht. Bei den NaCl-arm ernährten Tieren fand sich bei insgesamt niedrigerem renalen Blutfluß (89,7 $ml \cdot min^{-1}$) keine Änderung der Durchblutung. Somit war in Gruppe A der renale Widerstand um 26%, in Gruppe B dagegen nur um 5% reduziert.

Die glomeruläre Filtrationsrate lag in Gruppe A mit 3,08 $ml \cdot min^{-1} \cdot kg^{-1}$ um ca. 10% höher als bei den NaCl-arm ernährten Tieren (2,73 $ml \cdot min^{-1}$). Unter $PGA_1$-Infusion kam es in Gruppe A zu einem signifikanten Anstieg um 24% auf 3,82 $ml \cdot min^{-1} \cdot kg^{-1}$, während in Gruppe B ein Abfall um 25% auf 2,04 $ml \cdot min^{-1} \cdot kg^{-1}$ nachweisbar war. Die Filtrationsfraktion zeigte in Gruppe A einen nichtsignifikanten Anstieg um 6%, während in Gruppe B ein ebenfalls nichtsignifikanter Abfall um 8% nachweisbar war. Auch das Verhalten der renalen Elimination von Flüssigkeit, Elektrolyten, Kreatinin und Harnstoff zeigte in beiden Gruppen ein unterschiedliches Verhalten. In Gruppe A kam es zu keiner signifikanten Änderung des Harnvolumens, während in Gruppe B ein signifikanter Abfall um ca. 73% von 58,7 $\mu l \cdot min^{-1} \cdot kg^{-1}$ auf 16,1 $\mu l \cdot min^{-1} \cdot kg^{-1}$ nachweisbar war. Am nachfolgenden Tag wurde mit 54,7 $\mu l \cdot min^{-1} \cdot kg^{-1}$ etwa der Ausgangswert wieder erreicht.

Die Natriumexkretion stieg in Gruppe A von 6,96 µMol · min$^{-1}$ · kg$^{-1}$ um ca. 20% auf 8,36 µMol · min$^{-1}$ · kg$^{-1}$, während in Gruppe B ein signifikanter Abfall um 52% von 0,72 µMol · min$^{-1}$ · kg$^{-1}$ auf 0,34 µMol · min$^{-1}$ · kg$^{-1}$ nachweisbar war. Die fraktionelle Natriumexkretion war in Gruppe A mit 1,55% bzw. 1,51% vor und nach PG-Infusion nicht voneinander verschieden, während es in Gruppe B zu einem signifikanten Abfall von 0,25 auf 0,16% kam.

Die Kaliumexkretion stieg in Gruppe A signifikant um 62% von 1,11 µMol · min$^{-1}$ · kg$^{-1}$ auf 1,85 µMol · min$^{-1}$ · kg$^{-1}$, während sich in Gruppe B wiederum ein dramatischer Abfall um 46% von 1,60 µMol · min$^{-1}$ · kg$^{-1}$ auf 0,86 µMol · min$^{-1}$ · kg$^{-1}$ nachweisen ließ. Entsprechend kam es in Gruppe A zu einem Anstieg der osmolaren Exkretion, während in Gruppe B ein signifikanter Abfall von 50% stattfand. Die Exkretion von Kreatinin und Harnstoff stieg in Gruppe A um 24% bzw. 26%, während in Gruppe B ein Abfall um 33% bzw. 48% nachweisbar war.

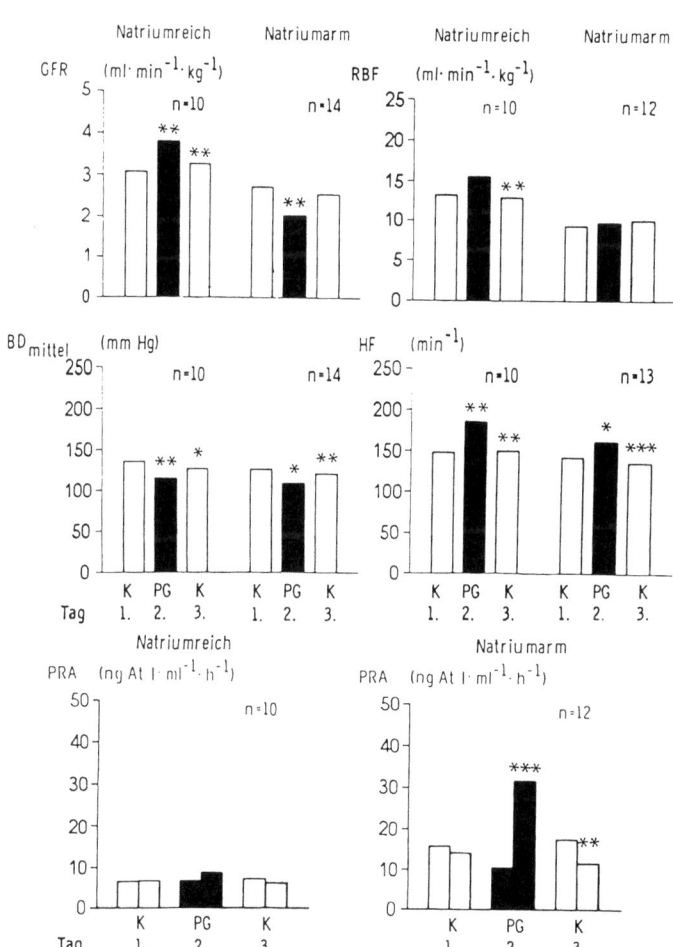

**Abb. 1.** Glomeruläre Filtrationsrate (GFR), renaler Blutfluß (RBF), mittlerer arterieller Blutdruck (BD mittel), Herzfrequenz (HF) und Plasmareninaktivität (PRA) bei natriumreicher und natriumarmer Ernährung. Intraaortale Infusion von 0,3 µg · min$^{-1}$ · kg$^{-1}$. Prostaglandin A$_1$ über 180 min (schwarze Säulen, 2. Tag) im Vergleich zu Kontrollwerten (K), (helle Säulen, 1. + 3. Tag) 24 Std vor und nach PG-Infusion. Mittelwerte. PRA jeweils zu Beginn und Ende einer Infusionsperiode. *$p < 0,05$, **$p < 0,01$, ***$p < 0,001$

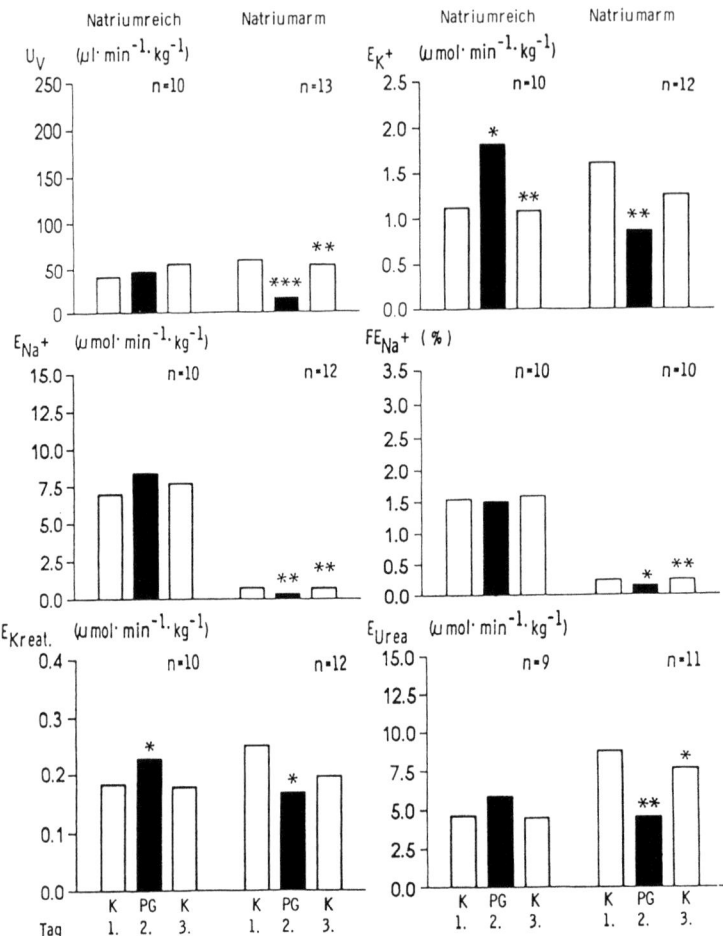

**Abb. 2.** Urinvolumen (Uv), Kaliumexkretion ($E_K^+$), Natriumexkretion ($E_{Na}^+$), fraktionelle Natriumexkretion ($FE_{Na}^+$), Kreatininexkretion ($E_{Kreat.}$) und Harnstoffexkretion ($E_{Urea}$) bei natriumreicher und natriumarmer Ernährung. Intraaortale Infusion von 0,3 µg · min$^{-1}$ · kg$^{-1}$ Prostaglandin $A_1$ über 180 min (schwarze Säule, 2. Tag), im Vergleich zu Kontrollwerten (K), (helle Säulen, 1. + 3. Tag) 24 Std vor und nach PG-Infusion. Mittelwerte. $^*p < 0,05$, $^{**}p < 0,01$, $^{***}p < 0,001$

Aufschlußreich sind die Veränderungen der Plasmareninaktivität: Die Basisreninaktivität war bei den salzreich ernährten Tieren mit 6,5 ng AT I · ml$^{-1}$ · Std$^{-1}$ im Vergleich zu den salzarm ernährten Tieren mit 15,7 ng AT I · ml$^{-1}$ · Std$^{-1}$ deutlich niedriger. Nach PGA$_1$-Infusion kam es in Gruppe A zu einem nichtsignifikanten Anstieg von 6,7 ng AT I · ml$^{-1}$ · Std$^{-1}$ auf 8,8 ng AT I · ml$^{-1}$ · Std$^{-1}$, während in Gruppe B ein dramatischer Anstieg um über 200% von 10,4 auf 36,6 ng AT I · ml$^{-1}$ · Std$^{-1}$ registriert wurde.

*Diskussion*

Die durchgeführten Untersuchungen zeigen, daß der Effekt einer intraaortalen PGA$_1$-Infusion auf die renale Hämodynamik und Exkretion abhängig ist von der Natriumbilanz und der hieraus resultierenden Stimulation des Renin-Angiotensinsystems.

Zahlreiche Untersuchungen belegen die Interaktion zwischen Renin-Angiotensin-Aldosteronsystem und den renalen Prostaglandinen: So blockieren Inhibitoren der zyklooxygenaseabhängigen Umwandlung von Arachidonsäure zu Prostaglandinen auch die Reninfreisetzung [12]. Ferner ist das Ausmaß der Reninfreisetzung bei in vitro-Untersuchungen an Nierenrindenschnitten abhängig von synthetischen und/oder natürlichen Endoperoxyden [13]. Angiotensin II stimuliert die renale Produktion von PG $I_2$ und PG $E_2$. PG $E_2$ stimuliert die Reninfreisetzung am Hund [14, 15].

Die in der Literatur [9] häufig kontrovers geführte Diskussion über die Wirkung exogener Prostaglandine bzw. die Wirkung von PG-Inhibitoren hat ihre Ursache neben der Verwendung unterschiedlicher Tierspezies und der fast durchweg in Anästhesie durchgeführten Experimente, mit der hieraus resultierenden Stimulation des RAS, sicher auch in der Tatsache, daß Natriumbilanz und Plasmareninaktivität nicht hinreichend berücksichtigt wurden.

Die hier vorgelegten Ergebnisse zeigen, wie die Interaktion vasoaktiver renaler Hormone zu teilweise gegensätzlichen Resultaten führen kann. Bei kochsalzreicher Ernährung führte die intraaortale Infusion von PG $A_1$ zu einer Vasodilatation und über einen Abfall des renalen Widerstandes und des arteriellen Mitteldrucks zum Anstieg des renalen Plasmaflusses. Der nachgewiesene Anstieg der glomerulären Filtrationsrate bei konstanter oder gering erhöhter Filtrationsfraktion war somit flowabhängig. Die Plasmareninaktivität blieb unverändert. Der Abfall des Nierengesamtwiderstandes dürfte durch einen Abfall des präglomerulären und postglomerulären Widerstandes bedingt sein. Völlig gegensätzliche Mechanismen zeigen sich bei Kochsalzrestriktion: Die Stimulation der Plasmareninaktivität auf über 200% des Ausgangswertes führte zu einem deutlichen Abfall der glomerulären Filtrationsrate.

Da Nierengesamtwiderstand und renaler Plasmafluß geringfügige Änderungen zeigten, scheint eine Abnahme des effektiven Filtrationsdruckes hierfür möglicherweise die Ursache zu sein. Die Abnahme des effektiven Filtrationsdruckes wäre durch eine selektive Zunahme des Widerstandes der afferenten Arteriole im Vergleich zur efferenten Arteriole erklärt, ein Mechanismus, der für Angiotensin II schon lange diskutiert wird [16–18].

Betrachtet man das unterschiedliche Verhalten auf die Natriumexkretion, so scheint die Steigerung der Natriumexkretion bei kochsalzreicher Ernährung filtratabhängig zu sein. Eine Änderung der fraktionellen Natriumexkretion wurde nicht nachgewiesen. Im Gegensatz hierzu fand sich bei salzarmer Ernährung neben dem Abfall der glomerulären Filtrationsrate und dem Rückgang der Natriumexkretion auch ein signifikanter Rückgang der fraktionellen Natriumexkretion, was durch eine gesteigerte Natriumrückresorption als Folge erhöhter AT II-Aktivität erklärt werden kann. Dies stünde in Übereinstimmung mit Untersuchungen von Munday et al. sowie Johnson et al.

Zusammenfassend kann gesagt werden, daß das vasokonstriktorische RAS-System die Prostaglandinwirkung moduliert, um, wie in dem vorliegenden Beispiel demonstriert, in höchst sinnvoller Weise zusätzliche Natriumverluste zu verhindern.

Einschränkend ist zu bedenken, daß die hier verwendeten PG-Konzentrationen pharmakologische Dosierungen sind und nicht den wesentlich niedrigeren physiologischen Plasmaspiegeln entsprechen. Ferner möchten wir einschränkend auf die kontrovers geführte Diskussion über die Rolle des Prostaglandin $A_1$ hinweisen, dessen physiologische Existenz umstritten ist [21]. In eigenen Untersuchungen an nichtnarkotisierten Beagle-Hunden konnte jedoch ein nahezu identisches Verhalten von PG $E_2$, PG $E_1$ und PG $A_1$ auf die renale Hämodynamik nachgewiesen werden [15].

*Literatur*

1. Bolger PM, Eisner GM, Ramwell PW, Slotkoff LM (1976) Nature 259: 244–245 – 2. Chang LC, Splawinski JA, Oates JA, Nies AS (1975) Circ Res 36: 204–207 – 3. Dunham E (1976) Fed Proc 35: 223

– 4. Dunn MJ, Liard JF, Dray F (1978) Kidney Int 13: 136 – 5. Fulgraff G, Brandenbusch G, Heintze K (1974) Prostaglandins 8: 21–30 – 6. Gross JB, Bartter FC (1973) Physiologie 225: 218–224 – 7. Watson ML, Jones RL (1980) Adv Prostaglandin Thromboxane Res 7: 1057 – 8. Hill TWK, Noncada S (1979) Prostaglandins 17: 87–98 – 9. Blasingham MC, Shade RE, Share L, Nasjletti A (1980) J Pharmacol Exp Ther 214: 1–4 – 10. Hall JE, Guyton AC, Farr BM (1977) Am J Physiol 232: F72–F76 – 11. Oelkers W, Schöneshöfer M, Blümel A (1974) J Clin Endocrinol Metab 39: 882 – 12. Larsson C, Weber P, Änggard E (1974) Eur J Pharmacol 28: 391–394 – 13. Weber PC, Larsson C, Änggard E, Hamberg M, Corey EJ, Nicolaou KC, Samuelsson B (1976) Circ Res 39: 868–873 – 14. Yun J, Kelly G, Bartter FC, Smith H (1977) Circ Res 40: 459 – 15. Neumayer H-H, Wagner K, Schultze G, Laubner P, Maiga MK, Molzahn M (1981) Renal Physiology (in press) – 16. Levens NR, Peach MJ, Carey RM (1981) Circ Res 48: 157 – 17. Ploth DW, Navar LG (1979) Fed Proc 38: 2280–2285 – 18. Navar LG, LaGrange RA, Bell PD, Thomas CE, Ploth DW (1979) Hypertension 1: 371–377 – 19. Munday KA, Parsons BJ, Poat JA (1971) J Physiol (Lond) 215: 269–282 – 20. Johnson MD, Malvin RL (1977) Am J Physiol 232: F298–F303 – 21. Frölich JC, Streetman BJ, Carr K, Hollifield JW, Oates JA (1975) Prostaglandins 10: 185

Kreusser, W., Andrassy, K., Wietasch, A., Koderisch, J., Ritz, E.
(Med. Univ.-Klinik Heidelberg)

## Gestörte Thrombozytenfunktion beim nephrotischen Syndrom

Das nephrotische Syndrom ist die Grunderkrankung in der inneren Medizin mit dem höchsten Risiko an thromboembolischen Komplikationen. In einer früheren Studie [1] fanden wir bei 30 von 84 Patienten mit nephrotischem Syndrom thromboembolische Komplikationen:

Venöse Komplikationen: Unterschenkelvenenthrombosen bei 16 Patienten, Oberschenkelvenenthrombosen mit Beckenvenenbeteiligung bei sieben Patienten, Nierenvenenthrombosen bei sechs Patienten, Lungenembolien bei sieben Patienten.

Arterielle Komplikationen: Herzinfarkt bei drei Patienten, Basilaristhrombose bei einem Patienten, akute periphere arterielle Verschlüsse bei drei Patienten, davon ein Patient mit inkomplettem Le-Riche-Syndrom.

Aufgrund neuerer hämostasiologischer Untersuchungen können beim nephrotischen Syndrom Defekte des plasmatischen Gerinnungssystems [1–3], der Fibrinolyse [3–6] und der Thrombozytenfunktion [2, 4, 7, 8] vorliegen.

In der vorliegenden Studie sollte die gestörte Thrombozytenfunktion hinsichtlich der Plättchenaggregation auf Epinephrin, ADP und Kollagen, sowie auf den cAMP-Gehalt unter basalen Bedingungen und nach Stimulation mit Prostaglandin $E_1$ und $E_2$ näher untersucht werden.

*Patientengut*

Es wurden 15 männliche Patienten mit nephrotischem Syndrom und normaler Nierenfunktion näher untersucht. Die Grundkrankheit war bei einem Patienten Minimal change-Glomerulonephritis, bei sieben Patienten membranöse Glomerulonephritis, bei zwei Patienten mesangial-proliferative Glomerulonephritis, bei zwei Patienten fokal-sklerosierende Glomerulonephritis, bei einem Patienten Amyloidose und bei zwei Patienten lag keine Nierenhistologie vor. Die Patienten waren zum Zeitpunkt der Untersuchung weder mit Antikoagulantien noch mit Cortison therapiert. Vergleichend zu diesen Patienten wurden zehn männliche Kontrollpersonen und fünf Patienten mit Typ II A-Hyperlipoproteinämie untersucht, da die Hyperlipidämie per se die Plättchenfunktion beeinflussen kann [9].

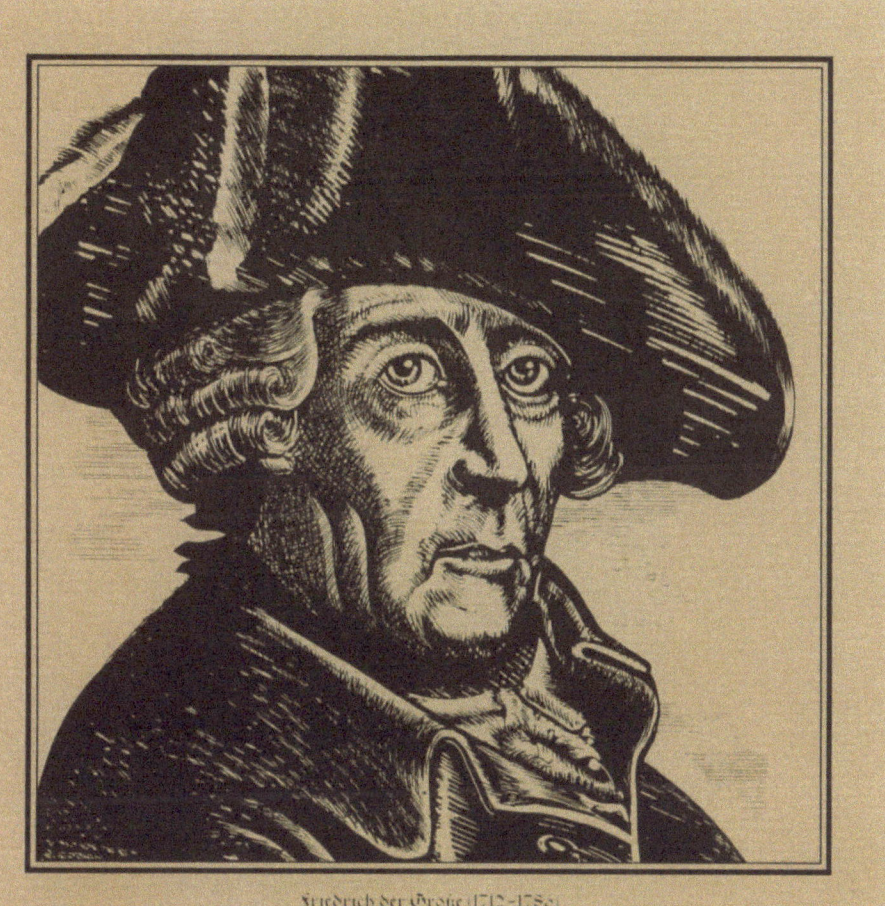

Friedrich der Große (1712–1786)

...rief vor dem Ausbruch eines Gichtanfalles:
„Ich werde Fieber haben, ich werde leiden, ich werde zuweilen schreien,
meine Pfoten werden anschwellen."

# Remid® bei Hyperurikämie und Gicht

**Zusammensetzung:** 1 Dragee enthält 100/300 mg Allopurinol. **Eigenschaften:** Remid® hemmt die Bildung der Harnsäure durch Beeinflussung des Purinstoffwechsels. Das an der Harnsäure-Synthese beteiligte Enzym Xanthinoxidase wird spezifisch gehemmt, wodurch die Entstehung von Harnsäure verhindert wird und an Stelle von Harnsäure die besser löslichen Purinkörper Hypoxanthin und Xanthin ausgeschieden werden. Da demzufolge der Harnsäurespiegel im Serum erniedrigt ist, werden Harnsäureablagerungen in Geweben, Gelenken und Nieren langsam aufgelöst. **Anwendungsgebiete:** Erhöhte Harnsäurewerte (Hyperurikämie), Gicht, Verhütung und Auflösung von Harnsäuresteinen, Rezidivprophylaxe von Calciumoxalatsteinen bei Hyperurikämie. **Dosierung und Anwendungsweise:** Die Dosierung richtet sich nach der Höhe der Serumharnsäure und wird vom Arzt festgelegt. Standarddosierung: 1 × 1 Dragee Remid 300 täglich nach der Mahlzeit mit reichlich Flüssigkeit einnehmen. In schweren Fällen können bis zu 900 mg täglich gegeben werden. Für abweichende Dosierung steht Remid 100 zur Verfügung. **Gegenanzeigen:** Schwangerschaft und Stillperiode. **Wechselwirkungen:** Remid verstärkt bei gleichzeitiger Einnahme von 6-Mercaptopurin oder Azathioprin deren Wirkung, weshalb deren Dosis auf ein Viertel der sonst üblichen Dosis gesenkt werden muß. Bei gleichzeitiger Gabe von Antikoagulantien sollte eine sorgfältige Kontrolle der Quickwerte erfolgen. **Nebenwirkungen:** Selten werden allergische Hautreaktionen, Hautjucken oder Magen-Darm-Störungen beobachtet. In diesen Fällen sollte Remid® abgesetzt und der Arzt verständigt werden. **Darreichungsformen und Packungsgrößen:** Remid® 100 · OP mit 50 Dragees DM 7,50 · OP mit 100 Dragees DM 14,00 · Remid® 300 · OP mit 30 Dragees DM 12,40 · OP mit 50 Dragees DM 15,90 · OP mit 100 Dragees DM 29,40  – Verschreibungspflichtig –

**TAD PHARMAZEUTISCHES WERK GMBH CUXHAVEN**

Aus den Besprechungen:
„...einer der besten Leitfäden durch den Irrgarten der modernen Therapie innerer Krankheiten".
*(Der Internist)*

*Jetzt in Neuauflage*

# Therapie innerer Krankheiten

Herausgeber: G. RIECKER

In Zusammenarbeit mit E. BUCHBORN;
R. GROSS; H. JAHRMÄRKER; H. J. KARL;
G. A. MARTINI; W. MÜLLER;
H. SCHWIEGK; W. SIEGENTHALER

Mit Beiträgen zahlreicher Fachwissenschaftler
4., völlig neubearbeitete Auflage. 1980. 36 Abbildungen, 196 Tabellen.
XXXIV, 799 Seiten
Gebunden DM 88,–
ISBN 3-540-10046-6

Die "Therapie innerer Krankheiten" hat in der Praxisliteratur der Internisten und Allgemeinmediziner einen festen Platz eingenommen. Die vierte Auflage dieses weitverbreiteten Werkes gibt den aktuellen Stand der heute gültigen Therapie wieder.

In übersichtlicher Form wird umfassend und praxisgerecht auf die Wahl der Medikamente, auf Dosierung, Nebenwirkungen und Kontraindikationen sowie auch auf prophylaktische Maßnahmen und Nachsorgeprobleme eingegangen und das jeweilige Behandlungsrisiko erörtert.
Mit besonderer Sorgfalt wurden Notfallpläne für die Erstversorgung akuter Krankheitszustände ausgearbeitet.

Ein umfangreiches Sach- und Pharmaregister, das sowohl chemische Kurzbezeichnungen als auch die handelsüblichen Bezeichnungen aufführt sowie Umrechnungstabellen für SI-Einheiten erleichtern die praktische Benutzung.

Das übersichtlich gegliederte, textlich straffgehaltene Buch ist nicht nur für den "Allgemein-Internisten", sondern auch für den Studenten in den klinischen Semestern und im praktischen Jahr ein unentbehrliches Nachschlagewerk.

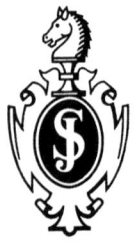

Springer-Verlag
Berlin
Heidelberg
New York

*Methodik*

Es wurde ein plättchenreiches Plasma mit 350 000 Thrombozyten/µl aus Zitratblut gewonnen. Gerinnungsanalytisch wurde einmal die ADP-kollagen- und adrenalininduzierte Plättchenaggregation bestimmt; zum anderen der cAMP-Gehalt der Thrombozyten radioimmunologisch nach Steiner et al. [10] gemessen, einmal unter Basalbedingungen und zum zweiten nach Stimulation mit Prostaglandin $E_1$ ($5 \times 10^{-6} - 5 \times 10^{-9}$ M) und Prostaglandin $E_2$ ($5 \times 10^{-6} - 5 \times 10^{-9}$ M).

*Ergebnisse*

In Abb. 1 ist die Plättchenaggregation in Prozent der maximalen Aggregation nach Gabe von $1,5 \times 10^{-7}$ Mol/l Epinephrin, $3 \times 10^{-7}$ Mol/l ADP und $2,5 \times 10^{-9}$ g/l Kollagen (jeweils Schwellendosis) bei Kontrollpersonen und Patienten mit nephrotischem Syndrom dargestellt. Die Plättchenaggregation nach Epinephrin ist bei Patienten mit nephrotischem Syndrom unverändert, während nach ADP und Kollagen bei Patienten mit nephrotischem Syndrom eine deutliche Steigerung der Plättchenaggregation nachweisbar wird. Diese Befunde stimmen mit den Ergebnissen von Andrassy et al. (1980) überein. In Abb. 2 ist der thrombozytäre cAMP-Gehalt pro $10^9$ Thrombozyten unter Basaltbedingungen und nach Stimulation mit Prostaglandin $E_2$ ($5 \times 10^{-6}$ Mol/l) und Prostaglandin $E_1$ ($5 \times 10^{-6}$ Mol/l) bei Kontrollpersonen und bei Patienten mit nephrotischem Syndrom wiedergegeben. Die basalen nicht stimulierten cAMP-Spiegel sind bei Patienten mit nephrotischem Syndrom unverändert.

Nach Gabe von Prostaglandin $E_2$ und Prostaglandin $E_1$ findet sich eine deutliche cAMP-Stimulation in beiden Gruppen, jedoch ist der cAMP-Anstieg nach Gabe von Prostaglandin $E_1$ bei Patienten mit nephrotischem Syndrom signifikant vermindert ($p < 0,01$).

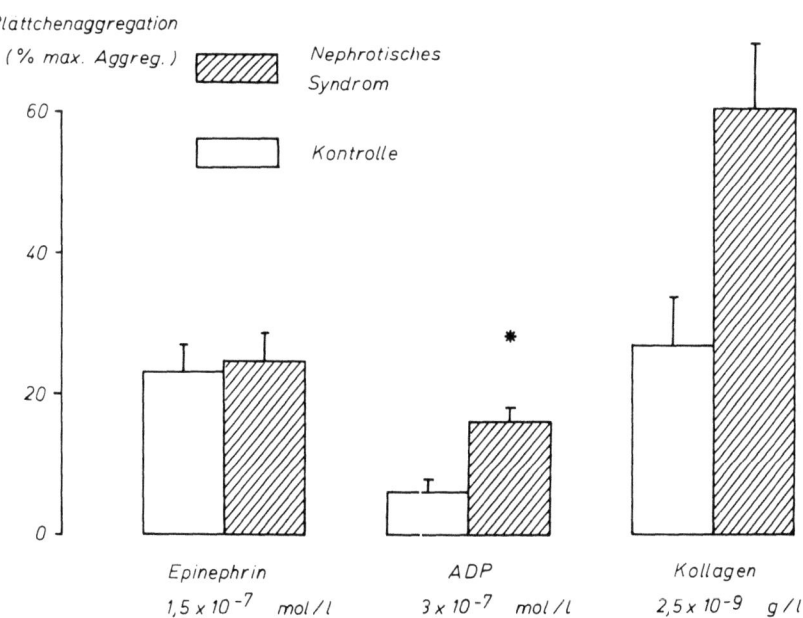

**Abb. 1.** Einfluß von Epinephrin, ADP und Kollagen auf die Plättchenaggregation bei Kontrollpersonen und Patienten mit nephrotischem Syndrom. * Signifikanter Unterschied zwischen Kontrollpersonen und Patienten mit nephrotischem Syndrom ($p < 0,01$)

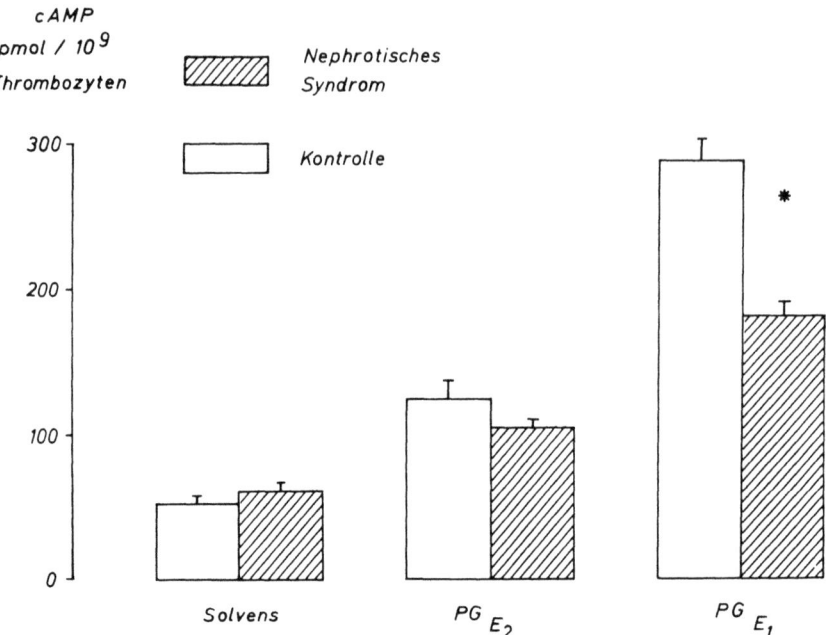

**Abb. 2.** Einfluß von Prostaglandin $E_2$ und Prostaglandin $E_1$ auf die cAMP-Bildung der Thrombozyten bei Kontrollpersonen und Patienten mit nephrotischem Syndrom. * Signifikanter Unterschied zwischen Kontrollpersonen und Patienten mit nephrotischem Syndrom ($p < 0,01$)

*Diskussion*

Bei Patienten mit Hyperlipoproteinämie zeigte sich in Übereinstimmung mit den Ergebnissen von Andrassy et al. (1980), daß die Plättchenaggregation auf Epinephrin und ADP gesteigert und auf Kollagen unverändert war und sich damit deutlich von Patienten mit nephrotischem Syndrom unterschied.

Die vorliegende Studie zeigt, daß bei Patienten mit nephrotischem Syndrom neben der Störung der plasmatischen Gerinnung eine Reihe thrombozytärer Funktionen gestört sind, welche durch die begleitende Hyperlipoproteinämie nicht erklärt werden können. Die Hyperlipoproteinämie alleine führt zu einer gesteigerten Plättchenaggregation auf Epinephrin und ADP, während beim nephrotischen Syndrom die Plättchenaggregation auf Kollagen und ADP gesteigert ist. Colman (1978) fand bei Patienten mit familiärer Typ II A-Hyperlipoproteinämie eine erhöhte basale Adenylzyklaseaktivität, welche sich jedoch nach Stimulation mit Prostaglandin-$E_1$ nicht weiter stimulieren ließ. Wir konnten diese Befunde bei unseren Patienten mit Typ II A-Hyperlipoproteinämie bestätigen und fanden damit auch hinsichtlich der cAMP-Konzentration eine deutliche Unterscheidungsmöglichkeit zu Patienten mit nephrotischem Syndrom, welche basal unveränderte cAMP-Spiegel aufweisen und eine deutliche, wenn auch signifikant geringere cAMP-Stimulation nach Prostaglandin $E_1$ zeigen. Die Reaktion einer aggregationsstimulierenden Substanz (first messenger) mit dem Rezeptor an der Plättchenoberfläche bewirkt die Freisetzung einer intrazellulären Übertragersubstanz (second messenger) [12]. Für die Beziehung zwischen cAMP und Plättchenaggregation gilt die Hypothese, daß Substanzen, die eine Aggregation auslösen oder fördern, den Gehalt der Plättchen an cAMP erniedrigen, aggregationshemmende Substanzen den cAMP-Gehalt der Plättchen erhöhen [12]. Die bei Patienten mit nephrotischem Syndrom generell gesteigerte Plättchenaggregation könnte nach unseren Untersuchungen auf eine gestörte thrombozytäre cAMP-Bildung zurückzuführen sein. Inwieweit Plättchenaggregationshemmer beim nephrotischen Syndrom diese thrombozytäre cAMP-Bildungsstörung zu normalisieren vermögen, ist derzeit Gegenstand weiterer Untersuchungen.

*Literatur*

1. Andrassy A et al. (1980) Hypercoagulability in the nephrotic syndrome. Klin Wochenschr 58: 1029–1036 – 2. Kanfer A et al. (1970) Coagulation studies in 45 cases of nephrotic syndrome without uremia. Thromb Haemostas 24: 562–571 – 3. Thomson C et al. (1974) Changes in blood coagulation and fibrinolysis in the nephrotic syndrome. Q J Med 171: 399–407 – 4. Thaler E, Lechner K (1978) Thrombophilie bei erworbenem Antithrombin-III-Mangel von Patienten mit nephrotischem Syndrom. In: Marx R, Thiess H (Hrsg) Niere und Hämostase. Schattauer, Stuttgart, S 123–129 – 5. Clarkson A et al. (1971) Serum and urinary fibrinogen degradation products in nephrotic syndrome. Br Med J 1: 419–422 – 7. Stuart M et al. (1979) Nephrotic syndrome: evidence for increased platelet prostaglandin synthesis. Thromb Haemostas 42: 419 – 8. Bang N (1973) Enhanced platelet function in glomerular renal disease. J Lab Clin Med 81: 651–660 – 9. Shattil S et al. (1975) Platelet hypersensitivity induced by cholesterol incorporation. J Clin Invest 55: 636–643 – 10. Steiner AL et al. (1969) Radioimmunoassay for the measurement of adenosine-3′,5′-cyclic phosphate. Proc Natl Acad Sci USA 64: 367 – 11. Colman RW (1978) Platelet function in hyperbetalipoproteinemia. Thromb Haemostas 39: 284–293 – 12. Ardelt W (1977) Zyklisches Adenosinmonophosphat, Prostaglandin E und die Aggregation menschlicher Blutplättchen. Fortschr Med 95: 366–370

*Brunn, J., Ruf, G.* (Klinik für Innere Medizin der Med. Hochschule Lübeck)
## Demonstration der sonographischen Restharnbestimmung

Die Bedeutung der Restharnbestimmung braucht an dieser Stelle nicht erörtert zu werden. Die gebräuchlichste Methode ist heute noch die Katheterisierung der Harnblase nach Miktion und Bestimmung des verbliebenen Urinvolumens. Als Schwierigkeiten und Gefahren dieser Untersuchung seien erwähnt:
Strikturen der Harnröhre, Erschwerung bei Prostatavergrößerung, Verletzungsgefahr, iatrogene Infektion, Unannehmlichkeiten für den Patienten, Zeitaufwand, Kosten von ca. 15 DM bei Verwendung eines Einmalkathetersets.

Eine andere Möglichkeit stellt die Restharnbestimmung im Anschluß an ein Urogramm dar (Bretland 1958; Sökeland 1977).

Eine weitere Methode beruht auf der Verdünnung eines Farbstoffes, der nach Applikation über die Nieren vollständig ausgeschieden wird (Axelrod 1976). Größere klinische Bedeutung hat dieses Verfahren nicht gewinnen können.

Die Sonographie erlaubt eine hochspezifische Unterscheidung zwischen flüssigkeitshaltigen und soliden Strukturen. Die flüssigkeitshaltige Harnblase ist somit exakt von ihrer Umgebung abgrenzbar und in Höhe, Breite und Länge ausmeßbar. Verschiedene Untersuchungen haben gezeigt, daß hieraus ausreichend genaue Bestimmungen des Volumens abgeleitet werden können (Brunn und Ruf 1980; Harrison et al. 1976; Holmes 1967; McLean und Edell 1978; Weitzel und Blagojevic 1977).

Nach unseren Erfahrungen an Patienten einer internistischen Klinik erscheint die Beziehung:
Breite der Harnblase (Querdurchmesser) ×
Tiefe (ventrodorsaler Durchmesser) ×
Höhe (kraniokaudaler Durchmesser) × 0,53
für das Volumen der Harnblase zwischen 50 und 500 ml ausreichend genau zu sein. Die mittlere Fehlerabweichung liegt bei 10%, der *r*-Wert beträgt 0,94. Durch Katheteri-

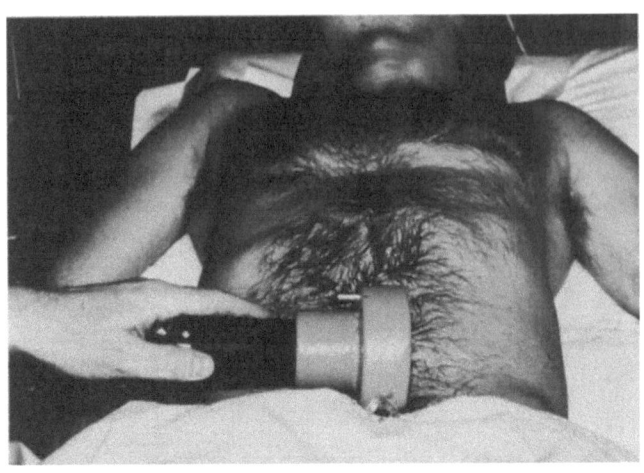

Abb. 1

sierung gemessene und nach dieser Formel berechnete Werte folgen der Gleichung $y = 1{,}0004 \, x - 11$.

Begonnen wird die Untersuchung mit exakten Längsschnitten ca. eine Handbreite neben der Medianlinie und knapp oberhalb der Symphyse. Der Applikator des Ultraschallgerätes (wir benutzten Combison 100, Fa. Kretz-Technik, mit 2,5 MHz-Schallkopf) wird nun kontinuierlich in Richtung auf die Medianlinie gezogen und das Sonogramm im Monitor beobachtet.

Erscheint der ventrodorsale Durchmesser am größten, wird das Bild eingefroren und diese Strecke ausgemessen (Abb. 1, 2). Bei ebenfalls longitudinaler Applikatorhaltung wird nun auf gleiche Art der größte kraniokaudale Durchmesser ermittelt und gemessen.

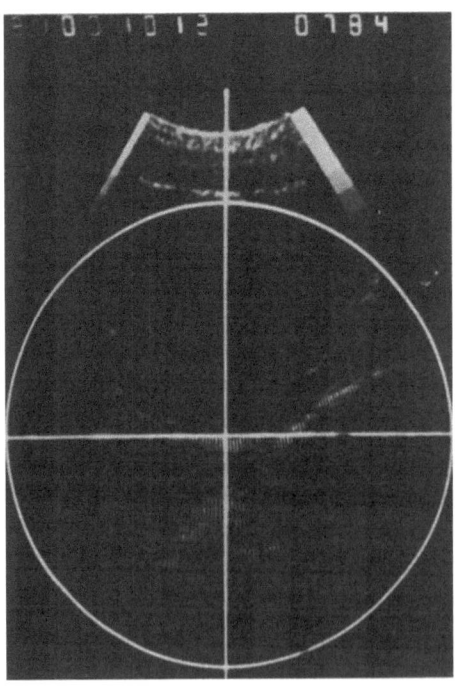

Abb. 2

Danach wird der Schallkopf quergelegt und parallel zur Symphyse der größte Querdurchmesser bestimmt. Diese drei Werte werden miteinander und dem Faktor 0,53 multipliziert.

Wichtig erscheint uns zu sein, daß die Messung in exakten Längs- und Querschnitten durchgeführt wird. Wegen des sogenannten Nahfeldes (das eine schlechte Auflösung in den bauchdeckennahen Bezirken verursacht) muß, besonders bei dünnen Patienten oder stark gefüllter Harnblase, eine Wasservorlaufstrecke benutzt werden. Bei Harnblasendivertikel müssen diese gesondert nach der Kugelform berücksichtigt werden. Eine starke Vergrößerung der Prostata kann die Werte ebenfalls verfälschen. Nach der Kugelform wird das Volumen des in die Harnblase ragenden Prostataanteils bestimmt und vom Ergebnis der Restharnbestimmung abgezogen.

Neben der Bestimmung des Restharns kann durch dieses Verfahren auch der Effekt eines Blasentrainings bei neurologischen Leiden ermittelt werden (Kornhuber et al. 1980). Sinnvoll erscheint auch die Anwendung bei gutachterlichen Fragen, wo das maximale Harnblasenvolumen nach einer Operation oder Verletzung ermittelt werden muß, der Patient eine Katheterisierung aber ablehnt.

Gleichzeitig wird eine vollständige sonographische Untersuchung der Harnblase durchgeführt, und es können somit Erkrankungen der Harnblase diagnostiziert werden, wie Tumoren, Divertikel und Steine.

Zusammenfassend ist die sonographische Harnvolumenbestimmung ausreichend genau, leicht erlernbar, nicht belastend, gefahrlos und einsetzbar bei verschiedenen Erkrankungen des unteren Harnwegsystems.

*Literatur*

1. Axelrod DR (1976) Phenolsulfonphthalein excretion for estimating residual urine. Arch Intern Med 117: 74 – 2. Bretland PM (1958) Relationship of bladder shadow to bladder volume excretion urography. J Fac Radiol (Lond) 9: 152 – 3. Brunn J, Ruf G (1980) Sonographische Zystometrie. Dtsch Med Wochenschr 105: 1501–1503 – 4. Harrison NW, Parkes C, Sherwood T (1976) Ultrasound assessment of residual urine in children. Br J Urol 47: 805 – 5. Holmes JH (1967) Ultrasonic studies of the bladder. J Urol 97: 654 – 6. Kornhuber HH, Widder B, Christ K (1980) The measurement of residual urine by means of ultrasound (sonocystography) in neurogenic bladder disturbances. Arch Psychiatr Nervenkr 228: 1–6 – 7. McLean GK, Edell SL (1978) Determination of bladder volumes by gray scale ultrasonography. Radiology 128: 181 – 8. Sökeland J (1977) Einfache Restharnbestimmung. Dtsch Ärztebl 74: 925 – 9. Weitzel D, Blagojevic S (1977) Zur Bedeutung sonographischer Restharnbestimmungen im Kindesalter. In: Kratochwil A (Hrsg) Ultraschalldiagnostik. Thieme, Stuttgart, S 187

Zimmermann, S., Schirmer, K., Gläser, M. (Med. Klinik im Klinikum Küchwald des Bezirkskrankenhauses Karl-Marx-Stadt)
## Zur klinischen Wertigkeit des Nachweises antikörperbesetzter Bakterien im Urin

Die Differenzierung eines oberen von einem unteren Harnwegsinfekt ist praktisch wichtig, da im Falle einer unteren Harnwegsinfektion eine symptomatische oder eine kurzfristige antibiotische Behandlung genügt, im Falle einer Pyelonephritis aber eine längere, ausreichend dosierte antimikrobielle Chemotherapie nötig ist. Neben klinischen und radiologischen Befunden wurden zur sicheren Differenzierung invasive Methoden wie die bilaterale Ureterenkatheterisierung und der Blasenauswaschtest eingesetzt; sie konnten sich jedoch wegen der Gefährdung und Belästigung der Patienten und des Zeitaufwandes nicht in der Praxis durchsetzen. Indirekte Verfahren wie Titerverlauf der

Serumantikörper, LDH-Isoenzymbestimmungen und Osmolaritätsmessungen waren entweder zu unsicher oder zu aufwendig.

Dagegen erscheint der 1974 von Thomas et al. [17] sowie Jones et al. [10] beschriebene Antibody-Coated-Bacteria-Test als einfach, risikofrei und genügend treffsicher. Er beruht auf dem immunfluoreszenzoptischen Nachweis antikörperbeladener Bakterien im Urin, wie sie bei der Pyelonephritis, nicht aber bei unteren Harnwegsinfektionen auftreten sollen. Die Untersuchungen wurden von mehreren Arbeitsgruppen [2–5, 7, 8, 10, 13–15] im Prinzip bestätigt, wobei sich jedoch in Abhängigkeit vom Untersuchungsmaterial und methodischen Vorgehen Unterschiede in der Treffsicherheit fanden.

*Methode*

Wir untersuchten 107 Patienten mit chronischer Pyelonephritis, 43 Patienten mit unterem Harnwegsinfekt sowie 72 Schwangere mit einer asymptomatischen Bakteriurie.

Durchführung des ACB-Tests

2 ml Mittelstrahlurin (Morgenurin bzw. Urin, der sich mindestens 4 Std in der Blase befand) werden 10 min bei 2400 g zentrifugiert, das Sediment mit phosphatgepufferter NaCl-Lösung pH 7,3 zweimal gewaschen. Nach Zusatz von 0,2 ml eines 1 : 10 verdünnten FITC-markierten Antihumanglobulin (Staatliches Institut für Immunpräparate und Nährmedien Berlin-Weißensee) erfolgt eine einstündige Inkubation bei 37° C. Das Konjugat-Sedimentgemisch wird 10 min bei 2400 g zentrifugiert und zweimal mit phosphatgepufferter NaCl-Lösung pH 7,3 gewaschen, Auftropfen des Sediments auf Objektträger, Lufttrocknung im Dunkeln, fluoreszenzoptische Untersuchung des Präparates.

Im positiven Falle waren die antikörperbesetzten Bakterien durch eine Randfluoreszenz unterschiedlicher Intensität deutlich erkennbar. Bei einem negativen Befund wurden mindestens 20 Gesichtsfelder durchgesehen. Zur Kontrolle diente eine Kulturaufschwemmung von Urinkeimen. Entsprechend der Versuchsanordnung erfolgte eine Inkubation mit FITC-markiertem Antihumanglobulin. In keinem Falle fand sich eine positive Fluoreszenz, so daß das benutzte Antihumanglobulin frei von Antikörpern gegen die untersuchten Bakterien war.

*Ergebnisse*

1. Bei 84 von 107 Patienten mit chronischer Pyelonephritis (= 78,5%) konnten antikörperbesetzte Bakterien im Urin nachgewiesen werden.
2. 21 der ACB-positiven Patienten hatten zum Zeitpunkt der Untersuchung eine Keimausscheidung unter $10^5$/ml. In Einzelfällen konnten bei negativer aerober Kultur und positivem ACB-Test Anaerobier festgestellt werden.
3. Von 43 Patienten mit einem unteren Harnwegsinfekt zeigten vier einen positiven ACB-Test.
4. Bei 15 von 72 Schwangeren mit asymptomatischer Bakteriurie fiel der ACB-Test positiv aus.

*Diskussion*

Vergleicht man die Ergebnisse des ACB-Tests mit den klinischen Diagnosen, so ergeben sich anhand einer Sammelstatistik über 632 Patienten [13] eine Sensitivität von 85% und eine Spezifität von 93%. Da der alleinige Vergleich mit den klinischen Diagnosen die Unsicherheit der klinischen Diagnostik einschließt, wurden von verschiedenen Arbeitsgruppen die Ergebnisse des ACB-Tests denen der bilateralen Ureterenkatheterisierung und denen des Blasenauswaschtests gegenübergestellt. Nach einer zusammenfassenden Statistik von Mundt und Polk [13] lassen sich für den ACB-Test eine Sensitivität von 83,1% und eine Spezifität von 76,7% errechnen. Nach Eigler [4] liegen die Befunde des

ACB-Tests im Vergleich sowohl zu den klinischen Diagnosen als auch zu den Ergebnissen der invasiven Untersuchungen noch ungünstiger. Aufgrund dieser Ergebnisse muß der Wert des ACB-Tests zur Lokalisationsdiagnostik zwischen oberem und unterem Harnwegsinfekt in Frage gestellt werden.

Positive ACB-Befunde bei Zystitiden mit gleichzeitig negativen Ureterenkulturen [14] sowie experimentelle Untersuchungen zur Blaseninfektion an Kaninchen machen wahrscheinlich, daß eine lokale Antikörperbildung auch in der Blasenwand möglich ist.

Eine lokale Immunantwort setzt jedoch voraus, daß die bakteriellen Antigene die immunkompetenten Zellen erreichen, was einen Durchbruch der Schleimhautbarriere und damit eine Gewebsinvasion nötig macht. Der ACB-Nachweis spiegelt diese Gewebsinvasion unabhängig vom Ort der Schädigung (Niere, Prostata, auch Harnblase) wider. Eine reine Hohlrauminfektion, wie sie in der Mehrzahl der Zystitiden vorliegen dürfte, wird daher ACB-negativ sein.

Bezogen auf die chronische Pyelonephritis sind daher falschpositive Befunde bei der Prostatitis [9] und in Einzelfällen bei der Zystitis wahrscheinlich [14]. Dabei darf nicht übersehen werden, daß rein methodische Probleme und unterschiedliche Beurteilung des positiven oder negativen Testausfalls bei z. Z. noch fehlender Standardisierung, aber auch Kontamination mit fluoreszierenden Keimen aus Rektum und Vagina [12] das Testergebnis positiv beeinflussen können. Auch die unspezifische Anlagerung von Immunglobulinen beim nephrotischen Syndrom wird als Ursache falschpositiver Befunde angegeben [1].

Der negative Ausfall des ACB-Tests bei der chronischen Pyelonephritis kann unterschiedliche Ursachen haben. Ein längeres Stehenlassen des Urins vor der Untersuchung läßt das Ergebnis negativ werden. Intermittierend auftretende starke Verminderung der Keimausscheidung wird zwangsläufig das Ergebnis negativ beeinflussen. Andererseits muß ein positiver ACB-Test bei negativen Urinkulturen an eine Infektion mit anspruchsvollen Bakterien denken lassen, die mit den in bakteriologischen Urinlaboratorien üblichen Züchtungsverfahren nicht kultivierbar sind.

Ob verminderte Virulenz der Urinbakterien, wie sie bei der asymptomatischen Bakteriurie diskutiert wird [11, 16], für den negativen Ausfall des ACB-Tests von Bedeutung ist, muß ebenso wie die Verminderung der Immunantwort, wofür experimentelle Untersuchungen sprechen, offen bleiben. Negativ wird der ACB-Test auch bei der akuten Pyelonephritis sein, da die Ausbildung der lokalen Immunantwort eine Zeit von 10–14 Tagen benötigt.

ACB-positive Befunde fanden wir in 20,6% der Schwangeren mit asymptomatischer Bakteriurie. 23,6% positive ACB-Befunde konnten Silverberg et al. [16] bei asymptomatischer Bakteriurie junger Mädchen feststellen.

Asymptomatische Bakteriurie bei Schwangeren stellt nach wie vor eine Indikation zur antibiotischen Therapie dar, da unbehandelt 40% der Schwangeren mit einer asymptomatischen Bakteriurie im weiteren Verlauf der Schwangerschaft akute Pyelonephritiden durchmachen. Ob dem ACB-positiven Befund dabei der Wert eines Risikofaktors zukommt, muß gegenwärtig noch offen bleiben.

Für den Einsatz des ACB-Tests können folgende Hinweise gegeben werden:
1. Ein ACB-positiver Befund weist auf eine bakterielle Infektion hin, die das Parenchym (Niere oder Prostata) getroffen hat bzw. zu einer Invasion in die Harnblasenwand geführt hat. Damit ist prinzipiell die Indikation für eine antimikrobielle Chemotherapie gegeben.
2. Bei klinisch, bakteriell und radiologisch gesicherter Diagnose einer Pyelonephritis bringt die Durchführung des ACB-Tests keinen zusätzlichen diagnostischen Gewinn.
3. Bei fehlender oder geringer Keimausscheidung in der aeroben Kultur bei chronischer Pyelonephritis weist der positive ACB-Test auf eine floride Entzündung mit Parenchymschädigung hin.

4. Der ACB-Test kann für die Therapieführung bedeutungsvoll werden. Fang et al. [6] konnten Zystitiden, die durch Amoxicillin-empfindliche Keime verursacht waren, bereits mit einer Einzeldosis von 3 g Amoxicillin erfolgreich behandeln, wenn der ACB-Test negativ war; dagegen kam es bei den ACB-positiven Patienten selbst unter konventioneller Therapie über 10 Tage mit Amoxicillin in der Hälfte der Fälle zu einem Relaps. Interessanterweise war diese Empfindlichkeit gegen das Antibiotikum bei verschiedenen Patientengruppen unterschiedlich [15], woraus die Autoren den Schluß ziehen, die therapeutische Ansprechbarkeit auf eine Einzeldosis Amoxicillin direkt zu prüfen und auf den ACB-Test zu verzichten.

Bei der relativen Einfachheit des Tests, seiner Wiederholbarkeit und der völligen Ungefährlichkeit gegenüber der prinzipiellen Gefährdungsmöglichkeit bei jeglicher Antibiotikumgabe sollten die Anwendungsmöglichkeiten des Tests für die Therapieführung weiter geprüft werden. Allerdings sind dazu Standardisierung und möglichst Quantifizierung des ACB-Tests notwendige Voraussetzungen.

*Literatur*

1. Braude R, Block C (1977) Proteinuria and antibody coated bacteria in the urine. N Engl J Med 297: 617–618 – 2. Budde E, Naumann G, Nimmich W, Schmicker R, Günther M, Töwe J (1976) Antikörperbeladene Bakterien im Urin bei chronischer Pyelonephritis. Infection 4: 3–8 – 3. Budde E, Schulz U, Flägel H-J, Naumann G, Nimmich W, Stolpe HJ, Maahs H (1979) Antikörperbeladene Bakterien im Urin bei Kindern mit akuter und chronischer Pyelonephritis. Dtsch Ges-Wes 34: 1330–1332 – 4. Eigler J (1980) Harnwegsinfekte und primär abakterielle chronisch-interstitielle Nephritiden. Verh Dtsch Ges Inn Med 86: 173–183 – 5. Emmrich J, Tauchnitz Chr, Pfeiffer J (1980) Erfahrungen mit dem Antibody-Coated-Bacteria-Test bei der Diagnostik von Harnwegsinfektionen. Ber Ges Inn Med 12: 43–45 – 6. Fang LST, Tolkoff-Rubin NE, Rubin RH (1978) Efficacy of single-dose and conventional amoxicillin therapy in urinary-tract infection localized by the antibody-coated bacteria technic. N Engl J Med 298: 413–416 – 7. Forsum U, Hjelm E, Jonsell G (1976) Antibody-coated-bacteria in the urine of children with urinary tract infections. Acta Paediatr Scand 65: 639–642 – 8. Gläser M, Schirmer K (1979) Die diagnostische Wertigkeit des Nachweises antikörperbesetzter Bakterien im Urin. Z Gesamte Inn Med 34: 370–372 – 9. Jones SR (1974) Prostatitis as cause of antibody-coated bacteria in urine. N Engl J Med 290: 365 – 10. Jones SR, Smith JW, Sanford JP (1974) Localization of urinary tract infectione by detection of antibody-coated bacteria in urine sediment. N Engl J Med 291: 591–593 – 11. Lindberg V, Jodal V, Hanson LA et al. (1975) Asymptomatic bacteriuria in school girls. Acta Paediatr Scand 64: 574 – 12. Montplaisir S, Courteau C, Roche AJ (1977) Antibody-coated bacteria in contaminated urine specimen. N Engl J Med 296: 758–759 – 13. Mundt A, Polk BF (1979) Identification of site of urinary-tract infections by antibody-coated bacteria assay. Lancet 1172–1175 – 14. Riedasch G, Ritz E, Möhring K, Bommer J (1978) Antibody coating of urinary bacteria: Relation to site of infection and invasion of uroepithelium. Clin Nephrol 10: 239–244 – 15. Rubin RH, Cotran RS (1979) Immunological aspects of urinary tract infection, with a critical survey of the antibody-coated bacteria assay. IV. Internat. Symp. on Pyelonephritis, Münster – 16. Silverberg DS, Jackson FL, Bryon L (1976) Antibody-coated bacteria in the urine of preschool and school-aged girls with asymptomatic bacteriuria. Can Med Assoc J 115: 1091–1093 – 17. Thomas VL, Shelokov A, Forland M (1974) Antibody-coated bacteria in the urine and the site of urinary-tract infection. N Engl J Med 290: 588–590 – 18. Thomas VL, Forland M, Shelokov A (1979) Antibody-coated bacteria in urinary tract infection. Kidney Int 8: 20–22

Tschöpe, W., Deppermann, D. (Med. Univ.-Klinik Heidelberg), Haslbeck, M., Mehnert, H. (Forschergruppe Diabetes, Städt. Krankenhaus München-Schwabing), Ritz, E. (Med. Univ.-Klinik Heidelberg)
# Epidemiologie von Kalziumausscheidung und Nephrolithiasis bei Diabetes mellitus

*Einleitung*

Nach Mikropunktionsbefunden am Hund [1] und experimentellen Untersuchungen am Menschen [2] führt Insulin, wenn die Blutglukosespiegel konstant gehalten werden, zur Erhöhung der Ausscheidungsrate von Kalzium und zur Steigerung der proximal tubulären Rückresorption von Phosphor. Bei etabliertem Insulinmangel konkurriert somit der hypokalziurische Effekt der Insulopenie mit dem hyperkalziurischen Effekt einer osmotischen Diurese durch hohe glomeruläre Beladung mit Glukose [3]. Obwohl bisher keine kontrollierten Querschnittsuntersuchungen über die Urinkalziumausscheidung bei Diabetes mellitus vorliegen, kommt einem möglichen renalen Kalziumverlust [3] als Ursache der bei Diabetikern nachweisbaren Osteopenie [4] große Bedeutung zu.

Es war das Ziel der vorliegenden Querschnittsuntersuchung, Kalziumausscheidung und Häufigkeit von Nephrolithiasis bei Diabetes mellitus zu überprüfen.

*Patienten und Methoden*

160 männliche und 179 weibliche Diabetiker im Alter zwischen 7 und 85 Jahren wurden unter stationären Bedingungen untersucht. Als Kontrollen dienten 171 männliche und 156 weibliche Patienten im Alter zwischen 4 und 86 Jahren. Ausschlußkriterien für beide Kollektive waren Niereninsuffizienz, Immobilisation, Zustand nach operativen Eingriffen, chronische Darmerkrankungen, Unfähigkeit zur oralen Nahrungsaufnahme, onkologische Erkrankungen, nephrologische Erkrankungen, Steroidbehandlung.

Beide Kollektive waren hinsichtlich des Kalziumgehaltes in der Nahrung vergleichbar (bei Diabetikern 520 mg/24 Std, bei Kontrollen 430 mg/24 Std). Beide Kollektive wurden in randomisierter Reihenfolge von den gleichen Untersuchern untersucht bzw. mittels standardisierten Interviews befragt.

Meßgrößen im 24-Std-Urin: Volumen, Kalzium, Natrium, Kreatinin und Glukose (standardisierte SMA 12-Autoanalysertechnik). Für alle statistischen Berechnungen wurden nichtparametrische Tests verwandt (U-Test nach Mann und Whithney bzw. H-Test nach Kruskal und Wallis [8]).

*Ergebnisse*

Kalziumausscheidung

Wegen eines möglichen Einflusses der Menopause wurde die Bestimmung der Urinelektrolyte in den Altersklassen 20–40 Jahre und 45–65 Jahre durchgeführt (Tabelle 1). Diabetiker wiesen aufgrund der osmotischen Zwangsdiurese deutlich höhere Urinvolumina als Kontrollen auf. Eine erhöhte Kalziumausscheidung war jedoch nur in dem Kollektiv der jüngeren männlichen Diabetiker zu beobachten: Median der Kalziumexkretion 3,8 mmol/24 Std vs. 3,15 mmol/24 Std bei Kontrollen ($p < 0{,}05$).

Die höhere Kalziumausscheidung in diesem Subkollektiv war jedoch kombiniert mit einer ebenfalls höheren Natriumexkretion (Tabelle 1); der Unterschied war bei Korrektur auf Urinkreatinin signifikant. Auch die jüngeren weiblichen Diabetiker wiesen eine höhere Natriumausscheidung als Kontrollen auf, diese war jedoch nicht signifikant unterschiedlich. Auch die älteren Diabetiker unterschieden sich nicht von Kontrollen hinsichtlich $UV_{Ca}$ oder des Kalzium/Kreatininquotienten im Urin.

## Tabelle 1

### ♂ 20 - 40

| | | Diabetiker (n=57) 20 - 40 | | | | Kontrollen (n=72) 20 - 40 | | | p |
|---|---|---|---|---|---|---|---|---|---|
| | | Median | MW | SD | range | Median | MW | SD | range |
| Alter | (Jahre) | 31 | 30,5 | 6 | 20-39 | 31 | 31 | 6 | 20-40 | |
| Gewicht | (kg) | 68 | 69 | 8,6 | 55-101 | 70 | 71 | 10,2 | 49-95 | |
| Rel.Gewicht | (%) | 97 | 100 | 14 | 83-155 | 108 | 107 | 13 | 80-140 | |
| U-Volumen | (ml) | 1900 | 1949 | 922 | 500-4050 | 1150 | 1272 | 555 | 400-2850 | ** |
| $UV_{Cr}$ | (mmol) | 12,6 | 13 | 5,6 | 4,2-27,4 | 12,5 | 13,4 | 5,2 | 3,8-30,1 | |
| $UV_{Ca}$ | (mmol) | 3,8 | 4,6 | 2,8 | 0,3-13,5 | 3,15 | 3,5 | 2,6 | 0,2-12,6 | * |
| $UV_{Na}$ | (mmol) | 162 | 175 | 92 | 10-448 | 108 | 115 | 69 | 9-328 | |
| $UV_{Glukose}$ | (mmol) | 99 | 205 | 227 | 0,05-907 | | | | | |
| Ca/Cr | (mol/mol) | 0,31 | 0,39 | 0,25 | 0,08-1,2 | 0,28 | 0,28 | 0,17 | 0,05-0,96 | * |
| Na/Cr | (mol/mol) | 12,4 | 14,6 | 8,4 | 3,7-43 | 8,9 | 9,5 | 5,5 | 0,6-27 | * |

### ♂ 45 - 65

| | | Diabetiker (n=36) 45 - 65 | | | | Kontrollen (n=37) 45 - 65 | | | p |
|---|---|---|---|---|---|---|---|---|---|
| | | Median | MW | SD | range | Median | MW | SD | range |
| Alter | (Jahre) | 49 | 52,6 | 6,8 | 45-65 | 50 | 52 | 5,6 | 45-65 | |
| Gewicht | (kg) | 69 | 70 | 10 | 46-95 | 73 | 75 | 9 | 56-100 | |
| Rel.Gewicht | (%) | 114 | 112 | 16 | 74-148 | 113 | 115 | 13 | 90-163 | |
| U-Volumen | (ml) | 1620 | 1661 | 634 | 700-3500 | 1200 | 1297 | 590 | 500-3000 | * |
| $UV_{Cr}$ | (mmol) | 11,8 | 12,3 | 4,3 | 3-21,8 | 13 | 13,2 | 6,7 | 4,9-43 | |
| $UV_{Ca}$ | (mmol) | 2,9 | 4,5 | 3,7 | 0,2-11,6 | 2,8 | 3,5 | 2,6 | 0,2-9,6 | |
| $UV_{Na}$ | (mmol) | 157 | 169 | 79 | 35-329 | 127 | 142 | 78 | 20-362 | |
| $UV_{Glukose}$ | (mmol) | 44 | 67 | 69 | 1-265 | | | | | |
| Ca/Cr | (mol/mol) | 0,28 | 0,37 | 0,25 | 0,02-0,87 | 0,28 | 0,28 | 0,17 | 0,02-0,7 | |
| Na/Cr | (mol/mol) | 13,7 | 14 | 5,5 | 3,6-25 | 12,3 | 12,1 | 6,1 | 0,5-28 | |

### ♀ 20 - 40

| | | Diabetiker (n=54) 20 - 40 | | | | Kontrollen (n=63) 20 - 40 | | | p |
|---|---|---|---|---|---|---|---|---|---|
| | | Median | MW | SD | range | Median | MW | SD | range |
| Alter | (Jahre) | 29 | 30 | 6,3 | 20-40 | 31 | 30 | 5,7 | 20-40 | |
| Gewicht | (kg) | 61 | 62 | 9,7 | 45-102 | 60 | 62 | 15 | 40-120 | |
| Rel.Gewicht | (%) | 105 | 107 | 16 | 82-174 | 101 | 107 | 23 | 72-190 | |
| U-Volumen | (ml) | 1300 | 1414 | 656 | 400-3650 | 900 | 1036 | 487 | 400-3150 | ** |
| $UV_{Cr}$ | (mmol) | 10,6 | 10,9 | 5,6 | 6-34 | 9,6 | 10,3 | 4,3 | 5,9-26,8 | |
| $UV_{Ca}$ | (mmol) | 2,9 | 3,5 | 1,9 | 0,6-9 | 3,1 | 3,5 | 2,1 | 0,2-8,4 | |
| $UV_{Na}$ | (mmol) | 126 | 140 | 68 | 19-343 | 102 | 104 | 50 | 10-218 | |
| $UV_{Glukose}$ | (mmol) | 59 | 125 | 159 | 0,3-723 | | | | | |
| Ca/Cr | (mol/mol) | 0,31 | 0,34 | 0,22 | 0,02-1,3 | 0,31 | 0,37 | 0,19 | 0,02-0,84 | |
| Na/Cr | (mol/mol) | 13,4 | 14,7 | 8,2 | 1,4-53 | 10,5 | 11,3 | 5,4 | 1,3-27 | * |

### ♀ 45 - 65

| | | Diabetiker (n=43) 45 - 65 | | | | Kontrollen (n=32) 45 - 65 | | | p |
|---|---|---|---|---|---|---|---|---|---|
| | | Median | MW | SD | range | Median | MW | SD | range |
| Alter | (Jahre) | 50 | 53 | 6 | 45-65 | 51 | 53 | 6 | 45-65 | |
| Gewicht | (kg) | 64 | 66 | 12 | 48-106 | 68 | 68 | 10 | 51-86 | |
| Rel.Gewicht | (%) | 112 | 119 | 20 | 80-163 | 124 | 122 | 20 | 87-160 | |
| U-Volumen | (ml) | 1400 | 1495 | 666 | 500-2900 | 950 | 1019 | 375 | 500-1850 | * |
| $UV_{Cr}$ | (mmol) | 9,5 | 10 | 3,2 | 5,4-17,3 | 9,3 | 9,4 | 2,4 | 4,4-13,4 | |
| $UV_{Ca}$ | (mmol) | 3,7 | 3,9 | 2,5 | 0,2-15,5 | 2,7 | 2,7 | 1,6 | 0,6-7 | |
| $UV_{Na}$ | (mmol) | 134 | 139 | 81 | 5-361 | 115 | 118 | 50 | 28-226 | |
| $UV_{Glukose}$ | (mmol) | 54 | 137 | 203 | 0,2-833 | | | | | |
| Ca/Cr | (mol/mol) | 0,37 | 0,40 | 0,25 | 0,02-1,44 | 0,25 | 0,31 | 0,17 | 0,03-0,7 | |
| Na/Cr | (mol/mol) | 12,1 | 14,6 | 9,7 | 0,2-54 | 11,9 | 13,6 | 7,7 | 2,9-45 | n.s. |

Tabelle 2

| | Oral (n=26) | | | Insulin <1 Jahr (n=35) | | | Insulin 1-10 Jahre (n=59) | | | Insulin >10 Jahre (n=57) | | |
|---|---|---|---|---|---|---|---|---|---|---|---|---|
| | Median | MW | range | Median | MW | range | Median | MW | range | Median | MW | range |
| Alter (Jahre) | 49 | 50 | 22-63 | 39 | 40 | 20-64 | 36 | 36 | 20-64 | 37 | 38 | 23-63 |
| Diab.Dauer (Jahre) | 7 | 9 | 1-45 | 2 | 5 | 1-30 | 7 | 8 | 2-45 | 18 | 18 | 11-30 |
| Gewicht (kg) | 75 | 76 | 49-106 | 65 | 66 | 45-101 | 64 | 64 | 49-93 | 65 | 66 | 50-88 |
| Rel. Gewicht (%) | 128 | 132 | 83-174 | 99 | 103 | 75-156 | 103 | 105 | 82-147 | 105 | 107 | 83-162 |
| U-Volumen (ml) | 1550 | 1500 | 700-2900 | 1550 | 1660 | 500-3950 | 1800 | 1770 | 400-3850 | 1450 | 1650 | 500-4050 |
| $UV_{Cr}$ (mmol) | 11,7 | 12,1 | 7-21,8 | 10,7 | 10,4 | 6,4-17,5 | 11,8 | 11,8 | 3,4-25,8 | 12,3 | 12,7 | 6,5-28,4 |
| $UV_{Ca}$ (mmol) | 4,2 | 4,7 | 0,2-11,5 | 2,5 | 3,8 | 0,2-11,5 | 3,7 | 4,4 | 0,7-15,6 | 3,7 | 4,0 | 1,0-13,5 |
| $UV_{Na}$ (mmol) | 112 | 142 | 35-309 | 151 | 151 | 20-278 | 144 | 167 | 34-448 | 153 | 172 | 19-343 |
| $UV_{Glukose}$ (mmol) | 19 | 55 | 0,7-412 | 74 | 151 | 0,3-907 | 116 | 193 | 0,5-833 | 76 | 132 | 0,2-724 |
| Ca/Cr (mol/mol) | 0,31 | 0,37 | 0,03-0,8 | 0,31 | 0,37 | 0,03-0,99 | 0,34 | 0,42 | 0,08-1,44 | 0,28 | 0,31 | 0,03-1,27 |
| Na/Cr (mol/mol) | 9,5 | 11,1 | 3,6-28 | 15,5 | 16 | 3,7-3,7 | 13,1 | 15,7 | 3,7-54 | 12,9 | 14,3 | 1,6-47 |

Zur Überprüfung eines möglichen Einflusses der medikamentösen Diabetestherapie auf die Kalziumausscheidung wurden die Diabetiker im Altersbereich zwischen 20 und 65 Jahren ferner nach Therapiemodus getrennt analysiert. Insgesamt wurde eine orale Diabetesbehandlung bei 26 Patienten durchgeführt, Insulinbehandlung (weniger als 1 Jahr) bei 35 Patienten, Insulinbehandlung (zwischen 1 und 10 Jahren) bei 59 Patienten, bei 57 Patienten über 10 Jahre. Lediglich die insulinbehandelten Patientengruppen waren hinsichtlich Alter und Gewicht direkt vergleichbar (Tabelle 2): Es konnten jedoch weder Unterschiede in der Kalzium- noch in der Natriumausscheidung innerhalb dieser drei Gruppen im Kruskal-Wallis-Test nachgewiesen werden.

Auch oral behandelte Diabetiker zeigten nach Korrektur für Muskelmasse (Bildung des Kalzium/Kreatininquotienten im Urin) keinen Unterschied zu den insulinbehandelten Patientengruppen – dies trotz niedrigerer Natriumausscheidung und deutlich niedrigerer Glukosurie, welche im Mittel nur ca. ein Fünftel derjenigen der insulinbehandelten Patienten betrug.

Eine Beziehung zwischen der Glukose- und Kalziumausscheidung konnte in keinem der behandelten Unterkollektive gesichert werden (Rang-Spearman-Korrelationstest).

Steinhäufigkeit

34 von 339 (= ca. 10%) Diabetiker hatten eine positive Nephrolithiasisanamnese (gesicherter Abgang oder Operation). Bei Kontrollen wurde eine positive Angabe von 32 der 337 Patienten (= 9,8%) gemacht. 13,1% der männlichen Diabetiker und 9,9% der männlichen Kontrollen gaben Nierensteine an, bei den Frauen belief sich der Prozentsatz bei Diabetikern auf 12,3%, bei Kontrollen 7,1%. Insgesamt wurden 3,8% ($n = 13$) der Diabetiker wegen Urolithiasis operiert, von den Kontrollen wurden 2,7% ($n = 9$) urologisch operiert.

Die statistische Überprüfung im $\chi^2$-Test ergab keine Unterschiede der Steinhäufigkeit oder operativen Eingriffe zwischen Diabetikern und Kontrollen. Wegen der identischen Nephrolithiasishäufigkeit wurde das gesamte Krankengut (Diabetiker und Kontrollen) innerhalb der soziologisch wichtigen Altersgruppe zwischen 15 und 65 Jahren bezüglich der Prävalenz von Nephrolithiasis betrachtet: Hierbei ergab sich eine Gesamthäufigkeit der Steinerkrankung bis 65 Jahre von ca. 7% und eine Inzidenz, d. h. jährliche

Abgangsrate, von 0,6%. Dies entspricht den Zahlen, die kürzlich innerhalb einer INFAS-Umfrage an ca. 4500 Individuen erhoben wurde [9].

*Diskussion*

Trotz der histologisch nachgewiesenen Osteopenie bei Diabetikern [4] zeigen neuere Untersuchungen, daß weder das Frakturrisiko bei Diabetes mellitus regelhaft erhöht ist [5], noch daß sich bei Diabetikern eine Störung im Vitamin D-Stoffwechsel nachweisen läßt: Nach den Befunden von Heath III [6] unterscheiden sich Diabetiker nicht signifikant von alters- und geschlechtsgleichen Kontrollen bezüglich der iPTH-, 25-HCC- oder 1,25-DHCC-Spiegel. Diese Befunde stehen in Widerspruch zum experimentellen Diabetes mellitus der Ratte, bei der auch bei normaler Nierenfunktion verminderte 1,25-DHCC-Spiegel nachweisbar sind [7]. Nach den Befunden von DeFronzo führt eine Erhöhung des Seruminsulins am Tubulus zu einer erhöhten Nettoexkretion von Kalzium und verminderten Nettoausscheidung von Phosphor [1, 2]. Eine – hypothetische – isolierte Insulopenie (bei normaler Blutglukose) würde dementsprechend eine Verminderung von $UV_{Ca}$ (und eine Erhöhung von $UV_p$) bewirken. Bei schlecht eingestelltem Diabetes mellitus (Ketoazidose) wurde jedoch eine hohe Ausscheidungsrate von $UV_{Ca}$ [3] gefunden, welche sich nach Insulinbehandlung normalisierte. Die vorliegende Untersuchung zeigt, daß Diabetiker in Abwesenheit von Ketoazidose auch bei hohen Glukoseausscheidungsraten (75. Perzentile: 180 g/Std) im Vergleich zu alters- und geschlechtsgleichen Kontrollen keine Hyperkalziurie aufweisen. Die etwas höhere Kalziumausscheidung bei diabetischen Männern im Alter zwischen 20 und 40 Jahren ist möglicherweise auf diätetische Einflüsse zurückzuführen, worauf das höhere $UV_{Na}$ hinweisen könnte. Weder die Dauer der Insulinbehandlung noch Behandlung mit oralen Antidiabetika hatten einen erkennbaren Einfluß auf die Höhe der Urinkalziumausscheidung. Über einen weiten Bereich war die Urinkalziumausscheidung unabhängig von der Uringlukoseexkretion. Dies entspricht Befunden von Monnier [10], welcher nach oraler Glukosebeladung bei Diabetikern sogar eine Verminderung der Kalziumausscheidung feststellte.

Die Höhe des Urinkalziums ist epidemiologisch [11] korreliert mit der Häufigkeit von Nephrolithiasis. Dem fehlenden Nachweis einer unterschiedlichen Kalziumausscheidung entspricht die Beobachtung der vorliegenden Untersuchung, daß Diabetiker nicht gehäuft an Nierensteinen erkranken. Trotz Glukosurie und möglicherweise erhöhtem Harnwegsinfektrisiko ist insgesamt das Risiko, Steinerkrankung zu erwerben, bei Diabetikern dem der Kontrollen vergleichbar.

Die Ergebnisse der vorliegenden Querschnittsuntersuchung zeigen, daß die diabetische Osteopenie nicht durch progredienten renalen Kalziumverlust [3, 12] erklärbar ist.

*Literatur*

1. DeFronzo RA, Goldberg M, Agus ZA (1976) The effects of glucose and insulin on renal electrolyte transport. J Clin Invest 58: 83–90 – 2. DeFronzo RA, Cooke CR, Andres R, Faloona GR, Davis PJ (1975) The effect of insulin on renal handling of sodium, potassium, calcium, and phosphate in man. J Clin Invest 55: 845–855 – 3. Raskin P, Stevenson MRM, Barilla DE, Pak CYC (1978) The hypercalciuria of diabetes mellitus: Its amelioration with insulin. Clin Endocrinol (Oxf) 9: 329–335 – 4. Ringe JD, Kuhlencordt F, Kühnau J Jr (1976) Mineralgehalt des Skeletts bei Langzeitdiabetikern. Dtsch Med Wochenschr 101: 280–282 – 5. Heath III. H, Melton III. LJ, Chu C (1980) Diabetes mellitus and risk of skeletal fracture. N Engl J Med 303: 567–570 – 6. Heath III. H, Lambert PW, Service FJ, Arnaud SB (1979) Calcium homeostasis in diabetes mellitus. J Clin Endocrinol Metab 49: 462–466 – 7. Walker BE, Schedl HP (1979) Small intestinal calcium absorption in the rat with experimental diabetes. Proc Soc Exp Biol Med 161: 149–152 – 8. Sachs L (1978) Angewandte Statistik.

Springer, Berlin Heidelberg New York – 9. Vahlensieck W, Hesse A, Bach D (1981) Zur Prävalenz des Harnsteinleidens in der Bundesrepublik Deutschland. Urologe [A] (im Druck) – 10. Monnier L, Colette C, Aguirre L, Sany C, Mirouze J (1978) Intestinal and renal handling of calcium in human diabetes mellitus: Influence of acute oral glucose loading and diabetic control. Eur J Clin Invest 8: 225–231 – 11. Ljunghall S (1977) Renal stone disease. Studies of epidemiology and calcium metabolism. Scand J Urol Nephrol [Suppl] 41: 5–96 – 12. Gertner JM, Tamborlande VW, Horst RL, Sherwin RS, Feelig P, Genel M (1980) Mineral metabolism in diabetes mellitus: Changes accompanying treatment with a portable subcutaneous insulin infusion system. J Clin Endocrinol Metab 50: 862–866

Leber, H. W., Münzel, U., Rawer, P., Schütterle, G. (Zentrum für Innere Medizin am Klinikum der Univ. Gießen)
## Oxalsäurestoffwechsel bei chronischer Urämie: Untersuchungen über das Verhalten der Oxalsäure im Plasma von Dialysepatienten

*Zusammenfassung*

Die von uns entwickelte Methode zur Bestimmung der Oxalsäurekonzentration im Plasma besteht aus einer Kombination von Ionenaustauschchromatographie (Lewatit MP 7080) und Isotachophorese. Das Verfahren ist hinsichtlich Präzision, Spezifität, Arbeits- und Zeitaufwand den bisher verwandten Methoden zur Oxalsäurebestimmung deutlich überlegen.

Chronisch hämodialysierte Patienten weisen gegenüber nierengesunden Kontrollpersonen prädialytisch im Mittel achtfach höhere Oxalsäureplasmakonzentrationen auf. Es konnte keine Korrelation zwischen der Oxalat- und Kreatininkonzentration im Plasma gefunden werden. Durch Hämodialyse läßt sich die Oxalatplasmakonzentration in ähnlicher Weise senken wie die Kreatininkonzentration.

Die Oxalatplasmakonzentration wird durch Änderungen der Vitamin C-Plasmakonzentration nicht beeinflußt.

Sporadischen Literaturangaben zufolge finden sich bei niereninsuffizienten Patienten erhöhte Oxalsäurekonzentrationen im Serum [1–3]. Detaillierte systematische Untersuchungen über den Oxalsäurestoffwechsel bei akuter und chronischer Urämie fehlen jedoch bis jetzt, weil einerseits keine zuverlässige Bestimmungsmethode für Oxalsäure im Serum zur Verfügung stand, andererseits die alleinige Messung der Oxalsäureausscheidung im Urin nur bedingt Rückschlüsse zuläßt, wenn eine Niereninsuffizienz besteht.

Bei der von uns entwickelten Methode wird Oxalsäure zunächst mittels Ionenaustauschchromatographie aus dem Ultrafiltrat von Plasma angereichert [4, 5] und dann mit Hilfe der Isotachophorese – welche ionisierte Substanzen aufgrund der unterschiedlichen Ionenbeweglichkeit im elektrischen Feld trennt [6] – quantifiziert. Das Verfahren ist hinsichtlich Spezifität, Präzision, Arbeits- und Zeitaufwand anderen Methoden zur Oxalsäurebestimmung deutlich überlegen.

Unter Verwendung der neuen Methode wurden folgende Probleme untersucht:
1. Vergleichende Messung der Oxalsäureplasmakonzentrationen bei Dialysepatienten und bei nierengesunden Kontrollpersonen,
2. Verhalten der Oxalsäureplasmakonzentrationen während konventioneller Hämodialyse,
3. Einfluß einer zweiwöchigen Ascorbatzufuhr auf die Oxalsäureplasmakonzentration bei Dialysepatienten.

**Tabelle 1a.** Determination of oxalic acid

Plasma
↓ PM 10
UF (2 ml)
    Lewatit MP 7083
    10 ml dist. water
    2 ml 0.5 N HCl
    Elution:
    2 ml 0.5 N HCl
    6 ml 5 N HCl
8 ml Oxalic acid fraction
↓ Evaporation (37° C)
0.5 ml oxalic acid fraction
↓
Tachophor LKB (5–10 µl)

Diese Frage erschien wichtig, da einerseits Ascorbat als direkte Vorstufe von Oxalsäure anzusehen ist, andererseits die Ascorbatsubstitution für Dialysepatienten diskutiert wird [7].

*Methodik*

1. Patienten

Untersucht wurden Patienten aus dem chronischen Hämodialyseprogramm unserer Klinik sowie gesunde Kontrollpersonen mit normaler Nierenfunktion (Serumkreatinin ≤ 1,0–1,1 mg/dl). Die terminal niereninsuffizienten Patienten wurden dreimal wöchentlich je 4 Std mit der Tri EX 3-Kapillare (Extracorporeal) hämodialysiert. Zur Vitamin C-Substitution erhielten die angegebenen Patienten während 14 Tagen täglich 150 mg Ascorbinsäure oral. Nach früheren Untersuchungen [7] bewirkt diese Dosis eine Normalisierung der bei Dialysepatienten primär erniedrigten Ascorbatplasmakonzentration.

2. Blutentnahmen

Alle Blutentnahmen erfolgten morgens nach 12stündigem Fasten. Bei den hämodialysierten Patienten wurden die Blutentnahmen prä- bzw. postdialytisch (wie angezeigt) nach dem längsten dialysefreien Intervall (montags oder dienstags) durchgeführt. Die Blutproben wurden in heparinisierte Plastikspritzen aufgenommen und sofort – wie in Tabelle 1a angegeben – verarbeitet.

**Tabelle 1b.** Isotachophoretic determination of oxalic acid

Tachopohor LKB
23 cm capillary (Teflon)
Voltage: 2–8 kV, 150-100-50 µA
10° C
UV-apsorption (254 nm) and Thermosignal
Syringe: Hamilton 701 SN
Chemicals: Suprapur (Merck)
Buffer:
L: $5 \times 10^{-3}$ HCl   or   $5 \times 10^{-3}$ HCl
    $2 \times 10^{-2}$ ß-Alanin    $1 \times 10^{-3}$ NaCl
    0.4 % HPMC          0.4 % HPMC
    pH 3.85              pH 2.2
T: $5 \times 10^{-3}$ Caproic acid pH 3.4

## 3. Bestimmung der Oxalsäure im Plasma

Ionenaustauschchromatographie: 5 × 0,8 cm-Säulen werden 3 cm hoch gefüllt mit dem Ionenaustauscher Lewatit MP 7080 (Merck) 60–100 Mesh ASTM. Der Ionenaustauscher wird mit Aqua dest. gewaschen bis die Reaktion des Waschwassers neutral ist. Dann wird mit einer im Verhältnis zum Volumen des Austauschers fünffachen Menge 1 N NaOH regeneriert und anschließend wieder mit Wasser bis zur Neutralität gewaschen.

Nun wird 1 N HCl zugegeben (5 : 1 im Verhältnis zum Volumen des Ionenaustauschers) und so lange gewaschen, bis das Waschwasser einen pH von 4 erreicht hat.

Die Säulen werden anschließend ca. 10 min mit destilliertem Wasser gewaschen (Tropfgeschwindigkeit 1,5–2 ml/min). Es werden entsprechend Tabelle 1a 2 ml Ultrafiltrat aufgegeben, anschließend wird mit 10 ml Wasser und dann mit 2 ml 0,5 N HCl gewaschen. Die Elution erfolgt mit zunächst 2 ml 0,5 N HCl und anschließend mit 6 ml 5 N HCl. Die beiden Fraktionen werden in einem 50 ml-Körbchen mit einem Rotationsverdampfer bei 37°C eingedampft, der Verdampfungsrückstand wird in 0,5 ml aufgenommen und 5–10 µl dieser Lösung werden in die Isotachophoreseapparatur eingegeben.

Einzelheiten der isotachophoretischen Trennung sind der Tabelle 1b zu entnehmen.

Der von Tschöpe et al. [8] angegebene Leitpuffer mit pH 22 ergab in unseren Untersuchungen eine höhere Nachweisempfindlichkeit für Oxalsäure, allerdings war die Trennschärfe geringer als bei der Verwendung des Leitpuffers mit pH 3,85.

*Wiederfindung.* Bei Zugabe von Oxalsäure zu Plasmaultrafiltrat ergab sich eine Wiederfindung von 75 ± 5%, bei direkter Einspritzung in die Isotachophorese von 98 ± 2%.

*Reproduzierbarkeit.* Bei zehnmaliger Messung nach Eingabe von 1 nMol und 6 nMol Oxalsäure in die Isotachophoreseapparatur ergaben sich mittlerc Abweichungen von 2,9% bzw. 2,3%. Bei Zugabe der Oxalsäure vor der Ionenaustauschchromatographie betrug die mittlere Abweichung 12% im Konzentrationsbereich von 5–300 µMol Oxalsäure/l.

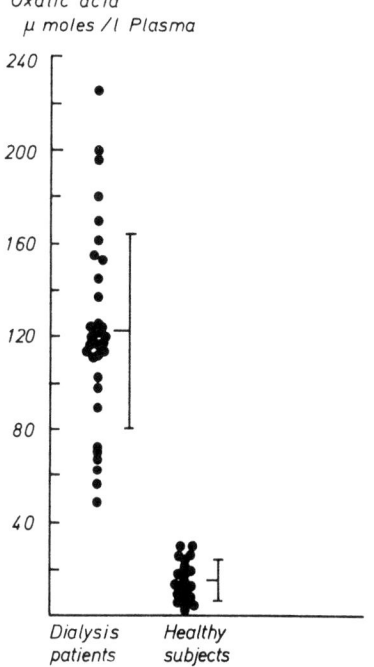

**Abb. 1a.** Oxalsäureplasmakonzentrationen bei Dialysepatienten und bei gesunden Kontrollpersonen

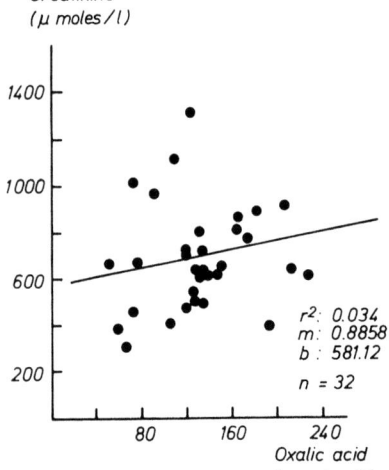

**Abb. 1b.** Oxalsäureplasmakonzentrationen und Kreatininplasmakonzentrationen bei denselben Dialysepatienten

*Spezifität.* Die von uns verwandte Methode (Ionenaustauschchromatographie plus Isotachophorese) ist spezifisch für Oxalsäure und eine Interferenz mit anderen organischen Säuren oder mit Oxalatvorstufen (Glyoxylat, Glycolat) war nicht festzustellen.

*Linearer Bereich.* ≤ 300 µMol/l Plasma.

*Untere Nachweisgrenze.* 1 nMol Oxalsäure bei direkter Eingabe in die Isotachophorese.

Die Messungen wurden jeweils durch einen Eichwert überprüft, der durch Zusatz von bekannten Mengen Oxalsäure zu dialysiertem (= oxalsäurefreiem) Poolplasma von Nierengesunden hergestellt worden war.

*Statistik*

In den Tabellen und Abbildungen sind neben den Mittelwerten die Standardabweichungen angegeben. Die Signifikanzprüfung erfolgte mit Hilfe der einfachen Varianzanalyse.

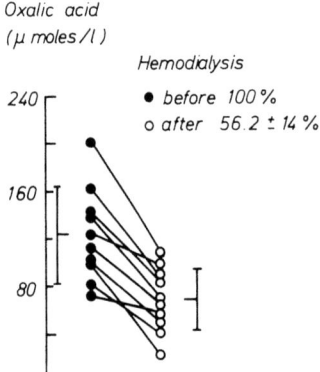

**Abb. 1c.** Verhalten der Oxalplasmakonzentrationen während der Hämodialyse

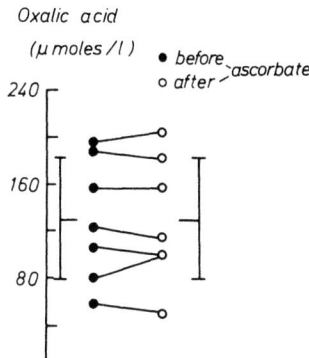

**Abb. 1d.** Einfluß einer Vitamin C-Substitution (14 Tage mit 150 mg/d) auf die Oxalplasmakonzentration bei Dialysepatienten

*Ergebnisse*

In Abb. 1a sind die Oxalsäureplasmakonzentrationen bei Dialysepatienten (prädialytisch) und von gesunden Kontrollpersonen wiedergegeben. Die Einzelwerte weisen sowohl bei gesunden als auch bei niereninsuffizienten Patienten eine erhebliche Streubreite auf. Im Mittel findet sich bei Dialysepatienten eine achtfach höhere Oxalsäureplasmakonzentration im Vergleich zu Nierengesunden.

In Abb. 1b sind die bei denselben Patienten zum gleichen Zeitpunkt gemessenen Kreatinin- und Oxalsäureplasmakonzentrationen angegeben. Zwischen beiden Parametern besteht keine statistisch gesicherte Korrelation.

Aus Abb. 1c geht hervor, daß durch eine konventionelle Hämodialysebehandlung die Oxalsäureplasmakonzentration um knapp 50% gesenkt werden kann.

In Abb. 1d ist gezeigt, daß eine zweiwöchige Behandlung mit Ascorbinsäure keinen Einfluß auf die Oxalsäureplasmakonzentrationen ausübt.

*Diskussion*

Die bisherigen Bestimmungsmethoden für Oxalsäure im Serum sind für detaillierte Untersuchungen entweder zu ungenau oder zu umständlich. Da Oxalsäure nicht direkt erfaßt wird, sondern entweder zu seiner Vorstufe Glyoxylsäure reduziert werden muß oder eine Überführung in den Methylester erfordert, wobei die Reaktionsprodukte mit mehr oder weniger großen Schwierigkeiten entweder fluorometrisch oder gaschromatographisch quantifiziert werden können [9–11].

Demgegenüber erlaubt die Isotachophorese die Messung der Oxalsäure selbst. Von Tschöpe et al. [8] wurde gezeigt, daß mit Hilfe der Isotachophorese Oxalsäure aus dem nativen Urin direkt bestimmt werden kann. Die Bestimmung im Serum erfordert demgegenüber wegen der niedrigereren Konzentrationen zuvor die Anreicherung der Oxalsäure. Dieses Problem konnte mit Hilfe der Ionenaustauschchromatographie gelöst werden. Bei hohen Oxalsäurekonzentrationen im Plasma, wie sie für terminal niereninsuffiziente Patienten typisch sind, ist die direkte isotachophoretische Quantifizierung der Oxalsäure aufgrund der hohen Spezifität des Verfahrens auch direkt aus dem Plasmaultrafiltrat möglich. Das von uns entwickelte Verfahren zeichnet sich durch eine hohe Präzision und Spezifität aus, die Wiederfindung ist mit 75 ± 5% noch verbesserungsfähig, reicht jedoch für die z. Z. untersuchten Probleme völlig aus, sofern adäquate Eichwerte mitgeführt werden.

Bei Dialysepatienten wurden prädialytisch massiv erhöhte Oxalsäurekonzentrationen im Plasma festgestellt. Ob diese beobachtete Anhäufung von Oxalsäure im Plasma bei Niereninsuffizienz ausschließlich durch die gestörte renale Exkretion verursacht wird oder ob auch Änderungen der Resorption eine Rolle spielen, ist noch offen. Orientierende Untersuchungen an Erythrozyten von Gesunden und chronisch urämischen Patienten deuten bis jetzt an, daß die Synthese von Oxalsäure aus Glyoxylat durch die Urämie nicht beeinflußt wird. Allerdings müssen diese in vitro-Untersuchungen unter idealisierten Bedingungen noch weiter abgesichert werden, da wir z. Z. noch keine Informationen über verschiedene die Syntheserate beeinflussenden Faktoren haben, wie z. B. hinsichtlich der Plasmakonzentrationen von Glycolat und Glyoxylat. Auch müßte zur exakten Erfassung der in vivo-Syntheserate von Oxalsäure noch die renale Oxalsäureexkretion bei Niereninsuffizienz berücksichtigt werden.

Die Tatsache, daß die gemessenen Oxalsäureplasmakonzentrationen keine Korrelation zu den bei den gleichen Patienten gemessenen Kreatininkonzentrationen aufweisen deuten an, daß neben der renalen Oxalsäureexkretion noch andere Faktoren für die bei Niereninsuffizienz beobachtete Kummulation der Oxalsäure im Plasma verantwortlich sein könnten.

Durch eine konventionelle Hämodialysebehandlung läßt sich die Oxalsäureplasmakonzentration in ähnlichem Maße reduzieren wie die Kreatininplasmakonzentration. In Übereinstimmung damit konnten wir zeigen (unveröffentlichte Befunde), daß bei Verwendung verschiedener Dialysatoren bei den gleichen Patienten Oxalat- und Kreatininclearance weitgehend übereinstimmen wie dies auch bei Berücksichtigung der Molekulargewichte beider Substanzen zu erwarten ist.

Überraschenderweise bewirkte eine zweiwöchige orale Zufuhr von Ascorbinsäure trotz Normalisierung der Vitamin C-Plasmakonzentrationen [7] keinen Anstieg der Oxalatkonzentration, obwohl Ascorbat als direkte Oxalatvorstufe angesehen werden muß. Die experimentelle Erklärung für diesen Befund steht noch aus. Offensichtlich kann jedoch Vitamin C Dialysepatienten zugeführt werden, ohne daß negative Auswirkungen hinsichtlich des Oxalatstoffwechsels auftreten.

*Literatur*

1. Zarembski P, Hodgkinson A, Parsons FM (1966) Nature 212: 511 – 2. Poggi A, Bonucci E, Brancaccio D, Sicca S, Scullica L, Romeo G, Ciccarelli C, Parlongo S, Maggiore Q (1978) Kidney Int 14: 653 – 3. O'Regan P, Joekes AM, Constable AR, Rose GA (1979) Kidney Int 15: 446 – 4. Krügers Dagneaux PGLC, Klein-Elhorst JT, Olthuis FMFG (1976) Clin Chim Acta 71: 319 – 5. Münzel U (1981) Inauguraldissertation – 6. Everaerts FM, Beckers JL, Verheegen Th, PEM (1976) Isotachophoresis. Elsevier Scientific Publ. Comp., Amsterdam – 7. Flügel R, Spiegelhalter R, Leber HW (1975) Abstr. 2nd Internat. Congr. Nutrition in renal disease, p 49 – 8. Tschöpe W, Brenner R, Ritz E (1981) J Chromatogr 222: 41 – 9. Chambers MM, Russell JC (1973) Clin Biochem 6: 22 – 10. Hatch M, Bourke E, Costello J (1977) Clin Chem 23: 76 – 11. Nuret P, Offner M (1978) Clin Chim Acta 82: 9 – 12. Rofe AM, James HM, Bais R, Edwards JB, Conyers RAJ (1980) AJEBAK 58: 103

# Hämatologie

Röcker, L., Franz, I.-W., Lohmann, F. W., Gregor, B.
(Praxis für Laboratoriumsmedizin, Physiolog. Inst. und Kardiolog. Abt.,
Inst. für Leistungsmedizin im Klinikum Charlottenburg, FU,
Abt. für innere Medizin I des Neuköllner Krankenhauses, Berlin)

**Der Einfluß einer chronischen $\beta$-Rezeptorenblockade auf das weiße Blutbild in Ruhe sowie unter gesteigerter sympathischer Aktivität**

*Einleitung*

Bereits im vorigen Jahrhundert wurde nachgewiesen, daß körperliche Arbeit in Abhängigkeit von Intensität und Dauer mit einem Anstieg der Leukozytenkonzentration im peripheren Blut verbunden ist [7, 20]. Zahlreiche Untersuchungen haben sich seit jener Zeit mit diesem Phänomen befaßt und das Ergebnis bei verschiedenen körperlichen Leistungen bestätigt [1–5, 10–16].

Bei intensiver körperlicher Beanspruchung kann dieser Anstieg mehr als das Doppelte des Ruhewertes betragen. Bilger et al. [5] stellen z. B. Anstiege der Leukozyten bis zu 27 400 pro µl bei einem Ausgangswert von 9 300 pro µl fest. Der leistungsbedingte Anstieg der Leukozyten wird verschiedenen Mechanismen zugeschrieben, die letzlich noch nicht alle genau verstanden werden. Diskutiert werden ein Auswaschen der Leukozyten aus den marginalen Speichern durch das erhöhte Herzzeitvolumen (HZV), eine pH-Veränderung, eine Hämokonzentration sowie hormonelle Beeinflussungen [2, 8, 16]. Von den hormonellen Faktoren scheint vor allem ein adrenerger Mechanismus eine Rolle zu spielen. Diese Vermutung liegt nahe, da die Applikation von Adrenalin zu Leukozytenveränderungen führt, die denen bei körperlichen Belastungen sehr ähnlich sind [19, 22].

Im Jahre 1970 berichteten Ahlborg und Ahlborg [1], daß durch eine akute $\beta$-Rezeptorenblockade der leistungsbedingte Leukozytenanstieg nahezu verhindert werden kann. Aus diesen Ergebnissen zogen die Autoren den Schluß, daß die sogenannte Arbeitsleukozytose durch einen $\beta$-adrenergen Rezeptorenmechanismus vermittelt wird.

Die vorliegende Untersuchung sollte die Frage beantworten, ob auch unter einer chronischen $\beta$-Rezeptorenblockade eine Unterdrückung der Arbeitsleukozytose nachgewiesen werden kann und ob sich zwischen einem $\beta_1$-selektiven (Acebutolol) und einem $\beta_1/\beta_2$-Rezeptorenblocker (Pindolol) Unterschiede finden lassen. Außerdem sollte gleichzeitig der Einfluß einer chronischen $\beta$-Rezeptorenblockertherapie auf die verschiedenen morphologischen Anteile des weißen Blutbildes untersucht werden.

*Methodik*

Die Untersuchung wurde an elf männlichen Patienten mit einer essentiellen arteriellen Hypertonie des Stadiums I bis II (WHO) durchgeführt, bei denen eine $\beta$-Rezeptorenblockertherapie indiziert war. Das Lebensalter der Patienten betrug im Mittel 37 Jahre. Nachdem ein zentraler Venenkatheter gelegt worden war, ruhten die Patienten 30 min in liegender Position. Die ergometrische Leistung wurde so gewählt, daß die Patienten Fußkurbelarbeit im Sitzen mit einer konstanten Tretfrequenz von 60/min zu leisten hatten. Beginnend mit 50 W wurde die Leistung in Stufen von 10 W/min gesteigert, bis eine Herzschlagfrequenz von annähernd 130/min erreicht war. Auf dieser für jeden Patienten individuell ermittelten Leistungsstufe erfolgte dann eine Ausdauerbelastung unter Steady state-Bedingungen mit der erreichten Herzschlagfrequenz von annähernd 130/min bis zur 30. min. Anschließend wurde die ergometrische Leistung bis zur

Auslastung in 25 Wattstufen/min gesteigert, soweit es das Blutdruckverhalten zuließ ($P_s < 270$ mm Hg). Blutentnahme erfolgten nach 30minütiger Ruhephase − in der 6. min (bei 100 W), in der 30. min unter Steady state-Bedingungen und während der Maximalbelastung sowie 5 und 15 min nach der Leistung. Die Ermittlung der Gesamtleukozyten erfolgte mit einem elektronischen Zählgerät (Coulter Counter, Model DN). Das Differentialblutbild wurde in üblicher Weise nach der Methode von Pappenheim ermittelt.

Nach dieser Eingangsuntersuchung (Kontrolluntersuchung) wurden die Patienten in zwei Gruppen aufgeteilt und für jeweils 4 Wochen entweder zunächst täglich mit 500 mg Acebutolol ($n = 6$) oder 15 mg Pindolol ($n = 5$) behandelt. Nach 4 Wochen erfolgte der Substanzwechsel im Sinne eines Cross over. Am

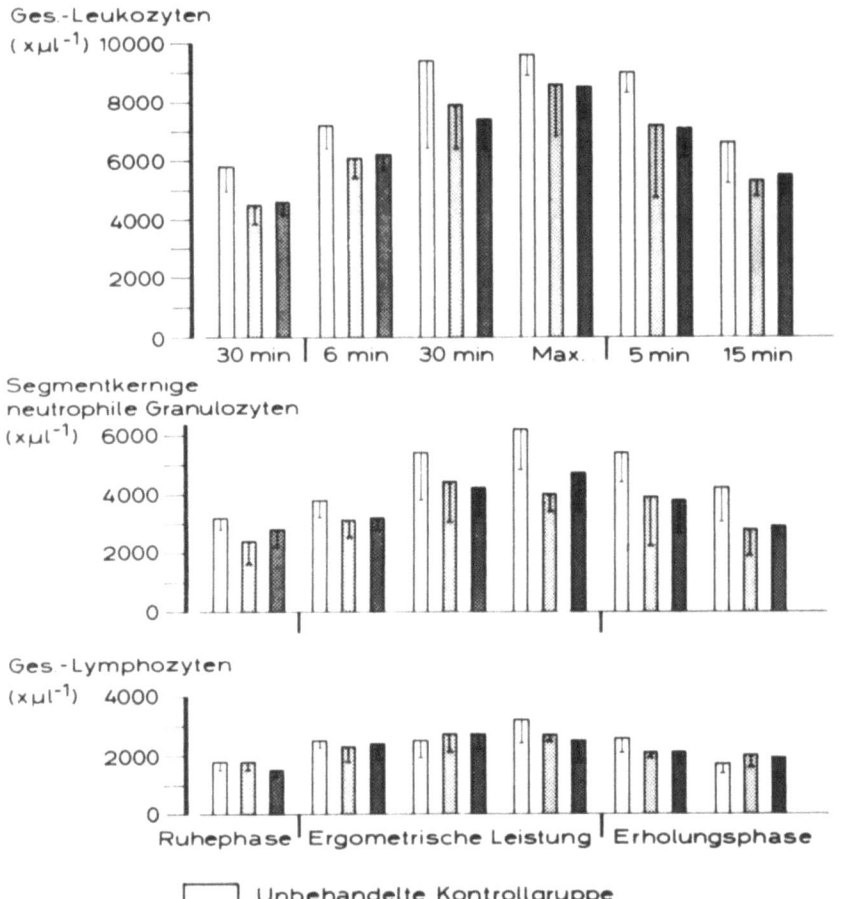

**Abb. 1.** Medianwerte und zentrale 50% Perzentilbereiche der Gesamtleukozyten, segmentkernigen neutrophilen Granulozyten und Gesamtlymphozyten vor, während und nach Ergometrie bei elf Hochdruckkranken. *Linke Säule:* unbehandelte Patienten. *Mittlere Säule:* 4 Wochen β-Rezeptorenblockertherapie. *Rechte Säule:* 8 Wochen β-Rezeptorenblockertherapie. Im Vergleich zum Ruhewert waren die Gesamtleukozyten, die segmentkernigen neutrophilen Granulozyten und die Gesamtlymphozyten mit und ohne Behandlung während und 5 min nach der Leistung signifikant erhöht ($p < 0,05$; $p < 0,01$ bzw. $p < 0,001$). 15 min nach der Leistung war der Unterschied nicht mehr signifikant. Nach 4 bzw. 8 Wochen Medikation waren die Gesamtleukozyten und die segmentkernigen neutrophilen Granulozyten zu jedem Zeitpunkt signifikant ($p < 0,05$) erniedrigt. Die Lymphozyten wurden durch die Behandlung nicht beeinflußt

Ende der jeweils zwei Behandlungsperioden jeder Gruppe wurde das zuvor skizzierte Untersuchungsprogramm mit den gleichen, individuell festgelegten Leistungsstufen etwa 2 Std nach der letzten Tabletteneinnahme wiederholt.

Die statistische Auswertung erfolgte mit dem parameterfreien Wilcoxon-Test [18]; als Stichprobenparameter dienten der Medianwert und der 25.–75. Perzentilbereich.

*Ergebnisse und Diskussion*

In der Abb. 1 ist das Verhalten der Gesamtleukozyten, der segmentkernigen neutrophilen Granulozyten und der Lymphozyten vor, während und nach der ergometrischen Leistung bei unbehandelten Patienten sowie nach 4 Wochen und 8 Wochen Behandlung mit $\beta$-Rezeptorenblockern dargestellt.

Bei der Kontrolluntersuchung kam es in Abhängigkeit von Intensität und Dauer der Leistung zu einem kontinuierlichen, signifikanten ($p < 0{,}01$) Anstieg der Leukozyten im Mittel bis um 66% während maximaler Leistung. Dabei waren sowohl die Granulozyten als auch die Lymphozyten signifikant ($p < 0{,}01$) vermehrt. Die übrigen Zellen des weißen Blutbildes (stabkernige, basophile, eosinophile Granulozyten, Monozyten) veränderten sich zum Teil ähnlich, jedoch nicht immer signifikant (Tabelle 1). Da der Vergleich zwischen beiden $\beta$-Rezeptorenblockern bezüglich der Leukozytenveränderungen keine signifikanten Unterschiede zeigte, wurden die Ergebnisse nach 4 und 8 Wochen Behandlung gemeinsam dargestellt (Abb. 1, Tabelle 1). 4 bzw. 8 Wochen $\beta$-Rezeptorenblockertherapie führte zu einer signifikanten ($p < 0{,}05$) Verminderung der Gesamtleukozyten unter Ruhebedingungen von 5800/µl vor Behandlung auf 4500/µl bzw. 4600/µl (Abb. 1).

Diese Veränderung der Leukozyten wurde ausschließlich durch eine Abnahme der neutrophilen segmentkernigen Granulozyten verursacht. Auch während und nach der ergometrischen Leistung waren die Gesamtleukozyten und Granulozyten im Vergleich zur Kontrolluntersuchung signifikant vermindert. Die Lymphozyten wurden dagegen

**Tabelle 1.** Medianwerte und 50% Perzentilbereiche ($P_{25}-P_{75}$) der stabkernigen neutrophilen, eosinophilen und basophilen Granulozyten sowie der Monozyten vor, während und nach Ergometrie bei elf Hochdruckkranken (unbehandelt sowie 4 und 8 Wochen nach Acebutolol- bzw. Pindololmedikation). Die Indizes an den Medianwerten geben die statistischen Signifikanzen im Vergleich zum Ruhewert an: * $p < 0{,}05$; ** $p < 0{,}01$; NS: $p \geq 0{,}05$. Die rechteckig umrandeten Medianwerte geben die statistischen Signifikanzen im Vergleich zu den unbehandelten Patienten an: ☐: $p < 0{,}05$; keine Umrandung: $p \geq 0{,}05$

| | STABKERNIGE NEUTROPHILE GRANULOZYTEN [µl⁻¹] | | | EOSINOPHILE GRANULOZYTEN [x µl⁻¹] | | | BASOPHILE GRANULOZYTEN [x µl⁻¹] | | | MONOZYTEN [x µl⁻¹] | | |
|---|---|---|---|---|---|---|---|---|---|---|---|---|
| | UNBEHANDELT | 4 WOCHEN ACEBUTOLOL | 8 WOCHEN PINDOLOL | UNBEHANDELT | 4 WOCHEN ACEBUTOLOL | 8 WOCHEN PINDOLOL | UNBEHANDELT | 4 WOCHEN ACEBUTOLOL | 8 WOCHEN PINDOLOL | UNBEHANDELT | 4 WOCHEN ACEBUTOLOL | 8 WOCHEN PINDOLOL |
| RUHEPHASE (liegend) | 68 / 49 126 | 76 / 45 164 | 70 / 46 120 | 58 / 0 147 | 82 / 74 135 | 92 / 50 270 | 0 / 0 58 | 0 / 0 0 | 0 / 0 46 | 315 / 196 430 | 280 / 152 405 | 240 / 138 350 |
| 6 min ERGOMETR. LEISTUNG | 84$^{NS}$ / 71 128 | 85$^{NS}$ / 60 184 | 81$^{NS}$ / 61 104 | 82$^{NS}$ / 59 192 | 183$^{NS}$ / 100 240 | 162$^{NS}$ / 62 284 | 0$^{NS}$ / 0 0 | [60]$^{NS}$ / 0 85 | 0$^{NS}$ / 0 60 | 410$^{NS}$ / 252 504 | 324$^{NS}$ / 276 522 | 366* / 265 568 |
| 30 min ERGOMETR. LEISTUNG | 124$^{NS}$ / 64 376 | 128$^{NS}$ / 65 178 | 74$^{NS}$ / 64 132 | 154* / 59 252 | 128$^{NS}$ / 80 237 | 261$^{NS}$ / 128 384 | 62$^{NS}$ / 0 124 | 65* / 0 88 | 0$^{NS}$ / 0 87 | 376$^{NS}$ / 186 992 | 267$^{NS}$ / 204 474 | 444$^{NS}$ / 360 657 |
| Max ERGOMETR. LEISTUNG | 109* / 91 306 | 186* / 80 500 | 105$^{NS}$ / 85 222 | 96$^{NS}$ / 89 110 | 170$^{NS}$ / 58 252 | 148$^{NS}$ / 55 255 | 0$^{NS}$ / 0 91 | 0$^{NS}$ / 0 116 | 0$^{NS}$ / 0 55 | 545** / 415 728 | 475$^{NS}$ / 232 558 | 525* / 373 630 |
| 5 min ERHOLUNGSPHASE | 90$^{NS}$ / 85 300 | [66]$^{NS}$ / 40 154 | 120$^{NS}$ / 71 300 | 124$^{NS}$ / 85 270 | 138$^{NS}$ / 0 164 | 126$^{NS}$ / 0 228 | 0$^{NS}$ / 0 85 | 0$^{NS}$ / 0 47 | 0$^{NS}$ / 0 90 | 339$^{NS}$ / 213 500 | 336$^{NS}$ / 237 539 | 427$^{NS}$ / 240 630 |
| 15 min ERHOLUNGSPHASE | 73$^{NS}$ / 61 138 | 68$^{NS}$ / 37 120 | 112$^{NS}$ / 55 162 | 61$^{NS}$ / 0 67 | 150$^{NS}$ / 37 258 | 126$^{NS}$ / 0 178 | 0$^{NS}$ / 0 88 | 0$^{NS}$ / 0 53 | 49$^{NS}$ / 0 78 | 372$^{NS}$ / 148 540 | 258$^{NS}$ / 212 308 | 336$^{NS}$ / 255 432 |

durch die Therapie nicht beeinflußt. Ebenso zeigten alle anderen untersuchten Zellen des weißen Blutbildes keinerlei signifikante Veränderungen (Tabelle 1).

Im Gegensatz zu einer akuten β-Rezeptorenblockade, bei der sich die Konzentration der Leukozyten nach einer körperlichen Leistung praktisch nicht veränderte [1], war unter chronischer Medikation bei unserer Untersuchung ein signifikanter ($p < 0{,}01$) Anstieg der Gesamtleukozyten während der ergometrischen Leistung nachzuweisen, der sowohl die Granulozyten als auch die Lymphozyten betraf (Abb. 1). 15 min nach Ende der Belastung unterschieden sich die Konzentrationen dieser Zellen nicht mehr vom Ruhewert. Vereinzelt beobachteten wir das Auftreten von Myelozyten während der Leistung bei den behandelten Patienten.

Aufgrund der vorliegenden Befunde sowie unter Berücksichtigung der Literatur möchten wir die Ergebnisse folgendermaßen zusammenfassen und interpretieren:
1. In Übereinstimmung mit der Literatur [17] fanden wir bei den unbehandelten Patienten während der Ergometrie einen Anstieg der Gesamtleukozyten, und zwar in Abhängigkeit von der Intensität und Dauer der Leistung.
2. Unsere Ergebnisse bestätigen jedoch nicht frühere Untersuchungen, nach denen die Kurzdauerleistungen nur eine Lymphozytose und nach längeren körperlichen Leistungen vorwiegend eine Granulozytose auftritt [4, 21].
3. Die chronische β-Rezeptorenblockade mit Acebutolol und Pindolol bewirkte eine signifikante Verminderung der neutrophilen Granulozyten unter Ruhebedingungen und während Ergometrie.
4. Da die Granulozyten im zirkulierenden Blut unter anderem vom sympathoadrenalen System beeinflußt werden, könnte die Granulozytenverminderung ursächlich durch eine unter β-Rezeptorenblockade gebremste sympathische Aktivität und die dadurch verursachten kardiovaskulären Veränderungen [6] (z. B. HZV-Abnahme) bedingt sein.
5. Diese Auswirkung einer β-Rezeptorenblockertherapie muß bei der routinemäßigen Beurteilung des weißen Blutbildes beachtet werden, da sich die individuellen Leukozytenzahlen in einem Ausmaß veränderten, welches weit über die zulässige analytische Fehlergrenze hinausgeht.
6. Während der ergometrischen Leistung war jedoch bei chronischer Medikation im Gegensatz zu einer akuten β-Rezeptorenblockade [1] ein signifikanter Anstieg der Leukozyten nachweisbar, der sowohl die Granulozyten als auch die Lymphozyten betraf und prozentual den Veränderungen beim Kontrollversuch entsprach.
7. Ob die unter einer β-Rezeptorenblockade erniedrigte Leukozytenzahl im Sinne einer verminderten Infektabwehr von klinischer Bedeutung ist, läßt sich anhand unserer Untersuchungen nicht beurteilen und müßte vor allem an einem größeren Kollektiv speziell untersucht werden.
8. Der Nachweis von Myelozyten während der ergometrischen Leistung bei den behandelten Patienten scheint nicht durch die Medikation bedingt zu sein. Das Auftreten von Myelozyten ist wiederholt bei schweren körperlichen Leistungen beschrieben worden [5, 15], das erstemal bereits 1901 beim jährlichen Marathonlauf in Boston [15].

*Literatur*

1. Ahlborg B, Ahlborg G (1970) Acta Med Scand 187: 241 – 2. Andersen KL (1955) J Appl Physiol 7: 671 – 3. Beaumont W van (1973) J Appl Physiol 35: 47 – 4. Bieger WP, Weiss M, Michel G, Weicker H (1980) Int J Sports Med 1: 30 – 5. Bilger R, Reindell H, Scharpf H, Jung H, Kilchling H (1954) Dtsch Med Wochenschr 79: 1339 – 6. Brecht HM, Banthien F, Schoeppe W (1976) Klin Wochenschr 54: 1095 – 7. Burrows FG (1899) Am J Med Sci 117: 503 – 8. Chatterjea JB, Dameshek W, Stefanini M (1953) Blood 8: 211 – 9. Edwards HT, Wood WB (1933) Arbeitsphysiologie 6: 73 – 10. Haight JSJ, Keatinge WR (1973) J Physiol (Lond) 229: 77 – 11. Hawk PB (1904) Am J Physiol 10: 384 – 12. Hedfors E, Holm G, Öhnell B (1976) Clin Exp Immunol 24: 328 – 13. Isaacs R, Gordon B (1924) Am J Physiol

71: 106 – 14. de Lanne R, Barnes JR, Brouha L (1960) J Appl Physiol 15: 31 – 15. Larrabee RC (1902) J Med Res 2: 76 – 16. Moorthy AV, Zimmerman SW (1978) Eur J Appl Physiol 38: 271 – 17. Röcker L (1977) Zentrale Themen der Sportmedizin, 2. Aufl. Springer, Berlin Heidelberg New York, S 91 – 18. Sachs L (1974) Springer, Berlin Heidelberg New York – 19. Sahi J, Stobbe H, Klatt R (1969) Z Gesamte Inn Med 24: 817 – 20. Schulz G (1893) Dtsch Arch Klin Med 51: 234 – 21. Steel CM, Evans J, Smith MA (1974) Nature 247: 387 – 22. Steel CM, French EB, Aitchison WRC (1971) Br J Haematol 21: 413 – 23. Zeller M (1937) Am J Med Sci 193: 652

Pfreundschuh, M., Dörken, B., Ho, A. D., Körbling, M., Hunstein, W.
(Med. Univ.-Poliklinik Heidelberg)
**Autologe Antikörper gegen Leukämiezellen**

*1. Einführung*

Obwohl es viele Hinweise für die Existenz von Antikörpern gibt, die spezifisch mit Antigenen auf der Oberfläche von Leukämiezellen reagieren (Halterman et al. 1972; Faeldi und Ankersi 1977; Garb et al. 1962; Garrett et al. 1977; Greaves et al. 1977; Gutterman et al. 1973; Klein et al. 1974; Leventhal et al. 1972; Mann et al. 1975; Metzgar et al. 1972; Oren und Herberman 1971; Powles et al. 1971; Viza et al. 1970), ist die Existenz solcher leukämiespezifischer Antikörper weiterhin umstritten (Cocks et al. 1977; Chapius et al. 1978; James et al. 1980). Um eine möglichst fundierte Antwort auf die Frage nach der Spezifität autologer Antileukämieantikörper geben zu können, begannen wir eine Studie bei Patienten mit akuter Leukämie, die durch folgenden Ansatz gekennzeichnet war: 1. Beschränkung auf autologe Reaktionen, da gerade bei den oft multipel transfundierten Leukämiepatienten die Beteiligung von gegen HLA-Strukturen gerichteten Antikörpern in allogenen Reaktionen nicht ausgeschlossen werden kann. 2. Verwendung mehrerer verschiedener hochempfindlicher Assays, um Antikörper bestimmter Immunglobulinklassen nicht zu übersehen; und 3. Absorptionen mit einer Reihe autologer und allogener Zellen benignen und malignen Ursprungs, um die Spezifität der beobachteten Reaktionen näher analysieren zu können.

*2. Methoden*

2.1. Patienten

Untersucht wurden 20 Patienten mit akuter lymphatischer (ALL) und akuter nichtlymphatischer (ANLL) Leukämie. Blasten dieser Patienten wurden isoliert, eingefroren und bis zur Testung in flüssigem Stickstoff gelagert. Den Patienten wurde, wann immer möglich, vor Therapie und während verschiedener Stadien des Krankheitsverlaufes Serum entnommen. Die Patienten erhielten eine Standardinduktions- und Erhaltungstherapie. Drei Patienten mit ANLL erhielten eine Chemoimmunoerhaltungstherapie nach dem Schema von Bekesi (1977).

2.2. Serologische Assays

Die von uns in einer früheren Studie (Pfreundschuh et al. 1978) beschriebenen und später für einen Mikroassay adaptierten (Pfreundschuh et al. 1980) Rosettenassays (Immunadhärenzassay = IA, Protein-A-Assay = PA, Anti-C3-Mixedhemadsorptionassay = C3-MHA) wurden für die Anwendung bei Suspensionszellen modifiziert und in entsprechender Weise benutzt. Als Targetzellen dienten entweder frisch aufgetaute, über Nacht inkubierte oder aber mit Neuraminidase behandelte Leukämiezellen. Für Absorptionsstudien wurden positive Seren zwei Verdünnungsstufen oberhalb des Endpunkttiters mit einem gleichen Volumen gepackter Testzellen inkubiert und dann zusammen mit dem ebenso verdünnten unabsorbierten Serum in einem der oben beschriebenen Assays wiederum gegen die autologen Zellen getestet.

**Tabelle 1.** Autologe Antikörper gegen Leukämiezellen

| Patient | Diagnose | Sera | Max. PA | Serum IA | Titer C3 |
|---|---|---|---|---|---|
| L 1 | c-ALL | 2 | 1:4 | 0 | 1:16 |
| L 2 | c-ALL | 2 | 0 | 0 | 0 |
| L 3 | c-ALL | 3 | 1:2 | 1:2 | 1:16 |
| L 4 | c-ALL | 1 | 0 | 0 | 0 |
| L 5 | c-ALL | 1 | 0 | 0 | 0 |
| L 6 | c-ALL | 1 | 1:4 | 0 | 0 |
| L 7 | c-ALL | 2 | 0 | 0 | 0 |
| L 8 | c-ALL | 2 | 0 | 1:4 | 1:8 |
| L 9 | c-ALL | 1 | | 1:2 | 1:8 |
| L 10 | T-ALL | 1 | | 1:32 | 1:64 |
| L 11 | c-ALL | 2 | 0 | 1:8 | 1:2 |
| L 12 | ANLL | 1 | 0 | 0 | 0 |
| L 13 | ANLL | 2 | 0 | 0 | 0 |
| L 14 | ANLL | 2 | 0 | 1:4 | 1:8 |
| L 15 | ANLL | 1 | 0 | 1:2 | 1:8 |
| L 16 | ANLL | 1 | 0 | 1:4 | 1:2 |
| L 17 | ANLL | 6 | 0 | 1:8 | 1:8 |
| L 18 | ANLL | 2 | 1:2 | 1:2 | 1:8 |
| L 19 | ANLL | | | | |
| L 20 | ANLL | 10 | 0 | 1:16 | 1:16 |
| L 21 | c-ALL | 2 | 0 | 1:4 | 1:8 |
| L 22 | ANLL | 2 | 0 | 1:4 | 1:4 |
| L 23 | c-ALL | 1 | 0 | 1:64 | |

## 3. Ergebnisse und Diskussion

Die Seren von 20 Patienten mit ALL und ANLL wurden mit IA, PA und C3-MHA auf Reaktivität gegen autologe Leukämiezellen getestet. Autologe Antileukämiezellantikörper konnten mit mindestens einem der Assays in fast der Hälfte der untersuchten Patienten nachgewiesen werden. Allerdings waren die Titer meist sehr niedrig, und zwar lagen sie zwischen 1:2 und 1:64 (Tabelle 1). Der C3-MHA, der ebenso wie der IA sowohl IgM als auch IgG nachweist, zeigte meistens die höchste Empfindlichkeit; der PA, der nur IgG nachweist, war lediglich in vier Fällen positiv. Im Gegensatz zu nativen Zellen war der Titer autologen Serums gegen neuraminidasebehandelte Zellen meist höher, bei einigen Patienten ließ sich ein Leukämieantikörper nur gegen neuraminidasebehandelte autologe Leukämiezellen nachweisen. Wegen der niedrigen Titer konnte nur bei einigen Patienten die Spezifität dieser autologen Antileukämiezellantikörper durch Absorptionsstudien näher bestimmt werden. Dabei stellte sich heraus, daß in fast allen Fällen dieser autologe Antikörper nicht spezifisch gegen Leukämiezellen gerichtet war, sondern auch durch EBV-transformierte Fibroblasten und andere Zellen absorbiert werden konnte. Lediglich bei L23, einer Patientin mit einer c-ALL ließ sich der autologe Antileukämiezellantikörper bisher nicht von anderen Zellen, weder autologen Fibroblasten, noch allogenen c-ALL-Zellen, noch Leukämiezellen anderer Art, noch einer Reihe anderer benigner und maligner Zellen absorbieren (Tabelle 2). Es handelt sich hierbei offenbar um einen Antikörper, der mit einem nur sehr beschränkt vorkommenden, relativ spezifischen Antigen reagiert.

Dieses Antigen jedoch bereits leukämiespezifisch zu nennen, wäre bei der begrenzten Anzahl der durch Absorption untersuchten Zellen verfrüht. Die klinische Bedeutung der autologen Antileukämiezellantikörper ist noch ungeklärt, da eine konstante Zuordnung

**Tabelle 2.** Absorption des Antikörpers gegen autologe Leukämiezellen im Serum des Patienten L23 (Immunadhärenzassay)

| Positive Absorption | Negative Absorption |
|---|---|
| L23 (c-ALL) | L21 (c-ALL) |
| | L16 (AML) |
| | L22 (AML) |
| | MOLT−4 |
| | K 562 |
| | Lymphoblasten 1B |
| | Lymphoblasten KJ |
| | Fibroblasten L16 |
| | $O^+$ Erythrozyten |
| | Schafserythrozyten |

von Vorkommen, Titerverlauf und klinischem Status nicht möglich ist. Allerdings ist bei den meisten Patienten der Titer des autologen Leukämiezellantikörpers unmittelbar nach Erreichen der Remission am höchsten.

Bei drei Patienten mit ANLL, die als Erhaltungstherapie eine Chemoimmunotherapie mit monatlich $10^{10}$ neuraminidasebehandelten allogenen ANLL-Blasten i.c. erhielten, hatte diese Therapie mit allogenen Leukämiezellen keinen konstanten Einfluß auf den Titerverlauf autologer Antileukämiezellantikörper.

*Literatur*

1. Bekesi JG et al. (1977) Med Clin North Am 61: 1083 − 2. Chapius BJ et al. (1978) Clin Exp Immunol 32: 253 − 3. Cocks P et al. (1977) Br J Cancer 35: 273 − 4. Faeldi R, Ankersi L (1977) Int J Cancer 20: 284 − 5. Greaves ME et al. (1975) Clin Immunol Immunopathol 4: 67 − 6. Gutterman JU et al. (1973) N Engl J Med 288: 169 − 7. Halterman RH et al. (1972) N Engl J Med 287: 1272 − 8. James SE et al. (1980) Br J Cancer 42: 385 − 9. Klein G et al. (1974) Proc Natl Acad Sci USA 71: 685 − 10. Leventhal BG et al. (1972) Cancer Res 32: 1820 − 11. Mann DL et al. (1975) J Natl Cancer Inst 54: 345 − 12. Metzgar RS et al. (1975) Science 178: 986 − 13. Oren ME, Herberman RB (1971) Clin Exp Immunol 9: 45 − 14. Pfreundschuh M et al. (1978) Proc Natl Acad Sci USA 75: 5122 − 15. Pfreundschuh M et al. (1980) J Immunol Methods 37: 71 − 16. Powles RL et al. (1977) Lancet 2: 1107 − 17. Viza D et al. (1970) Nature 227: 1249

König, E., Meusers, P., Lang, E., Brittinger, G. (Hämatolog. Abt. der Med. Klinik des Univ.-Klinikums der Gesamthochschule Essen), Friedrich, G.
(Med. Klinik Gerresheim, Kliniken der Landeshauptstadt Düsseldorf), Leder, L.-D.
(Patholog. Inst. des Univ.-Klinikums der Gesamthochschule Essen)
**Zur Gewebsmastzellenleukämie**

Benigne und maligne Mastzellenerkrankungen sind, wie in der Literatur übereinstimmend festgestellt wird, extrem selten. Bei Vorliegen typischer Hautveränderungen treten im allgemeinen keine diagnostischen Schwierigkeiten auf.

Im folgenden soll demonstriert werden, wie problematisch die Diagnose bei fehlendem Hautbefall werden kann. Kasustik: Patient K. A., männlich, 46 Jahre alt, Archiv-Nr.: 81/347, Sektion-Nr.: 509/80.

Im Juni 1980 traten bei dem Patienten, der abgesehen von den üblichen Kinderkrankheiten nie ernstlich krank gewesen war, erstmals flüchtige, nicht juckende erythematöse Hautveränderungen auf, die zunächst nur der Ehefrau aufgefallen waren. In den folgenden Wochen traten zunehmende Müdigkeit und Leistungsschwäche auf. Er klagte über Rücken-, Glieder- und Knochenschmerzen. Die Körpertemperatur war erhöht. Er beobachtete Nachtschweiß. Bis zu der stationären Aufnahme am 1. 7. 1980 hatte er 10 kg an Gewicht verloren.

Bei der stationären Aufnahme befand sich der Patient in einem deutlich reduzierten Allgemeinzustand. Es fiel eine ausgeprägte Hepatosplenomegalie auf. Vergrößerte Lymphknoten waren nicht zu tasten. Hautveränderungen im Sinne einer Urticaria pigmentosa bestanden nicht. Die Blutkörperchensenkung war mit 100/145 mm n.W. maximal beschleunigt. Es ließ sich eine konstante Panzytopenie mit Hämoglobinwerten um 10 g/dl, Leukozytenzahlen zwischen 3000 und 4000/µl und Thrombozytenwerten um 50 000/µl verifizieren. Die Aktivität der Transaminasen und alkalischen Phosphatase sowie die Bilirubinkonzentration im Serum waren normal. Der Quickwert war auf 30% erniedrigt. Bei der Sternalpunktion wurde nur wenig Markmaterial gewonnen. Die Ausstriche waren zellreich. Es fanden sich wenige erythro- und granulopoetische Vorstufen sowie einige Megakaryozyten. Das Bild wurde von mittelgroßen bis sehr großen atypischen Elementen beherrscht, die eine gewisse Ähnlichkeit mit Makrophagen hatten. Bei der Pappenheim-Färbung fiel allerdings in einem Teil dieser Zellen eine basophil wirkende Granulation auf (Abb. 1). Da bei der PAS-Reaktion sehr grobschollige Reaktionsprodukte zu beobachten waren, entstand bereits der Verdacht auf eine Knochenmarkinfiltration durch ein Neoplasma [1]. Die Granulation der atypischen Zellen war bei der Darstellung der AS-D-Chlorazetatesterase wechselnd stark positiv. Bei der Toluidinfärbung dagegen zeigten die Granula in den atypischen Zellen eine schwache bis stark ausgeprägte Metachromasie, so daß die Diagnose einer malignen Mastozytose („Mastzellenretikulose") gestellt wurde. Die zusätzlich durchgeführte histologische Knochenmarkuntersuchung ergab neben der bereits bekannten Infiltration mit atypischen Mastzellen eine ausgeprägte Fibrosierung und sklerotische Knochenneubildung. Bei der intensiven Durchmusterung der Blutausstriche fanden sich vereinzelt atypische Mastzellen, die im weiteren Verlauf an Zahl erheblich zunahmen, so daß eine Mastzellenleukämie angenommen werden mußte.

Obwohl sich bei mehrfacher, exakter Inspektion des Patienten keine Hauteffloreszenzen im Sinne einer Urticaria pigmentosa eruieren ließen, wurde ein Hautbiopsat untersucht, wobei sich eine normale Zahl von Mastzellen fand, die jedoch leichte Atypien zeigten. Es wurden zahlreiche Laboratoriumsuntersuchungen durchgeführt.

Davon ist lediglich erwähnenswert, daß Heparin im Serum nicht nachweisbar war, während die Histaminkonzentration deutlich oberhalb der Normgrenze lag.

Da sich der Zustand des Patienten relativ rasch verschlechterte, wurde ein Therapieversuch mit Vincristin, Bleomycin und Prednison gemacht. Unter dieser Medikation entfieberte der Patient und fühlte sich subjektiv wohler. Die Progredienz der Erkrankung konnte jedoch nicht wesentlich beeinflußt werden, was an einer raschen, schmerzhaften Größenzunahme der Milz zu objektivieren war. Es wurde deshalb am 21. 8. 1980 die Splenektomie durchgeführt. Die Milz wog 2300 g und zeigte feine Rupturstellen an der Oberfläche. Sie war bei der histologischen Aufarbeitung stark mit atypischen Mastzellen infiltriert. Desgleichen fand sich eine massive Infiltration des bei der Operation gewonnenen Lebergewebes. Die mesenterialen Lymphknoten waren nur geringgradig infiltriert. Etwa 3 Wochen nach der Splenektomie kam es zu einer massiven Blutung aus dem oberen Gastrointestinaltrakt, als deren Ursache ein postbulbäres blutendes Ulkus endoskopisch zu verifizieren war.

Die histologische Aufarbeitung einer Probeexzision ergab keine Infiltration mit Mastzellen. Etwa 4 Wochen später trat erneut eine Blutung im Bereich des oberen Gastrointestinaltraktes auf. Bei dieser Episode konnten Mastzelleninfiltrate im Duodenum nachgewiesen werden. Wegen dieser Komplikationen war die vor der Operation begonnene Vincristin-, Bleomycin- und Prednisonmedikation nur noch sporadisch verabfolgt worden.

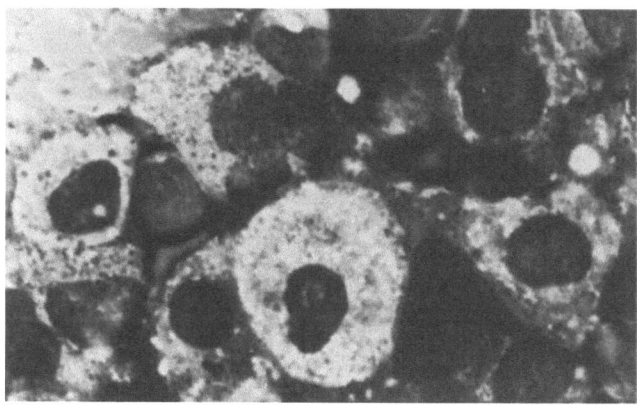

**Abb. 1.** Knochenmarkausstrich des Patienten K. A. im Juli 1980

Insgesamt kann gesagt werden, daß weder die Splenektomie noch die Applikation von Zytostatika in Kombination mit Prednison die Progredienz der Erkrankung wesentlich beeinflußt hätten. Der Patient verstarb am 22. 10. 1980, also 4 Monate nach Beginn der Erkrankung in der Tumorkachexie.

Bei der Sektion konnte die bereits bekannte Infiltration des Knochenmarks mit atypischen Mastzellen bestätigt werden. Darüber hinaus fanden sich eine sehr ausgedehnte Fibrose und Sklerose sowie reichlich nekrotische Bezirke im Knochenmark. Die Leber wog 3640 g und zeigte eine massive portale und intrasinusoidale Mastzelleninfiltration. Im Bereich der äußeren Dura mater ließ sich ein Mastzelleninfiltrat mit flacher Arrosion des Stirnbeins verifizieren. Ein großes Ulcus doudeni war ins Pankreas penetriert.

Wie erwähnt, stellen die Mastozytosen insgesamt seltene Erkrankungen dar. Das isolierte (benigne) Mastozytom ist extrem selten und wird vorwiegend bei Kleinkindern beobachtet [2]. Für die Urticaria pigmentosa, die mit 90% die häufigste Manifestationsform der Mastozytosen ist, wird z. B. von Havard und Scott 1959 [3] eine Inzidenz von 1 : 2500 in einem dermatologischen Krankengut angegeben.

Es sei hier erwähnt, daß seit der Erstbeschreibung dieser Erkrankung durch Nettleship 1869 [4] bis 1923 etwa 300 [5] und bis 1963 etwa 600 Fälle [6] in der dermatologischen Literatur bekannt wurden. Bei der Urticaria pigmentosa lassen sich drei Formen unterscheiden: 1. die kutane diffuse Form, 2. die kutane lokalisierte Manifestation und 3. eine kutane Form mit Befall anderer Organe, z. B. Leber, Milz, Gastrointestinaltrakt, Knochenmark. Auf diese diffuse Mastozytose haben bereits Touraine et al. 1933 [7] hingewiesen.

Nach Sagher und Even-Paz 1967 [8] ist bei der diffusen Mastozytose in einem hohen Prozentsatz mit einer terminalen malignen Entartung zu rechnen. Bei den beschriebenen Leukämien handelt es sich neben Mastzellenleukämien immer um myeloische bzw. monozytäre Formen, in keinem Fall wurde eine lymphatische Leukämie beobachtet. Die maligne Mastozytose („Gewebsmastzellenretikulose") kann mit und ohne Ausschwemmung von Mastzellen ins Blut auftreten. Es lassen sich bei dieser Erkrankung zwei Formen unterscheiden: 1. die primäre Form ohne Hautmanifestation und 2. die sekundäre Form mit Hautmanifestation. 1979 stellten Lennert und Parwaresch [9] die in der Literatur bekannt gewordenen Fälle sowie die Beobachtungen des eigenen Biopsiematerials zusammen. Von nur 43 Patienten erfüllten elf die Kriterien einer primären malignen Mastozytose („Gewebsmastzellenretikulose").

Auch in diesem Krankengut ist der Prozentsatz an terminalen Leukämien bemerkenswert. Es konnten insgesamt sechs Mastzellenleukämien und je fünf Fälle von myeloischer und monozytärer Leukämie eruiert werden.

Der Vollständigkeit halber sei erwähnt, daß im Rahmen anderer Neoplasien eine Vermehrung von Mastzellen beobachtet werden kann, ohne daß diese Erkrankungen jedoch zu dem engeren Formenkreis der Mastzellenerkrankungen zu rechnen wären [10].

Anhand des geschilderten Krankenverlaufes soll demonstriert werden, daß die Diagnose einer malignen Mastozytose („Gewebsmastzellenretikulose") bzw. Mastzellenleukämie extrem schwierig sein kann, da die Mastzellenerkrankungen insgesamt sehr selten sind und die primären Formen ohne Hautmanifestation eine Rarität darstellen. Darüber hinaus können bei diesen Patienten die Gewebsmastzellen so atypisch sein, daß eine Verwechselung mit anderen Hämoblastosen bzw. Systemerkrankungen sehr leicht möglich ist.

*Literatur*

1. Leder L-D (1967) Der Blutmonocyt. Springer, Berlin Heidelberg New York − 2. Nasemann Th, Sauerbrey W (1977) Lehrbuch der Hautkrankheiten und venerischen Infektionen. Springer, Berlin Heidelberg New York − 3. Havard CWH, Scott RB (1959) Urticaria pigmentosa with visceral and skeletal lesions. Q J Med 28: 459 − 4. Nettleship E (1869) Rare forms of urticaria. Br Med J 2: 323 − 5. Finnerud CW (1923) Urticaria pigmentosa (nodular type) with a summary of the literature; report of a case. Arch Dermatol Syph 8: 344 − 6. Mutter RD, Tannenbaum M, Ultmann JE (1963) Systemic mast cell disease. Ann Intern Med 59: 887 − 7. Touraine A, Solente G, Renault P (1933) Urticaire pigmentaire avec réaction splénique et myélémique. Bull Soc Franç Dermatol Syph 40: 1691 − 8. Sagher F, Even-Paz Z (1967) Mastocytosis and the mast cell. Karger, Basel New York − 9. Lennert K, Parwaresch MR (1979) Mast cells and mast cell neoplasia: a review. Histopathology 3: 349 − 10. Lennert K, in collaboration with Mohri N, Stein H, Kaiserling E, Müller-Hermelink HK (1978) Malignant lymphomas other than Hodgkin's disease. In: Uehlinger E (Hrsg) Handbuch der speziellen pathologischen Anatomie und Histologie, Bd 1, Teil 3 B. Springer, Berlin Heidelberg New York

Graubner, M. (Zentrum für Innere Medizin, Univ. Gießen), Löffler, H. (II. Med. Klinik und Poliklinik, Kiel), Pralle, H. (Zentrum für Innere Medizin, Univ. Gießen)
**Myeloische Leukämien als Zweitmalignome**

Günstige Behandlungsresultate bei der Therapie von fortgeschrittenen Malignomen rechtfertigen die intensive Behandlung mit Zytostatika und ionisierenden Strahlen. Allerdings wird in den letzten Jahren eine zunehmende Zahl von akuten nichtlymphatischen Leukämien (Non-ALL) bei Patienten gesehen, die zuvor bestrahlt worden waren oder Zytostatika, insbesondere Alkylantien, erhalten hatten [2, 3, 6].

Wir berichten über fünf Patienten, bei denen eine Non-ALL nach vorangegangener Zytostase oder Strahlentherapie aufgetreten war. Tabelle 1 enthält die Kasuistiken. Zusammengefaßt werden unsere Ergebnisse mit einer großen Literaturübersicht verglichen (Tabelle 2).

*Diskussion*

Wenngleich die *zufällige* Entstehung einer Non-ALL im Einzelfall nicht auszuschließen ist, scheint es nach den vorliegenden klinischen Analysen berechtigt, die Non-ALL bei den beiden Patienten mit soliden Tumoren, besonders aber bei dem Patienten mit Morbus Hodgkin und Plasmazytom als Zweitmalignom aufzufassen (vgl. Tabelle 2). Die Beteiligung der monozytären Reihe wird dabei relativ häufig gesehen; bei uns hatte ein Patient eine reine Monozytenleukämie, zwei weitere eine Beteiligung des monozytären

**Tabelle 1.** Klinische Daten der Patienten und zeitliche Abstände der Erkrankungen

| Patient | F. M. | N. F. | B. F. | S. F. | W. A. |
|---|---|---|---|---|---|
| Alter | 54 | 42 | 78 | 75 | 64 |
| Geschlecht | m | m | m | m | m |
| Erstmalignom | Hodgkin IV | Seminom | Rektumkarzinom | Plasmozytom | Plasmozytom |
| Therapie- | | | | | |
| Bestrahlung | – | + | – | – | + |
| Zytostase[a] | C-MOPP | – | C | C, M | C, M |
| Dauer (Monate) | 6 | 4 | 24 | 15 | 68 |
| Dosis (g/rd) | C 16,5 | parao 5000 | C 40,0 | C 12,0 | C 45,0 |
| | P 7,7 | ing 4000 | | M 0,2 | M 2,0 |
| | | Med 4000 | | | Becken 4600 |
| Zweitmalignom[b] | AMoL | SAMML | AML | AML | AMML |
| Zeitraum (Mo.) ab Diagnose | | | | | |
| Erstmalignom | 22 | 16 | 212 | 89 | 71 |
| Start Chemo-, Radiotherapie | 20 | 15 | 210 | 60 | 71 |
| Art der Chemotherapie[c] | DAV, T | T | AT | DOA | – |
| Remission | VR (6 Wochen) | – | – | – | – |
| Todesursache | cer. Blutung | Hämoperikard | Sepsis | Sepsis | Sepsis |
| Überlebenszeit (Tage) | 142 | 258 | 45 | 21 | 10 |

[a] C-MOPP: Kombination nach De Vita: Cyclophosphamid, Oncovin, Procarbazin, Prednisolon; C: Cyclophosphamid; M: Melphalan; P: Procarbazin
[b] Leukämie-Subtyp: A: akut; SA: subakut; Mo: monozytär; M: myeloisch; MM: myelomonozytär
[c] D: Doxorubicin; A: Cytosin-Arabinosid; V: VP 16-Epipodophyllotoxin; T: Thioguanin; O: Oncovin

Systems. Bemerkenswert war bei Patient N. F., daß die Non-ALL – wie auch von anderen als differentialdiagnostisch schwierig beschrieben [3] – zunächst über eine präleukämische Phase von 8 Monaten unter dem Bild eines myeloproliferativen Syndroms maskiert war, ehe sich terminal eine AMML[1] zeigte.

Pathogenetisch ist der leukämogene Effekt ionisierender Strahlen unbestritten [1]. Hingegen gibt es über die Rolle von Zytostatika, unter denen Alkylantien die wesentliche Substanzgruppe bei der Induktion von Zweitmalignomen darstellen, differente Ansichten. Die erhöhte Anzahl von Langzeitüberlebern, die *spontan* aufgetretene Non-ALL bei mindestens neun unbehandelten Plasmozytom- und Hodgkin-Patienten [3] und die bei Plasmozytom und Morbus Hodgkin primär eingeschränkte Immunkompetenz, die durch zytostatische Therapie weiter verstärkt wird, führen manche Autoren als Gründe an, die Non-ALL nicht als Zweitmalignom, sondern als natürliche Verlaufsform dieser Erkrankung aufzufassen. Dagegen spricht, daß immunsupprimierte Patienten wie solche mit angeborenen Immundefekten typischerweise maligne Lymphome und nicht eine Non-ALL als Zweitmalignom entwickeln [4]. Analysen, unter anderem die von Reimer [6] und Casciato [3] zeigen auch eine klare Beziehung zwischen längerer zytostatischer Therapie mit Alkylantien und deren Induktion einer Non-ALL. Bei kombinierter Chemo- und Strahlentherapie ist die Entwicklung von Zweitmalignomen

1 Abkürzungen s. Legende zu Tabelle 1

Tabelle 2. Vergleich eigener Daten mit denen der Literatur [3], AL: akute Leukämie

|  | Eigene Untersuchung x̄ Streubreite | Literatur x̄ Streubreite |
|---|---|---|
| Anzahl der Patienten | 5 | 134 |
| Alter (Jahre) | 62 (42−78) | 49 (9−89) |
| Geschlecht | 100% m | 56% m |
| Erstmalignom | Plasmozytom: 2 Morbus Hodgkin: 1 Solide Tumoren: 2 | Plasmozytom: 40% Morbus Hodgkin: 25% Lymphoproliferative Erkrankung: 15% Karzinom: 10% Nichtmaligne Erkrankung: 10% |
| Chemotherapie Art | Cyclophosphamid: 3 Melphalan: 2 C-MOPP: 1 | Melphalan: 36% Chlorambucil: 22% Cyclophosphamid: 13% Komb. Chemotherapie: 10% |
| Dauer (Monate) | 26 (6−71) | 41 (4−102) |
| Interval (Monate): Erstmalignom-AL Chemo-, Radiotherapie-AL | 82 (16−212) 75 (15−210) | 59 (9−360) 48 (4−147) |
| Überlebenszeit (Monate) | 3 (<1−8,5) | > 6 Monate: 13 Patienten > 12 Monate: 2 Patienten |

mehr als additiv [2]. Letztendlich dürfte die Entwicklung von Zweitmalignomen, unter denen die Non-ALL nur eine Spielart darstellt [4, 5], auf einem komplexen Zusammenspiel verschiedener Faktoren wie genetischer Disposition, Immuninsuffizienz, zugrunde liegender Erkrankung, onkogenem Effekt von Chemo- und Strahlentherapie und vielleicht auch aktiver onkogener Viren beruhen.

Der Zeitraum zwischen Strahlentherapie und Auftreten des Zweitmalignoms war mit 15 Monaten bei Patient N. F. extrem kurz; in der Regel tritt die Non-ALL etwa 5−7 Jahre nach alleiniger Bestrahlung auf. Das Intervall nach zytostatischer Therapie ist mit 3−5 Jahren kürzer, wobei in der Literaturzusammenstellung das kürzeste Intervall mit 4 Monaten angegeben wird [3].

*Klinisch-praktische Konsequenzen*

1. Ein Verdacht auf eine induzierte Leukämie besteht bei gleichzeitigem Auftreten folgender drei Gegebenheiten:
a) Bei Knochenmarkinsuffizienz, die nicht durch Tumorzellinfiltration oder direkten zytostatischen Effekt bedingt ist.
b) Vorausgegangene zytostatische Therapie, besonders mit Alkylantien und/oder Strahlentherapie, auch wenn diese mehrere Jahre zurückliegt.
c) Zwei Drittel dieser Leukämien können nach Plasmozytom oder Morbus Hodgkin erwartet werden; sie müssen aber auch bei soliden Tumoren und selbst bei benignen Erkrankungen mitberücksichtigt werden.
2. Entscheidend für die Diagnose der Non-ALL ist eine Knochenmarkuntersuchung durch Sternalpunktion und/oder Beckenstanze; diagnostisch wegweisend und als Vorstadium der Non-ALL aufzufassen sind weiterhin Panzytopenie bei leerem Knochenmark oder Bi- und Trizytopenie bei vollem Knochenmark oder das myeloproliferierte Syndrom. Gelegentlich ist eine zusätzliche Chromosomenanalyse hilfreich.

3. Welche Therapie ist sinnvoll?

a) Eine aggressive zytostatische Kombinationstherapie scheint nur dann sinnvoll, wenn sich die Leukämie akut, d. h. innerhalb weniger Wochen entwickelt hat − ein eher seltenes Ereignis.

b) In der Regel symptomatische Therapie wie Substitution von Erythrozyten, ggf. auch Thrombozyten und Infektbekämpfung.

c) Stimulantien der Hämopoese (Anabolika, Lithium) sind wahrscheinlich ohne Effekt.

4. Die Prognose ist in der Regel infaust, Remissionen, sollten diese in vereinzelten Fällen erreicht werden, von nur kurzer Dauer.

Bei Berücksichtigung dieser Zusammenhänge ist die Indikation zur zytostatischen Therapie ganz allgemein streng zu stellen: Die Induktion von Zweittumoren stellt die immunsuppressive Therapie von benignen Erkrankungen mit Zytostatika wie auch die adjuvante Chemotherapie solider Tumoren in ein besonders kritisches Licht.

*Literatur*

1. Bizzozero OJ, Johnson KG, Ciocco A (1966) Radiation-related leukemia in Hiroshima and Nagasaki, 1946−1964. I. Distribution, incidence and appearance time. N Engl J Med 274: 1095 − 2. Canellos GP, DeVita VT, Arsenau JC, Whang-Peng J, Johnson RE (1975) Second malignancies complicating Hodgkin's disease in remission. Lancet 1: 947 − 3. Casciato DA, Scott JL (1979) Acute leukemia following prolonged cytotoxic agent therapy. Medicine 58: 32 − 4. Louie S, Schwartz RS (1978) Immunodeficiency and the pathogenesis of lymphoma and leukemia. Semin Hematol 15: 117 − 5. Penn I (1979) Leukemias and lymphomas associated with the use of cytotoxic and immunosuppressive drugs. In: Gross R, Hellriegel K-P (eds) Recent Results Cancer Res 69: 7 − 6. Reimer RR, Hoover R, Fraumeni JF, Young RC (1977) Acute leukemia after alkylating-agent therapy of ovarian cancer. N Engl J Med 297: 177

Hans, C., Maas, D. (Med. Univ.-Klinik Freiburg), Schöpf E. (Univ.-Hautklinik Freiburg)

### Leukämie und Pyoderma gangraenosum

Das Pyoderma gangraenosum (PG) ist charakterisiert als tiefgreifende, nekrotisierende Ulzeration der Haut mit unterminierten, livide verfärbten, schmerzhaften Rändern und einem entzündlich geröteten Hof. Neben dieser typischen PG-Läsion gibt es eine oberflächlichere Variante, die sogenannte bullöse Form. Histologisch finden sich dichte, die Dermis durchsetzende und mitunter bis in das subkutane Fettgewebe reichende Infiltrate, vorwiegend aus neutrophilen Granulozyten sowie ein ausgeprägtes Ödem und Erythrozytenextravasate im Papillarkörper des Coriums.

Das Pyoderma gangraenosum wurde erstmalig 1930 von Brunsting et al. [2] detailliert beschrieben. Es wird vor allem bei Colitis ulcerosa und M. Crohn, seltener bei Polyarthritis und vereinzelt bei chronisch aktiver Hepatitis, Lupus erythematodes und Karzinoidsyndrom beobachtet [3, 9, 12, 14, 20].

Weiterhin kann das PG assoziiert sein mit Leukämien, myeloproliferativen Syndromen und monoklonalen Gammapathien [8, 10, 15−19, 21−23]. Das leukämieassoziierte PG ist in der Literatur bisher in weniger als 30 Fällen beobachtet worden [15, 16, 18, 21, 22]. Die Charakteristika und Besonderheiten des leukämieassoziierten PG sollen anhand von zwei eigenen Beobachtungen dargestellt werden.

*Fall 1*

Die 66jährige Patientin entwickelte nach dreimonatiger allgemeiner Abgeschlagenheit rote Flecken mit zentraler Blasenbildung am rechten Unterschenkel und linken Oberarm, die sich im weiteren Verlauf livide verfärbten und in handtellergroße Ulzerationen übergingen. Weiter bestanden bei ihr hohes Fieber und eine hypochrome Anämie. Der histologische Befund untersuchter Gewebsproben zeigte gemischtzellige Infiltrate und Ödembildung subepidermal. Aufgrund des charakteristischen klinischen Bildes wurde ein Pyoderma gangraenosum diagnostiziert. Unter lokaler Corticosteroidbehandlung heilten die Hautulzerationen kurzfristig ab, rezidivierten aber bald darauf erneut. 3 Monate nach Auftreten des PG wurde bei ihr eine akute myeloische Leukämie mit 22% peroxydasepositiver Blasten in der Peripherie und 80% Blasten im Knochenmark festgestellt. Unter einer Therapie mit Rubidomycin, Cyterabin und Prednison kam es zu einer Teilremission der AML und des PG.

*Fall 2*

2 Monate vor Beginn der Hautveränderungen bemerkte der 34jährige Patient eine deutliche Leistungsminderung. Ohne vorausgegangenes Trauma trat an seinem rechten Schienbein ein bläulich-roter Fleck auf, der innerhalb weniger Tage exulzerierte und sehr schmerzhaft war. Gleichzeitig kam es zu einem Fieberanstieg auf 40° C. Eine Behandlung mit Antibiotika blieb erfolglos. Die Ulzeration weitete sich zu einer zirkulären, hämorrhagischen Nekrose des ganzen rechten Unterschenkels aus. Zusätzlich entwickelten sich an beiden Armen bis zu 10 cm große, gerötete Bezirke mit zentraler Blasenbildung. Aufgrund der typischen Hautveränderungen wurde die Diagnose eines Pyoderma gangraenosum gestellt.

Eine periphere Panzytopenie mit pathologischer Linksverschiebung (Index der alkalischen Leukozytenphosphatase mit 355 stark erhöht), roten Vorstufen und einzelnen Megakaryozyten im Ausstrich wiesen auf eine Hämoblastose hin. Nach mehrfacher Punctio sicca des Sternums zeigte die Beckenkammhistologie[1] eine hochgradig gesteigerte Megakaryopoese mit überwiegend jugendlichen, zum Teil auch atypischen Zellformen. Darüber hinaus bestanden eine reduzierte Erythro- und Granulopoese, eine vermehrte Siderinablagerung im Knochenmarksretikulum und eine diffuse, grobsträhnige Faservermehrung. Diese Befunde entsprachen einer megakaryozytären Myelose.

In Tabelle 1 sind weitere Daten unserer Patienten zusammengestellt.

Nachdem Perry und Winkelmann 1972 erstmals ausführlich auf die Besonderheiten des PG bei Leukosen hingewiesen hatten [15], zeigten auch weitere Mitteilungen über

**Tabelle 1.** Befunde und Verlauf bei unseren Patienten Di. P. (Fall 2) und No. H. (Fall 1)

|  | Patient | |
|---|---|---|
|  | Di. P. | No. H. |
| Alter (Jahre) | 35 | 66 |
| Geschlecht | M | W |
| Diagnose | Megakaryozytose Myelose | AML |
| Leukozyten/µl | 3 000 | 24 800 |
| Leukämien Diff.-BB | + | + |
| Thrombopenie | + | + |
| Positiver KM-Befund | + | + |
| Fieber (° C) | 40[1] | 39[4] |
| PG multipel | + | + |
| PG bullös | + | + |
| Positiver Steroideffekt | − | + |
| PG vor Leukose | − | + |
| Verlaufsdauer des PG (Monate) | 2 | 8 |

1 Prof. Dr. R. Burkhardt, München

bisher insgesamt 27 Fälle, daß bei Leukämien das Pyoderma gangraenosum überwiegend mit Blasenbildung und oberflächlicheren Ulzerationen einhergeht [16, 18].

Es tritt fast immer multilokulär auf, manifestiert sich meist vor Stellung der hämatologischen Diagnose und ist mit einer besonders raschen Progredienz verbunden. Überwiegend ist es mit myeloischen Leukämieformen kombiniert [15, 16, 18]. Assoziationen mit lymphatischen Leukämien und myeloproliferativen Syndromen sind wesentlich seltener [8, 17, 21, 22].

Unser Fall 2 (megakaryozytäre Myelose) entspricht wahrscheinlich dem von Perry und Winkelmann mitgeteilten 1. Fall [15].

Eine zweite Gruppe hämatologischer Erkrankungen mit PG-Assoziation stellen monoklonale Gammopathien mit und ohne Plasmozytom dar. In der Literatur wurden bisher 23 Fälle mit der Kombination dieser beiden Erkrankungen mitgeteilt [10, 23]. Mit 15 Fällen überwiegen monoklonale Gammopathien vom IgA-Typ.

Im Gegensatz zum leukämieassoziierten PG, bei dem die Hautläsionen maximal 3 Jahre vor Feststellung der hämatologischen Diagnose auftraten, bestanden die PG-Veränderungen bis 19 Jahre vor Manifestation der monoklonalen Gammopathie.

Bei beiden Hämoblastosen treten die PG-Läsionen meist multilokulär auf, zeigen aber bei monoklonalen Gammopathien fast nie die bullöse Variante.

Der Verlauf des PG bei Leukämien ist foudroyant, bei monoklonalen Gammopathien langjährig und chronisch-rezidivierend mit gelegentlich beobachteter Spontanremission.

Es gibt also erhebliche Unterschiede von PG-Morphologie und -Ablauf bei beiden Arten hämatologischer Systemerkrankungen (s. Tabelle 2).

Die Ätiopathogenese des Pyoderma gangraenosum gilt nach wie vor als ungeklärt. Diskutiert werden bakterielle oder virale Infektionen, eine hyperergische Reaktion auf bakterielle oder virale Antigenstrukturen, eine Nekroseentstehung durch in der Körperperipherie wirksam werdende proteolytische Enzyme, zelluläre oder humorale Immundefekte, Autoimmunmechanismen, Chemotaxis- oder Phagozytosedefekte und eine „kutane Paraneoplasie".

Für eine bakterielle oder virale Genese ergeben sich keine sicheren Anhaltspunkte. Die meisten PG-Läsionen erwiesen sich als steril. Gelegentlich nachgewiesene Bakterien entsprechen am ehesten einer Superinfektion. Eine pathogene Bedeutung von Herpes simplex-Viren, die in zwei Fällen im PG beschrieben wurden [1, 22], ist bisher nicht zweifelsfrei bewiesen.

Eine hyperergische Reaktion auf bakterielle oder virale Antigenstrukturen ist nicht sicher auszuschließen, obwohl die histologischen Befunde nicht einer primär hyperergischen Vaskulitis entsprechen. Die Argumentation von Glynn und Holborow [7], daß

Tabelle 2. Charakteristika des Pyoderma gangraenosum bei Leukämien und monoklonalen Gammopathien

|  | Leukämien | Monoklonale Gammopathien |
| --- | --- | --- |
| Zeitlicher Zusammenhang | oft gleichzeitig, max. 2 Jahre vor hämatologischer Diagnose | häufig Jahre (3–19 Jahre) vor Diagnosestellung |
| Manifestation | meist multipel, *häufig* bullös | meist multipel, *sehr selten* bullös |
| Hohes Fieber | regelmäßig | gelegentlich |
| Entwicklung | schnell | oft langsam |
| Verlauf | foudroyant | chronisch-rezidivierend |

gesteigerte Aktivitäten proteolytischer Enzyme im Serum zu Hautnekrosen führen könnten, erscheint unhaltbar, da bei gleichartigen Erkrankungen mit analoger Enzymaktivitätskonstellation keine PG-Veränderungen auftraten [6]. Analysiert man die in der Literatur mitgeteilten Befunde hinsichtlich gestörter humoraler oder zellulärer Immunreaktionen sowie in bezug auf Chemotaxis- oder Phagozytosedefekte, so ergeben sich keine einheitlichen Beobachtungen, sondern sogar widersprüchliche Ergebnisse [4, 11, 13, 19]. Autoimmunmechanismen konnten bisher nicht eindeutig nachgewiesen werden.

So wurde z. B. der von Delescluse postulierte „dermonekrotische Faktor" [4] auch im Serum von Hypertoniepatienten oder gesunden Blutspendern gefunden [5]. Die Hypothese einer „kutanen Paraneoplasie" träfe nur bei Tumorerkrankungen zu und kann somit nicht verallgemeinert werden.

Therapeutisch gelten systemisch verabreichte Corticosteroide als Mittel der Wahl bei der Behandlung des PG. Das gute Ansprechen auf Steroide ist am ehesten mit den Hypothesen eines hyperergischen, eines Autoimmun- oder eines paraneoplastischen Mechanismus zu vereinbaren. Beobachtete positive Effekte mit anderen Medikamenten lassen sich am besten durch Beeinflussung der assoziierten Erkrankung erklären.

Differentialdiagnostisch ist das PG abzugrenzen gegen Hautmanifestationen bei Infektionskrankheiten wie Hauttuberkulose, Hautamöbiasis, Leishmaniose, Blastomykose, tertiäre Lues, gegen Furunkel bzw. Karbunkel, Veränderungen bei Insektenstichen, gegen die postoperative Gangrän und das Sweet-Syndrom, gegen verschiedene vaskuläre Prozesse wie nekrotisierende Vaskulitiden oder ischämische Ulzerationen und gegen medikamentös bedingte Dermatosen wie Jodo- oder Bromoderma und Cumarinnekrose.

*Literatur*

1. Bourgeois-Spinasse MM, Girard J, Grupper C (1969) Pyodermite phagédénique du pied et de la région génitale. Bul Soc Franç Dermatol Syph 74: 752–756 – 2. Brunsting LA, Goeckerman WH, O'Leary PA (1930) Pyoderma (echthyma) gangrenosum: clinical and experimental observations in five cases occuring in adults. Arch Dermatol 22: 655–680 – 3. Byrne JPH, Hewitt M, Summerly R (1976) Pyoderma gangrenosum associated with active chronic hepatitis. Arch Dermatol 112: 1297–1301 – 4. Delescluse J, de Bast C, Achten G (1972) Pyoderma gangrenosum with altered cellular immunity and dermonecrotic factor. Br J Dermatol 87: 529–532 – 5. Ebringer A, Doyle AE, Harris GS (1969) Dermonecrotic factor: I. Nature and properties of a dermonecrotic factor to guinea pig skin found in human serum. Br J Exp Pathol 50: 559–565 – 6. Falchuk KR, Perrotto JL, Isselbacher KJ (1975) Serum lysozyme in Crohn's disease and ulcerative colitis. N Engl J Med 292: 395–397 – 7. Glynn LE, Holborow EJ (1965) Autoimmunity and disease. FA Davis Co., Philadelphia, p 250 – 8. Gopinath DK, Wolfe RD, Sabharwal K (1974) Pyoderma gangrenosum with myelofibrosis. J Ky Med Assoc 72: 548–566 – 9. Holt PJA, Davies MG, Saunders KC, Nuki MB (1980) Pyoderma gangrenosum: clinical and laboratory findings in 15 patients with special reference to polyarthritis. Medicine 59: 114–133 – 10. Kövary PM, Soergel T, Happle R (1976) Pyoderma gangraenosum und IgA-Paraproteinämie. Z Hautkr 51: 91–96 – 11. Lazarus GS, Goldsmith LA, Rocklin RE, Pinals RS, de Buisseret JP, David JR, Draper W (1972) Pyoderma gangrenosum, altered delayed hypersensitivity and polyarthritis. Arch Dermatol 105: 46–51 – 12. Lee SS, Biro L, Price E (1976) Pyoderma gangrenosum with carcinoid tumour. Cutis 18: 791–794 – 13. Norris DA, Weston WL, Thorne EG, Humbert JR (1978) Pyoderma gangrenosum: abnormal monocyte function corrected in vitro with hydrocortisone. Arch Dermatol 114: 906–911 – 14. Perry HO, Brunsting LA (1957) Pyoderma gangrenosum: a clinical study of 19 cases. Arch Dermatol 75: 380–386 – 15. Perry HO, Winkelmann RK (1972) Bullous pyoderma gangrenosum and leukemia. Arch Dermatol 106: 901–905 – 16. Pye RJ, Choudhury C (1977) Bullous pyoderma as a presentation of acute leukemia. Clin Exp Dermatol 2: 33–38 – 17. Romano J, Safai B (1979) Pyoderma gangrenosum and myeloproliferative disorders. Arch Intern Med 139: 932–934 – 18. Sheps M, Shapero H (1978) Bullous pyoderma gangrenosum and acute leukemia. Arch Dermatol 114: 1842–1843 – 19. Shore RN (1976) Pyoderma gangrenosum, defective neutrophil chemotaxis, and leukemia. Arch Dermatol 112: 1792–1793 – 20. Stathers GM, Abbott LG, McGuinness AE (1967) Pyoderma gangrenosum in association with regional enteritis. Arch

Dermatol 95: 375–380 – 21. Tay CH (1973) Pyoderma gangrenosum and leukemia. Arch Dermatol 108: 580–581 – 22. Wahba A, Cohen HA (1979) Herpes simplex virus isolation from pyoderma gangrenosum lesions in a patient with chronic lymphatic leukemia. Dermatologica 158: 373–378 – 23. Zabel M, Brändle I (1979) Pyoderma gangraenosum mit IgG-Paraproteinämie. Med Klin 74: 358–360

Körbling, M. (Med. Poliklinik der Univ. Heidelberg), Burke, P. J., Elfenbein, G. J., Braine, H. G., Santos, G. W. (Oncology Center, Johns Hopkins Univ., Baltimore, USA)
**Erfolgreiche hämatopoetische Regeneration nach autologer Blutstammzelltransplantation bei chronisch myeloischer Leukämie (CML)**

*Einleitung*

Die autologe Knochenmarktransplantation stellt eine experimentelle Therapie dar, die bereits bei bestimmten Hämoblastosen und soliden Tumoren, die auf Hochdosischemotherapie ansprechen, Anwendung findet (Ziegler et al. 1977; Kaizer et al 1979). Gegenüber der allogenen Knochenmarktransplantation vereinigt sie die Vorteile fehlender immunologischer Komplikationen wie Abstoßung des Transplantats und „Graft-versus-host"-Reaktion. Außerdem entfällt die Suche nach einem HLA-identischen Geschwisterspender, was nach wie vor einen limitierenden Faktor in der therapeutischen Möglichkeit der allogenen Knochenmarktransplantation darstellt.

Die Gewinnung von hämatopoetischen Stammzellen für Transplantationszwecke erfolgt bisher beim Menschen ausschließlich mittels multipler Knochenmarkaspiration in Vollnarkose. Eine alternative Quelle für die Gewinnung von autologen hämatopoetischen Stammzellen stellt das periphere Blut (PB) dar, wobei mononukleäre Blutleukozyten (MNZ) mittels eines Blutzellseparators gesammelt werden, ein Verfahren, das keine Narkose erfordert, beliebig oft wiederholt werden kann und im Sinne der Blutkomponententherapie in die Organisation der Blutbanken übernommen werden kann.

Tierexperimentell liegen eindeutige Hinweise vor – das haben insbesondere die grundlegenden Arbeiten der Gruppe um Fliedner ergeben –, daß aus dem Blut gewonnene Stammzellen das blutbildende System komplett und permanent zu regenerieren vermögen (Calvo et al 1976; Nothdurft et al. 1977). Dieser Nachweis konnte bisher in klinischen Studien nicht erbracht werden.

Im folgenden soll anhand einer Fallbeschreibung aufgezeigt werden, daß normale aus dem PB gewonnene Stammzellen beim Menschen in der Lage sind, das hämatopoetische System nach myeloablativer Therapie zu regenerieren, was auch den Nachweis pluripotenter Stammzellen im PB des Menschen bedeutet.

*Fallbeschreibung*

Ein 30jähriger Patient kam mit Hepatosplenomegalie und der Diagnose einer $Ph^1$-positiven CML zur stationären Aufnahme.

Es wurde eine in der zeitlichen Abfolge festgelegte Chemotherapie mit CY durchgeführt (Burke et al. 1977), was eine vorübergehende Leukopenie und einen Rückgang der Milzgröße zur Folge hatte.

Nachdem sich Leukozytenzahl und Zahl der myelopoetisch determinierten Stammzellen (CFUc) normalisiert hatten, wurden im Laufe von fünf aufeinanderfolgenden Sitzungen mittels eines Blutzellseparators (Haemonetics Model 30) hämatopoetische Stammzellen – eine Subpopulation der MNZ – aus dem PB gesammelt und in flüssigem Stickstoff kryopräserviert (Körbling et al. 1980).

4 Monate nach Stammzellentnahme wurde der Patient in der akzelerierten Phase der CML mit einem myeloablativen Therapieschema für Knochenmarktransplantation (Santos et al. 1979) und nachfolgender autologer Blutstammzelltransplantation behandelt.

Der unmittelbare Posttransplantationsverlauf war unauffällig. In der 3. Woche nach ABSZT traten Ikterus und Aszites in Erscheinung, zusammen mit einer Verschlechterung der Nierenfunktion. 40 Tage nach ABSZT verstarb der Patient infolge eines hepatorenalen Versagens, was histologisch mit einer ausgeprägten hepatischen Venookklusion zu erklären war.

*Ergebnisse*

Leukapheresen

Mittels eines Blutzellseparators wurden fünf aufeinanderfolgende Leukapheresen mit einer Gesamtausbeute von $26{,}3 \times 10^9$ MNZ und $26{,}2 \times 10^5$ CFUc durchgeführt. Die Gesamtzahl der MNZ und CFUc, die dem Patienten nach Kryopräservation appliziert wurde, war $24 \times 10^9$ bzw. $19{,}5 \times 10^5$ ($1{,}95 \times 10^4$ pro kg KG).

Wiederherstellung der Knochenmark- und Blutzellularität nach ABSZT

20 Tage nach myeloablativer Therapie (200 mg pro kg KG Cyclophosphamid und 16 mg pro kg KG Busulfan) und ABSZT war die Ausgangskonzentration der Leukozyten und Granulozyten wieder erreicht.

Der Beginn des Wiederanstiegs der Retikulozyten erfolgte nach 7 Tagen, gefolgt von einem stetigen Zuwachs bis zu 8,0% am Tag 40. Die Thrombozytenkonzentration hatte 40 Tage nach ABSZT einen Wert von $10^5$ pro mm erreicht, nachdem in der unmittelbaren Posttransplantationsphase täglich HLA-kompatible Thrombozytenkonzentrate transfundiert wurden. Der Ausgangswert der Knochenmark-CFUc war 2 Wochen nach ABSZT erreicht. Am Tag 14 war anhand von Knochenmarkaspirationen und -biopsien bereits eine gute Markregeneration nachweisbar, wobei alle Zellinien vertreten waren.

Wiederherstellung der immunologischen Funktion

1 Monat nach ABSZT hatte die T-Zellkonzentration des Patienten bereits die Hälfte derjenigen einer Normalpopulation erreicht und zeigte ähnliche Werte wie bei Patienten nach allogener, syngener und autologer Knochenmarktransplantation. B-Zell- und mononukleäre Phagozyten-(MP)-Konzentrationen waren 1 Monat nach ABSZT aus unbekannten Gründen im Vergleich zur Normalpopulation erhöht. Die MLC-Reaktion des Patienten war 2 Wochen nach ABSZT normal, 1 Monat danach jedoch erniedrigt. 2 Wochen und 1 Monat nach ABSZT waren Mitogen- und Antigenreaktion nachweisbar, im Vergleich zur Normalpopulation stark vermindert, jedoch typisch für Patienten nach Knochenmarktransplantation.

Knochenmarkkaryotyp vor und nach ABSZT

Zum Zeitpunkt der Leukapheresen nach Hochdosiscyclophosphamidtherapie waren keine $Ph^1$-positiven Knochenmarkzellen nachweisbar. Kurz vor Transplantation waren neun von 20 Metaphasen $Ph^1$-positiv. Nach myeloablativer Therapie und ABSZT fand sich bei fünf in wöchentlichem Abstand erfolgten Untersuchungen kein Philadelphia-Chromosom in Knochenmarkzellen.

Autopsiebefund

Serienschnitte des Knochenmarks ließen eine normale myeloische und erythrozytäre Ausreifung erkennen. Megakaryozyten waren vorhanden, wenn auch im Vergleich zu einem normalen Knochenmark in verminderter Konzentration. Ein Nachweis leukämischer Zellen konnte weder im Knochenmark noch in anderen abdominellen Organen erbracht werden.

*Diskussion*

Im vorliegenden Fall fand eine Rekonstitution der gesamten Hämatopoese nach myeloablativer Therapie und ABSZT statt, obgleich eine Regeneration der Thrombozyten im peripheren Blut nicht sicher nachgewiesen werden konnte. Dies ist damit zu erklären, daß gemessen an der Kinetik der Thrombozytenrekonstitution nach autologer und allogener Knochenmarktransplantation die Beobachtungszeit zu kurz war, um einen andauernden Anstieg der Thrombozytenzahl zu sehen. Andererseits konnten bereits 2 Wochen nach ABSZT im aspirierten Knochenmark Megakaryozyten nachgewiesen werden. Die zelluläre Regeneration des Knochenmarks wie auch des PB erfolgte früher als aus dem Hundemodell bekannt, wo eine vergleichbare Zahl an CFUc pro kg KG transfundiert wurde (Nothdurft et al. 1977), jedoch später als von Goldman et al. (1981) für den Menschen beschrieben.

Die immunologische Regeneration im vorliegenden Fall entspricht im wesentlichen der nach Knochenmarktransplantation.

Die Tatsache, daß das Knochenmark des Patienten nach ABSZT frei von $Ph^1$-positiven Zellen in Knochenmarkkulturen war, läßt sich sowohl mit der Konditionierungsbehandlung für die Transplantation als auch anhand des Transplantats selbst erklären.

Fefer et al. (1979) berichten über die Elimination von $Ph^1$-positiven Zellen bei vier Patienten mit CML nach Chemotherapie, Ganzkörperbestrahlung und syngener Knochenmarktransplantation. Auch im vorliegenden Fall war es möglich, den $Ph^1$-positiven Zellklon durch aggressive Behandlung in Form einer Hochdosis Busulfan/Cyclophosphamidtherapie für den beobachteten Zeitraum auszulöschen. Da die transplantierten Blutleukozyten zu einer Zeit gewonnen wurden, als das Knochenmark des Patienten vorübergehend frei von $Ph^1$-positiven Zellen war, kann man aus deren Verschwinden nach ABSZT folgendes schließen: Entweder war die in vorübergehender Remission gesammelte und transfundierte Blutleukozytensuspension – zumindest großenteils – frei von klonalen Tumorstammzellen und/oder restliche Tumorstammzellen wurden selektiv durch das Kryopräservationsverfahren eliminiert.

Die Todesursache ist im Zusammenhang mit der Konditionierungstherapie vor ABSZT zu sehen. Während man häufig bei Patienten, die mit Hochdosis Busulfan (16 mg/kg KG) behandelt werden, eine mäßige bis deutliche hepatische sinusoidale Fibrose sieht, ist diese Erscheinung jedoch nur selten schwerwiegend genug, um Aszites und Leberversagen hervorzurufen (Beschorner et al. 1980).

Die vorliegende Untersuchung bestätigt erstmals Daten aus Tiermodellen, wonach normale Blutstammzellen in der Lage sind, eine durch myeloablative Behandlung zerstörte Hämatopoese wiederaufzubauen. Die Tatsache, daß der Patient nach ABSZT frei von $Ph^1$-positiven Knochenmarkzellen war, läßt darauf schließen, daß das Blutstammzelltransplantat größtenteils nicht $Ph^1$-positive klonale Zellen enthielt, und daß normale hämatopoetische Stammzellen einen weitgehenden Differenzierungs- und Proliferationsvorteil und etwaige kontaminierende Tumorstammzellen besaßen.

*Literatur*

1. Beschorner WE, Pino J, Boitnott JK, Tutschka PJ, Santos GW (1980) Pathology of the liver with bone marrow transplantation. Am J Pathol 99: 369–386 – 2. Burke PJ, Karp JE, Braine HG, Vaughan WP (1977) A timed sequential therapy of human leukemia based upon the response of leukemic cells to

humoral growth factors. Cancer Res 37: 2138–2146 – 3. Calvo W, Fliedner TM, Herbst E, Hügl E, Bruch C (1976) Regeneration of blood-forming organs after autologous leukocyte transfusion in lethally irradiated dogs. II. Distribution and cellularity of the marrow in irradiated and transfused animals. Blood 47: 593–666 – 4. Fefer A, Cheever MA, Thomas ED, Boyd C, Ramberg R, Glucksberg H, Buckner CD, Storb R (1979) Disappearance of PH[1]-positive cells in four patients with chronic granulocytic leukemia after chemotherapy, irradiation and marrow transplantation from an identical twin. N Engl J Med 300: 333–337 – 5. Goldman JM, Catovsky D, Goolden AWG, Johnson SA, Galton DAG (1981) Buffy coat autografts for patients with chronic granulocytic leukemia in transformation. Blut 42: 149–155 – 6. Kaizer H, Wharam MD, Munoz LL, Johnson RJ, Elfenbein JG, Tutschka PJ, Braine HG, Santos GW, Leventhal BG (1979) Autologous bone marrow transplantation in the treatment of selected human malignancies: The Johns Hopkins Oncology Center program. Exp Hematol [Suppl 5] 7: 309–320 – 7. Körbling M, Fliedner TM, Pflieger H (1980) Collection of large quantities of granulocyte macrophage progenitor cell in man by means of continuous-flow leukapheresis. Scand J Haematol 24: 22–28 – 8. Nothdurft W, Bruch Ch, Fliedner TM, Rüber E (1977) Studies on the regeneration of the CFUc population in blood and bone marrow of lethally irradiated dogs after autologous transfusion of cryopreserved mononuclear blood cells. Scand J Haematol 19: 470–481 – 9. Santos GW, Elfenbein GJ, Tutschka PJ (1979) Bone marrow transplantation – present status. Transplant Proc 11: 182–188 – 10. Ziegler JL, Deisseroth AB, Appelbaum FR, Graw RG (1977) Burkitt's Lymphoma – a model for intensive chemotherapy. Semin Oncol 4: 317–323

Wernet, P., Wilms, K., Ziegler, A., Link, H., Meyer, P.
(Abt. II der Med. Univ.-Klinik Tübingen)
## Verlauf der hämatopoetischen und immunologischen Rekonstitution nach allogener Knochenmarktransplantation*

Bei elf Patienten wurden nach erfolgreicher allogener Knochenmarktransplantation das Angehen und die Entwicklung der Knochenmarkszellen mit Hilfe immunologischer und immunhämatologischer Methoden verfolgt.

Tabelle 1a gibt die Übersicht der bis zum April 1981 in Tübingen erfolgreich transplantierten und untersuchten Patienten mit Angaben über Alter, Diagnose, Überlebenszeit in Monaten und Auftreten einer akuten oder chronischen Graft-versus-host-Erkrankung wieder. Sechs dieser elf Patienten überleben zur Zeit dieses

**Tabelle 1a.** Übersicht der Knochenmarktransplantationspatienten

| UPN | Patient | Alter | Diagnose | Überlebenszeit | GvH | |
|---|---|---|---|---|---|---|
| | | | | | Akut | Chronisch |
| 7  | M. KÖ ♂ | 11 (a) | ALL   | 29 + (m) | –   | –  |
| 8  | E. AT ♂ | 7     | AML   | 28 +     | –   | +  |
| 9  | S. MA ♂ | 12    | SAA   | 10       | –   | ++ |
| 10 | S. DÖ ♀ | 19    | NHL   | 2        | –   | –  |
| 11 | G. KR ♀ | 25    | AML   | 7        | –   | +  |
| 12 | I. ME ♀ | 27    | ProML | 11 +     | (+) | ++ |
| 13 | H. DE ♂ | 18    | SAA   | 10 +     | –   | –  |
| 14 | K. HÄ ♀ | 12    | AML   | 6 +      | –   | –  |
| 15 | J. EI ♂ | 39    | SAA   | 1        | –   | –  |
| 16 | N. FE ♂ | 10    | ALL   | 2 +      | (+) | –  |
| 17 | K. UL ♂ | 16    | AML   | 1        | (+) | –  |

* Mit Unterstützung der Deutschen Forschungsgemeinschaft, Forschergruppe „Leukämieforschung", Az: Wa 139/11-A I 1, 4; B1; A II 7

Berichtes, davon fünf ohne und ein Patient (Unique patient number = UPN 12, I. ME.) mit persistierender chronischer GvH-Erkrankung.

Von hämatologischer und immunologischer Sicht aus interessiert vor allem der qualitative und quantitative Ablauf des Angehens der transfundierten Spenderknochenmarkzellen (alle von HLA-A, B, C, D, DR identischen Geschwistern entnommen) sowie die mit einer hämatologischen oder immunologischen Funktion verbundene Rekonstitution dieses Transplantates im Empfänger.

Zur morphologischen Beurteilung der Zelldifferenzierung im Patientenknochenmark oder Blut wurden die Standardausstrich- und -färbemethoden benutzt. Damit kombiniert wurden die Ergebnisse einer indirekten Immunfluoreszenz an diesen Leukozyten, die mit Hilfe einer in ihrer Spezifität genau definierten Gruppe monoklonaler Hybridomantikörper gegen Zelldifferenzierungsantigene erstellt waren.

Tabelle 1b gibt eine Übersicht der Normalwerte einer Reihe dieser monoklonalen Reagenzien auf mononukleäre Blutzellen. Es wird deutlich, daß je nach Wahl des Antikörperpanels die Möglichkeit besteht, bestimmte Subpopulationen von Lymphozyten oder Granulozyten genauer zu differenzieren und zu klassifizieren. Die Antikörper der Tabelle 1b wurden ausgewählt, um eine genaue Aufschlüsselung der im Blut vorkommenden T-Zellen zu ermöglichen, da dieser Zelltyp für die zellvermittelte Immunantwort verantwortlich ist.

Bei allen elf Patienten wurde zwischen dem 10. und 15. Tag ein Angehen des Transplantates nachgewiesen. Mit Hilfe der beschriebenen Methoden und Antikörper wurde deutlich, daß eine myeloische Zellproliferation zunächst das Bild im anwachsenden Knochenmark dominiert; besonders auffällig ist dabei eine relativ hohe Anzahl monozytoider Zellen, die sich in der Regel bis zum Tag 25–30 hält und dann von rascher proliferierenden lymphozytären Zellen abgelöst wird. Diese Zellen scheinen sich vermehrt in T-Zellen zu differenzieren. Eine B-Zelldifferenzierung ist in der hier vorgestellten Patientengruppe nicht vor dem Tag 40 beobachtet worden.

Als vorläufige Schlußfolgerung aus dieser begrenzten Zahl von Patienten wäre zu vermuten, daß die Rekonstitution des transplantierten Knochenmarkes in Abwesenheit von apparenten Infektionen oder einer akuten GvH-Krankheit in der Weise abläuft, daß zunächst myeloische Zellelemente gebildet werden, die auch mit einer raschen Proliferation monozytoider Zellen einhergeht. Dieser Zelltyp scheint eine günstige oder beschleunigende Wirkung auf die Ausdifferenzierung der myeloischen Zellen und zeitlich nach hinten versetzt ebenfalls einen Proliferationseffekt auf T-Lymphozyten zu

**Tabelle 1b.** Normalwerte monoklonaler Antikörper im Blut von KM-Spendern nach Lymphoprep-Isolation in der IFL (%)

| Antikörper | Spezifität | Normalwerte | Streubreite |
|---|---|---|---|
| YD 1/63 | HLA-DR Common | 18 | 7–28 |
| YD 1/48 | Reife B; NK mit T-Phän. | 15 | 10–30 |
| Na 1/34 | Thymozyten, unreife T | 1 | 0– 4 |
| T 28 | Reife T-Zellen | 70 | 60–80 |
| LYT 3 | E-Rosetten-positive T | 73 | 67–82 |
| LYT 2 | Reife T und unreife B | 75 | 62–82 |
| OKT 3 | PAN-T | 78 | 67–84 |
| OKT 4 | Helfer-T | 46 | 41–53 |
| OKT 8 | Suppressor und CTX-T | 18 | 11–25 |
| M 1/70 | Monozyten und Myel. Vorl. | 7 | 3–19 |
| H-M 1 | Monozyten und K-NK | 11 | 6–25 |
| TÜ 3 | Promyelo, Myelozyten | 1 | 0– 3 |
| TG 1 | Reife Granulozyten | 1 | 0– 4 |

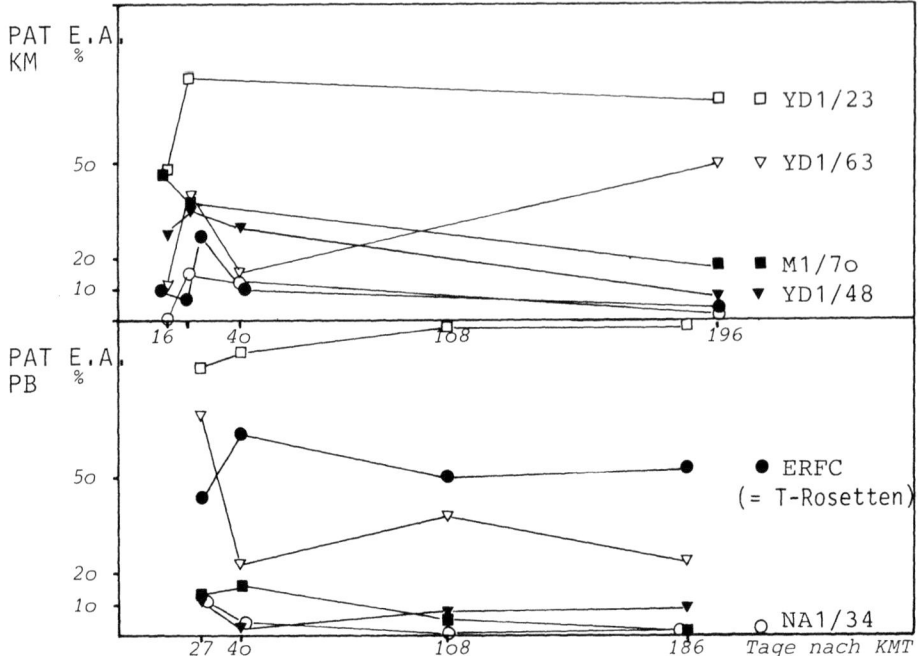

**Abb. 1a.** Verlauf der hämatopoetischen und immunologischen Rekonstitution bei Pat. E. AT. (UPN 8) bis etwa Tag 200 nach allogener Knochenmarktransplantation. Vergleich von Knochenmark-(KM) und Blut(PB)-Zellen in der indirekten Immunfluoreszenz

haben. Diese T-Zellen erscheinen relativ rasch (bisweilen schon ab Tag 16 nach der Transplantation) im Blut der Patienten und differenzieren in die bekannten Subpopulationen wie Helfer- oder Suppressor-T-Zellen aus. Eine meßbare Immunfunktion dieser T-Zellen, etwa im Rahmen einer in vitro-Stimulation durch Mitogene oder unverwandte Leukozyten ist feststellbar, wenn ein spezifischer Antikörper wie OKT 4 mehr als 20% der Gesamtlymphozyten als Helferzellen identifiziert. Bestimmte Oberflächenmarker eignen sich also als zuverlässige Monitoren der von den entsprechenden Zellen getragenen immunologischen Funktion. Bei der oft sehr beschränkten Zellzahl ermöglicht daher die Markerklassifizierung häufigere und raschere Kontrollen der Leukozytendifferenzierung (Abb. 1a zeigt den Verlauf einer Rekonstitution[1]).

Diesen Umstand kann man ebenfalls für eine frühe Erfassung der akuten oder chronischen GvH-Krankheit oder beim gelegentlich später auftretenden leukämischen „Relaps" zur Diagnose nutzen.

Bis zum jetzigen Zeitpunkt hat keiner der acht transplantierten Leukämiepatienten eine Wiederkehr der ursprünglichen Hämoblastose erfahren müssen.

Tabelle 1a zeigt, daß drei Patienten eine akute GvH-Erkrankung milden Verlaufes (Grad I–II) und vier Patienten eine chronische GvH-Krankheit mittleren bis milden Verlaufes durchgemacht haben.

Für die Graft-versus-host-Reaktion typisch war das Auftreten eines lymphozytären Zelltyps mit besonderer Oberflächenmarkercharakteristik. Morphologisch fielen große, Granula enthaltende mononukleäre Zellen auf, die auf Grund ihrer immunologisch bestimmten Oberflächenmarker einer Zwitterform von T-Zellen und Monozyten

---

[1] Außer den in der Tabelle 1a vorgestellten monoklonalen Antikörpern wurden folgende Reagenzien verwendet: YD1/23 = speziell für alle Leukozyten; H-N 1 = speziell für reife NK-Zellen; H-T 1 = speziell für T-Suppressor- und NK-Zellen, H-T 2 = speziell für alle reifen T-Zellen

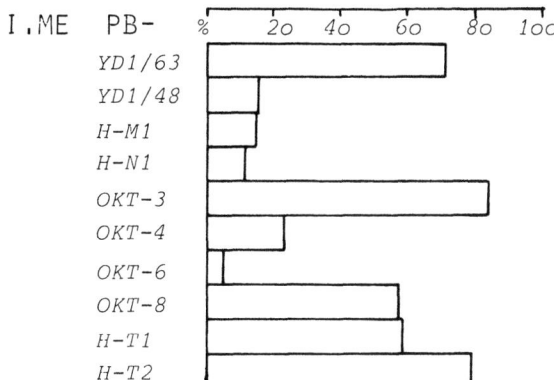

**Abb. 1b.** Oberflächenmarkerprofil einer GvH-Erkrankung assoziierten mononukleären Zellpopulation im Blut des Pat. I. ME (UPN 12) am Tag 340 nach allogener Knochenmarktransplantation

zuzurechnen sind. Diese Zellen haben in der funktionellen Austestung mit Hilfe der Gewebekultur sogenannte natürliche Killerzelleigenschaften und scheinen andere zellulär getragene Immunantworten unspezifisch, aber sehr effektiv zu unterdrükken.

Die Abb. 1b zeigt den Oberflächenphänotyp dieser speziellen GvH-assoziierten Lymphozyten, bestimmt mit zehn monoklonalen Antikörpern in der indirekten Immunfluoreszenz. Ähnliche Zellen werden außerhalb der Knochenmarktransplantation mit Virusinfekten und deren zellulärer Abwehr in Zusammenhang gebracht. In vitro ist für einen solchen Phänotypen die besondere Aktivität beschrieben worden, ohne erforderliche Sensibilisierung bestimmte Tumorzellen abtöten zu können. Da diese „Killer"-funktion ohne immungenetische Kontrolle der klassischen HLA-A, B-, C-Antigene abzulaufen scheint, könnte diese Zellpopulation im Rahmen einer GvH-Erkrankung ursächlich am Entstehen und Verlauf beteiligt sein.

Längerfristige Erfahrungen und mehr Austestungen beim Ablauf der Leukozytendifferenzierung nach allogener Knochenmarktransplantation sind angezeigt und könnten für eine frühe Erfassung hämatologisch und immunologisch kritischer Zustände nützlich sein.

Köttgen, E., Fabricius, H. Å., Stahn, R., Gerok, W. (Med. Univ.-Klinik Freiburg)
**Untersuchungen zur Funktion und biologischen Regulation eines Glykoproteins aus Humanserum bei der T-Lymphozytenblastogenese**

*Einleitung*

Die Stimulation ruhender T-Lymphozyten zur Blastogenese kann durch eine Vielzahl sehr unterschiedlicher Substanzgruppen eingeleitet und aufrechterhalten werden. Zu diesen Mediatoren zählen zum einen die Lectine, also vorwiegend pflanzliche Proteine, die Bindungseigenschaften zu definierten Kohlenhydratresten von Glykoconjugaten besitzen [1]. Bis vor wenigen Jahren herrschte noch die Vorstellung, daß diese Lectine durch direkten Kontakt mit den Lymphozyten die Mitogenese auslösen. Heute können wir davon ausgehen, daß die Lectine primär mit adhärenten Zellen Kontakt aufnehmen. Als Folge dieser Kontaktaufnahme zwischen mitogenem Agens und Glykoconjugaten der Plasmamembran synthetisieren und sezernieren diese Zellen weitere Mediatoren, wie das Interleukin-1 (IL-1).

Dieses IL-1 regt lymphozytäre Helferzellen zur Sekretion von Interleukin-2 (IL-2) an [2]. Da dieses IL-2 ausschließlich in der Lage ist, das Wachstum blastentransformierter T-Lymphozyten zu unterhalten, muß noch ein blastogener Faktor gefordert werden, der die eigentliche Transformation der Lymphozyten bewirkt. Für die hiesige Fragestellung ist noch von wesentlicher Bedeutung, daß allen in vitro-Testsystemen zur Untersuchung der T-Lymphozyte blastogenes Serum zugefügt werden muß. Hierbei ist bisher weitgehend unklar, welche Serumfraktion die comitogene Funktion besitzt.

Unsere Untersuchungen betreffen die Charakterisierung des die Mitogenese unterstützenden Serumfaktors. Zusätzlich werden Untersuchungsergebnisse zur Funktion und möglichen Regulation dieser Mediatoren vorgestellt.

*Methoden*

Die hier im Testsystem verwendeten peripheren Blutlymphozyten wurden nach Böyum isoliert [3]. Um die Kontamination der Lymphozyten mit Serumbestandteilen aufzuheben, wurden die Zellen 24 Std in RPMI 1640 vorinkubiert. Auf diese Weise verlieren die Zellen an die Plasmamembran adsorbierte Serumproteine, die wahrscheinlich auch für die comitogene Funktion verantwortlich sind. Als Mitogen verwendeten wir PHA (4 µg/ml).

Das Ausmaß der Blastentransformation wurde durch Zählung der Zellzahl nach siebentägiger Inkubation ermittelt. In einigen Untersuchungen wurden neben den vorinkubierten peripheren Blutlymphozyten zusätzlich permanent wachsende T-Zellinien eingesetzt. Die biochemischen Verfahren zur Proteincharakterisierung sind an anderer Stelle beschrieben [4–6].

*Ergebnisse und Diskussion*

Um den Proteincharakter des comitogenen Serumfaktors zu belegen, wurden Untersuchungen zur Hitzeinaktivierung vorgenommen.

Die biologische Aktivität wird nach Inkubation bei 85° C über 30 min um 50% reduziert. Perchlorsäurefällung zerstört die Aktivität vollständig. Ebenso führt Trypsinbehandlung des Probenmaterials zur Inaktivierung der comitogenen Funktion.

Bei Chromatographie von Serum an Sephadex G-200 ist die biologische Aktivität im Molekulargewichtsbereich von 85 000–95 000 D nachzuweisen. Um die Identität des comitogenen Proteins mit anderen bekannten Serumproteinen zu prüfen, wurden in dem genannten Molekulargewichtsbereich immunologisch die Konzentration von Haptoglobin, Transferrin, Plasminogen und Albumin ermittelt. Da eine exakte Unterscheidung auf diese Weise nicht möglich ist, wurden affinitätschromatographische Trennungen an Con A-Sepharose, WGA-Sepharose, Lysin-Sepharose sowie Blue A- und Phenyl-Sepharose vorgenommen. Die Ergebnisse dieser Analysen lassen folgende Schlüsse zu:

1. Der comitogene Mediator hat Glycoproteincharakter, da er von Lectinen gebunden wird.
2. Durch den differenzierten Einsatz der affinitätschromatographischen Verfahren läßt sich belegen, daß das comitogene Glykoprotein mit keinem der bekannten Serumproteine identisch ist. Haptoglobin ist schon an Sephadex G-200 abzutrennen. Plasminogen wird an Lysin-Sepharose gebunden, das comitogene Glykoprotein dagegen nicht. Transferrin besitzt im Gegensatz zu dem Mediatorprotein keine Affinität zu Blue A-Sepharose, und schließlich wird Albumin nicht an Con A-Sepharose gebunden.

Um die Bedeutung des Kohlenhydratanteils für die biologische Aktivität des Glykoproteins zu prüfen, wurde das Probenmaterial mit Hilfe trägergebundener Neuraminidase aus Clost. perfringens und Vibrio cholerae desialyliert. Die Verwendung löslicher Neuraminidase ist nicht möglich, da das Enzym selbst mitogene Funktion besitzt. Wird Neuraminidase dagegen kovalent an Sepharose 4B gebunden, so ist das Enzym nach Inkubation mit dem Glykoproteinsubstrat durch Zentrifugation einfach aus dem Testsystem zu entfernen. Die Desialylierung der gereinigten Glykoproteinfraktion bewirkt den vollständigen Verlust der comitogenen Funktion. Dagegen bleibt die Aktivität von PHA, IL-1 und IL-2 durch eine derartige Behandlung unverändert.

Zur Prüfung möglicher Serinproteaseaktivität wurden Serum und die konditionierten Medien mit dem Serinproteaseinhibitor Di-isopropyl-fluoro-phosphat (DFP) (20 mMol/l) inkubiert. Das comitogene Serumprotein wird hierdurch nicht beeinflußt. Dagegen verliert IL-2-haltiges, PHA-freies Medium seine Fähigkeit zur Induktion und Aufrechterhaltung der T-Zellblastogenese.

Damit besitzt der Organismus zwei wesentliche Möglichkeiten, die T-zellabhängige Immunantwort zu steuern und zu regulieren. Schon frühere Untersuchungen zeigten, daß der unterschiedliche Sialylierungsgrad von Glykoproteinen die Immunkompetenz beeinflussen kann [7]. Die hier vorgelegten Untersuchungen geben einen guten Hinweis auf den eigentlichen Angriffspunkt.

Weiterhin sind Serinproteasen, wie Thrombin, Trypsin und Plasminogen für tumorimmunologische Fragestellungen von wachsender Bedeutung, da der Organismus die Aktivität dieser Enzyme durch Sekretion von Aktivatoren und Inhibitoren sehr effizient regulieren kann [8]. Unsere Untersuchungen zeigen, daß auch die T-Zellblastogenese über diesen Mechanismus gesteuert werden kann.

Nach den bisherigen Untersuchungen war noch ungeklärt, zu welchem Moment das comitogene Serumglykoprotein in die Sequenz der mediatorvermittelten T-Lymphozytenblastogenese eingreift. Werden vorinkubierte periphere Blutlymphozyten mit dem comitogenen Glykoprotein 6 Std inkubiert und erst nach intensiver Waschung mit PHA inkubiert, findet nur eine minimale Blastogenese statt. Dagegen beobachten wir eine optimale Lymphozytenproliferation sowohl bei gleichzeitiger Inkubation von PHA und comitogenem Glykoprotein, als auch bei vorgeschalteter PHA-Inkubation, nachfolgendem Waschen und erst darauffolgender Seruminkubation. Ebenso sind plastikadhärente, monozytäre Zellen in der Lage, nach nur zeitlich begrenztem PHA Kontakt IL-1 zu produzieren.

Dieses lectinfreie, IL-1-haltige Medium ist aber nicht zur Synthese und Sekretion von IL-2 befähigt. Wird jedoch zu lectinfreiem, IL-1-haltigem Medium das comitogene Glykoprotein gegeben, setzt eine rege T-Zellblastogenese ein.

Als Prinzip dieser kooperativen Wirkung von IL-1 und comitogenem Glykoprotein bieten sich verschiedene Möglichkeiten an, die in weiteren Untersuchungen geprüft werden müssen:
I. Die beiden Reaktionspartner bewirken als Komplex die Induktion zur Synthese und/oder Sekretion von IL-2.
II. Eines der beiden Proteine fungiert als Aktivator eines primär inaktiven Mediators.
III. Beide Proteine besetzen unterschiedliche Rezeptoren der Plasmamembran von T-Lymphozyten.

*Literatur*

1. Köttgen E (1977) Lectine – Struktur, Funktion und analytischer Einsatz in biologischen Systemen. Klin Wochenschr 55: 359–365 – 2. Larsson EL, Iscove NN, Coutinho A (1980) Two distinct factors are required for induction of T-cell growth. Nature 283: 664–666 – 3. Böyum A (1968) Separation of leukocytes from blood and bone marrow. Scand J Clin Lab Invest [Suppl 97] 21: 1–109 – 4. Fabricius HÅ, Stahn R (1979) Human primary T-cell lines in lectin-free media. Immunobiology 156: 364–371 – 5. Fabricius HÅ, Köttgen E, Stahn R, Mücke S, Osswald B (1980) The role of serum proteins in PHA-induced production of interleukin-2 by human peripheral blood lymphocytes. Behring Inst Mitt 67: 249–251 – 6. Köttgen E, Fabricius HÅ, Stahn R, Gerok W (1981) T-Lymphocyten-Aktivierung. Untersuchungen zur Funktion von Mediatorproteinen. Klin Wochenschr 59 (im Druck) – 7. Zimmermann EF, Voorting-Hawking M, Michael JG (1977) Immunosuppression of sialylated alpha-fetoprotein. Nature 265: 354–356 – 8. Holzer H, Heinrich PC (1980) Control of proteolysis. Ann Rev Biochem 49: 63–91

Müller, C., Wernet, P., Ziegler, A., Heinrichs, H., Steinke, B., Waller, H. D.
(Abt. II der Med. Klinik Tübingen)

## Monoklonale Antikörper gegen B-Zelldifferenzierungsantigene charakterisieren unterschiedliche Formen der chronischen lymphatischen Leukämie*

Die chronische lymphatische Leukämie (CLL), die ca. 30% aller Leukosen im Erwachsenenalter erfaßt, ist meist durch eine monoklonale Proliferation von B-Zellen, in seltenen Fällen auch von T-Lymphozyten gekennzeichnet. Obwohl die Tumorzellen der Patienten mit B-CLL viele Ähnlichkeiten zu normalen B-Zellen aufweisen, können häufig sehr unterschiedliche funktionelle Defekte nachgewiesen werden [1]. Diese Befunde sprechen daher für Regulationsstörungen verschiedener B-Zelldifferenzierungsstadien, die möglicherweise auch in klinisch rasch bzw. langsam progredienten Krankheitsverläufen trotz einheitlichem morphologischen Bild Ausdruck finden.

Um den Differenzierungsgrad solcher B-CLL-Zellen zu analysieren, wurden mit Hilfe ausgewählter monoklonaler Antikörper Oberflächenmerkmale peripherer Lymphozyten von 13 Patienten mit CLL und zwei Patienten mit Immunozytomen (IC) untersucht. Das Krankheitsstadium wurde nach den Kriterien von Rai [2] bestimmt. Die peripheren Leukozytenzahlen lagen zwischen 7 900 und 240 000/mm$^3$. Bei neun der untersuchten CLL-Patienten wurde die Diagnose nach lymphozytärer Infiltration im Knochenmark (> 40%) sowie peripherer Lymphozytose gestellt, bei sechs der untersuchten Patienten wurde die Diagnose auch histologisch verifiziert.

Zur Bestimmung von Oberflächenantigenen wurden Lymphozyten aus heparinisiertem Blut über Ficoll-Dichtegradienten isoliert und in der indirekten Immunfluoreszenz markiert.

Die dazu verwendeten monoklonalen Antikörper waren gegen HLA-ABC-Antigene (W6/32.HL) und HLA-D-Antigene (YD1/63.4.10), gegen verschiedene T-Zellsubpopulationen (Na1/34, T 28, TÜ 14) sowie gegen B-Zellen gerichtet. Während YD1/48.13.12 mit „reifen" B-Zellen des Blutes reagierte, markierte der Mc-AK TÜ 1 Zentrozyten und follikuläre Mantelzellen im normalen Lymphknoten sowie ca. 1–4% der peripheren B-Zellen. Zwei Antikörper erfaßten gemeinsame Antigendeterminanten auf T- und B-Zellsubpopulationen.

Genaue Angaben über Spezifitäten und Herstellungsmethoden der einzelnen Antikörper sind in den Referenzen [3–8] beschrieben.

80–90% der peripheren Lymphozyten aller untersuchten Patienten wurden durch den Nachweis von monoklonalen Oberflächenimmunglobulinen und gleichzeitiger Exprimierung von HLA-DR-Antigenen als B-Zellen charakterisiert. Bei zwölf der Patienten wurde monoklonales IgM an der Zelloberfläche gefunden, sechs dieser Patienten zeigten gleichzeitig auch IgD.

Nur ca. 5–10% der Lymphozyten, die mit den Antikörpern T 28 und TÜ 14 reagierten, erwiesen sich als restliche T-Zellpopulation (Tabelle 1). Alle proliferierenden B-Zellen der untersuchten Patienten wurden von den Mc-Ak Lyt 2 und TÜ 12 markiert, die auch einen Teil der noch vorhandenen T-Zellen erfaßten. Ähnliche Markierungsmuster, die gemeinsame Antigendeterminanten auf T-Zellsubpopulationen und CLL-B-Zellen zeigen, sind auch von anderen Autoren beschrieben worden [9]. Solche Oberflächenmerkmale könnten auf eine frühe Differenzierungsstufe der leukämischen B-Zellen hinweisen, die nach der Entwicklung aus einer gemeinsamen Vorläuferzelle noch bestimmte Antigene mit T-Zellsubpopulationen teilen. Da die MC-AK Lyt 2 und TÜ 12 auch Untergruppen normaler B-Zellen markieren, könnten mit diesen Antikörpern auch Proliferationen bestimmter B-Zellsubpopulationen bei den Patienten mit CLL und IC charakterisiert werden.

---

* Mit Unterstützung der Deutschen Forschungsgemeinschaft, „Leukämieforschergruppe" Wa 139, Projekt AI/3

**Tabelle 1.** Zelloberflächenmarkerprofil (A) von Patienten mit lymphozytischem bzw. lymphoplasmozytoidem NON-Hodgkin-Lymphom im Vergleich zu normalen Lymphozyten und Zellinien

| Antikörper-bezeichnug | Periphere Lymphozyten, gesamt | Periphere T-Zellen[a] | Periphere B-Zellen[b] | Thymozyten | B-Zellinie SL 6866 | CLL (PB) $n = 13$ | IC (PB) $n = 2$ |
|---|---|---|---|---|---|---|---|
| **I** | | | | | | | |
| W6/32.HL | 100 | 100 | 100 | 94 | 100 | 100 | 100 |
| W6/32.HK | 0 | 0 | 0 | 1 | 0 | 0 | 0 |
| **II** | | | | | | | |
| Na1/34 | 0 | 1 | 0 | 93 | 0 | 0– 5 | 0/0 |
| T 28 | 82 | 96 | 12 | 71 | 0 | 3–33 | 4/3 |
| TÜ 14 | 61 | 98 | 14 | 95 | 0 | 5–14 | 3/1 |
| **III** | | | | | | | |
| YD1/63.4.10 | 36 | 24 | 90 | 2 | 100 | 84–100 | 95/100 |
| YD1/48.13.12 | 34 | 16 | 86 | 1 | 98 | 1– 86 | 50/ 96 |
| TÜ 1 | 1 | 0 | 4 | 0 | 94 | 9– 96 | 29/ 83 |
| **IV** | | | | | | | |
| LYT 2 | 71 | 80 | 38 | 98 | 0 | 94– 98 | 91/ 97 |
| TÜ 12 | 98 | 78 | 71 | 97 | 0 | 90–100 | 96/ 99 |

Zahlen geben Prozentsatz der positiven Zellen in der indirekten Immunfluoreszenz an. Isolation der Zellen erfolgte über Ficoll-Dichtegradienten
[a] Nicht Nylon-Watte-adhärente Lymphozyten
[b] Nylon-Watte-adhärente Lymphozyten

Zur genaueren Bestimmung des Differenzierungsgrades der CLL-B-Zellen haben wir daher die Mc-AK YD1/48.13.12 und TÜ 1 eingesetzt. YD1/48.13.12, der vorwiegend „reife" B-Zellen des Blutes erkennt, reagierte bei 12 von 13 Patienten mit CLL nur mit 1–7% der Lymphozyten. Bei einem Patienten mit CLL und beiden Patienten mit IC erfaßte jedoch der Mc-AK YD1/48.13.12 einen hohen Anteil der pathologischen B-Zellen. Diese YD1/48.13.12-positiven Zellen zeigen möglicherweise eine spätere Differenzierungsstufe der B-Zellreihe, die auf eine Unterteilung der CLL in unreife Formen und Übergänge zu Immunozytomen hinweist. Der Mc-AK TÜ 1, der im normalen Lymphknoten Zentrozyten und follikuläre Mantelzellen erkennt, markierte bei allen untersuchten Patienten unabhängig vom Stadium der Erkrankung und von der

**Tabelle 2.** Peripheres Zelloberflächenmarkerprofil von Patienten mit lymphozytischem bzw. lymphoplasmozytoidem NON-Hodgkin-Lymphom im Vergeich zu Leukozytenzahl und RAI-Stadium

| Antikörperbezeichnung | Patientenprotokoll-Nr. | | | | | |
|---|---|---|---|---|---|---|
| | 7779 CLL | 7814 CLL | 8292 CLL | 5281 CLL | 5280 CLL | 7876 IC |
| YD1/63.4.10 | 85 | 92 | 85 | 87 | 95 | 100 |
| YD1/48.13.12 | 1 | 0 | 1 | 7 | 96 | 80 |
| TÜ 1 | 9 | 21 | 16 | 96 | 83 | 92 |
| Leukozytenzahl | 7 400 | 18 600 | 19 300 | 23 000 | 66 000 | 240 000 |
| RAI-Stadium | I | I | IV | 0 | IV | IV |

Zahlen geben Prozentzahlen der positiven Zellen in der indirekten Immunfluoreszenz an

Anzahl der peripheren Leukozyten sehr unterschiedliche Prozentsätze der pathologischen Zellen (9–96%) (Tabelle 2). Dieser Antikörper, der bei Normalpersonen nur eine B-Zellsubgruppe erfaßt, könnte somit bei einzelnen CLL-Patienten eine isolierte Proliferation solcher TÜ 1-positiver Zellen aufzeigen und zu einer weiteren Differenzierung der CLL führen. Für CLL-B-Zellen wurden unterschiedliche Weiterdifferenzierungskapazitäten zu Immunglobulin sezernierenden Zellen beschrieben [1]. Ob der quantitative Anteil TÜ 1-markierter Zellen bei CLL-Patienten als Ausdruck solcher funktioneller Differenzen verstanden werden kann und damit möglicherweise über die Proliferationsrate der Erkrankung Aufschluß gibt, müssen Verlaufstudien einzelner Patienten zeigen.

Zusammenfassend zeigen die untersuchten B-CLL Zelloberflächencharakteristika, die auf ein frühes Differenzierungsstadium in der B-Zellreihe hinweisen und mit Proliferationen verschiedener B-Zellsubpopulationen einherzugehen scheinen.

*Literatur*

1. Fu SM, Chiorazzi N, Kunkel HG (1979) Differentiation capacity and other properties of the leukemic cells of chronic lymphocytic leukemia. Immunol Rev 48: 23 – 2. Rai K, Sawitsky A, Cronkite E, Chanana A, Levy R, Pasternack B (1975) Clinical staging of chronic lymphocytic leukemia. Blood 46: 219 – 3. Barnstable CJ, Bodmer WF, Brown G, Galfré G, Milstein C, Williams AF, Ziegler A (1978) Production of monoclonal antibodies to group A erythrocytes HLA and other human cell surface antigens – New tools for genetic analysis. Cell 14: 9 – 4. Ziegler A, Milstein C (1979) A small polypeptide different from $\beta_2$-microglobulin associated with a human cell surface antigen. Nature 279: 243 – 5. McMichael AJ, Pilch IR, Galfré G, Mason DY, Fabre JW, Milstein C (1979) A human thymocyte antigen defined by a hybrid myeloma monoclonal antibody. Eur J Immunol 9: 205 – 6. Heinrichs H, Britzelmeier C, Wernet P, Ziegler A (1979) Specificities of monoclonal antibodies defined on human cell lines and leukemic cells. Immunobiology 156: 225 – 7. Bevereley PC (1981) Human leukocyte antigens. Modern trends in human leukemia IV. Springer, Berlin Heidelberg New York (in press) – 8. Ziegler A, Stein H, Müller C, Wernet P (1981) TÜ 1: A monoclonal antibody defining a B-cell subpopulation – usefullness for the classification of NHL. Leukemia Marker Conference, Wien (in press) – 9. Boumsell L, Coppin H, Pham D, Raynal B, Lemerle J, Dausset J, Bernard A (1980) An antigen shared by a human T cell subset and B cell chronic lymphocytic leukemic cells: Distribution on normal and malignant lymphoid cells. J Exp Med 152: 229

Meusers, P., König, E., Brittinger, G. (Hämatolog. Abt. der Med. Klinik und Poliklinik des Univ.-Klinikums der GHS Essen)

## Zur Enzymopenie der T-Lymphozyten bei Patienten mit chronischer lymphatischer Leukämie vom B-Zellentyp

Durch frühere Untersuchungen konnte gezeigt werden, daß Patienten mit chronischer lymphatischer Leukämie (CLL) in den Blutlymphozyten eine Verminderung der lysosomal lokalisierten Aktivitäten von saurer Phosphatase (EC 3.1.2.2), $\beta$-D-Glucuronidase (EC 3.2.1.31) [1] und $\beta$-N-Acetyl-D-Glucosaminidase (EC 3.2.1.30) (NAGase) [2] aufweisen. Am Beispiel der sauren Phosphatase wurde demonstriert, daß diese Aktivitätsminderung vorwiegend Folge eines Aktivitätsverlustes der B-Lymphozyten ist [3]. Die Enzymopenie der B-CLL-Lymphozyten kann somit als Ausdruck der Abnormität und nicht der B-Zellennatur dieser neoplastischen Lymphozyten angesehen werden.

Während die überwiegende Zahl der Untersucher [4] bisher eine normale Funktion der T-Lymphozyten bei B-CLL angenommen hat, liegen inzwischen einige Befunde vor, die an der Normalität der CLL-T-Lymphozyten zweifeln lassen. So fand Utsinger [5] anders als Wybran et al. [6] eine Beeinträchtigung der an Säulen aus Nylon-Wolle angereicherten T-Lymphozyten in ihrer Reaktion auf Phytohämagglutinin und Pokeweed-Mitogen. Epstein und Cline [7] beobachteten darüber hinaus eine Verminderung der Interferonproduktion mitogenstimulierter CLL-T-Lymphozyten gegenüber normalen T-Lymphozyten. Bereits in den 60er Jahren konnten gewisse Störungen der zellulären Immunität, wie eine fehlende Reaktivität nach Sensibilisierung mit Dinitrofluorobenzol [8] sowie eine verzögerte Hauttransplantatabstoßung [9, 10] nachgewiesen werden.

In Kenntnis dieser wenigen, auf eine eventuelle T-Zellenalteration bei der B-CLL hinweisenden Befunde wurden die o. g. lysosomalen Enzyme in T-zellenreichen Homogenaten von 43 Patienten mit B-CLL und sieben Normalpersonen untersucht. Die Lymphozyten wurden aus heparinisiertem peripheren Blut mit Hilfe der Dichtegradientenzentrifugation unter Verwendung von Ficoll-Natriummetrizoat [11] gewonnen. Analog konnten die mit Schaferythrozyten rosettenbildenden T-Lymphozyten mit Hilfe der Dichtegradientenzentrifugation von den B-Zellen getrennt werden, indem die Blutlymphozyten nach Rosettenbildung mit neuraminidasebehandelten Schaferythrozyten über Ficoll-Natriummetrizoat geschichtet und zentrifugiert wurden [6]. Die T-Zellen, die in Folge der Rosettenbildung „schwerer" sind, durchwandern bei der Zentrifugation den Ficoll-Gradienten und sammeln sich in der Bodenfraktion, wobei die T-Zellenanreicherung bei Normalpersonen 90% und bei CLL-Patienten 50% betrug. Bezüglich der Homogenatpräparation, der für die Enzymaktivitätsanalyse offensichtlich unbedeutenden Monozytenkontamination und der Enzymbestimmung wird auf frühere Arbeiten verwiesen [2, 3].

Die Abb. 1 läßt erkennen, daß 55,5 ± 3,7% der mit Hilfe der Dichtegradientenzentrifugation isolierten mononukleären Zellen von Normalpersonen mit neuramini-

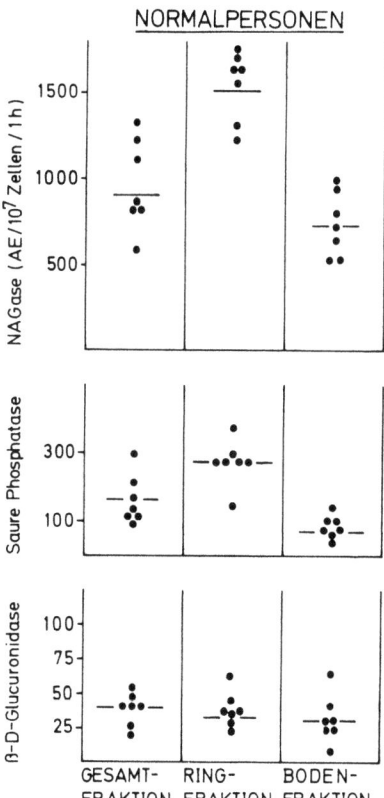

**Abb. 1.** Aktivität der sauren Phosphatase (s.P.), $\beta$-D-Glucuronidase ($\beta$-Gluc) und NAGase in unfraktionierten Blutlymphozyten. Aktivitätseinheiten ± Standardabweichung des Mittelwertes: s.P. = nmol anorganisches Phosphat pro $10^7$ Zellen pro 1 Std; $\beta$-Gluc = nmol Phenolphthalein pro $10^7$ Zellen pro 1 Std; NAGase = nmol p-Nitrophenol pro $10^7$ Zellen pro 1 Std. RbL = Lymphozyten, die mit neuraminidasebehandelten Schaferythrozyten Rosetten bilden = T-Lymphozyten. Unfraktionierte normale Lymphozyten: 55,5 ± 3,7% RbL; 966,7 ± 96,5 AE NAGase; 38,5 ± 4,5 $\beta$-Gluc; 154,1 ± 29,1 s.P. B-lymphozytenreiche Ringfraktion: 2,2 ± 0,9% RbL; 1542,4 ± 74,1 AE NAGase; 34,9 ± 6,0 AE $\beta$-Gluc; 270,5 ± 26,2 AE s.P. T-lymphozytenreiche Bodenfraktion: 89,1 ± 3,0% RbL; 736,5 ± 67,7 AE NAGase; 31,4 ± 7,0 $\beta$-Gluc; 81,6 ± 12,2 s.P. Die Signifikanz der Unterschiede zwischen den Enzymaktivitäten in den Lymphozyten der verschiedenen Fraktionen wurde entsprechend dem Student-$t$-Test berechnet. Signifikant bzw. nicht signifikant (n.s.) war der Aktivitätsunterschied zwischen unfraktionierten und B-Lymphozyten ($p < 0,005$ für s.P., n.s. für $\beta$-Gluc, $p < 0,005$ für NAGase), zwischen unfraktionierten und T-Lymphozyten ($p < 0,0025$ für s.P., n.s. für $\beta$-Gluc, $p < 0,0025$ für NAGase) und zwischen T- und B-Lymphozyten ($p < 0,0005$ für s.P., n.s. für $\beta$-Gluc, $p < 0,005$ für NAGase)

dasebehandelten Schaferythrozyten Rosetten bildeten und damit als T-Lymphozyten identifiziert werden konnten. Während sich in der Bodenfraktion 89,1 ± 3,0% T-Lymphozyten fanden, konnten in der Ringfraktion lediglich 2,2 ± 0,9% T-Lymphozyten beobachtet werden. Die NAGaseaktivität pro $10^7$ Zellen war in der B-lymphozytenreichen Ringfraktion deutlich höher (1542,4 ± 74,1 Aktivitätseinheiten; AE) als in der T-Lymphozytenreichen Bodenfraktion (736,5 ± 67,7 AE). Noch stärker ausgeprägt war der Aktivitätsunterschied zwischen T- und B-Lymphozyten bei der Untersuchung der sauren Phosphatase, die pro $10^7$ Zellen in der B-lymphozytenreichen Ringfraktion 270,5 ± 26,2 AE enthielt gegenüber 81,6 ± 12,2 AE in der T-lymphozytenreichen Bodenfraktion. Im Gegensatz zu diesen Enzymen wies die $\beta$-D-Glucuronidase keine Aktivitätsunterschiede zwischen rosettierenden (31,4 ± 7,0 AE) und nichtrosettierenden (34,9 ± 6,0 AE) normalen Lymphozyten erkennen. Saure Phosphatase und NAGase können damit als Marker für normale B-Lymphozyten betrachtet werden.

Die durch Dichtegradientenzentrifugation aus dem peripheren Blut gewonnenen Lymphozyten von Patienten mit B-CLL bildeten nur in 8,2 ± 0,8% Rosetten mit Schaferythrozyten.

In der Ringfraktion fanden sich weniger als 1% rosettierende Lymphozyten, während in der Bodenfraktion 49,7 ± 2,5% T-Lymphozyten angereichert werden konnten (Abb. 2). Die Kontamination mit B-Lymphozyten war damit beträchtlich höher als in der entsprechenden Fraktion normaler Lymphozyten. Auf die Aktivitätsminderung aller drei Enzyme in den Homogenaten reiner B-Lymphozyten von Patienten mit B-CLL soll im weiteren nicht eingegangen werden. Die Aktivität der NAGase in den CLL-T-Lymphozyten (264,2 ± 25,4 AE) war auf etwa ein Drittel derjenigen normaler T-Zellen

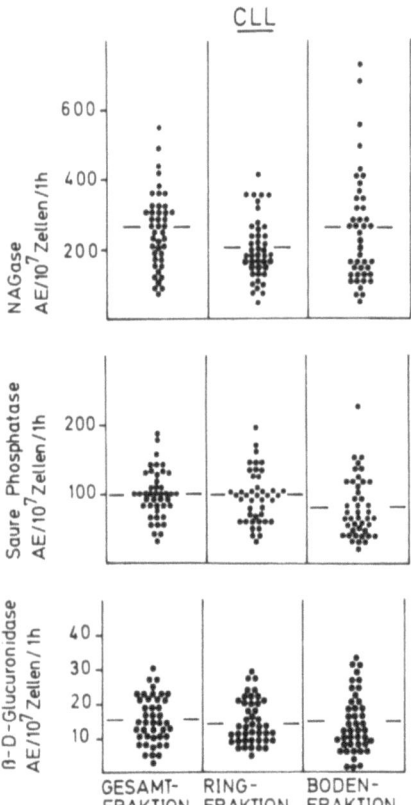

**Abb. 2.** Aktivität der NAGase, der sauren Phosphatase und $\beta$-D-Glucuronidase in unfraktionierten Lymphozyten (Gesamtfraktion) und B-(Ringfraktion) bzw. T-(Bodenfraktion)-Lymphozyten von Patienten mit CLL ($n = 43$); s. auch Abb. 1. Gesamtfraktion: 8,2 ± 0,8% RbL; 264,5 ± 16,5 AE NAGase, 15,0 ± 1,1 $\beta$-Gluc; 103,7 ± 5,3 AE s.P. Ringfraktion: < 1% RbL; 201,2 ± 13,4 AE NAGase; 13,5 ± 1,0 AE $\beta$-Gluc; 98,8 ± 5,7 AE s.P. Bodenfraktion: 49,7 ± 2,5% RbL; 264,2 ± 25,4 AE NAGase; 14,1 ± 1,4 AE $\beta$-Gluc; 79,8 ± 6,7 AE s.P. Der Unterschied zwischen den Enzymaktivitäten der Fraktionen von CLL-Lymphozyten war signifikant bzw. nicht signifikant (n.s.): Unfraktionierte Lymphozyten gegenüber B-Lymphozyten n.s. für s.P. und $\beta$-Gluc, $p < 0,0005$ für NAGase; unfraktionierte Lymphozyten gegenüber T-Lymphozyten (RbL) $p < 0,005$ für s.P., n.s. für $\beta$-Gluc und NAGase; B-Lymphozyten gegenüber T-Lymphozyten $p < 0,0025$ für s.P., n.s. für $\beta$-Gluc, $p < 0,005$ für NAGase. Signifikant bzw. nicht signifikant war der Aktivitätsunterschied zwischen normalen T-Lymphozyten und CLL-T-Lymphozyten: n.s. für s.P., $p < 0,0005$ für $\beta$-Gluc und NAGase

(736,5 ± 67,7 AE) vermindert. Der Aktivitätsunterschied zwischen normalen T-Lymphozyten (736,5 AE) und CLL-B-Lymphozyten (201,2 AE) reichte nicht aus, den Aktivitätsunterschied zwischen normalen T-Lymphozyten (736,5 AE) und CLL-T-Lymphozyten (264,2 AE) zu erklären. Ginge man von der Annahme aus, daß die Aktivitätsminderung der CLL-T-Lymphozyten ausschließlich Folge der kontaminierenden CLL-B-Lymphozyten wäre, so hätte die Enzymaktivität – unter Zugrundelegung eines 50%igen Anteils normaler T-Lymphozyten und eines 50%igen Anteils von CLL-B-Lymphozyten mit jeweils 50% der Aktivität von 736,5 bzw. 201,2 AE – in den T-zellenreichen Homogenaten von CLL-B-Patienten nur auf etwa 470 AE abfallen dürfen, während der gefundene Wert bei 264,2 AE lag. Um diesen Unterschied zu erklären, muß die Aktivität der CLL-T-Lymphozyten gegenüber derjenigen normaler T-Lymphozyten um mindestens die Hälfte abgenommen haben. In den T- und B-zellenreichen Homogenaten von CLL-Lymphozyten war die $\beta$-D-Glucuronidase gleichmäßig um mehr als die Hälfte derjenigen von normalen T- und B-Lymphozyten vermindert. Im Gegensatz dazu war die saure Phosphataseaktivität in der T-zellenreichen Bodenfraktion von CLL-Patienten im Vergleich zur entsprechenden Fraktion normaler Lymphozyten (79,8 ± 6,7 AE gegenüber 81,6 ± 12,2 AE) nicht vermindert, wobei jedoch nicht auszuschließen ist, daß die etwa 50%ige Beimengung von CLL-B-Lymphozyten eine leichte Aktivitätsminderung der CLL-T-Lymphozyten maskiert.

Das Verhalten der NAGase und der $\beta$-D-Glucuronidase bei Patienten mit B-CLL ist insofern überraschend, als offensichtlich nicht nur die neoplastischen B-Zellen, sondern auch die restlichen T-Zellen eine Verminderung lysosomaler Enzyme oder von Lysosomen erkennen lassen.

Neben diesen ersten biochemischen Befunden, die auf eine Alteration der Restpopulation von T-Lymphozyten bei B-CLL hinweisen, liegen inzwischen auch einige immunologische Befunde vor, die für eine Abnormität dieser bisher zumeist als normal angesehenen Zellpopulation sprechen. Ergebnisse der Arbeitsgruppe um Kunkel [12–14] sprechen dafür, daß ein T-Helferzelldefekt als typische Funktionsstörung bei Patienten mit B-CLL angenommen werden muß. Angereicherte T-Lymphozyten aus dem peripheren Blut von Normalpersonen können die Differenzierung allogener Tonsillen-B-Lymphozyten und die Sekretion spezifischer, gegen schafrosettenbildende Lymphozyten gerichteter Antikörper unterstützen, während isolierte T-Zellen aus dem Blut von Patienten mit CLL in einem derartigen Testsystem keine allogene Helferzellaktivität entwickeln. Die Autoren schließen nicht aus, daß dieser T-Zellendefekt von Patienten mit B-CLL ursächlich an der Hypogammaglobulinämie von Patienten mit CLL beteiligt ist [13], da bei einigen Patienten durch Zugabe von normalen, allogenen T-Lymphozyten die neoplastischen B-Lymphozyten zur Antikörperproduktion stimuliert werden konnten [15]. Für die Annahme, daß eine gestörte immunologische Funktion des T-Zellensystems bevorzugt zu Tumoren des Immunsystems selbst führt, sprechen zwei Beobachtungen. Bei Patienten mit zellulärem Immundefekt fanden Melief und Schwartz [16] eine starke Zunahme von Neoplasien im Vergleich zu immunologisch normalen Personen, wobei 47 von 58 derartigen Tumorpatienten ein malignes Lymphom oder eine akute Leukämie entwickelt hatten. Die zweite Beobachtung beruht auf den von Hoover und Fraumeni [17] retrospektiv analysierten 6297 nierentransplantierten Patienten.

Alle Patienten waren immunsuppressiv behandelt worden. Etwa 5% von ihnen entwickelten Malignome, wobei eine auffällig hohe Rate an lymphoproliferativen Systemerkrankungen beobachtet wurde, die diejenige immunologisch normaler Personen um das 700fache übertraf. Die Störung des lymphatischen Systems führt also bevorzugt zu Tumoren desselben Systems, ein Befund, der die Annahme nahelegt, daß z. B. die B-CLL als Folge einer gestörten T-Lymphozytenfunktion entstehen kann. Diese Hypothese wird durch die hier dargelegten eigenen biochemischen Untersuchungen gestützt.

*Literatur*

1. Douglas SD, Cohnen G, König E, Brittinger G (1973) Lymphocyte lysosomes and lysosomal enzymes in chronic lymphocytic leukemia. Blood 41: 511–518 – 2. Meusers P, König E, Schumacher C, Brittinger G (1977) Zur Enzymopenie der Blutlymphocyten von Patienten mit chronischer lymphatischer Leukämie. Verh Dtsch Ges Inn Med 83: 1108–1110 – 3. Meusers P, König E, Fink U, Brittinger G (1976) Lysosomal acid phosphatase: Differences between normal and chronic lymphocytic leukaemia T and B lymphocytes. Blut 33: 313–318 – 4. Theml H (1978) Die chronische lymphatische Leukämie. In: Begemann H (Hrsg) Blut und Blutkrankheiten, Bd II, Teil 6: Leukämien. In: Schwiegk H (Hrsg) Handbuch der Inneren Medizin. Springer, Berlin Heidelberg New York, S 519–619 – 5. Utsinger PD (1975) Impaired T-cell transformation in chronic lymphocytic leukemia (CLL): Demonstration of blastogenesis inhibitory factor. Blood 46: 883–890 – 6. Wybran J, Chanter S, Fudenberg HH (1973) Isolation of normal T cells in chronic lymphatic leukaemia. Lancet 1: 126–129 – 7. Epstein LB, Cline MJ (1974) Chronic lymphocytic leukemia. Studies on mitogen stimulated lymphocyte interferon function. Clin Exp Immunol 16: 553–563 – 8. Cone L, Uhr JH (1964) Immunological deficiency disorders associated with chronic lymphocytic leukemia and multiple myeloma. J Clin Invest 43: 2241–2248 – 9. Miller DG, Lizardo IG, Snyderman RK (1961) Homologous and heterologous skin transplantation in patients with lymphomatous disease. J Natl Cancer Inst 26: 569–583 – 10. Miller DG (1962) Patterns of immunological deficiency in lymphomas and leukemias. Ann Intern Med 57: 703–716 – 11. Böyum A (1968) Isolation of mononuclear cells and granulocytes from human blood. Scand J Clin Lab Invest [Suppl 97] 21: 77–89 – 12. Fu SM, Chiorazzi N, Wang CY, Montazeri G, Kunkel HG, Ko HS, Gottlieb AB (1978a) Ia bearing T lymphocytes in man. Their identification and role in the generation of allogeneic helper activity. J Exp Med 148: 1423–1428 – 13. Fu SM, Chiorazzi N, Kunkel HG (1979) Differentiation capacity and other properties of the leukemic cells of chronic lymphocytic leukemia. Immunolog Rev 48: 23–44 – 14. Chiorazzi N, Fu SM, Montazeri G, Kunkel HG, Rai KR, Gee T (1979) T cell helper defect in patients with chronic lymphocytic leukemia. J Immunol 122: 1087–1090 – 15. Fu SM, Chiorazzi N, Kunkel HG, Halper JP, Harris SR (1978b) Induction of in vitro differentiation and immunoglobulin synthesis of leukemic B lymphocytes. J Exp Med 148: 1570–1578 – 16. Melief CJM, Schwartz RS (1975) Immunocompetence and malignancy. In: Becker FF (ed) Cancer: A comprehensive treatise, vol 1. Plenum Press, New York, pp 121–160 – 17. Hoover R, Fraumeni JF Jr (1973) Risk of cancer in renal-transplant recipients. Lancet 2: 55–57

Gamm, H., Preiß, J., Fischer, J., Schniepp, I., Zeile, G. (Abt. für Hämatologie, Klinikum der Univ. Mainz)
## Verbesserung der mittleren Überlebenszeit durch Splenektomie bei Patienten mit chronischer lymphatischer Leukämie im Stadium IV

1975 publizierten Rai et al. [3] eine Stadieneinteilung der chronischen lymphatischen Leukämie (CLL), die auf klinischen und hämatologischen Kriterien beruht. Sie unterscheidet fünf Stadien (0–IV), wobei das Stadium II durch eine Splenomegalie, das Stadium III durch eine zusätzliche Anämie und das Stadium IV zusätzlich durch Thrombozytopenie charakterisiert sind. Die besonderen Merkmale des Stadium IV (Splenomegalie mit Anämie und Thrombozytopenie) werden allgemein als Ausdruck einer Knochenmarkinsuffizienz – Verdrängung der normalen Hämopoese durch lymphozytäre Infiltrate – gedeutet. Auf Grund von nuklearmedizinischen Milzfunktionsuntersuchungen bei Patienten mit Splenomegalie bei anderen hämatologischen Erkrankungen vermuteten wir, daß die periphere Zytopenie bei der CLL im Stadium IV auch Ausdruck eines Hypersplenismus sein könnte. Soweit Anämie und Thrombozytopenie durch diese vermehrte Zellsequestration in der Milz bedingt sind, wären sie grundsätzlich durch die Milzexstirpation behebbar.

Aus unserem Kollektiv von 220 Patienten mit CLL wurden 43 Patienten splenektomiert. Die häufigste Indikation war der zunehmende Transfusionsbedarf und die Thrombozytopenie. 35 der 43 splenektomierten Patienten befanden sich präoperativ im Stadium IV. Eine Reklassifizierung wurde 3–6 und 12 Monate nach Splenektomie vorgenommen: Zum ersten Stichdatum wechselten 24 der 35 splenektomierten Patienten ins Stadium II und nach 12 Monaten waren noch 22 Patienten im Stadium II verblieben. Bei den übrigen Patienten führte die Milzexstirpation zu keiner wesentlichen Besserung der hämatologischen Parameter.

Die mittlere Überlebenszeit der Patienten im Stadium IV beträgt nach Rai et al. 19 Monate. Bei unseren *nicht* splenektomierten Patienten mit CLL im Stadium IV ($n = 28$) betrug die mittlere Überlebenszeit 18 Monate. Die mittlere Überlebenszeit der 35 splenektomierten Patienten im Stadium IV betrug vom Zeitpunkt der Splenektomie an gerechnet 44 Monate.

Bei den 24 Patienten, die nach Splenektomie in das Stadium II reklassifiziert werden konnten, verlängert sich die mittlere Überlebenszeit vom Zeitpunkt der Splenektomie an sogar auf 66 Monate und erreicht damit fast die Werte, die Rai für seine Patienten im primären Stadium II mit 71 Monaten angibt. Die Patienten, die nach der Milzexstirpation im Stadium III und IV verblieben waren, erreichten hingegen nur eine mittlere Überlebenszeit von ca. 10 Monaten ab dem Zeitpunkt der Splenektomie (Abb. 1).

Die beiden Patientengruppen unterscheiden sich weder im Alter, Geschlecht und in der Krankheitsdauer bis zur Splenektomie noch in den präoperativen hämatologischen Laborparametern (Tabelle 1).

Bei den erfolgreich operierten Patienten, die in ein Stadium II reklassifiziert werden konnten, war somit nicht die Knochenmarkinsuffizienz die entscheidende Ursache der Anämie und Thrombozytopenie, sondern ein okkulter, d. h. nicht erkannter Hypersplenismus. Wir haben mit Hilfe nuklearmedizinischer Verfahren einen Test entwickelt, mit dem es präoperativ möglich ist, einen okkulten Hypersplenismus nicht nur objektiv nachzuweisen, sondern auch zu quantifizieren [1, 2].

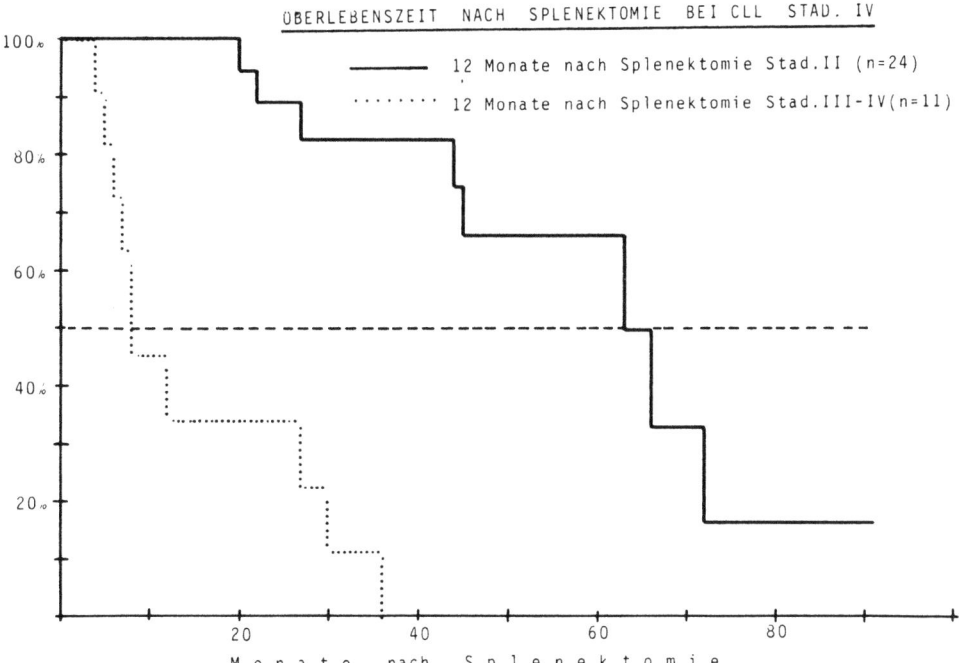

**Abb. 1.** Überlebenszeit der 24 Patienten, die nach Splenektomie in das Stadium II reklassifiziert werden konnten (ausgezogene Linie) und der elf Patienten, die nach Milzexstirpation nur in das Stadium III aufrückten oder im Stadium IV verblieben (gepunktete Linie)

**Tabelle 1.** Befunde *vor* Splenektomie der Patienten mit CLL im Stadium IV, die 12 Monate *nach* Splenektomie in das Stadium II oder III und IV reklassifiziert wurden

|  | II | III-IV |
|---|---|---|
| Zahl der Patienten | 24 | 11 |
| Alter | 61,8 ± 7,7 | 61,6 ± 9,2 |
| Geschlecht | 12♂ : 12♀ | 6♂ : 5♀ |
| Krankheitsdauer vor Splenektomie (Monate) | 15,9 ± 19,5 (1-57) | 18,4 ± 14,8 (1-42) |
| Hb (g%) | 11,3 ± 1,6 | 10,8 ± 2,2 |
| Thrombozyten (pro mm$^3$) | 71 700 ± 19 500 | 49 000 ± 26 700 |
| Milzgewicht (g) | 1 590 ± 920 | 1 380 ± 525 |

Wir verwenden hierzu wärmealterierte Erythrozyten (20 min bei 49,5° C), die obligat im retikulären Maschenwerk der roten Milzpulpa sequestriert werden. Eine normale Milz kann ca. 60 ml wärmealterierter Erythrozyten sequestrieren, bevor die Filtrationsräume der Milz erschöpft sind. Werden mehr als 60 ml aufgenommen, bedeutet dies, daß die Filtrationsräume der Milz absolut vergrößert sind, die Sequestrationsleistung der Milz erhöht ist und somit die Voraussetzung für ein Hyperspleniesyndrom gegeben ist.

Bei der von uns entwickelten Kapazitätsprüfung zur Abschätzung der Größe der Filtrationsräume der Milz wird eine kleine Menge (ca. 5 ml) radioaktiv markierter wärmealterierter Erythrozyten dem Patienten i.v. appliziert und die Anreicherungsrate der Radioaktivität in der Milz, bzw. die Elimination der Radioaktivität aus dem Blut gemessen.

Danach wird eine größere Menge nur wärmealterierter Erythrozyten (ca. 30-40 ml) appliziert (sog. Belastungsdosis), um dann nochmals mit radioaktiv markierten wärmealterierten Erythrozyten die verbliebene Eliminationsfunktion zu messen. Nach zwei bis drei Belastungsdosen, also nach Applikation von 100-150 ml wärmealterierter Erythrozyten, wird der Test beendet. Sinkt der Anteil der in der Milz sequestrierten radioaktiv markierten wärmealterierten Erythrozyten im Verlauf der Untersuchung stark ab, bedeutet dies, daß die Filtrationsräume der Milz erschöpft sind.

Bei 15 der 35 splenektomierten Patienten haben wir die beschriebene Kapazitätsprüfung der Milz durchgeführt. Wir konnten feststellen, daß bei sieben Patienten die Filtrationsräume der Milz absolut vergrößert waren, also ein Hyperspleniesyndrom vorlag. Bei acht Patienten waren die Sequestrationsräume trotz erheblicher Splenomegalie nicht vergrößert. Die präoperativen hämatologischen Parameter beider Patientengruppen wiesen wie bei dem oben beschriebenen Gesamtkollektiv keinen wesentlichen Unterschied auf. Nach Splenektomie war in der Gruppe mit präoperativ objektiviertem Hyperspleniesyndrom der Anstieg der Thrombozyten wesentlich höher und über längere Zeit anhaltend als in der Gruppe ohne Hyperspleniesyndrom.

*Zusammenfassung*

Bei etwa einem Drittel der Patienten mit CLL im Stadium IV konnte mit Hilfe der von uns entwickelten Kapazitätsprüfung der Milz mit wärmealterierten Erythrozyten eine Vergrößerung der Sequestrationsräume der Milz nachgewiesen und damit ein okkulter Hypersplenismus objektiviert werden.

Durch die Splenektomie wurde bei diesen Patienten die vorher bestehende Anämie und Thrombozytopenie so nachhaltig gebessert, daß sie in das Stadium II reklassifiziert werden konnten. Die mittlere Überlebenszeit dieser Patienten ($n = 24$) beträgt vom Zeitpunkt der Splenektomie an gerechnet 66 Monate gegenüber einer mittleren Überlebenszeit von 18 Monaten bei den nichtsplenektomierten Patienten des Stadium IV ($n = 28$). Die Splenektomie kann bei Patienten mit CLL bei Vorliegen eines Hyperspleniesyndroms eine entscheidende therapeutische Maßnahme sein.

*Literatur*

1. Fischer J (1971) Hypersplenismus. Was er ist, was er nicht ist. Internist 12: 176 – 2. Gamm H, Forgalski W, Fischer J (1976) Okkulter Hypersplenismus: Nachweis durch die Kapazitätsprüfung der Milz. In: Schmidt HAE, Berrocal J (Hrsg) Nuklearmedizin. Schattauer, Stuttgart New York, S 236 – 3. Rai KR, Sawitsky A, Cronkite EO, Chanana A, Levy RN, Pasternak BS (1975) Clinical staging of chronic lymphatic leukemia. Blood 46: 219

Leser, H.-G., Bärlin, E., Weltzien, H. U., Gemsa, D.
(Inst. für Immunologie und Serologie der Univ. Heidelberg)
### Die Wirkung von Lysolecithinanaloga (LLA) auf den Arachidonsäuremetabolismus von Makrophagen und die Mitogenantwort von Lymphozyten

Chemisch synthetisierte LLA, die eine große Strukturähnlichkeit mit dem in fast allen biologischen Membranen vorkommenden Lysolecithin aufweisen, haben nach Vorbefunden anderer Autoren immunstimulatorische Wirkung, d. h. sie können humorale wie zelluläre Immunreaktonen verstärken [1–3]. Darüber hinaus ist seit längerer Zeit bekannt, daß LLA in vitro wie in vivo zytotoxische Aktivität in experimentellen und in klinischen Tumorsystemen besitzen [4, 5]. Als mögliche Effektorzellen für diese zytotoxische Aktivität werden Makrophagen diskutiert. Untersuchungen über die Aktivierung von Makrophagen durch sogenannte Immunmodulatoren wie z. B. Corynebacterium parvum haben gezeigt, daß diese Substanzen häufig auch den Arachidonsäuremetabolismus von Makrophagen stimulieren. Das hierbei freigesetzte Prostaglandin E aus den Makrophagen kann jedoch die Reaktivität von Lymphozyten supprimieren, ein Befund, der den Einsatz von Corynebacterium parvum als Immunstimulans in der Klinik fragwürdig erscheinen läßt [6].

Auf dem Hintergrund der dargestellten Befunde wurden folgende zwei Fragen formuliert:
1. Beeinflussen LLA in vitro bzw. in vivo die Freisetzung von Prostaglandin E (PGE) und Thromboxan $B_2$ ($TXB_2$) aus Makrophagen? und
2. Wird durch die Applikation von LLA in vivo die Reaktivität von Milzlymphozyten beeinträchtigt?

Bevor im folgenden die Ergebnisse dargestellt werden, ist darauf hinzuweisen, daß die gezeigten Daten im Lewis-Rattensystem gewonnen wurden und Peritonealzellen für in vitro-Versuche durch intraperitoneale Caseininjektion induziert wurden.

Das auch in Systemen anderer Autoren aktive LLA ET-18-OCH$_3$ (ET-18) steigert in einem Konzentrationsbereich von $10^{-6}$ M die PGE-Freisetzung von Peritonealmakrophagen in vitro. Im Vergleich dazu erweist sich das zweite getestete LLA ET-12-H (ET-12) als unwirksam. Eine ähnliche Wirkung wie auf die PGE-Freisetzung hat ET-18 auf die $TXB_2$-Freisetzung von Peritonealmakrophagen in vitro. Auch hier zeigt ET-12 wieder keinen Effekt.

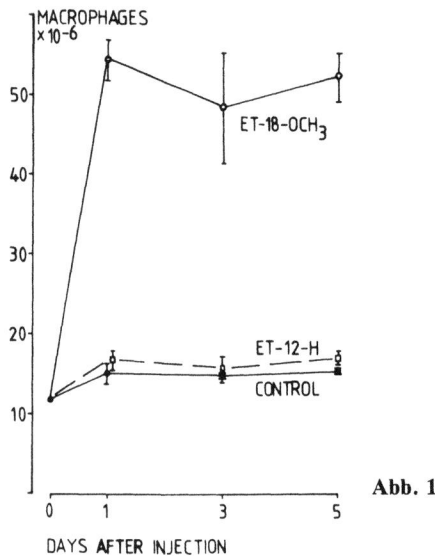

Abb. 1

Nachdem durch diese Befunde deutlich geworden war, daß das aktive LLA ET-18 die PGE-Freisetzung wie auch die $TXB_2$-Freisetzung von Peritonealmakrophagen in vitro steigern kann, wurde der Effekt der getesteten LLA in vivo überprüft. Hierzu wurden 2 mg des jeweiligen LLA pro Tier bzw. 2 ml physiologischer Kochsalzlösung pro Kontrolltier intraperitoneal zu Versuchsbeginn (also am Tage 0) injiziert. Nach 1, 3 und 5 Tagen wurden die Peritonealzellen durch Spülung der Bauchhöhle gewonnen. Die im folgenden dargestellten Ergebnisse repräsentieren jeweils die Untersuchung dreier gleichbehandelter Tiere. Unter den genannten Versuchsbedingungen konnte für ET-18 ein erheblicher Anstieg der Anzahl von Peritonealmakrophagen bereits nach 1 Tag beobachtet werden (Abb. 1). Dies galt weder für die mit ET-12 behandelten Tiere noch für die Kontrolltiere. Anhand von Kohlephagozytose und unspezifischer Esterasefärbung wurden unter den Peritonealzellen die Makrophagen identifiziert. Es fiel hierbei auf, daß unter ET-18 der Prozentsatz an Peritonealmakrophagen über 90% betrug,

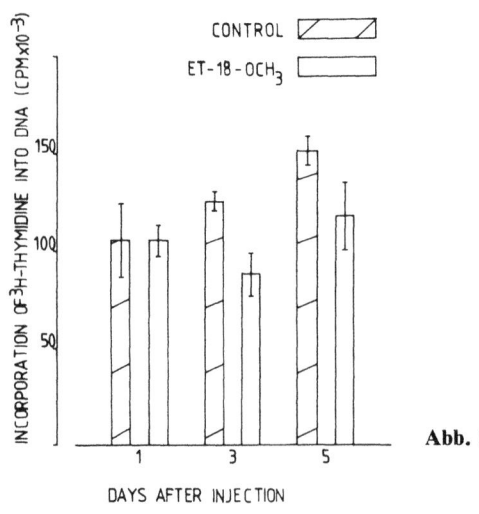

Abb. 2

während nach ET-12- bzw. Kochsalzgabe nur 60–70% der Peritonealzellen als Makrophagen identifiziert werden konnten.

Die PGE-Freisetzung der Peritonealzellen weist für die getesteten LLA keine Unterschiede im Vergleich zu den Kontrollen auf. Bezieht man die PGE-Produktion der Peritonealzellen jedoch auf den Makrophagenprozentsatz, so ergibt sich für die mit ET-18 behandelten Tiere eher eine geringere Freisetzung von PGE im Vergleich zu den Kontrollen.

Analog zu den Befunden für die Peritonealmakrophagen steigt auch der Prozentsatz an Milzmakrophagen bereits 1 Tag nach Gabe von ET-18 an. Dieser Anstieg ist weder bei den Kontrolltieren noch bei den mit ET-12 injizierten Tieren zu verzeichnen. Für die Milzzellen gilt ebenso wie für die Peritonealzellen, daß keine Differenzen bei der PGE-Freisetzung zwischen den unterschiedlich behandelten Tieren bezogen auf die gleiche Zellzahl festzustellen sind. Bezieht man die PGE-Produktion jedoch auf den jeweiligen Anteil an Milzmakrophagen, so wird deutlich, daß ET-18 eher zu einer verminderten PGE-Freisetzung aus den Milzmakrophagen im Vergleich zu den Kontrollen führt.

Schließlich wurde überprüft, inwieweit die Mitogenantwort der Milzlymphozyten durch die Gabe von LLA in vivo verändert wird.

Hierzu wurde nach Stimulation mit Concanavalin A der Einbau von tritiummarkiertem Thymidin in die DNS von Milzlymphozyten als Parameter für die Lymphozytenproliferation bestimmt. Abb. 2 zeigt, daß die Mitogenantwort der Milzlymphozyten 3 Tage nach intraperitonealer Injektion von ET-18 gegenüber den Kontrollen nur geringgradig supprimiert ist. Diese geringgradige Suppression ließ sich nur für die mit ET-18 behandelten Tiere ermitteln, allerdings lediglich in 50% der Experimente.

In Beantwortung der eingangs gestellten Fragen läßt sich zusammenfassend feststellen, daß das LLA ET-18 in vitro zwar die PGE- und $TXB_2$-Freisetzung von Peritonealmakrophagen steigert. Diese gesteigerte Freisetzung ist jedoch nach Applikation der gleichen Substanz in vivo weder bei Peritoneal- noch bei Milzmakrophagen zu beobachten. Somit führt die Gabe von ET-18 in vivo im Gegensatz zu dem erwähnten Immunstimulans Corynebacterium parvum nicht über eine gesteigerte PGE-Synthese der Makrophagen zu einer Suppression der Milzlymphozyten, also nicht zur Induktion von Suppressormakrophagen. Die Befunde, daß nach Applikation des LLA in vivo die Makrophagenzahlen in Milz und Peritonealhöhle ansteigen und eine nur äußerst geringfügige Beeinträchtigung der Lymphozytenreaktivität zu beobachten ist, lassen weitere Untersuchungen mit dem LLA ET-18 als Immunstimulans sinnvoll erscheinen.

*Literatur*

1. Munder PG, Weltzien HU, Modolell M (1977) In: Miescher PA (ed) "Immunopathology". VIIth Int. Symposium, Bad Schachen 1976. Schwabe & Co., Basel, S 411–424 – 2. Arnold B, Miller JFAP, Weltzien HU (1979) Eur J Immunol 3: 363 – 3. Arnold B, Staber FG, Miller JFAP (1979) Eur J Immunol 3: 367 – 4. Berdel WE, Bausert WR, Weltzien HU, Modolell ML, Widmann KH, Munder PG (1980) Eur J Cancer 16: 1199 – 5. Andreesen R, Modolell M, Weltzien HU, Eibl H, Common HH, Löhr GW, Munder PG (1978) Cancer Res 38: 3894 – 6. Grimm W, Seitz M, Kirchner H, Gemsa D (1978) Cell Immunol 40: 419; Bärlin E, Leser H-G, Deimann W, Till G, Resch K, Gemsa D In: Förster O, Landy M (eds) Heterogeneity of macrophages. Academic Press (in press)

Ludwig, H. (II. Med. Univ.-Klinik), Adolf, G. R., Swetly, P. (Ernst Boehringer Inst. für Arzneimittelforschung, Wien)
## Interferonproduktion in Leukozyten von Patienten mit akuten und chronischen Leukosen: Modulation durch Dexamethason, Buttersäure und den Tumorpromotor TPA

*Einleitung*

Bei Patienten mit akuten und chronischen Leukämien ist die Beeinträchtigung verschiedener humoraler und zellulärer Immunreaktionen seit langem bekannt, wobei in Abhängigkeit von Leukämietyp, Krankheitsstadium und zahlreichen anderen klinischen Parametern mehr oder weniger ausgeprägte Defekte bestimmter Lymphozytenfunktionen zu beobachten sind. Diese Störungen im Bereich des immunkompetenten Systems werden zum Teil für die stark erhöhte Infektionsanfälligkeit von Patienten mit Leukosen verantwortlich gemacht. Da aber bei der Abwehr viraler Infektionen auch dem Interferonsystem neben der genannten Bedeutung des Immunsystems eine besondere Rolle zukommen dürfte, und bisher nur vereinzelte Arbeiten über die Interferonsynthese bei Leukosen publiziert wurden, untersuchten wir die virusinduzierte Interferonsynthese in Zellen von Patienten mit akuten und chronischen Leukämien. Weiters wurde der Einfluß von Modulatoren der Interferonproduktion in lymphoiden Zellen – wie Buttersäure [1], Dexamethason [2] und TPA (12-0-Tetradecanoylphorbol-13-acetat) [3] – auf die virusinduzierte Interferonsynthese leukämischer Zellpopulationen analysiert.

*Patienten, Material und Methoden*

Patienten

Insgesamt wurden zehn Patienten mit chronisch lymphatischer Leukämie (CLL; 67–89% SmIg-positive Lymphozyten), vier Patienten mit akuter myeloischer Leukämie (AML), ein Patient mit akuter „common type" lymphatischer Leukämie (ALL) und zwei Patienten mit chronisch myeloischer Leukämie (CML) sowie zwölf Kontrollpersonen in die Studie einbezogen.

Interferonproduktion

Mittels Ficoll-Hypaque-Gradientenzentrifugation wurde die mononukleäre Zellpopulation aus dem peripheren Blut der Probanden isoliert und auf eine Zellzahl von etwa $2 \times 10^6$/ml in Eagles Minimum Essential Medium, das mit Aminosäuren, Vitaminen und 10% fötalem Kälberserum angereichert war, eingestellt. Danach wurde die Zellsuspension 48 Std bei 37°C und 5% $CO_2$ mit a) 12-0-Tetradecanoylphorbol-13-acetat (TPA; $3,3 \times 10^{-7}$ M), b) Dexamethason ($10^{-5}$ M), c) n-Butyrat ($2 \times 10^{-3}$ M), d) Medium inkubiert. TPA wurde freundlicherweise von Prof. Dr. E. Hecker (Heidelberg) zur Verfügung gestellt.

Anschließend wurden die Zellen abzentrifugiert, mit Medium gewaschen und weitere 20 Std mit $2^9-2^{10}$ hämagglutinierenden Einheiten Sendai-Virus/ml kultiviert. Die zellfreien Überstände wurden mit HCl auf $pH_2$ eingestellt und 3–4 Tage bei 4°C zur Inaktivierung der Induktorviren inkubiert. Die Interferontiter wurden in einem Plaquereduktionstest (Vesicular stomatitis-Virus, V3-Affennierenzellen) bestimmt und auf den Leukozyteninterferonreferenzstandard 69/1С bezogen (IE = Internationale Einheiten).

DNA-Synthese

Die Zellsuspension wurde, wie oben beschrieben, 48 Std mit einem der verschiedenen Modulatoren behandelt, anschließend mit $^3$H-Thymidin (6 µCi/ml) 30 min bei 37°C inkubiert und die mit 7% Trichloressigsäure präzipitierbare Radioaktivität bestimmt.

**Tabelle 1a.** Virusinduzierte Interferonproduktion in mononukleären Zellen von Patienten mit Leukosen und Kontrollpersonen nach Vorinkubation mit verschiedenen Modulatoren der Interferonproduktion. Alle Einzelwerte repräsentieren den jeweiligen Median; ( ) Bereich

| Probanden | Medium | Buttersäure | Dexa-methason | TPA | Faktor: TPA/Medium |
|---|---|---|---|---|---|
| CLL ($n = 10$) | 7 (1–69) | 2 (0–7) | 1 (0–9) | 65 (10–625) | 8,9 (2,0–24,0) |
| AML ($n = 4$) | 68 (48–136) | 11 (4–55) | 85 (72–140) | 500 (48–581) | 2,7 (0,5–6,7) |
| CML ($n = 2$) | 74 (32–115) | 11 (10–11) | 57 (19–95) | 234 (43–425) | 1,3 (1,0–3,7) |
| ALL ($n = 1$) | 8 – | 2 – | < 2 – | 212 – | – |
| KP ($n = 12$) | 98 (14–336) | 7 (2–64) | 49 (12–104) | 138 (20–436) | 1,3 (0,3–3,0) |

## Statistik

Die virusinduzierte Interferonproduktion wurde bei Patienten mit CLL und Kontrollpersonen nach logarithmischer Transformation mittels Students-$t$-Test und die DNA-Syntheserate bei beiden Probandengruppen mittels U-Test nach Wilcoxon, Mann und Whitney verglichen.

## Ergebnisse

Die virusinduzierte Interferonproduktion variierte bei den Patienten mit CLL zwischen 0 und 69 IE/$10^6$ Zellen (Median 7 IE/$10^6$ Zellen) und lag somit deutlich unter den bei den Kontrollpersonen beobachteten Werten, die zwischen 14 und 336 IE/$10^6$ Zellen (Median 87 IE/$10^6$ Zellen) schwankten ($p < 0,0001$). Extrem niedrige Interferontiter fanden sich auch bei einem Patienten mit ALL, während die Interferonproduktion bei vier Patienten mit AML und zwei Patienten mit CML im Normbereich lag (Tabelle 1a).

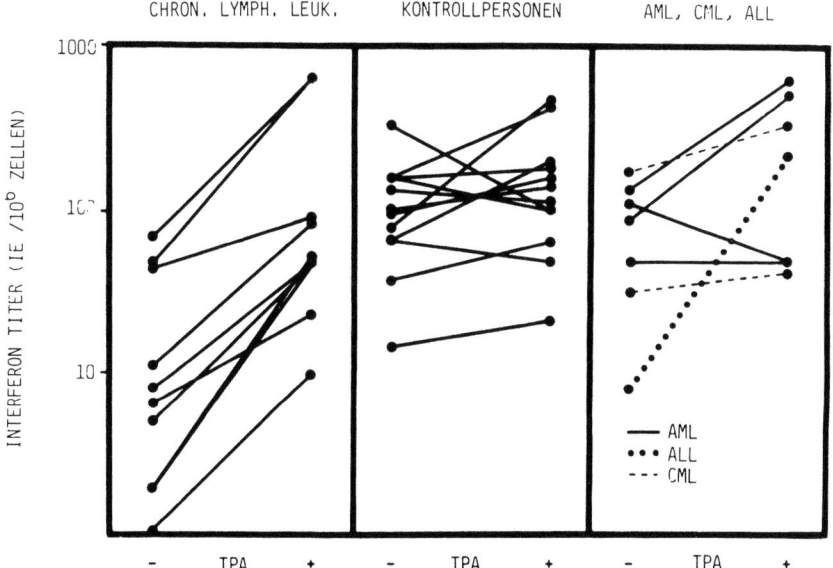

**Abb. 1.** Interferonproduktion mit und ohne TPA-Vorbehandlung in mononukleären Zellen von Patienten mit Leukosen und Kontrollpersonen

**Tabelle 1b.** Mitogener Effekt von Buttersäure und TPA auf mononukleäre Zellen von Patienten mit CLL und Kontrollpersonen

| Probanden | Medium | Buttersäure | Dexamethason | TPA | Faktor: TPA/Medium |
|---|---|---|---|---|---|
| CLL ($n = 10$) | 164 (0–1 300) | 240 (0–2 132) | 33 (0–276) | 1 017 ( 230–4 433) | 3 (2,2–6,6) |
| KP ($n = 12$) | 146 (0–990) | 148 (0–2 270) | 28 (0–131) | 9 866 (2 940–22 570) | 29 (11,0–60,9) |

Vorbehandlung der isolierten Zellen mit TPA führte bei neun von zehn Patienten mit CLL sowie bei zwei von vier Patienten mit AML und einem Patienten mit ALL zu einer deutlichen Steigerung der virusinduzierten Interferonsynthese (Abb. 1). Im Gegensatz dazu konnte nur bei einer der zwölf Kontrollpersonen eine ähnliche Stimulation der Interferonproduktion nach TPA-Vorinkubation beobachtet werden.

Buttersäure führte bei allen Patientengruppen sowie bei den Kontrollpersonen zu einer Reduktion der Interferonsynthese, während Dexamethason nur bei den Patienten mit CLL, dem Patienten mit ALL sowie den Kontrollpersonen die Interferonproduktion deutlich reduzierte. Die spontane, nichtstimulierte DNA-Syntheserate wurde durch Vorinkubation mit Dexamethason sowohl bei den Patienten mit CLL als auch bei den Kontrollpersonen deutlich vermindert (Tabelle 1b); die Vorbehandlung mit Buttersäure zeigte bei beiden Probandengruppen keinen eindeutigen Effekt. TPA führte bei den Patienten mit CLL zu einer etwa dreifachen Stimulation der DNA-Synthese, während diese bei den Kontrollpersonen durch TPA um den Faktor 29 gesteigert wurde ($p < 0,001$).

*Diskussion*

Die vorliegenden Untersuchungen zeigen eine signifikante Reduktion der Interferonproduktionsrate bei Patienten mit CLL. Dieser spezifische Defekt der leukämischen Zellpopulation dürfte zum Teil für die erhöhte Anfälligkeit von CLL-Patienten gegenüber viralen Infektionen verantwortlich sein und entspricht den Befunden anderer Autoren [4].

Das wesentlichste Ziel der vorliegenden Studie lag aber in der Beurteilung des Effektes verschiedener Modulatoren der Interferonsynthese auf die in vitro-Produktionsrate leukämischer Zellpopulationen.

Dazu wurden drei Substanzen – Dexamethason, Buttersäure und TPA – die die virusinduzierte Interferonsynthese bei bestimmten lymphoblastoiden Zellinien stimulieren [1–3], eingesetzt. Von Buttersäure ist darüber hinaus bekannt, daß sie die Differenzierung erythroider Zellen der Friend-Erythroleukämie induziert, andererseits jedoch die PHA-stimulierte Lymphozytentransformation hemmt [7], während TPA die Differenzierung leukämischer Zellen entweder hemmen oder stimulieren kann [5, 6].

Im Gegensatz zu der an Zellinien beobachteten interferonstimulierenden Wirkung führte Buttersäure weder bei Zellen von Patienten noch von Kontrollpersonen zu einer Stimulation der Interferonproduktion.

Nach Inkubation mit Dexamethason war ebenfalls entgegen den an Zellinien gewonnenen Ergebnissen bei den Patienten mit CLL und dem Patienten mit ALL eine weitere Reduktion der ohnehin schon verminderten Interferonproduktion zu beobachten. Dagegen bewirkte die Vorbehandlung mit TPA bei beiden Patientengruppen eine deutliche Störung der Interferonsynthese. Diese Stimulation könnte durch die

Differenzierung maligner B-Lymphozyten erklärt werden, da TPA, wie kürzlich gezeigt werden konnte [8], die Ausreifung maligner B-Lymphozyten in Plasmazellen stimuliert. Andererseits kann aber auch ein direkter Einfluß von TPA auf T-Lymphozytenpopulationen oder auf Monozyten/Makrophagen nicht ausgeschlossen werden.

Die Ergebnisse bei den Patienten mit AML weisen darauf hin, daß die TPA-bedingte Stimulation der Interferonsynthese nicht nur auf malignen transformierte lymphatische Zellelemente beschränkt ist, sondern möglicherweise auch bei myeloischen Blasten — wie die Ergebnisse bei zwei Patienten mit AML zeigen — zu einer Stimulation der Interferonsynthese führen.

Erwartungsgemäß lag der mitogene Effekt von TPA bei den Patienten mit CLL signifikant unter dem bei den Kontrollpersonen beobachteten Wert. Dies dürfte auf die selektive, nur eine bestimmte T-Lymphozytensubfraktion stimulierende Wirkung von TPA [9] zurückzuführen sein. Die unter TPA bei beiden Probandengruppen unterschiedlich erhöhte DNA-Syntheserate dürfte aber in keinerlei Zusammenhang mit der Interferonproduktion stehen, da bei den Kontrollpersonen unter TPA eine etwa 30fache Erhöhung der $^3$H-Thymidineinbaurate beobachtet wurde, während die Interferonproduktion praktisch unverändert blieb.

Zusammenfassend erscheint die Beobachtung, daß die bei der CLL reduzierte Interferonproduktion, die wahrscheinlich für das Angehen schwerer viraler Infektionen mitverantwortlich ist, prinzipiell stimuliert werden kann, von besonderem klinischen Interesse. Gegenwärtig steht aber einer direkten klinischen Anwendung von TPA bei CLL-Patienten mit schweren viralen Infektionen der bekannte cokarzinogene Effekt dieser Substanz entgegen.

*Literatur*

1. Adolf GR, Swetly P (1977a) Interferon production by human lymphoblastoid cells is stimulated by inducers of Friend cell differentiation. Virology 99: 158–166 – 2. Adolf GR, Swetly P (1979b) Glucocorticoid hormones inhibit DNA synthesis and enhance interferon production in a human lymphoid cell line. Nature 282: 736–738 – 3. Adolf GR, Swetly P (1980) Tumor-promoting phorbol esters inhibit DNA synthesis and enhance virus-induced interferon production in a human lymphoma cell line. J Gen Virol 51: 61–67 – 4. Epstein LB, Cline MJ (1974) Chronic lymphocytic leukaemia. Studies on mitogen-stimulated lymphocyte interferon as a new technique for assessing T-lymphocyte effector functions. Clin Exp Immunol 16: 553–563 – 5. Kasukabe T, Houma Y, Hozumi M (1979) Inhibition of functional and morphological differentiation of cultured mouse myeloid leukemic cells by tumor promotors. Gann 70: 119–123 – 6. Pegoraro L, Abraham J, Cooper RA, Levis A, Lange B, Meo P, Rovera G (1980) Differentiation of human leukemias in response to 12-0-tetradecanoylphorbol-13-acetate in vitro. Blood 55: 859–862 – 7. Stenzel KH, Schwartz R, Rubin AL, Novogoodsky A (1980) Chemical inducers of differentiation in Friend leukaemia cells inhibit lymphocyte mitogenesis. Nature 185: 106–107 – 8. Tötterman TH, Nilsson K, Sundström Ch (1980) Phorbolester-induced differentiation of chronic lymphocytic leukaemia cells. Nature 288: 176–178 – 9. Touraine JL, Hadden JW, Touraine F, Hadden E, Estensen R, Good RA (1977) Phorbol myristate acetate – A mitogen selective for a T-lymphocyte subpopulation. J Exp Med 145: 460–465

Schubotz, R., Wacker, H. J., Kaffarnik, H. (Med. Poliklinik der Univ. Marburg)
**Einfluß parenteral zugeführter Phosphatide auf die Erythrozytenmembran**

Chemisch-analytische und physikalische Methoden haben in den letzten Jahren umfangreiche Informationen über den Aufbau biologischer Membranen und die Bedeutung der Phospholipide als Membranbestandteile erbracht. Die leicht zugängliche Erythrozytenmembran gehört dabei zu den am besten erforschten Strukturen. Das

Grundgerüst bildet eine Phospholipiddoppelschicht, in deren lipophilen, inneren Teil Sterine integriert sind. Weitere Strukturelemente sind Proteine und Glykoproteine, die als Enzyme, Rezeptoren oder Transportmoleküle wichtige Funktionen übernehmen.

Die erstmals 1972 von Bretcher [2] aufgestellte Hypothese einer asymmetrischen Verteilung der Phospholipide in der Erythrozytenmembran mit einem größeren Anteil von Phosphatidylcholin und Sphingomyelin in der äußeren Bilipidschicht und Überwiegen von Phosphatidyläthanolamin und Phosphatidylserin auf der inneren zytoplasmatischen Seite der Doppelschicht wurde durch nachfolgende Untersuchungen bestätigt [5]. Zu einer vollständigen Synthese der Membranlipide sind reife Erythrozyten nicht in der Lage. Der Lipidaustausch zwischen Plasma und Erythrozyt erfolgt bei den Phospholipiden im wesentlichen durch Acylierung von Lysophosphatiden und im direkten Austausch mit Plasmalipoproteinen: In vitro-Untersuchungen sprechen dafür, daß letzterer Vorgang besonders die Phospholipide der äußeren Doppelmembran, also Sphingomyelin und Phosphatidylcholin betrifft.

Von eigenen Untersuchungen bei Patienten mit Zieve-Syndrom, einer vergleichsweise seltenen Sonderform der äthanolinduzierten Hyperlipoproteinämie mit Ikterus, alkoholischer Fettleber und hämolytischer Anämie, die Veränderungen des Cholesterin/Phospholipidverhältnisses in der Erythrozytenmembran und Verschiebungen im Fettsäuremuster ergaben, ausgehend, sollte in der folgenden Untersuchung geprüft werden [7]:

1. Bestehen Unterschiede im Fettsäuremuster der Erythrozytenmembranphospholipide bei jüngeren und älteren Probanden?
2. Kann das Verhältnis der Erythrozytenmembranphospholipide durch parenterale Zufuhr von hochungesättigten Phospholipiden verändert werden?

Zehn ältere Probanden (Alter 70,8 ± 7,5 Jahre) und zehn jüngere Probanden (Alter 27,2 ± 1,4 Jahre) erhielten an 5 aufeinanderfolgenden Tagen jeweils 20 ml sog. „essentielle" Phospholipide (EPL), ein aus Sojabohnen entstammendes Phospholipid, das vorwiegend aus Phosphatidylcholin besteht und die Fettsäureverteilung Palmitinsäure 13,0%, Stearinsäure 3,6%, Ölsäure 7,5%, Linolsäure 66,9%, Linolensäure 9,0% hat.

Die Erythrozyten wurden nach Busch [3] isoliert, dreimal mit 0,9%iger NACl-Lösung gewaschen, mit Digitonin hämolysiert, die Membranen durch Zentrifugieren gewonnen und die Phospholipide nach Folch extrahiert [4]. Nach dünnschichtchromatographischer Trennung der Lipidfraktionen wurden die Phospholipide mit 5%iger methanolischer HCl-Lösung methyliert und die so gewonnenen Fettsäuremethylester gaschromatographisch analysiert.

Gaschromatographisch ließen sich 23 Komponenten trennen, von denen 20 einer bestimmten Fettsäure zuzuordnen waren. Die Phosphatidfettsäuren der jüngeren Probanden (Gruppe 1) weisen im Vergleich zu den älteren Probanden (Gruppe 2) nur geringe Unterschiede auf. So ist der Anteil der Linolsäure in der Gruppe 1 mit 11,7 ± 1,2% gering höher als in der Gruppe 2 mit 9,18 ± 1,3%. Während umgekehrt der Anteil der Ölsäure mit 17,8 ± 0,8% in der Gruppe 2 größer als in der Gruppe 1 mit 16,0 ± 1,1% ist.

Nach fünftägiger parenteraler Gabe von EPL steigt der Anteil der Linolsäure in der Gruppe 1 leicht von 11,7% auf 12,8 ± 1,3% an. Auch der Anteil der Palmitinsäure nimmt gering von 22,7 ± 2,5% auf 24,3 ± 1,7% zu. Bei den älteren Probanden (Gruppe 2) lassen sich nach EPL vergleichbare Veränderungen mit geringer Zunahme der Linolsäure von 9,2 ± 1,3% auf 10,9 ± 1,3% und der Palmitinsäure von 22,6 ± 2,0% auf 23,8 ± 3,0% nachweisen. Die beschriebenen Veränderungen in den beiden Altersgruppen vor und nach EPL sind für die Palmitin-, Öl- und Linolsäure in der Abb. 1 dargestellt.

Auch wenn Veränderungen der Lipidkomposition der Erythrozytenmembran nur selten klinische Bedeutung erlangen, so wird durch solche Störungen doch exemplarisch die physiologische Funktion der einzelnen Bestandteile deutlich.

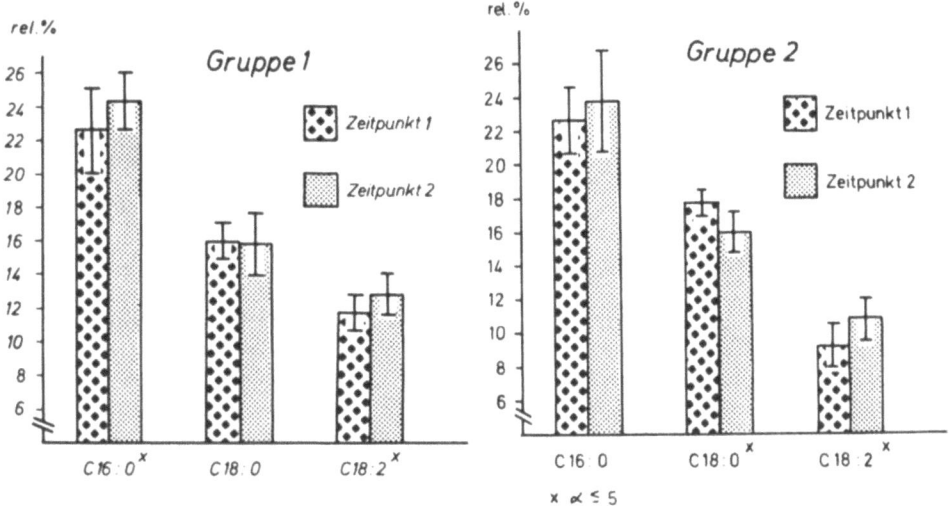

**Abb. 1.** Phospholipidfettsäuren der Erythrozytenmembran bei jüngeren Probanden (Gruppe 1) und älteren Probanden (Gruppe 2) bevor (Zeitpunkt 1) und nach (Zeitpunkt 2) parenteraler Gabe von essentiellen Phospholipiden

Nachgewiesen sind Veränderungen bei der Spurzellanämie im Rahmen schwerer Lebererkrankungen, beim Auftreten von Targetzellen bei Verschlußikterus und LCAT (Lecithin-Cholesterin-Acyltransferase)-Mangel, sowie Akantozyten bei Abetalipoproteinämie und Anorexia nervosa [1].

Die gemeinsame Störung in der Zusammensetzung der Membranlipide ist vereinfacht ein erhöhter Cholesterin/Phospholipidquotient.

Vereinzelt liegen Berichte über Behandlungsversuche bei diesen Erkrankungen mit dem Ziel, das Verhältnis von Cholesterin und Phospholipiden zu normalisieren, vor. So publizierten Salvioli et al. (1978) Untersuchungen bei Patienten mit Leberzirrhose und Spurzellanämie [6]. Nach einer Behandlung mit EPL, die in der Dosierung und zeitlich der von uns gewählten Versuchsanordnung vergleichbar war, fanden sie eine Normalisierung des Cholesterin/Phospholipidquotienten durch Abnahme von Cholesterin und einen Anstieg der Linolsäure.

Unsere eigenen Untersuchungen zeigen:
1. Bei gesunden Probanden sind nur geringe altersabhängige Differenzen im Phospholipidfettsäuremuster der Erythrozyten mit einer leichten Verminderung der Linolsäure und Zunahme der Ölsäure im höheren Alter nachweisbar.
2. Durch parenterale Gabe von „essentiellen" Phospholipiden läßt sich die Erythrozytenmembran bei Gesunden nur geringgradig modifizieren.

*Literatur*

1. Ballas SK, Krasnow SH (1980) Ann Clin Lab Sci 10: 209 – 2. Bretscher MS (1972) Nature (New Biol) 236: 11 – 3. Busch D, Pelz K (1966) Klin Wochenschr 44: 983 – 4. Folch JM, Lees HG, Stanley S (1957) J Biol Chem 225: 507 – 5. Gordesky SE (1976) TIBS 1: 208 – 6. Salvioli G, Rioli G, Lugli R, Salati R (1978) Gut 19: 844 – 7. Schubotz R, Goebel KM, Kaffarnik H (1976) Klin Wochenschr 54: 827

Heidemann, E., Nerke, O., Waller, H. D. (Abt. Innere Medizin II,
Med. Univ.-Klinik Tübingen)
**Alkoholtoxische Veränderungen der Hämatopoese**

*Zusammenfassung*

Bei 120 chronischen Alkoholikern wurden in einer prospektiven Studie von Juli 1978 bis Januar 1980 am Aufnahmetag folgende Veränderungen des blutbildenden Systems beobachtet: Erhöhung des mittleren Erythrozytenvolumens (MCV) (64%), Erhöhung des $Hb_E$ (32%), Thrombozytopenie (48%), Erniedrigung des Hämoglobins (24%), Erniedrigung der Retikulozyten (42%), erhöhter Eisenspiegel (42%), erniedrigter Eisenspiegel (32%), Erhöhung der totalen Eisenbindungskapazität (54%), Erhöhung des Sideroblastenanteils im Knochenmark (35%), Erniedrigung der Sideroblasten (37%), megaloblastäre Veränderungen im Knochenmark (55%) mit Kernanomalien (32%) sowie Plasmavakuolen in den Vorläuferzellen der Erythro- (20%) und der Granulopoese (16%). Diese Veränderungen traten unabhängig von Leberzirrhose und Hyperspleniesyndrom auf (in 52% Erhöhung des MCV ohne Leberzirrhose, in 76% bei Leberzirrhose ohne Blutung). Bei Alkoholkarenz normalisierten sich die Thrombozyten in 24 Std bis 6 Tagen. Bei Patienten mit Leberzirrhose war die Rückbildung im Schnitt etwas langsamer. Im Gegensatz zu den Angaben im angelsächsischen Schrifttum lag der Folsäurespiegel bei unseren Patienten in der Regel im Normbereich (87%), was auf unterschiedliche Trink- und Eßgewohnheiten zurückzuführen sein dürfte, und der Sideroblastenanteil im Knochenmark war im Durchschnitt niedriger. Pathogenetische Vorstellungen und klinische Bedeutung der Veränderungen werden diskutiert.

Neben alkoholbedingten Veränderungen an Leber, Herz und Nervensystem haben in den letzten Jahren alkoholtoxische Störungen der Hämatopoese zunehmend an Interesse gewonnen.

Während Wintrobe und Shumacher [11] die Blutbildveränderungen im Jahre 1933 noch als Folge der Lebererkrankung ansahen, wurde 1963 bekannt, daß auch bei fehlender Leberzirrhose megaloblastäre Knochenmarkveränderungen unter Alkoholeinfluß auftreten können [7]. Diese wurden überwiegend auf Folsäuremangel zurückgeführt [3]. 1974 wurde erstmals über Makrozytose bei Alkoholikern mit normalem Folsäurespiegel berichtet [12].

Wir fanden in einer prospektiven Studie von Juli 1978 bis Januar 1980 bei 120 chronischen Alkoholikern (täglicher Genuß von mehr als 100 g Äthylalkohol über mehrere Monate) folgende Veränderungen in Blut und hämatopoetischem System:

1. Erythropoese

Tabelle 1 zeigt die Häufigkeit von Anämie und Makrozytose bei Alkoholikern mit und ohne Leberveränderungen. Eine Makrozytose ist weit häufiger als eine manifeste Anämie. Sie wurde an unserem Krankengut bei 76% der Patienten mit Leberzirrhose und bei 52% der Patienten ohne Leberveränderungen beobachtet.

Die Folsäure im Serum (vgl. Tabelle 1) war bei den genannten Gruppen nur vergleichsweise selten erniedrigt. Hieraus kann geschlossen werden, daß dem Folsäuremangel nicht die wesentliche pathogenetische Bedeutung zukommt, die lange Zeit angenommen wurde. Tabelle 1 zeigt außerdem Knochenmarkveränderungen der Erythropoese. Die von McCurdy [9] erstmals beschriebenen Plasmavakuolen in Proerythroblasten und Erythroblasten sind charakteristisch für den Alkoholabusus. Sie kamen bei unseren Patienten in 28% (mit Leberzirrhose) bzw. 16% (ohne Leberzirrhose) vor. Als Ursache wird ein toxischer Mechanismus durch Alkohol oder seine Metaboliten angesehen. Diskutiert wird u. a. die Zerstörung von alkohollöslichen Strukturlipiden [9].

**Tabelle 1.** Häufigkeit pathologischer Parameter der Erythropoese in Korrelation zur Folsäure im Serum bei chronischen Alkoholikern (Med. Univ.-Klinik Tübingen, Juli 1978 bis Januar 1980)

|  | Anämie | MCV | MCH | Megaloblasten-vermehrung |
|---|---|---|---|---|
| Mit Leberzirrhose ohne Blutung | 36% | 76% | 56% | 61% |
| Mit Leberzirrhose und Blutung | 100% | 57% | 43% | 50% |
| Mit periportaler Fibrose | 33% | 87% | 64% | 46% |
| Ohne diese Veränderungen | 7% | 52% | 13% | 55% |
| Alle Patienten ($n = 120$) | 24% | 64% | 32% | 55% |

|  | Plasmavakuolen in Erythroblasten | Sideroblasten-vermehrung | Folsäure im Serum |
|---|---|---|---|
| Mit Leberzirrhose ohne Blutung | 28% | 33% | 11% |
| Mit Leberzirrhose und Blutung | 33% | 17% | 25% |
| Mit periportaler Fibrose | 15% | 27% | 18% |
| Ohne diese Veränderungen | 16% | 35% | 16% |
| Alle Patienten ($n = 120$) | 20% | 32% | 13% |

% = Anteil an der Patientengruppe

Megaloblasten wurden bei etwa 55% der Patienten unabhängig vom Leberstatus beobachtet. Sideroblastenvermehrung wurde ebenfalls unabhängig vom Leberstatus bei 27–35% der nichtblutenden Patienten beobachtet.

Als Ursache für megaloblastäre Veränderungen werden bei erniedrigtem Folsäurespiegel Freisetzungsstörung von Methylfolat aus der Leber sowie Erniedrigung folsäurebindender Proteine durch alkoholbedingte Synthesestörung angenommen [8]. Bei normalem Folsäurespiegel könnte die megaloblastäre Umwandlung von erythropoetischen Vorläuferzellen Folge der Hemmung der Tetrahydrofolsäureformylase durch Alkohol sein. Die dadurch verminderte $^{14}$C-Formiatinkorporation in Nukleinsäuren des Knochenmarks bewirkt nach Bertino [1] die Reifestörung.

Ferner hemmt Alkohol die Pyridoxinkinase, wodurch es zu einer verminderten Umwandlung von Pyridoxin zu Pyridoxalphosphat, dem für die δ-Aminolävulinsäuresynthese wichtigen Koenzym, kommt. Folge davon ist die Vermehrung von Sideroblasten und teilweise Bildung von Ringsideroblasten im Knochenmark [3, 4, 6].

2. Granulopoese

In unserem Patientenkollektiv wurde nur sehr selten eine Leukopenie beobachtet. Eine Lymphopenie kam jedoch bei 65% der Patienten vor. Sie ist wahrscheinlich zusammen mit Granulozytenfunktionsstörungen Ursache für die Infektresistenzschwäche der Alkoholiker. Pathogenetisch dürfte auch hier die Hemmung der Tetrahydrofolsäureformylase eine Rolle spielen [1].

3. Thrombopoese

Eine Thrombozytopenie wird bei 14–81% der Alkoholiker in der Literatur beschrieben. In unserem Krankengut fanden wir verminderte Thrombozytenzahl bei 73% der

**Tabelle 2.** Häufigkeit von Thrombozytopenie bei chronischen Alkoholikern. Thrombozyten < 150 000/µl (Med. Univ.-Klinik Tübingen, Juli 1978 bis Januar 1980)

| | |
|---|---|
| Mit Leberzirrhose ohne Blutung (n = 33) | 73% |
| Mit Leberzirrhose und Blutung (n = 7) | 71% |
| Mit periportaler Fibrose (n = 15) | 47% |
| Ohne diese Veränderungen (n = 62) | 36% |
| Alle Patienten (n = 117) | 45% |

% = Anteil an der Patientengruppe

Alkoholiker mit Leberzirrhose und bei 36% der Alkoholiker ohne Leberveränderungen (Tabelle 2). Als Ursachen der Thrombozytopenie werden veminderte effektive Thrombopoese mit Erniedrigung der Plättchenlebensdauer sowie gesteigerte lineale Speicherung der Thrombozyten diskutiert [2, 10]. Aggregationsstörungen und Störungen der Freisetzung des Plättchenfaktors 3 wurden ebenfalls beschrieben [5].

Die genannten Veränderungen bildeten sich unter Alkoholkarenz schnell zurück. Besonders rasch normalisierten sich erniedrigte Thrombozytenwerte (1–6 Tage) und erhöhte Eisenspiegel (2–10 Tage).

*Zusammenfassend* bestätigen unsere Ergebnisse, daß hämatologische Veränderungen bei chronischen Alkoholikern frühzeitig entstehen können, jedoch unter Alkoholkarenz schnell rückbildungsfähig sind.

Im Unterschied zu einem großen Teil vorwiegend älterer Literatur spielt jedoch in unserem Krankengut Folsäuremangel kaum eine Rolle. Es konnte hingegen gezeigt werden, daß die dem Folsäuremangel zugeschriebenen Veränderungen (Megaloblasten, Makrozytose, Thrombozytopenie) in erheblichem Prozentsatz bei normalem Folsäurespiegel vorkommen.

*Literatur*

1. Bertino JR, Ward J, Sartorelli AC, Silber R (1965) An effect of ethanol on folate metabolism. J Clin Invest 44: 1028 – 2. Cowan DH (1980) Effect of alcoholism on hemostasis. Semin Hematol 17: 137–147 – 3. Eichner ER, Hillman RS (1971) The evolution of anemia in alcoholic patients. Am J Med 50: 218–232 – 4. Eichner ER (1980) Anemia associated with alcohol ingestion or liver disease. Sci Pract Clin Med 6: 39–42 – 5. Haut MJ, Cowan DH (1974) The effect of ethanol on hemostatic properties of human platelets. Am J Med 56: 22–33 – 6. Hines JD, Cowan DH (1970) Studies on the pathogenesis of alcohol-induced sideroblastic bone-marrow abnormalities. N Engl J Med 283: 441 – 7. Hines JD (1969) Reversible megaloblastic and sideroblastic marrow abnormalities in alcoholic patients. Br J Haematol 16: 87–101 – 8. Lindenbaum J (1980) Folate and vitamin $B_{12}$ deficiencies in alcoholism. Semin Hematol 17: 119–129 – 9. McCurdy PR, Pierce LE, Rath CE (1962) Abnormal bone marrow morphology in acute alcoholism. N Engl J Med 266: 505–507 – 10. Post RM, Desforges JF (1968) Thrombocytopenic effect of ethanol infusion. Blood 31: 344 – 11. Wintrobe MM, Shumacher HB (1933) Occurence of macrocytic anemia in association with disorders of the liver. Bull John Hopkins Hosp 52: 387–407 – 12. Wu A, Chanarin I, Levi AJ (1974) Macrocytosis of chronic alcoholism. Lancet 1: 829–831

Maas, D., Weber, S., Raif, W. (Abt. für klin. Immunpathologie), Bross, K. (Abt. Innere Medizin I, Med. Univ.-Klinik Freiburg)

**Autoimmunhämolytische Anämie und perniziöse Anämie bei einem Patienten mit variablem Immundefektsyndrom**

Bei Hypogammaglobulinämien im Sinne des sogenannten variablen Immundefektsyndroms (VIDS) sind sehr selten autoimmunhämolytische Anämien vom Wärmeantikörpertyp [1, 3, 5, 12–14] und etwas häufiger perniziöse Anämien des juvenilen Typs [2, 8, 10, 16] beschrieben worden. Das perniziosaähnliche Syndrom bei Hypogammaglobulinämie ist, im Gegensatz zur „klassischen" perniziösen Anämie, charakterisiert durch ein früheres Manifestationsalter, eine atrophische Gastritis mit Achlorhydrie ohne Plasmazellinfiltration der Schleimhaut, einen normalen Serumgastrinspiegel und das Fehlen von Autoantikörpern gegen den Intrinsicfaktor und Parietalzellen [2, 16]. Es wurde bei diesen Patienten postuliert, daß sie aufgrund ihrer Immunglobulinsynthesestörung nicht in der Lage sind, die genannten Autoantikörper zu produzieren.

Im Gegensatz zu diesem wohldefinierten juvenilen perniziosaähnlichen Syndrom bei VIDS zeigen Patienten mit autoimmunhämolytischer Anämie bei VIDS meist eine ausgeprägte antierythrozytäre Autoantikörperbildung mit positivem direkten Antiglobulintest, die zum beschleunigten peripheren Erythrozytenabbau führt. So mußte bisher angenommen werden, daß die beiden vorgenannten unterschiedlichen Konstellationen verschiedenen Pathomechanismen der Hypogammaglobulinämie bei variablem Immundefektsyndrom zuzuordnen sind.

Wir beobachteten erstmals einen Patienten, bei dem während des bisherigen Verlaufs einer Hypogammaglobulinämie im Sinne eines VIDS ohne Hinweise auf ein malignes Non-Hodgkin-Lymphom sowohl eine autoimmunhämolytische Anämie als auch ein perniziosaähnliches Syndrom nacheinander auftraten.

*Kasuistik*

Der 1955 geborene, jetzt 26jährige Patient mit unauffälliger Familienanamnese, hatte als Kind Pertussis, Masern, Röteln und mit 4 Jahren eine leichte Meningitis, wahrscheinlich viraler Genese. Erst ab dem 15. Lebensjahr liegt anamnestisch eine erhöhte Infektanfälligkeit mit respiratorischen und Harnwegsinfekten und einer protrahiert verlaufenden Otitis media beiderseits vor. Zwischen 1970 und 1973 zusätzlich gehäuft unklare Ekzeme mit kurzzeitigen urtikariellen Reaktionen.

Abb. 1 zeigt den Verlauf seit 1977. Es wurde damals in einer auswärtigen Klinik die Diagnose einer Coombs-Test-positiven autoimmunhämolytischen Anämie gestellt. Bei einem Hb-Wert von 6 g/dl und einer maximalen Retikulozytose von 370‰ zeigten Peripherie und Knochenmark keine megaloblastären Veränderungen. Der Gammaglobulinwert lag mit 9,6 rel.% im untersten Normbereich. Unter einer Prednisontherapie kam es bei Persistieren des positiven direkten Antiglobulintestes zur weitgehenden hämatologischen Remission. Im September 1979 war dann auch der direkte Antiglobulintest negativ. Wir sahen den Patienten erstmals im Januar 1980 mit einem schweren Rezidiv der autoimmunhämolytischen Anämie mit einem Hb von 6,6 g/dl und einer Retikulozytose von 260‰. Direkter und indirekter Antiglobulintest waren wiederum positiv, die Wärmeantikörper gehörten zur Immunglobulinklasse $G_1$ und wiesen die Leichtketteneigenschaft Lambda auf. Die Serumspiegel der Immunglobuline G, A und M waren mit 456, 42 und 13 mg/dl deutlich erniedrigt, IgE im unteren Normbereich. Unter einer Therapie mit Prednison und Azathioprin trat im Verlauf von 5 Monaten eine komplette hämatologische und immunologische Remission ein, die Hypogammaglobulinämie persistierte unverändert. Im August/September 1980 entwickelte der Patient das Vollbild einer perniziösen Anämie bei negativem direkten Antiglobulintest und eine hochfieberhafte Bronchopneumonie.

Es fanden sich eine pentagastrinrefraktäre Achlorhydrie bei chronischer Gastritis, eine stark verminderte Vitamin $B_{12}$-Resorption ohne und mit Intrinsicfaktor, ein normaler Serumgastrinspiegel und keine Parietalzellantikörper. Es lagen somit die Kriterien des juvenilen perniziosaähnlichen Syndroms bei Hypogammaglobulinämie vor [16], Xyloseresorption vermindert. Röntgenologisch und histologisch fanden sich zusätzlich eine intestinale noduläre lymphatische Hyperplasie (INLH). Das variable Immundefektsyndrom mit Hypogammaglobulinämie war charakterisiert durch niedrig normale B- und normale T-Lymphozytenwerte im peripheren Blut, eine normale PHA-Stimulierbarkeit der Lymphozyten und eine starke Verminderung von Plasmazellen im Knochenmark.

Unter parenteraler Substitution von Vitamin $B_{12}$ und Folsäure trat eine vollständige Remission der megaloblastären Veränderungen ein, der ein erneutes Rezidiv der autoimmunhämolytischen Anämie mit positivem direkten Antiglobulintest im Dezember 1980 folgte. Während dieser Therapie und einer einmaligen i.v. Gabe von 21 g Immunglobulin G (Sandoglobulin) kam es passager zur Normalisierung der Immunglobulinspiegel von G, A und M.

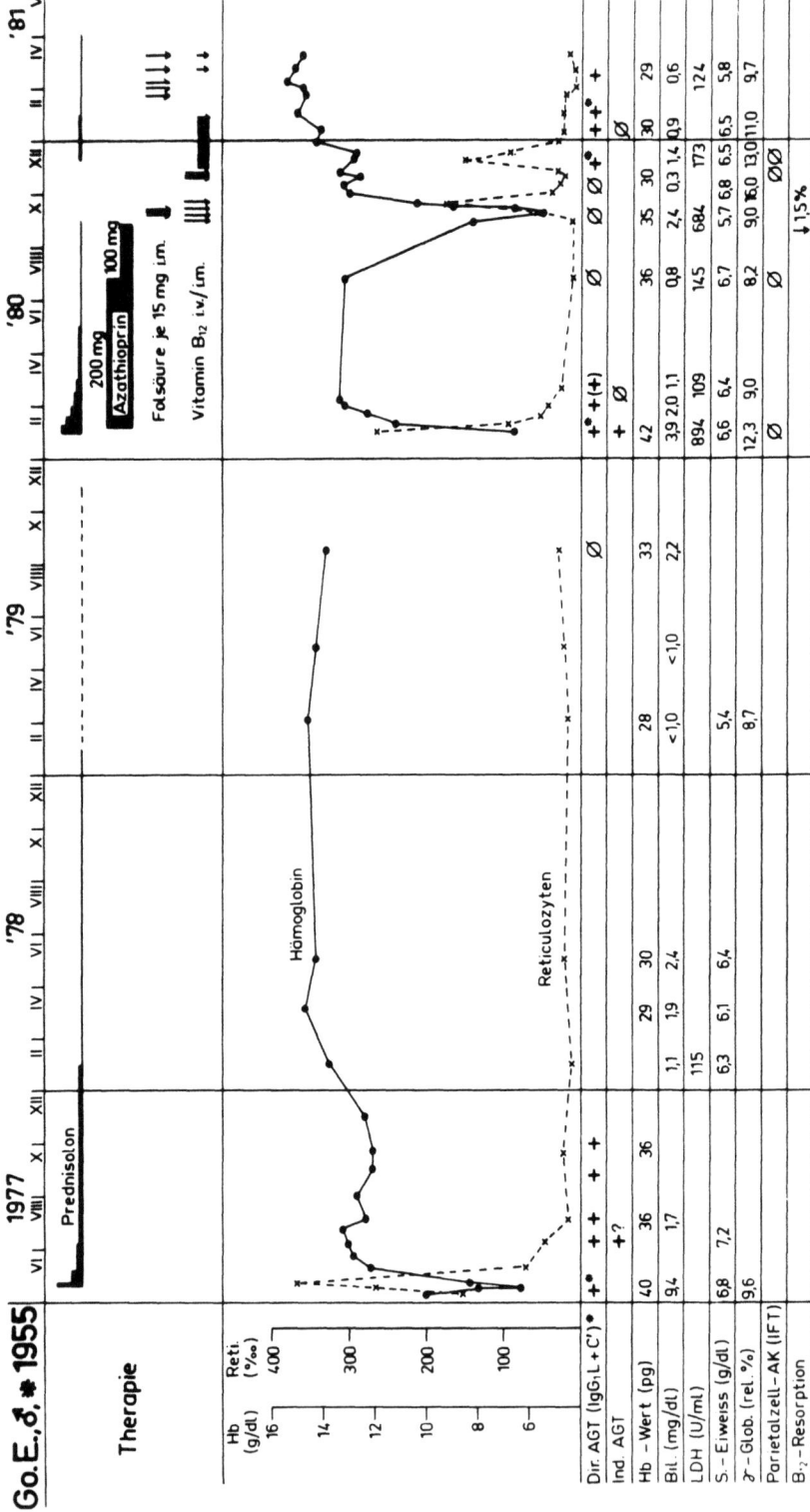

**Abb. 1.** Wesentliche Befunde. Therapie und Verlauf des Patienten Go. E. mit autoimmunhämolytischer Anämie und perniziosaähnlichem Syndrom bei variablem Immundefektsyndrom mit Hypogammaglobulinämie

*Diskussion*

Für die Differenzierungsstörung von B-Lymphozyten zu Plasmazellen mit konsekutiver Hypogammaglobulinämie beim VIDS wird ein Fehlen von T-Helferzellen oder eine Überfunktion von T-Suppressorzellen postuliert. Es erscheint somit folgerichtig, das Fehlen von Autoantikörpern gegen Parietalzellen und den Intrinsicfaktor beim juvenilen perniziosaähnlichen Syndrom bei VIDS hiermit zu begründen [4, 11, 15, 17]. Dies kann jedoch nicht für Coombs-Test-positive autoimmunhämolytische Anämien bei VIDS angenommen werden, da diese Patienten pathogene antierythrozytäre Autoantikörper produzieren. Unsere erste Beobachtung beider Erkrankungen bei einem Patienten mit VIDS wirft die Frage auf, ob das Fehlen von Parietalzell- und Intrinsicfaktorautoantikörpern nicht andere als die bisher diskutierten Ursachen hat. Berücksichtigt man, daß Defekte und Funktionsstörungen des Transcobalamin II [6, 7, 9], der Adenosindeaminase und der Purinnukleosidphosphorylase megaloblastäre Veränderungen und B- sowie T-Lymphozytendefekte hervorrufen können, und auch die Kappa- oder Lambda-Leichtkettenbildungsstörung mit megaloblastären Veränderungen der Erythropoese vergesellschaftet ist, so könnte das Fehlen von Autoantikörpern beim juvenilen perniziosaähnlichen Syndrom bei VIDS auf einer zusätzlichen Störung infolge Mangel an Vitamin $B_{12}$ und Folsäure oder durch eine toxisch wirksame Anhäufung von Metaboliten des Purinstoffwechsels beruhen. Bei unserem Patienten ist in diesem Zusammenhang nicht auszuschließen, daß die vorübergehende Behandlung mit dem Antimetaboliten Azathioprin mit zur Manifestation des perniziosaähnlichen Syndroms geführt hat.

*Literatur*

1. Allgood JW, Chaplin H (1967) Idiopathic acquired autoimmune hemolytic anemia. Am J Med 43: 254 – 2. Ambrus M, Horváth L, Bajtai G, Paál M, Papp T, Kádas I (1977) Juvenile pernicious anemia associated with intestinal nodular lymphoid hyperplasia and immune deficiency state. Folia Haematol (Leipz) 104: 39 – 3. Blajchman MA, Dacie JV, Hobbs JR, Pettit JE, Worlledge SM (1969) Immunoglobulins in warm-type autoimmune haemolytic anaemia. Lancet 2: 340 – 4. Cooper MD, Lawton AR, Bockman DE (1971) Agammaglobulinaemia with B lymphocytes. Specific defect of plasma-cell differentiation. Lancet 2: 791 – 5. Fudenberg H, Solomon A (1961) "Acquired agammaglobulinemia" with auto-immune hemolytic disease: graft-versus-host reaction? Vox Sang 6: 68 – 6. Gimpert E, Jakob M, Hitzig WH (1975) Vitamin $B_{12}$ transport in blood. I. Congenital deficiency of transcobalamin II. Blood 45: 71 – 7. Hakami N, Neiman PE, Canellos GP, Lazerson J (1971) Neonatal megaloblastic anemia due to inherited transcobalamin II deficiency in two siblings. N Engl J Med 285: 1163 – 8. Hermans PE, Huizenga KA, Hoffman HN, Brown AL, Markowitz H (1966) Dysgammaglobulinemia associated with nodular lymphoid hyperplasia of the small intestine. Am J Med 40: 78 – 9. Hitzig WH, Kenny AB (1975) The role of vitamin B 12 and its transport globulins in the production of antibodies. Clin Exp Immunol 20: 105 – 10. Hughes WS, Brooks FP, Conn HA (1972) Serum gastrin levels in primary hypogammaglobulinemia and pernicious anemia. Am J Med 77: 746 – 11. Matuchansky C (1978) B-cell differentiation in immunodeficiency. N Engl J Med 299: 1192 – 12. Merz KP, Westerhausen M, Oehlert W (1972) Rezidivierende autoimmunhämolytische Anämie bei Hypogammaglobulinämie mit Megalosplenie. Verh Dtsch Ges Inn Med 87: 898 – 13. Robbins JB, Skinner RG, Pearson HA (1969) Autoimmune hemolytic anemia in a child with congenital X-linked hypogammaglobulinemia. N Engl J Med 280: 75 – 14. Roth P, Morell A, Hunziker HR, Gehri P, Bucher U (1975) Familiäre autoimmunhämolytische Anämie (AIHA) mit negativem Coombstest, Lymphozytopenie und Hypogammaglobulinämie. Schweiz Med Wochenschr 105: 1584 – 15. Siegal FP, Siegal M, Good RA (1978) Role of helper, suppressor and B-cell defects in the pathogenesis of the hypogammaglobulinemias. N Engl J Med 299: 172 – 16. Twomey JJ, Jordan PH, Jarrold T, Trubowitz S, Ritz N, Conn HO (1969) The syndrome of immunoglobulin deficiency and pernicious anemia. Am J Med 47: 340 – 17. Wilson WR, Hermans PE, Ritts RE (1976) Idiopathic late-onset immunoglobulin deficiency with functional T-cell deficiency. Arch Intern Med 136: 343

Heilmann, E., Holzknecht, A., Fahrenkrug, H. (Med. Poliklinik Münster)
## Hinweise auf einen hämatopoetisch wirksamen Faktor im Serum von Patienten mit Polycythaemia vera*

In einer früheren Studie (Heilmann und Essers 1980) konnten wir die Ergebnisse von Nissen et al. (1978) bestätigen, daß mononukleäre Zellen (m.Z.) des peripheren Blutes von Patienten mit Polycythaemia vera (P.v.) in Methylzellulosekulturen nach Iscove (1971) ohne Zusatz von Erythropoietin (Ep.) hämatopoetische Kolonien bilden. Sollte dieses abnorme Wachstumsverhalten nicht nur auf einen zellulären Defekt der pluripotenten Stammzellen, sondern auch auf einen im Serum vorhandenen Faktor zurückzuführen sein, so müßten Zusätze von Serumproben von Patienten mit P.v. anstelle von Ep. zu Stammzellen von Normalpersonen zu einer Proliferation hämatopoetischer Kolonien führen.

*Patientengut und Methodik*

Zur Untersuchung gelangten zehn Patienten mit gesicherter P.v., deren Diagnose nach den Kriterien der Polycythaemia vera-Study-Group (Berlin 1975) gestellt war. Die wichtigsten klinischen und hämatologischen Befunde gehen aus Tabelle 1 hervor. Zehn gesunde Probanden der gleichen Altersgruppen dienten als Normalpersonen. Alle Personen erklärten sich entsprechend den Prinzipien der Deklaration von Helsinki zur Untersuchung bereit.

Zunächst wurde der Frage nachgegangen, wie sich die Stammzellen des peripheren Blutes in den Ansätzen mit und ohne Ep. verhalten. Dazu wurden m.Z. mittels Dichtezentrifugation über den Ficoll-Gradienten (d 1.077) gewonnen und in Methylzellulose nach dem von Iscove (1971) angegebenen und Guilbert und Iscove (1976) modifizierten Verfahren jeweils mit und ohne 1 E/ml Ep. Step III (Connaught Laboratories, Toronto) inkubiert. Außerdem wurde je 0,1 ml Serum der Patienten mit P.v. zu den Ansätzen von Normalpersonen gegeben. Pro Petrischale wurden $10^6$ Zellen angesetzt. Die Kulturen wurden bei 5% $CO_2$ und 37° C 14 Tage lang mit $CO_2$-Inkubator bebrütet.

Nach 7 bzw. 14 Tagen wurden die Kulturschalen im Umkehrmikroskop (Olympus, Hamburg) ausgewertet. Aggregate bis zu 20 Zellen wurden Cluster genannt, Zellverbände bis zu 50 Zellen der Granulopoese CFU-C (colony-forming unit culture) und die der Erythropoese BFU-E (burst-forming unit erythroid). Als massenhaft wurde das Wachstum bezeichnet, wenn die Kolonien bzw. Bursts nicht voneinander abgegrenzt werden konnten. Einzelne Kolonien wurden mit einer ausgezogenen Pasteurpipette abgehoben, auf Objektträger ausgestrichen und nach Giemsa gefärbt.

**Tabelle 1.** Klinische und hämatologische Befunde von zehn Patienten mit Polycythämia vera

| Name | Alter (Jahre) | Geschlecht | Hämatokrit (%) | Leukozyten ($mm^3$) | Thrombozyten ($mm^3$) | Therapie |
|---|---|---|---|---|---|---|
| R. S. | 78 | ♀ | 56 | 10 800 | 600 000 | keine |
| L. T. | 53 | ♀ | 50 | 7 400 | 470 000 | keine |
| J. L. | 62 | ♀ | 58 | 10 500 | 380 000 | Aderlässe |
| A. P. | 52 | ♀ | 62 | 11 800 | 340 000 | Aderlässe |
| E. H. | 53 | ♂ | 64 | 9 300 | 300 000 | Aderlässe |
| A.-J. F. | 41 | ♂ | 57 | 8 800 | 420 000 | Aderlässe |
| B. M. | 73 | ♀ | 59 | 18 900 | 305 000 | Aderlässe + $^{32}P$ |
| W. P. | 53 | ♂ | 64 | 16 700 | 265 000 | Aderlässe + $^{32}P$ |
| H. W. | 58 | ♀ | 52 | 11 300 | 280 000 | Aderlässe + $^{32}P$ |
| J. M. | 54 | ♂ | 54 | 8 600 | 420 000 | Aderlässe + $^{32}P$ |

* Mit Unterstützung des Landesamtes für Forschung NW

*Ergebnisse*

Wir fanden in den Kulturansätzen der Normalpersonen ohne Zusatz von Ep. kein Wachstum von BFU-E. Lediglich einzelne Cluster und CFU-C konnten beobachtet werden. Die Patienten mit P.v. wiesen ohne Ep. unterschiedliche Kolonienzahlen auf, die von 10 bis massenhaft reichten. Die Anzahl der gewachsenen BFU-E und CFU-C pro Platte bei den Normalpersonen in den Ansätzen mit Ep. (n.A.), zusätzlich P.v.-Serum (n.A. + P.v.) sowie ohne Ep., jedoch mit P.v.-Serum (o.Ep. + P.v.) geht aus Abb. 1 hervor. Die Zahl der BFU-E schwankte bei den Normalpersonen nach Zusatz von Ep. zwischen 24 und 58, die der CFU-C zwischen 12 und 50. Durch Zugabe von Serumproben der Patienten mit P.v. konnten bei den Normalpersonen unterschiedlich hohe Kolonienzahlen erzielt werden, deren Anzahl gemittelt wurde. Sowohl die Zahl der BFU-E als auch die der CFU-C lag nach Zugabe von P.v.-Serum zu den „normalen" Kulturansätzen signifikant höher als in den Ansätzen ohne Serumproben. Dabei konnte in drei Fällen ein massenhaftes Wachstum der Kolonien beobachtet werden.

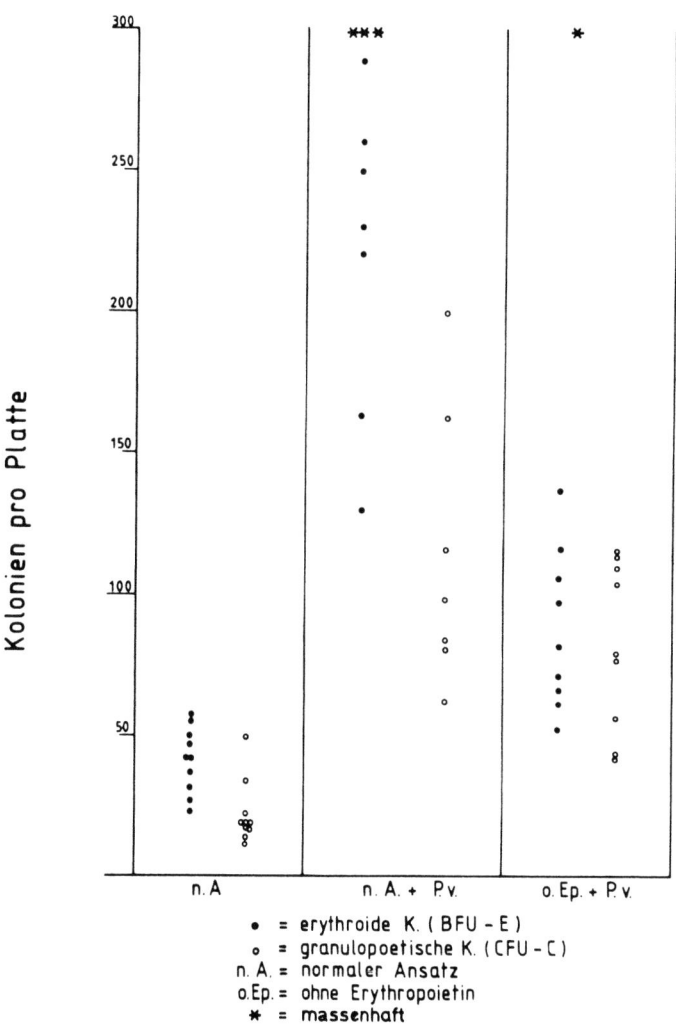

**Abb. 1.** Hämatopoetische Kolonien von normalen Stammzellen des peripheren Blutes mit und ohne Zusatz von Serum von Patienten mit Polycythaemia vera (P.v.)

Es zeigte sich, daß die Seren der beiden unbehandelten Patienten sowie der mit Aderlässen und $^{32}$P therapierten Patientin B.M., die in den Kulturansätzen ihrer eigenen Zellen ein massenhaftes Wachstum stimulierten. Die Kulturen unterschieden sich jedoch in der Weise voneinander, daß die Hämoglobinisierung der Kolonien bei Zugabe der P.v.-Seren zu Normalzellen nicht so stark ausgeprägt war, wie in den Kulturen der P.v.-Zellen. In den Ansätzen mit Serumproben ohne Erythropoietin wuchsen insgesamt weniger, im Mittel ebenfalls signifikant mehr BFU-E und CFU-C als in den normalen Kulturansätzen. Hier fand sich nur in einem Falle ein massenhaftes Wachstum.

*Diskussion*

Die Ätiologie der P.v. ist bislang nicht sicher geklärt. Die Ergebnisse von Adamson et al. (1976) sprechen für eine Störung auf der Ebene der pluripotenten Stammzelle mit einer autonomen Proliferation aller drei hämatopoetischen Zellreihen. Die bisher durchgeführten Untersuchungen zum Nachweis eines humoral wirksamen Faktors bei P.v. stammen aus tierexperimentellen Studien. So isolierten Linman et al. (1957) aus dem Plasma von P.v.-Patienten eine Fraktion, die bei Ratten eine Erythrozytose, Leukozytose und Thrombozytose erzeugte. Die von Ward et al. (1974) sowie Zanjani et al. (1976) durch wiederholte Injektionen von Serumproben von P.v.-Patienten erzielte Steigerung der Wirksamkeit von Ep. auf die erythropoetischen Stammzellen von Mäusen wird auf einen Serumfaktor zurückgeführt, der selbst nicht mit Ep. identisch ist. Möglicherweise bewirkt das Serum von Patienten mit P.v. eine Aktivierung des Proliferationsverhaltens im Stammzellkompartment, so daß die Anzahl der proliferierenden Stammzellen erhöht wird. Für diese Hypothese sprechen die Befunde von Zanjani et al. (1971), die nach Gabe von P.v.-Serum im Knochenmark von Mäusen mehr Stammzellen nachweisen konnten als bei Mäusen, die mit Normalserum behandelt waren.

Unsere Ergebnisse zeigen, daß die bislang in tierexperimentellen Modellen erhobenen Hinweise auf einen hämatopoetisch wirksamen Faktor bei P.v. auch beim Menschen zu dokumentieren sind. Wir fanden durch Serumproben von P.v. eine unterschiedliche Stimulationsrate von normalen Stammzellen: Je höher die Kolonienbildung der P.v.-Zellen war, um so stärker erwies sich die „Aktivität" der Serumproben hinsichtlich der Bildung von erythropoetischen und granulopoetischen Kolonien aus normalen Stammzellen. Allerdings fehlt bislang der Nachweis einer thrombopoetischen Wirksamkeit beim Menschen. Da ein erhöhter Thrombopoietingehalt bei P.v. bislang nicht nachgewiesen werden konnte, erhebt sich die Frage, ob die myeloproliferative Aktivität des Serums nicht auch die Thrombopoese betrifft und es sich somit um einen die pluripotenten Stammzellen stimulierenden Faktor handelt.

Die Isolierung eines hämatopoetisch aktiven Faktors aus dem Serum von Patienten mit P.v. kann von klinischer Bedeutung sein, um bei Knochenmarkinsuffizienz eine humorale Stimulation der Stammzellen zu erzielen.

*Literatur*

1. Adamson JW, Fialkow PJ, Murphy S, Prchal JF, Steinman L (1976) Polycythemia vera: Stem-cell and probable clonal origin of the disease. N Engl J Med 295: 913 − 2. Berlin NJ (1975) Diagnosis and classification of the polycythemias. Semin Hematol 12: 339 − 3. Guilbert LJ, Iscove NN (1976) Partial replacement of serum by selenite, transferrin, albumin and lecithin in haemopoietic cell cultures. Nature 263: 594 − 4. Heilmann E, Essers U (1980) Proliferationsverhalten hämatopoetischer Vorstufen in Methylzellulosekulturen bei Polycythämia vera. Verh Dtsch Ges Inn Med 86: 1087 − 5. Iscove NN, Senn JS, Till JE, McCulloch EA (1971) Colony formation by normal and leukemic human marrow cells in culture, effect of conditioned medium from human leukocytes. Blood 37: 1 − 6. Linnan JW, Bethell FH (1957) The plasma erythropoietic stimulating factor in man. Observations on patients with

polycythemia vera and secondary polycythemia. J Lab Clin Med 49: 113 − 7. Nissen C, Cornu P, Weber W, Speck B (1978) Differentialdiagnose der primären und sekundären Erythrozytosen mit Hilfe der in vitro-Kultur hämopoetischer Vorläuferzellen. Schweiz Med Wochenschr 108: 1581 − 8. Ward HP, Vauirin R, Kursnick J (1974) Presence of a myeloproliferative factor in patients with polycythemia vera and agnogenic myeloid metaplasia. Proc Soc Exp Biol Med 147: 305 − 9. Zanjani ED (1976) Haematopoietic factors in polycythaemia vera. Semin Hematol 13: 1 − 10. Zanjani ED, Girari AS, Lalusky R, Ross J, Ossias AL, Wassermann LR (1971). Stimulation of erythropoiesis in mice by sera from patients with polycythemia vera. Blood 38: 827

Schalhorn, A., Wagner, H., Wilmanns, W., Stupp-Poutot, G.
(Med. Klinik III, Klinikum Großhadern, Univ. München)
**Toxische Knochenmark- und Schleimhautschädigung nach intrathekaler Methotrexattherapie**

*1. Einleitung*

In der Behandlung der Meningiosis leukaemica oder carcinomatosa spielt Methotrexat (MTX) eine bedeutende Rolle [1]. Wegen seiner geringen Lipidlöslichkeit durchdringt MTX nur schlecht die Blut-Liquorschranke, so daß selbst unter/nach einer hochdosierten MTX-Therapie die im Liquor gemessenen MTX-Konzentrationen nur 1−4% der entsprechenden Serumspiegel betragen [6, 7]. Die Werte schwanken zwischen $10^{-7}$ und $10^{-6}$ M und erreichen damit nur knapp und inkonstant den für eine effektive Therapie noch ausreichenden Minimalspiegel von $10^{-6}$ M [6]. Für einen sicheren Therapieeffekt muß daher zumindest in Routinefällen die MTX-Gabe intrathekal (i.th.) oder − noch sicherer − über ein Omaya-Reservoir erfolgen [6]. Wir beobachteten bei einem Patienten mit Teilremission einer akuten Leukose unter einer alleinigen i.th. MTX-Therapie (15 mg jeweils im Abstand von 3−4 Tagen) einen vorübergehenden, signifikanten Abfall der Thrombozyten von über 200 000 auf 30 000. Nachdem außerdem bisher nur Einzelbestimmungen von Serum-MTX-Spiegeln unter/nach einer i.th. MTX-Therapie durchgeführt wurden [2. 4, 6], maßen wir nach 30 i.th. MTX-Injektionen zu unterschiedlichen Zeiten die MTX-Serumspiegel. Dabei sollten unsere Untersuchungen Aufschluß geben, ob unter bestimmten Bedingungen auch die alleinige i.th. MTX-Gabe zu systemischen MTX-Nebenwirkungen führen kann.

*2. Methodik*

Die Patienten mit Meningiosis leukaemica oder carcinomatosa erhielten in allen untersuchten 30 Fällen je 15 mg MTX intralumbal injiziert. Im allgemeinen wurde die Therapie zweimal wöchentlich durchgeführt, in einem Teil der Fälle wurde zusätzlich Alexan injiziert. Insgesamt wurden jeweils drei bis zehn Blutproben zu unterschiedlichen Zeiten (zwischen 10 min und 3 Tagen) nach der MTX-Injektion entnommen. Die Serum-MTX-Spiegel wurden entweder enzymatisch durch Messung des MTX-Hemmeffektes der Serumprobe auf die Dihydrofolatreduktase des Testansatzes [5] oder radioimmunologisch [3] bestimmt.

*3. Ergebnisse*

Pharmakokinetik des Serum-MTX nach intralumbaler Injektion

Trotz teilweise stärkerer Schwankungen der Einzelwerte ergibt sich folgender typischer Verlauf der MTX-Serumspiegel nach der i.th. Gabe von 15 mg MTX: Bereits 15 min nach der Injektion werden Spiegel im Bereich von $10^{-8}$ M gemesssen, und die maximalen

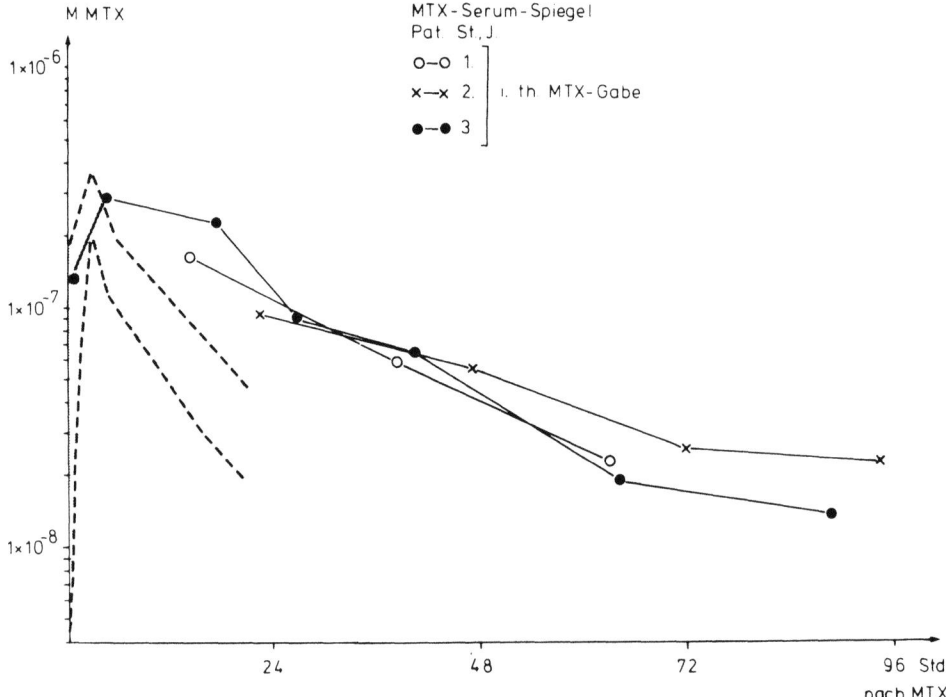

**Abb. 1.** Normbereich der Serum-MTX-Spiegel (schraffiert umrandet) nach 15 mg Methotrexat intralumbal. Zusätzlich eingezeichnet der Verlauf der Serumspiegel der Patientin mit verzögertem MTX-Abfall

Serumwerte werden im Mittel bereits nach ca. 3 Std erreicht. Mit Ausnahme der MTX-Spiegel des weiter unten dargestellten Patienten Jo. St. mit toxischem Verlauf wurden alle Werte zur Berechnung des bisherigen „Normbereichs" aus Mittelwert ± Standardabweichung verwandt: Nach 15 min betragen die Spiegel bereits $8,6 \pm 8,1 \times 10^{-8}$ M, steigen nach 1 Std auf $1,3 \pm 1,0 \times 10^{-7}$ M und nach 2 Std auf $1,95 \pm 0,96 \times 10^{-7}$ M an. Der Maximalwert nach 3 Std beträgt $2,76 \pm 0,84 \times 10^{-7}$ M. Anschließend fallen die MTX-Spiegel rasch auf $8,15 \pm 5,63 \times 10^{-8}$ M nach 18 Std post injectionem ab und liegen nach 24 Std unter $5 \times 10^{-8}$ M. Die Halbwertzeit während der raschen Phase der Elimination liegt bei ca. 6 Std. In der Zeit nach der 18. Std liegen bisher nur Einzelwerte vor, da die meisten der Patienten zu diesem Zeitpunkt bereits die Klinik verlassen konnten. Diesen Werten nach erfolgt der weitere Abfall langsamer. Den bisherigen Ergebnissen nach scheint die Häufigkeit der MTX-Injektionen, die Zellzahl und der Eiweißgehalt des Liquors ohne Einfluß auf den Verlauf der Serum-MTX-Spiegel zu sein.

Toxische MTX-Nebenwirkungen bei verzögertem Abfall der MTX-Serumspiegel

Eine Patientin mit metastasierendem Mammakarzinom zeigte nach allen drei intralumbalen MTX-Injektionen (jeweils 15 mg MTX als Monotherapie) nach 16–24 Std oberhalb des Normbereichs liegende MTX-Serumspiegel (Abb. 1), die zudem ganz erheblich verlangsamt abfielen, so daß z. B. 48 Std nach der zweiten Injektion noch ein MTX-Spiegel von $5,55 \times 10^{-8}$ M gemessen wurde. Da diese Patientin schwere systemische MTX-Nebenwirkungen entwickelte, ist der Verlauf im folgenden genau dargestellt:

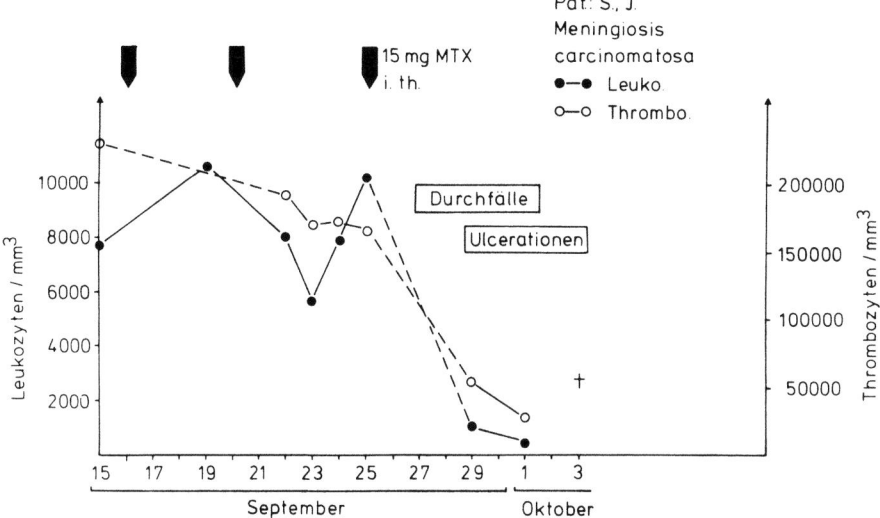

**Abb. 2.** Klinischer Verlauf nach intrathekaler MTX-Therapie mit verzögertem Abfall der Serum-MTX-Spiegel

Bei der 50 Jahre alten Patientin wurde im Januar 1978 wegen eines Mammakarzinoms links (T1-NO-MO) die Ablatio durchgeführt. Im Januar 1980 wurde eine Metastase in der hinteren Schädelgrube operativ entfernt und 2 Monate später eine Strahlentherapie wegen weiterer Hirnmetastasen angeschlossen. Von Ende April bis August wurde wegen einer Lungenmetastasierung eine Kombinationschemotherapie (CMFVP) durchgeführt. Im September 1980 Aufnahme wegen Apathie, Kopfschmerzen, Übelkeit und Erbrechen. Im CT Nachweis einer großen Defekthöhle im Bereich des Kleinhirns und einer zusätzlichen basalen Liquorzyste, aber kein Nachweis von neuen Hirnmetastasen. Im Liquor Nachweis einer Meningiosis carcinomatosa. Daraufhin Einleitung einer i.th. MTX-Therapie. Am 16., 20. und 26. 9. 1980 erhielt die Patientin jeweils 15 mg MTX als Monotherapie intralumbal. Die gemeinsam nach der dritten Therapie gemessenen MTX-Serumspiegel zeigten den o. g. erheblich verzögerten Abfall. Am 27. 9. 1980 entwickelte die Patientin Durchfälle, am 29. 9. 1980 schwere Schleimhautulzerationen und einen raschen Abfall der Leukozyten und Thrombozyten auf 400 bzw. 13 000 (Abb. 2). Es entwickelte sich also das Vollbild einer MTX-Intoxikation. Obwohl Blutungen, eine Sepsis oder Entgleisungen des Flüssigkeits- und Elektrolythaushaltes nicht auftraten, verstarb die Patientin nach weiterer Zunahme der Somnolenz und allgemeiner Verschlechterung am 3. 10. 1980 am Herz-Kreislaufversagen. Eine Sektion wurde leider abgelehnt.

*4. Diskussion*

Die von uns bestimmten MTX-Serumspiegel zu unterschiedlichen Zeiten nach intralumbaler Imjektion von 15 mg MTX decken sich weitgehend mit den an fünf Patienten gewonnenen Ergebnissen von Shapiro et al. [6] und den Einzelergebnissen von Kimelberg et al. [2] und Przuntek et al. [4]. Nach Festlegung eines vorläufigen Normbereiches der Serumspiegel nach MTX i.th. konnten wir bei einer Patientin mit Meningiosis carcinomatosa jeweils nach Gabe von 15 mg MTX i.th. einen verzögerten Abfall der MTX-Serumspiegel nachweisen. Die länger erhöhten MTX-Spiegel führten in diesem Fall zu schweren toxischen Nebenwirkungen.

Zunächst bleibt unklar, ob die erhöhten MTX-Spiegel alleine die Nebenwirkungen verursachten oder ob eine zusätzliche gesteigerte Empfindlichkeit des Knochenmarks z. B. durch Tumorinfiltration mitverursachend wirkte. Bei normalen Kreatininwerten kann eine renale Ursache für den verzögerten Abfall der MTX-Serumspiegel ausgeschlossen werden. Die Patientin hatte jedoch einen großen operativ bedingten

Defekt im Bereich des Kleinhirns und zusätzlich eine basal gelegene Liquorzyste. Es lag damit ein sog. „third space" vor, aus dem über längere Zeit wie aus einem Reservoir MTX verzögert abgegeben werden konnte und der damit Ursache für die längere Zeit erhöhten MTX-Serumspiegel war.

Unsere Untersuchungen zeigen, daß unter bestimmten Bedingungen auch nach i.th. MTX-Injektion systemische Nebenwirkungen auftreten können. Mit der Möglichkeit einer verstärkten MTX-Wirkung nach i.th. Gabe muß bei gesteigerter Empfindlichkeit des Knochenmarks (Tumorinfiltration; gleichzeitig oder kurz zuvor durchgeführte systemische Chemotherapie) und bei verzögertem Abfall der MTX-Serumspiegel (Nierenfunktionsstörungen; „third space" im Gehirn) gerechnet werden. Im Falle eines „third space", also nach Hirnoperationen mit größeren Substanzdefektzuständen, sollte die Dosierung und die Wiederholung der jeweiligen MTX-Injektion vom Verlauf der MTX-Serumspiegel abhängig gemacht werden.

*Literatur*

1. Bleyer WA (1978) The clinical pharmacology of methotrexate. New applications of an old drug. Cancer 41: 36–51 – 2. Kimelberg KH, Kung D, Watson RE, Reis FL (1978) Direct administration of methotrexate into the central nervous system of primates. J Neurosurg 48: 883–894 – 3. (1978) Methotrexate [125]J-radioimmunoassay kit instruction manual. Diagnostic Biochemistry Inc., San Diego, California – 4. Przuntek H, Berndt S, Dommasch D, Fuhrmeister U, Grüninger W (1975) Klinische und pharmakologische Aspekte der intrathekalen Methotrexat-Therapie. Verh. Dtsch Ges Inn Med 81: 1686–1688 – 5. Schalhorn A, Wilmanns W, Stupp-Poutot G (1980) Methotrexat-Nachweis im menschlichen Serum – Vergleich zwischen einer enzymatischen und einer enzymimmunologischen Methode. Onkologie 4: 193–196 – 6. Shapiro WR, Young DF, Mehta BM (1975) Methotrexate: distribution in cerebrospinal fluid after intravenous, ventricular and lumbar injections. N Engl J Med 293: 161–164 – 7. Tattersall MHN, Parker LM, Pitman SW, Frei III E (1975) Clinical pharmacology of high-dose methotrexate (NSC-740). Cancer Chemother Rep 6: 25–29

Delbrück, H. (Med. Univ.-Klinik, Innere Medizin I, Homburg), Teillet, F. (Hôpital Louis Monier, Colombes), Bayle-Weissgerber, C. (Villejuif), Andrieu, J. M., Clot, P. H., Bernard, J. (Hôpital Saint Louis, Paris)
**Effektivitätsvergleich von drei gegenüber sechs Kursen MOPP-Polychemotherapie beim Morbus Hodgkin, klinischem Ausbreitungsstadium II nA, II B, III A und B**

Therapiestudien mit dem Ziel einer Chemotherapiereduktion bei Morbus Hodgkin sind insofern von klinischer Bedeutung, als derzeit angenommen werden muß, daß die therapiebedingten Kurzzeit- und Langzeitkomplikationen bei Patienten mit malignen Lymphomen [1] nicht nur mit Dosis und Ausdehnung des Strahlenfeldes steigen, sondern auch in Funktion zu Art und Ausmaß der verwandten Zytostatika in Beziehung stehen. Vergleichende Untersuchungen über die Wirksamkeit von drei gegenüber sechs Kursen MOPP-Polychemotherapie bei klinisch lokalisiertem Hodgkin-Befall sind uns nicht bekannt. Analysen früherer Therapieprotokolle und Erfahrungen anderer Therapiegruppen ließen vermuten, daß sich die Anzahl der schon nach drei Kursen MOPP-Chemotherapie erzielten klinisch kompletten Remissionen bei weiterer Therapie nur unwesentlich steigern läßt.

Diese Erfahrungen veranlaßten uns im Rahmen unserer Therapiestudien zur Therapiereduktion bei Morbus Hodgkin [1, 3, 4], die Möglichkeit einer nur drei Kurse MOPP-Chemotherapie umfassenden primären Chemotherapie mit nachfolgender Laparotomie und explorativer Splenektomie zu überprüfen.

*Patienten und Methodik*

Als historisches Vergleichskollektiv wählten wir alle diejenigen Patienten mit klinischem Ausbreitungsstadium II nA, II B und III A und III B, die von 1972–1976 mit einer aus sechs Kursen MOPP bestehenden initialen Chemotherapie behandelt worden waren. Hierbei waren wir uns über die verminderte Aussagekraft von Therapiestudien mit historischem Kontrollkollektiv bewußt. Es soll jedoch betont werden, daß die klinische, chirurgische und röntgenologische Betreuung der Patienten in beiden Therapiestudien gleich war.

62 Patienten in klinischen Ausbreitungsstadien II nA, II B, III A und III B erhielten sechs Kurse MOPP-Chemotherapie vor der sich anschließenden explorativen Laparotomie mit Splenektomie und abschließender Strahlentherapie.

46 Patienten mit Morbus Hodgkin in klinischen Stadien II nA, II B, III A und III B erhielten drei MOPP-Kurse als primäre Chemotherapie, gefolgt von explorativer Laparotomie mit Splenektomie und anschließender Bestrahlung. Zwischen beiden Therapiegruppen bestand kein statistisch signifikanter Altersunterschied, das Durchschnittsalter war gleich; in dem Patientenkollektiv, das drei MOPP-Chemotherapiekurse erhielt, befanden sich mehr männliche Patienten; in der Gruppe mit sechs Chemotherapiekursen war der Anteil der Patienten mit skleronodulären Lymphomen stärker vertreten.

Die klinische Stadieneinteilung erfolgte nach den Kriterien der Rye-Konferenz. Keiner der Patienten war zytostatisch oder strahlenvorbehandelt (Tabelle 1).

*Ergebnisse*

Der Prozentsatz klinisch kompletter Remissionen war nach drei bzw. nach sechs Kursen MOPP-Chemotherapie gleich hoch. Die Unterschiede zugunsten des Therapieprotokolls H 7702 in den Stadien II nA und III A sind nicht signifikant. Bei Patienten mit B-Symptomatik wurde eine komplette Remission nach sechs Kursen Chemotherapie bei 32 von 39 Patienten (82%) gegenüber bei 21 von 27 Patienten (77,7%) nach drei Kursen Chemotherapie erzielt. Der Prozentsatz klinisch kompletter Remissionen im Stadium II B betrug 88% nach sechs Kursen Chemotherapie und 80% nach drei Kursen Chemotherapie (Tabelle 2a).

Bei den 50 Patienten, die sich nach sechs Kursen MOPP-Chemotherapie in klinisch kompletter Remission befanden, erfolgte eine explorative Laparotomie mit Splenektomie. Bei 48 Patienten ergab sich kein Hinweis auf infradiafragmalen Befall (96%). Bei 37 von 38 Patienten, die sich nach drei Kursen MOPP-Chemotherapie in klinisch kompletter Remission befanden, konnte kein infradiafragmaler Befall nachgewiesen werden (Tabelle 2b).

Von den neun Patienten, die sich nach sechs Kursen MOPP-Chemotherapie in klinisch kompletter Remission befunden hatten, wurde bei fünf Patienten ein Hodgkin-spezifischer Befall nachgewiesen (44%). Von den sechs Patienten in kompletter Remission nach drei Kursen MOPP-Chemotherapie hatten vier Patienten keinen histologisch nachweisbaren infradiafragmalen Befall. Bei zwei von den drei Patienten, bei denen trotz sechs Kursen MOPP-Chemotherapie keine Remission erzielt werden konnte, wurde ein infradiafragmaler Befall histologisch gesichert. Der dritte Patient hatte den chirurgischen Eingriff abgelehnt.

**Tabelle 1.** Klinische Ausbreitungsstadien bei den nach Therapieprotokoll H 72 und H 7702 behandelten Patienten

|  | $II_nA$ | $II_nB$ | III A und III B | Gesamt |
|---|---|---|---|---|
| H 72: Sechs Kurse MOPP | 18 (29%) | 27 (44%) | 17 (27%) | 62 |
| H 7702: Drei Kurse MOPP | 11 (24%) | 20 (43%) | 15 (33%) | 46 |
| Gesamt | 29 (27%) | 47 (44%) | 32 (30%) | 108 |

**Tabelle 2a.** Anzahl der kompletten, inkompletten Remissionen und Therapieversager in Abhängigkeit von histologischer Subklassifizierung

| Histologische Subklassifikation | Therapie-gruppe | Komplette Remission (n) | % | Inkomplette Remission (n) | % | Therapie-versager (n) | % | Gesamt-patienten (n) |
|---|---|---|---|---|---|---|---|---|
| Lymphozytäre Dominanz | H 72 | 1 | | 0 | ./. | 0 | ./. | 1 |
| | H 7702 | 1 | | 0 | ./. | 0 | ./. | 1 |
| Noduläre Sklerose | H 72 | 44 | 80 | 8 | 15 | 2 | 4 | 54 |
| | H 7702 | 22 | 86 | 3 | 12 | 1 | 4 | 26 |
| Gemischte Zellularität | H 72 | 4 | | 1 | | 0 | ./. | 5 |
| | H 7702 | 8 | 67 | 3 | 25 | 1 | 8 | 12 |
| Lymphozytäre Depletion | H 72 | 1 | | 0 | | 1 | ./. | 2 |
| | H 7702 | 2 | | 0 | | 0 | ./. | 0 |

Bei den Patienten, bei denen unter drei Kursen Chemotherapie keine Verkleinerung der Lymphknoten eingetreten war, wurde keine explorative Laparotomie mit Splenektomie durchgeführt.

Die Häufigkeit kompletter Remissionen bei Hodgkin-Lymphomen mit Nodulärsklerose war in beiden Therapieprotokollen gleich hoch. Bei Lymphomen mit gemischter Zellularität bestand eine geringere Therapieansprechbarkeit.

**Tabelle 2b.** Häufigkeit eines durch die explorative Laparotomie festgestellten positiven oder negativen Befalls bei Patienten, die mit sechs Kursen MOPP (Therapieprotokoll H 72) oder mit drei Kursen MOPP (Therapieprotokoll H 7702) vorbehandelt worden waren

| | Anzahl der Patienten (n) | Anzahl der laparoto-mierten Patienten | Laparotomie (+) | (−) | % der positiven Lapa-rotomien |
|---|---|---|---|---|---|
| Nach sechs Kursen MOPP in klinisch kompletter Remission (H 72) | 50 | 50 | 2 | 48 | 4 |
| Nach sechs Kursen MOPP in inkompletter Remission (H 72) | 9 | 9 | 5 | 4 | 44,4 |
| Nach sechs Kursen MOPP keine Remission (H 72) | 3 | 2 | 2 | 0 | 100 |
| Nach drei Kursen MOPP in kompletter Remission (H 7702) | 38 | 38 | 1 | 37 | 3 |
| Nach drei Kursen MOPP in inkompletter Remission (H 7702) | 6 | 6 | 2 | 4 | 33 |
| Nach drei Kursen MOPP keine Remission (H 7702) | 2 | 0 | ./. | ./. | ./. |

*Diskussion*

Wir haben an anderer Stelle [3] berichtet, daß die Irrtumswahrscheinlichkeit eines klinisch nicht erkannten infradiafragmalen Befalls bei Patienten mit klinisch lokalisierten Stadien I B, II nA, II B bis zu 50% beträgt. Aufgrund dieses hohen Risikos ist eine explorative Laparotomie mit Splenektomie indiziert, wenn eine ausschließliche Strahlentherapie durchgeführt werden soll.

Wir berichteten, daß das Risiko auf 2–5% reduziert werden kann, wenn nach sechs Kursen MOPP-Polychemotherapie eine klinisch komplette Remission erzielt wird [3]. Wie aus dieser Studie hervorgeht, kann die primäre MOPP-Chemotherapie in den klinischen Stadien II nA und II B auf drei Kurse MOPP-Chemotherapie reduziert werden, da sowohl die Anzahl klinisch kompletter Remissionen wie auch das Risiko eines klinisch nicht erkannten infradiafragmalen Befalls nach drei und sechs MOPP-Kursen gleich hoch ist. Bei Patienten mit klinischen Ausbreitungsstadien III A und III B kann auf eine infradiafragmale Abschnittsbestrahlung mit Einschluß des Milzfeldes nicht verzichtet werden, da das Risiko eines infradiafragmalen Rezidivs zu groß ist. Wir sehen allerdings keine Notwendigkeit einer zusätzlichen Leberbestrahlung, wie sie von einigen Autoren gefordert wird [2].

Wir haben aus dieser Therapiestudie die Schlußfolgerung gezogen, daß zumindest bei denjenigen Patienten in klinischem Ausbreitungsstadium II nA und II B die primäre Polychemotherapie von sechs auf drei Kurse MOPP-Polychemotherapie reduziert werden kann. Bei denjenigen Patienten, bei denen diese Polychemotherapie zu einer klinisch kompletten Remission geführt hat, kann auf eine explorative Laparotomie mit Splenektomie sowie auf eine infradiafragmale Bestrahlung verzichtet werden. Wir schätzen das Risiko eines nicht erkannten infradiafragmalen Befalls und späteren Rezidivs auf etwa 2–5%. Da nach unseren Erfahrungen Rezidive bei wenig vorbehandelten Patienten therapeutisch gut beherrschbar sind, halten wir dieses Risiko für geringer als die Kurz- und Langzeitkomplikationen nach einer aggressiven und ausgedehnten Strahlentherapie sowie explorativer Splenektomie.

*Literatur*

1. Delbrück H, Teillet F, Andrieu JM, Schmitt G, Bayle C, Wetter O (1978) Langzeitkomplikationen bei Patienten mit malignen Lymphomen nach Chemo- und (oder) Strahlentherapie. Dtsch Med Wochenschr 103: 789 – 2. Hoppe RT, Rosenberg SA, Kaplan HS, Cox RS (1980) Prognostic factors in pathological stage III A Hodgkin's disease. Cancer 46: 1240 – 3. Teillet F, Delbrück H, Bayle C, Andrieu JM, Asselain B, Dana M, Bernard J (1979) Möglichkeiten einer Therapiereduktion beim Morbus Hodgkin. I. Aussparung des Mediastinums aus dem Strahlenfeld bei primär hochzervikalem oder infradiaphragmalem Befall und Stadium I oder II. Dtsch Med Wochenschr 104: 1369 – 4. Teillet F, Delbrück H, Bayle-Weissgerber C, Andrieu JM, Clot P (1979) Möglichkeiten einer Therapiereduktion beim Morbus Hodgkin. II. Ermöglicht eine primäre Polychemotherapie den Verzicht auf eine explorative Splenektomie bei klinisch lokalisiertem Krankheitsbefall? Dtsch Med Wochenschr 104: 1405

# Hämostaseologie

Bernsmeier, R., Bruhn, H. D. (I. Med. Univ.-Klinik), Pohl, J. (Univ.-Hautklinik Kiel)
**Gerinnungsfaktoren (Thrombin, Faktor XIII, Kallikrein und Fibronectin) als Regulatoren der Proliferation von Fibroblasten, glatten Muskelzellen und Endothelzellen**

In der Pathogenese der sklerotischen Gefäßwandprozesse spielt die Proliferation mesenchymaler Zellen aus Intima, Media und Adventitia eine Schlüsselrolle. Andererseits kommt es dabei durch lokale Endothelläsionen und Gerinnungsaktivierung zur Abscheidung von Mikrothromben, welche inkorporiert und organisiert werden. Es resultiert eine weitere Verdickung der Gefäßwand und somit ein Fortschreiten des arteriosklerotischen Prozesses (Duguid 1946). Gerinnungsaktivierung und Zellproliferation treten also bei der Arteriosklerose parallel zueinander auf. Unsere Untersuchungen galten dem Problem, ob und wie Gerinnung und gesteigerte Vermehrung von Gefäßwandzellen miteinander ursächlich verknüpft sind. Es sollte der Einfluß von Thrombin, Faktor XIII (F XIII), Kallikrein und Fibronectin auf das Proliferationsverhalten von Fibroblasten, Endothelzellen und glatten Muskelzellen analysiert werden. Weitere Untersuchungen galten dem Ziel, eine Vorstellung über die zugrundeliegenden Wirkmechanismen zu erhalten.

*Methodik*

Alle Untersuchungen wurden in vitro durchgeführt. Die analysierten Zellrassen waren: Fibroblasten aus der Ohrhaut des Meerschweinchens, Endothelzellen aus der Aortenintima des „Göttinger Minischweines" und glatte Muskelzellen aus der Media der Rattenaorta (Endothelzellen und glatte Muskelzellen erhielten wir dankenswerterweise von Dr. Mey, Institut für Arterioskleroseforschung, Münster). Die Zellkulturen (es handelte sich jeweils um Sekundärkulturen) wurden 12 Std mit den zu untersuchenden Substanzen – Thrombin, F XIII, Kallikrein, Fibronectin – inkubiert. Das Thrombin war ein Rinderthrombin 0,05%ig der Beringwerke, Marburg, mit einer Aktivität von 250 IE/ml. Nicht aktivierter F XIII gelangte als 0,1%ige Lösung mit einer spez. Aktivität von 125 E/m zur Untersuchung (ein Forschungspräparat der Behringwerke, Marburg, das uns freundlicherweise von Prof. Heimburger überlassen wurde). Die Aktivität des Präparates wurde mit einer Methode von Egbring et al. ermittelt. Bei der Polyacrylamidgelelektrophorese wandert die Präparation als eine Bande und zeigt in der Immunelektrophorese mit polyvalentem Antihumanserum nur ein Präzipitat. Das Fibronectin (ebenfalls ein Präparat von Prof. Heimburger) war ein 95% reines Humanpräparat, pyrogenfrei. Das Kallikrein aus Schweinepankreas, spez. Aktivität 1030 KE/mg, erhielten wir von Prof. Haberland, Fa. Bayer. Als Parameter des veränderten Zellwachstums wurden die $^3$H-Thymidinaufnahme, die Zellzahl pro Kulturschale sowie der cyclo-Guanosinmonophosphat- (cGMP-) und der cyclo-Adenosinmonophosphat- (cAMP-)Gehalt pro Zelle gemessen (experimentelle Einzelheiten s. Pohl et al. 1979).

*Ergebnisse*

Wie bereits früher beschrieben, stimuliert Thrombin die Zellteilung und die $^3$H-Thymidinaufnahme von Fibroblasten (Bruhn et al. 1980). Bei unseren neuen Untersuchungen zeigte sich nun auch ein analoges Verhalten der Kulturen von Endothelzellen und glatten Muskelzellen unter Thrombineinwirkung (Abb. 1). Die optimal stimulierende Thrombinkonzentration betrug 3 IE/ml bei 24 Std alten Kulturen und entsprach damit etwa dem Wert, der bei den Fibroblastenkulturen ermittelt wurde. Nach zweistündiger Inkubation mit 10 IE/ml Thrombin konnte eine Verdoppelung des intrazellulären

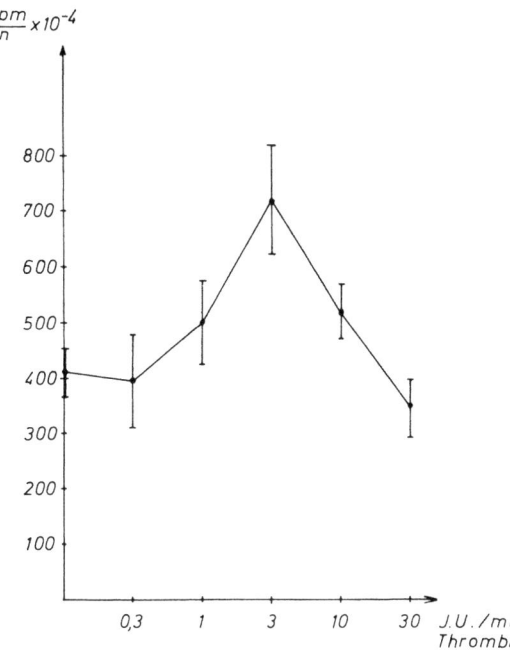

Abb. 1. Stimulierende Wirkung verschiedener Thrombinkonzentrationen auf Endothelzellen des „Göttinger Minischweins". Abszisse: Einheiten Thrombin/ml. Ordinate: Relative Thymidininkorporation in die Endothelzellen

cGMP-Gehaltes gemessen werden, während die Menge an cAMP nicht meßbar verändert war. Eine einstündige Vorbehandlung der Zellkultur mit 0,02 E/ml Neuraminidase (aus Vibrio commae) beseitigte den stimulierenden Effekt von Thrombin auf die $^3$H-Thymidinaufnahme.

Nicht aktivierter, aber auch Thrombin-aktivierter F XIII stimuliert, wie bei den Fibroblasten schon beschrieben (Bruhn et al. 1980), auch die Proliferation der untersuchten Endothelzellen und glatten Muskelzellen. Die optimale F XIII-Konzentration lag in einem Bereich von 0,1–0,3 E/ml bei 24 Std alten Kulturen. Einstündige Vorbehandlung mit Neuraminidase (0,02 E/ml) führte hier zu einer Erhöhung des Konzentrationsoptimums auf das dreifache. Nach zweistündiger Inkubation mit 0,1 E/ml F XIII konnte wiederum eine Verdoppelung des cGMP-Gehaltes der Zellen nachgewiesen werden.

Auch Kallikrein fördert die Proliferation aller drei untersuchten Zellrassen in einem optimalen Konzentrationsbereich von 50–100 mg/ml.

Fibronectin hingegen hemmt in einer Konzentration zwischen 0,03 und 1,0 mg/ml die Proliferation und die $^3$H-Thymidinaufnahme von Fibroblasten, Endothelzellen und glatten Muskelzellen. Hierbei war kein Einfluß des Kulturalters oder der Neuraminidase-Vorbehandlung auf die proliferationshemmende Wirkung zu erkennen. In zusätzlichen Versuchen konnte unter Verwendung von $^{125}$J-markiertem Fibronectin gezeigt werden, daß dieses Glykoprotein an glatte Muskelzellen aus der Media der Rattenaorta während der Inkubation zunehmend bis zu einem Sättigungswert gebunden wird. Thrombin (1 IE/ml) und Neuraminidase (0,02 E/ml) spalten das Fibronectin dann wieder von den Zellen ab (Abb. 2).

*Diskussion*

Thrombin, F XIII und Kallikrein auf der einen sowie Fibronectin auf der anderen Seite regulieren also in der Gewebekultur das Wachstum von Fibroblasten, Endothelzellen

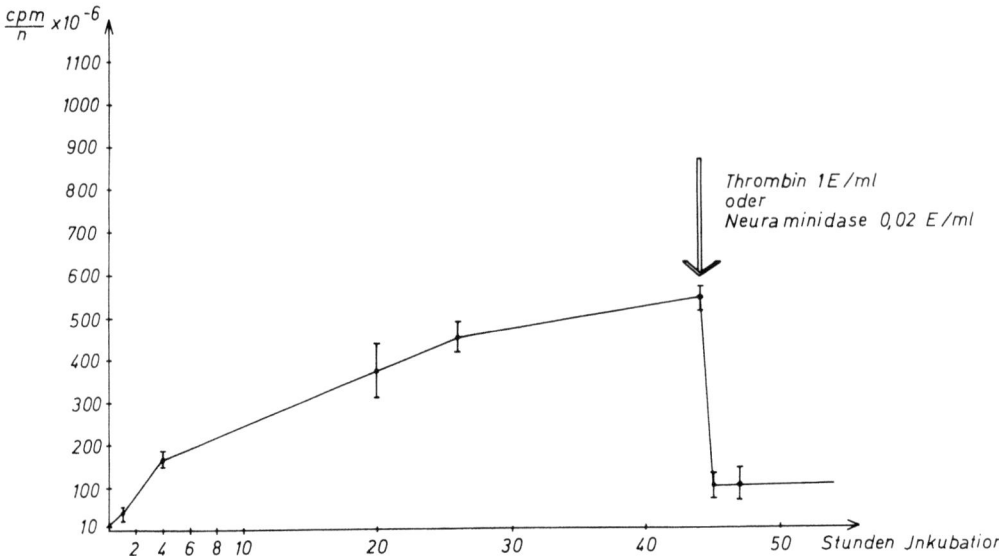

**Abb. 2.** Zunehmende Bindung von $^{125}$J-markiertem Fibronectin an glatte Muskelzellen aus der Media der Rattenaorta. Nach Einwirkung von Thrombin oder Neuraminidase wird Fibronectin von der Zelloberfläche abgelöst

und glatten Muskelzellen. Bei der Stimulation der Proliferation durch Thrombin und F XIII ist nach den vorliegenden Ergebnissen mit drei Zelltypen wahrscheinlich die Vermehrung des cGMP das entscheidende intrazelluläre Signal. Dies spricht für einen hormonähnlichen Wirkmechanismus der genannten Gerinnungsfaktoren auf die Vermehrung von Fibroblasten, Endothelzellen und glatten Muskelzellen. Der hierbei zu postulierende Rezeptor an der Zelloberfläche könnte durch Neuraminidase abgespalten oder in seiner Konformation verändert werden, was den Verlust der Stimulierbarkeit durch Thrombin bzw. die Erhöhung des stimulierenden Konzentrationsoptimums von F XIII nach der Vorbehandlung der Zellen mit Neuraminidase erklären würde.

Der beobachteten Hemmung der Proliferation von Fibroblasten, Endothelzellen und glatten Muskelzellen durch Fibronectin muß besondere Beachtung zukommen. Denn offenbar spielt das Fibronectin in der Pathogenese der Arteriosklerose eine wichtige, in ihrer vollen Bedeutung heute noch nicht bekannte Rolle. In experimentell induzierten arteriosklerotischen Läsionen konnten kürzlich Stenman et al. (1980) immunchemisch eine Zunahme von Fibronectin nachweisen. Die Autoren vermuten in dem Fibronectin einen Indikator der Bindegewebsneubildung auf dem Boden der sklerotischen Läsion. Das Fibronectin könnte also durch lokale Vermehrung der – durch welche Substanz auch immer induzierten – Zellproliferation entgegenwirken und den sklerotischen Prozeß so im Gleichgewicht halten.

Natürlich muß die Interpretation unserer Ergebnisse unter Vorbehalt erfolgen, da es sich ausschließlich um in vitro-Versuche handelte mit nicht menschlichen Zellen und die Situation in vivo durch eine Vielzahl anderer Regulationsmechanismen, Einwirkung von Aktivatoren und Hemmkörpern etc. kompliziert sein dürfte.

Zusammenfassend sei nochmals festgehalten, daß unsere neuen Untersuchungen eine nahezu identische Reaktion der Fibroblasten, Endothelzellen und glatten Muskelzellen auf die Proliferationsstimulatoren Thrombin, F XIII und Kallikrein sowie die hemmende Substanz Fibronectin zeigten. Dies muß im Lichte der bekannten engen anatomischen und funktionellen Verwandtschaft der genannten Zellrassen gesehen werden, die ja eindrücklich durch das Vorhandensein von Übergangsformen, etwa der sog. Myofibroblasten, demonstriert wird (Majno et al. 1979).

*Literatur*

Bruhn HD, Christophers E, Pohl J (1980) Gerinnungsfaktoren (Faktor XIII, Thrombin) als Wachstumsfaktoren der Fibroblasten. Verh Dtsch Ges Inn Med 86: 1120 − Duguid JB (1946) Thrombosis as a factor in the pathogenesis of coronary atherosclerosis. J Pathol 58: 207 − Egbring R, Schmidt W, Havemann K (1973) Die vereinfachte radiologische Faktor XIII-Bestimmung und ihre klinische Anwendung bei kongenitalem Faktor XIII-Mangel (I). Blut 27: 6 − Majno G (1979) The story of the myofibroblasts. Am J Surg Pathol 3: 535 − Pohl J, Bruhn HD, Christophers E (1979) Thrombin and fibrin-induced growth of fibroblasts: Role in wound repair and thrombus organization. Klin Wochenschr 57: 273 − Stenman S, Smitten K v, Vaheri A (1980) Fibronectin and atherosclerosis. Acta Med Scand [Suppl] 642: 165

Bernhard, J.-C., Mahn, I., Müller-Berghaus, G. (Abt. für Hämostaseologie des Zentrums für Innere Medizin, Zentrale Abt. des Strahlenzentrums der Univ. und Klin. Forschungsgruppe für Blutgerinnung und Thrombose der Max-Planck-Gesellschaft Gießen)

## Gelchromatographie von gereinigtem des-A-Fibrin in Humanplasma bei 20° C und 37° C*

*1. Einleitung*

Bei Patienten mit Verbrauchskoagulopathie findet man in der Regel lösliches Fibrin im zirkulierenden Blut. Als lösliches Fibrin werden Fibrinogenderivate bezeichnet, die unter Einwirkung von Thrombin entstanden sind und noch keine sichtbaren Fibringerinnsel gebildet haben. Auch in vitro läßt sich lösliches Fibrin durch Zugabe von Thrombin zu einer Fibrinogenlösung herstellen. Thrombin spaltet zunächst die Fibrinopeptide A und nach einer Latenzzeit die Fibrinopeptide B vom Fibrinogenmolekül ab. In der vorliegenden Arbeit wurde das gelchromatographische Verhalten von des-A-Fibrin und des-AB-Fibrin bei 37° C untersucht, um hieraus auf das mögliche physiologische Verhalten von löslichem Fibrin zu schließen.

*2. Material und Methodik*

Als Ausgangsmaterial verwendeten wir gereinigtes Humanfibrinogen, das aus Zitratplasma isoliert und anschließend mit [125]I bzw. [131]I markiert wurde (methodische Einzelheiten s. Mahn und Müller-Berghaus 1975).

Herstellung von markiertem des-A-Fibrin und des-AB-Fibrin

Des-A-Fibrin wurde durch Zugabe von Batroxobin zu [125]I-Fibrinogen in Anwesenheit von 2,5 M Harnstoff hergestellt. Batroxobin, das Gift einer Vipernart, spaltet im Gegensatz zu Thrombin nur das

---

* Mit Unterstützung durch die Deutsche Forschungsgemeinschaft, Bonn-Bad Godesberg

Fibrinopeptid A vom Fibrinogenmolekül ab. Des-AB-Fibrin wurde durch Zugabe von Thrombin zu $^{125}$I-Fibrinogen hergestellt. Das entstandene Gerinnsel wurde isoliert und anschließend in 3 M Harnstoff aufgelöst.

Gelchromatographie

$^{125}$I-des-A-Fibrin bzw. $^{125}$I-des-AB-Fibrin wurde zu Plasma hinzugegeben, das $^{131}$I-Fibrinogen enthielt. Diese Mischungen wurden im Plasmamilieu sowohl bei 20° C als auch bei 37° C durch Sepharose-CL-6B-Säulen gefiltert. Gepuffertes Humanplasma diente als Äquilibrierungs- und Elutionsmedium.

*3. Ergebnisse*

*Des-A-Fibrin.* Zwei Proben wurden aus einer Mischung von $^{125}$I-des-A-Fibrin und $^{131}$I-Fibrinogen in Plasma entnommen, bei 20° C und bei 37° C inkubiert und anschließend auf ebenso temperierte Säulen aufgetragen. Bei 20° C wurde des-A-Fibrin im Ausschlußvolumen getrennt von $^{131}$I-Fibrinogen eluiert. Bei 37° C wurde jedoch des-A-Fibrin an der gleichen Stelle wie Fibrinogen eluiert; die beiden Elutionspeaks unterschieden sich nicht voneinander.

Um nachzuweisen, daß das bei 37° C eluierte monomolekulare Fibrin zur Bildung hochmolekularer Aggregate fähig ist, wurden drei Proben aus dem Elutionspeak der Chromatographie bei 37° C gepoolt und bei 20° C und 37° C rechromatographiert. Bei 37° C eluierte des-A-Fibrin an der gleichen Position wie Fibrinogen, also wie bei der Ausgangschromatographie. Bei 20° C wurde jedoch das ursprünglich monomere des-A-Fibrin als hochmolekulares Material vor dem Fibrinogen wiedergefunden.

*Des-AB-Fibrin.* Proben aus einem Gemisch von gepuffertem Plasma, $^{131}$I-Fibrinogen und $^{125}$I-des-AB-Fibrin wurden bei 20° C und 37° C inkubiert, und anschließend auf Chromatographiesäulen aufgetragen. Eine dritte Probe aus der gleichen Mischung wurde auf einer 3 M Harnstoffsäule chromatographiert. Sowohl bei 20° C als auch bei 37° C wurde des-AB-Fibrin im Ausschlußvolumen eluiert, während $^{131}$I-Fibrinogen getrennt vom Fibrin in einem zweiten Peak wiedergefunden wurde. Die Chromatographie der gleichen Plasmaprobe auf einer 3 M Harnstoffsäule zeigte ein identisches Elutionsverhalten von Fibrin und Fibrinogen. Der Elutionspeak von des-AB-Fibrin unterschied sich nicht von dem des Fibrinogen. Harnstoff wurde verwendet, um nicht stabilisierte Fibrin- bzw. Fibrinogenaggregate in ihre monomolekulare Form zu überführen.

*4. Diskussion und Schlußfolgerung*

In der vorliegenden Arbeit versuchten wir, das Verhalten von löslichem Fibrin bei möglichst physiologischen Bedingungen zu studieren. Anstelle von Puffern verwendeten wir Plasma als Elutionsmedium, da Fibrin im Puffermilieu nicht vollständig in Lösung bleibt (Krell et al. 1979). Fernerhin führten wir unsere Versuche bei 37° C durch und erhoben im Vergleich zu den Experimenten bei 20° C unterschiedliche Befunde. Unsere Versuche zeigten, daß des-AB-Fibrin sowohl bei 20° C als auch bei 37° C hochmolekulare Fibrinaggregate mit einem Molekulargewicht über 6 000 000 Daltons bildet. Die Untersuchungen im Harnstoffmilieu weisen darauf hin, daß diese hochmolekularen Fibrinaggregate durch Faktor XIII nicht stabilisiert und dissoziabel sind. Demnach scheint lösliches des-AB-Fibrin im Plasma als ein Fibrinaggregat mit einer definierten molekularen Größe vorzuliegen, ohne in ein Fibringerinnsel überzugehen, solange die Fibrinkonzentration im Plasma einen kritischen Wert nicht übersteigt. Des-A-Fibrin lag im Gegensatz zu des-AB-Fibrin bei 37° C als monomolekulares Material vor und lagerte sich erst bei Abkühlen des Plasmas auf Temperaturen unter 37° C zu hochmolekularen, aber noch löslichen Fibrinaggregaten zusammen.

*Literatur*

Krell W, Mahn I, Müller-Berghaus G (1979) Gel filtration of $^{125}$I-fibrin and $^{131}$I-fibrinogen at 20° C and 37° C. Thromb Res 14: 299–310 – Mahn I, Müller-Berghaus G (1975) Studies on catabolism of $^{125}$I-labelled fibrinogen in normal rabbits and in rabbits with indwelling intravenous catheters: Methodologic aspects. Haemostasis 4: 40–50

Harenberg, J., Zimmermann, R., Arleth, D., Matthes, K., Weber, E. (Abt. Innere Medizin I und II und Abt. Klin. Pharmakologie der Med. Univ.-Klinik Heidelberg)
**Pharmakodynamische Wirkungen auf das Gerinnungssystems nach subkutaner Applikation von low dose-Heparin mit einer Spritzpistole*** 

*Einleitung*

Die Wirksamkeit der Prophylaxe thrombembolischer Erkrankungen durch niedrig dosiertes Heparin gilt sowohl in der operativen als auch konservativen Medizin als gesichert [1, 2]. Die zwei- bis dreimal täglich durchzuführende subkutane Verabreichung ist jedoch mit einem erheblichen technischen und personellen Aufwand verbunden. Bei ambulanten Patienten geben die selbst durchzuführenden Injektionen nicht selten Anlaß zu Ängsten und psychischen Problemen, die eine regelmäßige und fachgerechte Verabreichung nicht mehr gewährleisten.

Seitdem Einmalspritzen mit exakter Dosierbarkeit verfügbar sind, ließ sich in den letzten Jahren eine wesentliche Erleichterung der Applikationsweise in Verbindung mit einer Verminderung des Aufwandes erreichen. Nach neuen, einfachen und sicheren sowie rationellen Verabreichungsformen sollte jedoch weiterhin gesucht werden. Die Verwendung von Spritzpistolen zur intrakutanen Verabreichung von Impfstoffen oder Lokalanästhetika und zur subkutanen Applikation von Insulin [3, 4] ist z. T. gut erprobt und könnte beim Nachweis exakter Dosierbarkeit und Reproduzierbarkeit des gerinnungshemmenden Effektes einen Fortschritt bei der Verabreichung von subkutanem Heparin bedeuten.

Wir setzten daher eine halbautomatische Spritzpistole zur Applikation von Heparin ein und untersuchten im Vergleich zur herkömmlichen Injektionstechnik mittels Einmalspritze bei gesunden Männern:
1. Inwieweit Heparin nach subkutaner Injektion mit einer Spritzpistole zu einer nachweisbaren Gerinnungshemmung führt,
2. ob sich unterschiedliche Effekte im pharmakodynamischen Verhalten der gerinnungsphysiologischen Parameter nachweisen lassen und
3. inwieweit die Injektionstechnik als einfach, schnell und rationell zu beurteilen ist unter gleichzeitiger Überprüfung der subjektiven Verträglichkeit.

*Material und Methoden*

Zehn Probanden wurden 7 500 B.P. eines Heparins aus Darmmukosa des Schweines mit einer Spritzpistole und einer Einmalspritze subkutan in einwöchigem Abstand nach einem Randomisierungsverfahren appliziert.

---
* Mit Unterstützung der Deutschen Forschungsgemeinschaft

Es wurde eine Spritzpistole der Med E Jet Corporation, Cleveland/Ohio, verwendet. Der Druck wird durch eine Gaspatrone, die sich im Handgriff des Pistolenkörpers befindet, erzeugt und gewährleistet einen gleichmäßigen Druck für etwa 30–50 Applikationen.

Die Genauigkeit des abgegebenen Volumens wurde mit mehreren Patronen jeweils 30mal durch Wiegen der abgegebenen Menge überprüft und lag bei einem Sollvolumen von 0,3 ml bei 0,31 ml mit einem Variationskoeffizienten von 1,7%.

Die Applikation erfolgte durch senkrechtes Aufsetzen der Pistole auf das seitliche Abdomen.

Der gerinnungshemmende Effekt wurde mit der aPTT, der verdünnten Thrombinzeit (3 IE/ml) und der Antifaktor Xa-Aktivität über das chromogene Substrat S 2222 gemessen. Die Blutabnahmen wurden vor Applikation sowie in halbstündigen Abständen bis zu 3 Std und nach 4, 5, 6, 8 und 10 Std vorgenommen.

*Ergebnisse*

Dargestellt sind jeweils die Mittelwerte der einzelnen Bestimmungen der zehn Probanden zu den verschiedenen Meßzeitpunkten.

Die *Gerinnungszeiten der aPTT* verlängerten sich nach der Applikation sowohl mit der Spritzpistole als auch mit der Einmalspritze gleichartig mit einem Maximum nach etwa 3 Std. Nach 10 Std war kein gerinnungshemmender Effekt mehr nachweisbar. Die gerinnungshemmende Aktivität nach der Applikation mit der Spritzpistole ist nach diesen Ergebnissen sogar geringgradig, jedoch nicht signifikant höher als mit der Einmalspritze.

Die *Thrombinzeiten* verlängerten sich ebenfalls für beide Applikationsformen bis zu 4 Std nach der Verabreichung. Nach 10 Std war kein gerinnungshemmender Effekt auf die Thrombinzeit mehr nachweisbar. Die Applikation mit der Spritzpistole führte zu einem der Einmalspritze gleichwertigen gerinnungshemmenden Effekt.

Die *Antifaktor Xa-Aktivität* stieg nach der subkutanen Applikation sowohl nach der Verabreichung mit der Spritzpistole als auch mit der Einmalspritze über 4 Std an. Anschließend kam es zu einem kontinuierlichen Abfall der Aktivität bis zum Ende des Untersuchungszeitraumes. Nach 10 Std war ebenfalls kein gerinnungshemmender Effekt auf die Faktor Xa-Aktivität mehr nachweisbar. Die Hemmung der Faktor Xa-Aktivität war nach der Applikation mit der Spritzpistole deutlich stärker ausgeprägt als mit der Einmalspritze.

*Diskussion*

Zusammenfassend zeigen die Ergebnisse, daß Heparin auch nach subkutaner Applikation mit einer halbautomatischen Spritzpistole sicher resorbiert wird. Die Resorptionsquote liegt in dem gleichen Bereich wie bei der herkömmlichen Injektionstechnik mit einer Einmalspritze. Dies konnte durch die Bestimmung der pharmakodynamischen Effekte auf die aPTT und die Thrombinzeit nachgewiesen werden.

Bei der Erfassung der Antifaktor Xa-Aktivität ergeben sich jedoch Hinweise dafür, daß die Bioverfügbarkeit von Heparin bzw. dem Heparinantithrombin III-Komplex für Faktor Xa geringfügig und statistisch signifikant mit der Applikation der Spritzpistole verbessert werden kann. Dieser Effekt läßt sich möglicherweise durch das größere, kegelförmige Depot im subkutanen Gewebe erklären, das mit der Spritzpistole gesetzt wird, während mit der Nadel bei der Applikation mit der Einmalspritze ein nur kleineres, kugelförmiges Depot erhalten wird.

Die lokale Verträglichkeit war bei dem Probanden gut. Lokale Hämatome, Blutungen oder Schmerzen wurden nicht beobachtet. Der zeitliche Aufwand für eine Injektion liegt bei der Verwendung der Spritzpistole bei etwa 15 s, während er bei der Einmalspritze einschließlich Vorbereitungen und Desinfektion etwa 110 s beträgt.

Es konnte gezeigt werden, daß die Verwendung einer halbautomatischen Spritzpistole als sichere, exakte und schnelle Applikation von low dose-Heparin als alternative Verabreichungsform angesehen werden kann. Kleinere technische und optische Verbesserungen erscheinen jedoch notwendig, um der Spritzpistole einen breiten Eingang in die häufig durchgeführte low dose-Heparintherapie zur Thromboembolieprophylaxe zu sichern.

*Literatur*

1. Kakkar VV et al. (1977) Prevention of fatal postoperative pulmonary embolism by low doses of heparin. Lancet 1: 567–569 – 2. Harenberg J (1981) Metabolism of heparin. Nieren- Hochdruckkrankh (in press) – 3. Warren J, Ziherl F, Kish AW, Ziherl LA (1955) Large-scale administration of vaccines by means of an automatic jet injection syringe. JAMA 157: 633–637 – 4. Editorial (1980) Subcutaneous injections and absorption of insulin. Lancet 1: 1005–1006

Schramm, W., Marx, R. (Med. Klinik Innenstadt d. Univ. München)
**Substitution von Antithrombin III zur Behandlung thrombophiler Diathesen**

Unter thrombophilen Diathesen verstehen wir eine ausgesprochene Thrombosetendenz erworbener, konstitutioneller oder erblicher Art. In der Pathogenese kann sie hämatogen-plasmatisch, korpuskulär oder angiogen begründet sein. Die Verminderung von Antithrombin III (AT III) stellt eine der wesentlichen Ursachen thrombophiler Diathesen dar [4, 7].

AT III spielt als einer der wichtigsten physiologischen Proteinaseninhibitoren im Plasma eine zentrale Rolle in der Regulation des Hämostasegleichgewichtes [6] (Abb. 1).

Während der Progressivinhibitor AT III ohne Heparin Thrombin und Faktor X im wesentlichen nur sehr langsam hemmt, werden mit Heparin nicht nur die Reaktionsgeschwindigkeit in der Hemmung dieser beiden Faktoren enorm beschleunigt, sondern auch zusätzliche Gerinnungsfaktoren wie Faktor VII, Kallikrein und Plasmin gehemmt [2, 10]. Eine Störung dieses Inhibitorsystems läßt das Hämostasegleichgewicht leicht entgleisen. Hier kann eine Verminderung von AT III auf Werte von 70–75% von klinisch relevanter Bedeutung sein [4].

Bei der Ätiologie von AT III-Verminderungen lassen sich hereditäre wie erworbene AT III-Mangelzustände unterscheiden. Bei den erworbenen AT III-Mangelzuständen kann es sich um einen erhöhten Verbrauch, wie z. B. im Rahmen einer Sepsis oder bei schweren thromboembolischen Erkrankungen, handeln [12].

Letztendlich kann AT III, wie z. B. beim nephrotischen Syndrom, ausgeschieden werden und damit verloren gehen [11]. Kongenitale AT III-Verminderungen wurden bisher relativ selten beobachtet [1, 3, 8]. Auch wenn in Zukunft wohl mehr Patienten mit hereditärem Mangel und daher schwerster thrombophiler Diathese diagnostiziert werden, so bleibt diese Zahl mit Sicherheit hinter der großen Anzahl erworbener AT III-Verminderungen zurück.

Solche Beobachtungen, zusammen mit grundsätzlichen Erwägungen, waren mit ein Grund, auf Anregung und zusammen mit Prof. Marx eine Substitution von AT III anzustreben [5, 9].

1973 bekamen wir erstmals von den Behringwerken ein AT III-Konzentrat, das wir im Januar 1974 bei einem Patienten mit metastasierendem Prostatakarzinom und Hyperkoagulabilität anwendeten [9]. Zwischenzeitlich substituierten wir über 100 Patienten. Im wesentlichen wurde das Präparat der Behringwerke verwendet, die

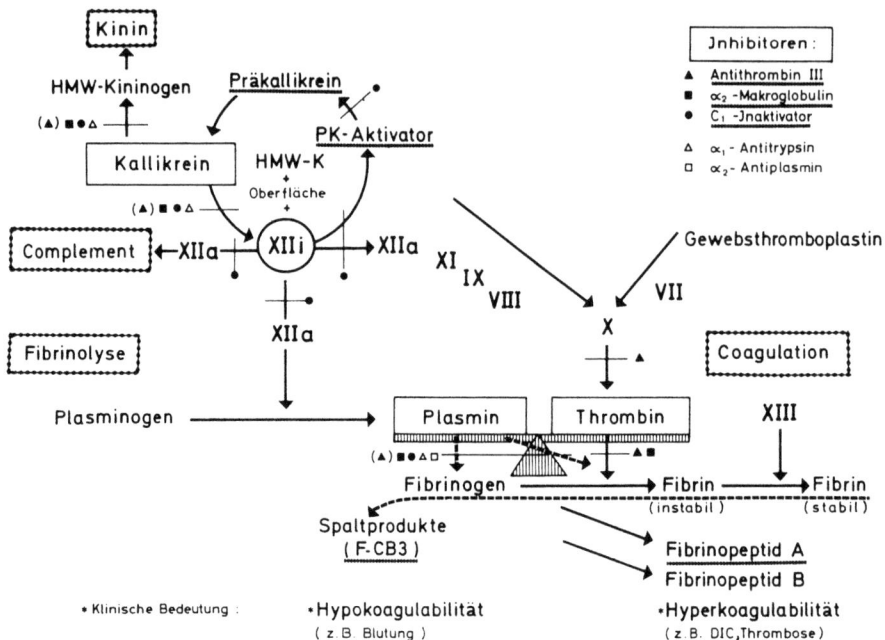

**Abb. 1.** Schema des Gerinnungssystems mit seinen Interaktionen zum Kallikrein-, Kinin-, Komplement- und Fibrinolysesystem

nachfolgenden Ergebnisse beziehen sich auf diese Präparation. Seit über 1 Jahr verwenden wir auch das Präparat der Fa. Immuno (Abb. 2).

Als Indikation sahen wir bisher an:
1. Den hereditären Mangel, wenn bei bestimmten Umständen eine alleinige Marcumartherapie ungenügend war oder wenn frische Thrombosen oder Lungenembolien auftraten.
2. Eine verminderte Synthese, wie z. B. bei Leberzirrhosen. Hier jedoch nur, wenn z. B. bei gastrointestinalen Blutungen zusammen mit lokalen Blutstillungsmaßnahmen eine Normalisierung des Quickwertes angestrebt wurde. Um eine möglicherweise vorbestehende Umsatzstörung nicht noch zu verstärken, hat sich bei uns die vorherige Gabe der

| Substitution mit Antithrombin III | | |
|---|---|---|
| Konzentrat der Behringwerke (Jan.74 - Febr.81) | n = 73 | |
| Konzentrat der Fa. Immuno (März 80 - Apr.81) | | n = 39 |
| Hereditärer Antithrombin-III-Mangel | 3 | 3 |
| Verminderte Antithrombin-III-Synthese (u. DIC) | | |
| z. B. Gastrointest. Blutungen bei Leberzirrh. | 24 | 9 |
| Erhöhter Antithrombin-III-Verbrauch | | |
| z. B. DIC (Sepsis) | 17 | 11 |
| z. B. DIC (Malignom, Zustand nach Operation) | 7 | - |
| z. B. schwere thromboembol. Erkrankungen | 11 | 9 |
| z. B. bei Problemdialysen / Hämoseparation | 8 | 7 |
| Erhöhter Antithrombin-III-Verlust | | |
| z. B. nephrotisches Syndrom | 3 | - |

**Abb. 2.** Indikationen der bisher durchgeführten Substitutionen mit humanem Antithrombin III-Konzentrat (Gesamtzahl der Patienten)

gleichen Menge AT III und danach Prothrombinkonzentrat bewährt, d. h. die früher manchmal beobachteten Umsatzstörungen erheblichen Ausmaßes bis hin zu Defibrinierungssyndromen waren nun trotz der größeren Anzahl an Patienten mit Blutungen seltener.

3. Bei Patienten mit erhöhtem Verbrauch während einer „DIC" (oder besser Umsatzstörung bei Hyperkoagulabilität) halten wir die Substitution in bestimmten Fällen für sinnvoll, ohne jedoch bisher den eindeutigen Beleg der klinischen Unverzichtbarkeit erbracht zu haben. Eine Beurteilung der klinischen Wirksamkeit ist bei den in der Regel intensivmedizinisch polypragmatisch behandelten Patienten besonders schwierig. Bei den Patienten mit Infektionen bzw. Septikämien hatten wir den Eindruck, daß sich die Hämostasestörung labortechnisch mit und ohne Heparin oft gut bessert. Inwieweit jedoch der manchmal günstige klinische Verlauf auf die AT III-Substitution zurückzuführen ist, bleibt nach wie vor offen. Bei schweren thromboembolischen Erkrankungen mit inadäquatem Ansprechen der Heparintherapie ließ sich bei nachgewiesenem Mangel und entsprechender Substitution eine optimale Antikoagulation erzielen.

4. Bei erhöhtem Verlust. Bei Patienten mit nephrotischem Syndrom substituierten wir nur bei besonders tiefen Werten und frischen Thrombosen.

5. Eine klinisch wichtige Anwendung könnte die AT III-Substitution zur Dialyse blutungsgefährdeter Patienten werden. Durch Zufuhr von AT III konnte der Verbrauch von Heparin während der Dialyse vermindert werden. Unter diesem therapeutischen Vorgehen beobachteten wir bei solch blutungsgefährdeten Patienten unter und nach Hämodialyse weniger Blutungskomplikationen. Von den möglichen Indikationen zur Substitution von AT III kann man derzeit als fundiert ansehen:

Akute Makro- und Mikrothrombosen bei vermindertem AT III:
a) Hereditärer AT III-Mangel;
b) Verminderte AT III-Synthese und „DIC", z. B. gastrointestinale Blutung bei Leberzirrhose und geplanter Gabe von PPSB, z. B. bei Leberintoxikationen [13];
c) Erhöhter Verbrauch, z. B. bei schweren thromboembolischen Erkrankungen.

Die übrigen Indikationen muß man derzeit noch als möglich und besonders prüfenswert betrachten.

Zur Bestimmung der Halbwertszeit bestimmten wir AT III bei hereditären wie erworbenen AT III-Verminderungen. Über mehrere Tage gerechnet und graphisch ausgewertet schwankte die HWZ zwischen 2,3 und 2,6 Tagen (Präparat der Behringwerke). Entscheidend ist im Einzelfall die Balance des Hämostasegleichgewichtes. Bei Patienten mit einer Hyperkoagulabilität und gesteigertem Umsatz kann sie erheblich verkürzt sein. Bei der Substitution von 1 E/kg KG erzielten wir einen Anstieg von ca. 1,6%. Da wir häufig eine Erhöhung um ca. 30% anstrebten, gaben wir vielfach 20 E/kg KG, d. h. bei einem normalgewichtigen (75 kg) Patienten 1500 E.

Zur Prüfung möglicher Nebenwirkungen achteten wir auf Unverträglichkeitsreaktionen, allergische Reaktionen, Kreislaufverhalten, Dyspnoe, Kopfschmerzen und fanden keines dieser Symptome. Da AT III aus humanem Plasma stammt, ist die Gefahr der Hepatitisübertragung gegeben. Allerdings ist hier die nachträgliche Beurteilung erschwert, da der Großteil der Patienten intensivmedizinisch behandelt wurde und dabei u. a. verschiedene Blutkomponenten erhielten. Diesbezüglich werden sich erst nach umfangreicheren Untersuchungen, insbesondere nach Tierversuchen, zuverlässige Angaben treffen lassen.

*Literatur*

1. Egeberg O (1965) Inherited antithrombin deficiency causing thrombophilia. Thromb Haemostas 13: 516–530 – 2. Godal HC, Rygh M, Laake K (1974) Progressive inactivation of purified factor VII by heparin and antithrombin III. Thromb Res 5: 773 – 3. Kaulla E von, Kaulla KN von (1974)

Antithrombin III and diseases. Am J Clin Pathol 48: 69 – 4. Lechner K, Thaler E, Niessner H, Nowotny Ch, Partsch H (1977) Antithrombin III-Mangel und Thromboseneigung. Wien Klin Wochenschr 80: 215–222 – 5. Marx R (1968) Diskussionsbeitrag bei der XII. Tagung der Deutschen Arbeitsgemeinschaft für Blutgerinnungsforschung, Deidesheim – 6. Rosenberg RD (1975) Actions and interactions of antithrombin and heparin. N Engl J Med 292: 146–151 – 7. Schramm W, Marx R (1979) Congenital and acquired antithrombin-III-deficiencies, clinical symptoms and therapy with antithrombin-III-concentrate. In: International symposium and workshop on structure, biochemistry and function of antithrombin III. Nov. 15–17th, 1979, Homburg/Saar-Zweibrücken – 8. Schramm W, Fateh A, Marx R (1975) In: Marx, Thies (Hrsg) Thrombophilie – XVIII. Hamburger Symposion über Blutgerinnung, Mai 1975. Schattauer, Stuttgart, S 99–103 – 9. Schramm W, Marx R (1980) Antithrombin-III, erste klinische Anwendung und Laborkontrolle. XXIII. Hamburger Symposion über Blutgerinnung, Mai 1975. Schattauer, Stuttgart, S 85–100 – 10. Telesford P, Semeraro N, Verstraete M, Collen D (1975) The inhibition of plasmin by antithrombin-III-heparin complex in vitro in human plasma and during streptokinase therapy in man. Thromb Res 7: 669 – 11. Thaler E, Balzar E, Kopsa H, Pingerra WF (1978) Acquired antithrombin-III deficiency in patients with glomerular proteinuria. Haemostasis 7: 257–272 – 12. Thaler E (1977) Disseminierte intravaskuläre Gerinnung: Antithrombin III und Heparin. Folia Haematol (Leipz) 104: 740–750 – 13. Vogel GE, Bottermann P, Kuhlencordt M, Fritsche HM, Stemberger A, Blümel G, Fischer M, Schleicher P, Sommoggy V (1979) Verh Dtsch Ges Inn Med 85: 475

Linker, H., Steigleder, S., Königstein, B., Anschütz, K., Reuter, H. D.
(Med. Univ.-Klinik und Patholog. Inst. der Univ. Köln)
**Morphometrische Untersuchungen normaler und pathologischer Plättchen**[*]

Die zirkulierende Plättchenpopulation ist heterogen und ihre Zusammensetzung durch ständig ablaufende Produktions-, Destruktions-, Speicherungs- und Entspeicherungsprozesse bedingt. Die Größenverteilung der zirkulierenden Plättchen und die Plättchenbildungsrate hängen eng mit der Größe und dem Reifungsgrad der Megakaryozyten zusammen. Diese Beziehungen treten ganz besonders bei hämatologischen Erkrankungen auf, die sich entweder nur auf die Thrombopoese beziehen oder die zusätzlich eine Störung der Plättchenneubildung oder Plättchenfunktion aufweisen.

*Methodik*

Mit einem halbautomatischen Bildanalysegerät der Firma Leitz, bestehend aus dem Zeichenfeld mit Instruktionsfeld und Digitalanzeige, Zeichenstift, Versorgungsgerät mit Lochstreifenleser, Leitz Mikroskop, Zeicheneinrichtung für Mikroskop, Diaprojektor mit Projektionsspiegel zum Zeichenpult, Basic-Computer (PET 2001) und Drucker wurden Umfang und Fläche der elektronenoptisch dargestellten Plättchen von Normalpersonen, bei chronisch myeloproliferativen Krankheiten und bei Riesenplättchenthrombopathie bestimmt.

*Untersuchungsergebnisse*

Bei der Beurteilung von Plättchenanschnitten muß berücksichtigt werden, daß die Schnittführung verschiedene Ebenen des Plättchenhäutchens treffen kann. Die an einem Tag, aber zu unterschiedlichen Zeiten abgenommenen Plättchen eines Spenders und auch die Plättchen eines Probanden bei unterschiedlicher Schnittführung ergeben sowohl für den Umfang als auch für die Fläche unterschiedliche Diagramme. Dabei stellte sich heraus, daß die Kurven des Umfanges stärkere Schwankungen aufweisen als die der Fläche (Tabelle 1a). Die Fläche normaler Plättchen zeigte einen bevorzugten Gipfel im

---
[*] Mit Unterstützung des Landesamtes für Forschung

**Tabelle 1a.** Normale Plättchen (Mittelwert aus je 100 Plättchenanschnitten)

| Proband | | Fläche | | | Umfang | | |
|---|---|---|---|---|---|---|---|
| | | Größtes Plättchen µm² | Gipfel µm² | Bevorzugter Gipfel µm² | Größtes Plättchen µm | Gipfel µm | Bevorzugter Gipfel µm |
| S. S. | 1. Tag | 6,79 | 2–3 | | 13,48 | 7–8 | |
| | 2. Tag | 7,20 | 1–2 | 1–2 | 11,62 | 6–7 | 7–8 |
| | 3. Tag | 8,14 | 1–2 | | 13,02 | 7–8 | |
| | 4. Tag | 5,82 | 1–2 | | 10,98 | 7–8 | |
| H. L. | 1. Tag | 6,91 | 2–3 | | 13,50 | 6–7 | |
| | 2. Tag | 6,83 | 1–2 | 1–2 | 13,01 | 7–8 | 6–7 |
| | 3. Tag | 4,06 | 1–2 | | 10,51 | 6–7 | |
| | 4. Tag | 9,19 | 1–2 | | 16,66 | 6–7 | |
| I. K. | 1. Tag | 9,46 | 2–3 | | 13,27 | 7–8 | |
| | 2. Tag | 3,93 | 1–2 | 1–2 | 11,32 | 5–6 | 5–7 |
| | 3. Tag | 8,46 | 1–2 | | 13,46 | 5–6 | |
| | 4. Tag | 6,08 | 1–2 | | 11,80 | 5–6 | |

Bereich von 1–2 µm². Normale Plättchen überschreiten den Umfang von 16,66 µm und den Flächeninhalt von 9,46 µm² nicht. Die Ergebnisse für den Umfang der Plättchen zeigen einen deutlich individuellen Kurvengipfel.

Trotz der erheblichen Variationsbreite der an normalen Plättchen gefundenen Werte sind Vergleiche mit pathologisch veränderten Plättchen möglich. Es wurden Plättchenanschnitte bei Patienten mit myeloproliferativen Erkrankungen ausgemessen

**Tabelle 1b.** Myeloproliferative Erkrankungen (Mittelwerte an je 100 Plättchenanschnitten)

| Krankheit | Fläche | | | |
|---|---|---|---|---|
| | Mittelwert µm² | Größtes Plättchen µm² | Gipfel des Diagrammes µm | Anzahl im Maximum (Plättchen) |
| Thrombozytose | | | | |
| Nr. 987 | 1,46 | 5,81 | 1– 2 | 47 |
| Thrombozythämie | | | | |
| Nr. 1326 | 2,06 | 6,80 | 1– 2 | 51 |
| Nr. 602 | 1,05 | 3,12 | 0– 1 | 61 |
| Nr. 708 | 0,97 | 5,35 | 0– 1 | 59 |
| Polyzythämie | | | | |
| Nr. 1157 | 2,5 | 6,45 | 2– 3 | 31 |
| Nr. 955 | 3,3 | 12,00 | 2– 3 | 23 |
| CML | | | | |
| Nr. 877 | 0,88 | 6,22 | 0– 1 | 71! |
| Nr. 1160 | 4,08 | 19,42 | 2– 3 | 25 |
| OMS | | | | |
| Nr. 629Z | 2,59 | 8,8 | 1– 2 | 35 |
| Nr. 732Z | 6,85 | 50,09 | 10–11 | 11 |
| Nr. 536 | 2,60 | 14,88 | 1– 2 | 24 |
| Nr. 1069 | 5,37 | 24,75 | 3– 4 | 20 |

(Tabelle 1b). Bei Thrombozythämie weisen die Plättchen unterschiedliche Werte auf, die möglicherweise auch mit der jeweiligen Krankheitsphase im Zusammenhang stehen. Für einen Patienten wurden sowohl für Umfang als auch für die Fläche deutlich kleinere Plättchen gefunden.

Bei der Polyzythämie fanden sich keine einheitlichen Werte. Die Plättchen waren bei einer der untersuchten Patientinnen deutlich vergrößert.

Bei Patienten mit chronisch myeloischer Leukämie zeigen sich, auch hier möglicherweise in Abhängigkeit vom Stadium der Erkrankung, einmal kleinere und zum anderen größere Plättchen. Bei einem Patienten waren 71% aller Plättchen auf eine Fläche von 1 µm² reduziert und auch bei der Umfangmessung war die Reduktion der Plättchengröße deutlich zu sehen. Der zweite Patient hatte größere Plättchen, wobei der Gipfel des Flächendiagrammes zwischen 2−3 µm² zu finden war. Das größte Plättchen hatte eine Fläche von 19,42 µm² (Abb. 1a). In der Kurve des Umfanges war diese Tendenz nicht so eindeutig zu erkennen.

Bei der Osteomyelosklerose sind alle Plättchen sowohl im Umfang als auch in der Flächenmessung deutlich vergrößert. Zwar liegt der Gipfel im Flächendiagramm meist bei 1−2 µm², aber es finden sich Flächeninhalte bis zu 50 µm². Insbesondere zeigt sich kurz vor einem terminalen Blastenschub eine Plättchenvergrößerung bis auf das 2,5fache der Norm (Abb. 1b).

Diese ersten morphometrischen Untersuchungen an peripheren Plättchen bei myeloproliferativem Syndrom sollen systematisch an größeren Zahlen fortgeführt werden, um möglicherweise zur Stadieneinteilung und zur Prognose ergänzende Hinweise geben zu können.

Es wurden weiter die Plättchen von drei Patienten untersucht, die zum Teil aufgrund auswärtiger Befunde unter der Diagnose Riesenplättchenthrombozytopathie geführt wurden. Unter der Riesenplättchenthrombozytopathie, der makrozytären Thrombozytopathie oder dem Bernard-Soulier-Syndrom versteht man eine seltene autosomal-rezessiv vererbte hämorrhagische Diathese, die erstmals 1948 durch Bernard und Soulier beschrieben wurde [1]. Nach Deutsch [2] ist das Bernard-Soulier-Syndrom laborchemisch durch eine verlängerte Blutungszeit, im allgemeinen nur leichte Verminderung der Thrombozytenzahl, eine fehlende Aggregation auf Ristocetin und Rinderfibrinogen infolge des Fehlens entsprechender Rezeptoren an der Plättchenmembran charakterisiert. Nach Gröttum [3] ist die elektrophoretische Beweglichkeit der Thrombozyten stark herabgesetzt. Niewiarowski [5] unterstellte eine Störung der Lipide bzw. Lipoproteide der Thrombozytenmembran. Ein Membrandefekt wird bisher als die wahrscheinlichste Ursache der Riesenplättchenbildung angesehen. Gugler [4] betont das Fehlen eines Glykoproteins, von dem er annimmt, daß es Träger des Rezeptors für den Willebrand-Faktor sei, da nur bei dessen Anwesenheit eine Ristocetinaggregation möglich ist. Schneider [6] fand einen erheblich gesteigerten Stoffwechsel und erhöhte Enzymaktivitäten der Glykolyse des Pentosephosphatzyklus und des Zitratzyklus. Die mit Chrom 51 und 75 Se-Methionin bestimmte Thrombozytenüberlebenszeit autologer Thrombozyten ist stark verkürzt.

Morphologisch können die Plättchen die Größe von Lymphozyten und Erythrozyten erreichen. Elektronenmikroskopisch wurden eine große Zahl von Zytoplasmavakuolen beschrieben und nach Niewiarowski [5], Schneider [6] und Smith [7] zeigt die elektronenmikroskopische Morphologie kleinere Granula, weiter auseinanderliegende Mikrotubuli und eine große Zahl von sogenannten „Ochsenaugengranula".

Wir meinen, daß unter der Bezeichnung Riesenplättchenthrombozytopathie oder Bernard-Soulier-Syndrom verschiedene Krankheitsbilder unbekannter Ursache zusammengefaßt werden und versuchten durch morphometrische Messungen zu ihrer Differenzierung beizutragen.

Bei den Patienten handelt es sich um Vater und Tochter und um ein mit diesen nicht verwandtes Kleinkind. Bei den beiden ersteren bestand eine unterschiedliche, aber nicht sehr stark ausgeprägte hämorrhagische Diathese. Die plasmatischen Gerinnungspara-

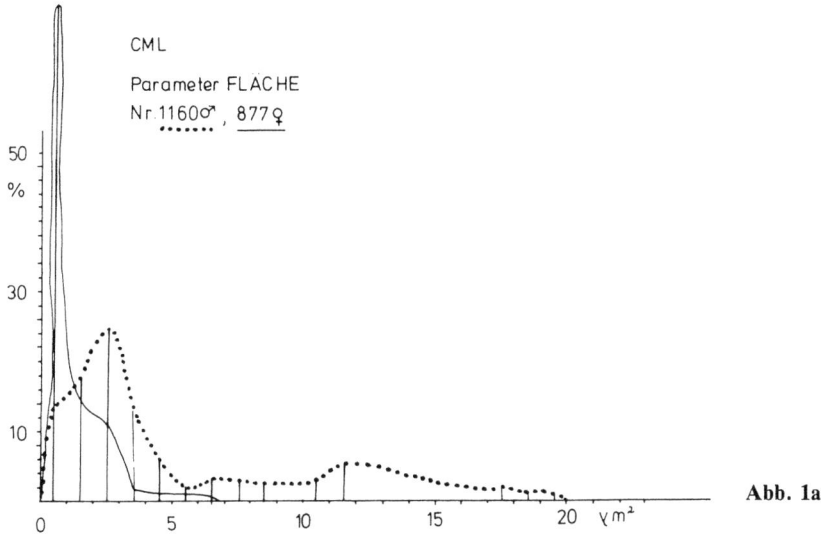

Abb. 1a

meter und die Plättchenzahl zeigten bei beiden Normalwerte. Die Plättchenfunktion einschließlich der ristocetinausgelösten Aggregation und das Faktor VIII-assoziierte Antigen waren normwertig. Im Ausbreitungstest fanden sich vereinzelt Riesenformen, die beim Vater mit einer Häufigkeit von 6,9% und mit einem Maximalwert für die Fläche von 477,7 μm², das heißt über das doppelte der Norm gemessen wurde. Bei der Tochter fanden sich 2,7% Riesenformen mit Maximalwerten um 325 μm². Nach den vorliegenden Befunden ist damit die Diagnose Bernard-Soulier-Syndrom kaum haltbar.

Bei dem untersuchten Kleinkind handelt es sich um eine hämorrhagische Diathese ohne bisher nachgewiesene familiäre Häufung. Es bestand eine Thrombozytopenie mit Werten zwischen 15 000 und 36 000 Plättchen pro μl. In einem auswärtigen Spezialabor waren die Funktionstests durchgeführt und die fehlende ristocetinausgelöste Aggregation beschrieben worden. Unbekannt ist uns, ob diese Funktionstests bei dieser hochgradigen Thrombozytopoenie mit einem auf Normalplättchenzahl eingestellten Plasma durchgeführt werden konnten. Die Überlebenszeit der Plättchen war verkürzt, der Abbau erfolgte überwiegend in der Milz, Antikörper wurden nicht nachgewiesen.

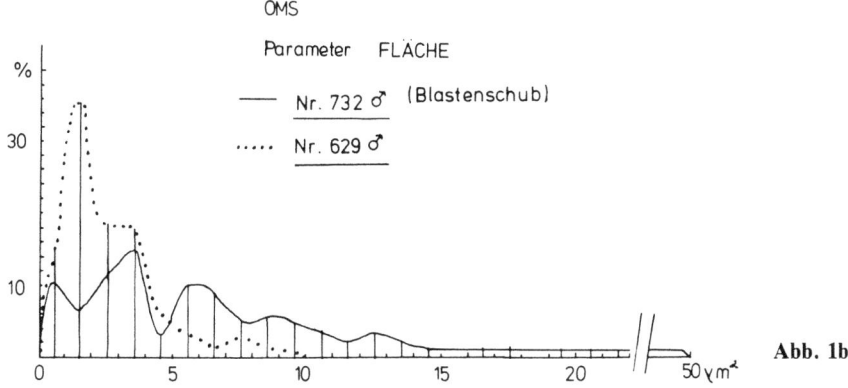

Abb. 1b

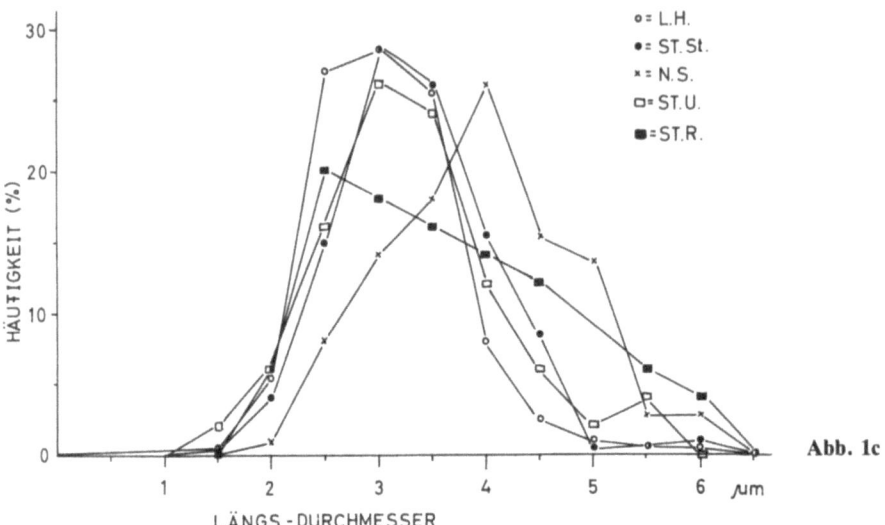

Abb. 1c

Im Ausbreitungstest fanden sich große Formen bis 131,7 µm², das heißt keine Riesenformen, zwei Populationen von einerseits kleinen älteren, nicht funktionierenden Plättchen, andererseits von größeren, sich ausbreitenden jüngeren Plättchen.

Die morphometrische Untersuchung erbrachte lediglich für die Plättchen des untersuchten Kleinkindes eine deutliche Verschiebung zu größeren Formen.

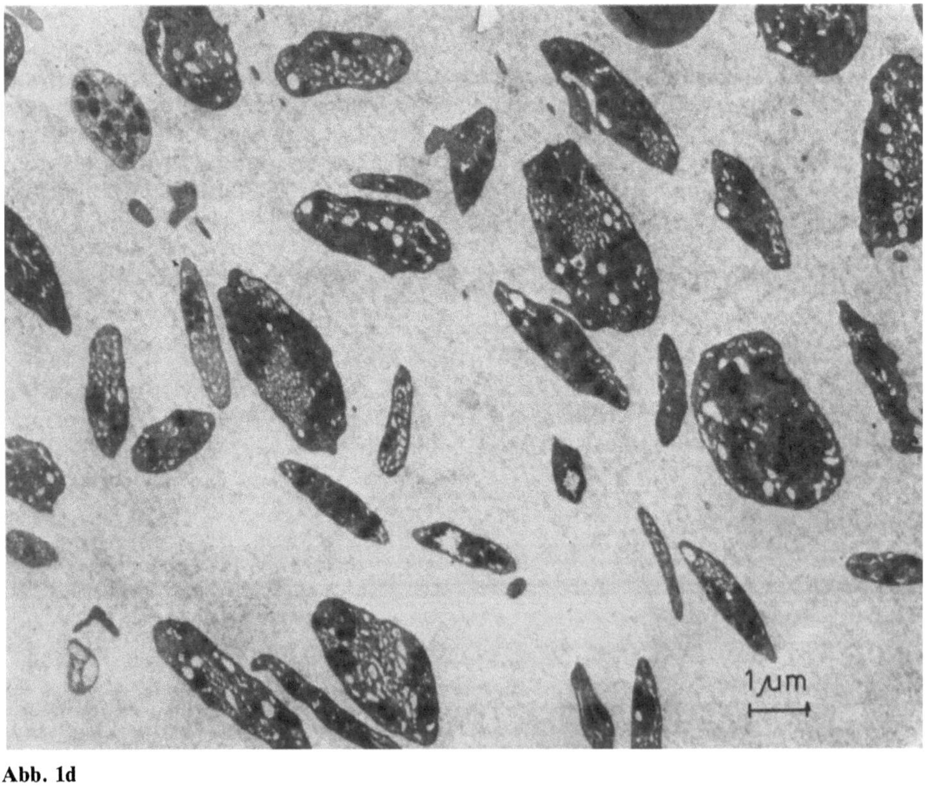

Abb. 1d

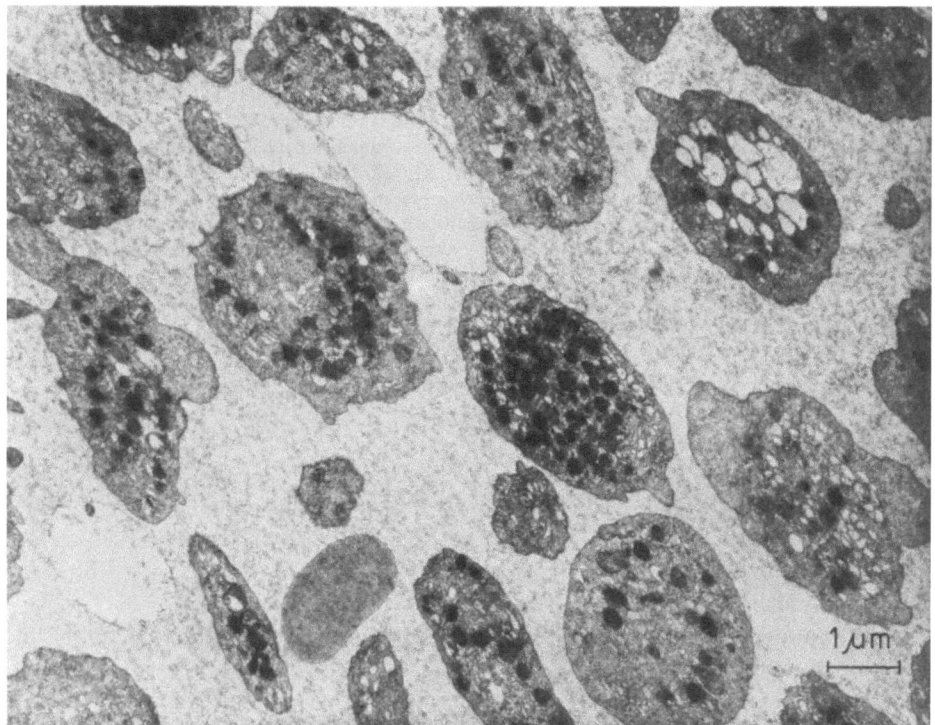

Abb. 1e

Bei der Bestimmung des Längsdurchmessers zeigte sich für den Vater (St. R.) ein steiler Anstieg der Kurve, die linear abfiel, die Plättchen der Tochter (St. U.) fanden sich im Normalbereich und die des untersuchten Kleinkindes (N. S.) waren wiederum deutlich vergrößert (Abb. 1c).

Die Flächenbestimmung der Plättchen zeigte zusammenliegende Peaks für Normalpersonen und für Vater und Tochter im Bereich von $1-3$ $\mu m^2$, jedoch mit unterschiedlichen Maxima der prozentualen Verteilung. Die Plättchen des untersuchten Kleinkindes zeigten sich wiederum deutlich von den übrigen abgehoben und vergrößert.

Morphologisch konnten bei den Plättchen des Vaters inselförmig angeordnete Kanälchensysteme nachgewiesen werden, die Plättchen waren leicht aktiviert, die Verteilung der alpha-Granula in der Übersicht nicht von der Norm abweichend und ohne sonstige Auffälligkeiten (Abb. 1d).

Die Plättchen der Tochter wiesen erweiterte Kanälchensysteme in ähnlicher Form nur vereinzelt auf, insgesamt waren die Plättchen morphologisch nicht wesentlich von der Norm abweichend. Die Plättchen des untersuchten Kleinkindes waren deutlich größer, unterschiedlich stark mit Granula besetzt, deutlich aktiviert, sichtbar an den Pseudopodien, und vereinzelt zeigten sich die von anderen Autoren bereits beschriebenen großen Vakuolen, die den Plättchen das Aussehen von Schweizer Käse geben (Abb. 1e).

Die Untersuchungen der Granula nach Zahl und Größe im Verhältnis zu den Gesamtplättchen sind noch nicht abgeschlossen.

Systematische Untersuchungen zur Differenzierung des Krankheitsbildes Bernard-Soulier-Syndrom unter Einbeziehung aller Methoden scheinen uns notwendig zu sein.

*Literatur*

1. Bernard J, Soulier JP (1948) Sur une nouvelle variété de dystrophie thrombocytaire hémorragipare congénitale. Sem Hop Paris 24: 3217 – 2. Deutsch E (1977) Hämorrhagische Diathesen. In: Gross R, Schölmerich P (Hrsg) Lehrbuch der Inneren Medizin, 5. Aufl. Schattauer, Stuttgart New York, S 196 – 3. Gröttum KA, Solum NO (1969) Congenital thrombocytopenia with giant platelets: A defect of platelet membrane. Br J Haematol 16: 277 – 4. Gugler E (1979) Die Funktion der Thrombozyten und ihre Störungen. Med Lab (Stuttg) 32: 88 – 5. Niewiarowski S et al. (1969) Abnormalities of platelet function and ultrastructure in macrothrombocytic thrombopathia. Scand J Haematol 6: 377 – 6. Schneider W et al. (1971) Morphologische, biochemische und eiweißanalytische Untersuchungen bei einem Fall von Riesenplättchen-Thrombozytopathie mit Bence-Jones-Proteinurie. Thromb Haemostas 25: 201 – 7. Smith TP et al. (1972) Thrombasthenic-thrombocytopenia with giant „Swiss-cheese" platelets. A case report. Ann NY Acad Sci 201: 205

Linker, H., Schäfer, H. E., Ruping, B., Waidhas, W., Glöckner, W., Borberg, H., Wichmann, H. E., Reuter, H. D.
(Med. Univ.-Klinik und Patholog. Inst. der Univ. Köln)

## Thrombopoese, Thrombozytenzahl und Thrombozytenfunktion vor und nach Zellseparation*

Im Blut zirkulieren durchschnittlich $10 \times 10^{11}$ Blutplättchen. Durch Zellseparation können einem Spender ca. $5 \times 10^{11}$ Plättchen entnommen werden, die Zahl wird dadurch auf etwa die Hälfte reduziert.

Bei zwölf Spendern, die im Rahmen der Substitution thrombopenischer Patienten über Blutzellseparatoren Plättchen spendeten, wurden einerseits Zahl und Funktion der peripheren Plättchen, andererseits mit Hilfe von bis zu fünf Knochenbiopsien (nach Jamshidi) das Verhalten der Megakaryozyten vor und bis zu 7 Tagen nach Separation untersucht.

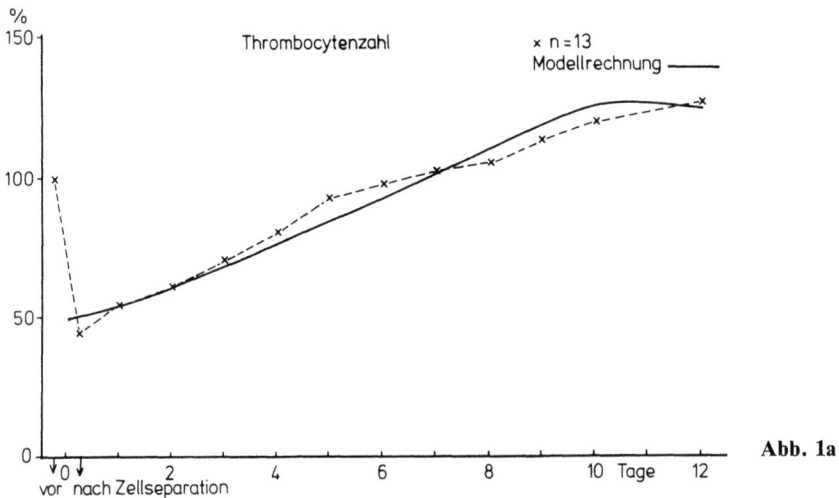

Abb. 1a

* Mit Unterstützung des Landesamtes für Forschung

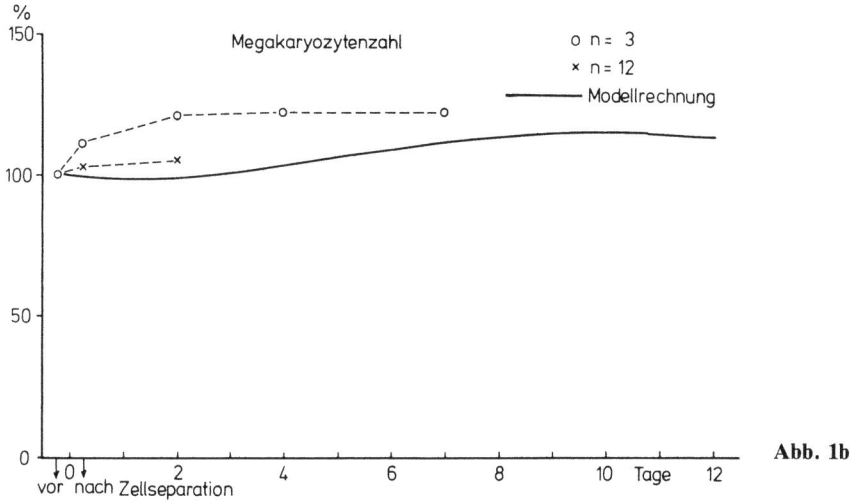

Abb. 1b

## Methodik

Die Plättchenzahl wurde mit Hilfe des Thrombocounters ermittelt. An Plättchenfunktionen wurden geprüft: Die Adhäsion, die Ausbreitung, die Aggregation und die Retraktion.

Die Bestimmung der Megakaryozytenzahl erfolgte in einer festgelegten Zahl von Blickfeldern (100 Felder à 0,0154 mm$^2$ = 1,5 mm$^2$ pro Präparat), wobei darauf geachtet wurde, nur myeloproliferatives Zellgewebe ohne Fettzellen und ohne Knochenbälkchen im Blickfeld zu haben. Die Megakaryozyten wurden in einzelne Entwicklungsstufen differenziert, die Bestimmung des Glykogengehaltes durch PAS-Färbung erfolgte an 50 Megakaryozyten pro Präparat und die morphometrische Untersuchung der Fläche bzw. des Volumens der Megakaryozyten wurde mit Hilfe eines halbautomatischen Bildanalysegerätes der Firma Leitz durchgeführt.

Die Ermittelten Ergebnisse wurden mit den Werten verglichen, die aus Modellrechnungen folgen. Diese wurden mit einem mathematischen Modell des thrombopoetischen Regelkreises berechnet. Hierbei handelt es sich um eine Übertragung des Modells für die Thrombopoese bei Ratten von Wichmann et al. [4] auf den Menschen. Das Modell umfaßt je ein Kompartment für die Stammzellen, die Megakaryozytenzahl, das Megakaryozytenvolumen sowie die Thrombozytenzahl in der Milz und im Blut.

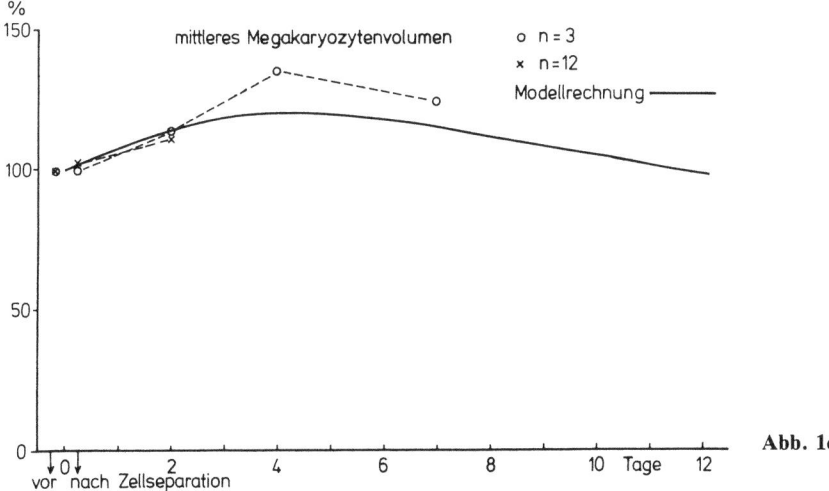

Abb. 1c

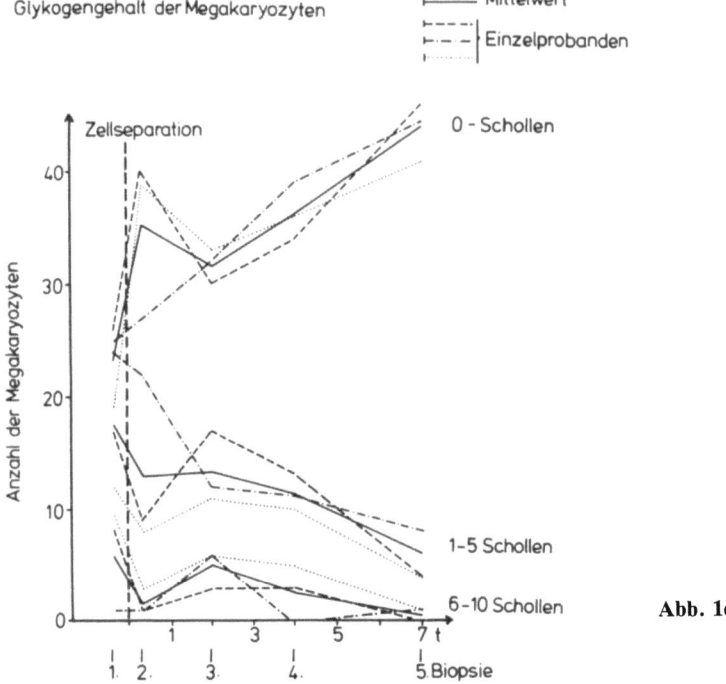

Abb. 1d

Für die Rechnungen wurde angenommen, daß die Thrombozytenzahl im Blut und in der Milz auf 50% des Normalwertes vermindert wird. Dies hat einen relativ frühen Anstieg der Megakaryozytenvolumens bzw. der Megakaryozytenfläche zur Folge mit einem Maximum von 120% des Normalwertes nach 4 Tagen. Ursache für diesen Anstieg ist eine Steigerung der Zahl der Endomitosen durch das Stimulans der Thrombozytopenie. Gleichzeitig steigt die Proliferation der thrombopoetischen Stammzellen an, was sich im Modell im Maximum der Megakaryozytenzahl von 114% nach 10 Tagen zeigt. Der Anstieg von Megakaryozytenzahl und Megakaryozytenvolumen führt zu einem erhöhten Einstrom junger Thrombozyten in das Blut. Die Thrombozytenzahl steigt an und erreicht im Modell den Normalwert von 100% nach 6,5 Tagen und das Maximum von 127% nach 10,5 Tagen.

*Ergebnisse*

Für die Plättchenzahl (Abb. 1a) zeigt sich eine gute Übereinstimmung zwischen den Ergebnissen der Modellrechnung und den erhobenen Befunden. Im Mittel sinkt die Zahl auf 45% des Ausgangswertes ab, nach 6,5 Tagen ist der Ausgangswert wieder erreicht und reaktiv kommt es zu einem Anstieg auf 128% um den 12. Tag nach Zellseparation.

Die Funktionstests, die jeweils mit einem auf 250 000 Plättchen/µl eingestellten plättchenhaltigem Plasma durchgeführt wurden, wiesen erheblich streuende Werte auf. Zu keinem Zeitpunkt der Untersuchung jedoch ließ sich eine wesentliche Funktionsstörung der Plättchen messen.

Die Auswertung der jeweils drei Biopsien bei zwölf Spendern und der je fünf Biopsien bei drei Spendern ergaben für die Megakaryozytenzahl (Abb. 1b) insbesondere für die drei mehrfach punktierten Spender keine gute Übereinstimmung zwischen der direkt ermittelten und der errechneten Zahl. Der leichte initiale Abfall der Modellkurve

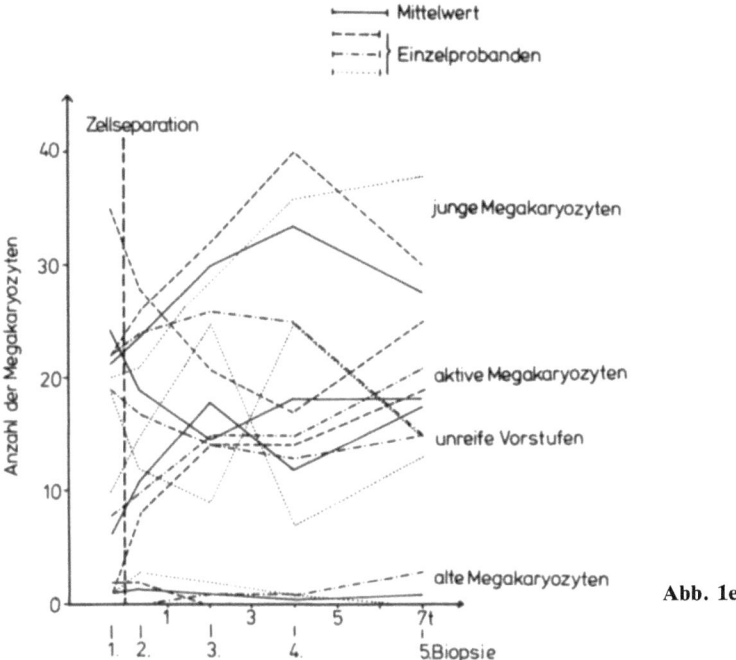

Abb. 1e

entsteht dadurch, daß die Durchlaufzeit verkürzt ist und daraus ein geringer Abfall der Megakaryozytenzahl resultiert.

Sowohl in der Modellrechnung als auch bei der direkten Messung erfolgt ein Anstieg der Zahl, der jedoch im Modell erst später deutlich wird.

Das mittlere Megakaryozytenvolumen (Abb. 1c) zeigt sowohl für die Meßwerte als auch für die mittels Rechner erhobenen Ergebnisse zunächst einen Anstieg, wie er für eine Zunahme der plättchenbildenden Megakaryozyten typisch ist. Diese Volumenzunahme ist bereits am 2. Tag nach Zellseparation deutlich erkennbar.

An dem Glykogengehalt der Megakaryozyten (Abb. 1d) läßt sich deutlich erkennen, daß der relative Anteil der unreifen Megakaryozyten zunimmt, derjenige der ausgereiften dagegen zurückgeht.

Werden die verschiedenen Megakaryozyten differenziert (Abb. 1e), so sieht man, daß der relative Anteil der unreifen Vorstufen und der der jungen Megakaryozyten im Mittel zunimmt, der der aktiven Megakaryozyten durch Plättchenabgabe reduziert wird und der der alten Megakaryozyten in etwa gleich bleibt.

Von Matter et al. [3] wurde nach experimenteller Thrombozytopenie durch Thrombopherese eine Abnahme des Zytoplasmas der Megakaryozyten mit Verlust der Demarkationszonen beobachtet und dies durch die beschleunigte Plättchenfreisetzung erklärt. Ebbe et al. [1] sowie Harker [2] fanden eine Größenzunahme der Megakaryozyten, die etwa 25–30% des ursprünglichen Durchmessers ausmacht. Die Untersuchungsergebnisse dieser Untersuchungsgruppen decken sich mit den vorgelegten Ergebnissen, da sowohl einerseits die aktiven Megakaryozyten durch Plättchenabgabe reduziert werden, andererseits aber der relative Anteil der unreifen Vorstufen und der jungen Megakaryozyten im Mittel zunimmt.

Die bisher nur an einer kleinen Zahl von Probanden durchgeführten Untersuchungen geben einen weiteren Einblick in die Thrombopoese nach Plättchenseparation. Sie erlauben zusätzlich eine genauere Planung zukünftiger Untersuchungen unter Vermeidung zu häufiger Knochenbiopsien.

*Literatur*

1. Ebbe S, Stohlmann F, Overcash J, Donovan J, Howard D (1968) Megakaryocyte size in thrombocytopenic and normal rats. Blood 32: 383 − 2. Harker LA (1968) Kinetics of thrombopoiesis. J Clin Invest 47: 458 − 3. Mater M, Hartmann JR, Demarch OB, Finch CA (1960) A study of thrombopoiesis in induced acute thrombocytopenia. Blood 15: 174 − 4. Wichmann HE, Gerhardts MD, Spechtmeyer H, Gross R (1979) A mathematical model of thrombopoesis in rats. Cell Tissue Kinet 12: 551

# Gastroenterologie

Berges, W., Stolze, T., Wienbeck, M. (Med. Klinik und Poliklinik D, Univ. Düsseldorf)
**Benigne Ösophagusstenosen und ihre Therapie**

Leitsymptom der Ösophagusstenosen ist die Dysphagie. Da benigne Stenosen gewöhnlich über Monate und Jahre fortbestehen, adaptieren sich die Patienten meistens. Durch Anpassung der Ernährungsweise werden oft geringere Schluckbeschwerden empfunden als es der objektive Befund erwarten läßt. Die Symptomatik läßt sich in der Regel prompt mittels Bougierung bessern. Bislang verfügen jedoch nur wenige Internisten über größere Erfahrungen mit der Bougierungsbehandlung. Eine regelmäßige Nachbetreuung wird deswegen kaum geübt. Im folgenden soll über unsere Erfahrungen bezüglich Praktikabilität und Effektivität mit verschiedenen Bougierungsmethoden berichtet werden. Die Ergebnisse zeigen, daß die Bougierungstherapie benigner Ösophagusstenosen eine sehr wirksame und risikoarme Behandlungsmethode ist, die eine weitere Verbreitung verdient.

*Patienten und Methodik*

In den Jahren 1975−1980 wurde bei 47 Patienten im Alter von 14−78 Jahren wegen einer benignen Ösophagusstenose eine Bougierungsbehandlung durchgeführt. Bei 34 Patienten hatte die Enge eine peptische Ursache; in drei Fällen lag ihr eine intramurale Pseudodivertikulose zugrunde, in drei weiteren Fällen ein Schatzki-Ring.

Zwei Patienten hatten Ösophagusmembranen, bei zwei lag ein Zustand nach Verätzung vor. Je ein Patient litt an einem Sjögren-Syndrom und einem Pemphigus vulgaris. Bei einem Patienten hatte sich nach Ösophagusvarizensklerosierung eine Stenose in der terminalen Speiseröhre entwickelt (Tabelle 1).

Die Bougierung wurde in der Regel mit flexiblen Gummigougies vom Ty Malloney durchgeführt; in besonderen Fällen mußten Stenosen mit Metalloliven, halbstarren Bougies oder Biopsiezangen geweitet werden. Hierbei wird die Biopsiezange unter endoskopischer Sicht durch die Stenose hindurchgeführt, gespreizt und dann zurückgezogen.

Die Behandlung wurde im allgemeinen stationär eingeleitet und dann ambulant in zunächst wöchentlichen Abständen weitergeführt. Bei konstantem Bougierungserfolg wurde auf monatige bzw. dreimonatige Verlaufskontrollen übergegangen. Erwiesen sich Stenosen als besonders therapieresistent und damit auch zum Rezidiv neigend, wurden die Patienten zur Selbstbougierung angehalten.

**Tabelle 1.** Ursachen benigner Ösophagusstenosen bei 47 Patienten (14–78 Jahre)

|  | ♂ | ♀ | Gesamt |
|---|---|---|---|
| Peptische Stenosen |  |  |  |
| Tiefe peptische Stenose | 8 | 4 | 12 |
| Hohe peptische Stenose | 11 | 11 | 22 |
| Intramurale Pseudodivertikulose | 3 | – | 3 |
| Schatzki-Ring | 2 | 1 | 3 |
| Membranen | – | 2 | 2 |
| Verätzung | – | 2 | 2 |
| Sjögren-Syndrom | – | 1 | 1 |
| Pemphigusstenose | – | 1 | 1 |
| Stenose nach Varizensklerosierung | 1 | – | 1 |
| Zusammen |  |  | 47 |

*Ergebnisse*

Bei 36 Patienten ließ sich die Stenose mühelos mit flexiblen Gummibougies weiten. In neun Fällen gelang dies jedoch erst, nachdem mit anderen Verfahren die Enge überwunden wurde (Tabelle 2).

Bei drei dieser Patienten ließ sich die Enge mit Metalloliven etwas weiten, so daß dann auch die Gummibougies passieren konnten.

Bei drei anderen Patienten halfen Gummibougies und Metalloliven – und in einem Fall auch die Bougierung in Narkose – nicht; ein geringes Lumen wurde hier erst nach Aufweitung mit mehreren Biopsiezangen erreicht. Schließlich ermöglichte bei drei weiteren Patienten erst die Dehnung mit halbstarren Bougies in Narkose eine weitere Behandlung mit anderen Verfahren. Hierbei kam es bei einem Patienten (2,1%) zu einer Ösophagusperforation, die sich jedoch konservativ gut behandeln ließ. Bei zwei Patienten war die Bougierung nicht erfolgreich (4,2%); sie mußten operiert werden.

Bei 18 Patienten war eine langfristige Bougierung notwendig. Dazu kamen 13 Patienten in regelmäßigen Abständen in die Klinik oder bougierten sich selbst. Fünf

**Tabelle 2.** Erschwerte Bougierung bei elf Patienten; davon mußten zwei Patienten operiert werden. Abkürzungen: G = Gummibougie flexibel; M = Metalloliven; B = Biopsiezange; N = Bougierung in Narkose

| Patient | Diagnose | Bougierung negativ | Bougierung positiv | Weitere Verfahren |
|---|---|---|---|---|
| K. D., ♂, 51 J. | Endobrachyösophagus | G | **M** | G |
| K. E., ♀, 66 J. | Verätzung | G | **M** | G |
| L. W., ♂, 74 J. | Peptische Stenose | G | **M** | G |
| B. L., ♀, 42 J. | Peptische Stenose | G, M | **B** | G |
| S. H., ♀, 66 J. | Membranen | G, M, N | **B** | M, G |
| K. J., ♂, 52 J. | Peptische Stenose | G, M, N | **B** | M, G |
| H. E., ♀, 71 J. | Sjögren-Syndrom | G | **N** | G |
| F. E., ♀, 57 J. | Endobrachyösophagus | G | **N** | G |
| S. N., ♀, 14 J. | Verätzung | G | **N** | M, G |
| V. R., ♂, 40 J. | Peptische Stenose | G, M, N | **OP** | M |
| D. F., ♂, 46 J. | Endobrachyösophagus | G, M, N | **OP** | M |

Patienten hatten sich zunächst der weiteren Betreuung entzogen und kamen erst mit einem Rezidiv der Stenose erneut zur Behandlung. Sie hatten auch die Eigenbougierung nicht erlernt. Insgesamt kam es bei sechs Patienten siebenmal zu einem Rezidiv. Dafür waren neben der unterbrochenen Folgebougierung erheblicher Alkoholkonsum, flache Rückenlage nach einem operativen Eingriff und orale Antibiotikabehandlung verantwortlich.

*Diskussion*

Die Ergebnisse zeigen, daß die Bougierungsbehandlung bei Patienten mit benigner Ösophagusstenose eine wirksame und risikoarme Therapie ist. Die meisten Stenosen lassen sich gut mit flexiblen Gummibougies weiten; mit ihnen ist auch die Selbstbougierung im Poststationären leicht möglich.

Besonders rigide und enge Stenosen bedürfen jedoch am Anfang gelegentlich der Behandlung anderer Verfahren wie der Bougierung mit Metalloliven oder Biopsiezangen. Insbesondere die retrograde Bougierung mit der gespreizten Biopsiezange ermöglicht es, auch sehr enge umschriebene Stenosen so aufzuweiten, daß die Behandlung mit Metalloliven oder Gummibougies fortgeführt werden kann.

Damit sind operative Therapieverfahren weitgehend überflüssig geworden. Auch bei geplanter Antirefluxoperation muß die peptische Stenose zuvor aufbougiert werden. Resezierende Operationen werden heute bei benignen Ösophaguserkrankungen wegen der häufigen Spätkomplikationen gemieden.

Die Gefahr eines Rezidivs der Stenose ist dann besonders groß, wenn notwendige weitere Bougierungen ausbleiben, z. B., weil der Patient die Selbstbougierung nicht erlernt hat oder wenn die betreuenden Ärzte an seinem Heimatort keine genügende Erfahrung mit der Bougierungsbehandlung haben.

*Literatur*

1. Berges W, Wienbeck M (1980) Dtsch Med Wochenschr 105: 1012–1013 – 2. Lanza FL, Graham DY (1978) JAMA 240: 844–847

Lux, G., Femppel, J., Lederer, P. C., Domschke, W., Rösch, W. (Med. Klinik mit Poliklinik der Univ. Erlangen-Nürnberg)
**Refluxkrankheit der Speiseröhre –**
**funktionelle Untersuchungen im Rahmen einer Therapiestudie**

Der Insuffizienz des unteren Ösophagussphinkters wird allgemein eine wesentliche Rolle in der Entstehung der Refluxkrankheit der Speiseröhre zugeschrieben.

In früheren Untersuchungen konnte gezeigt werden, daß die zyklischen Aktivitätsschwankungen der interdigestiven Motilität auch im Bereich des unteren Ösophagussphinkters nachzuweisen sind. Dem interdigestiven Motorkomplex (IMC) im Duodenum gehen manometrisch nachweisbare tonische und phasische Druckerhöhungen im Bereich des unteren Ösophagussphinkters voraus [1].

Die gesteigerte intestinale Motilität während des IMC wird von einer Stimulation der Magensäure- und Pepsinsekretion, der ekbolen und hydrokinetischen Pankreassekretion und einem erhöhten Zustrom von Gallensäuren ins Duodenum begleitet [2].

In der vorliegenden Studie sollte im Rahmen einer Therapiestudie bei Patienten mit einer Refluxkrankheit der Speiseröhre die Motilität des Ösophagus, Magens und oberen Dünndarmes sowie der pH-Wert der distalen Speiseröhre während der Nacht untersucht und zum Erfolg einer spezifischen Therapie der gastroösophagealen Refluxkrankheit korreliert werden.

*Methodik*

Die Untersuchungen wurden bei acht Patienten mit Refluxkrankheit der Speiseröhre und neun freiwilligen Probanden ohne klinische Zeichen einer gastroösophagealen Refluxkrankheit durchgeführt. Die Diagnose einer Refluxkrankheit der Speiseröhre wurde endoskopisch gestellt.

Die Untersuchungen wurden von 20.00 bis 08.00 Uhr durchgeführt. Die letzte Nahrungsaufnahme lag mindestens 8 Std zurück.

Der intraluminale Druck wurde im Ösophagus, Magenfundus, Antrum, Duodenum, Jejunum durch flüssigkeitsperfundierte Katheter [kapilläres Perfusionssystem (Arndorffer Corp.)] registriert. Der untere Ösophagussphinkter wurde über einen Manschettenkatheter nach Dent aufgezeichnet [3].

Der pH-Wert im Bereich der distalen Speiseröhre wurde über eine pH-Elektrode (Beckman Instrum.) 5 cm proximal des Manschettenkatheters registriert. Die Aufzeichnung erfolgte auf einem Dynographen 711 (Beckman Instrum.).

Der Motilitätsindex im Antrum wurde annähernd als Fläche unter der Druckkurve für die 20-min-Periode vor Beendigung des antralen Motorkomplexes berechnet (MI = Amplitude × Dauer/2 × Anzahl der antralen Druckwellen).

Bei normal verteilten Werten wurde die Signifikanzberechnung mit dem Student-$t$-Test, bei nicht normal verteilten Daten mit dem Kolmogoroff-Smirnow-Test durchgeführt.

*Ergebnisse*

Patienten mit Refluxkrankheit der Speiseröhre weisen ebenso wie Normalprobanden einen zyklischen Ablauf der Motilität im Bereich des unteren Ösophagussphinkters, des Antrums, Duodenums und Jejunums auf. Die IMC waren gleichmäßig über die Nacht verteilt, in der zweiten Nachthälfte fanden sich vorwiegend IMC, die unter Aussparung des proximalen Gastrointestinaltraktes im Duodenum entstanden.

Bei Patienten mit Refluxkrankheit der Speiseröhre fanden sich $3,8 \pm 0,5$ IMC zwischen 21.00 Uhr und 08.00 Uhr. Normalprobanden wiesen $5,0 \pm 0,3$ IMC pro Nacht auf ($\bar{x} \pm$ SEM). Der Unterschied zwischen beiden Gruppen ist statistisch signifikant ($p < 0,05$).

Der antrale Motilitätsindex berechnet für die 20-min-Periode vor Beendigung des antralen Motorkomplexes, ließ für den einzelnen Motorkomplex keine signifikanten Unterschiede zwischen den beiden Gruppen erkennen. Die Summe der antralen Motilität während der gesamten Ableitungsperiode unterscheidet sich jedoch signifikant ($p < 0,05$) bei Patienten mit Refluxkrankheit der Speiseröhre ($4187 \pm 592,9$ mm Hg × s) und Normalprobanden ($6790,0 \pm 962,7$ mm Hg × s) (angegeben $\bar{x}$ SD).

Vergleicht man die Flächen unter den Antrumwellen während der 20-min-Periode vor dem duodenalen Motorkomplex, so ist diese bei Patienten mit Refluxkrankheit der Speiseröhre ($92,9$ $DZ_1$ $71,9$, $DZ_9$ $124,5$ mm Hg × s) im Vergleich zu Normalprobanden ($120,4 \pm 7,2$ mm Hg × s) signifikant geringer ($p < 0,05$) (angegeben $\bar{x} \pm$ SD).

Bei Patienten mit Refluxkrankheit der Speiseröhre und Normalprobanden findet sich ein zyklischer Druckkurvenverlauf des unteren Ösophagussphinkters mit einem signifikanten Druckabfall nach dem IMC. Werden die Druckwerte bei Patienten mit Refluxkrankheit der Speiseröhre und Normalprobanden in Korrelation zum Motorkomplex verglichen, so finden sich zwischen beiden Gruppen hochsignifikante Unterschiede ($p < 0,01$).

*Diskussion*

In der vorliegenden Untersuchungsreihe wurde ein zyklischer Verlauf der Nüchternmotilität sowohl bei Patienten mit Refluxkrankheit der Speiseröhre als auch bei Normalprobanden nachgewiesen.

Bei Patienten mit Refluxkrankheit der Speiseröhre finden sich während der Nacht signifikant weniger interdigestive Motorkomplexe. Der nächtliche Motilitätsindex und die einzelne Antrumwelle ist bei Patienten mit gastroösophagealer Refluxkrankheit ebenfalls signifikant eingeschränkt.

Nach den Untersuchungen von Keane et al. [4] scheint dem interdigestiven Motorkomplex des Magens eine Reinigungsfunktion zugeordnet werden zu können, d. h. während des interdigestiven Motorkomplexes wird verstärkt Mageninhalt ins Duodenum befördert. Die gleichen Untersucher konnten zeigen, daß duodenogastrischer Reflux vorwiegend in der Periode vor dem IMC eintritt.

Bei Patienten mit einer Refluxkrankheit der Speiseröhre finden sich funktionelle Störungen der interdigestiven Motilität, die auf eine gestörte nächtliche Magenentleerung schließen lassen. Eine Korrelation zwischen Funktionsuntersuchungen und Therapieerfolg ließ sich in der vorliegenden Studie nicht nachweisen, da nur in Einzelfällen ein endoskopisch faßbarer Therapieerfolg mit den drei angewandten Behandlungsprinzipien (Cimetidine, Bromoprid, Pyrogastrone) erreicht werden konnte.

*Literatur*

1. Lux G, Lederer P, Femppel J, Rösch W, Domschke W (1980) Spontaneous and 13-nle-motilin-induced interdigestive motor activity of esophagus, stomach and small intestine in man. In: 9th International Symposium on Gastrointestinal Motility, Iowa City. Raven Press, New York – 2. Lux G, Lederer P, Femppel J, Schmack B, Rösch W, Domschke W (1980) Motor and secretor activity of the duodenal complex; an integrated function. In: 9th International symposium on Gastrointestinal Motility, Iowa City. Raven Press, New York – 3. Dent J (1976) A new technique for continuous sphincter pressure measurement. Gastroenterology 71: 263 – 4. Keane FB, DiMagno EP, Dozois RR, Go VLW (1979) Relations of canine interdigestive pancreatic and biliary secretions to motor activity. Gastroenterology 76: 1167

Kasper, H., Reiners, C., Eilles, C., Börner, W. (Abt. für Nuklearmedizin und Med. Klinik der Univ. Würzburg)
**Der Einfluß von Ballaststoffen auf die Magenentleerung**

Die Magenentleerung ist ein komplexer Vorgang, der aufgrund methodischer Schwierigkeiten bisher nur unzureichend untersucht ist. Faktoren, die die Entleerungszeit mitbestimmen, sind insbesondere die Konsistenz der Nahrung, das Nahrungsvolumen, die Osmolarität, die Kohlenhydrat–Eiweiß–Fettrelation, Viskosität und Energiedichte. Von den Methoden zur Bestimmung der Verweildauer von Speisebrei im Magen, kommt der Kamerafunktionsszintigraphie die größte Bedeutung zu, wobei berücksichtigt werden muß, daß bedingt durch die unkontrollierbare Sekretion von Magensaft ihre Aussagefähigkeit hinsichtlich der Volumenentleerung gering ist [1, 2]. In zunehmendem Maße wird darauf hingewiesen, daß viskositätssteigernde Ballaststoffe, insbesondere Guar und Pectin, die postprandiale Glukosekonzentration im Serum senken. Dieser positive Effekt auf die Glukosetoleranz kann im Rahmen der diätetischen Behandlung des Diabetes mellitus genutzt werden [3]. Als mögliche Ursache für die verzögerte Glukoseresorption unter dem Einfluß der genannten Substanzen wird u. a.

eine durch Viskositätssteigerung der Ingesta bedingte Verzögerung der Magenentleerung diskutiert [4, 5]. Bei den bisher zu dieser Frage durchgeführten Untersuchungen [4, 5] wurde lediglich die Verweildauer von Fruchtsaft bzw. Glukoselösung mit und ohne Zusatz von Ballaststoffen untersucht. Im folgenden wird über den Einfluß von Guar, Pectin und Weizenkleie auf die Entleerungszeit einer flüssigen Formeldiät berichtet.

*Methodik*

Bestimmung der Magenentleerung während 60 min mit Hilfe der Kamerafunktionsszintigraphie bei insgesamt 37 Probanden nach Gabe einer flüssigen bzw. breiigen Formeldiät (2,3 g/dl Kohlenhydrate, 0,5 g/dl Protein, 0,8 g/dl Fett, Volumen 200 ml) mit Zusatz von 15 MBq (400 µCi) Tc-99m-DTPA. Zwei- bzw. dreimalige Wiederholung der Untersuchung am gleichen Probanden ohne bzw. mit Zusatz von 2 g Guar, 5 bzw. 15 g Pectin oder 15 g Kleie zur Formeldiät. Steigerung der Viskosität durch die genannten Zusätze von 20 auf maximal 21 514 mPa · s.

*Ergebnisse*

Beim Vergleich der unter den genannten Versuchsbedingungen ermittelten Magenentleerungskurven ergab sich zwischen Formeldiät ohne bzw. mit Zusatz von Ballaststoffen kein signifikanter Unterschied. Signifikant schneller ($p$ 0,05) entleert wurde die Testmahlzeit nach Zusatz von Kleie im Vergleich zu Pectin.

*Diskussion*

Die Ergebnisse zeigen, daß unter den hier gewählten Versuchsbedingungen Guar, Pektin und Weizenkleie trotz z. T. extremer Steigerung der Viskosität die Magenentleerung nicht signifikant beeinflussen. Autoren, die einen verzögernden Effekt von viskositätssteigernden Ballaststoffen auf die Magenentleerung beschrieben, verabreichten die zu untersuchende Substanz lediglich vermischt mit Fruchtsaft bzw. Glukoselösung, nicht hingegen zusammen mit einer nach Volumen und Nährstoffgehalt einer normalen Mahlzeit entsprechenden Testdiät. (In einem ergänzenden Versuch konnte von uns die verzögerte Entleerung von Fruchtsaft aus dem Magen nach Zusatz von Guar bestätigt werden.) Die wiederholt beschriebene Resorptionsverzögerung nach Zusatz von Guar und Pektin zur Diät, die in zunehmendem Maß bei der diätetischen Behandlung des Diabetes mellitus benutzt wird, kann somit nicht als Folge einer Beeinflussung der Magenentleerung angesehen werden.

*Literatur*

1. Malagelada JR (1979) Physiologic basis and clinical significance of gastric emptying disorders. Dig Dis Sci 24: 657–661 – 2. Hunt JN, Cash R, Newland P (1978) Energy density of food, gastric emptying, and obesity. Am J Clin Nutr 31: 259–260 – 3. Kasper H (1980) Ernährungsmedizin und Diätetik, 3. Aufl. Urban und Schwarzenberg, München – 4. Holt S et al. (1979) Effect of gel fibre on gastric emptying and absorption of glucose and paracetamol. Lancet 1: 636–639 – 5. Ralphs DNL et al. (1978) Effect of a dietary fibre on gastric emptying in dumpers. Gut 19: A986

Seitz, H. K., Czygan, P., Kienapfel, H., Kommerell, B. (Abt. für Gastroenterologie, Med. Univ.-Klinik Heidelberg)

## Alkoholinduzierte Veränderungen der DNS-Synthese in Magen und Dünndarm bei der Ratte*

Chronische Alkoholgabe resultiert beim Menschen [1, 2] wie auch im Tierexperiment [3] in morphologischen und funktionellen Veränderungen der gastrointestinalen Mukosa. Quantitative Untersuchungen im Jejunum der Ratte haben gezeigt [3], daß nach chronischer Alkoholgabe einerseits weniger Epithelzellen pro Villus vorhanden sind und die Höhe der Villi vermindert ist, andererseits jedoch die Zahl der Kryptzellen sowie ihre Mitoserate vor allem im Ileum erhöht sind. Dies legt den Schluß einer gesteigerten Zellregeneration nach lokaler Gewebeschädigung durch Äthanol nahe.

Weiterhin konnte von Baraona et al. gezeigt werden [3], daß die Aktivität der intestinalen Thymidinkinase, einem Schlüsselenzym der DNS-Synthese durch chronische Alkoholgabe signifikant gesteigert wird. Ein Einfluß von Äthanol auf die intestinale DNS-Synthese und auf die Zellregeneration ist damit naheliegend.

Daß akute wie auch chronische Alkoholzufuhr die DNS-Synthese in der Leber beeinflußt, ist unlängst berichtet worden [4]. Dort hemmt Alkohol die Zellregeneration.

In der vorliegenden Studie wird der Einfluß von akuter intravenöser und chronisch oraler Alkoholgabe auf die DNS-Synthese in Magen und Dünndarm untersucht.

Männliche Sprague-Dawley-Ratten (180—250 g) wurden paarweise mit adäquaten isokalorischen Flüssigkeitsdiäten ernährt. Dabei enthielt die Alkoholdiät 36% der Gesamtkalorien als Äthanol, während in der Kontrolldiät dies isokalorisch durch Kohlenhydrate ersetzt ist [5]. Alle übrigen Bestandteile der Diät sind konstant gehalten.

Nach 4 Wochen Fütterung wurde entweder die in vitro-DNS-Synthese nach der Methode von Takeuchi und Johnson [6] in Magen- und Dünndarmmukosa bestimmt, oder die Tiere erhielten $^3$H-Thymidin i.p. injiziert [3], um die in vivo-DNS-Synthese zu ermitteln.

*In vitro-DNS-Synthese*

Mukosascrapings von Magen und Dünndarm wurden in Eagle's Minimal Essential Medium bei 37° C über 30 min mit $^3$H-Thymidin (1 µCi/ml; 5 Ci/mmol) inkubiert [6]. Nachdem die Reaktion mit 0,5 N Perchlorsäure gestoppt wurde, wurde die DNS isoliert. Der Gehalt der Proben an DNS wurde mit Hilfe der Diphenylaminmethode nach Burton [7] bestimmt wobei Kalbthymus-DNS als Standard verwandt wurde. Die Inkorporation von $^3$H-Thymidin in die DNS wurde durch Messung der Radioaktivität der Proben im Szintilationszähler bestimmt.

*In vivo-DNS-Synthese*

Paarweise gefütterte Tiere erhielten eine intraperitoneale Injektion von 200 µl $^3$H-Thymidin (0,03 µCi/g KG) 30 min bevor sie getötet wurden. Die Gewebepräparation von Magen- und Dünndarmmukosa (bis 50 cm distal vom Pylorus) sowie die Bestimmung der spezifischen Aktivität der DNS erfolgte wie bereits beschrieben.

Die statistische Analyse wurde mit Hilfe des Student's-*t*-Test für Paare durchgeführt.

---

* Die Untersuchung wurde mit Hilfe der Deutschen Forschungsgemeinschaft durchgeführt

**Tabelle 1.** Effekt von chronischer Alkoholgabe auf die DNS-Synthese in Magen und Dünndarm

| Gewebe | Diät | DNS-Synthese in vitro (cpm/10 µg DNS) | DNS-Synthese in vivo (cpm/10 µg DNS) |
|---|---|---|---|
| Magen | Alkohol ($n = 5$) | 162 ± 41 | 18 ± 3 |
| | | $p < 0,05$ | $p < 0,05$ |
| | Kontrolle ($n = 5$) | 83 ± 42 | 12 ± 1 |
| Dünndarm | Alkohol ($n = 5$) | 339 ± 45 | 66 ± 12 |
| | | $p < 0,025$ | $p < 0,05$ |
| | Kontrolle ($n = 5$) | 178 ± 12 | 30 ± 4 |

Chronische Alkoholgabe zeigte eine signifikant gesteigerte Einbaurate von $^3$H-Thymidin in die DNS von Magen- und Dünndarmmukosa, sowohl in vitro wie auch in vivo (Tabelle 1).

Dies war verbunden mit einem gesteigerten DNS-Gehalt der Dünndarmmukosa nach chronischer Alkoholfütterung, während der DNS-Gehalt der Magenmukosa zwischen Alkohol- und Kontrolltieren keinen signifikanten Unterschied aufwies. Die Ursache dafür könnte eine ebenfalls durch Äthanol vermittelte erhöhte Degradation der Magen-DNS sein, was schließlich bei erhöhtem DNS-Turnover zu einem konstanten Gewebespiegel an DNS führt. Der Grund für diesen unterschiedlichen Effekt von Äthanol auf den DNS-Stoffwechsel in Magen und Dünndarm ist unklar.

Die gesteigerte DNS-Synthese in Magen und Dünndarm nach chronischer Alkoholzufuhr reflektiert eine gesteigerte Zellregeneration in diesen Geweben, wie sie bereits mit morphologischen Methoden beschrieben wurden [3]. Im Zusammenhang mit den von Baraona et al. [3] berichteten morphologischen Ergebnissen liegt der Schluß nahe, daß der lokale toxische Effekt von Äthanol via Gewebeschädigung für die erhöhte DNS-Synthese verantwortlich ist.

Auch biochemisch konnte eine signifikante Verminderung des intestinalen Gesamtproteins im Homogenat nach Alkoholbehandlung festgestellt werden [8], was ebenfalls für eine lokale Schädigung durch Alkohol spricht.

Die Konsequenz einer DNS-Synthesestimulation nach chronischer Alkoholzufuhr ist in einem vermehrten Verbrauch energiereicher Substrate wie ATP zu sehen. Verminderte ATP-Spiegel in intestinalen Mukosazellen nach Äthanolgabe sind beschrieben worden [9], wobei vor allem eine inadäquate mitochondriale ATP-Produktion dafür verantwortlich gemacht wurde. Ein gesteigerter ATP-Verbrauch, eventuell durch eine stimulierte DNS-Synthese, könnte ebenfalls zu einer Verminderung intestinaler intrazellulärer ATP-Spiegel beitragen.

*Zusammenfassung*

Chronische Alkoholgabe stimuliert die DNS-Synthese in Magen- und Dünndarmmukosa. Zusätzlich besteht der Verdacht auf einen gesteigerten DNS-Turnover im Magen nach Alkoholzufuhr. Die Stimulation der DNS-Synthese im oberen Gastrointestinaltrakt mag auf den lokal toxischen Effekt von Alkohol via Gewebeschädigung zurückzuführen sein. Eine Konsequenz wäre in einem zusätzlichen Effekt auf die Verminderung intestinaler intrazellulärer ATP-Spiegel nach Alkohol zu sehen.

*Literatur*

1. Baraona E, Lindenbaum J (1977) Metabolic effects of ethanol on the intestine. In: Lieber CS (ed) Metabolic aspects of alcoholism. University Park Press, Baltimore, pp 81–116 – 2. Worthington-Roberts B (1980) Changes in intestinal passive permeation induced by alcohol. Les Colloques de l'INSERM, Alcohol and the gastrointestinal tract. INSERM 95: 507–518 – 3. Baraona E, Pirola RC, Lieber CS (1974) Small intestinal damage and changes in cell population produced by ethanol ingestion in the rat. Gastroenterology 66: 226–234 – 4. Wands JR, Carter EA, Bucher NLR, Isselbacher KJ (1979) Inhibition of hepatic regeneration in rats by acute and chronic ethanol intoxication. Gastroenterology 77: 528–531 – 5. Lieber CS, DeCarli LM (1970) Quantitative relationship between the amount of dietary fat and the severity of the alcoholic fatty liver. Am J Clin Nutr 23: 474–478 – 6. Takeuchi K, Johnson LR (1979) Pentagastrin protects against stress ulceration in the rat. Gastroenterology 76: 327–334 – 7. Burton K (1956) A study of the conditions and mechanism of the diphenylamine reaction for the calorimetric estimation of deoxyribonucleic acid. Biochem J 62: 315–323 – 8. Seitz HK, Korsten MA, Lieber CS (1979) Ethanol oxidation by intestinal microsomes: increased activity after chronic ethanol administration. Life Sci 25: 1443–1448 – 9. Carter EA, Isselbacher KJ (1973) Effect of ethanol on intestinal adenosine triphosphate (ATP) content. Proc Soc Exp Biol Med 142: 1171–1177

Lederer, P. C., Lux, G., Femppel, J., Domschke, W., Rösch, W. (Med. Klinik mit Poliklinik der Univ. Erlangen-Nürnberg)
**Nächtliche, gastrale Säuresekretion und gastroduodenale Motilität unter dem Einfluß von Pirenzepin und Cimetidin**\*

Antimuskarinika und $H_2$-Rezeptorenblocker stellen unterschiedliche Wirkprinzipien zur Hemmung der Magensäuresekretion dar.

In der vorliegenden Untersuchung sollte die Wirkung der Ulkustherapeutika Pirenzepin und Cimetidin auf die intragastrale Azidität und die gastrointestinale Nüchternmotilität geprüft werden.

Im Nüchternzustand lassen sich im menschlichen Gastrointestinaltrakt rhythmische Änderungen im Motilitätsverhalten mit einer mittleren Periodendauer von 90 min nachweisen. In diesem zeitlichen Abstand treten typische Kontraktionsfronten von etwa 5–10 min Dauer auf. Manometrisch zeigt sich dies durch Kontraktionen mit konstanter Frequenz an; diese beträgt im Magen 3/min und im Dünndarm 12/min. Diese Kontraktionsfront wandert mit einer Geschwindigkeit von 10 cm/min von proximal bis ins terminale Ileum und wurde deshalb auch als „migrating motor complex" (MMC) bezeichnet.

In 65% ist der distale Ösophagus und der Magen der Ausgangspunkt dieser gesteigerten Motilität, die über eine längere Periode wechselnder Aktivität erneut in einen MMC mündet. Das restliche Drittel dieser motorischen Komplexe beginnt unter Aussparung von Ösophagus und Magen im Duodenum [6, 7]. Da synchron zum MMC eine gesteigerte Sekretion von seiten des Magens, der Galle und des Pankreas beobachtet werden kann, wird die Bedeutung dieser periodischen Aktivitätssteigerung in einer Reinigungsfunktion gesehen [2, 4, 5, 8].

*Methodik*

Die Druckmessungen erfolgten an sechs gesunden Probanden (Alter: 20–30 Jahre) mit perfundierten Kunststoffkathetern (Innendurchmesser 0,8 mm; Arndorfer Perfusionssystem; Perfusionsrate 0,6 ml/min). Die seitlichen Öffnungen lagen in Antrum Duodenum und oberem Jejunum. Gleichzeitig

---
\* Mit Unterstützung der Deutschen Forschungsgemeinschaft Lu 254/2

wurde eine pH-Elektrode (Glaselektrode 39 043, Fa. Beckman) im Antrum plaziert. Über Statham-Elemente (Modell P 23 Db) wurde das Drucksignal auf einem Mehrkanalschreiber mit Hilfe entsprechender Meßverstärker aufgezeichnet (Dynograph R 711, Fa. Beckman). Parallel dazu wurde das pH-Meter (Typ 3500, Fa. Beckman) zur kontinuierlichen, intragastralen pH-Registrierung an den Schreiber angeschlossen. Nach einer 12stündigen Nüchternperiode erstreckte sich der Untersuchungszeitraum von 18.00–06.00 Uhr des folgenden Tages.

Dosierung

Um einen ausreichenden Serumspiegel zu gewährleisten, wurde die orale Medikation bereits einen Tag vor Beginn der Untersuchung aufgenommen (Pirenzepin $1 \times 50$ mg, dann $2 \times 25$ mg/d; Cimetidin $1 \times 400$ mg, dann $3 \times 200$ mg und $1 \times 400$ mg abends).

Auswertung

Ausgewertet wurden die Dauer des pH-Abfalls unter einen pH von 4 sowie Zyklusdauer und Verteilungsmuster der MMCs.

Ergebnisse

Während der *Kontrollperiode* ohne Medikation (B) und unter *Cimetidin* (C) waren die MMCs wie folgt verteilt:
1. 66% aller MMCs traten in der zweiten Nachthälfte auf (B 61%, C 72%).
2. 68% aller MMCs gingen vom Antrum aus (B 68%, C 67%).

Demgegenüber zeigte sich unter *Pirenzepin* (P) bzw. *Pirenzepin+Cimetidin* (PC) folgendes Bild:
1. Die MMCs waren gleichmäßig über den Untersuchungszeitraum verteilt.
2. Das Antrum war in nahezu 100% der Fälle der Ausgangspunkt der MMCs (P 97%, PC 100%).
3. Die Zyklusdauern unter den verschiedenen Medikationen wichen nicht signifikant voneinander ab.

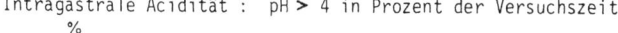

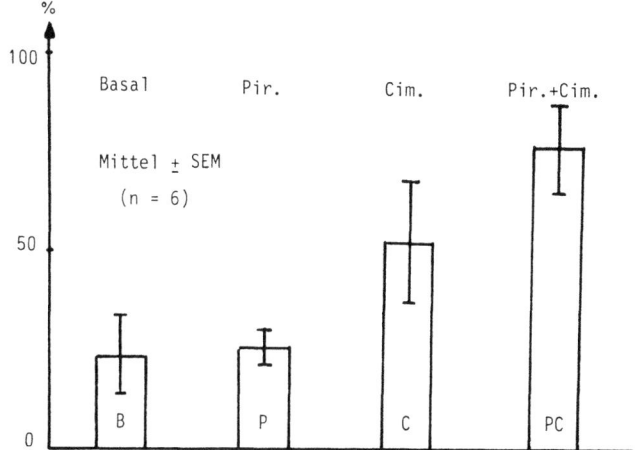

Signifikante Unterschiede zwischen: B - PC und P - PC ($p < 0.05$)

**Abb. 1.** Reduktion der intragastralen Azidität unter Pirenzepin (Pir.) und/oder Cimetidin (Cim.) im Vergleich zum Basalwert ohne Medikation

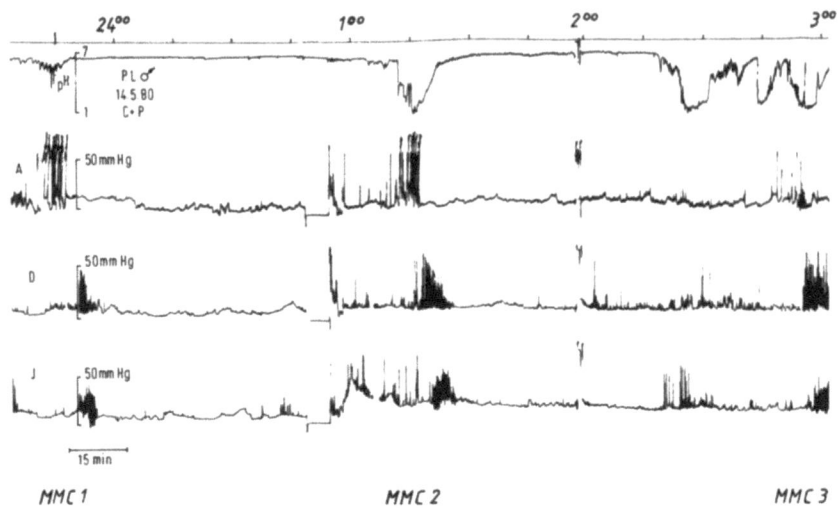

**Abb. 2.** Ausschnitt aus einer Originalaufzeichnung nach Gabe von Cimetidin und Pirenzepin. Man beachte die zu den MMCs synchrone Aziditätszunahme, die im Laufe der Nacht von MMC1 bis MMC3 eine deutliche Steigerung erfährt

Bezüglich der Azidität ergab sich nur unter der kombinierten Anwendung von Pirenzepin + Cimetidin eine signifikante Reduktion des pH verglichen mit der Kontrollperiode bzw. Pirenzepin (Abb. 1). Dies steht in guter Übereinstimmung zu den Ergebnissen anderer Autoren, die eine vergleichbare Medikation verwendet hatten [1, 3]. Die bei den einzelnen Probanden unter Cimetidin erzielten pH-Anstiege waren positiv zu denen derselben Probanden unter Cimetidin + Pirenzepin korreliert. Damit läßt sich die zusätzliche Reduktion der Azidität bei Verwendung beider Substanzen quantitativ aus dem unter Cimetidin erhaltenen Wert vorhersagen.

In Abb. 2 ist ein Ausschnitt von 3 Std aus einer Originalaufzeichnung wiedergegeben, bei der beide Substanzen verabreicht worden waren. Es fällt der zu den MMCs synchrone pH-Abfall auf, der durch die physiologischerweise zu diesem Zeitpunkt auftretende, sekretorische Komponente des MMC hervorgerufen wird.

Die im Verlauf (MMC1, MMC2, MMC3) an Stärke und Dauer zunehmenden pH-Abfälle gehen sehr wahrscheinlich den fallenden Wirkspiegeln der Medikamente parallel, die um 18.00 Uhr (Pirenzepin) bzw. 22.00 Uhr (Cimetidin) zum letztenmal gegeben worden waren.

*Literatur*

1. Bonfils S, Mignon M (1980) Management of Zollinger-Ellison syndrome. In: Holtermüller K-H, Malagelada JR (eds) Advances in ulcer research. Excerpta Medica, International Congress Series 537, Amsterdam, pp 357–365 – 2. Code CF, Marlett JA (1975) The interdigestive myoelectric complex of the stomach and small bowel of dogs. J Physiol (Lond) 246: 283–309 – 3. Londong W, Londong V, Prechtl R, Evermann T (1979) Vergleichende Untersuchungen der Pirezepin- und Cimetidinwirkung auf Pepton-stimulierte Säuresekretion und Serumgastrin des Menschen. In: Blum AL, Hammer R (Hrsg) Die Behandlung des Ulcus pepticum mit Pirenzepin. Demter-Verlag, Gräfelfing, S 75–85 – 4. Lux G, Femppel J, Lederer PC, Rösch W, Domschke W (1979) Increased duodenal alkali load associated with the interdigestive myoelectric complex. Acta Hepatogastroenterol (Stuttg) 26: 166–169 – 5. Lux G, Lederer PC, Femppel J, Schmack B, Rösch W, Domschke W (1980) Motor and secretor activity of the duodenal interdigestive complex: an integrated function. In: Christensen J (ed) Gastrointestinal motility. Raven Press, New York, pp 311–318 – 6. Lux G, Lederer PC, Femppel J, Rösch W,

Domschke W (1980) Spontaneous and 13-NLE-Motilin-induced interdigestive motor activity of esophagus, stomach and small intestine in man. In: Christensen J (ed) Gastrointestinal motility. Raven Press, New York, pp 269–277 – 7. Szurszewski JH (1969) A migrating electric complex of the canine small intestine. Am J Physiol 217: 1751–1763 – 8. Vantrappen G, Janssens J, Hellemans J, Ghoos Y (1977) The interdigestive motor complex of normal subjects and patients with bacterial overgrowth of the small intestine. J Clin Invest 59: 1158–1166

Sonnenberg, A., Stucke, D., Hüsmert, N., Müller-Lissner, S. A., Blum, A. L. (Med. Klinik D der Univ. Düsseldorf und Med. Klinik am Stadtspital Triemle, Zürich)
**Säuresekretion und Mukosadurchblutung des Magens bei Patienten mit Ulcus duodeni und gesunden Kontrollen***

*Einleitung*

Seit Virchow wird bei der Ätiologie des peptischen Geschwürs auch eine vaskuläre Ursache diskutiert [6, 15]. 1957 hat Shore die Akkumulation schwacher Basen wie Aminopyrin im sauren Mageninhalt beschrieben [13]. Die gastrale Clearance von $^{14}$C-markiertem Aminopyrin kann zur Messung der Mukosadurchblutung des menschlichen Magens benutzt werden [5]. Mit diesem Verfahren sollten in der vorliegenden Studie die folgenden Fragen beantwortet werden: Ist die Mukosadurchblutung bei Patienten mit Ulcus duodeni und bei Normalpersonen verschieden? Reagiert die Mukosadurchblutung bei Patienten mit Ulcus duodeni unterschiedlich zur Mukosadurchblutung bei Normalpersonen, wenn die Säuresekretion des Magens stimuliert oder gehemmt wird?

*Methode*

*Versuchspersonen.* Es wurden 21 Männer mit einem mittleren Alter von 34 ± 5 (SD) Jahren untersucht. Davon hatten zehn ein florides Ulcus duodeni. Bei allen Ulkuspatienten war das Ulkus endoskopisch diagnostiziert worden. Die Magensaftanalyse erfolgte 1–2 Tage nach der Endoskopie. Elf Versuchspersonen dienten als gesunde Kontrollen. Keiner von ihnen klagte über Beschwerden, die an ein Ulcus duodeni oder eine andere gastrointestinale Erkrankung denken ließen.

*Experimenteller Ablauf.* Alle Versuche begannen am Morgen um 7.00 Uhr nach einer 12stündigen Nüchternperiode. Die Versuchspersonen erhielten zu Beginn eine Bolusinjektion von 133 nCi/kg $^{14}$C-Aminopyrin (von Amersham). 90 min später wurde eine doppellumige Magensonde transnasal mit der Spitze im Antrum plaziert. Die Sondenlage wurde röntgenologisch kontrolliert. Der Mageninhalt wurde fortlaufend durch eine mechanische Pumpe mit intermittierendem Sog (von Egnell) aspiriert und in 15-min-Fraktionen gesammelt.
Der Magen wurde durch ein zweites Lumen der Magensonde fortlaufend mit 1,25 m/min 0,15 N HCl perfundiert. Die Perfusionslösung enthielt 2% Polyäthylenglykol (PEG). Aus dem Verhältnis der PEG-Konzentration in der Perfusionslösung und im aspirierten Mageninhalt wurde das tatsächliche, totale intragastrale Volumen $V_t$ berechnet. Nach dem Legen der Magensonde wurde das Nüchternsekret abgesaugt. Genau 2 Std nach der $^{14}$C-Aminopyrinbolusinjektion wurde mit der eigentlichen Messung der Mukosadurchblutung begonnen. Während der gesamten Versuchsdauer wurden 8 nCi/kg/Std $^{14}$C-Aminopyrin mit einem Infusomaten (von Braun-Melsungen) i.v. infundiert. Während der ersten 60 min wurde zusätzlich zum Aminopyrin nur 0,9% NaCl infundiert. Von der 61.–150. min erhielten die Versuchspersonen 0,67 µg/kg/Std Pentagastrin (PG). Ein Patient und sechs Normalpersonen erhielten während der 151.–340. min weiterhin Pentagastrin, bei je fünf Patienten und Normalpersonen wurde während der 151.–340. min 0,67 µg/kg/Std Pentagastrin zusammen mit 2 µg/kg/Std Isoproterenol (IPR)

---
* Unterstützt durch den Minister für Wissenschaft und Forschung des Landes NRW und durch den Schweizer Nationalfonds, Nr. 3.158-0.77

infundiert. 5 ml Blutproben wurden alle 15 min während der 1. Std und anschließend alle 30 min aus einem intravenösen Dauerkatheter entnommen.

*Laboranalysen.* Die $^{14}$C-Aktivität wurde in 0,2 ml Proben der Magenaspirate und in 0,5 ml Plasmaproben nach Zusatz von 10 ml Szintillationslösung in einem $\beta$-Zähler (von Picker) gemessen. Die $^{14}$C-Clearance (C) des Magens wurde wie folgt berechnet:

$$C = \frac{dpm_g \times 5}{dpm_p \times 2} \times V_t,$$

wobei $dpm_p$ und $dpm_g$ die $^{14}$C-Zerfälle pro Minute in der Plasma- und in der Magenprobe sind. Als „steady state"-Wert der $^{14}$C-Clearance wurde während der NaCl- und der Pentagastrininfusion der letzte Wert der jeweiligen Infusionsperiode benutzt. Als repräsentativer Wert während der Pentagastrinisoproterenolinfusion wurde der Mittelwert der vier mittleren 15-min-Dauern berechnet.

Zur Bestimmung der H$^+$-Konzentration [H$^+$] wurden 0,5 ml der Magenaspirate mit 0,1 N NaOH auf einer automatischen Bürette (von Polymetron) bis zu einem pH-Wert von 7,0 titriert.

Die sezernierte Säuremenge wurde berechnet, indem von der totalen intragastralen Säuremenge (= $V_t \times$ [H$^+$]) die pro 15 min in den Magen perfundierte Säuremenge (= 2,81 meq/15 min) abgezogen wurde. Die MAO („maximal acid output") während der Pentagastrin- und während der Pentagastrinisoproterenolinfusion wurde durch Addition der jeweils vier höchsten Sekretionswerte pro 15 min errechnet.

Die Konzentration des Polyäthylenglykols wurde nach der turbidimetrischen Methode von Malawer gemessen [10].

*Statistische Analyse.* Unterschiede innerhalb derselben Gruppe wurden mit dem gepaarten *t*-Test, Unterschiede zwischen Patienten und Normalpersonen wurden mit dem ungepaarten *t*-Test untersucht. Die Beziehung zwischen der Säuresekretion und der $^{14}$C-Clearance wurde durch eine lineare Regressionsanalyse untersucht.

*Ergebnisse*

*Säuresekretion.* Bei beiden Gruppen führte die Pentagastringabe, verglichen mit der Basalperiode, zu einem signifikanten Anstieg der Säuresekretion: In der Patientengruppe von 5,7 ± 1,5 ($\bar{x}$ ± SEM) auf 43,2 ± 4,9 meq/Std (t = 8,81, df = 9, $p < 0,001$); in der Kontrollgruppe von 4,0 ± 0,9 auf 28,9 ± 3,4 meq/Std (t = 8,07, df = 10, $p < 0,01$)

Isoproterenol verringerte bei allen untersuchten Personen die pentagastrinstimulierte Säuresekretion: 35,0 ± 10,3 meq/Std in der Ulcus duodeni-Gruppe (t = 3,20, df = 4, $p < 0,05$); 15,1 ± 3,4 meq/Std in der Kontrollgruppe (t = 2,54, df = 4, $p < 0,1$). Die mittlere Hemmung der Säuresekretion durch Isoproterenol war in der Kontrollgruppe mit 48% ausgeprägter als bei den Ulkuspatienten mit nur 19%; dieser Unterschied war jedoch statistisch nicht signifikant. Nur die MAO unter Pentagastrinstimulation war in der Patientengruppe statistisch signifikant höher als in der Kontrollgruppe (t = 2,44, df = 19, $p < 0,025$).

*$^{14}$C-Clearance.* Während der einstündigen Basalperiode blieb die $^{14}$C-Clearance weitgehend konstant: 18,2 ± 3,2 ml/min in der Patientengruppe und 13,2 ± 1,8 ml/min in der Kontrollgruppe. Eine Dauerinfusion von 0,67 μg/kg/Std Pentagastrin verursachte einen kurzzeitigen Gipfel der $^{14}$C-Clearance. In der zweiten oder dritten 15minütigen Sammelperiode unter Pentagastrin fiel die $^{14}$C-Clearance wieder ab (Abb. 1). Bei sechs Normalpersonen und bei einem Patienten mit Ulcus duodeni dauerte die Pentagastrininfusion 3 Std. Bei diesen Probanden fiel die $^{14}$C-Clearance während 45–60 min nach dem Gipfelwert, bevor sich 60–90 min nach Beginn der Pentagastrininfusion ein im weiteren Verlauf nahezu konstanter Wert einstellte. Deshalb wurde in den folgenden

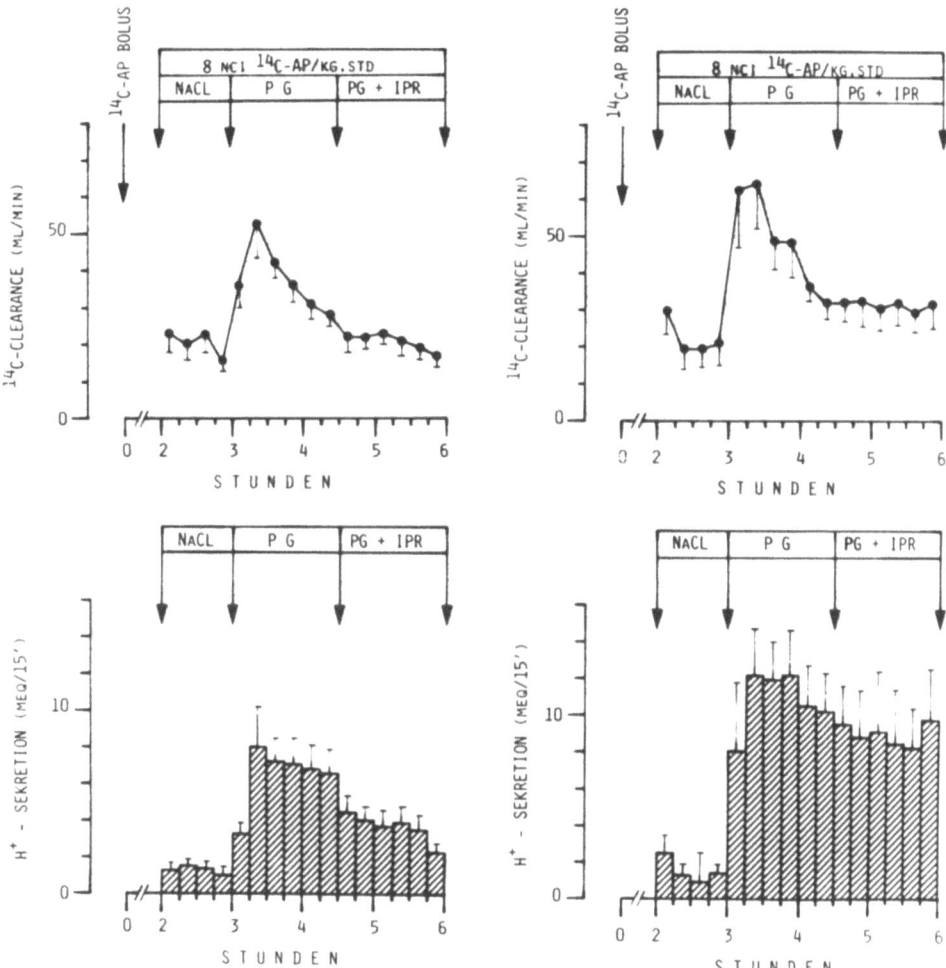

**Abb. 1.** $^{14}$C-Clearance und Säuresekretion ($\bar{x} \pm$ SEM) bei fünf gesunden Kontrollen (*links*) und bei fünf Patienten mit Ulcus duodeni (*rechts*)

Versuchen die Pentagastrininfusion nach 90 min beendet, und der letzte Wert der $^{14}$C-Clearance unter Pentagastrin wurde als der repräsentative Wert für die pentagastrinstimulierte Clearance unter Steady state-Bedingungen angesehen: 32,3 ± 3,2 und 26,0 ± 2,1 ml/min in der Patienten- und in der Kontrollgruppe. Isoproterenol führte verglichen mit diesem Wert, zu keiner statistisch signifikanten Veränderung der pentagastrinstimulierten $^{14}$C-Clearance: 31,0 ± 5,8 und 21,3 ± 3,0 ml/min in der Patienten- und in der Kontrollgruppe (Abb. 1). Die höheren Clearancewerte der Patientengruppe waren nicht statistisch signifikant von der Kontrollgruppe verschieden.

*Beziehung zwischen Säuresekretion und $^{14}$C-Clearance.* Zwischen der Säuresekretion und der $^{14}$C-Clearance während der Basalperiode, während der Pentagastrin- und während der Pentagastrinisoproterenolinfusion bestanden statistisch signifikante Korrelationen (Abb. 2). Steigungen und Achsenabschnitte der separaten Regressionsgeraden für Patienten und Normalpersonen waren statistisch nicht voneinander verschieden.

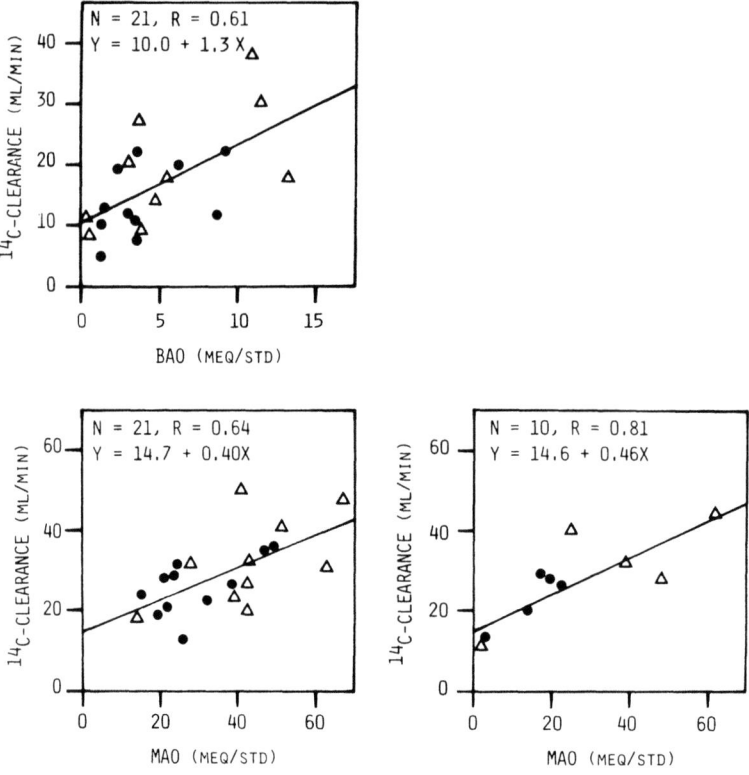

**Abb. 2.** Beziehung zwischen Säuresekretion und $^{14}$C-Clearance während der Basalsekretion (*BAO, oben links*), während der pentagastrinstimulierten Säuresekretion (*unten links*) und während der durch Pentagastrin und Isoproterenol gleichzeitig stimulierten Säuresekretion (*unten rechts*). Volle Kreise symbolisieren gesunde Kontrollen und leere Dreiecke Patienten mit Ulcus duodeni

*Diskussion*

Die maximale Säuresekretion (MAO) war bei den Patienten mit Ulcus duodeni höher als bei den Normalpersonen. Isoproterenol hemmte in beiden Gruppen die Säuresekretion; die Hemmung war in der Patientengruppe etwas schwächer als in der Kontrollgruppe. Bis auf einen initialen, vorübergehenden Gipfel unter Pentagastrin verlief die $^{14}$C-Clearance parallel zur Säuresekretion. Allerdings fiel die $^{14}$C-Clearance unter Isoproterenol – anders als die Säuresekretion – nicht signifikant gegenüber Pentagastrin ab.

Um bei der Berechnung der Säuresekretion und der Clearance den Volumenverlust durch Magenentleerung berücksichtigen zu können, wurde der Magen mit einem Marker perfundiert. Die Wahl einer sauren Perfusionslösung bietet gleichzeitig den Vorteil, die Mukosadurchblutung auch bei fehlender oder gehemmter Säuresekretion messen zu können [3].

Bei der Interpretation der Ergebnisse müssen folgende Phänomene berücksichtigt werden: Nach einer Bolusgabe von Aminopyrin lädt sich die Mukosa mit Aminopyrin auf. Durch die basale und die pentagastrinstimulierte Säuresekretion wird das in den Belegzellen gespeicherte Aminopyrin zunächst ins Magenlumen ausgewaschen [11, 14]. Steady state-Bedingungen unter dem gewählten Versuchsablauf stellen sich erst 90–120 min nach der Bolusgabe und erst 60–90 min nach der ersten Pentagastringabe ein [14].

In der vorliegenden Studie sollten Unterschiede der Magenclearance von Aminopyrin zwischen Patienten mit Ulcus duodeni und Normalpersonen unter Basalbedingungen, nach Stimulation und Inhibition untersucht werden. Da vor allem relative Unterschiede zwischen Patienten und gesunden Kontrollen interessierten und die Aminopyrinclearance ohnehin nur ein relatives Maß für die Mukosadurchblutung darstellt [1, 2], wurde auf eine Extraktion des Aminopyrins aus dem Magensaft und aus dem Plasma verzichtet, und statt dessen die gastrale $^{14}$C-Clearance bestimmt. In früheren Experimenten ist gezeigt worden, daß sich der zeitliche Verlauf der Aminopyrinclearance und der $^{14}$C-Clearance nicht unterscheiden [14]. Da eine höhere Fraktion des $^{14}$C im Magen als im Plasma an Aminopyrin angekoppelt ist, liegt der Absolutwert der $^{14}$C-Aminopyrinclearance etwas höher als der Wert der $^{14}$C-Clearance. Der Umrechnungsfaktor schwankt zwischen 1,5 und 2.

Es ist eine experimentell gut belegte Tatsache, daß die basale und stimulierte Säuresekretion bei Ulcus duodeni-Patienten höher ausfällt als bei einem gesunden Vergleichskollektiv [4, 9, 16, 17]. Auch in dieser Studie besitzen die Ulkuspatienten eine höhere Säuresekretionsfähigkeit. Entsprechend der erhöhten Säuresekretion findet sich bei diesen Patienten eine, verglichen mit dem Normalkollektiv, erhöhte $^{14}$C-Clearance. Das Verhältnis zwischen $^{14}$C-Clearance und Säuresekretion ist bei beiden Kollektiven gleich (Abb. 2). Das bedeutet, daß in der Blutversorgung der Mukosa beider Gruppen kein prinzipieller Unterschied besteht. Guth hat ein ähnliches Verhalten bei seinen Experimenten beobachtet [5].

Im Tierexperiment bewirkt Isoproterenol eine Vasodilatation in der Magenmukosa [18, 19]. In niedriger Dosierung von 1 µg/kg/Std steigert es die basale und histaminstimulierte Aminopyrinclearance [1, 7, 8, 12]. Bei höherer Dosierung von 2 µg/kg/Std reduziert es die Aminopyrinclerance und die Säuresekretion [7]. Die einseitige Wirkung von Isoproterenol in niedriger Dosierung auf die Aminopyrinclearance, ohne die Säuresekretion zu beeinflussen, wurde als Beweis dafür gewertet, daß die Mukosadurchblutung auch unabhängig von der Säuresekretion reguliert werden kann [6, 7]. In der vorliegenden Studie beim Menschen wurde ein paralleler Verlauf beider Meßgrößen beobachtet. Allerdings fiel die Hemmung der Säuresekretion deutlicher aus als die geringfügige Senkung der $^{14}$C-Clearance. Um eine isolierte Wirkung von Isoproterenol auf die Mukosadurchblutung zeigen zu können, sind möglicherweise auch beim Menschen niedrigere Dosen erforderlich. Die Hemmung der $^{14}$C-Clearance durch Isoproterenol war in der Patientengruppe schwächer als in der Kontrollgruppe. Da die Hemmung der Säuresekretion ebenfalls schwächer ausfiel, entspricht dieses andersartige Ansprechen nicht einem andersartigen Gefäßsystem, sondern ist nur Ausdruck der gesteigerten Säuresekretion in der Gruppe der Patienten mit Ulcus duodeni.

Zusammenfassend zeigt unsere Studie somit, daß die Durchblutung der Magenmukosa bei Ulkuspatienten unter Basalbedingungen gleich ist wie bei Normalpersonen und daß sie in beiden Kollektiven gleichermaßen auf Stimulation und Hemmung reagiert.

*Literatur*

1. Archibald LH, Moody FG, Simons M (1974) Effect of isoproternol on canine gastric acid secretion and blood flow. Surg Forum 25: 409–411 – 2. Archibald LH, Moody FG, Simons M (1975) Comparison of gastric mucosal blood flow as determined by aminopyrine clearance and $\gamma$-labelled microspheres. Gastroenterology 69: 630–635 – 3. Cowley DJ, Code CF (1970) Effects of secretory inhibitors on mucosal blood flow in nonsecreting stomach of conscious dogs. Am J Physiol 218: 270–274 – 4. Fordtran JS, Walsh J (1973) Gastric acid secretion rate and buffer content of the stomach after eating. J Clin Invest 52: 645–657 – 5. Guth PH, Baumann H, Grossman MI et al. (1978) Measurement of gastric mucosal blood flow in man. Gastroenterology 74: 831–834 – 6. Jacobson ED (1965) The circulation of the stomach. Gastroenterology 48: 85–109 – 7. Jacobson ED, Linford RH, Grossman MI (1966)

Gastric secretion in relation to mucosal blood flow studied by a clearance technique. J Clin Invest 45:1–13 – 8. Jacobson ED, Swan KG, Grossman MI (1967) Blood flow and secretion in the stomach. Gastroenterology 52:414–420 – 9. Lam SK, Isenberg J, Grossman MI et al. (1980) Gastric acid secretion is abnormally sensitive to endogenous gastrin released after peptone test meals in duodenal ulcer patients. J Clin Invest 65:555–562 – 10. Malawer SJ, Powell DW (1967) An improved turbidimetric analysis of polyethelene glycol utilizing an emulsifier. Gastroenterology 53:250–256 – 11. Müller-Lissner SA, Sonnenberg A, Blum AL (1981) Does gastric aminopyrine clearance reflect gastric mucosal blood flow or parietal cell function? Gut 22: im Druck – 12. Rudick J, Werther JL, Chapman ML et al. (1971) Mucosal blood flow in canine antral and fundic pouches. Gastroenterology 60:263–271 – 13. Shore PA, Brodie BB, Hogben CA (1975) The gastric secretion of drugs: A pH partition hypothesis. J Pharmacol Exp Ther 119:361–369 – 14. Sonnenberg A, Blum AL (1980) Limitations to measurement of gastric mucosal blood flow by $^{14}$C-aminopyrine clearance. In: Fielding LP (ed) Gastro-intestinal mucosal blood flow. Churchill Livingstone, Edinburgh London New York, pp 43–58 – 15. Virchow R (1853) Historisches, Kritisches und Positives zur Lehre der Unterleibsaffektionen. Arch Pathol Anatom 5:281–387 – 16. Walsh JH, Richardson CT, Fordtran JS (1975) pH dependence of acid secretion and gastrin release in normal and ulcer patients. J Clin Invest 55:462–468 – 17. Wormsley KG, Grossman MI (1965) Maximal histalog test in control subjects and patients with peptic ulcer. Gut 6:427–435 – 18. Zinner MJ, Kerr JC, Reynolds DG (1975) Adrenergic mechanisms in canine gastric circulation. Am J Physiol 229:977–982 – 19. Zinner MJ, Kerr JC, Reynolds DG (1976) Primate gastric circulation: Effects of catecholamines and adrenergic blockade. Am J Physiol 230:346–350

Holtermüller, K.-H., Herzog, P., Arnold, R. (Med. Klinik der Univ. Göttingen), Rothmund, M. (I. Med. Klinik und Poliklinik, Chirurg. Univ.-Klinik), Seitz, W., John, P. (Patholog. Inst. der Univ. Mainz)

## Antrale Gastrin(G)-Zellhyperplasie, eine Sonderform des Ulcus duodeni: Ergebnisse einer Langzeitbeobachtung*

Rezidivierende Ulcera duodeni, hohe Magensäuresekretionsraten und Hypergastrinämie sind charakteristische Befunde des Zollinger-Ellison-Syndroms (Gastrinoms), das in weniger als 1% die Ursache der peptischen Ulkuskrankheit ist [5, 9]. Berson et al. [3] sowie Polak et al. [13] beschrieben denselben klinischen Symptomkomplex ohne Nachweis eines Gastrinoms, aber mit einer Vermehrung der Zahl der antralen Gastrin (G)-Zellen. Weitere Berichte [2, 4, 6–8, 13, 14] haben die Existenz dieses Krankheitsbildes – peptische Ulkuserkrankung mit Hypergastrinämie, gastrischer Hypersekretion und antraler G-Zellhyperplasie – bestätigt. Nach Antrektomie bzw. Gastrektomie kam es zur Normalisierung der Gastrinspiegel [2, 4, 6, 7, 13]. Die Inzidenz dieser Erkrankung, von der bisher weniger als 50 Fälle mitgeteilt wurden, ist nicht bekannt. Hansky fand unter 400 Fällen von Rezidivulzera nur bei drei Patienten eine antrale G-Zellhyperplasie als Ursache der rezidivierenden Ulkuserkrankung [8]. In den Jahren 1974–1980 wurden an der I. Med. Universitätsklinik etwa 4700 Gastrinbestimmungen durchgeführt, wobei insgesamt elf Patienten mit einem Zollinger-Ellison-Syndrom (Gastrinom) und zwei Patienten mit einer antralen G-Zellhyperplasie entdeckt wurden, deren klinischer Verlauf nachstehend beschrieben werden soll.

*Klinische Befunde*

Ein männlicher Patient (M. H.) im Alter von 27 Jahren und Raucher wurde erstmals 1975 wegen einer oberen gastrointestinalen Blutung an die I. Medizinische Klinik und

* Mit Unterstützung der Deutschen Forschungsgemeinschaft Ho 349/8

Poliklinik der Johannes-Gutenberg-Universität Mainz überwiesen. Seit 6 Jahren war bei dem Patienten eine Ulkuserkrankung bekannt. Ein familiär gehäuftes Auftreten von Ulcera duodeni fand sich nicht, und ebenso konnte eine multiple, endokrine Adenomatose ausgeschlossen werden. Die Ösophagogastroduodenoskopie zeigte ein florides Ulcus duodeni und zahlreiche Erosionen im Duodenum. Die quantitative Magensäuresekretionsanalyse ergab einen Basalsäureausstoß (BAO) von 10,3 mval/Std und eine stimulierte Säuresekretion (MAO) von 44 mval/Std.

Die Nüchternserumgastrinspiegel lagen zwischen 150 und 170 pg/ml, und waren damit deutlich gegenüber dem Normwert (Mittelwert ± Standardabweichung: 45 ± 14 pg/ml) von Patienten mit Ulcera duodeni erhöht. Aufgrund dieser Befunde wurde eine weitere Differenzierung der Hypergastrinämie durch die unten näher beschriebenen Provokationsteste vorgenommen.

Der zweite Patient (J. Th.) ein 21jähriger Raucher wurde 1980 wegen eines Rezidivulkus bei Zustand nach auswärtig vorgenommener selektiv proximaler Vagotomie (SPV) unter dem Verdacht eines Zollinger-Ellison-Syndroms an die Chirurgische Universitätsklinik der Johannes-Gutenberg-Universität überwiesen. Die Ulkuserkrankung bestand bei dem Patienten 5 Jahre, und wegen einer oberen gastrointestinalen Blutung war 1979 eine SPV vorgenommen worden. Auch bei diesem Patienten fand sich keine familiäre Häufung der Ulkuserkrankung und kein Anhalt für eine multiple endokrine Adenomatose. Ein halbes Jahr nach der SPV war es erneut zu einem Rezidivulkus gekommen, das auch unter einer Therapie mit Histamin $H_2$-Rezeptorantagonisten nicht abheilte. Ein Jahr nach der SPV wurde der Patient erstmals auf Überweisung der Chirurgischen Klinik in unserer Klinik untersucht. Bei der Endoskopie fand sich ein großes Ulcus duodeni. Die Säuresekretionsraten lagen basal (BAO) bei 12,1 mval/Std und stimuliert (MAO) bei 42,6 mval/Std. Der Serumgastrinspiegel war mit 210 pg/ml deutlich erhöht. Zur Differenzierung der Ursache der Hypergastrinämie wurden die Provokationsteste durchgeführt.

*Provokationsteste und immunhistologische Untersuchung*

Bei beiden Patienten wurde ein Sekretintest (Infusion von: G.I.H.-Sekretin, Karolinska Institute, Stockholm, Schweden; 9 CU · $kg^{-1}$ · $Std^{-1}$) durchgeführt. Die Sekretininfusion verursachte einen deutlichen Abfall des Gastrispiegels (Abb. 1), wobei bei dem Patienten 2 ein initial geringer Anstieg um 15% des Nüchternwertes beobachtet wurde. Charakteristisch für ein Zollinger-Ellison-Syndrom dagegen ist ein Gastrinanstieg um mehr als 200 pg/ml [12]. Nach Aufnahme einer flüssigen Testmahlzeit (Fleischbouillon) erfolgte bei beiden Patienten ein deutlicher Gastrinanstieg (Abb. 1b).

Obwohl die Absolutwerte der Gastrinspiegel höher lagen als bei Patienten mit Ulcus duodeni, betrug der relative Anstieg nur etwa das zweifache des Basalwertes, während bei Ulcus duodeni-Patienten das Serumgastrin um nahezu das vierfache des Nüchternwertes anstieg.

Aufgrund der Ergebnisse der Provokationsteste (Sekretinprovokationstest und Testmahlzeit) konnte ein Zollinger-Ellison-Syndrom ausgeschlossen werden, und es wurde die Verdachtsdiagnose einer antralen G-Zellhyperplasie gestellt und eine Antrektomie empfohlen. Bei Patient 1 wurde sowohl präoperativ entnommene Antrumschleimhaut wie auch das Operationspräparat immunhistologisch untersucht. Bei Patient 2 wurde nur das operativ gewonnene Resektionsmaterial immunhistologisch untersucht. Bei beiden Patienten ergab die immunhistologische Quantifizierung der G-Zellen eine G-Zelldichte von über 90 Zellen/Fläche (0,35 × 0,23 mm) (R. Arnold, Göttingen).

Die G-Zelldichte war damit wesentlich größer als bei Patienten mit Ulcera duodeni, wo die mittlere G-Zellzahl mit 46,7 ± 2,5 Zellen/Fläche angegeben wird [2]. Die quantitative, immunhistologische Untersuchung bestätigte somit das Vorliegen einer antralen G-Zellhyperplasie.

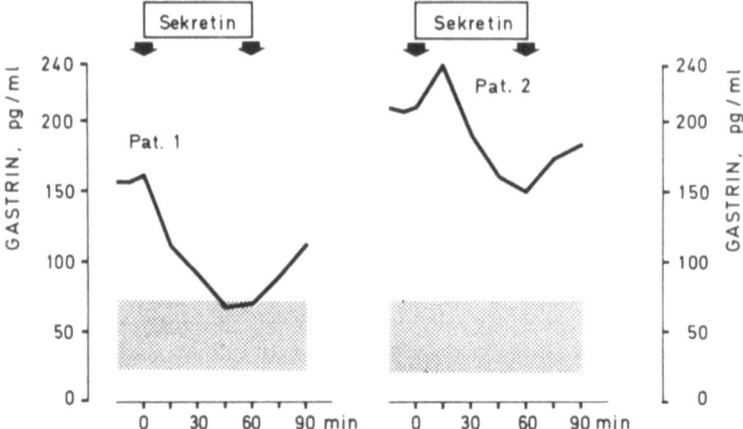

**Abb. 1a.** Verhalten der Serumgastrinspiegel bei zwei Patienten mit Ulcera duodeni und antraler Gastrin (G)-Zellhyperplasie nach Infusion von G.I.H.-Secretin 9 CU · kg$^{-1}$ · Std$^{-1}$. Die schraffierte Fläche gibt den Normbereich ± 2 Standardabweichungen für Gastrinspiegel bei Patienten mit Ulcera duodeni an

*Verlaufsbeobachtung*

Nach Antrektomie kam es bei beiden Patienten zu einer Normalisierung der Nüchternserumgastrinwerte auf 32–36 pg/ml (Patient 1) bzw. 35–41 pg/ml (Patient 2). Ebenso fiel die basal- und die pentagastrinstimulierte Magensäuresekretion deutlich gegenüber den präoperativen Werten ab (Patient 1 BAO: 1,4 mval/Std, MAO: 16,2 mval/Std; Patient 2 BAO: 2,5 mval/Std, MAO: 10,8 mval/Std).

Die Nachuntersuchung über 1–5 Jahre zeigte, daß beide Patienten rezidivulkusfrei blieben und daß die Gastrinspiegel im Normbereich verblieben.

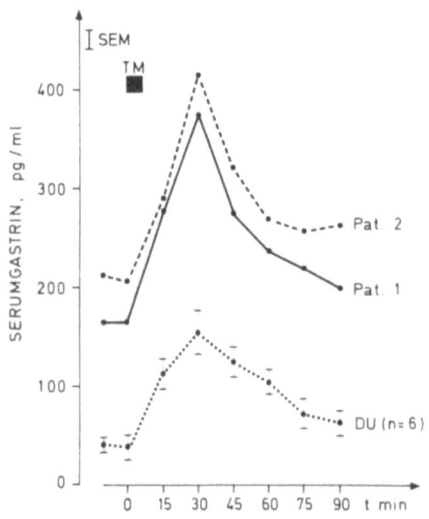

**Abb. 1b.** Verhalten der Serumgastrinspiegel nach Aufnahme einer Testmahlzeit (TM) bei zwei Patienten mit Ulcera duodeni und antraler G-Zellhyperplasie und bei sechs Patienten mit normogastrinämischem Ulcus duodeni (DU)

*Diskussion*

Beiden Patienten gemeinsam ist eine Ulkuskrankheit mit rezidivierenden Ulcera duodeni bei Hypergastrinämie und gastrischer Hypersekretion. Für das weitere therapeutische Vorgehen ist die Differenzierung zwischen Zollinger-Ellison-Syndrom (Gastrinom) und antraler G-Zellhyperplasie von Bedeutung. Durch die intravenöse Injektion von G.I.H.-Sekretin (2 CU $\cdot$ kg$^{-1}$) oder die Infusion von G.I.H.-Sekretin (9 CU $\cdot$ kg$^{-1}$ $\cdot$ Std$^{-1}$) können beide Erkrankungen voneinander differenziert werden.

Diagnostisch für das Zollinger-Ellison-Syndrom ist ein paradoxer Gastrinanstieg von mehr als 200 pg/ml über den Nüchternwert nach rascher intravenöser Injektion von Sekretin [12].

Bei der antralen G-Zellhyperplasie kommt es dagegen zu einem deutlichen Abfall des Serumgastrinspiegels, wobei initial ein geringer Anstieg des Serumgastrins wie bei unserem Patienten 2 auftreten kann, der auch von anderen Autoren beobachtet wurde [2, 14]. Weiterhin fand sich bei beiden Patienten nach einer Testmahlzeit ein deutlicher Gastrinanstieg, was auf den antralen Ursprung der erhöhten Gastrinspiegel hinweist. Da von einigen Untersuchern auch bei Patienten mit einem Zollinger-Ellison-Syndrom nach Aufnahme einer Testmahlzeit ein Gastrinanstieg beobachtet wurde, ist die diskriminierende Wertigkeit dieses Testes für die Differenzierung einer Hypergastrinämie antraler oder neoplastischer (Gastrinom) Herkunft von beschränkter Aussagekraft [5, 11, 12]. Aufgrund unserer Ergebnisse und Berichte in der Literatur scheint der Sekretintest der am besten geeignete Funktionstest zur Differenzierung von Zollinger-Ellison-Syndrom und antraler G-Zellhyperplasie zu sein.

Steigt nach intravenöser Gabe von Sekretin der Gastrinspiegel nicht deutlich an, so sollte unbedingt durch immunhistologische Untersuchungen eine weitere diagnostische Abklärung erfolgen (Abb. 2). Diese Differenzierung zwischen den beiden hypergastrinämischen Krankheitsbildern (nämlich dem Zollinger-Ellison-Syndrom und der antralen G-Zellhyperplasie bzw. dem hypergastrinämischen Ulcus duodeni [10]) ist für den Patienten wegen der unterschiedlichen Therapie von Bedeutung.

Bei einem der untersuchten Patienten (J. Th.) war eine SPV vorgenommen worden, so daß sich die Frage stellt, ob die nachgewiesene G-Zellhyperplasie Folge des operativen Eingriffes war.

Arnold et al. [1] untersuchten bei Patienten mit Ulcus duodeni und bei Patienten nach SPV, die 3 Monate, 12 Monate und 24 Monate und mehr zurücklag, die antrale Gastrinkonzentration und die Gastrinzelldichte.

Die antrale Gastrinkonzentration nach SPV unterschied sich zu keinem Zeitpunkt von den Werten, die bei Patienten mit Ulcus duodeni gefunden wurden. Dagegen beobachteten die Autoren nach 3 und 12 Monate zurückliegender SPV einen signifikanten Anstieg der antralen G-Zelldichte [1]. Die G-Zelldichte lag nach SPV jedoch deutlich unter den Werten, die für Patienten mit antraler G-Zellhyperplasie von derselben Arbeitsgruppe angegeben werden [2]. Dagegen war die Zahl der antralen G-Zellen mehr als 1 Jahr nach SPV trotz fortbestehender Säurereduktion und persistierender Hypergastrinämie nicht signifikant unterschiedlich von der G-Zelldichte von nicht operierten Ulcus duodeni-Patienten [1]. Die Ergebnisse dieser Untersuchungen sprechen gegen die Annahme, daß die antrale G-Zellhyperplasie Folge der vorausgegangenen Vagotomie war. Es wird weiteren Untersuchungen vorbehalten bleiben zu klären, ob die antrale G-Zellhyperplasie eine autonome Erkrankung ist oder ob sie nur eine extreme Variante einer funktionellen G-Zellüberfunktion [10] bei Ulcus duodeni ist.

Bei beiden Patienten wurde eine Antrektomie durchgeführt, die zu einem Abfall der Serumgastrinwerte führte, was den antralen Ursprung der erhöhten Gastrinspiegel belegt. Während der Nachbeobachtungszeit von 1–5 Jahren blieben die Patienten rezidivulkusfrei und die Serumgastrinspiegel waren normal.

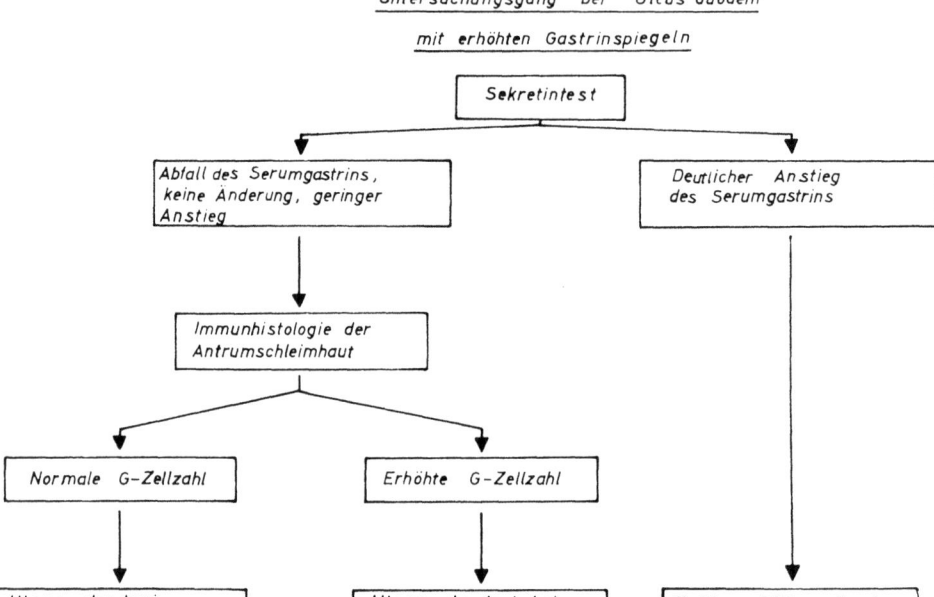

**Abb. 2.** Schema der therapeutisch wichtigen Differenzierung bei Ulcus duodeni mit Hypergastrinämie durch den Sekretintest (2 CU · kg$^{-1}$ i.V. als Bolus). Die Abb. stellt vereinfacht die Differenzierung zwischen antraler G-Zellhyperplasie bzw. hypergastrinämischem Ulcus duodeni und Zollinger-Ellison-Syndrom (Gastrinom) dar

Die klinische Verlaufsbeobachtung unserer Patienten unterstreicht die Notwendigkeit einer korrekten präoperativen Diagnose durch Funktionsteste und immunhistologische Untersuchungen.

Aufgrund der Nachbeobachtungen unserer Patienten empfehlen wir, daß bei Patienten mit antraler G-Zellhyperplasie und peptischer Ulkuserkrankung eine Antrektomie durchgeführt wird, die zur Heilung der Erkrankung führt.

*Summary*

Antral Gastrin-(G)-cell hyperplasia, a variant of duodenal ulcer disease: results of a longterm observation.

The clinical description details the findings in two male patients with recurring duodenal ulcer, gastric hypersecretion, hypergastrinemia and antral G-cell hyperplasia.

The diagnosis of antral G-cell hyperplasia was established by the secretin provocation test and quantitative immunhistology of antral mucosa. The density of antral G-cells in gastric tissue was more than 90 cells/area (0.35 × 0.23 mm) and was considerably higher than the antral G-cell density (Mean ± Sem: 46.7 ± 2.5 cells/area) in patients with duodenal ulcer.

Both patients underwent antrectomy and serum gastrin subsequently fell to normal levels. During the follow up period of one to five years the patients remained free of recurring ulcers and serum gastrin levels persisted within the normal range. Since antrectomy will cure the ulcer disease in patients with antral G-cell hyperplasia, surgery will be the therapy of choice in these patients.

*Literatur*

1. Arnold R, Hülst M v, Minana I, Koop H (1980) Verhalten der antralen Gastrin (G)- und Somatostatin (D)-Zellzahl sowie der immunoreaktiven Gastrin (IRG)- und Somatostatin (IRS)-Konzentration nach selektiv proximaler Vagotomie. Verh Dtsch Ges Inn Med 86: 849–851 – 2. Arnold R, Koop H, Creutzfeldt W (1980) Hormones and their role in ulcer disease. In: Holtermüller KH, Malagelada JR (eds) Advances in ulcer disease. Excerpta Medica, Amsterdam Oxford Princeton, pp 207–224 – 3. Berson SA, Yalow RS (1972) Radioimmunoassay in gastroenterology. Gastroenterology 62: 1061–1084 – 4. Cowley DJ, Dymock IW, Boyes BE, Wilson RY, Stagg BH, Lewin MR, Polak JM, Pearse AGE (1973) Zollinger Ellison syndrome type I. Clinical and pathological correlations in a case. Gut 14: 25–29 – 5. Creutzfeldt W, Arnold R, Creutzfeldt C, Track NS (1975) Pathomorphologic, biochemical, and diagnostic aspects of gastrinomas (Zollinger Ellison syndrome). Hum Pathol 6: 47–76 – 6. DiMagno EP, Go VLW (1974) Malabsorption secondary to antral gastrin cell hyperplasia. Mayo Clin Proc 49: 727–730 – 7. Ganguli PC, Polak JM, Pearse AGE, Elder JB, Hegarty M (1974) Antral-gastrin-cell hyperplasia in peptic ulcer disease. Lancet 1: 583–586 – 8. Hansky J (1974) Antral-gastrin-cell hyperplasia in peptic ulcer disease (letter). Lancet 1: 1344 – 9. Isenberg JI, Walsh JH, Grossman MI (1973) Zollinger-Ellison Syndrome. Gastroenterology 65: 140–165 – 10. Lamers CBH, Ruland CM, Joosten HJM, Verkooyen HCM, Tongeren JHM van, Rehfeld JF (1978) Hypergastrinemia of antral origin in duodenal ulcer. Am J Dig Dis 23: 998–1002 – 11. Lamers CBH, Tongeren JHM van (1977) Comparative study of the value of the calcium, secretin und meal stimulated increase in serum gastrin to the diagnosis of the Zollinger-Ellison syndrome. Gut 18: 128–134 – 12. McGuigan JE, Wolfe MM (1980) Secretin injection test in the diagnosis of gastrinoma. Gastroenterology 79: 1324–1331 – 13. Polak JM, Stagg B, Pearse AGE (1972) Two types of Zollinger Ellison syndrome: Immunofluorescent, cytochemical and ultrastructural studies of the antral and pancreatic gastrin cells in different clinical states. Gut 13: 501–512 – 14. Russell RCG, Bloom SR, Davies WA, Polak JM, Reed PI (1975) Hypergastrinemio in a peptic ulcer patient with antral gastrin cell hyperplasia. Br Med J 4: 441 – 15. Straus E, Yalow RS (1975) Differential diagnosis of hypergastrinemia. In: Thompson JC (ed) Gastrointestinal hormones. University of Texas Press, Austin, pp 99–113

Ruppin, H., Lux, G., Hartog, C., Domschke, S., Domschke, W.
(Med. Univ.-Klinik Erlangen)
**Ranitidin hemmt die peptonestimulierte Magensäuresekretion ohne Beeinflussung der Magenentleerung**

*Manuskript nicht eingegangen.*

Reimann, H. J. (I. Med. Klinik der TU), Ring, J. (Dermatolog. Klinik der Univ.), Wendt, P. (Inst. für Experimentelle Chirurgie), Lorenz, R. (I. Med. Klinik), Ultsch, B. (Chirurg. Klinik), Swoboda, K. (I. Med. Klinik), Blümel, G.
(Inst. für Experimentelle Chirurgie der TU München)
**Der Histaminstoffwechsel des Magens bei Patienten mit Nahrungsmittelallergie**

*Einleitung*

Die Entwicklung der Allergiediagnostik (Rast und Ring 1975) hat wenig zur Aufklärung der pathophysiologischen Mechanismen der Nahrungsmittelallergie beigetragen. Zudem sind die in vitro- und in vivo-Teste auch bei klinisch manifester Symptomatik oft negativ (Werner und Rupprecht 1979). Nach peroraler Allergengabe kommt es, wie

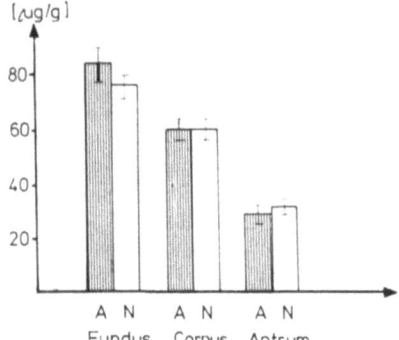

**Abb. 1a.** Histamingehalt (µg/g Feuchtgewicht) der Magenschleimhaut (Fundus, Korpus und Antrum) von Nahrungsmittelallergikern (A) und magengesunden Kontrollpersonen (N)

bereits 1960 Werner zeigen konnte, im Duodenum und Dünndarm zu Stase bzw. Hyperperistaltik.

Ziel unserer Untersuchungen war es, am Modell der lokalen intragastralen Applikation eines Allergens, den Histamingehalt der Magenschleimhaut am Patienten zu verfolgen und mit dem von Normalpersonen zu vergleichen.

*Material und Methodik*

An zehn Patienten mit Nahrungsmittelallergie wurden in der Dermatologischen Klinik Hauttest, Rast, Laboruntersuchungen, Immunglobuline und Rheumaserologie durchgeführt.

Im Rahmen einer gastroenterologischen Untersuchung wurden den Patienten Biopsieproben aus den Schleimhäuten des Fundus-, Korpus- und Antrumbereiches entnommen und nach Rohde et al. (1980) weiterverarbeitet.

Die Histaminbestimmung und Identifikation erfolgte nach Lorenz et al. (1972). Ferner wurden nach Ehinger et al. (1968) histaminhaltige Zellen durch o-Phthaldialdehydbedampfung und nach Reimann et al. (1977) Mastzellen durch Toluidinblaufärbung quantifiziert.

Nach Gewinnung dieser Kontrollbiopsien wurde die Magenschleimhaut des Korpusbereichs lokal unter gastroskopischer Beobachtung mit dem spezifischen Allergen beträufelt. Nach jeweils 1 und 5 min wurden wiederum Biopsieproben aus diesem Bereich entnommen und, wie oben beschrieben, untersucht.

Die gleichen Untersuchungen wurden an sieben Probanden, Nichtallergikern, vor und nach lokaler Applikation von 0,9%iger Kochsalzlösung durchgeführt.

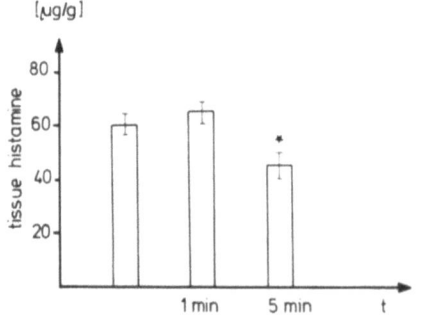

**Abb. 1b.** Histamingehalt (µg/g Feuchtgewicht) in der Korpusschleimhaut von Nahrungsmittelallergikern vor, 1 und 5 min nach lokaler Allergenprovokation; * = $p < 0{,}05$

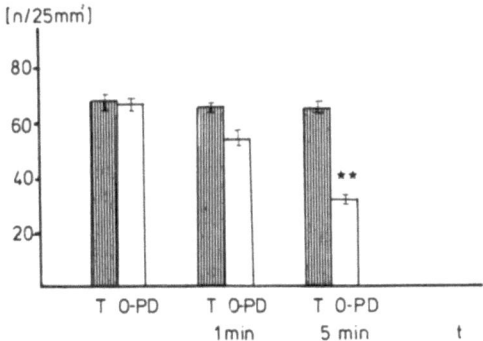

Abb. 1c. Mastzellzahl (pro Gesichtsfeld) der Korpusmukosa von Nahrungsmittelallergikern vor, 1 und 5 min nach lokaler Allergenprovokation. T = Toluidinblaufärbung; o-PD = o-Phthaldialdehyd-Bedampfung; ** = $p < 0,01$

*Statistik*

Die signifikanten Unterschiede innerhalb der einzelnen Gruppen wurden mit dem parameterfreien Testverfahren für verbundene Stichproben nach Wilcoxon abgesichert.

*Ergebnisse*

Abb. 1a zeigt den Histamingehalt der Magenschleimhaut von Kontrollpersonen vor Kochsalzapplikation sowie von Nahrungsmittelallergikern vor Provokation mit Allergen. Die Daten der Kontrollpersonen nach Kochsalzapplikation unterschieden sich nicht von denen vor Applikation.
Der Histamingehalt der Korpusmukosa vor, 1 und 5 min nach Allergenprovokation ist in Abb. 1b wiedergegeben. Dabei kommt es nach passagerem Anstieg zu einer signifikanten Verringerung. Während die Mastzellzahl der Korpusmukosa nach Toluidinblaufärbung keine Veränderung im Verlauf der Untersuchung zeigt, nimmt die Anzahl der durch o-Phthaldialdehyd anfärbbaren Zellen signifikant ab (Abb. 1c).

*Diskussion*

Es ist bekannt, daß Histamin direkt über die Gefäßpermeabilität sowie über die Stimulation der Magensäuresekretion an der Entstehung entzündlicher Veränderungen der Magenschleimhaut beteiligt ist (Reimann et al. 1980).
Aus diesem Grund war es für uns von Interesse, Daten zum Histaminstoffwechsel der Magenschleimhaut von Nahrungsmittelallergikern zu gewinnen.
Ohne Kontakt mit Allergenen entsprechen die Histamingehalte denen von magengesunden nichtallergischen Probanden; jedoch ist 5 min nach Allergenkontakt eine teilweise Entleerung der Histaminspeicher festzustellen. Diese wird von einer deutlichen, sich auf den Allergenkontaktbereich begrenzte Rötung begleitet.
Die oben postulierte teilweise Entleerung der Histaminspeicher nach Allergenkontakt wird durch die Ergebnisse der histochemischen Untersuchung der Magenbiopsien auf histaminhaltige Zellen bestätigt.
Unsere Befunde sind vereinbar mit einer lokalen IgE-vermittelten Mastzelldegranulation (Austen 1979; Lichtenstein 1975).

*Literatur*

1. Austen FK (1979) Biologic implications of the structural and functional characteristics of the chemical mediators of immediate-type hypersensitivity. In: The Harvey lectures, vol 73. Academic Press, New York, p 93 — 2. Ehinger B, Owman C, Sporrong B (1968) Histochemical demonstration of histamine in paraffine sections by a fluorescance method. Biochem Pharmacol 17: 1977 — 3. Lichtenstein LM (1975) The mechanism of basophile histamine release induced by antigen and by the calcium ionophore A 23187. J Immunol 144: 1692 — 4. Lorenz W, Reimann H-J, Barth H, Kusche J, Meyer R, Doenicke A, Hutzel M (1972) A sensitive and specific method for the determination of histamine in human whole blood and plasma. Hoppe Seylers Z Physiol Chem 353: 911 — 5. Reimann H-J, Lorenz W, Fischer M, Froelich R, Meyer H-J, Schmal A (1977) Histamine and acute haemorrhagic lesions in rat gastric mucosa; Prevention of stress ulcer formation by (+)-catechin, an inhibitor of specific histidine decarboxylase in vitro. Agents Actions 7: 69 — 6. Reimann H-J, Swoboda K, Wendt P, Blümel G, Schmidt U, Rakette S, Ultsch B (1980) Die Wirkung des HDC-Blockers (+)-Catechin auf die menschliche Magenschleimhaut bei akuten und chronischen Erkrankungen. Verh Dtsch Ges Inn Med 86: 859—864 — 7. Ring J (1978) RIST, BRIST, RAST. Zur Serodiagnostik der allergischen Sofortreaktion. Dtsch Med Wochenschr 103: 365 — 8. Werner M (1960) Der intestinale Expositionstest. Internist 1: 202 — 9. Werner M, Ruppert V (1979) Praktische Allergiediagnostik. Thieme, Stuttgart

Miederer, S. E., Becker, M. (Med. Poliklinik und Kinderklinik der Univ. Bonn)
**Die Adenylatzyklase (AC) in der Korpusschleimhaut des Menschen bei Achlorhydrie: Beeinflussung durch Histamin, Adrenalin, Pentagastrin, Prostaglandin $E_2$ und VIP***

Der heterogene Aufbau der Magenschleimhaut aus mehr als sechs Zellarten schränkt die Aussage der in vitro gewonnenen Ergebnisse über die an spezifischen Funktionen gebundenen Adenylatzyklase (AC)-Aktivitäten ein [2]. Da die Belegzellen weniger als 10% des Zellverbandes ausmachen, ist die Aussage über die zur Säureproduktion führende AC-Aktivität gering und sicher durch die AC-Aktivitäten anderer Zellen beeinflußt und überlagert.

Entsprechende Untersuchungen an isolierten Belegzellen [7] umgehen dieses Problem, lassen aber keine Rückschlüsse auf die Bedeutung der „Restschleimhaut" zu. Bei Achlorhydrie mit vollständiger Atrophie des Drüsenkörpers der Korpusschleimhaut liegt das naturgegebene Modell einer belegzellfreien und hauptzellarmen Mukosa vor, die zwar wegen der entzündlichen Vorgänge nicht als reine „Restschleimhaut" bezeichnet werden kann, deren Heterogenität aber um diese wesentlichen Zellen reduziert ist.

Ziel der vorliegenden Untersuchungen war es, das Verhalten der chronisch-atrophisch veränderten Korpusschleimhaut bei einem histotopographisch definierten Patientengut hinsichtlich ihrer AC-Aktivität unter verschiedenen, die Säuresekretion stimulierenden und hemmenden Substanzen zu charakterisieren.

*Methodik*

Bei sechs Patienten (Alter 51,5 Jahre, min. 6 Jahre, max. 73 Jahre) mit radioimmunologisch und quantitativ sekretionsanalytisch ermittelter „high gastrin achlorhydria" wurde endoskopisch-stufenbioptisch [3] durch Entnahme von acht Partikeln entlang der großen und vier Partikel entlang der kleinen Kurvatur eine vollständige Atrophie der Korpusschleimhaut bei normaler Antrumschleimhaut festgestellt (K. Elster, Path. Institut der Städt. Krankenanstalten Bayreuth). Simultan an histotopo-

---
* Mit Unterstützung der Deutschen Forschungsgemeinschaft

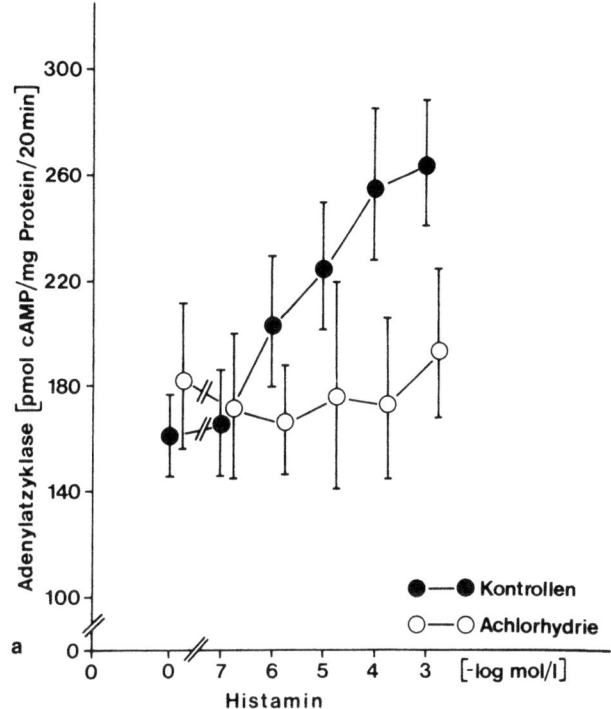

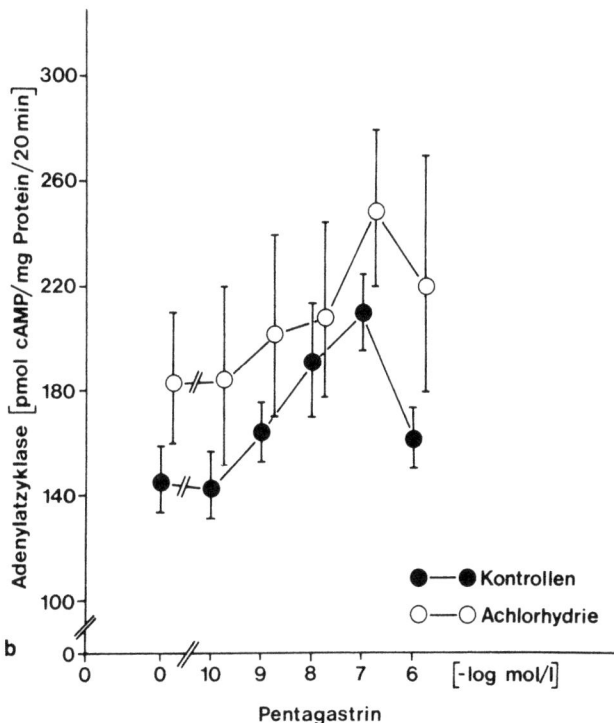

**Abb. 1a und b.** (Legende siehe S. 829)

graphisch korrespondierenden Punkten der Korpusschleimhaut erfolgte zur Bestimmung der AC-Aktivität die Entnahme von drei bis vier Partikeln von je 2–6 mg Feuchtgewicht. Die Partikel wurden innerhalb von 30 s bei $-20°$ C tiefgefroren und maximal 2 Monate bis zum Zeitpunkt der Bestimmung gelagert. Alle Untersuchungen erfolgten vormittags nach einer 12stündigen Fastenperiode ohne Prämedikation der Patienten. In der Regel erfaßten die Gewebeentnahmen die ganze Mukosatiefe.

Die AC-Aktivität wurde mittels Proteinbindungstest nach Gilman durch das in 20 min neu gebildete cAMP bestimmt. Eine genaue Beschreibung des Assays erfolgt an anderer Stelle [1, 4].

Neben der Bestimmung der basalen AC-Aktivität wurden Dosiswirkungskurven mit $10^{-7}-10^{-3}$ mol/l Histamin und Adrenalin, $10^{-10}-10^{-6}$ mol/l Pentagastrin, $10^{-8}-10^{-3}$ mol/l Prostaglandin $E_2$ und $10^{-8}-10^{-4}$ mol/l vasoaktivem intestinalen Polypeptid (VIP) erstellt und mit den entsprechenden Kurven von 32 Patienten (Kontrollgruppe: Histamin $n = 12$, Adrenalin $n = 7$, Pentagastrin $n = 8$, Prostaglandin $E_2$ $n = 8$, VIP $n = 6$) mit nichtentzündlich veränderter Korpusschleimhaut verglichen.

Da die AC-Aktivitäten der Schleimhautpartikel eine logarithmische Verteilung aufwiesen, wurden Mittelwerte mit Standardabweichung ermittelt und nach logarithmischer Transformation der Werte der Student-$t$-Test durchgeführt.

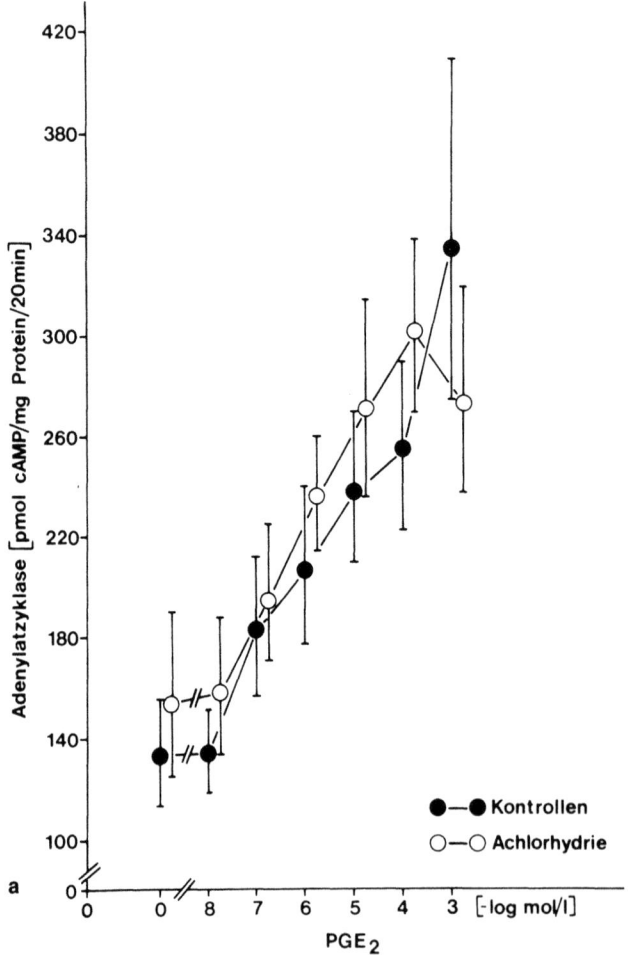

**Abb. 2a.** (Legende siehe S. 829)

*Ergebnisse*

Die *basalen* AC-Aktivitäten lagen bei allen Untersuchungsserien in der Gruppe mit Schleimhautatrophie höher als in der Kontrollgruppe. Für die Pentagastrin und VIP Serie waren die Unterschiede signifikant ($p < 0,05$).

Die Dosiswirkungskurve für *Histamin* (Abb. 1a) ergab bei der Gruppe mit Achlorhydrie keine Steigerung der AC-Aktivität, während in der Kontrollgruppe ein signifikanter Anstieg ($p < 0,001$) von 161 auf maximal 264 pmol cAMP/mg Protein/20 min festgestellt werden konnte.

Für *Adrenalin* verliefen die Dosiswirkungskurven in beiden Gruppen nahezu identisch. Ein signifikanter Anstieg ($p < 0,01$) der AC-Aktivität war von 140 auf maximal 190 pmol cAMP/mg Protein/20 min in der Kontrollgruppe und von 167 auf 230 pmol cAMP/mg Protein/20 min in der Gruppe mit Achlorhydrie zu verzeichnen. Die $ED_{50}$ und $ED_{max}$ lagen bei etwa $10^{-5}$ mol/l bzw. $10^{-4}$ mol/l Adrenalin und waren für beide Gruppen gleich.

*Pentagastrin* zeigte in ansteigenden Konzentrationen sowohl auf die normale als auch auf die belegzellfreie Korpusschleimhaut eine signifikante ($p < 0,01$), gleichstarke Stimulation der AC-Aktivität von 146 auf 210 pmol cAMP/mg Protein/20 min in der Kontrollgruppe und von 183 auf 248 pmol cAMP/mg Protein/20 min in der Gruppe mit

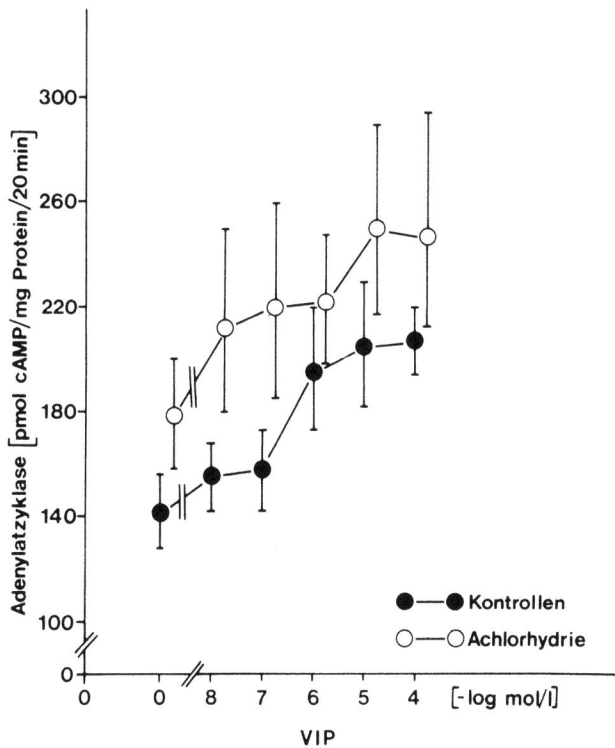

**Abb. 1a, b und 2a, b.** Stimulierbarkeit der Adenylatzyklase der menschlichen Korpusschleimhaut durch Histamin, Pentagastrin, Prostaglandin $E_2$ und VIP bei Patienten mit „high gastrin achlorhydria" und normalen Kontrollpersonen. Eingezeichnet sind die Antilogarithmen der Mittelwerte ± SEM

Achlorhydrie. Die $ED_{50}$ und die $ED_{max}$ unterschieden sich in beiden Gruppen nicht signifikant und lagen bei $10^{-8}$ bzw. $10^{-7}$ mol/l Pentagastrin (Abb. 1b).

Die stärkste Stimulierbarkeit der AC-Aktivität ergab sich durch *Prostaglandin $E_2$* (Abb. 2a) in beiden Gruppen. Die AC-Aktivität stieg in der Kontrollgruppe von 133 auf maximal 335 pmol cAMP/mg Protein/20 min ($p < 0,001$) und in der Gruppe mit Achlorhydrie signifikant ($p < 0,001$) von 154 auf 302 pmol cAMP/mg Protein/20 min an. Die $ED_{50}$ und die $ED_{max}$ unterschieden sich in beiden Gruppen nicht signifikant.

Auch für *VIP* verlief die Dosiswirkungskurve (Abb. 2b) für beide Gruppen nahezu parallel. Die AC-Aktivität wurde in der Kontrollgruppe von 141 auf 207 pmol cAMP/mg Protein/20 min und in der Gruppe mit Achlorhydrie von 178 auf 250 pmol cAMP/mg Protein/20 min signifikant ($p < 0,01$) erhöht. Die $ED_{50}$ und die $ED_{max}$ beider Gruppen unterschieden sich nicht signifikant.

*Diskussion*

Die Ergebnisse zeigen, daß die *basale* AC-Aktivität der atrophisch veränderten Korpusschleimhaut höher als die der normalen, säureproduzierenden Schleimhaut ist. Die zur Säuresekretion führende AC-Aktivität scheint unter basalen Bedingungen keinen großen Anteil an der gesamten AC-Aktivität der Schleimhaut zu besitzen. Eine gegenseitige Beeinflussung der AC-Systeme der verschiedenen Zellen ist möglich.

Die dosisabhängige Stimulierbarkeit der AC-Aktivität durch Adrenalin, Pentagastrin, Prostaglandin $E_2$ und VIP unterschied sich in beiden Gruppen nicht, während Histamin nur die AC-Aktivität der normalen Schleimhaut anregte. Histamin dürfte demnach nur einen Einfluß auf die AC der Belegzellen haben und als einzige der geprüften Substanzen akzeptable Aussagen über die Belegzell-AC-Aktivität und ihrer Stimulierbarkeit an der normalen Korpusschleimhaut ermöglichen. Die anderen Substanzen haben einen dosisabhängigen Einfluß auf die AC-Aktivität der „Restschleimhaut".

Wenn demnach durch Summationseffekte und selektive Hemmphänomene unterschiedliche Adenylatcyclasen z. B. für Histamin und Adrenalin [5] festgestellt wurden, so ist es unwahrscheinlich, daß diese nur einer Zellform angehören.

Unterstützt wird die Annahme, daß Gastrin auf viele Zellformen der Korpusschleimhaut wirkt und neben der Säuresekretion die DNS, RNS und Proteinsynthese (trophischer Reiz) stimuliert. Ein Einfluß auf die AC-Aktivität der Belegzellen scheint zu fehlen. An der isolierten Belegzelle kam Soll [7] zu einem ähnlichen Ergebnis.

Die säuresekretionshemmenden und den Nettoionenfluß ($Na^+$, $K^+$, $HCO_3^-$) und die Schleimsekretion beeinflussenden Substanzen Prostaglandin $E_2$ und VIP haben auf die Stimulierbarkeit beider Schleimhautarten einen vergleichbaren, dosisabhängigen Effekt und dürften ebenfalls die AC-Aktivität der Belegzellen in der angegebenen Konzentration nicht beeinflussen. Niedrigere Konzentrationen von Prostaglandin $E_2$ weisen nach Soll, aber auch nach eigenen, noch nicht publizierten Ergebnissen, auf die durch Histamin stimulierte Adenylatzyklase der Belegzelle einen hemmenden Einfluß auf.

Die neben der Atrophie der Korpusschleimhaut ablaufenden entzündlichen Veränderungen scheinen keinen wesentlichen Einfluß auf die AC-Aktivität der „Restschleimhaut" zu haben, so daß dieses Modell für weitere Untersuchungen herangezogen werden kann.

Hinsichtlich der Stimulierbarkeit der AC-Aktivitäten ähnelt die atrophisch veränderte Korpusschleimhaut der Antrumschleimhaut [5], deren AC-Aktivitäten nicht auf Histamin, aber gut auf Adrenalin reagieren. Da die Intestinalschleimhaut diese Eigenschaften nicht besitzt, dürfte die „Intestinalisierung" der Korpusschleimhaut nur dem histologischen Bild entsprechen. Prostaglandin $E_2$ stimuliert die AC der Korpus-, Antrum- und Duodenalschleimhaut gleich stark [6].

*Literatur*

1. Becker H, Ruoff H-J (1979) Pentagastrin activation of adenyl-cyclase in human gastric biopsy specimens. Experientia 35: 781 — 2. Jacobsen ED, Thompson WJ (1976) Cyclic AMP and gastric secretion: the illusive second messenger. Adv Cyclic Nucleotide Res 7: 199 — 3. Miederer SE (1977) Die Histotopographie der Magenschleimhaut. Monographie. Thieme, Stuttgart — 4. Ruoff H-J, Painz B, Becker M, Rack M, Sewing K-F, Malchow H (1979) Adenylate cyclase in human gastric mucosa: its activation by histamine in morphologically different biopsy specimens. Klin Wochenschr 57: 725 — 5. Simon B, Czygen P, Fröhlich W, Kather H (1977) Topographical studies on histamine and adrenaline sensitive adenylate cyclases in gastric and duodenal mucosa of human beings. Digestion 16: 185 — 6. Simon B, Kather H, Kommerell B (1978) Effects of prostaglandins and their methylated analogues upon human adenylate cyclase in the upper gastrointestinal tract. Digestion 17: 547 — 7. Soll AH (1979) Hormonal control of parietal cell function. World J Surg 3: 441

Müller, P., Fischer, N., Kather, H., Simon, B. (Gastroenterolog. Abt., Med. Univ.-Klinik Heidelberg)
**16,16-Dimethylprostaglandin $E_2$:**
**Schleimhautschutzwirkung gegenüber Aspirin und Gallensäuren**

*1. Einleitung*

Prostaglandine verhindern im Tierexperiment das Entstehen aspirin- und gallensäureinduzierter Schleimhautläsionen. Untersuchungen der letzten Jahre haben ergeben, daß es sich hierbei um einen eigenständigen, von der länger bekannten antisekretorischen Wirkung klar abgrenzbaren Effekt handelt, der *Zytoprotektion* genannt wird [6].

Nur wenige Beobachtungen existieren bisher über die zytoprotektiven Eigenschaften der Prostaglandine am menschlichen Magenschleimhautepithel [2, 3].

In der folgenden Untersuchung wurde der Schleimhautschutzeffekt eines oral wirksamen Prostaglandinanalogs — 16,16-Dimethylprostaglandin $E_2$ — auf den durch aspirin- und natriumtaurocholatinduzierten Abfall der Potentialdifferenz (PD) an gesunden freiwilligen Probanden untersucht. Die PD wird als ein sensitiver Parameter für die funktionelle Integrität des Schleimhautepithels angesehen.

*2. Methodik*

Nach der von Andersson und Grossman [1] beschriebenen Methode wurden Potentiale über Elektrolytbrücken (1,5% Agar, 3 mol/l KCl) vom Magenkorpus bzw. der Kubitalvene abgeleitet. Als Elektroden dienten zum einen ein mit KCl-Agar gefüllter Magenschlauch sowie eine ebenfalls mit KCl-Agar gefüllte Butterflykanüle. Die Potentiale wurden kontinuierlich aufgezeichnet.

Die statistische Auswertung erfolgte mit Hilfe des Wilcoxon-Testes für gepaarte Beobachtungen. Alle Probanden gaben ihr schriftliches Einverständnis zu diesen Studien; die Genehmigung dieser Studie wurde durch das ethische Komitee der Medizinischen Universitätsklinik Heidelberg erteilt.

*3. Ergebnisse*

In einer ersten Versuchsreihe wurde der Effekt einer 15minütigen Vorbehandlung mit 16,16-Dimethylprostaglandin $E_2$ auf den aspirin- und natriumtaurocholatinduzierten Potentialdifferenzabfall geprüft.

Während einer 15minütigen Kontrollperiode betrug die mittlere Potentialdifferenz $-36,6 \pm 6,04$ mV. 0,1 µg bzw. 1,0 µg 16,16-Dimethylprostaglandin $E_2$, intragastral

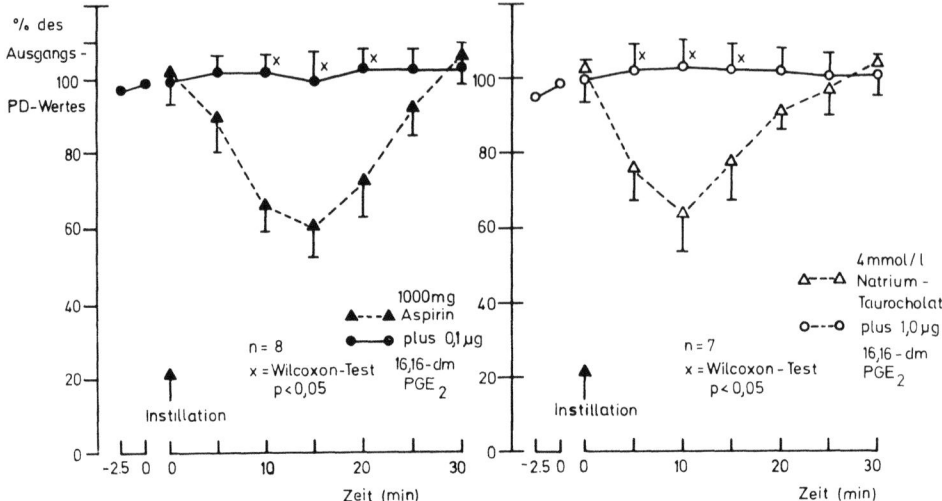

**Abb. 1.** Verlauf der transmuralen PD nach Gabe von 1000 mg Aspirin *(linker Teil)*, 4 mmol/l Natriumtaurocholat *(rechter Teil)* mit und ohne gleichzeitiger Gabe von 16,16-dm PG $E_2$

instilliert, führte zu keiner nennenswerten Änderung der Ausgangs-PD-Werte. Nach Gabe von 1000 mg Aspirin (pH 3,5) kam es ohne Prostaglandinvorbehandlung zu einem Abfall der PD von etwa 35% auf $-24,1 \pm 4,9$ mV. Vorbehandlung mit 0,1 µg 16,16-dm PG $E_2$ verhinderte den aspirininduzierten Abfall der PD über die gesamte Meßperiode [4] (Abb. 1).

50 ml Natriumtaurocholat (4 mmol/l, pH 7,4) induzieren einen ähnlich raschen Abfall der transmuralen PD um etwa 35% auf $-25,3 \pm 4,13$ mV. Eine 15minütige Vorbehandlung der Magenschleimhaut mit 1,0 µg 16,16-dm PG $E_2$ schützte das Schleimhautepithel vollständig gegenüber dieser Gallensäure [5].

In einer zweiten Versuchsreihe wurde untersucht, inwieweit 16,16-Dimethylprostaglandin $E_2$ auch bei gleichzeitiger Gabe mit den Barrierebrechern Aspirin und Natriumtaurocholat einen schützenden Effekt ausübt. Auch unter diesen Versuchsbedingungen unterdrückten 0,1 µg bzw. 1,0 µg 16,16-dm-PG $E_2$ vollständig den durch Aspirin bzw. Natriumtaurocholathervorgerufenen PD-Abfall (s. Abb. 1).

## 4. Diskussion

Der Schleimhautschutzeffekt der Prostaglandine ist auch am Menschen nicht nur gegenüber Aspirin, sondern auch gegenüber Gallensäuren nachweisbar. Dafür genügen bereits Dosen, die weit unter der antisekretorischen Schwellendosis dieser Substanzklasse liegen. Die Beobachtung, daß eine gleichzeitige Gabe von 16,16-Dimethylprostaglandin $E_2$ mit den Barrierebrechern zu einem wirkungsvollen Schutz der Schleimhaut führt, könnte auf einen lokalen Angriffspunkt der Prostaglandine am Magenschleimhautepithel hinweisen. Die klinische Erprobung oral wirksamer Prostaglandinanaloga in niedriger, zytoprotektiv wirksamer Dosierung erscheint somit nicht zuletzt auch aufgrund der zu erwartenden niedrigen Nebenwirkungsrate als lohnenswert.

## 5. Literatur

1. Andersson S, Grossman MI (1965) Profile of pH, pressure and potential difference at gastro-duodenal junction in man. Gastroenterology 49: 364 – 2. Cohen MM, Cheung Gl, Lyster DM (1980) Prevention

of aspirin-induced faecal blood loss by prostaglandin E₂. Gut 21: 602 – 3. Johannson C, Kollberg B, Nordemar R, Bergström S (1979) Mucosal cytoprotection by prostaglandin E₂. Lancet 1: 317 – 4. Müller P, Fischer N, Kather H, Simon B (1981) Prevention of aspirin-induced drop in gastric PD with 16,16-dimethyl-Prostaglandin E₂. Lancet 1: 333–334 – 5. Müller P, Fischer N, Kather H, Simon B (1981) The cytoprotective effect of 16,16-dimethyl-prostaglandin E₂ on bile salt induced damage to the human stomach. Br J Clin Pharmacol (in press) – 6. Robert A, Nezamis JE, Lancaster C, Hanchar AJ (1979) Cytoprotection by prostaglandins in rats: prevention of gastric necrosis produced by alcohol, HCl, NaOH and thermal injury. Gastroenterology 77: 433

Peskar, B. M. (Med. Univ.-Klinik Freiburg), Rainsford, K. (Biochemistry Dept., Medical School, Univ. of Tasmania, Hobart, Tasmania und Lilly Research Center Ltd., Erl Wood Manor, Windlesham, Surry), Brune, K. (Abt. Pharmakologie, Biozentrum der Univ. Basel und Pharmakolog. Inst. der Univ. Erlangen), Gerok, W. (Med. Univ.-Klinik Freiburg)

## Effekt nichtsteroidartiger Antiphlogistika auf Plasma- und Magenmukosakonzentrationen von Prostaglandinen

In Experimenten an Schweinen wurde die Beziehung zwischen der Ulzerogenität verschiedener nichtsteroidartiger Antiphlogistika und ihrem Effekt auf die Synthese von Prostaglandin (PG) E₂ und 6-Keto-PGF$_{1\alpha}$ in der Magenmukosa sowie auf die Plasmaspiegel von 15-Keto-13,14-Dihydro-PGF$_{2\alpha}$ bei akuter und chronischer Verabreichung untersucht. Einmalige orale Verabreichung von Sulindac führte zu einer raschen und anhaltenden Abnahme des Prostaglandingehalts der Magenmukosa. Chronische Verabreichung von Aspirin, Indometacin, Sulindac oder Diclofenac für 10 Tage bewirkte eine signifikante Verminderung der Prostaglandinspiegel in der Magenmukosa und im Plasma und führte gleichzeitig zu ausgeprägten Schleimhautläsionen. Die relativ wenig ulzerogenen Substanzen Flufenamsäure, Azapropazon und Fenclofenac hatten dagegen keinen signifikanten Einfluß auf die Prostaglandinschleimhautkonzentrationen, obwohl diese Verbindungen zu einer deutlichen Verminderung der Prostaglandinplasmaspiegel, als Ausdruck einer Hemmung der Prostaglandingesamtsynthese, führten. Es konnte also eine Korrelation zwischen der Ulzerogenität nichtsteroidartiger Antiphlogistika und der Hemmung der Prostaglandinsynthese in der Magenmukosa gefunden werden. Eine Ausnahme bildet Meseclazon, welches nur geringe Ulzerogenität zeigte, aber eine deutliche Erniedrigung der Prostaglandinspiegel sowohl im Plasma als auch in der Magenmukosa bewirkte. Ob dies durch pharmakokinetische Besonderheiten von Meseclazon oder durch Faktoren unabhängig vom Prostaglandinsystem bedingt ist, kann zur Zeit nicht gesagt werden. Der unterschiedliche Effekt mancher nichtsteroidartiger Antiphlogistika auf die Prostaglandinsynthese der Magenmukosa und die Prostaglandingesamtsynthese des Organismus könnte für die Entwicklung nichtsteroidartiger Antiphlogistika mit geringen gastrointestinalen Nebenwirkungen von Bedeutung sein.

*Einleitung*

Zu den charakteristischsten Prostaglandin (PG)-Wirkungen gehört ihre Fähigkeit im Tierexperiment die Entstehung gastrointestinaler Ulzerationen verschiedenster Genese zu verhindern [1, 2].
　　Dieser als „Zytoprotektion" bezeichnete Effekt findet sich bei zahlreichen natürlichen Prostaglandinen und einer Reihe synthetischer Prostaglandinanaloge. Er wird bei außerordentlich niedrigen Konzentrationen im nM-Bereich beobachtet und ist nicht an eine Hemmung der Säuresekretion gebunden [3]. In ersten klinischen Studien konnte

außerdem gezeigt werden, daß natürliches $PGE_2$ sowie einige synthetische Prostaglandinanaloge beim Menschen die Entstehung medikamentös induzierter Schleimhautläsionen verhindern [4, 5] und die Abheilung peptischer Ulzera beschleunigen [6–8]. Da die Mukosa des Gastrointestinaltrakts große Mengen an Prostaglandinen synthetisiert [9, 10], wurde bereits 1971 von Vane [11] vermutet, daß die bei Verabreichung nichtsteroidartiger Antiphlogistika häufig beobachteten gastrointestinalen Nebenwirkungen auf einer Hemmung der endogenen Prostaglandinsynthese in der gastrointestinalen Mukosa beruhen könnten.

Wir hatten früher beschrieben, daß in vitro Indometacin in niedrigen Konzentrationen die Synthese von $PGE_2$ und $PGF_{2\alpha}$ durch die mikrosomale Zellfraktion menschlicher Magenmukosa hemmt [12]. Die antipyretisch und analgetisch wirksame Substanz Paracetamol dagegen bewirkte selbst in hohen Konzentrationen keine Hemmung der Prostaglandinsynthetase der Magenmukosa, obwohl es die Prostaglandinsynthetase anderer Organe, z. B. des Zentralnervensystems inhibiert [13]. Während Indometacin stark ulzerogen wirksam ist, hat Paracetamol bekanntermaßen keine gastrointestinalen Nebenwirkungen [14]. Es korrelierte also bei diesen Untersuchungen in vitro die klinische Wirkung mit dem biochemischen Effekt auf die Prostaglandinsynthetase.

Wir untersuchten nun, ob nichtsteroidartige Antiphlogistika die Prostaglandinsynthese der Magenmukosa auch in vivo beeinflussen und ob die Ulzerogenität verschiedener nichtsteroidartiger Antiphlogistika mit dem Ausmaß der Hemmung der gastrointestinalen Prostaglandinsynthese korreliert.

Die Untersuchungen wurden an Schweinen durchgeführt. Diese Spezies besitzt eine dem Menschen ähnliche Morphologie und Physiologie des Magens [15] und reagiert in ähnlicher Weise mit gastrointestinalen Ulzerationen auf Streß und Verabreichung nichtsteroidartiger Antiphlogistika [16, 17]. Außerdem synthetisiert die Magenschleimhaut von Schweinen, analog der menschlichen Magenmukosa und im Gegensatz zu anderen Spezies, z. B. Ratten, mehr $PGE_2$ als Prostazyklin [18]. Ziel der Untersuchungen war, die Wirkung verschiedener nichtsteroidartiger Antiphlogistika unterschiedlicher Ulzerogenität auf den Gehalt der Magenmukosa an $PGE_2$ und 6-Keto-$PGF_{1\alpha}$ sowie die Spiegel eines zirkulierenden Prostaglandinmetaboliten im Plasma – als Maß für die Prostaglandingesamtsynthese des Organismus – zu vergleichen.

*Methodik*

Akute Studien

Weibliche Large White × Landrace Cross-Schweine (12–16 kg Körpergewicht) wurden 24 Std vor Durchführung der Experimente ohne Nahrung aber mit freiem Zugang zu Wasser gehalten und unmittelbar vor Beginn der Versuche mit Halothan-$NO_2$ narkotisiert.

Vor, sowie 5, 10, 15, 30 und 60 min nach oraler Verabreichung von 5 mg/kg Sulindac als Suspension in $H_2O$ (3 ml/kg) wurde endoskopisch Schleimhautgewebe aus dem Magenfundus entnommen. Das Gewebe wurde unmittelbar nach der Gewinnung tiefgefroren. Die gefrorenen Biopsien wurden dann in einer Mischung von Isopropanol : Essigsäureäthylester : 0,1 N HCl (3 : 3 : 1) homogenisiert und extrahiert [19]. Die organische Phase wurde evaporiert und die getrockneten Rückstände mittels Radioimmunoassays auf den Gehalt an $PGE_2$ und 6-Keto-$PGF_{1\alpha}$ analysiert [20, 21].

Chronische Studien

Die in Tabelle 1 angeführten Verbindungen wurden den Schweinen oral als Suspension in $H_2O$ (3 ml/kg) über 10 Tage verabreicht. 1 Std nach der letzten Dosis (nach 24 Std Fasten) wurden die Tiere getötet. Blutproben wurden in einer Heparinlösung, die 0,1 mg/ml Indometacin enthielt, aufgenommen und zur Gewinnung von Plasma zentrifugiert. In den nicht extrahierten Plasmaproben wurde die Konzentration

**Tabelle 1.** Vergleich der ulzerogenen Aktivität nicht steroidartiger Antiphlogistika mit dem Effekt auf die Prostaglandinkonzentrationen in Magenmukosa und Plasma. Die angeführten Substanzen wurden den Tieren oral als Suspension in $H_2O$ über 10 Tage verabreicht. 1 Std nach der letzten Dosis wurden der Gehalt der Magenmukosa an $PGE_2$ und 6-Keto-$PGF_{1\alpha}$ (6-K-$PGF_{1\alpha}$) sowie die Plasmaspiegel des Metaboliten 15-Keto-13,14-Dihydro-$PGF_{2\alpha}$ (K-$H_2$-$PGF_{2\alpha}$) gemessen. Gleichzeitig wurde das Ausmaß der Ulzerationen der Magenschleimhaut bestimmt. Die Werte entsprechen den Mittelwerten ± SEM von drei Experimenten. Nm: nicht meßbar (Mukosa: < 2 pg/mg Feuchtgewicht, Plasma: < 70 pg/ml)

| Exp. Nr. | Substanz | Dosis mg/kg/d | Ulkus-index | Magenmukosa (ng/mg F.G.) | | Plasma pg/ml K-$H_2$-$PGF_{2\alpha}$ |
|---|---|---|---|---|---|---|
| | | | | $PGE_2$ | 6-K-$PGF_{1\alpha}$ | |
| 1 | Kontrolle | – | 0 | 1,38 ± 0,19 | 0,16 ± 0,04 | 292 ± 60 |
| | Aspirin | 30 | 43,7 | 0,07 ± 0,01[a] | 0,06 ± 0,01[a] | nm[a] |
| | Diclofenac | 1 | 28,0 | 0,18 ± 0,07[a] | 0,08 ± 0,01[a] | nm[a] |
| 2 | Kontrolle | – | 0 | 1,37 ± 0,26 | 0,82 ± 0,71 | 554 ± 129 |
| | Fenclofenac | 50 | 95,3 | 1,75 ± 0,80 | 0,92 ± 0,67 | 259 ± 228 |
| | Meseclazon | 100 | 12,0 | 0,32 ± 0,13[a] | 0,12 ± 0,02[a] | 108 ± 33[a] |
| 3 | Kontrolle | – | 0 | 1,18 ± 0,09 | 0,17 ± 0,03 | 196 ± 27 |
| | Aspirin | 100 | 77,0 | 0,003 ± 0,001[a] | nm[a] | 79 ± 4[a] |
| | Indometacin | 15 | 40,3 | 0,045 ± 0,072[a] | 0,02 ± 0,02[a] | nm[a] |
| 4 | Kontrolle | – | 0 | 1,22 ± 0,10 | 0,04 ± 0,004 | 260 ± 210 |
| | Indometacin | 10 | 25,8 | 0,59 ± 0,15[a] | 0,02 ± 0,002[a] | nm[a] |
| | Sulindac | 15 | 35,0 | 0,68 ± 0,20[a] | 0,02 ± 0,004 | nm[a] |
| 5 | Kontrolle | – | 0 | 0,69 ± 0,20 | 0,10 ± 0,03 | 270 ± 25 |
| | Azapropazon | 75 | 5,6 | 0,50 ± 0,18 | 0,10 ± 0,01 | nm[a] |
| | Flufenamsäure | 75 | 19,7 | 0,50 ± 0,08 | 0,10 ± 0,01 | nm[a] |

[a] Statistisch signifikante Verminderung des Prostaglandingehalts (Students $t$-Test, $p < 0,05$). Teile der Ergebnisse wurden im J Pharm Pharmacol [22] publiziert

des Metaboliten 15-Keto-13,14-Dihydro-$PGF_{2\alpha}$, wie früher beschrieben, radioimmunologisch gemessen [20, 21]. Mukosa aus dem Magenfundus wurde rasch entnommen, tiefgefroren und, wie oben dargestellt, auf den Gehalt an $PGE_2$ und 6-Keto-$PGF_{1\alpha}$ analysiert. Gleichzeitig wurde Zahl und Schwere (nach einer Skala von 0–4+) der Ulzerationen der Magenmukosa, wie früher beschrieben [17], bestimmt.

*Ergebnisse*

Einmalige orale Verabreichung von Sulindac (5 mg/kg) führte zu einem raschen Abfall des Mukosagehalts an $PGE_2$ und 6-Keto-$PGF_{1\alpha}$. Wie in Abb. 1 dargestellt, wurde die

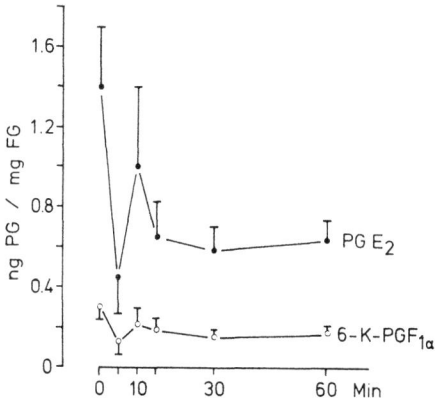

**Abb. 1.** Effekt von Sulindac (5 mg/kg) auf den Gehalt der Fundusmukosa an $PGE_2$ und 6-Keto-$PGF_{1\alpha}$ nach einmaliger oraler Verabreichung. Die Werte entsprechen den Mittelwerten ± SEM von drei Versuchen

Reduktion der Prostaglandinmukosaspiegel nach 15 min statistisch signifikant und hielt bis 1 Std nach Verabreichung der Substanz an.

Die Ergebnisse der Untersuchungen mit chronischer Verabreichung nichtsteroidartiger Antiphlogistika sind in Tabelle 1 dargestellt. Aspirin (30 und 100 mg/kg/die), Indometacin (10 und 15 mg/kg/die), Sulindac (15 mg/kg/die) und Diclofenac (1 mg/kg/die), über einen Zeitraum von 10 Tagen verabreicht, führten zu ausgeprägten Ulzerationen der Magenschleimhaut. Gleichzeitig bewirkten diese Substanzen eine statistisch signifikante Erniedrigung der Mukosakonzentrationen von $PGE_2$ und 6-Keto-$PGF_{1\alpha}$. Die Plasmaspiegel von 15-Keto-13,14-Dihydro-$PGF_{2\alpha}$ waren ebenfalls signifikant erniedrigt.

Die Versuche mit Indometacin und Aspirin zeigen außerdem, daß sowohl die ulzerogene Aktivität als auch die Hemmung der Prostaglandinsynthese der Magenmukosa dosisabhängig sind.

Es korreliert also bei diesen Substanzen die Ulzerogenität mit der Hemmung der Prostaglandinsynthese in der Magenmukosa in vivo. Diese Korrelation konnte jedoch nicht bei allen Verbindungen gefunden werden. So führte Meseclazon (100 mg/kg/die) zu einer ausgeprägten Erniedrigung der Prostaglandinkonzentrationen sowohl im Plasma als auch in der Magenmukosa, war aber nur wenig ulzerogen wirksam. Die Antiphlogistika Flufenamsäure (75 mg/kg/die), Azapropazon (75 mg/kg/die) und Fenclofenac (50 mg/kg/die) wiesen ebenfalls eine nur geringe Ulzerogenität auf. Im Gegensatz zu Meseclazon bewirkten diese Substanzen keine signifikante Hemmung der Prostaglandinsynthese der Magenmukosa, obwohl alle drei Verbindungen die Prostaglandinplasmaspiegel erniedrigten.

Es findet sich also bei diesen Substanzen eine Dissoziation zwischen Erniedrigung der Plasmaspiegel und Hemmung der Prostaglandinsynthese der Magenmukosa, ein Befund, der zeigt, daß eine organselektive Beeinflussung der Prostaglandinsynthese möglich ist.

*Diskussion*

Die Ergebnisse zeigen, daß einmalige Verabreichung nichtsteroidartiger Antiphlogistika zu einem raschen und anhaltenden Abfall des Prostaglandingehalts der Magenmukosa in vivo führt. Dabei wird die Synthese von $PGE_2$ und 6-Keto-$PGF_{1\alpha}$, dem stabilen Prostazyklinderivat, in vergleichbarem Ausmaß gehemmt.

Bei chronischer Verabreichung erniedrigten alle von uns untersuchten Antiphlogistika die Prostaglandinspiegel im Plasma als Ausdruck einer verminderten Prostaglandingesamtsynthese des Organismus. Der Effekt auf den Prostaglandingehalt der Magenmukosa war dagegen bei den einzelnen Substanzen unterschiedlich. So bewirkten die ulzerogen wirksamen Antiphlogistika Aspirin, Indometacin, Sulindac und Diclofenac eine signifikante Hemmung der Prostaglandinsynthese der Magenmukosa, während die wenig ulzerogen wirksamen Verbindungen Flufenamsäure, Azapropazon und Fenclofenac den Prostaglandingehalt der Mukosa nicht erniedrigten. Es korrelierte also bei diesen klassischen Antiphlogistika die Ulzerogenität mit der Hemmung der Prostaglandinsynthese in der gastrointestinalen Schleimhaut. Ähnliche Befunde sind kürzlich von Whittle et al. [23] an der Ratte beschrieben worden. Diese Autoren interpretierten ihre Befunde mit einer organspezifischen Empfindlichkeit der Zyklooxygenase gegenüber der Hemmung durch nichtsteroidartige Antiphlogistika [24]. Die Korrelation zwischen Ulzerogenität und Hemmung der gastrointestinalen Prostaglandinsynthese konnte jedoch nicht bei allen Verbindungen gefunden werden. So führte Meseclazon, das nur sehr wenig ulzerogen wirksam war, zu einer ausgeprägten Erniedrigung der Prostaglandinspiegel sowohl im Plasma als auch in der Magenmukosa. Dies spricht dafür, daß neben der Erniedrigung des Prostaglandingehalts in der Mukosa zusätzliche Faktoren für die Auslösung medikamentös induzierter Ulzerationen von

Bedeutung sein müssen. Möglicherweise ist nicht nur das Ausmaß der Reduktion des endogenen Prostaglandinspiegels, sondern auch der Zeitraum, über den diese Erniedrigung anhält, von Bedeutung. Meseclazon ist eine basische Verbindung und wird deshalb wahrscheinlich nicht im Magen sondern im Dünndarm resorbiert. Nichtsteroidartige Antiphlogistika mit Säurecharakter werden dagegen, wie in autoradiographischen Untersuchungen gezeigt werden konnte [25], bevorzugt über die Magenschleimhaut resorbiert und dort angereichert. Dadurch könnten saure nichtsteroidartige Antiphlogistika zu einer länger anhaltenden Hemmung der Prostaglandinsynthese der Magenmukosa führen als basische. Eine andere Erklärungsmöglichkeit bestünde darin, daß manche Antiphlogistika nicht nur die Zyklooxygenase, die zur Bildung der Prostaglandine führt, sondern auch den zweiten Stoffwechselweg der Arachidonsäure, nämlich die Lipoxygenasen, hemmen könnten und so den ulzerogenen Effekt eines Prostaglandinmangels modifizieren.

*Literatur*

1. Robert A (1967) Antisecretory, antiulcer, cytoprotective and diarrheogenic properties of prostaglandins. In: Samuelsson B, Paoletti R (eds) Advances in prostaglandin and thromboxane research. Raven Press, New York, pp 507–520 – 2. Robert A, Nezamis JE, Lancaster C, Hanchar AJ (1979) Cytoprotection by prostaglandins in rats. Prevention of gastric necrosis by alcohol, NaOH, hypertonic NaCl, and thermal injury. Gastroenterology 77: 433–443 – 3. Miller TA, Jacobson ED (1979) Gastrointestinal cytoprotection by prostaglandins. Gut 20: 75–87 – 4. Johansson C, Kollberg B, Nordemar R, Samuelsson K, Bergström S (1980) Protective effect of prostaglandin $E_2$ in the gastrointestinal tract during indomethacin treatment of rheumatic disease. Gastroenterology 78: 479–483 – 5. Cohen MM (1978) Mucosal cytoprotection by prostaglandin $E_2$. Lancet 2: 1253–1254 – 6. Fung WP, Karim SMM, Tye CY (1974) Effect of 15(R)15 methyl prostaglandin $E_2$ methylester on healing of gastric ulcers. Lancet 2: 10–12 – 7. Fung PW, Karim SMM (1976) Effect of prostaglandin $E_2$ on the healing of gastric ulcer: a double-blind endoscopic trial. Aust NZ J Med 6: 121–122 – 8. Rybicka J, Gibiński K (1978) Methyl-prostaglandin analogues for healing of gastro-duodenal ulcers. Scand J Gastroenterol 13: 155–159 – 9. Bennett A, Stamford IF, Unger WG (1973) Prostaglandin $E_2$ and gastric acid secretion in man. J Physiol 229: 349–360 – 10. Peskar BM, Seyberth H, Peskar BA (1980) Synthesis and metabolism of prostaglandins by human gastric mucosa. In: Samuelsson B, Paoletti R (eds) Advances in prostaglandin and thromboxane research, vol 8. Raven Press, New York, pp 1511–1514 – 11. Vane JR (1971) Inhibition of prostaglandin synthesis as a mechanism of action for aspirin-like drugs. Nature (New Biol) 231: 232–235 – 12. Peskar BM (1977) On the synthesis of prostaglandins by human gastric mucosa and its modification by drugs. Biochim Biophys Acta 487: 307–314 – 13. Flower RJ, Vane JR (1972) Inhibition of prostaglandin synthetase in brain explains the anti-pyretic activity of paracetamol (4-acetamidophenol). Nature 240: 410 – 14. Woodbury DM, Fingl E (1975) Analgesic-antipytetics, anti-inflammatory agents and drugs employed in the therapy of gout. In: Goodman LS, Gilman A (eds) The pharmacological basis of therapeutics, vol 5. MacMillan Publ. Co., New York, pp 325–358 – 15. Bustad LK, McClelland RK (1966) Swine in biomedical research. US Atomic Energy Commission and Battelle Memorial Institute, Frayne, Seattle – 16. Muggenburg BA, McNutt SH, Kowalczyk T (1964) Pathology of gastric ulcers in swine. Am J Vet Res 25: 1354–1365 – 17. Rainsford KD (1978) Gastric mucosal ulceration induced in pigs by tablets but not suspensions or solutions of aspirin. J Pharm Pharmacol 30: 129–131 – 18. Rainsford KD, Peskar BM (1979) Relationship between gastric ulceration and mucosal prostaglandin concentrations following chronic oral administration of aspirin preparations to pigs. In: Brune K, Baggiolini M (eds) Arachidonic acid metabolism in inflammation and thrombosis. Agents Actions [Suppl] 4: 293–297 – 19. Jaffe BM, Behrman HR, Parker CW (1973) Radioimmunoassay measurement of prostaglandin E, A and F in human plasma. J Clin Invest 52: 398–504 – 20. Peskar BA, Anhut K, Kröner EE, Peskar BM (1978) Development, specificity and some applications of radioimmunoassays for prostaglandins and related compounds. In: Tillement JP (ed) Advances in pharmacology and therapeutics, vol 7. Pergamon Press, Oxford New York, pp 275–386 – 21. Peskar BA, Steffens Ch, Peskar BM (1979) Radioimmunoassay of 6-keto-$PGF_{1\alpha}$ in biological material. In: Albertini A, Daprada M, Peskar BA (eds) Radioimmunoassay of drugs and hormones. Elsevier-North Holland Biomed. Press, Amsterdam New York Oxford, pp 239–250 – 22. Rainsford KD, Peskar BM, Brune K (1981) Relationship between inhibition of prostaglandin production and gastric mucosal damage induced by anti-inflammatory drugs may depend

on type of drugs and species. J Pharm Pharmacol 33: 127–128 – 23. Whittle BRA, Higgs GA, Eakins KE, Moncada S, Vane JR (1980) Selective inhibition of prostaglandin production in inflammatory exudates and gastric mucosa. Nature 284: 271–273 – 24. Flower RJ, Vane JR (1974) Some pharmacologic and biochemical aspects of prostaglandin biosynthesis and its inhibition. In: Robinson HJ, Vane JR (eds) Prostaglandin synthetase inhibitors. Raven Press, New York, pp 9–18 – 25. Brune K, Gubler H, Schweitzer A (1979) Autoradiographic methods for the evaluation of ulcerogenic effects of anti-inflammatory drugs. Pharmacol Ther [B] 5: 199–207

Springer, A. (Theresienkrankenhaus Mannheim), Pfreundschuh, M., Feurle, G. E. (Med. Univ.-Poliklinik Heidelberg), Beck, J. D. (Univ.-Kinderklinik Erlangen)
## T-Zellsubpopulationen von Patienten mit Morbus Crohn

*1. Einführung*

Menschliche T-Lymphozyten lassen sich entsprechend ihrer Expression und Fc-Rezeptoren, d. h. Rezeptoren für den unspezifischen Teil von Immunglobulinen, in Subpopulationen unterteilen. Entsprechend der Expression von Fc-Rezeptoren für IgA, IgG und IgM unterscheidet man die $T_A$, $T_G$ und $T_M$-Lymphozyten. Es konnte gezeigt werden [9, 15], daß $T_G$-Zellen Subpopulationen enthalten, die als Suppressoren für B-Lymphozytenantworten und Effektorkillerzellen wirken, während $T_M$-Zellsubpopulationen in diesem Zusammenhang als Helfer fungieren. Verschiebungen im Gleichgewicht der $T_M$- und $T_G$-Zellanteile bei immunologischen Krankheiten wurden bereits vielfältig dargestellt [2, 3, 5, 16–18, 20]. Da allgemein angenommen wird, daß immunologische Mechanismen in der Pathogenese des MC eine wichtige Rolle spielen, erschien uns eine Untersuchung über die quantitative Verteilung dieser T-Lymphozytensubpopulationen im peripheren Blut von Patienten mit MC angezeigt (Tabelle 1).

*2. Methode*

2.1. Patienten

Untersucht wurden 26 Patienten mit MC, der aufgrund klinischer, labormäßiger, röntgenologischer und in den meisten Fällen auch nachgewiesener typischer histologischer Veränderungen diagnostiziert worden war, und 26 alters- und geschlechtsgleiche gesunde Kontrollpersonen. Um Meßfehler zu vermeiden, die durch etwaige Tages- oder Tag-zu-Tagschwankungen entstehen könnten, wurde das Blut des Patienten und seiner jeweiligen Kontrollperson am selben Tag und zur selben Zeit entnommen und untersucht. Der Aktivitätsindex (AI) der Patienten war dem Untersucher im Labor nicht bekannt (AI nach Best).

2.2. Isolation mononukleärer Zellen

Aus 20 ml heparinisiertem und verdünntem Blut wurden die mononukleären Zellen über einem Ficoll-Hypaque-Dichtegradienten isoliert. Aus dieser Population wurden die phagozytierenden Zellen durch Inkubation mit Carbonyleisen und nochmaliger Trennung über einem Dichtegradienten entfernt.

2.3. Gewinnung von T-Lymphozyten

T-Lymphozyten wurden von Nicht-T-Lymphozyten getrennt durch Rosettenbildung mit neuraminidasebehandelten Schafserythrozyten, erneuter Dichtegradientenzentrifugation und anschließender Lyse der Schafserythrozyten mit Ammoniumchlorid.

**Tabelle 1.** T-Lymphozytensubpopulationen bei M. Crohn

| Patient | CDAI | T % | $T_M$ % | $T_G$ % | Kontrollpersonen | T % | $T_M$ % | $T_G$ % |
|---|---|---|---|---|---|---|---|---|
| 1 ++ | 365,4 | 44,14 | 47,10 | 17,75 | 1 | 75,60 | 56,55 | 21,25 |
| 2 + | 292,8 | 41,11 | 56,40 | 18,03 | 2 | 80,82 | 51,75 | 19,07 |
| 3 ++ | 289,7 | 48,02 | 42,32 | 13,28 | 3 | 65,49 | 55,35 | 15,53 |
| 4 ++ | 247,0 | 31,54 | 51,99 | 6,94 | 4 | 55,99 | 52,35 | 9,60 |
| 5 + | 217,6 | 41,66 | 53,25 | 16,73 | 5 | 69,36 | 50,82 | 26,90 |
| 6 + | 205,8 | 49,45 | 51,79 | 14,81 | 6 | 80,99 | 51,53 | 16,43 |
| 7 + | 200,8 | 52,5 | 48,03 | 19,14 | 7 | 61,01 | 53,27 | 29,0 |
| 8 ++ | 185,3 | 53,66 | 49,31 | 17,28 | 8 | 52,14 | 55,23 | 14,86 |
| 9 + | 175,9 | 51,03 | 57,25 | 9,07 | 9 | 54,69 | 71,09 | 14,85 |
| 10 + | 168,3 | 69,77 | 48,52 | 30,23 | 10 | 84,85 | 48,67 | 18,79 |
| 11 + | 163,6 | 60,98 | 51,09 | 12,64 | 11 | 79,82 | 61,2 | 18,90 |
| 12 ++ | 153,5 | 41,89 | 40,87 | 17,83 | 12 | 54,40 | 57,68 | 12,88 |
| 13 | 152,9 | 77,52 | 51,14 | 20,23 | 13 | 89,52 | 50,35 | 22,92 |
| 14 + | 135,1 | 60,25 | 59,6 | 9,91 | 14 | 62,41 | 56,6 | 8,32 |
| 15 ++ | 131,9 | 72,41 | 50,77 | 15,94 | 15 | 93,69 | 49,65 | 10,40 |
| 16 + | 127,6 | 65,83 | 54,45 | 19,02 | 16 | 62,46 | 63,58 | 17,09 |
| 17 ++ | 123,6 | 89,45 | 53,37 | 14,50 | 17 | 74,28 | 52,49 | 16,21 |
| 18 + | 117,2 | 87,57 | 65,93 | 14,67 | 18 | 69,27 | 50,56 | 14,4 |
| 19 | 103,9 | 73,41 | 45,47 | 22,94 | 19 | 82,76 | 47,94 | 20,4 |
| 20 + | 102,6 | 86,07 | 51,24 | 14,16 | 20 | 85,37 | 50,84 | 19,47 |
| 21 + | 76,0 | 68,45 | 56,65 | 9,47 | 21 | 69,88 | 62,0 | 8,39 |
| 22 + | 74,7 | 57,63 | 58,66 | 7,64 | 22 | 62,73 | 55,92 | 15,69 |
| 23 ++ | 40,2 | 73,02 | 51,86 | 7,41 | 23 | 81,72 | 58,25 | 15,35 |
| 24 + | 15,8 | 68,3 | 35,32 | 21,02 | 24 | 61,26 | 54,85 | 19,78 |
| 25 + | 15,7 | 63,75 | 75,45 | 5,21 | 25 | 70,37 | 50,18 | 18,56 |
| 26 ++ | 15,6 | 72,78 | 51,17 | 11,11 | 26 | 79,24 | 47,75 | 6,72 |
| M |  | 61,62 | 52,27 | 14,88 |  | 71,54 | 54,47 | 16,56 |
| SEM |  | 3,04 | 1,53 | 1,11 |  | 2,3 | 1,07 | 1,05 |

## 2.4. Trennung der T-Lymphozytensubpopulationen: $T_M$ und $T_G$

Die gereinigten T-Lymphozyten wurden in RPMI + 20% fötalem Kälberserum 18 Std lang bei 37° C in 5% $CO_2$ inkubiert. Danach wurden die Zellen auf $4 \times 10^6$ Zellen/ml eingestellt. Diese Zellsuspension wurde dann mit gleichem Volumen 1% Rindererythrozyten gemischt. Zuvor waren die Rindererythrozyten entweder mit einer Fraktion von IgM- oder IgG-Antirindererythrozytenantikörpern beladen worden. Die T-Lymphozytenrindererythrozytensuspension wurde zentrifugiert, 1 Std auf Eis inkubiert und dann wurden 500 Zellen auf das Vorhandensein von IgM- bzw. IgG-Rosetten ausgezählt. Die statistische Analyse wurde mit dem Wilcoxon-Rangsummentest durchgeführt.

## 3. Ergebnisse und Diskussion

Die T-Lymphozyten im peripheren Blut von Patienten mit MC sind vermindert, und zwar in Abhängigkeit vom Aktivitätsindex. Diese Zuordnung zum AI der Krankheit und Unabhängigkeit von histologischen Befunden läßt darauf schließen, daß diese Veränderungen im Immunsystem sekundärer Natur sind und in keinem ursächlichen Zusammenhang mit der Krankheit stehen.

Während die $T_G$-Werte der Patienten den $T_G$-Werten der Kontrollpersonen entsprachen, waren die $T_M$ der M. Crohn-Patienten vermindert. Dies war allerdings nur bei Patienten mit einem hohen AI (AI > 150) signifikant.

Hinsichtlich der Verteilung von T-Lymphozyten im peripheren Blut von Patienten mit MC stehen unsere Ergebnisse in Übereinstimmung mit einigen veröffentlichten Untersuchungen [1, 6, 8, 11, 12], mit anderen hingegen nicht [4, 13]. Vietorino und Hodgson [14] beobachteten eine signifikante Reduktion von $T_M$-Zellen bei Patienten mit MC unabhängig vom AI. Sie benutzten allerdings andere Kriterien zur AI-Bestimmung und wählten zur Auswertung den $t$-Test, worin die Abweichung der Ergebnisse teilweise begründet sein könnte.

Pichler et al. [10] konnten den Übergang von $T_G$-Zellen nach Interaktion mit Immunkomplexen in $T_M$-Zellen demonstrieren. Es wird vermutet [7, 15], daß es keine absolute Korrelation zwischen der Proportion $T_M/T_G$ und der Helfer- oder Suppressorfunktion gibt.

Inwiefern also die verminderten $T_M$ eine Verminderung von T-Helferzellen darstellen, werden erst unsere jetzt angelaufenen vergleichenden Untersuchungen mit monoklonalen Antikörpern gegen definierte T-Zellhelfer- und Suppressorpopulationen zeigen.

*Literatur*

1. Auer IO et. al. (1979) Gut 20: 261–268 – 2. Beck JD et al. (1980) Am J Hematol 8: 185–189 – 3. Biberfeld G et al. (1979) Arthritis Rheum 22: 978–982 – 4. Bird AG, Britton MD (1976) Gastroenterology 71: 926–932 – 5. Cobleigh MA et al. (1980) J Natl Cancer Inst 64: 1041–1045 – 6. Dopp AC et al. (1980) Gastroenterology 79: 276–282 – 7. Hayward AR et al. (1978) J Immunol 121: 1–5 – 8. Meyers S et al. (1976) Gut 17: 911–915 – 9. Moretta L et al. (1977) Eur J Immunol 7: 696–700 – 10. Pichler WJ et al. (1978) J Immunol 121: 1540–1548 – 11. Sachar DB et al. (1976) Ann NY Acad Sci 278: 565–573 – 12. Strickland RG et al. (1974) Gastroenterology 67: 569–577 – 13. Thayer WR et al. (1976) Gastroenterology 71: 379–384 – 14. Victorino, Hodgson (1980) Clin Exp Immunol 14: 156–165 – 15. Gupta S, et al. (1979) Cell Immunol 44: 242–251 – 16. Gupta S, Good RA (1977) Clin Exp Immunol 30: 222–228 – 17. Gupta, S, Good, RA (1978) Clin Immunol Immunopathol 11: 292–302 – 18. Gupta S et al. (1979) Clin Immunol Immunopathol 14: 86–95 – 19. Gupta S et al. (1979) Clin Exp Immunol 38: 342–347 – 20. Gupta S, Safai B, Good RA (1979) Cell Immunol 44: 242–251


Karbach, U., Ewe, K., Bodenstein, H. (I. Med. Klinik und Poliklinik Univ. Mainz)
## Alpha$_1$-Antitrypsin, ein brauchbarer Marker zum Nachweis intestinaler Eiweißverluste. Untersuchungen bei Morbus Crohn

*1. Einleitung*

Die bisherige Methode zur Diagnose von *intestinalem Eiweißverlust* beruht im Nachweis radioaktiver Strahlung im Stuhl von vorher intravenös applizierter markierter Makromoleküle.

Verwendet werden hierzu Substanzen unterschiedlicher chemischer Zusammensetzung in Verbindung mit verschiedenen Isotopen. In den Darm sezerniert werden diese Verbindungen oder nach deren digestiver Spaltung deren Isotope nicht rückresorbiert und können im Stuhl nachgewiesen werden.

Der Nachteil dieser Methode ist die radioaktive Belastung des Patienten, außerdem ist er nur an Kliniken mit Isotopenabteilungen durchführbar.

*Alpha$_1$-Antitrypsin,* ein in der Leber gebildeter Proteaseinhibitor, dessen Molekulargewicht dem des Albumin ähnelt, wird im Darm weder abgebaut noch rückresorbiert

[3]. Es erfüllt somit die Voraussetzungen, die an einen *endogenen Marker* zum Nachweis von intestinalem Eiweißverlust zu stellen sind. Über seine klinische Anwendbarkeit bestehen unterschiedliche Meinungen. Anhand der intestinalen Alpha$_1$-Antitrypsinclearance konnten Patienten mit exsudativer Enteropathie unterschiedlicher Genese eindeutig von gesunden Kontrollen unterschieden werden [1]. Andererseits wird eine geringe Korrelation zwischen üblicher $^{51}$Cr-Albuminmethode und Alpha$_1$-Antitrypsinclearance beschrieben [4]. Die konträren Resultate werden auf unterschiedliche Methoden der Stuhlaufarbeitung bzw. auf die Tatsache zurückgeführt, daß verschiedene Parameter miteinander verglichen wurden [5]. Wir gingen die Frage so an, daß wir die $^{51}$Cr-Albumin- mit der Alpha$_1$-Antitrypsinclearance verglichen.

## 2. Patienten und Methode

Hierzu bestimmten wir bei 27 Patienten mit M. Crohn unterschiedlicher Lokalisation, Ausdehnung und Aktivität die fäkale Alpha$_1$-Antitrypsinausscheidung und intestinale Clearance. Als Kontrollen dienten zehn gesunde Probanden. Die ausgeschiedene Menge wurde aus fäkaler Konzentration und Stuhlvolumen, die Clearance aus fäkaler Ausscheidung durch Serumkonzentration berechnet. Die Alpha$_1$-Antitrypsinkonzentration wurde nach Methode der Immundiffusion bestimmt (Behringwerke). Die Bestimmung der Serumkonzentration erfolgte nach Angaben des Herstellers der Diffusionsplatten.

Nach Volumenbestimmung und Durchmischen wurde ein Aliquot von 2 g des über 3 Tage gesammelten Stuhles entweder direkt weiterverarbeitet oder bis zur weiteren Bearbeitung bei −20° C tiefgekühlt gelagert. Die fäkale Alpha$_1$-Antitrypsinkonzentration wurde nach Lösen und Homogenisieren des Aliquots aus dem Überstand des Zentrifugates bestimmt, wobei sowohl die von Bernier et al. (1978) als auch die von Heaney et al. (1979) beschriebene Methode durchgeführt wurde.

Es sei vorausgeschickt, daß die unterschiedlichen Methoden keinen Einfluß auf das Ergebnis haben.

Bei zehn Patienten wurde simultan zur Alpha$_1$-Antitrypsinbestimmung die $^{51}$Cr-Albuminmethode durchgeführt und nach der üblichen Formel die $^{51}$Cr-Clearance berechnet.

## 3. Ergebnisse

Es zeigt sich eine signifikante Korrelation zwischen intestinaler Alpha$_1$-Antitrypsin- und $^{51}$Cr-Clearance (Abb. 1), was die *Brauchbarkeit* von Alpha$_1$-Antitrypsin zur Bestimmung intestinalen Eiweißverlustes beweist.

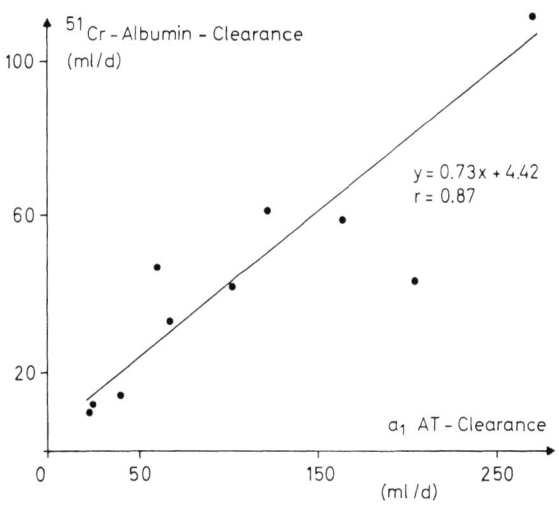

**Abb. 1.** Zusammenhang zwischen $^{51}$Cr-Albuminclearance und Alpha$_1$-Antitrypsinclearance

Würde Alpha$_1$-Antitrypsin und $^{51}$Cr-Albumin in gleichgroßen Mengen sezerniert, müßte der Steigungsgradient der linearen Beziehung 1 betragen. Er beträgt nach unseren Ergebnissen 0,73, d. h. es wird mehr Alpha$_1$-Antitrypsin als $^{51}$Cr-Albumin ausgeschieden. Dies ist dadurch erklärbar, daß $^{51}$Cr-Albumin zur Bildung von Dimeren und Trimeren neigt und in geringerem Maße ausgeschieden wird als unmarkiertes Albumin.

Die Werte der fäkalen Alpha$_1$-Antitrypsinausscheidung zeigen Überschneidungen der Patienten- und Kontrollgruppe. Anhand der intestinalen Clearance lassen sich beide Gruppen eindeutig unterscheiden.

Zwischen Lokalisation bzw. Ausdehnung der Darmentzündung und intestinaler Alpha$_1$-Antitrypsinclearance besteht kein Zusammenhang. Auch bei Patienten mit Resektion im Gesunden liegen erhöhte Clearancewerte vor. Ebenso läßt sich keine Korrelation zwischen Entzündungsaktivität [2] und intestinaler Alpha$_1$-Antitrypsinclearance nachweisen.

*4. Zusammenfassung*

Alpha$_1$-Antitrypsin ist ein brauchbarer endogener Marker zum Nachweis intestinalen Eiweißverlustes.

Intestinaler Eiweißverlust ist eine allgemeine Komplikation bei M. Crohn, die unabhängig von Lokalisation, Ausdehnung und Aktivität der Entzündung auftritt.

*Literatur*

1. Bernier JJ, Florent CH, Desmazures CH, Aymes CH, L'Hirondel CH (1978) Diagnosis of protein-losing enteropathy by gastrointestinal clearance of alpha$_1$-antitrypsin. Lancet 2: 763–764 – 2. Best W, Becktel JM, Singleton JM, Kern K (1978) Development of a Crohn's disease activity index. National Cooperative Crohn's disease study. Gastroenterology 70: 439 – 3. Crossley JR, Elliot RB (1977) Simple method for diagnosing protein-losing enteropathies. Br Med J 1: 428–429 – 4. Heaney MR, Fields J, Carter RA, Thompson RA, Asquith P (1979) Is fecal alpha$_1$-antitrypsin excretion a reliable screening test for protein-losing enteropathy? Lancet 2: 1161–1162 – 5. Keaney NP, Kelleher J (1980) Fecal excretion of alpha$_1$-antitrypsin in protein-losing enteropathy. Lancet 1: 242

Schneider, M. U., Riemann, J. F., Strobel, S., Demling, L (Med. Klinik mit Poliklinik der Univ. Erlangen-Nürnberg)
**Metronidazol in der Therapie des Morbus Crohn**

*Einleitung*

Die Ätiologie des Morbus Crohn ist nach wie vor ungeklärt, neben der infektiösen Genese werden allergische, immunologische und diätetische Ursachen diskutiert [21], eine kausale Therapie ist daher derzeit nicht möglich. Vor allem aufgrund der nationalen amerikanischen Crohn-Studie [22], in der bei einem großen Patientengut die bisher eingesetzten Medikamente gegenüber Plazebo sowohl in bezug auf die Remissionsinduktion wie auch auf die Dauer eines schubfreien Intervalls untersucht wurden, gelten Kortikosteroide und das Salazosulphapyridin als Basistherapeutika und in ihrer Wirkung gesichert.

Der Hauptanteil der menschlichen Darmflora besteht zu über 99% aus anaeroben Bakterien, die in der Pathogenese des Morbus Crohn durch ihre infektiöse und eine Immunantwort induzierende Wirkung eine wichtige Rolle zu spielen scheinen [16, 21].

Metronidazol, das seit 20 Jahren als erstes systemisches Antitrichomonadenmittel angewandt wird, wirkt zusätzlich durch Hemmung der Nukleinsäuresynthese bakterizid auf obligate Anaerobier [13]. Ein Therapieversuch des Morbus Crohn mit Metronidazol bot sich folglich an und wurde erstmals 1975 von Ursing und Kamme [23] erfolgreich durchgeführt. Bei komplizierten Krankheitsverläufen, insbesondere bei Fisteln, erweist sich die Basistherapie mit Steroiden, Salazosulfapyridin bzw. Formeldiät häufig als Versager. Wir haben daher in solchen Fällen mit erfolgloser vorangegangener Basistherapie Metronidazol in Kombination mit Basistherapeutika als auch allein eingesetzt.

*Methodik*

Behandelt wurden 34 Patienten (28 Frauen und sechs Männer) im Alter zwischen 18 und 65 Jahren über einen Zeitraum von $8{,}5 \pm 1{,}0$ Monate mit einer initialen Dosis von 1000 mg Metronidazol/Tag, die nach Erreichen der Remission auf eine Erhaltungsdosis von 500 mg reduziert wurde. Zehn Patienten wiesen einen hochfloriden Krankheitsprozeß ohne Fisteln auf, 24 Patienten hatten sezernierende enterokutane, perianale bzw. rektovaginale Fisteln. Zur Beurteilung des Therapieerfolges dienten neben der objektiven Beurteilung der Fisteln, der Crohn's Disease Activity Index (CDAI) nach Best [6], die Diarrhoefrequenz pro Woche, die BKS sowie alpha$_2$-Globulin und Cholinesterase im Serum. Bestimmt wurden für die einzelnen Parameter die Mittelwerte $\bar{x}$ sowie die Standardfehler der Mittelwerte $S_{\bar{x}}$ ($\bar{x} \pm S_{\bar{x}}$) von $n$ Patienten.

*Ergebnisse*

Unter der Behandlung mit Metronidazol in Kombination mit den Basistherapeutika als auch mit Metronidazol allein kam es bei allen zehn Patienten mit hochfloridem Morbus Crohn ohne Fisteln, die zuvor einer erfolglosen Behandlung mit Basistherapeutika unterzogen worden waren, innerhalb von 2–3 Wochen zu einer vollständigen klinischen Remission.

Dieser Behandlungserfolg wird durch den Verlauf der fünf Aktivitätsparameter vor und nach Therapie wiedergegeben, wie aus den Daten von Tabelle 1 im einzelnen zu ersehen ist.

Bei 24 Patienten lagen sezernierende Fisteln vor (Tabelle 2a), die sämtlich unter der zuvor über einen zum Teil längeren Zeitraum durchgeführten Basistherapie nicht zu schließen waren. Unter zusätzlich zur Basistherapie durchgeführter bzw. alleiniger Therapie mit Metronidazol kam es nach einem Behandlungszeitraum von 3 Wochen bis 2 Monaten zu einer eindrucksvollen Besserung der Fisteln, wobei Metronidazol allein

**Tabelle 1.** Vergleich der Aktivitätsparameter bei zehn Patienten mit hochfloridem Morbus Crohn ohne Fisteln vor und nach Therapie mit Metronidazol in Kombination mit den Basistherapeutika (M + B) bzw. mit Metronidazol allein (M) ($\bar{x} \pm s_{\bar{x}}$; $n$ = Patientenzahl)

| Aktivitätskriterien | M + B ($\bar{x} \pm s_{\bar{x}}$; $n = 6$) | | M ($\bar{x} \pm s_{\bar{x}}$; $n = 4$) | |
|---|---|---|---|---|
| | Vor | Nach | Vor | Nach |
| CDAI[a] | $261 \pm 22$ | $87 \pm 30$ | $225 \pm 39$ | $39 \pm 17$ |
| Diarrhoefrequenz pro Woche | $33 \pm 7$ | $9 \pm 4$ | $40 \pm 17$ | $4 \pm 2$ |
| BKS | 64/118 | 20/41 | 78/112 | 23/50 |
| Alpha$_2$-Globulin | $13{,}4 \pm 0{,}8$ | $10{,}1 \pm 0{,}8$ | $16{,}2 \pm 1{,}8$ | $9{,}4 \pm 1{,}1$ |
| Cholinesterase | $1409 \pm 256$ | $1701 \pm 255$ | $1612 \pm 112$ | $2118 \pm 342$ |

[a] CDAI-Normbereich $< 150$

**Tabelle 2a.** Verhalten der Fisteln unter Metronidazol in Kombination mit den Basistherapeutika (M + B) bzw. unter Metronidazol allein (M). + Völliges Sistieren der Sektretion, Schließen der Fisteln. (+) Rückgang der Sekretion, partielles Schließen der Fisteln. − Keine Veränderungen

| | | | | Ansprechquote $\sum +, (+)$ | % |
|---|---|---|---|---|---|
| A. *Postoperative Fisteln* (n = 6) | | | | | |
| Enterokutan (n = 6) | M (n = 3) | + | 2 | | |
| | | (+) | 1 | | |
| | | − | 0 | 83 | |
| | M + B (n = 3) | + | 0 | | |
| | | (+) | 2 | | |
| | | − | 1 | | |
| B. *Spontane Fisteln* (n = 18)[a] | | | | | |
| Enterokutan (n = 3) | M (n = 0) | | | 33 | 71 |
| | M + B (n = 3) | + | 1 | | |
| | | (+) | 0 | | |
| | | − | 2 | | |
| Perianal (n = 14) | M (n = 3) | + | 2 | 66 | |
| | | (+) | 1 | | |
| | | − | 0 | 75 | |
| | M + B (n = 11) | + | 5 | | |
| | | (+) | 1 | | |
| | | − | 5 | | |
| Rektovaginal (n = 3) | M (n = 1) | + | 1 | | |
| | | (+) | | | |
| | | − | | 66 | |
| | M + B (n = 2) | + | 1 | | |
| | | (+) | | | |
| | | − | 1 | | |

[a] Bei drei Patienten traten gleichzeitig enterokutane, perianale bzw. rektovaginale Fisteln auf

mindestens ebenso effektiv war wie in Kombination mit den Basistherapeutika. Bei 83% der Patienten mit postoperativ aufgetretenen enterokutanen Fisteln (n = 6) kam es zum völligen Schließen der Fisteln (n = 2) bzw. einem deutlichen Rückgang der Fistelsekretion (n = 3), während bei den spontan aufgetretenen Fisteln die enterokutanen (n = 3) mit 33%, die perianalen (n = 14) mit 75% und die rektovaginalen (n = 3) mit 66% auf Metronidazol ansprachen.

In unserem Krankengut sprachen zusammengenommen die postoperativen Fisteln mit 83% besser als die spontanen Fisteln mit 66% auf Metronidazol an. Die Gesamtansprechquote auf Metronidazol bei allen 24 Patienten lag bei 71%, in 50% der Fälle waren die Fisteln völlig geschlossen und in 21% deutlich gebessert. Der Therapieeffekt von Metronidazol spiegelt sich im Verlauf der fünf Aktivitätsparameter wieder, wenn die Patienten nach Erfolg (völliges Schließen der Fisteln), Teilerfolg (deutlicher Rückgang der Fistelsekretion) bzw. Mißerfolg (keine Besserung bzw. Zunahme der Fistelsekretion) bei Metronidazoltherapie allein bzw. in Kombination mit den Basistherapeutika aufgeschlüsselt wurden, wie im einzelnen aus Tabelle 2b zu entnehmen ist.

Fistelrezidive traten während des Behandlungszeitraumes bei drei Patienten auf, bei denen allerdings eine Non-Compliance bezüglich der Medikamenteneinnahme vorlag.

**Tabelle 2b.** Vergleich der Aktivitätsparameter bei 24 Patienten mit Fisteln in den drei Erfolgsgruppen (Erfolg, Teilerfolg, Mißerfolg), vor und nach Therapie mit Metronidazol in Kombination mit den Basistherapeutika oder mit Metronidazol allein

| Aktivitätskriterien | Erfolg ($n = 12$) | | Teilerfolg ($n = 6$) | | Mißerfolg ($n = 6$) | |
|---|---|---|---|---|---|---|
| | Vor | Nach | Vor | Nach | Vor | Nach |
| CDAI | $233 \pm 28$[a] | $56 \pm 14$ | $216 \pm 29$ | $105 \pm 13$ | $234 \pm 36$ | $200 \pm 35$ |
| Diarrhoefrequenz pro Woche | $37 \pm 9$ | $7 \pm 2$ | $21 \pm 7$ | $8 \pm 3$ | $23 \pm 7$ | $28 \pm 9$ |
| BKS | 51/81 | 15/32 | 54/82 | 47/73 | 39/68 | 34/62 |
| Alpha$_2$-Globulin | $13{,}3 \pm 0{,}8$ | $9{,}1 \pm 0{,}8$ | $14{,}6 \pm 1{,}6$ | $11{,}8 \pm 1{,}9$ | $11{,}1 \pm 0{,}7$ | $11{,}6 \pm 0{,}5$ |
| Cholinesterase | $1519 \pm 266$ | $2046 \pm 166$ | $1638 \pm 304$ | $1538 \pm 76$ | $1700 \pm 224$ | $1239 \pm 233$ |

[a] ($\bar{x} \pm s_{\bar{x}}$; $n$ = Patientenzahl

Die in Form von Appetitlosigkeit, Völlegefühl und Erbrechen bzw. peripheren Polyneuropathien (sechs von 34 Patienten) beobachteten Nebenwirkungen waren sämtlich nach Absetzen von Metronidazol reversibel.

*Diskussion*

Nachdem Ursing und Kamme (1975) erstmals retrospektiv über einen therapeutischen Effekt von Metronidazol bei Morbus Crohn berichteten [23], wurden in der Folgezeit widersprüchliche Ergebnisse mit Metronidazol in der Behandlung des Morbus Crohn erzielt. In vier weiteren retrospektiven Studien [2, 5, 8, 14] schien der therapeutische Effekt von Metronidazol bei aktivem Morbus Crohn Bestätigung zu erfahren, wobei auch von einer erfolgreichen Behandlung perianaler Fisteln berichtet wurde [5]. Dieser Therapieerfolg konnte in drei ersten kleineren plazebokontrollierten Doppelblindstudien [1, 7, 8] zunächst nicht bestätigt werden, wobei in einer dieser Studien [7] jedoch auffiel, daß Patienten mit ausschließlichem Kolonbefall unter Metronidazol eine im Vergleich zur Plazebogruppe statistisch signifikante Besserung erfuhren. Eine vorläufige Klärung dieser bis dahin kontroversen Situation brachten die Ergebnisse einer größeren Doppelblind-Cross over-Studie [12], in der die therapeutische Wirksamkeit von Metronidazol gegenüber der gesicherten von Salazosulphapyridin [22] im akuten Schub des Morbus Crohn untersucht und als gleichwertig gefunden wurde. Die hier dargestellte retrospektive Analyse an 34 Patienten mit Morbus Crohn aus dem Krankengut der Medizinischen Universitätsklinik Erlangen konnte den therapeutischen Effekt von Metronidazol in der Therapie des hochfloriden bzw. durch Fisteln komplizierten Morbus Crohn weiter sichern. Danach sollte bei gesichertem Wert der Basistherapie [22, 24] Metronidazol dann eingesetzt werden, wenn die Basistherapeutika versagen.

Ein zunächst beobachteter mutagener Effekt von Metronidazol [15, 17] wurde nicht bestätigt [11], eine potentielle Kanzerogenität der Substanz [18–20] scheint beim Menschen mit größter Wahrscheinlichkeit vernachlässigungswert [3, 4, 9, 10].

*Literatur*

1. Allan R, Cooke WT (1977) Evaluation of metronidazole in the management of Crohn's disease. Gut 18: A422 – 2. Ammann RW, Müller-Schoop J, Knoblauch M (1978) Therapie des Morbus Crohn im akuten Schub mit Ornidazol (Tiberal). Schweiz Med Wochenschr 108: 1075 – 3. Beard M, Kenneth L, O'Fallon W, Kurland L, Dockerty M (1979) Lack of evidence for cancer due to use of metronidazole. N Engl J Med 301: 519 – 4. Beard C (1980) Cancer after Metronidazole. N Engl J Med 302: 520 –

5. Bernstein LH, Frank MS, Brandt LJ, Boley SJ (1980) Healing of perineal Crohn's disease with metronidazole. Gastroenterology 79: 357 – 6. Best WR, Becktel JM, Singleton JW, Kern F (1976) National Cooperative Crohn's Disease Study. Development of a Crohn's disease activity index. Gastroenterology 70: 439 – 7. Blichfeldt P, Blomhoff JP, Myhre E, Gjone E (1978) Metronidazole in Crohn's disease, a double blind cross-over clinical trial. Scand J Gastroenterol 13: 123 – 8. Davies PS, Rhodes J, Heatley RV, Owan E (1977) Metronidazole in the treatment of chronic proctitis: a controlled trial. Gut 18: 680 – 9. Friedman GD (1980) Cancer after metronidazole. N Engl J Med 302: 519 – 10. Goldmann P (1980) Metronidazole. N Engl J Med 303: 1212 – 11. Hartley-Asp B (1979) Mutagenicity of metronidazole. Lancet 1: 275 – 12. Järnerot G, Ursing B, Alm T, Barany F, Bergelin I, Ganrot-Norlin K, Krause A, Krook A, Rosen A (1981) Treatment of active Crohn's disease with metronidazole or sulphasalazine. A preliminary report of a double blind controlled trial (CCDSS) (in press) – 13. Kagnoff MF (1978) On the etiology of Crohn's disease. Gastroenterology 75: 526 – 14. Kasper H, Sommer H, Kühn HA (1979) Therapy of Crohn's disease with metronidazole – An uncontrolled trial. Acta Hepatogastroenterol (Stuttg) 26: 217 – 15. Legator MS, Connor RH, Stoeckel M (1975) Detection of mutagenic activity of metronidazole and niridazole in body fluids of humans and mice. Science 189: 1118 – 16. Mayberry J, Rhodes J, Matthews N, Wensinck F (1981) Serum antibodies to anaerobic coccoid rods in patients with Crohn's disease or ulcerative colitis and in medical and nursing staff. Br Med J 282: 108 – 17. Mitelman F, Hartley-Asp B, Ursing B (1976) Chromosome aberrations and metronidazole. Lancet 2: 802 – 18. Roe JE (1979) A critical appraisal of the toxicology of metronidazole. In: Philipps J, Collier J (eds) Metronidazole (Royal Society of Medicine. Internat. Congress and Symposium, Series no 18). Academic Press, London, p 215 – 19. Rustia M, Shubik P (1972) Induction of lung tumors and malignant lymphomas in mice by metronidazole. J Natl Cancer Inst 48: 721 – 20. Rustia M, Shubik P (1979) Experimental induction of hepatomas, mammary tumors and other tumors with metronidazole in non inbred SAS: MRC (WI) BR rats. J Natl Cancer Inst 63: 863 – 21. Sachar DB, Auslander MO, Walfish JS (1980) Aetiological theories of inflammatory bowel disease. Clin Gastroenterol 9: 231 – 22. Summer RW, Switz DM, Sessions JT, Jr, Becktel JM, Best WR, Kern F, Jr, Singleton JW (1979) National Cooperative Crohn's Disease Study. Results of drug treatment. Gastroenterology 77: 847 – 23. Ursing B, Kamme C (1975) Metronidazole for Crohn's disease. Lancet 1: 775 – 24. Winship DH, Summers RW, Singleton JW, Best WR, Becktel JM, Fink LF, Kern F, Jr (1979) National Cooperative Crohn's Disease Study. Study design and conduct of the study. Gastroenterology 77: 829

Goerg, K. J., Soergel, K. H., Wanitschke, R., Wood, C. M. (I. Med. Klinik der Univ. Mainz, Dept. of Medicine, Medical College of Wisconsin, Milwaukee, USA)
**Transport und Metabolismus von Propionat in der kurzgeschlossenen Kolonmukosa der Ratte und der Effekt auf den Wasser- und Elektrolyttransport**

*Manuskript nicht eingegangen*


Gutschmidt, S., Ribbe, R., Emde, C., Riecken, E. O. (Klinikum Steglitz der FU Berlin)
**Untersuchungen zum Verteilungsmuster von Disaccharidasen und Dipeptidylpeptidase IV (DPPIV) entlang morphologisch normaler Jejunalzotten nach Elementardiät bei Patienten mit M. Crohn und Colitis ulcerosa**

*Einleitung*

In tierexperimentellen Studien wurden bisher sowohl protektive [11, 12] wie auch möglicherweise schädigende Einflüsse [3] von Elementardiät auf den Dünndarm ermittelt. Neben einer Verminderung von DNA- und Proteingehalt pro cm Darmlänge [13, 20] konnten an strukturellen Veränderungen unter dieser Kostform verlängerte Zotten mit verminderter Oberfläche sowie verkürzte Krypten mit herabgesetzter Zellproliferationsrate dargestellt werden [9, 10, 14]. Dabei wurde der Disaccharidasengehalt der Schleimhaut sowohl als erhöht [10], unverändert [14] und vermindert [13] beschrieben. Entsprechende Untersuchungen beim Menschen gibt es bisher kaum. So wurde z. B. unter Elementardiät bei glutensensitiver Sprue weder eine Verbesserung der Wasser- und Elektrolytresorption noch ein positiver Einfluß auf den Schleimhautwiederaufbau beobachtet [18], und es zeigte sich nach Gabe einer bilanzierten synthetischen Diät eine herabgesetzte D-Xyloseresorption [19]. Mitteilungen zur Beschreibung kinetischer Charakteristika von Bürstensaumenzymen unter Elementardiät liegen bisher weder für den Menschen noch am Versuchstier vor. Da die Art der verabreichten Kohlenhydrate und Aminosäuren offenbar den Enzymgehalt der Bürstensaummembran zu beeinflussen vermag [8, 17], werden in der vorliegenden Arbeit die apparenten $V_{max}$- und Km-Werte zweier Disaccharidasen und einer Peptidhydrolase bei Patienten mit M. Crohn und Colitis ulcerosa ermittelt, welche eine normale Dünndarmschleimhaut aufweisen und Elementardiät erhalten haben, und mit den Daten eines Kollektivs mit funktionellen Beschwerden, ebenfalls regelrechter Zotten/Kryptenmorphologie und Normalkost verglichen. Um dabei auch mögliche Veränderungen im Reifungs- und Verteilungsmuster des Enzymbesatzes entlang der Zotten zu erfassen, erfolgen die Bestimmungen sowohl an der Zottenbasis als auch am Ort maximaler Bürstensaumaktivität, dem Übergang des mittleren zum oberen Zottendrittel.

*Material und Methode*

Nach informiertem Einverständnis und nächtlichem Fasten wurden zehn Patienten mit chronisch entzündlicher Darmerkrankung, welche zwischen 2 und 12 Wochen lang Elementardiät (Survimed) erhalten hatten (6 M. Crohn, 4 Colitis ulcerosa; 7 ♂ Altersmedian 32 Jahre, 3 ♀ Altersmedian 29 Jahre), und zwölf Patienten mit funktionellen intestinalen Störungen und Normalkost (5 ♂ Altersmedian 39 Jahre, 7 ♀ Altersmedian 44 Jahre) am Vormittag unter Röntgenkontrolle mit der Quintonsonde im Bereich der ersten Jejunalschlinge bis zu vier Dünndarmbiopsien entnommen. Die morphologische Auswertung (Histologie, dreidimensionale Strukturanalyse, [15, 16] ergab sowohl für die Crohn- und Colitiskollektive gesondert als auch für die Gesamtgruppe chronisch entzündlicher Darmerkrankungen in keinem der Parameter signifikante Unterschiede gegenüber den Normalkostpatienten oder früher mitgeteilten weiteren Normalkollektiven [15, 16]. An unfixierten Kryostatschnitten der Biopsien von fünf Patienten mit Normalkost (3 ♀, 2 ♂) und Patienten mit Elementardiät (3 ♀, 4 ♂) wurden dann kinetische Untersuchungen der neutralen α-Glukosidase (EC 3.2.1.20), der Laktase/β-Glukosidase (EC 3.2.1.21) und der Dipeptidylpeptidase IV (DPPIV, EC 3.4.14.4) mittels quantitativer Enzymhistochemie [4–7] durchgeführt.

*Ergebnisse und Diskussion*

Das in Tabelle 1 dargestellte Muster apparenter $V_{max}$- (in Extinktionseinheiten) und Km (mM)-Werte entlang der Zotten im Normalkostkollektiv stimmt mit den Daten anderer Normalpersonen überein [4]. Wie bereits bei der Ratte (Gutschmidt und Gossrau, in Vorbereitung) zeigt die DPPIV auch am Gewebsschnitt von menschlichem Jejunum eine Sättigungskinetik, welche sich nach zwei katalytischen Orten analysieren läßt. Diese sind als $D_1$ und $D_2$ getrennt aufgeführt. Gegenüber dem Elementardiätkollektiv gibt es insgesamt keine wesentlichen Unterschiede in den kinetischen Charakteristika der drei getesteten Enzyme. Die statistische Analyse (Tabelle 1) zeigt zwar auf dem 5%-Niveau in dieser Gruppe eine Verminderung der α-Glukosidasenaktivität an der Zottenspitze und der Laktase/β-Glukosidase an der Zottenbasis, aufgrund der geringen Patientenzahlen sollte dieser Befund jedoch zunächst nur als Trend gewertet werden.

**Tabelle 1.** Mediane der apparenten Km- und $V_{max}$-Werte ($n$ = Zahl der untersuchten Patienten)

|  | Elementardiät | | | | Normalkost | | | |
| --- | --- | --- | --- | --- | --- | --- | --- | --- |
|  | $\alpha$ (5) | $\beta$ (6) | D1 (4) | D2 (4) | $\alpha$ (4) | $\beta$ (3) | D1 (3) | D2 (3) |
| Apical | | | | | | | | |
| $V_{max}$ | $1{,}32^a$ | $0{,}94^c$ | $0{,}48^{x1}$ | $4{,}34^{x1}$ | $1{,}97^{a,b}$ | $1{,}05$ | $0{,}92^{x2}$ | $3{,}87^{x2}$ |
| Km | $0{,}41$ | $0{,}21$ | $0{,}42^{x3}$ | $0{,}79^{x3}$ | $0{,}70$ | $0{,}28$ | $0{,}82^{x4}$ | $4{,}81^{x4}$ |
| Basal | | | | | | | | |
| $V_{max}$ | $1{,}24$ | $0{,}47^{c,m}$ | $0{,}60^{x5}$ | $4{,}83^{x5}$ | $1{,}41^b$ | $0{,}65^m$ | $0{,}47^{x6}$ | $1{,}40^{x6}$ |
| Km | $0{,}55$ | $0{,}13$ | $0{,}65^{x7}$ | $9{,}89^{x7}$ | $0{,}62$ | $0{,}17$ | $0{,}23^{x8}$ | $1{,}47^{x8}$ |

a/a; b/b; c/c = mit $p < 5\%$ signifikant differente Werte ($t$-Test); m/m = mit $p < 5\%$ signifikant differente Werte (Wilcoxon Wn-Test); x1 bis x8 = nicht gegeneinander geprüft

Bisher ist nicht hinreichend bekannt, ob es Veränderungen in der Funktion von Bürstensaumenzymen auch bei histologisch und dreidimensional normaler Dünndarmschleimhaut von Patienten mit M. Crohn und Colitis ulcerosa gibt. Eine Verringerung der jejunalen Disaccharidasenaktivität außerhalb der befallenen Darmanteile wurde zwar für beide Erkrankungen beschrieben; sie ging jedoch – wenn auch nicht mit veränderter Biopsiehistologie – so doch zumindest mit einer Verminderung der morphometrisch ermittelten Zottenoberfläche einher [1, 2]. Dieser Parameter ist in der vorliegenden Patientengruppe mit chronisch entzündlicher Darmerkrankung und Elementardiät nicht vermindert, so daß die diskrete Disaccharidasenaktivitätsverminderung eher durch die Kostform – möglicherweise durch verminderte Enzyminduktion – bedingt sein dürfte.

Als weitere Ursachen sind eine veränderte Bakterienflora im Jejunum der Patienten mit chronisch entzündlicher Darmerkrankung [14a] und eine mögliche Stimulation des exokrinen Pankreas unter Elementardiät [18a] in Abhängigkeit von ihrem Stickstoffgehalt [18b] zu diskutieren.

*Literatur*

1. Arvanitakis C (1979) Abnormalities of jejunal mucosal enzymes in ulcerative colitis and Crohn's disease. Digestion 19: 259–266 – 2. Dunne WT, Cooke WT, Allan RN (1977) Enzymatic and morphometric evidence for Crohn's disease as a diffuse lesion of the gastrointestinal tract. Gut 18: 290–294 – 3. Ferguson A, Logan RF, McDonald TT (1980) Increased mucosal damage during parasite infection in mice fed an elemental diet. Gut 21: 37–43 – 4. Gutschmidt S (1981)"In situ" determinations of apparent Km and $V_{max}$ of brush border disaccharidases along the villi of normal human jejunal biopsy specimens. A quantitative histochemical study. Histochemistry (in press) – 5. Gutschmidt S, Riecken EO (1981) Peptidase activities in different segments of rat small intestine. Gastroentérol Clin Biol (in press) – 6. Gutschmidt S, Lorenz-Meyer H, Riecken EO, Menge H (1978) Mikrodensitometrische Untersuchungen zur Charakterisierung von Enzymaktivitäten am Gewebsschnitt mittels enzymhistochemischer Farbreaktionen. Acta Histochem (Jena) [Suppl] 20: 249–259 – 7. Gutschmidt S, Kaul W, Riecken EO (1979) A quantitative histochemical technique for the characterization of $\alpha$-glucosidases in the brush-border membrane of rat jejunum. Histochemistry 63: 81–101 – 8. Kimura T, Shiosaka S, Yoshida A (1978) Effect of dietary amino acids on jejunal sucrase and Leucinaminopeptidase activities in rats. J Nutr 108: 1099–1103 – 9. Lehnert S (1979) Changes in growth kinetics of jejunal epithelium in mice maintained on an elemental diet. Cell Tissue Kinet 12: 239–248 – 10. Lorenz-Meyer H, Fimmel C, Teutenberg M (1980) Der Effekt der Elementardiät auf Morphologie und Funktion der Dünndarmschleimhaut nach Langzeitexposition. Aktuel Ernähr Klin Prax 5: 74–80 – 11. Miller JM, Valbuena RM, Remigo MR (1978) Protection by an elemental diet against the toxic intestinal changes of 5-fluorouracil in rats. J Abdom Surg 20: 162–165 – 12. Mohiuddin M, Kramer S (1978) Therapeutic effect of an elemental diet on proline absorption across

the irradiated rat small intestine. Radiat Res 75: 660–663 – 13. Morin CL, Ling V, Bourassa D (1980) Small intestinal and colonic changes induced by a chemically defined diet. Dig Dis Sci 25: 123–128 – 14. Nelson LM, Carmichael HA, Russell RI, Lee FD (1978) Small-intestinal changes induced by an elemental diet (Vivionex) in normal rats. Clin Sci Mol Med 55: 509–511 – 14a. Prizont R, Hersh T, Floch MH (1970) Jejunal bacterial flora in chronic small bowel disease. I. Celiac disease. II. Regional enteritis. Am J Clin Nutr 23: 1602–1607 – 15. Riecken EO, Sahlfeld M, Lorenz-Meyer H (1976) Quantitative Untersuchungen zur dreidimensionalen Struktur der Dünndarmschleimhaut bei Gesunden und Patienten mit einheimischer Sprue. Dtsch Med Wochenschr 101: 51–53 – 16. Riecken EO, Zennek A, Lay A, Menge H (1979) Quantitative study of mucosal structure, enzyme activities and phenylalanine accumulation in jejunal biopsies of patients with early and late onset diabetes. Gut 20: 1001–1007 – 17. Rosenzweig NS (1975) Diet and intestinal enzyme adaptation: implications for gastrointestinal disorders. Am J Clin Nutr 28: 648–655 – 18. Russell RI, Atherton ST, Nelson LM, Robertson E, Lee FD (1979) Effect of an elemental diet (Vivonex) on the absorption abnormalities and histological appearances of the jejunum in untreated adult coeliac disease. Digestion 19: 335–339 – 18a. Steinhardt HJ, Hacker HW, Hoffmann R, Malchow H (1979) Absorption vollresorbierbarer Diäten im Dünndarm. Ein Vergleich von Peptid-, Aminosäure- und Formeldiäten. Z Gastroenterol 17: 597–598 – 18b. Vidon N, Hecketsweiler P, Butel J, Bernier JJ (1978) Effect of continuous jejunal perfusion of elemental and complex nutritional solutions on pancreatic enzyme secretion in human subjects. Gut 19: 194–198 – 19. Weiner R, Schmoz G, Hartig W, Matkowitz R, Conradi G (1980) Enterale Resorption unter oral bilanzierter synthetischer Diät (Berlamin). Klinisch experimentelle Untersuchungen mit dem modifizierten D-Xylose-Resorptionstest. Zentralbl Chir 105: 121–127 – 20. Young EA, Cioletti LA, Winborn WB, Traylor JB, Weser E (1980) Comparative study of nutritional adaptation to defined formula diets in rats. Am J Clin Nutr 33: 2106–2118

Kluge, F. (Med. Univ.-Klinik Freiburg), Grosse-Wilde, H., Krumbacher, K. (Arbeitsgruppe Immungenetik, Inst. für Med. Virologie und Immunologie, Univ.-Klinikum Essen), Gerok, W. (Med. Univ.-Klinik Freiburg)
### Einheimische Sprue: Assoziation mit HLA-Blutgruppenantigenen

Die einheimische Sprue (Coeliakie, glutensensitive Enteropathie) wird durch das Protein Gliadin verursacht. Unklar ist bis heute, warum Gliadin auf Enterozyten der Dünndarmschleimhaut toxisch wirkt, zur typischen Zottenatrophie und damit zur Malabsorption führt. Dies hat zur Folge, daß die Diagnose einer Sprue primär klinisch erfolgt und nicht im naturwissenschaftlichen exakten Sinne.

Für die Pathogenese der Sprue werden verschiedene Mechanismen diskutiert: Zunächst wurden ein angeborener Stoffwechseldefekt im Sinne eines „inborn error of metabolism" nach Garrod [1], sodann Proteasendefekte [2] angenommen.

Eine neuere Hypothese postuliert bei Spruepatienten ein verändertes Oberflächenmembranglykoprotein, wodurch Gliadin als lektinähnliche Substanz eine pathologische Wirkung entfalten kann [3]. Viele Befunde weisen jedoch auf eine Beteiligung des Immunsystems bei der Pathogenese der Sprue hin [4–7]. Ein vielleicht entscheidender Schritt vorwärts zum Verständnis des Pathomechanismus war die Beobachtung, daß die Sprue hochgradig mit den Blutgruppenantigenen HLA-B8 und Dw3 assoziiert ist [8, 12]. Hiermit war die Sprue als zum einen genetische und zum anderen umweltbedingte Erkrankung erkannt.

Es eröffneten sich neue pathogenetische und diagnostische Perspektiven, die wir durch unsere hier vorzustellenden Untersuchungen bezüglich der HLA-Antigene vertiefen wollen.

Im Zeitraum 1979–1980 wurden 18 unverwandte Patienten mit behandelter Erwachsenensprue nachuntersucht.

Es handelt sich um 13 Frauen und fünf Männer mit einem Durchschnittsalter von 51 Jahren. Bei allen Patienten war die Diagnose durch Dünndarmsaugbiopsie und Ansprechen der Symptomatik auf glutenfreie Diät gestellt worden.

**Tabelle 1.** HLA-A-, B-, C-, DR-Phänotypen der untersuchten Spruepatienten

| Patient | HLA-A | HLA-B | HLA-C | HLA-DR |
|---|---|---|---|---|
| 1. B. O. | 2, 3 | 7, 8 | – | 2, 3 |
| 2. F. E. | 1, 29 | 8, w 44 | – | 3, 7 |
| 3. G. B. | 1, 2 | 18, – | – | 3, 7 |
| 4. H. E. | 1, w 30 | 8, 13 | w 6, – | 3, 7 |
| 5. H. M. | 1, 2 | 7, 8 | – | 2, 3 |
| 6. J. L. | 2, w 32 | 13, w 35 | w 4, – | 3, 7 |
| 7. K. F. | 3, 29 | w 44 | – | 7, – |
| 8. L. E. | 1, w 23 | 8, w 44 | – | 3, 7 |
| 9. Sch. H. | 1, – | 8, – | – | 3, – |
| 10. W. F. | 1, 29 | 8, w 44 | – | 3, 7 |
| 11. L. M. | 1, 25 | 8, – | – | 3, – |
| 12. L. T. | 1, 2 | 8, w 50 | – | 3, – |
| 13. M. A. | 1, 3 | 8, w 44 | – | 3, 7 |
| 14. P. E. | 1, w 24 | 8, w 35 | w 4, – | 3, 7 |
| 15. P. C. | 2, – | 8, w 44 | – | 3, 7 |
| 16. Sch. O. | 1, 28 | 8, w 35 | w 4, – | 3, – |
| 17. S. H. | 1, w 30 | 8, 13 | w 6, – | 3, 7 |
| 18. U. G. | 1, 2 | 8, w 61 | w 2, – | 3, – |

Die Diätdauer lag zwischen 1,5 und 14 Jahren; nur drei Patienten hielten sie streng ein, die übrigen machten leichte bis schwere Diätfehler. Bei fehlender oder geringer klinischer Symptomatik zeigten die empfindlichen diagnostischen Methoden, wie Xylosetest und Dünndarmsaugbiopsie pathologische Veränderungen, die zum Teil sehr ausgeprägt waren.

Bei allen Patienten wurde eine HLA-Typisierung im Mikrolymphozytotoxizitätstest vorgenommen.

In Tabelle 1 sehen sie die Zusammenfassung der HLA-Antigenmuster der untersuchten 18 Patienten. Es fällt schon hier auf, daß folgende HLA-Merkmale bei diesen Patienten sehr oft vorkommen: HLA-A1 in 14 von 18, HLA-B8 in 15 von 18, HLA-DR3 in 17 von 18 und HLA-DR7 in 11 von 18.

Tabelle 2 vergleicht die bei den Spruepatienten beobachteten HLA-Antigenfrequenzen mit denen von gesunden Kontrollpersonen ($n = 2000$). Der statistische Vergleich erbringt hochsignifikante Differenzen für HLA-A1, B8, DR3 und DR7. Berechnet man den sog. relativen Risikowert (R.R.-Wert) für diese Antigene als rechnerisches Maß, um wieviel Male größer bei Merkmalsträgern die Wahrscheinlichkeit besteht, an einer Sprue zu erkranken, als bei Nichtmerkmalsträgern, so ergeben sich die höchsten R.R.-Werte für HLA-B8 und DR3. Wichtig erscheint uns zudem die Beobachtung, daß bei Spruepatienten das gemeinsame Vorkommen von HLA-DR3 und DR7 in einer Person über 50mal häufiger ist als bei gesunden Kontrollen.

Der zugehörige R.R.-Wert liegt bei 90,6, ein Wert vergleichbar der Assoziation zwischen M. Bechterew und HLA-B27.

*Diskussion*

In unserem klinisch und durch Dünndarmsaugbiopsie und Xylosetest exakt diagnostizierten Krankengut fanden wir eine hochsignifikante Häufung von HLA-A1, B8, DR3 und DR7. Die genetische Assoziation von HLA-B8 mit der Sprue bestätigt Ergebnisse früherer Untersuchungen [6]. Ebenso wurde dies für HLA-DR3 berichtet [12].

**Tabelle 2.** Prozentuale Verteilung der HLA-A-, B-, C-, DR-Antigenfrequenzen

|  | Sprue[a] | Kontrollen[a] | $X^2$ | $p$-Wert | R.R.-Wert |
|---|---|---|---|---|---|
| HLA-A |  |  |  |  |  |
| 1 | 77,8 | 27,5 | 22,5 | 0,001 | 9,2 |
| 2 | 38,9 | 45,3 |  |  |  |
| 3 | 16,7 | 21,9 |  |  |  |
| w 23 | 5,5 | 4,5 |  |  |  |
| w 24 | 5,5 | 18,2 |  |  |  |
| 25 | 5,5 | 3,7 |  |  |  |
| 28 | 5,5 | 7,7 |  |  |  |
| 29 | 16,7 | 7,4 |  |  |  |
| w 30 | 11,1 | 4,7 |  |  |  |
| w 32 | 5,5 | 8,8 |  |  |  |
| HLA-B |  |  |  |  |  |
| 7 | 11,1 | 16,8 |  |  |  |
| 8 | 83,3 | 15,7 | 60,3 | 0,001 | 26,8 |
| 13 | 16,7 | 5,6 |  |  |  |
| 18 | 5,5 | 11,2 |  |  |  |
| w 35 | 16,7 | 18,2 |  |  |  |
| w 44 | 33,3 | 20,7 |  |  |  |
| w 50 | 5,5 | 2,5 |  |  |  |
| w 61 | 5,5 | 3,3 |  |  |  |
| HLA-C |  |  |  |  |  |
| w2 | 5,5 | 10,0 |  |  |  |
| w4 | 16,7 | 22,7 |  |  |  |
| w6 | 11,1 | 15,1 |  |  |  |
| HLA-DR |  |  |  |  |  |
| 2 | 11,1 | 25,1 |  |  |  |
| 3 | 94,4 | 20,4 | 59,3 | 0,001 | 66,5 |
| 7 | 61,0 | 23,4 | 14,1 | 0,001 | 5,1 |
| 3 + 7 | 55,5 | 1,3 | 305,6 | 0,001 | 90,6 |

[a] Sprue: $n = 18$; Kontrollen $n = 2000$

In unserem Kollektiv fanden wir zusätzlich ein gehäuftes Vorkommen von HLA-DR3 und DR7 in 55,5% gegenüber 1% in der Normalbevölkerung, was einem relativen Risikowert von 90,6 entspricht.

Dieser Befund unterstützt die von Albert et al. [12] mitgeteilten Befunde und legt den Schluß nahe, daß sich in der HLA-Chromosomenregion Krankheitsempfänglichkeitsgene für die Sprue befinden, die eng mit den Allelen HLA-DR3 und DR7 genetisch assoziiert sind.

Eine direkte Beteiligung der HLA-DR3- und DR7-Antigene an der Ausbildung einer Sprue ist nicht wahrscheinlich, da wir auch andere Patienten mit einer klassischen Sprueerkrankung identifizieren konnten, die eindeutig kein HLA-DR3- und/oder DR7-Antigen tragen.

Diese Ergebnisse erlauben – sicherlich zur Zeit noch hypothetische – Schlußfolgerungen hinsichtlich des Pathomechanismus dieser Erkrankung: die bei Spruepatienten nachgewiesenermaßen toxische Wirkung von Gliadin auf Enterozyten des Dünndarms beruht auf der Existenz von membranständigen Rezeptoren, die von mit den HLA-Genen eng assoziierten Genen („Sprue-Gen") kodiert werden [11].

Wird nun Gliadin an diese Rezeptoren gebunden, so entsteht ein Gliadin-Enterozytenrezeptorkomplex, der mit immunkompetenten Lymphozyten in Kontakt tritt und eine Immunantwort (Antikörperproduktion, Lymphokinausschüttung, Aktivierung von zytotoxischen Lymphozyten) auslöst, die die Dünndarmepithelzelle zerstört [10, 11].

Hinsichtlich der Diagnostik einer Sprueerkrankung ist nunmehr das Netz der HLA-Assoziationsbefunde so fein, daß bei einem Verdacht der Nachweis von HLA-B8, DR3 und DR7 die Diagnose „Sprue" sehr wahrscheinlich wird. Ob sich die HLA-Typisierung auch zur Krankheitsfrüherkennung eignen wird, müssen prospektive Studien zeigen.

*Literatur*

1. Garrod AE (1909) Inborn erros of metabolism. Univ. Press, Oxford – 2. Weiser MM, Douglas AP (1976) An alternative mechanism for gluten toxicity in coeliac disease. Lancet 1: 567 – 3. Douglas A, Peters TJ (1970) Peptide hydrolase activity of human intestinal mucosa in adult coeliac disease. Gut 11: 15 – 4. Asquith P, Thompson RA, Cooke WT (1969) Serum immunglobulins in adult celiac disease. Lancet 2: 129 – 5. Katz J, Kantor FS, Hershovic T (1968) Intestinal antibodies to wheat fractions in celiac disease. Ann Intern Med 69: 1149 – 6. Falchuk ZM, Rogentine GN, Strober W (1972) Predominance of histocompatibility antigen HL-A8 in patients with glutensitive enteropathy. J Clin Invest 51: 1602 – 7. Pena AS, Leeuwen AV, Hooff JP v, Rood JJ v (1976) HLA-DW$_3$ associated with coeliac disease. Lancet 506 – 8. Betuel H, Gebuhrer L, Descos L, Bertrand J, Freycon F, Lepetit JC (1980) Coeliac disease and its association with HLA makers. Los Angeles – 9. Falchuk ZM, Nelson DL, Katz AJ, Bernardin JE, Kasadra DD (1980) Gluten-sensitive enteropathy. Influence of histocompatibility type on gluten sensitivy in vitro. J Clin Invest 66: 227 – 10. Strominger JL, Mann DL, Parham P, Robb R, Springer T, Terhorst C (1977) Structur of HL-AA and B antigens isolated from cultured human lymphocytes. Cold Spring Harbor Symp Quant Biol 41: 323 – 11. Trier JS, Falchuk ZM, Carey MC, Schreiber DS (1978) Celiac sprue and refractory sprue. Gastroenterology 75: 307 – 12. Albert E, Harms K, Bertele R, Andreas A, McNicholas A, Kuntz B, Scholz S, Schießl B, Wetzmüller H, Reissinger P, Weeser-Krell Ch (1978) B-cell alloantigens in coeliac disease. In: Perspectives in coeliac disease. Baltimore, p 123

Schmidt, H., Riemann, J. F. (Med. Klinik mit Poliklinik der Univ. Erlangen-Nürnberg)
## Neue Aspekte zur Amyloidose des Gastrointestinaltraktes

Die Amyloidose des Magendarmtraktes imitiert zahlreiche Krankheitsbilder [7]. Sie wird nach Missmahl in eine periretikuläre und perikollagene Form unterteilt [4]. Bislang existieren nur wenige feinstrukturelle Studien über die Amyloidose des Gastrointestinaltraktes, obwohl das Amyloid eine charakteristische Feinstruktur hat. Es erfolgten deshalb bei Patienten mit polarisationsoptisch gesicherter Amyloidose, die mit intestinalen Symptomen einherging, elektronenmikroskopische Untersuchungen von Rektumbiopsien mit der Frage einer im Vergleich zu dem polarisationsoptischen Verfahren detaillierteren Korrelation von klinischer Symptomatik und morphologischen Befunden. Ferner sollte überprüft werden, inwieweit sich beide Methoden hinsichtlich der Nachweisgrenze von Amyloid unterscheiden. Elektronenoptisch zeigt sich deutlich die fibrilläre Struktur des Amyloid (Abb. 1). Der Querdurchmesser der Fibrillen liegt um 75 Å. Für die Länge werden Werte bis zu 8000 Å angegeben. Die Verteilung der gerade oder leicht geschwungen verlaufenden Fasern ist meist ungeordnet.

Zur Beantwortung der Nachweisgrenze von Amyloid wurden Rektumbiopsien geteilt und polarisationsoptisch bzw. elektronenoptisch überprüft. Es ergab sich, daß für den Nachweis insbesondere von geringen Amyloidmengen an z. B. Gefäßen oder im subepithelialen Raum beiden Methoden in etwa die gleiche Wertigkeit zukommt. Unter

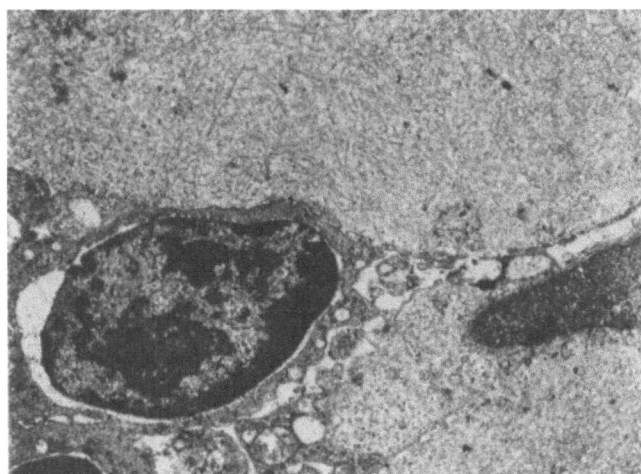

**Abb. 1.** Elektronenmikroskopische Darstellung von Amyloidfibrillen. Vergrößerung: 14 000×

Berücksichtigung des technisch größeren Aufwandes für die Elektronenmikroskopie stellt diese somit keine Alternative in der Routinediagnostik der Amyloidose dar.

Elektronenoptische Studien lassen erkennen, daß sich die Konfiguration von Amyloid zum einen bandförmig bei Anlagerung an Gefäße oder Epithel, zum anderen schollenartig bei Ablagerung im Interstitium darstellt. Die Abgrenzung gegen interstitielle Gewebe ist in der Regel scharf markiert. Ein Anhalt für intrazelluläre Amyloidablagerungen ergab sich nicht.

Für Motilitätsstörungen bei Amyloidose müssen pathogenetisch myogene und/oder neurogene Ursachen in Betracht gezogen werden. Bei ausgeprägter Infiltration der Darmmuskulatur mit Amyloid resultiert sicherlich eine mechanische Behinderung der Muskelkontraktilität. Darüber hinaus kann es zur Druckatrophie der Muskelzellen kommen. Handelt es sich um diskrete Amyloidinterpositionen zwischen den Muskelfasern, so stellen sich diese als noch intakt dar. Man beobachtet jedoch eine Reduktion der Nexus. Vermutlich bewirken die Amyloidinterpositionen jedoch deren Dissoziation. Der Neuropathie des Extrinsic- und Intrinsic-Darmnervensystems kommt ebenfalls eine wichtige Bedeutung zu.

Neben einer elektrophysiologisch erfaßbaren viszeralen Amyloidneuropathie läßt sich mittels immunfluoreszenzoptischer Untersuchungen eine Verarmung der intramuralen Nervenplexus an Katecholaminen ermitteln [1, 5]. Komplettierend zu den aufgeführten Untersuchungstechniken erlaubt die Elektronenmikroskopie eine exakte Beurteilbarkeit von Schädigungen des Intrinsic-Systems, die sich lichtmikroskopisch nur bedingt bzw. überhaupt nicht dokumentieren lassen [3]. So manifestieren sich bei einer Amyloidose folgende Veränderungen: ein Teil der Nervenfasern zeigt eine Ballonierung der Axone. Darüber hinaus tritt eine Reduktion der neurosekretorischen Granula ein. Eindrucksvoll erweisen sich massive Ummauerungen der Nervenplexus mit Amyloid. Allein durch diese Amyloidummauerung scheint auch bei noch intakten Axonen eine Störung der Darmmotilität möglich, insofern als eine Diffusionsstörung der Transmittersubstanzen aus den Axonen zu den Erfolgsstrukturen anzunehmen ist.

Schädigungen der Darmepithelien bei Amyloidose gehören zu den selteneren Befunden. Sie lassen sich durch bandförmige Ablagerungen direkt unter der Epithelleiste erklären. Die Fibrillen plazieren sich unmittelbar an die Basalmembran, so daß diese z. T. nicht mehr deutlich abgegrenzt werden kann.

Eine solche Diffusionsbarriere bewirkt sowohl für die Epithelien selbst eine Minderversorgung von seiten der Darmwand, als sich auch insbesondere bei entspre-

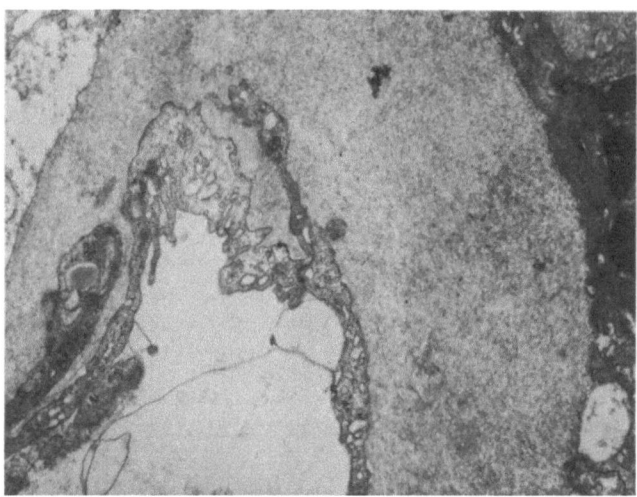

**Abb. 2.** Ummauerung eines Darmgefäßes mit Amyloid bei periretikulärer Amyloidose. Vergrößerung: 5 500×

chendem Dünndarmbefall ein Malabsorptionssyndrom zu manifestieren vermag. Das Ausmaß der elektronenoptisch gut erfaßbaren Epithelzellschädigungen scheint von der Dicke der unterminierenden Amyloidplatte abzuhängen, d. h. je mächtiger die Ablagerungen desto ausgeprägter die degenerativen Veränderungen. Es handelt sich hierbei unter anderem um Schwellung der Mitochondrien und Dilatierung des endoplasmatischen Reticulums.

Eine Amyloidose des Magen-Darmtraktes schließt in der Regel immer eine Beteiligung der intramuralen Gefäße mit ein [2].

Diesbezüglich liegen bereits feinstrukturelle Studien vor [8]. Bei der periretikulären Form lagern sich die Fibrillen entweder partiell oder in der gesamten Zirkumferenz das Gefäß umschließend direkt an die Basalmembran an (Abb. 2). Schädigungen der Endothelzellen lassen sich meist nicht nachweisen. Allerdings können aus solchen Gründen Versorgungsstörungen im Sinne einer vaskulären Insuffizienz für das umliegende Gewebe resultieren. Der Amyloidfilz wirkt einerseits als Diffusionsbarriere im wechselseitigen Stoffaustausch, andererseits kann es zu einer amyloidbedingten Kompression mit Lumeneinengung kommen. Des weiteren verursacht die Amyloidmanschette wahrscheinlich eine Behinderung der Regulationstätigkeit der sie umfassenden Gefäßmuskulatur. In seltenen Fällen mag darüber hinaus noch eine erhöhte Gefäßfragilität eintreten. So wird die Demaskierung einer Amyloidose durch endoskopisch sichtbare Schleim-Sugillationen am recto-sigmoidalen Übergang beschrieben [6].

*Zusammenfassung*

Elektronenmikroskopische Untersuchungen der Schleimhaut des Magen-Darmtraktes bezüglich der Diagnosestellung einer Amyloidose zeigen keine Vorteile gegenüber dem üblichen polarisationsoptischen Verfahren. Das elektronenoptische Untersuchungsverfahren erlaubt jedoch neben dem Nachweis der typischen Fibrillen die präzise Zuordnung des Amyloids zu differenten Gewebeanteilen. Es liefert ferner im Verbund mit der Polarisationsmikroskopie eine wertvolle Zusatzinformation über das Ausmaß und den Charakter der durch Amyloid hervorgerufenen Strukturschädigungen und ermöglicht somit eine Verbesserung der Korrelation zwischen Klinik und Morphe.

*Literatur*

1. Battle WM, Rubin MR, Cohen S, Snape WJ (1979) Gastrointestinal-motility dysfunction in amyloidosis. N Engl J Med 301: 24–25 – 2. Gilat T, Spiro HM (1968) Amyloidosis and the gut. Am J Dig Dis 13: 619–633 – 3. Gilat T, Revach M, Sohar E (1969) Deposition of amyloid in the gastrointestinal tract. Gut 10: 98–104 – 4. Missmahl HP, Gafni J (1964) Peri-collagen and peri-reticular amyloidosis their differentiation by polarization microscopy. Pathol Microbiol 27: 826–832 – 5. Rubenstein AE, Yahr MD, Mytilineou C, Bajaj K (1978) Peripheral catecholamine depletion in amyloid autonomic neuropathy. Mt Sinai J Med NY 45: 782–789 – 6. Schmidt H, Frühmorgen P, Riemann JF, Becker V (1981) Mucosal sugillations in the colon in secondary amyloidosis. Endoscopy (in press) – 7. Schmidt H, Riemann JF (1981) Die Amyloidose des Magen-Darm-Traktes. Leber Magen Darm (im Druck) – 8. Sohar E, Merker H-J, Missmahl H-P, Gafni J, Heller H (1967) Electron-microscope observations on peri-reticulin and pericollagen amyloidosis in rectal biopsies. J Pathol 94: 89–93

Herzog, P., Holtermüller, K. H. (I. Med. Klinik und Poliklinik der Univ. Mainz)
**Der Einfluß der Testdauer auf das Ergebnis der Untersuchungen auf okkultes Blut im Stuhl bei Patienten mit kolorektalen Polypen**

Die Testung auf okkultes Blut im Stuhl bei drei aufeinanderfolgenden Stuhlgängen (Haemoccult-Test, HO-Test) mit der Guajakprobe, modifiziert nach Greegor [3] führt häufig zur Erkennung asymptomatischer Kolonkarzinome und Polypen und ist seit 1977 Bestandteil des gesetzlichen Programmes zur Krebsfrüherkennung in der BRD. Klinische Studien von Greegor [3], Miller et al. [7], Gilbertson et al. [4], Winawer et al. [10] und Winchester et al. [11] zeigen, daß der Anteil der in noch lokalisierten Stadien (Dukes A + B) diagnostizierten Kolonkarzinome in derart voruntersuchten Populationen erheblich höher ist, als in nicht voruntersuchten Patientenkollektiven (ca. 70% gegenüber ca. 40%). Dies, wie auch der Nachweis von Blut im Stuhl bei Patienten mit asymptomatischen Kolonpolypen, ist ein vorläufiger Hinweis für eine wirkungsvolle Früherkennung maligner und prämaligner Kolonläsionen. Der endgültige Beweis der Effektivität von Früherkennungsmaßnahmen kann nur durch den Nachweis einer verlängerten Lebenserwartung dieser Patienten erbracht werden, dieser Nachweis steht z. Z. noch aus. In einigen der vorliegenden Untersuchungen wurden aber trotz korrekter Durchführung der HO-Testung falschnegative Testresultate in 35,7% bei Kolonkarzinomen und 58,5% bei -polypen [8] bzw. bei 76% der Polypen mit einer Mindestgröße von 5 mm [10] beobachtet.

Als mögliche Ursachen dieser falschnegativen HO-Testungen werden angeführt:
1. Eine zu geringe Hämoglobinkonzentration im Stuhl.
2. Eine lokalisationsabhängig unterschiedlich ausgeprägte Blutung und Denaturierung des Hämoglobins.
3. Eine inhomogene Verteilung des Blutes im Stuhl, die zu einem erhöhten Sampling error führt.
4. Interferierende Substanzen und
5. eine intermittierende Blutung der Läsion.

Wertend kann hierzu folgendes gesagt werden:
Zu 1.: In einer eigenen Untersuchung konnten wir den täglichen intestinalen Blutverlust bei Patienten mit Kolonpolypen mittels 51-Chrommarkierter Erythozyten quantitativ bestimmen und zeigen, daß der HO-Test bei Patienten mit Polypen im Bereich des Colon descendens und Rektosigmoid (linksseitiges Kolon) bereits bei einem täglichen Blutverlust von 2–4 ml in 86% positiv war [5]. D. h., die zur Diagnose von Kolonläsionen durch den HO-Test erforderliche Hämoglobinkonzentration im Stuhl ist wesentlich niedriger, als bisher angegeben wurde [9].

Zu 2.: Bei etwa gleich hohem mittleren täglichen Blutverlust bei Patienten mit rechts- und linksseitigen Kolonpolypen (1,28 ml/Tag bzw. 1,36 ml/Tag) wurden durch den gleichzeitig durchgeführten HO-Test deutlich weniger rechtsseitig gelegene Kolonpolypen infolge ihres Blutverlustes erkannt, als dies bei den linksseitigen Polypen nachweisbar war. Wir führen dies auf unterschiedlich stark ausgeprägte Denaturierung des Hämoglobins in Abhängigkeit von der Blutungslokalisation zurück [5].
Zu 3.: Exakte Untersuchungen hierzu fehlen.
Zu 4.: Interferierende Substanzen sind bekannt, z. B. kann Vitamin C zu einem falschnegativen HO-Test führen [6].
Zu 5.: Eine intermittierende Blutung wird von vielen Untersuchern als Ursache für falschnegative HO-Testungen angeführt, exakte Belege hierüber sind jedoch sehr spärlich. Deshalb untersuchten wir den Einfluß der Testperiodendauer auf das Ergebnis des HO-Testes bei Patienten mit Kolonpolypen.

*Methodik*

33 Patienten mit bereits diagnostizierten Polypen im linksseitigen Kolon (Polypengröße mind. 15 mm) führten an mindestens 10 aufeinanderfolgenden Tagen bei jedem ersten täglichen Stuhlgang einen HO-Test durch (Untersuchungsdauer: x ± SD: 13,7 ± 2,24 d). Ebenso führten 25 gesunde Kontrollpersonen den Test an 10 aufeinanderfolgenden Tagen ohne diätetische Einschränkungen durch. Der HO-Test wurde spätestens 5 Tage nach Stuhlprobenauftrag entwickelt. Die Auswertung des HO-Testes erfolgte entsprechend der Vorschrift des Herstellers (Firma Röhm Pharma, Darmstadt, FRG). Im weiteren wurden Testperioden unterschiedlicher Dauer von 3, 4, 5, 6 und 10 aufeinanderfolgenden Tagen im Hinblick auf die HO-Testpositivität untersucht und miteinander verglichen. Darüber hinaus wurden während der durchschnittlich an 13,7 Tagen durchgeführten HO-Stuhltestung alle möglichen 3-, 4-, 5-, 6- und 10-Tagestestperioden auf Positivität hin untersucht, d. h., der HO-Test mußte mindestens einmal während der jeweiligen Testperiode positiv sein, damit der Polyp entdeckt worden wäre (minimal positiver HO-Test, Tabelle 1).

*Ergebnisse*

Abb. 1a zeigt eine Auswahl vorkommender Stuhltestergebnisse. Die Patienten 28, 40 und 55 haben Intervalle von 2−8 Tagen, an denen der HO-Test negativ war. Patient 50 hatte trotz vorhandenem Sigmapolyp während der 15 Testtage keinen einzigen positiven HO-Test, Patient 51 hatte an jedem der Testtage einen positiven HO-Test. Abb. 1b zeigt einen Überblick über die gewählten Testperioden. In Tabelle 1 ist das Ergebnis der verlängerten Testdauer in bezug auf richtig erkannte Polypenblutung dargestellt. Die HO-Testung an den ersten 3 Tagen führte zur richtigen Erkennung von 21 der 33 linksseitigen Kolonpolypen, bei 4−6tägiger Stuhltestung stieg die Zahl erkannter

**Tabelle 1.** Beeinflussung der Ergebnisse der HO-Testergebnisse bei unterschiedlich langer Testperiode bei Patienten mit linksseitigen Kolonpolypen

|  | Dauer der Testperiode (Haemoccult) | | | | |
| --- | --- | --- | --- | --- | --- |
|  | 3 Tage | 4 Tage | 5 Tage | 6 Tage | 10 Tage |
| Positiver HO-Test in der 1. Testperiode (% der Patienten) | 21/33 (64%) | 28/33 (85%) | 28/33 (85%) | 28/33 (85%) | 31/33 (94%) |
| Minimal positiver HO-Test, in jeder Periode (% der Patienten) | 13/33 (39%) | 16/33 (48%) | 20/33 (61%) | 22/33 (67%) | 27/32 (84%) |

*Haemoccult®-Testergebnis*

| Pat | 1 | 2 | 3 | 4 | 5 | 6 | 7 | 8 | 9 | 10 |
|---|---|---|---|---|---|---|---|---|---|---|
| 28 | -+ | -+ | -- | -- | ++ | -- | -- | -- | -- | ++ |
| 40 | -- | -- | -- | ++ | ++ | -- | -- | -- | ++ | +- |
| 50 | -- | -- | -- | -- | -- | -- | -- | -- | -- | -- |
| 51 | ++ | ++ | ++ | +- | ++ | ++ | ++ | ++ | ++ | ++ |
| 55 | +- | -- | -- | -- | -- | -- | -- | -- | -- | ++ |

**Abb. 1a.** Schematische Übersicht über vorkommende HO-Testergebnisse bei mehr als 10tägiger Stuhltestung

Polypenträger auf 28 der 33 an. Durch eine 10tägige Testung wären 31 der 33 Polypenträger durch den HO-Test richtig identifiziert worden.

Die Auswertung jeder möglichen 3-Tagestestperiode (minimal positiver HO-Test) ergab, daß 13 der 33 Patienten mit linksseitigen Kolonpolypen in jeder dieser 3-Tagesperioden mindestens einen positiven HO-Test hatten. Eine Verlängerung der Testperiode auf z. B. 6 Tage ergab, daß jetzt bereits 22 der 33 Polypenpatienten in jeder möglichen 6-Tagesperiode mindestens einen positiven HO-Test aufwiesen. Die Überprüfung gerade dieser sehr „pessimistischen" Annahme, daß mindestens ein positiver HO-Test zur sicheren Erkennung von Patienten mit Kolonläsionen in *jeder nur möglichen* Testperiode erforderlich ist, zeigt deutlich, daß eine Verlängerung der Testperiode auf 4–6 Tage zu einer Verringerung falschnegativer Testresultate führen wird. Alle HO-Testungen bei den 25 Kontrollpersonen waren während der 10tägigen Testung negativ.

*Zusammenfassung*

Unsere Untersuchung zeigt, daß durchaus intermittierende intestinale Blutungen bei Patienten mit Kolonpolypen vorkommen, wobei das blutungsfreie Intervall unterschiedlich lang andauert und 10 Tage und mehr betragen kann. Deshalb erscheint eine Verlängerung der Testperiode auf mehr als 3 Tage sinnvoll. In der vorliegenden Studie konnten statt 21 von 33 Patienten durch 3tägige Testung jetzt 28 von 33 Patienten bei 4–6tägiger HO-Testung richtig erkannt werden, d. h. es wurden 21% Polypenträger zusätzlich identifiziert.

Gegenüber der häufig geforderten Steigerung der Sensitivität des HO-Testsystems, die, wie vorliegende Felduntersuchungen mit empfindlicheren Guajaktestsystemen [1, 2] zeigen, nur zu einer unvertretbar hohen Zahl falschpositiver Testungen führt, scheint uns eine Verlängerung der Testperiode eine sinnvolle Maßnahme zur Verringerung falschnegativer Stuhltestungen zu sein, zumal trotz 10tägiger Testung keine falschpositiven HO-Testergebnisse bei den Normalpersonen beobachtet wurden. Der Beweis für die Effektivität und Praktikabilität einer solchen Modifikation des HO-Testrasters kann

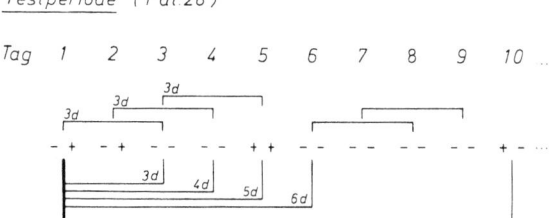

**Abb. 1b.** Schematische Übersicht über die verschiedenen angewandten Testraster

nur durch eine Feldstudie und Kosten-Nutzenanalyse erbracht werden, entsprechende Untersuchungen werden bei uns bereits durchgeführt.

*Literatur*

1. Beretta KR, Güller R, Singeisen M, Stalder GA (1978) Okkultes Blut im Stuhl – eine prospektive Studie zum Vergleich von Haemoccult und Fecatest. Schweiz Med Wochenschr 108: 1905–1907 – 2. Brault J, Favre H (1979) Evaluation en pratique hospitalière du fecatest, un nouvel examen de laboratoire pour la recherche de sang occulte dans les selles. Schweiz Med Wochenschr 109: 73–76 – 3. Greegor DH (1971) Occult blood testing for detection of asymptomatic colon cancer. Cancer 28: 131–134 – 4. Gilbertsen VA, Mchugh R, Schuman L, Williams SE (1980) The earlier detection of colorectal cancers. A Preliminary report of the results of the occult blood study. Cancer 45: 2899–2901 – 5. Herzog, P, Holtermüller KH, Preiss J, Fischer J, Ewe K, Michaelis J (1981) Fecal daily blood loss and anatomic location determines the accuracy of testing for occult blood in patients with colonic polyps. Gastroenterology (Abstract) 80 (in press) – 6. Jaffe RM, Kasten B, Young DS, MacLowry JD (1975) False-negative stool occult blood tests caused by ingestion of ascorbic acid (vitamin C). Ann Intern Med 83: 824–826 – 7. Miller SF, Knight AR (1977) The early detection of colorectal cancer. Cancer 40: 945–949 – 8. Schewe S, Feifel G, Heldwein, Weinzierl M, Wolf W, Bolte HD, Konrad E (1979) Sensitivität des Haemoccult-Tests bei kolorektalen Tumoren. Dtsch Med Wochenschr 104: 253–256 – 9. Stroehlein JR, Fairbanks VF, McGill DB, Go VLW (1976) Haemoccult detection of fecal occult blood quantitated by radioassay. Am J Dig Dis 21: 841–844 – 10. Winawer SJ, Andrews M, Flehinger B, Sherlock P, Schottenfeld D, Miller G (1980) Progress report on controlled trial of fecal occult blood testing for the detection of colorectal neoplasia. Cancer 45: 2959–2964 – 11. Winchester DP, Shull JH, Scanlon EF, Murrell JV, Smeltzer C, Yrba P, Iden M, Streelman DH, Magpayo R, Dow JW, Sylvester J (1981) A mass screening program for colorectal cancer using chemical testing for occult blood in the stool. Cancer 45: 2955–2958

*Frühmorgen, P., Demling, L. (Med. Univ.-Klinik Erlangen)*
## Zur Wirksamkeit konfektionierter Salicylazosulfapyridinklysmen bei Proctitis, Proctosigmoiditis und Linksseitencolitis

Die erfolgreiche Behandlung einer Colitis ulcerosa durch orale Gabe von Salicylazosulphapyridine (SASP) gilt als gesichert [3, 4, 8–10]. Bei leichten und mittelschweren Schüben ist durch eine orale Monotherapie in 60–80% der behandelten Patienten mit einer signifikanten Befundbesserung bzw. mit einer Remission zu rechnen [2]. Darüber hinaus hat sich bei der Proctitis ulcerosa auch die Gabe von Suppositorien bewährt [6, 10, 11].

Dosisabhängige Nebenwirkungen [2] einer oralen Medikation, die insbesondere bei Diarrhoen begrenzte Wirksamkeit von Suppositorien sowie erste positive Ergebnisse rektaler SASP-Klysmen [5–7] haben den Einsatz von konfektionierten SASP-Klysmen bei einer Ausdehnung des entzündlichen Prozesses bis maximal zur linken Flexur wünschenswert erscheinen lassen.

**Tabelle 1a.** Studie I: Altersverteilung

| Alter (Jahre) | Patienten ($n = 33$) |
|---|---|
| 21–30 | 4 |
| 31–40 | 9 |
| 41–50 | 13 |
| 51–60 | 4 |
| 61–70 | 2 |
| 71–80 | 1 |

**Tabelle 1b.** Studie I: Krankheitsdauer

| Krankheitsdauer bei Beginn der Studie | Patienten ($n = 33$) |
|---|---|
| Bis 1 Jahr | 10 |
| 1–5 Jahre | 14 |
| 6–10 Jahre | 4 |
| Über 10 Jahre | 4 |
| Keine Angabe | 1 |

In zwei klinischen Studien sind wir folgenden fünf Fragen nachgegangen:
1. Sind Azulfidineklysmen als Monotherapie wirksam?
2. Sind Azulfidineklysmen wirksamer als eine orale Medikation?
3. Ist die Wirksamkeit der peranalen Azulfidinetherapie mit der oralen vergleichbar?
4. Sind Azulfidineklysmen in Kombination mit einer oralen Azulfidinetherapie wirksamer?
5. Sind bei der Therapie mit Azulfidineklysmen Nebenwirkungen aufgetreten?

*Patienten, Methodik und Ergebnisse*

Die klinischen Untersuchungen wurden als zwei getrennte Doppelblindstudien bei mündlich und schriftlich aufgeklärten Patienten während einer Exazerbation des entzündlichen Prozesses durchgeführt. Die Teilnahme war freiwillig.

Alle Patienten erhielten kodiert und randomisiert zur abendlichen rektalen Instillation pro Tag entweder 100 ml einer 3%igen SASP-Suspension oder die gleiche Menge eines äußerlich nicht unterscheidbaren Plazeboklysmas.

Zur Beurteilung des Therapieerfolges bei klinisch, makroskopisch und histologisch gesicherter Colitis ulcerosa wurden folgende Parameter herangezogen:
1. Subjektives Befinden, Stuhlfrequenz und Grad der Blutbeimengungen bei täglicher Protokollierung durch den Patienten.
2. Rektoskopie und Biopsie vor und nach der Behandlung.
3. Koloskopie und Biopsie vor und nach der Behandlung bei rektoskopisch nicht erreichbarer Ausdehnung.
4. Laboruntersuchungen (Diff.-Blutbild, Erythrozyten, Hämoglobin, Blutkörperchensenkungsgeschwindigkeit).

*A. Studie I*

Die erste Studie wurde gemeinsam an der 1. Med. Abt. des Städt. Krankenhauses München-Neuperlach und in unserer Klinik durchgeführt. Die ausführliche Beschreibung dieser Ergebnisse sowie die Erörterung allgemeiner Fragen erfolgt getrennt [1]. Die

**Tabelle 1c.** Studie I: Therapieergebnisse

| Behandlung | Remission oder deutliche Besserung | Unverändert oder verschlechtert |
|---|---|---|
| Azulfidine | 14 | 5 |
| Plazebo | 3 | 11 |
| Signifikanz | $p = 0{,}004$ (Fisher's exact test) | |

Resultate sollen hier nur soweit Erwähnung finden, wie sie zur Beantwortung der eingangs gestellten Fragen unmittelbar beitragen.

Von 40 Patienten, die unter den o. g. Bedingungen 6 Wochen lang behandelt wurden, waren die Ergebnisse von 33 Patienten vor und nach der Behandlung statistisch auswertbar. Die Altersverteilung der Patienten ist in Tabelle 1a, die Krankheitsdauer bei Beginn der Studie in Tabelle 1b zusammengefaßt. Dabei handelte es sich in zehn Fällen um eine Proctitis, 15mal um eine Proctosigmoiditis sowie 8mal um eine Linksseitencolitis.

Bei einer der oralen Medikation (60–80%) vergleichbaren Erfolgsquote von 73% lag die Signifikanz (Fisher's exact test) für die Wirksamkeit der getesteten SASP-Klysmen bei $p = 0{,}004$ (Tabelle 1c).

Hämatologische und gastrointestinale Nebenwirkungen wurden ebensowenig beobachtet wie allergische Reaktionen und anale bzw. perianale Unverträglichkeiten.

Tabelle 2a. Studie II: Patientenkollektiv

| *Patienten* | |
|---|---|
| Gesamt | 23 |
| Auswertbar | 22 |
| Verum | 12 |
| Plazebo | 10 |
| Frauen | 9 |
| Männer | 13 |

Tabelle 2b. Studie II: Altersverteilung

| Alter (Jahre) | Patienten ($n = 22$) |
|---|---|
| 21–30 | 7 |
| 31–40 | 6 |
| 41–50 | 4 |
| 51–60 | 2 |
| 61–70 | 2 |
| 71–80 | 1 |

Tabelle 2c. Studie II: Krankheitsdauer

| Krankheitsdauer bei Beginn der Studie | Patienten ($n = 22$) |
|---|---|
| Bis 1 Jahr | 5 |
| 1–3 Jahre | 8 |
| Über 3 Jahre | 9 |

Tabelle 2d. Studie II: Vorbehandlung

| | Verum | Plazebo |
|---|---|---|
| Azulfidine | 9 | 9 |
| Cortison | 9 | 3 |
| Keine | 1 | 1 |

| | |
|---|---|
| Proctitis | 5 |
| Proctosigmoiditis | 13 |
| Linksseitencolitis | 4 |

**Tabelle 2e.** Studie II: Ausdehnung der Colitis ulcerosa

## B. Studie II

Während in der ersten Studie die ausschließliche Behandlung mit Klysmen untersucht worden ist, wurden in dieser zweiten Studie zusätzlich 3 g Azulfidine/die oral verabreicht. Mit Ausnahme einer Reduzierung des Behandlungs- und Beobachtungszeitraumes auf 3 Wochen sind alle anderen Bedingungen mit jenen der Studie I identisch.

**Tabelle 2f.** Studie II: Therapieerfolg

| Stuhlfrequenz | Verum | | Plazebo | |
|---|---|---|---|---|
| | Vor Therapie | Nach Therapie | Vor Therapie | Nach Therapie |
| 1–2 Stühle | 5 | 8 | 3 | 6 |
| 3–4 Stühle | 3 | 4 | 1 | 2 |
| Über 5 Stühle | 4 | 0 | 6 | 2 |

**Tabelle 2g.** Studie II: Therapieerfolg

| Peranale Blutung | Verum | | Plazebo | |
|---|---|---|---|---|
| | Vor Therapie | Nach Therapie | Vor Therapie | Nach Therapie |
| Keine Blutung | 0 | 10 | 0 | 4 |
| Leichte Blutung | 6 | 2 | 6 | 5 |
| Mittlere Blutung | 5 | 0 | 4 | 1 |
| Schwere Blutung | 1 | 0 | 0 | 0 |

**Tabelle 2h.** Studie II: Histologische Befunde

| | Verum ($n = 12$) | Placebo ($n = 12$) |
|---|---|---|
| Remission | 2 | 1 |
| Deutliche Besserung | 7 | 2 |
| Unverändert | 3 | 4 |
| Verschlechtert | 0 | 3 |

**Tabelle 2i.** Studie II: Therapieergebnisse

| Behandlung | Remission oder deutliche Besserung | Unverändert oder verschlechtert |
|---|---|---|
| Azulfidine | 9 | 3 |
| Plazebo | 3 | 7 |
| Signifikanz | $p = 0{,}046$ (Fisher's exact test) | |

Im Rahmen dieser Studie haben wir 23 Patienten (12mal Verum, 11mal Plazebo) untersucht (Tabelle 2a). Die Altersverteilung der von 22 Patienten auswertbaren Ergebnisse ist in Tabelle 2b, die Krankheitsdauer bei Beginn der Studie in Tabelle 2c zusammengefaßt. Mit zwei Ausnahmen erfolgte sowohl in der Verum- wie auch in der Plazebogruppe jeweils eine Vorbehandlung mit Azulfidine oder Cortison (Tabelle 2d). In fünf Fällen war allein das Rektum, bei 13 Patienten das Rektosigmoid und 4mal die linke Kolonhälfte bei zur linken Flexur endoskopisch-bioptisch entzündlich verändert (Tabelle 2e). Im Hinblick auf die Stuhlfrequenz (Tabelle 2f) wie auch unter Berücksichtigung des Grades der peranalen Blutung (Tabelle 2g) ergibt sich in der Verumgruppe ein deutlich besserer Therapieeffekt. Für die Signifikanzberechnung wurde jedoch auch in dieser Studie der histologische Befund vor und nach der Therapie als Hauptkriterium des Therapieerfolges herangezogen (Tabelle 2h). Unter diesen strengen Kriterien konnte bei einer Erfolgsquote der kombinierten oralen und peranalen Behandlung von 75% ein signifikanter Therapieerfolg ($p = 0,046$) gegenüber der Plazebogruppe nachgewiesen werden (Tabelle 2i). Nebenwirkungen wurden auch in dieser zweiten Studie nicht beobachtet.

*Diskussion*

Zur peranalen Behandlung einer Colitis ulcerosa (Proctitis, Proctosigmoiditis, Linksseitencolitis) standen erstmals von der Industrie hergestellte Salicylazosulphapyridin (SASP)-Klysmen zur Verfügung. Diese wurden in einer Doppelblindstudie in ihrer Effektivität sowie im Hinblick auf Nebenwirkungen als Monotherapie, in Verbindung mit einer oralen SASP-Behandlung sowie im Vergleich zu Plazeboklysmen untersucht.

Die eingangs gestellten Fragen können unter den Bedingungen der beiden mitgeteilten Studien wie folgt beantwortet werden:
1. Azulfidineklysmen sind als Monotherapie wirksam.
2. Azulfidineklysmen sind nicht wirksamer als eine orale Medikation.
3. Die peranale Azulfidinebehandlung ist in ihrer Wirksamkeit mit der oralen vergleichbar, soweit der entzündliche Prozeß proximal bis höchstens zu linken Flexur reicht.
4. Azulfidineklysmen haben in Kombination mit einer oralen Azulfidinetherapie keine sichere Wirksamkeitssteigerung gezeigt.
5. Bei der Behandlung mit Azulfidineklysmen sind im Rahmen des allerdings kurzen Behandlungszeitraumes keinerlei subjektive oder objektive Nebenwirkungen bekannt geworden.

Bei einem Therapieerfolg von 73% unter ausschließlich peranaler Behandlung sowie von 75% bei kombinierter oraler und peranaler Behandlung mit SASP-Klysmen entspricht die Erfolgsquote der alleinigen oralen Therapie, die zwischen 60 und 80% angegeben wird. Bei der Proctitis, Sigmoiditis und der Linksseitencolitis erscheint somit während des akuten Schubes die peranale Behandlung erfolgreich und als Alternative zur oralen Medikation vertretbar.

Dieser Vorteil könnte insbesondere bei Unverträglichkeitserscheinungen einer oralen Behandlung sowie bei Aversionen gegen Tabletteneinnahme nützlich sein. Gegenüber der Behandlung mit Suppositorien, die oftmals innerhalb kürzester Zeit durch Stuhldrang wieder ausgeschieden werden, ist durch Einsatz von Klysmen ein besserer Verteilungsgrad der Wirksubstanz auf der Schleimhaut nach proximal bis zur linken Flexur hin anzunehmen. Die rektale Instillation sollte zweckmäßigerweise vor dem Schlafengehen durchgeführt werden, um während der Nacht möglichst lange Einwirkungszeiten zu haben. Die in diesen Studien kontrollierten Laborwerte ergaben keine signifikanten Unterschiede, wenn man von einer Besserung des roten Blutbildes durch Sistieren der Blutungen absieht. Mögliche Unterschiede des Therapieerfolges bei der Proctitis, Proctisigmoiditis und der Linksseitencolitis waren aufgrund der beschränkten Fallzahl nicht herauszuarbeiten[1]. Hierzu, sowie zu Dosierungsfragen und Applikationsformen einer Langzeitbehandlung müssen weitere Studien durchgeführt werden.

*Zusammenfassung*

Zur Frage der Wirksamkeit und möglicher Nebenwirkungen wurden zwei Doppelblindstudien mit 3%igen Salicylazosulphapyridinklysmen sowie einer entsprechenden Plazebogruppe durchgeführt. In einer ersten Studie mit einer ausschließlichen peranalen Monotherapie betrug die Erfolgsquote 73%, in einer zweiten Studie mit einer kombinierten oralen und peranalen Medikation 75%. Damit ist die Wirksamkeit peranaler Darreichungsformen mit einer oralen Medikation vergleichbar. Nebenwirkungen wurden in dem Beobachtungszeitraum dieser Studie in keinem Fall beobachtet.

*Literatur*

1. Frimberger E, Frühmorgen P, Kühner W, Ottenjann R (1980) Salizylazosulfapyridin-Klysmen bei akuter linksseitiger Colitis ulcerosa. Ergebnisse einer Doppelblindstudie über ein neues Behandlungsprinzip. Münch Med Wochenschr 36: 1233 – 2. Miller B (1977) Wirkung und Nebenwirkungen der Therapie mit Salizylazosulfapyridin. In: Kremer K, Kivelitz H (Hrsg) Celitis ulcerosa. Thieme, Stuttgart, S 71 – 3. Moertel CG, Bargen JA (1959) A critical analysis of the use of salicylazosulfapyridin in chronic ulcerative colitis. Ann Intern Med 51: 789 – 4. Morrison LM (1953) Medical treatment of chronic ulcerative colitis. JAMA 153: 1580 – 5. Möller C, Kiviluoto O, Santavirta S, Holtz A (1978) Local treatment of ulcerative proctitis with salicylazosulphapyridine (Salazopyrin) enema. Clin Trials J (Lond) 15: 199 – 6. Schulz U, Hanke P, Seige K (1973) Über die rektale Wirkung von Salazopyrin bei Colitis ulcerosa im doppelten Blindversuch. Wien Z Inn Med Grenzgeb 54: 185 – 7. Serebro H, Kay S, Javett S, Abrahams C (1977) Sulphasalzine rectal enemas: topical method of inducing remission of active ulcerative colitis affecting rectum and descending colon. Br Med J 12: 1264 – 8. Svartz N (1968) Treatment of ulcerative colitis with Salazopyrin. Int Surg 50: 421 – 9. Watkinson G (1961) Medical management of ulcerative colitis. Br Med J 1: 147 – 10. Watkinson G (1968) The medical treatment of ulcerative colitis. Postgrad Med J 44: 696 – 11. Watkinson G (1968) Ulcerative colitis. In: Goligher JC et al. (ed) Bailliére, Tindall and Cassell, London, pp 207–208


Buscher, H.-P., Abberger, H., Fuchte, K., Kurz, G., Gerok, W.
(Abt. Gastroenterologie, Med. Klinik II und Chemisches Laboratorium, Lehrstuhl Biochemie der Univ. Freiburg)
## Lokalisation und Identifizierung von Proteinen des Transports und des Stoffwechsels von Gallensäuren

Bei allen cholestatischen Lebererkrankungen spielen Gallensäuren eine hervorragende Rolle, teilweise als kausales, in jedem Fall als ein wesentliches pathogenetisches Prinzip. Der amphiphile Charakter der Gallensäuren und ihre darauf beruhende Detergenzwirkung müßten sowohl eine Beeinflussung enzymatischer Reaktionen als auch eine Schädigung lipidhaltiger Strukturen bewirken. Es ist daher anzunehmen, daß Gallen-

---

[1] In der Verumgruppe befanden sich unter den zwei Patienten, die in eine Remission kamen, eine Proctitis und eine Linksseitencolitis. Unter den sieben deutlich gebesserten Befunden befanden sich eine Proctitis und sechsmal eine Proctosigmoiditis, unter den drei unveränderten Befunden eine Proctitis und zweimal eine Linksseitencolitis

säuren nicht nur bei ihrem Transport im Blut [1], sondern auch bei ihrem transzellulären Transport im Hepatozyten an Trägermoleküle gebunden vorliegen.

Zu den intrazellulär gallensäurebindenden Molekülen gehören sowohl Enzyme des Gallensäurestoffwechsels als auch hypothetische Carrierproteine. Während konjugierte Gallensäuren nach ihrer Aufnahme in die Leberzelle unverändert in die Galle ausgeschieden werden, werden unkonjugierte Gallensäuren vor ihrer Ausscheidung quantitativ mit Glycin oder Taurin konjugiert. Wenn diese enzymatische Konjugation nicht an der sinusseitigen Leberzellmembran vor sich geht, muß diskutiert werden, ob nicht konjugierte und unkonjugierte Gallensäuren intrazellulär unterschiedliche Transportwege benutzen.

Um eindeutig festzustellen, wo die enzymatische Konjugation der Gallensäuren stattfindet, ob an der Leberzelloberfläche, in ihrer Nähe oder im Zellinneren, wurden die konjugierenden Enzyme, die Hydroxycholansäure : CoASH Ligase (E.C. 6.2.1.7) und die Hydroxycholanoyl-SCoA: Akzeptor N-Hydroxycholanoyltransferase (E.C. 2.3.1.?) untersucht. Während die Ligase, ein partikelgebundenes Enzym, bisher nach Solubilisierung erst etwa 20fach angereichert werden konnte, wurde die Transferase, die den zweiten Schritt der Konjugation katalysiert, aus Rattenleber isoliert. Sie wurde etwa 1000fach angereichert und ist nach allen Kriterien einheitlich. Ihr Molekulargewicht beträgt 86 000, das ihrer beiden Untereinheiten je 43 000. Der isoelektrische Punkt liegt bei pH 7,0. Das Enzym katalysiert eine Zweisubstratreaktion. Gallensäuren, die in der vorangehenden Ligasereaktion durch Coenzym A aktiviert werden, dienen als Donoren, Taurin ($K_M$ = 0,4 mM) und Glycin ($K_M$ = 40 mM) als Akzeptoren. Das Produkt der Reaktion bewirkt eine deutliche Hemmung des Enzyms. Die Hemmkonstante $K_i$ für Taurocholat liegt mit 0,7 mM niedriger als die Michaelis-Konstante für das führende Substrat Cholyl-CoA mit 1 mM. Dies besagt, daß das Enzym bereits unter physiologischen Verhältnissen in seiner Aktivität gehemmt sein müßte, da mehr konjugierte als unkonjugierte Gallensäuren im enterohepatischen Kreislauf zur Leber rezirkulieren [2]. Es werden jedoch selbst geringe Mengen radioaktiven Cholats in Gegenwart eines Überschusses von Taurocholat ohne Verzögerung konjugiert in die

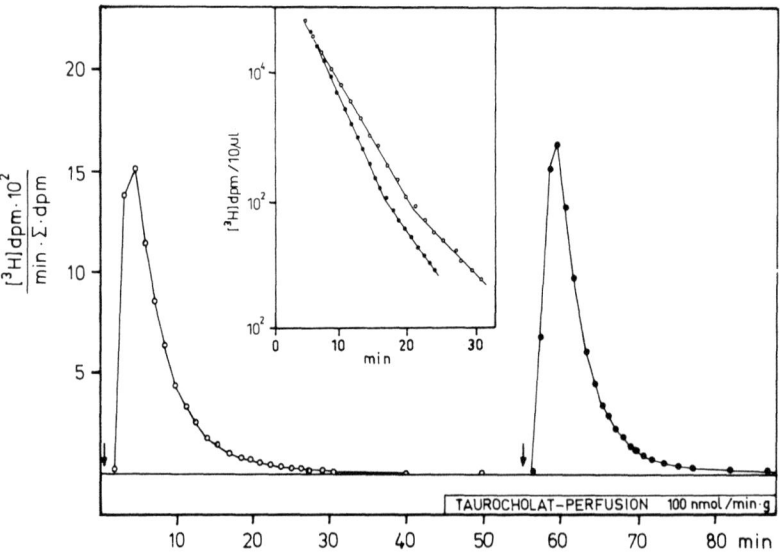

**Abb. 1a.** Ausscheidungskurven von $^{14}$C-Cholat nach Applikation in eine periphere Mesenterialvene. Rechts Ausscheidungskurve unter gleichzeitiger Taurocholatinfusion über eine Femoralvene. Im Einschub die halblogarithmische Darstellung der beiden Ausscheidungskinetiken

Ein Sack Ballast für gute Verdauung.

Viele Verdauungsbeschwerden haben ihren Ursprung in der „modernen" Ernährung. Unsere Nahrung enthält zwar alle notwendigen Nährstoffe, die unverdaulichen Faserstoffe aber fehlen unseren Nahrungsmitteln weitgehend. Und gerade diese Ballaststoffe sind für die geregelte Verdauung wichtig.

Dr. Kousa Weizen-Kleie ist reich an Faserstoffen. Schon 15-30 g Dr. Kousa Weizen-Kleie täglich bewirken eine Auflockerung des Stuhls und die Vergrößerung des Stuhlvolumens. Dadurch wird die Darmperistaltik angeregt, die Darmpassage beschleunigt: Die Verdauung wird auf natürliche Weise reguliert – Laxantien werden überflüssig.

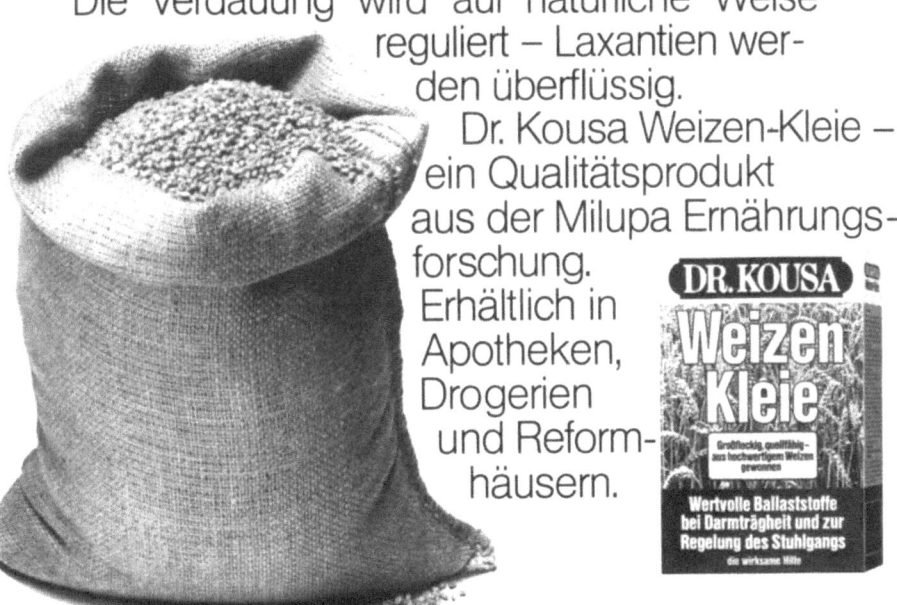

Dr. Kousa Weizen-Kleie – ein Qualitätsprodukt aus der Milupa Ernährungsforschung. Erhältlich in Apotheken, Drogerien und Reformhäusern.

# Interdisziplinäre Gastroenterologie

Herausgeber: J.R. Siewert, A.L. Blum

## Refluxtherapie

Gastrooesophageale Refluxkrankheit: Konservative und operative Therapie

Herausgeber: A.L. Blum, J.R. Siewert

Unter Mitarbeit zahlreicher Fachwissenschaftler

1981. 182 zum Teil farbige Abbildungen. XXIX, 549 Seiten. DM 68,–
ISBN 3-540-10179-9

**Inhaltsübersicht:** Grundlagen. – Prinzipien der konservativen Therapie. – Prinzipien operativer Therapie. – Praktische Therapie. – Sachverzeichnis.

Dieses Buch ist nach **Ulcus-Therapie** und **Postoperative Syndrome** der dritte Folgeband der Reihe **Interdisziplinäre Gastroenterologie**. Die gastrooesophageale Refluxkrankheit ist eine sehr häufige, aber immer noch weithin unbekannte und in ihrer Relevanz oft unterschätzte Erkrankung.

In diesem Buch wird das bislang erarbeitete Wissen über diese Krankheit verständlich dargestellt und ein praktikables Konzept konservativer und operativer Therapie in gemeinsamer Diskussion zwischen Internisten und Chirurgen entwickelt. Das Buch ist deshalb für alle Ärzte ein wertvoller Ratgeber.

## Ulcus-Therapie

Ulcus ventriculi und duodeni: Konservative und operative Therapie

Herausgeber: A.L. Blum, J.R. Siewert

Mit Beiträgen zahlreicher Fachwissenschaftler

1978. 104 Abbildungen, 62 Tabellen. XXV, 409 Seiten. DM 36,–
ISBN 3-540-08742-7

Die Therapie des Gastroduodenal-Ulcus hat sich in den letzten Jahren entscheidend geändert. Fast gleichzeitig sind neue Wege in der konservativen und operativen Behandlung beschritten worden. Die Ergebnisse sind noch widersprüchlich, alte scheinbar gesicherte Prinzipien jedoch schon in Frage gestellt. Eine neue Standortbestimmung ist somit notwendig geworden.
Dieser Aufgabe hat sich erstmals eine Gruppe von Gastroenterologen aus Klinik und Forschung gemeinsam gestellt.

## Postoperative Syndrome

Herausgeber: J.R. Siewert, A.L. Blum

Unter Mitarbeit zahlreicher Fachwissenschaftler

1980. 45 Abbildungen, 50 Tabellen. XXII, 385 Seiten. DM 46,–
ISBN 3-540-09137-8

Mit der wachsenden Bedeutung der organ- und funktionserhaltenden Chirurgie in der Gastroenterologie rücken auch die postoperativen Syndrome in den Mittelpunkt. In diesem Buch werden entsprechend ihrer praktischen Bedeutung sowohl solche Syndrome behandelt, die als unvermeidliche Folgen eines Eingriffes angesehen werden müssen, als auch solche, die bei richtiger Indikation und Technik vermieden werden können. Dabei liegt der Schwerpunkt vor allem auf den lange anhaltenden Störungen.

Die Reihe wird fortgesetzt

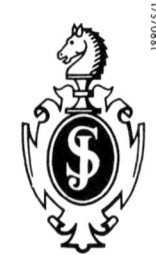

# Springer-Verlag Berlin Heidelberg New York

Galle ausgeschieden (Abb. 1). Daher ist anzunehmen, daß Taurocholat die Transferase in vivo nicht hemmt, also nicht an den Ort der Konjugation gelangt.

Um die intrahepatische und intrazelluläre Lokalisation der Hydroxycholanoyltransferase zu untersuchen, wurden Antikörper gegen das gereinigte Enzym gewonnen und zur direkten und indirekten Fluoreszenzmikroskopie verwendet. Das Enzym findet sich hierbei im Leberschnitt ausschließlich in Hepatozyten und nicht in Kupfferschen Sternzellen oder Endothelzellen. Innerhalb der Hepatozyten ist die Transferase in partikulären Strukturen angeordnet, wobei die Partikel nicht ganz gleichmäßig über die ganze Zelle verteilt sind und den Kern aussparen.

Die Lokalisation der Hydroxycholanoyltransferase und ihre Hemmbarkeit durch konjugierte Gallensäuren legen daher eine Aufzweigung des Transportweges für konjugierte und unkonjugierte Gallensäuren im Hepatozyten nahe.

3β-Azido-Derivat

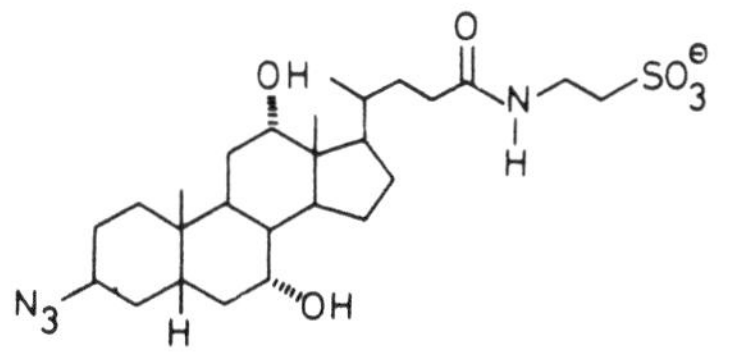

(3β-Azido-7α,12α-dihydroxy-5β-cholan-24-oyl)-2-aminoethansulfonat

7,7-Azo-Derivat

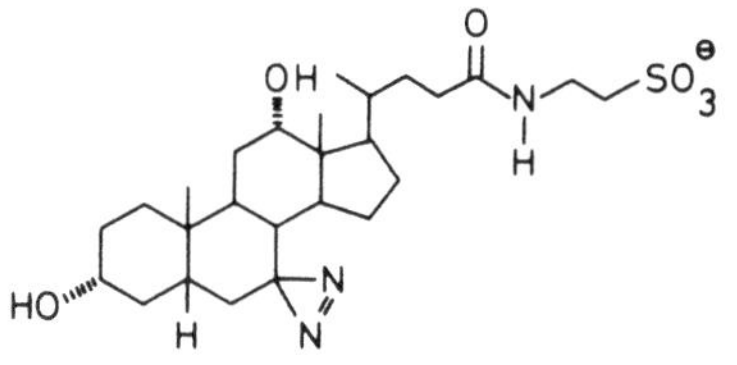

(7,7-Azo-3α,12α-dihydroxy-5β-cholan-24-oyl)-2-aminoethansulfonat

11-Azido-12-oxo-Derivat

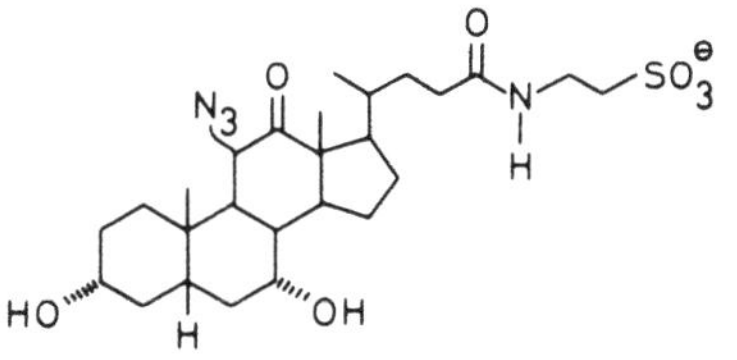

(11-Azido-12-oxo-3α,7α-dihydroxy-5β-cholan-24-oyl)-2-aminoethansulfonat

**Abb. 1b.** Photolabile gallensäureanaloge Derivate, taurinkonjugiert

Die Frage, ob für konjugierte und unkonjugierte Gallensäuren auch unterschiedliche Bindungsproteine intrazellulär vorliegen, wurde durch Photoaffinitätsmarkierung untersucht. Für diese Untersuchungen wurden in die Gallensäuren photolabile Seitengruppen eingeführt, die bei Bestrahlung mit Licht bestimmter Wellenlängen zerfallen. Die entstehenden Carbene oder Nitrene können kovalente Bindungen zu Nachbarmolekülen eingehen. Wenn das Gallensäurederivat radioaktiv angeboten wird, läßt sich die Radioaktivität auf diese Weise in gallensäurebindenden Molekülen wiederfinden, welche auf diese Weise identifizierbar und untersuchbar werden. Als photolabile gallensäureanaloge Derivate wurden das 3-beta-Azido-, das 7,7-Azo- und das 11-Azido-12-oxo-Derivat der Cholsäure und deren Taurinkonjugate verwendet (Abb. 2a).

Sowohl die unkonjugierten als auch die konjugierten photolabilen Derivate verhalten sich in allen Untersuchungen wie physiologische Gallensäuren. Im Ganztierversuch werden sie rasch und vollständig durch die Galle ausgeschieden. Die konjugierten Derivate bleiben unverändert, die unkonjugierten werden konjugiert. Die Aufnahme dieser Verbindungen in isolierte Leberzellen wird durch physiologische Gallensäuren

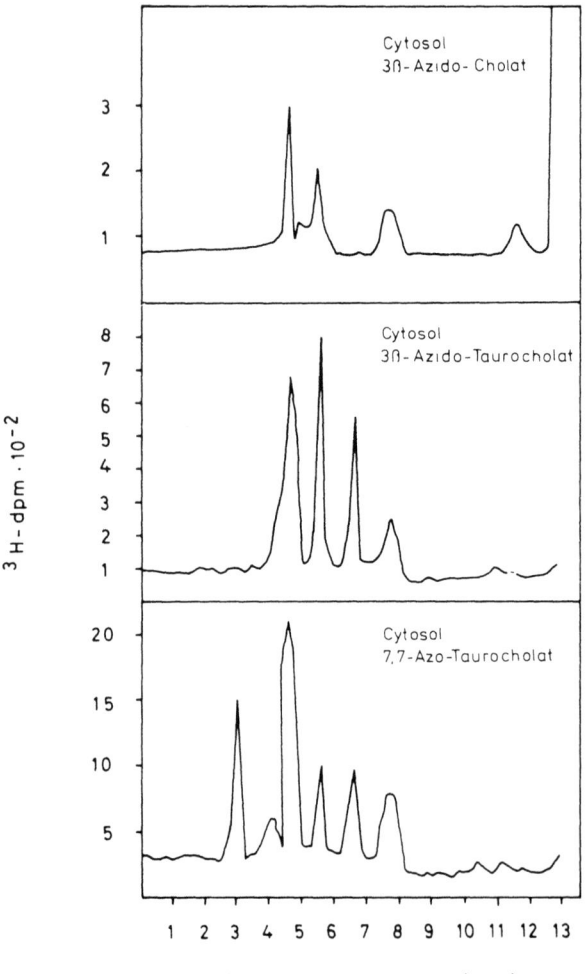

**Abb. 1c.** Radioaktivitätsverteilung der durch Photoaffinität mit radioaktiven Gallensäurederivaten markierten Polypeptide des Leberzytosols in SDS-Gelelektrophoresen (Start links). *Untere beiden Kurven:* Markierung mit konjugierten Derivaten; *obere Kurve:* Markierung mit unkonjugiertem Derivat

gehemmt. Damit ist ihre Brauchbarkeit zur Identifizierung von Bindungsproteinen und Transportsystemen nachgewiesen.

Intrazelluläre Transportsysteme müssen löslich sein. Es wurde daher die Photoaffinitätsmarkierung des Leberzytosols und auch lebensfähiger isolierter Hepatozyten durchgeführt und jeweils die markierten löslichen Polypeptide identifiziert. Die Photoaffinitätsmarkierung von partikelfreiem Leberzytosol mit taurinkonjugierten photolabilen Gallensäurederivaten führt zu einer vorwiegenden Markierung von vier bis fünf Polypeptiden (Abb. 2b). Das Molekulargewicht (MW) dieser Polypeptide beträgt 67 000, 43 000, 39 000, 32 000 und 25 000. Die Photoaffinitätsmarkierung mit unkonjugierten Derivaten ergibt prinzipiell eine Markierung der gleichen Polypeptide. Jedoch wird zusätzlich ein weiteres kleines mit dem Molekulargewicht von etwa 15 000 markiert. Von diesen Polypeptiden wurden bisher durch spezifische Immunpräzipitation dasjenige mit dem MW 67 000 als Albumin oder eine seiner Vorstufen, das mit dem MW 43 000 als Untereinheit der Hydroxycholanoyltransferase und das mit dem MV 25 000 als Untereinheit des Ligandins identifiziert. Das Polypeptid mit dem MW 32 000 stellt die Untereinheit eines bisher unbekannten Proteins dar, wahrscheinlich eines Enzyms. Damit können Ligandin und auch die Polypeptide mit dem MW 39 000 und 15 000 am intrazellulären Transport von Gallensäuren beteiligt sein. Das kleine Polypeptid mit dem MW 15 000 wird bei Photoaffinitätsmarkierung an lebenden isolierten Hepatozyten besonders hoch und auch durch konjugierte Derivate markiert. Es läßt sich daher vermuten, daß ihm eine besondere Bedeutung im intrazellulären Gallensäuretransport zukommt.

*Zusammenfassung*

1. Die Hydroxycholanoyltransferase wurde aus Rattenleber isoliert, charakterisiert und fluoreszenzmikroskopisch in Hepatozyten in partikulären Strukturen lokalisiert. Sie wird durch ihr Reaktionsprodukt gehemmt.
2. Durch Photoaffinitätsmarkierung mit gallensäureanalogen photolabilen Substanzen wurden zytosolische gallensäurebindende Polypeptide identifiziert. Von ihnen wurden bisher Albumin oder eine seiner Vorstufen, die Hydroxycholanoyltransferase und Ligandin identifiziert.
3. Durch Photoaffinitätsmarkierung an isolierten Hepatozyten wurde für das Polypeptid mit dem MW 15 000 eine wesentliche Funktion im intrazellulären Gallensäuretransport wahrscheinlich gemacht.
4. Alle Ergebnisse stehen im Einklang mit der Annahme, daß im Hepatozyten konjugierte und unkonjugierte Gallensäuren unterschiedliche Transportwege benutzen.

*Literatur*

1. Kramer W, Buscher H-P, Gerok W, Kurz G (1979) Bile salt binding to serum components. Eur J Biochem 102: 1–9 – 2. Cronholm T, Sjövall J (1967) Bile acids in portal blood of rats fed different diets and cholestyramin. Eur J Biochem 2: 375–383


Bandomer, G., Begemann, F., Krüger, W. (I. Med. Univ.-Klinik),
Schumpelick, V. (Chirurg. Univ.-Klinik Hamburg)
**Lokale Lithogenität bei akuter Cholezystitis**

Initialfaktor der Cholesterinlithogenese ist die cholesterinübersättigte („lithogene") Lebergalle. Die Cholezystitis oder sonstige lokale Einwirkungen im Gallenblasenmilieu gelten hingegen nur als modifizierende Kofaktoren für spätere Steinreifungsstadien (z. B. Insudation saurer Mukoproteine als Kristallisationsnidus oder Aggregationsmatrix etc.).

Wenig ist darüber bekannt, ob sich im Rahmen einer Cholezystitis die von Gallensäuren und Phospholipiden abhängige biliäre Cholesterinlöslichkeit im entzündlichen Gallenblasenmilieu verändert, z. B. durch lokale Rückresorption oder Metabolisierung der genannten Lipide.

Diese Fragestellung sollte in vergleichenden Untersuchungen an Leber- und Blasengalle von Patienten mit akuter und chronischer Cholezystitis sowie Kontrollpatienten geklärt werden.

*Untersuchungen*

Im Rahmen einer Cholezystektomie wurde bei folgenden Gruppen Blasen- und Choledochus (Leber)-Galle gewonnen:
I. Neun Patienten mit steinbedingter akuter Cholezystitis (9 ♀, Alter: 68 ± 8,5 Jahre).
II. Neun entsprechende Patienten mit chronischer Cholezystitis (8 ♀, 53 ± 15 Jahre).
III. Sieben Kontrollpatienten ohne Cholelithiasis oder Cholezystitis (5 ♀, 46 ± 25 Jahre) mit Laparatomie wegen Pankreaskarzinom (Whipple-Op., viermal), Leberzyste (einmal), Nierenspendersituation (zweimal). Die Diagnose einer akuten oder chronischen Cholezystitis stützte sich auf klinische und intraoperativ makroskopische Kriterien. In Gruppe I fanden sich nach vorläufiger röntgenologischer und makroskopischer Bewertung sechs Cholesterin- und drei Mischsteine, in Gruppe II sieben Cholesterin- und zwei Mischsteine. Die Galleproben wurden unmittelbar nach Entnahme im Folch-Extrakt aufgenommen zur anschließenden enzymatischen Gallensäuren- und kolorimetrischen Cholesterin-/Phospholipidbestimmung. Zur differenzierten (Lyso)-Lezithinanalyse diente eine vorherige DC-Trennung.

*Ergebnisse*

Die Lipidwerte aus Leber- und Blasengalle aller Kollektive sind in Abb. 1 zusammengefaßt. Die akute Cholezystitis führt in der *Blasengalle* zu einem erheblichen Abfall der Gallensäurekonzentration auf durchschnittlich 12 µmol/ml ($\triangleq$ 12,5 bzw. 9,4%) gegenüber 96 bzw. 127 µmol/ml bei chronischer Cholezystitis bzw. bei Kontrollen ($p < 0,01$). Ähnlich oder geringer ($p < 0,05$) fallen die Cholesterinwerte auf 5 µmol/ml ($\triangleq$ 12,8 bzw. 25%) gegenüber 39 bzw. 20 µmol/ml und die Gesamtphospholipide auf 7 µmol/ml ($\triangleq$ 16,3 bzw. 18,9%) gegenüber 43 bzw. 37 µmol/ml Blasengalle. Gemessen an den Kontrollwerten, resultiert daraus eine dissoziierte Verminderung der Blasengallenlipide bei akuter Cholezystitis mit vorrangiger Beeinträchtigung des Gallensäuregehaltes.

Die *Lebergalle* bietet hingegen geringere Unterschiede; insbesondere fehlen signifikante Differenzen zwischen akuter und chronischer Cholezystitis bei allen drei Lipidkonzentrationen.

Vergleicht man darüber hinaus den Lipidgehalt von Leber- und Blasengalle innerhalb eines jeden Kollektivs, so manifestiert sich die physiologische Konzentrationsfunktion der Gallenblase bei Kontrollen und auch bei Patienten mit chronischer Cholezystitis anhand durchschnittlich 1,3–2,9fach höherer Gallensäuren-, Cholesterin- und Phospholipidkonzentrationen; hingegen ist bei akuter Cholezystitis ein entsprechender Abfall im Gallenblasenmilieu um 57,34 und 39% zu beobachten. Zugleich läßt auch dieser Vergleich bei akuter Cholezystitis eine dissoziierte Lipidreduktion der Blasengalle erkennen, die besonders die Gallensäuren betrifft.

Die konventionelle Berechnung des lithogenen Index [Thomas und Hofmann (1973) Gastroenterology 65: 698] aus den Durchschnittswerten von Abb. 1 ergibt für Lebergalle (hier nicht detailliert dargestellt) und Blasengalle (s. Tabelle 1) erwartungsgemäß

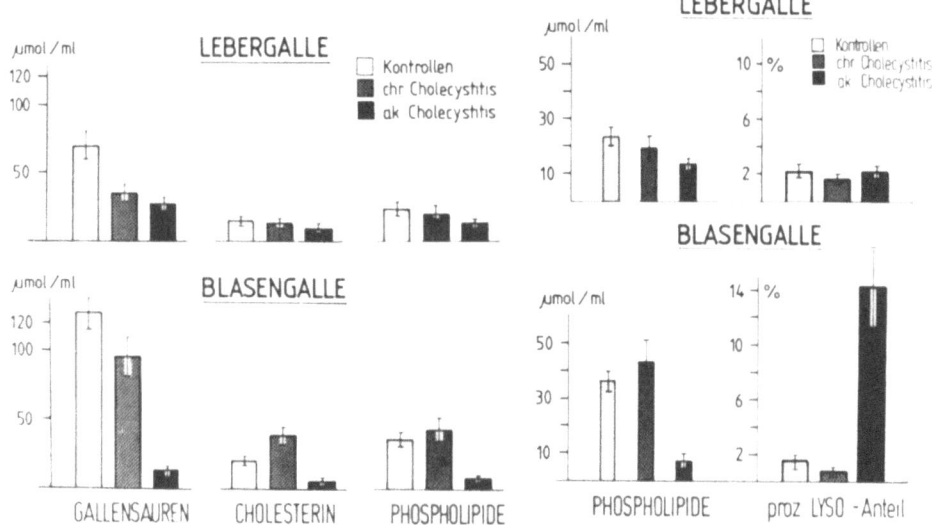

Abb. 1. Biliäre Lipide bei akuter und chronischer Cholezystitis (s. Text)

niedrigere Werte im Kontrollkollektiv (keine Cholelithiasis). Steinträger mit akuter und chronischer Cholezystitis weisen bei durchschnittlichen Indexwerten von 2,75 bzw. 2,32 eine hohe Cholesterinübersättigung auf; beide Kollektive differieren nicht signifikant.

Diese konventionelle Lithogenitätsberechnung bedingt jedoch, wie nachstehend näher erläutert, eine grobe Fehlschätzung der wahren Cholesterinübersättigung unter den besonderen Bedingungen der akuten Cholezystitis, d. h. 1. einer veränderten biliären Phospholipidzusammensetzung, 2. einer verminderten biliären Gesamtlipidkonzentration:

1. Phospholipidspektrum (s. Abb. 1, *rechts*): Die differenzierte Analyse der biliären Glyzerophosphatide ergibt in der Lebergalle, wie vermutet, einen prozentualen Lysolezithinanteil um 2% in allen drei Kollektiven. In ähnlicher Größenordnung liegen diese Werte in der Blasengalle bei Kontrollen und bei chronischer Cholezystitis. Hingegen steigt der prozentuale Lysolezithinanteil bei akuter Cholezystitis hochsignifikant ($p < 0,001$) auf durchschnittlich 14,3% an. Das unter diesen Bedingungen ohnehin verminderte biliäre Lezithin hat sich daher im Blasenmilieu zusätzlich noch vermehrt zu Lysolezithin umgewandelt. Dieses Hydrolyseprodukt besitzt jedoch gegenüber Lezithin ein um 60% geringeres Cholesterinlösungsvermögen [Neiderhiser et al. (1973) J Lab Clin

Tabelle 1. Korrigierte Lithogenität unter Berücksichtigung der biliären Gesamtlipidkonzentration

|  | Gallelipide (g/dl ± SEM) | Cholesterinanteil (rel.-%) | Korrigierte Cholesterinlöslichkeit (rel.-%) | Konventioneller lithogener Index | Korrigierter lithogener Index |
|---|---|---|---|---|---|
| Akute Cholezystitis | 1,16 ± 0,34 | 16,7 | 1,6 | 2,75 | 10,4 |
| Chronische Cholezystitis | 8,64 ± 1,39 | 17,4 | 7,8 | 2,32 | 2,23 |
| Kontrollen | 8,89 ± 0,91 | 8,56 | 8,1 | 1,07 | 1,06 |

Med 82:891], so daß sich unter den gegebenen Bedingungen allein durch diese Metabolisierung eine Zunahme der Cholesterinübersättigung von ca. knapp 10% bei akuter Cholezystitis schätzen läßt.

2. Der Gesamtlipidkonzentration in der Blasengalle (Gallensäuren + Cholesterin + Phospholipide) kommt in diesem Zusammenhang noch größere Bedeutung zu (s. Tabelle 1).

Unter Zugrundelegung der Werte aus Abb. 1 einschließlich Berücksichtigung der molaren Relation einzelner Gallensäuren und ihrer Konjugate ergibt sich bei Kontrollen und chronischer Cholezystitis eine vergleichbare Gesamtlipidkonzentration von durchschnittlich 8,89 bzw. 8,64 g/dl Blasengalle. Hingegen findet sich bei akuter Cholezystitis ein hochsignifikant geringerer Gesamtlipidgehalt von durchschnittlich 1,16 g/dl ($p < 0,001$). Eine derartig drastisch reduzierte Gesamtlipidkonzentration bedingt nach einschlägigen Phasendiagrammen von Carey und Small (1978) (J Clin Invest 57: 998) eine erhebliche Reduktion der Cholesterinsättigungsgrenze auf 1,6 rel. % unter den gegebenen Gallensäuren- und Phospholipidkonzentrationen. Daher ergibt sich aus dem vorliegenden mittleren Cholesterinanteil von 16,7 rel. % bei akuter Cholezystitis ein korrigierter durchschnittlicher lithogener Index von 10,4 anstelle des erheblich niedrigeren Wertes von 2,75 bei konventioneller Berechnungsweise.

Hingegen führt eine entsprechende Berücksichtigung der biliären Gesamtlipidkonzentration zu keiner nennenswerten Korrektur der biliären Lithogenität bei chronischer Cholezystitis bzw. bei Kontrollen.

*Schlußfolgerungen*

Bei steinbedingter akuter Cholezystitis sinkt die biliäre Gesamtlipidkonzentration der Blasengalle aufgrund eines verminderten Konzentrationsvermögens der Gallenblasenwand sowie einer partiell bevorzugten Rückresorption einzelner Lipidanteile. Hinzu kommt eine vermehrte Hydrolyse von Lezithin zu Lysolezithin im entzündlich veränderten Gallenblasenmilieu. Beide Mechanismen zusammen führen zu einer erheblichen lokalen Minderung der Cholesterinlöslichkeit, die aus der konventionellen Berechnung des „lithogenen Index" nicht zu erkennen ist.

Die akute Cholezystitis ist somit nicht nur ein unspezifisch modifizierender Kofaktor für spätere Steinreifungsstadien, sondern ein eigenständiger lokaler Lithogenitätsfaktor der Cholesterinsteinbildung. Hier liegt u. a. eine mögliche Erklärung für die Pathogenese von Konkrementen mit Pigmentkern und Cholesterinschale.

Raedsch, R., Stiehl, A., Götz, R., Walker, S., Czygan, P., Kommerell, B.
(Med. Univ.-Klinik Heidelberg)
**Auflösungsraten von Cholesteringallensteinen durch Cholsäure, Cheno, Urso und Cheno-Urso in vitro**

Chenodesoxycholsäure und Ursodesoxycholsäure werden beide erfolgreich bei der konservativen Behandlung des Cholesteringallensteinleidens eingesetzt. Unter einer oralen Behandlung mit Chenodesoxycholsäure steigt der prozentuale Anteil dieser Gallensäure an den Gesamtgallensäuren in der Galle dosisabhängig bis auf 90% an. Unter einer oralen Behandlung mit Ursodesoxycholsäure steigt der Anteil dieser Gallensäure in der Galle bis auf über 60% an, wobei Ursodesoxycholsäure überwiegend als Glyzinkonjugat in der Galle vorliegt [1].

Glyko-Ursodesoxycholsäure besitzt nur ein sehr geringes Auflösungsvermögen für Cholesterin verglichen mit den Konjugaten der Chenodesoxycholsäure [2]. Andererseits ist nach Untersuchungen von Carey die mit Ursodesoxycholsäure gebildete Mizelle möglicherweise kleiner als die Chenodesoxycholsäuremizelle und ursodesoxycholsäurereiche Lösungen sind in der Lage, über ihr Löslichkeitsvermögen für Cholesterin hinaus Cholesterinkristalle als sogenannte „flüssige Kristalle" aus Cholesteringallensteinen herauszulösen [3]. Beide Faktoren könnten die Cholesteringallensteinauflösung beschleunigen.

Um die Frage zu klären, welchen Einfluß hohe Ursodesoxycholsäurekonzentrationen, wie sie unter Ursodesoxycholsäurebehandlung in der Galle auftreten können, auf die Auflösung von Cholesteringallensteinen haben, untersuchten wir die Auflösungsraten von Gallensteinen in verschiedenen Gallensäurenlösungen in vitro.

Je vier Cholesteringallensteine wurden in je 4 ml einer 100 mM wäßrigen Gallensäurenlösung bei 37° C im schüttelnden Wasserbad inkubiert. Die Versuchsdauer betrug 4 Monate oder bis zur vollständigen Steinauflösung. Die verglichenen Gallensäurenlösungen waren: 100 mM Cholsäure, 100 mM Glyko-Chenodesoxycholsäure, 60 mM Glyko-Ursodesoxycholsäure plus 40 mM Glyko-Chenodesoxycholsäure, 80 mM Glyko-Ursodesoxycholsäure plus 20 mM Glyko-Chenodesoxycholsäure und 100 mM Glyko-Ursodesoxycholsäure. Das Inkubationsmedium wurde täglich erneuert und das darin gelöste Cholesterin analysiert. Tägliche Kontrollen von Gewicht und Durchmesser der Gallensteine wurden durchgeführt.

100 mM Cholsäure und 100 mM Glyko-Chenodesoxycholsäure lösten mit etwa 1,2 mg täglich gleichermaßen gut Cholesterin aus den Gallensteinen heraus. Mit steigenden Ursodesoxycholsäurekonzentrationen nahm die Cholesterinauflösung steil ab. Glyko-Ursodesoxycholsäure alleine löste nur etwa 10% des durch Cholsäure und Glyko-Chenodesoxycholsäure gelösten Cholesterins (Abb. 1). Entsprechend war die tägliche Gewichtsabnahme der Steine in Cholsäure mit 2,0 ± 0,07 mg und in 100 mM Glyko-Chenodesoxycholsäure mit 1,2 ± 0,1 mg am größten und in Glyko-Ursodesoxycholsäure alleine mit 0,1 ± 0,02 mg sehr gering. Komplette Steinauflösung erfolgte während der Beobachtungszeit von 4 Monaten nur durch Cholsäure in 14,2 und 100 mM

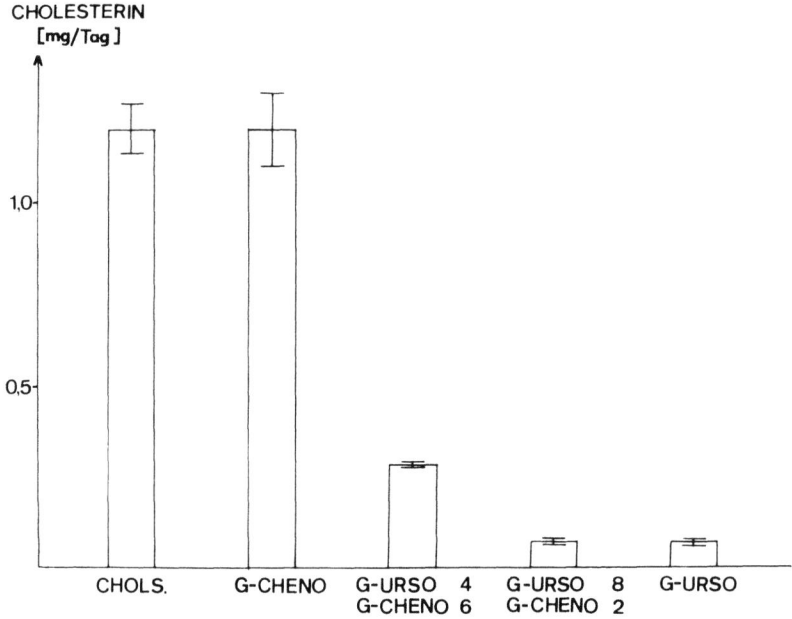

**Abb. 1.** Tägliche Cholesterinauflösung aus Gallensteinen in 100 mM wäßrigen Gallensäurenlösungen

Glyko-Chenodesoxycholsäure in 12,3 Wochen. Die Kinetik der Cholesterinauflösung aus den Steinen und der Gewichtsabnahme der Steine verlief linear. Im Gegensatz dazu verlief die Abnahme des Steindurchmessers nicht linear. Die Verkleinerung des Steindurchmessers erfolgte über lange Zeit nur langsam und beschleunigte sich in der letzten Phase der Steinauflösung. Dieses Verhalten mag durch die Steinstruktur erklärt sein, wobei zunächst Cholesterin aus einem Gerüstwerk herausgelöst wird und dieses Gerüst schließlich zusammenbricht. Dieses Verhalten des Steindurchmessers muß berücksichtigt werden, wenn der Erfolg einer konservativen Gallensteinbehandlung nach der Abnahme des Steindurchmessers im Röntgenbild beurteilt wird. Auch bei zunächst langsam erfolgender Steinverkleinerung kann eine erfolgreiche Auflösung erreicht werden.

Unsere Untersuchungen zeigen, daß steigende Konzentrationen von Glyko-Ursodesoxycholsäure die Gallensteinauflösung verzögern. Die kleinere Mizellengröße von Ursodesoxycholsäure und die Fähigkeit, „flüssige Kristalle" zu bilden, bewirken keine Verbesserung der Gallensteinauflösung gegenüber Chenodesoxycholsäure. Die guten Erfolge einer oralen Ursodesoxycholsäurebehandlung bei der Gallensteinauflösung beruhen offensichtlich auf der wirksamen Senkung des biliären Cholesterins. Hohe orale Dosen von Ursodesoxycholsäure, welche zu einer hohen Konzentration von Ursodesoxycholsäure in der Galle führen, können die Steinauflösung verzögern.

*Literatur*

1. Stiehl A, Czygan P, Kommerell B (1978) Ursodeoxycholic acid versus chenodeoxycholic acid. Comparison of their effects on bile acids and bile lipid composition in patients with cholesterol gallstones. Gastroenterology 75: 1016–1020 – 2. Carey MC (1978) Critical tables for calculating the cholesterol saturation in native bile. J Lipid Res 19: 945–955 – 3. Corrigan OI, Su CC, Higuchi WI (1980) Mesophase formation during cholesterol dissolution in ursodeoxycholate-lecithin solution: new mechanism for gallstone dissolution in humans. J Pharm Sci 69: 869–870

Walker, S., Raedsch, R., Götz, R., Stiehl, A., Czygan, P., Kommerell, B.
(Abt. IV Gastroenterologie, Med. Univ.-Klinik, Heidelberg)
**Intestinale Resorption von konjugierter und nichtkonjugierter Urso- und Chenodesoxycholsäure**

Chenodesoxycholsäure (Cheno) und Ursodesoxycholsäure (Urso) werden erfolgreich zur medikamentösen Cholesteringallensteinauflösung oral verabreicht. Dabei steigt der Chenoanteil in der Galle auf etwa 90% und der Ursoanteil nur auf etwa 60% an (Stiehl et al. 1980). Urso und Cheno unterscheiden sich nur durch die Stellung der Hydroxylgruppe am C-Atom 7. Die OH-Gruppe in $\beta$-Stellung im Ursomolekül beeinflußt aber stark das Lösungsverhalten. Urso ist etwa fünfmal schlechter wasserlöslich als Cheno. Da die absolute Wasserlöslichkeit von Urso bei 53 µmol/l liegt (Igimi et al. 1980), wurde die Resorption von 25 µmolaren Lösungen untersucht.

In einem offenen Perfusionssystem wurden Urso, Cheno, Glyko-Urso, Glyko-Cheno, Tauro-Urso und Tauro-Cheno in Krebs-Ringer-Bicarbonatpuffer, pH 8, perfundiert. $^{14}$C-PEG (MG 6000) diente zur Volumenkorrektur. Die Gallensäuren wurden mit Hilfe der 3-$\alpha$-Hydroxysteroiddehydrogenase in Zufluß und Abfluß bestimmt.

Bei Perfusion von 25 µmolaren Lösungen betrug die Resorption von Urso 8,5 ± 2,4 nmol/cm · Std (± SD), Cheno 8,5 ± 2,5, Glyko-Urso 6,5 ± 1,3, Glyko-Cheno 8,6 ± 1,7, Tauro-Urso 6,4 ± 1,4 und Tauro-Cheno 8,1 ± 2,1.

Im Kolon betrug die Resorption bei Perfusion von Urso 8,5 ± 3,2, Cheno 8,9 ± 3,0, Glyco-Urso −0,3 ± 2,6, Tauro-Urso 0,2 ± 1,6, Glyco-Cheno 2,0 ± 2,6 und Tauro-Cheno 2,2 ± 2,8 nmol/cm · Std.

Bei der perfundierten Gallensäurenkonzentration von 25 μmol/l besteht weder im Ileum noch im Kolon ein Unterschied in der Resorption der unkonjugierten Urso und Cheno. Konjugierte Urso wird im Ileum um etwa 20% schlechter resorbiert als konjugierte Cheno.

Im Kolon ist die Resorption der Chenokonjugate etwa viermal geringer als die Resorption der freien Cheno. Für Ursokonjugate ist im Kolon keine Resorption nachweisbar. Urso in wäßriger Lösung wird ebensogut resorbiert wie Cheno in wäßriger Lösung. Die Ursokonjugate werden schlechter resorbiert als die Chenokonjugate. Hinzu kommt, daß Urso in höheren Konzentrationen und einem pH unter 8 aus wäßrigen Lösungen ausfällt und der intestinalen Resorption nicht zur Verfügung steht. Die verminderte Resorption der Ursokonjugate gegenüber den Chenokonjugaten in Ileum und Kolon sowie die schlechtere Wasserlöslichkeit der Urso tragen möglicherweise zu dem niedrigeren Ursoanteil in der Galle unter Ursotherapie gegenüber dem Chenoanteil unter Chenobehandlung bei.

*Literatur*

1. Igimi H, Carey MC (1980) pH-Solubility relations of chenodeoxycholic and ursodeoxycholic acids: physical-chemical basis for dissimilar solution and membrane phenomena. J Lipid Res 21: 72−90 − 2. Stiehl A, Raedsch R, Czygan P, Götz R, Männer CH, Walker S, Kommerell B (1980) Effects of biliary bile acid composition on biliary cholesterol saturation in gallstone patients treated with chenodeoxycholic acid and/or ursodeoxycholic acid. Gastroenterology 79: 1192−1198

Czygan, P., Seitz, H., Weber, E., Stiehl, A., Kommerell, B. (Med. Univ.-Klinik und Deutsches Krebsforschungszentrum Heidelberg)
**Einfluß von Chenodesoxycholsäure und Ursodesoxycholsäure auf den $^3$H-Thymidineinbau in die DNS der Kolonmukosa bei der Ratte**

Chronische Gabe von Chenodesoxycholsäure und Ursodesoxycholsäure über 4 Wochen hemmt die in vivo- und in vitro-DNS-Synthese in der Kolonschleimhaut der Ratte. So betrug die Zeit für die in vivo-Einbaurate von 400 cpm in der Kontrollgruppe 28,1 und in der mit Chenodesoxycholsäure und Ursodesoxycholsäure behandelten Gruppe 112,7 Std. Ein Unterschied zwischen Chenodesoxycholsäure und Ursodesoxycholsäure wurde nicht beobachtet. Die in vitro-DNS-Synthese betrug für die Kontrollgruppe 107 ± 12, für die mit Ursodesoxycholsäure behandelte Gruppe 96 ± 7 und für die mit Chenodesoxycholsäure behandelte Gruppe 57 ± 3 cpm/100 μg DNS/10 min. Die vorliegenden Befunde zeigen, daß die kokarzinogene Wirkung von Chenodesoxycholsäure bei der Ratte nicht durch eine gesteigerte Zellregeneration erklärt werden kann.

*Einleitung*

Chenodesoxycholsäure verstärkt als Promoter im Tierexperiment die chemisch induzierte Kolonkarzinogenese [1]. Welcher Mechanismus der kokarzinogenen Wirkung dieser oder anderer Gallensäuren zugrundeliegt, ist unklar. Bekannt ist jedoch, daß die Zellregeneration von Geweben unter anderen einen Einfluß auf die Karzinogenese hat [2].

In der vorliegenden Studie wurde daher der Einfluß einer chronischen Gabe von Chenodesoxycholsäure oder Ursodesoxycholsäure auf die DNS-Synthese in der Kolonmukosa untersucht. Für die Untersuchungen wurden Chenodesoxycholsäure und Ursodesoxycholsäure gewählt, da beide Gallensäuren zur Auflösung von Cholesteringallensteinen beim Menschen verwendet werden [3, 4].

*Methodik*

Männliche Wistarratten (180–200 g Körpergewicht) wurden über 4 Wochen mit Chenodesoxycholsäure ($n = 45$) oder Ursodesoxycholsäure ($n = 45$), die als 0,15%ige Lösung im Trinkwasser ad libidum angeboten wurden, vorbehandelt. Die Kontrolltiere ($n = 45$) erhielten Trinkwasser ohne Gallensäuren.
Nach der vierwöchigen Behandlungsperiode mit Gallensäuren wurde die DNS-Synthese in vivo [5] untersucht. In 10-Std-Intervallen wurde 0,03 µCi $^3$H-Thymidin/g Körpergewicht in einer 5 mM-Thymidinlösung bis zu 150 Std i.p. injiziert. 30 min nach jeder Thymidininjektion wurden dann drei Tiere aus jeder Gruppe getötet und die DNS nach Takeuchi und Johnson [6] aus der Darmmukosa isoliert. Der DNS-Gehalt wurde mit der Diphenylaminmethode [7] gemessen, wobei Kalbsthymus-DNS als Standard benutzt wurde. Die Radioaktivität der isolierten DNS wurde in einem Packard TRI CARB-Flüssigkeitsszintillationsgerät gemessen. Die Quenchkorrektur erfolgte mit einem internen Me$^{14}$-Toluenstandard.

*Ergebnisse und Diskussion*

In allen drei untersuchten Gruppen stieg die spezifische Aktivität kontinuierlich an, ein Aktivitätsplateau wurde aber innerhalb der 150 Std nicht erreicht, so daß die Transitzeit nicht bestimmt werden konnte. Als Maß der DNS-Synthese wurde daher die Zeit für eine beliebige cpm-Einbaurate gewählt, die in den Bereich aller drei untersuchten Gruppen fiel. So betrug die Zeit für die Einbaurate von 400 cpm in der Kontrollgruppe 28,1 (95% Konfidenzgrenze: 22,4–31,6) und für die Chenodesoxycholsäure und Ursodesoxycholsäuregruppe 112,7 (95% Konfidenzgrenze: 101,3–127,5) Std.
Diese Befunde konnten durch in vitro-Untersuchungen bestätigt werden. Inkubiert wurden Mukosascrapings vom Kolon der Ratte, die 4 Wochen mit 0,15%igen Gallensäuren (Chenodesoxycholsäure und Ursodesoxycholsäure) im Trinkwasser behandelt worden waren. Die Inkubationsansätze zur Bestimmung der in vitro-DNS-Synthese erfolgten nach der Methode von Takeuchi und Johnson [6]. Die DNS-Synthese betrug für die mit Chenodesoxycholsäure behandelte Gruppe ($n = 10$) 57 ± 3, für die mit Ursodesoxycholsäure behandelte Gruppe ($n = 10$) 96 ± 7 und für die Kontrollgruppe ($n = 10$) 107 ± 12 cpm/100 µg DNS/10 min ($p < 0,05$).
Die Ergebnisse dieser Studie zeigen, daß weder Chenodesoxycholsäure noch Ursodesoxycholsäure zu einer hyperregeneratorischen Aktivität in der Kolonmukosa bei der Ratte führen. Im Gegenteil, die chronische Gabe dieser beiden Gallensäuren hemmt die DNS-Synthese in der Kolonschleimhaut der Ratte in vivo und in vitro, wobei zwischen Chenodesoxycholsäure und Ursodesoxycholsäure keine Unterschiede vorhanden waren. Somit kann die kokarzinogene Wirkung von Chenodesoxycholsäure bei der Ratte nicht durch eine gesteigerte Zellregeneration des Kolonepithels erklärt werden.

*Literatur*

1. Narisawa T, Magaida NE, Weisenburger JH, Wynder EL (1974) Promoting effect of bile acids on colon carcinogenesis after intrarectal instillation of N-methyl-N-nitro-N-nitrosoguanidine in rats. J Natl Cancer Inst 53: 1093–1097 – 2. Craddock VM (1978) Cell proliferation and induction of liver cancer. In: Remmer H, Bolt HM, Bannaschi P, Popper H (eds) Primary liver tumors. MTP Press, Lancaster, pp

377–383 – 3. Danzinger RG, Hofman AF, Schoenfield LJ, Thistle JL (1972) Dissolution of cholesterol gallstones by chenodeoxycholic acid. N Engl J Med 289: 1–8 – 4. Makino I, Shinozaki K, Yoshino K, Nakagawa S (1975) Dissolution of cholesterol gallstones by ursodeoxycholic acid. Jpn J Gastroenterol 76: 690–691 – 5. Banwell JG, Lepot A, Hanke DW, Sigdestad C (1978) Small intestinal epithelial renewal in the syrian hamster exposed to cholera enterotoxin. Gastroenterology 75: 717–722 – 6. Takeuchi K, Johnson LR (1979) Pentagastrin protects against stress ulceration in rats. Gastroenterology 76: 327–334 – 7. Burton K (1956) A study of the conditions and mechanism of the diphenylamine reaction for the calorimetric estimation of deoxyribonucleic acid. Biochem J 62: 315–323

Farack, U. M. (Med. Klinik Innenstadt, Univ. München), Nell, G., Lueg, O. (Inst. für Pharmakologie und Toxikologie der Univ. des Saarlandes, Homburg)
## Untersuchungen zum Mechanismus der Kaliumsekretion am Rattenkolon unter dem Einfluß von Natriumdesoxycholat

Gallensäuren können unter bestimmten pathologischen Bedingungen zu einer Diarrhoe führen, deren Hauptmerkmal der Einstrom von Wasser und Elektrolyten in das Darmlumen ist (Mekhjian 1971). Der genaue Wirkungsmechanismus der Gallensäuren ist nicht geklärt, gegenwärtig sind zwei Haupthypothesen favorisiert:

1. Gallensäuren induzieren eine aktive zelluläre Sekretion in Analogie zur Wirkung des Choleratoxins (Binder 1978) oder 2. eine Filtration über parazelluläre Wege (Rummel 1976).

Goerg (1978) fand, daß Desoxycholsäure (DOC) in einer Konzentration, welche die Flüssigkeitsbewegung noch nicht beeinflußt, bereits eine maximale Kaliumsekretion auslöst. Bei dieser Kaliumsekretion könnten eine Permeabilitätserhöhung des Epithels und auch eine elektrisch treibende Kraft (Potentialdifferenz) ursächlich mitwirken. Zur genaueren Charakterisierung dieser Kaliumsekretion unter DOC wurden deshalb die Konzentrationsabhängigkeit der Kaliumsekretion und die der Wasser- und Natriumbewegung gegenübergestellt und gleichzeitig die Epithelpermeabilität und Potentialdifferenz gemessen.

*Methodik*

Die Untersuchungen wurden am Kolon von weiblichen Sprague-Dawley-Ratten (220 g) in Urethannarkose durchgeführt. Das Kolon unter Ausschluß von Caecum und Rektum wurde nach einer Equilibrierungszeit von 40 min zuerst in einer Kontrollperiode von 60 min mit einer Elektrolytlösung (Na = 140, K = 5, Cl = 120, $HCO_3$ = 25 mmol) perfundiert (Perfusionsrate 0,3 ml/min). In der folgenden Testperiode von 80 min wurde dem Perfusat Natriumdesoxycholat (DOC) in Konzentrationen von 0,1, 0,5 oder 2 mmol/l hinzugefügt. Danach wurde noch 4 $^1/_2$ Std mit dem Perfusat ohne DOC perfundiert, um zu prüfen, ob die DOC-induzierten Veränderungen reversibel sind. Unter gleichen Bedingungen (DOC Konzentrationen 0,5 oder 2 mmol) wurden die Darmepithelpermeabilität mit der Erythritolclearance (Übertritt von 14-Erythritol vom Blut in das Darmlumen und somit in das Perfusat) und die transmurale elektrische Potentialdifferenz (PD) zwischen Peritoneum und der luminalen Seite des Darmepithels gemessen. Verglichen wurden mit Hilfe des Wilcoxon-Rank-Testes die Werte der Kontrollperiode mit denen der Testperiode und mit den Werten zum Versuchsende. Als signifikant wurden Unterschiede mit einem $p < 0,01$ angegeben.

*Ergebnisse*

Bei einer DOC-Konzentration von 0,1 mmol/l traten keine Änderungen der gemessenen Parameter (Wasser-, Natrium- und Kaliumnettobewegungen) auf. Unter 0,5 mmol DOC stieg die Kaliumsekretion signifikant an ohne Änderung der anderen Werte (Wasser-, Natriumnettobewegung, Erythritolclearance, PD). Erst bei einer höheren Konzentration von DOC (2 mmol) fand sich außer einer verstärkten Kaliumsekretion eine deutliche Hemmung der Wasser- und Natriumabsorption sowie eine Vermehrung der Erythritolclearance und ein Abfall des PD (Tabelle 1). Alle durch DOC hervorgerufenen Veränderungen waren bei den untersuchten DOC-Konzentrationen reversibel mit Ausnahme der Kaliumsekretion unter 2 mmol DOC.

*Diskussion und Schlußfolgerung*

Unter den beschriebenen Versuchsbedingungen setzte bei der DOC-Konzentration von 0,5 mmol/l eine verstärkte Kaliumsekretion ohne Änderung der anderen Parameter ein. Bei der höheren DOC-Konzentration von 2,0 mmol war die Kaliumsekretion noch stärker als bei 0,5 mmol DOC, zusätzlich trat eine Absorptionshemmung von Wasser und Natrium ein in Verbindung mit einer vermehrten Erythritolclearance und einem PD-Abfall (Tabelle 2).

Daraus ergibt sich, daß einmal die Kaliumsekretion empfindlicher auf DOC anspricht als Wasser- und Natriumbewegung und daß zum anderen bei niedrigen DOC-Konzen-

**Tabelle 1.** Wirkung von verschiedenen DOC-Konzentrationen auf die Nettobewegung von Wasser, Natrium und Kalium am Rattenkolon in vivo (+ Nettotransfer von Darmlumen zu Blut; − Nettotransfer von Blut zu Darmlumen)

| Netto-bewegung | $H_2O$ ($\mu$l/min · cm) | | | Natrium ($\mu$l/min · cm) | | | Kalium ($\mu$l/min · cm) | | |
|---|---|---|---|---|---|---|---|---|---|
| DOC-Konzentration | 0,1 | 0,5 | 2 | 0,1 | 0,5 | 2 | 0,1 | 0,5 | 2 |
| Kontrollperiode | + 2,5 ± 0,3 | + 3,0 ± 0,3 | + 2,7 ± 0,2 | + 0,59 ± 0,04 | + 0,53 ± 0,04 | + 0,69 ± 0,04 | − 0,009 ± 0,003 | − 0,013 ± 0,005 | − 0,002 ± 0,003 |
| DOC-Periode | + 2,5 ± 0,2 | + 3,3 ± 0,2 | + 0,04[a] ± 0,2 | + 0,59 ± 0,03 | + 0,63 ± 0,04 | + 0,27[a] ± 0,03 | − 0,013 ± 0,003 | − 0,031 ± 0,010 | − 0,059[a] ± 0,005 |
| Versuchsende | + 2,02 ± 0,3 | + 2,6 ± 0,4 | + 2,14 ± 0,2 | + 0,52 ± 0,04 | + 0,55 ± 0,08 | + 0,069 ± 0,05 | − 0,014 ± 0,002 | − 0,021 ± 0,007 | − 0,013[a] ± 0,006 |
| n = | 6 | 5 | 6 | 6 | 5 | 6 | 6 | 5 | 6 |

[a] Signifikant verschieden von Kontrollwerten

**Tabelle 2.** Wirkung von verschiedenen DOC-Konzentrationen auf $^{14}$C-Erythritolclearance und transmurales elektrisches Potential (PD) am Rattenkolon in vivo

| | Erythritolclearance ($\mu$l/min · cm) | | PD (mV) | |
|---|---|---|---|---|
| DOC-Konzentration | 0,5 | 2 | 0,5 | 2 |
| Kontrollperiode | 11,2 ± 1,2 | 12,3 ± 1,7 | − 16,8 ± 1,1 | − 19,6 ± 1,3 |
| DOC-Periode | 9,3 ± 1,4 | 58,4 ± 12,4[a] | − 18,8 ± 1,4 | − 11,5 ± 0,8[a] |
| Versuchsende | 6,5 ± 0,7[a] | 7,9 ± 3,0 | − 23,0 ± 1,9 | − 20,4 ± 1,0 |
| n = | 5 | 5 | 5 | 5 |

[a] Signifikant verschieden von Kontrollwerten

trationen weder eine Änderung der Epithelpermeabilität, gemessen mit der Erythritolclearance, noch die Änderung einer elektrisch treibenden Kraft (PD) als ursächliche Faktoren für die Kaliumsekretion infrage kommen.

Die Ergebnisse sprechen somit dafür, daß Gallensäuren verschiedene Angriffspunkte am Darmepithel mit unterschiedlichen Auswirkungen haben und daß die durch niedrige DOC-Konzentrationen induzierte Kaliumsekretion zellulären Ursprungs ist, ohne daß parazelluäre Mechanismen beteiligt sind, wie das bei hohen DOC-Konzentrationen geschehen kann. Möglicherweise werden dabei Kaliumionen nur von bestimmten Zellarten, z. B. schleimproduzierenden Zellen, sezerniert.

*Literatur*

Binder HJ, Dobbins JW, Racusen LC, Whiting DS (1978) Effect of propranolol on ricinoleic acid- and deoxycholic acid-induced changes of intestinal electrolyte movement and mucosal permeability. Gastroenterology 75: 668–673 – Goerg KJ, Nell G, Sprecht W (1978) Correlation between the $^{51}$CrEDTA clearance and the secretion of fluid and electrolytes under the influence of deoxycholate (DC) in the rat colon. Naunyn-Schmiedebergs Arch Pharmacol 302: R1 – Mekhjian HS, Philips HS, Hofmann AF (1971) Colonic secretion of water and electrolytes induced by bile acids: perfusion studies in man. J Clin Invest 50: 1569–1577 – Rummel W (1976) Wirkungen von Gallensäuren und Laxantien auf den mukosalen Transfer. Bull Schweiz Akad Med Wiss 32: 233–250

# Hepatologie

Rasenack, J., Pausch, J., Gerok, W. (Abt. für Gastroenterologie,
Med. Univ.-Klinik Freiburg)
**Untersuchungen zur de novo-Pyrimidinbiosynthese
in isolierten Mäuseleberzellen*** 

Der Syntheseweg der Pyrimidinnukleotide und der entsprechenden Enzyme ist in den letzten Jahren intensiv untersucht worden [1–6]. Die zytosolische, glutaminabhängige Carbamoylphosphatesynthetase (CPSase II, E.C. 6.3.5.5), die Aspartate-carbamoyltransferase (E.C. 2.1.3.2) und die Dihydroorotase (E.C. 3.5.2.3) sowie die Orotidine-5'-phosphate-pyrophosphate-phosphoribosyltransferase(OMPppase, E.C. 2.4.2.10) und die Orotidine-5'-phosphatedecarboxylase (E.C. 4.1.1.23) befinden sich im Zytosol in zwei Enzymkomplexen [7].

Die niedrigsten Enzymaktivitäten im Gewebe hat, nach in vitro-Messungen, die CPSase II, gefolgt von der OMPppase [8].

Die Regulation erfolgt an der CPSase II durch Feedback-Inhibition durch das Endprodukt Uridintriphosphat [9, 10]. 5'-Phosphoribosylpyrophosphat (PRPP) führt zu einer allosterischen Aktivierung dieses Enzyms. Es ist damit sowohl Substrat als auch Regulator in der Pyrimidinsynthese, außerdem ist es noch Substrat in der Purinsynthese, so daß es hier zur Konkurrenz zwischen Purin- und Pyrimidinsynthese um PRPP kommen kann [11].

Bisher wurde die de novo-Pyrimidinbiosyntheserate nur am isoliert perfundierten Rattenmuskel beschrieben, weiterhin wurde die Turnover-Rate in der Rattenleber und

---
* Diese Arbeit wurde aus Mittel der Deutschen Forschungsgemeinschaft gefördert

im Rattenmuskel gemessen [12]. Ziel dieser Untersuchung war es, erstmals die de novo-Biosyntheserate im Lebergewebe zu messen.

Wir benutzen hierzu $^{14}$C-Bikarbonat als Präkursor, $^{14}$C-Aspartat ist wegen der schlechten Permeabilität weniger geeignet [13]. Ganztierversuche mit $^{14}$C-Bikarbonat sind nach eigenen Beobachtungen nicht möglich, da die radiospezifische Aktivität – bedingt durch die unterschiedliche Resorption aus der Bauchhöhle nach intraperitonealer Gabe, durch die Exkretion über die Nieren und die Abatmung über die Lungen – nicht zu kontrollieren ist.

Es ist daher nötig diese Untersuchungen entweder am isoliert perfundierten Organ oder an isolierten Hepatocyten durchzuführen.

Wir wenden für die Herstellung der Zellsuspension eine Modifikation der Methode von Berry und Friend an [14]. Als Vitalitätskriterien benutzen wir die Trypanblaufärbung, da diese schon zu Beginn der Inkubation eine Beurteilung der Zellqualität zuläßt, sowie die ATP-, ADP- und AMP-Gehalte in den Zellen. Weiterhin wird die Freisetzung von Enzymaktivitäten aus den Zellen ins Inkubationsmedium gemessen.

Etwa 10% der Zellen färben sich mit Trypanblau an. Der ATP-Gehalt verringert sich während einer dreistündigen Inkubationsperiode um etwa 15%. ADP und AMP zeigen ebenfalls nur einen geringfügigen Abfall.

Der Gehalt der Gesamtheit der säurelöslichen Uracilnukleotide ($\Sigma$UMP) ist $1,09 \pm 0,06$ mMol/kg Feuchtgewicht zu Beginn bzw. $1,06 \pm 0,02$ mMol/kg FG nach 3 Std ($n = 12$ bzw. 14). Die Enzymaktivitäten im Inkubationsmedium zeigen ein unterschiedliches Verhalten. Bei der Sorbitdehydrogenase (SDH, L-Iditol: NAD-5-oxidoreduktase, E.C. 1.1.1.14) kommt es zu keinem signifikanten Anstieg, bei der Laktatdehydrogenase (LDH, L-Lactate: NAD-oxidoreduktase, E.C. 1.1.1.27) beträgt er bis zu 50%, ebenso bei der Glutamatpyruvattransaminase (GPT, L-Alanine: 2-oxoglutarateaminotransferase, E.C. 2.6.1.2). Im Unterschied dazu wird bei der Glutamatoxalacetattransaminase (GOT, L-Aspartate: 2-oxoglutarateaminotransferase, E.C. 2.6.1.1) ein Anstieg um das 2,5- bis 3fache beobachtet. Diese Werte sind denen in Rattenhepatozyten vergleichbar [16].

Bei den Inkorporationsversuchen wird der Präkursor nach einer Erholungsphase von 15 min ins Inkubationsmedium gegeben. Es kommt während der ersten 30 min zu einem raschen Abfall der Gesamtradioaktivität, bedingt durch den Übertritt von $^{14}$C-$CO_2$ in die Gasphase, danach sinkt die Gesamtradioaktivität des Mediums nur noch langsam ab. Die radiospezifische Aktivität von $^{14}$C-Bikarbonat nimmt parallel zur Gesamtradioaktivität ab.

Zu verschiedenen Zeitpunkten werden die Zellen nach dem ‚freeze-pellet'-Verfahren friergestoppt und in Perchlorsäure homogenisiert. Die säurelöslichen Uracilnukleotide im Überstand werden enzymatisch hydrolysiert [17]. Nach einer säulenchromatographischen Trennung [18] und einer anschließenden Rechromatographie der UMP-haltigen Fraktion auf einer Dünnschichtplatte [19] wird die radiospezifische Aktivität vom $\Sigma$UMP bestimmt.

Wie aus der Abb. 1 zu entnehmen ist, kommt es zu einem zeitabhängigen Einbau von $^{14}$C-Bikarbonat in die säurelöslichen Uracilnukleotide. In den ersten 30 min ist die Einbaurate größer, bedingt durch die höhere spezifische Radioaktivität des Präkursors im Inkubationsmedium. Nach 60 min verläuft die Inkorporation von $^{14}$C-Bikarbonat ins $\Sigma$UMP nahezu linear. Die Berechnung der Syntheserate wird durch die Änderung der radiospezifischen Aktivität erschwert. Zieht man nur Ergebnisse dafür heran, die aus einer Periode stammen, in der der Präkursor kaum noch einen Abfall der radiospezifischen Aktivität zeigt, so ergibt sich ein Wert von ca. 60 mMol $\times$ Mol$^{-1}$ $\times$ Std$^{-1}$ bzw. von 67 µMol $\times$ (kg Feuchtgewicht)$^{-1}$ $\times$ Std$^{-1}$ in den Mäuseleberzellen.

Der Fehler, der durch verschiedene $CO_2$-Pools entsteht, ist klein, da es – wegen der guten Permeabilität von $CO_2$ – rasch zu einem Äquilibrium kommt. Die Steady state levels der Intermediate der Synthese sind sehr gering, sowohl unter normalen, als auch unter Bedingungen der stimulierten Uridylatsynthese, so daß auch hierdurch keine

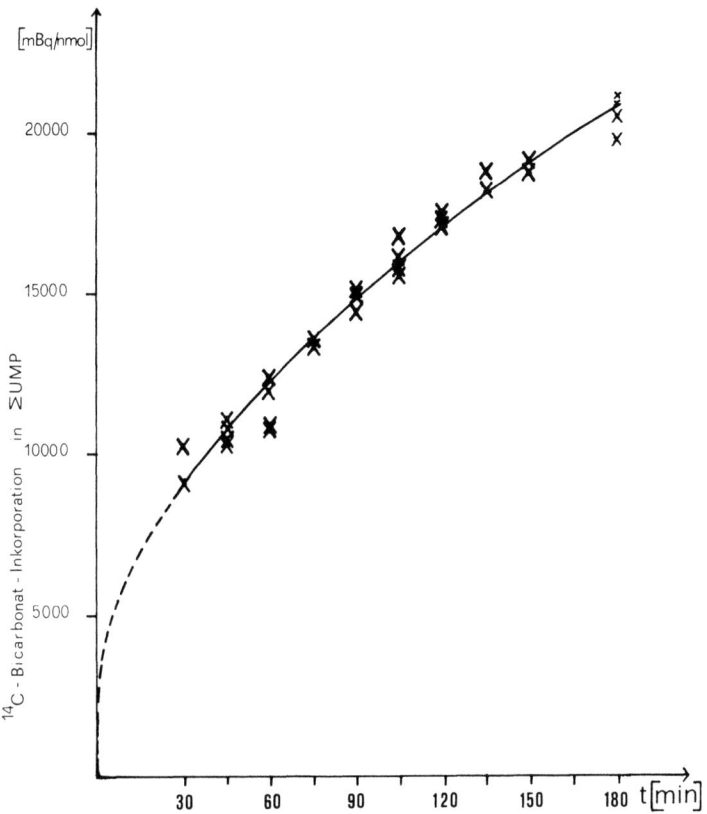

Radiospezifische Aktivität von ΣUMP

**Abb. 1.** $^{14}$C-Bikarbonatinkorporation in die Gesamtheit der säurelöslichen Urazilnukleotide in Mäuseleberzellen. Die Methodik ist dem Text zu entnehmen

wesentliche Änderung der spezifischen Radioaktivität von ΣUMP zu erwarten ist [20].

Bei der obigen Berechnung der Syntheserate wurde der gleichzeitig stattfindende Abbau der Urazilnukleotide nicht berücksichtigt. Er würde, geht man von den Turnover-Messungen an der Rattenleber am Ganztier aus, weniger als 5% ausmachen. Dort beträgt die Halbwertszeit 15 Std, was bei einem ΣUMP-Gehalt von 1,25 mMol × (kg FG)$^{-1}$ einer Turnover-Rate von 77 µMol × kg$^{-1}$ × Std$^{-1}$ entspricht [12].

Die Untersuchungen zeigen, daß dieses Modell geeignet ist, die Pyrimidinbiosyntheserate quantitativ zu bestimmen. Es wird damit möglich, Einflüsse von Medikamenten − z. B. Antimetaboliten − und von experimentell erzeugten Erkrankungen − z. B. Virusinfekten − auf die Pyrimidinbiosynthese zu erforschen.

*Literatur*

1. Reichard P (1959) Adv Enzymol 21: 263−294 − 2. Ito K, Nakamishi S, Terada M, Tatibana M (1970) Biochim Biophys Acta 220: 477−490 − 3. Bresnick E, Blatchford K (1964) Biochim Biophys Acta 81: 150−157 − 4. Bresnick E (1969) Adv Enzyme Regul 2: 213−236 − 5. Creasey WA, Handschu-

macher RE (1961) J Biol Chem 236: 2058–2063 – 6. Appel SH (1968) J Biol Chem 243: 3924–3929 – 7. Kavipurapu RR, Jones ME (1975) J Biol Chem 251: 5589–5599 – 8. Kennedy J (1973) Arch Biochem Biophys 157: 369–373 – 9. Jones ME (1971) Adv Enzyme Regul 9: 19–49 – 10. Tatibana M, Shigesada K (1972) J Biochem 72: 549–560 – 11. Tatibana M, Shigesada K (1972) Biochem Biophys Res Commun 46: 491–497 – 12. Rasenack J, Nowack J, Decker K (1978) Eur J Biochem 88: 475–482 – 13. Pausch J, Wilkening J, Nowack J, Decker K (1975) Eur J Biochem 53: 349–356 – 14. Berry MN, Friend DS (1969) J Cell Biol 43: 506–520 – 15. Atkinson D, Walton GM (1967) J Biol Chem 242: 3239–3241 – 16. Hofmann F, Wilkening J, Nowack J, Decker K (1976) Hoppe Seylers Z Physiol Chem 357: 427–433 – 17. Keppler D In: Bergmeyer HU (Hrsg) Methoden der enzymatischen Analyse, 3. Aufl. Verlag Chemie, Weinheim, S 2238–2146 – 18. Hurlbert RB, Schmitz H, Brumm AF, Potter VR (1954) J Biol Chem 209: 23–39 – 19. Wyatt GR (1951) Biochem J 48: 584–590 – 20. Decker K, Keppler D, Pausch J (1973) Adv Enzyme Regul 11: 205–230

Riegel, W., Stepinski, J., Hörl, W. H., Heidland, A.
(Med. Univ.-Klinik Würzburg)
## Hormonelle Beeinflußbarkeit der Glukoneogenese in isolierten Hepatozyten bei experimenteller akuter Urämie*

*Einleitung*

In der Urämie führen Veränderungen im Kohlenhydratstoffwechsel zu einer Glukoseintoleranz. Eine offensichtlich widersprüchliche Situation entsteht dadurch, daß trotz Hemmung der Insulinsekretion ein erhöhter Seruminsulinspiegel besteht. Gleichzeitig mit Entwicklung einer Insulinresistenz läßt sich ein Anstieg insulinantagonistisch wirkender Hormone wie Glukagon, Adrenalin und Parathormon beobachten. Im Skeletmuskel findet sich parallel mit einer erhöhten Glykogenolyse eine Hemmung der Glykogensynthese (Übersicht bei Hörl et al. 1980). Die Aktivierung der Leberglykogenolyse bei akuter Urämie ist von einer Stimulierung der Glukoneogenese (GNG) begleitet. Pyruvat, Laktat, Dihydroxyazeton, Glyzerol, Fruktose und Aminosäuren sind optimale Substrate für die GNG der Leber [2]. Fröhlich et al. [3] haben in isoliert perfundierten Lebern eine gesteigerte Glukosesynthese von Aminosäuren bei akuter Urämie nachweisen können, wobei Serin eine Hauptrolle spielen soll. Das Ziel unserer Studie lag darin, die GNG und ihre hormonelle Beeinflußbarkeit an isolierten Leberzellen bei verschiedenen Modellen einer akuten Urämie zu untersuchen.

*Material und Methoden*

Als Versuchstiere dienten weibliche Wistarratten (180–230 g). Unbehandelte (CO) und scheinoperierte Tiere (SO) dienten als Kontrollen. Bei verschiedenen Modellen einer akuten Urämie (AU) – Uranylnitratinjektion (5 mg/kg KG) (UN), bilaterale Nephrektomie (BN), bilaterale Ureterligation (UL), einseitige Ligatur der Nierenarterie für 1 Std mit Nephrektomie der kontralateralen Niere (IU) – wurden Hepatozyten nach einer 24stündigen Nüchternperiode 48 Std postoperativ mit Hilfe von Kollagenase (0,05%) nach einer modifizierten Methode von Berry und Friend [1] isoliert.
Die Zellen inkubierten 30 min bei 37° C in einem Krebs-Ringer-Bikarbonatpuffer unter Begasung durch 95% $O_2$ und 5% $CO_2$ bei pH 7,1, 7,4, 7,6.
Als Substrate dienten Pyruvat (PYR), Dihydroxyazeton (DOHA) und L-Serin (SER) in einer Konzentration von 10 mmol/l. Die Stimulationsversuche wurden in Gegenwart von Glukagon (28 nM), Insulin (17 nM), Adrenalin (1 µM), Parathormon (C-34 Fragment, 1.94 µM), Propranolol (10 µM) oder Dibutyryl-cAMP (0,1 mM) durchgeführt.
Die Glukoseproduktion wurde enzymatisch bestimmt.

---
\* Mit Unterstützung der DFG (Ho 781/3-2)

Leitsymptom
Ödem

# Dytide® H

## unübertroffen in seiner kaliumneutralen Diurese

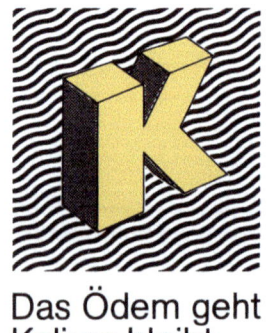

Das Ödem geht
Kalium bleibt

**Zusammensetzung:** 1 Tablette enthält: 50 mg Triamteren, 25 mg Hydrochlorothiazid. **Indikationen:** Sämtliche Ödemformen, insbesondere kardiales, hepatisches und nephrotisches Ödem; Hypertonie; Ödeme bei digitalisierten Patienten zur gleichzeitigen Verbesserung der Glykosidverträglichkeit. **Kontraindikationen:** Fortgeschrittene Niereninsuffizienz, Sulfonamidüberempfindlichkeit, Coma hepaticum, Hyperkaliämie. **Nebenwirkungen:** Beim Einnehmen auf nüchternen Magen können Übelkeit und Erbrechen auftreten, daher Gabe nach den Mahlzeiten. In seltenen Fällen: Muskelverspannungen, Schwächegefühl, Kopfschmerzen oder Hautausschläge.

**Hinweis:** Auch ohne Verdacht auf eingeschränkte Nierenfunktion sollten, wie bei jeder Diuretischen Behandlung, Serum-Kalium und Serum-Kreatinin von Zeit zu Zeit überprüft werden.
**Handelsformen und Preise:** O.P. 30 Tabletten DM 26,32; O.P. 60 Tabletten DM 46,00; Klinikpackungen.

**Röhm Pharma** GMBH WEITERSTADT

# Verhandlungen der Deutschen Gesellschaft für innere Medizin

87. Kongreß, 26.–30. April 1981, Wiesbaden

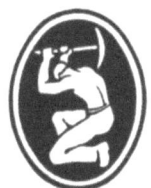

Verhandlungen der
# Deutschen Gesellschaft für innere Medizin

Herausgegeben von dem ständigen Schriftführer B. Schlegel

Mit 739 Abbildungen und 371 Tabellen

Referate zu folgenden Hauptthemen: Pathogenese, Verlauf und Therapie des Diabetes mellitus; Neue Entwicklungen in der Behandlung von Infektionskrankheiten; Chronische Bronchitis; Pathogenese, Prävention und Therapie der Arteriosklerose; Aktuelle Probleme bei Erkrankungen der Schilddrüse

Symposien zu folgenden Themen: Hämorheologie und Innere Medizin; Künstliche Organe in der Inneren Medizin mit Rundtischgespräch: Möglichkeiten und Grenzen der Entwicklung künstlicher Organe; Substratumsatz menschlicher Gewebe bei normalem und gestörtem Stoffwechsel

Podiumsgespräche zu folgenden Themen: Alkoholschäden: Verbreitung und Prognose; Nichtinvasive Oberbauchdiagnostik

Freie Vorträge zu folgenden Themen: Diabetologie, Infektionskrankheiten, Angiologie, Kardiologie, Hypertonie, Endokrinologie, Nephrologie, Hämatologie, Hämostaseologie, Gastroenterologie, Hepatologie, Stoffwechsel, Pankreas, Pneumologie, Onkologie, Klinische Immunologie, Rheumatologie, Klinische Pharmakologie, Intensivmedizin, Psychosomatik

Springer-Verlag Berlin Heidelberg GmbH

Professor Dr. Bernhard Schlegel,
Kliniken der Landeshauptstadt Wiesbaden,
D-6200 Wiesbaden

ISBN 978-3-8070-0327-6      ISBN 978-3-642-47092-9 (eBook)
DOI 10.1007/978-3-642-47092-9

Library of Congress Catalog Card Number 73-19036.

Das Werk ist urheberrechtlich geschützt. Die dadurch begründeten Rechte, insbesondere die der Übersetzung, des Nachdruckes, die Entnahme von Abbildungen, der Funksendung, der Wiedergabe auf photomechanischem oder ähnlichem Wege und der Speicherung in Datenverarbeitungsanlagen bleiben, auch bei nur auszugsweiser Verwertung, vorbehalten.
Die Vergütungsansprüche des § 54, Abs. 2 UrhG werden durch die „Verwertungsgesellschaft Wort", München, wahrgenommen.
© Springer-Verlag Berlin Heidelberg 1981
Ursprünglich erschienen bei J.F. Bergmann Verlag, München 1981

Die Wiedergabe von Gebrauchsnamen, Handelsnamen, Warenbezeichnungen usw. in diesem Werk berechtigt auch ohne besondere Kennzeichnung nicht zu der Annahme, daß solche Namen im Sinne der Warenzeichen- und Markenschutz-Gesetzgebung als frei zu betrachten wären und daher von jedermann benutzt werden dürften.

Verantwortlich für den Anzeigenteil:
E. Lückermann, H. Hüttig, Kurfürstendamm 237, D-1000 Berlin 15
2119/3321-543210

# Inhaltsverzeichnis

| | |
|---|---|
| Vorsitzender 1981–1982 | XXV |
| Vorstand 1981–1982 | XXV |
| Vorstand 1980–1981 | XXV |
| Ehrenmitglieder | XXV |
| Verzeichnis der Vorsitzenden seit 1882 | XXIX |
| Korrespondierende Mitglieder | XXXI |
| Diplommitglieder | XXXI |
| Ständige Schriftführer | XXXI |
| Kassenführer | XXXI |
| Mitglieder des Ausschusses 1981–1982 | XXXII |
| Begrüßungsworte des Vorsitzenden. *Mehnert, H.* (München) | XXXIII |
| Theodor-Frerichs-Preis 1981 | XLI |
| Vom Leben und Leiden unserer Patienten. *Mehnert, H.* (München) | XLV |

## Pathogenese, Verlauf und Therapie des Diabetes mellitus

| | |
|---|---|
| Zur Rolle der Hyperglykämie in der Pathobiochemie des Diabetes mellitus. *Wieland, O. H.* (München) Referat | 1 |
| Neue Aspekte der Pathogenese des Diabetes mellitus. *Schöffling, K.* (Frankfurt) Referat | 12 |
| Fettstoffwechselstörungen bei Diabetes mellitus. *Gries, F.-A.* (Düsseldorf) Referat | 24 |
| Behandlung des juvenilen Diabetes mellitus (sog. Typ I). *Sauer, H.* (Bad Oeynhausen) Referat | 24 |
| Behandlung des Erwachsenendiabetes (Typ II). *Jahnke, K.* (Wuppertal) Referat | 25 |
| Therapie des Coma diabeticum. *Froesch, E. R.* (Zürich – Schweiz) Referat | 34 |
| Zukunftsaussichten der Diabetestherapie. *Federlin, K.* (Gießen) Referat | 34 |
| Diabetische Mikroangiopathie. *Standl, E.* (München) Referat | 48 |
| Makroangiopathie bei Diabetes mellitus. *Bibergeil, H.* (Karlsburg – DDR) Referat | 56 |
| Diabetische Polyneuropathie. *Bischoff, A.* (Bern – Schweiz) Referat | 64 |
| Patientenschulung und Selbstkontrolle bei Diabetes mellitus. *Willms, B.* (Bad Lauterberg) Referat | 64 |
| Sozialmedizinische Probleme bei Diabetikern. *Petzoldt, R.* (Bad Oeynhausen) Referat | 71 |

## Diabetologie

| | |
|---|---|
| Einfluß von Insulin auf die Somatostatinfreisetzung am isoliert perfundierten Pankreas der Ratte. *Schauder, P., Arends, J., Siegel, E. G., Koop, H., Creutzfeldt, W.* (Göttingen) | 78 |
| Die Bedeutung von Glukagon, Somatotropin, Cortisol und Adrenalin als Insulinantagonisten bei Diabetes mellitus. *Bratusch-Marrain, P., Waldhäusl, W., Grubeck-Loebenstein, B., Korn, A., Vierhapper, H.* (Wien – Österreich) | 83 |
| Blutzuckerselbstkontrolle: Vergleich der Messung mit Hämoglukotest 20–800, Reflomat, Dextrometer und Glukosemeter. *Willms, B., Unger, H.* (Bad Lauterberg) | 86 |
| Rasche Änderungen des „Langzeitparameters" Hämoglobin $A_1$: Abhängig von der Wahl der Bestimmungsmethode. *Sonnenberg, G. E., Eichholz, U., Chantelau, E., Berger, M.* (Düsseldorf) | 88 |
| Erfolgsanalyse stationärer Diabetikerschulung: Inwieweit behalten stationär geschulte Diabetiker die Harnzuckerselbstkontrolle bei? *Willms, B., Schönborn, I.* (Bad Lauterberg) | 91 |
| Therapie am Insulinrezeptor mit Metformin. *Rüdiger, H. W., Dreyer, M., Maack, P., Holle, A., Mangels, W., Kühnau, J.* (Hamburg) | 95 |

Effekt einer längerfristigen Acarbosetherapie auf die Stoffwechsellage sulfonylharnstoffbehandelter Diabetiker. *Sachse, G., Mäser, E., Laube, H., Federlin, K.* (Gießen) .......... 98

Der Einfluß der Osmolalität auf die Kontrolle des Kohlenhydratstoffwechsels in vivo und in vitro. Ein Beitrag zum Verständnis des Coma diabeticum. *Waldhäusl, W., Kleinberger, G., Kastner, G., Komjati, M., Bratusch-Marrain, P.* (Wien – Österreich) .................. 100

Hemmung der gesteigerten Basalmembransynthese diabetischer Ratten durch Kalziumdobesilat und Azetylsalizylsäure. *Hasslacher, C., Kopischke, H. G., Bürklin, E.* (Heidelberg) ..... 104

Diabetische Retinopathie: Analyse von Betazellresidualfunktion, HLA-DR-Antigenen und zirkulierenden Immunkomplexen. *Schernthaner, G., Freyler, H., Heding, L. G., Mayr, W. R., Tappeiner, G.* (Wien – Österreich/Kopenhagen – Dänemark) ................... 106

Untersuchung der Basalmembrandicke bei Patienten mit Typ I-Diabetes unter Berücksichtigung der diabetischen Retinopathie, des Zigarettenkonsums und der HLA-Antigene. *Lander, T., Standl, E., Dexel, T., Siess, E. A., Naethke, H. E., Albert, E. D., Scholz, S.* (München) . 110

Diabetes mellitus und diabetische Spätfolgen nach Pankreasresektion und Pankreatektomie (Langzeitergebnisse). *Goebel, F.-D., Böttinger, H., Duschl, H., Schwendemann, P. A.* (München) ......................................................................... 114

Zeitablauf der Angiopathieentwicklung beim streptozotozindiabetischen Miniaturschwein. *Oberhofer, H., Marshall, M.* (München) ............................................. 117

Erythrozytendeformabilität bei Koronarkranken mit und ohne Diabetes mellitus. *Diamantopoulos, E. J., Raptis, S., Karaiskos, K., Mandel, R., Moulopoulos, S.* (Athen – Griechenland) ................................................................................. 120

4-Jahresmortalität von ambulanten Diabetikern und kardiovaskulären Risikofaktoren. *Janka, H. U., Standl, E., Mehnert, H.* (München) .............................................. 123

Die postprandiale Insulininfusionskinetik beim intravenös mit Insulin behandelten Diabetiker. *Kerner, W., Moll, H., Beischer, W., Pfeiffer, E. F.* (Ulm) .................................. 126

Behandlung von Typ I-Diabetikern mit tragbaren, nicht rückgekoppelten Insulindosiergeräten: Probleme der Stoffwechselführung. *Walter, H., Kemmler, W., Kestle, C., Gerbitz, K.-D., Mehnert, H.* (München) ...................................................... 127

Berechnung des Insulinbedarfs für nichtglucosegesteuerte Insulininfusionspumpen an Hand der endogenen Insulinproduktionsrate gesunder Personen. *Waldhäusl, W., Bratusch-Marrain, P., Kiss, A., Nowotny, P.* (Wien – Österreich) ................................................ 130

Muskelarbeit bei Typ I-Diabetes während einer halbautomatisch geregelten Insulininfusion. *Renner, R., Piwernetz, K., Hepp, K. D.* (München) ....................................... 133

Die Bedeutung der frühen, präabsorptiven Insulinsekretion für die orale Glukosetoleranz: Untersuchungen an inseltransplantierten Ratten. *Siegel, E. G., Trimble, E. R., Berthoud, H.-R., Renold, A. E.* (Göttingen) .......................................... 138

Transplantation allogener isolierter Langerhansscher Inseln mit Hilfe von Diffusionskammern in diabetischen Ratten. *Freitag, F., Schneider, R., Helmke, K., Laube, H., Federlin, K.* (Gießen) ............................................................................ 141

Wirkungscharakteristik von biosynthetischem humanen Insulin. *Bottermann, P., Gyaram, H., Wahl, K., Ermler, R., Lebender, A.* (München) ...................................... 146

Die biologische Aktivität des biosynthetischen (rekombinierten) humanen Insulins beim Menschen. *Raptis, S., Karaiskos, K., Enzmann, F., Hatzidakis, D., Zoupas, C., Moulopoulos, S.* (Athen – Griechenland) ........................................................ 148

Biosynthetisches Humaninsulin – seine Wirkung auf Blutzucker, C-Peptid und Plasmacortisol beim Menschen. *Laube, H., Svedberg, J., Velcovsky, H. G., Federlin, K.* (Gießen) ..... 148

Vergleich zwischen biosynthetischem Humaninsulin und Schweineinsulin hinsichtlich biologischer Wirksamkeit bei Diabetikern mit und ohne körperliche Belastung. *Weber, T., Beyer, J., Schulz, J., Westerburg, A., Hassinger, W., Krause, U., Cordes, U.* (Mainz) ........... 150

Biosynthetisches Insulin: Immunologische in vitro- und in vivo-Untersuchungen – Insulinantikörperbindung, Hauttestungen, Leukozytenmigrationsteste bei Normalpersonen. *Velćovsky, H.-G., Laube, H., Weil, I., Federlin, K.* (Gießen) ...................................... 154

Effekte homologen Insulins beim Insulintoleranztest. *Schlüter, K., Petersen, K.-G., Kerp, L.* (Freiburg) ........................................................................... 159

# Neue Entwicklungen in der Behandlung von Infektionskrankheiten

## I. Antibiotische Entwicklungen

**Untersuchungen zum Einsatz von Antibiotika in Praxis und Klinik.** *Lüthy, R.* (Zürich – Schweiz) Referat .................................................. 161
**Auswahl von Antibiotika in Praxis und Klinik.** *Siegenthaler, W., Fuchs, P., Siegenthaler, G., Lüthy, R.* (Zürich – Schweiz) Referat .................................... 162

## II. Immunologische Entwicklungen

**Neue Entwicklungen auf dem Gebiete der Impfung gegen bakterielle Erreger.** *Glauser, M. P.* (Lausanne – Schweiz) Referat ........................................ 168
**Impfungen gegen Viruserkrankungen.** *Deinhardt, F.* (München) Referat ............... 173
**Immunstimulation durch Pharmaka: Ein neuer Weg in der Therapie mikrobieller Infektionen?** *Drews, J., Mayer, P.* (Wien – Österreich) Referat ......................... 188

## III. Neue diagnostische und therapeutische Erkenntnisse bei Infektionskrankheiten

**Neue Pneumonien.** *Lode, H., Schäfer, H., Ruckdeschel, R.* (Berlin/München) Referat ..... 196
**Zur Therapie von Harnwegsinfektionen.** *Höffler, D.* (Darmstadt) Referat ............... 202

# Infektionskrankheiten

**Chronische Lebererkrankungen 1–5 Jahre nach akuter Non-A-Non-B-Hepatitis.** *Ehrlich-Treuenstätt, B. von, Gmelin, K., Kommerell, B., Roth, K., Doerr, H.* (Heidelberg) ......... 211
**Die Virusheptitis A und ihre möglichen Verlaufsformen.** *Maier, E.* (Erlangen) ........... 213
**Neurologische Komplikationen bei septischen Erkrankungen: Therapie und Verlauf.** *Rohkamm, R., Przuntek, H.* (Würzburg) .......................................... 215
**Verbesserte Grundlage für die Mebendazol-Therapie der alveolaren Echinokokkose.** *Witassek, F., Bircher, J.* (Bern – Schweiz) ............................................. 217
**Behandlung der eitrigen Meningitis mit Cefotaxim.** *Brückner, O., Martens, F., Hoffmann, H., Collmann, H.* (Berlin) .............................................. 220
**Beziehung zwischen INH-Metabolismus und INH-Hepatotoxizität unter tuberkulostatischer Kombinationsbehandlung.** *Musch, E., Eichelbaum, M., Sassen, W. von, Castro-Parra, M., Wang, J. K., Brestowski, U., Baur, M. P., Dengler, H. J.* (Bonn) ................. 224

# Chronische Bronchitis

**Pathophysiologie der Bronchialobstruktion.** *Ulmer, W. T., Zimmermann, J., Islam, M. S.* (Bochum) Referat ............................................................ 229
**Klinik der chronischen Bronchitis.** *Herzog, H.* (Basel – Schweiz) Referat ............... 240
**Beurteilung der Lungenfunktion in der Praxis.** *Nolte, D.* (Bad Reichenhall) Referat ....... 259
**Chronische Bronchitis. Therapie von akuten Exazerbationen und Komplikationen.** *Fabel, H.* (Hannover) Referat ............................................................ 265
**Prävention, Langzeittherapie und Rehabilitation.** *Wettengel, R.* (Bad Lippspringe) Referat .. 274

# Pathogenese, Prävention und Therapie der Arteriosklerose

Morphologie der Arteriosklerose. *Hort, W.* (Düsseldorf) Referat .................. 281
Die Pathogenese der Arteriosklerose. *Greten, H.* (Hamburg) Referat ............... 293
Die Klinik der Arteriosklerose. *Schettler, G.* (Heidelberg) Referat ................. 296
Medikamentöse Rezidivprophylaxe bei der extrakraniellen und peripheren Arteriosklerose. *Bollinger, A.* (Zürich – Schweiz) Referat ..................................... 303
Zur medikamentösen Verhütung des Herzinfarktrezidivs. *Breddin, H. K.* (Frankfurt) Referat 305
Therapeutische Fibrinolyse und arterielle Verschlußkrankheit. *Lasch, H. G., Schöndorf, T. H.* (Gießen) Referat ..................................................... 314
Transluminale Dilatation koronarer, renaler und peripherer Arterienstenosen. *Grüntzig, A.* (Atlanta – USA) Referat ............................................. 323
Primäre und sekundäre Prävention bei der Arteriosklerose. *Brüschke, R.* (Berlin – DDR) Referat ............................................................. 324
Chirurgische Aspekte der koronaren Herzkrankheit. *Rodewald, G., Rödiger, W., Kalmar, P., Mathey, D., Voss, H.* (Hamburg) Referat ................................. 324
Chirurgische Aspekte: Periphere Arterien. *Vollmar, J. F.* (Ulm) Referat .............. 334

# Angiologie

Cholesterinkristalle bewirken atherosklerotische Veränderungen am Gefäßendothel. *Bode, G., Klör, H. U., Stange, E., Ditschuneit, H.* (Ulm) ................................. 345
Blutviskosität und periphere Durchblutung vor und nach Erythrozyto- und Plasmapherese. *Hartmann, F., van den Berg, E., Haedicke, C., Sgries, B., Stangl, W.* (Hannover) ...... 348
Therapie des akuten Hirninfarktes mit Arwin. *Hossmann, V., Heiss, W.-D., Bewermeyer, H.* (Köln) ............................................................. 352
Uronikase-Behandlung venöser Thrombosen der unteren Extremität. *Zimmermann R., Harenberg, J., Mörl, H., Rieben, F. W., Götz, R., Wahl, P.* (Heidelberg) ................. 355
Niedrig dosierte thrombolytische Therapie und Katheterdilatation. *Hess, H., Mietaschk, A., Ingrisch, H.* (München) .............................................. 357
Transluminare Dilatation von Nierenarterienstenosen zur Behandlung der renovaskulären Hypertonie. *Bussmann, W.-D., Faßbinder, W., Dowinsky, S., Rummel, D., Grützmacher, P., Kaltenbach, M., Schoeppe, W.* (Frankfurt) ..................................... 361
Ergebnisse der perkutanen Katheterbehandlung von Nierenarterienstenosen bei Patienten jenseits des 50. Lebensjahres. *Ingrisch, H., Hegele, T., Frey, K. W., Holzgreve, H., Middeke, M.* (München) ..................................................... 364

# Aktuelle Probleme bei Erkrankungen der Schilddrüse

Einleitung. *Scriba, P. C.* (Lübeck) Referat ......................................... 367
„Rationelle Diagnostik" – Sinn und Unsinn strategischer Programme. *Krüskemper, H.-L.* (Düsseldorf) Referat .................................................... 367
Heutiger Umfang und Stellenwert der In vivo-Diagnostik der Schilddrüse mit Radionukliden. *Börner, W.* (Würzburg) Referat ........................................... 367
Schilddrüsenszintigraphie und Jodbestimmung mit Fluoreszenztechnik. *Leisner, B.* (München) Referat ............................................................. 377
Volumenbestimmung der Schilddrüse mit Hilfe der Sonographie und Vergleich mit anderen Methoden. *Igl, W.* (München) Referat ........................................ 379
Labormethoden in der Diagnostik von Schilddrüsenerkrankungen: Qualitätskontrolle, Ermittlung von Störfaktoren und Einflußgrößen. *Horn, K., Gärtner, R.* (München) Referat .... 382
HLA-Typisierung und Bestimmung schilddrüsenstimulierender Antikörper bei hyperthyreoten Patienten. *Schleusener, H., Schernthaner, G., Mayr, W. R., Kotulla, P., Bogner, U., Habermann, H., Finke, R., Meinhold, H., Koppenhagen, K., Emrich, D., Wenzel, K. W., Joseph, K.* (Berlin) Referat ......................................... 389

Die Thyreoiditiden. Diagnose und Therapie. *Schatz, H.* (Gießen) Referat . . . . . . . . . . . . . . 398
Therapie der blanden Struma, Aussichten und differenzierte Indikation. *Pickardt, C. R., Leisner, B., Igl, W., Scriba, P. C.* (München/Lübeck) Referat . . . . . . . . . . . . . . . . . . . . . . . . . 415
Jodexzeß: Gefahren, ihre Prophylaxe und Therapie im endemischen Jodmangelgebiet der Bundesrepublik. *Herrmann, J.* (Düsseldorf) Referat . . . . . . . . . . . . . . . . . . . . . . . . . . . 418

# Kardiologie

Prognostische Bedeutung ventrikulärer Echoschläge bei programmierter Stimulation. *Abendroth, R.-R., Breithardt, G., Meyer, T., Seipel, L.* (Düsseldorf) . . . . . . . . . . . . . . . . . . . . 424
Verbesserte Lidocaindosierung durch Serumkonzentrationsbestimmungen bei Patienten mit Myokardinfarkt. *Follath, F., Ritz, R., Vozeh, S., Wenk, M.* (Basel − Schweiz) . . . . . . . . 427
Mexiletinspiegel bei Patienten mit ventrikulären Arrhythmien und Nieren-, Leber- oder Herzinsuffizienz. *Nitsch, J., Doliwa, R., Steinbeck, G., Lüderitz, B.* (München) . . . . . . . . 429
His-Bündel-Elektrogramme von der Körperoberfläche. Zuverlässigkeit der Registriertechnik und praktische Bedeutung. *Hombach, V., Höpp, H.-W., Braun, V., Behrenbeck, D. W., Tauchert, M., Hilger, H. H.* (Köln) . . . . . . . . . . . . . . . . . . . . . . . . . . . . . . . . . . . . . . . 433
Nichtinvasive Bestimmung der Sinusknotenerholungszeit. *Strödter, D.* (Gießen) . . . . . . . . . 437
Sinusstillstand. *Pop, T., Treese, N., Meinertz, T., Kasper, W.* (Mainz) . . . . . . . . . . . . . . . . . . 440
Lidocainrefraktäre ventrikuläre Arrhythmien bei akutem Vorderwandinfarkt. *Gülker, H., Bender, F., Thale, J., Heuer, H., Kristek, J., Hübner, G., Schmidt, J.* (Münster) . . . . . . . . 440
Beziehung zwischen Laktat- und Katecholaminkonzentrationen im Plasma unter Belastung bei unterschiedlicher sympatischer Aktivierung. *Krämer, B., Hausen, M., Henrichs, K., Schwarz, F., Mäurer, W., Kübler, W.* (Heidelberg) . . . . . . . . . . . . . . . . . . . . . . . . . . . . . . . . . 443
Aktivitätsprofil von AR-L 115 BS bei therapierefraktärer kongestiver Kardiomyopathie (CC) und Herzgesunden (HG): Wirkungsverlust durch $Ca^{2+}$-Antagonisten. *Kramer, W., Thormann, J., Schlepper, M., Bittner, C., Zrenner, E.* (Bad Nauheim) . . . . . . . . . . . . . . . . . 446
Art und Häufigkeit von Herzrhythmusstörungen bei kongestiver Kardiomyopathie. *Meinertz, T., Kasper, W., Hofmann, T., Treese, N., Kujat, C., Pop, T.* (Mainz) . . . . . . . . . . . . . . . 450
Koronarreserve bei kongestiver Kardiomyopathie. *Opherk, D., Mäurer, W., Schwarz, F., Manthey, J., Gravert, B.* (Heidelberg) . . . . . . . . . . . . . . . . . . . . . . . . . . . . . . . . . . . . . 453
Langzeitwirkung der neuen β-Agonisten Prenalterol bei Patienten mit schwerer Herzinsuffizienz − Grad III−IV. *Lambertz, H., Meyer, J., Erbel, R., Düchting, A., Effert, S.* (Aachen) . . 456
Bedeutung der Myokardbiopsie bei klinisch vermuteten Frühstadien von Kardiomyopathien. *Kunkel, B., Schneider, M., Kober, G., Hopf, R., Hübner, K., Kaltenbach, M.* (Frankfurt) 459
Welcher Beitrag zur Diagnostik von Myokarderkrankungen kann mit der Myokardbiopsie geleistet werden? *Deeg, P., Becker, W., Romen, W., Haubitz, I.* (Würzburg) . . . . . . . . . 462
Die Bedeutung von Vasopressorhormonen für den Verlauf der schweren Herzinsuffizienz. *Liebau, G., Riegger, A. J. G., Steilner, H.* (Würzburg) . . . . . . . . . . . . . . . . . . . . . . . . . 464
Radioimmunologische Messung zirkulierender Myosinleichtketten zum Nachweis frischer Myokardnekrosen. *Katus, H. A., Khaw, B. A., Bahar, I., Gold, H., Haber, E.* (Heidelberg/Boston − USA) . . . . . . . . . . . . . . . . . . . . . . . . . . . . . . . . . . . . . . . . . . . . . . . . . 465
Hämodynamik beim akuten Myokardinfarkt nach erhöhter inspiratorischer Sauerstoffkonzentration. *Löllgen, H., Fliedner, R., Wollschläger, H., Bonzel, T. Just, H.* (Freiburg) . . . . . 467
Bilanzstudien zum Wasser- und Elektrolythaushalt bei akutem Myokardinfarkt. *Dageförde, J., Djonlagic, H., Diederich, K.-W.* (Lübeck) . . . . . . . . . . . . . . . . . . . . . . . . . . . . . . . . . . 470
Der Einfluß der Fibrinolyse auf die regionale Perfusion des ischämischen und nicht ischämischen Myokards. *Genth, K., Hofmann, M., Schaper, W.* (Bad Nauheim) . . . . . . . . . . . . . . . 473
Weitenänderungen von Kranzgefäßen und Koronarstenosen nach intrakoronarer und intravenöser Gabe von Nifedipin − ein antianginöser Wirkaspekt? *Schulz, W., Krauss, G., Kober, G., Kaltenbach, M.* (Frankfurt) . . . . . . . . . . . . . . . . . . . . . . . . . . . . . . . . . . . . . . . . . . . . 476
Vergleich der antianginösen Wirksamkeit von oral verabreichtem Isosorbiddinitrat mit Isosorbid-2-Mononitrat und Isosobid-5-Mononitrat. *Reifart, N., Reifart, F., Kaltenbach, M., Bussmann, W.-D.* (Frankfurt) . . . . . . . . . . . . . . . . . . . . . . . . . . . . . . . . . . . . . . . . . . . . 476
Quantitative Erfassung der myokardialen Thallium-201-Aufnahme und -Redistribution zur Beurteilung des Erfolgs einer aortokoronaren Bypaß-Operation. *Tillmanns, H., Knapp, W. H., Zimmermann, R., Schuler, G., Kübler, W.* (Heidelberg) . . . . . . . . . . . . . . . . . . . . . 479

Koronar- und Ventrikelangiographie bei stabiler und instabiler Angina pectoris; Befunde vor und nach Byopass-Operation. *Weber, M., Zitzmann, A., Theisen, K., Halbritter, R., Angermann, C., Jahrmärker, H.* (München) .................................................. 483

3 Jahre Erfahrung mit der transluminalen Angioplastik von Kranzgefäßstenosen. *Kaltenbach, M., Kober, G., Scherer, D., Satter, P., Hör, G.* (Frankfurt) ........................ 486

Experimentelle Untersuchung zur hämodynamischen Wirkung signifikanter Koronarstenosen. *Wüsten, B., Neumann, F., Kirkeeide, R., Farohs, B., Gottwik, M. G.* (Gießen/Bad Nauheim) ........................................................... 487

Therapie und Langzeitverlauf bei Patienten mit spontaner Angina pectoris. *Bierner, M., Fleck, E., Dirschinger, J., Froer, K. L., Rudolph, W.* (München) ................. 489

Vergleichsstudie: Lipide und Lipoproteine bei alten Joggern und bei Herzinfarktpatienten. *Schwartzkopff, W., Peslin, K., Nüssel, F., Luley, C., Doehrn, W., Dransfeld, B.* (Berlin – DDR/Düsseldorf/Berlin) ................................................. 492

Echokardiographische Verlaufsbeobachtungen bei Patienten mit operierten valvulären Aortenvitien. *Köhler, E., Haerten, K., Horstkotte, D., Völz, G., Herzer, J., Loogen, F.* (Düsseldorf) ........................................................... 496

Ventilatorische Lungenfunktion und pulmonaler Gasaustausch nach prothetischem Mitralklappenersatz. *Goeckenjan, G., Oebbecke, B., Worth, H., Horstkotte, D., Loogen, F.* (Düsseldorf) ........................................................... 501

Myokardinsuffizienz nach Operationen mit extrakorporaler Zirkulation: Biochemische Befunde. *Brisse, B., Klinke, F., Lunkenheimer, P. P., Kreuzer, A., Dittrich, H., Bender, F.* (Münster) ........................................................... 504

Diagnostik der Erkrankung des rechten Herzens mit Hilfe der 1-D-Kontrastmittelkardiographie. *Bonzel, T., Faßbender, D., Trieb, G., Gleichmann, U.* (Bad Oeynhausen/Freiburg) ..... 507

Bestimmung der Ejektionsfraktion mittels zweidimensionaler Echokardiographie: Korrelation zur biplanen Angiokardiographie. *Sold, G., Dittmann, H., Rahlf, G., Neuhaus, K.-L., Kreuzer, H.* (Göttingen) ....................................................... 513

Computergestützte Archivierung und Auswertung von ventrikulographischen und koronarangiographischen Befunden. *Gottwik, M., Wüsten, B., Kirkeeide, R., Stämmler, G., Schlepper, M.* (Bad Nauheim/Gießen) ................................................. 515

# Hypertonie

Die Beeinflussung des Belastungsblutdruckes 2, 8 und 24 Stunden nach Gabe pharmakologisch unterschiedlicher $\beta$-Rezeptorenblocker bei chronischer antihypertensiver Behandlung. *Franz, I.-W., Lohmann, F. W., Agrawal, B.* (Berlin) ........................... 518

Unterschiedliche Auswirkungen einer akuten $\beta$-Blockade auf Herzfrequenz und Blutdruck bei ergometrischer Belastung. *Krämer, B., Olshausen, K. von, Hausen, M., Schwarz, F., Henrichs, K., Mäurer, W., Kübler, W.* (Heidelberg) ........................... 522

Auswirkung einer kombinierten Beta- und Alpha-Rezeptorenblockade auf die periphere Durchblutung bei arterieller Hypertonie. *Heck, I., Trübestein, G., Stumpe, K. O., Krück, F.* (Bonn) ........................................................... 526

Untersuchungen zum Mechanismus der antihypertensiven Wirkung des $\alpha$-$\beta$-Rezeptorenantagonisten Labetalol bei Patienten mit essentieller Hypertonie. *Zschiedrich, H., Neurohr, W., Lüth, J. B., Philipp, T., Distler, A.* (Mainz) ........................... 529

Hämodynamik und Plasmakatecholamine während statischer Muskelarbeit bei essentieller Hypertonie: Einfluß kombinierter Alpha- und Beta-Rezeptorenblockade. *Kolloch, R., Myers, M., Bornheimer, J., De Quattro, V.* (Bonn/Los Angeles – USA) ................ 533

Plasmakatecholamine und Hämodynamik in Ruhe und während Belastung beim primären Hochdruck. *Lehmann, M., Keul, J.* (Freiburg) ................................ 536

Die Plasmakatecholaminbestimmung zur Differenzierung zwischen Phäochromozytom und Hypertonien anderer Genese. *Cordes, U., Beyer, J.* (Mainz) ........................ 539

Ursache des gestörten Elektrolyttransports an Erythrozyten von Patienten mit essentieller Hypertonie. *Walter, U., Distler, A.* (Mainz) ................................ 543

Untersuchungen über das autonome Nervensystem bei Grenzwerthypertonie. *Henquet, J. W., Schols, M., Rahn, K. H.* (Maastricht – Niederlande) ........................... 547

Verkehrslärm als Risikofaktor für die Hypertonie. *Eiff, A. W. von, Neus, H., Münch, K., Schulte, W.* (Bonn) ........................................................... 549

Der emotionale Belastungstest in der klinisch-therapeutischen Prüfung von Antihypertensiva. *Friedrich, G., Langewitz, W., Neus, H., Schirmer, G., Thönes, M.* (Bonn) .......... 551
Anstieg von 18-OH-Corticosteron nach Furosemid trotz nicht stimulierbarer Plasmareninaktivität bei der Low Renin-Hypertonie. *Witzgall, H., Weber, P. C.* (München) ........ 554
Langzeitbehandlung essentieller Hypertoniker mit Captopril unter besonderer Berücksichtigung des Verhaltens von Plasmareninkonzentration (PRC), Angiotensin I und II (AI, AII). *Riegger, A. J. G., Steilner, H., Hayduk, K., Liebau, G.* (Würzburg/Düsseldorf) .............. 557
Antihypertensiver Effekt von oral appliziertem glandulären Kallikrein bei essentieller Hypertension — Ergebnisse einer Doppelblindstudie. *Müller, H. M., Overlack, A., Kolloch, R., Ressel, C., Krück, F., Stumpe, K. O.* (Bonn) ................................. 559

# Endokrinologie

Intestinale Absorption von Kalzium beim endogenen Cushing-Syndrom. *Peerenboom, H., Keck, E., Kley, H. K., Krüskemper, H. L., Strohmeyer, G.* (Düsseldorf) ................. 563
Cushing-Syndrom als Folge einer hypothalamischen Fehlsteuerung? *Happ, J., Philipp, M., Cordes, U., Schäfer, M., Störkel, S., Hahn, K., Beyer, J.* (Mainz/Köln) .............. 565
Über die Behandlung des Morbus Cushing mit Trilostan. *Jungmann, E., Althoff, P.-H., Magnet, W., Schulz, F., Usadel, K. H., Schöffling, K.* (Frankfurt) ..................... 568
Das Nebennierenrindenkarzinom: Diagnostik und Therapie mit o,p'-DDD. *Fehm, H. L., Pal, S. H., Homoki, J., Maier, W., Herfarth, C., Pfeiffer, E. F.* (Ulm) .................. 572
Der Einfluß eines portokavalen Shunts auf die Schilddrüsenhormone der Ratte. *Grün, R., Scheuer, A., Ehlenz, K., Heine, W. D., Grün, M.* (Marburg/Bonn/Würzburg/Schweinfurt) 574
Freies Trijodthyronin und Hypothyreose. Ein Beitrag zur Pathophysiologie des thyreotropen Regelkreises. *Schulz, F., Schifferdecker, E., Schöffling, K.* (Frankfurt) .............. 578
Ergebnisse einer postoperativen Kontrolle nach Strumaoperation bei 542 Patienten. *Horster, F. A., Keltz, D.* (Düsseldorf) ................................................ 580
Prognose der subklinischen Hypothyreose. *Raschke, W., Hoff, H.-G., Windeck, R., Reinwein, D.* (Essen) ................................................................ 582
Beeinflussung von Schilddrüsenhormonen durch körperliches Training. *Wirth, A., Björntorp, P.* (Heidelberg/Göteborg — Schweden) ................................. 585
Die Bedeutung der Thyreoglobulinmessung im Serum für die Verlaufskontrolle bei Patienten nach Thyreoidektomie wegen differenzierten Schilddrüsenkarzinoms. *Schatz, H., Mäser, E., Teuber, J., Schröder, O., Grebe, S., Federlin, K.* (Gießen) ....................... 587
Hyperthyreose mit Struma maligna. *Müller, O. A., Leisner, B., Löhrs, U., Pickardt, C. R., Scriba, P. C.* (München/Lübeck) ...................................... 590
Veränderungen der Immunantwort bei der Autoimmunhyperthyreose unter thyreostatischer Behandlung. *Teuber, J., Mäser, E., Helmke, K., Schatz, H., Federlin, K.* (Gießen) ..... 593
Beta-Blocker in der Therapie der Hyperthyreose — Nachweis der thyreostatischen Wirkung. *Loos, U., Grau, R., Keck, F. S., Duntas, L., Pfeiffer, E. F.* (Ulm) ................. 598
Spezifische Probleme der Hyperthyreose im höheren Lebensalter. *Dirks, H., Hintze, G., Schicha, H., Emrich, D., Mayer, G., Blossey, H. C., Köbberling, J.* (Göttingen) ....... 601
Das Verhalten des freien Thyroxins bei der Therapie von Schilddrüsenfunktionsstörungen. *Schifferdecker, E., Bressel, R., Schulz, F., Schöffling, K.* (Frankfurt) .............. 605
Gefahren der iatrogenen Hypoglykämie. *Rosak, C., Althoff, P.-H., Brecht, H. M., Schöffling, K.* (Frankfurt) ................................................................ 608
Insulinspiegel und Glukosetoleranz unter medikamentöser Akromegalietherapie. *Benker, G., Zäh, W. D., Tharandt, L., Windeck, R., Reinwein, D.* (Essen) ...................... 611
Einfluß von Bradykinin auf den Eiweißstoffwechsel des Menschen. *Wicklmayr, M., Dietze, G., Günther, B., Geiger, R., Brunnbauer, H., Heberer, G., Mehnert, H.* (München) ....... 614
Klinische und endokrine Nebenwirkungen bei hochdosierter Medroxyprogesteronazetattherapie des metastasierenden Mammakarzinoms. *Blossey, H. C., Bartsch, H. H., Köbberling, J.* (Göttingen) ................................................................ 616
Untersuchung zur pulsatilen Gn-RH Stimulation beim hypogonadotropen Mann. *Hetzel, W. D., Unckel, C., Pfeiffer, E. F.* (Ulm) ................................................ 618
Molekulare Heterogenität von hCG und hCG-Untereinheiten bei malignen Hodentumoren. *Mann, K., Gilch, R., Haidl, P., Hellmann, T., Karl, H. J.* (München) .............. 620

Vergleichende Untersuchungen zur Wirkung von synthetischem Sekretin uind Somatostatin beim Menschen. *Londong, W., Londong, V., Mühlbauer, R., König, A.* (München) ........ 623
Wirksamkeit von Somatostatin nach intranasaler Applikation. *Etzrodt, H., Beischer, W., Maier, W., Rosenthal, J., Pfeiffer, E. F.* (Ulm) ................................. 626
Stimulation der Plasmareninaktivität durch Parathormon beim Menschen. *Scholz, H.-C., Liebau, H., Hesch, R.-D.* (Hannover) ..................................... 629
Ein Beitrag zur Parathormonausscheidung über die Leber und Niere. *Schweigart, U., Bottermann, P., Ermler, R.* (München) ..................................... 632
Das Endokrinium bei Ganzkörperhyperthermie. *Burmeister, P., Neumann, H., Fabricius, H., Engelhardt, R.* (Freiburg) ................................................ 633
Paraneoplastische ACTH-Sekretion bei Patienten mit Bronchialkarzinomen im Dexamethasontest. *Allolio, B., Winkelmann, W., Brosch, H., Hipp, F. X., Schröder, B.* (Köln) ....... 637

# Nephrologie

Wirkung einiger Sulfamoyldiuretika auf den tubuloglomerulären Rückkopplungsmechanismus. *Gutsche, H.-U., Brunkhorst, R., Müller-Ott, K., Niedermayer, W.* (Kiel) ............ 640
Furosemid und Indometacin – Effekte auf die renale Prostaglandin-$E_2$-Biosynthese und die Salz-Wasserausscheidung. *Attallah, A., Stahl, R.* (Freiburg) ...................... 644
Klinik und Morphologie des hämolytisch-urämischen Syndroms nach Mitomycin. *Rumpf, K. W., Bartsch, H. H., Preitner, J., Rieger, J., Lankisch, P. G., Heyden, H. W. von, Nagel, G. A., Scheler, F., Helmchen, U.* (Göttingen) ......................................... 645
Tierexperimentelle Untersuchungen zur Minderung der Tubulotoxizität von Aminoglykosiden durch D-Glucaro-1,5-Lactam. *Sack, K., Marre, R., Schulz, E.* (Lübeck) ............. 647
Prüfung zur Nephrotoxizität von S-Adenosylmethionin (SAME) bei der fünfsechstelnephrektomierten Ratte. *Fuchshofen-Röckel, M., Romen, W., Röckel, A., Richter, E.* (Würzburg) .. 650
Plasmaspiegel eines Prostacyclinmetaboliten bei Nierentransplantierten. *Leithner, C., Sinzinger, H., Peskar, B. A.* (Wien – Österreich/Freiburg) ............................. 652
Hemmung des Wachstums von HeLa-Zellen durch höhermolekulare Dialysat- und Hämofiltratfraktionen. *Brunner, H., Essers, U., Mann, H.* (Aachen) ......................... 655
Untersuchungen zur Elimination von Beta-Methyldigoxin durch verschiedene Dialyseverfahren. *Roth, W. M., Riegger, G., Haasis, R.* (Tübingen) ............................ 659
Häufigkeit und Lokalisation von Gefäßverkalkungen bei Dialysepatienten und nierentransplantierten Patienten. *Marosi, L., Salomonowitz, E., Zazgornik, J., Schmidt, P., Czembirek, H., Kopsa, H., Balcke, P., Minar, E., Dudczak, R.* (Wien – Österreich) ............... 664
Untersuchungen zur Anwendung von Zuckeraustauschstoffen bei niereninsuffizienten Diabetikern unter kontinuierlicher ambulanter Peritonealdialyse (CAPD). *Thomae, U., Lotz, N., Boos, W., Herrmann, M., Bachmann, W., Haslbeck, M.* (München) ................ 667
Verlauf der urämischen Neuropathie und Enzephalopathie vor und nach der Nierentransplantation. *Winterberg, B., Knoll, O., Lison, A., Gottschalk, I.* (Münster) ............... 671
Reversible Nierentransplantatfunktionsstörung durch hormonelle Kontrazeptiva. *Samtleben, W., Baltzer, J., Gurland, H. J.* (München) ................................... 675
Der Einfluß einer einseitigen Ureterokklusion auf die Mikrogerinnselbildung in der Niere. *Müller-Berghaus, G., Niepert, W.* (Gießen) ................................... 678
Untersuchungen zum Stoffwechsel von Steroidhormonen in Hämofiltraten und Urinen chronisch niereninsuffizienter Patienten mittels Glaskapillar-Gaschromatographie-Massenspektrometrie (GC-MS). *Ludwig-Köhn, H., Henning, H. V., Matthaei, D., Sziedat, A., Scheler, F.* (Göttingen) ................................................................. 680
Proinsulin, Insulinimmunoreaktivität (IRI) und C-Peptidimmunoreaktivität (CPIR)-Spiegel bei Patienten mit terminaler Niereninsuffizienz. *Zilker, T., Bottermann, P., Hales, C. N., Ley, H.* (München/Cambridge – England) ....................................... 684
Lipoproteine und Apoproteine bei Patienten mit chronischen Nierenerkrankungen. *Oster, P., Mordasini, R., Riesen, W., Glück, Z., Weidmann, P.* (Bern – Schweiz) ............ 686
Partielle Isolierung und Charakterisierung von Urinproteasen bei Patienten mit nephrotischem Syndrom und posttraumatischem akutem Nierenversagen. *Scheidhauer, K., Wanner, C., Hörl, W. H., Stepinski, J., Heidland, A.* (Würzburg) ............................... 688
Plasmaaustausch zur Behandlung der fulminant verlaufenden Glomerulonephritis. *Glöckner, W. M., Sieberth, H. G.* (Köln) ......................................... 691

Akute nichtbakterielle interstitielle Nephritis (AIN) als Ursache schwerer Nierenfunktionsstörungen. *Molzahn, M., Pommer, W., Krause, P. H.* (Berlin) .................... 693

Die Verteilung von HLA-DR-Antigenen auf glomerulären Epithelzellen und peritubulären Kapillarendothelien der menschlichen Niere. *Müller, G. A., Wernet, P., Baldwin, W., van Es, L. A.* (Tübingen/Leiden – Niederlande) .................... 697

Einfluß von Prostaglandinen auf renale Filtration, Hämodynamik und Exkretion – Langzeituntersuchungen an chronisch instrumentierten wachen Hunden bei salzreicher und salzarmer Ernährung. *Wagner, K., Neumayer, H.-H., Schultze, G., Schwietzer, G., Schudrowitsch, L., Ruf, W., Molzahn, M.* (Berlin) .................... 699

Gestörte Thrombozytenfunktion beim nephrotischen Syndrom. *Kreusser, W., Andrassy, K., Wietasch, A., Koderisch, J., Ritz, E.* (Heidelberg) .................... 704

Demonstration der sonographischen Restharnbestimmung. *Brunn, J., Ruf, G.* (Lübeck) .... 707

Zur klinischen Wertigkeit des Nachweises antikörperbesetzter Bakterien im Urin. *Zimmermann, S., Schirmer, K., Gläser, M.* (Karl-Marx-Stadt – DDR) .................... 709

Epidemiologie von Kalziumausscheidung und Nephrolithiasis bei Diabetes mellitus. *Tschöpe, W., Deppermann, D., Haslbeck, M., Mehnert, H., Ritz, E.* (Heidelberg/München) ...... 713

Oxalsäurestoffwechsel bei chronischer Urämie: Untersuchungen über das Verhalten der Oxalsäure im Plasma von Dialysepatienten. *Leber, H. W., Münzel, U., Rawer, P., Schütterle, G.* (Gießen) .................... 717

# Hämatologie

Der Einfluß einer chronischen β-Rezeptorenblockade auf das weiße Blutbild in Ruhe sowie unter gesteigerter sympathischer Aktivität. *Röcker, L., Franz, I.-W., Lohmann, F. W., Gregor, B.* (Berlin) .................... 723

Autologe Antikörper gegen Leukämiezellen. *Pfreundschuh, M., Dörken, B., Ho, A. D., Körbling, M., Hunstein, W.* (Heidelberg) .................... 727

Zur Gewebsmastzellenleukämie. *König, E., Meusers, P., Lang, E., Brittinger, G., Friedrich, G., Leder, L.-D.* (Essen) .................... 729

Myeloische Leukämien als Zweitmalignome. *Graubner, M., Löffler, H., Pralle, H.* (Gießen) .... 732

Leukämie und Pyoderma gangraenosum. *Hans, C., Maas, D., Schöpf, E.* (Freiburg) ...... 735

Erfolgreiche hämatopoetische Regeneration nach autologer Blutstammzelltransplantation bei chronisch myeloischer Leukämie (CML). *Körbling, M., Burke, P. J., Elfenbein, G. J., Braine, H. G., Santos, G. W.* (Heidelberg/Baltimore – USA) .................... 739

Verlauf der hämatopoetischen und immunologischen Rekonstitution nach allogener Knochenmarktransplantation. *Wernet, P., Wilms, K., Ziegler, A., Link, H., Meyer, P.* (Tübingen) . 742

Untersuchungen zur Funktion und biologischen Regulation eines Glykoproteins aus Humanserum bei der T-Lymphocytenblastogenese. *Köttgen, E., Fabricius, H. Å., Stahn, R., Gerok, W.* (Freiburg) .................... 745

Monoklonale Antikörper gegen B-Zelldifferenzierungsantigene charakterisieren unterschiedliche Formen der chronischen lymphatischen Leukämie. *Müller, C., Wernet, P., Ziegler, A., Heinrichs, H., Steinke, B., Waller, H. D.* (Tübingen) .................... 748

Zur Enzymopenie der T-Lymphocyten bei Patienten mit chronischer lymphatischer Leukämie vom B-Zellentyp. *Meusers, P., König, E., Brittinger, G.* (Essen) .................... 755

Verbesserung der mittleren Überlebenszeit durch Splenektomie bei Patienten mit chronischer lymphatischer Leukämie im Stadium IV. *Gamm, H., Preiß, J., Fischer, J., Schniepp, I., Zeile, G.* (Mainz) .................... 754

Die Wirkung von Lysolecithinanaloga (LLA) auf den Arachidonsäuremetabolismus von Makrophagen und die Mitogenantwort von Lymphozyten. *Leser, H.-G., Bärlin, E., Weltzien, H. U., Gemsa, D.* (Heidelberg/Freiburg) .................... 757

Interferonproduktion in Leukozyten von Patienten mit akuten und chronischen Leukosen: Modulation durch Dexamethason, Buttersäure und den Tumorpromotor TPA. *Ludwig, H., Adolf, G. R., Swetly, P.* (Wien – Österreich) .................... 760

Einfluß parenteral zugeführter Phosphatide auf die Erythrozytenmembran. *Schubotz, R., Wacker, H. J., Kaffarnik, H.* (Marburg) .................... 763

Alkoholtoxische Veränderungen der Hämatopoese. *Heidemann, E., Nerke, O., Waller, H. D.* (Tübingen) .................... 766

Autoimmunhämolytische Anämie und perniziöse Anämie bei einem Patienten mit variablem
Immundefektsyndrom. *Maas, D., Weber, S., Raif, W., Bross, K.* (Freiburg) . . . . . . . . . . . 768
Hinweise auf einen hämatopoetisch wirksamen Faktor im Serum von Patienten mit Polycythämia
vera. *Heilmann, E., Holzknecht, A., Fahrenkrug, H.* (Münster) . . . . . . . . . . . . . . . . . . 772
Toxische Knochenmark- und Schleimhautschädigung nach intrathekaler Methotrexattherapie.
*Schalhorn, A., Wagner, H., Wilmanns, W., Stupp-Poutot, G.* (München) . . . . . . . . . . . 775
Effektivitätsvergleichung von drei gegenüber sechs Kursen MOPP-Polychemotherapie beim
Morbus Hodgkin, klinischem Ausbreitungsstadium II nA, II B, III A und B. *Delbrück, H.,
Teillet, F., Bayle-Weissgerber, C., Andrieu, J. M., Clot, P. H., Bernard, J.* (Homburg/
Colombes/Villejuif/Paris – Frankreich) . . . . . . . . . . . . . . . . . . . . . . . . . . . . . . . . . . 778

# Hämostaseologie

Gerinnungsfaktoren (Thrombin, Faktor XIII, Kallikrein und Fibronectin) als Regulatoren der
Proliferation von Fibroblasten, glatten Muskelzellen und Endothelzellen. *Bernsmeier, R.,
Bruhn, H. D., Pohl, J.* (Kiel) . . . . . . . . . . . . . . . . . . . . . . . . . . . . . . . . . . . . . . . . . 782
Gelchromatographie von gereinigtem des-A-Fibrin in Humanplasma bei 20° C und 37° C.
*Bernhard, J.-C., Mahn, I., Müller-Berghaus, G.* (Gießen) . . . . . . . . . . . . . . . . . . . . . . 785
Pharmakodynamische Wirkungen auf das Gerinnungssystem nach subkutaner Applikation von
low dose-Heparin mit einer Spritzpistole. *Harenberg, F., Zimmermann, R., Arleth, D., Weber,
E.* (Heidelberg) . . . . . . . . . . . . . . . . . . . . . . . . . . . . . . . . . . . . . . . . . . . . . . . . . 787
Substitution von Antithrombin III zur Behandlung thrombophiler Diathesen. *Schramm, W.,
Marx, R.* (München) . . . . . . . . . . . . . . . . . . . . . . . . . . . . . . . . . . . . . . . . . . . . . 789
Morphometrische Untersuchungen normaler und pathologischer Plättchen. *Linker, H., Steigle-
der, S., Königstein, B., Anschütz, K., Reuter, H. D.* (Köln) . . . . . . . . . . . . . . . . . . . . . 792
Thrombopoese, Thrombozytenzahl und Thrombozytenfunktion vor und nach Zellseparation.
*Linker, H., Schäfer, H. E., Ruping, B., Waidhas, W., Glöckner, W., Borberg, H., Wichmann,
H. E., Reuter, H. D.* (Köln) . . . . . . . . . . . . . . . . . . . . . . . . . . . . . . . . . . . . . . . . . 798

# Gastroenterologie

Benigne Ösophagusstenosen und ihre Therapie. *Berges, W., Stolze, T., Wienbeck, M.*
(Düsseldorf) . . . . . . . . . . . . . . . . . . . . . . . . . . . . . . . . . . . . . . . . . . . . . . . . . . . 802
Refluxkrankheit der Speiseröhre – funktionelle Untersuchungen im Rahmen einer Therapie-
studie. *Lux, G., Femppel, J., Lederer, P. C., Domschke, W., Rösch, W.* (Erlangen-Nürn-
berg) . . . . . . . . . . . . . . . . . . . . . . . . . . . . . . . . . . . . . . . . . . . . . . . . . . . . . . . 804
Der Einfluß von Ballaststoffen auf die Magenentleerung. *Kasper, H., Reiners, C., Eilles, C.,
Börner, W.* (Würzburg) . . . . . . . . . . . . . . . . . . . . . . . . . . . . . . . . . . . . . . . . . . . 806
Alkoholinduzierte Veränderungen der DNS-Synthese in Magen und Dünndarm bei der Ratte.
*Seitz, H. K., Czygan, P., Kienapfel, H., Kommerell, B.* (Heidelberg) . . . . . . . . . . . . . . . 808
Nächtliche, gastrale Säuresekretion und gastroduodenale Motilität unter dem Einfluß von
Pirenzepin und Cimetidin. *Lederer, P. C., Lux, G., Femppel, J., Domschke, W., Rösch, W.*
(Erlangen-Nürnberg) . . . . . . . . . . . . . . . . . . . . . . . . . . . . . . . . . . . . . . . . . . . . . 810
Säuresekretion und Mukosadurchblutung des Magens bei Patienten mit Ulcus duodeni und
gesunden Kontrollen. *Sonnenberg, A., Stucke, D., Hüsmert, N., Müller-Lissner, S. A., Blum,
A. L.* (Düsseldorf/Zürich – Schweiz) . . . . . . . . . . . . . . . . . . . . . . . . . . . . . . . . . . . 813
Antrale Gastrin(G)-Zellhyperplasie, eine Sonderform des Ulcus duodeni: Ergebnisse einer
Langzeitbeobachtung. *Holtermüller, K.-H., Herzog, P., Arnold, R.* (Göttingen) . . . . . . . . 818
Ranitidin hemmt die peptonestimulierte Magensäuresekretion ohne Beeinflussung der Magen-
entleerung. *Ruppin, H., Lux, G., Hartog, C., Domschke, S., Domschke, W.* (Erlangen) . . 823
Der Histaminstoffwechsel des Magens bei Patienten mit Nahrungsmittelallergie. *Reimann, H. J.,
Ring, J., Wendt, P., Lorenz, R., Ultsch, B., Swoboda, K., Blümel, G.* (München) . . . . . . 823
Die Adenylatzyklase (AC) in der Korpusschleimhaut des Menschen bei Achlorhydrie:
Beeinflussung durch Histamin, Adrenalin, Pentagastrin, Prostaglandine $E_2$ und VIP.
*Miederer, S. E., Becker, M.* (Bonn) . . . . . . . . . . . . . . . . . . . . . . . . . . . . . . . . . . . 826
16,16-Dimethylprostaglandine $E_2$: Schleimhautschutzwirkung gegenüber Aspirin und Gallensäu-
ren. *Müller, P., Fischer, N., Kather, H., Simon, B.* (Heidelberg) . . . . . . . . . . . . . . . . . 831

Effekt nichtsteroidartiger Antiphlogistika auf Plasma- und Magenmukosakonzentrationen von Prostaglandinen. *Peskar, B. M., Rainsford, K., Brune, K., Gorek, W.* (Freiburg/Basel – Schweiz) .................................................................... 833

T-Zellsubpopulationen von Patienten mit Morbus Crohn. *Springer, A., Pfreundschuh, M., Feurle, G. E., Beck, J. D.* (Mannheim/Heidelberg/Erlangen) ...................... 838

Alpha$_1$-Antitrypsin, ein brauchbarer Marker zum Nachweis intestinaler Eiweißverluste. Untersuchungen bei Morbus Crohn. *Karbach, U., Ewe, K., Bodenstein, H.* (Mainz) ......... 840

Metronidazol in der Therapie des Morbus Crohn. *Schneider, M. U., Riemann, J. F., Strobel, S., Demling, L.* (Erlangen-Nürnberg) ............................................. 842

Transport und Metabolismus von Propionat in der kurzgeschlossenen Kolonmukosa der Ratte und der Effekt auf den Wasser- und Elektrolyttransport. *Goerg, K. J., Soergel, K. H., Wanitschke, R., Wood, C. M.* (Mainz/Milwaukee – USA) ....................... 846

Untersuchungen zum Verteilungsmuster von Disaccharidasen und Dipeptidylpeptidase IV (DPPIV) entlang morphologisch normaler Jejunalzotten nach Elementardiät bei Patienten mit M. Crohn und Colitis ulcerosa. *Gutschmidt, S., Ribbe, R., Emde, C., Riecken, E. O.* (Berlin) .................................................................... 846

Einheimische Sprue: Assoziation mit HLA-Blutgruppenantigenen. *Kluge, F., Gross-Wilde, H., Krumbacher, K., Gerok, W.* (Freiburg/Essen) .................................. 849

Neue Aspekte zur Amyloidose des Gastrointestinaltraktes. *Schmidt, H., Riemann, J. F.* (Erlangen-Nürnberg) ............................................................. 852

Der Einfluß der Testdauer auf das Ergebnis der Untersuchungen auf okkultes Blut im Stuhl bei Patienten mit kolorektalen Polypen. *Herzog, P., Holtermüller, K. H.* (Mainz) ........ 855

Zur Wirksamkeit konfektionierter Salicylazosulfapyridinklysmen bei Proctitis, Proctosigmoiditis und Linksseitencolitis. *Frühmorgen, P., Demling, L.* (Erlangen) .................... 858

Lokalisation und Identifizierung von Proteinen des Transports und des Stoffwechsels von Gallensäuren. *Buscher, H.-P., Abberger, H., Fuchte, K., Kurz, G., Gerok, W.* (Freiburg) 863

Lokale Lithogenität bei akuter Cholezystitis. *Bandomer, G., Begemann, F., Krüger, W., Schumpelick, V.* (Hamburg) .................................................... 867

Auflösungsraten von Cholesteringallensteinen durch Cholsäure, Cheno, Urso und Cheno-Urso in vitro. *Raedsch, R., Stiehl, A., Götz, R., Walker, S., Czygan, P., Kommerell, B.* (Heidelberg) .................................................................... 870

Intestinale Resorption von konjugierter und nicht konjugierter Urso- und Chenodesoxycholsäure. *Walker, S., Raedsch, R., Götz, R., Stiehl, A., Czygan, P., Kommerell, B.* (Heidelberg) 872

Einfluß von Chenodesoxycholsäure und Ursodesoxycholsäure auf den $^3$H-Thymidineinbau in die DNS der Kolonmukosa bei der Ratte. *Czygan, P., Seitz, H., Weber, E., Stiehl, A., Kommerell, B.* (Heidelberg) .................................................................... 873

Untersuchungen zum Mechanismus der Kaliumsekretion am Rattenkolon unter dem Einfluß von Natriumdesoxycholat. *Farack, U. M., Nell, G., Lueg, O.* (Homburg) ............... 875

# Hepatologie

Untersuchungen zu de novo-Pyrimidinbiosynthese in isolierten Mäuseleberzellen. *Rasenack, J., Pausch, J., Gerok, W.* (Freiburg) .............................................. 877

Hormonelle Beeinflußbarkeit der Gluconeogenese in isolierten Hepatozyten bei experimenteller akuter Urämie. *Riegel, W., Stepinski, J., Hörl, W. H., Heidland, A.* (Würzburg) ....... 880

Das Delta-Antigen und sein Antikörper bei Patienten mit Lebererkrankungen. *Müller, R., Rizzetto, M., Feuerhake, A., Klein, H.* (Hannover/Turin – Italien) ................ 883

Radioimmunologischer Nachweis von antimitochondrialen Autoantikörpern bei Lebererkrankungen. *Manns, M., Meyer zum Büschenfelde, K.-H.* (Berlin) ........................ 885

Der Nachweis einer intrazellulären Vorstufe von $\alpha_1$-Antitrypsin in menschlicher Leber. *Weigand, K., Dryburgh, H., Schreiber, G.* (Bern – Schweiz/Würzburg/Melbourne – Australien) ... 888

Hinweise auf unabhängige Mechanismen für die Aufnahme von Bilirubin und Bromsulphthalein in die Leber. *Gärtner, U., Levine, W. G., Wolkoff, A. W.* (Heidelberg/New York – USA) .................................................................... 891

Einfluß von Apoprotein E und C-Apoproteinen auf die Aufnahme triglyzeridreicher Lipoproteine und deren Remnants durch die Rattenleber. *Windler, E., Havel, R. J.* (Hamburg/San Francisco – USA) ................................................................. 893

In vivo-Messung der Aktivität des Zytochrom P-448-Leberenzymsystems mittels Coffeinatemtest. *Wietholtz, H., Voegelin, M., Arnaud, M. J., Bircher, J., Preisig, R.* (Bern/La Tour-de-Peilz – Schweiz) .................................................... 895
Der Tryptophanbelastungstest – Wertigkeit für die Diagnostik der hepatischen Enzephalopathie. *Rössle, M., Herz, R., Hiss, W., Gerok, W.* (Freiburg) ...................... 900
Oraler Ammoniumbelastungstest und Durchgängigkeit mesokavaler Shunts. *Herz, R., Halbfaß, H. J., Rössle, M., Mathias, K., Maier, K. P., Gerok, W.* (Freiburg/Eßlingen) .......... 903
Einfluß von venösem Pankreasblut auf die Leberfunktion nach portokavalen Anastomosen. *Grün, M., Heusler, H., Joeres, R., Richter, E.* (Schweinfurt/Würzburg) .............. 906
Einfluß von Mono- und Dihydroxygallensäuren auf isolierte Leberzellen. *Schölmerich, J., Rodloff, C., Rogg, T., Kremer, B., Schmidt, K., Gerok, W.* (Freiburg/Tübingen) ....... 909
Glukuronidierung von Gallensäuren in der menschlichen Leber. *Matern, S., Matern, H., Gerok, W.* (Freiburg) ..................................................... 913
Einfluß von Cheno- und Ursodesoxycholsäure auf biliäre Lipidsekretion und Serumlipoproteinkonzentration. *Leiß, O., Bergmann, K. von* (Bonn) ............................ 915
Bindung von Gallensäuren an HDL: Korrelation zu cholestatischen Lebererkrankungen. *Middelhoff, G., Löser, B., Stiehl, A., Greten, H.* (Heidelberg/Hamburg) .............. 917
Intranukleäre Partikel bei Non-A/Non-B-Hepatitis. *Gmelin, K., Waldherr, R., Ehrlich, B. von, Kommerell, B.* (Heidelberg) ..................................... 920
Hypergammaglobulinämische chronisch aktive Hepatitis mit Nachweis von Leber-Pankreas-spezifischen komplimentbindenden Autoantikörpern. *Berg, P. A., Stechemesser, E., Strienz, J.* (Tübingen) ..................................................... 921
Spurenelementbestimmung in Leberbiopsien von Patienten mit verschiedenen Formen alkoholbedingter Lebererkrankungen sowie chronisch persistierender und chronisch aktiver Hepatitis. *Bode, J. C., Hanisch, P., Gloystein, F., Richter, W., Henning, H., Bode, C.* (Marburg/Mölln) .................................................... 927
Arzneimittelmetabolismus der Leber bei Patienten mit verschiedenen Stadien des alkoholischen Leberschadens. *Hoensch, H., Dölle, W.* (Tübingen) ............................. 930
Endotoxinnachweis im peripher-venösen Blut von Patienten mit alkoholbedingten Lebererkrankungen und Patienten mit nicht alkoholischer Zirrhose. *Kugler, V., Bode, C., Dürr, H. K., Bode, J. C.* (Marburg) .................................................. 933
C-Peptid und Insulin im Serum bei verschiedenen chronischen Leberkrankheiten. *Oehler, G., Knecht, M., Bleyl, H., Matthes, K.* (Gießen) .............................. 936
Renale Prostaglandin ($E_2$, $F_{2\alpha}$)- und Natriumexkretion bei Leberzirrhosen unter Basal- und Stimulationsbedingungen. *Müller, G., Wernze, H., Katzfuß, R., Goering, M.* (Würzburg) . 941
Eignet sich die Sonographie zur Diagnostik der Leberzirrhose und Metastasenleber? – Ergebnisse einer prospektiven Studie. *Waltenberg, M., Erckenbrecht, J., Sonnenberg, A., Peter, P., Wienbeck, M., Eickenbusch, W. E.* (Düsseldorf/Hagen) ..................... 944
Zur Pathophysiologie von Antithrombin III und alpha$_2$-Makroglobulin bei Leberzirrhose. *Liehr, H., Doht, E., Brugger, R., Feldmann, K., Brunswig, D.* (Würzburg) ................ 946
Die Therapie mit Antithrombin III (AT III) beim akuten Leberversagen (ALV). *Vogel, G. E., Bottermann, P., Clarmann, M. von, Komm, C., Kuhlencordt, M., Oberdorfer, A.* (München) ...................................................... 949
Prognose von Patienten nach akuter Ösophagusvarizenblutung und Sklerosierungstherapie in Abhängigkeit von der präoperativen Klassifizierung nach Child und Pugh und vom Lebervolumen. *Sauerbruch, T., Weinzierl, M., Mayr, B., Härlin, M., Eisenburg, J., Paumgartner, G.* (München) ...................................... 952
Prognose von Patienten mit Leberzirrhose nach oberer gastrointestinaler Blutung. Katamnestische Untersuchung an 138 Patienten. *Egberts, E.-H., Maier, C., Schomerus, H., Maulbetsch, R.* (Tübingen) ...................................................... 955

# Stoffwechsel

Partielle Lipodystrophie mit lipatrophischem Diabetes und Hyperlipoproteinämie. *Köbberling, J., Schwarck, H., Cremer, P., Fiechtl, J., Seidel, D., Creutzfeldt, W.* (Göttingen) ....... 958
Die Bildung triglyzeridreicher Lipoproteine aus Lezithin. *Beil, F. U., Grundy, S. M.* (Hamburg/San Diego – USA) ............................................. 961
Einfluß von Insulin auf die Blutspiegel verzweigtkettiger Ketosäuren beim Menschen. *Schauder, P., Schröder, K., Matthaei, D., Henning, H. V., Langenbeck, U.* (Göttingen) ........... 962

Normalwerte für Serumlipide- und Lipoproteine. *Kaffarnik, H., van der Busch, J., Dahlhaus, M., Hausmann, L., Hoffmann, F. R., Klingemann, H. G., Munoz, M., Schneider, J., Schubotz, R., Zöfel, P.* (Marburg) .................................................. 967

Cross-sectional und Follow-up Studie zur Beziehung zwischen Gesamtcholesterin im Serum und Hämoglobin. *Schneider, J., Schäfer-Klimkeit, B., Kaffarnik, H.* (Marburg) ............ 971

Einfluß zweier in P/S-Quotient und Cholesteringehalt unterschiedlicher Diäten auf die Lipoproteine niedriger (LDL) und hoher Dichte (HDL). *Janetschek, P., Weisweiler, P., Schwandt, P.* (München) ........................................ 973

Lipid- und Apolipoproteingehalt von Lipoproteinen sehr niedriger Dichte (VLDL) unter einer fettmodifizierten Diät. *Weisweiler, P., Drosner, M., Janetschek, P., Schwandt, P.* (München) ........................................................ 976

Thrombozytenfunktion nach wiederholter polyensäurereicher Diät und Normalkost bei gesunden Männern. *Walter, E., Kohlmeier, M., Schlierf, G., Weber, E.* (Heidelberg) ........... 978

Der Einfluß einer Therapie mit Kortikosteroiden auf die Serumlipide. *Henze, K., Seidl, O., Wolfram, G., Zöllner, N.* (München) ....................................... 982

Probleme in der Beziehung zwischen Arzt und Patient mit familiärer Hypercholesterinämie. *Keller, C., Pfleger, H., Seidl, O., Wolfram, G., Zöllner, N.* (München) ............... 984

Prostaglandinumsatz, Natrium-, Wasser- und Kreatininausscheidung, sowie arterieller Blutdruck in Abhängigikeit von der Linolsäurezufuhr. *Adam, O., Wolfram, G., Zöllner, N.* (München) ......................................................... 986

Stoffwechselveränderungen während maximaler körperlicher Belastung adipöser Männer unter Nulldiät. *Jakober, B., Schmülling, R. M., Müller, P. H., Reinhard, U., Gaul, W., Fuchs, H., Biegel, G., Eggstein, M.* (Tübingen) ....................................... 988

Plasmalipide, Lipoproteine, Apolipoproteine und LCAT bei Diabetes mellitus: Eine Doppelblind-Cross over-Studie mit Bezafibrat. *Prager, R., Schernthaner, G., Kostner, G., Mühlhauser, I., Dieplinger, H., Lang, P. D.* (Wien/Graz – Österreich) .................... 992

Wirkung von Pektin und Cholestyramin auf die Serumlipoproteine bei familiärer Typ IIa-Hyperlipoproteinämie. *Richter, W. O., Weisweiler, P., Neureuther, G., Schwandt, P.* (München) ........................................................ 995

Lezithincholesterolazyltransferaseaktivität unter einer Behandlung mit $\beta$-Sitosterin. *Weisweiler, P., Heinemann, V., Richter, W., Schwandt, P.* (München) ...................... 998

Über die Hemmung der endogenen Harnsäuresynthese durch Allopurinol. *Löffler, W., Gröbner, W., Zöllner, N.* (München) ............................................. 999

Hypoxanthinguaninphosphoribosyltransferase (HGPRTase) aus Erythrozyten bei einem Gichtpatienten mit verminderter Aktivität dieses Enzyms und Niereninsuffizienz. *Gröbner, W., Ritz, E., Zöllner, N.* (München/Heidelberg) .................................. 1001

Plasmaammoniak und Plasmaaminosäuren bei experimenteller Hyperammonämie. *Linke, U., Wienbeck, M., Zimmermann, H., Strohmeyer, G., Berges, W.* (Düsseldorf/Dortmund) ... 1003

Diagnostik, Charakterisierung und Bedeutung der Makrokreatinkinasämie. *Bohner, J., Stein, W., Eggstein, M.* (Tübingen) ............................................. 1005

Prognostische Bedeutung der Laktatkonzentration im Blut – allein und in Kombination mit klinischen und klinisch-chemischen Variablen. *Luft, D., Gunselmann, W., Novotny, A., Schmid, A., Stein, W., Eggstein, M.* (Tübingen/Erlangen-Nürnberg) ................... 1009

Schlechte B-Vitaminversorgung bei 20–40jährigen? Weitere Ergebnisse der Heidelberger-Studie. *Schellenberg, B., Arab, L., Kohlmeier, M., Oster, P., Schlierf, G.* (Heidelberg) ..... 1012

# Pankreas

Untersuchungen am isoliert perfundierten Rattenpankreas über diätische Einflüsse auf die exokrine Pankreasfunktion. *Sommer, H., Kasper, H.* (Würzburg) .................... 1014

Pankreasamylase wird durch Weizenkleie, Guaran, Psyllium, aber nicht durch Lignin gebunden. *Hansen, W. E., Schulz, G.* (München) ........................................ 1017

Ein „enteropankreatischer Kreislauf von exokrinen Pankreasenzymen" existiert nicht. *Rohr, G., Kern, H. F., Scheele, G. A.* (Marburg/New York – USA) ....................... 1019

Lactoferrin, Albumin und Gammaglobuline im Duodenalsaft; diagnostische Wertigkeit bei chronisch alkoholischer Pankreatitis. *Lohse, J., Kaess, H.* (München) ............... 1021

Exokrine Pankreasinsuffizienz bei insulinabhängigen Diabetikern (IDDM)? *Lankisch, P. G., Manthey, G., Otto, J., Koop, H., Willms, B.* (Göttingen/Bad Lauterberg) ........... 1024

Eine Analyse von 21 Patienten mit Zollinger-Ellison-Syndrom. *Feurle, G. E., Wenzel-Herzer, G., Helmstaedter, V., Klempa, I.* (Heidelberg/Frankfurt) .......................... 1028

# Pneumologie

Der Stellenwert einer routinemäßig durchgeführten Spirometrie bei der internistischen Untersuchung. *Magnussen, H., Krück, F.* (Bonn) ................................. 1030
Die Wertigkeit der Echokardiographie in der nichtinvasiven Diagnostik der akuten Lungenembolie. *Kasper, W., Meinertz, T.* (Mainz)..................................... 1032
Der Wert eines polyfrequenten Oszillationsverfahrens in der Lungenfunktionsdiagnostik. *Holle, J. P., Magnussen, H., Hartmann, V.* (Bonn) ............................... 1037
Vergleichende computertomographische und hämodynamische Untersuchungen zur Diagnostik einer pulmonalen Hypertonie. *Rubin, R., Klose, K., Schulz, V., Steppling, H., Leppek, R., Thelen, M., Ferlinz, R.* (Mainz) ....................................... 1040
Lungenkreislauf bei fibrosierenden Lungenerkrankungen. *Schött, D., Altmaier, K. J., Ulmer, W. T., Barmeyer, J.* (Bochum) .............................................. 1047
Auffallend hohe virale Serumantikörpertiter bei fibrosierender Alveolitis. *Costabel, U., Klein, G., Rühle, K. H., Matthys, H.* (Freiburg) ................................ 1050
Lungenfunktionelle Nebenaspekte einer zytostatischen Kombinationsbehandlung unter Anwendung von Bleomycin. Verhalten des Angiotensin-Converting-Enzyms als möglicher Marker zur Anzeige von Schäden der Lungenstrombahn. *Pöhler, E., Schmiedl, R., Thoma, R.* (Köln) ............................................................. 1053
Palliativtherapie tumorbedingter Pleuraergüsse mit $^{90}$Yttrium-Silikat. *Austgen, M., Schlimmer, P., Petri, E., Wilhelm, H.* (Homburg) ..................................... 1061
Reaktionsmuster der Lungenzirkulation bei obstruktivem Syndrom. *Schilling, W.* (Berlin – DDR) ................................................................ 1063
Einfluß von Aminophyllin auf die mukoziliäre Clearance der Lunge bei Patienten mit Asthenospermie. *Köhler, D., Fischer, J., Rühle, K. H., Wokalek, H., Holzer, J., Matthys, H.* (Freiburg) ............................................................ 1063
Klinische Bedeutung und Struktur einzelner Antigendeterminanten von Insekten (Chironomiden, Zuckmücken). *Baur, X., Aschauer, H., Pfletschinger, J.* (München) ............ 1066
Untersuchungen zur Pathogenese des isozyanatbedingten Asthma bronchiale. *Dewair, M., Baur, X., Fruhmann, G.* (München) .......................................... 1070
Intravenöse Aminophyllintherapie bei akuter Bronchialobstruktion: Genaue Einstellung der Theophyllinserumkonzentration und ihre Bedeutung für den klinischen Verlauf. *Vozeh, S., Kewitz, H., Follath, F., Perruchoud, A., Herzog, H.* (Basel – Schweiz) .............. 1072
Atropinmethonitrat und seine Kombination mit Reproterol bei Asthma bronchiale. Eine kontrollierte cross-over Doppelblindstudie an 25 Patienten. *Macha, H.-N., Lode, H., Aurich, R.* (Berlin) ............................................................. 1074
Histamingehalt im Sputum bei obstruktiver Bronchitis und dessen biologische Wirksamkeit. *Zimmermann, I., Park, S. H., Bugalho de Almeida, A. A., Ulmer, W. T.* (Bochum) ..... 1077

# Onkologie

Experimentelle Grundlagen zum Einsatz von Retinoiden bei Prophylaxe und Therapie des Bronchialkarzinoms. *Kohl, F. V., Rüdiger, H. W., Wichert, P. von* (Hamburg) ......... 1080
Zur bronchoskopischen Therapiekontrolle beim inoperablen Bronchialkarzinom. *Niederle, N., Nakhosteen, J. A., Maaßen, W., Seeber, S., Schmidt, C. G.* (Essen) ............... 1083
Behandlung des kleinzelligen Bronchialkarzinoms mit zwei neuen Chemotherapiekombinationen (AIO-Studien B I + II). *Liesenfeld, A., Havemann, K., Gropp, C., Gassel, W.-D., Trauth, H., Becker, W., Thomas, C., Drings, P., Mahnke, H. G., Nagel, G., Fischer, M., Mitrou, P. S., Georgii, A., Weißenfeld, A., Queisser, M., Konrad, R. M., Westerhausen, M., Wellens, W., Dudeck, J.* (Marburg/Heidelberg/Göttingen/Frankfurt/Hannover/Mannheim/Duisburg/Gießen) ............................................................... 1086
Kalzitoninimmunreaktives Protein, ein Tumormarker beim kleinzelligen Bronchialkarzinom. *Luster, W., Gropp, C., Havemann, K.* (Marburg) ............................. 1089

Plasmatische Hyperkoagulabilität, $\beta_2$-Mikroglobulin und C-reaktives Protein als mögliche Tumormarker bei malignen Lymphomen. *Ostendorf, P., Keppler, K., Kleine-Hakenkamp, B., Wernet, P.* (Tübingen) .................................................. 1092

ACTH und Kalzitonin als Tumormarker bei Patienten mit Leukämien. *Pflüger, K.-H., Gropp, C., Gramse, M., Havemann, K.* (Marburg) ........................................ 1096

Klinische Bedeutung der Glukokortikoidrezeptoren bei malignen Lymphomen. *Ho, A. D., Gless, K. H., Hunstein, W., Pfreundschuh, M.* (Heidelberg) ...................... 1101

Die Bedeutung der Beckenkammnadelbiopsie in der Diagnostik hämatologischer und solider Neoplasmen. *Manegold, C., Herrmann, R., Fritze, D., Krempien, B.* (Heidelberg) ...... 1104

Die Bedeutung der funktionellen Knochenmarkszintigraphie in der Tumordiagnostik. *Munz, D., Hör, G.* (Frankfurt) ................................................................ 1106

Untersuchungen über die prognostische Bedeutung von humanem Choriongonadotropin-, Alpha-1-Fetoproteinserumspiegeln und HLA-Antigenen bei malignen Hodentumoren. *Aiginger, P., Schwarz, H. P., Kolbe, H., Kuzmits, R., Kühböck, J., Mayr, W. R., Spona, J.* (Wien – Österreich) .................................................................. 1111

Nephrotoxizität von cis-Platin mit und ohne Ifosfamid in der Behandlung maligner Hodentumoren. *Hacke, M., Alt, J., Schmoll, H. J., Stolte, H.* (Hannover) ..................... 1114

Melphalanresorptionsstörung als Ursache des primären und sekundären Therapieversagens beim multiplen Myelom. *Illiger, H. J., Schmidt, R. E., Hartlapp, J. H.* (Bonn) ........... 1117

Ergebnisse und klinische Bedeutung der echokardiographischen Verlaufsbeobachtung bei adriamycinbehandelten Patienten. *Müllerleile, U., Bieber, K. D., Garbrecht, M., Hanrath, P., Lüthje, M.* (Hamburg) .................................................. 1122

Synthetische Alkyllysophospholipide: selektive Tumorzellzerstörung und Makrophagenaktivierung in vitro. *Andreesen, R., Oepke, G., Modolell, M., Runge, M., Löhr, G. W., Munder, P. G.* (Freiburg) .................................................. 1124

# Klinische Immunologie

Heterogenität humaner natürlicher Killer (NK)-Zellen: Analyse mit Hilfe monoklonaler Antikörper. *Lohmeyer, J., Rieber, E. P., Feucht, H., Hadam, M., Pape, G., Schlimok, G., Riethmüller, G.* (München/Augsburg) ........................................... 1128

Antiaktinantikörper vom IgG- und IgM-Typ bei hepatischen und nichthepatischen Erkrankungen. *Wiedmann, K. H., Melms, A., Berg, P. A.* (Tübingen) ........................ 1130

Fulminante anti-HBs-positive Hepatitis B mit intravaskulärer Gerinnung und Hämolyse – Beispiel eine Immunkomplexerkrankung. *Dragosics, B., Graninger, W., Bauer, K., Czerwenka-Howorka, K., Thaler, E., Syre, G.* (Wien – Österreich) ...................... 1135

Behandlung des Lupus erythematodes disseminatus (LED) mit C1-Inaktivator: Ein neues therapeutisches Prinzip. *Kratzsch, G., Biefel, K., Heimburger, N.* (Ulm) ............... 1139

Immunglobulinablagerungen in der Haut bei Lupus erythematodes: Komplementaktivierung in vivo und in vitro. *Huschka, U., Pfarr, A., Kohl, P., Rauterberg, E. W.* (Heidelberg) .... 1139

Zur pathologischen Bedeutung zirkulierender Immunkomplexe und antinukleärer Antikörper im Verlauf einer SLE-analogen Erkrankung im Tiermodell. *Boeder, T., Helmke, K.* (Gießen) 1141

Der ADP-, ATP-Carrier der Mitochondrien als organspezifisches Antigen bei Autoimmunerkrankungen. *Schultheiss, H.-P., Klingenberg, M.* (München) ...................... 1145

Die Ausscheidung von verschiedenen IgA-Antikörpern im Urin. *Intorp, H. W., Moshake, F., Losse, H.* (Krefeld-Uerdingen/Münster) ........................................ 1150

# Rheumatologie

Zellkinetik, Zellinteraktionen und Differentialtherapie der experimentellen hyperergischen Arthritis (EHA). *Dreher, R., Federlin, K.* (Gießen) ............................. 1150

Rezidivierende Polychondritis – eine Kasuistik. *Bröker, H. J., Hüfner, M., Simmling-Annefeld, M., Zundel, K.* (Heidelberg/Mainz) ......................................... 1152

Arthritis mutilans bei multizentrischer Retikulohistiozytose. *Grussendorf, M., Liebe, D., Blittersdorf, R. von, Rahner, H.* (Heidelberg) ...................................... 1156

Spezielle Gefahren einer symptomatischen Rheumatherapie bei Patienten unter Lithiumprophylaxe. *Reimann, I. W., Frölich, J. C.* (Stuttgart) ........................... 1159

Über den Einfluß nichtsteroidaler Antirheumatika auf Funktionen menschlicher Blutmonozyten in vitro. *Kleine, L., Bückendorf, K., Herrlinger, J. D.* (Kiel) .................... 1160
Langzeittherapie der rheumatoiden Arthritis mit einem oralen Goldpräparat (Auranofin): Serumgoldspiegel, Verträglichkeit und Wirksamkeit. *Bandilla, K., Berg, D., Böttcher, I.* (Wiesbaden) ........................................................ 1163

## Klinische Pharmakologie

Unterschiede zwischen prästationärer und stationärer Arzneimittelbehandlung. *Kewitz, H.* (Berlin) ................................................................ 1167
In vivo-Überlebenszeit von Erythrozytenschatten als Trägersysteme für Pharmaka. *Sprandel, U., Hubbard, A. R., Chalmers, R. A.* (Harrow − England) ........................ 1172
Vergleichende pharmakodynamische Untersuchungen der Diuretika Bemetizid und Hydrochlorothiacid an gesunden Probanden. *Piper, C., Bonn, R., Weber, E.* (Heidelberg/Monheim) 1174
Weitere Untersuchungen zur Wechselwirkung von Diuretika und nichtsteroidalen entzündungshemmenden Substanzen. *Düsing, R., Nicolas, V., Glänzer, K., Kipnowski, J., Kramer, H. J.* (Bonn) .................................................................. 1178
Pharmakokinetik und Wirkung von Isosorbid-5-Mononitrat bei gesunden Versuchspersonen. *Abshagen, U., Spörl-Radun, S., Betzien, G., Kaufmann, B., Endele, R.* (Mannheim) .... 1182
Hyperventilationstherapie bei Intoxikationen durch halogenierte Kohlenwasserstoffe: Experimentelle Studie zur Frage der Effektivität. *Gellert, J., Frenzel, H., Heidenreich, T., Nishimura, M., Teschke, R.* (Düsseldorf) ............................................... 1186
Blausäurespiegel im Blut nach Leinsamen, Bittermandeln, Kaliumzyanid und Natriumnitroprussid. *Schulz, V., Löffler, A., Pasch, T., Loeschcke, H., Busse, J.* (Köln/Erlangen) ....... 1189
Vergleichende Pharmakokinetik von Cefoperazon, Cefotaxim und Moxalactam. *Kemmerich, B., Lode, H., Belmega, K., Jendroschek, T., Borner, K., Koeppe, P.* (Berlin) ............ 1192
Vergleichende Pharmakokinetik von Amoxicillin, Clavulansäure $-K^+$ und deren Kombination. *Witkowski, G., Höffken, G., Koeppe, P., Dzwillo, G., Lode, H.* (Berlin) ............. 1195
Nierenschädigungen nach Cefotaxim und Tobramycin allein oder in Kombination − Eine prospektive Studie am Patienten. *Kuhlmann, J., Seidel, G., Grötsch, H., Münch, L.* (Würzburg/Frankfurt) .................................................... 1198
Einfluß von Rifampicin und Zigarettenrauch auf die Theophyllinclearance. *Fleischmann, R., Heinrich, R., Malchow, H., Bozler, U.* (Tübingen) ................................ 1202
Einfluß von Alter, Geschlecht und Rauchgewohnheiten auf die Kinetik von Oxazepam. *Ochs, H. R., Otten, H.* (Bonn) ...................................................... 1205
Einfluß einer chronischen Niereninsuffizienz auf die Kinetik des Diazepam. *Kaschell, H. J., Klehr, U., Ochs, H. R.* (Bonn) .............................................. 1208
Der Einfluß von Cimetidin auf den hepatischen Arzneimittelstoffwechsel. *Röllinghoff, W., Sticken, R., Paumgartner, G.* (München) ......................................... 1210

## Intensivmedizin

Längenschnittuntersuchung zur psychischen Situation intensivbehandelter Patienten. *Lau, H., Klapp, B. F., Hardt, J., Scheer, J. W.* (Gießen/Wetzlar) ............................ 1212
Indikationen und Ergebnisse der Langzeitbeatmung bei Patienten einer internen Intensivstation. Eine retrospektive Untersuchung über 14 Jahre. *Rey, C., Lehnart, M., Weilemann, L. S., Majdandzic, J., Reuß, M., Göldner, H. J., Schuster, H. P.* (Mainz) .................. 1215
Beatmungstechnik, Beatmungsmuster und Beatmungsdauer bei Patienten einer internen Intensivtherapiestation. Eine retrospektive Untersuchung über 14 Jahre. *Weilemann, L. S., Jost, T., Rey, C., Majdandzic, J., Schuster, H. P.* (Mainz) ........................... 1219
Prognostische Wertigkeit der zweidimensionalen Echokardiographie bei reanimierten Patienten. *Erbel, R., Schweizer, P., Lambertz, H., Merx, W., Meyer, J., Effert, S.* (Aachen) ...... 1223
Neue Erfahrungen mit der Fiberbronchoskopie in der internistischen Intensivmedizin. *Albrecht, J., Fruhmann, G.* (München) ............................................... 1226
Erfolgreich behandelte schwere Paraquatintoxikation. Eine Kasuistik. *Majdandzic, J., Okonek, S., Weilemann, L. S., Rey, C., Göldner, H. J.* (Mainz) .......................... 1231

Generalisierte Vaskulitis als lebensbedrohliche Nebenwirkung von Allopurinol. *Daul, A. E., Graben, N., Anlauf, M., Bock, K. D.* (Essen) .................................. 1235

## Psychosomatik

Die Beschwerden der psychisch Gesunden. *Hönmann, H. J., Schepank, H., Riedel, P., Schmidt, G.* (Mannheim) ............................................................. 1238
Ansätze zur integrierten internistisch-psychosomatischen Behandlung chronisch Kranker und besonders gefährdeter Patienten. *Klapp, B. F., Klapp, C., Heckers, H., Hardt, J., Scheer, J. W.* (Gießen/Wetzlar) ................................................................ 1241
Ausbildung im Umgang mit Schwer- und Todkranken – Möglichkeiten und Grenzen. *Schmeling, C., Koch, U.* (Hamburg/Freiburg) .................................................... 1244
Psychosomatische Forschungsergebnisse der Gicht. *Klußmann, R.* (München) ........... 1247
Zur Situationsabhängigkeit von Affektäußerungen bei Herzneurose und Colitis ulcerosa-Kranken. *Rad, M. von, Bohlmann-Büttner, M., Reindell, A., Scheibler, D.* (Heidelberg) ..... 1251
Kardiovaskuläre Reaktionen während des Typ A-Interviews. *Rüdel, H., Langosch, W., Schiebener, A., Schmidt, T. H., Schmieder, R., Schulte, W.* (Bonn/Bad Krozingen/Köln) .. 1255
"Non-Compliance": Probleme der Arzt-Patientbeziehung bei der Hypertoniedauerbehandlung. *Maass, G.* (Wiesbaden) ....................................................... 1257
Psychosoziale Probleme bei Hypertoniepatienten. Ein integrierter Behandlungsansatz in einer psychosomatischen Ambulanz für Hochdruckkranke. *Gaus, E., Klingenburg, M., Köhle, K.* (Ulm) ................................................................................. 1262

## Podiumsgespräch
## Alkoholschäden: Verbreitung und Prognose

Alkoholismus – Mißbrauch und Abhängigkeit: Verbreitung. Vorsitz: *Feuerlein, W.* (München) ................................................................................. 1266

## Podiumsgespräch
## Nichtinvasive Oberbauchdiagnostik

Vorsitz: *Rettenmaier, G.* (Böblingen) ............................................ 1270

## Symposium:
## Hämorheologie und Innere Medizin

### I. Medizinische Hämorheologie, Physiologie und Diagnostik

Über das Fließverhalten des menschlichen Blutes: Dynamische Fluidität des kernlosen Erythrozyten als Ursache der hohen Fließfähigkeit des schnell strömenden Blutes. *Schmid-Schönbein, H.* (Aachen) Referat ............................................. 1274
Abnormes Fließverhalten der Erythrozyten als gemeinsamer Nenner hämolytischer Anämien. *Tillmann, W.* (Göttingen) Referat ................................................ 1289
Die monoklonalen Gammapathien – maligne und benigne. *Waldenström, J.* (Malmö – Schweden) Referat .................................................................. 1294
Methoden zur Erfassung abnormer Fließfähigkeit menschlicher Erythrozyten. *Teitel, P.* (Aachen) Referat ................................................................... 1296
Haemorheology and Diabetes Mellitus. *Stoltz, J. F., Gaillard, S., Drouin, P.* (Nancy – Frankreich) Referat ................................................................. 1302
Einfluß des Stoffwechsels und der Begleitkrankheiten auf die Fließeigenschaften des Blutes beim Diabetiker. *Volger, E.* (München) Referat ........................................ 1312
The Haemodynamics of Arterial Thrombosis. *Born, G. V. R.* (London – England) Referat . 1321

## II. Rheologische Therapieansätze

**Rheologische Therapie durch Senkung des Fibrinogenspiegels: Arwin, Streptase und Urokinase.**
*Ehringer, H.* (Wien – Österreich) Referat ................................. 1324
**Defibrinogenation Therapy: Results of Controlled Studies.** *Lowe, G. D. O.* (Glasgow – England) Referat ................................................................ 1325
**Supraselektive Fibrinolyse nach Hämodilution beim akuten Herzinfarkt.** *Merx, W., Bethge, C., Dörr, W., Essen, R. von, Meyer, J., Schweitzer, P., Schmid-Schönbein, H.* (Aachen) Referat ............................................................................... 1325
**Koronare Mikrozirkulationsstörungen – Ein rheologisches Problem?** *Strauer, B. E., Volger, E.* (München) Referat ................................................................... 1327
**Einfluß der induzierten Blutverdünnung auf den Hirnkreislauf.** *Gottstein, U.* (Frankfurt) Referat ............................................................................... 1341
**Hämodilution bei arteriellen Verschlußkrankheiten.** *Rieger, H.* (Engelskirchen) Referat .... 1348
**Hämodilution bei okularen Durchblutungsstörungen.** *Wiederholt, M.* (Berlin) Referat ...... 1354
**Hämorheologie als Brücke zwischen Physiologie, Pathophysiologie und Klinik.** *Schaefer, H.* (Heidelberg) Referat ........................................................................ 1357


# Symposium:
# Künstliche Organe in der Inneren Medizin

**Einleitung.** *Pfeiffer, E. F.* (Ulm) Referat ........................................ 1360
**Ethische und materielle Aspekte der Entwicklung künstlicher Organe.** *Schaldach, M.* (Erlangen-Nürnberg) Referat ................................................................ 1362

## I. Künstliche Herzklappen

**Advantages and Long Term Results of the Björk-Shiley Valve.** *Björk, V. O.* (Stockholm – Schweden) Referat ................................................................ 1365
**Bioprothese versus künstliche Herzklappe zum Klappenersatz.** *Emde, J. von der* (Erlangen-Nürnberg) Referat ................................................................ 1367

## II. Gefäßprothesen

**Der koronare Bypass.** *Seybold-Epting, W.* (Tübingen) Referat ...................... 1372

## III. Die Elektrostimulation

**Diagnostische Elektrostimulation zur Indikationsstellung der Elektrotherapie des Herzens.** *Lüderitz, B.* (München) Referat ................................................................ 1380
**Die therapeutische Elektrostimulation.** *Stauch, M.* (Ulm) Referat ................. 1387

## IV. Die assistierte Zirkulation

**Die klinische Bedeutung der assistierten Zirkulation für die Behandlung des Herzversagens.** *Moulopoulos, S.* (Athen – Griechenland) Referat .................................... 1393

## V. Das künstliche Herz

**Das totale Kunstherz – eine Übersicht.** *Bücherl, E. S.* (Berlin) Referat ............ 1400

## VI. Die künstliche Lunge

**Die künstliche Lunge.** *Galetti, P. M.* (Providence – USA) Referat ................. 1400

### VII. Die künstliche Niere

Aktueller Stand der modernen Hämodialyseverfahren. *Franz, H. E.* (Ulm) Referat ....... 1400
Alternativverfahren zur Behandlung der chronischen Urämie (Hämofiltration, kontinuierliche ambulante Peritonealdialyse). *Scheler, F.* (Göttingen) Referat .................. 1405

### VIII. Das künstliche Pankreas

Das künstliche Pankreas: Entwicklung und Bedeutung für die Erforschung und Behandlung der Zuckerkrankheit. *Pfeiffer, E. F., Kerner, W.* (Ulm) Referat ..................... 1408
Die programmierte Insulininfusion als Versuch der Dauertherapie des Diabetes mellitus. *Hepp, K. D.* (München) Referat ............................................... 1429

### IX. Die künstliche Leber

Zur „künstlichen Leber": Leberunterstützungssystem *Schmidt, F. W.* (Hannover) Referat ... 1432

### Rundtischgespräch

Möglichkeiten und Grenzen der Entwicklung künstlicher Organe. Vorsitz: *Pfeiffer, E. F.* (Ulm) ............................................................... 1439

# Symposium:
# Substratumsatz menschlicher Gewebe bei normalem und gestörtem Stoffwechsel

Einleitung. *Dietze, G. J.* (München) Referat ....................................... 1442
Substrate Utilization of the Human Brain Under Normal and Pathological Conditions. *Owen, O. E., Patel, M. S., Boden, G.* (Philadelphia/Cleveland – USA) Referat ............... 1444
Substratversorgung des menschlichen Herzens bei normalem und gestörtem Stoffwechsel. *Rudolph, W., Dirschinger, J.* (München) Referat ................................. 1453
Regulation of Substrate Flow in Human Adipose Tissue in Health and Disease. *Galton, D. J., Stocks, J., Dodson, P., Holdsworth, G.* (London – England) Referat ................ 1460
Substratumsatz der Niere. *Guder, W. G.* (München) Referat ......................... 1469
Hormonelle Regulation der Glukoseabgabe der menschlichen Leber bei normalem und gestörtem Stoffwechsel. *Dietze, G. J., Wicklmayr, M., Mehnert, H.* (München) Referat .. 1475
Free Fatty Acid and Ketone Body Utilization Under Normal and Pathophysiological Conditions. *Wahren, J., Hagenfeldt, L.* (Huddinge – Schweden) Referat ................... 1489
Glukoseutilisation des Skelettmuskels: Einfluß von Muskelarbeit und Diabetes mellitus. *Berger, M.* (Düsseldorf) Referat ................................................... 1500
Schlußbemerkung. *Dietze, G. J.* (München) Referat ................................. 1512

# Anhang

Fettstoffwechselstörung bei Diabetes mellitus. *Gries, F. A., Vogelberg, K. H., Koschinsky, T.* (Düsseldorf) Referat ........................................................... 1515
Die Therapie des Coma diabeticum. *Froesch, E. R., Süsstrunk, H.* (Zürich – Schweiz) Referat .......................................................................... 1524

**Transluminale Dilatation koronarer, renaler und peripherer Arterienstenosen.** *Grüntzig, A. R.* (Atlanta – USA) Referat . . . . . . . . . . . . . . . . . . . . . . . . . . . . . . . . . . . . . . . . . . . 1532
Die Ausscheidung von verschiedenen IgA-Antikörpern im Urin. *Intorp, H. W., Moshake, F., Losse, H.* (Krefeld-Uerdingen/Münster) . . . . . . . . . . . . . . . . . . . . . . . . . . . . . . . . . . . . . . 1535
**Das künstliche Herz.** *Bücherl, E. S.* (Berlin) Referat . . . . . . . . . . . . . . . . . . . . . . . . . . . 1538

**Namensverzeichnis** . . . . . . . . . . . . . . . . . . . . . . . . . . . . . . . . . . . . . . . . . . . . . . . . 1550
**Sachverzeichnis** . . . . . . . . . . . . . . . . . . . . . . . . . . . . . . . . . . . . . . . . . . . . . . . . . 1557